H.-R. Zerkowski ▮ G. Baumann ▮ (Hrsg.) **HerzAkutMedizin**

[handschriftliche Widmung:]

Als Erinnerung
für die schönen Tage
in der Kinderkardiologie.

Dein Louis

14 / 7 / 19
HD

H.-R. Zerkowski G. Baumann (Hrsg.)

HerzAkutMedizin

Ein Manual für die kardiologische, herzchirurgische, anästhesiologische und internistische Praxis

Zweite, vollständig überarbeitete und erweiterte Auflage

Mit 281 überwiegend farbigen Abbildungen in 350 Einzeldarstellungen und 230 Tabellen

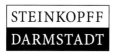

STEINKOPFF
DARMSTADT

Prof. Dr. med. H.-R. ZERKOWSKI
Herz- und Thoraxchirurgie
Universitätsspital Basel
Spitalstr. 21
4031 Basel, Schweiz

Prof. Dr. med. G. BAUMANN
Medizinische Klinik mit Schwerpunkt Kardiologie,
Angiologie und Pneumologie
Campus Charité Mitte
Charité-Universitätsmedizin Berlin
Schumannstr. 20/21
10117 Berlin

ISBN 3-7985-1505-0 Steinkopff Verlag Darmstadt

Bibliografische Information Der Deutschen Bibliothek
Die Deutsche Bibliothek verzeichnet diese Publikation in der Deutschen Nationalbibliografie;
detaillierte bibliografische Daten sind im Internet über <http://dnb.ddb.de> abrufbar.

Steinkopff Verlag Darmstadt
ein Unternehmen von Springer Science+Business Media

www.steinkopff.springer.de

© Steinkopff Verlag Darmstadt 1999, 2006
  Printed in Germany

Redaktion: Sabine Ibkendanz   Herstellung: Klemens Schwind
Zeichnungen: Günther und Oliver Hippmann, Schwarzenbruck
Umschlaggestaltung: Erich Kirchner, Heidelberg
Satz: K + V Fotosatz GmbH, Beerfelden
Druck und Bindung: Universitätsdruckerei Stürtz, Würzburg

SPIN 11301349   85/7231-5 4 3 2 1 0 – Gedruckt auf säurefreiem Papier

Unseren Familien

Vorwort zur 2. Auflage

Der Erfolg der ersten Auflage hat gezeigt, dass unsere HerzAkutMedizin bei der Zielgruppe der intensivmedizinischen Kolleginnen und Kollegen nicht nur gut ankam und auf große Resonanz traf, sondern auch eine bedeutende Nische im deutschsprachigen Raum ausgefüllt hat. Die Analyse des Marktes offenbarte vielmehr eine zentrale Stellung des Werkes in der intensivmedizinischen Literatur, die eine offensichtlich bedeutsame Lücke dieser zwar sehr speziellen, aber unbestritten wichtigen Thematik geschlossen hat. Dies war für Verlag und Herausgeber Anlass genug, trotz schwieriger Zeiten für Bücher als gedruckte Werke eine zweite, umfangreich aktualisierte und in wesentlichen Aspekten erweiterte Auflage herauszugeben. Alle Kapitel der 1. Auflage wurden entsprechend neuesten diagnostischen und therapeutischen Erkenntnissen aktualisiert und wo nötig unter Berücksichtigung von Empfehlungen und Leitlinien um neue Therapiestrategien erweitert.

Eine Neuerung in dieser Auflage stellen die so genannten „Denkanstöße" dar. Mit einem solchen Denkanstoß wurden Kapitel, Themen oder innovative Therapiestrategien versehen, deren Inhalte entweder sehr neu und dementsprechend auch umstritten wären oder nach Ansicht der Herausgeber in der speziellen Darstellung der jeweiligen Autoren einer kritischen Beleuchtung bedürfen. Die Denkanstöße pointieren entweder andere Meinungen, diskutieren kritisch, äußern Vorsichtswarnungen oder enthalten ergänzende Kommentare, die den Leser dazu befähigen sollen, seine eigene Einschätzung zum Sachverhalt bzw. zu dessen Stellenwert vorzunehmen. Die Denkanstöße sind von den Herausgebern selbst oder von von ihnen gebetenen Experten verfasst worden und waren dem jeweiligen Autor der vorangestellten Kapitel nicht bekannt.

Neu aufgenommen wurde am Ende jedes Kapitels (falls bekannt) ein Hinweis auf Empfehlungen bzw. Leitlinien der verschiedenen Fachgesellschaften sowie deren aktuelle Internetadressen mit der entsprechenden Homepage.

Am Ende des Buches findet sich ein Kapitel zur Bedeutung von Leitlinien und Empfehlungen.

Mehrere Kapitel wurden komplett neu eingefügt, die in der 1. Auflage noch nicht berücksichtigt werden konnten: Dazu zählen die Themenschwerpunkte ARDS, weitere Aspekte zu Drogennotfällen, thrombembolische Ereignisse sowie ein eigenes Kapitel über das sehr wichtige Thema „Intensivmedizin bei Frauen". Unseres Wissens ist HerzAkutMedizin das erste Buch, in dem die Thematik der geschlechtsspezifischen Besonderheiten bei Frauen in Klinik, Diagnostik und Therapie unter intensivmedizinischen Aspekten in einem eigenen Kapitel in diesem Umfang beleuchtet wird.

Die Herausgeber möchten abschließend ihren großen Dank gegenüber dem Verlag zum Ausdruck bringen, der in schwierigen Zeiten das vorliegende Werk erneut aufgelegt hat und zwar in nochmals verbesserter hochwertiger Ausstattung, trotz erheblicher Ausweitung des Umfangs. Insbesondere gilt dabei unser Dank Frau Sabine Ibkendanz und Herrn Oliver Frohmeyer, die durch ihr ungewöhnliches Engagement und ihre wohlwollende, fordernde und fördernde Unterstützung entscheidend zum Erfolg des Werkes beigetragen haben. Besonders herzlich danken wir unseren Sekretärinnen, Frau Verena Fünfschilling (Basel) und Frau Vera Thomas (Berlin) für Ihren unermüdlichen Einsatz beim Eintreiben der ausstehenden Manuskripte und der mühevollen redaktionellen Kleinstarbeit, die in großem Umfang nicht nur in Form von voluminösen Korrespondenzen mit den Autoren angefallen ist, bevor dann eine Druckfreigabe erteilt werden konnte. Ihrer speditiven konsequenten Arbeit und Akribie verdanken die Herausgeber für die Aktualität des Werkes viel.

Schließlich danken wir auch unseren Lesern der 1. Ausgabe für zahlreiche Anregungen und kritische Anmerkungen, die zu deutlichen Verbesserungen geführt haben. Die Herausgeber möchten auch weiterhin (sei es schriftlich oder elektronisch) zu reger Kritik auffordern; stetige Kritik bringt uns alle weiter – in der Lehre, Weiterbildung oder am Krankenbett!

Berlin und Basel, im Februar 2006

G. BAUMANN
H.-R. ZERKOWSKI

Vorwort zur 1. Auflage

Die Intensivmedizin stellt einen großen und zentralen Sektor interdisziplinärer Zusammenarbeit in der Medizin dar. Gerade auf dem Gebiet der kardiologisch-kardiochirurgischen Intensivmedizin ist die reibungslose Zusammenarbeit von Anästhesisten, Herzchirurgen und Kardiologen eine „conditio sine qua non", ohne die eine adäquate Versorgung dieses äußerst brisanten Patientenguts nicht erfolgreich sein kann.

Notfallsituationen erfordern schnelle Entscheidungen, die gezielt und ohne Verzögerungen umgesetzt werden müssen. Die Besonderheiten der pathophysiologischen Zusammenhänge und der in der Regel schnelle Ablauf des Krankheitsgeschehens erfordern deshalb sehr oft ein abweichendes Procedere in Diagnostik und therapeutischem Vorgehen im Vergleich zu elektiven stabilen Patienten mit kardiologischen Krankheitsbildern. Im Vordergrund stehen dabei diagnostische und therapeutische Maßnahmen zur Sicherung und Besserung der Prognose quo ad vitam, um die Voraussetzungen für bewährte konventionelle, interventionelle und/oder operative Maßnahmen überhaupt erst zu schaffen.

Dieser Gedanke leitete uns bei der Planung des vorliegenden Buches. Die Herausgeber sind der Meinung, dass die gängigen Lehrbücher der verschiedenen Disziplinen diesem Anspruch unter intensivmedizinischen Aspekten nicht hinreichend gerecht werden können. Es war unser Ziel, hier zumindest im deutschsprachigen Raum eine entscheidende Lücke zu schließen.

Es sei an dieser Stelle ausdrücklich betont, dass dieses Buch in keinster Weise die einschlägigen Lehrbücher ersetzen soll oder kann. Es ist vielmehr gedacht als eine sinnvolle Ergänzung aus der primären Sicht der Intensivmedizin, und zwar was sowohl das Akutmanagement als auch die Weichenstellung für das weitere Procedere in diagnostischer und therapeutischer Hinsicht bei diesen Patienten betrifft.

Wir haben in jedem Kapitel Wert darauf gelegt und entsprechend alle Autoren nachdrücklich angehalten, eine einheitliche Gliederung einzuhalten. Wann immer es möglich war, sind die Kapitel mit identischem Aufbau in zehn verschiedene Abschnitte unterteilt (1. Grundlagen, 2. Problemstellung, 3. Diagnostik, 4. Erfordernisse und Voraussetzungen, 5. Phase der Intensivbehandlung, 6. Monitoring und Messtechnik, 7. Diagnostik und Therapieschema, 8. Erfolgskontrolle, 9. Stellung im therapeutischen Gesamtkonzept, 10. Datenblatt).

Bei dieser Planung wurde das Ziel verfolgt, Übersichtlichkeit in den Vordergrund zu stellen und somit eine schnelle Orientierung in der jeweiligen Notfallsituation zu gewährleisten und ein schnelles Ergreifen der richtigen Maßnahmen zu ermöglichen. Aus diesem Anspruch heraus erklärt es sich zwangsläufig, dass das vorliegende Werk kein Lehrbuch sein kann, sondern vielmehr ein Nachschlagewerk darstellt. Aus dem gleichen Grund wurden bewusst Überschneidungen und Wiederholungen in verschiedenen, zum Teil inhaltlich verwandten Kapiteln toleriert, um in Notfallsituationen dem Leser Querverweise und damit zeitaufwendiges Blättern zu ersparen.

Das vorliegende Buch ist das Resultat gründlicher Planung und Bearbeitung durch Autoren und Herausgeber. Es richtet sich an Studenten und klinische Ärzte verschiedener Richtungen mit primärem Interesse an Akuterkrankungen kardiologischer Patienten, die ca. 70% aller Notfälle in unseren Kliniken ausmachen.

Dem Dr. Dietrich Steinkopff Verlag danken wir für die wertvollen Ratschläge und die vielen Hilfeleistungen während der gemeinsamen langwierigen Arbeit. Hier sei insbesondere unser tief empfundener Dank an Frau Sabine Ibkendanz hervorgehoben, die mit unermüdlicher Energie stets auch in schwierigen Phasen die konsequente Durchführung und letztlich die Fertigstellung des Werkes verfolgte und sich für die aufwendige Ausstattung des Buches einsetzte. Frau Ibkendanz und ihre redaktionellen Mitarbeiter erwarben sich durch ihre qualifizierte Arbeit, stetiges Monitoring und Freundlichkeit den Respekt der Herausgeber.

Abschließend sei hervorzuheben, dass wir dankbar sind für jegliche Kritik und Verbesserungsvorschläge und die Leser nachdrücklich ermutigen, den Herausgebern entsprechende Korrespondenz zuzuleiten.

Berlin und Basel, im August 1999   G. BAUMANN
                                                  H.-R. ZERKOWSKI

Inhaltsverzeichnis

Autorenverzeichnis

Prof. Dr. med. H.-A. ADAMS
Stabstelle für interdisziplinäre Notfall-
und Katastrophenmedizin
Medizinische Hochschule Hannover
30623 Hannover

PD Dr. med. M. ANTZ
Kardiologie
Allgemeines Krankenhaus St. Georg
Lohmühlenstr. 5
20099 Hamburg

PD Dr. med. M. BACKMUND
3. Med. Abteilung
Krankenhaus München Schwabing
Städt. Klinikum München GmbH
Kölner Platz 1
80804 München

Dr. med. H. BARON
Heart Failure Center
New York Presbyterian Hospital
177 Fort Washington Avenue
New York, NY 10032
USA

Dr. med. K. BÄSELL
Klinik für Anästhesiologie
und Intensivmedizin
DRK-Kliniken Berlin-Köpenick
Salvador-Allende-Str. 2–8
12559 Berlin

Prof. Dr. med. G. BAUMANN
Medizinische Klinik und Poliklinik
Campus Charité Mitte
Charité Universitätsmedizin Berlin
Schumannstr. 20/21
10117 Berlin

Dr. med. F. BERNET
Herz- und Thoraxchirurgie
Universitätsspital Basel
Spitalstr. 21
4031 Basel
Schweiz

Dr. med. M. BÖHM
Medizinische Klinik und Poliklinik
Campus Charité Mitte
Charité Universitätsmedizin Berlin
Schumannstr. 20/21
10117 Berlin

Dr. med. P.O. BONETTI
Kardiologie
Kantonsspital
Loestr. 21
7000 Chur
Schweiz

Dr. med. A.-C. BORGES
Universitätsklinikum Charité
Medizinische Klinik und Poliklinik
Campus Charité Mitte
Charité Universitätsmedizin Berlin
Schumannstr. 20/21
10117 Berlin

Dr. med. W. BRETT
Herz- und Thoraxchirurgie
Universitätsspital Basel
Spitalstr. 21
4031 Basel
Schweiz

PD Dr. med. H.-W. BUDER
Klinik für Nephrologie
Campus Charité Mitte
Universitätsmedizin Berlin
Schumannstr. 20/21
10117 Berlin

Dr. O. VAN CAENEGEM
Cliniques Universitaires Saint-Luc
Département de Pathologie
Cardio-vasculaire Intensive
Avenue Hippocrate 10
1200 Bruxelles
Belgien

Dr. med. A. Christoph
Klinik und Poliklinik
für Innere Medizin III
Universitätsklinikum Halle-Wittenberg
Ernst-Grube-Straße 40
06120 Halle

Dr. med. M. Dandel
Klinik für Herz-, Thorax-
und Gefäßchirurgie
Deutsches Herzzentrum Berlin
Augustenburger Platz 1
13353 Berlin

PD Dr. med. M.C. Deng
Heart Failure Center
New York Presbyterian Hospital
177 Fort Washington Avenue
New York, NY 10032
USA

Dipl. Ing. N. Dreger
Wörner + Partner GbR
Goetheallee 23
01309 Dresden

Prof. Dr. med. D. Eichenlaub
3. Med. Abteilung
Krankenhaus München Schwabing
Städt. Klinikum München GmbH
Kölner Platz 1
80804 München

Prof. Dr. med. S. Felix
Universität Greifswald
Klinik für Innere Medizin B
Friedrich-Loeffler-Str. 23 b
17487 Greifswald

PD Dr. med. Dr. disc. pol. M. Ferrari
Klinik für Innere Medizin III
Universitätsklinikum Jena
Erlanger Allee 101
07740 Jena

Prof. Dr. med. H.R. Figulla
Klinik für Innere Medizin III
Universitätsklinikum Jena
Erlanger Allee 101
07740 Jena

PD Dr. med. L. Freitag
Lungenklinik Hemer
Theo-Funccius-Str. 1
58675 Hemer

Dr. med. F. Gambazzi
Herz- und Thoraxchirurgie
Universitätsspital Basel
Spitalstr. 21
4031 Basel
Schweiz

Dr. M. Goenen
Cliniques Universitaires Saint-Luc
Département de Pathologie
Cardio-vasculaire Intensive
Avenue Hippocrate 10
1200 Bruxelles
Belgien

Dr. med. M. Grapow
Herz- und Thoraxchirurgie
Universitätsspital Basel
Spitalstr. 21
4031 Basel
Schweiz

Dr. med. A. Gröschel
Klinik für Innere Medizin V
Universitätskliniken des Saarlandes
66421 Homburg/Saar

PD Dr. med. M. Günnicker
Klinik für Anästhesiologie
und Intensivmedizin
Universitätsklinikum Essen
Hufelandstr. 55
45122 Essen

Prof. Dr. med. P. Hanrath
Medizinische Klinik 1
Universitätsklinikum Aachen
Pauwelsstraße 30
52074 Aachen

Prof. Dr. med. G. Hasenfuss
Abteilung Kardiologie und Pneumologie
Zentrum Innere Medizin
Bereich Humanmedizin
Georg-August-Universität Göttingen
Robert-Koch-Str. 40
37075 Göttingen

Dr. med. M. Hensel
Klinik für Anästhesiologie
und Intensivmedizin
Campus Charité Mitte
Universitätsmedizin Berlin
Schumannstr. 20/21
10117 Berlin

PD Dr. med. H. P. Hermann
Abteilung Kardiologie und Pneumologie
Zentrum Innere Medizin
Bereich Humanmedizin
Georg-August-Universität Göttingen
Robert-Koch-Str. 40
37075 Göttingen

Prof. Dr. med. R. Hetzer
Klinik für Herz-, Thorax-
und Gefäßchirurgie
Deutsches Herzzentrum Berlin
Augustenburger Platz 1
13353 Berlin

Prof. Dr. med. Dr. h. c. G. Heusch
Institut für Pathophysiologie
Zentrum für Innere Medizin
Universitätsklinikum Essen
Hufelandstr. 55
45122 Essen

Prof. Dr. med. C. Holubarsch
Median-Klinikum für Akut-
und Rehabilitationsmedizin
Klinik Lazariterhof
Herbert-Hellmann-Allee 38
79189 Bad Krozingen

Prof. Dr. med. B. Hornig
Abt. für Innere Medizin und Kardiologie
St. Claraspital
Kleinriehenstr. 30
4016 Basel
Schweiz

Prof. Dr. med. D. Horstkotte
Kardiologische Klinik
Herz- und Diabeteszentrum NRW
Klinikum der Ruhr-Universität
Bochum
Georgstr. 11
32545 Bad Oeynhausen

PD Dr. med. U. Janssens
Innere Medizin
St.-Antonius-Hospital
Dechant-Deckers-Str.
52249 Eschweiler

Dr. med. N. Jochmann
Medizinische Klinik und Poliklinik
Campus Charité Mitte
Charité Universitätsmedizin Berlin
Schumannstr. 20/21
10117 Berlin

Dr. med. C. Kaiser
Kardiologische Abteilung
Universitätsspital Basel
4031 Basel
Schweiz

PD Dr. med. H. Kern
Klinik für Anästhesiologie
und Intensivmedizin
DRK-Kliniken Berlin-Köpenick
Salvador-Allende-Str. 2–8
12559 Berlin

Prof. Dr. Dr. med. H. Kiesewetter
Institut für Transfusionsmedizin
Campus Charité Mitte
Charité Universitätsmedizin Berlin
Schumannstr. 20/21
10117 Berlin

PD Dr. med. C. Knosalla
Klinik für Herz-, Thorax-
und Gefäßchirurgie
Deutsches Herzzentrum Berlin
Augustenburger Platz 1
13353 Berlin

Prof. Dr. med. W. Konertz
Klinik für Kardiovaskuläre Chirurgie
Campus Charité Mitte
Charité Universitätsmedizin Berlin
Luisenstr. 13
10117 Berlin

Prof. Dr. med. S. Konstantinides
Abteilung Kardiologie und Pneumologie
Zentrum Innere Medizin
Bereich Humanmedizin
Georg-August-Universität Göttingen
Robert-Koch-Str. 40
37075 Göttingen

Prof. Dr. med. W. J. Kox
Klinik für Anästhesiologie
und Intensivmedizin
Campus Charité Mitte
Charité Universitätsmedizin Berlin
Schumannstr. 20/21
10117 Berlin

PD Dr. med. H. Lehmkuhl
Klinik für Herz-, Thorax-
und Gefäßchirurgie
Deutsches Herzzentrum Berlin
Augustenburger Platz 1
13353 Berlin

M. Lelgemann MSc (Klin. Epi.)
Ärztliches Zentrum
für Qualität in der Medizin
Wegely Str. 3
(Herbert-Lewin-Platz)
10623 Berlin

PD Dr. W. Lepper
Medizinische Klinik 1
Universitätsklinikum Aachen
Pauwelsstraße 30
52074 Aachen

Dr. Ing. M. Ludes
Architekt BDA-AKNM
Hunscheidtstr. 22
44789 Bochum

Prof. Dr. med. A. Machraoui
Medizinische Klinik
Diakonissenkrankenhaus
Marienhölzungsweg 2
24939 Flensburg

Dr. med. G. Marggraf
Klinik und Poliklinik für Thorax-
und Kardiovaskuläre Chirurgie
Universitätsklinikum Essen
Hufelandstr. 55
45122 Essen

Dr. med. S. Morgera
Klinik für Nephrologie
Campus Charité Mitte
Universitätsmedizin Berlin
Schumannstr. 20/21
10117 Berlin

Dr. med. J. Müller
Klinik für Herz-, Thorax-
und Gefäßchirurgie
Deutsches Herzzentrum Berlin
Augustenburger Platz 1
13353 Berlin

PD Dr. med. U. Müller-Werdan
Klinik und Poliklinik
für Innere Medizin III
Universitätsklinikum Halle-Wittenberg
Ernst-Grube-Straße 40
06120 Halle

Prof. Dr. med. H.-H. Neumayer
Klinik für Nephrologie
Campus Charité Mitte
Charité Universitätsmedizin Berlin
Schumannstr. 20/21
10117 Berlin

Prof. Dr. med. C. A. Nienaber
Klinik und Poliklinik für Innere Medizin
Abteilung Kardiologie
und Vaskularmedizin
Universität Rostock
Ernst-Heydemann-Str. 6
18055 Rostock

Prof. Dr. G. Ollenschläger
Ärztliches Zentrum
für Qualität in der Medizin
Wegely Str. 3
(Herbert-Lewin-Platz)
10623 Berlin

Prof. Dr. med. H.-H. Osterhues
Innere Medizin
Kreiskrankenhaus Lörrach
Spitalstr. 25
79539 Lörrach

PD Dr. med. C. Perings
Medizinische Klinik II
Marienhospital Herne
Klinikum der Ruhr-Universität Bochum
Hölkeskampring 40
44625 Herne

Prof. Dr. med. M. Pfisterer
Kardiologische Abteilung
Universitätsspital Basel
4031 Basel
Schweiz

PD Dr. med. C. Piper
Kardiologische Klinik
Herz- und Diabeteszentrum NRW
Klinikum der Ruhr-Universität
Bochum
Georgstr. 11
32545 Bad Oeynhausen

PD Dr. med. A. Pruss
Immunhämatologie/Blutdepot
Institut für Transfusionsmedizin
Campus Charité Mitte
Charité Universitätsmedizin Berlin
Schumannstr. 20/21
10117 Berlin

Dr. med. F. Redling
Klinik für Herzchirurgie Karlsruhe GmbH
Franz-Lust-Str. 3
76185 Karlsruhe

Dr. med. T. C. REHDERS
Klinik und Poliklinik für Innere Medizin
Abteilung Kardiologie
und Vaskularmedizin
Universität Rostock
Ernst-Heydemann-Str. 6
18055 Rostock

Prof. em. Dr. med. J. C. REIDEMEISTER
Klinik und Poliklinik für Thorax-
und Kardiovaskuläre Chirurgie
Universitätsklinikum Essen
Hufelandstr. 55
45122 Essen

Dr. med. M. REINDL
Klinik für Anästhesiologie
und Intensivmedizin
Universitätsklinikum Essen
Hufelandstraße 55
45122 Essen

Dr. med. O. REINHARTZ
Childrens Hospital Oakland
Pediatric Cardiothoracic Surgery
747 52nd Street
Oakland, CA 94609-1809
USA

Prof. Dr. med. H. RIESS
Medizinische Poliklinik
Campus Virchow-Klinikum
Charité Universitätsmedizin Berlin
Augustenburger Platz 1
13353 Berlin

Dr. med. S. ROUSSEAU
Medizinische Klinik m. S. Infektiologie
Campus Virchow-Klinikum
Charité Universitätsmedizin Berlin
Augustenburger Platz 1
13353 Berlin

Dr. med. F. RÜTER
Herz- und Thoraxchirurgie
Universitätsspital Basel
Spitalstr. 21
4031 Basel
Schweiz

Prof. Dr. W. RUTSCH
Medizinische Klinik und Poliklinik
Campus Charité Mitte
Charité Universitätsmedizin Berlin
Schumannstr. 20/21
10117 Berlin

Prof. Dr. I. SCHIMKE
Medizinische Klinik und Poliklinik
Medizinische Chemie und Pathobiochemie
Campus Charité Mitte
Charité Universitätsmedizin Berlin
Schumannstr. 20/21
10117 Berlin

Prof. Dr. R. SCHULZ
Klinik für Pathophysiologie
Universitätsklinikum Essen
Hufelandstr. 55
45122 Essen

Prof. Dr. med. K. STANGL
Medizinische Klinik und Poliklinik
Campus Charité Mitte
Charité Universitätsmedizin Berlin
Schumannstr. 20/21
10117 Berlin

Prof. Dr. med. V. STANGL
Medizinische Klinik und Poliklinik
Campus Charité Mitte
Charité Universitätsmedizin Berlin
Schumannstr. 20/21
10117 Berlin

PD Dr. med. A. STAUDT
Universität Greifswald
Klinik für Innere Medizin B
Friedrich-Loeffler-Str. 23 b
17487 Greifswald

Dr. med. B. STILLER
Klinik für Herz-, Thorax-
und Gefäßchirurgie
Deutsches Herzzentrum Berlin
Augustenburger Platz 1
13353 Berlin

Prof. Dr. med. N. SUTTORP
Medizinische Klinik m. S. Infektiologie
Campus Virchow-Klinikum
Charité Universitätsmedizin Berlin
Augustenburger Platz 1
13353 Berlin

Prof. Dr. med. G. W. SYBRECHT
Klinik und Poliklinik
Innere Medizin V
Universitätskliniken des Saarlandes
66421 Homburg/Saar

PD Dr. med. H. THERES
Medizinische Klinik und Poliklinik
Campus Charité Mitte
Charité Universitätsmedizin Berlin
Schumannstr. 20/21
10117 Berlin

Prof. Dr. med. H.-J. TRAPPE
Medizinische Klinik II
Marienhospital Herne
Klinikum der Ruhr-Universität Bochum
Hölkeskampring 40
44625 Herne

Prof. Dr. med. M. TRYBA
Klinik für Anästhesiologie,
Intensivmedizin und Schmerztherapie
Klinikum Kassel gGmbH
Mönchebergstr. 41–43
34125 Kassel

Dr. Ing. P. TZSCHACKSCH
Woerner + Partner GbR
Goetheallee 23
01309 Dresden

Dr. med. G. VIETZKE
Medizinische Klinik und Poliklinik
Campus Charité Mitte
Charité Universitätsmedizin Berlin
Schumannstr. 20/21
10117 Berlin

Dr. med. T. VOGTMANN
Medizinische Klinik und Poliklinik
Campus Charité Mitte
Charité Universitätsmedizin Berlin
Schumannstr. 20/21
10117 Berlin

Dr. med. P. WEGERMANN
Klinik für Anästhesiologie,
Intensivmedizin und Schmerztherapie
Klinikum Kassel gGmbH
Mönchebergstr. 41–43
34125 Kassel

Prof. Dr. med. M. H. WEHR
Klinik für Kardiologie und Angiologie
Augusta-Krankenanstalt
Bergstr. 26
44791 Bochum

Prof. Dr. med. K. WERDAN
Klinik und Poliklinik
für Innere Medizin III
Universitätsklinikum Halle-Wittenberg
Ernst-Grube-Str. 40
06120 Halle

Dr. med. H. WILKENS
Klinik für Innere Medizin V
Universitätskliniken des Saarlandes
66421 Homburg/Saar

PD Dr. med. U. WOLFHARD
Krawehlstr. 27
45130 Essen

PD Dr. med. M. J. ZELLWEGER
Kardiologische Abteilung
Universitätsspital Basel
4031 Basel
Schweiz

Prof. Dr. med. H.-R. ZERKOWSKI
Herz- und Thoraxchirurgie
Universitätsspital Basel
Spitalstr. 21
4031 Basel
Schweiz

1 Allgemeiner Teil

1.1 Personalbedarf und Ausstattung der (herzchirurgischen) Intensivbehandlungseinheit

N. Dreger, G. Marggraf, M. Ludes, P. Tzschacksch

1.1.1 Einleitung

Die medizinische Betreuung von Patienten mit schweren Störungen der Vitalfunktionen erfordert spezielle, dafür ausgerüstete Intensivbehandlungseinheiten. Hier werden alle Möglichkeiten der modernen Medizin zur Therapie gestörter oder ausgefallener Organfunktionen vorgehalten.

Um eine effektive Betreuung der Patienten zu ermöglichen, müssen spezialisierte Behandlungseinheiten mit qualifiziertem Personal in geeigneten räumlichen Verhältnissen geschaffen werden. Die Konzeption einer Intensivbehandlungseinheit für Herz-Kreislauf-Kranke wird hier am Beispiel der Herzchirurgie erläutert.

Schon 1930 wurde das Konzept einer Intensivbehandlungseinheit von Kirschner zur Überwachung und Pflege frisch operierter Patienten entwickelt.

1.1.2   Personalausstattung

Die Qualität der Patientenversorgung nach herzchirurgischen Eingriffen ist zum großen Teil von Ausbildung und Engagement des Personals sowie von der guten interdisziplinären Zusammenarbeit zwischen den medizinischen Disziplinen abhängig. Es wird ein hohes Maß an Teamfähigkeit und Einsatzbereitschaft verlangt.

1.1.2.1 Ärztliches Personal

Die ärztliche Leitung einer Intensiveinheit ist einem erfahrenen Facharzt mit intensivmedizinischer Qualifizierung zu übertragen, welcher über fundierte theoretische Kenntnisse und eine langjährige Praxis in der Intensivmedizin verfügt. Er ist für die Organisation und Qualitätskontrolle der ärztlichen und pflegerischen Betreuung der Patienten verantwortlich [4]. Zur Wahrung der Kontinuität von Versorgung der Patienten und Ausbildung der Mitarbeiter sollte die Leitung für längere Zeitabschnitte in einer Hand liegen.

Herzchirurgische Intensivstationen bedürfen einer 24-stündigen Präsenz des Arztes, welche unabhängig von der Versorgung anderer Abteilungsbereiche gewährleistet sein muss [2]. Während der Hauptbelastungszeiten sollte der Stationsarzt mindestens von einem zusätzlichen Kollegen unterstützt werden [10].

1.1.2.2 Pflegepersonal

Nach einem herzchirurgischen Eingriff benötigen die Patienten eine intensive, kontinuierliche Überwachung aller Vitalparameter. Neben den routinemäßig erfassten kardiopulmonalen Parametern müssen Blutgasanalysen kontrolliert, Flüssigkeitsbilanzen erhoben, Herzschrittmachersysteme versorgt und die Medikamente den jeweiligen Erfordernissen angepasst werden. Bei kreislauflabilen Patienten kommen Systeme zur mechanischen Kreislaufunterstützung wie intraaortale Ballonpumpe, Zentrifugalpumpe oder Kunstventrikel zur Anwendung. Auch die Indikation zum Einsatz von Nierenersatzverfah-

ren ist in der Herzchirurgie häufig gegeben. Alle aufgezählten Therapiekonzepte sind, wie die Überwachung und Betreuung Organtransplantierter, in hohem Maße personalaufwändig.

Leider gibt es bis heute für die quantitative Pflegebedarfsrechnung keine anerkannte Regelung. Das von Cullen eingeführte „therapeutic intervention scoring system" (TISS) wird zur Zeit als Berechnungsgrundlage favorisiert, wobei bestimmte Leistungsmerkmale bzw. der Pflegeaufwand in Form von Punkten bewertet werden [7]. Die Empfehlungen der Deutschen Gesellschaft für Thorax-, Herz- und Gefäßchirurgie sollten bis zu einer einheitlichen Regelung als Berechnungsgrundlage für die Besetzung der Pflegestellen auf herzchirurgischen Intensivstationen zugrunde gelegt werden [13].

1.1.3   Aufbau und Ausstattung der herzchirurgischen Intensivbehandlungseinheit

Der rasante medizinische Fortschritt mit seinen gewachsenen diagnostischen und therapeutischen Möglichkeiten hat Planung und Bau von Krankenhäusern in den vergangenen Jahrzehnten einem fortwährenden Anpassungsprozess unterworfen. Dies trifft in besonderem Maße auf die Funktionsstelle Intensivmedizin mit ihrem High-Tech-Equipment und stark gestiegenen funktionalen Anforderungen zu. Die Deutsche Interdisziplinäre Vereinigung für Intensiv- und Notfallmedizin (DIVI) hat ausführlich zur baulichen Gestaltung und Einrichtung von Intensivbehandlungseinheiten Stellung genommen [3, 8]. Die in diese Empfehlung eingeflossenen Vorstellungen zur baulichen und apparativen Gestaltung sollten bei einer Neukonzeption bzw. einem Umbau berücksichtigt werden.

Jedoch gerät die durch verschärfte Hygieneanforderungen an Intensiveinheiten noch stimulierte Expansion nun in Zeiten knapper Budgets zunehmend in Konflikt mit den finanziellen Möglichkeiten [12]. Auch das Raumprogramm kardiochirurgischer Intensiveinheiten muss sich heute den restriktiven Flächenvorgaben stellen [9, 15].

Die herzchirurgische Intensivbehandlungseinheit sollte eine in sich geschlossene, funktionelle Einheit bilden, die nur über Schleusen von den Pflegestationen oder Operationssälen zu betreten ist. Sie sollte im Idealfall dem operativen

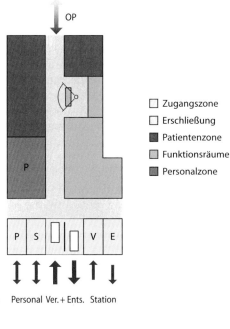

a Personal Ver. + Ents. Station

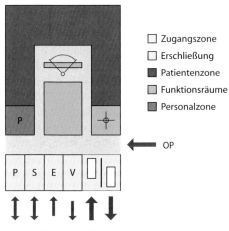

b Personal Ver. + Ents. Station

Abb. 1.1.1 a, b. Beispiele für eine optimierte Raumaufteilung (P – Personal, S – Bewacherschleuse, E – Entsorgungsschleuse, V – Versorgungsschleuse)

Bereich so angegliedert sein, dass dieser in Notfallsituationen auf kürzestem Weg erreichbar ist (Abb. 1.1.1a,b).

Gute Wegebeziehungen sollten auch zu den nachgeschalteten Pflegebereichen bestehen, besonders wenn in diesem Bereich zur frühzeitigen Verlegung des Patienten aus der Intensiveinheit eine der Allgemeinpflege vorgeschaltete „intermediate care unit" vorgehalten wird. Auch können Komplikationen die schnelle Rückverlegung in die Intensiveinheit erforderlich machen.

1.1.3.1 Kapazitätsauslegung und Raumbedarf

Die Bettenzahl einer kardiochirurgischen Intensiveinheit ist primär von der Zahl der Eingriffe mit Herz-Lungen-Maschine abhängig. Auch unterschiedliche operative Schwerpunkte, die Zusammensetzung des Patientenguts und die Organisationsform der Anschlusspflege sind bei der Kapazitätsbemessung zu berücksichtigen. In aktuellen Beispielen werden für die Intensiveinheit bei hoher Auslastung der kostenintensiven OP-Kapazitäten 3–5 Betten je OP-Saal ausgewiesen. Dabei wird eine Zahl von ca. 500 Eingriffen mit Herz-Lungen-Maschine pro Jahr und Saal unterstellt. Die Deutsche Gesellschaft für Thorax-, Herz- und Gefäßchirurgie ordnet einer aus 2 Sälen bestehenden OP-Einheit 14 Intensivbetten, gegliedert in 4 Intensivüberwachungsplätze und 10 Intensivbehandlungsplätze zu [13]. Auch bei kardiochirurgischen Intensiveinheiten sollte die einzelne Einheit aus funktionellen und hygienischen Gründen mindestens 6, aber nicht mehr als 16 Betten umfassen [11].

Der Flächenbedarf pro Bett ist schon aufgrund der umfangreichen apparativen Ausstattung höher als bei anderen postoperativen Intensiveinheiten anzusetzen. Aktuelle Raumprogramme und realisierte Beispiele der jüngeren Zeit schwanken bei herzchirurgischen Intensiveinheiten zwischen 45 und 50 m^2 Nutzfläche pro Bett, ohne dass damit in jedem Falle die krankenhaushygienischen Vorstellungen des Robert-Koch-Instituts umgesetzt werden. Ein wichtiger Dimensionierungsfaktor ist der Anteil an Transplantationspatienten, für die aus infektionsprophylaktischen Gründen eine Unterbringung im Einbettzimmer mit eigener Schleuse obligatorisch ist. Auch wird in kleineren Einheiten bei gleicher Aufgabenstellung der Flächenbedarf pro Bett eher steigen, da sie unabhängig von ihrer Gesamtbettenzahl bei den Nebenflächen eine funktionsgerechte räumliche Mindestausstattung aufweisen müssen [11].

1.1.3.2 Bauliche Aspekte

Der räumliche Aufbau einer kardiochirurgischen Intensiveinheit entspricht grundsätzlich der von anderen Intensiveinheiten bekannten Grundstruktur. Sie lässt sich in eine Zugangs- oder Schleusenzone, die Funktionszone mit den Patientenzimmern und den zugeordneten Funktionsräumen sowie die Personalzone mit Arzt- und Aufenthaltsräumen gliedern.

In der Schleusenzone kann die Anordnung einer zweiten Patientenübergabe sinnvoll sein, wenn dies die unmittelbare Zuführung des Patienten aus der zugeordneten OP-Abteilung gestattet. In Notfällen sollte eine direkte und ungehinderte Durchfahrt über einen bettengängigen Notzugang möglich sein [5]. Die Dimensionierung der als Einraumschleusen einzurichtenden Ver- und Entsorgungsschleusen sollte den wachsenden Separierungsansprüchen bei der Entsorgung und den hohen Güterbedarf gerade kardiochirurgischer Intensiveinheiten berücksichtigen [11]. Logistische Erwägungen sprechen für eine direkte Anbindung der Versorgungsschleuse an die interne Lagerzone.

In der Funktionszone wird eine differenzierte, auf die individuellen Erfordernisse des Patienten abgestimmte Ausprägung der Bettenzimmer diskutiert. Einerseits erfüllt das Einbettzimmer, insbesondere bei Anordnung eines Vorraums als Kontakt- und Luftschleuse am ehesten die hygienischen Anforderungen insbesondere bei Transplantationspatienten, andererseits lassen gut dimensionierte Mehrbetträume mit entsprechend großzügigen Bewegungs- und Stellflächen eine Optimierung der Raum- und Personalressourcen bei der Betreuung der relativ rasch zu verlegenden, leichteren Überwachungspatienten zu. Statt des klassischen Zweibettzimmers ist eine auf das spezifische Aufgabenspektrum und Patientengut der Klinik abgestimmte Kombination dieser beiden Unterbringungsvarianten zu erwägen.

Die Größe der Bettenzimmer muss die umfangreiche apparative Peripherie beatmeter Patienten berücksichtigen [6]. Aktuelle Beispiele kardiochirurgischer Intensiveinheiten sehen für das Einbettzimmer Nutzflächen von 18–22 m^2 – gegebenenfalls zuzüglich einer Schleuse –, im Zweibettzimmer von 30–35 m^2 vor und entsprechen damit weitgehend den allgemeinen Empfehlungen des RKI für Intensiveinheiten. Im Sinne kurzer Wege sollten die Bettenbereiche möglichst eng an den zentralen Überwachungsplatz angelagert sein. Bei größeren Einheiten ist hierzu eine 3-bündige Grundrissstruktur hilfreich.

Eine ausreichende Dimensionierung der Personalzone ist zu beachten. Es empfiehlt sich, Arzträume durch geeignete Einrichtung für den 24-h-Betrieb auszustatten und eher im Zugangsbereich der Einheit anzuordnen, damit sie auch für das Gespräch mit Angehörigen genutzt werden können. Außerhalb der Intensiveinheit sollte ein Aufenthaltsraum für Angehörige und ggf. Übernachtungsmöglichkeiten für Notfälle angeboten werden.

Aus krankenhaushygienischer Sicht ist eine kardiochirurgische Intensiveinheit aufgrund der besonderen Infektionsgefährdung des Patientenguts mit einer raumlufttechnischen Anlage nach DIN 1946 Teil 4, Raumklasse I auszustatten [11].

1.1.3.3 Neubau oder Nutzung vorhandener Bausubstanz

Die oben skizzierten Erwägungen zum Bau von herzchirurgischen Intensiveinheiten müssen auch bei der Einrichtung in vorhandener Bausubstanz berücksichtigt werden.

Dabei ist zu beachten, dass unabhängig von den meist problematischen Flächenzuschnitten häufig schon die erforderlichen Größen der Bettenzimmer mit Achsmaßen von mindestens 4,20 m sowie die zur Nachinstallation einer RLT-Anlage erforderlichen Geschosshöhen zum ausschließenden Kriterium werden. Auch die gewünschte Anbindung an die zugeordnete OP-Abteilung schränkt die Möglichkeiten der Lokalisation im Gebäudebestand stark ein. In einer neu zu errichtenden Herzchirurgischen Abteilung dagegen sollten alle oben genannten Kriterien erfüllt werden (Abb. 1.1.3 und 1.1.4).

In der Abwägung wirtschaftlicher und funktionaler Gesichtspunkte wird die Einrichtung einer kardiochirurgischen Intensiveinheit in vorhandener Substanz deshalb wohl eher die mit Kompromissen behaftete Ausnahme bleiben.

1.1.3.4 Gestaltung des Patientenbereiches

Bei der Aufteilung der Gesamtfläche einer Intensivstation sollten 50% dem Patientenbereich zugeordnet werden.

Die Zimmer werden durch transparente Trennwände mit Blendschutzvorrichtungen voneinander getrennt. Der Fußboden muss fugenlos und die Wände (desinfektionsmittelbeständige Oberflächen für medizinisch genutzte Bereiche, abwaschbare Tapeten oder Anstriche für die anderen Bereiche) in einer hellen Grundfarbe gestrichen oder konzipiert sein.

Tageslicht sollte für jedes Bett verfügbar sein. Die Deckenbeleuchtung muss stufenlos regulierbar und blendfrei angebracht sein. Zusätzlich gehören Punktstrahler zur Routineausstattung. Jedes Zimmer sollte über eine Möglichkeit zur Händedesinfektion verfügen. Eine integrierte Arbeitstischanlage dient vorbereitenden Pflegearbeiten, der Lagerung von Pflegeutensilien und der Bevorratung des Tagesbedarfs an Verbrauchsmaterialien, Verbandsstoffen etc.

Für eine ausreichende Versorgung mit Sauerstoff-, Druckluft- und Vakuumanschlüssen sowie elektrischen Medien ist zu sorgen. Wegen der Vielzahl von Geräten mit hohem Energieverbrauch zur Therapie und Überwachung müssen besonders abgesicherte Steckdosen verfügbar sein. Gefordert werden Netzwerkanschlüsse für lokale und übergeordnete EDV-Systeme, darüber hinaus können Anschlüsse für Telefon, Radio und Fernsehen als ergänzende Serviceleistung für die Patienten vorgesehen werden.

Wand- oder deckengebundene Trägersysteme zur Aufnahme von Therapie-, Assist- und Überwachungsgeräten sorgen für Bodenfreiheit. Der Einsatz von Deckenversorgungseinheiten erlaubt den kopfseitigen Zugang an den Patienten und ist daher zu bevorzugen. Die Installation des PDMS-Arbeitsplatzes zur Datenerfassung für die digitale Patientenakte erscheint sowohl am Trägersystem in unmittelbarer Patientennähe als auch an der Arbeitstischanlage sinnvoll.

1.1.3.5 Ver- und Entsorgung, Geräteraum

Bei der Planung einer Intensivstation sollte von vornherein auf einen reinen Versorgungs- und einen unreinen Entsorgungsbereich geachtet werden.

Zum reinen Versorgungsbereich gehören Räume zur Lagerung von Medikamenten, Infusionen, Sondennahrung und Wäsche.

Zum unreinen Entsorgungsbereich müssen Bereiche zur Reinigung von Geräten und Instrumenten, die Möglichkeit zur zeitweisen Lagerung von schmutzigen und gebrauchten Gütern bis zum Abtransport sowie Fäkalienräume gerechnet werden. Wegen des großen apparativen Aufwandes bei hohem Patientendurchsatz in der Herzchirurgie ist die Einrichtung eines Geräteraumes zur Aufrüstung, Funktionsprüfung, Wartung und Lagerung von Respiratoren, Spritzen- und Infusionspumpen sinnvoll. Wartung und Funktionsprüfungen sollten von besonders verantwortungsbewussten und geschulten Mitarbeitern durchgeführt werden.

1.1.3.6 Eingriffsraum

Bei der Konzeption einer herzchirurgischen Intensivstation ist unbedingt die Einrichtung eines Behandlungsraumes für Bronchoskopien, echokardiografische Untersuchungen, Einlegen zentraler Venenkatheter oder kleinere Noteingriffe vorzusehen. Dieser Raum (ca. 35 m^2) sollte neben einer ausreichenden Versorgung mit Medien über zusätzliche Anschlüsse für Anästhesiegasfortleitung und ggf. N$_2$O verfügen. Ein kompletter Operationstisch und Operationsbeleuchtung, Überwachungsmonitor, Narkosegerät und ein fahrbares Röntgengerät vervollständigen die Einrichtung.

Liegt der Patientenbereich in direkter Nachbarschaft zur OP-Abteilung, ist die Einrichtung eines Behandlungsraumes ggf. entbehrlich [11, 13, 14]. Während bei größeren Komplikationen ohnehin die Rückschleusung in die OP-Abteilung erforderlich wird, wären kleinere Eingriffe ohne Verlegung des beatmeten Patienten auch direkt im Bettenzimmer denkbar.

1.1.4 Apparative Ausstattung

1.1.4.1 Monitore

In der herzchirurgischen Intensivmedizin nimmt die kontinuierliche kardiopulmonale Überwachung der Patienten eine zentrale Stellung ein (Abb. 1.1.2). Dabei sollte die Menge der überwachten Parameter an die klinische Situation angepasst sein. Lebenswichtige Parameter müssen klar und übersichtlich dargestellt werden. Alarme werden optisch und akustisch, nach Dringlichkeit der Störung abgestuft, gemeldet.

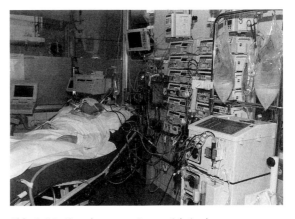

Abb. 1.1.2. Komplett ausgerüsteter Arbeitsplatz

Das Monitorsystem muss übersichtlich und an spezielle Fragestellungen adaptierbar sein. Die zunehmende Verfügbarkeit von nichtinvasiven Messgrößen muss in der Routineüberwachung genutzt werden. Die nachfolgend aufgeführten Parameter gehören zu den Minimalforderungen der hämodynamischen Überwachung:

▌ 2-Kanal-EKG,
▌ 3-fach-Druckmessungen (arteriell, zentralvenös, pulmonalarteriell), HZV,
▌ zentrale und periphere Temperaturmessung,
▌ nichtinvasive Blutdruckmessung, Pulsoxymetrie.

Alle eingesetzten Geräte, die in den Geltungsbereich des Medizinproduktegesetzes (MPG) fallen, müssen zugelassen sein und den Sicherheitsanforderungen des MPG entsprechen [1].

1.1.4.2 Respiratoren

Jedes Intensivbett muss mit der Möglichkeit zur Beatmungstherapie ausgerüstet sein. Die Respiratoren müssen alle modernen Beatmungsformen (IPPV, SIMV, CPAP, BIPAP etc.) zulassen.

1.1.4.3 Spritzen- und Infusionspumpen

In der herzchirurgischen Intensivmedizin werden häufig hochwirksame Medikamente zur Kreislaufstabilisierung eingesetzt. Sie sollten über stufenlos regulierbare Spritzenpumpen mit zeitgemäßer Sicherheitstechnik zugeführt werden.

Für die Infusionspumpen gelten gleiche technische Voraussetzungen. Pro Bettplatz sollten volumengesteuerte, schwerkraftunabhängige Systeme in ausreichender Menge verfügbar sein.

1.1.4.4 Geräte zur Diagnostik

Zur Grundausstattung einer herzchirurgischen Intensivstation zählen Blutgasanalysegeräte, ein mobiles Röntgenaufnahmesystem, Röntgenschaukästen auf der Station und im Arztzimmer, mobile 12-Kanal-EKG-Geräte sowie ein fahrbares Sonografiegerät mit den Möglichkeiten zur transthorakalen und transösophagealen Echokardiografie. Die Ausrüstung mit Fiberbronchoskopen zur diagnostischen und therapeutischen Intervention gehört zum Standard.

1.1.4.5 Spezielle Geräte

Zur Therapie der häufig postoperativ auftretenden brady- und tachykarden Rhythmusstörungen sind Schrittmacheraggregate, zur Behebung ventrikulärer Tachykardien oder von Kammerflimmern Defibrillatoren bereitzustellen.

Zur Behandlung von Einschränkungen der Nierenfunktion nach herzchirurgischen Operationen müssen Dialysegeräte und/oder Hämofiltrationssysteme vorhanden sein.

Spezielle, erschütterungsarme Kühlschränke zur Aufbewahrung von Blutkonserven und Erwärmungsgeräte für Blutprodukte sind unabdingbar. Zur vorübergehenden Aufbewahrung von Untersuchungsmaterialien wird ein Wärmeschrank benötigt.

Falls die medikamentöse Therapie zur Stabilisierung des Kreislaufs und der Herzfunktion nicht ausreicht, wird der Einsatz mechanischer Unterstützungssysteme, z.B. intraaortale Gegenpulsationspumpe IABP, notwendig.

Kunstherzen (VAD) werden zur zeitlichen Überbrückung bis zur Transplantation eines kompatiblen Spenderherzens bei versagender Herzleistung eingesetzt.

1.1.5 Patiententransport

Der Transport beatmeter Intensivpatienten wird häufig zur Durchführung spezieller Untersuchungen oder zur Fortführung der Behandlung in externen Kliniken notwendig. Ein solcher Transport birgt viele Risiken in sich. Die Fortführung der intensiven Überwachung muss gewährleistet sein. Der Einsatz netzunabhängiger Überwachungsmonitore, Transportrespiratoren und Spritzenpumpen mit Batteriebetrieb sind erforderlich.

1.1.6 Notfalllabor

Das Leistungsspektrum des herzchirurgischen Notfalllabors muss eine kurzfristige Bestimmung des roten Blutbildes, der Elektrolyte, von Gerinnungsanalysen sowie herzspezifischer Enzyme beinhalten.

Neben einer guten labortechnischen Ausstattung vor Ort ist eine direkte Anbindung an das Zentrallabor, z.B. durch eine Rohrpostanlage, zu empfehlen.

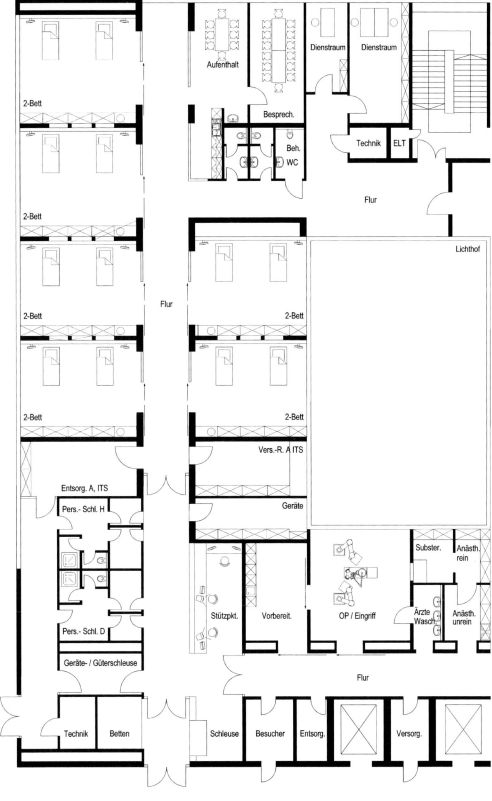

Abb. 1.1.3. Martin-Luther-Universität Halle-Wittenberg; Intensivpflege Herz-Thoraxchirurgie für 12 Betten. Umbau 1994, Architekten: Wörner + Partner

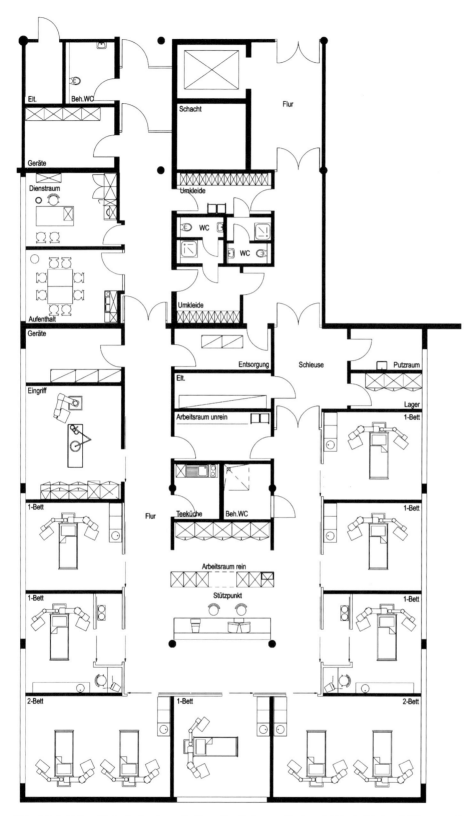

Abb. 1.1.4. Helios Klinik Gotha; Intensivpflege für 12 Betten. Neubau 2002, Architekten': Wörner + Partner

1.1.7 Datenverarbeitung

Zur Vereinfachung des Patienten- und Datenmanagements ist die Vernetzung des Computersystems der Intensivbehandlungseinheit mit der zentralen Datenverarbeitung der Krankenhausverwaltung unerlässlich. Durch die rasante Weiterentwicklung der Hardware und Software lassen sich die unterschiedlichsten Aufgaben computergestützt verwalten. Dies umfasst den gesamten Bereich der Patientendokumentation und Datenverwaltung, administrative Aufgaben wie Statistiken zur Kostenentwicklung, Bettenbelegung und Personalverwaltung sowie vernetzte Monitoringsysteme, welche die Voraussetzung für eine effektive interne Qualitätskontrolle darstellen.

▐ Literatur zu Kapitel 1.1

1. Bundesministerium für Gesundheit und soziale Sicherung (2002) Gesetz über Medizinprodukte (Medizinproduktgesetz – MPG) neugefasst durch Bek v 7. 8. 2002 I 3146, B6BI I 1994, 1963
2. Deutsche Interdisziplinäre Vereinigung für Intensivmedizin (1985) Richtzahlen für den Bettenbedarf und die Personalbesetzung von Intensiveinheiten in Akut-Krankenhäusern. Anästh Intensivmed 26:328–330
3. Deutsche Interdisziplinäre Vereinigung für Intensiv- und Notfallmedizin (1999) Empfehlungen zur baulichen Gestaltung und Einrichtung von Intensivbehandlungseinheiten
4. Deutsche Krankenhausgesellschaft (1974) Richtlinien für die Organisation der Intensivmedizin in den Krankenhäusern. Krankenhaus 66:457 (Anästh Inform 1975/16)
5. Deutsche Interdisziplinäre Vereinigung für Intensivmedizin (DIVI) (1995) Stellungnahmen, Empfehlungen zu Problemen der Intensiv- und Notfallmedizin.

Zur Richtlinie des Bundesgesundheitsamtes Anforderungen der Hygiene an die funktionelle und bauliche Gestaltung von Einheiten der Intensivmedizin (Intensivtherapie) (9. 11. 1978). 3. Aufl, S 33–34
6. Deutsche Interdisziplinäre Vereinigung (DIVI) (1995) Stellungnahmen, Empfehlungen zu Problemen der Intensiv- und Notfallmedizin. Humanitäre Gesichtspunkte für den Bau und Betrieb von Intensiveinheiten (14. 3. 1980). 3. Aufl, S 39–41
7. Dick W, Pehl S, Tzanova J (1990) Therapeutic Intervention Scoring System (TISS) – Untersuchungen zur Bemessung des Pflegezeitaufwandes auf einer interdisziplinären operativen Intensivbehandlungsstation. Anästh Intensiv 31:18–21
8. Empfehlungen für dir Ausstattung von Intensivstationen (1989) Intensivmed 26:497–510 [dtsch. Übersetzung (1988) aus Crit Care Med 16:796–806]
9. Freie Hansestadt Hamburg, Behörde für Arbeit, Gesundheit und Soziales (2001) Planungsrichtlinie für die räumlich-strukturelle Gestaltung von Intensiveinheiten
10. Golombek G (1990) Analytische Berechnungen des Personalbedarfs im ärztlichen Dienst – ein neues Konzept der Deutschen Krankenhausgesellschaft. Anästh Intensiv 31:214–217 u. 281–288
11. Kommission für Krankenhaushygiene und Infektionsprävention (Robert-Koch-Institut, Berlin) (1995) Anforderungen der Hygiene an die funktionelle und bauliche Gestaltung von Einrheiten für Intensivmedizin. Bundesgesundheitsblatt 4/95
12. Kommission für Krankenhaushygiene und Infektionsprävention (Robert-Koch-Institut, Berlin) (1998) Kommentar zu den „Anforderungen der Hygiene an die funktionale und bauliche Gestaltung von Einheiten für Intensivmedizin/Anlage zur Ziffer 4.3.4 Abmessungen für Krankenräume". Epidemiologisches Bulletin 16/98
13. Qualitätsstandards in der Herzchirurgie (1993) Thorac Cardiovasc Surgeon 41:VII–XIV
14. Ritter S, von Eiff W (1988) Krankenhaus-Sanierung; Landsberg/Lech, ecomed, 107 ff
15. Wiener Krankenanstaltverbund (2004) Planungshandbuch für Krankenhäuser und Pflegeheime

1.2 Monitoring auf der kardiologisch-kardiochirurgischen Intensivstation

M. GÜNNIKER, M. REINDL

1.2.1 Grundlagen

Unter dem Begriff Monitoring auf einer Herzintensivstation versteht man sämtliche nichtinvasiven und invasiven Messtechniken, die notwendig sind, um den kardiopulmonalen und metabolischen Zustand der Patienten zu überwachen. Die Auswahl des adäquaten Monitorings ist schwierig, da einerseits die unterschiedlichsten Erkrankungen mit wechselnden Problemstellungen der Überwachung der Herzintensivstation obliegen, andererseits die Steuerung verschiedenster Therapieverfahren zu den Aufgaben des Monitorings gehört. Es wird dabei immer problematisch bleiben, eine Überversorgung in der Überwachung des Patienten in Anbetracht der zu erwartenden Komplikationen des invasiven Monitorings gegenüber der „tatsächlich" notwendigen Überwachung abzuwägen. Neben der angemessenen Anwendung des umfangreichen hämodynamischen und respiratorischen Monitorings kommt der Interpretation der Messdaten durch das zuständige ärztliche und Pflegepersonal eine besondere Bedeutung zu, damit adäquat auf den Zustand des Patienten reagiert werden kann.

1.2.2 Problemstellung

Als Monitore werden Geräte bezeichnet, die zur Überwachung von Vitalfunktionen dienen und gegebenenfalls beim Erreichen vorgegebener Grenzwerte alarmieren. „Monitoring" bezeichnet dabei nicht nur die Überwachung, sondern allgemeiner auch die sensuelle Erfassung der zu überwachenden Parameter, wobei insbesondere auf folgende Faktoren geachtet werden muss:

▌ Atemmechanik und Gasaustausch,
▌ Hämodynamik,
▌ Volumenstatus und Flüssigkeitsbilanz,
▌ Temperatur.

In Ergänzung dieser Messgrößen werden zur Beurteilung von Narkosenachhang und Relaxationstiefe sowie der zerebralen Funktion nach bestimmten Eingriffen EEG-Ableitungen und Nervenstimulationen angewendet. Auf die Überwachung von Laborparametern und des metabolischen Zustands des Patienten wird im Folgenden aufgrund der Komplexität des Themas nicht näher eingegangen.

Die Notwendigkeit der Überwachung vitaler Größen ergibt sich aus der erkrankungsbedingten Beeinträchtigung des Patienten sowie aus der Abhängigkeit von äußeren apparativen Maßnahmen zur Aufrechterhaltung der Körperhomöostase. Gerade im operativen Umfeld stellen pulmonale und zirkulatorische Komplikationen den Hauptanteil des Gesamtrisikos dar. Dies unterstreicht die Bedeutung der effektiven postoperativen Überwachung. Die physikalisch-technische Grundlage des apparativen Monitorings ist die mechanische oder elektrische Umformung und Darstellung eines physiologischen Parameters. Die mechanische Registrierung tritt heute immer mehr gegen die elektronische Messwerterfassung und Verarbeitung zurück. Mikroelektronik und elektronische Datenverarbeitung gestatten die Konstruktion von Apparaten, die partiell die Fähigkeit zum Selbsttest besitzen und Fehler bzw. Artefakte in den Mess-

signalen erkennen können. Dies enthebt den Intensivmediziner jedoch nicht seiner Verantwortung zur korrekten Anwendung der Messapparaturen und zur Verhütung von Gefahren für den Patienten. Eine zunehmende Onlineregistrierung der Vitalgrößen führt zu einem höheren Grad an Überwachung. Der Intensivmediziner sollte die Zugangswege, die Anwendung der Messverfahren und ihre technischen und physiologischen Voraussetzungen kennen. Durch die Abwägung der Risiken der verschiedenen Überwachungsverfahren und die Kenntnis der möglichen Komplikationen kann die Indikation zu invasiven Verfahren kritisch gestellt werden.

1.2.3 Standards und Empfehlungen zur Überwachung

Allgemein gültige Standards und Richtlinien bezüglich Überwachungsmaßnahmen wurden seit Beginn der 80er Jahre von allen entsprechenden Fachgesellschaften publiziert. Die meisten dieser Empfehlungen gehen in ihrer Struktur auf die Harvard-Standards zurück [12, 13]. Diese beschreiben die 1985 an den neun Lehrkrankenhäusern der Harvard Medical School eingeführten Minimalanforderungen an die Überwachung während einer Anästhesie, die im Jahr darauf von der American Society of Anesthesiologists (ASA) übernommen wurden [2]. Auch die Deutsche Gesellschaft für Anästhesiologie und Intensivmedizin (DGAI) hat in ihren Empfehlungen zur Qualitätssicherung in der Anästhesie solche Standards zur Monitorausstattung verschiedener anästhesiologischer Arbeitsplätze publiziert, die sich in 3 Kategorien einteilen lassen [9, 10].

▌ essenziell: Dieser Standard sollte nicht unterschritten werden;
▌ empfohlen: für die Durchführung der jeweiligen Anästhesie empfohlener Standard;
▌ additiv: je nach bestehenden Begleiterkrankungen empfohlener Standard.

Abbildung 1.2.1 zeigt die Entwicklung einiger heutzutage verwendeter Monitoringverfahren.

Analog zu diesen Empfehlungen zur Ausstattung eines Anästhesiearbeitsplatzes gibt es Empfehlungen der DGAI sowie der Deutschen Interdisziplinären Vereinigung für Intensivmedizin (DIVI), die den Bereich der Intensivtherapie betreffen [11].

▌ Riva Rocci:	Sphygmomanometer (1896)
▌ Cushing:	Beginn der Routineanwendung in der Anästhesie (1903)
▌ Recklinghausen:	Oszillotonometrie (1931)
▌ Hale:	Erste invasive Blutdruckmessung (1733)
▌ Peterson, Dripps:	Sichere arterielle Kanüllierung (1949)
▌ Forssmann:	Erster Rechtsherzkatheter (1929)
▌ Lagerhof und Werko:	„left ventricular wedge pressure" (1949)
▌ Fick:	Prinzip der Herzvolumenmessung (1870)
▌ Cournand:	HZV-Messungen beim Menschen (1945)
▌ Dexter:	Sauerstoffsättigung im kleinen Kreislauf (1947)
▌ Swan und Ganz:	Rechtsherzkatheter mit Ballon (1970)
▌ Seldinger:	Technik der Kanüllierung über einen Draht (1953)

Abb. 1.2.1. Zeitliche Entwicklung unterschiedlicher Monitoringverfahren

1.2.4 Basismonitoring

Im Rahmen der klinischen Tätigkeit hat sich eine Einteilung bewährt, welche die unterschiedlichen Grade der Überwachung in ein Basismonitoring und ein erweitertes Monitoring einteilen lässt. Zum Basismonitoring gehören neben der Pulsoxymetrie die nichtinvasive Blutdruckmessung nach Riva-Rocci sowie die Ableitung eines Elektrokardiogramms.

1.2.4.1 Pulsoxymetrie

Mit der transkutanen unblutigen Messung der Sauerstoffsättigung können, neben der Erhebung der S_aO_2, Aussagen über Herzfrequenz und Herzrhythmus getroffen werden. Über eine photoelektrische Zelle am Ohrläppchen oder am Finger werden der Kapillarpuls und damit Herzfrequenz und Herzrhythmus registriert. Die Absorptionsdifferenz des Lichtes während diastolischer und systolischer Füllung des Kapillarbereiches triggert ein sicht- und hörbares Signal. Dieses ist nicht mehr messbar bei ausgeprägter Vasokonstriktion oder bei peripheren Durchblutungsstörungen anderer Ursache. Ein sog. Pulsdefizit entsteht, wenn elektrische Herzaktion und peripher messbarer Puls nicht übereinstimmen (Einzelheiten s. Abschnitt 1.2.9.1).

1.2.4.2 EKG

Das perkutan abgeleitete EKG stellt die Basis eines jeden kardiovaskulären Monitorings dar. Das Elektrokardiogramm dient zur Erkennung von Arrhythmien, von Störungen der Erregungsleitung und -rückbildung. Es ist nützlich zur Abschätzung des kardialen Effekts von Anästhetika, herzwirksamen Medikamenten (Digitalis, Katecholamine, Antiarrhythmika) und von Elektrolytschwankungen (Kalium, Kalzium). Mittels eines EKG-Monitors (Elektrokardioskop) werden intra- und postoperativ die elektrischen Potenziale der Herzaktion auf einem Bildschirm dargestellt. Die entscheidende Funktion des Elektrokardiogramms ist sicherlich die Detektion perioperativer Ischämien. Verschiedene Studien konnten für diese Indikation eine positive Korrelation zeigen [29]. In diesem Zusammenhang ist die Registrierung eines intra- und postoperativen 7-Kanal-EKG zu empfehlen, wobei zur Ischämiediagnostik den Ableitungen II und V_5 eine besondere Bedeutung zukommt. Dabei gilt als Zeichen einer myokardialen Ischämie, wenn die ST-Strecken im Bereich der Extremitätenableitungen 0,1 mV und im Bereich der Brustwandableitungen 0,2 mV über oder unter die isoelektrische Linie abweichen. Eine sorgfältige Eichung des EKG-Signals ist unerlässlich und die Messung der ST-Strecke muss zum richtigen Zeitpunkt, nämlich 60–80 ms nach dem J-Punkt (Abb. 1.2.2), erfolgen. Zunehmend werden Monitore mit der Möglichkeit der kontinuierlichen Vermessung und des Abgleichs der ST-Strecke im Vergleich zur Ausgangssitua-

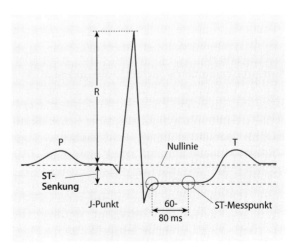

Abb. 1.2.2. ST-Segment-Analyse

tion und mit kontinuierlicher Aufzeichnung als Trendparameter ausgerüstet.

Verglichen mit dem Stellenwert anderer diagnostischer Methoden (Perfusionsszintigramm, Echokardiografie) gelingt mit der EKG-Registrierung allerdings nur in 40% der Fälle eine Ischämiedetektion [5]. Als weitere Methode zur Ischämiediagnostik bietet sich die transösophageale Echokardiografie an, die eine koronare Minderperfusion durch das Auftreten segmentaler Wandbewegungsstörungen aufdecken kann (s. Abschn. 1.2.7).

1.2.4.3 Indirekte Blutdruckmessungen nach Riva-Rocci

Zur indirekten Bestimmung des systolischen und diastolischen arteriellen Blutdrucks mit einem Sphygmomanometer wird der arterielle Blutfluss in einer Extremität, in der Regel am Oberarm, durch Druck blockiert. Bei Nachlassen des Außendrucks entspricht der Druck, bei dem das Blut gerade wieder zu fließen beginnt, dem systolischen Blutdruck. Die Breite der Druckmanschette sollte zwei Drittel der Länge des Oberarmes betragen. Bei kleineren Manschetten werden zu hohe Druckwerte gemessen; umgekehrt liegen die Messwerte zu niedrig, wenn die Manschette zu breit ist. Das Zentrum der aufblasbaren Gummimanschette sollte über der A. brachialis, der untere Teil gerade über der Ellenbeuge liegen. Die Sphygmomanometrie kann durch intermittierendes Aufblasen der Manschette mit einer elektrischen Pumpe automatisiert werden. In den Geräten werden die Auskultationsgeräusche elektronisch verstärkt und digital als Druckwerte angezeigt.

▐ **Oszillometrie.** Im Gegensatz zur manuellen Sphygmomanometrie erfolgt die automatische Blutdruckmessung anhand der Oszillometrie. Beim Aufblasen einer Blutdruckmanschette entstehen durch blutdrucksynchrone Schwankungen im Cuff Oszillationen im Messsystem. Das Oszillationsmaximum tritt bei einem Manschettendruck auf, der dem arteriellen Mitteldruck entspricht. Diese Oszillationen können mittels eines elektronischen Druckmessgerätes registriert, ausgewertet und angezeigt werden. Die Genauigkeit der Methode entspricht der Sphygmomanometrie; es wird jedoch zusätzlich der mittlere arterielle Druck (MAP) bestimmt.

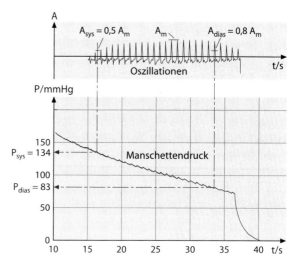

Abb. 1.2.3. Oszillometrie

1.2.5 Erweitertes kardiozirkulatorisches Monitoring

Zum erweiterten hämodynamischen Monitoring gehören die invasive arterielle Blutdruckmessung sowie die Messung von Drücken im Niederdrucksystem (ZVD, PAP, PCWP). Eckpfeiler eines erweiterten hämodynamischen Monitorings sind die verschiedenen Methoden zur Bestimmung des Herzzeitvolumens (CO) und der daraus abgeleiteten Größen.

1.2.5.1 Messung des arteriellen Blutdrucks

Der arterielle Blutdruck ist neben der Herzfrequenz die am meisten gemessene Regelgröße des Herz-Kreislauf-Systems. Dabei wird der Spitzenblutdruck in der Austreibungsphase des Ventrikels als systolischer Blutdruck und der Blutdruck während der Ventrikelfüllung als diastolischer Blutdruck angegeben. Das Monitoring des arteriellen Blutdrucks zeigt unter anderem die Effizienz des Herzens als Pumpe an und gibt einen groben Überblick über die Nachlast des linken Ventrikels. Die Messung des arteriellen Drucks kann am genauesten durch Kanülierung einer geeigneten Arterie, in der Regel der A. radialis, mit einem Kunststoffkatheter durchgeführt werden. Der arterielle Katheter, gefüllt mit heparinisierter Elektrolytlösung, wird über ein möglichst kurzes und starres Schlauchsystem mit einem elektromechanischen

Druckwandler verbunden. Durch die Druckänderungen in Arterie und Katheter wird eine Membran ausgelenkt. Beim Widerstandsdrahtdruckwandler werden in einem Draht elektronische Widerstandsveränderungen hervorgerufen, die zur Auslenkung proportional sind, und auf ein Registriergerät übertragen. Druckmessbereich (40–400 mmHg) und Nullpunkt müssen vor Benutzung und regelmäßig während des Betriebs geeicht werden, um Fehlmessungen und damit Fehlinterpretationen zu vermeiden. Herzschlagsynchrone Änderungen des aktuellen intraarteriellen Drucks werden dabei erfasst. Der systolische und der diastolische Blutdruck werden angezeigt, der mittlere arterielle Druck wird berechnet. Steht diese elektronische Mittelwertbildung nicht zur Verfügung, kann der arterielle Mitteldruck (MAP) auch über folgende Faustformel errechnet werden:

$$MAP = P_{diastolisch} + 1/3$$
$$\times (P_{systolisch} - P_{diastolisch}).$$

Bei Verwendung eines arteriellen Katheters zur Druckmessung muss auf folgende Fehlerquellen hingewiesen werden:

▮ Die Druckkurve wird durch inkorrekte Lage, Leck, Luft im System oder Eichfehler gedämpft.
▮ Ein überhöhter Druck (Schleuderzacken) wird durch zu lange Schläuche oder ein nicht angepasstes System (Eigenresonanz) hervorgerufen.
▮ Als Komplikationen beim Anlegen eines Radialiskatheters kommt es bei 25% der Kanülierungen zu Arterienverschlüssen [44], die in 3% der Fälle irreversibel sind [52]. Ischämische Fingernekrosen sind jedoch extrem selten.

Die Femoralarterie ist wegen ihrer Lokalisation weniger beliebt als die Radialarterie, dagegen ist sie leichter zu kanülieren und ihr Druck liegt näher am Aortenpunkt als der der A. radialis. Die Komplikationsraten sind bei beiden arteriellen Zugängen gleich [41]. Obwohl in 3% der Femoraliskanülierungen eine Ischämie der Zehen vorkommt, gibt es weniger dauerhafte Schäden. Patienten mit peripher-vaskulären Erkrankungen weisen keine höhere Komplikationsrate auf. Die Infektionsraten sind niedrig und mit denjenigen anderer arterieller und zentralvenöser Zugänge vergleichbar [18].

1.2.5.2 Messung des zentralvenösen Drucks

Der zentralvenöse Druck (ZVD) informiert über den Füllungszustand des venösen Systems im thorakalen Kompartiment und indirekt über den Druck im rechten Herzen. Er wird unter anderem von der Fähigkeit des rechten Ventrikels, das ihm zugeführte Volumen zu verarbeiten, bestimmt. Mit Hilfe des ZVD kann man in der Regel zwischen Volumenmangel und Stauungsherzinsuffizienz unterscheiden:

▮ Bei Blutverlust kommt es zu einem Abfall des zentralvenösen Drucks noch vor dem arteriellen Blutdruck.
▮ Bei Herzversagen und Herzinsuffizienz ist der zentralvenöse Druck erhöht.

Die Aussagekraft des ZVD hinsichtlich des Volumenstatus des Patienten und die Verwendung als Surrogatparameter für die rechtsventrikuläre Vorlast wurde jedoch in den letzten Jahren immer mehr in Frage gestellt (s. Abschn. 1.2.8.1). Der zentrale Venendruck kann grob durch die Beobachtung der Halsvenenfüllung abgeschätzt werden oder analog dazu, anhand des Gefäßkollapses der Kubital- oder Handvenen beim Anheben der betreffenden Extremität über Herzniveau. Unter Anästhesie und Sedierungsbedingungen ist die Aussagekraft derartiger Beobachtungen eingeschränkt. Der zentralvenöse Druck wird über einen Katheter gemessen, der mit der Spitze in die V. cava superior platziert wird. Die Einführung sollte über die V. subclavia oder über die V. jugularis interna vorgenommen werden. Alternative Zugangswege sind die V. basilica, die V. anonyma, die V. jugularis externa und die V. femoralis. Die Normalwerte schwanken individuell und liegen, auch in Abhängigkeit von der Beatmungssituation, zwischen 3 und 10 mmHg. Der Nullpunkt des ZVD-Messsystems (Wassermanometer oder elektromechanischer Wandler) muss auf die Position des rechten Vorhofes eingestellt werden, um vergleichbare Messergebnisse zu erzielen. Als praktische Referenzpunkte haben sich die mittlere Axillarlinie oder der Mittelpunkt des anterior-posterioren Thoraxdurchmessers in Höhe des 4. Interkostalraumes bewährt. Als Komplikation für die wohl gängigsten Zugangsformen über die V. subclavia bzw. die V. jugularis interna ist die Fehlpunktion der parallel verlaufenden Arterien (A. subclavia, A. carotis interna) zu nennen. Eine besondere Gefährdung bei der Punktion der V. subclavia besteht im Auftreten eines Pneumothorax; hier wird die Häufigkeit mit 1–2% angegeben. Aufgrund der Gefahr der arteriellen Fehlpunktion sollte insbesondere von einem Punktionsversuch der V. jugularis interna Abstand genommen werden, wenn die Thrombozytenzahl unter 50 000 oder der Quick unter 50% liegt [1]. Die am meisten gefürchtete Komplikation beim Legen zentralvenöser Katheter ist die venöse Luftembolie [36]. Die Luft kann über ein offenes Kathetersystem in zentrale Venen eindringen, wenn der intrathorakale Druck gegenüber dem Atmosphärendruck erniedrigt ist (z. B. während normaler Inspiration). Die eingedrungene Luft gelangt durch das rechte Herz und blockiert die Lungenstrombahn, was zum akuten Rechtsherzversagen führen kann. Diese Konstellation kann in kürzester Zeit lebensbedrohlich werden und kann auftreten, selbst wenn der Druckunterschied zwischen Thorax und Umgebung nur gering ist. Röntgenaufnahmen des Thorax werden grundsätzlich nach Legen aller zentralvenösen Katheter empfohlen. Ziel ist es, die korrekte Lage der Katheterspitze zu lokalisieren und nach Hinweisen auf Pneumothorax, Hämatothorax oder gar Perikardtamponade zu suchen. Insbesondere bei Patienten mit erniedrigter Ejektionsfraktion des linken Ventrikels und Herzinsuffizienz sowie Herzklappenerkrankungen besteht keine Korrelation zwischen Veränderungen des zentralvenösen und des pulmonalkapillären Verschlussdruckes und der Vorlast des Herzens [30]. Die korrekte Lage der Katheterspitze in der oberen Hohlvene kann unter Verzicht auf die Röntgenkontrolle durch Ableitung eines intrakardialen EKG (Alpha-Card) überprüft werden, bei jeglichem Verdacht auf oder der Ausschlussnotwendigkeit eines Pneumothorax kann allerdings auf röntgenologische Maßnahmen nicht verzichtet werden. Auf die Gefahr der Infektion des Katheters (Kathetersepsis), insbesondere bei sehr langer Liegedauer, soll nachträglich nicht weiter hingewiesen werden. An diese Komplikationen muss vor allem bei Auftreten plötzlicher Temperaturen gedacht und ein Katheteraustausch erwogen werden.

1.2.5.3 Messung des PAP und des PCWP

Die Drücke im kleinen Kreislauf können über den Einschwemmkatheter nach Swan und Ganz zur Funktionsbeurteilung des rechten Ventrikels, der Vorlast des linken Ventrikels und zur Evaluierung eines pulmonalen Hochdrucks gemessen

werden [47]. Der diastolische Pulmonalarteriendruck und der pulmonalkapilläre Verschlussdruck („wedge-pressure", PCWP) korrelieren mit dem Druck im linken Vorhof. Sie zeigen daher z. B. ein beginnendes Linksversagen sehr schnell an. In der klinischen Praxis wurde der PCWP sowohl als Parameter für die Vorlast des linken Ventrikels als auch als Ischämieparameter verwendet. Der Wert dieser Variable ist aufgrund der multifaktoriellen Einflüsse auf diese Parameter als sehr begrenzt anzusehen. In mehreren Studien wurde die geringe Sensitivität und Spezifität des PCWP sowohl für die Ischämie [51] als auch für die Vorlast und Füllung des linken Ventrikels [15] dargestellt (s. Abschn. 1.2.8.1). Über den Swan-Ganz-Katheter können neben der reinen Druckmessung gemischtvenöse Blutgasproben aus der A. pulmonalis zur Berechnung der $AVDO_2$ (Differenz des arteriovenösen Sauerstoffgehalts) oder des intrapulmonalen Rechts-Links-Shunts abgenommen sowie das HZV anhand der pulmonalarteriellen Thermodilutionsmethode bestimmt werden. Als Zugangswege in das venöse Gefäßsystem müssen wegen des relativ großen Durchmessers des speziellen Einführungsbestecks großlumige Venen, am besten die V. jugularis interna rechts, gewählt werden. Die Einführung des Katheters kann durch die Registrierung der Druckkurven über das Lumen an der Katheterspitze oder röntgenologisch mit Bildwandler kontrolliert werden. Sobald die Katheterspitze im rechten Vorhof liegt, wird ein kleiner Ballon am distalen Katheterende aufgeblasen und unter langsamem Vorschieben mit dem Blutstrom in den Pulmonalarterienhauptstamm eingeschwemmt (Abb. 1.2.4). Die Passage des rechten Ventrikels und das Einschwemmen in die Pulmonalarterie lassen sich anhand des charakteristischen Kurvenverlaufs kontrollieren. Bei Passieren der Pulmonalklappe steigt der systolische Druck plötzlich an, die korrekte Katheterlage ist dann erreicht, wenn die Amplitude der Druckkurve durch Ver-

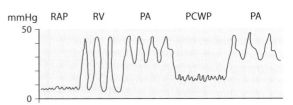

Abb. 1.2.4. Druckkurven bei Einschwemmung des Pulmonaliskatheters

schluss einer Pulmonalarterie abfällt und nach Ablassen der Ballonfüllung wieder erscheint. Dies ist die sog. Wedgeposition. Der hier als Mitteldruck gemessene pulmonalkapilläre Verschlussdruck korreliert bei kohärenter Flüssigkeitssäule mit dem Druck im linken Vorhof bzw. dem enddiastolischen Druck des linken Ventrikels. Zur Vermeidung einer Luftembolie darf der Okklusionsballon nur bis zum zugelassenen Volumen aufgeblasen werden, um eine Perforation im Gefäßsystem zu vermeiden. Der genaue Zusammenhang zwischen dem pulmonalkapillä-

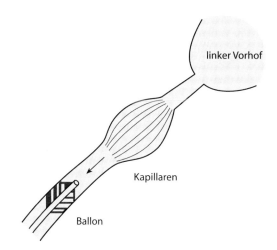

Pulmonalarterie

Abb. 1.2.5. Zusammenhang zwischen pulmonalkapillärem Verschlussdruck (PCWP) und linkem Vorhof

ren Wedgedruck und dem linken Vorhofdruck soll durch die Abb. 1.2.5 verdeutlicht werden. Abbildung 1.2.6 zeigt einen pulmonalarteriellen Katheter mit Thermodilutionseinheit und zugehörigem Introducerset.

Als Fehlerquellen müssen inkorrekte Lage, Einflüsse der Beatmung (PEEP) oder eine unilaterale Lungenerkrankung sowie Abreißen der Flüssigkeitssäule beim Wedgevorgang genannt werden.

▮ **Risiken.** Die Verwendung eines pulmonalarteriellen Katheters ist mit einigen Risiken verbunden. Auch bei korrekter Katheterlage können Arrhythmien ausgelöst werden. Lungeninfarkte bei länger dauernder Gefäßokklusion und Perforation der Gefäße können auftreten. Es wurde von bakterieller Endokarditis sowie katheterassoziierter Sepsis im Rahmen der Anwendung eines PA-Katheters berichtet. Es besteht die Möglichkeit mechanischer Schäden der Trikuspidal- und Pulmonalklappe sowie von Thrombosen der großen Venen. Man sollte sich aus diesen Gründen klar machen, dass es sich um eine invasive Methode handelt, die auch mit dementsprechenden Komplikationen behaftet ist.

1.2.6 Messung des Herzzeitvolumens

Bei Patienten mit Herz-Kreislauf-Vorerkrankungen und bei Anästhesie für große operative Eingriffe ist eine Messung des Herzzeitvolumens

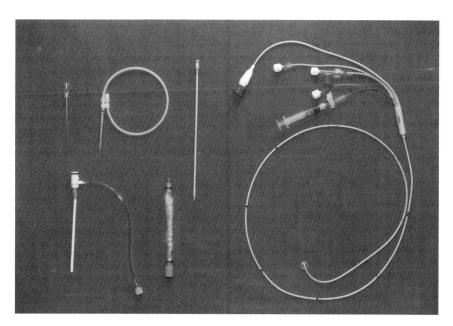

Abb. 1.2.6. Pulmonaliskatheter mit Introducerset

notwendig. Mit ihrer Hilfe kann das Ausmaß einer Myokardinsuffizienz, z. B. nach einem Infarkt oder einem großen kardiochirurgischen Eingriff, quantifiziert werden. Die Messung erlaubt außerdem die Differenzierung von Schockzuständen, z. B. die Unterscheidung eines hyperdynamen septischen Schocks von einem Low-output-Syndrom. Der systemische und der pulmonale Gefäßwiderstand können errechnet werden und eine differenzierte Katecholamintherapie ist möglich.

1.2.6.1 Cardiac-output-Bestimmung nach Fick

Als wissenschaftlicher Goldstandard der Bestimmung des Herzminutenvolumens gilt die 1870 eingeführte Methode nach Fick. Das Herzzeitvolumen (CO) ist nach dem Fick-Gesetz mit Sauerstoffaufnahme (VO$_2$) und arteriovenöser Sauerstoffgehaltsdifferenz (AVDO$_2$) verknüpft.

$$CO(ml/min) = \frac{VO_2(ml/min)}{AVDO_2(ml/100\,ml)}$$

Die Sauerstoffaufnahme (Sauerstoffverbrauch) errechnet sich aus dem Produkt der Differenz des Sauerstoffgehalts von Inspirations- und Exspirationsluft und dem Atemminutenvolumen. Das so ermittelte Herzzeitvolumen ist jedoch nur unter Steady-state-Bedingungen korrekt.

Aufgrund des hohen apparativen Aufwands ist die Methode nach Fick nur von wissenschaftlichem Interesse.

1.2.6.2 Pulmonalarterielle Thermodilution

Neben der Messung von PAP und PCWP besteht eine der Hauptaufgaben des Swan-Ganz-Kathe-

ters in der Messung des Herzminutenvolumens anhand der pulmonalarteriellen Thermodilutionsmethode. Zu diesem Zweck wird eine definierte Menge einer Kältelösung (z. B. gekühlte Elektrolytlösung) in den rechten Vorhof oderin die obere Hohlvene injiziert und die Temperaturänderung des Blutstroms in der Pulmonalarterie durch einen Thermistor an der Spitze des Swan-Ganz-Katheters gemessen. Das Herzzeitvolumen ist umgekehrt proportional zur Fläche unter der Temperaturkurve. Das Prinzip dieses Indikatorverfahrens (Stewart-Hamilton-Methode) beruht auf dem Grundsatz der Massenerhaltung, d. h., dass die gesamte Menge eines Indikators, der in die obere Hohlvene injiziert wird, weiter distal, also in der Pulmonalarterie, wieder erscheinen muss. Die CO-Messung durch die Thermodilutionsmethode ist die heute am weitesten verbreitete Methode und zeigt eine gute Korrelation mit der CO-Bestimmung nach Fick. Durch Umrechnung des „cardiac outputs" auf die Körperoberfläche entsteht der bei allen Patienten vergleichbare „cardiac" Index (l/min/m^2). Mittlerweile gibt es spezielle Continuous-cardiac-output-(CCO-)Katheter, die eine kontinuierliche HZV-Messung durchführen. Es handelt sich dabei um Pulmonaliskatheter,die über ein zusätzliches Thermoelement verfügen und so intermittierend selbstständig eine Thermodilutionsmessung durchführen [35, 53].

▮ Fehlerquellen der Thermodilution

Zu hohe bzw. zu niedrige Injektattemperaturen, Erwärmung des Injektats sowie zu langsame oder ungleichmäßige Injektion führen zu Messfehlern, die anhand der Registrierkurve erkannt werden können. Auch pathologische Veränderungen können zur Verfälschung von Messer-

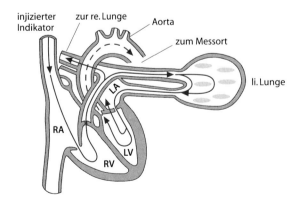

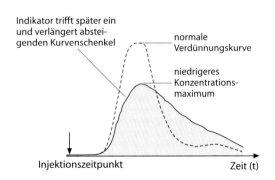

Abb. 1.2.7. Indikatortransient bei Klappenregurgitation

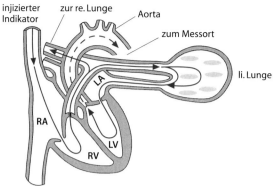

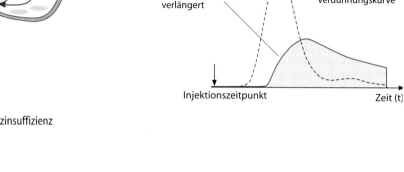

Abb. 1.2.8. Indikatortransient bei Herzinsuffizienz

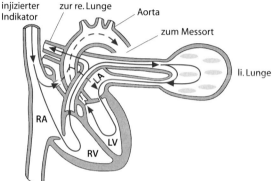

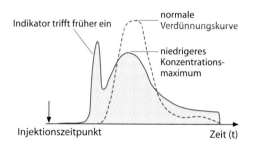

Abb. 1.2.9. Indikatortransient bei Rechts-Links-Shunt

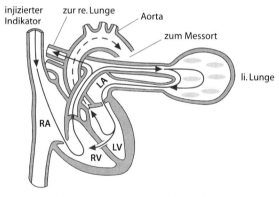

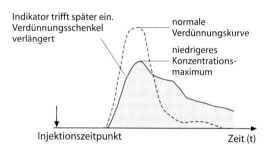

Abb. 1.2.10. Indikatortransient bei Links-Rechts-Shunt

gebnissen führen. Abbildung 1.2.7 bis 1.2.10 zeigen den unterschiedlichen Verlauf von Thermodilutionskurven bei verschiedenen Erkrankungen. Anhand des Kurvenverlaufs kann man jedoch einschätzen, um welche Störung es sich handelt. Aufgrund der relativ kurzen Passagestrecke des Indikators während der pulmonalarteriellen Thermodilution kann es zu Schwankungen des CO-Messwertes aufgrund der At-

mung des Patienten kommen. Diese Schwankungen werden in der Regel jedoch durch Mehrfachmessungen ausgeglichen, sodass aus diesem Grund mehrfache Thermodilutionsmessungen über den gesamten Atemzyklus von Nöten sind und ein Mittelwert von 3 aufeinander folgenden Messungen gebildet werden sollte [3, 31, 46, 49].

1.2.6.3 Transkardiopulmonale Thermodilution

Die transpulmonale oder auch transkardiopulmonale Thermodilution beruht ebenfalls auf dem Prinzip der Massenerhaltung und der Stewart-Hamilton-Methode, jedoch wird die Indikatorlösung zentralvenös injiziert und durchläuft dann nacheinander die Volumina des rechten Vorhofs und des rechten Ventrikels, das Volumen der Lungenstrombahn, des linken Vorhofes und des linken Ventrikels, bis sie nach Passage der Aorta descendens mit dem arteriellen Thermodilutionskatheter erfasst wird. Man erhält eine der pulmonalarteriellen Thermodilution ähnliche Kurve, die allerdings aufgrund der längeren Durchmischungszeit flacher und länger erscheint. Anhand der transpulmonalen Thermodilution können sowohl das Herzzeitvolumen (HZV) als auch Vorlastparameter wie das intrathorakale Blutvolumen (ITBV) sowie das gesamt enddiastolische Volumen (GEDV) bestimmt werden (s. Abschn. 1.2.8.1). Grenzen dieser Methode scheinen neben den für Thermodilutionsverfahren üblichen (Art der Injektion, Klappeninsuffizienzen) in der längeren Durchmischungszeit in der Aorta zu liegen, sodass spontane Temperaturschwankungen zu Messungenauigkeiten führen. Es ist anzunehmen, dass die im verwendeten Algorithmus implizierten Faktoren, z. B. für die Compliance der Aorta, die pathophysiologischen Veränderungen bei sich änderndem periphervaskulären Widerstand oder Änderungen der Temperatur nicht ausreichend widerspiegeln. Diese Problematik kann jedoch durch häufigere Rekalibrationen reduziert werden. Insgesamt steht mit der transpulmonalen Thermodilution eine Alternative zur Verfügung, deren Ergebnisse vergleichbar sind mit denen der pulmonalarteriellen Thermodilution [6, 19, 20, 21].

1.2.6.4 Geringinvasive Techniken

∎ Thoraximpedanz

Die Methode nutzt einen schwachen elektrischen Wechselstrom, der über Klebesensoren – platziert am Hals und auf der mittleren Axillarlinie des Thorax in Höhe des Schwertfortsatzes – durch den Brustkorb geleitet wird. Änderungen im Blutvolumen haben eine Änderung der elektrischen Leitfähigkeit und somit der Impendanz des Thorax zur Folge. Änderungen in der Geschwindigkeit und in dem Volumen des Blutes sind die Hauptursache für Impendanzänderungen im Thoraxbereich. Ein spezieller Algorithmus misst diese Impedanzänderung. Durch das Erkennen und Messen von thorakalen Impedanzänderungen als Funktion der Zeit kann der Algorithmus kontinuierlich, d. h. Schlag-zu-Schlag, und nichtinvasiv Schlagvolumen, Herzzeitvolumen sowie weitere hämodynamische Parameter berechnen. Die Genauigkeit der ermittelten Werte im Vergleich mit anderen gängigen Verfahren, gerade in Bezug auf Intensivpatienten, lässt jedoch zu wünschen übrig [17].

∎ Pulskonturanalyse

Bei der Pulskonturanalyse handelt es sich um ein kontinuierliches Verfahren, welches anhand der arteriellen Druckkurve das Schlagvolumen und in Zusammenhang mit der Herzfrequenz das Herzminutenvolumen bestimmt. Die grundlegenden Überlegungen dazu wurden bereits in den 30er Jahren von Otto Frank angestellt, der ein einfaches Verfahren zur experimentellen HZV-Bestimmung entwickeln wollte. Seitdem sind eine Reihe verschiedener Formeln zur Ermittlung des HZV aufgestellt worden (Abb. 1.2.12). Die sicherlich bekannteste wurde von Wesseling et al. 1990 veröffentlicht [23]. Hierbei wird die Fläche unterhalb der arteriellen Druckkurve, im Bereich vom Ende der Diastole der vorigen Herzaktion bis zum dikroten Punkt der Pulskurve, berechnet. Wird nun diese Fläche (Asys) durch das Ausmaß der aortalen Impedanz (ZAo) geteilt, lässt sich das linksventrikuläre Schlagvolumen messen:

$$SV = A_{sys}/Z_{Ao}$$

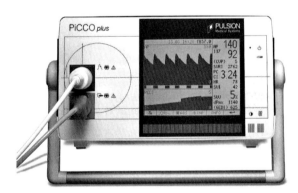

Abb. 1.2.11. PICCO-System, Pulsion Medical AG, München

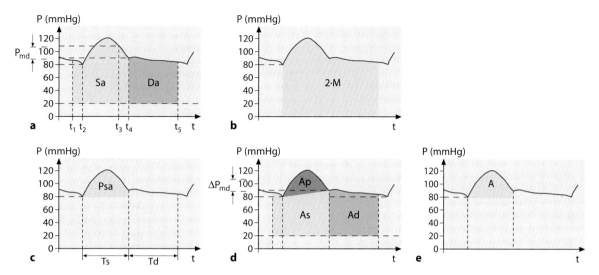

Abb. 1.2.12. Verschiedene Algorithmen zur Pulskonturanalyse

Eine Reihe von Modifikationen dieser Formel wurde im Laufe der Zeit entwickelt, in denen z.B. der MAP oder das Alter Berücksichtigung fanden. All diesen Formeln ist jedoch gemeinsam, dass eine initiale Kalibrierung mit einer Standardmethode von Nöten ist. Die Pulskonturanalyse, wie sie im PICCO-Monitor verwendet wird, ermöglicht nach der initialen Eichung durch die transpulmonale Thermodilution eine gut validierte Beat-to-beat-Messung des HZV und des Schlagvolumens (SV) durch Integration der Fläche unterhalb der Pulskurve und Errechnung über einen modifizierten Wesseling-Algorithmus (Abb. 1.2.13) [23, 39].

▌ CO$_2$-Rückatmungsverfahren

Diese Methoden ermöglichen eine HZV-Messung über eine Abwandlung des Fick-Prinzips. Analog zum Fick-Prinzip, jedoch mit der CO$_2$ Produktion anstatt dem O$_2$-Verbrauch, wird das HZV bestimmt.

▌ **Totale CO$_2$-Rückatmung.** Bei der totalen CO$_2$-Rückatmung atmet der Patient in ein Reservoir ohne Frischgaszufuhr. Dadurch wird im Zuge der Ausatmung keinerlei CO$_2$ aus den Lungen eliminiert und der CO$_2$-Gehalt im Reservoir akkumuliert, bis daraus der CO$_2$-Gehalt im gemischtvenösen Blut extrapoliert werden kann.

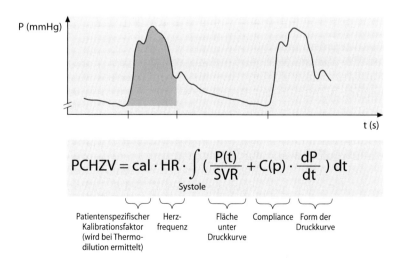

$$PCHZV = cal \cdot HR \cdot \int_{Systole} \left(\frac{P(t)}{SVR} + C(p) \cdot \frac{dP}{dt} \right) dt$$

Patientenspezifischer Kalibrationsfaktor (wird bei Thermodilution ermittelt) — Herzfrequenz — Fläche unter Druckkurve — Compliance — Form der Druckkurve

Abb. 1.2.13. Mod. Wesseling-Algorithmus im PICCO-System

Der endtidale CO_2-Gehalt unter Normalatmung dient schließlich näherungsweise der Bestimmung des arteriellen CO_2-Gehalts. Aus diesen beiden Parametern kann nun analog zum Fick-Prinzip das HZV ermittelt werden:

$$CO(ml/min) = \frac{VCO_2}{C_vCO_2 - C_aCO_2}$$

Aufgrund des hohen apparativen Aufwands und der notwendigen Kooperation des Patienten hat die totale CO_2-Rückatmung jedoch keinen Einzug in die Klinik erhalten.

▌ **Partielle CO_2-Rückatmung.** Im Gegensatz zur totalen CO_2-Rückatmung findet die partielle CO_2-Rückatmung klinische Verwendung. Das System besteht aus einem speziellen Kreissystem für die partielle Rückatmung, einem CO_2-Sensor, einem Gasflusssensor und einem Pulsoxymeter. VCO_2 wird auch hier anhand des Atemminutenvolumens und des CO_2-Gehalts des ausgeatmeten Gasgemischs berechnet. Der arterielle CO_2-Gehalt wird anhand des endtidalen CO_2-Gehalts während normaler Atmung abgeschätzt. Die Messung des gemischtvenösen CO_2-Gehalts wird durch die Messung des CO_2-Gehalts sowohl unter Normalatmung als auch unter partieller Rückatmung umgangen. Im Gegensatz zur totalen Rückatmung wird ein Volumen zurückgeatmet, welches kleiner ist als das totale CO_2-Volumen vom vorhergehenden Atemzug. In die Fick-Gleichung wird nun die Veränderung der CO_2-Konzentration während Rückatmung und Nichtrückatmung eingesetzt:

$$CO(ml/min) = \frac{\Delta VCO_2}{\Delta C_aCO_2}$$

Aus Veränderungen von VCO_2 und dem arteriellen CO_2-Gehalt lässt sich jedoch nur auf den Blutfluss rückschließen, der am Gasaustausch teilnimmt. Aus diesem Grund muss die Shuntfraktion durch Messung der peripheren Sauerstoffsättigung, durch manuelle Eingabe der Sauerstoffkonzentration und aus arteriellen Sauerstoffpartialdrücken, die Nomogrammen entnommen sind, abgeschätzt und in die Berechnung des HZV mit einbezogen werden. Eine Reihe von Untersuchungen wurden durchgeführt, welche die partielle Rückatmungstechnik mit der pulmonalarteriellen und transpulmonalen Thermodilution hinsichtlich ihrer Genauig-

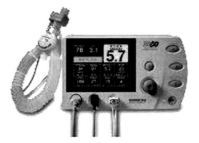

Abb. 1.2.14. Partielles CO_2-Rückatmungs-System NICO

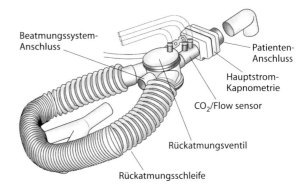

Beatmungssystem-Anschluss
Patienten-Anschluss
Hauptstrom-Kapnometrie
CO_2/Flow sensor
Rückatmungsventil
Rückatmungsschleife

Abb. 1.2.15. Loop des NICO-Systems

keit verglichen. Abhängig vom hämodynamischen Zustand und den respiratorischen Bedingungen zeigten diese unterschiedliche Ergebnisse bezüglich der Vergleichbarkeit der Systeme. Eine abschließende Wertung ist zum jetzigen Zeitpunkt nicht möglich [8, 16, 48].

1.2.7 Transösophageale Echokardiografie

Die transösophageale Echokardiografie (TEE) gewinnt als semiinvasive Technik für die Anästhesie und Intensivmedizin zunehmend an Bedeutung. Voraussetzung für eine adäquate Durchführung ist jedoch eine fundierte Kenntnis physikalischer Grundlagen und deren Grenzen sowie eine intensive praktische Ausbildung unter Leitung eines erfahrenen TEE-Anwenders. Mit der TEE kann eine hämodynamische Überwachung erfolgen. Darüber hinaus bieten sich umfassende differenzialdiagnostische Möglichkeiten. Die linksventrikuläre enddiastolische Fläche als Parameter der Vorlast konnte erfolgreich validiert werden [25]. Die Bewertung der linksventrikulären systolischen und diastolischen Funktion sowie eine Abschätzung der links- und rechtskardialen Drücke können anhand der TEE erfolgen. Über die Dopplerechokardiografie können das Schlagvolumen und das Herzzeitvolumen bestimmt werden. Der größte Vorteil des Verfahrens liegt jedoch in der Überwachung von Myokardischämien. Daraus resultierende regionale oder globale Wandbewegungsstörungen können direkt beurteilt werden und stellen das sensitivste klinische Nachweisverfahren für myokardiale Ischämien dar [45]. Das Risiko dieser semiinvasiven Methode ist bei Beachtung der Kontraindikationen als gering einzustufen. Die Nachteile der TEE sind ein hoher apparativer und personeller Aufwand, der initial mit sehr hohen Anschaffungskosten verbunden ist, sowie eine sehr lange Trainingsphase für den Anwender. Auch danach bleibt eine Untersucherabhängigkeit erhalten (Einzelheiten s. Abschn. 1.2).

1.2.8 Vorlast, Nachlast, vaskuläre Widerstände

Nachlast wird als diejenige Kraft definiert, welche die Kontraktion der Ventrikel erschwert oder ihr entgegenwirkt. Diese Kraft entspricht der Wandspannung des Ventrikels während der Systole. Die Komponenten der transmuralen Wandspannung sind in Abb. 1.2.16 dargestellt.

Gemäß dem Laplace-Gesetz ($t = p \times r$) ist die transmurale Wandspannung eine Funktion von systolischem Druck und Kammerradius. Der systolische Druck wird bestimmt von dem Widerstand, der dem Blutfluss in die Aorta entgegengesetzt wird; die Kammergröße ist eine Funktion des enddiastolischen Volumens (EDV). Der Begriff der Impedanz beschreibt in diesem Zusammenhang ein neueres Konzept, das auf pulsatile Flüsse angewandt wird und aus 2 Komponenten besteht:

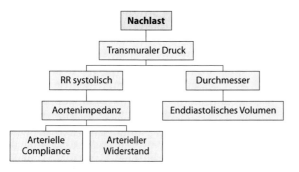

Abb. 1.2.16. Komponenten bei der Nachlast

▌ einem Compliancefaktor, welcher der Geschwindigkeit der Flussänderung entgegenwirkt und

▌ einem Faktor, welcher der mittleren Flussgeschwindigkeit entgegenwirkt [34].

Klinisch steht kein Routineverfahren zur Messung der arteriellen Compliance zur Verfügung. Daher dient der arterielle Widerstand als klinisches Maß für die Nachlast. Der arterielle Widerstand wird bestimmt als Differenz der Drücke im zufließenden System (dem venösen Druck) und dem abfließenden System (dem arteriellen Druck), dividiert durch den Blutfluss (d. h. das Herzzeitvolumen). Der pulmonale Gefäßwiderstand PVR und der systemische Gefäßwiderstand SVR berechnen sich wie folgt:

$$PVR = \frac{PAP - PCWP}{CO}(dyn \times s \times cm^{-5})$$

$$SVR = \frac{MAP - ZVD}{CO}(dyn \times s \times cm^{-5})$$

Ergebnisse experimenteller Studien zeigen, dass der Gefäßwiderstand als Maß für die ventrikuläre Nachlast unzuverlässig ist [26]. PVR und SVR sind allerdings unter klinischen Umständen die einzig errechenbaren hämodynamischen Größen, die Rückschlüsse auf die Nachlast des rechten und linken Ventrikels zulassen.

1.2.8.1 ITBV, GEDV

Im Rahmen der transkardiopulmonalen Thermodilution durchläuft der Indikator Kälte verschiedene Volumina (Abb. 1.2.17). Wenn man den Konzentrationsverlauf des Indikators über die Zeit aufträgt, kann anhand der für den Durchlauf benötigten Zeit das Volumen dieser Kompartimente berechnet werden (Abb. 1.2.18). Das gesamte zu durchlaufende Volumen, also das sich im Throax befindliche Thermovolumen, errechnet sich wie folgt:

$$ITTV = HZV \times MTt$$

(*ITTV* Intrathorakales Thermovolumen, *MTt* „mean transit time": Zeitintervall, das der Indikator im Mittel für seinen Transport bis zum Messort benötigt)

Da der Verdünnungsschenkel primär vom größten Einzelvolumen und demnach dem pulmonalen Thermovolumen abhängig ist, ergibt sich:

$$PTV = HZV \times DSt$$

(*PTV* pulmonales Thermovolumen, *DSt* „down slope time")

Zieht man nun vom gesamten intrathorakalen Thermovolumen das pulmonale Thermovolumen ab, ergibt sich das globalendiastolische Volumen:

$$GEDV = ITTV - PTV$$

Durch Korrelation des GEDV mit dem intrathorakalen Blutvolumen (ITBV) ergibt sich annäherungsweise:

$$ITBV = 1{,}25 \times GEDV$$

Das intrathorakale Blutvolumen spiegelt dabei das gesamte enddiastolische Volumen aller

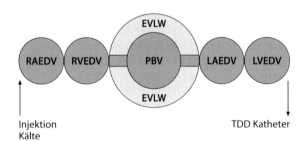

Abb. 1.2.17. Volumina bei der transkardiopulmonalen Thermodilution

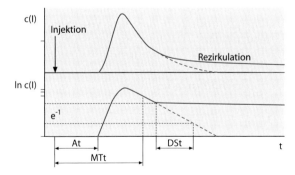

Abb. 1.2.18. Verdünnungskurve bei der transkardiopulmonalen Thermodilution

Herzkammern und das der Lungenstrombahn wider. Es konnte gezeigt werden, dass diese Näherung ausreichend genaue Werte für das ITBV liefert [27, 33, 42, 43]. Verschiedene Studien haben gezeigt, dass das ITBV sowie das GEDV den bisher etablierten klinischen Vorlastparametern ZVD und PCWP überlegen sind [28].

1.2.8.2 EVLW

Das durch die PICCO-Technologie gemessene extravaskuläre Lungenwasser entspricht dem extravaskulären Thermovolumen der Lunge. Es wird berechnet, indem vom gesamten intrathorakalen Thermovolumen das intrathorakale Blutvolumen abgezogen wird:

$$EVLW = ITTV - ITBV$$

Übrig bleibt dasjenige Volumen, welches zwar den Indikator Kälte aufnimmt, sich jedoch nicht in den Herzkammern oder der Lungenstrombahn befindet. Der Normalwert für das EVLW liegt zwischen 4 und 8 ml/kgKG. Eine Reihe von Studien konnte zeigen, dass durch die Anpassung der Volumentherapie anhand des EVLW die Verweildauer auf der Intensivstation verkürzt und die Mortalität gesenkt werden konnte [14, 33].

1.2.9 Respiratorisches Monitoring

Die Überwachung der respiratorischen Funktion des Intensivpatienten, sei es des spontan atmenden oder des beatmeten Patienten, besteht aus der Erfassung verschiedener Parameter der Atemmechanik und des Gasaustauschs. Bei einer intra- und postoperativen Beatmung gehören außerdem die Überwachung der Gaszusammensetzung, der Beatmungsvolumina und der Beatmungsdrücke dazu. Erweitertes respiratorisches Monitoring umfasst die Ermittlung von Atemarbeit und die Interpretation von Druck-Volumen-Schleifen. Gerade im Intensivbereich mit den häufig auftretenden Problemen der prolongierten Entwöhnung von der Beatmung oder der Therapie akuter respiratorischer Insuffizienzen wie des „acute respiratory distress syndrome" (ARDS) nimmt die Bedeutung dieser Überwachung zu.

1.2.9.1 Pulsoxymetrie

Als Pulsoxymetrie bezeichnet man die Bestimmung der Sauerstoffsättigung im Blut. Die O_2-Sättigung gibt den Prozentanteil des Hämoglobins an, der mit Sauerstoff gesättigt ist; der Normalwert beträgt ca. 97%. Zur transkutanen Oxymetrie wird die sauerstoffabhängige Rotlichtabsorption durch die Haut mittels einer Photozelle gemessen. Ein Unterschied zwischen den verschiedenen Hämoglobinfraktionen kann durch die Pulsoxymetrie nicht gemacht werden (Abb. 1.2.19). Die Apparatur kann z.B. am Ohrläppchen oder am Fingerendglied angebracht werden. Aufgrund des flachen Verlaufs der Sauerstoffdissoziationskurve bei normaler arterieller Sauerstoffspannung werden geringe Änderungen des paO_2 nicht ausreichend erfasst. Als Instrument zur kontinuierlichen Registrierung in Kombination mit der Pulsfrequenzmessung ist die Pulsoxymetrie zur Detektion gravierender Atmungsveränderungen bzw. als Alarmeinrichtung weit verbreitet. Über fiberoptische Kanäle im Swan-Ganz-Katheter kann die gemischtvenöse Sauerstoffsättigung durch Lichtabsorption des Oxyhämoglobins direkt intravasal gemessen werden. Die kontinuierliche Registrierung der gemischtvenösen Sauerstoffsättigung und der arteriellen Sauerstoffsättigung (Dualoxymetrie) gestattet die sofortige Erkennung von Veränderungen des durch das Fick-Gesetz beschriebenen Gleichgewichtes von Sauerstoffverbrauch VO_2 und Sauerstoffaufnahme DO_2.

1.2.9.2 Gasaustausch

Zur Beurteilung des Gasaustausches dient die Bestimmung der Blutgase. Die Oxygenierung wird mit dem arteriellen Sauerstoffpartialdruck (paO_2) überwacht. Der arterielle Kohlendioxyd-

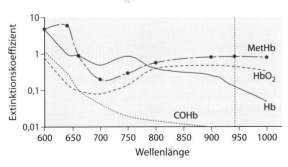

Abb. 1.2.19. Extinktionskurven der verschiedenen Hämoglobinfraktionen

partialdruck ($paCO_2$) ist unter anderem ein Maß für die alveoläre Ventilation. Eine Azidose oder Alkalose wird durch den arteriellen pH-Wert angezeigt. Durch den aus pCO_2 und dem pH-Wert abgeleiteten Basenüberschuss wird die entsprechende respiratorische oder metabolische Ursache dieser pH-Veränderung abgeschätzt. Die Normwerte von arteriellem pO_2 und pCO_2 hängen stark von Konstitution und Alter ab. Als Einheitswerte bei Raumluft können gelten:

$$paO_2 = 75\text{–}95 \text{ mmHg}, \; paCO_2 = 36\text{–}40 \text{ mmHg}$$

Intra- und postoperativ können die Blutgase diskontinuierlich und kontinuierlich überwacht werden. Dabei wird eine Blutprobe durch die luftblasenfreie Punktion einer Arterie gewonnen. Eine Kühlung der Blutprobe in Eiswasser verlängert die Zeit, die zur Messung in einem Blutgasanalysegerät verstreichen darf, auf 30 min. Das Messprinzip basiert auf der Ausbildung eines elektrischen Potenzials an ionenselektiven Elektroden. Die Elektrode zur pO_2-Messung besteht aus einer elektrolytumgebenen Platinelektrode, die von der Blutprobe durch eine dünne sauerstoffpermeable Membran getrennt ist. Die in der Platinelektrode entstehende Spannung ist proportional zum pO_2. Die pH-Elektrode (Glaselektrode) besitzt eine dünne Glasmembran, auf deren beiden Seiten sich Elektrolytlösungen befinden. Das elektrische Potenzial zwischen den beiden Flüssigkeiten ist abhängig von der Wasserstoffionenkonzentration. Die sog. Severinghaus-Elektrode zur pCO_2-Messung ist eine modifizierte Glaselektrode. Die pH-Änderung, die aus der Diffusion zwischen CO_2 in eine Natriumbikarbonatlösung resultiert, ist dem pCO_2 direkt proportional. Als Fehlerquellen müssen falsche Punktionstechnik (z.B. Aspiration von Mischblut), zu lange Lagerung und Erwärmung, Luftbeimischung zur Probe oder mangelhafte Eichung des Blutgasgerätes genannt werden.

1.2.9.3 Atemmechanik

Eine präoperative Lungenfunktionsdiagnostik, welche die Bestimmung der Vitalkapazität und des forcierten Einsekundenexspirationsvolumens (FEV_1 Sekundenkapazität) umfasst, kann als Screening zur Aufdeckung und Differenzierung von restriktiven und obstruktiven Ventilationsstörungen dienen. Die Vitalkapazität ist das Lungenvolumen, das nach tiefer Inspiration maximal ausgeatmet werden kann. Sie ist bei restriktiven Lungenerkrankungen (z. B. Lungenfibrose) vermindert. Die FEV_1 ist ein Maß für den Grad einer obstruktiven Ventilationseinschränkung. Sie sollte mehr als 70% der Vitalkapazität betragen. Anästhesie und Lagerung des Patienten führen zu einer Reduktion der Lungenvolumina, insbesondere der funktionellen Residualkapazität. Zur intra- und postoperativen Überwachung werden das Atemzugvolumen (VZ = 500 ml), das Atemminutenvolumen (AMV über 5 l/min) und die Atemfrequenz herangezogen. Die Überwachung der Beatmungsdrücke wird durch Manometer im Anästhesie- und Intensivbeatmungskreissystem gewährleistet. Ein Druckabfall muss durch eine Alarmeinrichtung angezeigt werden. Zur Messung des Atemhubs und des Minutenvolumens werden Volumeter verwendet. Die Volumenmessung beruht bei den gebräuchlichen Geräten auf der Bewegung von turbinenartigen Rotoren im Gasstrom und deren Übertragung in die Volumenanzeige eines Zeigerinstrumentes. Hitzedrahtflowmeter, deren Prinzip auf der Abkühlung eines beheizten Drahtes durch das strömende Gas basiert, dürfen beim Einsatz potenziell explosiver Gasgemische nicht verwendet werden. Bei der sog. Pneumotachografie wird der Druckabfall an einem definierten Widerstand (Röhre oder Gitter) in Gasstrom, der von der Stromstärke abhängt, zur Berechnung des Flows verwendet. Das Volumen erhält man durch Flowintegration. Postoperativ kann die mechanische Atemreserve des Patienten mit Hilfe des Atemzugvolumens, der Atemfrequenz und der Fähigkeit zur Steigerung des Atemminutenvolumens abgeschätzt werden.

▮ Compliance

Die treibenden Kräfte für Luftbewegungen während eines Atemzuges sind Druckdifferenzen zwischen Alveolarraum und Umgebungsluft, die durch Vergrößerung und Verkleinerung des Thoraxraumes erzeugt werden. Die Inspiration ist ein aktiver Vorgang, bei welchem ein Druckgradient erzeugt werden muss (Muskelkraft, Beatmungsgerät), wohingegen die Exspiration passiv durch die elastischen Retraktionskräfte von Lunge und Thorax geschieht. Als Maß hierfür bezeichnet die Elastance den Druckunterschied, der notwendig ist, um eine bestimmte Volumenänderung zu bewirken, also:

$$E = \Delta P / \Delta V$$

Aufgeteilt für die elastischen Kräfte von Lunge und Thoraxwand ergibt sich für die Elastance des respiratorischen Systems:

$$E_{RS} = E_L + E_T$$

Für den klinischen Gebrauch wird zumeist der reziproke Wert der Elastance, die Dehnbarkeit oder Compliance angegeben:

$$C = 1/E$$

Je besser die Dehnbarkeit des respiratorischen Systems, desto größer die Compliance und desto leichter, d. h. mit weniger Druckaufwand, lässt sich eine Volumenänderung erreichen. Analog gilt:

$$C = \Delta V / \Delta P \quad \text{und} \quad 1/C_{RS} = 1/C_L + 1/C_T$$

Bei beatmeten Patienten kann die dynamische Compliance (C) kontrolliert werden. Sie ist ein Maß für die Lungendehnbarkeit und errechnet sich nach

$$C = \frac{\text{Atemzugvolumen}}{P_{aw}}$$

(P_{aw} Differenz zwischen dem endinspiratorischen und dem endexspiratorischen Druck).

Bei Beatmung sind Werte über 75 ml/cm H_2O normal. Die Compliance vermindert sich z. B. durch einen Zwerchfellhochstand bei intraabdominellen Operationen. Eine akute Complianceabnahme, sichtbar am plötzlichen Anstieg des Beatmungsdrucks, spricht für eine Obstruktion der Atemwege, eine Tubusdislokation oder einen Pneumothorax.

▮ Resistance

Wenn Luft durch eine Röhre fließt, besteht eine Druckdifferenz zwischen den Enden, die von Flussmuster und -geschwindigkeit abhängig ist. Dem Fluss dabei entgegenstehenden Widerstand bezeichnet man als Resistance, welcher für laminare Strömungen nach dem Hagen-Poiseuille-Gesetz bestimmt wird:

$$\text{Flow V} = \Delta P \times \pi r^4 / (8 \times \eta \, (\text{dynamische Viskosität}) \times L \, (\text{Länge der Röhre}))$$

Analog zum Ohm-Gesetz bei elektrischen Widerständen ($U = R \times I \Leftrightarrow R = U/I$) gilt

R (Resistance) $= \Delta P / \text{Flow } \dot{V}$,

wenn man ΔP der Spannung und Flow $\dot{V}$ dem Stromfluss gleichsetzt, also ist

$R = 8\,\eta L / \pi r^4$ (Einheit: mbar/ls^{-1}, Norm: 2–4)

Eine Halbierung des Durchmessers hat eine 16fache Erhöhung der Resistance zur Folge.

Bedeutung findet das z. B. bei der Wahl des jeweiligen Trachealtubus, da dieser im System den größten Einzelwiderstand darstellt und möglichst groß gewählt werden sollte. Neuere Unterstützungsverfahren wie die „Automatische Tubuskompensation" (ATC) versuchen dem entgegenzuwirken.

▪ Transpulmonaler Druck und Atemarbeit

Zusätzliche Parameter, die Atemmechanik des Patienten betreffend, können nur durch ein erweitertes Monitoring erhoben werden. Die Atemarbeit des Patienten und des Ventilators (Wob_p, Wob_v) können durch Erfassung des transösophagealen Drucks und damit näherungsweise des transpulmonalen Drucks erfasst werden. Die Atemarbeit („work of breathing", Wob) kann im physikalischen Sinne als das Produkt aus transpulmonalem Druck (PTP) und Zugvolumen (V_T) für einen Atemzug gemessen werden:

$$\text{Wob} = \text{PTP} \times V_T$$

Der transpulmonale Druck während assistierter Beatmung ergibt sich aus der Summe des applizierten Atemwegdrucks (P_{AW}) und des vom Patienten aufgebrachten Pleuradrucks (PPL). Der PPL kann mit einem Druckmesskatheter im Ösophagus abgeschätzt werden, sodass ein solcher Ösophaguskatheter zur direkten Messung der Atemarbeit notwendig ist. Der Ösophagusdruck (P_{ES}) wird anhand eines Ballonkatheters gemessen, der im unteren Ösophagusdrittel platziert wird [32]. Eine korrekte Platzierung wird mittels eines Oklussionstests überprüft [4, 37, 58].

Das PTP wird nun berechnet aus dem Integral des Ösophagusdruckes während der Inspiration:

$$\text{PTP} = \int (P_{ES} + V_T/C_{cw}\,\text{dt}) \times \text{RR}$$

Die Compliance des Thorax (C_{cw}) wird dabei auf 200 mL cmH$_2$O^{-1} geschätzt.

Die Atemarbeit Wob wird berechnet als:

$$\text{Wob} = \int P \times 3\,f\,\text{dt}$$

wobei P der Atemantrieb ist und f der Gasfluss. Wob_v wird berechnet durch die Benutzung der Werte für den positiven Atemwegdruck, die vom Beatmungsgerät bereitgestellt werden (P_{aw}):

$$\text{Wob}_v = \int P_{aw} \times f\,\text{dt}$$

Analog dazu wird die Atemarbeit des Patienten berechnet durch P_{ES} plus diejenige Arbeit, die nötig ist, um aktiv den Thorax zu bewegen ($W_{cw} = V T_T^2 / 2\,C_{cw}$):

$$\text{Wob}_p = \int P_{ES} \times f\,\text{dt} + W_{cw}$$

Bedeutung erhält das Monitoring der Atemarbeit bei der Entwöhnung vom Respirator, gerade bei langzeitbeatmeten Patienten.

▪ Druck-Volumen-Schleifen

Viele moderne Beatmungsgeräte ermöglichen die grafische Darstellung des Verlaufs von Atemwegdruck, Volumen und Gasfluss als Schleifen, die 2 dieser Parameter zueinander in Beziehung setzen. In den letzten Jahren hat insbesondere die Darstellung von Druck-Volumen-Schleifen in der Beatmungstherapie an Bedeutung gewonnen. Sowohl bei nichtgeschädigten Lungen als auch bei pathologisch veränderten Lungen lassen sich in der Druck-Volumen-Kurve 3 Zonen mit unterschiedlicher Steigung der Geraden beobachten. Während bei niedrigen Volumina für die Rekrutierung vorher dystelektatischer Lungenareale relativ hohe Drücke notwendig werden, ist ab dem sog. „lower inflection point" (LIP) die Compliance deutlich größer. Oberhalb des „upper inflection point" (UIP) sind wieder deutlich höhere Atemwegdrücke pro Volumen notwendig, da es zu einer zunehmenden Überdehnung der Lunge kommt. Anhand von P-V- Loops kann so z. B. die Einstellung eines „best PEEP" erfolgen.

1.2.9.4 Überwachung der Zusammensetzung des Atemgases

Die inspiratorische Sauerstoffkonzentration muss kontinuierlich überwacht werden, um eine Hyperoxie zu vermeiden und schon vor Eintritt klinischer Zeichen zu erkennen. Die Kontrolle der gemischtexspiratorischen oder endexspiratorischen CO_2-Konzentration ist z.B. zur Vermeidung von Hyperventilation von Nutzen.

▌ Bestimmung der inspiratorischen Sauerstoffkonzentration (FiO_2)

Bei den üblichen Beatmungsgeräten wird die Sauerstoffzufuhr mit einem Rotameter eingestellt. Die inspiratorische Sauerstoffkonzentration ist der Anteil des Sauerstoffs an der Gesamtgaszufuhr. Folgende Verfahren zur Messung der Sauerstoffkonzentration in Gasgemischen sind gebräuchlich:

▌ *Paramagnetische Sauerstoffmessung:* Die paramagnetischen Eigenschaften des Sauerstoffmoleküls werden zur Konzentrationsbestimmung genutzt. Rasche O_2-Änderungen (innerhalb eines Atemzuges) können dabei jedoch nicht erfasst werden.

▌ *Polarografische Sauerstoffmessung:* Bei der polarografischen Messung ist der elektrische Strom, der durch die Neutralisation von ionisiertem Sauerstoff an einer Elektrode entsteht, dem Sauerstoffgehalt proportional.

▌ Bestimmung der exspiratorischen CO_2-Konzentration

Ähnlich wie bei der Pulsoxymetrie beruht das Messprinzip der Kapnometrie auf der spezifischen Lichtabsorption des Kohlendioxids (CO_2). Das Probengas wird durch eine Kammer einer Röhre geleitet, deren zweite Kammer von einem Hintergrundgas durchströmt wird (Referenzröhre). Die Absorption von Infrarotlicht durch CO_2 führt dazu, dass die auf den Detektor auftreffende Strahlenintensität hinter der Analyseröhre unterschiedlich von der hinter der Referenzröhre sein wird. Diese Differenz führt zur Auslenkung einer Membran im Detektor, die ein Signal bewirkt, welches nach analog-digitaler Umwandlung und Verstärkung an einen Bildschirm weitergegeben und hier als CO_2-Kurve dargestellt wird. Man unterscheidet grundsätzlich das Hauptstromverfahren, bei dem mittels einer Messküvette direkt im Hauptstrom des Atemgases gemessen wird, und das Nebenstromverfahren, bei dem Atemgas mit einer konstanten Rate abgesaugt und durch eine Messvorrichtung geleitet wird. Hierbei muss berücksichtigt werden, dass eine gewisse Messverzögerung durch das Ansaugen des Probengases bedingt ist. Die endexspiratorische CO_2-Konzentration ($FECO_2$) korreliert im „steady state" gut mit dem arteriellen pCO_2. Aus $FECO_2$ und Atemminutenvolumen kann die CO_2-Produktion ermittelt werden. Die Totraumventilation (V_D) wird aus gemischtexspiratorischem CO_2-Partialdruck und arteriellem PCO_2 nach der Bohr-Formel berechnet:

$$V_D/V_T = \frac{(PaCO_2 - FECO_2)}{PaCO_2}$$

Die Kapnografie dient maßgeblich der Überwachung der Ventilation, da jegliches CO_2 aus der Ventilation des Patienten stammen muss und zusätzlich das arterielle dem endtidalen (alveolären) CO_2 aufgrund seiner guten Diffusionsfähigkeit entspricht. Bei normalen Ventilation-Perfusion-Verhältnissen der Lunge ist also die alveoloarterielle CO_2-Differenz gering (4–5 mmHg). Ist die Perfusion der Lunge hingegen deutlich eingeschränkt – etwa im Rahmen einer fulminanten Lungenembolie – wird kein CO_2 mehr an die Alveolen transportiert und kann damit auch nicht abgeatmet werden. Daraus resultiert die für eine akute Lungenembolie typische Konstellation des abrupten Abfalls des endtidalen CO_2 bei Anstieg des arteriellen CO_2. Diskretere Veränderungen der alveoloarteriellen CO_2-Differenz zeigen sich bei verschiedenen anderen Ventilation-Perfusion-Verteilungsstörungen. Aufgrund der Abhängigkeit des ausgeatmeten CO_2 von der Perfusion der Lunge ergibt sich für den Anästhesisten noch ein wesentlicher Aspekt der Kapnografie, nämlich die Abschätzung der Lungendurchblutung etwa im Rahmen der kardiopulmonalen Reanimation (CPR). Da das gesamte Herzzeitvolumen die Lungenstrombahn passieren muss, kann es, wenngleich nur indirekt und qualitativ, an der Kapnografie abgelesen werden. Kommt bei adäquater Ventilation nur wenig CO_2 aus der Lunge heraus, so muss das HZV zu niedrig sein. Dementsprechend sind die CPR-Maßnahmen nicht effektiv und müssen intensiviert werden, bis für die Ventilation plausible CO_2-Werte zustande kommen.

1.2.10 Sauerstoffgehalt und Angebot

In den letzten Jahren gewinnen gerade in der Sepsistherapie Begriffe wie Sauerstoffangebot und Sauerstoffverbrauch im Rahmen der „early goal-directed therapy" zunehmend an Bedeutung. Messwerte wie die gemischtvenöse und zentralvenöse Sättigung geraten immer mehr in den Blickpunkt wissenschaftlichen Interesses. Demzufolge soll an dieser Stelle auf abgeleitete Größen im Rahmen des invasiven Monitorings eingegangen werden.

Der Sauerstoffgehalt des Blutes (CaO_2 = arteriell, CvO_2 = venös) setzt sich aus dem an Hämoglobin gebundenen (Hb × Hüfner-Zahl × Sauerstoffsättigung) und dem physikalisch gelösten (PO_2 × 0,0031) Anteil zusammen. Es ergibt sich folgende Formel:

$$Ca/vO_2 = Hb \times 1{,}34 \times O_2\text{-Sättigung}$$
$$+ pa/vO_2 \times 0{,}0031$$

Die arteriovenöse Sauerstoffgehaltdifferenz ($AVDO_2$) wiederum errechnet sich aus dem arteriellen und gemischtvenösen Sauerstoffgehalt:

$$AVDO_2 = CaO_2 - CvO_2 (ml/100\,ml = Vol\%)$$

Der Normwert der $AVDO_2$ liegt bei 4–5 %. Nach dem Fick-Gesetz steht die $AVDO_2$ in Beziehung zum Herzzeitvolumen und zur Sauerstoffaufnahme. Bei einem konstanten Sauerstoffverbrauch ist die $AVDO_2$ zum Herzzeitvolumen umgekehrt proportional.

Mit einem Anstieg der O_2-Extraktion durch das Gewebe und der Abnahme der CvO_2 nimmt die $AVDO_2$ zu. Patienten mit einem niedrigen HZV zeigen eine hohe $AVDO_2$. Im Gegensatz dazu haben Patienten mit septischem Schock oder hohen intrapulmonalen Shunts eine niedrige $AVDO_2$.

Als Sauerstoffangebot (DO_2) bezeichnet man nun diejenige Menge O_2, die in die Peripherie transportiert wird. Die DO_2 ist abhängig von adäquater Oxygenierung, Hb-Konzentration sowie dem HZV. Es ergibt sich folgende Formel:

$$DO_2 = HZV \times CaO_2 \times 10$$

Als Sauerstoffverbrauch (VO_2) wird diejenige Menge O_2 verstanden, die vom Gewebe aufgenommen oder extrahiert wird.

Als intrapulmonalen Rechts-Links-Shunt bezeichnet man den Prozentanteil des Herzzeitvolumens, der bei der Lungenpassage an nichtventilierten Alveolen vorbeifließt. Dieser wird aus dem kapillären (entspricht bei normaler Diffusion dem alveolären), arteriellen und gemischtvenösen Sauerstoffgehalt berechnet:

$$\frac{Qs}{CO} = \frac{Cc - Ca}{Cc - Cv}$$

(*Qs* Shuntvolumen, *CO* Herzzeitvolumen, *Cc*, *Ca*, *Cv* kapillärer, arterieller, gemischtvenöser Sauerstoffgehalt)

Voraussetzungen zur Bestimmung dieser Größen sind ein pulmonalarterieller Katheter zur Gewinnung von gemischtvenösem Blut sowie die möglichst direkte Messung der gemischtvenösen Sauerstoffsättigung.

1.2.11 Überwachung der Körpertemperatur

Bei narkotisierten und sedierten Patienten ist eine Unterkühlung durch die Dauer des Eingriffs, eine vermehrte Wärmeabgabe über das OP-Gebiet und eine gestörte Thermoregulation zu beobachten. Fieber über 39–40 °C während der Anästhesie oder auf der Intensivstation ist bei Patienten mit schweren Infektionen möglich. Eine erhöhte Temperatur bzw. ein Temperaturanstieg kann auch ein Zeichen einer malignen Hyperthermie sein. Die Temperaturüberwachung ist in erster Linie indiziert bei Kindern, bei Patienten mit Fieber und bei Eingriffen mit kontrollierter Hypothermie sowie bei hyperthermiegefährdeten Patienten.

Die rektale Temperatur gibt aufgrund der peripheren Messung die Veränderung der zentralen Körpertemperatur nicht genau wieder. Im Operationssaal wird deshalb das Temperaturmonitoring mit der Ösophagussonde bevorzugt. Die Sonde liegt im unteren Mediastinum. Hier folgt die Temperaturregistrierung rasch den Temperaturänderungen des zentralen Blutvolumens.

1.2.12 Indikationen für ein invasives Monitoring

Jeder Patient, der aus chirurgischer oder internistischer Indikation der Herzintensivstation zur Überwachung und Behandlung zugeführt wird, sollte mit nichtinvasivem Monitoring ausgestattet werden. Hierunter versteht man nach

heutigem Standard die kontinuierliche Ableitung eines 7-Kanal-EKG mit den Möglichkeiten
zur Ischämiedetektion, die nichtblutige arterielle Druckmessung, die Pulsoximetrie sowie die
Messung der Körpertemperatur. Zu den invasiven Überwachungsmethoden gehören:

∎ das Anlegen eines *arteriellen Katheters* zur
 kontinuierlichen Registrierung des Blutdrucks und zur Bestimmung blutchemischer
 Variablen,
∎ die Anlage eines *zentralvenösen Katheters* mit
 der Möglichkeit der kontinuierlichen Registrierung des zentralvenösen Drucks und als
 weitere Steigerung
∎ die Messung des Herzminutenvolumens und
 der vaskulären Widerstände;
∎ die Indikation zum Einschwemmen eines *Pulmonalarterienkatheters* bleibt weiterhin Punkt
 lebhafter Diskussion und ist sicherlich besonderen Patientengruppen vorbehalten.

Es ist nicht möglich, bestimmten Krankheitsbildern ein entsprechendes Monitoring obligat zuzuordnen. Dieses muss und wird auch in der
nächsten Zeit eine individuelle Entscheidung
der behandelnden Intensivmediziner oder der
Anästhesisten im OP sein, deren Monitoring
dann auf der Intensivstation weitergeführt wird.
Bei allen konservativen Patienten der Herzintensivstation (Infarkte, Kardiomyopathien, Lungenembolien usw.) wird die Anlage eines breiteren
invasiven Monitorings empfohlen, wenn der
Krankheitsverlauf durch das Auftreten einer manifesten Herzinsuffizienz, die einer gezielten Behandlung mit vasodilatierenden und positiv-
inotropen Substanzen bedarf, kompliziert wird.
Ist eine künstliche Beatmung der Patienten erforderlich, sollte auf das Anlegen eines arteriellen Katheters zur Blutgasanalytik und auf das
Einschwemmen eines zentralvenösen Katheters
auf keinen Fall verzichtet werden. Das Monitorings operativer Patienten wird in der Regel
durch die Überwachungsmethoden vorgegeben,
die während Narkose und Operation im OP
durchgeführt werden. Hier handelt es sich in jedem Fall um einen arteriellen Katheter zur invasiven Blutdruckmessung und zur Blutgasanalytik und um einen zentralvenösen Katheter mit
der Möglichkeit der kontinuierlichen Bestimmung des zentralvenösen Drucks. Gerade bei
koronarchirurgischen Patienten wird die Indikation zur Einschwemmung eines Pulmonalarterienkatheters sehr großzügig gestellt. Inwieweit
geringinvasive Verfahren wie z.B. das PICCO-

System in diesem Zusammenhang Anwendung
finden werden, bleibt abzuwarten. Jedoch sollte
aufgrund der beschriebenen Risiken eines
Swan-Ganz-Kathethers eine sorgfältige Kosten-
Nutzen-Rechnung erfolgen. Gerade im Bereich
der Volumetrie zeigen sich Parameter wie das
ITBV und das EVLW den, anhand des PA-Katheters gemessenen, Füllungsdrücken überlegen.
Als weitere Monitoringverfahren gerade zur
Ischämiediagnostik und Beurteilung der Ventrikelfunktion bietet sich die transösophageale
Echokardiografie an, die eine koronare Minderperfusion durch das Auftreten segmentaler
Wandbewegungsstörungen aufdecken kann. Es
sollte das Bestreben eines jeden Anästhesisten
oder Intensivmediziners sein, ausgereifte Fähigkeiten im Umgang mit der transösophagealen
Echokardiografie zu erlangen.

1.2.12.1 Indikation zur Durchführung der Cardiac-output-Messung

Generell ergeben sich für die HZV-Messung bei
Risikopatienten für kardiochirurgische Eingriffe
folgende Indikationen [38]:

∎ **Generelle Indikation bei kardialem Risikopatient**
∎ Infarktanamnese in den letzten 3 Monaten,
∎ Oberbaucheingriffe,
∎ intrathorakale Eingriffe,
∎ Eingriffe, die ein Abklemmen der Aorta er-
 fordern,
∎ Patienten mit Polytrauma im Schock,
∎ Patienten mit instabilem Kreislauf bei Sepsis,
∎ Patienten mit schwerer respiratorischer Insuf-
 fizienz.

∎ **Indikationen für einen Pulmonaliskatheter in der Herzchirurgie**
∎ Koronarchirurgische Patienten mit:
 – Linksherzinsuffizienz (LVEDP über
  18 mmHg, EF unter 40%),
 – Hauptstammstenose,
 – Infarktanamnese,
 – Komplikationen wie Mitralinsuffizienz in-
  folge Papillarmuskelabriss,
 – Ruptur des Ventrikelseptums oder eines
  Ventrikelaneurysmas,
∎ Aorten- oder Mitralklappenvitien,
∎ Mehrklappenvitien,
∎ kombinierte Erkrankungen wie koronare
 Herzerkrankung und Klappenvitien,

▮ pulmonale Hypertonie,

▮ idiopathische hypertrophische subaortale Stenose (IHSS),

▮ Lungenembolie.

1.2.12.2 Klinischer Nutzen eines erweiterten hämodynamischen Monitorings

Während bei Patienten mit normaler linksventrikulärer Funktion und intakter Mitralklappe pulmonalkapillärer Wedgedruck (PCWP), linker Vorhofdruck (LAP) und enddiastolischer Druck im linken Ventrikel vergleichbar sind [22, 24], muss mit Diskrepanzen zwischen diesen Drücken gerechnet werden, wenn bei Linksherzinsuffizienz, niedrigem Herzzeitvolumen und erniedrigter Ventrikelcompliance die Ventrikelfüllung zunimmt. Unter solchen Umständen kann der enddiastolische Druck im linken Ventrikel (LVEDP) den mittleren Pulmonalkapillardruck deutlich übersteigen [39, 40]. Ebenso können hohe endexspiratorische Beatmungsdrücke eine falsch-positive Erhöhung und damit Fehlinterpretation des linksventrikulären Füllungsdrucks induzieren. Anhand dieser Beispiele wird deutlich, dass nicht nur das Vorhandensein eines dieser Überwachungsverfahren von Nöten ist, sondern auch die im Umgang notwendige Fachkenntnis den Nutzen für den Patienten ausmacht. Spätestens seit dem Erscheinen der viel zitierten „Connors-Studie" wird über den Sinn und Nutzen der Verwendung eines Pulmonalarterienkatheters heftig diskutiert [7]. Die Entwicklung non- bzw. geringinvasiver Verfahren zur hämodynamischen Überwachung trägt diesem Trend Rechnung. Es bleibt abzuwarten, inwieweit diese neueren Verfahren sich durchsetzen, jedoch eines bleibt allen Methoden gleich: Einen Vorteil hinsichtlich der Mortalität des Patienten konnte bis jetzt noch kein Verfahren nachweisen.

▮ Literatur zu Kapitel 1.2

1. Agee KR, Balk RA (1992) Central venous catheterization in the critically ill patient. Crit Care Clin 8:677–686
2. American Society of Anesthesiologists (1987) Standards for basic anesthetic monitoring. http://www.asahq.org/Standards/02.html#2
3. Armengol J, Man GC, Balsys AJ, Wells AL (1981) Effects of the respiratory cycle on cardiac output measurements: reproducibility of data enhanced by timing the thermodilution injections in dogs. Crit Care Med 9:852–854
4. Banner MJ, Kirby RR, Blanch PB, Layon AJ (1993) Decreasing imposed work of the breathing apparatus to zero using pressure-support ventilation. Crit Care Med 21:1333–1338
5. Bertolet BD, Hill JA, Pepine CJ (1992) Treatment strategies for daily life silent myocardial ischemia: a correlation with potential pathogenic mechanisms. Progress in Cardiovascular Diseases 35:97–118
6. Cole RP (2005) Interpretation of transpulmonary thermodilution curves. Chest 127:1459–1460
7. Connors AF, Jr, Speroff T, Dawson NV, Thomas C, Harrell FE, Jr, Wagner D, Desbiens N, Goldman L, Wu AW, Califf RM, Fulkerson WJ, Jr, Vidaillet H, Broste S, Bellamy P, Lynn J, Knaus WA (1996) The effectiveness of right heart catheterization in the initial care of critically ill patients. SUPPORT Investigators. JAMA 276:889–897
8. de Abreu MG, Quintel M, Ragaller M, Albrecht DM (1997) Partial carbon dioxide rebreathing: a reliable technique for noninvasive measurement of nonshunted pulmonary capillary blood flow. Crit Care Med 25:675–683
9. Deutsche Gesellschaft für Anästhesiologie und Intensivmedizin BdA (1989) Qualitätssicherung in der Anästhesiologie. Richtlinien der DGAI und des BDA. Anästh Intensivmed 30:307–314
10. Deutsche Gesellschaft für Anästhesiologie und Intensivmedizin BdA (1995) Qualitätssicherung in der Anästhesiologie. Fortschreibung der Richtlinien der DGAI und des BDA. Anästh Intensivmed 30:250–254
11. Deutsche Gesellschaft für Anästhesiologie und Intensivmedizin BdA (1997) Apparative Ausstattung für Aufwachraum, Intensivüberwachung und Intensivtherapie. Gemeinsame Empfehlung der DGAI und des BDA. Anästh Intensivmed 30:89–93
12. Eichhorn JH, Cooper JB, Cullen DJ, Maier WR, Philip JH, Seeman RG (1986) Standards for patient monitoring during anesthesia at Harvard Medical School. JAMA 256:1017–1020
13. Eichhorn JH, Cooper JB, Cullen DJ, Gessner JS, Holzman RS, Maier WR, Philip JH (1988) Anesthesia practice standards at Harvard: a review. J Clin Anesth 1:55–65
14. Eisenberg PR, Hansbrough JR, Anderson D, Schuster DP (1987) A prospective study of lung water measurements during patient management in an intensive care unit. American Review of Respiratory Disease 136:662–668
15. Fontes ML, Bellows W, Ngo L, Mangano DT (1999) Assessment of ventricular function in critically ill patients: limitations of pulmonary artery catheterization. Institutions of the McSPI Research Group. J Cardiothorac Vasc Anesth 13:521–527
16. Fujii S, Kikura M, Takada T, Katoh S, Aoyama N, Sato S (2004) A noninvasive partial carbon dioxide rebreathing technique for measurement of pulmonary capillary blood flow is also a useful oxygenation monitor during one-lung ventilation. J Clin Anesth 16:347–352

17. Fuller HD (1992) The validity of cardiac output measurement by thoracic impedance: a meta-analysis. Clin Invest Med 15:103–112

18. Gurman GM, Kriemerman S (1985) Cannulation of big arteries in critically ill patients. Crit Care Med 13:217–220

19. Gust R, Gottschalk A, Bauer H, Bottiger BW, Bohrer H, Martin E (1998) Cardiac output measurement by transpulmonary versus conventional thermodilution technique in intensive care patients after coronary artery bypass grafting. J Cardiothorac Vasc Anesth 12:519–522

20. Hofmann D, Klein M, Wegscheider K, Sakka SG (2005) [Extended hemodynamic monitoring using transpulmonary thermodilution influence of various factors on the accuracy of the estimation of intrathoracic blood volume and extravascular lung water in critically ill patients]. Anaesthesist 54: 319–326

21. Holm C, Mayr M, Horbrand F, Tegeler J, Henckel von DG, Muhlbauer W, Pfeiffer UJ (2005) Reproducibility of transpulmonary thermodilution measurements in patients with burn shock and hypothermia. J Burn Care Rehabil 26:260–265

22. Humphrey CB, Gibbons JA, Folkerth TL, Shapiro AR, Fosburg RG (1976) An analysis of direct and indirect measurements of left atrial filling pressure. Journal of Thoracic and Cardiovascular Surgery 71:643–647

23. Jansen JR, Wesseling KH, Settels JJ, Schreuder JJ (1990) Continuous cardiac output monitoring by pulse contour during cardiac surgery. Eur Heart J 11 Suppl I:26–32

24. Kaltman AJ, Herbert WH, Conroy RJ, Kossmann CE (1966) The gradient in pressure across the pulmonary vascular bed during diastole. Circulation 34:377–384

25. Konstadt SN, Thys D, Mindich BP, Kaplan JA, Goldman M (1986) Validation of quantitative intraoperative transesophageal echocardiography. Anesthesiology 65:418–421

26. Lang RM, Borow KM, Neumann A, Janzen D (1986) Systemic vascular resistance: an unreliable index of left ventricular afterload. Circulation 74: 1114–1123

27. Lichtwarck-Aschoff M, Zeravik J, Pfeiffer UJ (1992) Intrathoracic blood volume accurately reflects circulatory volume status in critically ill patients with mechanical ventilation. Intensive Care Medicine 18:142–147

28. Lichtwarck-Aschoff M, Beale R, Pfeiffer UJ (1996) Central venous pressure, pulmonary artery occlusion pressure, intrathoracic blood volume, and right ventricular end-diastolic volume as indicators of cardiac preload. J Crit Care 11:180–188

29. London MJ, Hollenberg M, Wong MG, Levenson L, Tubau JF, Browner W, Mangano DT (1988) Intraoperative myocardial ischemia: localization by continuous 12-lead electrocardiography. Anesthesiology 69:232–241

30. Mangano DT (1980) Monitoring pulmonary arterial pressure in coronary-artery disease. Anesthesiology 53:364–370

31. McMillan RW, Morris DM (1988) Effect of respiratory cycle on measurements of cardiac output by thermodilution. Surgery, Gynecology and Obstetrics 167:420–422

32. Milic-Emili J, Mead J, Turner JM, Glauser EM (1964) Improved technique for estimating pleural pressure from esophageal balloons. J Appl Physiol 19:207–211

33. Neumann P (1999) Extravascular lung water and intrathoracic blood volume: double versus single indicator dilution technique. Intensive Care Medicine 25:216–219

34. Nichols WW, Pepine CJ (1982) Left ventricular afterload and aortic input impedance: implications of pulsatile blood flow. Progress in Cardiovascular Diseases 24:293–306

35. Normann RA, Johnson RW, Messinger JE, Sohrab B (1989) A continuous cardiac output computer based on thermodilution principles. Ann Biomed Eng 17:61–73

36. O'Quin RJ, Lakshminarayan S (1982) Venous air embolism. Archives of Internal Medicine 142: 2173–2176

37. Petros AJ, Lamond CT, Bennett D (1993) The Bicore pulmonary monitor. A device to assess the work of breathing while weaning from mechanical ventilation. Anaesthesia 48:985–988

38. Pulmonary artery catheter consensus conference (1997) Chicago, Illinois, December 6–8, 1996. New Horizons 5:173–296

39. Rahimtoola SH, Loeb HS, Ehsani A, Sinno MZ, Chuquimia R, Lal R, Rosen KM, Gunnar RM (1972) Relationship of pulmonary artery to left ventricular diastolic pressures in acute myocardial infarction. Circulation 46:283–290

40. Rahimtoola SH, Ehsani A, Sinno MZ, Loeb HS, Rosen KM, Gunnar RM (1975) Left atrial transport function in myocardial infarction. Importance of its booster pump function. American Journal of Medicine 59:686–694

41. Russell JA, Joel M, Hudson RJ, Mangano DT, Schlobohm RM (1983) Prospective evaluation of radial and femoral artery catheterization sites in critically ill adults. Crit Care Med 11:936–939

42. Sakka SG, Ruhl CC, Pfeiffer UJ, Beale R, McLuckie A, Reinhart K, Meier-Hellmann A (2000) Assessment of cardiac preload and extravascular lung water by single transpulmonary thermodilution. Intensive Care Medicine 26:180–187

43. Sakka SG, Reinhart K, Wegscheider K, Meier-Hellmann A (2002) Comparison of cardiac output and circulatory blood volumes by transpulmonary thermo-dye dilution and transcutaneous indocyanine green measurement in critically ill patients. Chest 121:559–565

44. Slogoff S, Keats AS, Arlund C (1983) On the safety of radial artery cannulation. Anesthesiology 59:42–47

45. Smith JS, Cahalan MK, Benefiel DJ, Byrd BF, Lurz FW, Shapiro WA, Roizen MF, Bouchard A, Schiller NB (1985) Intraoperative detection of myocardial ischemia in high-risk patients: electrocardiography

versus two-dimensional transesophageal echocardiography. Circulation 72:1015–1021

46. Stevens JH, Raffin TA, Mihm FG, Rosenthal MH, Stetz CW (1985) Thermodilution cardiac output measurement. Effects of the respiratory cycle on its reproducibility. JAMA 253:2240–2242

47. Swan HJ, Ganz W, Forrester J, Marcus H, Diamond G, Chonette D (1970) Catheterization of the heart in man with use of a flow-directed balloon-tipped catheter. N Engl J Med 283:447–451

48. Tachibana K, Imanaka H, Takeuchi M, Takauchi Y, Miyano H, Nishimura M (2003) Noninvasive cardiac output measurement using partial carbon dioxide rebreathing is less accurate at settings of reduced minute ventilation and when spontaneous breathing is present. Anesthesiology 98:830–837

49. Tajiri J, Katsuya H, Okamoto K, Urata K, Sato T (1984) The effects of the respiratory cycle by mechanical ventilation on cardiac output measured using the thermodilution method. Jpn Circ J 48: 328–330

50. Thomas AM, Turner RE, Tenholder MF (1997) Esophageal pressure measurements in cardiopulmonary exercise testing. Chest 112:829–832

51. van Daele ME, Sutherland GR, Mitchell MM, Fraser AG, Prakash O, Rulf EN, Roelandt JR (1990) Do changes in pulmonary capillary wedge pressure adequately reflect myocardial ischemia during anesthesia? A correlative preoperative hemodynamic, electrocardiographic, and transesophageal echocardiographic study. Circulation 81:865–871

52. Weiss BM, Gattiker RI (1986) Complications during and following radial artery cannulation: a prospective study. Intensive Care Medicine 12:424–428

53. Yelderman ML, Ramsay MA, Quinn MD, Paulsen AW, McKown RC, Gillman PH (1992) Continuous thermodilution cardiac output measurement in intensive care unit patients. J Cardiothorac Vasc Anesth 6:270–274

Denkanstoß zur Überwachung auf der Intensivstation

H. A. ADAMS

Spezifika der kardiologisch-kardiochirurgischen Intensivmedizin

Die kardiochirurgische Intensivmedizin nach Standardeingriffen ist durch einen vorhersehbaren und regelhaft unkomplizierten Verlauf gekennzeichnet, der sich jedoch, ebenso wie bei kardiologischen Intensivpatienten, aus heiterem Himmel dramatisch verschlechtern und den Patienten vital bedrohen kann.

Während ein Patient mit „akutem Abdomen" oder beginnender Sepsis sich zwar zusehends, aber protrahiert über Stunden oder Tage verschlechtert, und dies meist durch mehrere, zu oft jedoch erst retrospektiv so bewertete, Labor- und andere Parameter zu belegen ist, stellt sich die Situation des kardiologisch-kardiochirurgischen Intensivpatienten anders dar. Hier kann es jederzeit, etwa bei der Nahrungsaufnahme eines vordergründig genesenden Patienten, zu einem Kreislaufstillstand oder einer bedrohlichen Herzrhythmusstörung kommen, die unverzügliches Handeln erfordern.

Diesem Phänomen wird in vielen Kliniken mit interdisziplinären Intensivstationen unter anderem durch Konzentration der Patienten in Mehrbettzimmern und strikte Personalpräsenz Rechnung getragen. Bei einer solcherart erhöhten Patientensicherheit tritt die Zentralisierung der technischen Überwachung etwas in den Hintergrund – die persönliche Präsenz erfahrener Mitarbeiter erlaubt die sofortige Reaktion auf einen lokalen Alarm.

Klinische Überwachung, klinische Erfahrung und klinisches Umfeld

Die klinische Überwachung leidet an ihrem Mangel an Maß und Zahl und dem zwingenden Erfordernis an persönlicher Erfahrung – das macht sie aber nicht entbehrlich.

Es ist durchaus möglich, einer medizinisch völlig unkundigen, verständigen Person die HZV-Messung mittels Thermodilution zu erklären und sie anzuhalten, in bestimmten Abständen eine Messung durchzuführen oder auch die Dobutaminzufuhr entsprechend zu adaptieren. Die gewissenhafte körperliche Untersuchung eines Intensivpatienten erfordert dagegen die Beherrschung der entsprechenden Untersuchungstechniken ebenso wie die Fähigkeit, die erhobenen Befunde in eine Gesamtschau des individuellen Patienten und in den konkreten Verlauf einzuordnen.

Es ist daher häufig zu beobachten, dass Laborwerte oder Röntgenbilder eingehend diskutiert werden und simple, unmittelbar zielführende Maßnahmen unterbleiben. Dazu zählen der Blick auf die Urinfarbe, als Indiz für den Volumenstatus, die Konzentrationsfähigkeit der Niere oder eines sich anbahnenden Ikterus, oder das Anheben der Beine bei Verdacht auf Volumenmangel, dessen Erfolg oder Misserfolg bei invasiver arterieller Druckmessung sofort evident wird.

Erfahrung zahlt sich aber auch bei der Interpretation der technischen Überwachung aus. So

kann eine mit der In- und Exspiration undulierende arterielle Druckkurve auch ohne weitere Parameter als Zeichen eines Volumenmangels gelten (Abb. 1.2.20), und eine in wenigen Herzschlägen um 30–40 mmHg ab- und ansteigende arterielle Druckkurve bedarf einer Abklärung, etwa bei drainiertem Perikarderguss (Abb. 1.2.21).

Noch ein Phänomen gehört in diesen Zusammenhang: der Unterschied zwischen dem dauernden und einem intermittierenden Patientenkontakt. Den intensivsten Patientenkontakt ha-

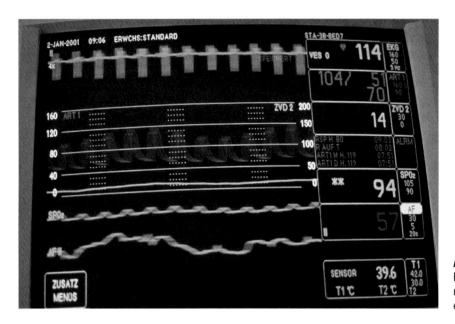

Abb. 1.2.20. Mit der In- und Exspiration undulierende arterielle Druckkurve als Zeichen eines Volumenmangels

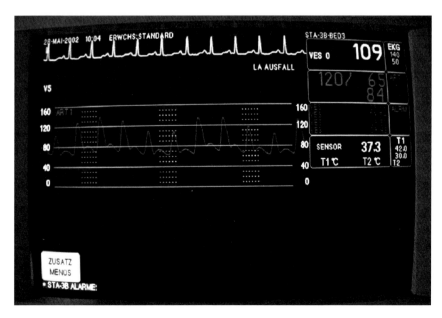

Abb. 1.2.21. Mit wenigen Herzschlägen um 30–40 mmHg ab- und ansteigende arterielle Druckkurve bei drainiertem Perikarderguss

ben die Mitarbeiter des Pflegedienstes; bei ihnen formt sich das Gesamtbild des individuellen Patienten in der Regel, bei entsprechender Zuwendung, schneller als bei den ärztlichen Mitarbeitern. Um so wichtiger ist daher die Kooperation von Pflege- und ärztlichem Dienst mit intensivem Austausch während der Visite. Darüber hinaus passiert es nicht selten, dass ein während einer Schicht mehr oder weniger kontinuierlich am Patienten arbeitender Arzt einen schleichenden Prozess übersieht (oder auch ahnt, aber nicht realisiert), der einem nur in Abständen (etwa zu den Visiten) anwesenden und vielleicht erfahreneren Kollegen sofort ins Auge springt, dies hat allerdings weniger mit überlegenem Wissen als mit der ausschnittartigen Betrachtung zu tun, die Veränderungen besser erkennen lässt.

Das entscheidende Kriterium der klinischen Überwachung ist jedoch eine selbstkritische Grundhaltung, die sich des möglichen Irrtums bewusst bleibt und bereit ist, den vorgezeichneten und vermeintlich sicheren Weg zu hinterfragen.

Die anhaltende innere Besorgnis um das Wohl des Patienten und das Bewusstsein um die eigene menschliche Unzulänglichkeit, im Sinne einer Offenheit für Fragen und Veränderungen, nicht jedoch quälender Selbstzweifel mit zaudernder Grundhaltung und Entscheidungsschwäche, bewahrt vor Hybris am Krankenbett und dient dem Patienten mehr als vorschnell gefasste und nicht mehr hinterfragte oder, schlimmer noch, hinterfragbare Entscheidungen. Für diese Grundhaltung einer offenen akademischen Diskussion – unter Einschluss aller beteiligten Fachdisziplinen und des Pflegedienstes, sind gegenseitiger Respekt und Wertschätzung aller Beteiligten unerlässlich.

❚ Technische Überwachung

❚ Allgemeines

In Ergänzung des Hauptkapitels und in enger Anlehnung an die Empfehlungen der Interdisziplinären Arbeitsgruppe (IAG) „Schock" der Deutschen Interdisziplinären Vereinigung für Intensivmedizin und Notfallmedizin (DIV) [1, 2] werden nachfolgend die wichtigsten technischen Überwachungsgrößen zusammenfassend dargestellt.

❚ Basisdiagnostik

❚ Anamnese und allgemeine klinische Diagnostik.

Zur unverzichtbaren Anamnese und der mindestens einmal pro Tag erforderlichen körperlichen Untersuchung zählen (Abb. 1.2.22):

- ❚ Kenntnis der *Vorgeschichte* (Risikofaktoren, Vorerkrankungen, Interventionen, Eingriffe) und der *jetzigen Anamnese*. Dazu zählt insbesondere die aktuelle Erkrankung, die vorbestehende und aktuelle Medikation und die genaue Kenntnis der aktuell stattgehabten Intervention mit ihren Besonderheiten.
- ❚ Beurteilung von Allgemeinzustand und Bewusstsein unter Beachtung der aktuellen Analgosedierung.
- ❚ Beurteilung klinischer Zeichen der Hypoperfusion mit Bewertung von Hautperfusion und -kolorit; gegebenenfalls palpatorische Abschätzung von Pulsqualität und Herzrhythmus.
- ❚ Suche nach klinischen Zeichen des Rückwärtsversagens wie gestaute Halsvenen (bei 15–30° Oberkörperhochlagerung), peripheren Ödemen, Hepatomegalie und Aszites.
- ❚ Auskultation, gegebenenfalls Perkussion der Lunge (Lungenödem, Infiltrate, Pleuraergüsse usw.).
- ❚ Auskultation des Herzens (insbesondere systolische und diastolische Geräusche) sowie (initial) der Karotiden.
- ❚ Palpation und Auskultation des Abdomens.

❚ Allgemeine apparative Diagnostik

- ❚ *Oszillometrische Blutdruckmessung* zur Bestimmung des systolischen, mittleren und diastolischen arteriellen Drucks sowie der mechanischen Herzaktionen.
- ❚ *Invasive arterielle Druckmessung*, um den Blutdruck z. B. unter Katecholamintherapie von Schlag zu Schlag zu erfassen. Darüber hinaus ermöglicht eine arterielle Verweilkanüle die gegebenenfalls repetitive Vornahme einer BGA. Atmungsabhängige Schwankungen der Druckkurve weisen auf einen Volumenmangel hin.
- ❚ *EKG-Ableitung* zur kontinuierlichen Erfassung von *Herzfrequenz und -rhythmus*. Durch eine *Arrhythmie- und ST-Strecken-Analyse* können sowohl Rhythmusstörungen als auch stumme myokardiale Ischämien frühzeitig erkannt werden. Die Bestimmung der HR über das EKG erfasst jedoch nur die elektrische und nicht die mechanische Herzaktion. Das Pulssignal des Monitors ist daher möglichst

Medizinische Hochschule Hannover
Klinik für Plastische, Hand- und Wiederherstellungschirurgie
Intensivstation für Schwerbrandverletzte

Name, Aufkleber

Untersuchungsmemo und -befund

AZ und Bewusstsein

- Temperatur
- Pupillen
- Meningismus
- Motorik usw.
- Analgosedierung

RSS

Lunge, Gasaustausch, BGA und Basislabor

- Auskultation, Perkussion
- Rö-Thorax u. NNH
- Lagerung
- Ambroxol

• Beatmung – Muster	FiO_2	PEEP	AF	TV	AMV	Spitzendruck

• BGA usw. – pO_2	pcO_2	pH	BE	Hb	Na	K	Laktat

Kreislauf

- EKG, Rhythmus, Herztöne
- RR, HR, CVP
- Laktat, svO_2
- CO/CI, SVR, SVV
- TTE/TEE
- Methylenblau, Vasopressin

• Katecholamine	Hb	Quick	PTT	Thromb.

Abdomen

- Palpation, Auskultation
- Ernährung, Stuhlgang
- Amylase, Lipase
- Sono (Gallenblase)

Niere und Leber

- Diurese, Konzentration
- Nierenlager
- Laborblock Niere
- Laborblock Leber

Stoffwechsel, Endokrinium, Immunsystem

- Blutzucker
- Spurenelemente, Vitamine
- Hydrokortison, Hypo-/Hyperthyreose
- Leukozyten, CRP, Candida-Titer
- Antibiose/Mikrobiologie (Tag)   Katheter (Tag)

Sonstiges – Ziele und Aufgaben:

Datum, Uhrzeit, Unterschrift

Ramsay-Sedation-Scale (RSS) – Zielwert bei Analgosedierung ist 3 oder 4 (BMJ 1974; 2:656–659):
1 = ängstlich, agitiert, unruhig; 2 = kooperativ, orientiert, ruhig; 3 = wach, reagiert nur auf Aufforderung; 4 = schlafend, prompte Reaktion auf Berührung oder laute Ansprache; 5 = schlafend, träge Reaktion auf Berührung oder laute Ansprache; 6 = keine Reaktion auf Berührung oder laute Ansprache

Stand vom 06. 02. 2006

vom Pulsoxymeter abzuleiten, um eine elektromechanische Dissoziation, insbesondere bei Schrittmacherpatienten, entdecken zu können.

▍ *Pulsoxymetrie* zur Bestimmung der psaO$_2$, die als prozentualer Anteil des oxygenierten Hb an der Summe von oxygeniertem und desoxygeniertem Hb definiert ist. Die Geräte können die Absorptionsspektren der nicht am Sauerstofftransport beteiligten Dyshämoglobine COHb und MetHb nicht unterscheiden und werten sie ebenfalls als „oxygeniertes" Hb. Die Methode erlaubt daher nur bei Ausschluss einer relevanten Dyshämoglobinämie, Kenntnis der aktuellen Hb-Konzentration und ausreichendem HZV die Abschätzung des arteriellen Sauerstoffangebots an die Gewebe. Der Normalwert beträgt 96–98%. Wegen des S-förmigen Verlaufs der Sauerstoffbindungskurve ist bei einer psaO$_2$ <90% (entsprechend einem paO$_2$ von etwa 60 mmHg) eine kritische Grenze erreicht. In diesem Fall ist unverzüglich die FiO$_2$ zu erhöhen (Sauerstoffzufuhr, gegebenenfalls mit kontrollierter Beatmung).

▍ *Kapnometrie*; die Bestimmung bzw. zusätzliche grafische Darstellung (Kapnografie) des pCO$_2$ im Atemgas. Sie ermöglicht die Überwachung der Normoventilation sowie der allgemeinen CO$_2$-Produktion und -Elimination. Bei ungestörtem pulmonalem Gasaustausch entspricht der petCO$_2$ dem pACO$_2$ und dieser annähernd dem paCO$_2$. Die Kapnografie ist bei jeder kontrollierten Beatmung indiziert. Zur Normoventilation wird ein petCO$_2$ von 35–40 mmHg angestrebt.

▍ *Zentraler Venenkatheter (ZVK)*. Neben der Bestimmung des CVP/ZVD ist die Anlage eines mehrlumigen ZVK vor allem aus therapeutischen Gründen (Katecholaminzufuhr, wiederholte Blutentnahmen usw.) indiziert. Bei der Wahl der Punktionsstelle sind potenzielle Blutungsrisiken unter Antikoagulation und gegebenenfalls Thrombolyse zu beachten.

▍ *Röntgenübersichtsaufnahme der Thoraxorgane (a.-p.)*, insbesondere zur Beurteilung von Herzgröße und -form, des übrigen Mediastinums, der pulmonalen Perfusion, eines Lungenödems und von Pleuraergüssen.

▍ Anlage eines *Blasenverweilkatheters* zur exakten Bestimmung der stündlichen Urinproduktion (kritischer unterer Grenzwert 0,5 ml/kg Körpergewicht).

▍ Bestimmung der *Körperkerntemperatur* zum Ausschluss oder Nachweis einer Hypo- oder Hyperthermie.

▍ **Zentralvenöser Druck – ZVD/CVP.** Der CVP entspricht dem RAP und dieser, bei fehlender Trikuspidalstenose, näherungsweise dem enddiastolischen Druck im rechten Ventrikel. Der CVP darf jedoch nicht mit dem LAP gleichgesetzt werden, da vor allem akute Änderungen des LAP, etwa bei schwer eingeschränkter linksventrikulärer Funktion, nicht mit Änderungen des RAP verbunden sind. Der CVP hängt u.a. vom intravasalen Volumen und peripheren Gefäßtonus, der rechtsventrikulären Compliance, dem pulmonalen Gefäßwiderstand sowie dem intrathorakalen Druck (PEEP-Beatmung) ab. Unter der Therapie mit Vasopressoren können falschhohe Werte auftreten. Der CVP ist vor allem bei Volumenmangel vermindert und bei Rechtsherzversagen, Rechtsherzinfarkt, Lungenarterienembolie, Perikardtamponade, Spannungspneumothorax und Hypervolämie erhöht.

Wegen der hohen Compliance der venösen Kapazitätsgefäße ist die Aussagekraft des CVP insgesamt begrenzt; im zeitlichen Verlauf kann er dennoch wertvolle Informationen über den Volumenstatus und die rechtsventrikuläre Vorlast und Compliance liefern. Der klinische Zielwert beträgt 5–10 mmHg. Zur Optimierung des HZV (z.B. bei chronischer Rechtsherzbelastung) können höhere Werte erforderlich sein.

▍ **Allgemeine Laborparameter.** Neben dem *Hb-Wert*, den *Serumelektrolyten* (einschließlich Magnesium) sowie *Kreatinin* und *Harnstoff* sind folgende allgemeine Laborparameter zu bestimmen:

▍ Wiederholte *arterielle BGA* zur Beurteilung des pulmonalen Gasaustauschs und des Säure-Basen-Haushalts. Eine systemische Azidose führt zur arteriellen Vasodilatation mit kon-

Abb. 1.2.22. Untersuchungsmemo und -befund für die tägliche Untersuchung und Evaluation eines intensivmedizinischen Patienten. Abkürzungen siehe entspr. Abschnitt nach der Literatur

sekutiver Abnahme der SVR; gleichzeitig ist die Reaktion der Vasomotoren und des Myokards auf eine α- oder β-adrenerge Stimulation herabgesetzt.

▌ Die Bestimmung der *Laktatkonzentration im Plasma* dient dem Nachweis einer prolongierten schweren Gewebehypoxie, die durch inadäquate Perfusion, schwere Hypoxämie, erhöhten Sauerstoffverbrauch oder eine Kombination dieser Faktoren hervorgerufen wird. Nicht hypoxiebedingte Erhöhungen der Laktatkonzentration (z. B. bei Lebererkrankungen oder Einnahme von Metformin) sind auszuschließen.

▌ Biochemische Marker eines Myokardschadens.

Die biochemischen Marker des Myokardschadens haben zentrale Bedeutung für Diagnose, Differenzialdiagnose, Therapie und Risikoabschätzung kardiologischer und kardiochirurgischer Intensivpatienten:

▌ Mit einer Erhöhung der kardialen *Troponine* T und I (cTnT, cTnI) ist etwa 2 h nach Eintritt eines Myokardschadens zu rechnen.

▌ Ein Anstieg der *CK-MB* (normal bis 10% der gesamten CK) ist nach 4–6 h zu erwarten.

▌ Gerinnungsstatus.
Zur unverzichtbaren Überwachung der Gerinnungsfunktion dienen PTT, Prothombinzeit als INR oder Quick-Wert, Fibrinogenkonzentration und Thrombozytenzahl.

Die *D-Dimere* werden insbesondere bei Verdacht auf Lungenarterienembolie bestimmt. Ein negativer Wert schließt eine akute Thromboembolie weitgehend aus. Die Aussagekraft eines positiven Befunds ist dagegen eingeschränkt, weil die D-Dimere bei einer Vielzahl anderer Erkrankungen, wie Neoplasien und entzündlichen Prozessen sowie postoperativ und im höheren Lebensalter, erhöht sind.

▌ Erweiterte Diagnostik – Arterielle Pulskonturanalyse und Pulmonalarterienkatheter

▌ Grundlagen.
Die arterielle Pulskonturanalyse bzw. ein Pulmonalarterienkatheter (PAK) ist bei Beatmungspatienten oder Patienten im Schock mit gleichzeitigem Katecholaminbedarf grundsätzlich indiziert.

Bei den meisten Patienten erfolgt die eigentliche Therapiesteuerung anhand dreier führender Parameter, aus denen sich zusammen mit klinischen Befunden ein Bild formt:

▌ CVP, SVV, ITBV, MPAP und PAOP als Parameter der Vorlast,

▌ CO/CI, CFI und PAOP als Parameter zur Steuerung positiv-inotroper Substanzen,

▌ SVR als Parameter zur Steuerung von Vasopressoren.

▌ HZV-Bestimmung mittels Thermodilution.
Die HZV-Bestimmung mittels Thermodilution erfolgt manuell oder semikontinuierlich-automatisch. Sie ist breit etabliert, unterliegt aber einigen Restriktionen:

▌ Es werden nur Änderungen über 15% des Ausgangswerts sicher erkannt, so dass subtilere Einflüsse auf den Sauerstofftransport kaum detektiert werden.

▌ Bei kontrollierter Beatmung steigert die inspiratorische Erhöhung des intrathorakalen Drucks den rechtsatrialen Druck und vermindert gleichzeitig den venösen Rückstrom zum Herzen und den pulmonalen Blutfluss. Durch eine gleichmäßig über den Respirationszyklus verteilte dreimalige Kältedilution kann jedoch eine ausreichende Messgenauigkeit erzielt werden.

▌ Bei sehr niedrigem Fluss im rechten Herzen wird das HZV aufgrund des relativ hohen Temperaturverlustes in das umgebende Gewebe überschätzt.

▌ Arterielle Pulskonturanalyse.
Wegen der geringeren Invasivität ist die arterielle Pulskonturanalyse grundsätzlich der Anlage eines PAK vorzuziehen, sofern nicht die Bestimmung der Drücke im kleinen Kreislauf, etwa in der Klappenchirurgie oder bei ausgeprägter chronischobstruktiver Lungenerkrankung, erforderlich ist.

Die arterielle Pulskonturanalyse (synonym: Pulskontur-HZV) setzt die stammnah abgeleitete arterielle Druckkurve (meist in der A. femoralis) mit dem SV des Herzens in Verbindung. Das SV ist proportional der Fläche unter dem systolischen Teil der Aortendruckkurve und umgekehrt proportional zur vaskulären Impedanz. Zur Berechnung der aortalen Impedanz erfolgt zunächst eine konventionelle HZV-Bestimmung mittels transpulmonaler und transkardialer Thermodilution zwischen dem ZVK und einer arteriellen Spezialkanüle. Neben der direkten Messung des CVP und der arteriellen Drücke werden unter anderem berechnet:

▌ das HZV (CO) bzw. der CI,

▌ das ITBV als Parameter der Vorlast,

▮ der CFI als Verhältnis von CI und GEDV-Index als Parameter der Kontraktilität,

▮ das EVLW als Parameter für Kapillarleck, Überwässerung und Stauungsödem.

Nach Kalibrierung der arteriellen Pulskonturanalyse werden unter anderem kontinuierlich von Schlag zu Schlag abgeschätzt:

▮ die SVV als weiterer Parameter der Vorlast,

▮ das Pulskontur-HZV,

▮ die SVR.

In der Folge ist das System, insbesondere bei hämodynamischer Instabilität und Einsatz vasoaktiver Substanzen, regelmäßig mittels Thermodilution zu kalibrieren.

▮ **Pulmonalarterienkatheter (PAK).** Der PAK ermöglicht je nach Modell die repetitive oder semikontinuierliche Bestimmung des HZV mittels Thermodilution, die repetitive oder semikontinuierliche Messung der gemischtvenösen sO_2 sowie die Messung der pulmonalarteriellen Drücke und des CVP. Errechnet werden unter anderem SV, SVR, PVR und Shuntvolumen. Wichtige pulmonalarterielle Drücke sind:

▮ der MPAP als Parameter der linksventrikulären Vorlast, der PVR und der linksventrikulären Funktion,

▮ der PAOP (oder PCWP); er weist eine gute Korrelation mit dem LAP auf. Da der mittlere LAP weitgehend mit dem LVEDP, wenn kein Gradient an MK vorhanden, übereinstimmt und dieser wiederum auf das LVEDV schließen lässt, gilt der PAOP als Parameter der linksventrikulären Vorlast, Füllung und Funktion.

▮ **Gemischtvenöse und zentralvenöse Sauerstoff-Sättigung.** Die *gemischtvenöse* sO_2 in einer A. pulmonalis ist ein wertvoller Indikator zur Abschätzung der Sauerstoffutilisation in der Endstrombahn. Der Normalwert beträgt 70–75%.

Die *zentralvenöse* sO_2 ist wegen der variablen Durchmischung des aus der oberen und unteren Hohlvene zuströmenden Blutes nicht mit der gemischtvenösen sO_2 identisch. Trotzdem erlaubt auch die zentralvenöse sO_2 eine orientierende Bewertung der Sauerstoffutilisation in der Endstrombahn. Der Normalwert beträgt 70–75%.

Die gemischtvenöse, ersatzweise die zentralvenöse, sO_2 ist im protrahierten Schock wiederholt oder semikontinuierlich zu bestimmen.

▮ **Echokardiografie – TTE und TEE.** TTE und TEE haben als bettseitig einsetzbare bildgebende Verfahren zentrale Bedeutung in der Diagnostik und Differenzialdiagnostik des kardialen Schocks und anderer Schockformen.

Beide Ultraschallverfahren erlauben die Bewertung von Füllung und Funktion des linken und rechten Herzens, die Detektion regionaler Wandbewegungsstörungen sowie die Beurteilung der Herzklappen und der großen herznahen Gefäße (z.B. zum Nachweis einer Aortendissektion). Der Grad einer Klappenstenose oder -insuffizienz kann quantitativ abgeschätzt werden. Im gleichen Untersuchungsgang können das Perikard und die Pleurahöhlen (z.B. zum Ausschluss von Pleuraerguss oder Hämatothorax) beurteilt werden.

Beim kardialen Schock ermöglicht die TTE und mehr noch die TEE die Bewertung der Pump- und Klappenfunktion des linken und rechten Ventrikels sowie die Detektion akuter Komplikationen des Myokardinfarkts wie Ventrikelruptur, Ventrikelseptumdefekt oder Papillarmuskelabriss. Bei anderen Schockformen wird das Verfahren zur differenzialdiagnostischen Abklärung kardialer und extrakardialer Begleiterkrankungen (global oder regional reduzierte Pumpfunktion, Perikardtamponade, akute Rechtsherzbelastung usw.) sowie insbesondere zur Beurteilung des Volumenstatus genutzt.

Der Volumenstatus kann semiquantitativ abgeschätzt werden, da die enddiastolische Fläche des linken Ventrikels mit der Reduktion der Vorlast in einem großen Bereich linear abnimmt. Ungenügend gefüllte Herzkammern zeigen instabile Wände und oszillieren während des Herzzyklus; dies gilt insbesondere für die Vorhöfe und den rechten Ventrikel. Bei schwerem Volumenmangel kann sich der linke Ventrikel endsystolisch vollständig entleeren; weil dieses Bild auch bei gesteigerter Inotropie (z.B. Katecholamin-Zufuhr) auftreten kann, muss hier eine Überschätzung der systolischen Funktion vermieden werden.

▮ **Literatur**

1. Adams HA, Baumann G, Cascorbi I, Ebener C, Emmel M, Geiger S, Janssens U, Klima U, Klippe HJ, Knoefel WT, Marx G, Müller-Werdan U, Pape HC, Piek J, Prange H, Roesner D, Roth B, Schürholz T, Standl T, Teske W, Vogt PM, Werner GS, Windolf J, Zander R, Zerkowski HR (2004) Empfehlungen zur Diagnostik und Therapie der Schockformen der IAG Schock der DIVI. Teil 1: Vorbemerkung, Möglichkei-

ten und Grenzen des diagnostischen Instrumentariums. Intensivmedizin und Notfallmedizin 41: 618–626

2. Adams HA, Baumann G, Cascorbi I, Ebener C, Emmel M, Geiger S, Janssens U, Klima U, Klippe HJ, Knoefel WT, Marx G, Müller-Werdan U, Pape HC, Piek J, Prange H, Roesner D, Roth B, Schürholz T, Standl T, Teske W, Vogt PM, Werner GS, Windolf J, Zander R, Zerkowski HR (2005) Empfehlungen zur Diagnostik und Therapie der Schockformen der IAG Schock der DIVI. Teil 3: Kardialer Schock. Intensivmedizin und Notfallmedizin 42:196–210

∎ Abkürzungen

AF	Atemfrequenz
AMV	Atemminutenvolumen
a.-p.	Anterior-posteriorer Strahlengang
BE	base excess, Basenüberschuss
BGA	Blutgasanalyse/n
CFI	Kardialer Funktionsindex
CI	cardiac index; Herz-Zeit-Volumen-Index (bezogen auf die Körperoberfläche)
COHb	Carboxy-Hämoglobin
CK	Creatinkinase
CK-MB	creatinkinase muscle brain (Vorkommen vor allem im Herzmuskel)
CO	cardiac output, Herz-Zeit-Volumen (HZV)
CRP	C-reaktives Protein
CVP	central venous pressure, zentralvenöser Druck (ZVD)
EKG	Elektrokardiogramm
EVLW	Extravasales Lungenwasser
FiO_2	Inspiratorische Sauerstoff-Fraktion
GEDV	Globales enddiastolisches Volumen
Hb	Hämoglobin
HR	heart rate, Herzfrequenz
HZV	Herz-Zeit-Volumen
INR	international normalized ratio
ITBV	Intrathorakales Blutvolumen
LAP	left atrial pressure, (enddiastolischer) linksatrialer Druck
LVEDP	left ventricular enddiastolic pressure, linksventrikulärer enddiastolischer Druck
LVEDV	left ventricular enddiastolic volume, linksventrikuläres enddiastolisches Volumen
MetHb	Met-Hämoglobin, Hämiglobin
MPAP	mean pulmonary arterial pressure, pulmonalarterieller Mitteldruck
NNH	Nasennebenhöhlen
$pACO_2$	Alveolärer Kohlendioxidpartialdruck
$paCO_2$	Arterieller Kohlendioxidpartialdruck
paO_2	Arterieller Sauerstoffpartialdruck
PAOP	pulmonary arterial occlusion pressure, pulmonalarterieller Verschlussdruck
pCO_2	Kohlendioxidpartialdruck
PCWP	pulmonary capillary wedge pressure, pulmonalkapillärer Verschlussdruck
PEEP	positive endexpiratory pressure, positiver endexpiratorischer Druck
$petCO_2$	Endtidaler Kohlendioxidpartialdruck
pO_2	Sauerstoffpartialdruck
$psaO_2$	Partielle arterielle Sauerstoffsättigung
PVR	pulmonary vascular resistance, pulmonaler Gefäßwiderstand
PTT	Partielle Thromboplastinzeit
RAP	right atrial pressure, (enddiastolischer) rechtsatrialer Druck
RR	Riva Rocci; für arteriellen Druck
RSS	Ramsay-Sedation-Scale
sO_2	Sauerstoffsättigung
Sono	Sonografie
SV	stroke volume (kardiologisch), Schlagvolumen
svO_2	venöse Sauerstoffsättigung (hier zentral- oder gemischtvenös)
SVR	systemic vascular resistance, systemischer Gefäßwiderstand
SVV	Schlagvolumenvariation
TEE	Transösophageale Echokardiografie
Thromb.	Thrombozytenzahl
TV	Tidalvolumen, Atemhubvolumen
TTE	Transthorakale Echokardiografie

1.3 Bildgebende Verfahren

U. Janssens, W. Lepper, P. Hanrath

Grundsätzlich gilt, dass der schwer kranke Patient auf der Intensivstation aufgrund der häufig komplexen, lebensbedrohlichen Krankheitsbilder rasch einer aussagekräftigen Diagnostik zugeführt werden sollte, um so schnell wie möglich gezielt behandelt werden zu können. Multiple Zugänge, Drainagen, mechanische Beatmung, hämodynamische und respiratorische Instabilität lassen eine weiterführende Diagnostik außerhalb der Intensivstation häufig nicht zu, da der Transport eine nicht zu verantwortende Gefährdung für den Patienten bedeuten kann. Somit ist der behandelnde Arzt auf der Intensivstation oft auf eine rationale, bettseitige Diagnostik angewiesen. Neben dem routinemäßigen Einsatz der fahrbaren Röntgendiagnostik, insbesondere zur Durchführung einer Thoraxaufnahme, stellen in den letzten Jahren die verschiedenen sonografischen bildgebenden Verfahren wie die Echokardiografie (transthorakale und transösophageale Farbdopplerechokardiografie), die Real-time-Ultrasonografie sowie die farbkodierte Duplexsonografie einen unverzichtbaren Bestandteil in der Diagnostik schwer kranker Patienten dar. Insbesondere die Patienten mit pulmonalen und kardiovaskulären Akuterkrankungen profitieren von der durch diese bildgebenden Untersuchungsmethoden schnell erfassbaren pathomorphologischen Veränderungen der Lunge, des Herzens und der großen Gefäße. Die so erhobenen Befunde führen häufig zu einer schnellen, exakten Diagnose und ermöglichen somit eine kausal ausgerichtete Therapie.

Darüber hinaus können diese Verfahren auch zur Dokumentation des Krankheitsverlaufes und zur Beurteilung der Effektivität therapeutischer Maßnahmen eingesetzt werden.

1.3.1 Röntgenthoraxdiagnostik

1.3.1.1 Allgemeines

Die bettseitig durchgeführte Röntgenuntersuchung des Thorax im anterior-posterioren Strahlengang (a.-p.) ist nach wie vor einer der am häufigsten durchgeführten bildgebenden Untersuchungsverfahren auf der Intensivstation. Der Wert der Röntgenuntersuchung bei Aufnahme des Patienten ist unbestritten, da in einem hohen Prozentsatz unerwartete, relevante Befunde erhoben werden [19]. Die Frage der Notwendigkeit einer täglichen routinemäßigen Röntgenthoraxuntersuchung wurde vielfach untersucht [18]. Es besteht ein allgemeiner Konsens darin, dass, solange der Patient klinisch instabil ist und einem häufigen Wechsel der therapeutischen Interventionen (Zugänge, Beatmung, Medikation) unterzogen wird, eine tägliche Röntgenkontrolle des Thorax erfolgen sollte [33].

1.3.1.2 Limitation der Röntgenthoraxbettaufnahme

Da die Belichtungszeit bei der bettseitigen Thoraxaufnahme mit 15–20 ms deutlich länger als bei der konventionellen Methode (2–4 ms) ist, ergeben sich längere Expositionszeiten, welche für Bewegungsartefakte des Herzens verantwortlich sind. Durch den reduzierten Fokus-Objekt-Abstand und den vergrößerten Objekt-Film-Abstand beim a.-p. Strahlengang wirken die Organe in der ventralen Thoraxhälfte (Herz und vorderes Mediastinum) scheinbar verbreitert. Grenzflächen, z.B. der Gefäße, sind unschärfer [48]. Überwiegend wird die bettseitige Thoraxaufnahme im a.-p. Strahlengang in der flachen Rückenlage angefertigt. Dabei kommt es zu Veränderungen, die bei der Bildauswertung berücksichtigt werden sollten [48], wie z.B.:

▌ Die zum Teil gravitationsabhängige, in aufrechter Position bevorzugte Perfusion der Lungenunterfelder weicht einem ausgeglichenerem Bild mit vermeintlicher Oberfeldbetonung.

▌ Freie Flüssigkeit und Luft sowie Grenzflächen verschieben sich ebenfalls schwerkraftabhängig. Ein freier Pleuraerguss läuft bei Rückenlage in den dorsalen Pleuraspalt aus mit je nach Ergussgröße unterschiedlicher Trübung des Hemithorax. Freie Luft verteilt sich insbesondere in der ventralen Thoraxhälfte über der Lunge.

▌ Luft-/Flüssigkeitsspiegel werden nicht mehr tangential, sondern unterschiedlich schräg von den Röntgenstrahlen getroffen. Dadurch entstehen zunehmend verwaschene Grenzen im Röntgenbild; Spiegel sind nicht mehr nachweisbar.

▌ Das Zwerchfell tritt höher, wodurch die Lunge zusammengedrückt, das Herz mehr quergelagert wird. Es entstehen scheinbare Lungenverdichtungen oder Herz- und Mediastinalverbreiterungen.

1.3.1.3 Indikation zur Röntgenthoraxaufnahme

Eine wesentliche Aufgabe der Röntgenthoraxuntersuchung des intensivpflichtigen Patienten besteht in der Dokumentation der korrekten Lage von Trachealtuben, Magensonden, Thoraxdrainagen und der über zentrale Venen oder Arterien eingebrachten Katheter sowie dem Nachweis bzw. Ausschluss von Komplikationen durch diese invasiven therapeutischen/diagnostischen Maßnahmen. Den gleichen Stellenwert nimmt die Röntgenthoraxuntersuchung in der Diagnostik kardialer, pulmonaler, kardiopulmonaler und pleuraler Erkrankungen bzw. Komplikationen im Krankheitsverlauf des Intensivpatienten ein.

1.3.1.4 Thoraxuntersuchung nach invasiven Eingriffen

▌ Zentraler Venenzugang

Eine Röntgenthoraxuntersuchung sollte nach jeder Anlage eines zentralen Venenzuganges durchgeführt werden um
▌ die korrekte Lage zu dokumentieren und
▌ Komplikationen durch die Anlage des Katheters auszuschließen.

Dem beurteilenden Radiologen sollte bekannt sein, welche Zugangsart gewählt wurde. Hierbei ist die Punktion der Vena jugularis interna, der Vena subclavia und der Vena basilica, seltener der Vena jugularis externa zu nennen. Die Katheterspitze sollte in der Vena anonyma oder der Vena cava superior, nicht jedoch im rechten Vorhof liegen [46]. Idealerweise sollte sich die Katheterspitze 2 Querfinger unterhalb des Vorderrandes der 1. Rippe befinden [48]. Bei nachfolgenden Röntgenaufnahmen ist auf die Lage des zentralen Venenkatheters zu achten, da er sich zwischenzeitlich durch Bewegungen des Pa-

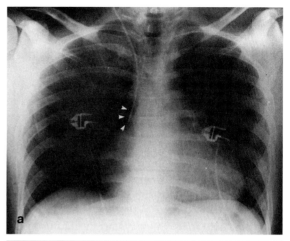

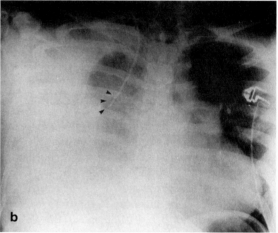

Abb. 1.3.1. a A.-p. Röntgenthoraxkontrolle nach Anlage eines zentralen Venenkatheters über die rechte Vena jugularis interna. Die schon hier erkennbare Fehllage der Katheterspitze (s. Pfeil) wurde nicht erkannt. **b** Als Komplikation Auftreten eines rechtsseitigen Infusionsthorax. (Alle Röntgenaufnahmen in Kap. 1.3 wurden freundlicherweise zur Verfügung gestellt von Herrn Prof. Dr. R. Günther, Direktor Klinik f. Radiologische Diagnostik, RWTH Aachen)

tienten und pflegerische Maßnahmen unbemerkt verlagern kann.

Diverse Fehllagen (Abb. 1.3.1) der zentralen Venenkatheter sind möglich. In der Literatur wird eine Fehllage nach Punktion der Vena subclavia bzw. Vena jugularis interna mit 3%, der Vena jugularis externa mit 30% und der Vena basilica mit 47% der Fälle angegeben [47]. Als Folge der Fehllage kann es zu Thrombosen und Verletzungen der Venenwände bis hin zur Perforation kommen.

Vor allem nach stattgehabter Punktion der Vena subclavia ist radiologisch ein Pneumothorax auszuschließen, der partiell, total oder bilateral bis hin zum Spannungspneumothorax auftreten kann. Daher ist nach frustranem Punktionsversuch einer Vena subclavia vor Punktion der Gegenseite unbedingt eine Röntgenthoraxkontrolle zum Ausschluss eines Pneumothorax durchzuführen.

Eine Fehlpunktion der Arteria carotis communis nach Punktionsversuch der Vena jugularis interna wird in 3–10% der Fälle, eine Fehlpunktion der Arteria subclavia bei Punktionsversuch der Vena subclavia in 3% der Fälle beschrieben [47]. Als Folge kann ein lokales Hämatom auftreten, welches sich als Weichteilverdichtung auf der Thoraxaufnahme darstellt. Findet sich radiologisch nach Anlage eines zentralen Venenkatheters eine Raumforderung im Bereich des Mediastinums oder der Lungenspitze, muss von einer katheterassoziierten Blutung in diesem Bereich ausgegangen werden. Die Lage des Katheters ist sofort zu überprüfen, eine Perforation auszuschließen und gegebenenfalls sind weiterführende diagnostische Maßnahmen einzuleiten.

Ein nach Anlage eines zentralen Venenkatheters relativ rasch aufgetretener Pleuraerguss ist entweder auf eine Fehllage des Katheters im Pleuraraum mit folgendem Infusionsthorax oder auf eine Blutung im Zusammenhang mit der Punktion zurückzuführen.

Die Perikardtamponade stellt eine seltene, aber mit hoher Letalität verbundene Komplikation bei primärer Fehlanlage bzw. Dislokation eines zentralen Venenkatheters in den rechten Vorhof dar. Radiologisch sollte daher immer der Ausschluss einer solchen Fehllage geführt werden und bei längerer Lage eines zentralvenösen Zuganges radiologisch regelmäßig kontrolliert werden [3].

▌ Pulmonalarterienkatheter

Der Swan-Ganz-Katheter wird idealerweiser in einer zentralen Pulmonalarterie, d. h. der rechten oder linken Pulmonalarterie, oder in den proximalen Anteilen einer Lobärarterie platziert [34]. Die korrekte Lage sollte radiologisch verifiziert werden. Bei längerer Lage des Katheters muss unbedingt eine radiologische Kontrolle erfolgen, da sich der Katheter spontan in die Peripherie einschwemmen und dort zur Okklusion eines Gefäßes mit nachfolgendem Lungeninfarkt führen kann. Auf jeder Thoraxaufnahme mit nachweisbarem Swan-Ganz-Katheter sollte ferner überprüft werden, ob der Ballon an der Spitze des Katheters fälschlicherweise aufgeblasen ist und somit ebenfalls zur Gefäßokklusion führt. Als Komplikationen bei zu peripherer Lage des Pulmonalarterienkatheters sind Lungeninfarkt, Embolie, Blutung, Lungenarterienruptur mit Fistelung in das Bronchialsystem oder Pseudoaneurysma beschrieben worden [29].

▌ Transvenöse Schrittmacher

Radiologisch sollte die korrekte Lage eines passageren Schrittmachers im Bereich des Apex des rechten Ventrikels dokumentiert werden. Die Fehllage des Katheters ist die häufigste Komplikation für eine Dysfunktion des Schrittmachers oder gar eine Perikardtamponade [44]. Bei bis zu 20% der Schrittmachersonden kommt es zur Veränderung der primär korrekten Lage; dabei disloziert die Sonde am häufigsten in den rechten Vorhof, die Pulmonalarterie oder den Sinus coronarius [44]. Falls sich die Sondenspitze im Bereich des linken Herzrandes oder der angrenzenden Lungen abbildet, muss eine Myokardperforation dringend angenommen werden. Daher ist die regelmäßige radiologische Kontrolle des Thorax bei längerer Verweildauer der passageren Schrittmachersonde unbedingt erforderlich. Ein neu aufgetretenes Rechtsschenkelblockbild im EKG kann auf eine Septumperforation hinweisen.

▌ Intraaortale Gegenpulsation (IABP)

Idealerweise sollte die Spitze des Ballons kurz unterhalb des Abgangs der linken Arteria subclavia in Höhe des Aortenknopfes platziert werden. Dadurch wird das Risiko der zerebralen Embolisierung sowie des intermittierenden Verschlusses der Arteria subclavia bzw. Arteria renalis vermindert. Progrediente Verschattungen im Bereich des Mediastinums oder zunehmende Erweiterung der Aorta descendens können nach Anlage einer IABP auf eine Perforation oder Dissektion mit aneurysmatischer Ausweitung im Bereich der Aorta descendens hinweisen. Da der Ballonkatheter zur Dislokation neigt, sind regelmäßige radiologische Kontrolluntersuchungen angezeigt [29].

▌ Thoraxdrainagen

Thoraxdrainagen werden häufig benötigt, um Blut, Eiter, Transsudat/Exsudat oder Luft aus dem Pleuraraum abzuleiten. Zur Ableitung von

Flüssigkeiten sollte die Drainage im dorsalen Pleuraspalt, zur Drainage von Luft im ventralen Pleuraspalt liegen. Die Funktionstüchtigkeit einer solchen Drainage hängt von der korrekten Position ab. Mögliche Fehllagen einer Drainage sind die Platzierung im subkutanen Gewebe, in einem Interlobärspalt oder im Lungenparenchym. Die Dokumentation der korrekten Lage erfordert neben der a.-p. Thoraxaufnahme eine Röntgenuntersuchung im lateralen Strahlengang, selten sogar eine Computertomografie [43]. Die Seitenlöcher der Drainagen lassen sich radiologisch durch eine Unterbrechung der röntgendichten Markierungslinie erkennen, bei korrekter Lage der Drainage sollten sich diese medial der inneren Begrenzung der Rippen befinden.

▮ Endotracheale und Tracheostomietuben

Nach notfallmäßiger oder elektiver Intubation, Tracheostomie und Trachealkanülenwechsel ist die korrekte Lage des Tubus durch eine Thoraxaufnahme zu dokumentieren [5]. Die Spitze des Tubus sollte 4–6 cm oberhalb der Carina liegen. Bei der Aufnahme ist darauf zu achten, dass sich der Kopf des Patienten in einer Neutralposition befindet, da eine Flexion des Kopfes zu einer distalen Dislokation des Tubus, eine Extension des Kopfes zum Rückzug des Tubus um 2 cm nach oben führen kann [9]. Die fehlerhafte Lage des Tubus ist die häufigste Komplikation nach Intubation und tritt in ca. 10% der Fälle auf. Dabei wird vor allem der rechte Haupt-

bronchus selektiv intubiert. Als Folge kann eine Atelektase der nicht ventilierten Lungenabschnitte auftreten (s. Abb. 1.3.2).

Der Cuff des Trachealtubus sollte nicht größer als der Trachealschatten sein. Der Durchmesser der normalen weiblichen Luftröhre liegt bei ungefähr 2 cm, der der männlichen bei 2,4 cm [31]. Ist das Verhältnis von Cuffdurchmesser zu Trachealdurchmesser größer als 1,5, muss eine Schädigung der Trachea befürchtet werden [25]. Radiologische Zeichen der seltenen aber lebensbedrohlichen Trachealruptur nach Intubation sind Verschiebung des distalen Anteils des Tubus nach rechts in Bezug auf den Trachealschatten, Verschiebung des Cuffs zur Spitze des Tubus sowie Pneumomediastinum und subkutanes Emphysem.

Bei radiologisch korrekter Lage einer Trachealkanüle bei Tracheostoma sollten sich in der a.-p. Projektion 2 Drittel des Tubus vertikal auf die Trachea projizieren sowie ein Drittel des proximalen Anteils horizontal abbilden. Bei Umkehr dieses Verhältnisses droht die Extubation.

▮ Magen- und Ernährungssonden

Die Spitze und die Seitenlöcher der Magensonden sollten sich unterhalb des ösophagokardialen Überganges befinden. Ein Aufrollen oder Umschlagen dieser Sonden im Ösophagus kann auf der Thoraxaufnahme ausgeschlossen werden. Trotz liegendem endotrachealem Tubus ist eine Fehlplatzierung der Magen-/Ernährungssonden im Tracheobronchialsystem möglich und stellt eine schwerwiegende Komplikationen dar [52]. Vor allem kleinere Sonden können in den Pleuraraum perforieren. Falls über diese fehlliegenden Sonden Medikamente oder Sondennahrung appliziert wird, sind Empyem, Hydropneumothorax oder eine Pneumonie die Folge. Daher ist die radiologische Dokumentation der korrekten Lage vor Gabe jeglicher Substanzen über die nasoenteralen Sonden zwingend erforderlich.

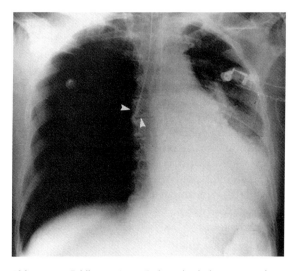

Abb. 1.3.2. Fehllage eines Endotrachealtubus im rechten Hauptbronchus. Als Komplikation Atelektase des linken Lungenunterlappens

1.3.2   Bedeutung der bettseitigen Röntgenthoraxaufnahme in der Diagnostik kardiopulmonaler Erkrankungen

So kompliziert die Beurteilung von Thoraxaufnahmen bei Intensivpatienten letztendlich auch ist, so lassen sich die pathologischen Befunde auf 6 Grundveränderungen zurückführen [48]:

Atelektase, Infiltration, Erguss, Überwässerung des vasalen und interstitiellen Lungenraumes, pathologische thorakale Luftansammlungen und Lungengefäßveränderungen.

Bei jeder Thoraxaufnahme im a.-p. Strahlengang ist die zusätzliche Beurteilung der knöchernen Strukturen, der Weichteile der Brust, des Halses sowie der sichtbaren abdominellen Anteile notwendig. Das Rippengitter sollte auf Vollständigkeit bzw. Unversehrtheit überprüft werden. Rippenfrakturen (vor allem nach Reanimation) können Ursache einer pleuralen Raumforderung, eines Pleuraergusses oder eines Pneumothorax sein. Die auf der Thoraxaufnahme sichtbaren Weichteile können Schwellungen, tumoröse Raumforderungen oder Lufteinschlüsse zeigen. Die häufigste Ursache einer Trachealverlagerung in Höhe der Clavicula ist eine Struma. Ein Befund, der sich sonografisch verifizieren lässt. Beide Zwerchfelle müssen komplett beurteilbar sein, wobei das rechte Zwerchfell nicht mehr als einen Wirbelkörper höher als das linke liegen sollte. Ursache eines einseitigen Zwerchfellhochstandes können subphrenische Flüssigkeitsansammlungen, Abszessbildung, Phrenikusparese, anatomische Varianten oder diaphragmatische Hernien sein. Fremdkörper auf der Thoraxaufnahme müssen identifiziert werden. Vor allem nach thoraxchirurgischen Eingriffen finden sich je nach Eingriff röntgendichte Klappenprothesen, Sternalcerclagen und Gefäßclips. Nach einer traumatischen Intubation können sich Zähne oder Teile von Zahnprothesen in den unteren Luftwegen oder der Speiseröhre darstellen [33].

1.3.2.1 Atelektasen

Häufige Ursache von Atelektasen bei Intensivpatienten ist die Fehllage von endotrachealen Tuben und eine schlechte Inspiration des Patienten. Man unterscheidet *Plattenatelektase* (streifenförmige, vereinzelte Verdichtungen in den Lungenmittel- und unterfeldern horizontal, gelegentlich auch schräg verlaufend), *Segmentatelektase* (keil-/dreieckförmige Verdichtung an pleuranahen Lungenabschnitten), *Lappenatelektase* (Verdichtung einzelner oder mehrerer Lungenlappen mit Volumenminderung und im Einzelfall typischer Lappenschrumpfung mit kompensatorischer Überblähung der belüfteten Lunge, die strahlentransparenter wird) und *einseitige Lungenatelektase* (homogene Verdichtung einer Lungenhälfte mit

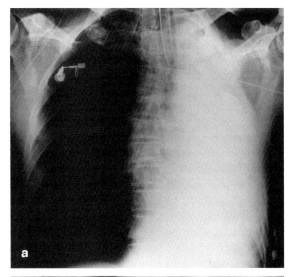

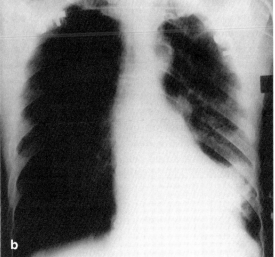

Abb. 1.3.3. a Totalatelektase der linken Lungen durch Schleimpfropf im Bereich des linken Hauptbronchus. **b** Nach bronchoskopischer Absaugung weitestgehende Wiederbelüftung der linken Lunge

Mediastinalverziehung zur atelektatischen Seite und Überblähung der Gegenseite, s. Abb. 1.3.3). Seltene Formen sind sog. *Rund- und Mantelatelektase*. Falls Atelektasen nicht direkt identifiziert werden können, so weisen folgende indirekte Zeichen auf größere Atelektasen hin: homolateraler Zwerchfellhochstand, besonders bei Unterlappenatelektasen, kompensatorische Überblähung belüfteter Lungenabschnitte und Mediastinalverziehung auf die Seite der Atelektase [48]. Dennoch ist die Unterscheidung einer Atelektase von einer Pneumonie gerade bei Intensivpatienten oft schwierig. Während eine Atelektase oft innerhalb von Minuten bis Stunden auftritt und ebenso schnell wieder verschwindet, persistieren pneumonische Infiltrate oft Tage bis Wochen.

1.3.2.1 Pneumonie

Entzündliche pneumonische Infiltrate treten zunächst multipel auf, nehmen an Größe zu und verschmelzen miteinander. Nur selten findet sich die typische lobäre Erscheinungsform. Milchigglasige Verdichtungen mit lappenbezogener Ausdehnung, aber auch diffus verteilt, können auf eine atypische Pneumonie hinweisen. Als mögliche Komplikationen finden sich Abszesse, Ergussbildungen oder Pleuraempyeme. Lufthaltige Bronchien in verdichteten Lungenfeldern (sog. positives Bronchopneumogramm) sind Zeichen einer Pneumonie [48]. Luft-/Flüssigkeitsspiegel in verdichteten Lungenarealen können einer nekrotisierenden Infektion entsprechen. Eine Kavität innerhalb eines Infiltrates spricht für einen Lungenabszess. Dieser lässt sich gelegentlich schwer gegen ein Pleuraempyem abgrenzen. Die Ausdehnung der Luft-/Flüssigkeitsspiegel ist sowohl in der a.-p. Projektion als auch der lateralen Projektion im Gegensatz zum Empyem gleich [46]. Die Computertomografie kann in diesen Fällen zur Klärung beitragen und zeigt sich der bettseitigen a.-p. Aufnahme klar überlegen [42].

1.3.2.3 Lungenstauung/Lungenödem

Die Entwicklung eines Lungenödems stellt ein zentrales, oftmals lebensbedrohliches Symptom bei kardiologischen Intensivpatienten dar. Man unterscheidet ein kardiales von einem nichtkardialen Lungenödem. Letzterem kann eine Überwässerung bei Nierenversagen, iatrogene Überinfusion oder vermehrte Kapillarpermeabilität, wie man sie bei einer Vielzahl von pathologischen, traumatischen und infektiösen Zuständen sieht, zugrunde liegen.

Allgemeine radiologische Zeichen sind [48]:

▌ unscharfe Gefäßzeichnung (verschwommene Abgrenzung gegenüber der Umgebung durch perivasale Flüssigkeitseinlagerung),

▌ allgemeine Eintrübung des Lungeninterstitiums,

▌ bilaterale zentrale unscharfe Verdichtungen (Schmetterlingsform),

▌ Perfusionsumverteilung mit Oberlappenbetonung,

▌ verbreiterte Pleura durch subpleurales Ödem, dicke Bronchialwände (Bronchialwandödem); interstitielles Ödem mit entzündlicher Begleitreaktion wird vom Bronchopneumogramm begleitet (DD: Pneumonie), fließender Übergang in alveoläres Ödem,

▌ Herzvergrößerung (bei kardialem Lungenödem),

▌ Septumlinien (basale sog. Kerley-Linien zwischen Hilus und Pleura v. a. bei kardialer Stauung),

▌ Pleuraerguss.

Dennoch ist es bei den oft schwerkranken, multimorbiden Patienten sehr schwierig, zwischen kardialen und nichtkardialen Ödemformen zu unterscheiden [35]. Vorbestehende pulmonale Erkrankungen oder die begleitende Therapie, (z. B. PEEP-Beatmung), können das Ausmaß des

Tabelle 1.3.1. Radiologische Befunde beim kardialen und nichtkardialen Lungenödem

	Veränderungen der Kapillarpermeabilität	Nierenversagen/Überwässerung
▌ **Nichtkardiales Lungenödem**	– Herzgröße normal – Nur wenig Hilusveränderungen – Lungenperfusion normal – Keine Kerley-Linien – Selten Bronchialwandödem – Selten Pleuraerguss – Häufig pos. Pneumobronchogramm – Fleckige Lungenverschattung – Peripher betone Lungenverschattung	– Vergrößerung der Gefäße (von der oberen Thoraxapertur zum Herzen) – Homogene Lungenperfusion – Erhöhtes pulmonales Blutvolumen – Zentral betonte Lungenverschattung
▌ **Kardiales Lungenödem**	– Perfusionsumverteilung (Unterfeld ⇒ Oberfeld) – Homogene Lungenverschattung	

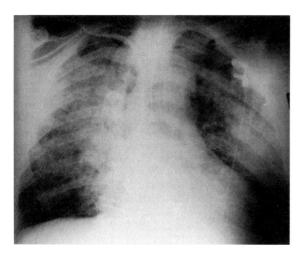

Abb. 1.3.4. Kardiales Lungenödem

radiologisch fassbaren Lungenödems erheblich beeinflussen (s. Tabelle 1.3.1). Das kardiale Lungenödem (s. Abb. 1.3.4) zeigt eine mehr perihiläre Verteilung des extravaskulären Lungenwassers und häufig eine Vergrößerung des Herzens, während sich beim nichtkardialen Lungenödem die pathologischen Veränderungen vor allem im Bereich der peripheren Alveolen und des Interstitiums finden. Das kardiale Lungenödem führt zu einer Perfusionsumverteilung mit Oberlappenbetonung. Bei Überwässerung und Nierenversagen ist die Perfusion in allen Lungenabschnitten homogen und bei erhöhter Kapillarpermeabilität normal [35]. Die Weite des Gefäßbandes, welches von der oberen Thoraxapertur zum Herzen zieht („vascular pedicle") und die Größe der Vena azygos können ebenfalls zur Abgrenzung renaler/kardialer Ursachen des Lungenödems von Permeabilitätsstörungen der Kapillaren herangezogen werden [23].

1.3.2.4 Pathologische Flüssigkeitsansammlungen (Pleura-, Mediastinal- und Perikarderguss)

Die a.-p. Thoraxaufnahme in Rückenlage des Patienten ist in der Diagnostik von Pleuraergüssen bei Intensivpatienten nur wenig sensitiv und spezifisch. Sehr große freie Pleuraergüsse sind jedoch einfach zu erkennen, diagnostische Schwierigkeiten treten bei mittleren, kleinen oder gekammerten Ergüssen auf. Den in aufrechter Körperhaltung typischen basalen, lateral ansteigenden Verschattungen entsprechen im Liegen unterschiedlich starke diffuse Eintrübungen einer gesamten Thoraxhälfte. Die Silhouette des Diaphragmas kann nicht mehr abgrenzbar sein, der kostophrenische Winkel ist verschattet, die Gefäßzeichnung ist trotz der Verschattung noch darstellbar. Zur weiteren Klärung kann eine Aufnahme in Seitenlage mit horizontalem Strahlengang angefertigt werden; diese Aufnahmetechnik bietet eine größere Sensitivität. Verfahren der Wahl auf der Intensivstation ist heute zweifelsfrei die Sonografie, die vor allem die Frage der Größe und Septierung besser beantwortet.

Mediastinalergüsse sind Flüssigkeitsansammlungen im Mediastinum nach Gefäßverletzung, Lymphabflussbehinderung oder entzündlicher Genese. Radiologisch zeigt sich eine Mediastinalverbreiterung ohne scharfe Kontur des Gefäßbandes.

Perikardergüsse werden an der Verformung der Herzkontur mit Verbreiterung des Herzens nach rechts und links sowie verstrichener Herztaille erkannt. Die verminderte Auswurfleistung des rechten Ventrikels kann zum Bild der „hellen Lunge" führen. Der diskrepante Befund von großem Herzen und verminderter Lungendurchblutung sollte immer an einen Perikarderguss denken lassen, der sicher mit Hilfe der Echokardiografie diagnostiziert und in seiner hämodynamischen Bedeutung beurteilt werden kann [48].

1.3.2.5 Pathologische Luftansammlungen

Hier sind Pneumothorax, Pneumatozele, interstitielles oder subkutanes Emphysem, Peumomediastinum und Pneumoperikard zu nennen.

Beim Pneumothorax finden sich radiologisch erkennbare Pleuralinien durch Distanzierung der Pleura visceralis von der Pleura parietalis durch einen Luftspalt. Die Lungengefäßzeichnung reicht nicht mehr bis an die Thoraxwand. Indirekte Zeichen sind Transparenzunterschiede beider Lungen (Seite des Pneumothorax ist strahlentransparenter und somit dunkler) und die Öffnung des kostophrenischen Winkels. Bei einem Spannungspneumothorax (s. Abb. 1.3.5) wird die ipsilaterale Lunge komprimiert und die Mediastinalorgane werden zur Gegenseite verschoben. Bei Verdacht auf einen Pneumothorax sollte die Aufnahme in Exspirationsstellung erfolgen, Pleuralinien treten dadurch stärker hervor. Ebenfalls sollte bei Verdacht eine Aufnahme

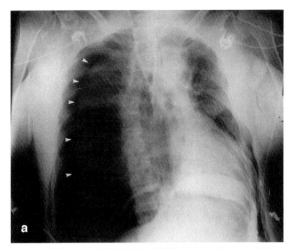

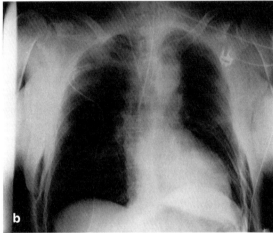

Abb. 1.3.5. a Spannungspneumothorax rechts (s. Pfeile) mit Verlagerung des Mediastinums zur Gegenseite nach Reanimation und versuchter Punktion V. subclavia rechts. **b** Befund nach notfallmäßiger Anlage einer Thoraxdrainage mit regelrechter Entfaltung der Lunge; Mediastinum wieder mittelständig

in Seitenlagerung des Patienten erfolgen, da die Luft in die höchste Thoraxpartie steigt. Der Pneumothorax ist bei liegendem Patienten am häufigsten in der anteromedialen (38%) oder subpulmonalen (30%) Region lokalisiert [49]. Dennoch bestehen gerade beim Intensivpatienten unter Beatmungsbedingungen erhebliche diagnostische Schwierigkeiten, sodass zur endgültigen Klärung gelegentlich die Computertomografie eingesetzt werden muss [36].

1.3.3 Real-time-Sonografie – Duplexsonografie – Farbkodierte Duplexsonografie

Die Ultraschall-B-Bild-Tomografie im Real-time-Verfahren eignet sich zur schnellen und sicheren Diagnostik von krankhaften Prozessen, vor allem zur Untersuchung von Fragestellungen im Abdomen, der größeren Gefäße, der Schilddrüse und teilweise des Thorax. Mit den heute zur Verfügung stehenden portablen und hochauflösenden Geräten ist eine Ultraschalluntersuchung ohne besondere Vorbereitungen bettseitig auf der Intensivstation durchführbar. Im Gegensatz zur geplanten Screeninguntersuchung handelt es sich bei Notfällen um zeitlich limitierte und problemorientierte Untersuchungen. Dennoch sollte der Untersucher, soweit es die Zeit und der Zustand des Patienten erlauben, einen vollen Untersuchungsgang durchführen. Dabei lassen sich eine Vielzahl relevanter Nebenbefunde erheben. Zahlreiche akut relevante Befunde können sonografisch sofort festgestellt werden. Bei einem Drittel der Patienten wird mit Hilfe der Sonografie die endgültige Diagnose gestellt [21].

1.3.3.1 Thorax

Mit der B-Bild-Sonografie lassen sich am Thorax vor allem pleurale Läsionen, liquide Prozesse, periphere parenchymatöse Läsionen, Atelektasen und Konsolidierung von pulmonalen Prozessen sowie mediastinale Veränderungen gut darstellen. Darüber hinaus erlaubt dieses Verfahren auch die Steuerung gezielter Interventionen, z.B. die Punktion von Pleuraergüssen, Platzierung und Lagekontrolle von Thoraxdrainagen sowie die gezielte Punktion von soliden Prozessen zwecks Histologiegewinnung. In der Untersuchung und dem Nachweis von Pleuraergüssen ist sie der konventionellen Röntgendiagnostik überlegen [28]. Vom subkostalen Fenster aus lässt sich ein Perikarderguss meist einfach und sicher erfassen.

1.3.3.2 Abdomen

Auch der Patient einer kardiologischen Intensivstation weist häufig Probleme im Bereich des Abdomens auf, die sich sekundär im Krankheitsverlauf ergeben oder der differenzialdiagnostischen Abklärung bedürfen. Tabelle 1.3.2 enthält typische Befunde bei der abdominellen

Tabelle 1.3.2. Befunde bei sonografischen Untersuchungen des Abdomens – Zusammenfassung mehrerer Studien [21]

Einzelbefunde	Habscheid [15]	Schölmerich [38]	Braun [4]	Slasky [41]	Wehselau [51]
n	637	118	466	107	51
Ascites	46	4	22	22	2
Aortendissektion	3	4	7	–	2
Tumoren/Metastasen	11	7	16	3	1
Cholezystitis	3	–	45	3	–
Cholestase	6	1	37	7	1
Ergüsse	21	7	3	17	14
Abszess/Empyem	5	1	6	4	–
Akute Pankreatitis	5	3	17	–	1
Darmischämie/ toxischer Darm/Ileus	9	–	12	2	–
Nierenstauung	8	6	12	4	–

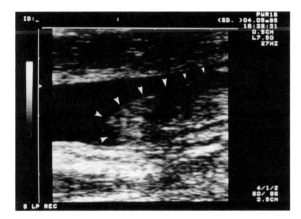

Abb. 1.3.6. Thrombose im Bereich der rechten Vena femoralis (s. Pfeile)

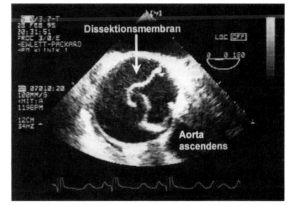

Abb. 1.3.7. Akute Aortendissektion Typ De Bakey 1 mit Darstellung der Dissektionsmembran im Bereich der Aorta ascendens mittels TEE

Untersuchung der Patienten von Aufnahme- und Intensivstationen.

Bei folgenden Problemen bietet sich die Methode besonders an [21]: Flüssigkeitslokalisation im Abdomen, Auffinden von Gefäßprozessen im Abdomen, Erkennung und Lokalisation von Infektionsherden, Klärung der Ursachen und Organzugehörigkeit des akuten Abdomens, Erkennung/Ausschluss von Organschädigungen bei stumpfen Bauchtrauma, Malignomnachweis, Ursachenabklärung und differenzialdiagnostische Hinweise bei akutem Nierenversagen, Indikationsstellung zur Punktion und deren Steuerung.

Die Nachweisgrenze der freien Flüssigkeit im Abdomen liegt bei 30–100 ml, dabei lässt sich diese häufig schon bei sehr geringen Mengen im Morrison-Pouch- oder im Douglas-Raum darstellen. Auch pathologische Veränderungen

der großen intraabdominellen Gefäße können durch die Sonografie gut dargestellt werden. Hierbei sind vor allem Aortenaneurysmen bzw. Dissektionen oder Rupturen sowie Thrombosen/ Embolien großer Gefäße (Pfortader/Vena cava inferior) zu nennen. Bei der Abklärung der Primärquelle einer Sepsis ist die gezielte Sonografie immer indiziert; Gallenblase und -wege, Leber, Nieren, Pankreas sowie das kleine Becken müssen nach abszessverdächtigen Formationen abgesucht werden. Bei der Abklärung eines akuten Nierenversagens ergeben sich oft wertvolle Informationen, insbesondere lassen sich oft postrenale Ursachen mit einer hohen Treffsicherheit finden. Ein akutes Abdomen stellt eine klare Indikation zur Ultraschalluntersuchung dar. Obstruktion mit Ileus, stielgedrehte Tumoren, Gefäßrupturen und Peritonitis können sonografisch gut erfasst werden. Ebenfalls gelingt die Darstellung pathologischer Befunde bei Appendizitis und Divertikulitis. Intraperitoneale Hämatome, retroperitoneale Blutungen und Bauchdeckenhämatome lassen sich sonografisch gut nachweisen. Entscheidungsprozesse in der Intensivmedizin werden gelegentlich durch die zufällige Entdeckung maligner Erkrankungen beeinflusst. Mit hoher Treffsicherheit können Tumoren und/oder Metastasen der Leber, des biliären Systems, des Pankreas, des lymphatischen Systems, der Milz, der Niere, des Uterus und der Ovarien aufgefunden werden [21].

1.3.3.3 Gefäße

In der Gefäßdiagnostik stellt die Real-time-Sonografie ein zunehmend etabliertes, nichtinvasives Verfahren dar. Sie besitzt zur Thrombosediagnostik (s. Tabelle 1.3.3) im Oberschenkel- und Unterschenkelvenenbereich eine hohe Sensitivität [17]. Auch wenn in der Beckenetage ihre Treffsicherheit aufgrund der größeren Eindringtiefe geringer ist, sollte sie stets als erste apparative Untersuchungsmethode bei Thromboseverdacht eingesetzt werden (s. Abb. 1.3.6). Ohne jeglichen Zweifel hat dieses Verfahren heute in der Verlaufskontrolle bei der Lysetherapie von frischen Venenthrombosen einen festen Platz. Thrombosierte Venen zeichnen sich in der Real-time-Sonografie durch die fehlende Komprimierbarkeit und den – allerdings nur inkonstant nachweisbaren – Reflexbesatz des verschlossenen Gefäßlumens aus. Als weitere spezifische Zeichen werden fehlende Gefäßdehnbarkeit beim Valsalva-Manöver und Aufweitung der stromaufwärts des Verschlusses liegenden Venenabschnitte genannt [17]. Zusätz-

liche Bedeutung in der Diagnostik von Venenthrombosen im Bereich der unterer Extremitäten besitzt die Duplexsonografie bzw. die neuerdings vielfach eingesetzte farbkodierte Duplexsonografie [16]. Mit der farbkodierten Duplexsonografie (FKDS) lassen sich auch langsamere Flussgeschwindigkeiten zuverlässig nachweisen. Bei optimalen Bedingungen kann ein Blutfluss unter 1 cm/s sicher erkannt werden. In Tabelle 1.3.3 finden sich Kriterien zur Beurteilung des Venensystems mittels der FKDS. Lassen sich alle Venenabschnitte darstellen, ist eine Phlebografie entbehrlich. Wird der Patient einer Thrombektomie oder Lysetherapie zugeführt, kann die FKDS in diesen Fällen ebenfalls als Verfahren zur Verlaufskontrolle dienen. Auch im Bereich der abdominellen Gefäße entwickelt sich die FKDS zunehmend zu einer klinischen Standardmethode, die

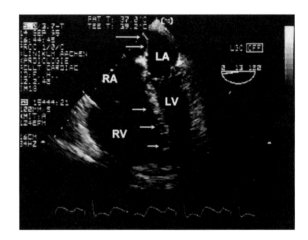

Abb. 1.3.8. TEE: Patient mit fulminanter Lungenembolie und deutlicher Erweiterung der rechtsseitigen Herzhöhlen. Ventrikelseptum zum linken Ventrikel hin verlagert, Vorhofseptum ebenfalls zum linken Vorhof verlagert; *RA* rechter Vorhof; *RV* rechter Ventrikel; *LA* linker Vorhof; *LV* linker Ventrikel

Tabelle 1.3.3. Kriterien zur Beurteilung des Venensystems mit der farbkodierten Duplexsonografie bei der Phlebothrombose [14]

▮ Keine Kompressibilität der Vene

▮ Lumen der Vene größer als Lumen der begleitenden Arterie (Vene/Arterie > 1,5)

▮ Kein Nachweis von farbkodierten Dopplerflusssignalen in der Vene
　Minimaler Flussnachweis um echoarme nichtkompressible Strukturen
　Flottierende echoarme Strukturen farbkodiert umflossen
　Kein Flussnachweis in tiefen Venen bei Kompression der oberflächlichen Venen durch Stautechniken

▮ Verhalten der Vene beim Valsalva-Versuch
　(keine Aufweitung, nachweisbarer Reflux)

▮ Befundunterschiede im Seitenvergleich
　(seitendifferente Hämodynamik, Nachweis von Kollateralen, Nachweis gedoppelter Venenanlagen,
　Schmerzhaftigkeit bestimmter Venenabschnitte)

die Real-time-Sonografie um funktionell-hämodynamische bzw. strömungsdynamische Aspekte erweitert. Im Mittelpunkt steht die Beurteilung der Organperfusion von Leber, Nieren, Milz und Darm. Die FKDS gibt raschen Aufschluss über die Durchgängigkeit der Gefäße sowie die Bewegungsrichtung und Geschwindigkeit der bewegten Blutsäule. Aus den farbkodierten Geschwindigkeitsprofilen können semiquantitative Informationen über den Perfusionswiderstand abgeleitet werden. Gefäßverschlüsse werden durch die zusätzliche Information fehlender Farbsignale rasch erkannt. Ebenso können quantitative Veränderungen der Organperfusion nachgewiesen werden. Stenosen arterieller Gefäße verschiedener Versorgungsgebiete sind anhand direkter und indirekter Kriterien nachweisbar.

1.3.4 Transthorakale – transösophageale Farbdopplerechokardiografiediagnostik

Zweifelsfrei stellt heutzutage die Echokardiografie mit ihren vielfältigen Anwendungsmodalitäten das wichtigste bildgebende Verfahren vor allem auf internistisch-kardiologischen bzw. kardiochirurgischen Intensivstationen dar. Durch die kombinierte Anwendung verschiedener Dopplermodalitäten (gepulster, kontinuierlicher, farbkodierter) mit der transthorakalen und/oder transösophagealen diagnostischen Ultraschallanwendung ist eine umfassende Diagnostik pathomorphologischer Prozesse des Herzens und der benachbarten großen Gefäße sowie ihrer hämodynamischen Relevanz nicht- bzw. semi-invasiv möglich. Obwohl andere diagnostische Verfahren, wie z. B. die moderne Kernspintomografie, eine vielleicht annähernd vergleichbare diagnostische Bedeutung haben, hat die 2D-Farbdopplerechokardiografie den Vorteil der Durchführbarkeit am Krankenbett, ohne den Patienten transportieren zu müssen.

Der transthorakale Zugang unterliegt in der Intensivmedizin aber besonderen Einschränkungen. Eine akustische Ankopplung des Sektorscanners ist häufig nicht möglich, da

▌ bei beatmeten Patienten aufgrund der Analgosedierung und der kontinuierlichen mechanischen Beatmung keine Kooperation des Patienten gegeben ist und die darzustellenden kardialen Strukturen in In- aber auch Exspiration – gerade unter PEEP-Beatmung – häufig luftüberlagert sind,

▌ die schwerkranken Patienten für die echokardiografische Untersuchung nicht in die erforderliche optimale Linksseitenlage gebracht werden können und

▌ durch Operationswunden, Verbände und Drainagen häufig eine adäquate Platzierung des Schallkopfes nicht möglich ist.

Im Gegensatz zur transthorakalen Echokardiografie (TTE) erlaubt die transösophageale Echokardiografie (TEE) die Darstellung kardialer und thorakaler vaskulärer Strukturen in verschiedenen tomografischen Schnittebenen ohne die genannten Einschränkungen mit einer hohen Bildqualität, die vor allem durch die anatomische Nähe des Ösophagus zum Herzen und den abgehenden großen Gefäßen sowie durch den Einsatz hochfrequenter Schallköpfe (5,0 oder 7,5 MHz) ermöglicht wird [22].

1.3.4.1 Perikardergusstamponade

Historisch gesehen stellt der Nachweis einer Flüssigkeitsansammlung im Herzbeutel mittels M-mode-Echokardiografie vor knapp 40 Jahren eine der ersten akzeptierten diagnostischen Anwendungen der Echokardiografie dar. Heutzutage ist der tomografische Nachweis einer Flüssigkeitsansammlung zwischen den beiden Herzbeutelblättern als „echofreier" Raum das diagnostische Verfahren der Wahl zum Nachweis eines Perikardergusses [32]. Dieser Nachweis alleine sagt aber noch nichts über die klinisch entscheidende Frage der hämodynamischen Wirksamkeit eines Perikardergusses aus. Eine klinisch relevante Herzbeuteltamponade kann bereits bei einer akuten Flüssigkeitsansammlung von weniger als 200 ml auftreten, wohingegen chronische Flüssigkeitsansammlungen von mehr als 2 l kaum zu einer hämodynamischen Beeinträchtigung führen können. Unabhängig von den klinischen Zeichen einer Tamponade sind zusätzliche Informationen, abgeleitet aus dem 2D-Bild (Kollaps des rechten Ventrikels, des rechten Vorhofes, dilatierte Vena cava inferior) bzw. aus Doppleranalysen [27], hilfreich, um vor allem subklinische Formen einer Tamponade zu erkennen und gegebenenfalls rechtzeitig eine Perikardpunktion durchzuführen. Darüber hinaus liefert die Echokardiografie hilfreiche Informationen über den optimalen Punktionszugang, vor allem bei chronisch gekammerten Ergüssen.

1.3.4.2 Aortendissektion – Lungenembolie

Beim akuten Thoraxschmerz muss der Herzinfarkt differenzialdiagnostisch von einer Lungenembolie bzw. Aortendissektion abgegrenzt werden. In Anbetracht der Thrombolyse als der Therapie der Wahl bei den beiden erstgenannten Krankheitsbildern mit allerdings fatalen Folgen im Sinne eines Kunstfehlers bei der akuten Dissektion ist eine zuverlässige diagnostische Abklärung unbedingt erforderlich. In der akuten Notfalldiagnostik der Aortendissektion, die mit einer hohen Mortalität in den ersten Stunden einhergeht, ist heutzutage die TEE das diagnostische Verfahren der Wahl [12]. In einigen Fällen klappennaher Dissektion kann bereits transthorakal durch den Nachweis eines Intimaflaps die Diagnose gestellt werden. Mit Hilfe der multiplanen 2D-Farbdoppler-TEE lässt sich das pathomorphologische Korrelat einer Dissektion bezüglich der Ausdehnung des Dissekats, der aneurysmatischen Erweiterung der Aorta, des Entry bzw. Reentry, die Differenzierung in wahres und falsches Lumen, gegebenenfalls mit Thrombennachweis, sowie begleitende Komplikationen in Form einer Aorteninsuffizienz, eines Perikardergusses mit linksventrikulären Funktionseinschränkung und gegebenenfalls einer gedeckten Perforation prompt, sicher und zuverlässig beurteilen (s. Abb. 1.3.7). Nur bei fragwürdigen oder unklaren Befunden ist die Indikation zum NMR oder CT gegeben, wobei heutzutage vielfach auf eine invasive präoperative Diagnostik verzichtet werden kann. Die Tatsache, dass heutzutage viel häufiger eine Dissektion diagnostiziert und operiert wird als noch vor 10 oder 15 Jahren, ist sicherlich auf die diagnostische Potenz dieser ubiquitär verbreiterten Untersuchungstechnik zurückzuführen.

Die Lungenembolie zählt zu den häufigsten Krankheitsbildern unserer Zeit. Aufgrund ihrer uncharakteristischen Symptomatik ist sie schwierig zu diagnostizieren und wird vielfach übersehen. Mehr als eine halbe Millionen Menschen erleiden jährlich in den USA eine Lungenembolie. 10% versterben innerhalb einer Stunde. Bei 2 Drittel der Überlebenden wird die Diagnose nicht gestellt. Bei klinischem Verdacht auf eine akute, hämodynamisch relevante Lungenembolie kann bereits die transthorakale Echokardiografie hilfreiche Informationen in Form einer Dilatation der rechten Herzhöhlen mit paradoxer Septumbewegung und global eingeschränkter rechtsventrikulärer Funktion sowie

konsekutiver Trikuspidalinsuffizienz geben (s. Abb. 1.3.8), sofern anamnestisch kein Hinweis für eine chronische Druckbelastung im Sinne einer COPD oder pulmonalen Hypertonie bzw. klinisch und echokardiografisch kein Hinweis auf ein Linksherzversagen vorliegt [8]. Bei Vorliegen einer Trikuspidalinsuffizienz kann ferner zusätzlich aus einer CW-dopplerechokardiografischen Analyse der Druckgradient zwischen rechtem Ventrikel und rechtem Vorhof bestimmt werden. Bei Fehlen einer Pulmonalarterienstenose ist so eine Abschätzung des systolischen Pulmonalarteriendruckes unter Berücksichtigung des rechten Vorhofdruckes möglich. Bei fulminanter Lungenembolie lassen sich nicht selten intrakavitäre Thrombenmassen mittels TTE/TEE in den rechtsseitigen Herzhöhlen (s. Abb. 1.3.9) bzw. transösophageal Thromben im Stamm bzw. der rechten Pulmonalarterie nachweisen [13]. Die TEE ist im direkten Nachweis von Thromben im Bereich der rechten Herzhöhlen sowie im linken Herzohr und vor allem in den zentralen Abschnitten der Pulmonalarterien der TTE deutlich überlegen. Dabei müssen ätiologisch „primäre" rechtskardiale Thromben, die sich vor Ort bilden, von Thromboembolien nach peripheren Venenthrombosen unterschieden werden. Primäre Thromben entstehen als Folge einer Endo- oder Myokarderkrankung (Endokarditis, chronische Herzinsuffizienz, rechtsventrikulärer Infarkt, Endomyokardfibrose) sowie nach Fremdmaterialeinbringung (zentralvenöser Katheter, Pulmonalarterienkatheter, Schrittmacherelektrode). Mor-

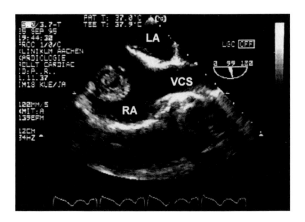

Abb. 1.3.9. TEE: Darstellung eines wurmförmigen Transitthrombus im Bereich des rechten Vorhofs bei einem Patienten mit tiefer Beinvenenthrombose und fulminanter Lungenembolie; *RA* rechter Vorhof; *LA* linker Vorhof; *VCS* Vena cava superior

phologisch unterscheidet man 2 Arten von Thromben. Die hochmobilen, wurmförmigen sog. Typ-A-Thromben entsprechen am ehesten ihrem Ursprungsort, den tiefen Beinvenen. Als Transitthromben verfangen sie sich auf ihrem Weg durch die rechten Herzhöhlen zur Lunge im Chiari-Netzwerk, den Chordae tendinea oder im Trabekelnetz des rechten Herzens. Die Dynamik der teilweise frei beweglichen, hin- und herschlagenden Thromben lässt sich im transösophagealen Vierkammerblick bzw. in der tiefen transgastralen Anlotung besonders gut darstellen. Dabei probieren die wurmförmigen Thromben immer wieder diastolisch aus dem rechten Vorhof über die Trikuspidalklappe in den rechten Ventrikel und schlagen systolisch zurück. Bei offenem Foramen ovale (PFO) kann es bei einer entsprechenden Druckerhöhung im kleinen Kreislauf zu einer paradoxen Embolie in die systemische Zirkulation kommen; gelegentlich verfängt sich ein solcher Thrombus im PFO [22]. Im Gegensatz dazu sind die Typ-B-Thromben lokal fixiert und breitbasig mit der Gefäß-/Herzwand oder mit Fremdmaterial verwachsen.

Die direkte Darstellung von Thromben in den Pulmonalarterien gelingt in der Regel nur mit der TEE. Dabei lässt sich vor allem die rechte Pulmonalarterie darstellen. Gelegentlich gelingt es bei günstigen Schallbedingungen aber auch, die zentralen Abschnitte der linken Pulmonalarterie abzubilden [22].

1.3.4.3 Akuter Myokardinfarkt

Ein weiterer Vorteil der 2D-Farbdopplerechokardiografie besteht in der Tatsache, dass mit diesem Verfahren die pathomorphologische Beschaffenheit des Myokards, die Integrität der Herzklappen und die daraus resultierende Funktion der Herzhöhlen – vor allem des linken Ventrikels – in Echtzeit erfasst werden kann. Sie ermöglicht damit eine umfassende Information über die globale und regionale links- und/oder rechtsventrikuläre Funktion. Diese Kenntnisse in Zusammenhang mit dopplerechokardiografisch erfassten hämodynamischen Veränderungen beinhalten wichtige diagnostische und prognostische Informationen.

Dem Patienten mit akutem Myokardinfarkt drohen mechanische und elektrische Komplikationen im Verlaufe eines akuten Herzinfarktes. Erstere können mit Hilfe der Echokardiografie bettseitig mit hoher Zuverlässigkeit erkannt

werden. Bei Linksschenkelblockbild im Oberflächen-EKG ist die additive echokardiografische Diagnostik mit Nachweis einer segmentalen Akinesie diagnostisch wegweisend. Dilatationen der rechtsventrikulären Herzhöhlen mit A- bzw. Dyskinesie bei akutem Hinterwandinfarkt sind verlässliches Zeichen eines Rechtsherzinfarktes und beeinflussen das therapeutische Management [20]. Ferner wird ein Patient mit hochgradig eingeschränkter linksventrikulärer Funktion und grenzwertigem Blutdruckverhalten in der Akutphase eher keinen Betablocker oder ACE-Hemmer erhalten.

In den Vereinigten Staaten sterben jährlich etwa 25 000 Patienten an den Folgen einer sog. mechanischen Komplikation im Rahmen eines akuten Herzinfarktes wie z. B. einer Ruptur des Papillarmuskels nach akutem Myokardinfarkt mit konsekutiver schwerer Mitralinsuffizienz, Ventrikelseptumruptur (s. Abb. 1.3.10) oder Ruptur der freien Wand des linken Ventrikels.

Eine Ruptur der freien Wand des linken Ventrikels nach akutem Myokardinfarkt tritt in etwa bei 10% der Patienten auf, die während des Hospitalverlaufs an den Folgen eines akuten Myokardinfarktes versterben. Bei 80% dieser Patienten tritt die Ruptur akut und unerwartet auf. Diese Patienten versterben meist, bevor eine diagnostische Maßnahme eingeleitet werden kann. In verbleibenden 20% entwickelt sich eine Ruptur langsam und inkomplett. Häufig ist sie klinisch von einer Präschocksymptomatik begleitet, der echokardiografisch eine Herztamponade

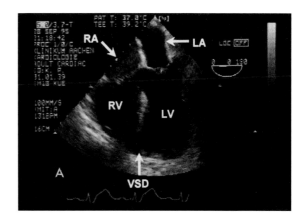

Abb. 1.3.10. TEE, transösophagealer 4-Kammer-Blick: apexnaher Ventrikelseptumdefekt. Zeichen der rechtsventrikulären Volumenbelastung mit Vergrößerung der rechtsseitigen Herzhöhlen. Spontankontrast rechter Vorhof; *RA* rechter Vorhof; *RV* rechter Ventrikel; *LA* linker Vorhof; *LV* linker Ventrikel; *VSD* Ventrikelseptumdefekt

infolge Hämoperikard zugrunde liegt [11]. Eine unmittelbare herzchirurgische Therapie ist die einzig lebensrettende Maßnahme. Selten führt die Ruptur zu Verklebungen in den benachbarten Herzbeutelblättern, sodass ein Pseudoaneurysma resultiert, das ebenfalls wegen der Gefahr der Ruptur einer raschen herzchirurgischen Sanierung bedarf.

Die Ruptur im Bereich des Ventrikelseptums nach akutem Myokardinfarkt ist meist durch das Auftreten eines neuen systolischen Geräusches charakterisiert. Die Echokardiografie ist das diagnostische Verfahren der Wahl zur genauen Lokalisierung und Größe des Defektes sowie zur Beurteilung der hämodynamischen Auswirkung der akuten Ventrikelseptumruptur (VSR). Dabei ist der transthorakale Zugang der TEE vor allem in der Diagnostik apikaler Läsionen und der dopplerechokardiografischen Abschätzung des Druckgradienten überlegen. Dennoch ergibt sich immer wieder die Indikation zur TEE, da sich häufig – wie bereits erwähnt – bei den schwerkranken und zum Teil beatmeten Patienten kein optimales akkustisches Fenster zur transthorakalen Diagnostik erzielen lässt. Zur Detektion der VSR ist die 2D-Echokardiografie mit der farbkodierten Dopplerechokardiografie zu kombinieren, da hierbei die transseptalen turbulenten Strömungen besser visualisiert werden können und so auch kleine VSR zu erkennen sind. Mit der alleinigen 2D-Echokardiografie wird ein erheblicher Prozentsatz der VSR übersehen [22]. Mit Hilfe der farbkodierten Dopplerechokardiografie lässt sich sicher eine Differenzierung zwischen akuter Mitralinsuffizienz und Ventrikelseptumdefekt oder einem kombinierten Auftreten beider Komplikationen durchführen [6, 26, 40]. Die farbkodierte Dopplerechokardiografie besitzt bezüglich Lokalisation und Anzahl der Kurzschlussverbindungen bei VSR im Vergleich zu autoptischen und intraoperativen Befunden eine hohe diagnostische Wertigkeit.

Die akute, schwere Mitralinsuffizienz im Rahmen einer Papillarmuskelruptur bedeutet für den linken Ventrikel eine erhebliche Nachlastsenkung. Daher zeigt sich bei der TEE häufig ein hyperkontraktiler Ventrikel. Die Hypokinesie einzelner Wandabschnitte kann auf die ischämische Genese der Papillarmuskelruptur hinweisen. Bei Ruptur des posteromedialen Papillarmuskels lässt sich in vielen Fällen eine Hypo- bzw. Akinesie der basalen posterioren Wandabschnitte als Hinweis auf einen Hinterwandinfarkt nachweisen. Eine fehlende Wandbewegungsstörung schließt eine

koronare Herzerkrankung bzw. einen stattgehabten Infarkt aber keinesfalls aus, da der Ventrikel durch die Mitralinsuffizienz völlig entlastet wird und regionale Kontraktionsstörungen dadurch maskiert werden [22].

Die TEE bietet gerade in der biplanen und multiplanen Technik im transgastralen/transösophagealen Quer- und Längsachsenschnitt eine exzellente Darstellung des gesamten subvalvulären Mitralklappenapparates. In diesen Schallpositionen findet sich als direktes Zeichen der Teil- bzw. Komplettabriss des Papillarmuskels, dessen Kopf zusammen mit den Chordae tendinae bzw. das Mitralsegel durch den linken Ventrikel schlägt und systolisch in den linken Vorhof prolabieren kann. Dabei kann er mit einer endokarditisch bedingten Vegetation verwechselt werden. Das systolisch in den linken Vorhof durchschlagende Mitralklappensegel ist als „flail leaflet" ebenfalls als direktes Zeichen der Papillarmuskelruptur zu werten.

Die Inkompetenz der Mitralklappe lässt sich transgastral in der longitudinalen Schnittführung und transösophageal im Vierkammerblick besonders gut durch den zusätzlichen Einsatz des farbkodierten Dopplers darstellen. Durch Modifikation der Schallkopfposition bei biplanen Sonden bzw. schrittweise Anlotung des linken Vorhofs und der Vorhofwand mit einer multiplanen Sonde lassen sich der Verlauf und der Schweregrad der Mitralinsuffizienz erfassen. Die TEE ist hierbei der TTE eindeutig überlegen. Die Mitralinsuffizienz wird transthorakal häufig unterschätzt, da sich der häufig exzentrisch an der Vorhofwand entlang verlaufende Insuffizienzjet nur schlecht bzw. unzureichend darstellen lässt [22].

1.3.4.4 Akute Endokarditis – kardiale Emboliequelle

Unbestritten hoch ist der klinische Stellenwert der Echokardiografie bei der primären Diagnostik einer infektiösen Endokarditis [39]. Die Echokardiografie ist die Methode der Wahl zum Nachweis endokarditischer Klappenvegetationen. So können heutzutage Vegetationen ab einer Größe von 2–3 mm sicher erfasst werden. Liegt der klinische Verdacht auf eine Endokarditis bei negativer transthorakaler Anschallung vor, so sollte immer auch eine transösophageale multiplane echokardiografische Untersuchung durchgeführt werden [2]. Die Indikation für eine TEE ist insbesondere immer dann gegeben, wenn erschwerte transthorakale Anschallbedingungen vorliegen, der Verdacht auf eine Abszessformation [10] besteht oder der Patient Kunstklappenträger – vor allem in Mitralposition – ist.

20% aller ischämischen Insulte sind kardialer Genese. Durch die TEE sind weitere potenzielle Ursachen einer Embolie wie Thromben im Herzohr oder Kavum des linken Vorhofes bzw. paradoxe Embolien durch ein offenes Foramen ovale nachweisbar [1].

Aufgrund der hohen Prävalenz kardiovaskulärer Erkrankungen im Bereich der internistischen Intensivmedizin gehört die Echokardiografie zum unverzichtbaren diagnostischen Armentarium einer Intensivstation. Die transösophageale Echokardiografie erlaubt eine sichere Diagnostik vor allem bei beatmeten Patienten. Aufgrund der hohen Sensitivität und Spezifität dieses diagnostischen Verfahrens sind weit reichende therapeutische Entscheidungen schnell, sicher und kostengünstig durchführbar.

1.3.4.5 Neue Verfahren und Risikostratifizierung

Die konventionelle transthorakale Echokardiografie ist durch zahlreiche technische Verbesserungen in den letzten Jahren kontinuierlich weiterentwickelt worden. Hervorzuheben ist in diesem Zusammenhang die Einführung der harmonischen Bildgebung, die zu einer deutlichen Verbesserung der Bildqualität, vor allem der transthorakalen Echokardiografie geführt hat. Besonders beim Patienten auf der Intensivstation ist die transthorakale Bildqualität häufig reduziert (eingeschränkte Lagerungsmöglichkeiten, Beatmungstherapie etc.). Die harmonische Bildgebung ist hier ein erheblicher Zugewinn an diagnostischer Sicherheit und mittlerweile Standard in allen neueren Echokardiografiegeräten.

Eine weitere Option zur Verbesserung der Bildqualität ist der Einsatz von Linksherzkontrastmitteln. Hierbei handelt es sich um eine Erweiterung der Ultraschalltechnik, bei der physiologisch inerte, gasgefüllte Mikrobläschen als Tracer eingesetzt werden [24]. Diese intravenös, als Bolus oder kontinuierliche Infusion applizierbaren Mikrobläschen führen während ihrer Passage durch die Blutzirkulation zu einer verwertbaren Rückstreuung der eingestrahlten Ultraschallenergie und führen daher zu einer deutlichen Verbesserung der Endokarderkennbarkeit; sie ermöglichen damit eine verbesserte Quantifi-

zierung der linksventrikulären Funktion. Neuere Entwicklungen befassen sich mit dem bettseitigen Einsatz der Kontrastechokardiografie zur Beurteilung der Myokardperfusion. Vor allem die Beurteilung des Erfolgs oder Misserfolgs von Maßnahmen nach Wiedereröffnung der verschlossenen Koronararterie bei Patienten mit akutem Myokardinfarkt wurde dabei intensiv untersucht. Die Integrität der Mikrozirkulation, und damit eine entscheidende prognostische Voraussetzung für die funktionelle Erholung des Myokards, lässt sich mit Hilfe der Kontrastechokardiografie (Abb. 1.3.11) bettseitig beurteilen [30].

Folge des Herzinfarkts sind regionale Wandbewegungsstörungen. Ursache ist entweder Narbengewebe, d. h. avitales Myokard oder vitales, jedoch aktuell nicht kontrahierendes Myokard. Hierfür können 2 verschiedene Mechanismen verantwortlich sein: Zum einen kann der vitale, bewegungsgestörte Herzmuskel chronisch minderperfundiert sein, sodass die Zellen zwar nicht absterben, jedoch nicht zur Kontraktion fähig sind („hibernation"). Zum anderen können sich die Zellen auch nach suffizienter Reperfusion im verlängerten „Betäubungszustand" befinden („stunning"). In Abhängigkeit vom transmuralen Ausmaß des Infarkts zeigen kontraktionsgestörte, aber vitale Myokardsegmente unter einer Belastung mit niedrig dosiertem Dobutamin eine Kontraktionsreserve,

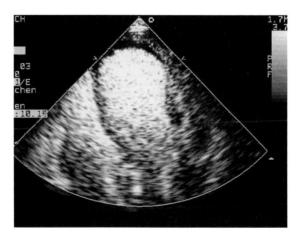

Abb. 1.3.11. Myokardkontrastechokardiografie: Apikaler 4-Kammer-Blick mittels Powermodulation Bildgebung (Philips) während einer kontinuierlichen intravenösen Infusion eines Echokontrastmittels (Sonovue®) bei einem Patienten 1 Woche nach stattgehabtem ST-Hebungsinfarkt der Vorderwand. Die apikalen Segmente des linken Ventrikels zeigen einen ausgedehnten Kontrastdefekt im Sinne einer transmuralen Infarktnarbe

die sich mit Hilfe der Echokardiografie vorzüglich nachweisen lässt [7, 37]. Eine Revaskularisierung durch Koronardilatation oder Bypassoperation führt nur dann zu einer Verbesserung der regionalen und damit auch der globalen linksventrikulären Funktion, wenn das revaskularisierte Gewebe vital ist. Nach bereits erfolgter Wiedereröffnung des Infarktgefäßes werden sich vitale Segmente mit Kontraktionsreserve im Verlauf der Zeit wieder erholen.

Zur erweiterten Beurteilung der regionalen Myokardfunktion sind darüber hinaus neue Parameter der myokardialen Verformung („strain") und Verformungsgeschwindigkeit („strain rate"), die sich aus Gewebedopplerdaten berechnen lassen, vorgeschlagen worden. Sie sind weniger von der Bildqualität abhängig als die Erkennung der Endokardkontur und weniger subjektiv als die visuelle Beurteilung der Wandbewegung. Die regionalen Verformungsparameter können echokardiografisch mit sehr hoher zeitlicher Auflösung (weitaus höher als mittels Magnetresonanztomografie) errechnet werden. Dadurch werden zuvor kaum adäquat registrierbare Änderungen des Verformungsmusters, z. B. die postsystolische Verkürzung/Verdickung von Myokardsegmenten, der objektiven Registrierung zugänglich. Regionale myokardiale Verformungsparameter können myokardiale Ischämie und Vitalität detektieren und sind sowohl im Tierversuch als auch – in Ansätzen – klinisch validiert worden [50]. Ein weiteres Anwendungsgebiet ist die exakte Erfassung der regionalen Asynchronie bei Kandidaten für eine Resynchronisierungstherapie [45].

∎ Literatur zu Kapitel 1.3

1. Albers GW, Comess KA, DeRook FA, Bracci P, Atwood JE, Bolger A, Hotson J (1994) Transesophageal echocardiographic findings in stroke subtypes. Stroke 25:23–28
2. Birmingham GD, Rahko PS, Ballantyne F (1992) Improved detection of infective endocarditis with transesophageal echocardiography. Am Heart J 123:774–781
3. Brandt RL, Foley WJ, Fink GH, Regan WJ (1970) Mechanism of perforation of the heart with production of hydropericardium by a venous catheter and its prevention. Am J Surg 119:311–316
4. Braun U, Stellamor K, Leitner H (1984) Sonographie in der Akutdiagnostik des Abdomens. Ultraschall Med 5:160–163
5. Brunel W, Coleman DL, Schwartz DE, Peper E, Cohen NH (1989) Assessment of routine chest roentgenograms and the physical examination to confirm endotracheal tube position. Chest 96:1043–1045
6. Chirillo F, Totis O, Cavarzerani A, Bruni A, Risica G, Cuzzato V (1992) Transesophageal echocardiographic findings in partial and complete papillary muscle rupture complicating acute myocardial infarction. Cardiology 81:54–58
7. Cigarroa CG, deFilippi CR, Brickner ME, Alvarez LG, Wait MA, Grayburn PA (1993) Dobutamine stress echocardiography identifies hibernating myocardium and predicts recovery of left ventricular function after coronary revascularization. Circulation 88:430–436
8. Conraads VM, Rademakers FE, Jorens PG, Boeckxstaens CJ, Snoeck JP (1994) Importance of transthoracic two-dimensional echocardiography for the diagnosis and management of pulmonary embolism. Eur Heart J 15:404–406
9. Conrardy PA, Goodman LR, Lainge F, Singer MM (1976) Alteration of endotracheal tube position. Flexion and extension of the neck. Crit Care Med 4:7–12
10. Daniel WG, Mugge A, Martin RP, Lindert O, Hausmann D, Nonnast-Daniel B, Laas J, Lichtlen PR (1991) Improvement in the diagnosis of abscesses associated with endocarditis by transesophageal echocardiography. N Engl J Med 324:795–800
11. Deshmukh HG, Khosla S, Jefferson KK (1993) Direct visualization of left ventricular free wall rupture by transesophageal echocardiography in acute myocardial infarction. Am Heart J 126:475–477
12. Erbel R, Oelert H, Meyer J, Puth M, Mohr-Katoly S, Hausmann D, Daniel W, Maffei S, Caruso A, Covino FE (1993) Effect of medical and surgical therapy on aortic dissection evaluated by transesophageal echocardiography. Implications for prognosis and therapy. The European Cooperative Study Group on Echocardiography. Circulation 87:1604–1615
13. Gelernt MD, Mogtader A, Hahn RT (1992) Transesophageal echocardiography to diagnose and demonstrate resolution of an acute massive pulmonary embolus. Chest 102:297–299
14. Grosser S, Kreymann G, Guthoff A, Taube C, Raedler A, Tilsner V, Greten H (1990) Farbkodierte Duplexsonographie in der Diagnostik der Beinvenenthrombose. Dtsch Med Wochenschr 115:1939–1944
15. Habscheid W (1989) Real-time Sonographie in der internistischen Intensivmedizin. Dtsch Med Wochenschr 114:1989–1995
16. Habscheid W (1991) Farbkodierte Duplexsonographie bei Phlebothrombosen. Dtsch Med Wochenschr 116:517–518
17. Habscheid W, Wilhelm T (1988) Diagnose der tiefen Beinvenenthrombose mit der Real-time Sonographie. Dtsch Med Wochenschr 113:586–591
18. Hall JB, White SR, Karrison T (1991) Efficacy of daily routine chest radiographs in intubated, mechanically ventilated patients. Crit Care Med 19:689–693
19. Henschke CI, Pasternack GS, Schroeder S, Hart KK, Herman PG (1983) Bedside chest radiography: diagnostic efficacy. Radiology 149:23–26
20. Hilton TC, Pearson AC, Serota H, Dressler FA, Kern MJ (1990) Right atrial infarction and cardiogenic shock complicating acute myocardial infarc-

tion: diagnosis by transesophageal echocardiography. Am Heart J 120:427–430

21. Hollerbach S, Schölmerich J (1992) Die Sonographie in der Intensiv- und Notfallmedizin. Intensivmed 29:348–358

22. Janssens U (2001) Lungenembolie, akute Infarktkomplikationen. In: Lambertz H, Lethen H (Hrsg) Transösophageale Echokardiographie – Lehratlas zur Untersuchungstechnik und sicheren Befundinterpretation. Thieme, Stuttgart, S153–174

23. Jend HH, Bottner J (1989) Bedside pictures and thorax-CT of intensive care patients. Röntgenblätter 42:296–301

24. Kaul S (2001) Myocardial contrast echocardiography: basic principles. Prog Cardiovasc Dis 44:1–11

25. Khan F, Reddy NC, Khan A (1974) Cuff/trachea ratio as an indicator of tracheal damage. Chest 70:431

26. Kishon Y, Iqbal A, Oh JK, Gersh BJ, Freeman WK, Seward JB, Tajik AJ (1993) Evolution of echocardiographic modalities in detection of postmyocardial infarction ventricular septal defect and papillary muscle rupture: study of 62 patients. Am Heart J 126:667–675

27. Klein AL, Cohen GI (1992) Doppler echocardiographic assessment of constrictive pericarditis, cardiac amyloidosis, and cardiac tamponade. Cleve Clin J Med 59:278–290

28. Kohan JM, Poe RH, Israel RH, Kennedy JD, Benazzi RB, Kallay MC, Greenblatt DW (1986) Value of chest ultrasonography versus decubitus roentgenography for thoracentesis. Am Rev Respir Dis 133:1124–1126

29. Landay MJ, Mootz AR, Estrera AS (1990) Apparatus seen on chest radiographs after cardiac surgery in adults. Radiology 174:477–482

30. Lepper W, Hoffmann R, Kamp O, Franke A, de Cock CC, Kuhl HP, Sieswerda GT, Dahl J, Janssens U, Voci P, Visser CA, Hanrath P (2000) Assessment of myocardial reperfusion by intravenous myocardial contrast echocardiography and coronary flow reserve after primary percutaneous transluminal coronary angioplasty [correction of angiography] in patients with acute myocardial infarction. Circulation 101:2368–2374

31. Mackenzie CF, McAslan TC, Shin B, Schellinger D, Helrich M (1978) The shape of the human adult trachea. Anesthesiology 49:48–50

32. Mazurek B, Jehle D, Martin M (1991) Emergency department echocardiography in the diagnosis and therapy of cardiac tamponade. J Emerg Med 9:27–31

33. McCarroll KA (1993) Imaging the chest. In: Carlson RW, Geheb MA (eds) Principles and practice of medical intensive care. WB Saunders Company, Philadelphia, pp257–294

34. McLoud TC, Putman CE (1975) Radiology of the Swan-Ganz catheter and associated pulmonary complications. Radiology 116:19–22

35. Milne EN, Pistolesi M, Miniati M, Giuntini C (1985) The radiologic distinction of cardiogenic and noncardiogenic edema. AJR Am J Roentgenol 144:879–894

36. Mirvis SE, Tobin KD, Kostrubiak I, Belzberg H (1987) Thoracic CT in detecting occult disease in critically ill patients. AJR Am J Roentgenol 148:685–689

37. Pierard LA, De Landsheere CM, Berthe C, Rigo P, Kulbertus HE (1990) Identification of viable myocardium by echocardiography during dobutamine infusion in patients with myocardial infarction after thrombolytic therapy: comparison with positron emission tomography. J Am Coll Cardiol 15:1021–1031

38. Schölmerich J, Volk VA, Jelitto HU, Fröhlich J, Gerok W (1984) Die Bedeutung der Sonographie in der internistischen Akutdiagnostik. Med Welt 35:36–38

39. Shapiro SM, Bayer AS (1991) Transesophageal and Doppler echocardiography in the diagnosis and management of infective endocarditis. Chest 100:1125–1130

40. Shyu KG, Lei MH, Hwang JJ, Lin SC, Kuan P, Lien WP (1992) Morphologic characterization and quantitative assessment of mitral regurgitation with ruptured chordae tendineae by transesophageal echocardiography. Am J Cardiol 70:1152–1156

41. Slasky BS, Auerbach D, Skolnick ML (1983) Value of portable real-time ultrasound in the ICU. Crit Care Med 11:160–164

42. Snow N, Bergin KT, Horrigan TP (1990) Thoracic CT scanning in critically ill patients. Information obtained frequently alters management. Chest 97:1467–1470

43. Stark DD, Federle MP, Goodman PC (1983) CT and radiographic assessment of tube thoracostomy. AJR Am J Roentgenol 141:253–258

44. Steiner RM, Tegtmeyer CJ (1983) The radiology of cardiac pacemakers. In: Morse D, Steiner RM, Parsonnet V (eds) A guide to cardiac pacemakers. FA Davies Company, Philadelphia, pp 27–70

45. Stellbrink C, Breithardt OA (2003) Kardiale Resynchronisationstherapie – aktueller Stand und zukünftige Perspektiven. Herz 28:607–614

46. Swensen SJ, Peters SG, LeRoy AJ, Gay PC, Sykes MW, Trastek VF (1991) Radiology in the intensive-care unit. Mayo Clin Proc 66:396–410

47. Sznajder JI, Zveibil FR, Bitterman H, Weiner P, Bursztein S (1986) Central vein catheterization. Failure and complication rates by three percutaneous approaches. Arch Intern Med 146:259–261

48. Thelen M, Schild H, Rommelsheim K, Distelmaier W (1981) Radiologische Thoraxdiagnostik bei Intensivpatienten. Intensivmed 18:140–149

49. Tocino IM, Miller MH, Fairfax WR (1985) Distribution of pneumothorax in the supine and semirecumbent critically ill adult. AJR Am J Roentgenol 144:901–905

50. Voigt JU, Flachskampf FA (2004) Strain and strain rate. New and clinically relevant echo parameters of regional myocardial function. Z Kardiol 93:249–258

51. Wehselau HJ, Girke M (1984) Erfahrungen mit der Real-time-Sonographie auf einer internistischen Intensivstation. Ultraschall Med 5:290–293

52. Wheeler PS (1987) Feeding tubes that pierce the lung: a case study in risk prevention and quality assurance. Radiology 165:861

1.4 Analgesie und Sedierung bei kardiochirurgischen Intensivpatienten

M. Tryba, P. Wegermann

1.4.1 Allgemeine Ziele

Der Aufenthalt auf einer Intensivstation stellt für Patienten eine außergewöhnliche Situation dar. Sie erleben Angst, Schmerz, Missempfindungen bei ärztlichen und pflegerischen Maßnahmen und müssen sich häufig unphysiologischen Behandlungen unterziehen. Respiratorbehandlung, nicht selten mit verändertem Atemzeitverhältnis oder seitengetrennter Beatmung, kinetische Lagerung und extrakorporale Oxygenierung sind nur einige der zahlreichen invasiven Therapieverfahren, die den Intensivpatienten belasten. Die Verbesserung des Patientenkomforts durch Anxiolyse, Analgesie, Amnesie und Sedierung ist deshalb ein seit langem akzeptiertes Ziel der Intensivmedizin.

Besonders bedeutsam für eine optimale Therapieführung ist es, die fließenden Veränderungen der Bedürfnisse der Intensivpatienten an Analgesie und Sedierung zu berücksichtigen. So nimmt in den ersten Tagen nach einer Operation oder nach einem Trauma die Schmerztherapie einen hohen Stellenwert ein. Im weiteren Verlauf der Intensivtherapie sinkt die Bedeutung der Schmerztherapie meist. Dagegen bereitet die Sedierung mit zunehmender Behandlungsdauer steigende Schwierigkeiten, nicht zuletzt aufgrund der fast regelmäßig auftretenden Toleranzentwicklung. Dosissteigerungen sind die Regel. Toleranzentwicklung sowohl unter Opioiden als auch Hypnotika beobachtet man häufig schon nach 1–2 Tagen. Sie tritt früher ein, wenn die Substanzen kontinuierlich infundiert werden.

Analgesie und Sedierung sind primär unabhängige Ziele der Intensivtherapie. Zumindest für den längerfristig beatmeten Intensivpatienten erscheinen deshalb fixe Medikamentenkombinationen von Analgetika und Hypnotika nicht als sinnvoll. Analgetika sind keine Hypnotika und Hypnotika keine Analgetika. Ist die Sedierung unzureichend, muss die Dosierung des Hypnotikums verändert oder auf eine andere Substanz gewechselt werden. Eine Änderung der Analgetikamedikation oder des schmerztherapeutischen Verfahrens ist dann angezeigt, wenn die Analgesie unzureichend ist. Bei gleichzeitiger Applikation von Hypnotika und Analgetika müssen jedoch synergistische und antagonistische Wechselwirkungen zwischen den verschiedenen Substanzen berücksichtigt werden.

1.4.1.1 Spezielle Grundlagen der Analgesie bei kardiochirurgischen Intensivpatienten

Sympathikotone Reaktionen nach herzchirurgischen Eingriffen erhöhen das Risiko postoperativer Komplikationen. In der Primärphase nach kardiochirurgischen Eingriffen ist deshalb eine optimale Stressabschirmung vordringlich. Dies erfordert möglichst vollständige Schmerzfreiheit sowohl in Ruhe, bei Spontanatmung und Husten als auch bei therapeutischen Maßnahmen. Nach kardiovaskulärer Stabilisierung und wenn der unkomplizierte Verlauf weitestgehend gesichert ist, können leichte Schmerzen toleriert werden. Im weiteren Verlauf ist eine bedarfsadaptierte Schmerztherapie ausreichend. Erfahrungen mit der patientenkontrollierten Analgesie haben deutlich gemacht, dass die meisten Patienten keine vollständige Schmerzfreiheit anstreben. Basis einer suffizienten Schmerztherapie in der Primärphase sind Opioide. Wird die Anästhesie für die typische kardiochirurgische Operation mit Sternotomie im Wesentlichen opioidgestützt durchgeführt, ist bei unkompliziertem Verlauf die in die postoperative Phase reichende Opioidwirkung häufig bis zur Extubation ausreichend. Bei lateraler Thorakotomie sind dagegen meist frühzeitig schmerztherapeutische Interventionen erforderlich, um einen weitgehend schmerzfreien postoperativen Verlauf zu gewährleisten, gegebenenfalls kann ein Epiduralkatheter indiziert sein. Treten postoperativ Komplikationen auf und kommt es zu einer längerfristigen Beatmung, sollte zumindest in den ersten Tagen weiterhin möglichst vollständige Schmerzfreiheit angestrebt werden.

Die klinische Relevanz einer situationsadaptierten Schmerztherapie wird deutlich, wenn man berücksichtigt, dass sowohl eine unzureichende Analgesie als auch die Zufuhr unnötig hoher Analgetikamengen Risiken verursachen (Tabelle 1.4.1).

Tabelle 1.4.1. Risiken unzureichender Analgesie und unnötig hoher Analgetikagaben

Zu geringe Analgesie	Zu starke Analgesie

▌ Sympathikusaktivierung
  – erhöhte Katecholaminspiegel
  – Hypertension
  – Tachykardie
  – erhöhter O_2-Verbrauch
  – Myokardischämie
  – Agiitation
▌ pulmonale Komplikationen
  – Atelektase
  – Pneumonie
▌ Tubusintoleranz
▌ Magen-Darm-Atonie
▌ ADH-Anstieg
  – Natrium-, Wasserretention
▌ Hyperglykämie
▌ Infektion
	▌ Sympathikolyse (Opioide, α_2-Agonisten)
	  – Hypotension
	  – Bradykardie
	  – niedriger peripherer Widerstand
	▌ Atemdepression (Opioide)
	▌ Gastrointestinale Motilitätsstörungen
	▌ (Opioide)
	  – Ileus
	▌ Übelkeit, Erbrechen (Opioide)
	▌ Immunsuppression (Morphin)
	  – Infektion (Sepsis)
	▌ Niereninsuffizienz (NSAR)
	▌ Toleranzentwicklung

1.4.1.2 Spezielle Grundlagen der Sedierung bei kardiochirurgischen Intensivpatienten

Im Gegensatz zur Analgesie besteht über den optimalen Sedierungsgrad keine einheitliche Auffassung. Während in der Vergangenheit bei beatmeten Intensivpatienten grundsätzlich eine tiefe Sedierung angestrebt wurde, setzt sich in den letzten Jahren zunehmend eine differenzierte Betrachtungsweise durch. Eine tiefe Sedierung wird nur noch in besonders kritischen Phasen angestrebt. Hierzu zählen beispielhaft die Bauchlage, die kontinuierliche Wechsellage, extrakorporale Oxygenierung, seitengetrennte bzw. Inversed-ratio-Beatmung, schlechte Oxygenierung oder pathologisch erhöhter Hirndruck. Unter Berücksichtigung dieser Ausnahmen tolerieren die meisten Intensivpatienten einen wesentlich geringeren Sedierungsgrad, wenn Schmerzfreiheit gewährleistet wird. Für die stabile Phase der Intensivbehandlung wird deshalb heute auf vielen Intensivstationen der ruhig schlafende, bei Bedarf erweckbare Patient angestrebt. Zumindest ein Teil der Patienten toleriert trotz Respiratorbehandlung auch vollständige Wachheit, wenn ausreichende Anxiolyse und Analgesie gewährleistet sind.

Eine tiefe Sedierung senkt den Sauerstoffverbrauch, ermöglicht die Durchführung unphysiologischer Beatmungsmuster und erleichtert die Tolerierung von induzierter Hypothermie. Pa-

tienten mit marginaler Oxygenierung können deshalb von einer tiefen Sedierung profitieren. Darüber hinaus lässt sich durch tiefe Sedierung z. B. auch ein pathologisch erhöhter Hirndruck senken.

Sowohl zu flache als auch zu tiefe Sedierung sind mit Risiken verbunden (Tabelle 1.4.2).

1.4.2 Probleme der Analgesie und Sedierung bei kardiochirurgischen Intensivpatienten

Erst seit einigen Jahren nimmt das Bewusstsein zu, dass eine unzureichende Schmerztherapie und Sedierung nicht nur den Komfort der Intensivpatienten beeinträchtigen, sondern auch schwerwiegende Komplikationen verursachen kann. Erhöhte Katecholaminspiegel aufgrund unzureichender Stressabschirmung können zu Mikrozirkulationsstörungen, Myokardischämie und -infarkt, zerebralen Störungen und Niereninsuffizienz führen. Besonders gefährdet erscheinen Patienten mit kardiovaskulären Erkrankungen. Risikopatienten mit unzureichender Stressabschirmung weisen eine erhöhte Morbidität und Mortalität auf. Adäquate Analgesie und Sedierung sind deshalb integrale Bestandteile einer modernen Intensivtherapie. Andererseits sind auch unnötig hohe Dosierungen von Analgetika und Hypnotika nicht ohne Risiko, da sie die körpereigenen sympathikotonen

Tabelle 1.4.2. Risiken der Unter- und Übersedierung

Zu flache Sedierung	Zu tiefe Sedierung
▮ Angst	▮ Koma
▮ Erhöhte Katecholaminspiegel	▮ Nebennierensuppression
▮ Hypertension	▮ Hypotension
▮ Tachykardie	▮ Bradykardie
▮ Erhöhter O_2-Verbrauch	▮ Atemdepression
▮ Myokardischämie	▮ Ileus
▮ Beatmungsprobleme	▮ Immunsuppression
▮ Diskonnektion (Tubus, Katheter)	▮ Nierenfunktionseinschränkung
▮ Nierenfunktionseinschränkung	▮ Thromboembolie
▮ Elektrolytstörungen	▮ Toleranzentwicklung
▮ Hyperglykämie	
▮ Katabolie	
▮ Infektion	

Reflexe unterdrücken. Eine möglichst vollständige Stressabschirmung erscheint deshalb allenfalls für kritische Phasen der Intensivbehandlung sinnvoll.

1.4.2.1 Toleranzentwicklung

Während im Rahmen der chronischen oder postoperativen Schmerztherapie eine Toleranzentwicklung gegenüber Opioiden nur sehr selten klinische Bedeutung erlangt, beobachtet man bei Intensivpatienten nicht selten schon zwischen dem 3. und 5. Tag eine Toleranzentwicklung, die häufig nach etwa einer Woche zu einem Problem wird. Ursächlich sind wahrscheinlich mehrere Faktoren. Zum einen werden Opioide bei Intensivpatienten intravenös und meist kontinuierlich verabreicht, andererseits werden erheblich höhere Dosierungen appliziert, zum Teil bis zu mehreren 100 mg Morphinäquivalenten pro Tag. Darüber will man mit der Opioidgabe auch die sedierenden Effekte nutzen. Häufig steht nach einigen Tagen Intensivbehandlung mehr die Sedierung als die Analgesie im Vordergrund. Man vermutet substanzspezifische Unterschiede zwischen den Opioiden, die aber bisher nicht in vergleichenden kontrollierten Studien objektiviert wurden. Für Remifentanil und Fentanyl wurde eine Toleranzentwicklung schon nach wenigen Stunden nachgewiesen. Andererseits ließ sich nach Wechsel von Morphin auf Sufentanil wieder eine zufriedenstellende Analgesie erzielen. Auch eine

Kreuztoleranz zwischen verschiedenen Opioiden wird beschrieben. Die zugrunde liegenden Mechanismen sind nicht in allen Einzelheiten geklärt. NMDA-Antagonisten wie Ketamin, Amantadin oder Methadon können experimentell und klinisch die Toleranzentwicklung verzögern und abschwächen.

Auch für Hypnotika wie Benzodiazepine und Propofol wurden Toleranzphänomene beobachtet. Durch Wechsel auf eine andere Substanzgruppe oder durch Zusatz von Adjuvantien (s. u.) lässt sich die Wirkung häufig wieder herstellen.

1.4.2.2 Entzugssymptome

In der Entwöhnungsphase nach längerfristiger Zufuhr von Opioiden und Benzodiazepinen treten Entzugserscheinungen in den Vordergrund. Sie erschweren und verlängern die Entwöhnung vom Respirator um Tage, manchmal sogar um Wochen. Als Ursache muss eine Downregulation von Opioidrezeptoren sowie zentraler und peripherer Adrenozeptoren und eine Entkopplung zwischen $GABA_\alpha$- und $GABA_\beta$-Rezeptoren angenommen werden. Kommt es bei Patienten nach länger dauernder hoher Opioidzufuhr zum Entzug, bleibt die Katecholaminsynthese noch einige Zeit auf dem erhöhten Niveau, während sich die Empfindlichkeit und Dichte der Adrenozeptoren innerhalb kurzer Zeit normalisieren, d. h. in dieser Phase finden sich erhöhte Katecholaminplasmakonzentrationen und normale Rezeptorempfindlichkeit. Als klinisches Korrelat dieser Imbalance beobachtet man dann Tachykardie, Hypertension, Schwitzen und Agitation. Diese Symptomatik kann bei richtiger Indikationsstellung durch titrierte Gabe von Alpha-2-Adrenozeptor-Agonisten wie Clonidin gut beherrscht werden.

1.4.2.3 Sucht

Psychische Abhängigkeit (Sucht) entwickelt sich bei beatmeten Intensivpatienten auch nach langfristiger und hochdosierter Analgetikamedikation nur sehr selten. Ob dies im Zusammenhang mit der heute fast regelmäßigen kontinuierlichen Analgetikazufuhr steht, ist ungeklärt. Wahrscheinlich spielt aber das fehlende bewusste Erleben des Medikamentenentzugs eine wesentliche Rolle.

1.7.2.4 Schlaf-Wach-Rhythmus

Bei Patienten, die längerfristig intensiv- und beatmungspflichtig sind, kommt es regelmäßig sowohl aufgrund ihrer Grunderkrankung als auch aufgrund der applizierten Analgetika und Sedativa zu erheblichen Störungen des Schlaf-Wach-Rhythmus. Diese Veränderungen sind möglicherweise wesentlich an den häufig in der Phase der Entwöhnung auftretenden Durchgangssyndromen beteiligt.

1.4.2.5 Gastrointestinale Motilitätsstörungen

Nach abdominalen Eingriffen, Polytrauma oder schwerem Schädel-Hirn-Trauma kommt es fast regelmäßig zumindest passager zu Störungen der gastrointestinalen Motilität. Man muss dabei die Störungen der Magenentleerung sowie Motilitätsstörungen des Dünndarms und des Dickdarms unterscheiden. Die postoperative bzw. posttraumatische Magen- und Darmatonie wird durch die Gabe von Opioiden verlängert. Im weiteren Verlauf unterhalten und verstärken insbesondere Opioide diese Motilitätsstörungen. Sie verursachen am Magen eine Entleerungsstörung, hemmen die propulsive Dickdarmtätigkeit und induzieren spastische Einschnürungen der Dünndarmmuskulatur. Die Zufuhr hoher Opioidgaben über mehrere Tage kann deshalb eine Subileus- oder Ileussymptomatik unterhal-

ten. Die verschiedenen Opioide unterscheiden sich in ihrer Wirkung auf den Gastrointestinaltrakt (s. u.).

1.4.2.6 Sympathische Hyperaktivität

Unzureichende Sedierung und Analgesie manifestieren sich klinisch durch Agitiertheit und vor allem durch vegetative Reaktionen. Es kann deshalb nicht überraschen, dass erst in den letzten Jahren deutlich wurde, dass ein erheblicher Anteil von Langzeitintensivpatienten im Verlauf der Intensivbehandlung Zeichen der sympathischen Hyperaktivität entwickeln, deren Ursachen nicht primär auf Schmerzen oder zu große Wachheit beruhen (Tabelle 1.4.3).

Die Ursachen der sympathischen Hyperaktivität sind vielfältig. Häufigste Gründe für die Entwicklung eines sympathischen Hyperaktivitätssyndroms (SHS) sind Entzugserscheinungen bei Patienten mit chronischem Alkohol- oder Medikamentenkonsum, Entzug nach langdauernder und hochdosierter Opioid- und Benzodiazepinzufuhr im Rahmen der Entwöhnungsphase oder Schädel-Hirn-Trauma. Kennzeichnend für das SHS ist die Tatsache, dass sich auch durch extrem hohe Gaben von Sedativa und Analgetika die Symptomatik nur schwer kontrollieren lässt. Das klinische Bild wurde deshalb in der Vergangenheit häufig als Toleranzentwicklung fehlinterpretiert.

Pathophysiologisch liegt dem SHS eine Imbalance zwischen zentralen und peripheren Adrenozeptoren und Plasmakatecholaminspiegeln zugrunde. So werden bei exogener Opioidzufuhr

Tabelle 1.4.3. Zeichen des sympathischen Hyperaktivitätssyndroms

Sympathisches Hyperaktivitätssyndrom
▌ Erhöhte Katecholaminspiegel   – Noradrenalin ↑↑ Adrenalin ↑
▌ Hypertension
▌ Tachykardie
▌ Tachypnoe
▌ Erhöhter O_2-Verbrauch
▌ Schwitzen
▌ Agitiertheit
▌ Verwirrtheit
▌ Schlafstörungen

Opioidrezeptoren im Locus coeruleus stimuliert, die auf benachbarte noradrenerge Rezeptoren hemmend wirken und eine verminderte Ausschüttung von Katecholaminen im Plasma verursachen. In nachgeordneten Organen (z. B. Herz, Gefäße) kommt es daraufhin zu einer Up-regulation (Sensitivierung) und zu einer Zunahme (Genexpression) von Adrenozeptoren. Klinisch bleibt die Symptomatik unauffällig. Wird nun die exogene Opioidzufuhr abrupt gedrosselt oder völlig gestoppt, entfällt die Hemmung der noradrenergen Neuronen im Locus coeruleus und die Katecholaminausschüttung, insbesondere von Noradrenalin, steigt. In der Peripherie treffen die erhöhten Katecholaminspiegel auf sensitivierte Adrenozeptoren und verursachen nun das Bild einer sympathischen Hyperaktivität. Diese Imbalance normalisiert sich in Abhängigkeit von der Dauer und Höhe der Opioidzufuhr und den Begleitumständen (z. B. Comedikationen wie Benzodiazepine) erst innerhalb von mehreren Tagen und kann sich nicht selten über Wochen hinziehen.

Trotz anderer pathophysiologischer Mechanismen kommt es bei Patienten mit chronischem Alkoholkonsum im Entzug zu ähnlichen Symptomen. Hier führt die chronische Alkoholzufuhr zu einer gesteigerten Noradrenalinsynthese sowie Downregulation und Dichteabnahme der Adrenozeporen. Im Plasma finden sich Noradrenalinspiegel bis zum 3fachen der oberen Norm. Bei abrupter Beendigung der Alkoholzufuhr bleibt die gesteigerte Noradrenalinsynthese noch über Tage bestehen, während sich Empfindlichkeit und Dichte der Adrenozeptoren in der Regel nach 2–3 Tagen normalisiert haben. Im Rahmen der Intensivtherapie betreffen diese Veränderungen nicht nur Patienten mit exzessivem Alkoholkonsum. Während sich bei Letzteren das typische Bild des Delirs manifestiert, beobachtet man bei Patienten mit chronischem, aber nicht exzessivem Alkoholgenuss unspezifische und deshalb häufig verkannte Symptome der sympathischen Hyperaktivität.

Die unzureichende vegetative Dämpfung der Patienten mit SHS bereitet nicht nur Probleme bei der Sedierung und Beatmung, sondern kann Ursache für weitergehende Komplikationen der Intensivtherapie sein (Tabelle 1.4.4).

Moderne Sedierungskonzepte berücksichtigen deshalb nicht nur den Komfort des Patienten, sondern stellen in mindestens gleichem Maße die Bedeutung einer ausreichenden vegetativen Abschirmung in den Vordergrund.

Tabelle 1.4.4. Potenzielle Komplikationen der sympathischen Hyperaktivität

▌ erhöhte Katecholaminspiegel	▌ Organdysfunktionen
▌ erhöhte Glukosespiegel	– pulmonale Vasokonstriktion
▌ zerebrale Störungen	– Myokardinsuffizienz
▌ Vasokonstriktion	– Stressläsionen
▌ Gewebehypoxie	– gastrointestinale Permeabilitätsstörung
▌ Freisetzung freier Radikale	– Niereninsuffizienz
	– Immunschwäche

1.4.3 Monitoring von Analgesie und Sedierung bei kardiochirurgischen Intensivpatienten

Die Vielzahl der möglichen pathologischen Störungen und psychischen Folgen einer zu tiefen oder zu flachen Sedierung oder Analgesie bzw. einer unzureichenden vegetativen Abschirmung verdeutlicht die Notwendigkeit einer adäquaten Überwachung und Dokumentation. Diese Forderung kann jedoch nur dann erfüllt werden, wenn allgemein verständliche und leicht erhebbare Parameter zur Verfügung stehen, die eine eindeutige Verständigung zwischen den Ärzten und Pflegekräften ermöglichen. Trotz vielfältiger Bemühungen existieren bis heute keine objektiven Parameter zur Beurteilung der Analgesiequalität und Sedierungstiefe.

Sowohl technische Probleme als auch die schwierige Interpretation der zum Teil großen Unterschiede zwischen verschiedenen Substanzen verhindern derzeit den Einsatz elektroenzephalografischer Überwachungsmethoden in der Routineüberwachung von Intensivpatienten. Darüber hinaus machen die vielfältigen Interaktionen zwischen den in der Intensivtherapie eingesetzten Substanzen eine eindeutige Interpretation von EEG-Befunden häufig unmöglich. Auch Plasmaspiegeluntersuchungen (Medikamente, Katecholamine) haben sich als wenig hilfreich zur Beurteilung der Analgesie- und Sedierungsqualität erwiesen. In einer ganzen Reihe von Untersuchungen mit einer Vielzahl von Substanzen bestand keine Korrelation zwischen der Höhe der Plasmaspiegel und der Analgesie- bzw. Sedierungstiefe.

Insbesondere für die Beurteilung der Analgesiequalität des beatmeten Patienten existieren keine validierten objektiven Parameter. Das Analgesieniveau nichtbeatmeter Patienten lässt sich dagegen mittels visueller oder verbaler Analogskalen bestimmen. Für die klinische Praxis als ausreichend hat sich eine 5-stufige verbale Skala erwiesen: kein Schmerz, leichter Schmerz, mittlerer Schmerz, starker Schmerz, sehr starker Schmerz. Auch ansprechbare beatmete Intensivpatienten sind in der Lage ihre Schmerzen anhand einer solchen Skala zu quantifizieren. Diese Möglichkeit wird derzeit nicht ausreichend genutzt.

Mehrere Sedierungsscores haben sich als brauchbare Instrumente bei beatmeten Patienten erwiesen, auch wenn Übereinstimmung darin besteht, dass alle derzeit verfügbaren Scoringsysteme noch verbesserungsbedürftig sind. In der klinischen Routine haben solche Sedierungsscores bisher noch keine weite Verbreitung gefunden. Für die tägliche Praxis geeignet erscheinen insbesondere solche Scoringsysteme, die einfach zu erheben sind und ohne Schwierigkeiten vom gesamten Personal einer Intensivstation verstanden werden (Tabelle 1.4.5).

Berücksichtigt man, in welcher Häufigkeit und in welchem Umfang heute auf den Intensivstationen Laboruntersuchungen angeordnet werden, ohne dass für die Mehrzahl der angeforderten Parameter eine klare Indikation besteht, erscheint die Forderung, auch den angestrebten Sedierungsgrad der Patienten festzulegen und zu dokumentieren mehr als berechtigt. Die vorhandenen Scoringsysteme haben sich hierfür in der klinischen Routine als geeignet erwiesen.

1.4.4 Analgesie bei kardiochirurgischen Intensivpatienten

1.4.4.1 Basismaßnahmen

Im Zusammenhang mit der Schmerztherapie auf der Intensivstation wird den intensivmedizinischen Basismaßnahmen zu Unrecht häufig eine nur geringe Bedeutung zugemessen. Dabei können z. B. Lagerung oder psychologische Betreuung das Schmerzempfinden wesentlich beeinflussen. Tage- oder gar wochenlange unveränderte Rückenlage können vor allem bei älteren Patienten fast unerträgliche Rückenschmerzen verursachen. Regelmäßige, mehrmals tägliche Lagerungswechsel von Beginn der Intensivbehandlung an beugen nicht nur pulmonalen Komplikationen, sondern auch solchen Schmerzen vor. So früh wie möglich sollten die Patienten auch unter Beatmung und Sedierung zumindest einige Stunden täglich im Bett aufgesetzt werden (Herzbett). Moderne Luftkissenbetten mit wechselnder Druckbelastung verbessern den Komfort und lindern damit auch die Schmerzen von Intensivpatienten deutlich. Bei frühzeitigem Einsatz lassen sich schmerzhafte Dekubitalulzera fast immer verhindern. Auch die vor allem durch pflegerische Hinwendung mögliche psychologische Betreuung ist in der Lage, das Schmerzempfinden der Patienten günstig zu beeinflussen. Berührungs- und Musiktherapie ermöglichen häufig eine drastische Reduktion des Analgetikabedarfs.

Tabelle 1.4.5. Beispiele für eindimensionale Sedierungsscores

Modifizierter Cambridge-Score		Modifizierter Ramsey-Score	
I	Agitiert	0	Wach, voll orientiert
II	Atmet aktiv gegen den Ventilator	I	Halbwach (unruhig, agitiert, ängstlich)
III	Wach und ruhig ohne Stimulus	II	Kooperativ (Beatmungstoleranz)
IV	Erweckbar durch Ansprache	III	Schlafend, erweckbar
V	Erweckbar durch Trachealabsaugung	IV	Tiefe Sedierung (träge Reaktion auf Stimuli)
VI	Koma	V	Narkose (Reaktion nur auf Schmerz)
VII	Relatiert	VI	Koma (keine Reaktion auf schmerzhafte Stimuli)
VIII	Schlafend (subjektive Einschätzung des Beobachters)		

1.4.4.2 Medikamentöse Verfahren

Basis der medikamentösen Schmerztherapie auf der Intensivstation ist die systemische Gabe von Opioiden. Der entscheidende Hinderungsgrund für den suffizienten Einsatz von Opioiden – die Gefahr der Atemdepression – entfällt für den Intensivpatienten. Nichtopioidanalgetika haben auf der Intensivstation, mit Ausnahme von Ketamin, nur einen begrenzten Stellenwert, wenn man den Einsatz von Nichtopioidanalgetika wie Metamizol oder Paracetamol zur antipyretischen Therapie hier außer Acht lässt. Neben der meist unzureichenden Analgesie sind die potenziellen Nebenwirkungen einer Prostaglandinsynthesehemmung (insbesondere Niereninsuffizienz, gastrointestinale Läsionen, kardiovaskuläre Komplikationen) ein entscheidender Grund für die erforderliche Zurückhaltung beim Einsatz dieser Substanzgruppe. Rückenmarksnahe Verfahren der Schmerztherapie sind hochwirksam. Ihr Einsatz wird jedoch häufig durch die möglichen Komplikationen (Blutung, neurologische Schäden, spinale Infektion) und Kontraindikationen (Sepsis, Antikoagulation) eingeschränkt

∎ Opioide

Grundsätzlich sind alle Opioide für die Schmerztherapie bei Intensivpatienten geeignet. Bei längerfristig beatmeten Patienten gewinnen die pharmakologischen und substanzspezifischen Unterschiede zwischen den verschiedenen Opioiden zunehmend an Bedeutung. Ob die unterschiedliche analgetische Potenz der verschiedenen Opioide von klinischer Bedeutung für die Analgesie bei Intensivpatienten ist, ist derzeit nicht geklärt. Für beatmete Intensivpatienten ist die intravenöse Opioidzufuhr die Regel. Sie kann in Abhängigkeit von der Wirkungsdauer und dem Analgetikabedarf intermittierend oder kontinuierlich erfolgen. Bei nichtbeatmeten Patienten gewinnt darüber hinaus die patientenkontrollierte Analgesie (PCA) zunehmend an Bedeutung. Erste Studien konnten bei Intensivpatienten durch PCA gegenüber der Analgetikagabe nach Bedarf nicht nur eine verbesserte Analgesie, sondern auch eine geringere pulmonale Komplikationsrate nachweisen. Die qualitativ beste Analgesie kann bei geeigneten Patienten durch die rückenmarksnahe Applikation von Opioiden (plus Lokalanästhetika) erzielt werden (Tabelle 1.4.6).

∎ **Morphin.** Aufgrund der guten analgetischen und sedierenden Wirkungen sowie des günstigen Preises ist Morphin in zahlreichen Ländern das Standardanalgetikum in der Intensivmedizin. Trotz der relativ langen Wirkungsdauer wird Morphin heute häufig kontinuierlich zugeführt. Morphin verursacht dosisabhängig eine anhaltende und schwer zu therapierende Obstipation. Deshalb sollte schon prophylaktisch mit laxierenden Maßnahmen begonnen werden. Da Morphin zu einem wesentlichen Teil renal eliminiert wird, muss unter längerfristiger Gabe bei eingeschränkter Nierenfunktion mit Kumulation

Tabelle 1.4.6. Pharmakologische Basisdaten und übliche Anfangsdosierungen einiger wichtiger Opioide

	Morphin	Fentanyl	Sufentanil	Alfentanil	Remifentanil
∎ Clearance (ml/min/kg)	12–18	10–22	10–15	4–6	55–65
∎ Eliminationshalbwertszeit (h)	1,7–3,3	13,1–6,6	2,2–4,6	1,4–1,5	0,17–0,33
∎ Proteinbindung (%)	30–60	80–85	92–93	90–92	66–93
∎ Elimination/Metabolisierung	Leber ≫ Niere	Leber	Leber	Leber	Hydrolyse Plasma
∎ Elimination verlängert bei	Leberfunktionsstörung sept. Schock	Leberfunktionsstörung längerer Zufuhr	Leberfunktionsstörung	Leberfunktionsstörung	
∎ Wirksame Metaboliten	M6G				
∎ Wirkungsdauer h (Einmalgabe)	2–3	0,5–1	1,5–2	0,25–1	Minuten
∎ Bolusdosis (mg)	2,5–5	0,05–0,3	0,01–0,05	0,5–1	
∎ Infusionsrate initial (mg/h)	1–5	0,1–0,2	0,01–0,05	1–6	0,4–0,8

gerechnet werden. Bisher nur für Morphin nachgewiesen wurden immunsuppressive Wirkungen, die zumindest im Tierexperiment eine Sepsis induzierten, während unter gleichen Versuchsbedingungen Methadon keine negativen Wirkungen entfaltete.

▌ **Fentanyl.** Fentanyl ist seit vielen Jahren das Standardanalgetikum in der Anästhesie. Im Rahmen der Anästhesie stellt Fentanyl ein kurz wirkendes Opioid dar. Der initiale Wirkungsverlust von Fentanyl beruht im Wesentlichen auf Umverteilungsphänomenen und nicht auf einer Metabolisierung oder Elimination. Nach Aufsättigung der Kompartimente verlängert sich die Wirkungsdauer schon nach mehrstündiger Zufuhr erheblich. Diese deutliche Kumulationstendenz hat für den intensivmedizinischen Einsatz besondere Bedeutung, da Fentanyl den initialen Vorteil der kurzen Wirkungsdauer verliert. Die sedierende Wirkung von Fentanyl ist deutlich geringer als die von Morphin oder Sufentanil, sodass im Rahmen der Intensivtherapie eine sedierende Begleitmedikation obligatorisch ist. Möglicherweise treten nach prolongierter kontinuierlicher Fentanylgabe Entzugserscheinungen häufiger auf als nach anderen Opioiden.

▌ **Sufentanil.** Das hochpotente und kurz wirkende synthetische Opioid Sufentanil zeichnet sich neben einer hohen μ-Rezeptor-Affinität durch eine starke sedierende Wirkung aus. Die Wirkungsdauer von Sufentanil verlängert sich auch nach länger dauernder Zufuhr deutlich weniger als die von Fentanyl. Sufentanil zeichnet sich darüber hinaus durch eine nur geringe Toleranzentwicklung aus. Die hohe Rezeptoraffinität

und Lipophilie sind jedoch wahrscheinlich die Ursachen für die inzwischen von mehreren Autoren beobachtete überlegene analgetische Wirkung von Sufentanil gegenüber anderen Opioiden in der postoperativen Phase bei Patienten mit längerfristiger Einnahme von Opioiden. Wesentlicher Nachteil von Sufentanil ist der derzeit noch deutlich höhere Preis im Vergleich zu den länger auf dem Markt befindlichen Opioiden.

▌ **Piritramid.** Piritramid ist eines der älteren vollsynthetischen Opioide, das vor allem im deutschsprachigen Raum auch in der Intensivmedizin häufig eingesetzt wird. Zahlreiche pharmakologische Daten zu Piritramid fehlen, vor allem aus dem intensivmedizinischen Bereich. Piritramid bietet eine etwas längere Wirkungsdauer als Morphin und ist weitgehend frei von kardiovaskulären Wirkungen. Erbrechen kommt deutlich seltener vor als unter anderen Opioiden. Es kann sowohl intermittierend als auch kontinuierlich verabreicht werden. Obwohl bisher kaum vergleichende klinische Untersuchungen vorliegen, spricht die klinische Erfahrung dafür, dass die gastrointestinalen Nebenwirkungen von Piritramid deutlich geringer sind als die von Morphin.

▌ **Buprenorphin.** Als partieller Agonist am μ-Rezeptor hat Buprenorphin einen Ceilingeffekt. Aufgrund der bei längerfristiger Medikation häufig notwendigen Dosissteigerung der Opioide ist der Einsatz dieses Opioids auf der Intensivstation nur selten sinnvoll, kann jedoch in Einzelfällen (z. B. starke Obstipationsneigung) Vorteile bieten. Buprenorphin hat eine nur geringe sedierende Wirkung. Wegen der intensiven Bindung am μ-Rezeptor lassen sich die Folgen einer Überdosierung von Buprenorphin kaum mit Naloxon aufheben.

▌ **Alfentanil.** Alfentanil ist ein vollsynthetisches Opioid mit nur geringen kardiovaskulären Begleitwirkungen, das aufgrund seiner kurzen Wirkungsdauer nur kontinuierlich zugeführt werden sollte. Unter Alfenantil kommt es schon nach relativ kurzer Zeit zur Toleranzentwicklung, möglicherweise aufgrund der geringen Rezeptoraffinität. Dies ist wahrscheinlich auch der Grund für die geringere analgetische Potenz im Vergleich zu anderen Opioiden. Sedierende Wirkungen fehlen fast vollständig. Alfentanil ist zur Analgesie bei längerfristiger Beatmung wenig geeignet.

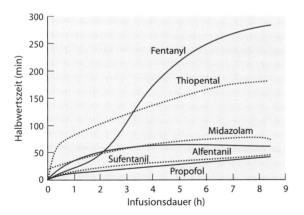

Abb. 1.4.1. Halbwertszeiten verschiedener Opioide und Sedativa in Abhängigkeit von der Infusionsdauer

▮ **Remifentanil.** Remifentanil ist das Opioid mit der kürzesten Wirkungsdauer. Es wird im Gegensatz zu allen anderen Opioiden durch unspezifische Esterasen hydrolysiert. Die entstehenden Metaboliten haben nur noch eine sehr geringe Affinität zum μ-Rezeptor. Auch nach mehrstündiger Infusion klingt die Wirkung schon wenige Minuten nach Beendigung der Zufuhr fast vollständig ab. Eine Kumulationsgefahr besteht nach heutigem Wissen nicht, vielmehr muss mit einer schnellen Toleranzentwicklung gerechnet werden. Remifentanil besitzt nur sehr geringe sedierende Wirkungen.

Kontrollierte Untersuchungen zum Einsatz von Remifentanil in der Intensivmedizin existieren derzeit nicht. Im Rahmen der längerfristigen Beatmung erscheint der Einsatz des ultrakurz wirkenden Remifentanils auch wenig sinnvoll. Allenfalls bei Patienten, die postoperativ für maximal wenige Stunden nachbeatmet und schnell extubiert werden sollen („fast-track anesthesia") könnten sich im Rahmen der Intensivmedizin Indikationen für Remifentanil als Basisanalgetikum ergeben. Darüber hinaus erscheint der Einsatz von Remifentanil sinnvoll zur kurzfristigen analgetischen Abschirmung, z. B. bei Verbandswechseln, trachealer Absaugung oder bronchoskopischen Interventionen (insbesondere bei Patienten mit Hirndruck).

Der derzeit größte Nachteil von Remifentanil für den längerfristigen intensivmedizinischen Einsatz sind die hohen Kosten im Vergleich zu den etablierten Opioiden.

▮ **Weitere Opioide.** Pethidin ist aufgrund seines bei längerfristiger Zufuhr erhöhten Toxizitätsrisikos (Norpethidin) und des höheren Risikos kardiovaskulärer Nebenwirkungen für den Einsatz in der Intensivmedizin weniger geeignet.

Keine Rolle in der Intensivmedizin spielen aufgrund ihrer nur begrenzten analgetischen Wirkung die Agonisten-Antagonisten wie Pentazocin, Nalbuphin, oder auch Tramadol.

▮ **Schlussfolgerungen.** Grundsätzlich ist es ratsam und ausreichend, sich in der Intensivtherapie auf einige wenige Opioide zu beschränken. Fentanyl kann problemlos in der direkten postoperativen Phase bei Patienten eingesetzt werden, die erwartungsgemäß innerhalb der nächsten Stunden extubiert werden. Sufentanil scheint aufgrund der bisherigen Erfahrungen insbesondere bei längerer Zufuhr hinsichtlich Analgesiequalität, Sedierung, Toleranzentwicklung und Erholung Vorteile zu bieten. Darüber hinaus verstärkt sich der klinische Eindruck, dass in der Erholungsphase unter Sufentanil im Vergleich zu Fentanyl seltener Verwirrtheitszustände (Durchgangssyndrom) auftreten. Piritramid und Buprenorphin beeinträchtigen die gastrointestinale Motilität wahrscheinlich geringer als andere Opioide.

▮ Ketamin

Ketamin wirkt in subanästhetischer Dosierung analgetisch und sedierend, ist aufgrund seiner exzitatorischen und halluzinatorischen Neben-

Tabelle 1.4.7. Klinische Wirkungen einiger wichtiger Opioide

	Morphin	Piritramid	Fentanyl	Sufentanil	Alfentanil
▮ Sedierung	++	++	+	++	+
▮ Atemdepression	+–++	+	+++	+++	++–+++
▮ Antitussive Wirkung	+–++	+	+++	+++	++
▮ Thoraxrigidität	0–+	0	+	+	++
▮ Splanchnikusdurchblutung	+	?	?	?	?
▮ Obstipation	++	+	+–++	++	+–++
▮ Tonuserhöhung glatte Muskulatur	++	0	+++	?	++
▮ Hypotension	+	0	0	0	0
▮ Histaminfreisetzung	+	0	0	0	0
▮ Cholinerge Wirkung	+	?	+	+	+
▮ Anticholinerge Wirkung	0	0	0	0	0

wirkungen für eine Monotherapie aber wenig geeignet. In Kombination mit Benzodiazepinen, wohl auch mit Propofol werden diese Nebenwirkungen jedoch vermieden. Ketamin wirkt am NMDA-Rezeptor als Antagonist. Über diesen Mechanismus lässt sich die unter anhaltenden Schmerzen auftretende Potenzierung der Erregungsübertragung („wind-up") dämpfen. Diese Wirkung gewinnt vor allem dann an Bedeutung, wenn es unter längerer Opioidzufuhr zur Toleranzentwicklung gekommen ist. Durch zusätzliche Gabe von Ketamin (1–4 mg kg/h) kann unter gleichzeitiger erheblicher Dosisreduktion der Opioide wieder eine ausreichende Analgesie erzielt werden. Vorteile bietet Ketamin auch bei hämodynamisch instabilen Patienten (z.B. im septischen Schock). Aufgrund der ketamininduzierten Freisetzung endogener Katecholamine kann der Bedarf an exogenen Katecholaminen gesenkt werden. Anderseits können über diesen Mechanismus bei höheren Dosierungen auch Tachykardie und Blutdrucksteigerungen ausgelöst werden. Aufgrund dieser Wirkungen sollte Ketamin in der direkten postoperativen Phase nach koronarchirurgischen Eingriffen, wenn überhaupt, nur mit Vorsicht eingesetzt werden. Wesentlicher Vorteil von Ketamin bei Patienten mit längerfristigem Analgetikabedarf sind die fehlenden gastrointestinalen Nebenwirkungen und die nur geringen atemdepressorischen Wirkungen. Ketamin erleichtert deshalb die heute bevorzugten Spontanatmungsverfahren bei intubierten Patienten. Ketamin liegt als Racemat vor. Vorteile für das seit einiger Zeit auf dem Markt befindliche S-Ketamin konnten bisher im Rahmen der Intensivmedizin nicht gesichert werden.

▌ Nichtopioidanalgetika

Hierunter fallen einerseits nichtsteroidale Antirheumatika und Azetylsalizylsäure, außerdem Metamizol und Paracetamol. Antirheumatika und ASS hemmen die Prostaglandinsynthese und können über diesen Mechanismen schon nach kurz dauernder Gabe gravierende Nebenwirkungen entfalten. Von besonderer Bedeutung sind die Wirkungen auf die Gerinnung, die Niere und den Gastrointestinaltrakt. Azetylsalizylsäure verstärkt die durch eine extrakorporale Zirkulation verursachte Störung der Thrombozytenfunktion und erhöht den perioperativen Blutverlust. Gerade unter der häufig restriktiven Flüssigkeitszufuhr bei herzchirurgischen Patien-

ten können Prostaglandinsynthesehemmer eine Niereninsuffizienz verursachen. Da bis zu 40% der herzchirurgischen Patienten zum Operationszeitpunkt Läsionen im oberen Gastrointestinaltrakt aufweisen, müssen auch die ulzerogenen Wirkungen der Prostaglandinsynthesehemmer beachtet werden. Die deshalb theoretisch günstigeren Coxibe haben jedoch gerade bei Patienten nach kardiochirurgischen Eingriffen in einer großen multizentrischen Studie zu einer signifikanten Zunahme postoperativer Komplikationen (insbesondere Wundheilungsstörungen und kardiale Komplikationen) geführt. Aufgrund der nur begrenzten analgetischen Wirkung der Nichtopioidanalgetika kann im Rahmen der Intensivtherapie auf diese Substanzgruppe ohne Schwierigkeiten verzichtet werden. Davon unabhängig müssen die manchmal erwünschten antipyretischen Wirkungen gesehen werden. Hier sind Metamizol und vor allem Paracetamol vorzuziehen.

▌ Regionale Analgesiemethoden

Zahlreiche in den vergangenen 20 Jahren durchgeführte Studien haben gezeigt, dass rückenmarksnahe Analgesieverfahren gegenüber konventionellen systemischen Verfahren eine qualitativ überlegene postoperative Schmerztherapie ermöglichen. Darüber hinaus verstärken sich die Hinweise, dass rückenmarksnahe Analgesieverfahren zumindest bei kardiovaskulären oder pulmonalen Risikopatienten die Morbidität und möglicherweise auch Mortalität günstig beeinflussen können. Ursache der verminderten kardiovaskulären Morbidität, insbesondere der geringeren myokardialen Ischämierate, ist wahrscheinlich die unter rückenmarksnaher Analgesie geringe Katecholaminfreisetzung. Die günstigsten Effekte scheinen durch eine Kombination von Opioiden und Lokalanästhetika bei thorakaler Epiduralanalgesie erzielt zu werden.

In der intensivmedizinischen Versorgung herzchirurgischer Patienten zählen rückenmarksnahe Verfahren der regionalen Analgesie noch nicht zum Standard. Seit einigen Jahren werden diese Verfahren jedoch auch bei koronarchirurgischen Eingriffen in einer zunehmenden Zahl von Kliniken routinemäßig durchgeführt. Wahrend in einigen Zentren über eine signifikante Reduktion von Komplikationen, zum Teil über eine verringerte Mortalität, berichtet wird, findet eine 2004 publizierte Metaanalyse randomisierter Studien lediglich eine kürzere Nachbeatmungszeit, eine Verminderung pulmonaler Komplikationen und kardialer Arrhythmien sowie geringere Schmerzen. Einschränkend muss jedoch darauf hingewiesen werden, dass in dieser Metaanalyse die Mortalität unter systemischer Analgesie bei ca. 0, 5% lag. Es bleibt deshalb offen, ob zumindest Risikopatienten von einer rückenmarksnahen Regionalanalgesie profitieren können. Weitere Untersuchungen haben gezeigt, dass regionale Analgesieverfahren die perioperative Stressreaktion bei diesen Patienten signifikant reduzieren. Tendenziell ähnliche Befunde konnten aber auch für die perioperative Gabe von Alpha-2-Rezeptor-Agonisten nachgewiesen werden. Angesichts der Tatsache, dass rückenmarksnahe regionale Analgesietechniken mit dem Risiko einer spinalen Blutung verbunden sind, kann auf dem Boden der bisher publizierten randomisierten Studien für koronarchirurgische Eingriffe derzeit noch keine generelle Empfehlung für diese Techniken ausgesprochen werden.

1.4.5 Substanzen zur Sedierung bei kardiochirurgischen Intensivpatienten

Nach einem komplikationslosen kardiochirurgischen Eingriff sind spezifische Sedierungsmaßnahmen häufig allenfalls in der Aufwachphase erforderlich. Kurz wirkende Sedativa verkürzen die Extubationszeit. Es ist jedoch fraglich, ob eine um 1–2 h kürzere Nachbeatmungszeit wesentliche klinische Bedeutung erlangt. Müssen die Patienten prä- oder postoperativ über längere Zeit nachbeatmet werden, stehen eine Reihe von Substanzen und Substanzgruppen zur Verfügung, die sich sowohl hinsichtlich der Wirkungsdauer, des Wirkungsspektrums, der Nebenwirkungen und auch der Kosten zum Teil erheblich voneinander unterscheiden. Diese Unterschiede bestimmen wesentlich den Einsatz der verschiedenen Substanzgruppen in der Intensivmedizin (Tabelle 1.4.8).

1.4.5.1 Benzodiazepine

Benzodiazepine aktivieren das inhibitorische GABAerge System im ZNS. Ein wesentlicher Wirkungsort für Benzodiazepine liegt dabei im limbischen System. Die Muskelrelaxation wird dagegen vornehmlich auf spinaler Ebene vermittelt, aber auch im Kleinhirn. Der Wirkungseintritt wird deshalb wesentlich bestimmt durch die Geschwindigkeit, mit der die Bluthirnschranke überschritten wird. Lorazepam penetriert die Bluthirnschranke langsamer als z.B. Diazepam oder Midazolam und hat deshalb einen deutlich langsameren Wirkungseintritt. Dagegen erklärt sich die längere Wirkungszeit von Lorazepam durch die höhere Affinität zum Rezeptor.

Die verschiedenen zur Sedierung im Rahmen der Intensivmedizin geeigneten Benzodiazepine sind nicht ohne Weiteres gegeneinander austauschbar. Sie unterscheiden sich vor allem in ihrem spezifischen Wirkungsprofil, in der Wirkungsdauer und den Kosten. Grundsätzlich ver-

Tabelle 1.4.8. Klinische Wirkungen und Besonderheiten der wichtigsten Substanzgruppen zur Sedierung

	Benzodiazepine	γ-Hydroxy-buttersäure	Propofol	Barbiturate
▌ Hypnose	+−+++	++	+++	+++
▌ Sedierung	+++	++	+++	++
▌ Anxiolyse	+++	++	0−+	0
▌ Amnesie	+++	+	+	0
▌ Muskelrelaxation	++	+	0	0
▌ Antikonvulsion	+++	+	+	+−+++
▌ Besonderheiten		Natrium-belastung	Fett-belastung	Leberenzym-induktion
▌ Kumulation	++−+++	++	0	++−+++
▌ Toleranzentwicklung	++−+++	++	++	++
▌ Medikamentenkosten	+−++	++	++++	+++

ändert sich die Wirkung mit steigender Dosierung (Tabelle 1.4.9).

Benzodiazepine haben eine dosisabhängige depressive Wirkung auf die Atmung. Sie ist jedoch geringer ausgeprägt als bei Barbituraten und insbesondere Opioiden. In Kombination mit Opioiden kommt es aber zu einer synergistischen Verstärkung der Atemdepression. Bei Patienten mit pulmonaler Erkrankung verstärken Benzodiazepine die Atemarbeit und erschweren so gerade beim beatmeten Patienten die Entwöhnung vom Respirator.

Eine physische Gewöhnung an Benzodiazepine beobachtet man unter ambulanten Bedingungen erst nach mehrmonatiger Einnahme. Im Rahmen der Intensivtherapie mit erheblich höheren Dosierungen kann eine physische Gewöhnung jedoch schon nach wenig mehr als einer Woche eintreten. Insbesondere bei schnellem Abfall der Plasmakonzentration treten unspezifische Entzugserscheinungen auf. Durch Dosisbeschränkung kann dieses Phänomen weitgehend vermieden sowie die Gefahr der Toleranzentwicklung vermindert werden. Diese

scheint unter Midazolam ausgeprägter zu sein als unter anderen Benzodiazepinen.

Die kardiovaskulären Veränderungen unter Benzodiazepinen sind begrenzt und von geringer klinischer Bedeutung. Im Allgemeinen betragen die Veränderungen weniger als 25% vom Ausgangswert. Renale Nebenwirkungen wurden bisher nicht beobachtet (Tabelle 1.4.10).

▍ Diazepam

Diazepam ist in manchen Ländern auch heute noch das gebräuchlichste Benzodiazepin im Rahmen der Intensivtherapie. Aufgrund der langen Halbwertszeit kann es als Bolusgabe oder als kontinuierliche Infusion verabreicht werden. Infolge der langen Halbwertszeit sowie der Kumulation verschiedener aktiver Metaboliten gestaltet sich die Entwöhnung von längerfristiger hochdosierter Gabe nicht selten als problematisch.

▍ Midazolam

Das wasserlösliche Midazolam ist das Benzodiazepin mit der kürzesten Halbwertszeit und der stärksten amnestischen Wirkung. Es gilt jedoch inzwischen als gesichert, dass bei schwer kranken Intensivpatienten die Elimination exzessiv verlängert sein kann. Darüber hinaus sind etwa 6% der Menschen sog. „slow metabolizers" von Midazolam. Für Midazolam mehren sich die Hinweise auf einen analgetischen Effekt, der wahrscheinlich auf spinaler Ebene vermittelt wird.

Tabelle 1.4.9. Dosis-Wirkungsprofil der Benzodiazepine

▍ Niedrige Dosis	▍ Hohe Dosis
– Anxiolyse	– Anästhesie
– Antikonvulsion	
– Leichte Sedierung	
– Amnesie	
– Tiefe Sedierung	
– Muskelrelaxation	

Tabelle 1.4.10. Pharmakologische Daten der wichtigsten Benzodiazepine in der Intensivmedizin

	Diazepam	Midazolam	Flunitrazepam	Lorazepam
▍ Clearance (ml/min/kg)	$0{,}38 \pm 0{,}06$	$6{,}6 \pm 1{,}8$	$3{,}5 \pm 0{,}4$	$1{,}1 \pm 0{,}4$
▍ Eliminationshalbwertzeit (h)	43 ± 13	$1{,}9 \pm 0{,}9*$	15 ± 5	14 ± 5
▍ Proteinbindung (%)	98	80	95	80
▍ Elimination/Metabolisierung	Leber	Leber	Leber	Leber
▍ Elimination verlängert bei	Leberfunktionsstörung	Leber-, Nierenfunktionsstörung	Leberfunktionsstörung	Schwere Leberfunktionsstörung
▍ Wirksame Metaboliten	Desmethyldiazepam	Hydroxymidazepam	?	
▍ Wirkungsdauer h (Einmalgabe)	0,25–3	1–6	8–12	8–12
▍ Bolusdosis (mg)	2,5–5	2,5–5	1–2	1–2
▍ Infusionsrate (mg/h)	1–4	0,5–6	0,5–3	Nicht sinnvoll

*Bei Intensivpatienten z. T. erheblich verlängert

▮ Flunitrazepam

Flunitrazepam weist im Vergleich zu anderen Benzodiazepinen eine deutlich höhere hypnotische Wirkung auf. Die amnestische Wirkung ist ausgeprägt, die Venenverträglichkeit gut. Flunitrazepam hat sich gerade bei kardiochirurgischen Patienten zur Prämedikation bewährt (Dosis: 1–2 mg oral).

▮ Lorazepam

Lorazepam wird üblicherweise intermittierend im Abstand von 4–6 h als Bolus verabreicht. Aufgrund der langsameren Penetration der Blut-Hirn-Schranke tritt eine klinisch offensichtliche Wirkung erst nach 15–20 min ein. Diese Tatsache muss beachtet werden, da sonst die Gefahr der Überdosierung besteht. Im Gegensatz zu den anderen Benzodiazepinen erfolgt in der Leber nur eine Phase-II-Metabolisierung. Da Phase-II-Enzyme in größerer Menge als Phase-I-Enzyme in der Leber vorhanden sind, wird die Elimination im Alter und bei Leberfunktionsstörungen weniger beeinträchtigt. Lorazepam besitzt weiterhin besondere antiemetische Wirkungen, die auch klinisch genutzt werden können.

▮ Flumazenil

Flumazenil ist der erste spezifische Benzodiazepinantagonist. Seine chemische Struktur gleicht dem Midazolam. Es wirkt am selben GABA-Rezeptor wie die Benzodiazepine. Die initiale Dosis sollte bei 50–100 µg liegen und in keinem Fall 200 µg überschreiten. Innerhalb von 1–5 min kommt es zum plötzlichen Erwachen, das jedoch aufgrund der kurzen Halbwertszeit nur 30 bis maximal 60 min anhält. Im Rahmen der Intensivtherapie ist Flumazenil deshalb im Wesentlichen als Diagnostikum geeignet. Um einen anhaltenden Effekt zu erreichen, kann Flumazenil jedoch gezielt auch in niedriger Dosierung kontinuierlich infundiert werden. Beim Einsatz von Flumazenil, insbesondere bei hoher Dosierung, können exzessive sympathoadrenerge Reaktionen auftreten. Dies muss insbesondere beim kardiochirurgischen Patienten beachtet werden.

1.4.5.2 Gammahydroxybuttersäure

Gammahydroxybuttersäure (GHB) ist ein Strukturanalogon zum physiologischen Neurotransmitter Gammaaminobuttersäure (GABA), das inzwischen auch im Säugetierhirn nachgewiesen wurde, die Blut-Hirn-Schranke ungehindert überschreitet und an denselben Rezeptoren wie GABA wirkt. Das wesentliche Abbauprodukt von GHB ist GABA. Die dominierende Wirkung von GHB ist eine dosisabhängige Sedierung bis hin zu hypnotischen Effekten. Relevante Wirkungen auf die Atmung sind nicht bekannt, jedoch verstärkt GHB die atemdepressorische Wirkung der Opioide. Bis auf eine gelegentliche geringe Blutdrucksteigerung treten keine kardiovaskulären Begleitwirkungen auf. Der Hirndruck sowie der zerebrale Stoffwechsel sinken. GHB hat keine analgetischen Effekte.

Ursprünglich wurde GHB im Rahmen der Anästhesie als Hypnotikum eingesetzt. Die dabei auftretenden Nebenwirkungen wie Myoklonien, Erbrechen und gelegentliche Bradykardien unter hoher Dosis sowie die manchmal unvorhersehbare lange und schlecht steuerbare Wirkung haben jedoch den breiten Einsatz in der Anästhesie verhindert. Heute spielt GHB in dieser Indikation keine Rolle mehr. Der wesentliche Nachteil von GHB in der Anästhesie, die schlechte Steuerbarkeit, hat in der Sedierung des Intensivpatienten keine so große Bedeutung. Darüber hinaus zeichnet sich GHB durch die Tatsache aus, dass bisher keine Entzugserscheinungen in der Entwöhnungsphase berichtet wurden. In den letzten Jahren wurde GHB deshalb zunehmend auf der Intensivstation, auch bei kardiochirurgischen Patienten, eingesetzt. Im Vergleich zur postoperativen Sedierung mit Midazolam ermöglichte GHB eine schnellere Entwöhnung und eine erhebliche Reduktion des Opioidbedarfs, während sich die hämodynamischen Wirkungen nicht unterschieden. Bei der postoperativen Nachbeatmung liegen die erforderlichen Dosierungen von GHB nach einer initialen Kurzinfusion von 30–50 mg/kg zwischen 10 und 20 mg/kg/h. Unter längerfristiger Sedierung muss die Dosierung häufig erheblich gesteigert werden (bis zu 100 mg/kg/h). Bei Gabe von GHB über mehr als 3 Tage in Dosierungen von mehr als 30–40 mg/kg/h kommt es fast regelmäßig zur Hypernatriämie, verursacht durch die stark natriumhaltige Trägerlösung. Besonders ausgeprägt ist die Hypernatriämie bei Patienten mit Einschränkungen der Nierenfunktion. GHB eignet sich deshalb kaum als Monosedativum über einen längeren Zeitraum. Primäre Einsatzgebiete sind postoperative Nachbeatmung bis zu 2 Tagen und Entwöhnungphase. GHB wirkt auch bei einer Benzodiazepintoleranz und kann in diesen Fällen überbrückend eingesetzt werden, bis nach einigen Tagen die Empfindlichkeit auf Benzodiazepine wieder hergestellt ist.

1.4.5.3 Barbiturate

Barbiturate sind auch heute noch aufgrund ihrer starken und sicheren hypnotischen Wirkung weltweit die am häufigsten verwendeten Substanzen zur Narkoseeinleitung. Im Rahmen der Sedierung des Intensivpatienten spielen sie jedoch nur eine untergeordnete Rolle. Dies hat mehrere Ursachen: langsame Elimination und Erholung nach längerfristiger Zufuhr, Toleranzentwicklung, Enzyminduktion, antianalgetische Effekte und vor allem die erhöhte Infektionsgefahr. Bei kardial kranken Patienten gewinnen darüber hinaus auch die kardiodepressiven Wirkungen der Barbiturate Bedeutung. Die in der Vergangenheit aufgrund experimenteller Untersuchungen postulierte zerebroprotektive Wirkung konnte in klinischen Studien nie bestätigt werden. Wenn überhaupt, kann eine zerebroprotektive Wirkung nur bei prophylaktischer Gabe erwartet werden. Ihren Platz im Rahmen der Sedierung des Intensivpatienten verdanken Barbiturate der Tatsache, dass sie als Alternativsubstanzen eingesetzt werden können, wenn es unter anderen Sedativa zur Toleranzentwicklung gekommen ist. Barbiturate sollten aufgrund der zahlreichen Inkompatibilitäten mit anderen Medikamenten und Infusionslösungen unbedingt über einen separaten Zugang infundiert werden. Als Trägerlösungen geeignet sind 5%ige Glukose- und physiologische Kochsalzlösungen. Heute steht im Wesentlichen nur noch Thiopental zur Verfügung.

1.4.5.4 Propofol

Das intravenöse Anästhetikum hat in den letzten Jahren nicht nur in der Anästhesie, sondern auch auf der Intensivstation zunehmende Verbreitung gefunden. Ursache ist vor allem die gute Steuerbarkeit und die schnelle Erholung.

Propofol hemmt, wahrscheinlich durch Hemmung der GABA-Wiederaufnahme und Verstärkung der GABA-Wirkung, sowohl spinale als auch supraspinale Neurone. Propofol ist in Wasser nicht löslich und wird deshalb in Sojaöl gelöst. Aufgrund der Schmerzhaftigkeit bei In-

Tabelle 1.4.11. Pharmakologische Daten von Propofol

	Propofol
∎ Clearance (ml/min/kg)	1,8 ± 0,3
∎ Eliminationshalbwertszeit (h)	ca. 1
∎ Elimination/Metabolisierung	Hauptsächlich Leber
∎ Elimination verlängert bei	0
∎ Wirksame Metaboliten	0
∎ Bolusdosis (mg)	50–80
∎ Infusionsrate (mg/kg/h)	1–6

jektion in eine periphere Vene ist nur eine zentralvenöse Gabe möglich.

Das klinische Wirkungsprofil zeigt Tabelle 1.4.11. Im Vordergrund steht der ausgeprägte hypnotische Effekt. Während eine klinisch bedeutsame Kumulation auch nach mehrtägiger Infusion nicht auftritt, beobachtet man nach mehr als 5-tägiger Zufuhr eine zunehmende Toleranzentwicklung.

Die niedrige Konzentration und die schnelle Elimination von Propofol machen im Rahmen der Sedierung des Intensivpatienten hohe Tagesdosierungen (bis zu 1000 ml) erforderlich. Durch die dabei notwendige Fettzufuhr kommt es insbesondere bei höherer Dosierung (>3 mg/kg/h) und längerer Zufuhr (>1 Woche) häufiger zur Fettüberlastung im Plasma. Die klinischen Symptome der Fettüberlastung sind vielfältig: Hyperlipämie, Fieber, Hepatosplenomegalie, Ikterus, zerebrale Veränderungen, Tachykardie und erhöhte Blutungsneigung. Tagesdosierungen von 4 g/kg Sojaölextrakt sollten deshalb nicht überschritten werden. Eine zusätzliche Fettzufuhr im Rahmen der parenteralen Ernährung ist nicht sinnvoll. Empfehlenswert sind tägliche Kontrollen des Plasmas auf Zeichen einer Hyperlipämie.

In der letzten Zeit zunehmend diskutiert wird das Propofolinfusionssyndrom (PRIS). Klinische Zeichen des PRIS sind schwere metabolische Azidose, Rhabdomyelose, Nierenversagen und schweres kardiales Pumpversagen. Die Mortalität des PRIS ist hoch. Das PRIS ist in der Regel assoziiert mit einer Applikationsdauer über 48 h und gleichzeitiger Dosierung von über 4 mg/kg/h. Die meisten Patienten hatten eine akute neurologische Schädigung (z.B. Schädel-Hirn-Trauma) oder eine schwere Infektion (z.B. Sepsis) und standen unter Katecholamin- und/oder Glukokortikoidgabe. In einzelnen Fällen wurde das PRIS aber auch schon wenige Stunden nach Beginn der Applikation unter niedrigeren Dosierungen beobachtet, dann typischerweise verbunden mit dem frühzeitigen Beginn einer metabolischen Azidose. Die pathophysiologischen Ursachen für das PRIS sind derzeit noch unzureichend geklärt. Man vermutet, dass Propofol die Utilisation freier Fettsäuren und die mitochondriale Aktivität beeinträchtigt und letztlich über eine unzureichende Energiebereitstellung kardiale und periphere Muskelnekrosen verursacht. Zuerst bei Kindern beobachtet, mehren sich in der letzten Zeit auch Berichte über das PRIS bei Erwachsenen. Verlässliche Zahlen zur Inzidenz lassen sich derzeit nicht eruieren. Trotzdem handelt es sich angesichts des millionenfachen Einsatzes von Propofol in der Intensivmedizin weltweit um ein sehr seltenes Ereignis.

Welche Konsequenzen lassen sich aus der Gefahr des PRIS für den Einsatz von Propofol auf der Intensivstation ableiten? Die Dosierung von Propofol sollte strikt auf maximal 4 mg/kg/h begrenzt werden. Zumindest in den ersten Tagen des Einsatzes sollten engmaschig (max. 4- bis 6-h-Intervalle) Kontrollen des Säure-Basen-Haushaltes erfolgen.

In der Kardiochirurgie hat Propofol mittlerweile zur postoperativen Nachbeatmung weite Verbreitung gefunden. Unter den dabei notwendigen Dosierungen (in der Regel ≥3 mg/kg/h) sind auch die bei höheren Dosierungen beobachteten negativen hämodynamischen Wirkungen ohne wesentliche Bedeutung. Demgegenüber hat sich Propofol als Monosedativum in der Langzeitsedierung nicht bewährt. Toleranzentwicklung, Fettbelastung und insbesondere die bei septischen Patienten beobachtete Verminderung der Nierendurchblutung sprechen gegen den längerfristigen Einsatz bei schwerkranken Intensivpatienten. Darüber hinaus betragen die Kosten einer Propofolsedierung ein Mehrfaches derjenigen mit Benzodiazepinen. Im Rahmen der Entwöhnungsphase kann Propofol jedoch sinnvoll eingesetzt werden und erlaubt eine schnelle bedarfsadaptierte Steuerung der Sedierung.

1.4.6 Adjuvanzien

Über die im vorhergehenden Abschnitt besprochenen klassischen Sedativa hinaus haben sich weitere Substanzen zur Sedierung des Intensivpatienten etabliert, die jedoch vornehmlich bei

Tabelle 1.4.12. Indikationen spezieller Adjuvanzien in der Intensivtherapie

	Alpha-2-Agonisten	Neuroleptika	Antidepressiva
▮ Supplementierung Analgesie Sedierung	++	(+)	0
▮ Sympath. Hyperaktivität	+++	0	0
▮ Alkoholentzugsdelir	++	+	0
▮ Medikamentenentzug	++	+	0
▮ Halluzinationen	0	+++	0
▮ Depressive Zustände	0	0	+++

speziellen Indikationen eingesetzt werden. Einige dieser Substanzen verstärken die Wirkung von Opioiden, Benzodiazepinen, Barbituraten, Propofol und volatilen Anästhetika und gewinnen deshalb zunehmend auch in der Routineanwendung Bedeutung.

1.4.6.1 Alpha-2-Adrenozeptor-Agonisten

Wesentlicher Wirkungsmechanismus der Alpha-2-Adrenozeptor-Agonisten ist die Hemmung der Katecholaminfreisetzung, insbesondere von Noradrenalin. Im ZNS ist der Locus coeruleus ein wesentlicher Wirkungsort. Darüber hinaus hemmen sie auf spinaler Ebene das noradrenerge System. Der eigentlich zu erwartende alpha-mimetische Effekt ist nur bei Bolusinjektion und dann nur kurzfristig zu beobachten. Funktionell resultiert aus der alpha-2-agonistischen Wirkung eine zentrale Sympathikolyse. Alpha-2-Adrenozeptor-Agonisten verstärken die Wirkung der Opioide und praktisch aller Sedativa synergistisch. Obwohl sich Alpha-2-Rezeptoren in zahlreichen Organen finden, sind im Rahmen der Intensivmedizin nur noch wenige weitere Wirkungen von Bedeutung. Nach kardiochirurgischen Eingriffen konnten nierenprotektive Effekte gesichert werden. Bei einigen Patienten wurde eine Obstipation beobachtet. Experimentell konnte in mehreren Untersuchungen sowohl unter prophylaktischer als auch therapeutischer Gabe ein eindeutiger hirnprotektiver Effekt gegenüber einer experimentell induzierten Hypoxie demonstriert werden.

Der derzeit einzige in der Klinik einsetzbare Alpha-2-Adrenozeptor-Agonist in Deutschland ist Clonidin. Die ausgeprägten sympathikolytischen Wirkungen von Clonidin waren anfänglich Grund für den Einsatz von Clonidin in der Intensivmedizin. Gravierende sympathikoadrenerge Reaktionen können bei Intensivpatienten zu Mikrozirkulationsstörungen, Verschlechterungen der Nierenfunktion und Myokardischämien führen. Clonidin hat sich inzwischen in zahlreichen Kliniken zur Prophylaxe und Therapie des sympathischen Hyperaktivitätssyndroms (SHS), z.B. bei Patienten mit chronischem Alkoholkonsum oder in der Entwöhnungsphase, bewährt. Prophylaktische Dosierungen liegen zwischen 0,9 und 1,5 mg/Tag. Bei therapeutischem Einsatz ist aufgrund der extrem variablen Empfindlichkeit eine initiale Dosistitration erforderlich. In den meisten Fällen liegen die notwendigen Dosierungen zwischen 0,75 und 4,5 mg, gelegentlich sind jedoch mehr als 15 mg Clonidin erforderlich. Als Dosierungsparameter genügen Blutdruck und Herzfrequenz. Eine Absenkung einer dieser Parameter um mindestens 10% kann als Zeichen einer wirksamen Dosis gewertet werden. Durch weitere vorsichtige Zufuhr kann das gewünschte Niveau titriert werden. Ein frühzeitiger und ausgeprägter Blutdruckabfall kann als sicheres Indiz für eine maskierte Hypovolämie gewertet werden, die primär mit Volumen therapiert werden sollte, gegebenenfalls kann bis zur ausreichenden Volumenzufuhr Noradrenalin appliziert werden. Die initiale Titrationsdosis ist auch Basis (Titrationsdosis = anfängliche Tagesdosis) für die weitere kontinuierliche Zufuhr. Dosisadaptationen sind jedoch entsprechend den kardiovaskulären Veränderungen regelmäßig erforderlich. Ein solches Regime ermöglicht die bedarfsadaptierte Steuerung der vegetativen Reaktionen.

Die guten Erfahrungen beim SHS sowie die zahlreichen synergistischen Wirkungen mit Sedativa und Opioiden haben dazu geführt, dass Clonidin auch im Rahmen der Routinesedierung zunehmend eingesetzt wird. Die dabei erforderlichen Dosierungen liegen deutlich unter denen beim SHS (ca. 1,5–2 mg/Tag). Wesentlicher Effekt ist der geringere Bedarf an Basissedativa und Opioiden und die verzögerte sowie geringer ausgeprägte Toleranzentwicklung.

Kontraindikationen für den Einsatz von Alpha-2-Adrenozeptor-Agonisten sind manifeste Hypovolämie sowie schwere Rhythmusstörungen. Im Rahmen der Routinesedierung begünstigen Dosierungen von bis zu 2 mg/Tag eine Obstipation nicht, da gleichzeitig die Opioiddo-

sierung deutlich reduziert werden kann. Bei den im Rahmen des SHS notwendigen zum Teil sehr hohen Dosierungen kommt es bei etwa 10% der Patienten zur Obstipation, die gelegentlich trotz abführender Maßnahmen eine Dosisreduktion oder eine passagere Unterbrechung der Zufuhr notwendig macht.

1.4.6.2 Neuroleptika

Neuroleptika werden auf manchen Intensivstationen bei längerfristig beatmeten Intensivpatienten routinemäßig eingesetzt. Haloperidol steht heute als Einzelsubstanz ganz im Vordergrund. Sie verstärken die Wirkung der Opioide, sind antiemetisch, antipsychotisch, verbessern über alphablockierende Effekte die Mikrozirkulation sowie die Nierendurchblutung und senken den Gallengangsdruck. Unter höheren Dosierungen können Rhythmusstörungen und vor allem extrapyramidale Nebenwirkungen auftreten. Dosierungen von 0,5 mg/kg/Tag Haloperidol sollten deshalb nicht überschritten werden. Es besteht eine erhebliche Dissoziation zwischen der Plasmaspiegelkonzentration und der klinischen Wirkung. Dies führt gelegentlich zu nicht kalkulierbar lang anhaltenden Wirkungen. Einen festen Platz haben Butyrophenone bei agitierten Patienten, insbesondere bei solchen mit psychotischen Veränderungen. Dagegen lassen sich die vegetativen Reaktionen im Rahmen der Agitation durch Neuroleptika häufig nur unzureichend kontrollieren.

1.4.6.3 Antidepressiva

Bei Patienten nach längerfristiger Beatmung beobachtet man häufig depressive Veränderungen und Schlafstörungen. Antidepressiva werden deshalb in den letzten Jahren auf der Intensivstation zunehmend häufig eingesetzt. Im Gegensatz zum üblichen Dosierungsregime empfiehlt sich in der Intensivmedizin, die Dosis schon zu Beginn relativ hoch anzusetzen, um einen schnellen Wirkungseintritt zu erzielen. Die bisherigen Erfahrungen haben gezeigt, dass selbst bei parenteraler Gabe kardiovaskuläre Nebenwirkungen, insbesondere Arrhythmien, keine Probleme bereiten. In der klinischen Routine sollte man sich in Abhängigkeit von der gewünschten Wirkung (Sedierung, Stimmungsaufhellung) auf 2 bis maximal 3 Substanzen beschränken

1.4.6.4 Muskelrelaxanzien

Muskelrelaxanzien besitzen weder analgetische noch sedierende Eigenschaften. Sie können jedoch den Bedarf an Sedativa und Analgetika senken, da sie den durch Muskelspasmen verursachten Schmerz unterbinden. Relaxanzien sollten nur dann eingesetzt werden, wenn suffiziente Sedierung und Analgesie gesichert sind. Die Indikationen sind heute auf wenige Situationen beschränkt: erhöhter Hirndruck, schlechte Oxygenierung, Barotraumagefahr und Tetanus. Unter längerfristiger Zufuhr werden, auch bei Verwendung mittellang wirkender Relaxanzien, zum Teil extreme Verlängerungen der Wirkungsdauer beobachtet. Es empfiehlt sich deshalb, die Relaxation zumindest einmal täglich abklingen zu lassen oder ein neuromuskuläres Monitoring durchzuführen.

1.4.7 Stellung im therapeutischen Gesamtkonzept

Bei kardiochirurgischen Patienten ohne wesentliche Schmerzen steht die Anxiolyse ganz im Vordergrund. Mittel der Wahl sind niedrigdosierte Benzodiazepine, z.B. Midazolam in einer Tagesdosierung bis zu 15 mg. Ergänzend kann in ausgewählten Fällen Propofol in einer Dosierung von 0,5–2 mg/kg/h eingesetzt werden. Als ergänzendes Mittel hat sich auch niedrigdosiertes orales oder parenterales Clonidin (0,6–1,5 mg/Tag) bewährt, insbesondere bei sympathikoadrenergen Reaktionen und Agitation. Schmerzen lassen sich auf der Intensivstation durch Sufentanil auf das gewünschte Niveau titrieren. Neben der kontinuierlichen Infusion hat sich auch auf der Intensivstation die patientenkontrollierte Analgesie (PCA) bewährt. Aufgrund des höheren sedierenden Potenzials im Vergleich zu anderen Opioiden kann bei Verwendung von Sufentanil häufig auf eine zusätzliche Gabe von Sedativa verzichtet werden. Der positive Effekt einer Analgesie über eine thorakale Epiduralanalgesie konnte auch für kardiochirurgische Patienten belegt werden.

1.4.8 Postoperative Nachbeatmung

Die postoperative Nachbeatmung bis zu 24 h bereitet grundsätzlich keine wesentlichen Probleme. Standard ist die Kombination kurz wirkender Opioide und Benzodiazepine. Gammahydroxybuttersäure und Propofol können alternativ zu Benzodiazepinen eingesetzt werden, wobei die deutlich höheren Kosten unter Propofol bedacht werden sollten.

Grundsätzlich gelten für beatmete kardiochirurgische Patienten die gleichen Therapiekonzepte wie für Patienten der übrigen Fachdisziplinen. Es sollte eine bedarfsgerechte Analgesie und Sedierung angestrebt werden, die die spezifischen klinischen Umstände des Patienten berücksichtigt. Bei kardiochirurgischen Patienten sollten möglichst Substanzen mit geringer kardiodepressiver Wirkung verwendet werden. Eine tägliche Unterbrechung von Analgesie und Sedierung ist auch beim kardiochirurgischen Patienten sinnvoll, um Kumulation zu vermeiden, die neurologische Situation zu beurteilen und die Notwendigkeit weiterer Medikationen abzuklären. Therapiestandards zur Analgesie und Sedierung und zur Entwöhnung sollten abgestimmt für die verschiedenen Behandlungsphasen schriftlich festgelegt werden.

Die wesentlichen Probleme bei der Sedierung und Analgesie treten in der Langzeitbehandlung (> 5 Tage) beatmeter Patienten auf. Sepsis, ARDS, Nieren- und Leberversagen, spezielle Beatmungs- und Lagerungsverfahren, Entwöhnungsprobleme und sympathoadrenerge Reaktionen erschweren die Steuerung von Sedierungstiefe und Analgesie entscheidend. Grundsätzlich macht der Einsatz kurz wirkender Substanzen bei Patienten mit von vornherein feststehender Langzeitbeatmung wenig Sinn. Ausnahme ist das Sufentanil aufgrund seiner höheren Affinität zum Opioidrezeptor, der geringeren Toleranzentwicklung und der nur gering ausgeprägten Entzugssymptomatik auch langfristiger Zufuhr. Entweder bei ersten Anzeichen von Toleranzentwicklung (Steigerung der anfänglichen Benzodiazepintagesdosis um 100%) oder noch frühzeitiger kann Clonidin als Adjuvans ergänzt werden, ebenso in der Entwöhnungsphase. Katecholaminzufuhr ist dabei keine Kontraindikation. Ketamin kann bei unzureichender Analgesie und Sedierung trotz hoher Opioid- und Benzodiazepindosierungen sowie bei instabiler kardiovaskulärer Situation ergänzend eingesetzt werden (Abb. 1.4.2).

In der Entwöhnungsphase nach Langzeitbeatmung sollten die im Rahmen der Analgesie und Sedierung eingesetzten Substanzen nicht abrupt abgesetzt werden, sondern langsam ausgeschlichen und auch nach Extubation in geringer Dosis zugeführt werden. Dies gilt in besonderem

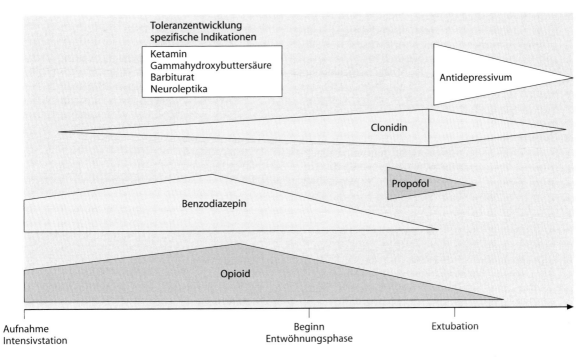

Abb. 1.4.2. Schematische Darstellung zum Einsatz verschiedener Substanzgruppen im Rahmen der Langzeitsedierung

Maße für Opioide und Clonidin. Häufig reichen Dosierungen von 10–20 µg/h Sufentanil oder 1–2 mg/h Morphin aus, um die opioidbedingten Entzugserscheinungen (Hyperventilation!) zu kupieren. Sympathoadrenerge Reaktionen lassen sich durch Titration mit Clonidin sicher beherrschen. Gut geeignet zur passageren Sedierung, z. B. in der Nacht, ist Propofol. Patienten mit Schlafstörungen oder depressiver Verstimmung profitieren von Antidepressiva.

Mit dem überlegten Einsatz dieser Substanzen lässt sich auch bei kritisch kranken Patienten in den meisten Fällen eine ausreichende Analgesie und Sedierung erzielen. Stößt dieses Regime an seine Grenzen, sollten solche Verfahren in Erwägung gezogen werden, die über andere Mechanismen und Applikationswege ihre Wirkungen erzielen.

▍ Literatur zu Kapitel 1.4

1. Albrecht S, Frenkel C, Ihmsen H, Schüttler J (1999) A rational approach to the control of sedation in intensive care unit patients based on closed-loop control. Europ J Anaesthesiology 16(10):678–687
2. Anis AH, Wang XH, Leon H, Hall R, Propofol Study Group (2002) Economic evaluation of propofol for sedation of patients admitted to intensive care units. Anesthesiology 96(1):196–201
3. Au J, Walker WS, Scott DH (1990) Withdrawal syndrome after propofol infusion. Anaesthesia 45(9):741–742
4. Bair N, Bobek MB, Hoffman-Hogg L, Mion LC, Slomka J, Arroliga AC (2000) Introduction of sedative, analgesic, and neuromuscular blocking agent guidelines in a medical intensive care unit: physician and nurse adherence. Crit Care Med 28(3):707–713
5. Ballantyne JC, Carr DB, deFerranti S, Suarez T, Lau J, Chalmers TC, Angelillo IF, Mosteller F (1998) The comparative effects of postoperative analgesic therapies on pulmonary outcome: cumulative meta-analyses of randomized, controlled trials. Anesth Analg 86(3):598–612
6. Barrientos-Vega R, Mar Sanchez-Soria M, Morales-Garcia C, Robas-Gomez A, Cuena-Boy R, Ayensa-Rincon A (1997) Prolonged sedation of critically ill patients with midazolam or propofol: impact on weaning and costs. Crit Care Med 25(1):33–40
7. Burns SM, Earven S, Fisher C, Lewis R, Merrell P, Schubart JR, Truwit JD, Bleck TP, University of Virginia Long Term Mechanical Ventilation Team (2003) Implementation of an institutional program to improve clinical and financial outcomes of mechanically ventilated patients: one-year outcomes and lessons learned. Crit Care Med 31(12):2752–2763
8. Brattebo G, Hofoss D, Flatten H, Muri AK, Gjerde S, Plsek PE (2002) Effect of a scoring system and protocol for sedation on duration of patients' need for ventilator support in a surgical intensive care unit. BMJ 324(7350):1386–1389

9. Brown C, Albrecht R, Pettit H, McFadden T, Schermer C (2000) Opioid and benzodiazepine withdrawal syndrome in adult burn patients. Am Surg 66(4):367–370; discussion 370–371

10. Cammarano WB, Pittet JF, Weitz S, Schlobohm RM, Marks JD (1998) Acute withdrawal syndrome related to the administration of analgesic and sedative medications in adult intensive care unit patients. Crit Care Med 26(4):676–684

11. Dahaba AA, Grabner T, Rehak PH, List WF, Metzler H (2004) Remifentanil versus morphine analgesia and sedation for mechanically ventilated critically ill patients: a randomized double blind study. Anesthesiology 101(3):640–646

12. De Jonghe B, Cook D, Appere-De-Vecchi C, Guyatt G, Meade M, Outin H (2000) Using and understanding sedation scoring systems: a systematic review. Intensive Care Med 26(3):275–285 (review)

13. Ely EW, Inouye SK, Bernard GR, Gordon S, Francis J, May L, Truman B, Speroff T, Gautam S, Margolin R, Hart RP, Dittus R (2001) Delirium in mechanically ventilated patients: validity and reliability of the confusion assessment method for the intensive care unit (CAM-ICU). JAMA 286(21):2703–2710

14. Engoren M, Luther G, Fenn-Buderer N (2001) A comparison of fentanyl, sufentanil, and remifentanil for fast-track cardiac anesthesia. Anesth Analg 93(4):859–864

15. Granberg Axell AI, Malmros CW, Bergbom IL, Lundberg DB (2002) Intensive care unit syndrome/delirium is associated with anemia, drug therapy and duration of ventilation treatment. Acta Anaesthesiol Scand 46(6):726–731

16. Hall RI, MacLaren C, Smith MS, McIntyre AJ, Allen CT, Murphy JT, Sullivan J, Wood J, Ali I, Kinley E (1997) Light versus heavy sedation after cardiac surgery: myocardial ischemia and the stress response. Maritime Heart Centre and Dalhousie University. Anesth Analg 85(5):971–978. Erratum in: Anesth Analg 1999 Dec; 89(6):1370

17. Hogarth DK, Hall J (2004) Management of sedation in mechanically ventilated patients. Curr Opin Crit Care 10(1):40–46 (review)

18. Izurieta R, Rabatin JT (2002) Sedation during mechanically ventilation: a systematic review. Crit Care Med 30(12):2644–2648

19. Johnson KB, Egan TD, Kern SE, McJames SW, Cluff ML, Pace NL (2004) Influence of hemorrhagic shock followed by crystalloid resuscitation on propofol: a pharmacokinetic and pharmacodynamic analysis. Anesthesiology 101(3):647–659

20. Kollef MH, Levy NT, Ahrens TS, Schaiff R, Prentice D, Sherman G (1998) The use of continuous i.v. sedation is associated with prolongation of mechanical ventilation. Chest 114(2):541–548

21. Leino K, Nunes S, Valta P, Pikanen O, Vanakoski J, Takala J (2000) The effect of sedation on weaning following coronary artery bypass grafting: propofol versus oxycodone-thiopental. Acta Anaesthesiol Scand 44(4):369–377

22. MacLaren R, Plamondon JM, Ramsay KB, Rocker GM, Patrick WD, Hall RI (2000) A prospective evaluation of empiric versus protocol-based sedation and analgesia. Pharmacotherapy 20(6):662–672

23. Ostermann ME, Keenan SP, Seiferling RA, Sibbald WJ (2000) Sedation in the intensive care unit: a systematic review. JAMA 283(11):1451–1459

24. Rundshagen I, Schnabel K, Wegner C, am Esch S (2002) Incidence of recall, nightmares, and hallucinations during analgosedation in intensive care. Intensive Care Med 28(1):38–43

25. Searle NR, Cote S, Taillefer J, Carrier M, Gagnon L, Roy M, Lussier D (1997) Propofol or midazolam for sedation and early extubation following cardiac surgery. Can J Anaesth 44(6):629–635

26. Sherry KM, McNamara JS, Drummond M (1996) An economic evaluation of propofol/fentanyl compared with midazolam/fentanyl on recovery in the ICU following cardiac surgery. Anaesthesia 51(4):312–317

27. Vasile B, Rasulo F, Candiani A, Latronico N (2003) The pathophysiology of propofol infusion syndrome: a simple name for a complex syndrome. Intensive Care Med 29(9):1417–1425

28. Waldner B, Elia N, Henzi I, Romand JR, Tramer MR (2001) A lack of evidence of superiority of propofol versus midazolam for sedation in mechanically ventilated critically ill patients: a qualitative and quantitative systematic review. Anesth Analg 92(4):975–983

1.5 | Beatmungstherapie in der Intensivmedizin – besondere Aspekte beim kardial geschädigten Patienten

M. Hensel, H. Kern, K. Bäsell, W. J. Kox

1.5.1 Grundlagen

Im Gegensatz zu einer sich langsam aus den vielfältigsten Ursachen heraus entwickelnden chronisch-respiratorischen Insuffizienz handelt es sich in der Herzintensivmedizin überwiegend um Patienten, bei denen ein plötzlich auftretendes Ereignis eine assistierte oder kontrollierte mechanische Ventilation erfordert. Die Indikation zur Beatmungstherapie wird beim kardiochirurgischen Patienten im Zusammenhang mit akut oder geplant durchgeführten operativen Eingriffen mit konsekutiver Nachbeatmung gestellt. Der Sauerstoffverbrauch der Atemmuskulatur ist ein wesentlicher Faktor, der bei gestörter Sauerstoffversorgung des Organismus, wie im kardiogenen Schock, eine kontrollierte Beatmung vorteilhaft und eine Spontanatmung als nachteilig erscheinen lässt. Mit Zunahme der Atemarbeit, die normalerweise 1–5%, bei schweren kardiopulmonalen Erkrankungen aber 25% des Gesamtkörpersauerstoffverbrauchs betragen kann [7], werden auch an Myokard und Koronarperfusion erhöhte Anforderungen gestellt. Eine maschinelle Beatmung macht den sonst für die Atemarbeit aufgebrauchten Sauerstoff für andere Organe, insbesondere das Myokard, verfügbar. Diese therapeutische Option ist bisher medikamentös nicht realisierbar. Gerade beim kardialen Risikopatienten bietet es sich an, durch unterstützende Beatmungsformen oder durch kontrollierte Beatmung die ineffektive Atemarbeit zu minimieren. Daneben entwickelt sich auch beim Patientengut einer Herzintensivstation das akute Lungenversagen als eigenständiges Krankheitsbild mit unterschiedlicher Genese (infektiös, postoperativ, traumatisch) oder als Ausdruck eines sekundären Organversagens im Verlauf eines „systemic inflammatory response syndrom" (SIRS) oder infolge von Sepsis. Die hohe Mortalität kardiochirurgischer Patienten (bis zu 25%), die länger als 48 h postoperativ beatmet wurden, beweist die Bedeutung einer differenzierten Beatmungstherapie bei diesem Patientengut [11].

1.5.2 Problemstellung

Das Ziel der Behandlung von Patienten mit verschiedenen Formen des akuten Lungenversagens ist es, die Lungenfunktion zu normalisieren. Dies kann erreicht werden durch:
▊ Normalisierung der alveolären Ventilation,
▊ Erhaltung der pulmonalen Perfusion,
▊ Verbesserung des Ventilation-Perfusion-Verhältnisses in allen Lungenabschnitten,
▊ Reduzierung der Atemarbeit und
▊ ein erfolgreiches Abtrainieren der maschinellen Beatmung.

Es erscheint deshalb wichtig, die Lungenfunktion in Bezug auf diese 5 Punkte einzuschätzen und den Beatmungsmodus entsprechend anzupassen. Im Gegensatz zur Wahl der optimalen Beatmungsstrategie besteht in der Literatur inzwischen weitgehende Übereinstimmung über die Mechanismen, die eine beatmungsbedingte Lungenschädigung hervorrufen und daher unbedingt vermieden werden sollten.

▊ **Hohe Atemwegsspitzendrücke.** Im Tiermodell an gesunden, anästhesierten und relaxierten Schafen trat bei druckkontrollierter Beatmung mit Spitzendrücken von 50 cm H_2O bereits innerhalb von 2–35 h ein schweres Lungenversagen mit direktem Barotrauma des Lungengewebes und einer Schädigung des Surfactantsystems ein [13].

▊ **Dynamische Hyperinflation** („intrinsic positive endexspitatory pressure", iPEEP). Der iPEEP erhöht den intrathorakalen Druck und verschlechtert die pulmonale Perfusion und die Hämodynamik [30].

▊ **Hoher Atemwegsmitteldruck bzw. hohe PEEP-Werte.** Neben der kardiovaskulären Depression mit reduzierter rechtsventrikulärer Ejektionsfraktion und der Erhöhung des pulmonalvaskulären Widerstandes mit Verstärkung des interstitiellen Ödems und der Erhöhung der Shuntfraktion wird eine periodische regionale Hyperinflation hervorgerufen, mit dramatischer Verschlechterung des Ventilation-Perfusion-Verhältnisses.

❚ **Hohe inspiratorische Sauerstoffkonzentration (FiO$_2$).** Im Tiermodell an gesunden Schafen führt eine Beatmung mit 100% O$_2$ bereits nach 24 h zu einer Erhöhung der transpulmonalen Proteinpermeabilität sowie zur Ödembildung und zu inflammatorischen Veränderungen des Lungengewebes, hervorgerufen durch die Freisetzung inflammatorischer Mediatoren aus geschädigtem Parenchym [4]. Abhängig von der Expositionsdauer kommt es beim Menschen oberhalb einer FiO$_2$ von 50–60% zu einem exponentiellen Anstieg dieses deletären Effektes.

❚ **Ungünstige Atemmuster.** Die Kombination von hohem inspiratorischen Gasfluss, hohen Atemfrequenzen und kurzen Inspirationszeiten kann mikrovaskuläre Schädigung durch frequenzabhängige Derekrutierung von Lungenabschnitten und gleichzeitiger regionaler Überblähung hervorrufen [24].

Darüber hinaus sind beim herzinsuffizienten Patienten die pathophysiologischen Auswirkungen der Überdruckbeatmung von besonderem Interesse. Systematisch kann hierbei unterschieden werden zwischen

❚ den durch Änderungen des intrathorakalen Drucks und
❚ den durch Änderungen des Lungenvolumens hervorgerufenen Effekten.

Bei Normovolämie hat eine Erhöhung des mittleren intratrachealen Drucks meist eine Abnahme des Schlag- und Herzminutenvolumens zur Folge, bedingt durch eine Volumenverschiebung von Blut aus intrathorakalen in extrathorakale Gefäße [8]. Positive intrathorakale Drücke haben für den linken Ventrikel einen Nachlast senkenden Effekt. Negative Drücke haben einen Nachlast erhöhenden Effekt [28], der ohne Einfluss auf die myokardiale Kontraktilität bleibt. Allerdings führt eine Erhöhung des intrathorakalen Drucks in der Regel zu einer Abnahme der Koronarperfusion [8]. Bei normaler Koronarreserve ist dies klinisch nicht relevant, da es parallel durch Senkung der externen Herzarbeit zu einer Senkung des myokardialen Sauerstoffverbrauchs kommt. Die Auswirkungen einer Beatmung auf den regionalen Sauerstoffverbrauch und die regionale Myokardfunktion bei Patienten mit ausgeprägten Koronarstenosen wurden bisher nicht ausreichend untersucht, allerdings ist bei Abfall des koronaren Perfusionsdrucks und/oder reflektorischer Tachykardie eine Myo-

kardischämie möglich [25]. Eine Zunahme des Lungenvolumens weit über die normale funktionelle Residualkapazität hinaus erhöht den pulmonalvaskulären Widerstand und kann bei Patienten mit eingeschränkter rechtsventrikulärer Funktion zu einer klinisch relevanten Nachlasterhöhung führen.

1.5.3 Diagnostik

Im Rahmen der Indikationsstellung zur Beatmungstherapie muss unterschieden werden zwischen:

❚ einem vorwiegend extrapulmonal bedingten Versagen der Spontanatmung, gekennzeichnet durch gobale Hypoventilation mit Anstieg des pCO$_2$ im Blut und respiratorischer Azidose, im Extremfall (z. B. Kreislaufstillstand) bis zur völligen Apnoe,
❚ dem akuten Lungenversagen, gekennzeichnet durch klinische, radiologische und laborchemische Kriterien: Dyspnoe, Tachypnoe und panlobäre alveolare Infiltrate einer oder beider Lungenflügel in Verbindung mit schwerer Hypoxämie. Diese ist gekennzeichnet durch eine arterielle Sauerstoffspannung (PaO$_2$) von weniger als 75 mmHg bei einer inspiratorischen Sauerstoffkonzentration (FiO$_2$) von mehr als 0,5 [1]. Ursache ist eine meist parenchymatöse Lungenschädigung verschiedenster Genese mit abnormer Tendenz zum Kollaps pulmonaler Gasräume mit einem Abfall der funktionellen Residualkapazität (FRC) und der Dehnbarkeit (Compliance) der Lunge.

Diese klinischen Zeichen erfordern eine sofortige Intervention. Das resultierende Beatmungsverfahren ist meistens abhängig von „trial and error", d. h. der Erfolg der Therapie wird durch intermittierende Blutgasanalysen ermittelt. Trotz einer gewissen Zuverlässigkeit lässt diese empirische Methode nicht erkennen, wo eine Störung oder die Möglichkeit zu einer potenziellen Verbesserung der Beatmungstherapie liegt. Eine Methode zur Erkennung einer optimalen Beatmungsstrategie sollte daher sowohl die unterschiedlichen anatomischen Regionen der Lunge als auch ihre Funktion und deren mechanischen Eigenschaften berücksichtigen.

Der Raum, in dem die Gasdurchmischung in der Lunge erfolgt, kann am besten durch Messung der funktionellen Residualkapazität (FRC) bestimmt werden. Wenn die Umgebungsluft oder das Inspirationsgas sich entlang der zuführenden Luftwege bewegt, wird es zunehmend mit Wasserdampf gesättigt. Der Wasserdampfpartialdruck beträt 47 mmHg. Bei Erreichen der Alveolarregion beginnt das wasserdampfgesättigte Frischgas, sich mit dem Residualgas zu durchmischen, welches nicht nur Sauerstoff und Stickstoff, sondern auch Kohlendioxyd enthält, das aus dem gemischt-venösen Blut in die pulmonale Zirkulation diffundiert. Der alveolare Partialdruck kann nun abgeleitet werden und anschließend die alveoloarterielle Sauerstoffdifferenz $(A\text{-}a)DO_2$ berechnet werden (Tabelle 1.5.1).

Die $(A\text{-}a)DO_2$ ist ein verlässlicher Parameter zur Bestimmung der Schwere der respiratorischen Insuffizienz. Wenn die $(A\text{-}a)DO_2$ größer als 350 mmHg ist, werden Maßnahmen zur Verbesserung des alveolaren Gasaustauschs erforderlich. Dies kann durch 3 verschiedene Schritte erreicht werden (wenn nötig auch in Kombination):

▍ eine weitere Steigerung der FiO_2,
▍ eine Anwendung von positiv-endexspiratorischem Druck („postive endexspiratory pressure" = PEEP) und
▍ eine Umkehrung des Atemzeitverhältnisses.

Ein Anstieg der FiO_2 führt zu einem höheren alveolaren Sauerstoffpartialdruck mit den bereits erwähnten negativen Auswirkungen. Die Anwendung von PEEP oder CPAP („continuous positive airway pressure") bei spontan atmenden Patienten erhöht die FRC und vergrößert damit die für den Gasaustausch verfügbare Alveolaroberfläche. Um die Effekte von PEEP oder CPAP zu verifizieren, ist eine verlässliche und reproduzierbare Messmethode der FRC erforderlich. Die Stickstoffauswaschmethode kann zur Bestimmung der FRC bei beatmeten Patienten herangezogen werden [15]. Das Prinzip der Auswaschung von Stickstoff aus der Lunge ermöglicht die Bestimmung der Gesamtmenge an Stickstoff und somit der FRC entsprechend dem Anteil von Stickstoff am gesamten funktionellen Residualvolumen (bei einer FiO_2 von 0,4 ist beispielsweise der Stickstoffanteil 60% am Gesamtvolumen).

Die Folgen von kardiogenem, hypovolämischem oder septischem Schock können offensichtlich einen deletären Effekt auf das Gleichgewicht von Ventilation und pulmonalem Blutfluss haben. Die Sequestration von Leukozyten und Mikroembolie in den Lungenkapillaren kann zu einem noch weitaus größeren Maß an

Tabelle 1.5.1. Parameter zur Erfolgskontrolle (Datenblatt) *

▍**Oxygenierungsindex (OI)**	
– PaO_2 (mmHG)/FiO_2%	Normwert (bei Luftatmung): > 3
▍**Alveoloarterielle O_2-Partialdruckdifferenz ($AaDO_2$)**	
– Berechnung bei FiO_2 = 21% $\quad AaDO_2 = 145 - (PaO_2 + PaCO_2)$	Normwert (bei Luftatmung): 10–20 mmHg
– Berechnung bei FiO_2 = 100% $\quad AaDO_2 = PAO_2 - PaO_2$ $\quad PAO_2 = PB - (PaCO_2 + PH_2O)$	Normwert (FiO_2 = 100%): 25–65 mmHg
▍**Pulmonaler Rechts-Links-Shunt (Qs/Qt)**	
– $Qs/QT = AaDO_2 \times 0{,}0031 / AaDO_2 \times 0{,}0031 + (CaO_2 - CvO_2)$ $\quad CaO_2 = PaO_2 \times 0{,}0031 + (Hb \times 1{,}39 \times SaO_2)$ $\quad CvO_2 = PvO_2 \times 0{,}0031 + (Hb \times 1{,}39 \times SvO_2)$ Voraussetzung: Hb muss vollständig mit O_2 gesättigt sein	Normwert 3–8%
– $Qs/Qt = AaDO_2 / 20$ Voraussetzungen: $FiO_2 = 100\%$ $\qquad\qquad\qquad PaO_2 = 150$ mmHg $\qquad\qquad\qquad CaO_2 - CvO_2 = 5{,}7$ ml/100 ml	

* Die vereinfachten Formeln in der Tabelle erlauben lediglich eine tendenzielle Beurteilung des transpulmonalen O_2-Transports unter klinischen Bedingungen

AaDO₂ alveoloarterielle O_2 Partialdruckdifferenz; *CaO₂* arterieller Sauerstoffgehalt; *CvO₂* gemischtvenöser Sauerstoffgehalt; *FiO₂* inspiratorische Sauerstoffkonzentration; *Hb* Hämoglobingehalt; *PaO₂* arterieller Sauerstoffpartialdruck; *PaCO₂* arterieller Kohlendioxydpartialdruck; *PAO₂* alveolärer Sauerstoffpartialdruck; *PB* Barometerdruck; *PH₂O* Wasserdampfdruck; *Qs/Qt* pulmonaler Rechts-Links-Shunt; *SaO₂* arterielle Sauerstoffsättigung; *SvO₂* gemischtvenöse Sauerstoffsättigung

ungleicher Ventilation und Perfusion führen als in der normalen Lunge. Das entstehende Ventilation-Perfusion-Missverhältnis kann dann über 50% betragen. Dieses Missverhältnis kann durch Berechnung der venösen Beimischung oder der Shuntfraktion (Qs/Qt) bestimmt werden (s. Tabelle 1.5.1). Die Shuntfraktion charakterisiert die Menge an Blut, die durch Kapillaren strömt, welche keinen Kontakt zu ventilierten Alveolen haben.

Eine genauere Methode zur Bestimmung des Missverhältnisses von Ventilation zu Perfusion besteht in der Injektion eines Gemisches von 6 Gasen mit unterschiedlicher Löslichkeit. Die Konzentrationen dieser Gase werden dann gaschromatografisch im arteriellen Blut und in der Exspirationsluft bestimmt. Mit Hilfe dieser Daten ist es möglich, das Ventilation-Perfusion-Verhältnis kontinuierlich zu messen. Während normale Lungen nur eine enge Verteilung mit geringer Streuung zeigen, verbreitert sich in Gegenwart von Lungenerkrankungen die Streuung. Es lassen sich für verschiedene Krankheiten charakteristische Verteilungen [39] zeigen.

1.5.4 Erfordernisse und Voraussetzungen

Zur optimalen Beatmungstherapie ist eine Vielzahl von apparativen, personellen und organisatorischen Voraussetzungen zu sichern. Aufgrund der zunehmenden Möglichkeiten in der Beatmungstherapie (NO-Applikation, extrakorporale Verfahren) ist auch aus diesem Grund heutzutage auf ein ausreichendes Raumangebot pro Intensivpatient zu achten. Eine Betreuung in Einbett- und Zweibettintensivzimmern ist wünschenswert. Es sollte pro Behandlungsbett die Möglichkeit der maschinellen Beatmung mit bedarfsadaptiertem Monitoring gegeben sein. Idealerweise sollte pro Patient ein Beatmungsgerät zur Verfügung stehen, mit dem alle Möglichkeiten der modernen Beatmungstherapie durchzuführen sind (z. B. EVITA 4 o. Ä.). Je nach Patientenprofil der jeweiligen Intensivstation sollte darüber hinaus die Möglichkeit zur Säuglingsbeatmung sowie die Möglichkeit zur NO-Applikation und bei bestehender Logistik zur Durchführung von extrakorporalen Verfahren gegeben sein. Die Bestimmung von Blutgasanalysen sowie die Durchführung von radiologischer Diagnostik direkt auf der Intensivstation ist unabdingbar.

Entsprechend den Mindestanforderungen der Deutschen Krankenhausgesellschaft sollte jederzeit mindestens ein in Bezug auf das zu betreuende Patientengut intensivmedizinisch ausgebildeter Arzt zur Verfügung stehen. Er sollte in allen notfallmedizinischen praktischen Tätigkeiten (Intubation in allen Altersstufen, Bronchoskopie, Tacheotomie) erfahren sein oder durch entsprechende Maßnahmen (wie Maskenbeatmung) die Zeit überbrücken können, bis ein in diesen Techniken versierter Intensivmediziner vor Ort ist. Für die pflegerische Betreuung sollte zu jeder Dienstzeit eine Pflegekraft für maximal 2 Patienten zuständig sein. Eine fachspezifische Weiterbildung der Pflegekräfte ist wünschenswert. Physiotherapeuten mit spezieller Erfahrung in der Betreuung intensivmedizinischer Patienten sollten mindestens 2-mal täglich atemtherapeutische Behandlungen am spontan atmenden, aber auch an mechanisch ventilierten Patienten (Kontaktatmung, Übungen zur Sekretmobilisation etc.) durchführen. Darüber hinaus sollte im ärztlichen und pflegerischen Bereich jeweils eine Führungspersönlichkeit nur für diesen Bereich zuständig sein. Diese oder eine kompetente Vertretung sollten rund um die Uhr erreichbar sein.

Der Zusammenhang zwischen Optimierung der organisatorischen Strukturen auf den Intensivstation und dem Outcome von Patienten konnte in einer Studie von Knaus et al. [10] eindrucksvoll belegt werden. Erste Voraussetzung auch in der rationalen Beatmungstherapie ist die detaillierte Zuweisung und Beachtung von Zuständigkeitsgebieten für alle Mitarbeiter. Darüber hinaus ist das Erstellen von internen Standards sowie deren Durchführung und gegebenenfalls Anpassung an neuere Entwicklungen von besonderer Bedeutung. Eine Überprüfung der standardgemäßen Therapie anhand von Scoringverfahren ist dazu unerlässlich. Neben den in der Intensivmedizin ubiquitär zu verwendenden Scores wie APACHE III, MOF-Score und SAPS bietet sich für die Beatmungstherapie besonders der Murray-Score an [20]. Die interdisziplinäre Zusammenarbeit mit angrenzenden Fachgebieten, z. B. Radiologie, Mikrobiologie etc. kann das Outcome der Patienten weiter verbessern helfen.

1.5.5 Monitoring

Entsprechend der Medizingeräteverordnung bzw. dem Medizinproduktegesetz ist bei maschinell beatmeten Patienten geräteseitig die kontinuierliche Überwachung von exspiratorischem

Atemminutenvolumen, Beatmungsdruck und inspiratorischer Sauerstoffkonzentration zu gewährleisten. Darüber hinaus stehen in der Beatmungstherapie die nichtinvasiven kontinuierlichen Monitoringverfahren Pulsoximetrie und Kapnometrie im Vordergrund. Als Maß für die Oxygenierungsfähigkeit der Lunge ist die Messung der O_2-Sättigung und der Hämoglobinderivate mit 4 oder mehr Wellenlängen auf der Basis des unterschiedlichen Absorptions- und Reflexionsverhaltens des Hämoglobins (Hb) und seiner Derivate oxygeniertes Hb (O_2Hb), desoxygeniertes (nicht reduziertes) Hb (Hb), oxidiertes Hb (MetHb) und mit Kohlenstoffdioxid beladenes Hb (COHb) zur Zeit nur an Blutproben in vitro möglich. Die Berechnung der Sauerstoffsättigung (SO_2) erfolgt nach folgender Formel:

$$sO_2[\%] = \frac{cO_2Hb}{(cO_2Hb + cHb + cCOHb + cMetHb)} \times 100$$

Der Normalwert für SO_2 beträgt unter Raumluft 96% aufgrund des physiologischen Shunts. Da die bisher kommerziell verfügbaren kontinuierlichen Pulsoxymeter nur mit 2 Wellenlängen (in der Regel 660 and 940 nm) arbeiten, kann als Messwert nicht die SO_2 erhalten werden, sondern nur die partielle O_2-Sättigung (pSO_2). Diese pSO_2 repräsentiert lediglich einen Wert, der den prozentualen Anteil von O_2Hb nur an der Summe von O_2Hb (%)+Hb (%) bestimmt, während die für den O_2-Transport funktionell ausgefallenen, aber zur O_2-Gehaltsberechnung erforderlichen Hb-Derivate COHb und MetHb entfallen. Pulsoxymeter werden herstellerseitig weitgehend empirisch kalibriert. Pulsoxymetrisch gewonnene Werte der pSO_2 sind irreführend und liefern falsche Messwerte beim Vorliegen von COHb und MetHb, bei Gabe von Methylenblau, bei starker Fremdlichteinwirkung und bei stark reduziertem Blutfluss (< 8% der Norm) zum peripheren Messorgan, wie im kardiogenen Schock [46]. Andererseits liefert dieses Verfahren kontinuierliche Informationen über die Oxygenierung des Blutes und über die Durchblutung der Peripherie. Die kutane pO_2-Messung ($pctO_2$) hat sich nicht durchsetzen können und hat derzeit nur noch in der Neonatologie ihren Stellenwert zur Prophylaxe der hyperoxischen retrolentalen Fibroplasie.

Die Effektivität der Ventilation wird am genauesten durch den arteriellen ($paCO_2$) oder alveolaren ($pACO_2$) CO_2-Partialdruck überwacht. Unter Annahme einer alveoloarteriellen CO_2-Partialdruckdifferenz von annähernd 0,8 mmHg unter physiologischen Bedingungen liefern die im Haupt- oder Nebenstrom durch Infrarotabsorption oder Massenspektrometrie gewonnenen Werte der endexspiratorischen CO_2-Konzentration ($pECO_2$) ein Maß für den arteriellen CO_2-Partialdruck ($paCO_2$). Endexspiratorisch erhaltene $pECO_2$-Werte können jedoch bei schweren Lungenerkrankungen mit erhöhtem Totraumvolumen den arteriellen $paCO_2$ deutlich verfehlen [45]. In diesem Fall ist eine patientenspezifische Nachkalibrierung mittels arterieller Blutgasanalyse hilfreich. Die perkutane CO_2-Messung ($pctCO_2$) hat ihren Stellenwert ebenfalls nur noch in der Neonatologie.

Die verlässlichste Methode der Überwachung der respiratorischen Funktion ist sicherlich immer noch die arterielle Blutgasanalyse, da sie neben der Aussage über Oxygenierung und Ventilation auch eine Aussage über den Säure-Basen-Haushalt zulässt. Neuere Geräteentwicklungen mit kontinuierlicher invasiver Blutgasanalytik (z. B. PARATREND) können bei speziellen Indikationen nützlich sein. Der Einsatz dieser Geräte erfordert zur Zeit jedoch noch ausreichend Erfahrung in der Interpretation der erhaltenen Messwerte und eine regelmäßige Kalibration des Gerätes.

1.5.6 Diagnostikschema/Behandlungsschema

Um ein individuelles, patientenadaptiertes Beatmungsregime anwenden zu können, ist die Differenzialdiagnose pulmonal und hämodynamisch bedingter Gasaustauschstörungen von entscheidender Bedeutung. Prinzipiell unterscheidet man Ventilationsstörungen, Diffusionsstörungen und Distributionsstörungen (Abb. 1.5.1). Der insuffiziente pulmonale Gasaustausch hat unabhängig von seiner Genese eine Veränderung der Blutgaspartialdrücke zur Folge. Die Gasaustauschstörungen manifestieren sich vor allem als hochgradige Hypoxämie (PaO_2 < 75 mmHg) und/oder als hochgradige Hyperkapnie ($PaCO_2$ > 55 mmHg). Tabelle 1.5.2 gibt einen Überblick über die klinischen Zeichen bei Gasaustauschstörungen.

Die pulmonalen Ursachen einer Hypoxämie oder Hyperkapnie sind mit geringem diagnostischem Aufwand zu differenzieren. Da bei kardiologischen oder kardiochirurgischen Intensivpatienten oftmals kombinierte Gasaustauschstö-

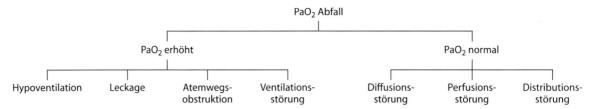

Abb. 1.5.1. Differenzialdiagnose der Gasaustauschstörungen unter Beatmung; *PaO₂* arterieller Sauerstoffpartialdruck

Tabelle 1.5.2. Klinische Zeichen bei Gasaustauschstörungen

Hypoxämie
▮ Zyanose
▮ Tachykardie
▮ Hypotension
▮ Motorische Unruhe/Bewusstseinstörungen

Hyperkapnie
▮ Schweißausbruch
▮ Tachykardie
▮ Hypotension
▮ Motorische Unruhe/Bewusstseinstörungen

rungen vorliegen, sind die richtige Diagnosestellung und die Wahl des geeigneten Beatmungsmodus häufig erschwert. Es ist deshalb von großer Bedeutung, die pathophysiologischen Mechanismen der einzelnen Gasaustauschstörung verstehen zu lernen, um therapeutische Einflussmöglichkeiten ableiten zu können.

1.5.6.1 Hypoventilation

▮ **Diagnose**
– Störung des Ventilation-Perfusion-Verhältnisses zugunsten der Perfusion,
– führt immer zum Anstieg des PaCO₂ (Hyperkapnie),
– Ausbildung einer Hypoxämie über die Senkung des PaO₂ in den Alveolen ist möglich.

▮ **Ursachen**
– Störungen der äußeren Atmung bei Lähmung der Atemmuskulatur (z.B. bei Läsion des N. phrenicus),
– Störung des Atemzentrums bei Intoxikationen oder intrakranieller Raumforderung,
– obstruktive und restriktive Atemfunktionsstörungen (z.B. Status asthmaticus und Emphysem),
– Dystelektasen– bzw. Atelektasenbildung,

– Anstieg der Totraumventilation (bei erhöhter Atemfrequenz und inadäquatem Atemminutenvolumen),
– artifiziell bei beatmeten Patienten (insuffiziente assistierte Beatmung, Leckagen im Beatmungssystem, Tubusverlegung).

▮ **Therapie**
– Umgehende Ursachenbeseitigung bei akuter Atemwegsverlegung (Absaugen, Bronchoskopie, Tubuswechsel),
– bei Atelektasenbildung: lange Insufflationszeit, Anwendung von PEEP, Unterstützung der Spontanatmung mit CPAP, physiotherapeutische Maßnahmen wie seitliche Thoraxkompression, Bronchoskopie, Inhalation, Sekretolyse,
– bedarfsadaptierte Beatmung mit dem Ziel der Verbesserung der alveolaren Ventilation: Erhöhung der inspiratorischen Sauerstoffkonzentration (FiO₂) als Option,
– adjuvante pharmakologische Therapie (Bronchodilatatorengabe, Surfactantgabe bei schweren Verlaufsformen).

1.5.6.2 Perfusionsstörungen

▮ **Diagnose**
– Ausgeprägte Hypoxämie, keine oder nur geringgradige Hyperkapnie,
– Hypoxämie kann häufig selbst durch hohe FiO₂-Werte nicht vollständig ausgeglichen werden,
– HF-, ZVD- und PAP-Anstieg,
– RR- und HZV-Abfall,
– Röntgen: Zeichen der akuten Rechtsherzdekompensation,
– EKG: P-pulmonale, Rechtsschenkelblock.

▮ **Ursachen**
– Akute Durchblutungsstörungen der Lungenstrombahn, verursacht durch abgeschwemmte Thromben der unteren Extremitäten und Beckenvenen,
– Fettembolie nach Polytrauma,
– Luftembolie,

– Fruchtwasserembolie,
– diffuse Strukturveränderungen der Lungenkapillaren mit Bildung von Mikroaggregaten (ARDS, Sepsis).

▮ **Therapie**
– Beatmungsdruck möglichst gering halten (zusätzliche hämodynamische Belastung vermeiden),
– FiO_2 erhöhen,
– Atemzugvolumen erhöhen (wegen vermehrter Totraumventilation),
– PEEP-Niveau möglichst niedrig halten (5–8 cm H_2O),
– adjuvante medikamentöse Therapie (Inotropika, Analgosedierung, Lysetherapie, Digitalisierung).

1.5.6.3 Diffusionsstörungen

▮ **Diagnose**
– Zeichen der Linksherzinsuffizienz (beim kardiogenen alveolaren Lungenödem),
– Verminderung der Lungencompliance,
– Verschlechterung der Oxygenierungsparameter (Hypoxämie, verminderte O_2-Sättigung),
– Röntgen: Zeichen der pulmonalen Flüssigkeitsretention (Transparenzminderung).

▮ **Ursachen**
– Primäres (alveolares) Lungenödem,
– sekundäres (interstitielles) Lungenödem,
– Pneumonie,
– akute Alveolitis,
– ARDS,
– Emphysem.

▮ **Therapie**
– Flüssigkeitsentzug forcieren (Diuretikagabe, kontinuierliche Nierenersatzverfahren, strenge Flüssikeitsbilanzierung, restriktive Flüssigkeitstherapie),
– Verbesserung der Inotropie (Katecholamine, Digitalisierung, Phosphodiesterasehemmer),
– Plasmaeiweissspiegel und kolloidosmotischen Druck im Normbereich halten,
– Erhöhung der FiO_2- und PEEP-Beatmung.

1.5.6.4 Distributionsstörungen

▮ **Diagnose**
– Störung des Ventilation-Perfusion-Verhältnisses zugunsten der Perfusion,

– PaO_2 sinkt bei unveränderter FiO_2,
– keine oder nur geringgradige Hyperkapnie,
– Compliancereduktion,
– Hypoxämie kann durch hohe FiO_2-Werte vollständig ausgeglichen werden.
– im Röntgen oder thorakalen CT häufig regionale Transparenzminderungen.

▮ **Ursachen**
– Regionale Hyperventilationen durch Mikroatelektasen („air-trapping"),
– in anderen Regionen kompensatorische Hyperventilation („inhomogene" Lunge).

▮ **Therapie**
– Lagerungsmaßnahmen (Bauchlagerung),
– Beatmung mit niedriger Frequenz,
– lange Inspirationsphase (endinspiratorischer Druckausgleich),
– optimaler PEEP notwendig (Eröffnung exspiratorisch verschlossener Areale einerseits, möglichst geringe hämodynamische Belastung andererseits),
– physiotherapeutische Maßnahmen (seitliche Thoraxkompression),
– Sekretolyse.

1.5.7 Therapie der akuten Ateminsuffizienz („step-by-step-approach")

Die Möglichkeit, den Gasaustausch entsprechend der pathophysiologischen Störung zu behandeln, sollte den Weg zu einer kritischen Beatmungsstrategie ebnen. Mit Hilfe eines gezielten Monitorings des Gasaustauschs sollte es möglich sein, die verschiedenen zur Verfügung

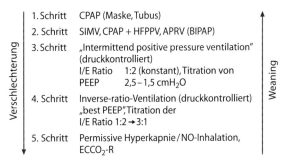

Abb. 1.5.2. Therapie der akuten Ateminsuffizienz („step-by-step-approach")
CPAP kontinuierlicher positiver Atemwegsdruck; *SIMV* synchronisierte intermittierende mandatorische Ventilation; *PEEP* positiver endexspiratorischer Atemwegsdruck; *BIPAP* biphasischer positiver Atemwegsdruck; *HFPPV* Hochfrequenz-Überdruckbeatmung; *ECCO₂-R* extrakorporale CO_2-Elimination

stehenden Beatmungsmuster den individuellen Bedürfnissen eines Patienten anzupassen (Abb. 1.5.2).

1.5.7.1 Kontinuierlich positiver Atemwegsdruck

CPAP („continuous positive airway pressure") wird zur Erhaltung eines bestimmten erhöhten Atemwegsdrucks während des gesamten Respirationszyklus eingesetzt, wodurch die effektiv für den Gasaustausch zur Verfügung stehende Fläche vergrößert wird. CPAP-Systeme benötigen einen hohen Gasfluss und Druckentlastungsventile, um den Druck im System auch bei einem Überschuss an Gasfluss auf dem gewünschten Level konstant zu halten. Milde Formen der Ateminsuffizienz können mit CPAP über eine fest abschließende Atemmaske allein behandelt werden. Der frühe Einsatz von CPAP repräsentiert eine sehr einfache Intervention, die die Lungenfunktion und das Fortschreiten des akuten Lungenversagens positiv beeinflussen kann. CPAP kann eine Hypoxämie bessern, die zumindest teilweise auf eine Verminderung der alveolären Gasaustauschfläche zurückzuführen ist. Es kann kollabierte Lungenabschnitte über längere Zeit rekrutieren, die Atemarbeit minimieren und die Oxygenierung verbessern [9]. Üblicherweise wird CPAP mit einer leicht erhöhten FiO_2 angewandt (30–40%).

1.5.7.2 Synchronisierte intermittierende maschinelle Beatmung

(S)IMV („(synchronised) intermittent mandatory ventilation") verbindet eine vorbestimmte Anzahl von Atemzugvolumina, die vom Beatmungsgerät appliziert werden, mit der Möglichkeit für intermittierende, vom Patienten ausgehende Spontanatemzüge. Im SIMV-Modus können die maschinellen Beatmungshübe vom Patienten getriggert werden. Empfängt das Beatmungsgerät jedoch innerhalb eines bestimmten Zeitintervalls keinen Atemantrieb vom Patienten, so wird ein maschineller Beatmungshub ausgelöst. Der SIMV-Modus bietet ein Spektrum, das von der vollständigen maschinellen Beatmung über die partielle maschinelle Unterstützung bis hin zur Spontanatmung reicht. SIMV wird häufig zur schrittweisen Entwöhnung vom Beatmungsgerät eingesetzt.

> ▌ Mögliche Risiken bei der Anwendung von SIMV sind: Hyperventilation und respiratorische Alkalose, exzessive Atemarbeit, hervorgerufen durch ein Druckventil mit mangelnder Empfindlichkeit, oder inadäquate Flowzufuhr.

1.5.7.3 APRV („airway pressure release ventilation")

Bei Anwendung der APRV wird die alveoläre Ventilation, infolge der intermittierenden Applikation eines kontinuierlichen Überdrucks durch das Beatmungsgerät, erhöht. Beim inaktiven Patienten entspricht die APRV der druckkontrollierten IMV. Im Falle spontaner Atmungsaktivität des Patienten unter APRV findet man jedoch einen deutlich unterschiedlichen Verlauf der intrapleuralen Druckkurve. Die Anwendung der APRV bietet die Möglichkeit, den maximalen Atemwegsdruck zu begrenzen und damit die Gefahr von Barotraumen zu vermindern.

> ▌ Die APRV ist nicht geeignet für Patienten mit schweren obstruktiven Atemwegserkrankungen.

1.5.7.4 BIPAP („biphasic positive airway pressure")

BIPAP kann frequenzabhängig entweder als eine Form der druckkontrollierten Beatmung beschrieben werden, oder charakterisiert werden als Spontanatmung mit kontinuierlichen positivem Atemwegsdruck (CPAP). Periodische Veränderungen des CPAP-Niveaus sind in diesem System möglich. Als druckkontrollierter zeitgesteuerter Modus lässt sich sowohl die Dauer jeder Phase ($T_{hoch}/T_{niedrig}$), als auch das korrespondierende Druckniveau unabhängig einstellen. In Abhängigkeit von der Spontanatmungsaktivität kann die BIPAP-Atmung unterteilt werden: in den Nichtspontanatemmodus (CMV-BIPAP), in den Spontanatemmodus mit niedrigem Druckniveau (IMV-BIPAP), den Spontanatemmodus mit hohem Druckniveau (APRV-BIPAP) sowie den Spontanatemmodus auf beiden CPAP-Niveaus (echter BIPAP). Da ein schrittweises Umstellen auf alle Stufen der unterstützten maschinellen Beatmung möglich ist, scheint die BI-PAP-Atmung ein geeigneter Modus für die gesamte Periode der maschinellen Beatmung zu sein. Das Inspiration-Exspiration-Verhältnis kann entsprechend der individuellen Bedürfnisse des Patienten gewählt werden, und spontane Atemaktivitäten sind auf beiden Druckniveaus möglich. In welchem Ausmaß APRV und BIPAP die Atemarbeit eines spontan atmenden Patienten vermindert, ist nicht bekannt. Mit dem prinzipiellen Ziel der Verminderung der Atemarbeit kann dem Ventilationsmodus eine zusätzliche Druckunterstützung hinzugefügt werden, die hoch genug ist, um den Strömungswiderstand des Gerätesystems und des endotrachealen Tubus zu überwinden. Diese mechanische Unterstützung kann auf einem hohen Druckniveau stattfinden oder in jeder beliebigen Phase des Spontanatemzyklus appliziert werden.

1.5.7.5 IPPV („intermittend positive pressure ventilation")

Obwohl die IPPV die am häufigsten angewandte Beatmungsform beim akuten Lungenversagen darstellt, ist sie mit einer Reihe von Nachteilen vergesellschaftet, wie dem Anstieg des intrathorakalen Drucks, welcher zu einer Verminderung des Herzzeitvolumens und somit zu eienr Beeinträchtigung der pulmonalen Perfusion führt. Bei der IPPV wird ein Überdruckimpuls über den endotrachealen Tubus appliziert und über das Bronchialsystem zu den Alveolen fortgeleitet. Der Gasstrom folgt dabei dem Weg des geringsten Widerstands. Somit werden bevorzugt bereits belüftete Bereiche versorgt, während sekretverlegte Areale nicht belüftet werden, was zu fortschreitender Atelektasenbildung führt. Die Minderventilation der abhängigen Lungenpartien bei der IPPV wird unter anderem durch Veränderungen der Zwerchfellexkursion bewirkt. Das Diaphragma wird durch die gleichförmige Druckverteilung in den Lungen kaudalwärts gedrückt. Dem steht ein wechselnder, schwerkraftabhängiger, hydrostatischer Druckgradient, verursacht durch die dorsale Verschiebung der Bauchorgane, gegenüber. Die Zwerchfellausdehnung ist somit im Bereich der nichtabhängigen Lungenpartien größer, weshalb diese Bereiche bevorzugt belüftet werden. Da andererseits die abhängigen Lungenpartien bevorzugt durchblutet werden, kommt es zu einem gestörten Ventilation-Perfusion-Verhältnis. Durch die Anwendung

einer PEEP-Beatmung kann infolge einer Erhöhung der FRC und der Compliance der abhängigen Lungenpartien die bevorzugte Belüftung der nichtabhängigen Lungenpartien verringert werden. Die Verminderung von Atemwegsverschlüssen und Atelektasenbildung durch Anwendung von PEEP führt zu einem verbesserten Ventilation-Perfusion-Verhältnis und einem reduzierten intrapulmonalen Shunt mit Verbesserung des PaO_2. Bei nicht homogenen Lungenveränderungen kann es jedoch unter Anwendung höherer PEEP-Niveaus zu einer Überdehnung normaler Alveolen kommen. Dies führt zu einer Minderperfusion der Alveolen infolge der Kapillarkompression. Das Ergebnis ist ein Anstieg der Shuntfraktion, da das Blut in erkrankte, nichtventilierte Areale geleitet wird. Das Konzept des optimalen oder „best"-PEEP beinhaltet, so viele Alveolen als möglich zu rekrutieren und gleichzeitig eine Überdehnung zu vermeiden. Unter diesen Bedingungen findet man eine maximale Lungencompliance, die einhergeht mit dem höchsten O_2-Angebot trotz eines leicht reduzierten Herzzeitvolumens.

1.5.7.6 IRV („inverse ratio ventilation")

Unter normalen physiologischen Bedingungen atmet ein Gesunder mit einer Frequenz von 10–16 Atemzügen pro Minute und einem Atemzugvolumen von 400–800 ml in Abhängigkeit von Körpergewicht, Körpergröße, Körperhaltung, Aktivität und psychischen Zustand. Das Atemzeitverhältnis beträt unter diesen Umständen 1:1,5 und resultiert aus einem schnellen inspiratorischen und einem langsameren exspiratorischen Gasfluss, der eine Entlüftung der verschiedenen Lungenstrukturen erlaubt. Die Inverse-ratio-Ventilation stellt eine Variation der herkömmlichen Beatmungstherapie dar und nutzt eine verkürzte Exspirationsphase, sodass die Inspirationsdauer die Exspirationsdauer übersteigt. Der Wirkmechanismus beruht ähnlich der PEEP-Anwendung auf einer Erhöhung der FRC durch Verhinderung der vollständigen Entlüftung der Lunge. Das umgekehrte Atemzeitverhältnis sollte in kleinen Schritten erhöht werden, unter gleichzeitiger Kontrolle von Oxygenierung, Sauerstoffangebot und kardiovaskulären Parametern. Hohe inspiratorische Gasströme erreichen eher die basalen Lungenanteile und erweitern die oberen Luftwege. Eine Verlängerung der Inspirationszeit führt zu einer Verlangsamung der Strömungsgeschwindigkeit und zu einer besseren pulmonalen Gasverteilung. Nachteile der Inverse-ratio-Ventilation sind die Verminderung des Herzzeitvolumen und die Gefahr eines pulmonalen Barotraumas, bei signifikantem Anstieg des mittleren Atemwegsdrucks. Aus diesem Grunde wurde die druckkontrollierte Beatmung mit umgekehrtem Atemzeitverhältnis entwickelt (PC-IRV). In diesem Modus bestimmt der aufgebaute Druck die Höhe eines nicht vorgegebenen Atemzugvolumens. Zu Beginn der Inspiration wird ein vorgegebener Atemwegsdruck aufgebaut, sodass der „flow" zu diesem Zeitpunkt seinen Maximalwert erreicht und im weiteren Verlauf der Inspiration abnimmt. Mit diesem schnellen Anstieg des Atemwegsdrucks in der frühen Inspirationsphase geht eine gleichzeitige Vergrößerung des Lungenvolumens einher.

1.5.7.7 Kinetische Therapie

Ein bekanntes morphologisches Substrat des akuten Lungenversagens sind strukturelle Verdichtungen des Lungenparenchyms, die im Computertomogramm besser darstellbar sind als in der konventionellen Röntgenaufnahme des Thorax. Es konnte gezeigt werden, dass diese dorsalen Atelektasen durch eine konsequente Lagerungstherapie gut zu behandeln sind [40]. Die kontinuierlich wechselnde Bauch- und Rückenlagerung führt bei kontrolliert beatmeten Patienten mit Lungenversagen zu einer teilweise erheblichen Verbesserung der Oxygenierung. Die Einordnung des Verfahrens als eine „Ultima Ratio" verfehlt seine klinische Wertigkeit und hat vielfach zur Vernachlässigung dieser Behandlungsstrategie des akuten Lungenversagens geführt. Vielmehr sollte man frühzeitig beim Auftreten von Distributionsstörungen zu dieser therapeutischen Option greifen.

1.5.7.8 Permissive Hyperkapnie/NO-Inhalation

Dieses atemtherapeutische Konzept zielt darauf ab, die durch hohe inspiratorische Spitzendrücke (PIP) und hohe Atemzugvolumina bedingte akute Lungenschädigung infolge maschineller Beatmung zu vermindern. Durch eine Reduktion des Atemzugvolmens auf ein Mindestmaß, in einigen Fällen auf ein Volumen von weniger als 5 ml/kg KG, kann der PIP bei diesen Patienten auf < 30 cm H_2O begrenzt werden. Dabei wird ein Anstieg des $PaCO_2$ auf Werte über 60 mmHg in Kauf genommen. Um eine adäquate Oxygenierung bei einer $FiO_2 < 0,6$ zu gewährleisten, wird im Bedarfsfall PEEP eingesetzt. Es konnte gezeigt werden, dass auf diese Weise die Überlebensrate von ARDS-Patienten deutlich erhöht werden kann. Durch die gleichzeitige Inhalation von Stickstoffmonoxyd (NO) kann der hyperkapniebedingte Anstieg von pulmonalarteriellem Druck und pulmonalvaskulärem Widerstand vermindert werden. Außerdem wird durch die Applikation von NO eine Homogenisierung der Lungenperfusion erzielt. Das bedeutet, dass belüftete Lungenareale, die gleichzeitig mangelhaft perfundiert sind, für den Atemgasaustausch rekrutiert wreden.

1.5.7.9 Extrakorporale CO$_2$-Elimination

Die extrakorporale CO_2-Elimination ($ECCO_2R$) in Verbindung mit einer niedrigfrequenten Überdruckbeatmung wurde primär zur Behandlung von ARDS-Patienten eingesetzt und führte zu einer Verbesserung der Überlebensrate. Diese Methode wird mit extrakorporalen Membranoxygenatoren durchgeführt, ähnlich jenen, die für die extrakorporale Membranoxygenierung (ECMO) angewandt werden. Das therapeutische Ziel, die Schaffung optimaler Restitutionsbedingungen, ist für beide Techniken gleich, wird jedoch mit unterschiedlichen Mitteln realisiert. Bei der ECMO wird sowohl die Oxygenierung als auch die CO_2-Elimination vollständig über einen Membranoxygenator, integriert in einen arteriovenösen Bypass durchgeführt. Bei der $ECCO_2R$ erfolgt die CO_2-Elimination über einen venovenösen Bypass, mit dem Ziel, eine fortschreitende Lungenschädigung durch hohe Atemzugvolumina und hohe Atemwegsdrucke zu vermeiden, während die arterielle Oxygenierung im Wesentlichen durch eine sog. „pseudoapnoische" Ventilation durchgeführt wird. Zusätzlich zur Verhinderung von Barotraumen erlaubt die verbesserte arterielle Oxygenierung durch die $ECCO_2R$ eine Reduzierung der inspiratorischen Sauerstoffkonzentration. Kombiniert mit Niederfrequenzbeatmung wird die arterielle Oxygenierung im Wesentlichen durch einen kontinuierlichen Sauerstoffflow gewährleistet. Appliziert wird dieser über einen dünnen Katheter, der durch den Endotrachealtubus geführt wird und direkt über der Carina platziert ist.

Tabelle 1.5.3. Indikation für den Einsatz eines extrakorporalen Verfahrens (ECMO oder ECCO$_2$-R) (nach [17])

▌ **Indikation für einen sofortigen Anschluss** ("fast entry criteria")
- PaO$_2$/FiO$_2$ < 50 mmHg über mehr als 2 Stunden bei einem PEEP ≥ 10 cm H$_2$O
- Eine semistatische Lungencompliance < 30 cm H$_2$O

▌ **Indikationen für einen verzögerten Anschluss** ("slow entry criteria")
- PaO$_2$/FiO$_2$ < 150 mmHg bei einem PEEP von ≥ 10 cm H$_2$O
- Qs/Qt ≥ 30%
- Extravaskuläres Lungenwasser > 15 ml/kg
- Semistatische Lungencompliance < 30 cm H$_2$O
- Wiederholtes Barotrauma

PaO$_2$ arterieller Sauerstoffpartialdruck; *FiO$_2$* inspiratorische Sauerstoffkonzentration; *PEEP* positiver endexspiratorischer Atemwegsdruck; *Qs/Qt* pulmonaler Rechts-Links-Shunt

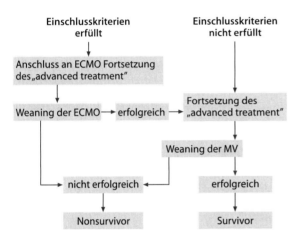

Abb. 1.5.3. Behandlungsstrategie des schweren Lungenversagens (nach [17]). *ECMO* extrakorporale Membranoxygenierung

Der Sauerstoffflow wird entsprechend des Sauerstoffverbrauchs des Körpers eingestellt. Unter den Behandlungsstrategien des ARDS kann die ECCO$_2$R als unterstützende Methode eingeordnet werden, die einen besseren Gasaustausch als bei der konventionellen Beatmung erlaubt (Tabelle 1.5.3 u. Abb. 1.5.3).

1.5.7.10 „High frequency oscillation" (HFO)

Diese Methode wurde erstmalig auf der Basis tierexperimenteller Studien publiziert [19]. Die Einführung in die klinische Praxis erfolgte 1980.

Bei dieser Form der Hochfrequenzbeatmung wird ein oszillatorischer, d.h. ein wechselnd positiver und negativer Gasstrom produziert. Dadurch entsteht eine Druckkurve mit Überdruck in der Inspiration und Unterdruck in der Exspiration, die nicht notwendigerweise sinusoidal ist. Die Oszillationen werden mit einer Frequenz zwischen 5 und 100 Hz entweder von einer Kolbenpumpe produziert oder, im höheren Frequenzbereich, durch eine Lautsprechermembran verursacht, wobei ein konstanter Frischgasflow als Quelle für den Gasaustausch genutzt wird. Seit der Erstbeschreibung wurde die Applikation der HFO weitgehend auf den pädiatrischen Bereich beschränkt (Kinder ≤ 20 kg). So gehört die Methode z.B. bei der Behandlung des Atemnotsyndroms des Neugeborenen zu den etablierten Beatmungsverfahren.

1.5.7.11 Hochfrequenzjetventilation

Bei der HFJV („high frequency jet ventilation") werden Jetdüsen im Endotrachealtubus benutzt, um eine hohe Gasbeschleunigung zu erreichen. Ein kontinuierlicher Gasfluss wird durch Magnetventile mit Frequenzen zwischen 2 und 20 Hz unterbrochen. Das vom Jet gelieferte Gasvolumen kann durch einströmendes Gas aus der Umgebung und das Hubvolumen durch den Venturi-Effekt des Jetstroms vergrößert werden, wenn der Endotrachealtubus nicht geblockt ist. Charakteristisch für diese Technik sind hohe Atemfrequenzen (das 4- bis 6fache der Spontanatemfrequenz) und minimale Tidalvolumina. Um einen adäquaten pulmonalen Gasaustausch zu gewährleisten, muss der Atemwegsdruck unter HFJV annähernd dem Atemwegsdruck unter der herkömmlichen maschinellen Beatmung entsprechen. Die HFJV erweist sich als günstig bei der Behandlung von Patienten im Schock und/oder bei bronchopleuralen Fisteln mit einem großen Leck. Nachteilig sind die Überdehnung der Atemwege und die negative Beeinflussung der Lungenperfusion.

1.5.7.12 Nichtinvasive Beatmung

Die Nichtinvasive Beatmung mit positiven Atemwegsdrücken (NIPPV) hat sich in den letzten Jahren zu einem viel diskutierten Beatmungsverfahren entwickelt. Diese Form der maschinellen Beatmung erfolgt druck- oder volumengesteuert über eine dicht anliegende Maske. Im Rahmen der Respiratortherapie stellt sie eine Erweiterung der bisherigen invasiven Möglichkeiten dar. Bei speziellen Krankheitsbildern kann sie die Intubation bzw. Reintubation vermeiden helfen. Dennoch hat diese Therapieform aufgrund von Unsicherheiten in der Indikationsstellung und wegen praktischer Schwierigkeiten bei der technischen Umsetzung nur wenig Verbreitung auf den Intensivstationen gefunden. Folgende Pathomechanismen werden durch die Anwendung der NIPPV beeinflusst [42]: Der höhere Druck, der in den Atemwegen unter nichtinvasiver Beatmung erzeugt wird, führt zu einer Rekrutierung von zuvor hypoventilierten Lungenabschnitten. Infolgedessen kommt es zu einer Abnahme des Rechts-Links-Shunts im Lungenkreislauf. Zusätzlich wird die Oxygenierung über Vergrößerung der tatsächlichen Gasaustauschfläche verbessert. Die Steigerung des intrathorakalen Druckes führt zu einer Vorlastsenkung des rechten und zu einer Nachlastsenkung des linken Herzens. Beide Faktoren tragen zu einer Besserung der myokardialen Auswurfleistung mit Steigerung der linksventrikulären Ejektionsfraktion bei. Beides begründet wesentlich die rasche Verbesserung, wenn man Patienten mit kardialem Lungenödem nichtinvasiv beatmet. Allerdings hat sich auch gezeigt, dass diese Beatmungsform für Patienten mit schweren Verlaufsformen des kardialen Lungenödems ungeeignet ist und bei Patienten mit akutem Myokardinfarkt sogar mit einer erhöhten Mortalität vergesellschaftet ist [29]. Darüber hinaus konnte bislang für keine Patientengruppe eine Verminderung der längerfristigen Sterblichkeitsrate gezeigt werden [18]. Generell scheint die NIPPV für Patienten geeignet zu sein, deren unmittelbare Ursache für die Ateminsuffizienz rasch reversibel ist. Vor allem hyperkapnische Formen der akuten respiratorischen Insuffizienz haben sich als geeignete Indikation erwiesen [21]. Darüber hinaus profitieren vor allem jene Patientengruppen, bei denen die endotracheale Intubation vermieden werden sollte. Dazu gehören Patienten mit COPD und solche in hohem Lebensalter. Vor diesem Hintergrund konnten klassische Indikationen wie COPD, neuromuskuläre Erkrankungen, Wirbelsäulenfehlbildungen, Thoraxwanderkrankungen und, mit den oben genannten Einschränkungen, kardiogenes Lungenödem in großen Studien gesichert werden. Außerdem wurde die Anwendung der NIPPV bei „weaning failure" nach Extubation und als palliative Therapie bei infaustem Leiden mit respiratorischer Insuffizienz empfohlen. Die Anwendung bei schwerer nosokomialer Pneumonie sowie im ARDS ist wegen der komplexen Ventilations-, Perfusions-, Diffusions- und Distributionsstörungen nicht zu empfehlen [43].

Für Standardintensivbeatmungsgeräte sind speziell auf NIPPV ausgerichtete Softwarekomponenten erhältlich. In der praktischen Handhabung der NIPPV können sich verschiedenartige Schwierigkeiten ergeben, die mit dafür verantwortlich sind, dass diese Methode bislang keine weitere Verbreitung gefunden hat. In Abhängigkeit von der Anwendungsdauer und vom Maskendruck können sich Druckstellen auf dem Nasenrücken entwickeln, die im Einzelfall sogar die Beendigung der nichtinvasiven Beatmung erfordern. Durch die Einführung von Ganzgesichtsmasken und Beatmungshelmen konnte dieses Problem jedoch eingedämmt werden [44]. Des Weiteren kann es bei erhöhtem Atemwegsdruck und niedrigem Sphinktertonus zu einer Überblähung des Magens kommen. Daraus resultiert die Gefahr von Erbrechen und Aspiration. Auf jeden Fall ist eine NIPPV bei unkooperativen und vigilanzgeminderten Patienten wegen der beeinträchtigten pharyngealen Abwehrreflexe kontraindiziert. Ein zusätzlicher Nachteil besteht in der Tatsache, dass das Abhusten von Sekret erschwert sein kann. Ein wiederholter Sekretverhalt, der bronchoskopisch beseitigt werden muss, ist eine Indikation, die NIPPV zu beenden. Es besteht die Gefahr, dass bei falscher Indikationsstellung für eine nichtinvasive Beatmung eine Intubation verzögert wird. Dadurch würden die zweifellos vorhandenen Vorzüge der NIPPV in den Hintergrund treten. Die NIPPV steht nicht nur in Konkurrenz zur endotrachealen Intubation sondern vor allem zu druckunterstützten Verfahren der Spontanatmung, insbesondere zur CPAP („continuous positive airway pressure")-Atmung. Diese wird besonders in der „Weaningphase" vom Beatmungsgerät, aber auch bei leicht bis mittelgradigen Ventilations- bzw. Oxygenierungsstörungen eingesetzt. Obwohl auch bei diesem Verfahren in der Initialphase ein höherer Personaleinsatz notwendig ist, hat sich die CPAP-Atmung im Vergleich zur NIPPV als wenig aufwändig und erstaunlich effektiv erwiesen.

1.5.8 Sedierungsstrategien bei Langzeitbeatmung und in der Weaningphase, Einsatz von Muskelrelaxanzien beim kardialen Patienten

Analgesie und Sedierung gehören zu den Basismaßnahmen der modernen Intensivmedizin. Mehr als 75% aller kontrolliert bzw. assistiert beatmeten Patienten erhalten eine analgetische und/oder sedative Therapie [31].

Ziele der Analgesie und Sedierung sind:
▌ Analgesie bei durch die Grunderkrankung sowie diagnostische, therapeutische und pflegerische Maßnahmen hervorgerufenen Schmerzen,
▌ Anxiolyse zur Stressreduktion,
▌ vegetative Abschirmung,
▌ bis auf wenige spezielle Indikationen (z.B. Schock, Hypoxie, gesteigerten intrakraniellen Druck) wache, kooperative Patienten, die die intensivmedizinisch erforderlichen Maßnahmen gut tolerieren und im Rahmen ihrer Möglichkeiten sogar aktiv unterstützen.

Im Mittelpunkt moderner Analgesie- und Sedierungsstrategien stehen dabei patientenadaptierte Konzepte. Insbesondere die Sedierungsmaßnahmen sollten dabei nur so lange wie nötig und so kurz wie möglich erfolgen. Eine tiefe Analgosedierung sollte die absolute Ausnahme darstellen. Ziel ist es, eine adäquate Sedierung und Analgesie mit maximaler Effizienz zu erreichen, die eine gute Interaktion zwischen Patient und Ventilator (Anpassung des Ventilators an den Patienten), ein zügiges und stressfreies Weaning und eine frühe, möglichst programmierte Extubation ermöglicht, ohne negative kardiopulomale Wirkungen hervorzurufen [14, 23, 37]. Sowohl insuffiziente Analgesie und Sedierung als auch zu lange oder zu tiefe Analgesie und Sedierung haben negative Folgen für den Organismus und können die intensivstationäre Behandlungsdauer verlängern [16, 34, 35]. Im Gegensatz dazu kann eine bedarfsadaptierte Sedierung die Beatmungsdauer und die intensivstationäre Behandlungsdauer vermindern [12, 16].

Die Umsetzung patientenorientierter Therapiekonzepte zur Analgesie und Sedierung erfordert neben der individuellen patientenspezifischen Festlegung der Therapieziele ein individuelles Monitoring des Analgesie- und Sedierungsgrades. Des Weiteren muss insbesondere nach Langzeitsedierung eine Überwachung im Hinblick auf mögliche Entzugssyndrome erfolgen. Ärzte und Pflegepersonal tragen hier eine besondere Verantwortung und sollten neben der Kontrolle und Dokumentation der Vitalfunktionen und Beatmungsparameter auch die regelmäßige Überprüfung des Analgesie- und Sedierungszieles sowie -grades in ihre Therapiestandards einbeziehen (mindestens 8-stündlich sowie zur Therapiekontrolle nach Therapieänderungen). Bei nicht adäquat kommunikationsfähigen Patienten müssen Ärzte und Pflegepersonal zur Einschätzung subjektive Faktoren (Mimik, Bewegung) und physiologische Parameter (Herzfrequenz, Atemfrequenz, Blutdruck, Tränenfluss, Schweißsekretion) sowie die Veränderung dieser Parameter unter analgetischer Therapie, gegebenenfalls unter Zuhilfenahme der „behavioral pain scale" (BPS) [23], heranziehen. Zur Überwachung des Sedierungsgrades kann die „Ramsay-sedation-scale" [26] genutzt werden, eine differenziertere Beurteilung, insbesondere in der Weaningphase, ermöglichen die „sedation-agitation-scale" (SAS) [27] oder die „Richmond-agitation-sedation-scale" (RASS) [6].

Auch im Rahmen der Langzeitbeatmung gilt es (bis auf wenige Ausnahmen) eine patientenadaptierte Analgosedierung mit einem Ziel-Ramsay-Score von 2–3 statt einer Narkose durchzuführen. Zur Vermeidung von Über- oder Untersedierung sind die tägliche Reevaluation der Therapienotwendigkeit und die Anpassung an die individuelle Situation des Patienten erforderlich. Um bedarfsadaptiert dosieren zu können, sind Mischspritzen zu vermeiden [22].

Das Primat der Therapie liegt in der Erzielung eines optimalen Analgesieniveaus. Die sedierende Therapie erfolgt begleitend.

Zur Durchführung einer längerfristigen Analgesie über 24 h bei kritisch kranken Patienten ist der Einsatz von Sufentanil bzw. Fentanyl günstig. Die Anwendung von Morphin ist aufgrund der größeren Gefahr der Entwicklung einer postoperativen Ileusproblematik kritisch zu betrachten. Grundsätzlich erfordert die längerfristige Anwendung von Opioidanalgetika die Kontrolle auf relevante Nebenwirkungen und gegebenenfalls deren Prophylaxe (begleitende antiobstipierende Therapie) [5]. Sowohl Fentanyl als auch Sufentanil zeichnen sich neben ihrer potenten analgetischen Wirkung durch eine exzellente kardiovaskuläre Stabilität aus [29a].

In Abhängigkeit von der Schmerzsituation und den potenziellen Nebenwirkungen können alternativ oder adjuvant Nichtopioidanalgetika sowie Clonidin oder Ketamin eingesetzt werden. Insbesondere bei kardiochirurgischen Patienten ist beim Einsatz von Nichtopioidanalgetika wie Metamizol, Coxiben und Paracetamol auf eine ausreichende hämodynamische Stabilität und einen ausgeglichenen Volumenstatus zu achten, um Kreislaufdepressionen zu vermeiden. Beim Einsatz von Clonidin können neben Blutdruckabfällen (Abfall des peripheren Widerstandes) vor allem bradykarde Rhythmusstörungen (Verlängerung der Refraktärzeit des AV-Knotens) auftreten. Ketamin ist unter anderem beim kardiogenen Schock und beim akuten Myokardinfarkt kontraindiziert.

Ist eine längerfristige Sedierung (über 24 h) erforderlich, können abhängig vom Alter des Patienten und der zur Erreichung des Sedierungszieles erforderlichen Dosis Propofol oder Midazolam eingesetzt werden [5]. Der Vorteil der Propofoltherapie besteht in der guten Steuerbarkeit mit kurzer Aufwachzeit aufgrund der kurzen Halbwertzeit. Insbesondere bei kardiochirurgischen Patienten ist dabei jedoch zu beachten, dass unter höher dosierter Propofoltherapie ein Blutdruckabfall durch peripheren Widerstandsverlust auftreten kann, was den Einsatz bei hämodynamisch instabilen Patienten limitiert. Bei höher dosierter Propofoltherapie bzw. einer Anwendungsdauer über 48 h besteht die Gefahr der Entwicklung eines Propofolinfusionssyndroms [2]. Ein diesbezügliches Monitoring sollte klinisch sowie durch Kontrolle von Laktat- und pH-Wert erfolgen. Des Weiteren ist bei einer Anwendung über 48 h eine wiederholte Kontrolle von Triglyzeriden, Amylase und Lipase durchzuführen.

Bei jüngeren Patienten mit einer Sedierungsdauer über 72 h und beginnender Entzugssymptomatik sind länger wirksame Benzodiazepine indiziert [5].

Muskelrelaxanzien besitzen weder eine analgetische noch eine sedierende Wirkung. Eine generelle Empfehlung zum Einsatz von Muskelrelaxanzien gibt es nicht. Ihr Einsatz kann jedoch in wenigen Ausnahmeindikationen am Ende der therapeutischen Kette erfolgen, wenn konventionelle Analgesie und Sedierung nicht zum erforderlichen Ergebnis führen und unter Muskelrelaxanzien eine Besserung der klinischen Situation beobachtet wird (z. B. Hirndrucksymptomatik mit drohender Einklemmung). Der Einsatz von Muskelrelaxanzien ist dabei auf den kürzest möglichen Zeitraum zu beschränken, die Indikationsstellung wiederholt kritischst zu übepüfen.

und der Patient insbesondere auf ein ausreichend tiefes Sedierungs- und Analgesieniveau intensiv zu monitoren. Sowohl pflegerische Maßnahmen (Vermeidung von Lagerungsschäden und Augenläsionen) als auch physiotherapeutische Maßnahmen (Vermeidung von Sekretretentionen) sind zu intensivieren.

Der Weaningprozess bereitet nach Langzeitanalgesie und Langzeitsedierung oft erhebliche Schwierigkeiten. Im Vordergrund stehen hierbei häufig Entzugssyndrome, die bei mehr als 60% aller Patienten nach Langzeitsedierung beobachtet werden [38]. Um dem vorzubeugen, sollten Analgetika und Sedativa nach Langzeitsedierung ausschleichend reduziert werden. Bei Erwachsenen wird eine initiale Reduktion der Analgosedativa um 25%, gefolgt von einer anschließenden täglichen Reduktion von jeweils 10% als sicher erachtet [3, 34], jedoch sollte auch hier in Abhängigkeit von der klinischen Situation eine tägliche patientenadaptierte Dosisreduktion erfolgen [22, 36]. Ein intensives Monitoring im Hinblick auf mögliche Entzugssyndrome ist essenziell in der Weaningphase, wobei insbesondere berücksichtigt werden sollte, dass die zirkadiane Rhythmik verändert sein kann. Protrahierte Verläufe können durch aggravierende nächtliche Entzüge auftreten [22, 33, 36]. Nicht nur bei wachen, kooperativen Patienten, sondern auch in der Weaningphase sollte ein möglichst normaler Tag-Nacht-Rhythmus angestrebt werden, wobei primär nichtmedikamentöse Maßnahmen wie die Optimierung der intensivstationären Umgebungsbedingungen (Reduktion von Lärm, Licht und nächtliche Beschränkung auf die notwendigsten Maßnahmen) zur Anwendung kommen sollten [5].

Die Diagnose Entzugssyndrom ist immer eine Ausschlussdiagnose gegenüber Enzephalopathien anderer Genese (entzündlich, metabolisch, endokrin, toxisch, traumatisch, hypoxisch). Die Therapie von Entzugssyndromen sollte bereits prophylaktisch orientiert erfolgen. Dazu hat es sich in den letzten Jahren zunehmend etabliert, den für den Patienten beim Weaning vom Respirator entstehenden Stress präventiv zu behandeln, wobei vorrangig Alpha-2-Adrenozeptoragonisten (Clonidin) zur Blockade der Stressachse zur Anwendung kommen [32]. Die Therapie auftretender Entzugssyndrome erfolgt symptomatisch:

▍ Agitation: Benzodiazepine, Propofol
▍ Sympathische Hyperaktivität: Clonidin (Betablocker, Magnesium)

▍ Produktiv-psychotische Symptome: Haloperidol, bei älteren Patienten Promethazin [5].

Die Paxis der Analgosedierung wird insbesondere bei langfristig beatmungspflichtigen Patienten durch zahlreiche patientenunabhängige Faktoren, wie die Anzahl der pro Pflegeperson zu versorgenden Patienten, die Einflussnahme von Familienangehörigen und die Kommunikation zwischen Ärzten und Pflegepersonal, beeinflusst [41]. Neben klar definierten Konzepten ist die regelmäßige Diskussion des Sedierungszieles mit allen Beteiligten (Arzt, Pflegepersonal, soweit möglich Patient und Angehörigen) auch im Hinblick auf die Patientensicherheit von Bedeutung.

1.5.9 Stellung im therapeutischen Gesamtkonzept

Im Mittelpunkt kausaltherapeutischer Maßnahmen stehen Behandlungsverfahren zur Reperfusion der Koronarien und zur Verbesserung der Myokardkontraktilität wie z.B. Thrombolyse, Angioplastie, Koronarchirurgie oder der Einsatz intraaortaler Ballonpumpen. Andererseits ist der Intensivmediziner mit den Auswirkungen der Herzinsuffizienz auf die Lunge und den Gasaustausch konfrontiert. Er orientiert sich bei der Beatmungstherapie fast ausschließlich an den pathophysiologischen Gesetzmäßigkeiten der respiratorischen Insuffizienz. Die Indikationen zur Beatmung ergeben sich ebenso wie bei Patienten ohne primäre Herzschädigung aus dem klinischen Gesamtbild und aus der Existenz schwerer Hypoxämien, die gegen O_2-Insufflation refraktär sind. Da Verteilungsstörungen, intrapulmonale Shunts und die verminderte funktionelle Residualkapazität zu den Hauptursachen für die Entwicklung der Hypoxämie zählen, bringt die Anwendung von PEEP auch beim Herzpatienten Vorteile für den Gasaustausch, die Lungenmechanik und die Atemarbeit. Diese Vorteile gelten jedoch nur, wenn die intrathorakale Drucksteigerung infolge PEEP-Anwendung nicht zur Störung der O_2-Aufnahme in der Lunge oder zur Störung des O_2-Transports führt. Der pulmonale Gasaustausch kann trotz des Druck- und Volumenanstiegs in den Alveolen wieder abnehmen, wenn PEEP die Durchblutung der belüfteten Areale vermindert. Außerdem wird der Effekt einer verbesserten Oxygenierung in der Lunge

Tabelle 1.5.4. Adjuvante Maßnahmen

▍ Sedierung, ggf. Muskelrelaxierung

▍ Inotrope Unterstützung (z.B. Dobutamin, Enoximone)

▍ Maßnahmen zur Vermeidung nosokomialer Atemwegsinfektionen (z.B. striktes Hygieneregime, rationale Antibiotikatherapie)

▍ Inhalationstherapie (z.B. Anfeuchtung der Atemwege, Sekretolytikaapplikation)

▍ Physiotherapeutische Maßnahmen (z.B. Thoraxkompression, Sekretmobilisation)

▍ Antioxidative Maßnahmen (z.B. Tocopherol-, N-Azetylzysteinapplikation)

wieder aufgehoben, wenn PEEP den großen Kreislauf und damit den O_2-Transport beeinträchtigt.

Beatmung bei Herzinsuffizienz stellt eine supportive Maßnahme dar, die eine vorübergehende Stabilisierung des klinischen Zustandes bewirken kann. Sie muss durch adjuvante Maßnahmen optimiert werden (Tabelle 1.5.4). Die sofortige Einleitung kausaltherapeutischer Behandlungsmaßnahmen ist jedoch unabdingbar. Die Beatmung sollte vor der klinischen Manifestation der Hypoxie eingesetzt werden. Die positiven Effekte der Beatmung bestehen in der Beseitigung der respiratorischen Hypoxie als Folge der Linksherzinsuffizienz, in der linksventrikulären Vor- und Nachlastreduktion, der Abnahme des enddiastolischen Volumens, der Wandspannung und damit des myokardialen O_2-Verbrauchs, dem beim herzinsuffizienten Patienten eine zentrale Bedeutung zukommt. Während der linke Ventrikel von der kunstgerechten Beatmung profitiert, wird der rechte Ventrikel in Abhängigkeit von der Höhe des intrathorakalen Drucks eher belastet. Ein adäquates hämodynamisches Monitoring ist Voraussetzung für die Beatmungstherapie bei akuter Herzinsuffizienz.

1.5.10 Schlussfolgerungen

Das letztendliche Ziel der Beatmungstherapie ist die Wiederherstellung der Spontanatmung. Es ist deshalb notwendig, die Phase der kontrollierten Beatmung mit ihren Nachteilen, wie Atrophie der Atemmuskulatur, kontinuierliche Sedierung und mangelnde Abstimmung zwischen Patientenbedarf und Beatmungsmodus, zu verkürzen. Eine rationale Beatmungsstrategie passt den Ventilationsmodus dem jeweiligen Bedarf des Patienten nach einer adäquaten alveolären Ventilation und einer ausreichenden Gewebsoxygenierung an. Um dieses Ziel zu erreichen, sollte das geringst mögliche Maß an Unterstützung gewährt werden. Die optimale Atemunterstützung ist durch jenes System gegeben, welches Schwankungen des Atemwegsdrucks minimiert und die Atemarbeit und die pulmonalvenöse Durchmischung verringert, ohne nachteilige hämodynamische Effekte zu provozieren.

▍ Literatur zu Kapitel 1.5

1. Bemard GR, Artigas A, Brigham KL et al (1994) Report of the American Consensus conference on ARDS: definitions, mechanisms, relevant outcomes and clinical trail coordination. Intensive Care Med 20:225–232
2. Bray RJ (1998) Propofol infusion syndrome in children. Paediatr Anaesth 8(6):491–499 (Review)
3. Brown C, Albrecht R, Pettit H, McFadden T, Schermer C (2000) Opioid and benzodiazepine withdrawal syndrome in adult burn patients. Am Surg 66(4):367–370 (discussion 370–371)
4. Davis JM, Penney DP, Notter RM et al (1989) Lung injury in the neonatal piglet caused by hyperoxia and mechanical ventilation. J Appl Physiol 67:1007–1012
5. DGAI (2004) S2-Leitlinien zur sedierenden und analgetischen Therapie im Rahmen der Intensivmedizin, verabschiedet auf der DGAI-Präsidiumssitzung am 19. 11. 04
6. Ely EW, Truman B, Shintani A, Thomason JW, Wheeler AP, Gordon S, Francis J, Speroff T, Gautam S, Margolin R, Sessler CN, Dittus RS, Bernard GR (2003) Monitoring sedation status over time in ICU patients: reliability and validity of the Richmond Agitation-Sedation Scale (RASS). JAMA 289(22):2983–2991
7. Field S, Kelly SM, Macklem PT (1982) The oxygen cost of breathing in patients with cardiorespiratory disease. Am Rev Resp Dis 131:822–827
8. Hevroy O, Reikeras O, Grundues O, Mijos OD (1988) Cardiovascular effects of positive end-exspiratory pressure during acute left ventricular failure in dogs. Clin Physiol 8:287–301
9. IP Yam PC, Appadurai JR, Kox WJ (1994) Effect of weaning on oxygen consumption and cardiovascular function – a comparison of continuous flow and demand wavle system. Anaesthesia 49:391–393
10. Knaus WA, Draper EA, Wagner DP, Zimmermann JE (1986) An evaluation of outcome from intensive care in major medical centers. Anm Intem Med 104:410–418
11. Kollef MH, Wragge T, Pasque C (1995) Determinants of mortality and multiorgan dysfunction in cardiac surgery patients requiring mechanical ventilation. Chest 107:395–1401
12. Kollef MH, Levy NT, Ahrens TS, Schaiff R, Prentice D, Sherman G (1998) The use of continuous i.v. sedation is associated with prolongation of mechanical ventilation. Chest 114(2):541–548
13. Kolobow T, Gattinoni K, Tomlinson T, Pierce JE (1978) An alternative to breathing. J Thoracic Cardiovasc Surg 75:261–266
14. Kong R, Payen D (1994) Controlling sedation rather than sedation controlling you. Clin Intensive Care 5(5 Suppl):5–7
15. Kox WJ, Mills CJ (1992) The measurement of alveolar gas mixing in ventilated patients. Crit Care Med 21:54–59
16. Kress JP, Pohlman AS, O'Connor MF, Hall JB (2000) Daily interruption of sedative infusions in critically ill patients undergoing mechanical ventilation. N Engl J Med 342(20):1471–1477
17. Lewandowski K, Rossaint R, Pappert D et al (1997) High survival rate in 122 ARDS patients managed according to a clinical algorithm including extracorporal membrane oxygenation. Intensive Care Med 23:819–835
18. L'Her E (2003) Noninvasive mechanical ventilation in acute cardiogenic pulmonary edema. Curr Opin Crit Care 9:67–71
19. Lunkenheimer PP, Raffflenbeul W, Keller H et al (1972) Application of transtracheal pressure-oscillations as a modifications of „diffusion respiration". Br J Anaesth 44:627
20. Murray JF, Matthay MA, Luce JM, Flick MR (1988) An expanded definition of the adult respiratory distress syndrom. Am Rev Resp Dis 138:720–723
21. Nava S, Carbone G, DiBattista N et al (2003) Noninvasive ventilation in cardiogenic pulmonary edema: a multicenter randomized trial. Am J Respir Crit Care Med 168:1432–1437
22. Otter H, Spies C (2003) Analgosedierung und Entzugssyndrom. In: Kox WJ, Spies C (Hrsg) Checkup Anästhesiologie Standards Anästhesie-Intensivmedizin-Schmerztherapie-Notfallmedizin. Springer, Berlin Heidelberg New York, pp 370–378
23. Payen JF, Bru O, Bosson JL, Lagrasta A, Novel E, Deschaux I, Lavagne P, Jacquot C (2001) Assessing pain in critically ill sedated patients by using a behavioral pain scale. Crit Care Med 29(12):2258–2263
24. Peevy KJ, Hernandez LA, Moise AA, Parker JC (1990) Barotrauma and microvascular injury in lungs of non-adult rabbits: effect of ventilation pattern. Crit Care Med 18:634–637
25. Peters J, Ihle P (1992) Coronary and systemic vascular response to inspiratory resistive breathing. J Appl Physiol 72:905–913
26. Ramsay MA, Savege TM, Simpson BR, Goodwin R (1974) Controlled sedation with alphaxalone-alphadolone. Br Med J 2(920):656–659
27. Riker RR, Picard JT, Fraser GL (1999) Prospective evaluation of the Sedation-Agitation Scale for adult critically ill patients. Crit Care Med 27(7):1325–1329
28. Robotham JL, Peters J (1989) Mechanical effects of intrathoracic pressure on ventricular performance. In: Scharf SM, Cassidy SS (eds) Volume 42. Lung Biology in Health and Disease. Marcel Decker, New York, pp 251–281

29. Rusterholtz T, Kempf J, Berton C et al (1999) Noninvasive pressure support ventilation (NIPSV) with face mask in patients with acute cardiogenic pulmonary edema (ACPE). Intensive Care Med 25:21–28

29a. Sanford TJ Jr, Smith NT, Dec-Silver H, Harrison WK (1986) A comparison of morphine, fentanyl, and sufentanil anesthesia for cardiac surgery: induction, emergence, and extubation. Anesth Analg 65(3):259–266

30. Smith TC, Marini JJ (1989) Impact of PEEP on lung mechanics and work of breathing in severe airflow obstruction. J Appl Physiol 65:1488–1499

31. Soliman HM, Melot C, Vincent JL (2001) Sedative and analgesic practice in the intensive care unit: the results of a European survey. Br J Anaesth 87(2):186–192

32. Spies CD, Dubisz N, Funk W, Blum S, Muller C, Rommelspacher H, Brummer G, Specht M, Hannemann L, Striebel HW et al (1995) Prophylaxis of alcohol withdrawal syndrome in alcohol-dependent patients admitted to the intensive care unit after tumour resection. Br J Anaesth 75(6):734–739

33. Spies CD, Rommelspacher H (1999) Alcohol withdrawal in the surgical patient: prevention and treatment. Anesth Analg 88(4):946–954 (Review)

34. Spies C, Vincent JL, Dossow von V (2000) Analgosedierung in der Intensivmedizin – Ein Überblick über das aktuelle Management. J Anästh Intensivbeh 7:206–209

35. Spies C, Kox WJ (2000) Entzugsbehandlung nach Langzeitsedierung auf Intensivstationen – ein unterschätztes Problem. Intensivmed Notfallmed 37 (Suppl 2):1

36. Spies CD, Otter HE, Huske B, Sinha P, Neumann T, Rettig J, Lenzenhuber E, Kox WJ, Sellers EM (2003) Alcohol withdrawal severity is decreased by symptom-orientated adjusted bolus therapy in the ICU. Intensive Care Med (12):2230–2238

37. Sydow M, Neumann P (1999) Sedation for the critically ill. Intensive Care Med 25(6):634–636 (Review)

38. Tobias JD (2000) Tolerance, withdrawal, and physical dependency after long-term sedation and analgesia of children in the pediatric intensive care unit. Crit Care Med 28(6):2122–2132

39. Wagner PD, Saltzman HA, West JB (1974) Measurement of continuous distributions of ventilation-perfusion ratios: theory. J Appl Physiol 36:588–599

40. Walz M, Muhr G (1992) Die kontinuierlich wechselnde Bauch- und Rückenlagerung beim akuten Lungenversagen. Chirurg 63:931–937

41. Weinert CR, Chlan L, Gross C (2001) Sedating critically ill patients: factors affecting nurses' delivery of sedative therapy. Am J Crit Care 10(3):156–165 (quiz 166–167)

42. Welte T, Hoffmann B (1999) Nicht-invasive Beatmung bei kritisch Kranken, Teil I: Wirkmechanismus und wissenschaftlicher Kenntnisstand. Dtsch med Wschr 124:1385–1388

43. Welte T (2003) Nicht-invasive Beatmung auf der Intensivstation – geht es noch ohne? Wien Klein Wochenschr 115:89–98

44. Welte T, Hoffmann B (1999) Nicht-invasive Beatmung bei kritisch Kranken, Teil II: Praktische Anwendung und Vorgehensweise. Dtsch med Wschr 124:1425–1428

45. Yamanka MK, Sue DY (1987) Comparison of arterial-to-endtidal-PCO_2 difference and dead space/tidal volume ratio in respiratory failure. Chest 92:832–835

46. Zander R, Mertzlufft F (eds) (1991) The oxygen status of arterial blood. Karger, Basel

1.6 ARDS

S. Rosseau, N. Suttorp

1.6.1 Grundlagen

1.6.1.1 Definition

Der Begriff „acute respiratory distress syndrome" (ARDS) bezeichnet eine durch unterschiedliche Ereignisse ausgelöste, akut auftretende Gasaustauschstörung der Lunge, die durch eine nichtkardiogene pulmonale Flüssigkeitseinlagerung, eine Störung der pulmonalen Vasomotion und eine Abnahme der Lungendehnbarkeit (Compliance) charakterisiert ist. Auf einer amerikanisch-europäischen Konsensuskonferenz im Jahre 1994 (American European Consensus Conference, AECC) wurden erstmalig objektivierbare Kriterien für das ARDS erarbeitet. Nach diesen Kriterien handelt es sich um ein ARDS, wenn das Lungenversagen durch ein akutes Ereignis ausgelöst wird, auf dem Thoraxröntgenbild bilaterale Infiltrate zu sehen sind, der Oxygenierungsindex weniger als 200 mmHg beträgt und der pulmonalkapilläre Verschlussdruck < 18 mmHg ist oder ein linkskardiales Versagen ausgeschlossen werden kann. Sind bei einem Oxygenierungsindex $\geq 200 \leq 300$ mmHg alle anderen Kriterien des akuten Lungenversagens erfüllt, handelt es sich um ein „acute lung injury" (ALI). Diese Definition wird derzeit auch als Grundlage für neue Studien empfohlen; sie hat allerdings keine prognostische Relevanz (Tabelle 1.6.1 [3]).

Tabelle 1.6.1. Kriterien für ein „acute lung injury" (*ALI*) oder ein „acute respiratory distress syndrome" (*ARDS*) gemäß den Kriterien der amerikanisch-europäischen Konsensuskonferenz von 1994 (*AECC*) [3]

	Ursache	Oxygenierung	Radiologische Veränderungen	Pulmonalkapillärer Verschlussdruck (P_C)
▮ **ALI**	akutes Ereignis	PaO_2/FiO_2 ≥200≥300 mmHg	bilaterale Infiltrate	<18 mmHg bzw. fehlender Hinweis auf eine linkskardiale Funktionseinschränkung
▮ **ARDS**	akutes Ereignis	PaO_2/FiO_2 <200 mmHg	bilaterale Infiltrate	<18 mmHg bzw. fehlender Hinweis auf eine linkskardiale Funktionseinschränkung

1.6.1.2 Epidemiologie und Prognose

Aktuelle epidemiologische Erhebungen auf Grundlage der Definition der AECC haben jährliche Inzidenzen von 35–64 pro 100 000 Personen und Jahr für ALI und ARDS ermittelt. Bei fast 20% aller beatmungspflichtigen Intensivpatienten lässt sich die Diagnose eines ALI stellen (11). Die Sterblichkeit liegt aktuell bei 30–50%, nur selten ist allerdings das respiratorische Versagen die primäre Todesursache (<20%), die Patienten sterben überwiegend an einer Sepsis oder an einem Multiorganversagen. Der in den letzten Jahren zu beobachtende Rückgang der Sterblichkeit wird den verbesserten supportiven Behandlungsmöglichkeiten im Bereich der Intensivmedizin, insbesondere aber effektiveren Therapiekonzepten bei der Sepsis und der Anwendung differenzierter Beatmungsformen zugeschrieben [23].

Patienten, die ein akutes Lungenversagen überleben, können eine vollständig normale Lungenfunktion wiedererlangen. Nach einem sehr schweren Verlauf mit langer Beatmungsdauer kann sich jedoch auch eine Lungenfibrose ausbilden. Nach aktuellen Erhebungen leiden die meisten der überlebenden Patienten ein Jahr nach Abschluss der Krankenhausbehandlung noch unter einer deutlichen Einschränkung ihrer körperlichen Leistungsfähigkeit, was aber nur teilweise auf die zu diesem Zeitpunkt immer noch nachweisbare Einschränkung der Lungenfunktion zurückzuführen ist. Bei den meisten Patienten überwiegen extrapulmonale Probleme wie schwere Muskelatrophie und funktionelle Muskelschwäche. Ungefähr 50% aller Überlebenden zeigen erhebliche psychische Auffälligkeiten im Sinne eines *posttraumatischen Stresssyndroms* [13].

1.6.1.3 Ätiologie und Pathogenese

Das ALI/ARDS wird durch ein inflammatorisches Ereignis ausgelöst, das eine sich selbst unterhaltende Entzündungsreaktion an der alveolokapillären Schranke initiiert. Man unterscheidet direkte (primäre) und indirekte (sekundäre) Formen: Bei einem direkten ARDS ist die primäre Entzündungsreaktion in der Lunge lokalisiert, hierzu gehören das ARDS als Folge einer schweren Pneumonie, das ARDS als Folge einer Aspiration von Mageninhalt, Süßwasser oder Salzwasser, oder das ARDS nach Inhalation toxischer Gase (z. B. NO_2, Ozon, Rauch;

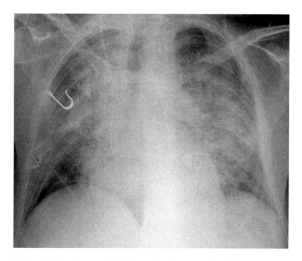

Abb. 1.6.1. Röntgenbild eines Patienten mit direktem ARDS auf dem Boden einer *Pneumocystis-jiroveci* Pneumonie. Der Patient war zum Zeitpunkt der Röntgenaufnahme bereits seit mehreren Tagen nichtinvasiv beatmet und mit Hochdosis-Trimethoprimsulfametoxazol und Methylprednisolon behandelt. Der Oxygenierungsindex lag bei Anfertigung der Röntgenaufnahme bei einer FiO₂ von 0,8 und einem PaO₂ von 69 mmHg bei ca. 86 mmHg. Der Patient musste wenige Stunden später intubiert werden

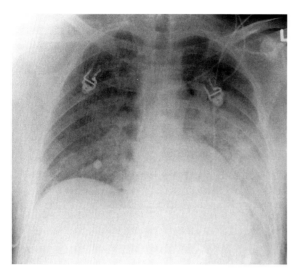

Abb. 1.6.2. Röntgenbild eines 35-jährigen immunsupprimierten Patienten mit gramnegativer Sepsis und indirektem ARDS. Der Patient war zum Zeitpunkt der Röntgenaufnahme nichtinvasiv im BILEVEL-Modus beatmet (PEEP 8 cm H_2O, P_{insp} 12 cm H_2O), der Oxygenierungsindex lag initial bei einer FiO_2 von 0,65 und einem PaO_2 von 78 mmHg bei 120 mmHg. Der Patient hatte gleichzeitig ein normurisches akutes Nierenversagen und eine beginnende disseminierte intravasale Gerinnung. Es wurde eine kalkulierte Antibiotikatherapie eingeleitet und Hydrokortison verabreicht. Bei sehr guter Patientencompliance, rasch rückläufigem Nierenversagen und weitgehend stabiler Hämodynamik unter niedrigdosierter Katecholamintherapie (max. 0,1 µg/kg/min) musste der Patient im Verlauf nicht intubiert werden. Nach insgesamt 36 h konnte die permanente Maskenbeatmung auf eine intermittierende Anwendung reduziert werden, nach 72 h waren nur noch eine nasale O_2-Insufflation und eine intermittierende CPAP-Therapie erforderlich

Abb. 1.6.1). Beim indirekten ARDS wird die Lunge sekundär, z.B. durch vaskuläre Einschwemmung von bakteriellen Toxinen, Entzündungsmediatoren oder inflammatorisch aktivierten Zellen, in einen inflammatorischen Prozess involviert. Zu dieser Gruppe gehört das ARDS bei Sepsis, Pankreatitis, Polytrauma, Verbrennung oder Massentransfusion (Abb. 1.6.2). Die Sepsis ist der größte Risikofaktor, ungefähr 40% der betroffenen Patienten entwickeln ein ALI oder ARDS (Tabelle 1.6.2).

An der pulmonalen Entzündungsreaktion sind eine Vielzahl humoraler Mediatorsysteme und inflammatorisch kompetenter Zellen beteiligt. Es kommt zur entzündlichen Aktivierung ortsständiger Alveolarepithelzellen, Alveolarmakrophagen und mikrovaskulärer Endothelzellen, die durch die Freisetzung chemotaktisch aktiver Substanzen zusätzlich inflammatorisch hoch potente neutrophile Granulozyten in den

Alveolarraum rekrutieren. Der kaskadenartig ablaufende Entzündungsprozess verursacht schließlich eine Schädigung sowohl der endothelialen als auch der epithelialen Barriere mit konsekutiver Schrankenstörung. Hierdurch kommt es zu einem Flüssigkeitseinstrom, insbesondere aber zu einer Exsudation von Plasmaproteinen in den Alveolarraum. Diese *exsudative Frühphase* führt zu den für das ARDS typischen pathophysiologischen und klinischen Konsequenzen. Es kommt zur Ausbildung eines Lungenödems und zur Störung des pulmonalen Surfactantsystems. Die im Rahmen des Entzündungsprozesses gesteigerte Freisetzung vasokonstriktiver Mediatoren und eine überschießende hypoxische Vasokonstriktion sind für den Anstieg des pulmonalarteriellen Widerstandes verantwortlich. Gleichzeitig kommt es durch diese Ereignisse zu einer ausgeprägten Ventilations-Perfusions-Verteilungsstörung („V/Q-mismatch") und zur Erhöhung des intrapulmonalen Shuntflusses mit einer massiven Beeinträchtigung des Gasaustauschs (Tabelle 1.6.3).

Während die Veränderungen der *exsudativen Frühphase* komplett reversibel sein können, verursacht die *fibroproliferative Spätphase* der Entzündungsreaktion eine irreversible Lungenschädigung. Die Mechanismen, die entweder zur kompletten Regeneration führen oder eine progrediente Fibrosierung einleiten, sind derzeit noch nicht genau bekannt. In der Spätphase kommt es durch den Einstrom mesenchymaler Zellen und die vermehrte Deposition von Extrazellulärmatrix zu einem Lungengerüstumbau („*honeycombing*"), der eine schwere Restriktion und eine erhebliche Einschränkung der Diffusionskapazität zur Folge hat. Die Fibrosierung kompliziert die Beatmungstherapie des ARDS, und das Risiko für die Ausbildung eines Pneumothorax erhöht sich mit Beginn dieser Erkrankungsphase erheblich; zudem ist die fibroproliferative Inflammation mit einer erhöhten Sterblichkeit assoziiert [24].

1.6.2 Problemstellung

Die zentralen pathophysiologischen Merkmale eines ALI/ARDS sind die pulmonale Schrankenstörung, die schwere Gasaustauschstörung, die pulmonalvaskuläre Widerstanderhöhung und die Störung des Surfactantsystems. Die hieraus resultierende klinische Symptomatik einer

Tabelle 1.6.2. Ursachen eines primären (direkten) oder indirekten (sekundären) ALI bzw. ARDS

Direkte Lungenschädigung	Indirekte Lungenschädigung
▍ Pneumonie	▍ SIRS
▍ Aspiration von Mageninhalt	▍ Sepsis
▍ Aspiration von Süß- oder Salzwasser	▍ Einschwemmung bakterieller Endo- und/oder Exotoxine
▍ Inhalation toxischer Gase (NO_2, Rauchgase, Ozon)	▍ Polytrauma
▍ Chemische Substanzen mit ausgeprägter Lungentoxizität (Bleomycin, Paraquat, Amiodaron)	▍ Verbrauchskoagulopathie
▍ Hyperoxie	▍ Massentransfusion
▍ Rascher Aufstieg in große Höhen	▍ TRALI
▍ Intrapulmonaler Unterdruck durch z. B. Reexpansion einer Atelektase	▍ Operationen mit lang dauerndem Einsatz der Herz-Lungen-Maschine
▍ Lungenkontusion	▍ Verbrennungen
	▍ Pankreatitis
	▍ Intoxikationen (z. B. Heroin, Barbiturate)
	▍ Fruchtwasser- oder Fettembolien
	▍ Hirndruck, Schädel-Hirn-Trauma (neurogenes Lungenödem)
	▍ Sichelzellkrise
	▍ Malaria
	▍ Reperfusionsschaden nach Lungentransplantation oder Thrombendarteriektomie

ARDS „acute respiratory distress syndrome", *ALI* „acute lung injury", *TRALI* „transfusion related lung injury", *SIRS* „systemic inflammatory response syndrome"

Tabelle 1.6.3. Pathophysiologische und klinische Konsequenzen der pulmonalen Entzündungsreaktion beim ARDS

▍ **Ausbildung eines Lungenödems** durch Zunahme der endothelialen und epithelialen Permeabilität

▍ **Störung der Surfactanthomöostase** durch Exsudation von Plasmaproteinen und Schädigung der Surfactant produzierenden Alveolarepithelzellen

▍ **Atelektasenbildung** mit inhomogener Verteilung der Ventilation

▍ **Abnahme der Lungendehnbarkeit** (Compliance)

▍ **Erhöhung des pulmonalarteriellen Widerstandes** infolge einer gesteigerten Freisetzung vasokonstriktiver Mediatoren und einer fehlregulierten hypoxischen Vasokonstriktion

▍ **Beeinträchtigung des Gasaustauschs** durch ausgeprägte Ventilation-Perfusion-Verteilungsstörungen und/oder intrapulmonalen Shuntfluss

schweren respiratorischen Insuffizienz macht bei nahezu allen Patienten eine maschinelle Beatmung erforderlich. Oftmals ist die Beatmungstherapie als alleinige Maßnahme jedoch nicht ausreichend, um eine lebensbedrohliche Hypoxämie zu beheben. Außerdem birgt ein aggressives Beatmungsregime das Risiko, die schon bestehende Lungenschädigung zu verstärken. Der beim ARDS seit einigen Jahren zu beobachtende Rückgang der Sterblichkeit ist nicht auf ein einzelnes neues Therapiekonzept zurückzuführen, sondern vielmehr auf die kombinierte Anwendung verschiedener Behandlungsmöglichkeiten. Um diese Prognoseverbesserung zu erreichen und behandlungsinduzierte Komplikationen zu vermeiden, müssen bei der Behandlung des ALI oder ARDS von Anfang an die dieser Erkrankung zugrunde liegenden pathophysiologischen Mechanismen im Therapiekonzept berücksichtigt werden.

1.6.2.1 Surfactantdysfunktion

Der gesamte Alveolarraum ist mit Surfactant ausgekleidet, seine biophysikalischen Eigenschaften ermöglichen erst die alveoläre Ventilation und damit den Gasaustausch. Surfactant ist ein komplexes Gemisch aus Phospholipiden und surfactantspezifischen Proteinen (Abb. 1.6.3). Alle Komponenten des Surfactantsystems werden von Typ-II-Alveolarepithelzellen synthetisiert. Normalerweise haben Grenzflächen zwischen Luft und Flüssigkeit eine hohe Oberflächenspannung, diese würde bei abnehmendem Radius zum Totalkollaps einer Alveole führen. Surfactant reduziert die alveoläre Oberflächenspannung in der Endexspiration, wodurch die Alveole stabilisiert und ein Kollaps verhindert wird. Zusätzlich erleichtert die Herabsetzung

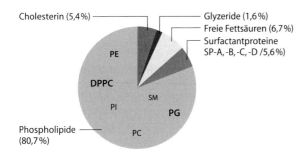

Abb. 1.6.3. Zusammensetzung des pulmonalen Surfactantsystems. Neben den Surfactantapoproteinen enthält die Proteinfraktion von Surfactant noch Plasmaproteine (z. B. IgG), die den Alveolarraum durch Diffusion oder aktiven Transport erreichen (*PE* Phosphatidylethanolamin, *DPPC* Dipalmitylphosphatidylcholin, *PI* Phosphatidylinositol, *PC* Phosphatidylcholin, *SM* Sphingomyelin, *PG* Phosphatidylglycerol)

der Oberflächenspannung die alveoläre Dehnung zu Beginn der Inspirationsphase. Das Surfactantsystem trägt durch seine biophysikalischen Eigenschaften zur Aufrechterhaltung der alveolären Flüssigkeitshomöostase bei, darüber hinaus scheinen einige Komponenten wichtige Funktionen im Rahmen der pulmonalen Immunabwehr zu übernehmen.

Im Gegensatz zum absoluten Surfactantmangel beim Atemnotsyndrom des Frühgeborenen („*infant respiratory distress syndrome*", IRDS) handelt es sich beim ARDS um eine Funktionsstörung des pulmonalen Surfactantsystems, die sowohl aus einer veränderten Zusammensetzung als auch aus einer Inhibition einzelner Komponenten resultiert. Die quantitativen Veränderungen sind überwiegend auf die direkte inflammatorische Schädigung der Surfactant produzierenden Alveolarepithelzellen zurückzuführen, während die Inhibition vor allem durch den Einstrom von Plasmaproteinen wie Albumin und Fibrinogen verursacht wird (Tabelle 1.6.4).

Der Alveolarepithelschaden ist beim ARDS vermutlich einer der wichtigsten prognostischen Faktoren. Die Schädigung oder der Verlust von Typ-II-Alveolarzellen beeinträchtigen nicht nur Recycling und Neusynthese von Surfactant, die Schädigung der epithelialen Schranke ist an der Ausbildung des Permeabilitätsödems entscheidend mitbeteiligt, die Aufhebung der Barrierefunktion begünstigt die Translokation von Mikroorganismen und hierdurch eine sekundäre Sepsis, die Zerstörung der Epithelzellen verhindert die aktive Elimination des eiweißreichen Exsudates und die Destruktion von Typ-II-Zellen beeinträchtigt die epitheliale Regeneration,

Tabelle 1.6.4. Veränderungen der biophysikalischen und biochemischen Surfactantfunktionen beim ARDS

▌ **Erhöhung der Oberflächenspannung auf Werte von 15–20 mN/m**
im Vergleich zum Normalwert von 0–5 mN/m bei Lungengesunden

▌ **Reduktion des Phospholipidgehaltes**

▌ **Veränderung des Phospholipidprofils**
(Abnahme von Dipalmitylphosphatidylcholin und Phosphatidylglycerol, Zunahme von Phosphatidylinositol, Phosphatidylethanolamin und Sphingomyelin)

▌ **Veränderung der Fettsäurezusammensetzung**
(Abnahme der gesättigten Fettsäuren und Zunahme der ungesättigten Fettsäuren)

▌ **Reduktion der Surfactantapoproteine SP-A, SP-B und SP-C**

▌ **Abnahme stark oberflächenaktiver Surfactantstrukturen**

▌ **Surfactantinhibition durch Plasmaproteine**

▌ **Surfactantinhibition durch Entzündungsmediatoren**

Tabelle 1.6.5. Pathophysiologische und klinische Konsequenzen der Surfactantdysfunktion beim ARDS

▌ Aggravation des Lungenödems

▌ Beeinträchtigung der Atemmechanik

▌ Beeinträchtigung des Gasaustauschs

▌ Beeinträchtigung der alveolären Immunabwehr

▌ Ausbildung einer Lungenfibrose („collapse induration")

wodurch die Ausbildung einer Lungenfibrose begünstigt wird.

Die meisten klinischen und pathophysiologischen Veränderungen im Rahmen des ARDS sind durch die Beeinträchtigung des pulmonalen Surfactantsystems entscheidend mitverursacht. Die Herabsetzung der Oberflächenspannung führt zu einer Abnahme der Lungendehnbarkeit und zu einer diffusen Atelektasenbildung, wodurch Atemmechanik und Gasaustausch beeinträchtigt werden. Darüber hinaus verstärkt die Surfactantdysfunktion den pulmonalen Flüssigkeitseinstrom, sie führt vermutlich zu einer Störung der pulmonalen Immunabwehr und sie begünstigt die Ausbildung einer Lungenfibrose (Tabelle 1.6.5). Molekularbiologische Untersuchungen deuten darauf hin, dass Genmutationen der Surfactantproteine mit einer erhöhten ARDS-Inzidenz assoziiert sind. Die genetische Prädisposition scheint demnach das individuelle Risiko für die Ausbildung eines ALI oder ARDS zu beeinflussen. Die positiven Erfahrungen bei der Behandlung des IRDS und die Ergebnisse zahlreicher tierexperimenteller Studien legen nahe, dass es auch beim ARDS sinnvoll sein könnte, das therapeutische Konzept einer Wiederherstellung und Aufrechterhaltung der Surfactantfunktion zu verfolgen [12].

1.6.2.2 Gasaustauschstörung

Trotz einer erheblichen pulmonalen Flüssigkeitseinlagerung kann die Gasaustauschfunktion nur mäßiggradig beeinträchtigt sein. Auf der anderen Seite kann es zu einer massiven Gasaustauschstörung bei nur gering ausgeprägter Schrankenstörung kommen (Abb. 1.6.4 a). Die Gasaustauschstörung beim ARDS wird weniger durch das Lungenödem, sondern vielmehr durch eine Zunahme des pulmonalen Shuntflusses (Perfusion nicht oder schlecht ventilierter, d. h. atelektatischer oder dystelektatischer Lungenanteile) in Kombination mit einer ausgeprägten Ventilations-Perfusions-Verteilungsstörung („V/Q-mismatch") verursacht. Die bedarfsadaptierte Anpassung der pulmonalen Perfusion ist durch die Freisetzung vasokonstriktiver Mediatoren und die Dysregulation der hypoxischen Vasokonstriktion (Euler-Liljestrand-Reflex) beeinträchtigt, während die Ventilationsstörung auf die diffuse Atelektasenbildung im Rahmen der Surfactantdysfunktion zurückzuführen ist (Abb. 1.6.5). Die durch „V/Q-mismatch" und hohen Shuntfluss verursachte Hypoxämie ist typischerweise nicht durch die Applikation von Sauerstoff zu beheben. Therapieziele sind vielmehr die Wiederherstellung einer adäquaten hypoxischen Vasokonstriktion und ein *„matching"* von Perfusion und Ventilation (Reduktion der Totraumventilation) sowie die Drosselung des pulmonalen Shuntflusses.

1.6.2.3 Rechtsherzbelastung

Die Erhöhung des pulmonalarteriellen Widerstandes durch die vermehrte Freisetzung vasokonstriktiver Mediatoren und eine überschießende hypoxische Vasokonstriktion kann durch die Obliteration mikrovaskulärer Gefäßareale auf dem Boden einer entzündlich getriggerten endothelialen Gerinnungsaktivierung und Plättchenaggregation aggraviert werden. Die hieraus resultierende pulmonale Hypertonie kann so ausgeprägt sein, dass sie zu einem akuten Rechtsherzversagen führt. Therapieziel ist die Entlastung des rechten Herzens durch Reduktion des pulmonalarteriellen Druckes. Eine Absenkung des pulmonalvaskulären Widerstandes durch systemisch verabreichte Vasodilatatoren ist prinzipiell möglich, allerdings ist diese Vasodilatation nicht selektiv, sodass es auch zur Verbesserung der Perfusion in nichtventilierten Arealen und somit zu einer Zunahme des intrapulmonalen Shuntflusses kommt. Durch den gleichzeitigen Anstieg des Herzzeitvolumens kommt es meistens nur zu einem geringen Abfall des arteriellen Sauerstoffpartialdruckes (P_aO_2), dieser kann jedoch auch so ausgeprägt sein, dass eine Erhöhung der inspiratorischen Sauerstoffkonzentration (FiO_2) notwendig wird. Zudem verursacht die intravenöse Anwendung auch eine systemische Vasodilatation; aus diesem Grund ist die Anwendung z. B. beim septischen Schock limitiert. Es erscheint daher günstiger, eine pulmonalselektive Therapiestra-

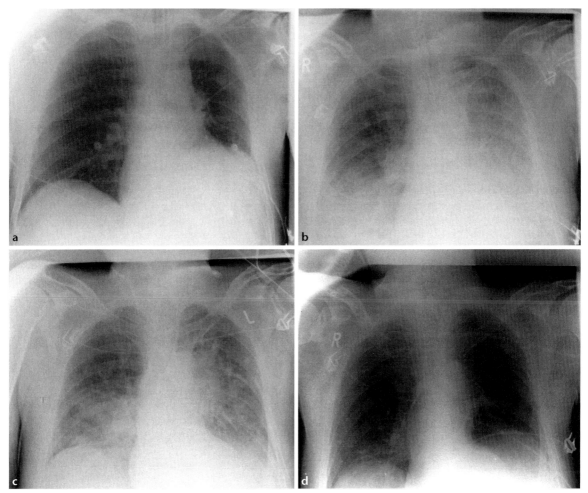

Abb. 1.6.4 a–d. Patient mit ARDS nach Massentransfusion bei perforiertem Ulcus ventriculi und hämorrhagischem Schock. **a** 6 h nach OP und Massentransfusion bestand eine schwere Gasaustauschstörung durch „V/Q-mismatch" und Shunt: $paO_2 = 72$ mmHg bei einer FiO_2 von 1,0. ZVD 5 mmHg, echokardiografisch normale linksventrikuläre Pumpfunktion bei Sinustachykardie, PiCCO: hyperdynamer Schock mit einem HZV von 9,7 l/min, extravaskulärer Lungenwasserindex mit 10,8 ml/kg etwas erhöht, Noradrenalintherapie mit einer Dosis von 0,2 µg/kg/min. Drainage subphrenisch links, Z. n. Unterlappenresektion links 3 Jahre zuvor bei Bronchialkarzinom. Nach inhalativer Applikation von 12 ppm NO wurde unter gleichzeitiger lungenprotektiver Beatmung und permissiver Hyperkapnie eine Reduktion der FiO_2 auf 0,5 und eine Reduktion der Noradrenalindosis möglich. **b** Röntgenauf-

nahme am 3. Tag nach OP. FiO_2 0,55 unter 9 ppm NO, mittlerweile ausgeprägte Schrankenstörung, ZVD 12 mmHg nach Positivbilanzierung wegen hyperdynamem Schock, Noradrenalin 0,16 µg/kg/min, Lakat 2,1 mmol/l, HZV 8,3 l/min, extravaskuläres Lungenwasser mit einem Index von 19,7 ml/kg deutlich erhöht, intrathorakales Blutvolumen als Maß der linksventrikulären Vorlast im oberen Normbereich. **c** Röntgenaufnahme 24 h nach b und Negativbilanzierung durch Diuresesteigerung mit Furosemid, Reduktion des ZVD auf 1 mmHg, Laktat 2,6 mmol/l, HZV 6,8 l/min, extravaskulärer Lungenwasserindex 13,2 ml/kg, darunter erhöhter Katecholaminbedarf mit 0,4 µg/kg/min Noradrenalin, $FiO_2 = 0,5$ unter 5 ppm NO. **d** 7. Tag nach OP, $FiO_2 = 0,35$ ohne NO, extravaskulärer Lungenwasserindex 7,4 ml/kg, ZVD 6 mmHg, Noradrenalin 0,08 µg/kg/min bei einem HZV von 5,5 l/min

tegie zur Senkung des pulmonalvaskulären Widerstandes zu wählen (Abb. 1.6.6). Ein weiteres Therapiekonzept im Hinblick auf die Obliteration mikrovaskulärer Gefäßareale ist die Hemmung von Gerinnungsaktivierung und Plättchenaggregation.

1.6.2.4 Pulmonale Schrankenstörung

Aufgrund der alveolokapillären Schrankenstörung kommt es bei Patienten mit ARDS bereits bei normalen linksatrialen Druckwerten zu einer ausgeprägten pulmonalen Flüssigkeitseinlagerung (Abb. 1.6.4b). Eine Absenkung des pulmo-

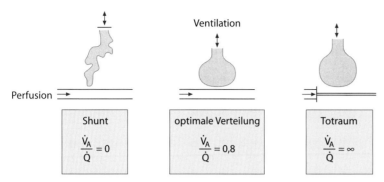

Abb. 1.6.5. Ventilations-Perfusions-Verteilung in der Lunge. Beim ARDS ist der Anteil von Shunt oder Low-V/Q-Arealen erhöht. Sie resultieren aus einer unzureichenden hypoxischen Vaskonstriktion im Bereich atelektatischer Alveolen. Ein Quotient von 0,8 zeigt eine adäquate hypoxische Vasokonstriktion mit optimaler V/Q-Verteilung an. Beim ARDS kann gleichzeitig der Anteil von High-V/Q-Arealen mit Totraumventilation zunehmen. Diese können aus einer Thrombosierung mikrovaskulärer Gefäßareale oder aus der überschießenden Produktion vasokonstriktorischer Mediatoren und einer überschießenden hypoxischen Vaskonstriktion resultieren. High-V/Q-Areale sind ebenfalls das Resultat einer inadäquat adaptierten Beatmung mit alveolärer Überdehnung *($\dot{V}_A$ Ventilation, $\dot{Q}$ Perfusion)*

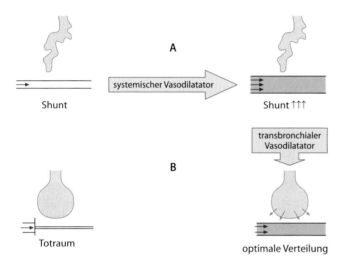

Abb. 1.6.6. Die systemische Gabe von Vasodilatatoren führt auch zur Verbesserung der Perfusion in nichtventilierten Arealen und somit zu einer Zunahme des intrapulmonalen Shuntflusses. Die inhalative Applikation kurzwirksamer Vasodilatatoren wie Stickstoffmonoxid (NO), Prostazyklin (PGI_2) oder Prostaglandin E_1 kann die Ventilations-Perfusions-Verteilung optimieren. Die inhalative Applikation führt nur in ventilierten Arealen zu einer Vasodilatation, hierdurch kommt es zur Umverteilung des Blutflusses aus nichtventilierten in ventilierte Bezirke und zu einer Verbesserung des Gasaustauschs

nalen Filtrationsdruckes durch Flüssigkeitsentzug kann die Ödembildung zwar nicht komplett verhindern, aber zu einer signifikanten Reduktion des Lungenödems beitragen (Abb. 1.6.4 c, d). Innerhalb klinischer Studien hat die konsequente Absenkung des pulmonalen Filtrationsdruckes in der Frühphase des ARDS die Sterblichkeit signifikant reduziert. Ein Flüssigkeitsentzug kann allerdings die Sauerstoffschuld bei einem septischen Patienten vergrößern. Gerade bei diesen Patienten hat es sich als Vorteil erwiesen, das Sauerstoffangebot durch Erhöhung des Sauerstofftransportes $[DO_2 = 10 \times HZV \times (1,34 \times Hb \times S_aO_2 + 0,003 \times P_aO_2)]$ zu erhöhen, um hierdurch eine Steigerung der Sauerstoffaufnahme (VO_2) in der Peripherie zu erreichen. Üblicherweise wird eine Erhöhung des Sauerstofftransportes durch Erhöhung des Herzzeitvolumens mittels Volumenzufuhr, Hb-Optimierung und Anwendung inotroper Katecholamine herbeigeführt. Bei einem Patienten mit septischem ARDS führt die bedarfsgerechte Volumenzufuhr zwangsläufig zur

Verschlechterung der Gasaustauschfunktion, umgekehrt würde ein Volumenentzug die Sauerstoffschuld erhöhen. Oxygenierung, Volumenhaushalt und Hämodynamik müssen daher einem engmaschigen Monitoring unterliegen, um eine jeweils bedarfsadaptierte Therapie sicherzustellen. Neuere und bislang noch experimentelle Therapieansätze zielen auf eine pharmakologische Beeinflussung der alveolokapillären Hyperpermeabilität.

1.6.2.5 Beatmungsinduzierte Lungenschädigung

Die Beatmungstherapie ist zentraler Bestandteil bei der Behandlung des ARDS, sie kann auf der einen Seite die Oxygenierung des respiratorisch erschöpften Patienten sicherstellen, auf der anderen Seite kann sie durch die Rekrutierung atelektatischer Lungenbezirke zur Verbesserung der Lungendehnbarkeit und der Gasaustauschfunktion beitragen. Die Surfactantdysfunktion mit der oftmals dramatischen Reduktion der Compliance hat erhebliche Auswirkungen auf die Beatmung; um annähernd physiologische Blutgaswerte zu erreichen, müsste ein aggressives Beatmungsregime mit hohen Atemwegsdrücken und hohen Tidalvolumina gewählt werden. Eine aggressive Beatmungsstrategie birgt allerdings das Risiko, die beim ALI/ARDS schon bestehende Lungenschädigung noch zu verstärken. Im Tierversuch führt eine Beatmung mit hohen Tidalvolumina bereits nach sehr kurzer Zeit zu einer Abnahme des pO_2, zur Reduktion der Lungendehnbarkeit und zur Abnahme der funktionellen Residualkapazität. Neben *Barotrauma, Volutrauma* und Toxizität hoher inspiratorischer Sauerstoffkonzentrationen wird auch das durch Scherkräfte hervorgerufene Trauma (*Atelectrauma*) hierfür verantwortlich gemacht (Abb. 1.6.7). Experimentelle und klinische Untersuchungen konnten eindrucksvoll die Induktion einer pulmonalen Entzündungsreaktion durch maschinelle Beatmung aufzeigen; die Freisetzung dieser pulmonalen Entzündungsmediatoren in die Zirkulation kann ein „*systemic inflammatory response syndrome*" (SIRS) hervorrufen. Ein SIRS augmentiert wiederum die Entzündungsreaktion in der Lunge, schließlich wird auf diesem Weg ein inflammatorischer Teufelskreis initiiert (Abb. 1.6.8). Da die meisten Patienten mit ARDS an einem Multiorganversagen infolge einer systemischen Inflammation versterben, sollten Maßnahmen zur Ver-

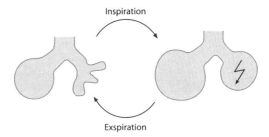

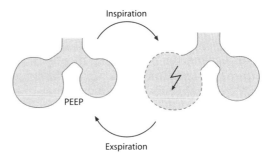

Abb. 1.6.7. Eine aggressive Beatmungstherapie kann eine Lungenschädigung hervorrufen. Neben *Barotrauma* und *Volutrauma* sowie Toxizität hoher inspiratorischer Sauerstoffkonzentrationen wird auch das durch Scherkräfte hervorgerufene *Atelectrauma* hierfür verantwortlich gemacht. Beim *Atelectrauma* initiiert vermutlich der zyklische Wechsel von Alveolarkollaps und Wiedereröffnung eine inflammatorische Reaktion, gleichzeitig wird das Surfactantsystem geschädigt. Das *Atelectrauma* wird durch die Anwendung eines adäquaten PEEP minimiert. *Volu- und Barotrauma* resultieren aus der inspiratorischen Überdehnung der Alveolen. Diese Form der Lungenschädigung kann durch die konsequente Anwendung niedriger Tidalvolumina und niedriger Inspirationsdrucke vermieden werden

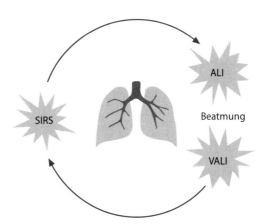

Abb. 1.6.8. Teufelskreis aus beatmungsassoziierter Lungenschädigung (*VALI*), systemischer inflammatorischer Reaktion (*SIRS*) und sekundärer, indirekter Lungenschädigung (*ALI*)

hinderung einer beatmungsassoziierten Lungenschädigung („ventilator-associated" oder „ventilator-induced lung injury"; VALI oder VILI) besondere Beachtung finden [7].

1.6.2.6 Beatmungsassoziierte Pneumonie

Die beatmungsassoziierte Pneumonie („ventilator-associated pneumonia", VAP) als Spezial-
form der nosokomialen Pneumonie („hospital-
acquired pneumonia", HAP) ist eine typische
Komplikation bei der Behandlung von Patienten
mit ARDS, sie verschlechtert die Prognose dramatisch. Die Rate beatmungsassoziierter Pneumonien liegt beim ARDS mit 50–60% deutlich
höher als bei anderen beatmeten Patienten. Diese Tatsache ist möglicherweise ein Indiz dafür,
dass die Abwehrfunktion der Lunge durch den
Surfactantmangel oder die Surfactantdysfunktion beeinträchtigt ist. Eine konsequente Prophylaxe sekundärer Pneumonien muss daher in-
tegraler Bestandteil der Therapiestrategie beim
ARDS sein [17].
Ätiologie und Pathogenese des ARDS sowie
Aggravation der Erkrankung durch sekundäre
inflammatorische Ereignisse wie aggressive Beatmung und VAP lassen den Ansatz einer antiinflammatorischen Therapiestrategie sinnvoll erscheinen. Klinische Studien zum Einsatz
entzündungshemmender Medikamente sind
aber bislang eher enttäuschend verlaufen.

1.6.3 Diagnostik

An die Diagnose ALI oder ARDS muss man immer dann denken, wenn sich bei einem Patienten nach einem der in Tabelle 1.6.2 genannten
Ereignisse eine akute respiratorische Insuffizienz entwickelt. Auf dem *Thoraxröntgenbild*
zeigen sich beim ALI oder ARDS typischerweise
beidseitige pulmonale Infiltrate oder eine diffuse interstitielle Flüssigkeitseinlagerung. Es ist
aber zu bedenken, dass die radiologischen Zeichen des Lungenödems trotz einer massiv ausgeprägten Gasaustauschstörung nur sehr dezent
ausgebildet sein können (Abb. 1.6.4 a). Nach den
Kriterien der AECC muss differenzialdiagnostisch ein kardiogenes Lungenödem ausgeschlossen werden. Anhaltspunkte liefern hierfür zunächst das *EKG* und die *transthorakale Echokardiografie*. Bei diagnostischer Unsicherheit,
Zeichen der linksventrikulären Funktionsein-

schränkung, Rhythmusstörungen oder Nachweis
von Klappenvitien sollte die Untersuchung mit
einem *Swan-Ganz-Katheter (Pulmonaliskatheter,
Rechtsherzkatheter)* angestrebt werden. Nach
den Kriterien der AECC muss der hierbei gemessene *pulmonalkapilläre Verschlussdruck
(PCWP)* als Maß für die linksventrikuläre Vorlast <18 mmHg sein. Gleichzeitig erhält man
bei dieser Untersuchung Aufschluss über die
rechtsventrikuläre Vorlast (ZVD) und den pulmonalarteriellen Druck (PAP); über das Thermodilutionsverfahren sind – bei gleichzeitiger
arterieller Druckmessung – zusätzlich Herzzeitvolumen (HZV), pulmonalvaskulärer (PVR) und
systemischer Widerstand (SVR) ermittelbar. Zusätzlich muss eine *arterielle Blutgasanalyse*
durchgeführt und der *Oxygenierungsindex* als
Quotient aus arteriellem Sauerstoffpartialdruck
und inspiratorischer Sauerstoffkonzentration
(PaO_2/FiO_2) berechnet werden. Ist der Index bei
Erfüllung aller 3 zuvor genannten Kriterien
<300 mmHg, handelt es sich bereits um ein
ALI, bei Werten <200 mmHg spricht man von
einem manifesten ARDS. Nach der Definition
der AECC handelt es sich auch bei der schweren, beidseitigen Pneumonie um ein ALI oder
ARDS, wenn die genannten Kriterien erfüllt
sind (Tabelle 1.6.1).
In der bronchoalveolären Lavage findet man
beim ARDS typischerweise eine neutrophile Alveolitis. Dieser Befund ist jedoch nicht spezifisch,
er lässt sich z.B. auch bei einer Pneumonie nachweisen. Die Messung inflammatorischer oder immunologischer Parameter in der Lavageflüssig-
keit (z.B. Zytokine, Prokollagen III, Surfactant)
ist nur im Rahmen klinischer oder klinisch-expe-
rimenteller Studien sinnvoll, eine Bronchoskopie
mit Lavage sollte beim ARDS deshalb nicht Bestandteil der Routinediagnostik sein. Sie sollte
aber immer dann durchgeführt werden, wenn
bei klinischem Verdacht auf eine VAP eine mikrobiologische Diagnostik erforderlich ist und die
weniger invasiven Maßnahmen keinen Erreger-
befund erbracht haben. Sobald eine *Pneumocystis-jiroveci*-Pneumonie als Ursache des ARDS in
Betracht kommt, ist immer eine Lavage erforderlich. Darüber hinaus sollte immer dann eine Lavage durchgeführt werden, wenn der Auslöser
des ARDS nicht zu eruieren ist. So kann sich z.B.
bei einer alveolären Hämorrhagie der Verdacht
auf eine Vaskulitis ergeben; auch eine Eosinophi-
lie kann Anzeichen einer zugrunde liegenden
Vaskulitis sein, oder sie kann auf eine akute eosinophile Pneumonie hindeuten.

1.6.4 Erfordernisse und Voraussetzungen für die Therapie

Ein Patient mit einer akuten respiratorischen Insuffizienz muss auf einer Intensivstation mit der Möglichkeit zur invasiven Beatmung behandelt werden. Hier muss neben der zunächst symptomatischen Therapie (je nach Schweregrad O_2-Insufflation oder maschinelle Beatmung) eine rasche Diagnostik erfolgen. Es müssen die technischen Voraussetzungen zur bettseitigen Thoraxröntgenaufnahme und zur Echokardiografie gegeben sein. Das ärztliche Personal sollte mit der Anlage eines Rechtherzkatheters und vor allem mit der Interpretation der Messergebnisse vertraut sein.

Wenn eine invasive Beatmung erforderlich ist und ein ALI oder ein ARDS die Ursache der respiratorischen Insuffizienz ist, muss von Beginn an auf die konsequente Einhaltung eines lungenprotektiven Beatmungsregimes geachtet werden. Hierzu sollten moderne Respiratoren mit der Möglichkeit zur druckkontrollierten oder zur drucklimitierten volumenkontrollierten Beatmung vorhanden sein. Günstig sind Respiratoren mit der Möglichkeit zur BILEVEL- oder BiPAP-Beatmung; sie erlauben aufgrund sehr sensitiver, elektronisch gesteuerter Ventile sehr frühzeitig und noch in der Akutphase eine zusätzliche Spontanatmung (s.u.). Die Station sollte mit einem Blutgasanalysegerät ausgestattet sein, bei einer schweren Gasaustauschstörung sollte die Möglichkeit zur kontinuierlichen In-vivo-Blutgasanalyse bestehen (Trendcare/Paratrend, Diametrics; http://www.dmladmin.co.uk). Eine Montoringeinheit zur Überwachung der exspiratorischen CO_2-Konzentration ist wünschenswert.

Bei der Betreuung eines kritisch kranken Patienten mit ARDS ist die Versorgung durch eine eigene Pflegkraft pro Schicht wünschenswert. Das Intensivpersonal sollte Erfahrung in der Lagerungstherapie besitzen (Bauchlagerung). Mittlerweile stehen spezielle Lagerungsbetten zur Verfügung (z.B. Rotorest von KCI; http://www.kci.de), die einerseits die kinetische Therapie für den Patienten sicherer gestalten und andererseits bei der Lagerung deutlich weniger Personal erfordern.

Zur Optimierung der Flüssigkeitsbilanz und zum hämodynamischen Monitoring ist insbesondere bei septischen Patienten ein Rechtsherzkatheter oder ein PiCCO-System erforderlich (s.u.). Aufgrund der erforderlichen Absenkung des Filtrationsdruckes (s.u.) sollte die Möglichkeit zum Einsatz eines Nierenersatzverfahrens bestehen. Klassische und häufige Komplikationen wie z.B. ein Pneumothorax müssen rasch erkannt und therapiert werden können. Da die Diagnose mit Hilfe der konventionellen Thoraxröntgenaufnahme oftmals schwierig ist (ventraler oder mediastinaler Pneumothorax; Abb. 1.6.9 b und c), sollte die Möglichkeit zur Computertomografie (CT) vorhanden sein. Die CT ist ebenfalls zur Diagnostik oder zur Therapie auslösender Ursachen erforderlich (z.B. Fokussuche bei der Sepsis, Pankreatitis, Abszessdrainage); da die Patienten oftmals nicht mehr mit den üblichen mobilen Beatmungsgeräten zu transportieren sind bzw. jeder Transport ein erhebliches Risiko darstellt, ist insbesondere in spezialisierten Zentren die Ausstattung mit einem mobilen CT-Gerät wünschenswert.

Die Anwendung von Rekrutierungsmanövern (s.u.) erfordert die Ausstattung mit technisch geeigneten Beatmungsgeräten. Das ärztliche Personal sollte mit der Anwendung vertraut sein und Nebenwirkungen und Komplikationen (er-) kennen und behandeln können.

Auf Intensivstationen mit einem hohen Anteil beatmeter Patienten sollte die Bronchoskopie zu den Routinetätigkeiten gehören. Aufgrund der zu erwartenden Langzeitbeatmung beim ARDS sollte die Möglichkeit zur bettseitigen Dilatationstracheotomie oder zur operativen Anlage eines Tracheostomas bestehen.

Patienten, die unter der kombinierten Anwendung von lungenprotektivem Beatmungsregime, Rekrutierungsmanövern, Lagerungstherapie und Optimierung des Volumenhaushalts nicht zu oxygenieren oder aufgrund einer begleitenden Sepsis hämodynamisch nicht zu stabilsieren sind, müssen auf eine Intensivstation verlegt werden, die Erfahrung mit der inhalativen Applikation von Vasodilatanzien wie z.B. Stickstoffmonoxid (NO) oder mit der Anwendung anderer, noch weitgehend experimenteller Therapiestrategien hat (s.u.). Zur inhalativen Anwendung von NO sind spezielle Geräte erforderlich, die beatmungsadaptiert NO zuführen und gleichzeitig die Bildung von Stickoxiden überwachen. Die inhalative Applikation von Prostazyklin (-analoga) sollte mit (Ultraschall-)Verneblern durchgeführt werden, die ein alveolengängiges Aerosol erzeugen können.

Extrakorporale Verfahren zur Oxygenierung bzw. CO_2-Elimination stehen nur in wenigen Zentren zur Verfügung. Die Anwendung ist un-

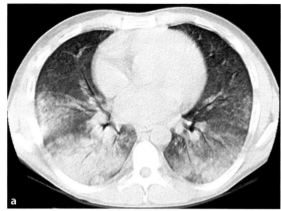

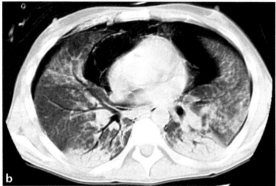

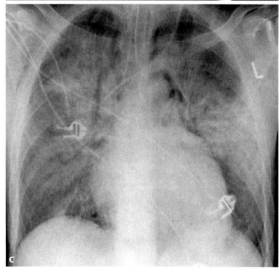

Abb. 1.6.9 a–c. Patient mit ARDS. **a** In der CT demarkieren sich die typischen Flüssigkeitseinlagerungen in den abhängigen Partien (dorsal in Rückenlage). **b** Pneumothorax und Pneumomediastinum als typische Komplikation eines ARDS bei Langzeitbeatmung. **c** Das Pneumomediastinum ist auf der konventionellen a.-p. Röntgenaufnahme des Thorax zu erkennen, während der Pneumothorax nur sehr schwer zu diagnostizieren ist

ter Ausschöpfung aller mittlerweile verfügbaren Therapieoptionen selten erforderlich und sollte lediglich als Ultima Ratio dienen.

Die nichtinvasive Beatmung (s. u.) sollte beim ARDS nur auf hiermit erfahrenen Intensivstationen zur Anwendung kommen, keinesfalls sollte unter der Vorstellung einer Pneumonieprophylaxe eine dringend erforderliche Intubation hinausgezögert werden.

1.6.5 Phase der Intensivbehandlung: Therapie und Monitoring

1.6.5.1 Konzept der lungenprotektiven Beatmung

Vermutlich kann kein Beatmungsverfahren eine sekundäre Lungenschädigung komplett vermeiden, aber die Anwendung eines *adäquaten PEEP* in Kombination mit *niedrigen Tidalvolumina* unter strikter *Begrenzung des Spitzendruckes* ist beim ARDS offenbar mit einer besseren Prognose assoziiert. Bei einem solchen *lungenprotektiven* Beatmungsregime werden die verschiedenen Beatmungsparameter so modifiziert, dass der mechanische Stress für die Lunge minimiert wird. Das Erreichen physiologischer Blutgaswerte (Normokapnie und $pO_2 > 70$ mmHg) hat bei dieser Strategie nicht mehr die höchste Priorität.

▌ PEEP

Das VALI ist wahrscheinlich zu einem großen Teil auf das *Atelectrauma* (s. Abb. 1.6.7) zurückzuführen. Ein ausreichend hoher PEEP kann die Alveolen in der Endexspiration stabilisieren, den Kollaps verhindern und dadurch die Scherkraftbelastung minimieren. Gleichzeitig wird durch die Reduktion des intrapulmonalen Shuntflusses der Gasaustausch verbessert. Allerdings kann ein zu hoch gewählter PEEP in nichtgeschädigten Arealen zu einer Überdehnung führen und dort den Gasaustausch durch Kapillarkompression verschlechtern (Abb. 1.6.10). Da die Lunge beim ARDS nicht homogen geschädigt ist, sondern neben unterschiedlich stark geschädigten auch gesunde Areale existieren (Abb. 1.6.11), sollte die Einstellung des PEEP individuell vorgenommen werden. Der optimale PEEP variiert während des Krankheitsverlaufs, er muss wiederholt überprüft werden. Aus pathophysiologischer Sicht liegt der „*best*"-PEEP kurz oberhalb des *unteren Inflexionspunktes* der pulmonalen *Druck-Volumen-Schleife*, da die Lunge an diesem Punkt optimal vorgedehnt ist und endexspiratorisch nicht

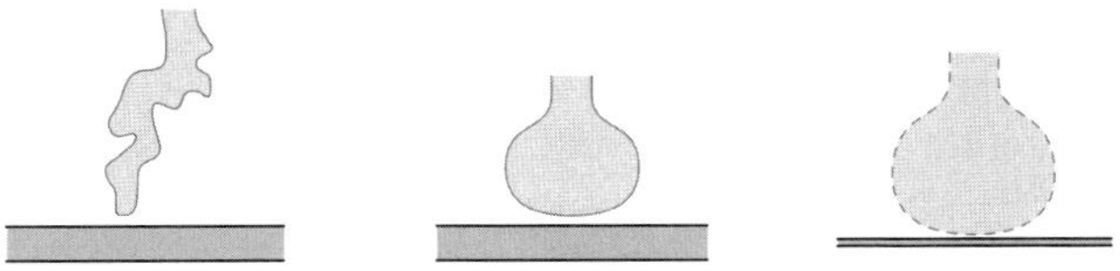

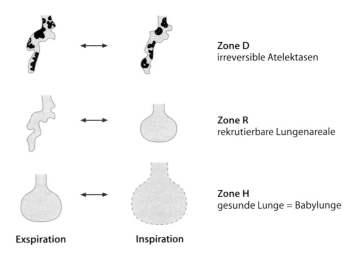

Abb. 1.6.10. Bei einem zu geringen PEEP kommt es zur Ausbildung von Atelektasen und zur Zunahme des Shuntflusses mit Abfall des PaO_2. Ein ausreichend hoher PEEP kann die Alveolen in der Endexpiration stabilisieren und das *Atelectrauma* minimieren. Gleichzeitig wird durch die Reduktion des intrapulmonalen Shuntflusses der Gasaustausch verbessert. Ein zu hoch gewählter PEEP kann während der Inspiration zu einer Überdehnung führen und den Gasaustausch durch Kapillarkompression verschlechtern, hierbei kommt es durch die Zunahme der Totraumventilation zu einem Anstieg des $paCO_2$

Abb. 1.6.11. Modell der Babylunge beim ARDS nach Gattinoni. Die Lunge ist beim ARDS nicht homogen geschädigt, es existieren nebeneinander irreversibel geschädigte Areale (Zone D), rekrutierbare Areale (Zone R) und gesunde Areale (Zone H=Babylunge). Zone R kann durch ein adäquates Beatmungsregime für den Gasaustausch nutzbar gemacht werden. In der Zone R ist die Gefahr eines *Atelectrauma* am größten, während Zone H überwiegend durch eine Überblähung gefährdet ist

kollabiert. Um einer Überdehnung gesunder Areale (Zone H; Abb. 1.6.11) vorzubeugen, sollte der inspiratorische Spitzendruck den *oberen Inflexionspunkt* der Druck-Volumen-Kurve nicht überschreiten (Abb. 1.6.12 a). Die Aufnahme einer statischen Druck-Volumen-Schleife ist im klinischen Alltag allerdings kaum möglich. Alternativ kann man im volumenkontrollierten Beatmungsmodus den PEEP stufenweise erhöhen und dabei den Effekt auf den endinspiratorischen Plateaudruck ablesen. Steigt der Plateaudruck im Vergleich zum PEEP unterproportional an, bewegt man sich im Bereich der optimalen Compliance, steigt der Plateaudruck im selben Umfang oder überproportional an, hat man den Bereich der optimalen Vordehnung verlassen. Eine weitere Möglichkeit besteht in der Einstellung anhand der Blutgasparameter: ein optimaler PEEP minimiert den intrapulmonalen Shunt und erhöht den arteriellen pO_2, während ein zu hoch gewählter PEEP die Totraumventilation durch Kapillarkompression erhöht (Abb. 1.6.10). Die optimale Methode zur Einstellung des *„best"-PEEP* ist aber immer noch umstritten und Gegenstand aktueller Untersuchungen [14].

▮ **Tidalvolumen.** In 2 viel beachteten Studien konnte Ende der 90er Jahre der positive Effekt einer Beatmung mit niedrigen Tidalvolumina nachgewiesen werden [1, 22]. Patienten mit niedrigem Atemzugvolumen (6 ml/kg KG) hatten bei initial schlechterer Oxygenierung und höherem PEEP eine um 25% reduzierte Letalität gegenüber der konventionell beatmeten Patientengruppe (12 ml/kg KG). Hieraus lässt sich klar ableiten, dass sich die Einstellung der Beat-

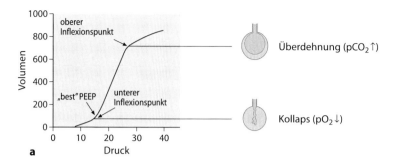

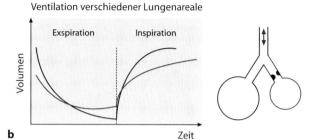

Abb. 1.6.12. a Im Rahmen des lungenprotektiven Beatmungsregimes sollte der PEEP knapp oberhalb des unteren Inflexionspunktes der Druck-Volumen-Kurve liegen, um einen exspiratorischen Kollaps zu verhindern und hiermit das *Atelectrauma* zu minimieren. Um einer Überdehnung gesunder Areale vorzubeugen und eine Kapillarkompression zu vermeiden, sollte der inspiratorische Spitzendruck den *oberen Inflexionspunkt* der Druck-Volumen-Kurve nicht überschreiten. **b** Die Lunge ist beim ARDS überwiegend inhomogen geschä-digt. Gesunde Bezirke werden rasch belüftet und stehen dem Gasaustausch sofort zur Verfügung (Zone H; schwarze Linie), während geschädigte Anteile nur zögernd eröffnet werden (Zone R; rote Linie). Zur optimalen Rekrutierung unterschiedlich geschädigter Alveolarbezirke sollte deshalb entweder eine druckkontrollierte Beatmung oder eine volumenkontrollierte Beatmung mit Drucklimitation und dezelerierendem Flow zur Anwendung kommen

mungsparameter nicht nur an der Oxygenierung orientieren darf. Eine Sättigung von 90% oder ein pO_2 von 60 mmHg sollte jedoch nicht wesentlich unterschritten werden. Die optimale Höhe des Tidalvolumens scheint zusätzlich eng mit der Wahl des PEEP-Niveaus verknüpft zu sein; erst die Kombination aus optimalem PEEP und reduziertem Atemzugvolumen hat vermutlich einen *lungenprotektiven* Effekt. Es wird aktuell empfohlen, bei der Behandlung von Patienten mit akutem Lungenversagen Tidalvolumina von 6–8 ml/kg KG anzuwenden [14].

▌ **Drucklimitation.** Hohe Spitzendrücke werden ebenfalls für die Ausbildung eines VALI verantwortlich gemacht. Die AECC hat deshalb einen Wert von 35 cm H_2O als maximal tolerablen Inspirationsdruck vorgeschlagen. Bei einem schweren ARDS lässt sich dieser Wert jedoch nur bei optimaler Rekrutierung atelektatischer Areale und konsequenter Beatmung mit niedrigen Tidalvolumina einhalten. Gesunde Bezirke werden rasch belüftet und stehen dem Gasaustausch sofort zur Verfügung (Zone H;

Abb. 1.6.11 und Abb. 1.6.12b), während geschädigte Anteile nur zögernd eröffnet werden (Zone R; Abb. 1.6.11 und Abb 1.6.12b). Zur optimalen Rekrutierung sollte beim ARDS deshalb entweder eine druckkontrollierte Beatmung oder eine volumenkontrollierte Beatmung mit Drucklimitation und dezelerierendem Flow zur Anwendung kommen. Beide Beatmungsmodi ermöglichen eine allmähliche Eröffnung geschädigter Areale, ohne bereits eröffnete Areale zu überdehnen; sie können so zur Reduktion des erforderlichen Inspirationsdruckes beitragen und eine *lungenprotektive Beatmung* ermöglichen [14].

▌ **Inverse-ratio-Beatmung.** Die Beatmung mit einem verlängerten Inspirations-Exspirations-Verhältnis (I:E > 1:1; „*inverse-ratio-ventilation*") kann ebenfalls zur Senkung des Inspirationsdruckes beitragen und ein lungenprotektives Beatmungsregime unterstützen. Bei der *Inverse-ratio-Beatmung* bildet sich ein *intrinsischer PEEP* aus (*iPEEP, Endo-PEEP, Auto-PEEP* oder *dynamischer PEEP*); hierdurch werden gesunde bzw. unterschiedlich geschädigte Areale jeweils bedarfsgerecht vorgedehnt und lassen sich so leichter entfalten. Die Einstellung wird mittels Blutgasanalyse optimiert. Diese Form der Beatmung erfordert ein engmaschiges Monitoring von p_aCO_2 und *iPEEP* (Messung des Atemwegdruckes bei endexspiratorischem Verschluss des Exspirationsventils), um einer alveolären Überdehnung mit Kapillarkompression und erhöhter Totraumventilation sowie kardiozirkulatorischen Komplikationen vorzubeugen. Bei gleichzeitiger Anwendung einer druckkontrollierten oder drucklimitierten volumenkontrollierten Beatmung sind enge Alarmgrenzen für Tidalvolumen und Minutenvolumen zu wählen, um bei steigendem iPEEP frühzeitig die alveoläre Hypoventilation zu bemerken [14].

❚ **Permissive Hyperkapnie.** Limitation des Spitzendruckes und niedrige Tidalvolumina führen bei eingeschränkter Compliance zwangsläufig zur Abnahme der alveolären Ventilation mit konsekutivem Anstieg des pCO_2. Die Hyperkapnie wird im Rahmen der lungenprotektiven Beatmung bis zu einem Wert von ~ 80 mmHg toleriert und als *permissive Hyperkapnie* bezeichnet. Eine Hyperkapnie kann die myokardiale Kontraktilität beeinträchtigen und schwerwiegende Rhythmusstörungen auslösen, zudem kann sie die pulmonale Hypertonie verstärken und durch Zunahme des intrazerebralen Blutflusses die Ausbildung eines Hirnödems begünstigen, die Nierenfunktion kann durch Reduktion des renalen Blutflusses abnehmen. Der positive Effekt einer Hyperkapnie ist die Verbesserung der systemischen Sauerstoffabgabe im Rahmen der respiratorischen Azidose. Zur *permissiven Hyperkapnie* existieren derzeit keine anerkannten Richtlinien. Es ist unklar, ob die resultierende Azidose ab einem bestimmten Schweregrad durch Bikarbonat ausgeglichen werden sollte, wodurch aber ein weiterer Anstieg des pCO_2 begünstigt wird. Die meisten Anwender praktizieren eine Azidosekorrektur, sobald hyperkapnieassoziierte Nebenwirkungen auftreten, spätestens jedoch bei einem pH-Wert <7,15. Es ist ebenfalls unklar, ob die Abnahme des Atemminutenvolumens durch Absenkung von Tidalvolumen und Spitzendruck – wenn überhaupt möglich – mittels Anhebung der Atemfrequenz kompensiert werden sollte. Der Einfluss einer Frequenzerhöhung auf ein VALI ist bislang nicht bekannt [14].

Bei schwerer Hyperkapnie kann die Vermeidung einer Hyperalimentation und die Absenkung des respiratorischen Quotienten durch Erhöhung des Fett- und Proteinanteils bei gleichzeitiger Reduktion des Kohlehydratanteils in der Ernährungslösung die CO_2-Produktion (VCO_2) verringern. Gegebenenfalls kann die indirekte Kalorimetrie zur Optimierung herangezogen werden.

1.6.5.2 Rekrutierungsmanöver

Rekrutierungsmanöver basieren auf dem von Lachmann propagierten „*open lung concept*", sie sollen das *Atelectrauma* durch Stabilisierung des exspiratorischen Reservevolumens minimieren. Die Applikation hoher Beatmungsdrücke von bis zu 65 mb für wenige Atemzüge soll atelektatische Alveolarbereiche (Zone R; Abb. 1.6.11) eröffnen, die rekrutierten Areale werden durch nachfolgendes Anheben des PEEP-Niveaus stabilisiert („*open the lung and keep the lung open*"). Die Rekrutierung verbessert die Oxygenierung durch Reduktion des Shuntflusses, zusätzlich wird eine Stabilisierung des Surfactantsystems erreicht, das durch den zyklischen Wechsel von Alveolarkollaps und Wiedereröffnung ebenfalls geschädigt wird. Der Stellenwert dieser Methode ist noch nicht durch kontrollierte klinische Studien gesichert. Sie sollte bei hämodynamischer Instabilität (akute Vorlastreduktion) und bei Patienten mit Emphysem (Pneumothoraxgefahr) wenn überhaupt, nur mit äußerster Vorsicht angewendet werden. Möglicherweise stellt die Rekrutierung durch Druck eine sinnvolle Maßnahme zur VALI-Prophylaxe bei Patienten mit hohem ARDS-Risiko dar. Bei Anwendung eines *lungenprotektiven Beatmungsregimes* mit niedrigen Tidalvolumina und gleichzeitig hohem PEEP scheinen zusätzliche Rekrutierungmanöver keinen weiteren Vorteil zu bieten [2].

1.6.5.3 Lagerungsmaßnahmen

Lagerungsmanöver dienen ebenfalls zur Rekrutierung atelektatischer Lungenbezirke. Beim ARDS ist die Ödembildung in den abhängigen Lungenabschnitten am ausgeprägtesten, in Rückenlage bilden sich Atelektasen deshalb vorzugsweise in den dorsalen Lungenpartien aus (Abb. 1.6.9 a). Durch Umlagerung des Patienten auf den Bauch („*prone position*") erreicht man eine Rekrutierung der dorsalen Bezirke durch Umverteilung des Ödems in die vormals ventralen

Areale. Die Bauchlagerung führt beim indirekten ARDS bereits innerhalb kurzer Zeit ($\sim$ 30 min) zu einer Verbesserung der Oxygenierung, während der Effekt beim direkten ARDS nur sehr zögerlich eintritt (>2 h) und geringer ausgeprägt ist. Das Lagerungsmanöver hat grundsätzlich nur einen zeitlich befristeten Effekt, die Patienten müssen deshalb wiederholt umgelagert werden. Die Anwendung der „prone position" ist sehr personalintensiv, mittlerweile stehen aber Spezialbetten zur Verfügung, die eine Bauchlagerung einfacher und für den Patienten sicherer gestalten (Gefahr von Tubusdislokation und Druckschäden). Ein Überlebensvorteil konnte für die Bauchlagerung bislang nicht gesichert werden. Bei einer einseitig betonten Lungenschädigung sollte der Patient vorzugsweise auf die gesündere Seite gelagert werden, da das Ventilation-Perfusion-Verhältnis hierdurch nachweislich verbessert werden kann: „down with the good lung" [10].

1.6.5.4 Frühzeitige Spontanatmung

Spontanatmungsverfahren wurden ursprünglich nur in der *Weaningphase* vom Respirator eingesetzt. Moderne Respiratoren mit hochsensitiven Triggerfunktionen und elektronisch gesteuerten Ventilen ermöglichen mittlerweile schon in der Akutphase des akuten Lungenversagens eine Spontanatmung. Im BiPAP („biphasic postive airway pressure")- oder BILEVEL-Modus, ebenso wie im APRV („airway pressure release ventilation")-Modus wird der Patient kontrolliert beatmet, um eine ausreichende Ventilation sicherzustellen. Gleichzeitig kann der Patient sowohl in der Exspirationsphase als auch in der Inspirationsphase frei durchatmen. Da der Patient im Spontanatmungsmodus einen Teil der Atemarbeit selbst leistet, kann der Inspirationsdruck gesenkt werden. Zusätzlich wird durch die bei diesem Verfahren erhaltene Zwerchfellbeweglichkeit eine Rekrutierung kollabierter, zwerchfellnaher Alveolen erreicht und die Atelektasenbildung in diesen Bereichen reduziert (Abb. 1.6.13). Die Spontanatmung wird hierdurch Bestandteil des *lungenprotektiven Beatmungskonzeptes*. Zudem führt die Spontanatmung zu einer Verbesserung der Ventilations-Perfusions-Verteilung, sie ermöglicht eine Reduktion der Analgosedierung und sie hilft eine Relaxation zu vermeiden. Hierdurch wird die Darmtätigkeit verbessert, die Aktivität der Skelett- und Atemmuskulatur gefördert, und die *Weaningphase* verkürzt. Neu entwickelte Verfahren wie ATC bzw. TC („automatic tube compensation") und PAV („proportional assist ventilation") oder PPS („proportional pressure support") ermöglichen zusätzlich die Kompensation der tubusbedingten vermehrten Atemarbeit (ATC/TC) oder die maschinelle Unterstützung proportional zur jeweiligen Atemanstrengung (PAV/PPS). Bislang ließ sich jedoch für keines dieser Beatmungsverfahren ein prognostischer Vorteil nachweisen [16].

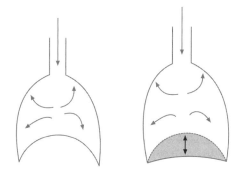

kontrollierte Beatmung   Spontanatmung

Abb. 1.6.13. Beim ALI/ARDS kann die frühzeitige Spontanatmung – noch in der Akutphase – zur Rekrutierung zwerchfellnaher Bezirke beitragen und ein lungenprotektives Beatmungskonzept unterstützen

1.6.5.5 Surfactanttherapie

Klinische Studien beim ARDS haben gezeigt, dass die transbronchiale Applikation sowohl von natürlichen Präparaten als auch von surfactantprotein-haltigen synthetischen Produkten die Oxygenierung durch *Rekrutierung* atelektatischer Lungenbezirke verbessern kann. Die Surfactantapplikation kann damit ebenfalls ein *lungenprotektives Beatmungskonzept* unterstützen. Die Applikation ist relativ einfach und sicher durchzuführen. Allerdings erfordert die Behandlung des entzündlich bedingten Lungenversagens beim ARDS im Vergleich zur Substitutionstherapie beim IRDS die Applikation sehr großer Mengen, um die inhibitorische Aktivität im Alveolarraum zu überwinden. Die Therapie ist deshalb sehr kostspielig. Da bislang der Nachweis fehlt, dass die Surfactanttherapie die Prognose des ARDS durch Reduktion der Sterblichkeit, Verkürzung von Beatmungsdauer und Intensivbehandlung oder Vermeidung von Spätkomplikationen verbessert, handelt es sich noch nicht um eine etablierte Therapie [12].

1.6.5.6 Pulmonalselektive Vasodilatation

Die *inhalative* Applikation kurzwirksamer Vasodilatatoren wie Stickstoffmonoxid (NO), Prostazyklin (PGI_2) oder Prostaglandin E_1 kann die Ventilations-Perfusions-Verteilung optimieren. Die inhalative Applikation führt nur in ventilierten Arealen zu einer Vasodilatation, hierdurch kommt es zur Umverteilung des Blutflusses aus nichtventilierten in ventilierte Bezirke und zu einer Verbesserung des Gasaustauschs (Abb. 1.6.6). Die Absenkung des pulmonalarteriellen Wiederstandes kann zur Entlastung des rechten Ventrikels beitragen. Große internationale Studien konnten allerdings nicht zeigen, dass die inhalative Therapie mit NO die Prognose beim ARDS verbessert, sie ist daher immer noch als experimentelles Therapieverfahren einzustufen. Meistens wird sie bei lebensbedrohlicher Hypoxämie als *Rescuetherapie* eingesetzt, um die Anwendung eines risikoreicheren, extrakorporalen Oxygenierungsverfahrens zu umgehen. Für die inhalative Anwendung von PGI_2 liegen beim ARDS positive Ergebnisse aus Kurzzeitstudien vor, Langzeitstudien existieren derzeit noch nicht. Vermutlich haben inhalativ appliziertes NO, PGI_2 und PGE_1 neben ihrer vasodilatativen Funktion noch zusätzliche Wirkungen, die für den Erkrankungsverlauf des ARDS von Bedeutung sein könnten. Hierzu zählen antiinflammatorische und immunmodulatorische Effekte, Beeinflussung der endoepithelialen Schrankenfunktion und Antagonisierung der fibroproliferativen Entzündung. Da die *intravenöse* Applikation von PGI_2 oder PGE_1 den pulmonalen Shuntfluss erhöht und hierdurch den PaO_2 senkt, dient dieser Therapieansatz nicht zur Verbesserung der Oxygenierung. Die intravenöse Gabe dieser Prostanoide kann aber die pulmonale Ödembildung durch Vasodilatation postkapillärer Gefäßareale reduzieren und die inflammatorische Aktivität von Endothelzellen und intravaskulären Thrombozyten und Leukozyten inhibieren. Eine Prognoseverbesserung ließ sich für die intravenöse Anwendung dieser Substanzen bislang nicht nachweisen [5].

1.6.5.7 Optimierung der hypoxischen Vasokonstriktion

Die Zunahme des pulmonalen Shuntflusses resultiert aus einer diffusen Atelektasenbildung mit einer in diesen Arealen unzureichenden hypoxischen Vasokonstriktion. Nach intravenöser Applikation von Almitrine (Vectarion, in Deutschland nur in Tablettenform verfügbar) ließ sich bei ARDS-Patienten eine Reduktion des Shuntflusses mit Verbesserung des Gasaustauschs nachweisen. Dieser Effekt ist vermutlich auf die Sensibilisierung pulmonaler O_2-Chemorezeptoren mit konsekutiver Vasokonstriktion in schlecht ventilierten Arealen zurückzuführen. Gleichzeitig führt diese Therapie aber zu einem Anstieg des pulmonalarteriellen Wiederstandes mit konsekutiver Zunahme der Rechtsherzbelastung. Diesem Nachteil kann man mit der gleichzeitigen Applikation eines inhalativen Vasodilatators entgegenwirken. Die kombinierte Anwendung von inhalativem NO und intravenösem Almitrine kann den pulmonalarteriellen Druckanstieg verhindern und zu einer additiven Verbesserung der Oxygenierung führen. Kontrollierte Studien zu diesem Therapiekonzept stehen allerdings noch aus [9].

1.6.5.8 Flüssigkeitsbilanz und Sauerstofftransport

Die Reduktion des extravaskulären Lungenwassers kann die Sterblichkeit in der Frühphase des ARDS signifikant reduzieren [21]. Die hierzu erforderliche Absenkung des Filtrationsdruckes wird durch Flüssigkeitsentzug erreicht; dieser kann durch eine intensivierte Diuretikatherapie oder notfalls durch ein Nierenersatzverfahren (CAVH, CVVH, HF, HD) herbeigeführt werden. Mit diesen Maßnahmen kann natürlich die Ausbildung eines Nierenversagens begünstigt werden, unter Umständen ist dieses jedoch in Kauf zu nehmen. Das akute Nierenversagen ist zwar prinzipiell reversibel, der Einfluss dieses Organversagens auf die Gesamtprognose ist jedoch nicht vorhersehbar. Zudem kann ein Flüssigkeitsentzug die Sauerstoffschuld bei einem septischen Patienten vergrößern. Die Flüssigkeitsbilanzierung sollte deshalb insbesondere beim septischem ARDS einem engmaschigen Monitoring unterliegen. Das therapeutische Konzept muss dem Krankheitsverlauf permanent angepasst und optimiert werden. Hierzu ist die Anlage eines Rechtsherzkatheters und/oder eines PiCCO-Systems erforderlich („pulse-induced contour cardiac output"; www.pulsion.de). Die PiCCO-Technik dient zur Überwachung hämodynamischer (HZV, SVR, PVR) und volumetrischer Parameter, sie basiert auf transpulmonaler Thermodilution und Puls-

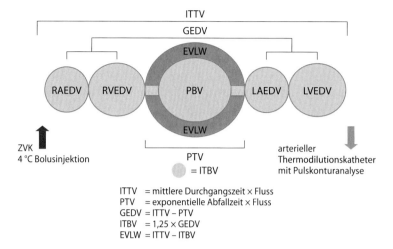

ITTV = mittlere Durchgangszeit × Fluss
PTV = exponentielle Abfallzeit × Fluss
GEDV = ITTV – PTV
ITBV = 1,25 × GEDV
EVLW = ITTV – ITBV

Abb. 1.6.14. Bestimmung volumetrischer Parameter und Messung des extravaskulären Lungenwassers mit der PiCCO-Thermodilutionsmethode (www.pulsion.de) *RAEDV* rechtsatriales enddiastolisches Volumen, *RVEDV* rechtsventrikuläres enddiastolisches Volumen, *PBV* pulmonales Blutvolumen, *EVLW* extravaskuläres Lungenwasser, *LAEDV* linksatriales enddiastolisches Volumen, *LVEDV* linksventrikuläres enddiastolisches Volumen, *GEDV* globales enddiastolisches Volumen, *ITTV* intrathorakales Thermovolumen, *PTV* pulmonales Thermovolumen, *ITBV* intrathorakales Blutvolumen

konturanalyse. Man benötigt hierzu einen herkömmlichen zentralvenösen und einen speziellen arteriellen Thermodilutionskatheter mit entsprechendem Monitoringzubehör; im Gegensatz zum Rechtsherzkatheter können pulmonalarterieller Druck und Widerstand mit dieser Methode nicht bestimmt werden. Es lässt sich aber direkt das extravaskuläre Lungenwasser (EVLW) messen, das vermutlich besser als Thoraxröntgenbild und Oxygenierung mit dem Grad der akuten Lungenschädigung korreliert. Mit Hilfe der Lungenwassermessung erhält man ein Instrument zur direkten Therapiekontrolle des Permeabilitätsödems (pulmonalvaskulärer Permeabilitätsindex: PVPI = EVLW/PBV; Abb. 1.6.14). Bei schwerer Herzinsuffizienz, ausgeprägter pulmonaler Hypertonie oder bei Einsatz von Almitrine plus NO sollte der Rechtsherkatheter bevorzugt und das PiCCO-System gegebenenfalls additiv eingesetzt werden.

Ein hoher Sauerstoffverbrauch führt zur Absenkung der gemischtvenösen Sauerstoffsättigung (S_vO_2). Bei erhöhtem pulmonalen Shuntfluss wie beim ARDS kann eine Anhebung der S_vO_2 die arterielle Sättigung verbessern. Umstände, die den Sauerstoffverbrauch steigern, sind daher zu vermeiden bzw. zu behandeln; hierzu gehören Fieber, Angst, Schmerzen, Hyperthyreose und Muskelarbeit. Unter Umständen muss die Analgosedation bei kritischer Oxygenierung vertieft oder sogar ein Muskelrelaxans eingesetzt werden. Ein niedriger Hb und ein niedriges

HZV verringern die DO_2, ein ungenügender Sauerstofftransport erniedrigt wiederum die S_vO_2. Bei kritischer Oxygenierung und Anämie sollte deshalb der Hb angehoben werden, während bei niedrigem HZV positiv inotrope Katecholamine und bei Bradykardie (z. B. bei septischer Kardiomyopathie) gegebenenfalls ein Schrittmacher einzusetzen sind. Die Erhöhung der DO_2 auf supranormale Werte ist allerdings zu vermeiden, ebenso wie die unkritische Transfusion von Erythrozytenkonzentraten [20].

1.6.5.9 Weitere Therapieoptionen zur Verbesserung des Gasaustauschs

▮ **Tracheale Gasinsufflation.** Bei dieser Methode wird über einen dünnen Katheter konstant ein Gasfluss in die untere Trachea geleitet. Hiermit kann während der Exspiration eine zusätzliche CO_2-Elimination erreicht werden. Die auf diese Weise reduzierte Totraumventilation erlaubt eine *lungenprotektive Beatmung* durch Absenkung des erforderlichen Atemminutenvolumens. Bei Normokapnie wird durch die Gasinsufflation eine Abnahme des pCO_2 um 5–10 mmHg erreicht, bei Anwendung einer *permissiven Hyperkapnie* ist dieser Effekt noch ausgeprägter. Die Gasinsufflation ist technisch nicht ganz einfach zu realisieren. Die Positionierung des Katheters verursacht oftmals Schwierigkeiten, und bei jeder Bewegung des Patienten oder beim Absaugen droht eine Lageveränderung. Zusätzlich besteht die Gefahr, dass sich unbemerkt ein iPEEP aufbaut; die Auto-PEEP-Messung sollte daher zum Monitoring gehören. Kontrollierte Studien zur Anwendung der trachealen Gasinsufflation existieren bislang nicht [15].

▪ **Seitengetrennte Beatmung.** Bei einer einseitig betonten Lungenschädigung besteht die Gefahr, dass die gesündere Lunge aufgrund ihrer besseren Compliance überdehnt wird. Hierdurch kommt es zur Kapillarkompression und zu einer Umverteilung der Perfusion auf die kränkere Seite, was zu einer zusätzlichen Verschlechterung des Gasaustauschs führt. Die Durchführung einer seitengetrennten Beatmung erlaubt in dieser Situation eine individuelle Optimierung der Beatmungsparameter für jede Lunge. Das Verfahren ist allerdings technisch aufwändiger, es erfordert eine engmaschige Lagekontrolle des Doppellumentubus, zudem sind 2 Beatmungsgeräte erforderlich [14].

▪ **Hochfrequenzventilation.** Bei der Hochfrequenzventilation handelt es sich um einen Beatmungsmodus mit hoher Atemfrequenz und niedrigen Tidalvolumina; für die Anwendung sind spezielle Ventilatoren erforderlich. Diese Form der Beatmung soll ebenfalls den durch *Volutrauma* und *Atelectrauma* hervorgerufenen, beatmungsassoziierten Lungenschaden minimieren. Bei der *Jetventilation* wird über einen Injektor ein Gasstrahl mit hoher Geschwindigkeit durch einen Katheter in die Trachea appliziert. Die Exspiration erfolgt hierbei passiv über einen zur Umgebung hin offenen Tubus. Es werden Atemfrequenzen von 100–300/min erreicht. Bei der *Hochfrequenzoszillation* wird durch eine Kolbenpumpe ein hochfrequenter Wechseldruck mit Frequenzen von 300–3000/min erzeugt. In einer kontrollierten Studie konnte nachgewiesen werden, dass die Hochfrequenzoszillation eine sichere und effektive Form der Beatmungstherapie darstellt. Vergleichende Studien stehen allerdings noch aus [6].

▪ **„Partial liquid ventilation" (PLV).** Die partielle Flüssigkeitsbeatmung mit Perfluorcarbon ist ein neues, vielversprechendes Verfahren zur Therapie des ARDS. Bei der PLV werden unter Fortführung der konventionellen Beatmung Perfluorkarbone in die Lunge eingeleitet. Diese vollständig halogenierten Kohlenwasserstoffe werden nicht metabolisiert; sie besitzen eine Oberflä-chenspannung, die mit der von Surfactant vergleichbar ist. Die Verbesserung der Oxygenierung ist einerseits auf die hohe Sauerstoffbindungskapazität dieser hydrophoben Flüssigkeiten zurückzuführen, andererseits wird durch die Reduktion der Oberflächenspannung eine Wiedereröffnung atelektatischer Lungenbezirke mit konsekutiver Abnahme des pulmonalen Shuntflusses erreicht. Möglicherweise können Perfluorkarbone auch zur Reduktion des alveolären Flüssigkeitseinstromes und zur Verbesserung der Compliance beitragen sowie einen direkten antiinflammatorischen Effekt im Alveolarraum ausüben. Das bislang am besten untersuchte Perfluorkarbon ist Perfluoroctylbromid (Perflubron, Li-quiVent®), für das aktuell Zulassungsstudien laufen. Mehrere Pilotstudien konnten sowohl bei Erwachsenen als auch bei Kindern einen Anstieg des arteriellen Sauerstoffpartialdruckes und eine Zunahme der Compliance unter PLV nachweisen. Die Ergebnisse einer ersten kontrollierten Studie konnten für die PLV im Vergleich zur konventionellen Beatmung jedoch keinen Vorteil hinsichtlich beatmungsfreier Tage und Letalität belegen. Eine Studie, die den potenziellen Vorteil einer Kombination aus PLV, *lungenprotektiver Beatmung* und anderen Oxygenierungsverfahren untersucht, ist bislang noch nicht durchgeführt worden [18].

▪ **Extrakorporale Verfahren.** Extrakorporale Verfahren zur Oxygenierung (ECMO) oder zur CO_2-Elimination mit partieller Oxygenierung (ECCO$_2$R) sind bei Erwachsenen mit ARDS als experimentelle Therapieverfahren anzusehen, die nach Ausschöpfung aller anderen Supportivmaßnahmen zum Einsatz kommen. Diese Techniken sind nur in wenigen, spezialisierten Zentren verfügbar. Die Indikation zur Verlegung in ein solches Zentrum besteht bei einem Oxygenierungindex (PaO_2/FiO_2) < 100 mmHg, ein Index < 50 mmHg wird als sofortige Indikation für eine ECMO betrachtet. Ein extrakorporales Verfahren kann durch Sicherstellung des Gasaustausches die Durchführung einer *lungenprotektiven* Beatmung ermöglichen und hierdurch zur Vermeidung des vermutlich prognoserelevanten, beatmungsassoziierten Lungenschadens beitragen. Allerdings haben die 2 bislang durchgeführten randomisierten Studien zur ECMO-Anwendung im Vergleich zu einer konventionell behandelten Patientengruppe keine Reduktion der Sterblichkeit nachweisen können. Insgesamt zeigt die Anwendungshäufigkeit extrakorporaler

Verfahren in den letzten Jahren eine deutlich rückläufige Tendenz [19].

Seit Anfang 2003 steht ein wenig invasiver „Interventional Lung Assist" (ILA; Novalung) für die Rescuetherapie zur Verfügung. Novalung kann CO_2 eliminieren und eine partielle Oxygenierung erreichen; sie wird über 2 Kanülen und arteriovenöse Perfusion betrieben und ist damit nicht auf eine Blutpumpe angewiesen. Es exisitieren Einzelfallberichte, Studien zum Einsatz der Novalung gibt es noch nicht (http://www.novalung.com).

1.6.5.10 Prophylaktische Maßnahmen zur Verhinderung einer beatmungsassoziierten Pneumonie

Die Intubation ist der größte Risikofaktor für die VAP, die Inzidenz kann durch den Einsatz einer nichtinvasiven Betamung möglicherweise reduziert werden (s. u.). Wenn eine Intubation unumgänglich ist, sollte zur Prophylaxe einer Atemwegsinfektion eine orotracheale Intubation erfolgen. Durch Oberkörperhochlagerung beatmeter Patienten kann ebenfalls eine erhebliche Reduktion der Pneumonierate erzielt werden. Auch Rotationsbetten und die Verwendung von Tubi mit subglottischer Absaugmöglichkeit können vermutlich das Pneumonierisiko verringern. Die frühzeitige Spontanatmung und das Vermeiden einer sehr tiefen Analgosedierung und Muskelrelaxation sowie eine frühzeitige enterale Ernährung können ebenfalls die Pneumonierate reduzieren, während eine Antibiotikaprophylaxe oder die selektive Darmkontamination nicht uneingeschränkt empfohlen werden können. Die Stressulkusprophylaxe mit H_2-Antagonisten hat sich im Gegensatz zu früheren Studien nicht als Risikofaktor für eine VAP erwiesen. Zum Einsatz von Protonenpumpeninhibitoren ist die Datenlage noch nicht ausreichend, sodass diese Medikamentengruppe noch nicht zur Ulkusprophylaxe während einer Beatmungstherapie empfohlen werden kann. Eine der wichtigsten Präventionsmaßnahmen ist die Einhaltung der Hygieneregeln bei der Behandlung beatmeter Patienten. Dazu zählen die konsequente Händedesinfektion, die Isolation von Patienten mit multiresistenten Erregern, die Verwendung geschlossener Absaugsysteme und ein nur einmal wöchentlicher Beatmungssystemwechsel. Zum möglichen Infektionsrisiko durch Verwendung einer aktiven Befeuchtung oder Medikamentenverneblern im Beatmungssystem können im Moment noch keine klaren Empfehlungen gegeben werden. Der zyklische Wechsel von Antibiotikaregimes in der Primärtherapie („crop rotation") kann den mikrobiellen Selektionsdruck auf einer Intensivstation verringern und damit möglicherweise die Inzidenz nosokomialer Infektionen durch multiresistente Keime reduzieren [4].

▊ **Nichtinvasive Beatmung.** Patienten mit Exazerbation einer COPD oder mit einem kardiogenen Lungenödem profitieren von der Anwendung einer nichtinvasiven Beatmung. Im Vergleich zur invasiven Beatmung ist die nichtinvasive Beatmung bei diesen Patienten mit einer deutlich geringeren Sterblichkeit assoziiert. Dieser Vorteil ist vermutlich auf die geringere Inzidenz nosokomialer Atemwegsinfektionen zurückzuführen. Zusätzlich vermeidet diese Beatmungsform das Intubationstrauma, es treten erheblich weniger kardiozirkulatorische Nebenwirkungen auf, und die Beatmungsdauer ist insgesamt kürzer. Da weder eine tiefe Analgosedation noch eine Muskelrelaxation erforderlich werden, kommt es zu einem geringeren Abbau der Skelettmuskulatur, und die Darmmotilität bleibt weitgehend unbeeinträchtigt. Die nichtinvasive Beatmung erfordert allerdings eine sehr gute Kooperationsfähigkeit des Patienten, die Anwendung ist bei einer Bewusstseinsstörung nicht möglich. Die Bronchialtoilette ist erschwert und eine enterale Ernährung wegen der möglichen Magenüberblähung und der damit verbundenen Aspirationsgefahr nur selten durchführbar. Die zur Anwendung erforderliche Nasen- oder Gesichtsmaske kann Drucknekrosen an der Nasenwurzel und eine Konjunktivits verursachen; beides ist häufig für den Abbruch der nichtinvasiven Beatmung verantwortlich. Die Unterstützung kann passiv im CPAP-Modus, oder aktiv mit Anwendung eines Inspirationsdruckes (CPAP/ASB oder BiPAP/BILEVEL) erfolgen. Wie bei der invasiven Beatmung erhöht der kontinuierlich positive Atemwegsdruck die funktionelle Residualkapazität durch die Reduktion von Mikroatelektasen und führt so zu einer Verbesserung des Gasaustauschs. Sowohl die verbesserte Compliance als auch die Anwendung einer Druckunterstützung reduzieren die Atemarbeit und verhindern die Erschöpfung der Atemmuskulatur. Moderne Respiratoren mit der Möglichkeit zur BiPAP/BILEVEL-Beatmung sowie regelbarem In- und Exspirationstrigger machen bei entsprechender Erfahrung des Intensivpersonals die nichtinvasive Beatmung auch unter schwierigen Bedingungen bei einem kritisch kranken Patienten möglich.

Bei Patienten mit akuter respiratorischer Insuffizienz einschließlich ARDS kann die Anwendung einer nichtinvasiven Beatmung die Rate nosokomialer Pneumonien signifikant vermindern, die Beatmungsdauer verkürzen und die Behandlungstage auf der Intensivstation reduzieren. Außer bei immunsupprimierten Patienten nach Organtransplantation ließ sich aber bislang kein Überlebensvorteil beim akuten Lungenversagen nachweisen. Da derzeit noch keine kontrollierten Studien zu Frühphase des ARDS und zum ALI vorliegen, kann der Stellenwert der nichtinvasiven Beatmung beim ARDS noch nicht abschließend beurteilt werden [8].

1.6.5.11 Behandlungskomplikationen

Neben VALI und VAP sind (Spannungs-) Pneumothorax, Pneumomediastinum, Hautemphysem und die Ausbildung von Pleuraergüssen typische Komplikationen beim ARDS. Hierbei ist die Anlage von Thoraxdrainagen oder, bei nicht zu beherrschendem Fistelvolumen, gegebenenfalls ein operativer Eingriff erforderlich. Komplikationen der Langzeitbeatmung und -intensivbehandlung sind neben nosokomialen Infektionen progredienter Muskelabbau, Atemmuskelschwäche, Critical-illness-Myo- und Neuropathie, Druck- und Lagerungsschäden, Tracheomalazie und Trachealstenose. Diese sind häufig auch unter maximaler supportiver Therapie (s.u.) nicht zu vermeiden. Unter permissiver Hyperkapnie, passager kritischer Oxygenierung, bei hohen Beatmungsdrücken, Thrombopenie und insbesondere beim Einsatz gerinnungshemmender und plättchenaggregationshemmender Substanzen ist unter der Analgosedation an die Möglichkeit einer zerebralen Schädigung (Hirnödem, Blutung) zu denken.

1.6.5.12 Prävention eines ALI/ARDS

Die Prävention eines direkten ARDS besteht in der Vermeidung von Aspirationen bei neurologisch beeinträchtigten oder bewusstseinsgestörten Patienten sowie in einer konsequenten Prophylaxe von Atemwegsinfektionen. Bei der Prävention eines indirekten ARDS steht die Vorbeugung und die stringente Behandlung einer Sepsis aufgrund ihrer Häufigkeit und ihres hohen ARDS-Risikos im Zentrum der prophylaktischen Maßnahmen. Hier sind die Prophylaxe katheterassoziierter Infektionen, die Sanierung von Infektionsherden, eine differenzierte Antibiotikatherapie, eine frühzeitige enterale Ernährung und die Aufrechterhaltung der Blutzuckerhomöostase zu nennen. Darüber hinaus konnte kürzlich die Behandlung mit aktiviertem Protein C (Drotrecogin alfa; Xigris) als erfolgreiches antiinflammatorisches Therapiekonzept bei der schweren Sepsis eingeführt werden. Für andere antiinflammatorische Therapiestrategien (z.B. Proteaseinhibitoren, Antioxidanzien, Antizytokine, Eikosapentaensäure, Kortikosteroide, Pentoxifyllin, Zyklooxygenase- oder Lipoxygenasehemmer, polyvalente Immunglobuline, Antithrombin III) konnten bislang weder bei der Sepsis noch beim ARDS eindeutige prognoseverbessernde Effekte nachgewiesen werden. Als etablierte Prophylaxe eines ALI/ARDS gelten außerdem die Applikation hochdosierter, inhalativer Steroide bei der Rauchgasinhalation und die Anwendung hochdosierter, systemischer Steroide bei der *Pneumocystis-jiroveci*-Pneumonie.

1.6.6 Stellung im therapeutischen Gesamtkonzept

Aktuell liegt die Inzidenz von ALI und ARDS bei 35–64/100 000 Personen und Jahr. Die Mortalität sinkt zwar seit einigen Jahren, sie liegt mit 30–50% aber immer noch erschreckend hoch. Das respiratorische Versagen ist nur selten die primäre Todesursache, die Patienten sterben überwiegend an einer Sepsis oder einem progredienten Multiorganversagen. Die Prognoseverbesserung wird ganz entscheidend auf die kombinierte Anwendung verschiedener Therapiekonzepte, insbesondere aber die lungenprotektive Beatmung und effektivere Therapiestrategien bei der Sepsis zurückgeführt. Die Sepsis ist der größte Risikofaktor für ein ARDS; aus diesem Grund muss eine Sepsis rasch und konsequent behandelt werden. Dies erfordert eine adäquate Antibiotikatherapie und gegebenenfalls eine chirurgische Herdsanierung, eine zügige Stabilisierung der Hämodynamik (aggressive Volumentherapie, Katecholamine) und bei entsprechender Indikation gegebenenfalls den Einsatz von Drotrecogin alfa. Die Therapie mit Hydrokortison im Rahmen der sepsisassoziierten Nebenniereninsuffizienz ist noch nicht durch kontrollierte Studien gesichert, wird aber aufgrund positiver Erfahrungen mittlerweile auf sehr vielen Intensivstationen praktiziert. Nosokomialen Infektionen, insbesondere HAP und VAP, sollte durch stringente Beachtung und Überwachung aller Hygieneregeln vorgebeugt werden. Eine VAP sollte zügig entsprechend den Leitlinien behandelt werden. Eine frühzeitige enterale Ernährung reduziert das Risiko ZVK-assoziierter Infektionen und gastrointestinaler Blutungen, durch Protektion der gastrointestinalen Mukosabarriere verringert sie möglicherweise auch die Inzidenz endogener Infektionen auf dem Boden einer bakteriellen Translokation. Der supportive Einsatz spezieller Diäten ist vielversprechend, zur endgültigen Beurteilung dieser Strategie liegen aber noch nicht genügend Studien vor (*Immunonutrition*: Antioxidanzien, Glutamin, Arginin, Gammalinolensäure, Nukleotide, Omega-3-Fettsäuren, MCT). Beatmete Patienten mit hohem Risiko für ein ALI/ARDS (z.B. Polytrauma, Verbrennungen) profitieren möglicherweise von der Anwendung von Rekrutierungsmanövern.

▮ Literatur zu Kapitel 1.6

1. Amato MBP, Barbas CSV, Medeiros DM, Magaldi RB, Schettino GP, Lorenzi-Filho G, Karilla RA, Deheinzelin D, Munoz C, Oliveira R, Takagaki TY, Carvalho CR (1998) Effect of a protective-ventilation strategy on mortality in the acute respiratory distress syndrome. N Engl J Med 338:347–354
2. Blanch L, Fernandez R, Lopez-Aguilar J (2002) Recruitment maneuvers in acute lung injury. Respir Care Clin N Am 8:281–294
3. Brochard L, Roudot TF, Roupie E, Delclaux C, Chastre J, Fernandez ME, Clementi E, Manchebo J, Factor P, Matamis D (1998) Tidal volume reduction for prevention of ventilator-induced lung injury in acute respiratory distress syndrome. The multicenter trial group on tidal volume reduction in ARDS. Am J Respir Crit Care Med 158:1831–1838
4. Chastre J, Fagon J-Y (2002) State of the art – Ventilator-associated pneumonia. Am J Respir Crit Care Med 165:867–903
5. Dembinski R, Kuhlen R, Max M, Roissant R (2002) Inhalative Vasodilatatoren beim akuten Lungenversagen. Intensivmed 39: 213–219
6. Derdak S, Mehta S, Stewart TE, Smith T, Rogers M, Buchman TG, Carlin B, Lowson S, Granton J (2002) The Multicenter Oscillatory Ventilation For Acute Respiratory Distress Syndrome Trial (MOAT) Study Investigators. High-frequency oscillatory ventilation for acute respiratory distress syndrome in adults: a randomized, controlled trial. Am J Respir Crit Care Med 166:801–808
7. Dreyfuss D, Saumon G (1999) State of the art: ventilator-induced lung injury. Lessons from experimental studies. Am J Respir Crit Care Med 157:294–323
8. Evans T (2001) International consensus conference in intensive care medicine: non-invasive positive pressure ventilation in acute respiratory failure. Intensive Care Med 27:166–178
9. Gallart L, Lu Q, Puybasset L, Rao GSU, Coriat P, Rouby JJ, and the NO Almitrine Study Group (1998) Intravenous almitrine combined with inhaled nitric oxide for acute respiratory distress syndrome. Am J Respir Crit Care Med 158:1770–1777
10. Gattinoni L, Tognoni G, Pesenti A (2001) Effect of prone positioning on the survival of patients with acute respiratory failure. N Engl J Med 345:568–573
11. Goss CH, Brower RG, Hudson LD, Rubenfeld GD (2003) ARDS Network. 2003. Incidence of acute lung injury in the United States. Crit Care Med 31:1607–1611
12. Günther A, Ruppert C, Schmidt R, Markart P, Grimminger F, Walmrath D, Seeger W (2001) Surfactant alteration and replacement in acute respiratory distress syndrome. Respir Res 2:353–364
13. Herridge MS, Cheung AM, Tansey CM, Matte-Martyn A, Diaz-Granados N, Al-Saidi F, Cooper AB, Guest CB, Mazer CD, Mehta S, Stewart TE, Barr A, Cook D, Slutsky AS (2003) Canadian Critical Care Trials Group. One-year outcomes in survivors of the acute respiratory distress syndrome. N Engl J Med 348:683–693
14. Jürgens E, Kuhlen R, Max M, Rossaint R (2001) Mechanical ventilation in ARDS. Intensivmed 8:601–610
15. Kuo PH, Wu HD, Yu CJ (1996) Efficacy of tracheal gas insufflation in acute respiratory distress syndrome with permissive hypercapnia. Am J Respir Crit Care Med 154:612–616
16. Kuhlen R, Putensen C (1999) Maintaining spontaneous breathing efforts during mechanical ventilatory support. Intensive Care Med 25:1203–1205
17. Markowicz P, Wolff M, Djedaini K, Cohen Y, Chastre J, Delclaux C, Merrer J, Herman B, Veber B, Fontaine A, Dreyfuss D (2000) Multicenter prospective study of ventilator-associated pneumonia during acute respiratory distress syndrome. Incidence, prognosis, and risk factors. ARDS Study Group. Am J Respir Crit Care Med 161:1942–1948
18. Max M, Kuhlen R, Roissant R (2002) Neue Therapiestrategien beim ARDS – Partielle Flüssigkeitsbeatmung. Intensivmed 39:65–78
19. Meinhardt JP, Quintel M (2002) Extrakorporale Membranoxygenierung (ECMO) im Erwachsenenalter. Intensivmed 39:694–706
20. Reinhardt K, Hannemann L, Kuss B (1990) Optimal oxygen delivery in critically ill patients. Intens Care Med 16:149–155
21. Sznajder JI, Wood LDH (1991) Beneficial effects of reducing pulmonary edema in patients with acute hypoxemic respiratory failure. Chest 100: 890–891

22. The Acute Respiratory Distress Syndrome Network (2000) Ventilation with lower tidal volumes as compared with traditional tidal volumes for acute lung injury and the acute respiratory distress syndrome. N Engl J Med 342:1301–1308

23. Vincent JL, Sakr Y, Ranieri VM (2003) Epidemiology and outcome of acute respiratory failure in intensive care unit patients. Crit Care Med 31:S296–S299
24. Ware LB, Matthay MA (2000) The acute respiratory distress syndrome. N Engl J Med 342:1334–1349

1.7 Bronchoskopie auf der Intensivstation

L. FREITAG

Vor 100 Jahren führte Gustav Killian die erste Tracheobronchoskopie durch und entfernte einen aspirierten Fremdkörper. Anfangs erschien das Ausspiegeln der Trachea und Bronchien beim spontan atmenden Patienten als heroisch, wenn nicht fragwürdig und war sehr vom manuellen Geschick des Operateurs abhängig. Mit der Entwicklung des flexiblen Endoskops durch Ikeda 1964 kam es seit Anfang der achtziger Jahre zu einer rasanten Verbreitung der Untersuchungsmethode. Heute nutzen Pneumologen, HNO-Ärzte, Chirurgen und Anästhesisten das Fiberbronchoskop bei den unterschiedlichsten Fragestellungen. Auf einer modernen Intensivstation ist das Bronchoskop zu einem unverzichtbaren Instrument für diagnostische und therapeutische Maßnahmen geworden. In den allermeisten Fällen wird im intensivmedizinischen Bereich ein flexibles Endoskop benutzt. Die Haupteinsatzgebiete der starren Bronchoskopie sind vorrangig interventionelle Maßnahmen wie Fremdkörperentfernungen, Lasertherapien oder Stentimplantationen.

1.7.1 Indikationen

Eine strenge Trennung zwischen diagnostischen und therapeutischen Maßnahmen ist eher didaktisch und vielleicht abrechnungstechnisch von Interesse, im klinischen Alltag gibt es eine dauernde Überschneidung. Wer eine Tubuslage korrigiert, wird gleichzeitig die Atemwege inspizieren, gezielt nachschauen, ob Sekretpfröpfe vorliegen und diese gegebenenfalls absaugen. Die nachfolgend aufgeführten Indikationen und Techniken sind daher nur als Orientierung zu sehen.

▊ **Indikationen zur diagnostischen flexiblen Bronchoskopie**
▊ Kontrolle der Tubuslage,
▊ gezielte Sekretgewinnung,
▊ Beatmungsprobleme (Druckanstieg),
▊ Verdacht auf Aspiration,
▊ Hämoptysen,
▊ Husten, Stridor, Heiserkeit (Stimmbandparese),
▊ Infiltrate, Atelektasen, Abszess im Röntgenbild,
▊ Verdacht auf Pneumonie oder ARDS,
▊ unerklärter Pneumothorax,
▊ unerklärter Pleuraerguss,
▊ Zwerchfellparese,
▊ Inhalationstrauma,
▊ Thoraxtrauma, Verdacht auf Bronchusruptur,
▊ Verdacht auf ösophagotracheale Fistel,
▊ Verdacht auf Stumpfinsuffizienz,
▊ Anastomosenkontrolle.

▊ **Indikationen zur therapeutischen flexiblen Bronchoskopie**
▊ Tubuseinlage oder -korrektur,
▊ Sekretabsaugung,
▊ perkutane Dilatationstracheotomie,
▊ Fibrin- und Nekroseabtragung,
▊ Fremdkörperentfernung,
▊ therapeutische Lavage,
▊ Fibrinverklebung von Fisteln und Dehiszenzen,
▊ Dilatation von Strikturen,
▊ Blutstillung,
▊ Bronchusblockade,
▊ Abszessdrainage,
▊ Brachytherapie (auch bei Granulationen).

Die starre Bronchoskopie wird heute fast ausschließlich für interventionelle Maßnahmen eingesetzt. Absolute Indikationen sind Trachealstenosen und schwere Hämoptoen. Das Arbeiten mit dem starren Rohr ist vorzuziehen bei Verlegung der großen Atemwege zur Durchführung einer Lasertherapie, Stenteinlage, Elektrokoagulation, Kryotherapie oder photodynamischen Therapie. Die Entfernung großer oder spitzer Fremdkörper gelingt sicherer und schneller mit dem starren Instrument. Kleinkinder sollten ebenfalls starr bronchoskopiert werden, unabhängig von der Indikation. Größere Kinder werden heute mit flexiblen Endoskopen untersucht. Starre Bronchoskopien werden fast ausschließlich im Operationssaal in intravenöser Allgemeinnarkose durchgeführt. In einigen Ländern ist es gängige Praxis, dass man versucht, die Spontanatmung zu erhalten. In Deutschland wird praktisch immer relaxiert und (zumeist mit Jetventilation) beatmet.

1.7.2 Wer sollte die Bronchoskopie durchführen?

Die Auflistung der Indikationen für eine Bronchoskopie deutet die Kompetenzproblematik an. In Ausbildungskursen hört man oft Bemerkungen wie: „Das brauche ich nicht, ich will nur absaugen". Jeder, der bronchoskopiert, auch wenn er ausschließlich im intensivmedizinischen Bereich arbeitet, sollte jedoch mit den Basistechniken, Indikationen und Kontraindikationen vertraut sein. Er muss mögliche Komplikationen kennen und wissen, wie sie zu vermeiden oder zu beherrschen sind. Dies kann zum Teil theoretisch erarbeitet werden. Eine für Patient und Gerät schonende und effiziente Untersuchungstechnik kann man jedoch nur durch Üben erlernen. Es ist verlockend, auf der Intensivstation erste Erfahrungen zu sammeln. Die Patienten sind oft intubiert, sediert und relaxiert. Das Ausspiegeln der Atemwege ist vergleichsweise leicht. Auf der anderen Seite sind Intensivpatienten aber auch gefährdeter, haben eine geringere Hypoxietoleranz, neigen zu Blutungen und sind durch Infektionen stärker bedroht. Bronchoskopiekurse werden vielfach angeboten. Es gibt einfache Phantome, Modelle mit Atemexkursionen sowie computerunterstützte Bronchotrainer, an denen der Umgang mit dem Gerät und die Kenntnisse der Anatomie des Bronchialsystems eingeübt werden können. Generell gilt:

> **Auf jede Intensivstation gehört ein Fiberbronchoskop.**
> **Bronchoskopieren darf nur der, der es kann.**

1.7.3 Kontraindikationen

Die größte Gefahr der Bronchoskopie ist die Unerfahrenheit des Untersuchers und die schlechte Vorbereitung. Die meisten in Lehrbüchern aufgelisteten Kontraindikationen für eine Endoskopie sind differenziert zu bewerten. So können die Kontraindikationen Hypoxämie und Hyperkapnie durch eine Bronchoskopie letal verschlimmert werden, es kann aber auch sein, dass sie gerade erst durch ein gezieltes Absaugen von Sekret beseitigt werden können. Dies gilt auch für Folgewirkungen des gestörten Gasaustausches wie Hypotonie und myokardiale Ischämie. Generell sollte der Zustand eines kritischen Patienten soweit wie möglich stabilisiert werden, bevor man endoskopiert. Dazu gehören vor allem die großzügige Sauerstoffgabe und eine ausreichende Lokalanästhesie. Man wird Katecholamine oder rhythmisierende Medikamente geben, wo es notwendig ist. Einen Patienten mit einem frischen Myokardinfarkt wird man sicherlich nicht diagnostisch bronchoskopieren, eine fiberoptische Intubation und Sekretabsaugung durch einen erfahrenen Untersucher ist aber vielleicht eine schonende Alternative, sofern der Patient beatmungspflichtig wird. Auf Probeentnahmen, insbesondere auf periphere Zangenbiopsien muss man verzichten, sofern Gerinnungsstörungen vorliegen. Gegebenenfalls muss eine Heparinisierung unterbrochen werden. Besonders gefährlich sind Thrombozytopenien, längerfristige Einnahme von Clopidrogel (Plavix), Aspirin oder anderen die Plättchenfunktion beeinträchtigenden Medikamenten sowie Urämiezustände.

1.7.4 Apparative Voraussetzungen

Es gibt flexible Bronchoskope in den verschiedensten Durchmessern. Je nach Anwendungsgebiet muss man einen Kompromiss zwischen Außendurchmesser, Lichtstärke und Größe des Arbeitskanals finden. Videobronchoskope sind für die Intensivmedizin weniger geeignet; dies mag sich ändern, sobald bessere Flachbildschirme für medizinische Anforderungen zur Verfügung stehen. Ein normales Gerät mit einem Außendurchmesser von 4–5 mm kann durch die meisten Trachealkanülen und Tuben oder durch die Nase eingeführt werden. Für Doppellumentuben muss man ein „Babyskop" mit maximal 3 mm Durchmesser wählen. Absaugen ist dann aber kaum noch möglich. Bei starkem Sekretverhalt sollte man ein Gerät mit einem Arbeitskanal von 2,3 m oder größer benutzen. Dies verkürzt den Eingriff erheblich. Mit größeren Therapiebronchoskopen muss man jedoch oral intubieren, um Schmerzen und Nasenbluten zu vermeiden.

Die üblichen Kaltlichtquellen können auch für Gastroskope oder ähnliche Geräte verwendet werden. Man sollte aber vermeiden, mit zu vielen Adaptern arbeiten zu müssen. Eine eigene Lichtquelle für das Bronchoskop macht sich schnell bezahlt. Es gibt inzwischen flexible Bronchoskope mit angeflanschter Akkulichtquelle (z. B. das Olympus LF-TP mit 5,2 mm Durchmesser), die eine Untersuchung ohne externe Lichtquelle ermöglichen. Bei akzeptablem Kompromiss bezüglich der optischen Qualität sind diese Geräte offensichtlich robuster und werden sich voraussichtlich als Instrumente der Wahl für die Intensivstationen etablieren.

Bei einer Mukostase und bei Blutungen kommt es darauf an, schnell und ausreichend abzusaugen. Eine Absauganlage sollte mindestens einen Unterdruck von 400–600 mbar aufbringen und den notwendigen Flow auch halten können. Die Wasserschlösser, die für Thoraxdrainagen verwendet werden, sind in der Regel unzureichend. Eine Motorpumpe ist kräftiger und dies kann bei einer Hämoptoe lebensrettend sein.

Ein großer Vorteil der Fiberbronchoskopie ist die Mobilität. Bronchoskopieren kann man praktisch überall. In einer Akutsituation wie einer Aspiration oder Blutung ist aber entscheidend, ob alles, was man braucht, wirklich sofort verfügbar ist. Es hat sich daher bewährt, einen Wagen zusammenzustellen, in dem die notwendigen Utensilien für eine Bronchoskopie bereitliegen. Die folgende Empfehlung aus der Praxis muss je nach Klinik und Schwerpunkt modifiziert werden.

▌ Bestückung einer transportablen Bronchoskopieeinheit

- ▌ Keimfrei aufbewahrtes Bronchoskop (besser je ein dünnes Gerät für intubierte und ein Gerät mit großem Absaugkanal für nicht intubierte Patienten),
- ▌ Ausreichend starke Lichtquelle (oder vollgeladene Akkus), evtl. Teachingoptik,
- ▌ Absauganlage (Wandanschlüsse oft unzureichend),
- ▌ Pulsoximeter, Sauerstoffsonden,
- ▌ Handschuhe, Mundschutz, Hauben,
- ▌ Sprühvernebler mit Lokalanästhetikum, Lokalanästhetikum zum Nachspritzen,

- ▌ Spritzen, evtl. Konnektoren, dünne Kanülen für eine transkrikoidale Punktion,
- ▌ Midazolam oder Propofol zur Sedierung,
- ▌ Mundstücke, Beißschutz, Zellstoff, Nierenschale,
- ▌ sterile physiologische Kochsalzlösung,
- ▌ „Absaugfallen" oder ähnliches zur Keimabservierung,
- ▌ Bürsten für mikrobiologische und zytologische Untersuchungen,
- ▌ Biopsiezangen (auch für Sekretbrocken),
- ▌ Nasentropfen zum Abschwellen,
- ▌ verdünnte Salbutamollösung zur Bronchospasmolyse,
- ▌ Noradrenalin-, Xylometazolin (Olynth) zur Blutstillung,
- ▌ Intubationsequipment und Tuben.

1.7.5 Praktische Durchführung einer Bronchoskopie bei nichtintubierten Patienten

Die Fiberbronchoskopie auf der Intensivstation wird meistens von vorne durchgeführt. Der Untersucher steht dabei schräg vor dem Patienten. Handschuhe, Mundschutz und Hauben sollen nach Empfehlungen der Fachgesellschaften inzwischen bei allen Untersuchungen getragen werden. Sofern keine Kontraindikationen bestehen sollte man den Patienten mit einem Lokalanästhetikum (3–4 ml Xylocain 4%) und einem β-Sympathikomimetikum (z. B. Sultanol) 20 min vor dem Eingriff inhalieren lassen. Dies nimmt nicht nur den Schmerz, sondern hilft auch, einen möglichen Bronchospasmus durch Schleimhautirritationen zu vermeiden.

Die oberen Atemwege werden mit einem Sprühvernebler (z. B. Novesine 1%) zusätzlich betäubt. Alternativ kann man eine transcricoidale Punktion durchführen und, nachdem man Luft aspiriert hat, 4 ml Xylocainlösung in die Trachea instillieren. Dies empfiehlt sich, falls die Patienten stark geschwächt sind oder falls man nicht mehr genügend Zeit für eine Sprühanästhesie hat. Eine gute Lokalanästhesie ist wichtiger und bezüglich der Hustenunterdrückung effizienter als ein zentral wirksames Antitussivum. Ob man Atropin geben muss, ist eher eine Glaubensfrage. Die Salivation scheint damit etwas gemindert zu werden.

Eine Endokarditisprophylaxe wird empfohlen, sofern künstliche Klappen vorhanden sind. Wir geben in diesen Fällen 30 min vor dem Eingriff ein Cephalosporin.

Die Passage durch die Nase wird leichter, wenn man vor dem Eingriff Nasentropfen gibt und den Mantel des Fiberbronchoskops mit einem Gleitmittel (Lidokaingel) einreibt. Es gibt unterschiedliche Auffassungen über die Notwendigkeit der Sedierung. Allein schon wegen der damit bewirkten retrograden Amnesie empfiehlt sich die Gabe von Midazolam. Sofern keine Hyperkapnie besteht, kann man 2–4 mg intravenös injizieren, mehr ist selten notwendig. Die Angst des Patienten wird damit gemindert und der Eingriff gelingt müheloser. Der Intensivpatient sollte über eine Nasensonde großzügig Sauerstoff bekommen, seine Sauerstoffsättigung sollte man mit einem Pulsoximeter kontinuierlich überwachen. Ein EKG-Monitor wird auf der Intensivstation ohnehin angeschlossen sein. Bradykardien oder Überleitungsstörungen durch endobronchial applizierte Lokalanästhetika haben wir nie beobachtet. Eine Gesamtdosis von 500 mg Lidocain sollte nicht überschritten werden, es drohen sonst neurologische Komplikationen. Nach ausreichender Oxygenierung wird intubiert. Bei fast allen Patienten kann man über den unteren Nasengang eingehen. Der Würgereiz ist dabei geringer, und der Patient kann besser schlucken. Die orale Intubation wird jedoch genauso gut toleriert. Man muss allerdings ein Mundstück verwenden, um Bissschäden am Endoskop zu vermeiden. Nun fordert man den Patienten zur Einatmung auf. Reflektorisch gehen dabei die Stimmbänder auseinander und man kann problemlos passieren. Während man vorgeht, wird weiteres Lokalanästhetikum (4 ml Xylocain 2%) instilliert. Besonders die Karinen sind sehr berührungsempfindlich. Hustet der Patient stark, zieht man das Gerät etwas zurück und zentriert, d.h. man vermeidet den Kontakt mit der Schleimhaut. Sichtbares Sekret sollte man zunächst beidseits absaugen. Erst wenn die Atemwege ausreichend frei sind, beginnt man mit der gründlichen Inspektion. Anschließend folgt gegebenenfalls die Materialentnahme, z.B. für mikrobiologische Untersuchungen. Der endoskopische Befund muss nachvollziehbar dokumentiert werden. Schleimhautveränderungen, Verziehungen, Stenosen und Strikturen, aber auch anatomische Varianten sollten beschrieben werden. Eine Skizze oder das Einzeichnen auf einem Formblatt erleichtert einem anderen Untersucher zu einem späteren Zeitpunkt den Vergleich, hilft bei Befundübermittlungen und beim Zuordnen von Biopsieergebnissen.

Im Anschluss an die Untersuchung wird das Bronchoskop aufgearbeitet. Wichtig ist ein Dichtigkeitstest. Dringt erst einmal Spülmittel durch einen perforierten Arbeitskanal in das optische System ein, wird die notwendige Reparatur wesentlich teurer. Es gibt spezielle Desinfektionseinrichtungen für Intensivstationen. Ideal sind Waschmaschinen für Endoskope. Die nationalen Richtlinien sind dabei einzuhalten. Informationen erhält man über www.swiss-noso.ch oder über www.rki.de/gesund/hygiene/2045039.pdf. Das Gerät wird getrocknet und frei hängend aufbewahrt. Der Bronchoskopiewagen sollte sofort wieder komplett bestückt und bereitgemacht werden.

Spätkomplikationen nach einer Fiberbronchoskopie sind extrem selten. Zwei Stunden nach einer transbronchialen Biopsie muss zum Ausschluss eines Pneumothorax geröntgt werden. Perforationen durch Katheter und Bürsten mit anschließendem Pneumothorax und Pneumomediastinum sind ebenfalls beschrieben. Nach einer bronchoalveolären Lavage (BAL) kann es kurzfristig zu einem Auffiebern kommen.

1.7.6 Bronchoskopie bei Beatmeten

Die Bronchoskopie bei intubierten, beatmeten Patienten erfordert ein Gerät mit einem Außendurchmesser, der deutlich unter dem Innendurchmesser des Tubus liegt. In der Regel wird man bei Erwachsenen einen 7,5er–8,5er Tubus und ein 4,2 mm Bronchoskop wählen, das erwähnte LF-TP-Gerät mit 5,2 mm Durchmesser ist gerade noch praktikabel. Es gibt Tubusadapter mit abdichtenden Silikonkappen, die es ermöglichen, während der Bronchoskopie ausreichend zu beatmen und sogar einen PEEP aufrechtzuerhalten. Man muss allerdings realisieren, dass am Respirator der Beatmungsdruck vor dem Widerstand durch das eingeführte Bronchoskop und das bedeutet, vor dem Patienten angezeigt wird. Es empfiehlt sich, auf einen volumenkontrollierten Beatmungsmodus umzuschalten oder während der Endoskopie mit der Hand zu beatmen. Der Mantel des Bronchoskops kann durch Abreiben mit einem Silikonspraytupfer gleitfähiger gemacht werden. Ein Gleitgel (z.B. Endogel) hat den Nachteil, dass abgestreifte Gelmassen später im Tubus eintrocknen können. Auch bei tief sedierten Patienten sollte ein Lokalanästhetikum instilliert werden, da hiermit reflektorische Spasmen besser unterdrückt werden. Einige Minuten vor der

Bronchoskopie wird voroxygeniert, indem man den FiO$_2$ auf 1 heraufdreht. Während der Untersuchung muss man auf Sättigungsabfälle, Herzfrequenzanstiege, Ischämiezeichen und Blutdruckabfälle achten. Oft muss man die Inspektion und Absaugung in mehreren Schritten mit Erholungspausen durchführen. Dabei wird das Endoskop mit der Spitze bis in den Swivel-Konnektor zurückgezogen, um den Atemwiderstand soweit wie möglich zu senken, dabei aber den Beatmungsdruck zu halten. Alternative Techniken sind das Eingehen in die Trachea neben dem liegenden Tubus und das Bronchoskopieren mit größerem Endoskop in Apnoe. Dies kann bei Kindern notwendig sein, oder in anderen Fällen, in denen kein ausreichend großer Tubus gelegt werden kann. Hierbei muss man den Untersuchungsgang aufteilen, z. B. mehrfach für 15 s inspizieren und dann wieder für 45 s beatmen und oxygenieren.

Die Sekretentnahme unter Beatmung und die Durchführung einer bronchoalveolären Lavage (BAL) sind unkritisch. Fast für alle Fragestellungen reichen diese Untersuchungsverfahren aus. Eine transbronchiale Biopsie (TBB) unter Beatmung hat ein erhöhtes Pneumothoraxrisiko. Sie sollte nur von erfahrenen Untersuchern nach gründlicher Nutzen-Risiko-Abwägung durchgeführt werden. Vor einer TBB sollte man den PEEP herunterdrehen und den Spitzendruck limitieren. In jedem Fall muss die Patientenüberwachung im Anschluss an eine solche Maßnahme besonders gründlich und engmaschig erfolgen. Das höchste Risiko besteht bei peripheren Biopsien aus den Oberlappensegmenten. Ein Pneumothorax kann bis zu 12 h nach einer TBB auftreten. Ein hohes Blutungsrisiko besteht bei Patienten, die mit Clopidrogel (Plavix) vorbehandelt sind.

Besondere Probleme ergeben sich bei seitengetrennter Beatmung. Durch einen Doppellumentubus kann man nur kleinste Endoskope einführen. Eventuell muss man abwechselnd durch das Endoskop inspizieren (z. B. die Tubuslage) und mit einem dünnen Absaugkatheter das Sekret absaugen. Man muss sich auch über die Gefahren einer Keimverschleppung von der einen zur anderen Seite im Klaren sein. Gerade bei unilateraler Pneumonie sollte auf eine ausreichende Desinfektion zwischen den Seitenwechseln geachtet werden.

1.7.7 Besondere Indikationen und Techniken

1.7.7.1 Bronchoskopische Absaugung

Die häufigste Indikation im intensivmedizinischen Bereich ist sicherlich die Mukostase. Das Fiberbronchoskop wird benutzt, um gezielt Sekret abzusaugen und repräsentatives Material für eine mikrobiologische Untersuchung zu gewinnen. Indiziert ist die Bronchoskopie, wenn man klinisch den Eindruck hat, dass der Patient nicht ausreichend abhusten kann. Oft sitzt dünnflüssiges Sekret in den zentralen Atemwegen, am Tubusende oder in der oberen Trachea. Der Patient „brodelt" und man muss häufiger absaugen. Eine fiberoptische Absaugung ist schonender und effektiver. Selbst mit vorgebogenen Kathetern und geschicktesten Manövern erreicht man bei einer blinden Absaugung nicht mehr als 60% der angestrebten Bronchialäste. Durch Festsaugen der Absaugkatheter wird dir Schleimhaut alteriert bis hin zu Blutungen. Der Ziliarapparat wird lokalisiert für Tage geschädigt. Die Fiberbronchoskopie ist natürlich wesentlich aufwändiger. Bei beatmeten Patienten mit Mukostase wird man einen Kompromiss finden müssen. So werden Absaugungen mit Kathetern in der Regel mehrfach täglich durch das Pflegepersonal durchgeführt und man wird vielleicht einmal am Tag fiberbronchoskopieren. Ist das Sekret zu zäh oder finden sich Pfröpfe, muss man gegebenenfalls anspülen. Dabei sollte man körperwarme physiologische Kochsalzlösung in Portionen von 10 ml verwenden. Es ist völlig unsinnig und falsch mit Mukolytika zu spülen. Selbst reines N-Azetylzystein kann einen Sekretpropf nicht verflüssigen. Es schädigt eher die lokalen Abwehrmechanismen der Schleimhaut, spaltet z. B. Immunglobuline und ist potenziell spasmogen. Auch mit DNAse (Pulmozyme) kann man keine Sekretpfröpfe auflösen.

Bei Verdacht auf Aspiration sollte so schnell wie möglich bronchoskopiert werden. Alle sichtbaren Flüssigkeiten und Speisereste müssen schnell und gründlich herausgesaugt werden. Spülen ist in diesen Fällen allerdings völlig falsch. Durch Spülflüssigkeiten wird bakteriell kontaminiertes oder saures Aspirat nur in die Peripherie verschleppt!

Neben der klinischen gibt es radiologisch gestützte Indikationen. Bei Atelektasen und plötzlich auftretenden Verschattungen sollte man die

Indikation großzügig stellen. So kann beispielsweise nach Intubation und kleiner Blutung ein Koagel entstehen und einen Lappen blockieren. Es ist dann sehr eindrucksvoll, eine solche Atelektase „abzusaugen". Wenig erfolgversprechend ist die Endoskopie bei Vorliegen eines Luftbronchogramms. In diesen Fällen liegt eine parenchymale Infektion vor. Man nutzt dann die Fiberbronchoskopie, um repräsentatives Material für mikrobiologische Untersuchungen zu gewinnen.

Die Verwendung geschützter Bürsten ist sinnvoll, falls die Antibiose nicht greift und Gefahr besteht, einen „falschen" Keim angezüchtet zu haben. Versiegelte Bürsten und Katheter sind allerdings sehr teuer und haben sich im Routinebetrieb nicht durchgesetzt.

Bei Verdacht auf eine opportunistische Infektion ist eine bronchoalveoläre Lavage am besten geeignet. Hierbei bringt man die Spitze des Bronchoskops in Wedgeposition des befallenen Lappen- oder Segmentbronchus (bei disseminierten Erkrankungen meist Mittellappenostium) und spült in Portionen von jeweils 20 ml mit einer Gesamtmenge von 100 ml Kochsalzlösung. Es sollte ungefähr die Hälfte zurückgewonnen werden. Das Aspirat wird geteilt für mikrobiologische und zytologische Tests, evtl. werden Elastasen, Zytokine oder Ähnliches im Überstand bestimmt. Untersuchungen auf spezifische und unspezifische Erreger, Pilze und Opportunisten können natürlich auch aus dem normal abgesaugten Sekret erfolgen, die BAL hat aber die beste und verlässlichste Ausbeute. Für viele Fragestellungen in der Intensivstation reicht eine „kleine Lavage" mit 20 ml Kochsalzlösung aus.

1.7.7.2 Bronchoskopie bei Hämoptysen

Im deutschen Sprachraum unterscheidet man die Hämoptyse als Blutbeimengungen im Sputum und die Hämoptoe als das Abhusten von reinem Blut. Präsentiert der Patient blutigen Zellstoff und berichtet, er habe Blut „gespuckt", kommt differenzialdiagnostisch die Hämatemesis in Frage. Die Blutungsquelle kann schließlich noch im Nasen-Rachen-Raum lokalisiert sein. Blut aus dem Atemtrakt ist eher hell und schaumig, hat einen neutralen pH-Wert und kann durch Räuspern und Husten produziert werden. Blut aus Ösophagusvarizen oder Magenulzera ist meist dunkler, oft mit Speiseresten vermischt, saurer und kann nicht durch willkürliches Husten produziert werden. Zunächst erscheint die Abgren-

zung einfach. Es kann aber beispielsweise vorkommen, dass Blut, welches primär aus dem Atemtrakt stammt, hochgehustet und unbemerkt geschluckt wird. So kann es dann später im Beutel der Magensonde auftauchen. Die Aspiration von Blut aus dem Ösophagus und anschließendes Hochhusten ist eher unwahrscheinlich. Differenzialdiagnostisch kommen zahlreiche Ursachen in Frage. Das Vorgehen wird von der Klinik und dem spezifischen Patientengut bestimmt. Tritt plötzlich eine Tachykardie auf, fällt die Sauerstoffsättigung und EKG und Echo zeigen eine akute Rechtsherzbelastung an, wird man die wohl wahrscheinliche Lungenembolie behandeln und auf eine Bronchoskopie verzichten. Finden sich Blutspuren im Sputum eines Patienten mit bekannter Mitralstenose und unauffälligem Röntgenbild, wird man ebenfalls zurückhaltend mit der Bronchoskopie sein. Zeigt das Röntgenbild eines Rauchers eine Oberlappenatelektase, wird man unter dem Verdacht eines Bronchialkarzinoms elektiv diagnostisch fiberbronchoskopieren. Bei einer Hämoptoe und einer Kaverne im Röntgenbild wird man hingegen die Bronchoskopie primär mit dem Ziel der Blutstillung therapeutisch auslegen, d.h. ein Therapiebronchoskop mit großem Arbeitskanal wählen, evtl. durch einen Tubus eingehen oder sogar ein starres Bronchoskop verwenden.

Eine Hämoptoe kann tödlich sein. Der Patient ist jedoch nicht durch den Blutverlust gefährdet, sondern durch die Verlegung der Atemwege mit Koageln und der daraus resultierenden Hypoxämie. Die erste Maßnahme muss daher die Gabe von Sauerstoff sein. Dann muss alles darauf ausgerichtet werden, möglichst viel Parenchym zu bewahren, d.h. Einblutungen in zunächst nicht befallene Areale zu verhindern. Man bringt den Patienten nicht in Schocklage, sondern setzt ihn im Gegenteil auf. Das Blut wird dann der Schwerkraft entsprechend weniger von der einen auf die andere Seite gelangen. Kennt man den Ort der Blutungsquelle, sollte dieser möglichst tief gelagert werden. Blutet es beispielsweise aus dem rechten Unterlappen, sollte man den Patienten mit erhöhtem Oberkörper auf die rechte Seite legen. Sofern Zeit ist, sollte eine übliche Lokalanästhesie erfolgen, ansonsten empfiehlt sich die transcricoidale Lidocaininjektion. Unter großzügiger Sauerstoffgabe wird mit einem großlumigen Bronchoskop intubiert. Dünnflüssiges Blut sollte schnell abgesaugt werden, bei Koageln muss man etwas vorsichtiger sein. Ein Koagel in einem Ostium kann auch der „Stopfen" sein, den man tunlichst nicht entfernen sollte. Es kann andererseits notwendig sein, große Koagel mit einer Zange durch das starre Bronchoskop zu entfernen, falls diese anders nicht mehr absaugbar sind. Eine andere Möglichkeit ist es, die Koagel anzusaugen und mit dem Bronchoskop herauszuziehen. In diesen Fällen empfiehlt es sich, den Patienten zu intubieren und die Bronchoskopie durch den Tubus durchzuführen. Findet sich im einsehbaren Bereich ein zentraler Tumor, ein Hämangiom oder ein Gefäßkonvolut, kann man koagulieren. Der Argonplasmabeamer ist ideal, ein Laser hat die nachhaltigste Wirkung. Auf einer Intensivstation ist aber ehestens ein Elektrokauter zu beschaffen. Pharmakologisch kommen vasokonstriktive Substanzen zum Einsatz. In den meisten Lehrbüchern wird Adrenalin empfohlen. Dieses ist jedoch chronotrop und erhöht den Blutdruck. Die gewünschte reine α-Stimulation gelingt besser mit einer Noradrenalinlösung oder „Nasentropfen" wie Xylometazolin (Olynth). Blutet es beispielsweise aus einer Biopsiestelle, gibt man einen Milliliter einer 1:10 verdünnten Arterenollösung durch den Arbeitskanal des Bronchoskops auf die Läsion und wartet ab. Man kann auch mit eisgekühlter Kochsalzlösung spülen. Im Ernstfall ist diese aber oft nicht verfügbar. Die allermeisten Blutungen sistieren innerhalb weniger Minuten. Keinesfalls darf man im Bronchialsystem mit sklerosierenden Substanzen wie im Gastrointestinaltrakt arbeiten. Aethoxysklerol in einer Trachealwand führt zur tödlichen Wandnekrose. Blutet es aus der Peripherie, z. B. nach transbronchialer Biopsie, kann man die Kompressionstechnik von Zavala versuchen. Dabei wird die Bronchoskopspitze im Ostium des blutenden Segmentes gewedgt. Nun wird für einige Minuten mit maximalem Unterdruck gesaugt. Der Segmentbronchus kollabiert und komprimiert damit die Blutungsquelle.

Führen diese Bemühungen nicht zum Erfolg und es blutet relevant weiter, muss man eine Bronchusblockade durchführen. Hierzu kann ein Doppellumentubus verwendet werden. Man opfert dann aber einen ganzen Lungenflügel und kann die nichtbefallene Seite kaum noch absaugen. Eleganter ist die selektive Blockade eines Segment- oder Lappenbronchus mit einem Blockungsballon. Der Bronchusblocker (Firma Rüsch) kann durch den Arbeitskanal des Endoskops in das zu blockende Ostium vorgeschoben und insuffliert werden. Sistiert darunter die Blutung, kann man das Endoskop über den liegenden Katheter entfernen, da dieser spezielle Blocker ein abschraubbares Ventil besitzt. Der Ballon kann notfalls mehrere Tage belassen werden. Ein anderer Bronchusblocker der neben dem Bronchoskop an den Blockadeort geführt wird, ist von der Firma Cook erhältlich.

Es gibt noch zahlreiche Anwendungen des Fiberbronchoskops, die hier nicht detailiert behandelt werden können. Anastomosenstrikturen nach Herz-Lungen-Transplantation kann man mit Angioplastiekathetern dilatieren. Bronchusfisteln kann man mit Ballons oder Fibrinkleber blockieren. Die „schwierige Intubation" bleibt auch mit dem Bronchoskop schwierig, sie ist damit aber in Einzelfällen überhaupt möglich. Umintubieren kann unter bronchoskopischer Hilfe leichter werden. Die perkutane Dilatationstracheotomie ist wesentlich sicherer, wenn man fiberoptisch die korrekte Lage von Punktionskanüle und Führungskatheter überprüft. Eine solche Tracheotomie ohne bronchoskopische Kontrolle darf als Kunstfehler angesehen werden.

Abschließend sei das Eingangsstatement nochmals wiederholt. Auf jede Intensivstation gehört ein Fiberbronchoskop. Bronchoskopieren darf und soll der, der es kann.

▍ Weiterführende Literatur zu Kapitel 1.7

1. Bauer PC, Heye M, Kottmann R (1983) Die Bedeutung der Fiberbronchoskopie in der Intensivmedizin. Internist 24:89–94
2. Chastre J, Trouillet JL, Fagon YJ (1996) Diagnosis of pulmonary infections in mechanically ventilated patients. Semin Respir Infect 11:65–76
3. Dellinger RP, Bandi V (1992) Fiberoptic bronchoscopy in the critical care unit. Crit Care Clin 8:755–772
4. Dobbertin I, Dierkesmann R (2004) Lehrbuch und Atlas der Bronchoskopie. Hans Huber, Bern
5. Freitag L (2002) Bronchoskopie auf der Intensivstation. In: Eckart J, Forst H, Buchardi H (Hrsg) Intensivmedizin. ECO-Med, Landsberg/Lech
6. Freitag L, Tekolf E, Stamatis G, Greschuchna D (1994) Three years experience with a new balloon catheter for the management of haemoptysis. Eur Respir J 7:2033–2037
7. Pincus PS, Kallenbach JM, Hurwitz MD (1987) Transbronchial biopsy during mechanical ventilation. Crit Care Med 15:1136–1139
8. Prakash UBS (1997) Bronchoscopy in the critical care unit. Seminars in Resp and Crit Care Med 18(6):583–591
9. Shenib H, Baslam G (1996) Bronchoscopy in the intensive care unit. Chest Surg Clin N Am 6:349–361

1.8 Thoraxchirurgische Notfälle auf der Intensivstation

F. Gambazzi

1.8.1 Grundlagen

Der Respirationstrakt stellt in der intensivmedizinischen Behandlung ein Kernelement dar. Krankheiten oder Verletzungen des Brustraumes erfordern nicht selten eine thoraxchirurgische Intervention unterschiedlichen Ausmaßes, deren Bandbreite von der Thoraxdrainageeinlage auf der Intensivstation bis zur ausgedehnten thorakalen Operation im Operationssaal reichen kann. Im Folgenden sollen die häufigsten thoraxchirurgischen Probleme im intensivmedizinischen Alltag und ihre Lösungen dargestellt werden. Da die Thoraxdrainage einen besonderen Stellenwert einnimmt, wird sie gesondert behandelt.

1.8.2 Problemstellung

Thoraxchirurgische Notfälle betreffen die Pleura, das Mediastinum oder die Lunge selbst. Die Ursachen sind Traumata, Krankheiten wie beispielsweise ein Spontanpneumothorax oder postoperative Komplikationen.

1.8.3 Erfordernisse und Voraussetzungen

Intensivpatienten werden durch das kardiopulmonale Monitoring lückenlos überwacht, sodass respiratorische Probleme in der Regel frühzeitig erkannt werden. Die ärztliche Untersuchung beinhaltet neben der Kontrolle der Vitalparameter auch regelmäßig die Auskultation. An bildgebenden Verfahren ist in erster Linie das Thoraxbild zu erwähnen, welches durch einen mobilen Röntgenapparat am Patientenbett angefertigt wird. Zur Beurteilung der Weichteile sowie des Pleuraspaltes stellt die Sonografie eine bewährte Methode dar. Die Computertomografie des Thorax gilt als Methode der Wahl bei allen anders nicht zu klärenden thorakalen Prozessen.

1.8.4 Behandlungsschemata

Die folgende Synopsis stellt thoraxchirurgische Notfälle und ihre Lösungen nach der Lokalisation gegliedert dar.

1.8.4.1 Pleura

▮ **Pneumothorax**

Es handelt sich dabei um eine pleurale Luftansammlung, die durch Verlust des Unterdruckes im Pleuraspalt zum Lungenkollaps führt und sich bei Ausbildung eines Ventilmechanismus auch zum bedrohlichen Spannungspneumothorax mit pleuralem Überdruck entwickeln kann. Pathogenetisch findet ein Ausgleich des negativen pleuralen Druckes zum Normaldruck statt, wie es bei Defekten der Thoraxwand nach außen oder der Pleura visceralis durch Verbindung nach endobronchial vorkommt. Stumpfe Thoraxtraumen können einen Pneumothorax auch ohne Druckausgleich verursachen. Demnach werden folgende Formen des Pneumothorax unterschieden:

▮ Spontanpneumothorax
   – primär (idiopathisch, Ruptur der Pleura visceralis ohne Lungenerkrankung),
   – sekundär (symptomatisch, viszerale Pleuraruptur bei vorbestehender Lungenerkrankung),
▮ Spannungspneumothorax (Ausbildung eines pleuralen Überdruckes bis zur Kompression von Lunge und großen Gefäßen),
▮ iatrogener Pneumothorax (infolge von Punktionen, Biopsien oder Kathetereinlagen),
▮ traumatischer Pneumothorax (oft zusammen mit einem Hämatothorax).

▮ **Diagnose.** Klinisch ist nebst einer shuntbedingten Dyspnoe auskultatorisch ein fehlendes oder vermindertes Atemgeräusch zu finden. Die endgültige Diagnose wird mittels eines Thoraxröntgenbildes gestellt, wo die Ablösung der Lunge durch eine feine Linie meist apikolateral zu erkennen ist (Abb. 1.8.1). Isoliert ventrale oder dorsal gelegene Pneumothoraxe, die im p.a. Bild gar nicht und im lateralen konventionellen Bild nur undeutlich zur Darstellung kommen, erfordern im Zweifelsfall ein Computertomogramm des Thorax.

▮ **Therapie.** Mantelpneumothoraxe mit einer apikalen Ablösung von etwa 3 Querfingern im stehenden Thoraxröntgenbild (Abb. 1.8.2) können beim asymptomatischen Patienten konser-

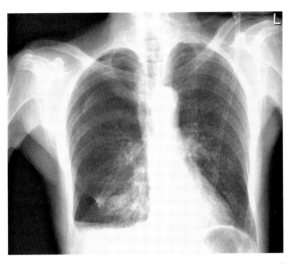

Abb. 1.8.1. Spontanpneumothorax rechts mit apikaler und basaler Ablösung

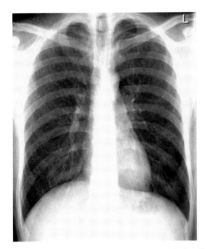

Abb. 1.8.2. Spontanpneumothorax links (konservative Therapie) als sog. Mantelpneumothorax mit feiner apikaler Pleurakontur

vativ behandelt werden, gegebenenfalls kann die einmalige Luftaspiration in Betracht gezogen werden. Wenn die Ablösung jedoch entlang der lateralen Thoraxwand nach kaudal zieht, besteht kaum noch eine Kontaktfläche zur Brustwand, weshalb wie beim beatmeten Patienten die Indikation zur Thoraxdrainage großzügig zu stellen ist, um der Ausbildung eines Spannungspneumothoraxes zuvorzukommen. So ist z.B. beim intubierten Patienten nach Thoraxtrauma mit Rippenserienfrakturen auch ohne radiologisch dokumentierten Pneumothorax die Einlage einer Thoraxdrainage zu empfehlen. Ein

etablierter Spannungspneumothorax kann am schnellsten behandelt werden, indem er in einen offenen Pneumothorax übergeführt wird. Dieser kann mit deutlich weniger Zeitdruck mit einer Drainage definitiv therapiert werden. Im Rezidivfall oder bereits initial bei beruflicher Risikosituation (Piloten, Taucher) bietet sich die videothorakoskopische Operation in Narkose an [7].

▍ Hämatothorax

Die Blutansammlung im Pleuraraum ist fast immer traumatisch bedingt. Neben direkter Gewalteinwirkung können iatrogene Ursachen wie Einlage eines Zentralvenenkatheters mit Läsion der Arteria subclavia eine Rolle spielen oder die Verletzung eines Interkostalgefäßes bei der Pleurapunktion. Gelegentlich kann auch ein Spontanpneumothorax zusätzlich zu einer pleuralen Blutung führen. Als Ursache für einen traumatischen Hämatothorax gelten Parenchymeinrisse der Lunge, Brustwandverletzungen und Läsionen der großen Gefäße.

▍ **Diagnose.** Radiologisch liegt meist eine Totalverschattung der betroffenen Seite vor. Danach sollte eine großvolumige Thoraxdrainage eingelegt werden (mindestens 28 Charrière). Die Entscheidung zur weiteren Drainagebehandlung oder zur Operation ergibt sich aus der Fördermenge: Als grobe Faustregel gilt, dass entweder mehr als 1,5 l Blut spontan oder 200 bis 250 ml pro Stunde während 3 h eine Operationsindikation darstellen [4, 10]. Jede Situation muss jedoch individuell beurteilt werden, so kann z.B. bei einem frisch operierten Patienten auch eine anhaltende Fördermenge von 100 ml pro Stunde eine Reoperationsindikation darstellen.

▍ **Therapie.** Die Zielsetzung besteht darin, das Blut aus der Pleurahöhle zu entleeren. Der Großteil der Patienten ist mit einer Thoraxdrainage ausreichend und abschließend behandelt. Hämatothoraxe mit koagulierten Blutmassen (Abb. 1.8.3) sind jedoch mit Drainagen nur unzureichend versorgt, weshalb in etwa 10–15 % der Fälle ein operatives Vorgehen, in der Regel mittels Thorakoskopie, gewählt werden sollte, um ein posttraumatisches Pleuraempyem zu vermeiden [5].

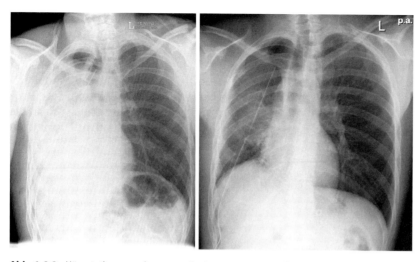

Abb. 1.8.3. Hämatothorax rechts, trotz Drainage ungenügend entleert, Bild rechts nach videothorakoskopischer Koagelausräumung

Tabelle 1.8.1

Parameter	Transsudat	Exsudat
▮ Protein: Erguss/Serum	< 0,5	> 0,5
▮ LDH: Erguss/Serum	< 0,6	> 0,6
▮ Albumin: Serum/Erguss	> 12 g/l	> 12 g/l
▮ Triglyzeride: Erguss	< 1,1 g/l	< 1,1 g/L
▮ Beispiele	Herzinsuffizienz Leberzirrhose Nephrotisches Syndrom	Tumoren – Pleuramesotheliom – Lungenkarzinome – Metastasen Pneumonien Lungenembolie

▮ Pleuraerguss

Pleuraergüsse werden beim Intensivpatienten oft beobachtet, da sie beim Routineverlaufsröntgenbild oder auch durch ein abgeschwächtes Atemgeräusch auffallen. Transsudate treten im Rahmen einer Herzinsuffizienz, eines nephrotischen Syndroms oder einer Leberzirrhose auf, während beim Exsudat eine Pneumonie oder Tumoren zugrunde liegen.

▮ Diagnostik. Zur Unterscheidung zwischen Transsudat und Exsudat ist die Pleurapunktion unerlässlich (Tabelle 1.8.1). Das Punktat wird zytologisch, bakteriologisch und laborchemisch untersucht. Folgende Parameter sind von Interesse: Gesamtprotein, Albumin, LDH, Glukose und Amylase. Zur Festlegung der Punktionsstelle empfiehlt sich die Sonografie. Gleichzeitig kann mit dieser Methode auch eine Aussage über die Homogenität des Ergusses gemacht und die Frage beantwortet werden, ob durch die Feststellung von Septen bereits ein Empyem vorliegt.

▮ Therapie. Im Vordergrund besteht die Entlastung des Ergusses. Bei länger bestehenden malignen Ergüssen kann eine sofortige Entleerung zu einem Reperfusionsödem der Lunge führen, sodass die Entleerung fraktioniert über einige Stunden erfolgen sollte.

▮ Pleuraempyem

Es handelt sich um einen infizierten Erguss mit vielfältigen Ursachen. Bei einem parapneumonischen Pleuraempyem erfolgt die Besiedelung der Pleura durch pneumonische Durchwanderung. Zur direkten Infektion kommt es beim postoperativen Pleuraempyem oder posttraumatisch durch ungenügende Entleerung von Blutkoageln beim Hämatothorax.

▮ **Diagnostik.** Zeichen eines infizierten Ergusses liegen dann vor, wenn er trübe ist und einen pH-Wert unter 7,2 aufweist. Es erfolgt zur weiteren Abklärung eine Sonografie oder ein CT-Thorax, um das Ausmaß und das Stadium des Empyems zu beurteilen sowie um das Lungenparenchym bezüglich Abszess oder Tumor zu erfassen. Der bakteriologische Keimnachweis ist aufgrund vorangegangener antibiotischer Therapie oft schwierig zu erbringen und gelingt nur in etwa zwei Drittel der Fälle [9].

▮ **Therapie.** Pleuraempyeme werden stadienabhängig behandelt. Das Stadium I entspricht einem infizierten Erguss, welcher mit einer Drainage, allenfalls mit Fibrinolyse, in der Regel ausreichend behandelt ist. Beim fibrinopurulenten Stadium II des Pleuraempyems bilden sich pleurale fibrinöse Membranen, welche sonografisch als Septen und im CT als Kontrastmittelanreicherungen der Pleura parietalis imponieren. Dieses Stadium stellt die Domäne der Videothorakoskopie dar, mit welcher unter Sicht Septen aufgebrochen und Fibrinmembranen im Sinne einer Frühdekortikation abgezogen werden können. Im weiteren Verlauf entsteht durch fibroblastische Organisation eine Pleuraschwarte, welche als Stadium III gilt. Die dadurch gefangene und somit restriktive Lunge muss dann über eine Thorakotomie mittels Pleurektomie und Dekortikation befreit werden.

▮ **Chylothorax**

Darunter versteht man einen durch lymphatische Flüssigkeit verursachten Erguss. Das Punktat weist einen milchigen Aspekt auf und koaguliert nicht. Als Ursachen kommen folgende in Frage: postoperativ durch Läsion des Ductus thoracicus, tumorbedingt durch Infiltration von Lungenkarzinomen oder Lymphomen, posttraumatisch sowie im Rahmen einer Tuberkulose oder bei Thrombosen im Bereich der V. jugularis oder subclavia.

Davon abzugrenzen ist der pseudochylöse Erguss im Rahmen einer rheumatoiden Arthritis, dessen milchiger Aspekt nicht durch Chylus, sondern durch Lecithin-Globulin-Komplexe bedingt ist [3].

▮ **Diagnostik.** Im intensivmedizinischen Alltag dürfte ein Chylothorax am ehesten durch milchig-trübes Sekret in einer liegenden Thoraxdrainage auffallen. Natürlich kann sich seltenerweise auch ein Erguss bei der Punktion als Chylothorax entpuppen. Die Diagnose kann gestellt werden mit einem Triglyceridgehalt von mehr als 1,1 g/l [8], während ein Chylothorax bei Werten von weniger als 0,5 g/l unwahrscheinlich ist. Eine heutzutage weniger gebräuchliche Methode stellt auch die Lymphografie dar, mit der sowohl der anatomische Verlauf des Ductus thoracicus als auch mögliche Austrittstellen des Chylus zur Darstellung kommen.

▮ **Therapie.** Grundsätzlich besteht die Initialtherapie in der Einlage einer Thoraxdrainage und in der Verabreichung einer fettarmen Diät mit mittelkettigen Triglyceriden während mindestens 2–3 Wochen. Eine noch konsequentere Stilllegung des Chylusflusses erreicht man mit einer parenteralen Ernährung. Diese konservative Therapie führt in 80% der Fälle zu einem Verschluss der Chylusfistel [6].

1.8.4.2 Mediastinum

▮ **Pneumomediastinum**

Luftansammlungen im Mediastinum (Abb. 1.8.4) stammen aus Leckagen der extrapleuralen oberen Atemwege zentral der Pleuraumschlagsfalte zwischen Pl. parietalis et visceralis, aus Pneumothoraces mit Läsion der Pl. mediastinalis oder aus dem Oesophagus (Tabelle 1.8.2). Sie sind entweder traumatisch, iatrogen oder spontan bedingt, die oesophageale Spontanruptur wird als Boerhaave-Syndrom bezeichnet. Selten können Leckagen auch durch Tumoren auftreten oder die mediastinale Luft kann im Gefolge einer Mediastinitis durch gasbildende Bakterien hervorgerufen werden. Viele der aufgezählten Ursachen sind lebensbedrohlich und sollten entsprechend aggressiv abgeklärt und behandelt werden. Davon abzugrenzen ist das eher harmlose Barotrauma beim beatmeten Patienten, bei dem es unter erhöhten Beatmungsdrücken zum alveolären Luftaustritt kommt. Diese Luft wandert dann retrograd entlang der Bronchial- und Perivaskulärräume ins Mediastinum. Als Rarität

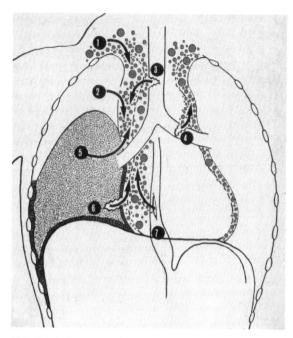

Abb. 1.8.4. Pneumomediastinum mit Luftansammlung bis in den Hals (Barotrauma)

Tabelle 1.8.2

Pneumomediastinum, Ursachen und Ausbreitungswege
▌ Iatrogen
▌ Pneumothorax
▌ Tracheaverletzungen
▌ Bronchusabriss
▌ Barotrauma
▌ Direkte Lungenparenchymläsion
▌ Ösophagusruptur

wird dieses spontane Pneumomediastinum auch im Rahmen von starken körperlichen Anstrengungen beobachtet, wobei es bei Männern etwas häufiger vorkommt als bei Frauen [11].

Als Perthes-Syndrom wird die Symptomentrias subkonjunktivale Einblutung, Petechien und Kopf-Hals-Zyanose bei thorakaler Kompression bezeichnet [2], wie sie bei Einklemmungen oder Verschüttungen auftritt (Abb. 1.8.5). Durch akute venöse Drucksteigerung kommt es zum Rückstau mit teilweiser Ruptur der Kapillaren und Venolen. Der reflektorische Glottisschluss bewirkt ein akutes ausgeprägtes Valsalva-Manöver, worunter es im Rahmen eines Barotraumas oder sogar einer bronchialen Ruptur zum Pneumothorax oder zum Pneumomediastinum kommen kann.

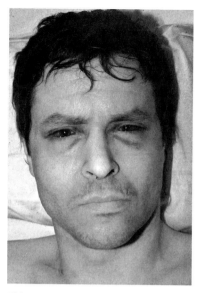

Abb. 1.8.5. Perthes-Syndrom (Thoraxkompressionstrauma)

▌ **Diagnostik.** Klinisches Leitsymptom ist das Weichteilemphysem, welches sich primär in den Hals und entlang der tiefen Halsfaszie bis ins Gesicht erstreckt und dort zu eindrücklichen, jedoch reversiblen Entstellungen führt. Zusätzlich kann es vor allem linksseitig zu einem Pneumothorax und besonders im Falle einer Oesopagusleckage zu einem Pleuraerguss kommen. Die Patienten klagen über Brustschmerz, Dyspnoe, Husten und Dysphagie. Radiologisch ist das Mediastinum verbreitert, die Indikation zum CT-Thorax, gegebenenfalls mit Kontrastmittel, sollte großzügig gestellt werden. Durch eine Bronchoskopie können die Atemwege auf Leckagen untersucht werden, eventuell ist auch die Oesophagogastroskopie zur Beurteilung einer Oesophagusruptur indiziert.

▌ **Therapie.** Oesophagusrupturen sollten unmittelbar nach ihrer Entdeckung operativ versorgt werden. Nach mehr als 24 h ist die Aussicht auf eine Primärheilung deutlich herabgesetzt, sodass ein konservatives Vorgehen mit Thoraxdrainageneinlage zur Ergussseite und antibiotischer Therapie angezeigt ist. Traumatische tracheobronchiale Verletzungen sind ebenfalls operativ zu versorgen, während Intubationsverletzungen, klassischerweise im oberen und mittleren Drittel der dorsalen Trachea gelegen, auch konservativ versorgt werden können, indem die rupturierte Stelle fiberoptisch mit einem Tubus überbrückt wird. Als Spätfolge sind dann allerdings bei Narbenbildungstendenz Trachealstenosen zu erwarten. Beim spontanen Pneumomediastinum kann in der Regel abgewartet werden, nur ganz selten muss die Druckentlastung über eine juguläre Inzision im Sinne einer kollaren Mediastinomie erfolgen. Selbstverständlich muss ein begleitender Pneumothorax mittels Thoraxdrainage behandelt werden.

1.8.4.3 Lunge

▮ Sekretverhalt

Nach Lungenoperationen, aber auch anderen nichtthorakalen Eingriffen sowie nach längerer Beatmung kommt es aufgrund einer gestörten mukoziliären Clearance sowie aufgrund einer durch mangelnde Analgesie bedingten Schonatmung zur Atelektase. Weitere Ursachen betreffen Paresen von Nervus phrenicus oder Nervus laryngeus recurrens, welche zu einem mangelhaften Hustenstoß führen.

▮ **Diagnostik.** Klinisch imponiert ein abgeschwächtes Atemgeräusch, das Thoraxröntgenbild zeigt eine Verschattung (Abb. 1.8.6) bei erhaltenem Stimmfremitus. Damit lässt sich diese Befundkonstellation am ehesten von einem postoperativen Erguss bzw. Hämatothorax abgrenzen.

▮ **Therapie.** Das Mittel der Wahl stellt die bronchoskopische Bronchialtoilette dar. Damit ist zunächst auch einfach zu unterscheiden zwischen einem reinen Sekretverhalt und einem endobronchialen Hindernis. Nach thoraxchirurgischen Operationen ist in den allermeisten Fällen mit einem Sekretverhalt zu rechnen. Der bronchoskopischen Spülflüssigkeit kann zur Verflüssi-

gung des zähen Schleimes auch N-Acetylzystein beigegeben werden. Bei den erwähnten Nervenläsionen muss die Bronchialtoilette unter Umständen repetitiv durchgeführt werden.

Für weiterführende Details s. Kap. 1.7.

▮ Lungenkontusion

Im Rahmen von stumpfen Thoraxtraumen kommt es im Lungenparenchym zu interstitiellen und alveolären Einblutungen, die sich von kleineren Arealen bis über einen ganzen Lungenflügel erstrecken können. Begleitend liegen meist Rippenserienfrakturen mit instabiler Thoraxwand vor. Dementsprechend reicht die klinische Bandbreite vom spontan atmenden bis zum hypoxischen und beatmungspflichtigen Patienten.

▮ **Diagnostik.** Nebst den Zeichen einer instabilen Thoraxwand mit paradoxer Spontanatmung kann ein Hämatopneumothorax vorliegen. Radiologisch zeigen sich Lungeninfiltrate, die von der Aspiration abgegrenzt werden müssen. Die Aspiration zeigt oft eine segmentale bzw. lobäre Ausdehnung, während sich die Kontusion nicht an anatomische Grenzen hält. Zur exakten Unterscheidung und zur Rekanalisation sollte eine Bronchoskopie durchgeführt werden.

▮ **Therapie.** Im Vordergrund steht die Oxigenierung des Patienten. Bei schweren Kontusionen und/oder intabiler Thoraxwand gelingt diese oft nur durch Intubation und Beatmung. Bei leichteren Fällen ist die weitere Behandlung mit angemessener Analgesie auch in Spontanatmung möglich. Die ideale lokale analgetische Wirkung kann mit der thorakalen Periduralanalgesie erzielt werden.

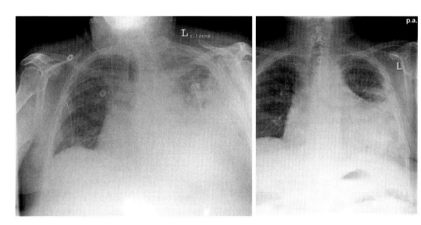

Abb. 1.8.6. Sekretverhalt vor (links) und nach bronchoskopischer Absaugung

1.8.4.4 Thoraxdrainage

▌ Technik der Thoraxdrainageneinlage

Im Folgenden wird eine Universalmethode beschrieben, mittels derer alle oben dargestellten Indikationen mit der gleichen Technik versorgen können. Grundsätzlich wird ein großkalibriger Drainageschlauch der Größe 28 Ch verwendet. Nach Erheben von Anamnese und Befund wird der Patient über den bevorstehenden Eingriff aufgeklärt. Das Röntgenbild steht während des ganzen Eingriffes gut sichtbar zur Verfügung. Ein minimales Monitoring sollte Sauerstoffsättigung und Blutdruck umfassen. Eine Gabe von 3 l Sauerstoff nasal ist zu empfehlen. Zur Analgesie wird ein Opiat bzw. Opioid als Kurzinfusion etwa 15 min vor dem Eingriff appliziert. Bei besonders ängstlichen Patienten kann diese durch eine leichte Sedation mit einem Benzodiazepin ergänzt werden.

Der Patient wird mit leicht angehobenem Oberkörper in eine bequeme Rückenlage gebracht. Der Arm der betroffenen Seite soll, wenn immer möglich, unter den Kopf gelegt werden. Als idealer Zugangsort empfiehlt sich der 5. oder der 6. ICR in der vorderen Axillarlinie, welcher am einfachsten durch den Schnittpunkt der Vertikalachse durch die Spina iliaca anterior superior und der Horizontalachse durch das Xiphoid zu ermitteln ist (Abb. 1.8.7) Um für die Lokalanästhesie eine genügende Einwirkzeit zu gewährleisten, empfiehlt es sich, diese vor der eigentlichen Operationsfeldabdeckung zu verabreichen.

Entlang der kaudalen Rippe des gewählten ICR infiltriert man zunächst die Haut auf einer Länge von etwa 5 cm mit 10–20 ml Lidocain oder Mepivacain 1%, anschließend die Subkutis, das Rippenperiost und die Pleura parietalis. Letztere wird durch Aspiration von Luft oder Erguss zuverlässig lokalisiert. Sollte dies nicht gelingen, hat die Drainageeinlage an anderer Stelle zu erfolgen, meist genügt der nächst höhere ICR. Nach Inzision der Haut, die durchaus als Minithorakotomie auf einer Länge von etwa 3–4 cm erfolgen soll, wird die Subkutis mit der Schere nach schräg kranial bis über den Oberrand der Rippe präpariert (Abb. 1.8.8), um hierbei das interkostale Gefäß-/ Nervenbündel zu schonen. Unter weiterer schneidender und spreizender Präparation mit der Schere sowie immer auch mit dem tastenden Finger

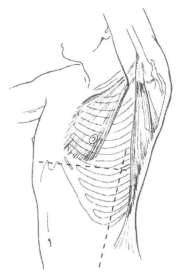

Abb. 1.8.7. Inzision an der vorderen Axillarlinie für den Zugang im 5. oder 6. ICR. Am einfachsten zu finden als Schnittpunkt zwischen Horizontalachse durch das Xiphoid und Vertikalachse durch die Spina iliaca anterior superior

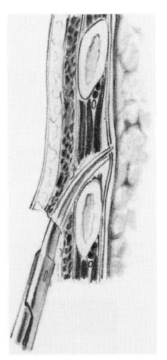

Abb. 1.8.8. Inzision der Weichteile, Darstellung der Pleura parietalis und Durchtrennung mit der Schere unter digitaler Kontrolle

(Abb. 1.8.9) wird die Pleura parietalis eröffnet, was in der Regel von einem charakteristischen Zischgeräusch begleitet wird. Nun wird mit 1–2 Fingern die unmittelbare Umgebung des Zuganges ausgetastet, um die Topografie zu beurteilen

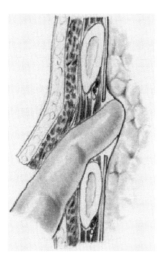

Abb. 1.8.9. Digitale Austastung des Pleuraspaltes

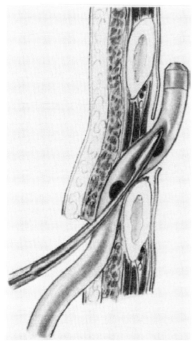

Abb. 1.8.10. Platzierung der Drainage mit einer Kornzange in dorsoapikaler Richtung

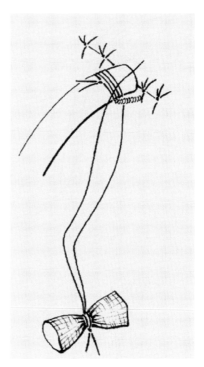

Abb. 1.8.11. Fixierung der Drainage mit einem kräftigen Faden. Der Zuziehfaden wird als U-Naht vorgelegt

und um eventuelle pleurale Verklebungen zu lösen. Vor allem auf der rechten Seite kann jedoch mitunter die Unterscheidung von Zwerchfell und Leberoberfläche schwerfallen. Im Zweifelsfall sollte 1–2 Interkostalräume höher eingegangen werden. Die Drainage wird nun nach externer Längenschätzung des intrathorakalen Anteils, mit einer Kornzange geführt, nach dorsokranial eingebracht (Abb. 1.8.10), wo die

Drainagespitze in die Pleurakuppel zu liegen kommt. Die intrathorakale Lage des Drainageschlauches wird bestätigt, indem sich dieser innen atemabhängig beschlägt. Sämtliche seitliche Perforationslöcher müssen intrathorakal liegen, da es sonst zu lästigen subkutanen Emphysemen kommt. Zur Vermeidung einer intrathorakalen Dislokation empfiehlt es sich, die Drainage mit der Kornzange in der gewünschten Position zu halten und gleichzeitig das Drainagesystem anzubringen. Nach Reexpansion der Lunge bildet diese dann das Widerlager für die Drainage. Die Befestigung an der Thoraxwand erfolgt nun mit einem nicht resorbierbaren Faden der Stärke 1, und zusätzlich wird eine U-Naht als sog. Zuziehfaden vorgelegt (Abb. 1.8.11), um die Öffnung in der Thoraxwand nach Entfernung der Drainage rasch luftdicht verschließen zu können. Oft wird zum Verschluss der Minithorakotomie zusätzlich eine Subkutan- und Hautnaht benötigt. Abschließend wird über die Drainageeintrittsstelle ein trockener Verband angelegt. Zur Lagekontrolle sollte nach jeder Drainageeinlage eine Thoraxröntgenaufnahme in 2 Ebenen erfolgen, die gelegentlich eine Korrektur der Drainageposition nach sich zieht, vor allem bei interlobärer Lage. Grund-

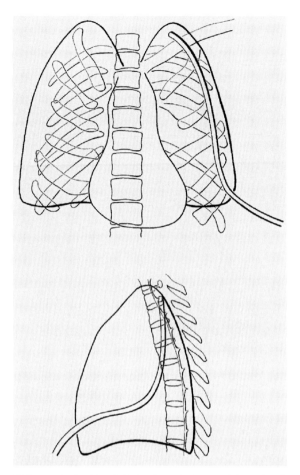

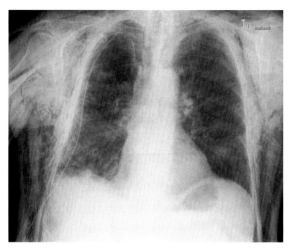

Abb. 1.8.13. Weichteilemphysem mit typischer Fiederung der Pectoralismuskeln

Abb. 1.8.12. Position bei singulärer Drainageneinlage. Durch die dorsoapikale Lage wird sowohl Flüssigkeit als auch Luft drainiert

sätzlich ist jedoch der Erfolg der Drainage an der reexpandierten Lunge zu sehen. Wir streben die in Abb. 1.8.12 wiedergegebene Lage der Drainage an, da damit sowohl apikal angesammelte Luft als auch dorsobasal liegender Erguss erreicht wird, was sonst nur mit Hilfe zweier Drainagen gelingt.

▮ Weichteilemphysem

Darunter versteht man eine Luftansammlung im Unterhautgewebe (Abb. 1.8.13), die sich durch ein charakteristisches Knistern bei der Palpation bemerkbar macht. In ausgedehnten Fällen kann sich ein solches Emphysem auf weite Teile des Körpers erstrecken, wobei es zu einer typischen reversiblen Gesichtsentstellung kommt. Ursache ist ein übersehener oder im Verlauf entstandener Pneumothorax, die ungenügende Drainage eines Luftlecks oder die subkutane La-

ge eines oder mehrerer an der Drainage gelegenen Perforationen.

▮ **Diagnostik.** Zum Ausschluss einer bronchopleuralen Fistel sollte eine Bronchoskopie durchgeführt werden. Ein CT kann hilfreich sein, um einen Pneumothorax, typischerweise ventral oder dorsal, besser zu lokalisieren, da diese im konventionellen Röntgenbild im p.a. Strahlengang nicht zu sehen sind und die Übersicht durch die typische Fiederung der Muskulatur erschwert ist.

▮ **Therapie.** Die Therapie besteht in einer gezielten Drainageneinlage. Ist das Hautemphysem unter liegender Drainage entstanden, sollte zunächst überprüft werden, dass der Drainagekanal nicht nur auf Hautebene, sondern auch in der Tiefe durch eine Naht satt um die Drainage herum adaptiert ist.

Reicht diese Maßnahme nicht aus, so ist die bestehende durch eine weitere Drainage zu ergänzen. Darunter bildet sich das Hautemphysem innerhalb weniger Tage zurück. Kleine Mengen Restluft werden auch spontan resorbiert.

▮ Persistierende Parenchymfistel

Nach Segmentresektionen und Lobektomien, gelegentlich auch nach Drainageeinlagen, treten persistierende Parenchymfisteln auf, welche aus einer Verletzung der Pleura visceralis resultieren. Parenchymfisteln bis 7 Tage nach der Operation sind normal, was darüber hinausgeht, wird als persistierende Parenchymfistel bezeichnet [1]. Dieses Phänomen tritt gehäuft nach Lungenvolumenreduktionsoperation auf.

∎ **Diagnostik.** Über das Drainageableitungssystem tritt dauerhaft Luft aus. Größere Leckagen führen zu einer nicht kompletten Ausdehnung der Lunge im Thoraxröntgenbild, wo meistens apikale pleurale Resthöhlen zu sehen sind.

∎ **Therapie.** Bei ausgedehnter Lunge kann entweder noch etwas zugewartet werden, da sich die Parenchymfisteln in der Regel im Verlauf immer schließen, oder als Alternative kann eine Pleurodese mittels Talk oder eines Tetracyclins durchgeführt werden. Bei nicht ausgedehnter Lunge ist die Pleurodese nicht indiziert, und mittels Anpassung des Soges sollte versucht werden, die Lunge zur Ausdehnung zu bringen. Üblicherweise ist der ideale Unterdruck bei 10–20 cm Wassersäule ideal. Der Sog ist so einzustellen, dass die Luft eben gerade noch entweichen kann, ohne dass ein kompletter Durchzug entsteht.

∎ Literatur zu Kapitel 1.8

1. Cerfolio RJ, Bass CS, Pask AH, Katholi CR (2002) Predictors and treatment of persistent air leaks. Ann Thorac Surg 73:1727–1731

2. Gösling T, Schmidt U, Herzog T, Tscherne H (2001) Das Perthes-Syndrom. Unfallchirurg 104: 191–194
3. Hillerdal G (1997) Chylothorax and pseudochylothorax. Eur Respir J 10(5):1157–1162
4. Karmy-Jones R, Jurkovich GJ, Nathens AB, Shatz DV et al (2001) Timing of urgent thoracotomy for hemorrhage after trauma. Arch Surg 136:513–518
5. Landreneau RJ, Keenan RJ, Hazelrigg SR, Mack MJ, Naunheim KS (1996) Thoracoscopy for empyema and hemothorax. Chest 109(1):18–24
6. Marts BC, Naunheim KS, Fiore AC, Pennington DG (1992) Conservative versus surgical management of chylothorax. Am J Surg 164(5):532–534
7. Sawada S, Watanabe Y, Moriyama S (2005) Video-assisted thoracoscopic surgery for primary spontaneous pneumothorax. Chest 127:2226–2230
8. Staats BA, Ellfson RD, Budahn LL, Dines DE, Prakash UB, Offord K (1980) The lipoprotein profile of chylous and nonchylous pleural effusions. Mayo Clin Proc 55(11):700–704
9. Striffeler H, Ris HB, Wursten HU, Hof VI, Stirnemann P, Althaus U (1994) Video-assisted thoracoscopic treatment of pleural empyema. Eur J Cardiothorac Surg 8(11):585–588
10. Washington B, Wilson RF, Steiger Z, Bassett JS (1985) Emergency thoracotomy: a four-year review. Ann Thorac Surg 40(2):188–191
11. Weissberg D, Weissberg D (2004) Spontaneous mediastinal emphysema. Eur J Cardiothorac Surg 26(5):885–888

1.9 Nierenersatztherapie

S. Morgera, H.-W. Buder, H.-H. Neumayer

1.9.1 Grundlagen

Der Erhalt der Nierenfunktion kann in vielfältiger Weise den Zustand und die Prognose von Patienten auf kardiologischen Intensivstationen mitbestimmen. Häufig ist schon vor dem akuten Ereignis wegen einer bereits langjährigen kardialen Symptomatik (Hypertonie, arterielle Embolien, Herzinsuffizienz, fortgeschrittene Arteriosklerose etc.) eine Nierenschädigung vorhanden. Diese Vorschädigung wiederum lässt die Nieren sensibler auf hinzukommende neue Noxen reagieren. Aber auch ohne Vorschädigung ist die Nierenfunktion, die Flüssigkeitsbilanz, der Elektrolyt- und Säure-Basen-Haushalt in der Akutbeobachtung und -behandlung eines jeden Patienten von großer Wichtigkeit.

Ein plötzliches Versagen der Nieren, verbunden mit einem Abfall der glomerulären Filtrationsrate um mehr als 50%, wird als akutes Nierenversagen (ANV) bezeichnet. Die Ursache für ein Sistieren der Urinausscheidung und der Entgiftungsfunktion kann sowohl in der Niere selbst lokalisiert als auch prä- oder postrenal bedingt sein. Aus differenzialdiagnostischen Überlegungen ist daher trotz vieler Einwände und Übergänge eine Einteilung in diese Formen üblich. Vom ANV im engeren Sinne („acute tubular necrosis") wird gesprochen, wenn das Nierenversagen durch eine zirkulatorisch-ischämische oder eine tubulotoxische Schädigung ausgelöst wird. Demgegenüber wird das prärenale Nierenversagen durch eine renale Hypoperfusion bei Abnahme des effektiven Blutvolumens bzw. auch des renalen Perfusionsdrucks oder durch eine vermehrte renale

Vasokonstriktion hervorgerufen. Zum postrenalen Nierenversagen führen Obstruktionen im Bereich der ableitenden Harnwege.

Davon abzugrenzen sind Erkrankungen, die akut und primär die Niere betreffen und bei schwerem Verlauf eine Anurie hervorrufen können. Hierzu gehören neben anderen akute Glomerulonephritiden, akute interstitielle Nephritiden, Vaskulitiden und akute renovaskuläre Erkrankungen (Abb. 1.9.1).

In den folgenden Ausführungen wird unter dem ANV nur das akute Nierenversagen im engeren Sinne verstanden. Ursächlich für das Entstehen kommen die in Tabelle 1.9.1 aufgeführten Faktoren in Frage.

Unabhängig von der Ätiologie des akuten Nierenversagens werden üblicherweise 4 Stadien im Verlauf eines ANV unterschieden:

❚ Schädigungsphase,
❚ Phase der Oligoanurie,
❚ Phase der Polyurie,
❚ Reparationsphase oder Heilungsphase.

Die einzelnen Phasen dauern unterschiedlich lange. Während die Schädigung im Allgemeinen nur wenige Stunden dauert, kann das Stadium der Oligoanurie (auch Normurie) 9–12 Tage, unter Umständen aber auch mehrere Wochen bis Monate betragen. In der Schädigungsphase nimmt die Nierendurchblutung deutlich ab, was eine Verringerung der glomerulären Filtration und eine tubuläre Schädigung zur Folge hat.

Die exakten Mechanismen für die Entwicklung eines ANV sind derzeit, trotz intensiver Untersuchungen und einer Vielzahl tierexperimenteller Befunde, weiterhin unklar. Die renale Durchblutung zu Beginn des ANV ist erheblich vermindert und kann auf 25% der normalen Durchblutung reduziert sein. Auslösend hierfür sind Blutverluste, Dehydration, Traumen oder auch chirurgische Eingriffe. Warum es zu einer Reduktion der renalen Perfusion kommt, ist nicht eindeutig geklärt. Angeschuldigt werden insbesondere, auch durch tierexperimentelle Forschungen untermauert, humorale (z. B. Renin-Angiotensin-System, Endothelin, Vasopressin, Imbalance vasodilatierender und vasokonstriktorischer Eikosanoide) und nervale Ursachen (vermehrte sympathikoadrenerge Aktivität). Die Minderperfusion der Niere als Auslöser des ANV normalisiert sich in der Regel im Verlauf der Erkrankung, ohne dass jedoch damit eine Änderung im Verlauf des akuten Nierenversagens verbunden ist. Fast immer spielen beim ANV auch tubuläre Störungen (Obstruktionen) eine Rolle, die sich tierexperimentell im Anstieg des tubulären Drucks nachweisen lassen. Die

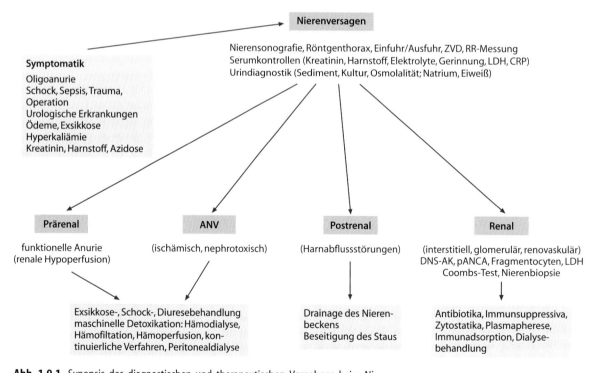

Abb. 1.9.1. Synopsis des diagnostischen und therapeutischen Vorgehens beim Nierenversagen

Tabelle 1.9.1. Ursachen des akuten Nierenversagens im „engeren Sinne"

Zirkulatorisch-ischämisch

- ▮ Blutungsschock
- ▮ Trauma („crush")
- ▮ Chirurgische Eingriffe und Komplikationen
- ▮ Rhabdomyolyse
- ▮ Sepsis
- ▮ SIRS („systemic inflammatory response syndrom")
- ▮ Pankreatitis

Nephrotoxisch

Exogen	**Endogen**
▮ Antibiotika (Aminoglykoside, Cephalosporine, Tetrazykline, Rifampicin)	▮ Myoglobin
▮ Röntgenkontrastmittel	▮ Hämoglobin
▮ Organische Lösungsmittel (Glykole, halogenierte und aromatisierte Kohlenwasserstoffe)	▮ Bilirubin
▮ Schwermetalle (Blei, Kadmium)	▮ Methämoglobin
▮ Anästhetika	▮ Hämatin
▮ Immunsuppressiva und Chemotherapeutika (Cyclosporin A, Tacrolimus, Cisplatin, Methotrexat, D-Penicillamin, Sulfonamide)	▮ Kristalle: Hyperkalziämie, Hyperurikämie, Hyperoxalämie
▮ Nichtsteroidale Antiphlogistika	
▮ Insektizide	
▮ Herbizide	

morphologischen Veränderungen im Bereich der Tubuli sind variabel und häufig nur marginal. Schwellungen der Tubulusepithelien oder Tubulusverstopfungen durch abgeschilferte Mikrovilli, Zelldetritus und Proteinzylinder (Tamm-Horsfall-Protein) stehen im Vordergrund. Die Tubulusstörungen sind in erster Linie durch hypoxische Zellschädigungen bedingt. In der Phase der Oligoanurie besteht häufig eine persistierende Vasokonstriktion. Der passive Rückfluss des Primärfiltrats („backleak") oder/und eine Obstruktion des Tubulusapparats durch interne Verlegung oder externe Kompression wird für das Fortbestehen des ANV verantwortlich gemacht. Die polyurische Phase ist klinisch durch eine vermehrte Urinausscheidung von unterschiedlicher zeitlicher Dauer (in der Regel 1–2 Wochen) gekennzeichnet. Die Konzentrationsfähigkeit der Niere und die Ausscheidung harnpflichtiger Substanzen sind noch deutlich beeinträchtigt. In der Reparaturphase des akuten Nierenversagens ist die Nierendurchblutung normalisiert und die Zellen regenerieren sich. Damit steigt die GFR des Patienten und die Konzentrationsfähigkeit der Nieren nimmt wieder zu.

1.9.2 Problemstellung

Exakte Angaben über die Häufigkeit eines ANV lassen sich wegen fehlender verläßlicher Daten in der Literatur nicht vorlegen. Leichtere Fälle von Nierenfunktionsstörungen, bei denen keine maschinelle Intervention erforderlich ist, werden statistisch meist nicht erfasst. Darüber hinaus hat sich das Krankengut deutlich verändert. In einer allgemein chirurgischen oder einer allgemein internistischen Klinik wird das ANV mit einer Inzidenz von 3–5%, auf Intensivtherapiestationen mit 15–25% angegeben. Mit 20–60% ist die Häufigkeit eines ANV bei der offenen Herzchirurgie und bei Verbrennungen besonders groß. Nach Applikation potenziell nephrotoxisch wirkender Medikamente, wie z.B. Aminoglykoside, bestimmte Cephalosporine oder Röntgenkontrastmittel, wird eine Häufigkeit von 10–30% gefunden. Besonders oft tritt ein ANV bei Patienten mit bereits durch Hypertonie, Diabetes mellitus, Harnabflussstörungen und chronischen Nierenerkrankungen vorgeschädigten Nieren auf. Trotz erheblicher Fortschritte in der konservativen und insbesondere der maschinellen Behandlung ist die Mortalität des ANV relativ hoch geblieben. Die Durchschnittsangaben für die Überlebensrate liegen seit den 50er Jahren unverändert bei etwa 50–70%. Patienten mit nephrotoxisch bedingten oder mit einem nonoligurischen Nierenversagen haben eine deutlich bessere Prognose als Patienten mit Mehrorganversagen, Sepsis oder katecholaminpflichtiger Herz-Kreislauf-Insuffizienz. Bei Patienten mit Multiorganversagen sinkt die Überlebensrate mit der Zahl der ausgefallenen Organe. Auf Intensivstationen rechnet man deshalb bei diesen Patienten, trotz Einsatz modernster Nierenersatztherapie, mit einer durchschnittlichen Mortalitätsrate von 60–80%. Das zunehmend höhere Lebensalter und die vermehrte Polymorbidität dieser Patienten erklären zumindest partiell die unverändert hohe Sterblichkeit. Da das ANV in der Regel einen typischen phasenhaften Verlauf nimmt, gilt es, zumindest durch eine Nierenersatztherapie die Phase der Oligoanurie zu überbrücken. Die Dauer dieser Phase ist unterschiedlich lang. Sie ist abhängig von der Einwirkung weiterer nephrotoxischer Noxen, aber auch von der Länge der Einwirkungsdauer der zum Nierenversagen führenden Schädigung. Nur bei etwa 5% der überlebenden Patienten mit ANV kommt es nicht zu einer Wiederherstellung der Nierenfunktion.

1.9.3 Diagnostik

Jeder Anstieg der Retentionswerte (Kreatinin, Harnstoff) und/oder die Abnahme der Urinausscheidung ist verdächtig auf das Vorliegen eines ANV. Die Ursachen für die Oligoanurie können jedoch auch prä- oder postrenal liegen (Tabelle 1.9.2), bzw. durch eine akute renale oder renovaskuläre Erkrankung verursacht sein. Besonders zu beachten ist, dass bis zu 50% aller Patienten mit ANV ein primär polyurisches Nierenversagen entwickeln, sodass das Urinvolumen allein kein ausreichender diagnostischer Parameter ist. Wegen der akuten Gefährdung des Patienten und der zum Teil unterschiedlichen therapeutischen Konsequenzen ist eine rasche diagnostische Klärung erforderlich. Zur differenzialdiagnostischen Abklärung gehören:

▌ Anamneseerhebung, einschließlich der klinischen Symptomatik,
▌ klinische Untersuchung des Patienten,
▌ Labordiagnostik,
▌ apparative und invasive Diagnostik.

1.9.3.1 Anamnese

Eine direkte Befragung des Patienten ist bei der Schwere des zugrunde liegenden Krankheitsbildes oft kaum möglich. Ebenso sind Auskünfte von Angehörigen meist lückenhaft oder überhaupt nicht zu erhalten. Sofern möglich, sollten bekannte Vorschädigungen der Niere erfragt werden, ebenso Begleiterkrankungen, wie z. B. Hypertonie, Diabetes mellitus und urologische Erkrankungen. Darüber hinaus muss gezielt nach nephrotoxischen Medikamenten gefahndet werden, die der Patient evtl. eingenommen hat oder die ihm während früherer stationärer Aufenthalte gegeben wurden. Die Liste der in Frage kommenden Medikamente ist lang. Medikamente können sowohl ein toxisches akutes Nierenversagen hervorrufen als auch über eine immunallergische akute interstitielle Nephritis für eine Anurie verantwortlich sein (s. Tabelle 1.9.1).

Auch sind Zusammenhänge zwischen dem Auftreten des Nierenversagens und vorausgegangenen Flüssigkeitsverlusten (Erbrechen, Diarrhö, Magensonden, Drainagen, Perspiratio insensibilis) oder Traumata, operativen Eingriffen, bestehendem Volumenmangel (Schock, Hypovolämie, Dehydration), Sepsis oder Herzversagen zu klären.

Mit der zunehmenden Zahl an invasiven Katheteruntersuchungen auch des älteren Menschen steigt das Risiko von Cholesterinembolien. Dieses Krankheitsbild wird häufig verkannt oder gar vergessen. Es handelt sich hierbei um Cholesterinkristalle, die häufig durch eine Katheteruntersuchung aus intraaortalem Plaquegewebe mobilisiert werden. Die Cholesterinkristalle embolisieren in die kleinen Gefäße und führen hier zu keinen Infarkten. Diese können in allen Organsystemen auftreten. An den Extremitäten führt dies häufig zu dem Symptom der Livido reticularis. An der Niere führen Cholesterinembolien zu einer irreversiblen Nierenfunktionsverschlechterung, was häufig als kontrastmittelinduziertes Nierenversagen missgedeutet wird. Obwohl Cholesterinembolien durchaus zu einer akuten Nierenfunktionsverschlechterung führen können, ist der Krankheitsverlauf in der Regel schleichend progredient. Begünstigt wird das Auftreten von Cholesterinembolien durch eine straffe Antikoagulation, die die Organisation der durch Katheteruntersuchung induzierten Plaquerupturen behindert.

Tabelle 1.9.2. Prärenale und postrenale Ursachen der Oligoanurie

Prärenale Ursachen	Postrenale Ursachen
Intravasaler Volumenmangel	**Intrarenale Obstruktion**
▌Blutverluste	▌Konkremente, Blutkoagel, Papillennekrosen
▌Renale Flüssigkeitsverluste	**Extraureterale Obstruktion**
▌Gastrointestinale Flüssigkeits- und Elektrolytverluste	▌Tumore, retroperitoneale Fibrose,
▌Volumenverluste in „dritte" Körperkompartimente	retroperitoneale Blutung, Trauma
(z. B. Bauchhöhle, Verbrennungen, Trauma)	**Obstruktion der unteren Harnwege**
Verminderte kardiale Pumpfunktion	▌Urethralklappen, Strikturen, Prostatakarzinom,
▌Herzinsuffizienz	Medikamente, Ganglienblocker
▌Myokardinfarkt	
▌Herztamponade	
▌Lungenembolie	
Gefäßerkrankungen	
▌Aortenaneurysma	
▌Nierenarterienstenose	
▌Nierenarterienembolie	
▌Cholesterinembolie	
Periphere Vasodilatation	
▌Sepsis	
▌SIRS („systemic inflammatory response syndrom")	
▌Medikamente	
Gestörte Autoregulation	
▌ACE-Hemmer	
▌Prostacyclin-Synthese-Hemmer	

Die Diagnose wird durch Biopsie der betroffenen Areale gesichert. Pathognomonisch ist der Nachweis von intravaskulär gelegenen Cholesterinkristallen mit sekundärer intravasaler Bindegewebsproliferation.

Eine spezifische Therapie existiert nicht, die Maßnahmen beschränken sich auf eine rein symptomatische Therapie.

1.9.3.2 Symptomatik und Klinik

Parallel zum phasenhaften Verlauf des ANV ist auch die Symptomatik je nach Stadium unterschiedlich. In der Schädigungsphase beherrscht die Grunderkrankung oder die zum ANV führende Schädigung völlig das klinische Bild (Blutdruckabfall, Schock, Intoxikation). Hinweise für eine Nierenschädigung finden sich häufig erst später, wenn es zum Auftreten von Elektrolytstörungen oder Überwässerungsproblemen kommt. Schmerzen, die auf eine Nierenbeteiligung hinweisen, treten in der Regel nicht auf. Eine Ausnahme bildet lediglich das postrenale Nierenver-

sagen, wo Abflussstörungen im Bereich der ableitenden Harnwege kolikartige Schmerzen hervorrufen können. Wegen der lebensbedrohlichen Folgen sind die Hyperkaliämie, die Überwässerung mit Flüssigkeitslunge und eine ausgeprägte metabolische Azidose besonders zu beachten.

Unmittelbar nach Eintritt der Schädigung sind die Patienten oft noch bewusstseinsklar und haben nur geringe klinische Allgemeinsymptome (z. B. Müdigkeit, Schwächegefühl, Übelkeit). Zu dieser Symptomatik treten in den folgenden Tagen Erbrechen, Schläfrigkeit und Somnolenz. Als Folge der Elektrolyt- und Wasserhaushaltsstörungen, in Verbindung mit der metabolischen Azidose sowie urämischer Intoxikation, kommen peripher- und zentralnervöse Symptome hinzu. In unterschiedlichem Ausmaß können sie sich als fibrilläre Muskelzuckungen, grobschlägiger Tremor, Myoklonien bis zum generalisierten Krampfanfall und Koma manifestieren. Die quantitative Urinausscheidung ist nur in etwa der Hälfte der Fälle reduziert. Häufig findet sich ein normurisches oder polyurisches Nierenversagen. Um das ganze Spektrum der klinischen Symptomatik sowohl bei ANV im engeren Sinne als auch der anderen zum Nierenversagen führenden Erkrankungen zu erfassen, wird bei der Untersuchung folgendes Schema vorgeschlagen (Tabelle 1.9.3).

1.9.3.3 Labordiagnostik

▮ Urinuntersuchungen

Der Urin sollte so frühzeitig wie möglich untersucht werden, da sich hieraus unmittelbare differenzialdiagnostische Konsequenzen ergeben. Im Einzelnen sind zu bestimmen:

▮ Sediment,
▮ Harnkultur,
▮ Eiweiß,
▮ Osmolarität, spezifisches Gewicht,
▮ Elektrolytausscheidung (Natrium, Kalium),
▮ Kreatinin,
▮ quantitative Ausscheidung.

Im klinischen Alltag ist oftmals die Abgrenzung des ANV „im engeren Sinne" gegenüber dem prärenalen Nierenversagen schwierig. Es wurden eine Reihe von diagnostischen Indizes erarbeitet, deren klinischer Stellenwert jedoch kritisch einzustufen ist. Die fraktionierte Natriumexkretion (FE_{Na}) [(Urin Natrium/Plasma Natrium)/(Urin Kreatinin/Plasma Kreatinin)×100] ist ein sehr guter Parameter zur Differenzierung von prärenalem Nierenversagen und akuter Tubulusnekrose. Eine $FE_{Na} < 1$ spricht für das Vorliegen einer prärenalen Störung im Sinne eines Volumenmangels. Leider ist die FE_{Na} unter Einnahme von Diuretika nicht zu verwerten. Da die meisten Patienten mit kardialer Vorerkrankung Diuretika als Standardtherapeutikum einnehmen, ist die Bestimmung der FE_{Na} hier nicht möglich. Ähnlich verhält es sich mit der Beurteilung des spezifischen Uringewichtes oder der Urinosmolarität.

Einen Ausweg aus dieser schwierigen Situation könnte die Bestimmung der fraktionierten Harnstoffexkretion (FE_{UN}) [(Urin Harnstoff/Plasma Harnstoff)/(Urin Kreatinin/Plasma Kreatinin)×100] bieten. Eine kürzlich publizierte Arbeit zeigte eine deutliche Überlegenheit der FE_{UN} gegenüber der herkömmlichen FE_{Na} vor

allem auch bei Patienten unter Diuretikatherapie [6]. Eine $FE_{UN} <= 35\%$ spricht sehr stark für das Vorliegen einer prärenalen Nierenstörung.

▮ Blutuntersuchungen.

Routinemäßig müssen Blutbild mit Differenzialblutbild, Thrombozyten, Kreatinin, Harnstoff, Natrium, Kalium, Kalzium, Phosphor, Blutzucker, Gesamteiweiß, Gerinnungsstatus, Quick, PTT und die Blutgasanalyse täglich mindestens 1-mal kontrolliert werden. Darüber hinaus sind bei ätiologisch unklarer Genese Zusatzuntersuchungen indiziert, die in Tabelle 1.9.4 aufgeführt werden.

1.9.3.4 Apparative und invasive Diagnostik

Zur Standarduntersuchung bei Ausfall der Nierenfunktion gehört die Sonografie. Sie gibt Auskunft über Nierengröße, Parenchymdicke, Markkegel und Abflussstörungen (Stauungsniere, Hydronephrose). Gleichzeitig können Aussagen über Restharn, Prostatavergrößerungen, Aszites und abdominelle Tumoren gemacht werden. Typischerweise finden sich beim ANV leicht vergrößerte Nieren mit verbreitertem Parenchymsaum. Zur weiteren Grundlagendiagnostik gehören das EKG (Hyperkaliämie, Perikarditis, Rhythmusstörungen) und die Röntgenthoraxaufnahme (Flüssigkeitslunge, Pleuraerguss, Infiltrate, Herzgröße). Ein zentral gelegter Gefäßkatheter dient der Beurteilung des Volumenzustandes (ZVD) und sollte deshalb bei Nierenversagen primär in die Vena jugularis bzw. Vena subclavia platziert werden. Weitere Untersuchungen sind gezielt anzusetzen:

▮ CT, MRT (Tumore),
▮ Nierenangiografie (Stenose, Embolie),
▮ Duplexsonografie, Angiodynografie (Perfusionausfall, Nierenarterienstenose).

Dabei ist stets die evtl. notwendige Kontrastmittelgabe zu bedenken, die die Nierenfunktion erneut negativ beeinflussen kann.

Eine Nierenbiopsie sollte nur dann durchgeführt werden, wenn trotz ausführlicher Diagnostik die Genese des ANV unklar bleibt, sich Hinweise auf eine interstitielle, glomeruläre oder vaskuläre Nierenerkrankung ergeben oder das ANV über Wochen anhält.

Tabelle 1.9.3. Strategisches Vorgehen bei der körperlichen Untersuchung: Checkliste (nach Neumayer [20])

Exsikkose

- Körpergewicht
- Trockene Haut
- Hautturgor
- Exsikkose der Schleimhäute
- Hypotonie

- Weiche Bulbi
- Tachykardie
- Herzfrequenzanstieg bei Lagewechsel
- Erniedrigter ZVD

Überwässerung (Herzinsuffizienz, Leberzirrhose, nephrotisches Syndrom)

- Gestaute Jugularvenen
- Herzvergrößerng
- Galopprhythmus
- Pulmonale Rasselgeräusche, Hepatomegalie

- Periphere Ödeme
- Pleuraerguss
- Aszites
- Erhöhter ZVD
- „wedge pressure"

Hyperkaliämie

- Parästhesien
- Muskelschwäche
- Apathie

- Abschwächung der Muskeleigenreflexe
- Herzrhythmusstörungen (EKG)

Urämische Intoxikation

- Foetor uraemicus
- Erbrechen
- Diarrhö

- Juckreiz
- Perikardreiben

Organmanifestation

Haut

- Makulopapuläres Exanthem (Medikamente)
- Schmetterlingsenanthem (Lupus erythematodes)
- Palpable Purpura (Vaskulitis)
- Livedo reticularis

- Impetigo (Streptokokkeninfekt)
- Septische Hautmetastasen
- Sklerodermie

Auge

- Sklerenikterus
- Bandkeratitis
- Uveitis
- Iritis (Vaskulitis, Wegener-Granulomatose, Morbus Behçet)
- „red eye syndrome" (Hyperkalziämie)

- Fundusveränderungen (Fundus hypertonicus, Diabetes mellitus, hämolytisch-urämisches Syndrom, Oxalablagerungen, CMV-Retinopathie)

HNO-Bereich

- Schwerhörigkeit (Antibiotikaotototoxizität)
- Ulzerationen, Sinusitis (Wegener-Granulomatose)

Respirationstrakt

- Hämoptoe
- Renopulmonales Syndrom, Goodpasture-Syndrom

- Wegener-Granulomatose
- „fluid lung"

Kardiovaskuläres System

- Perikarditis
- Pulsus paradoxus (Herztamponade)
- Vorhofflimmern (Nierenarterienembolie)

- Endokarditis (Herdnephritis)

Gastrointenstinaltrakt

- Blutungen
- Urämische Gastroenteritis
- Hepatorenales Syndrom

- Chronisch entzündliche Darmerkrankungen (Amyloidose)

Neuromuskuläres System

- Tremor
- Myoklonien
- Zerebrale Krampfanfälle (Urämie)
- Parästhesien (Hyperkaliämien)

- Gelenkschmerzen (Lupus erythematodes)
- Muskelschmerzen (Rhabdomyolyse)
- Knochenschmerzen (Plasmozytom)

Tabelle 1.9.3 (Fortsetzung)

Organmanifestation

Urogenitaltrakt

▌ Dysurie	▌ Flankenschmerz (Nierenarterienembolie)
▌ Makrohämaturie	▌ Prostatavergrößerung (Hypertrophie, Malignom)
▌ Abdomineller Tastbefund (gefüllte Blase, Zystennieren)	▌ Gynäkologischer Tastbefund
▌ Abdomineller Auskultationsbefund (Nierenarterienstenose)	

Tabelle 1.9.4. Fakultative Blutuntersuchungen beim ANV

▌ Immunelektrophorese	▌ Komplement C3 und C4 (Glomerulonephritis)
▌ CPK, LDH,	▌ DNA-Antikörper (Doppelstrang),
▌ Fragmentozyten, freies Hämoglobin, Haptoglobin (HUS)	(systemischer Lupus erythemathodes)
▌ Osmolalität (Diabetes mellitus)	▌ Antibasalmembranantikörper (Goodpasture-Syndrom)
▌ ALAT, ASAT, gamma-GT, Bilirubin, Quick (Hepatorenales Syndrom)	▌ C-ANCA (Wegen-Granulomatose)
▌ Hepatitisserologie	
▌ HIV-Status	

1.9.4 Therapeutische und supportive Maßnahmen

Voraussetzung für die Therapie des akuten Nierenversagens ist die diagnostische Klärung der Ätiologie. Beim prärenalen Nierenversagen besteht eine verminderte renale Perfusion, die in erster Linie durch einen intravasalen Volumenmangel ausgelöst ist. Da eine länger anhaltende Abnahme des effektiven Blutvolumens auch zum ANV im engeren Sinne führen kann, ist eine rasche Behandlung des Patienten zur Behebung des Kreislaufschocks bzw. des Natrium- und Volumenmangels erforderlich. Innerhalb von 1–2 h werden 500–1000 ml 0,9%ige NaCl-Lösung infundiert. Bei Anstieg der Diurese wird diese Volumensubstitution fortgesetzt.

Auf eine ausreichende Hydrierung ist besonders vor elektiven größeren operativen Eingriffen zu achten, um so einem postoperativen Nierenversagen vorzubeugen. Ebenso ist vor diagnostischen Untersuchungen mit Kontrastmittelgaben besondere Vorsicht geboten. Generell gilt, dass immer die kleinstmögliche Kontrastmitteldosis appliziert werden sollte. Patienten mit vorbestehender Nierenfunktionseinschränkung, aber auch Diabetiker, sind besonders gefährdet ein kontrastmittelinduziertes Nierenversagen zu erleiden. Die genauen Mechanismen der Nierenschädigung sind nicht abschließend geklärt. Freie Radikale scheinen eine hohe pathophysiologische Rolle zu spielen. Das Auftreten eines akuten Nierenversagens kann sowohl durch eine ausreichende periinterventionelle Hydrierung des Patienten als auch durch die Gabe von Radikalfängern signifikant gesenkt werden. Bewährt hat sich die Gabe einer 0,45% NaCl-Lösung (1 ml/kg/h für jeweils 12 h vor sowie 12 h nach Kontrastmittelgabe) in Kombination mit Azetlyzystein (600 mg p.o. 2 vor und nach Kontrastmittelgabe). Die prophylaktische Gabe von Kalziumantagonisten oder Theophyllin wird von einigen Autoren empfohlen, ohne dass der Wert dieser Behandlungsform in großen Studien bislang belegt werden konnte. Auf die Vermeidung der Gabe nephrotoxisch wirkender Substanzen wurde bereits hingewiesen.

Als spezifische Therapiemaßnahmen bei bekannten Noxen gelten:

- ▌ Urinalkalisierung (Zystinurie, Myoglobinurie, Sulfonamidtherapie),
- ▌ Wasserdiurese (Cysplatintherapie),
- ▌ Xanthinoxidasehemmer (Hyperurikämie),
- ▌ Chelatbildner (Schwermetallvergiftungen).

Das postrenale obstruktive Nierenversagen erfordert eine urologische oder gynäkologische Intervention zur Beseitigung der Abflussbehinderung. Renal bedingte Schädigungen im Rahmen einer Glomerulonephritis (immunsuppressive Therapie mit Steroiden und Cyclophosphamid), einer akuten interstitiellen Nephritis (Steroide) oder eines hämolytisch urämischen Syndroms (Frischplasma, Plasmapherese) bedürfen einer speziellen internistischen Betreuung und Therapie durch den Nephrologen.

Behandlungsziele beim ANV im engeren Sinne sind:

▌ Versuch der Konversion des oligurischen in ein polyurisches Nierenversagen,
▌ Ausgleich der Elektrolyt- und Wasserhaushaltsstörungen,
▌ adäquate Ernährung,
▌ Vermeidung und Therapie der Urämie durch die Dialysebehandlung,
▌ Behandlung von zusätzlichen Komplikationen (Infektion, Anämie, Hyperkaliämie, Hypertonie, Hypotonie).

1.9.4.1 Basistherapie

Eine spezifische Therapie des akuten Nierenversagens im engeren Sinne gibt es nicht. Deshalb spielt gerade auch auf der Intensivstation die Prophylaxe bei gefährdeten Patienten eine besondere Rolle. Dazu gehört die präventive Behandlung potenzieller Schädigungsfaktoren (Sepsis, Hypovolämie, Verbesserung der kardialen Pumpfunktion, Aufrechterhaltung eines mittleren arteriellen Blutdrucks von mindestens 60 mmHg) sowie das Vermeiden des Einsatzes toxisch wirkender Substanzen.

Die Gabe von Dopamin in der sog. Nierendosis (3 μg/kg/min) ist obsolet. In der heutigen Behandlung des Nierenversagens hat Dopamin keinen Stellenwert mehr. Dopamin sollte auch nicht, wie von einigen Autoren empfohlen, als „Starter" evtl. in Kombination mit einem Diuretikum eingesetzt werden.

Die Diskussion um den Stellenwert von Diuretika bei Patienten mit akutem Nierenversagen wird kontrovers diskutiert. Der Einsatz von Diuretika kann das Auftreten eines akuten Nierenversagens nicht verhindern, auch kann es ein Nierenversagen nicht beheben. Allenfalls können Diuretika ein oligurisches Nierenversagen (bei ausreichender Volumentherapie) in ein nichtoligurisches Nierenversagen überführen. Eine kürzlich publizierte Studie zeigte eine erhöhte Mortalität bei kritisch kranken Patienten mit akutem Nierenversagen unter Diuretikatherapie.

Anhand der derzeitigen Datenlage sollte die Indikation zur Nierenersatztherapie großzügig gestellt werden und nicht um jeden Preis die diuretische Therapie forciert werden.

▌ Ausgleich der Elektrolyt- und Wasserhaushaltsstörungen

Die parenteral und/oder enteral verabreichten Volumina müssen exakt bilanziert werden. Als grobe Regel gilt, dass die tägliche Zufuhr an Flüssigkeit 500 ml über der Ausscheidungsmenge liegen sollte. Dabei müssen auch zusätzliche Verluste durch Drainagen, Fisteln und Diarrhöen berücksichtigt werden. In der Praxis hat sich deshalb das tägliche Wiegen der Patienten bewährt. Dabei ist auch der durch die katabole Stoffwechsellage bedingte Gewichtsverlust von etwa 300 g/Tag einzukalkulieren.

Die Elektrolyttherapie, unter besonderer Berücksichtigung des Kaliums, ist den serologisch nachgewiesenen Werten jeweils anzupassen.

Die Kalorienzufuhr muss stets ausreichend sein und mindestens 40 kcal/kg KG/Tag betragen. Eine Hyperalimentation, wie sie teilweise gefordert wurde, bringt keine nachweislichen Vorteile. Hauptkalorienträger sind hierbei Kohlenhydrate. Grundsätzlich sollte, soweit möglich, eine orale Kalorienzufuhr erfolgen. Bei der parenteralen Ernährung werden neben Glukose und essenziellen Aminosäurengemischen auch Fette verabreicht. Eine Beschränkung des Eiweißes ist bei der Dialysebehandlung nicht erforderlich. Im Gegenteil, der Aminosäurenverlust durch die Dialyse ist zu berücksichtigen.

1.9.4.2 Apparative Nierenersatztherapie

Bei Versagen der konservativen Therapie und der Ausbildung einer Niereninsuffizienz mit schweren Komplikationen, wie Flüssigkeitslunge, Hyperkaliämie und erheblicher Azidose, ist unverzüglich mit der Nierenersatztherapie zu beginnen.

Wichtige Entscheidungsparameter sind die Höhe der Retentionswerte gemessen an Kreatinin und Harnstoff, aber auch die Schwere der zum Nierenversagen führenden Grunderkrankung (Sepsis, Verbrennung, Operation am offenen Herzen). Neben der Flüssigkeits-, Elektrolyt- und Säure-Basen-Bilanzierung ist die Verhinderung der Urämie das Hauptziel der Nierenersatzbehandlung.

Als absolute Indikation für eine maschinelle Nierenersatzbehandlung gelten:

∎ Anurie länger als 24 h,
∎ Kreatininanstieg > 100 µmol/l in 24 h,
∎ Hyperkaliämie über 6,5 mmol/l,
∎ schwere metabolische Azidose,
∎ Flüssigkeitslunge („fluid lung"),
∎ Perikarditis,
∎ Somnolenz,
∎ Koma,
∎ neuromuskuläre Symptome,
∎ Krampfanfälle,
∎ Asterixis,
∎ Übelkeit, Erbrechen (urämische Gastroenteritis),
∎ Blutungsneigung,
∎ Glykolvergiftung.

Relative Indikationen für eine maschinelle Nierenersatzbehandlung sind:

∎ Hyponatriämie (< 125 mmol/l),
∎ mäßige Hyperkaliämie (über 6,0 mmol/l),
∎ Hyperurikämie (Tumortherapie),
∎ Harnstoff über 30 mmol/l,
∎ schwere Hypertonie > 180/120 mmHg,
∎ Lungenödem.

Die Indikation einer Nierenersatzbehandlung sollte so früh wie möglich, noch vor dem Auftreten von Komplikationen, gestellt werden. Eine prophylaktische Dialysebehandlung ist allerdings abzulehnen. Regelmäßige gemeinsame Konsile mit einem Nephrologen sind sowohl für den Beginn der maschinellen Nierenersatztherapie als auch für den Modus des zu wählenden Verfahrens erforderlich.

Zur Auswahl stehen:

∎ intermittierende Hämodialyse,
∎ intermittierende Hämofiltration,
∎ intermittierende Hämodiafiltration,
∎ kontinuierliche arteriovenöse Hämofiltration,
∎ kontinuierliche venovenöse Hämofiltration,
∎ kontinuierliche venovenöse Hämodialyse,
∎ kontinuierliche venovenöse Hämodiafiltration,
∎ Hämoperfusion,
∎ Peritonealdialyse.

Bei der Auswahl sind vorrangig 2 Aspekte zu berücksichtigen:

∎ Mit welcher Methode bestehen die größten Erfahrungen bei Ärzten und Pflegepersonal und welche technischen Voraussetzungen sind vorhanden?

∎ Zur Individualisierung ist gegebenenfalls ein Wechsel der Verfahren erforderlich, der sich an Komplikationen orientiert.

Voraussetzung für die Durchführung der unterschiedlichen Dialyseverfahren ist ein gut funktionierender Gefäßzugang, in der Regel über einen Shaldonkatheter, der mittels Seldingertechnik in die Vena jugularis, Vena subclavia oder unter Umständen in die Vena femoralis platziert wird. Ein doppelläufiger Katheter ist für die kontinuierlichen Verfahren, die Hämodialyse, Hämofiltration und Hämodiafiltration unerlässlich, für die Hämoperfusion wünschenswert. Dieser Katheter sollte ausschließlich der extrakorporalen Detoxikation vorbehalten bleiben, sodass bei intensivmedizinisch behandelten Patienten ein *zweiter* zentraler Zugang erforderlich wird. Ein penibles steriles Hantieren am Katheter ist wegen der Infektionsgefahr selbstverständlich. Bei länger andauernder Dialysebehandlung sollte alle 2 Wochen ein Katheterwechsel erfolgen.

∎ Hämodialyse

Durch eine semipermeable Membran erfolgt die Entfernung toxischer Substanzen und der Ausgleich des Elektrolyt- und Säure-Basen-Haushalts durch Diffusion. Kernstück des Stoff- und Wasseraustauschs ist der Dialysator, bei dem es sich heute überwiegend um sog. Kapillardialysatoren handelt. Plattendialysatoren finden kaum noch Verwendung. Das Patientenblut verteilt sich bei Kapillardialysatoren auf mehrere tausend Hohlfasern, die aus einer semipermeablen Membran bestehen und im Gegenstromprinzip von einer Spüllösung umflossen werden. Prinzipiell wird zwischen Low-Flux-Dialysatoren (Ultrafiltrationsrate < 10 ml/[mmHg×h]), High-Flux-Dialysatoren (Ultrafiltrationsrate > 10 ml /[mmHg×h]) und Hämofilter (Ultrafiltrationsrate > 20 ml/[mmHg×h]) unterschieden.

Die Dialysatoren haben eine aktive Oberfläche von etwa 1,5 m^2 und bestehen im Allgemeinen aus Zelluloseabkömmlingen (z. B. Cuprophan) oder aus synthetischen „biokompatiblen Membranen" (z. B. Polyamid, Polyacrylnitril, Polymethylmetacrylat, Polysulfon), die nur eine geringe Komplementaktivierung auslösen. Die Porengröße, der sog. „cut-off point" der biokompatiblen Membranen, liegt bei etwa 40 k Dalton. Die Sterilisation der Filter erfolgt durch Hitze (thermische Materialschäden möglich), ionisierende Strahlen (Bildung von Radikalen möglich) oder durch chemische Ethylenoxidsterilisation (allergische oder toxische Reaktionen möglich).

In seltenen Fällen wurden toxische, zum Teil tödliche, Reaktionen bei der Verwendung spezieller biokompatibler Membranen wie Polyacrylnitril (AN 69) beschrieben. Dabei handelt es sich meist um Patienten, die gleichzeitig ACE-Hemmer einnahmen. Auf diese Zusammenhänge muss deshalb geachtet werden. Die Dialysierflüssigkeit stellt ein Gemisch aus Reinwasser (durch Umkehrosmose hergestellt) und Dialysekonzentrat dar. Als Puffer wird heute meist Bikarbonat und nur noch selten Azetat verwendet.

Die Dialysierflüssigkeit sollte keim- und pyrogenfrei sein. Maximale Konzentrationen von bis zu 200 Wasserkeimen/ml vor dem Dialysator sind jedoch noch zulässig. Die Elektrolytkonzentration der Spüllösung entspricht in etwa der des Blutserums. Variationen können sich jedoch in der Kalium-, der Kalzium- und Natriumkonzentration ergeben, um individuell auf die beim Patienten vorliegenden Veränderungen gezielt reagieren zu können. Besondere Bedeutung kommt der Kaliumkonzentration zu, da sowohl Hypo- als auch Hyperkaliämie zu gravierenden Komplikationen führen können. Die Kaliumkonzentrationen des Dialysats variieren im Allgemeinen zwischen 2 und 4 mmol/l. Dabei ist besonders bei sehr hohen Kaliumausgangswerten im Serum des Patienten vor einem zu raschen Kaliumentzug durch zu niedrigen Kaliumgehalt in der Spüllösung zu warnen, weil die Gefahr einer schweren Hypokaliämie bei gleichzeitigem Azidoseausgleich besteht. Dies kann insbesondere bei digitalisierten Patienten zum Auftreten von Arrhythmien führen. Kalziumabsenkungen des Dialysats sind nur bei Hyperparathyreoidismus, Vitamin-D-Intoxikationen oder bei schweren Hyperkalziämien anderer Genese z. B. beim Plasmozytom und Tumoren, indiziert. Die notwendige Dehydrierung bei Überwässerung erfolgt durch Veränderungen des Transmembrandrucks. Allein durch den positiven Blutdruck im Dialysator wird Flüssigkeit bei High-Flux-Membranen abgepresst. Durch regelbaren Unterdruck im Spüllösungssystem kann eine erhebliche Ultrafiltration, individuell gesteuert, erfolgen. Das Flussschema ist in Abbildung 1.9.2 wiedergegeben.

Die Hämodialyse ist eine sehr effektive Methode, um besonders kleinmolekulare Substanzen schnell zu eliminieren. Aus diesem Grunde besteht besonders bei Patienten mit sehr hohen Harnstoffkonzentrationen die Gefahr eines Dysäquilibriumsyndroms. Dies entsteht, weil durch die Dialyse primär nur die Serumkonzentration abgesenkt wird und es infolge des persistierenden intrazellulären osmotischen Drucks zum Einstrom von Wasser und damit zum Zellödem kommen kann (cave: Hirnödem).

Zur Minimierung des Risikos wird deshalb die erste Dialysebehandlung nur mit einer relativ kleinen Membranoberfläche des Filters (ungefähr 1,2 m^2), bei kleinem Blutfluss (ungefähr 150 ml/min) und einem Dialysatfluss im Gleichstrom über einen verkürzten Zeitraum (2 h) durchgeführt. An den folgenden Tagen werden dann die Dialysezeiten allmählich verlängert, bis akzeptable Retentionswerte erreicht sind. Danach werden auch erhöhte Harnstoffclearanceraten bis zu 3 ml/min/kg KG vom Patienten gut vertragen. Die Dialysebehandlung wird bei katabolem Nierenversagen und hohen Anstiegsraten der harnpflichtigen Substanzen täglich etwa 4–6 h durchgeführt, ansonsten entsprechend den erforderlichen Clearance- und Ultrafiltrationsraten. Eine Hämodialyse in zweitägigem Abstand ist die Regel.

▌ Hämofiltration

Bei der Hämofiltration werden harnpflichtige Substanzen und Wasser über ein Ultrafiltrat entfernt. Im Gegensatz zur Hämodialyse erfolgt die Eliminierung der toxischen Substanzen nicht durch Diffusion, sondern über einen konvektiven Transport im Ultrafiltrat über die Membranporen. Die Entfernung dieser Ultrafiltratmengen ist durch Hämofilter möglich, die eine Ultrafiltrationsrate von über 20 ml/(mmHg×h) ermöglichen. Hämofilter haben in der Regel die gleichen biokompatiblen Membranen wie die High-Flux-Dialysatoren und werden als Kapillardialysatoren hergestellt.

Bei der Hämofiltration wird der notwendige Filtrationsdruck durch den positiven Blutdruck auf der Blutseite und/oder durch Unterdruck auf der Filtrationsseite hergestellt. Ein zusätzliches Dialysat ist somit nicht erforderlich. Die eliminierten Filtratmengen werden durch eine Substitutionslösung ausgeglichen, deren Elektrolytverhältnis etwa der des Extrazellulärraumes entspricht. In der Regel werden handelsübliche Hämofiltrationslösungen verwendet, deren Zusammensetzung in der Kaliumkonzentration variieren kann. Eine absolute Keim- und Endotoxinfreiheit ist erforderlich. Das trifft im gleichen Maße für die Geräte zu, die das „Onlinesubstitu-

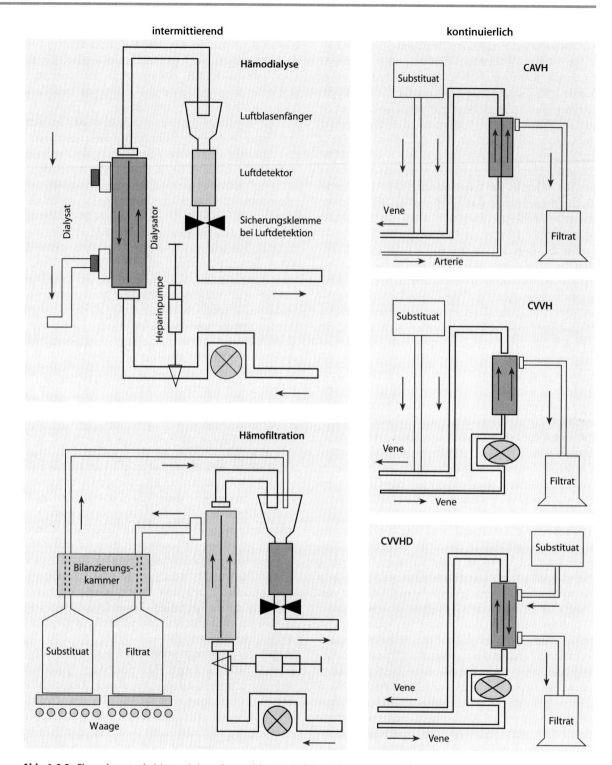

Abb. 1.9.2. Flussschemata bei intermittierenden und kontinuierlichen Nierenersatzverfahren

at" herstellen. Als Puffer werden Laktat und in zunehmendem Maße auch Bikarbonat verwendet. Bikarbonatgepufferte Lösungen können lokal angefertigt werden und sind in naher Zukunft auch kommerziell erhältlich.

Besonderes Augenmerk gilt den Hämofiltrationsgeräten. Um unerwünschte Kreislaufreaktionen durch Dehydration oder Überwässerung zu vermeiden, ist auf eine exakte Bilanzierung der auf Körpertemperatur angewärmten Lösung zu achten. Der Flüssigkeitsentzug pro Zeiteinheit muss mit der Substitution gleichzeitig erfolgen. Die industriell hergestellten Ultrafiltrationsgeräte arbeiten dabei in der Regel gravimetrisch. Die Flüssigkeitssubstitution kann als Postdilution (hinter dem Filter) oder als Prädilution (vor dem Filter) erfolgen. Der rein technische Ablauf ähnelt dem der Hämodialyse (siehe Abb. 1.9.2). Der große Vorteil der Hämofiltration gegenüber der Hämodialyse ist ihre gute Kreislaufverträglichkeit. Die Hämofiltration eignet sich aber auch für Patienten, bei denen große Flüssigkeitsmengen bei bestehender Hypotonie entzogen werden müssen. Die Hämofiltration wird deshalb auch bei chronisch niereninsuffizienten Patienten und insbesondere bei älteren Patienten mit zerebro- und kardiovaskulären Komplikationen empfohlen. Allerdings ist die Effektivität pro Zeiteinheit hinsichtlich der Elimination kleinmolekularer Substanzen (Elektrolyte, Harnstoff, Kreatinin) geringer als bei der Hämodialyse. Zur Behandlung einer akuten Hyperkaliämie ist deshalb in jedem Falle eine Hämodialyse vorzuziehen.

▌ Hämodiafiltration

Dieses Verfahren stellt eine Kombination von Hämodialyse und Hämofiltration dar. Vorteilhaft können so die Prinzipien der Diffusion und Konvektion kombiniert werden. Die Gesamteliminationsrate ist bei der Hämodiafiltration höher als bei den Einzelverfahren, entspricht jedoch nicht der Summe beider Verfahren. Kleinmolekulare Substanzen werden durch Diffusion rascher entfernt, während durch die Konvektion mittlere Molekülgrößen besser eliminiert werden. Die verwendeten High-Flux-Dialysatoren müssen gute Konvektions- und Diffusionseigenschaften besitzen. Die Substitutionslösung entspricht der bei der Hämofiltration, die infundierten Mengen sind jedoch deutlich geringer und liegen bei etwa 5 l pro Behandlung. Gleich-

zeitig werden die üblichen Mengen des Dialysates (ungefähr 0,5 l/min) an der Außenfläche der Kapillare vorbeigeleitet. An die Hämodiafiltrationsapparatur werden hohe Anforderungen gestellt, da der Gesamtvorgang einen großen technischen Aufwand verlangt. Mit Hilfe moderner Rechner werden die Ultrafiltrationsgrößen, der zeitliche Ablauf der Ultrafiltration, die Substitutionsvolumina und die Behandlungszeit gesteuert. Die Indikationen zum Einsatz der Hämodiafiltration entsprechen etwa denen der Hämofiltration. Zu bedenken ist allerdings der erheblich größere Kostenaufwand gegenüber der Hämofiltrations- und Hämodialysebehandlung. Für alle bislang genannten Verfahren – Hämodialyse, Hämofiltration und Hämodiafiltration – ist der Gesamtaufwand für den Patienten jedoch ähnlich. Die Behandlungsdauer beträgt in der Regel 4–6 h im täglichen oder 2-tägigen Rhythmus, je nach Höhe der harnpflichtigen Substanzen, der Azidose und der notwendigen Flüssigkeitsbilanzierung. Die genannten Verfahren sind effektiv und senken schnell die erhöhten Retentionswerte. Nachteilig bleibt der intermittierende Einsatz der Behandlungsmethoden. Innerhalb kurzer Zeit erfolgt ein Ausgleich der Serumkonzentration, ohne dass damit ein entsprechender Abfall im Interstitium oder Intrazellulärraum erfolgt. Dieser Prozess des „inneren Ausgleichs dauert gewöhnlich länger, sodass zumindest bei Verfahrensbeginn die Gefahr des Dysäquilibriumsyndroms beachtet werden muss. Darüber hinaus müssen in der Regel größere Flüssigkeitsmengen innerhalb kurzer Zeit aus dem Organismus entfernt werden, was besonders bei älteren und kreislaufinstabilen Patienten Probleme durch Blutdruckschwankungen hervorruft. Hypotone Episoden begünstigen erneut eine Schädigung der Nieren, die dann wiederum den Verlauf des ANV verlängert.

1.9.4.3 Kontinuierliche extrakorporale Detoxikationsverfahren

Hierbei werden die Verfahren der Hämodialyse und Hämofiltration über längere Zeiträume und bei geringer Dialysat- bzw. Substituatmenge pro Zeiteinheit durchgeführt. Zu Beginn der Ära der kontinuierlichen Verfahren waren die technischen Erfordernisse noch relativ gering. Voraussetzung waren gut filtrierende High-Flux-Membranen und gutes Kathetermaterial.

▪ Kontinuierliche arteriovenöse Verfahren

▪ **CAVH.** Die CAVH hat heute nur noch historische Bedeutung, im klinischen Alltag hat sie keinen Stellenwert mehr. 1977 wurde erstmals von Kramer dieses Verfahren bei Patienten mit diuretikaresistenter Überwässerung angewendet. Durch Punktion und Katheterisierung der Arteria femoralis nach Seldinger besteht ein ausreichend hoher Druck, um einen Hämofilter mit arteriellem Blut zu durchströmen und eine befriedigende Ultrafiltration (10 ml/min) zu ermöglichen. Der venöse Rückfluss des Blutes erfolgt über die gegenseitige Vena femoralis. Die blutzuführenden Schläuche zum Dialysator sollten möglichst kurz sein, um Druckabfälle zu vermeiden. Aus dem gleichen Grund muss der Dialysator auch unterhalb des Körperniveaus platziert werden (s. Abb. 1.9.2). Durch unterschiedliche Höhenverstellung des Ultrafiltratauffangbeutels kann die Ultrafiltrationsmenge gesteuert werden. Je tiefer der Beutel platziert wird, desto größer ist die Druckdifferenz und damit auch die Ultrafiltrationsleistung.

Der Stoffaustausch erfolgt bei diesem Verfahren ausschließlich über den konvektiven Transport. Zur Entfernung von Flüssigkeiten aus dem Organismus ist das Verfahren gut geeignet. Die Elimination harnpflichtiger Substanzen reicht dagegen bei Patienten mit ANV im Allgemeinen nicht aus, um die Retentionswerte effektiv zu senken. Die täglichen Ultrafiltrationsmengen liegen bei adäquatem Substituat etwa bei 10–12 l/Tag.

▪ Kontinuierliche venovenöse Detoxikationsverfahren

▪ **CVVH.** Voraussetzung für die CVVH ist die Zwischenschaltung einer Blutpumpe, um die erforderlichen Blutmengen in den Kapillardialysator zu transportieren. Das hat zusätzlich den Vorteil, dass die Blutmengen und der aufzubauende Druck im extrakorporalen Kreislauf stabil gesteuert und die Ultrafiltrationsgrößen der katabolen Stoffwechsellage angepasst werden können. Hierzu sind technische Voraussetzungen in der Form eines Blutmonitors notwendig, der sowohl Druckmessungen und Blutleckdetektoren als auch Luftfallen beinhaltet.

Die Bilanzierung der Ultrafiltrationsvolumina und des zuzuführenden Substituats bedürfen zusätzlicher Pumpensysteme, die eine umfang-

reiche Apparatur erforderlich machen und spezielle Erfahrungen in der Bedienung voraussetzen (s. Abb. 1.9.2). Die zu verwendenden Maschinen für die venovenösen kontinuierlichen Verfahren ähneln in Anwendung und apparativem Einsatz bereits wieder denen der konventionellen Dialyse oder Hämofiltration. Der Blutfluss sollte zwischen 150–200 ml/min liegen, die Substituatmenge sollte bei 30–35 ml/h/kg liegen. Bei septischen und leberkranken Patienten sollten vorrangig bikarbonatgepufferte Substituatlösungen zum Einsatz kommen. Die Lösungen variieren in der Elektrolytzusammensetzung (Natrium, Kalium, Kalzium, Magnesium, Chlorid) und auch im Glukosegehalt (0–12mmol/l). Neben den bikarbonatgepufferten Lösungen sind als Standardlösungen laktatgepufferte Lösungen verfügbar. Der Vorteil der laktatgepufferten Lösung liegt in ihrer einfacheren Handhabung und dem deutlichen Preisvorteil gegenüber bikarbonatgepufferten Lösungen. Bikarbonatgepufferte Lösungen werden als Zweikammersystem geliefert, bestehend aus einem Elektrolyt- und einem Bikarbonatanteil. Unmittelbar vor Anwendung müssen beide Kammern zusammengefügt und gut vermischt werden. Die Anwendbarkeit der so zubereiteten Lösungen ist kurz und sollte 24 h nicht überschreiten, da es sonst zu Ausfällung von Kalziumkristallen kommen könnte.

Die im Intensivsektor eingesetzten Dialysatoren bestehen in der Regel aus biokompatiblen Membranen (Polyamid, Polysulfon, Polyacrylnitril) mit einer Oberfläche von 0,7–1,2 m². Die langjährige Annahme, dass bioinkompatible, auf Zellulosebasis beruhende Hämofilter mit einer erhöhten Mortalität intensivpflichtiger Patienten mit akutem Nierenversagen assoziiert sind, ist nicht mehr haltbar. Neuere Daten zeigen, dass auch diese kostengünstigeren Membranen im Intensivbereich eingesetzt werden können.

Kontinuierliche Nierenersatztherapieverfahren können, einmal aufgebaut und angeschlossen, über Tage eingesetzt werden. Da durch den kontinuierlichen Einsatz das eingesetzte Material (Schlauchsysteme, Dialystor) extrem beansprucht wird, wird vonseiten der Industrie in der Regel eine Gewährleistung von nicht mehr als 72 h gegeben. Man sollte also nach 48–72 h das komplette extrakorporale System erneuern.

▪ **CVVHD, CVVHDF.** Diese Verfahren der kontinuierlichen Detoxikation sind Modifikationen der intermittierenden Hämodialyse und Hämodiafiltration. Hierbei durchströmt eine Dialysatflüssigkeit zusätzlich im Gegenstromprinzip den High-Flux-Dialysator. Im Vordergrund des Stoffaustauschs steht bei der Hämodialyse die Diffusion und bei der Hämodiafiltration etwa gleichwertig die Diffusion und Konvektion.

Die zunehmende Komplexität dieser Verfahren erfordert ein automatisches Bilanzierungssystem, um den Patienten vor Überwässerung bzw. zu hoher Ultrafiltration zu schützen. Voraussetzung ist ein gut ausgebildetes Team, um diese hochspezialisierte Technologie zu handhaben. Auch bedarf es erfahrener Nephrologen zur differenzierten Indikationsstellung der unterschiedlichen Verfahren.

▮ Antikoagulation in der kontinuierlichen Nierenersatztherapie

Eines der Hauptprobleme aller extrakorporaler Nierenersatztherapieverfahren stellt die Thrombogenität dieser Systeme dar. Eine effiziente Antikoagulation des extrakorporalen Blutkreislaufs ist essenziell, um den problemlosen Ablauf der Nierenersatztherapie zu gewährleisten. Ein häufiges Thrombosieren des Systems führt nicht nur zu einer insuffizienten Entgiftung des Patienten, sondern ist auch mit hohen Blutverlusten verbunden (zirka 200 ml Blut zirkulieren im extrakorporalen Kreislauf). Heparin ist das am häufigsten benutzte Antikoagulanz. Das notwendige „Monitoring" erfolgt über die Bestimmung der APTT- oder ACT („activated clotting time"). In der Regel wird die Therapie mit einer Bolusapplikation von 500–1000 IE Heparin begonnen und mit einer kontinuierlichen Gabe zwischen 250–1000 IE/h fortgeführt. Eine APPT von mindestens 45 s bzw. eine ACT > 150 s sollte angestrebt werden. Heparin ist sehr effizient, birgt jedoch eine Reihe von Risiken. Heparin wird systemisch appliziert und führt zu einer Gerinnungshemmung nicht nur des extrakorporalen Kreislaufs, sondern auch des Organismus. Dies ist besonders kritisch bei Patienten mit aktiver Blutung oder Blutungsneigung. In bis zu 25–30% der Fälle ist Heparin mit dem Risiko lebensbedrohlicher hämorrhagischer Komplikationen assoziiert. Ein weiteres Problem stellt zudem die wachsende Zahl an Patienten mit heparininduzierten Thrombozytopenien dar, wo bereits der Verdacht auf das Vorliegen dieser Erkrankung eine Kontraindikation für die Gabe von Heparin darstellt.

Im Laufe der letzten Jahre wurden große Anstrengungen unternommen, um alternative Präparate zu entwickeln. Hierzu zählten niedrigmolekulare Heparine, Danaparonid, Prostaglandine (Prostazyklin, Prostaglandin E2), Serin-Proteinase-Inhibitoren oder rekombinante direkten Thrombininhibitoren (z. B. Hirudin). Aufgrund vielfältiger Nebeneffekte und Limitationen fand keines dieser Präparate eine breite Akzeptanz.

Die niedermolekularen Heparine sind aufgrund ihrer schlechten Steuerbarkeit und ihrer verhältnismäßig langen Halbwertszeit beim intensivpflichtigen Patienten im ANV obsolet. Ferner besteht eine hohe Kreutzreaktivität bei der HIT II. Das Danaparonid ist zwar bei der HIT-Typ II zugelassen, zeigt aber auch eine In-vitro-Kreutzreaktivität von bis zu 20%. Die lange HWZ und das schwierige Monitoring sprechen jedoch ebenfalls gegen einen routinemäßigen Einsatz bei intensivpflichtigen Patienten im ANV.

Die derzeit verfügbaren direkten Thrombininhibitoren (z. B. Hirurdin) sind ideale Kandidaten bei einer bekannten HIT II, sollten jedoch bei niereninsuffizienten Patienten nicht eingesetzt werden. Diese Präparate werden hauptsächlich renal eliminiert und kumulieren massiv. Die Halbwertszeit des Hirurdin kann sich auf bis zu 300 h verlängern. Das Monitoring ist extrem schwierig. Die Bestimmung der Plasmahirudinkonzentration oder der Ecarin-clottingtime ist notwendig, um ein gutes Dosismonitoring zu erzielen. Ein Antidot existiert nicht. Bei Überdosierung kann mittels High-flux-Dialyse versucht werden, die Hirurdinspiegel zu senken. Abzuwarten ist die Entwicklung neuer direkter Thrombininhibitoren (z. B. Argatroban), die vorwiegend hepatisch metabolisiert werden und im Nierenversagen nicht kumulieren.

Der Gebrauch von Zitrat als Antikoagulanz ist eine altbekannte und sehr effiziente Methode, um eine ausschließlich regionale – d. h. auf den extrakorporalen Blutkreislauf begrenzte – Antikoagulation zu erzielen. Die antikoagulatorischen Effekte erzielt Zitrat durch Komplexierung mit freien Kalziumionen. Ionisiertes Kalzium ist ein essenzieller Kofaktor für eine Vielzahl von Gerinnungsfaktoren. Wird das ionisierte Kalzium im Blut unter etwa 0,3 mmol/l gesenkt, kann die Gerinnungskaskade nicht mehr ablaufen. In den extrakorporalen Kreislauf appliziertes Zitrat bindet die freien Kalziumionen und wirkt so gerinnungshemmend. Eine systemische Antikoagulation tritt nicht auf, da das

Zitrat in der Leber rasch zu Bikarbonat metabolisiert wird. Der Vorteil einer ausschließlich extrakorporalen Antikoagulation macht dieses Verfahren für den intensivpflichtigen und blutungsgefährdeten Patienten besonders attraktiv.

Ein wesentliches Risiko der Zitratantikoagulation ist, dass das Kalzium separat infundiert wird und dass diese Infusion auf die gesamte Behandlung abgestimmt sein muss. Klinisch wird dies durch regelmäßige Kontrollen des systemischen ionisierten Kalziums und entsprechende Anpassungen der Kalziuminfusion erreicht.

Die regionale Antikoagulation mit Zitrat birgt jedoch auch weitere potenzielle Risiken. Eine bekannte Komplikation stellt die metabolische Alkalose dar. Sie ist dadurch bedingt, dass die effektive Zufuhr von Pufferbasen, insbesondere also auch Zitrat, das hepatisch zu Bikarbonat abgebaut wird, den Bedarf des Patienten übersteigt. Dies kann auf einer bereits zu Anfang unbalancierten Therapie, aber auch auf einer Änderung der Filterdurchlässigkeit beruhen. Die metabolische Alkalose lässt sich durch geeignete Änderungen der Behandlungsparameter (z. B. Steigerung des Dialysierflüssigkeitumsatzes) oder die Verwendung eines neuen Hämofilters beheben. Eine weitere potenzielle Komplikation stellt die Hypernatriämie dar, wenn das Zitrat in einer Lösung mit einer Natriumkonzentration über der physiologischen Plasmakonzentration infundiert wird. Um dem entgegenzuwirken, muss die Natriumkonzentration in der Dialysierflüssigkeit abgesenkt werden. Als seltene Komplikation ist ferner die Hyperkalzämie zu erwähnen. Sie tritt vorwiegend bei Patienten mit schwerer Leberschädigung (Leberzirrhose, akutem Leberausfall etc.) auf und beruht auf einer Kumulation von Zitrat-Kalzium-Komplexen. Diese Komplexe sind nicht toxisch, zeigen jedoch eine Metabolisierungsstörung des Zitrats an.

1.9.4.4 Hämoperfusion

Die Hämoperfusion ist kein Verfahren zur Behandlung des akuten Nierenversagens. Hauptindikationen hierfür sind Vergiftungen – meist in suizidaler Absicht – mit Hypnotika, Sedativa, Psychopharmaka, Herbiziden und Insektiziden. Nur in Ausnahmefällen stellen iatrogen bedingte Medikamentenüberdosierungen, z. B. bei Niereninsuffizienz oder Leberschädigung, eine Indikation für die Hämoperfusion dar. Bei dieser Methode werden toxische Substanzen aus dem Blut entfernt, die an Fette oder an Eiweiß gebunden sind. Die Elimination dieser Substanzen erfolgt durch Adsorption an beschichteten Kohlepartikeln oder neutralen Kunstharzen. Letztere binden besonders gut lipophile Stoffe. Diese toxinbindenden Substanzen befinden sich in einer Kartusche, über die das Blut geleitet wird. Die adsorbergefüllte Kapsel wird ähnlich wie der Dialysator bei den venovenösen Verfahren in den Blutkreislauf zwischengeschaltet. In speziellen Fällen ist auch eine Kombination mit einer Dialysebehandlung möglich, wobei das Blut erst nach der Passage über einen Dialysator durch die Hämoperfusionskapsel geleitet wird. Eine Kartusche hat in der Regel eine limitierte Kapazität, die nach etwa 4 h erschöpft ist. Je nach Konzentration und Menge der zu entfernenden Substanzen müssen mehrere Behandlungszyklen durchgeführt werden. Besonders zu beachten ist dabei die sich meist entwickelnde Thrombozytopenie. Eine stündliche Kontrolle der Thrombozytenwerte ist erforderlich, um eine Substitution einzuleiten oder eine Detoxikationspause einzulegen.

1.9.4.5 Peritonealdialyse

Die Peritonealdialyse (PD) ist neben der Hämodialyse eine gleichwertige Behandlungsmethode der terminalen Niereninsuffizienz. Zur Behandlung des ANV wird sie nur noch in der Pädiatrie eingesetzt. Beim Erwachsen ist die Peritonealdialyse zur Behandlung des intensivpflichtigen ANV obsolet. Über einen in die Bauchhöhle implantierten Katheter werden (bezogen auf das Körpergewicht) bis zu 2 l einer auf Körpertemperatur erwärmten speziellen Peritonealdialyselösung in die Bauchhöhle instilliert Der Stoffaustausch erfolgt durch Diffusion und Konvektion über die Peritonealmembran, der Flüssigkeitsentzug über osmotische Druckerhöhung durch Glukose in der Dialysatlösung. Die Verweildauer der Spüllösung beträgt ca. 4 h, kann aber zur beschleunigten Entfernung von harnpflichtigen Substanzen verkürzt werden. In der Regel erfolgt in der Intensivmedizin der Dialysataustausch maschinell über einen „Cycler", der die Kontrolle über Erwärmung, Einlaufzeit, Einlaufmenge und Verweilzeit übernimmt. Gefährdungen für den Patienten liegen in einer möglichen Kathetertunnelinfektion und im Auftreten einer Peritonitis.

1.9.5 Differenzialtherapeutischer Einsatz der extrakorporalen Detoxikationsverfahren

Auf den Intensivstationen ist das ANV heute meist kein isoliertes Krankheitsbild, sondern häufig Teil des Multiorganversagens. Hierbei spielt besonders die Freisetzung kardiodepressiver und vasoaktiver Mediatoren (Zytokine) eine erhebliche Rolle, die durch die generalisiert ablaufenden systemischen Entzündungsreaktionen entstehen. Ziel der Behandlung des ANV ist die zeitliche „Überbrückung bis zum Wiedereinsetzen der Diurese oder der Nierenfunktion. Unter diesen Gesichtspunkten sind die intermittierenden Verfahren am effektivsten, sowohl in der Reduzierung der harnpflichtigen Substanzen als auch im Ausgleich der Störungen im Wasser-, Säure-Basen- und Elektrolythaushalt pro Zeiteinheit. Außerdem können sie unter Umständen ohne Antikoagulation durchgeführt werden und gewährleisten eine bessere Mobilität des Patienten. Bei akuten Elektrolytstörungen (Hyperkaliämie) und bei Intoxikationen sowie bei den polyurischen Formen des ANV stehen sie somit an erster Stelle der Nierenersatztherapie. Nachteilig wirkt sich die Kreislaufinstabilität während der intermittierenden Hämodialyse aus. Beim akuten Nierenversagen, speziell bei durch Multiorganversagen bedrohten Patienten, sind hypotensive Krisen besonders problematisch.

Auch bei täglich durchgeführten intermittierenden Behandlungen muss innerhalb einer kurzen Zeitspanne von etwa 4 h die Flüssigkeitsbilanzierung eines ganzen Tages ausgeglichen werden. Es hat sich daher im klinischen Alltag die intermittierende, tägliche und lange Form der Hämodialyse (auch „slow extended daily dialysis" genannt) durchgesetzt. Hier wird die intermittierende Hämodialyse über eine Zeitraum von bis zu 12–18 h täglich (z. B. über Nacht) durchgeführt. Diese Form der Hämodialysetherapie ist hinsichtlich der Clearanceeigenschaft den kontinuierlichen Verfahren überlegen bei insgesamt guter hämodynamischer Verträglichkeit.

Bei den kontinuierlichen Verfahren treten durch den kontinuierlichen Charakter selten abrupte Blutdruckabfälle auf. Auch die langsame Senkung der Retentionsparameter zur Vermeidung des Dysäquilibriumsyndroms ist vorteilhaft hervorzuheben. Intrakranielle Druckanstiege können so vermieden werden. Langfristig wird sogar ein Abfall des intrakraniellen Drucks beobachtet. Der entscheidende Vorteil der kontinuierlichen Verfahren, besonders bei schwerkranken intensivpflichtigen Patienten, liegt klar in der hämodynamischen Stabilität. Darüber hinaus ist eine wünschenswerte schnelle und steuerbare Flüssigkeitsbilanzierung jederzeit möglich. Eine tägliche Ultrafiltrationsleistung von mehreren Litern, wie sie für Intensivpatienten zur Kalorien- und Medikamentenzufuhr notwendig wird, ist durch die kontinuierlichen extrakorporalen Verfahren ohne Schwierigkeiten möglich. Besonders für kardiologische Intensivstationen eignen sich die kontinuierlichen venovenösen Verfahren für den schonenden Flüssigkeitsentzug bei diuretikaresistenter Überwässerung. Die Vorteile, die die kontinuierlichen Verfahren für die Beseitigung von Mediatoren bei septischen Patienten leisten, sind noch nicht eindeutig belegt. Tierexperimentell konnten septische Ratten erfolgreich mit CAVH behandelt werden. Die Beweise in der klinischen Praxis stehen jedoch noch aus. Vermutlich wird in Zukunft auch diese Indikationsstellung größere Beachtung finden. Von Bedeutung für den Patienten ist möglicherweise ein besonders früher Beginn der Behandlung. Speziell bei Sepsis und SIRS besteht allerdings weiterhin Unsicherheit in der Beurteilung klinischer Entscheidungsparameter.

Zusammenfassend lässt sich feststellen, dass die kontinuierlichen Verfahren das Behandlungsspektrum auf den Intensivstationen erfreulich erweitert und verbessert haben. Beim kritisch kranken, kreislaufinstabilen Patienten sollten in erster Linie die kontinuierlichen venovenösen Verfahren Anwendung finden. Bei Einsetzen der Diurese und Besserung der Nierenfunktion kann dann auf eine intermittierende Behandlung übergegangen werden. Bei leichten Verläufen und auch vor Verlegung der Patienten nach CVVH-Behandlung auf eine Normalstation, ist ein Übergang auf die intermittierende Hämodialyse oder eine Behandlungspause bis zu 12 h zwischen dem Wechsel der Dialysatoren bei den venovenösen Verfahren zu empfehlen. Andererseits ist oft besonders in der Frühphase des ANV wegen erheblicher Elektrolytverschiebungen eine schnelle Regulierung durch die Hämodialyse erforderlich. Infolge der Kompliziertheit der technischen Verfahren und der Notwendigkeit der individuellen Dialyseführung ist in jedem Falle eine enge Zusammenarbeit zwischen Intensivmediziner und Nephrologen unumgänglich.

1.9.6 Behandlung von Komplikationen des ANV

1.9.6.1 Infektionen

Die Möglichkeiten bakterieller Infektionen sind bei Patienten mit ANV und notwendiger Nierenersatzbehandlung besonders groß. Häufiges Katheterisieren oder Blasendauerkatheter führen fast regelmäßig zu einer bakteriellen Besiedlung der Harnwege mit der Gefahr der Entwicklung einer Urosepsis. Eine entscheidende Infektionsquelle sind zentralvenöse Katheter und speziell auch der zur extrakorporalen Detoxikation gelegte Shaldonkatheter oder der Peritonealdialysekatheter. Intubationen, Drainagen und offene Verletzungen erhöhen das Infektionsrisiko. Eine sorgfältige tägliche Kontrolle aller potenziellen Infektionsherde und die akribische Untersuchung möglicher Infektionsquellen sind unumgänglich. Die antipyretische Wirkung des Harnstoffs und die dialysebedingte Senkung der Leukozytenzahlen kann eine präventive Infektionserkennung erschweren. Die notwendige Dosisanpassung bei Antibiotikatherapie im Rahmen der Niereninsuffizienz, aber auch bei der Dialysebehandlung ist unbedingt zu berücksichtigen.

Bei fortgeschrittener Niereninsuffizienz sind Antibiotikadosen im Allgemeinen zu reduzieren, wobei es jedoch sinnvoll ist, die Initialdosis in voller Höhe zu applizieren. Unter der Dialysetherapie müssen vermehrte Verluste berücksichtigt werden.

1.9.6.2 Gastrointenstinale Blutungen

Patienten mit akutem Nierenversagen, besonders in Kombination mit Multiorganversagen und gravierenden Grunderkrankungen (Operation, Sepsis, Verbrennung), sind in hohem Maße durch intestinale Blutungen gefährdet. Zur Prophylaxe sollten bekannte Substanzgruppen wie Antazida, H_2-Blocker oder Omeprazol eingesetzt werden.

1.9.6.3 Hyperkaliämie

Während der extrakorporalen Detoxikation sind die Kaliumkonzentrationen durch Spüllösung und/oder Substituat ausgeglichen. Regelmäßige Kaliumkontrollen sind jedoch auch während einer maschinellen Nierenersatztherapie erforderlich, um etwaige Hyperkaliämien rasch erkennen und therapieren zu können. Die Hyperkaliämie stellt andererseits bei noch nicht dialysepflichtigem ANV eine Indikation für den Beginn einer extrakorporalen Behandlung dar, falls es konservativ nicht gelingt, eine dauerhafte Senkung des Serumkaliums zu erreichen. Besonders bei polytraumatisierten katabolen Patienten und bei Patienten mit einer Rhabdomyolyse können die Kaliumwerte im Serum bedrohliche Werte erreichen. Entsprechend der Höhe der Kaliumkonzentrationen und der damit verbundenen Gefährdung für den Patienten ist ein differenziertes Vorgehen indiziert (Tabelle 1.9.5).

Eine Dialysebehandlung zur Kaliumsenkung sollte grundsätzlich nicht mit kaliumfreiem Dialysat durchgeführt werden. Um die gefährlichsten Kaliumspitzen zu beseitigen, wird zunächst mit einem Dialysatkalium von 3–4 mmol/l dialysiert, später mit 2 mmol/l weiterbehandelt. Hämofiltration oder kontinuierliche Dialyseverfahren sind für die Therapie von extrem hohen Kaliumwerten wegen der zu geringen Effektivität pro Zeiteinheit für kleinmolekulare Substanzen nicht geeignet.

1.9.6.4 Azidose

Patienten mit ANV sind im Allgemeinen nicht in der Lage, einen ausgeglichenen Säure-Basen-Haushalt aufrechtzuerhalten. Häufig kommt bei diesen Patienten noch eine schockbedingte Laktatazidose hinzu. Durch die Bikarbonatdialyse werden Puffersubstanzen direkt zugeführt, während bei azetathaltigen Substituaten bei der Hämofiltration und den kontinuierlichen Verfahren erst eine Umwandlung in Bikarbonat erfolgen muss. Heute sind bikarbonathaltige Substituate kommerziell erhältlich, sodass dieses Problem, besonders bei zusätzlicher Leberschädigung, nicht mehr relevant ist. Bei nichtdialysierten Patienten mit beginnendem ANV sollte eine metabolische Azidose mit jeweils 100 ml 1 mol Natriumbikarbonikum stufenweise ausgeglichen werden. Zu beachten ist die Gefahr der Natriumbeladung sowie der Hypokaliämie.

Tabelle 1.9.5. Medikamentöse Behandlung der Hyperkaliämien

Medikamente	Wirkungseintritt
▌ Kalziumglukonat 10 ml 10%ig, max. 20–30 ml	Sofort
▌ Na-Bikarbonat-Lösung 50–150 ml 8,4%ig	30–60 min
▌ Glukose-Insulin 300 ml 20–40%ige Glukoselösung+20–40 IE Altinsulin (1 IE Altinsulin auf 3,0 g Glukose)	30–60 min
▌ β_2-Sympathikomimetika Fenoterol-Spray (Berotec) Terbutalin (Arubendol-Dosieraerosol)	10–15 min
▌ Kationenaustauscher Natriumpolystyrensulfonat: rektal (30–60 g Resonium A), oral (15–30 g Resonium A)	1–2 h

1.9.7 Monitoring, Messtechnik

Zur Überwachung der Patienten mit drohendem ANV sollte in der Phase der nichtapparativen Behandlung eine ständige Kontrolle wichtiger Parameter erfolgen, um den Zeitpunkt für den Beginn einer erforderlichen Dialysebehandlung zu erkennen. Dazu gehören:

- allgemein: Einfuhr/Ausfuhr, Gewicht, Ödeme, Bewusstseinslage, Übelkeit, Erbrechen, Blutungsneigung, Krampfneigung;
- Serumkonzentrationen: Na, K, Ca, Kreatinin, Harnstoff, Harnsäure, Blutgasanalysen, Blutbild, Gerinnungsparameter, Blutkulturen;
- apparativ: kontinuierliche Blutdruckmessung, EKG, ZVD, Röntgenthorax.

Während der Dialysebehandlung und auch bei den kontinuierlichen Detoxikationsverfahren sind neben dem speziellen Monitoring der eingesetzten Maschinen (arterieller, venöser Blutdruck, Transmembrandruck, Ultrafiltrationsrate, Substitutionsmenge, Art der Substitutionslösung), die Infektionskontrolle und das Blutungsrisiko zu beachten.

1.9.8 Stellung im therapeutischen Gesamtkonzept

Die extrakorporale Detoxikation, speziell die kontinuierliche venovenöse Hämofiltration, ist in der Intensivmedizin ein unerlässliches Verfahren zur Behandlung des ANV und anderer mit einer Oligoanurie einhergehender Krankheitsbilder. Entscheidend ist ein frühzeitiger, jedoch nicht prophylaktischer Einsatz, um Folgeerscheinungen durch Urämie, Überwässerung, Elektrolyt- und Säure-Basen-Haushalts-Störungen zu verhindern oder schnell zu beseitigen. Sie wirken folglich als lebensrettende Maßnahme bis zur Konsolidierung des gesamten Krankheitsbilds. Darüber hinaus sind die kontinuierlichen venovenösen Verfahren besonders gut zur raschen Flüssigkeitsbilanzierung auf Intensivstationen geeignet. Volumenverminderungen bei akuter kardialer Dekompensation können so auch bei niedrigen Blutdruckwerten erreicht werden. Häufig ist die Zufuhr von Volumina zur Ernährung oder zur Applikation notwendiger Medikamente erst durch den Einsatz dieser Technik möglich. Die Methodik der Hämoperfusion wiederum ist oft die einzige lebensrettende Maßnahme bei Vergiftungen oder bei iatrogen bedingten Medikamentenüberdosierungen, speziell mit nephrotoxisch wirkenden Substanzen bei Nieren- oder Leberinsuffizienz. Die Peritonealdialyse spielt in der intensivmedizinischen Behandlung des akuten Nierenversagens im Erwachsenenalter im Allgemeinen keine Rolle.

Weitere extrakorporale Detoxikationsverfahren, die zur Entfernung spezieller Antikörper dienen, wie die Immunabsorptions- oder Plasmphereseverfahren, sollen der Vollständigkeit wegen erwähnt werden. Als klassische Indikation für den Einsatz dieser Methoden gelten: Myasthenia gravis, Guillain-Barré-Syndrom, Thyreotoxikose, thrombotisch-thrombozytopenische Purpura, Hyperviskositätssyndrom, Hemmkörperhämophilie und Kryoglobulinämie. Technisch bauen diese Verfahren letztlich ebenfalls auf dem Prinzip der Dialyse auf. Die Immunadsorption könnte prospektiv auch in der kardiologischen Intensivbehandlung von Bedeutung werden, wenn die guten Behandlungsergebnisse bei durch β-Rezeptoren-Antikörper bedingter dilatativer Kardiomyopathie in größeren Studien bestätigt werden können. Inwieweit die Eliminierung von Mediatoren durch die kontinuierlichen venovenösen Verfahren und auch durch die Immunabsorption bei septischen Zuständen die Prognose verbessert und damit eine zusätzliche Indikationsstellung beim SIRS/Sepsis-Syndrom bildet, muss ebenfalls in kontrollierten Studien überprüft werden. Experimentelle Hinweise auf eine positive Beeinflussung durch die kontinuierliche Hämofiltration scheinen allerdings vielversprechend zu sein.

▮ Literatur zu Kapitel 1.9

1. Alonso A, Lau J, Jaber BL, Weintraub A, Sarnak MJ (2004) Prevention of radiocontrast nephropathy with N-Acetlycysteine in patients with chronic kidney disease: a meta-analysis of randomized, controlled trials. Am J Kidney Dis 43(1):1–9
2. Badr KF, Kelly VE, Renneke HG, Brenner EM (1986) Roles for thromboxane A2 and leukotrienes in endotoxin induced acute renal failure. Kidney Int 30:474–480
3. Bellomo R, Chapman M, Finfer S, Hickling K, Myburgh J (2000) Low-dose dopamine in patients with early renal dysfunction: a placebo-controlled randomised trial. Australian and New Zealand Intensive Care Society (ANZICS) Clinical Trials Group. Lancet 356(9248)2139–2143
4. Blumenstein M (1994) Nierenersatzverfahren in der Intensivmedizin – Pro Hämodialyse. Intensivmedizin 1994 Organdysfunktionen. INA, Thieme, Stuttgart New York, S 66–70
5. Bulla M, Neumayer HH, Osten B, Schurek HJ, Sieberth HG (1997) Akutes Nierenversagen. In: Rationelle Diagnostik und Therapie in der Inneren Medizin. Urban und Schwarzenberg, München Wien Baltimore G 9:1–2
6. Carvounis CP, Nisar S, Guro-Razuman S (2002) Significance of the fractional excretion of urea in the differential diagnosis of acute renal failure. Kidney International 62:2223–2229
7. Davenport A, Will EJ, Daviso AM (1989) Changes in intracranial pressure during machine and continuous hemofiltration. Int J Art Org 12:439–444
8. Drumel W (1996) Prognosis of acute renal failure 1975–1995. Nephron 73:8–15
9. Forni LG, Hilton PJ (1997) Continuous hemofiltration in the treatment of acute renal failure. N Engl J Med 336:1303–1309
10. Gerke R, Fahrenkrog U, Lollgen H (2003) Cholesterol-crystal embolization after PTCA. Case report and review of the literature. Med Klin (Munich) 98(7):388–393
11. Goris RJ (1987) Pathophysiology of multiple organ failure with sepsis. Med Klin 82:546–547
12. Gotloib L (1996) Hemofiltration in multiorgan failure syndrome secondary to sepsis: a critical analysis of heterogeneity. Nephron 73:125–130
13. Hendersen LW, Koch KM, Dinarello CA (1983) Hemodialysis hypotension: The interleukin hypothesis. Blood Purif 1:3–8
14. Jorres A, Gahl GM, Dobis C Polenakovic MH, Cakalaroski K, Rutkowski B, Kisielnicka E, Krieter DH, Rumpf KW, Guenther C, Gaus W, Hoegel J (1999) Haemodialysis-membrane biocompatibility and mortality of patients with dialysis-dependent acute renal failure: a prospective randomised multicentre trial. International Multicentre Study Group. Lancet 354(9178):1337–1341
15. Kramer P, Wiggers W, Rieger J, Matthie D, Scheler F (1977) Arteriovenous hemofiltration: a new and simple method for treatment of overhydrated patients resistant to diuretics. Klin Woschr 55:1121–1124
16. Kuhlmann U, Walb D (1994) Nephrologie. Thieme, Stuttgart New York, S 300–317
17. Levy EM, Viscoli CM, Horwitz RI (1996) The effect of acute renal failure on mortality. A Cohort Analysis. JAMA 275:1489–1494
18. Mehta RL, Pascual MT, Soroko S, Chertow GM (2002) PICARD Study Group. Diuretics, mortality, and nonrecovery of renal function in acute renal failure. JAMA 20:2547–2553
19. Neumayer HH (1991) Prophylaxe des akuten Nierenversagens. Nieren- und Hochdruckkrankheiten 2:99–108
20. Neumayer HH (1997) Akutes Nierenversagen. In: Franz HE, Hörl WH (Hrsg) Blutreinigungverfahren. Thieme, Stuttgart New York, S 520–541
21. Olbricht CJ, Huxmann D, Nägeli D, Koch KM (1992) Harnstoffgeneration bei kontinuierlicher arteriovenöser Hämofiltration (CAVH) mit Laktat- und Bikarbonatlösungen. Nieren- und Hochdruckkrankheiten 21:410–414
22. Ronco C, Bellomo R, Homel P, Brendolan A, Dan M, Piccinni P, La Greca G (2000) Effects of different doses in continuous veno-venous haemofiltration on outcomes of acute renal failure: a prospective randomised trial. Lancet 356:26–30
23. Schelling G, Briegel J, Haller M (1994) Nierenersatzverfahren in der Intensivmedizin – Pro Hämofiltration. Intensivmedizin 1994 Organdysfunktion INA, Thieme, Stuttgart New York, S 71–78
24. Siebert HG, Kierdorf H (1997) Kontinuierliche Hämofiltration. In: Franz HE, Hörl WH (Hrsg) Blutreinigungsverfahren. Thieme, Stuttgart New York, S 473–483
25. Stevens PE, Druml W, Hörl WH (1996) Prophylaxis and conservative management of acute renal failure in the ICU. Int J Art Org 19:90–94

26. Tepel M, van der Giet M, Schwarzfeld C, Laufer U, Liermann D, Zidek W (2000) Prevention of radiographic-contrast-agent-induced reductions in renal function by acetylcysteine. N Engl J Med 343(3):180–184
27. Visconi S, Sicinano A, De Pietri P, Minuto A, Bellato V, Riboni A (1993) Continuous veno-venous hemofiltration in critically ill patients with multiple organ failure. Int J Artif Org 16:592–598
28. Zager RA (1992) Endotoxemia, renal hypoperfusion and fever: Interactive risk factors for aminoglycoside and sepsis-associated acute renal failure. Am J Kid Dis 20:223–230

1.10 │ Antikoagulation und Gerinnungsanalyse, Interpretation – Schnellorientierung

H. Riess

1.10.1 Grundlagen

Die Aufrechterhaltung der normalen Hämostase zwischen den Extremen der Thromboembolie und Blutung wird durch das komplexe Zusammenwirken von Gefäßwand, Blutzellen und Plasmafaktoren im strömenden Blut gewährleistet. Auftretende Gefäßdefekte initiieren den Vorgang der Blutgerinnung, wobei zunächst die Gefäßkontraktion den Blutfluss bei verletztem Gefäß reduziert. Thrombozyten adhärieren an alteriertem Endothel oder freiliegenden subendothelialen Strukturen (u.a. Kollagen, von-Willebrand-Faktor) wie z.B. bei atherosklerotischer Plaqueruptur, wobei Glykoproteinrezeptoren, insbesondere aus der Familie der Integrine, die Anbindung vermitteln. Das thrombozytäre Glykoprotein Ib (GP Ib) stellt dabei den wichtigsten Adhäsionsrezeptor für den von-Willebrand-Faktor dar, der seinerseits die Brückenbildung zwischen Plättchen und Subendothel ermöglicht. Auch an den GP-IIb-/IIIa-Komplex, welcher nach Aktivierung auf der Thrombozytenoberfläche exprimiert wird, kann der von-Willebrand-Faktor binden (Abb. 1.10.1).

Im Rahmen der Thrombozytenaktivierung kommt es zur fortschreitenden Freisetzung von Thrombozyteninhaltsstoffen, wie z.B. ADP und Serotonin, aus den dichten Granula, Plättchenfaktor 4 (PF4), β-Thromboglobulin und „plate-

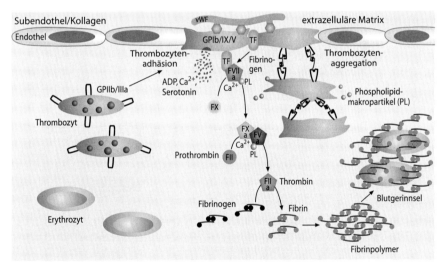

Abb. 1.10.1. Physiologie der Gerinnung. An verletztem Endothel adhärieren Thrombozyten und interagieren über thrombozytäre Glykoproteine (GP Ib, IX, V) mit subendothelialen Strukturen. Die so aktivierten Thrombozyten setzen Inhaltsstoffe, wie z.B. ADP und Serotonin frei, und es kommt zur Strukturveränderung der Thrombozytenmembran („shape change"). An der Thrombozytenoberfläche wird der GP-IIb/IIIa-Komplex aktiviert, der mit Fibrinogen als Brückenprotein zur Thrombozytenaggregation führen kann. Über die weitere Aktivierung der extrinsischen Gerinnungskaskade kommt es schließlich zur Bildung von Fibrinpolymeren, die zusammen mit Erythrozyten die Blutgerinnsel ausbilden

let-derived growth factor" (PDGF) aus den Alphagranula. Im Rahmen dieser Freisetzungsreaktion („release reaction) entstehen im thrombozytären Arachidonsäurestoffwechsel zyklische Endoperoxide und – bevorzugt – Thromboxan A_2 sowie der plättchenaktivierende Faktor (PAF). Parallel dazu kommt es zu Strukturveränderungen der Plättchenmembran („shape change"), die damit für den Ablauf der plasmatischen Gerinnung eine optimale Phospholipoproteinoberfläche („Plättchenfaktor 3", PF 3) zur Verfügung stellt.

Aus aktivierten Blutplättchen stammendes ADP, Serotonin, Thromboxan A_2 und PAF sowie im Rahmen der plasmatischen Gerinnung gebil-

detes Thrombin aktivieren weitere Thrombozyten, die sich unter Vermittlung von Fibrinogen als Brücke zwischen den GP-IIb-/IIIa-Rezeptoren benachbarter Plättchen aneinander lagern (Aggregation). Neben der Thrombozytenaktivierung bewirkt Thromboxan A_2, ebenso wie die schwächer wirksamen Endoperoxide, eine Vasokonstriktion. Demgegenüber werden die im endothelialen Arachidonsäurestoffwechsel gebildeten Endoperoxyde vorranging zur Prostazyklinsynthese verwendet. Prostazyklin zeigt ein dem Thromboxan A_2 antagonistisches Wirkunsprofil, indem es zur Vasodilatation und zur Hemmung der Thrombozytenaktivierbarkeit führt.

Der im Rahmen der Thrombozytenaktivierung an der Gefäßläsion entstehende, primär zur Blutstillung führende Plättchenpropf wird durch das im Rahmen der plasmatischen Gerinnung und auch aus thrombozytär gebundenem Fibrinogen entstehende Fibrin stabilisiert. An Fibrin binden GP-IIb-/IIIa-Rezeptoren der Plättchen auch ohne vorherige Aktivierung, sodass eine wechselseitige positive Rückkopplung zwischen plasmatischer Thrombin- und Fibrinbildung sowie Plättchenakkumulation entsteht. Dies führt zum definitiven Wundverschluss. Durch Gerinnselrefraktion und reaktive Fibrinolyse wird die Gerinnselrückbildung eingeleitet, die der Wundheilung der Gefäßwand parallel geht. Die Dynamik und das

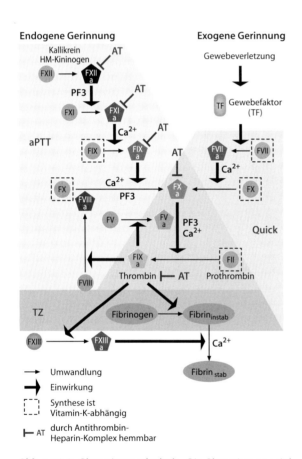

Abb. 1.10.2. Blutgerinnungskaskade. Die Blutgerinnung wird über eine Abfolge von Aktivierungsschritten verschiedener Proteasen erreicht. Einige der Faktoren werden Vitamin-K-abhängig in der Leber gebildet (gestrichelte Kästen), andere Faktoren werden über den Antithrombin-Heparin-Komplex inhibiert. Die plasmatischen Gruppentests erfassen Ausschnitte aus der Gerinnungskaskade. *aPTT* aktivierte, partielle Thromboplastinzeit; *Quick* Thromboplastinzeit in %; *TZ* Thrombinzeit; *F* Faktor; *a* aktiviert; *PF3* Plättchenfaktor 3; Ca^{2+} ionisiertes Kalzium; *HM* Hochmolekulares

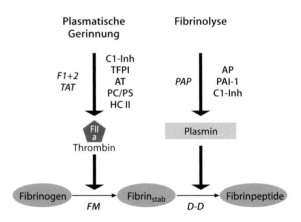

Abb. 1.10.3. Schema der plasmatischen Gerinnung und Fibrinolyse. Sowohl die Gerinnung als auch die Firbinolyse werden durch eine Reihe Inhibitoren beeinflusst. Geringsinhibitoren *C1-Inh* C1-Inhibitor, *TFPI* „tissue factor pathway inhibitor", *AT* Antithrombin, *PC* Protein C, *PS* Protein S, *HC II* Heparincofaktor II; Inhibitoren der Fibrinolyse *C1-Inh* C1-Inhibitor, *PAI-1* Plasminogenaktivatorinhibitor-1, *AP* Antiplasmin; Enzyminhibitorkomplexe: *TAT* Thrombin-Antithrombin-Komplex, *PAP* Plasmin-Antiplasmin-Komplex; *F1+2* Prothrombinfragmente F1+2, *FM* Fibrinmonomer, *D-D* D-Dimer

Ausmaß der Fibrinbildung im Rahmen der plasmatischen Gerinnung (Abb. 1.10.2. und 1.10.3) werden durch Inhibitoren moduliert; gebildetes Fibrin wird durch die physiologische reaktive Fibrinolyse, die ihrerseits durch Inhibitoren reguliert wird, abgebaut.

Qualitative und quantitative Störungen im Bereich einzelner Hämostasekomponenten treten klinisch meist primär nicht als hämorrhagische oder thrombophile Diathese in Erscheinung, so lange nicht ein Funktionsdefekt von in der Regel weniger als 30% oder eine deutliche Aktivitätssteigerung (>150%) entsteht. Dennoch können auch leichtere Funktionsdefekte von Einzelfaktoren bei endogenen oder exogenen Hämostasealterationen zur frühzeitigen Dekompensation des Hämostasegleichgewichtes beitragen. Komplexere Gerinnungsstörungen sind in ihrer klinischen Auswirkung schwerer vorherzusagen. Die im Rahmen der plasmatischen Gerinnung und Fibrinolyse entstehenden Proteaseinhibitorkomplexe (z.B. Thrombin-Antithrombin-Komplex, Plasmin-Antiplasmin-Komplex) sowie Reaktionsprodukte mit kurzer Halbwertszeit wie Prothrombinfragment F1+2, Intermediärprodukte (lösliches Fibrin, Fibrinmonomere) oder spezifische Fibrinspaltprodukte (D-Dimere) erlauben in der jeweiligen klinischen Situation die Beurteilung der relativen Gerinnungs- und Fibrinolyseaktivität.

1.10.2 Problemstellung

Störungen im komplexen Zusammenspiel der verschiedenen Hämostasekomponenten, insbesondere von Blutplättchen, Gefäßwand (Endothel), plasmatischer Gerinnung, Fibrinolyse und Blutfluss durch angeborene oder erworbene Defekte führen zu unterschiedlich ausgeprägter hämophiler oder thrombophiler Diathese. Die im Rahmen kardiovaskulärer Erkrankungen häufig indizierte *antithrombotische Therapie* greift ihrerseits in diesen komplexen Zusammenhang ein und führt bei überschwelliger Wirkung, z.B. beim gleichzeitigen Vorliegen einer zusätzlichen blutungsgefährdenden Situation, zu hämorrhagischen Komplikationen. So sind beispielsweise im Rahmen der klinisch sehr effektiven thrombolytischen Therapie zur Wiedereröffnung der Koronararterie bei Myokardinfarkt (zerebrale) Blutungskomplikationen gefürchtet.

Die für viele hämostasemodulierenden Medikamente geringe therapeutische Breite und nicht selten individuell unterschiedliche Pharmakokinetik sowie die prognosebestimmende Bedeutung des Zeitfaktors machen in vielen Fällen wiederholte, rasch verfügbare Laborkontrollen zum Erreichen des erwünschten Zielkorridors wünschenswert. Das Verständnis der grundlegenden Physiologie und Pathophysiologie der Hämostase, des Wirkmechanismus von Antithrombotika sowie ihrer Laborkontrolle ist deshalb unerlässlich.

1.10.3 Diagnostik

Vor der Indikationsstellung zu Art und Intensität der antithrombotischen Therapie ist durch zielgerichtete Anamneseerhebung das Vorliegen einer thrombophilen bzw. hämophilen Diathese möglichst auszuschließen und gegebenenfalls vorliegende relevante Komorbidität, wie z.B. eine eingeschränkte Nieren- oder Leberfunktion, zu hinterfragen. Abhängig von der geplanten Intervention, der vorgesehenen antithrombotischen Therapie, der Zulassungssituation der Antithrombotika sowie der Kontraindikationen der verschiedenen Medikamente ist es Ziel einer initial veranlassten Labordiagnostik, die Ausgangssituation zu dokumentieren und vorliegende, höhergradige Hämostasedefekte und/oder Organfunktionsstörungen zu erfassen. In der Regel wird die Bestimmung der Thrombozytenzahl, des Quick-Wertes (INR), der aktivierten, partiellen Thromboplastinzeit (aPTT) sowie des Kreatinin- und Bilirubinwertes ausreichen. Bei relevantem Blutungsrisiko sollten zudem die Bestimmung der Blutgruppe und die Abnahme von Kreuzblut veranlasst werden. Darüber hinaus können im Einzelfall aufwändige Untersuchungen einzelner Hämostasekomponenten notwendig werden. Dies gilt insbesondere bei positiver, auf eine Hämostasestörung hinweisender Anamnese bzw. bei pathologischen Gerinnungstesten.

1.10.4 Erfordernisse und Voraussetzungen

Die Anwendung antithrombotischer Medikamente bedarf, zusätzlich zur Vertrautheit des Therapeuten mit den pharmakologischen, pathophysiologischen und klinischen Aspekten, nach entsprechender Patientenaufklärung auch der unmittelbar verfügbaren Möglichkeiten der Laborkontrolle. Dabei sollte dem Kliniker über das Verständnis der zugrunde liegenden Labormethoden, ihrer – meist laborspezifischen – Referenz- und Therapiebereiche hinaus auch die methodenspezifischen Empfindlichkeiten, z. B. gegenüber Antithrombotika bzw. Faktorenmangelzustände, geläufig sein. So werden in unterschiedlichen Hämostaselaboren verschiedene Thromboplastinreagenzien zur Quick-Wert-, bzw. INR-Bestimmung verwendet, die unterschiedliche Empfindlichkeiten gegenüber Lupusantikoagulanzien bzw. Faktormangelzuständen, aufweisen. Prothrombinreagenzien mit oder ohne „Heparinblocker" führen zu unterschiedlichen Parameterverläufen bei überlappender Umstellung von Heparintherapie auf orale Antikoagulanzien. Eine aktive Kommunikation und enge Abstimmung zwischen Kliniker und Labormediziner bei den zu stellenden Anforderungen an die zu verwendenden Reagenzien ist daher zu empfehlen.

Neben den durch die antithrombotische Wirksamkeit der Medikamente ausgelösten unerwünschten Wirkungen (insbesondere Blutungskomplikationen) sowie den Grundlagen und Möglichkeiten der Laborkontrolle müssen auch die medikamentenspezifischen Nebenwirkungen und Komplikationen, wie z. B. die heparininduzierte Thrombozytopenie Typ II bei Heparintherapie, die Kumarinnekrose bei oraler Antikoagulanziengabe sowie die Konsequenzen der Antikörperentwicklung gegen Hirudin bekannt sein und zur spezifischen Überwachung des Patienten führen. Schließlich ist ein ausreichendes Wissen über die unterschiedlichen Antagonisierungsmöglichkeiten für die verschieden Antikoagulanzien zu fordern.

1.10.5 Phase der Intensivbehandlung

Unter dem Begriff der Antithrombotika fasst man direkt hämostasehemmende Medikamente zusammen. Antikoagulanzien inhibieren die plasmatische Gerinnung und damit die Fibrinbildung. Zur Antikoagulation stehen gegenwärtig Heparine, Pentasaccharide, orale Antikoagulanzien und Thrombininhibitoren allgemein zur Verfügung (Tabelle 1.10.1). Fibrino- oder Thrombolytika bewirken die Degradation von Fibrin und Thrombozytenfunktionshemmer inhibieren einzelne oder mehrere Aspekte der Thrombozytenfunktion.

1.10.5.1 Heparine

Heparine entfalten nach parenteraler Applikation unmittelbar ihre antikoagulatorische Wirkung im Zusammenwirken mit dem natürlichen Gerinnungsinhibitor Antithrombin (AT). In Anwesenheit von Heparin werden Thrombin und Faktor Xa wesentlich beschleunigt inhibiert. Darüber hinaus erweitert sich das Inhibitonsspektrum von Antithrombin in Anwesenheit von Heparin auch auf andere Serinproteasen der plasmatischen Gerinnung (Abb. 1.10.2). Die bei hoher Dosierung beschleunigte Thrombininaktivierung durch den Heparinkofaktor II, die AT-unabhängige Hemmung der Prothrombinaktivierung sowie die verschiedenen Heparineffekte auf Gefäßwand und Thrombozyten sind für die therapeutische Antikoagulation von untergeordneter Bedeutung.

Unfraktioniertes Heparin (UFH) stellt ein Gemisch unterschiedlicher Mukopolysaccharide dar und wird aus (Lungen- und) Intestinalgewebe von Schweinen gewonnen. Das Molekulargewicht liegt zwischen 3000 und 30 000 Dalton. Aufgrund der unterschiedlichen Molekülgröße, der unterschiedlichen Affinität zu AT und des variierenden Sulfatierungsgrades lassen sich Subfraktionen von UFH charakterisieren.

UFH entfaltet nach intravenöser Applikation seine antikoagulatorische Wirkung sofort und zeigt eine dosisabhängige Halbwertszeit im Plasma von mehr als 1 h, die bei schwereren Nieren- und Leberfunktionsstörungen verlängert sein kann. Nach subkutaner Injektion ist mit systemischen Spiegeln für etwa 12 h und einer Plasmahalbwertszeit von etwa 2 h zu rechnen. Zur Thromboseprophylaxe werden etwa 15 000 E UFH in 2–3 Portionen täglich subkutan appliziert. Diese Dosis („low dose") führt in der Regel nicht zur signifikanten Veränderung von Laborparametern (vgl. unten). Zur akuten Antikoagulationstherapie, z. B. von thromboembolischen Erkrankungen, kann die initiale Gabe von 5 000 E unfraktioniertes Heparin i.v. (70 E/kg KG), gefolgt von einer Dauerinfusion mit etwa 1400 E/h (20 E/kg KG) empfohlen werden. Da unfraktioniertes Heparin mit vielen Plasmamolekülen und zellulären Blutelementen interagiert, ist die antikoagulatorische Wirkungsverstärkung von AT nicht zuverlässig vorauszusagen. Zwei bis 4 Stunden nach Initiierung der intravenösen Heparintherapie sollte die „activated partiel thromboplastintime" (aPTT) bestimmt und die Heparindosis ange-

Tabelle 1.10.1. Charakteristika einiger handelsüblicher Antikoagulanzien

Präparat	Mittleres Molekulargewicht	Anti Xa (IE/mg)	Anti IIa (IE/mg)	Krit. Organfunktion	Laborkontrolle	T½ (h)	„Antidot"
Orale Antikoagulanzien							
▌Phenprocoumon (Marcumar, Falithrom)					INR	120–170	PPSB, (Vit. K)
▌Warfarin (Coumadin)					INR	33–45	PPSB, (Vit. K)
Heparine							
▌Unfraktioniertes Heparin	ca. 12 000	160	160		aPTT	1–2	Protamin
▌Certoparin (Monoembolex)	ca. 6 000	94	45	Niere (Kreat. > 2)	HEP-Test	2–4	(Protamin)
▌Dalteparin (Fragmin)	ca. 5 100	22	60	2,0 (Kreat. > 2)	HEP-Test	2–4	(Protamin)
▌Enoxaparin (Clexane)	ca. 4 000	104	32	3,2 (Kreat. > 2)	HEP-Test	2–4	(Protamin)
▌Nadroparin (Fraxiparin)	ca. 4 500	94	31	3,0 (Kreat. > 2)	HEP-Test	2–4	(Protamin)
▌Reviparin (Clivarin)	ca. 3 900	130	40	3,3 (Kreat. > 2)	HEP-Test	2–4	(Protamin)
▌Tinzaparin (Inohep)	ca. 4 500	90	50	1,8 (Kreat. > 2)	HEP-Test	2–4	(Protamin)
Heparinoide							
▌Danaparoid (Orgaran)	ca. 6 000	14	< 1	Niere (Kreat. > 2)	HEP-Test	25	(Plasmapherese)
Pentasaccharide							
▌Fondaparinux (Arixtra)	1 728	850	< 1	Niere (Kreat. > 2)	HEP-Test	17	(Dialyse)
Thrombininhibitoren							
▌Lepirudin (Refludan)	6 980	< 1	(16 000 ATE*/mg)	Niere (Kreat. > 1,3)	ECT (aPTT)	1–2	(Dialyse)
▌Desirudin (Revasc)	6 980	< 1	(16 000 ATE*/mg)	Niere (Kreat. > 1,3)	ECT (aPTT)	1–2	(Dialyse)
▌Argatroban (Argatroban)	527	< 1		Leber	ECT (aPTT)	0,75	(Plasmapherese)
▌Ximelagatran (Exanta)		< 1		Niere (Kreat. > 2)	ECT (aPTT)	3	
▌Melagatran (Exanta)	430	< 1		Niere (Kreat. > 2)	ECT (aPTT)	1,7	

aPTT aktivierte partielle Thromboplastinzeit; *ECT* Ecarin clotting time; *ATE** Antithrombin Einheiten; *T½* Plasmahalbwertszeit; *Kreat.* Kreatinin

passt werden. Die unterschiedliche Heparinempfindlichkeit der verschiedenen verfügbaren Testreagenzien spielt bei der Definition des anzustrebenden therapeutischen Bereiches eine im klinischen Altag nicht wahrgenommene Rolle. In der Regel wird eine Verlängerung auf das 1,5- bis 2,5fache des oberen Referenzwertes empfohlen, doch bestehen weder akzeptierte Standardisierungsmöglichkeiten noch wissenschaftlich gut belegte Empfehlungen zur indikationsangepassten bzw. -differenten Antikoagulationsintensität. Bei akuten thromboembolischen Erkrankungen zeigen kurzfristige Heparinüberdosierungen keine Zunahme von Blutungskomplikationen; eine initiale Unterdosierung ist allerdings von einer signifikanten Zunahme weiterer thromboembolischer Komplikationen begleitet. Analog dazu besteht eine Korrelation zwischen der koronaren Offenheitsrate („patency") und dem Ausmaß der aPTT-Verlängerung bei Behandlung des akuten Myokardinfarktes mit Thrombolytika.

Bei überschießender aPTT-Verlängerung empfiehlt sich neben der Reduktion der kontinuierlich verabreichten Heparindosis eine kurzfristige Unterbrechung der Heparingabe. Bei unzureichender Gerinnungszeitverlängerung kann zusätzlich zur Steigerung der Heparinstundendosis eine Bonusgabe von 2000–5000 E sinnvoll sein.

Niedermolekulare Heparine (NMH) werden durch Fraktionierung, meist mit vorgeschalteter Depolymerisation, aus UFH hergestellt. Das Molekulargewicht liegt im Wesentlichen zwischen 2000 und 6000 Dalton. Die antikoagulatorische Wirkung von NMH beruht auf der AT-vermittelten beschleunigten Inhibiton von Faktor Xa bei – verglichen mit UFH – relativ verminderter Thrombinhemmung. Dabei zeigen die verschiedenen niedermolekularen Heparine unterschiedliche, relative Aktivitäten gegen Faktor Xa und Thrombin (Tabelle 1.10.1). NMH zeigt eine gegenüber UFH vedoppelte Halbwertszeit und bei indikationsgerechter Dosierung eine bessere Prädiktivität der antikoagulatorischen Wirkung. Neben der seit langem bestehenden Zulassung zur niederdosierten Thromboseprophylaxe mit 1-mal täglich subkutaner Applikation sind nun auch mehrere Präparate zur therapeutischen Antikoagulation zugelassen. Dabei zeigen prospektiv randomisierte Studien bei Patienten mit tiefen Venenthrombosen, zum Teil auch bei solchen mit akutem Koronarsyndrom, hinsichtlich Wirksamkeit und Nebenwirkungsspektrum für die – nicht laborkontrollierte – tägliche subkutane Gabe bessere Ergebnisse als für die aPTT-kontrollierte kontinuierliche intravenöse UFH-Therapie.

1.10.5.2 Danaparoid

Danaparoid ist ein heparinfreies Heparinoid, das aus Heparinsulfat (ca. 84%), Dermatansulfat (ca. 12%) und Chondroitinsulfat (ca. 4%) besteht und aus Schweinedarmmukosa gewonnen wird. Die antikoagulatorische Wirkung entsteht antithrombinvermittelt durch überwiegende Hemmung von Faktor Xa und nur geringer An-

tithrombinwirkung (20:1). Die biologische Halbwertszeit der Anti-Xa-Aktivität beträgt etwa 25 h, die Elimination erfolgt etwa hälftig renal und hepatisch. Danaparoid zeigt in vitro selten eine Kreuzreaktion mit HIT-Antikörpern und wird daher insbesondere zur Antikoagulation bei Patienten mit HIT eingesetzt. Die übliche Prophylaxedosis beträgt 2-mal 750 Anti-Xa-Einheiten täglich subkutan, therapeutisch wird nach einem Bolus von 2250 E eine Dauerinfusion mit 400–200 E/h unter Kontrolle der Anti-Xa-Aktivität (z. B. HEP-Test) empfohlen.

1.10.5.3 Fondaparinux

Fondaparinux stellt das erste synthetisch hergestellte Pentasaccharid dar, das AT-vermittelt nahezu ausschließlich Faktor Xa hemmt. Aufgrund der Halbwertszeit von etwa 17 h ist die 1-mal tägliche subkutane Applikation ausreichend, wobei 2,5 mg die Hochrisikoprophylaxedosis und 7,5 mg (im Körpergewichtsbereich von 50–100 kg) die Therapiedosis zur Behandlung von tiefen Venenthrombosen bzw. Lungenembolien darstellt. Fondaparinux löst keine HIT aus und zeigt in vitro keine Kreuzreaktion mit HIT-Antikörpern.

1.10.5.4 Thrombininhibitoren

Hirudin wurde vor mehr als 100 Jahren primär aus dem Speichel des Blutegels isoliert. Dieses Polypeptid steht in 2 rekombinanten Formen zur Verfügung (vgl. Tabelle 1.10.1.). Hirudine inhibieren spezifisch und AT-unabhängig freies und thrombusgebundenes Thrombin. Die Elimination erfolgt praktisch ausschließlich unverändert renal, sodass die bei Nierengesunden kurze Halbwertszeit in Abhängigkeit von der Nierenfunktion bei Dialysepatienten auf mehr als 24 h verlängert wird. Insbesondere zur Fortführung einer indizierten Antikoagulation bei HIT ist Hirudin ein geeignetes Antikoagulanz. Bei Nierengesunden wird eine Prophylaxedosis von 2-mal 15 mg täglich subkutan bzw. eine therapeutische Dosierung von 0,4 mg/kg Körpergewicht als Bolus, gefolgt von einer Dauerinfusion mit 0,15 mg/kg/h mit anschließender Adaptation an aPTT oder „Ecarin clotting time" (ECT) empfohlen.

Argatroban ist ein weiterer parenteral applizierbarer Thrombininhibitor, der in einzelnen

Ländern insbesondere zur HIT-Behandlung zugelassen ist und aPTT-kontrolliert mit 2,2 µg/kg/min therapeutisch eingesetzt wird. Er wird überwiegend hepatisch eliminiert und eröffnet somit die Möglichkeit der gut steuerbaren direkten Thrombininhibition bei Nierenfunktionseinschränkungen.

Melagatran und das oral applizierbare Prodrug *Ximelagatran*; 2 niedermolekulare Thrombininhibitoren zeigen in klinischen Studien bei 2-mal täglicher Applikation eine gute, dosisabhängige prohylaktische und therapeutische antikoagulative Wirkung. Neben den Ergebnissen zur perioperativen Thromboseprophylaxe belegen die verfügbaren Studien die Wirksamkeit von Ximelagatran vor allem in der Sekundärprophylaxe tiefer Venenthrombosen sowie zur Thromboembolieprophylaxe bei Vorhofflimmern (nicht allgemein verfügbar).

1.10.5.6 Orale Antikoagulanzien

Orale Antikoagulanzien hemmen als Vitamin-K-Antagonisten die γ-Carboxylierung der in der Leber synthetisierten Gerinnungsfaktoren II, VII, IX und X sowie der antikoagulatorischen Faktoren Protein C und Protein S. Die unter Cumarintherapie synthetisierten Proteine (PIVKA: „protein induced by vitamin K absence") sind immunologisch nachweisbar, aber biologisch weitgehend inaktiv. Orale Antikoagulanzien besitzen eine hohe Plasmaeiweißbindung und werden insbesondere zur langfristigen Antikoagulation im Rahmen der Primär- (z.B. Vorhofflimmern) und Sekundärprophylaxe (z.B. Z.n. Lungenembolie) eingesetzt. Aufgrund ihres Wirkmechanismus kommt es zum zeitlich verzögerten Einsetzen der Antikoagulationswirkung, wobei abhängig von der individuellen Leberenzymausstattung, oraler Vitamin-K-Zufuhr sowie Vitamin-K-Synthese der Darmflora ein unterschiedlich rasches Erreichen des therapeutischen Bereiches einerseits sowie eine individuell über einen breiten Dosisbereich schwankende Tagesdosis erklärbar werden. In der Regel ist nicht vor dem dritten Tag mit der antikoagulatorischen Wirkung der Vitamin-K-Antagonisten-Gabe zu rechnen. Aufgrund der bei dem häufig verwendeten *Phenprocoumon* langen Halbwertszeit (ca. 5 Tage), bzw. von *Warfarin* (2 Tage) ist nach Absetzen der Medikation nur eine allmähliche Normalisierung der plasmatischen Hämostase zu erwarten.

Bei einer therapeutischen Antikoagulation (INR 2,0 und 3,0, vgl. unten) ist mit einer relevanten bzw. tödlichen Blutungskomplikation auf 100–200 Patientenjahre zu rechnen. Sehr selten treten in der Initialphase der Cumarintherapie Hautnekrosen (Cumarinnekrosen) auf. Darunter versteht man das plötzliche schmerzhafte Auftreten eines lokalisierten makulopapulösen Erythems mit petechialen Einblutungen, das rasch, zum Teil unter Blasenbildung, in eine Hautnekrose übergeht. Oft liegt bei diesen Patienten ein Protein-C- oder ein Protein-S-Mangel vor. Initial hohe Dosen an Cumarin erhöhen das Risiko des Auftretens einer Cumarinnekrose. Allergische und gastrointestinale Symptome, Transaminasenanstiege und Allopezie werden selten beobachtet. Aufgrund der theratogenen Wirkung von Cumarinen müssen diese während der Schwangerschaft, insbesondere zwischen der 4. und 12. Schwangerschaftswoche, vermieden werden. Die sofortige Antagonisierung des Cumarineffektes gelingt mit Prothrombinkomplexpräparaten (PPSB), die die o.g. vitaminabhängigen Faktoren und Inhibitoren enthalten. Mit dieser Faktorensubstitution ist auch eine kurzfristige, rasch reversible Anhebung des Quickwertes unter Fortführung der Cumarineinnahme für kleine invasive diagnostische Eingriffe oder kleine Operationen möglich. Eine Einheit PPSB/kg KG lässt einen Quickwertanstieg von mehr als 1% erwarten. Gegebenenfalls sind wiederholte Gaben notwendig. Die parenterale Vitamin-K-Gabe führt zu einem verzögerten Anstieg des Quickwertes, beginnend nach etwa 6 h. Dabei erschwert die Gabe größerer Vitamin-K-Mengen im weiteren Verlauf die Wiedereinstellung mit oralen Antikoagulanzien.

Bei größeren elektiven Operationen ist eine etwa 5-tägige Cumarinpause mit initialer Gabe von 5(–10) mg Vitamin K per os bei regelmäßigen Laborkontrollen und Aufrechterhaltung der notwendigen Antikoagulation mit (NM-)Heparin bis unmittelbar präoperativ sinnvoll. Intraoperativ und unmittelbar postoperativ wird die vertretbare Heparindosis individuell festgelegt, wobei meist eine Hochrisikoprophylaxedosierung sinnvoll ist. Je nach Blutungsrisiko wird dann die Antikoagulation mit Heparin schrittweise in den therapeutischen Bereich gesteigert und die Cumarintherapie überlappend wieder aufgenommen.

1.10.5.9 Thrombolytika

Zur thrombolytischen Therapie stehen verschiedene Medikamente (Tabelle 1.10.4) zur Verfügung. Da dieses Therapieprinzip nicht zwischen „pathologischen", z. B. intrakoronaren, und hämostyptisch notwendigen, z. B. posttraumatischen Gerinnseln unterscheidet, sind Blutungskomplikationen die am meisten gefürchtete Nebenwirkung; diese treten als tödliche intrakranielle Komplikation trotz Beachtung der Kontraindikationen zur Fibrinolysetherapie in bis zu 1% der behandelten Patienten auf. Im Gegensatz zu den modernen rekombinanten Fibrinolytika ist beim Einsatz von Streptokinase mit allergischen Reaktionen und Boosterung bestehender Antikörper mit konsekutivem Verlust der fibrinolytischen Aktivität zu rechnen.

Abhängig von der Wahl des Thrombolytikums kann eine vorbestehende Antikoagulanzientherapie mit Heparinen unterbrochen oder dosisadaptiert fortgeführt werden. Bei oraler Antikoagulation wird eine Anhebung des Quickwertes durch PPSB in den Referenzbereich (>60%) und die intravenöse Vitamin-K-Gabe empfohlen. Von den Dosierungsempfehlungen für die unterschiedlichen klinischen Indikationen sind in Tabelle 1.10.5. einzelne exemplarisch angegeben.

1.10.5.10 Thrombozytenfunktionshemmung

Zur therapeutischen Thrombozytenfunktionshemmung werden nahezu ausschließlich Azetylsalizylsäure (ASS), Thienopyridine (Ticlopedin und Clopidogrel) sowie Fibrinogenrezeptorantagonisten klinisch eingesetzt.

ASS entfaltet seine thrombozytenfunktionshemmende Wirkung durch irreversible Azetylierung der thrombozytären Zyklooxygenase mit konsekutiver Blockierung der Prostaglandin- und Thromboxansynthese. Aufgrund der weitgehend fehlenden Proteinsynthesekapazität der Blutplättchen führt eine einmalige ausreichende ASS-Dosis zur Enzyminaktivierung, die für die gesamte thrombozytäre Lebensdauer erhalten bleibt. Die Inhibierung der Zyklooxigenase durch ASS führt auch zur Hemmung der endothelialen Prostaglandin- und Prostazyklinsynthese und damit zu einer unerwünschten Balancebeeinflussung der pro- und antithrombogenen Prostanoide. Im Gegensatz zu den Blutplättchen kann durch Denovosynthese diese Hemmung in

den Zellen der Gefäßwand überwunden werden. ASS hat ihre klinische Wirksamkeit in einem weiten Dosisbereich (30–1500 mg täglich) unter Beweis gestellt. Höhere Dosierungen ziehen mehr unerwünschte, insbesondere gastrointestinale Wirkungen nach sich. Allgemein werden gegenwärtig Tagesdosen im Bereich von 75–325 mg täglich empfohlen. Ob diese Dosierung für alle Patienten als optimal eingeordnet werden kann, wird kontrovers diskutiert. Insbesondere bei gesteigertem Thrombozytenumsatz, wie er bei Patienten mit kardiovaskulären Erkrankungen meist vorliegt, lässt sich laboranalytisch eine, über mehrere Tage zunehmende thrombozytenfunktionshemmende Wirkung einer fixen täglichen ASS-Medikation nachweisen. ASS und seine Metaboliten können eine Reihe von Nebenwirkungen verursachen, wobei gastrointestinale Nebenwirkungen, insbesondere in Form von Gastritiden und Ulzera bis hin zu akuten gastrointestinalen Blutungen am bedeutsamsten sind. Daneben werden Hypersensibilitätsreaktionen, eine kompensierte respiratorische Alkalose, hepatische und renale Funktionsstörungen beschrieben. Bei Blutungskomplikationen kann eine Normalisierung der Hämostase durch Thrombozytenkonzentratgabe erreicht werden, auch Aprotinin ist hier möglicherweise hilfreich.

Ticlopidin und Clopidogrel hemmen die Thrombozytenfunktion mit Maximum 6–72 h nach Einnahme, wobei insbesondere die durch ADP induzierte Aggregation gehemmt wird. Analog zu ASS hält dieser Effekt für 4–10 Tage nach Absetzen der Medikation an. Aufgrund des günstigeren Nebenwirkungsprofils hat Clopidogrel Ticlopidin im klinischen Alltag weitgehend abgelöst. Die tägliche Gabe von 75 mg ist in der Regel ausreichend, durch Verwendung einer „loading dose" von 300–600 mg lässt sich der maximale thrombozytenfunktionshemmende Effekt bereits nach etwa 6 h nachweisen. Ticlopidin und Clopidogrel stellen alternative oral applizierbare Thrombozytenfunktionshemmer dar. Für Clopidogrel wurde eine, verglichen mit ASS, überlegene Wirksamkeit bei allen Formen der Atherothrombose nachgewiesen. Insbesondere bei ASS-Unverträglichkeit stellt Clopidogrel eine wirksame Alternative dar. Die Kombination von ASS und Clopidogrel hat in den zurückliegenden Jahren andere Formen der Antithrombotikatherapie nach koronarer Stentimplantation abgelöst. Auch im Bereich der verschiedenen Koronarinterventionen wird aufgrund der Studienlage zunehmend eine präinterventionelle ASS plus Clopidogrelmedikation empfohlen. Die Theopyridine führen zu gastrointestinalen Beschwerden im Sinne von Nausea und zu Exanthemen. Unter Ticlopedin wurden schwere Formen der Cholestase und – bei rechtzeitigem Absetzen (!) – reversible Zytopenien beschrieben, die eine diesbezügliche Laborkontrolle in den ersten Wochen erforderten.

Die Verfügbarkeit von parenteral zu applizierenden Fibrinogenrezeptorantagonisten (GP-IIb-/IIIa-Antagonisten) erlaubt eine dosisabhängige, hochwirksame Thrombozytenaggregationshemmung. Durch Blockade der Fibrinogenrezeptoren gelingt eine praktisch vollständige Hemmung der Plättchenaggregation mit deutlicher Verlängerung der Blutungszeit. Bei deutlich über 80% liegender Blockade des Fibrinogenrezeptors nimmt das Blutungsrisiko deutlich zu. Von den verschiedenen peptischen und nichtpeptischen, parenteral applizierbaren Substanzen sind gegenwärtig Abciximab, ein humanisiertes Fab-Antikörperfragment, Tirofiban und Eptifibabtid zur parenteralen Applikation zugelassen. In klinischen Studien hat sich diese Medikamentengruppe als sehr wirksam bei instabiler Angina pectoris sowie zur Prophylaxe der akuten Reokklusion und Aufrechterhaltung der „patency" nach koronarer Intervention erwiesen. Blutungen stellen die wesentlichen Nebenwirkungen der „Fibrinogenrezeptorantagonisten" dar. Gelegentlich werden darüber hinaus immunologisch vermittelte Thrombozytopenien und andere allergische Reaktionen wie Schüttelfrost, Urtikaria und Bronchospasmus beschrieben; diese Nebenwirkungen scheinen bei Abciximab häufiger als bei den anderen Fibrinogenrezeptorantagonisten zu sein.

Die Hoffnungen, mit oral applizierbaren GP-IIb-/IIIa-Antagonisten eine Verbesserung der Langzeitprognose von Patienten mit atherothrombotischen Krankheitsbildern zu erreichen, hat sich in den bisher vorliegenden Studien nicht erfüllt.

1.10.6 Monitoring und Messtechnik

1.10.6.1 Heparine

Die aPTT erfasst die gesamte endogene plasmatische Gerinnung (Abb. 1.10.2), die durch den AT-UFH-Komplex an mehreren Stellen gehemmt wird. Da zudem individuelle Unterschiede in der Konzentration der Gerinnungsfaktoren (außer Faktor VII und XIII) erfasst werden, ist die aPTT die Methode der Wahl zur Überwachung der UFH-Therapie. Die in vivo erreichte Antikoagulation durch UFH ist auch bei körpergewichtsbezogener Dosierung nicht vorhersehbar und hängt neben der Leber- und Nierenfunktion, der AT-Konzentration, wesentlich von der Heparinbindung an andere Substanzen, insbesondere an Akutphaseproteine und Freisetzungsprodukte aktivierter Thrombozyten (PF 4) und zellulären Hämostasekomponenten ab.

Die „activated coagulation time" (ACT) hat sich als intraoperativer Bedsidetest zur Überwachung der UFH-Therapie bewährt. Dabei werden Oberflächenaktivator und Nativblut im Testansatz zusammengegeben und die Gerinnselbildungszeit bestimmt, es handelt sich also um eine aktivierte Vollblutgerinnungszeit.

Aufgrund der bevorzugten Inaktivierung von Faktor Xa durch *den NMH-AT-Komplex* bei vergleichsweise geringer Thrombinhemmung, tritt eine aPTT-Verlängerung (reagenzienabhängig) nur bei hohen Spiegeln an NMH auf. Mit Hilfe chromogener oder funktioneller Teste lässt sich die Anti-Xa-Aktivität des NMH-AT-Komplexes laboranalytisch einfach kontrollieren. Da die meisten Prophylaxe- und Therapiestudien mit NMH ohne Laborkontrolle bzw. Dosisadaptation durchgeführt wurden, besteht einerseits keine Notwendigkeit zum regelhaften Monitoren der antikoagulatorischen Wirkung der NMH, andererseits lässt sich gegenwärtig kein definierter therapeutischer Bereich dieser Laborparamter festlegen. Insbesondere bei Nierenfunktionsstörungen (vor allem bei Kreatininclearance < 50 ml/min) ist aber aufgrund einer möglicherweise veränderten Pharmakokinetik eine Laborkontrolle zu empfehlen. Orientierend kann eine Anti-Xa-Aktivität von 0,6–1,4 E, 2–4 h nach letzer Subkutangabe als therapeutischer Bereich angegeben werden.

Heparine führen durch die Beeinflussung der Hämostase zu einer dosis- und zeitabhängigen Erhöhung des Blutungsrisikos. Bei Beachtung der Kontraindikation (Tabelle 1.10.2) sind schwerwiegende Blutungskomplikationen sehr selten. An weiteren Nebenwirkungen werden Kopf-, Rücken-, und Gelenkschmerzen, aber auch Übelkeit, Kreislaufreaktionen, allergische Reaktionen und Transaminasenanstiege beschrieben. Bei längerer (UF-)Heparingabe werden selten Allopezie und diffuse Osteoporosen berichtet. Als schwerwiegendste Nebenwirkung

Tabelle 1.10.2. Kontraindikation zur Antikoagulanzien- und Thrombolysetherapie

---

Relative Kontraindikation einer „Low-dose-Heparinbehandlung"
▍ Manifeste Blutung

Relative Kontraindikationen einer therapeutischen Antikoagulation
▍ Fortgeschrittene Lebererkrankung
▍ Bakterielle Endokarditis
▍ Punktion von parenchymmatösen Organen oder arteriellen Gefäßen sowie des Spinalraumes
▍ Mangelnde Möglichkeiten der Laborkontrolle
▍ Mangelnde Patienten-Compliance

Kontraindikationen einer therapeutischen Antikoagulation
▍ Hämorrhagische Diathese (außer: Verbrauchskoagulopathie)
▍ Manifeste Blutung
▍ Florides Gastrointestinalulkus
▍ Maligner Hypertonus
▍ ZNS-Operation (2 Wochen)
▍ Gravidität (orale Antikoagulanzien)

Relative Kontraindikationen zur Thrombolysetherapie
▍ Alter >70 Jahre
▍ Arterienpunktionen (10 Tage)
▍ Diabetes mellitus (Fundus III–IV)
▍ Intramuskuläre Injektionen (1 Woche)
▍ Malignome
▍ Nephrolithiasis
▍ Vena subclavia-/jugularis interna-Punktion (1 Woche)

Kontraindikationen zur Thrombolysetherapie
▍ Hämorhagische Diathese
▍ Manifeste Hämorrhagie
▍ Florides Gastrointestinalulkus
▍ Zerebralinsult oder ZNS-Operation (3–6 Monate)
▍ Operationen (ca. 10 Tage)
▍ Organpunktionen (ca. 10 Tage)
▍ Arterienpunktionen und Liquorpunktionen (ca. 10 Tage)
▍ Endokarditis
▍ Pankreatitis
▍ Hypertonie (Fundus!)
▍ Schwangerschaft (bis zur 18. Woche)

Bei der Indikation zur Therapeutischen Antikoagulation oder Fibrinolysetherapie bedarf die individuelle Situation des Patienten einer sorgfältigen Würdigung. Die klinische Indikationsstellung erfordert nicht selten eine Abwägung von krankheitsbedingt absehbarem und therapieinduziertem Risiko. Dies führt im Einzelfall, z. B. beim akuten Myokardinfarkt oder bei schwerwiegender Lungenembolie dazu, dass man auch „absolute" Kontraindikationen zur Abwendung der vermutlich kurzfristig infausten Krankheitsprognose unberücksichtigt lässt

---

der Heparintherapie gilt die heparininduzierte Thrombozytopenie Typ II (HIT, Synonym HIT Typ II), daher sind bei Heparintherapie regelmäßige Thrombozytenzahlbestimmungen, insbesondere innerhalb der ersten 2–3 Wochen, notwendig.

Bei Therapie mit *UFH* kommt es bei mehr als 10% der Patienten zu einer milden, passageren, meist in den ersten Tagen nach Therapieeinleitung auftretenden, geringradigen Thrombozytopenie (heparinassoziierte Thrombozyto-

penie: HAT, Synonym: HIT Typ I), die keinerlei Konsequenzen nach sich zieht. Bei weniger als 5% der Patienten ist jedoch mit schweren Thrombozytopenien (< 100 000/µl) bzw. Abfall auf unter 50% des Ausgangswertes zu rechnen. Diese immunvermittelte Form der Thrombozytopenie (HIT) tritt bei Heparinerstapplikation bevorzugt zwischen dem 5. und 14., seltener bis zum 22. Tag, bei Reexposition gegebenenfalls rascher, auf. Die entstehende Thrombozytopenie persistiert bis zur Beendigung der Heparintherapie. Charakteristischerweise treten keine Blutungen auf, die Patienten sind jedoch durch venöse oder arterielle Thromboembolien („white clot syndrom") – äußerst selten bereits vor Auftreten einer laboranalytisch nachweisbaren Thrombozytopenie – vital bedroht. Die Häufigkeit dieser schwerwiegenden Heparinnebenwirkung ist bei Verwendung von NMH seltener. Bei Verdacht auf HIT können Laborteste (z. B. HIPA-Test oder immunologischer Antikörpernachweis) hilfreich sein. Bereits bei begründetem Verdacht ist jedoch die meist notwendige Antikoagulation durch ein mit den Antikörpern nicht kreuzreagierendes Antikoagulans, in der Regel mit Hirudin, gegebenenfalls auch mit Danaparoid, fortzuführen. Innerhalb von 3–10 Tagen nach Heparinende kommt es zur Normalisierung der Thrombozytenzahlen. Eine Umstellung auf orale Antikoagulanzien sollte erst bei Stabilisierung normaler Thrombozytenzahlen erfolgen; bei frühzeitiger Umstellung wurden Thromboembolien, zum Teil auch mit ischämischer Gangräne im Bereich der unteren Extremitäten, berichtet.

▌ Antidot

Die Wirkung von UFH lässt sich durch Protaminchlorid oder Protaminsulfat antagonisieren, dabei neutralisiert 1 ml einer 1%igen Lösung etwa 1000 E UFH. Da freies, nicht heparingebundenes Protamin antikoagulatorische Eigenschaften besitzt, zudem die Halbwertszeit von Protamin kürzer als die von UFH ist, empfehlen sich kurzfristige Laborkontrollen und gegebenenfalls schrittweise Antagonisierung. Die antikoagulatorische Wirkung von niedermolekularen Heparinen wird durch Protamin nur teilweise antagonisiert.

▌ Danaparoid

Die antikoagulatorische Wirkung von Danaparoid lässt sich wie die von NMH durch Anti-Xa-Teste erfassen. Danaparoid löst keine HIT aus, die unter Heparintherapie gebildeten HIT-Antikörper können aber in bis zu 10% der Fälle mit Danaparoid kreuzreagieren. Als Antidot ist Protamin nicht wirksam, gegebenenfalls kann Danaparoid durch Plasmapherese entfernt werden.

▌ Fondaparinux

Unter Fondaparinux tritt keine HIT auf, HIT-Antikörper zeigen in vitro keine Kreuzreaktion mit diesem Pentasaccharid. Die antikoagulatori-

sche Wirkung ist durch Anti-Xa-Teste zu erfassen, durch Protamin aber nicht zu antagonisieren.

▌ Hirudin

Die Laborkontrolle einer Hirudintherapie ist mit der aPTT möglich; besser, insbesondere bei der hochdosierten Hirudintherapie, z. B. bei Herz-Lungen-Maschine, erlaubt die Ecarinzeit (ECT) ein zuverlässiges Monitoring der Hirudinspiegel. Eine Antagonisierung von Hirudin ist nicht möglich, gegebenenfalls lässt sich Hirudin durch Highfluxmembrandialyse aus der Zirkulation entfernen.

Unter mehrtägiger Therapie mit Hirudin treten bei mehr als der Hälfte der Patienten Antikörper auf, die in der Regel nicht neutralisierend sind, aber zu einer Reduktion des Verteilungsvolumens und einer Verlängerung der biologischen Halbwertszeit und somit Zunahme der antikoagulatorischen Wirkung bei gleichbleibender Dosierung führen. Darüber hinaus sind selten, insbesondere bei Reexposition, allergische Reaktionen bis hin zu anaphylaktischen Komplikationen mit Todesfolge beschrieben.

▌ Argatroban

Die Antikoagulation mit Argatroban lässt sich mit der PTT ausreichend zuverlässig, darüber hinaus mit der ACT sowie der ECT monitoren. Dies ist bei therapeutischer Antikoagulation regelhaft notwendig.

▌ Melagatran/Ximelagatran

Ein Labormonitoring bei Prophylaxe oder Therapie mit diesem Thrombininhibitor ist in der Regel nicht notwendig, gegebenenfalls kann die aPTT sowie die ECT zur Anwendung kommen. Als medikamentenspezifische Nebenwirkung wird gelegentlich eine Transaminasenerhöhung beobachtet, deren Genese unklar ist, die aber trotz Therapiefortführung in aller Regel reversibel ist. Ein spezifisches Antidot ist nicht verfügbar.

▌ Orale Antikoagulanzien

Die durch orale Antikoagulanzien bedingte Gerinnungshemmung wird laboranalytisch als Erniedrigung des Quick-Wertes in Prozent, im angloamerikanischen Sprachraum als Verlängerung der Thromboplastinzeit (Synonym: Prothrombinzeit), erfasst. Die Standardisierung führte zu INR („international normalized ratio"), wobei zunehmende INR-Werte eine steigende Antikoagulation anzeigen. Für unterschiedliche Indikationen werden INR-Werte, in der Regel zwischen 2,0 und 4,5 empfohlen (Tabelle 1.10.3).

Eine umfangreiche Liste von Medikamenten interagiert mit der Cumarintherapie und kann dabei sowohl zum INR-Anstieg (Blutungsgefahr!) bzw. zum INR-Abfall (Thromboemboliegefahr!) führen. Daraus ergibt sich, dass bei jeder Änderung der Begleitmedikation eine Medikamenteninteraktion bedacht und auch bei fehlenden Hinweisen darauf eine kurzfristige Kontrolle der INR erfolgen muss.

1.10.6.9 Thrombolytika

Eine laborkontrollierte Durchführung der Thrombolysetherapie ist bei kurz dauernden Akuttherapien nicht möglich. Die Aufgabe der Laborüberwachung liegt im Wesentlichen darin, die lückenlose Aufrechterhaltung einer ausreichenden therapeutischen Antikoagulation mit Akutantikoagulanzien, meist Heparinen, sicherzustellen und durch regelmäßige Hämoglobinkontrollen frühzeitig eine klinisch inapparente Blutung zu diagnostizieren. Funktionelle Bestimmungen von Gerinnungszeiten und Einzelfaktoren – insbesondere Fibrinogen – werden durch die bei systemischer therapeutischer Hyperfibrinolyse entstehenden Fibrin- und Fibrinogenspaltprodukte gestört, sodass z. B. falschniedrige Fibrinogenspiegel vorgetäuscht werden. Bei Blutungskomplikationen ist die Anwendung eines Antidots aufgrund der kurzen Halbwertszeit der verwendeten Fibrinolytika häufig nicht notwendig. Bei APSAC oder bedrohlichen Blutungskomplikationen unter Thrombolytikagabe werden Antifibrinolytika kurzfristig (z. B. Tranexamsäure 1 g i.v. oder Aprotinin 1 Mio. KIE/10 min. i.v.) – nur selten längerfristig – eingesetzt. Der bei Thrombolyse entstehende mehr oder weniger ausgeprägte Gerinnungsdefekt kann durch Transfusion von (gefrorenem) Frischplasma (500–1000 ml FFP) und Fibrinogen (2 g i.v.) in der Regel kurzfristig normalisiert werden. Bei den sehr seltenen, schweren allergischen Reaktionen, die fast ausschließlich unter Streptokinase bzw. APSAC auftreten, ist die Gabe von Katecholaminen, Kortikosteroiden und Antihistaminika indiziert.

1.10.6.10 Thrombozytenfunktionshemmer

Ein laboranalytisches Monitoring des plättchenfunktionshemmenden Effektes ist durch verschiedene – flächendeckend gegenwärtig nicht zur Verfügung stehende – Methoden möglich, wird allerdings bezüglich der klinischen Kon-

Tabelle 1.10.3. Empfohlene Intensität der oralen Antikoagulation

Indikation	Empfohlene INR
▌ Sekundärprophylaxe bei tiefer Venenthrombose oder Lungenembolie	2,0–3,0
▌ Vorhofflimmern	2,0–3,0
▌ Sekundärprophylaxe des akuten Myokardinfarkts	3,0–4,5
▌ Herzklappenersatz mit biologischen Prothesen	2,0–3,0
▌ Herzklappenersatz mit mechanischen Prothesen	3,0–4,5

Tabelle 1.10.4. Eigenschaften der Thrombolytika

Medikament	Aktivierung	Antigenität	Fibrin-spezifität	Plasma-Halbwertszeit	Antikoagulation
▌ Streptokinase	indirekt	+	–	20–25 min	nein
▌ Urokinase	direkt	–	–	7–12 min	ja
▌ rt-PA [1]	direkt	–	++	2–7 min	ja
▌ APSAC [2]	direkt	+	(+)	80–60 min (35 min*)	nein

* Deacylierungshalbwertszeit in Plasma
[1] Rekombinanter Gewebeplasminogenaktivator
[2] Acylierter Plasminogen-Streptokinase-Aktivatorkomplex

Tabelle 1.10.5. Dosierungsempfehlungen der Thrombolytika (Auswahl)

Indikation	Dosierung	Bemerkung
Tiefe Venenthrombose	▮ Streptokinase: Bolus: 250 000 E/30 min, 100 000 E/h für 3–5 d	Initial kein Heparin, erst wenn Thrombinzeit weniger als 2× oberer Referenzwert
	▮ Ultrahochdosierte Streptokinase: (Bolus: 250 000 E/30 min) 1,5 Mio. E/h für 6 h mit täglicher Wiederholung (2–4×)	Ausreichende therapeutische Antikoagulation im Therapieintervall durch Heparin
Akute Lungenembolie	▮ Urokinase: 1 Mio. E/10 min, dann 2 Mio. E/110 min	Anschließend laborkontrollierte therapeutische Antikoagulation
	▮ rt-PA: 70–100 mg über 2 h	Anschließend laborkontrollierte therapeutische Antikoagulation
Akuter Myokardinfarkt	▮ rt-PA („front-loaded"): 15 mg Bolus, 0,75 mg/kg KG in 30 min, gefolgt von 0,5 mg/kg KG über 90 min, max. 100 mg über 90 min	Begleitende Heparintherapie mit 5000 E Bolus, gefolgt von 1000 E/h
	▮ Streptokinase: 1,5 Mio. E über 60 min	Mit folgender oder begleitender Heparintherapie

sequenzen kontrovers diskutiert. Die laboranalytisch durchführbare Quantifizierung der Fibrinogenrezeptorblockade, z.B. mittels durchflusszytometrischer Methoden, hat außerhalb von wissenschaftlichen Untersuchungen gegenwärtig keinen Stellenwert.

1.10.7 Diagnostikschema/ Behandlungsschema

Die für die verschiedenen klinischen Indikationen zu empfehlenden Dosierungen der verschiedenen Antithrombotika sind in den jeweiligen Kapiteln angegeben.

Die bei jeder antihrombotischen Therapie möglichen Blutungskomplikationen bedürfen einer substanzspezfischen Behandlung unter Berücksichtigung der jeweiligen Halbwertszeit sowie der Antagonisierbarkeit des eingesetzten Antithrombotikums (vgl. Tabelle 1.10.1.). Bei schweren, insbesondere lebensbedrohenden Blutungskomplikationen ist darüber hinaus der unspezifische Einsatz von Hämostyptika zu erwägen. Hier hat sich in den letzten Jahren die Gabe von rekombinantem, humanem Faktor VIIa,

meist zusammen mit synthetischen Antifibrinolytika als erfolgversprechende Option etabliert. Meist werden dabei initial 60–120 µg/kg KG langsam i.v. appliziert.

1.10.8 Erfolgskontrolle der antithrombotischen Therapie

Die Wirksamkeit der antithrombotischen Therapie drückt sich vor allem als Wiedereröffnung thrombosierter Gefäße, d.h. als Zunahme der „patency" und/oder Vermeidung weiterer thromboembolischer Komplikationen, d.h. als Reduktion thromboembolischer Ereignisse wie z.B. tiefe Venenthrombose, Myokardinfarkt oder Zerebralinsult bzw. als Reduktion der kardiovaskulären Sterblichkeit aus. Diese Wirksamkeitsparameter müssen in Relation zu den möglichen Nebenwirkungen der Antithrombotika insbesondere in Form von bedrohlichen oder gar tödlichen Blutungskomplikationen gesetzt werden. Dabei sollte der in Studien belegte „Nettobenefit" im klinischen Alltag auf den individuellen Patienten mit seinen Charakteristika nicht kritiklos übertragen werden.

1.10.9 Stellung der Antithrombotika im therapeutischen Gesamtkonzept

Die verschiedenen antithrombotischen Behandlungsstrategien stellen sowohl bei konservativem als auch bei interventionellem Vorgehen einen wesentlichen Pfeiler im Therapiekonzept bei der Primär- und Sekundärprophylaxe venöser und arterieller thromboembolischer Ereignisse dar. Die jeweils aktuellen Empfehlungen zu den verschiedenen Krankheitsbildern sind in den spezifischen Kapiteln nachzulesen.

▐ Literatur zu Kapitel 1.10

1. Barthels M, von Depka M (2003) Das Gerinnungskompendium. Thieme, Stuttgart
2. Bauersachs RM (2001) Produktprofil von Pentasaccharid (Fondaparinux-Natrium). Hämostaseologie 21:146–150
3. Bode C, Kohler B, Moser M, Zimmermann R, Strasser RH, Kubler W (1997) Antithrombotische Prävention und Therapie bei koronarer Herzerkrankung. Internist 38:658–666
4. Caprie Steering Commitee (1996) A randomised blinded, trial of clopidogrel versus a aspiring in patients at risk of ischaemic events (CAPRIE). Lancet 348:1329–1339
5. Cohen M, Arjomand H, Pollack CV Jr (2004) The evolution of thrombolytic therapy and adjunctive antithrombotic regimes in acute ST-segment elevation myocardial infarction. Am J Emerg Med 22(1):14–23
6. Colman RW, Hirsh J, Marder VJ, Clowes AW, George JN (eds) Hemostasis and thrombosis. Lippincott Williams & Wilkin, Philadelphia, pp 103–121
7. DIN 58911 Teil 1. Hämostaseologie, Kalibrierung von Meßverfahren. DIN Taschenbuch 261 1996, „Hämostaseologie" Beuth, Berlin
8. Gawaz M (2001) Blood platelets. Thieme, Stuttgart
9. Haas S, Haas P (1996) Niedermolekulare Heparine. Die Anwendung in Klinik und Praxis. Zett-Verlag, Steinen
10. Hiller E, Riess H (Hrsg) (1998) Hämorrhagische Diathese und Thrombose. Wissenschaftliche Verlagsgesellschaft, Stuttgart
11. Himmelreich G, Riess H (1991) Klinische Bedeutung des Fibrinolysesystems. Dtsch med Wschr 116:426–430
12. Hirsh J (1995) Oral anticoagulants: mechanisms of action, clinical effectiveness, and optimal therapeutic range. Chest 108(4):23–246
13. Mehta P (2002) Aspirin in the prophylaxis of coronary artery disease. Curr Opin Cardiol 17(5):552–558
14. Nordt TK, Bode C (2003) Thrombolysis: newer thrombolytic agents and their role in clinical medicine. Heart 89(11):1358–1362
15. Ostermann H (1997) Indikationen und Probleme langfristiger medikamentöser Gerinnungshemmung. Internist 38:672–679
16. Riess H, Riewald M (1994) The clinical impact of platelet function testing. Thromb Res 74:69–78
17. Sack U, Rothe G, Barlage S, Gruber R, Kabelitz D, Kleine TO et al (2000) Durchflusszytometrie in der klinischen Diagnostik. J Lab Med 24:277–297
18. Sadosty AT, Boie ET, Stead LG (2003) Pulmonary embolism. Emerg Med Clin North Am 21 (2):363–384
19. Schmidt BMW, Wehling M (1997) Der Einsatz von Thrombozytenaggregationshemmern in der Kardiologie. Internist 38:1242–1246
20. Schmitz G, Rothe G, Ruf A et al (1998) European working group on clinical cell analysis: consensus protocoll for the flow cytometric characterisation of platelet function. Thromb Haemost 79:885–896
21. Smythe MA, Koerber JM, Westley SJ et al (2000) Use of the activated partial thromboplastin time for heparin monitoring. Am J Clin Pathol 115:148–155
22. Vermylen J, Verhaege R (1997) New platelet aggregation inhibitors. Hämostaseologie 17:43–48
23. Warkentin TE, Greinacher A (eds) (2000) Heparin induced thrombocytopenia. Marcel Dekker, New York, pp 261–290
24. Warkentin TE, Kelton JG (2001) Temporal aspects of heparin-induced thrombocytopenia. N Engl J Med 344:1286–1292
25. Weber AA, Schrör K (1997) Pharmakologie von Ticlopidin und Clopidogrel im Vergleich zu Acetylsalicylsäure. Internist 38:1115–1120
26. Wells PS, Holbrook AM, Crowther NR, Hirsh J (1994) Interactions of warfarin with drugs and food. Ann Int Med 121:676–683

1.11 Transfusionsmedizin

A. PRUSS, H. KIESEWETTER

Das Fachgebiet Transfusionsmedizin umfasst die Lehre der Herstellung und therapeutischen Anwendung von Blutkomponenten und Plasmaderivaten. Wesentliche Aufgaben des Fachgebietes bestehen in der Bereitstellung, Lagerung, Konservierung und Übertragung des Blutes bzw. seiner Einzelkomponenten.

Eine weitere Aufgabe ist die immunhämatologische Diagnostik, die einerseits die Routineuntersuchungen von Blutspendern und Patienten (Blutgruppenbestimmungen, Antikörpersuche und -differenzierung) beinhaltet, andererseits wertvolle Hinweise für die Diagnosestellung und Therapie immunhämolytischer Anämien liefern kann.

1.11.1 Grundlagen

1.11.1.1 Physiologie des Blutes

Alle für die Transfusionsmedizin relevanten Zellen des menschlichen Blutes entstehen im Knochenmark aus dort angesiedelten pluripotenten Stammzellen. Diese besitzen die Fähigkeit der Selbsterneuerung und Proliferation.

Aus diesen Zellen entstehen unter dem Einfluss von hämatopoetischen Wachstumshormonen (z. B. G-CSF, GM-CSF, M-CSF, Erythropoetin und verschiedene Interleukine) über die Zwischenstufen multipotente Stammzellen, oligopotente Progenitorzellen und determinierte (linienspezifische) Progenitorzellen, schließlich die reifen Zellen des peripheren Blutes (Erythrozyten, Thrombozyten, Eosinophile, Neutrophile, Basophile, Monozyten, Lymphozyten). Die Normalwerte der Blutzellen sind in Tabelle 1.11.1 dargestellt.

▌ Erythrozyten

Ein normaler Erythrozyt hat im Ausstrich die Form einer bikonkaven Scheibe mit einem Durchmesser von 7,5–8,3 μm und einer Dicke von 1,7 μm. Dieses günstige Oberflächen- zu Volumenverhältnis im Sinne eines Oberflächenüberschusses kombiniert mit einer flexiblen Zellmembran, die zudem noch rotieren kann, ermöglicht dem Erythrozyten eine hohe Verformbarkeit und verhindert somit unter anderem die Sequestrationen in der Milz. Sind diese Eigenschaften nur ungenügend vorhanden (z. B. Formanomalitäten der roten Zellen) ist die Lebensdauer verkürzt.

Die wesentlichste und auch für den therapeutischen Einsatz herausragende Funktion der roten Blutzellen ist deren Fähigkeit, Sauerstoff zu transportieren. Dies geschieht mittels reversibler Bindung an das Fe^{2+}-Ion des Hämoglobins (4 Globinketten mit je einem Molekül Häm). Entscheidend für den therapeutischen Nutzen von Erythrozytentransfusionen ist nicht nur die Zufuhr von Sauerstoffträgern, sondern in zumindest gleichem Maße deren Sauerstoffabgabekapazität (O_2-Affinität des Hämoglobins). Diese wird in der O_2-Dissoziationskurve dargestellt. Eine Linksverschiebung, d. h. eine Erhöhung der Sauerstoffaffinität (gleichbedeutend mit schlechterer O_2-Abgabe in das Gewebe) findet man bei niedrigen Temperaturen, erhöhtem pH-Wert oder verminderter 2,3-Diphosphoglycerat-Konzentration (DPG-Konzentration). Die umgekehr-

Tabelle 1.11.1. Normalwerte des peripheren Blutes von Kindern (Mittelwerte) und Erwachsenen (Mittelwert ± 2fache Standardabweichung) (Nach [1])

Parameter	Einheit	Neugeborene	Kinder (1 Jahr)	Kinder (6 Jahre)	Männer	Frauen
▌ Erythrozyten	10^{12}/l	5,3	4,5	4,7	4,4–6,0	4,0–5,5
▌ Hämoglobin	g/dl	18,8	11,2	12,9	14,0–18,0	12,0–16,0
▌ Hämatokrit	%	53	35	37	45–52	37–48
▌ Leukozyten	10^9/l	18,0	11,4	8,5	4,5–11,0	
▌ Thrombozyten	10^9/l	223			150–440	

ten Befunde führen zu einer (gewünschten) Erhöhung der O_2-Abgabe.

Die mittlere Lebensdauer von roten Blutzellen beträgt 120 Tage. Der Abbau vollzieht sich hauptsächlich in Knochenmark, Leber und Milz. Es sei bereits hier erwähnt, dass pathologisch mit Immunglobulinen und/oder Komplement beladene Erythrozyten rezeptorvermittelt über Makrophagen in den eben genannten soliden Organen abgebaut werden. Dieser pathophysiologische Vorgang ist vor allem bei immunhämolytischen Anämien von immenser Bedeutung.

Transfusionsmedizinisch genutzte Erythrozyten müssen bei 2–6 °C gelagert werden. Je nach verwendeter Additiv-(Nähr-)lösung (z. B. SAG-M, PAGGS-M, Adsol) beträgt die Haltbarkeit 42–49 Tage.

▌ Thrombozyten

Die diskusförmigen Thrombozyten (Synonym: Blutplättchen) des humanen Blutes besitzen eine Größe von ca. $3 \times 0{,}6\ \mu m$. Sie stellen kernlose Zytoplasmafragmente von Megakaryozyten dar. Das Verhältnis von freien Thrombozyten und denen des „Milzpools" beträgt ca. 70:30. Blutplättchen haben eine wesentliche Bedeutung für die Aufrechterhaltung der Hämostase. Da ohne ihre Anwesenheit jedes Gefäßwandleck bestehen bliebe, besitzen sie eine vitale Funktion.

Die Thrombozyten adhärieren, durch Adhäsivproteine (z. B. von-Willebrand-Faktor, Fibrinogen, Fibronektin und Kollagen) vermittelt, an den subendothelialen Strukturen der defekten Gefäßwand. An intakten Gefäßwänden adhärieren Thrombozyten physiologisch nicht.

Treten Thrombozyten mit Oberflächen in Kontakt oder werden sie durch Thrombin oder ADP aktiviert, ändern sie ihre Form (visköse Metamorphose) und bilden Pseudopodien (unter physiologischen Bedingungen liegen ca. 10–35% auch in dieser Form vor). Gleichzeitig kommt es über eine Organellenzentralisation zur Sekretion und Degranulation der aktivierten Zellen. Dies wiederum bewirkt eine Freisetzung von z. B. ADP und eine Weiterführung des Adhäsionsprozesses durch „Einfangen" von ungebundenen Thrombozyten. Resultat des Vorganges ist neben der weiteren Adhäsion von Thrombozyten an die defekte Gefäßwand eine Aggregation der Blutplättchen untereinander. Hier sei die Konformationsänderung des GP-IIb-/IIIa-Komplexes genannt, die über eine Fibrinogenbindung die Interaktion von Thrombo-

zyt zu Thrombozyt vermittelt [7]. Schlussendlich entsteht ein fibrinogenbindender Thrombozytenpfropf, der den Gefäßdefekt verschließt. Durch die gleichzeitige Thrombinbildung auf den Thrombozytenoberflächen wird die lokale plasmatische Gerinnung eingeleitet.

Thrombozyten besitzen eine mittlere Lebensdauer von 7–12 Tagen und werden anschließend im retikuloendothelialen System abgebaut. Transfusionsmedizinisch genutzte Thrombozyten müssen in gasdurchlässigen Beuteln unter ständiger Agitation bei Raumtemperatur (zwischen 20 und 24 °C) gelagert werden. Die Haltbarkeitsdauer beträgt maximal 5 Tage.

Parallel zu den Wirkungen der Thrombozyten bei der Hämostaseregulierung läuft die plasmatische Gerinnung ab. Wichtige Eigenschaften des humanen Plasmas sind im nächsten Abschnitt näher beschrieben.

▌ Plasma und Plasmabestandteile

Eine der wichtigsten Funktionen des menschlichen Plasmas als „flüssige Phase" des Blutes ist die Ver- und Entsorgung des Organismus. Für diese und weitere Funktionen besitzt jedes Individuum eine Vielzahl von frei im Plasma befindlichen Proteinen (zur Zeit sind mehr als 120 bekannt). Als wesentlichste Humanplasmaproteine seien genannt:

▌ Transportproteine (z. B. Albumin, Transferrin, Haptoglobin),
▌ Proteine des Fettstoffwechsels (Apoproteine wie HDL, LDL, VLDL, Chylomikronen),
▌ Immunabwehr (Immunglobuline, Komplementsystem),
▌ Proteinaseinhibitoren,
▌ Proteine des Blutgerinnungs- und Fibrinolysesystems.

Den höchsten prozentualen Anteil an den Plasmaproteinen (ca. 65%) besitzen das Albumin und das IgG. Die transfusionsmedizinisch relevanten Gerinnungsproteine gehören zu den sog. ca. 100 Spurenproteinen, die lediglich 10% der Gesamtproteinmasse darstellen [6]. Eine Reihe von wichtigen Plasmaproteinen kann heute bereits gentechnologisch hergestellt werden (z. B. AT III, Erythropoietin, Faktor VIII – jedoch ohne von-Willebrand-Faktor!, Interferon und Tumornekrosefaktor). Eine umfassende Übersicht über Quantitäten und Zusammensetzung des Plasmas liefern Heimburger und Haupt [8].

Trotzdem besitzen das Frischplasma und seine Derivate auch in der heutigen Therapie von hämorrhagischen Diathesen eine herausragende Bedeutung.

Für den therapeutischen Einsatz wird Plasma in Blutspendediensten unter definierten Bedingungen gewonnen. Es muss bis spätestens 6 h nach Entnahme, aber 1 h nach der Trennung von den Erythrozyten, schockgefroren und anschließend unter −30 °C gelagert werden. Die Haltbarkeit beträgt so 1 Jahr. Nach den Vorgaben des Paul-Ehrlich-Institutes ist eine 4-monatige Quarantänelagerung obligat. Ist der 4 Monate nach der Entnahme folgende zweite Test des Plasmaspenders auf infektionsserologisch relevante Viren ebenfalls negativ, wird das Plasma zur Transfusion freigegeben. Die Transfusion muss unmittelbar nach Auftauen des FFP erfolgen, da ansonsten mit einem erheblichen Aktivitätsverlust der Gerinnungsfaktoren zu rechnen ist (Instabilität der Faktoren V und VIII).

1.11.1.2 Erythrozytäre Blutgruppen – immunhämatologische Grundlagen

Blutgruppen sind Merkmale, die an der Oberfläche der Erythrozyten lokalisiert sind und meistens mittels Agglutination nach einer Reaktion mit spezifischen Antiseren nachgewiesen werden können. Viele dieser erythrozytären Merkmale kommen auch an anderen Zellen sowie in gelöster Form im Plasma oder anderen Körperflüssigkeiten vor.

In diesem Abschnitt soll bewusst nur auf die klinisch relevantesten Blutgruppensysteme der Erythrozyten eingegangen werden, da eine umfassendere Darstellung der mittlerweile mehr als 277 Blutgruppenantigene dem Sinn dieses Buches nicht gerecht würde.

Des Weiteren sei noch kurz erwähnt, dass Thrombozyten ebenfalls spezifische Antigene tragen (HLA-Klasse-I- und HPA1-7-Systeme, AB0 in geringer Anzahl, keine Rhesusantigene), deren klinische Relevanz jedoch nur in ausgewählten Kasuistiken sichtbar wird (s. „Phase der Intensivbehandlung").

Die Membranen der Erythrozyten sind mit antigenwirksamen Molekülen äußerst dicht besetzt.

Nach derzeitigem Erkenntnisstand unterscheidet man Kohlenhydratgruppierungen, Proteine und Kombinationen aus beiden.

▌ Das AB0-Blutgruppensystem

Das AB0-Blutgruppensystem ist durch spezifische komplexe, zucker- und lipidhaltige Moleküle gekennzeichnet, die periphere Zuckerketten tragen. Je nach Art dieser Zucker werden die Antigene definiert. Ist der endständige Zucker an der sog. Grundsubstanz eine L-Fukose, so liegt die Blutgruppe 0 vor. Wird an diese Fukose mittels einer Transferase ein N-Azetylgalaktosamin gebunden, definiert man das Antigen als Blutgruppe A, wird eine D-Galaktose gebunden, entsteht die Blutgruppe B. Sind beide Zucker vorhanden, resultiert AB.

Als Produkt der Blutgruppengene sind folglich die entsprechenden spezifischen Transferasen definiert.

Das AB0-System weist physiologisch Isoagglutinine (IgM) gegen das fehlende Antigen auf. Diese Konstellation ist einzigartig und wird in keinem weiteren Blutgruppensystem angetroffen:

A   → Anti-B,
B   → Anti-A,
AB → keine Isoagglutinine,
0   → Anti-A und Anti-B.

Dieser Sachverhalt ist für die kompatible Konservenauswahl (Tabelle 1.11.2) vor allem bei Erythrozyten, aber auch bei Plasma wesentlich. So kann die Fehltransfusion von nur 50 ml A-Erythrozyten-Konzentrat in einen 0-Empfänger bereits lebensbedrohliche Konsequenzen haben. Über eine IgM-Beladung (Anti-A) wird hier Komplement auf der Zelloberfläche gebunden und bis C5-9 aktiviert. Es resultiert ein Membrandefekt mit akuter intravasaler Hämolyse und den typischen pathophysiologischen Folgen (DIC, Oligurie bis Anurie, Schock).

Tabelle 1.11.2. Hinweise zur kompatiblen Konservenauswahl im AB0-System

Blutgruppe	Kompatible Erythrozytenkonzentrate	Kompatible Frischplasmen
0	0	0, A, B, AB
A	A, 0	A, AB
B	B, 0	B, AB
AB	AB, A, B, 0	AB

▌ Das Rhesussystem

Das *Rhesussystem* ist eines der vielschichtigsten und kompliziertesten Blutgruppensysteme der Erythrozyten. Biochemisch stellen die Rh-Antigene Lipoproteine der Zellmembran dar. Die transfusionsmedizinisch und klinisch relevanten Antigene des Rh-Systems wurden von Fisher in der sog. CDE/cde-Nomenklatur dargestellt. Das D-Antigen besitzt eine sehr hohe Immunogenität (80% von dd-Empfängern bilden ein Anti-D).

Ohnehin liegt die klinische Bedeutung der Blutgruppenantigene, in ihrer Eigenschaft als Antigen zu wirken und damit beim Nichtantigenträger die Produktion eines sog. irregulären Antikörpers hervorzurufen. Jedoch ist die Immunogenität der meisten erythrozytären Antigene (außer D) eher gering (K: 5%, c: 2%, E: 1,7%, k: 1,5%, e: 0,6%, Fy^a: 0,2%, C: 0,1%, Jk^a: 0,07%, S: 0,04%, Jk^b und s: 0,03%) [5]. Sind die irregulären Antikörper jedoch gebildet, so können sie zu schwersten hämolytischen Transfusionsreaktionen (intravasal bzw. extravasal über Ig-/Komplementbeladung in Leber und Milz) führen. Als wichtigste, klinisch relevante irreguläre Antikörper gelten Antikörper des Rh-Systems (CC^wcDEe), Antikörper des Kell-Systems (K, k, Kp^a, Kp^b, Js^a, Js^b), Antikörper des Kidd-Systems (Jk^a, Jk^b) und Antikörper des Duffy-Systems (Fy^a, Fy^b). Weitere klinisch und transfusionsmedizinisch relevante Antikörper sind beschrieben.

1.11.2 Problemstellung

Pathologische Veränderungen haben eine besondere Relevanz bei der Betreuung von Intensivpatienten. Folgende klinische bzw. paraklinische Situationen sollten zum diagnostischen und therapeutischen Handeln zwingen:

▌ akuter Blutverlust (z.B. intra- bzw. postoperativ),
▌ chronischer Blutverlust (z.B. Drainageblutungen, Assistsysteme),
▌ klinische Zeichen einer Anämie,
  – bei vermindertem Blutvolumen: Blässe, RR-Senkung, gegebenenfalls Schock,
  – durch kardiopulmonale Kompensation: Herzklopfen, Tachykardie, Arrhythmien, Systolikum, unter Umständen Zeichen der Herzinsuffizienz durch verminderte O_2-Transport-Kapazität: Müdigkeit, Dyspnoe, Synkope,
▌ labormedizinische Hinweise auf eine Anämie (Hk, Hb, Erythrozytenzahl etc.),

▌ klinische Hinweise auf immunhämolytische Anämien (Ikterus, Hämoglobinurie, Anämiezeichen etc.),
▌ paraklinische Hinweise auf eine immunhämolytische Anämie (irreguläre Allo- und/oder Autoantikörper, positiver direkter Coombs-Test),
▌ Verdacht auf Transfusionsnebenwirkung (s. Abschnitt „Erfolgskontrolle"),
▌ hämorrhagische Diathesen (thrombozytärer und/oder plasmatischer Genese),
▌ fehlender Anstieg der Thrombozytenzahl nach Transfusion (Refraktärzustand).

Bei *hämorrhagischen Diathesen* gibt es einige Besonderheiten:

Sind die Gerinnungsfaktoren auf ein Drittel ihres Ausgangswertes von 100% abgesunken, können starke *plasmatisch bedingte Blutungen* eintreten. Dies kann im Rahmen von kardiochirurgischen Eingriffen vorkommen, wenn über 70% des Blutvolumens durch Massivblutungen verloren gegangen ist. Dies entspricht einem Blutverlust von 2,5–3,5 l in Abhängigkeit vom Körpergewicht (s. Bemerkungen zum akuten Blutverlust).

Des Weiteren kann durch o. g. Eingriffe bzw. bei septischen Prozessen postoperativ eine Verbrauchskoagulopathie auftreten. Dies ist eine intravasale Übergerinnbarkeit, die jedoch zu so hohen Verbräuchen von Gerinnungsfaktoren führen kann, dass eine Blutung auftritt.

Die häufigste medikamentös verursachte *thrombozytär bedingte hämorrhagische Diathese* ist die ASS-induzierte Thrombopathie, die jedoch auch durch andere Thrombozytenaggregationshemmer (Ticlopidin, Clopidogrel, Abciximab) sowie durch Rheologica (Pentoxyfyllin, Naftidrofuryl, Buflomedil) bewirkt werden kann.

Die häufigste genetisch bedingte hämorrhagische Diathese ist das von-Willebrand-Jürgens-Syndrom, bei dem durch Reduktion des Ristocetin-Cofaktors (vWF) oder eine morphologische Störung dieses Faktors die Thrombozytenaggregation und -adhäsion stark vermindert sein können.

1.11.3 Diagnostik

Die einzuleitende Diagnostik richtet sich nach der vermuteten pathogenetischen Grundlage des Krankheits- oder besser Symptomenbildes. Beispielhaft werden die diagnostischen Verfahrensweisen für 4 transfusionsmedizinisch relevante Symptomenkomplexe dargestellt:

▌ akuter Blutverlust,
▌ Anämie infolge immunhämolytischem Erythrozytenabbau,
▌ thrombozytär bedingte hämorrhagische Diathese und
▌ plasmatisch bedingte hämorrhagische Diathese.

1.11.3.1 Akuter Blutverlust (erste Maßnahme: Sicherstellung von Blutproben für die Diagnostik!)

Bei intensivmedizinisch betreuten Patienten müssen die nachfolgenden diagnostischen Anforderungen alle therapeutischen Entscheidungen begleiten.

Die Einschätzung des klinischen Allgemeinzustandes besitzt stets die erste Priorität.

Nach Blauhut und Lundsgaard-Hansen [2] wird ein akuter Blutverlust als ein Verlust von ≥20% des *Sollblutvolumens (SV)* innerhalb von ≤30 min definiert. Um diesen Parameter ermitteln zu können, stehen neben der genauen Messung erfassbarer Blutverluste (Drainageblut, Wundblut, Cell saver) verschiedene Methoden zur Verfügung. Allgemein und als grobe Schätzung verwertbar, lässt sich festhalten:

▌ SV (erwachsener Mann) = 70–77 ml/kg KG,
▌ SV (erwachsene Frau) = 60–67 ml/kg KG,
▌ SV (Kind bis 15 Jahren) = 80–85 ml/kg KG.

Der therapeutisch entscheidende Parameter ist jedoch das Istvolumen (IV), welches bei intensivmedizinisch betreuten Patienten zumeist niedriger ist als das Sollvolumen. Die Ermittlung gelingt durch Hkt-Bestimmungen vor und nach Gabe einer Testdosis eines kolloidalen Volumenersatzmittels ohne Expanderwirkung (z. B. 500ml 5%iges Albumin). Die Formel lautet [2]:

$$\text{Istvolumen}_{vor} = \frac{\text{Testdosis} \times \text{Hkt}_{nach}}{\text{Hkt}_{vor} - \text{Hkt}_{nach}}$$

Mit der Ermittlung von Soll- und Istblutvolumen kann eine erste Grundlage zur Einschätzung des Blutverlustes und damit der weiteren therapeutischen Schritte gelegt werden. Zu beachten ist hier, dass das *Bedarfsvolumen* bei ITS-Patienten zumeist weitaus höher (bis zu 50% des SV) liegt als das Sollvolumen. Dies liegt im erhöhten O_2-Bedarf dieser Patienten begründet, der zu einem hyperdynamen Kreislauf führt.

Hat der therapierende Arzt nunmehr einen Eindruck über den tatsächlich eingetretenen Blutverlust und kann er diesen durch die klinischen Daten (Blutdruck, Herzfrequenz, Körpertemperatur, Diurese, klinische Statuserhebung) sichern, so sollte er die zwischenzeitlich eingetroffenen *Laborparameter* bewerten.

Als Minimalanforderung erscheint für spätere transfusionsmedizinische Entscheidungen die Bestimmung folgender Parameter:

▌ AB0/Rh-Blutgruppe inklusive Antikörpersuchtest,
▌ kleines Blutbild (Hb, Hkt, Leukozyten, Thrombozyten, Erythrozyten),
▌ Gerinnungstests (s. auch Kap. 1.10): Blutungszeit, Prothrombinzeit (Quick), aktivierte partielle Thromboplastinzeit (aPTT), Fibrinogen, Antithrombin (AT),
▌ zusätzliche Gerinnungstests bei V.a. DIC: Thrombozyten (Verlauf), AT (Verlauf), Fibrinmonomere, D-Dimere,
▌ weiteres Notfalllabor (klinische Chemie, Blutgasanalytik) s. Kap. 2.2.

Besteht die Möglichkeit das bisherige diagnostische Vorgehen noch durch ein *invasives Monitoring* zu unterstützen, wäre ein „golden standard" erreicht. Die Messung des zentralvenösen Drucks (ZVD) sollte obligat sein. Über einen eingeschwemmten Pulmonalarterienkatheter können Hämodynamik und Sauerstoffparameter ermittelt werden. (Näheres erläutert Kap. 2.3).

1.11.3.2 Anämie infolge immunhämolytisch bedingtem Erythrozytenabbau

Ein auf Intensivstationen zumeist seltener und auch differenzialdiagnostisch kaum erkennbarer Befund ist das Auftreten einer immunhämolytischen Anämie. Dieses Krankheitsbild kann unterschiedliche Ursachen und Verläufe aufweisen:

▌ akute (intravasale) Hämolyse: AB0-inkompatible Transfusion, intravasal hämolysierende, komplementbindende irreguläre Alloantikörper, paroxysmale Kältehämoglobinurie,
▌ verzögerte (extravasale) Hämolyse: die meisten irregulären Allo-Ak, die meisten Autoimmunhämolysen (durch Wärme- und/oder Kälteautoantikörper),
▌ medikamenteninduzierte Immunhämolysen,
▌ symptomatische (durch Grunderkrankung bedingte) sekundäre Autoimmunhämolysen: bei Tumoren (maligne Lymphome, myeloprolifera-

tive Erkrankungen), Infektionen (Mykoplasmen, infektiöse Mononukleose, Zytomegalievirus), Autoimmunerkrankungen (SLE, RA, Colitis ulcerosa), bei Immundefekten.

Steht der ITS-Arzt vor der Situation, Zeichen einer mehr oder minder starken und *nicht* durch Blutverlust zu erklärenden Anämie zu erkennen (blander Ikterus, Bilirubinerhöhung, Haptoglobinabfall, Hämoglobinurie, ausbleibender Transfusionserfolg, klinische Anämiezeichen), so muss an die Möglichkeit einer Immunhämolyse gedacht werden. In diesen Fällen sollte stets der Transfusionsmediziner zu Rate gezogen werden. Als *minimales immunhämatologisches Diagnostikprogramm* wird empfohlen:

▌ Überprüfung der AB0/Rh-Blutgruppe des Patienten und gegebenenfalls der Konserve,
▌ Wiederholung der serologischen Verträglichkeitsprobe (bei Z. n. Transfusion),
▌ Antikörpersuchtest und -differenzierung,
▌ direkter Antihumanglobulintest (Coombs-Test) mit monospezifischen Antiseren.

Die weitere diagnostische Verfahrensweise (Elution, Autoabsorption etc.) bis zur Befundstellung leitet sich aus den Ergebnissen der o. g. Tests ab und wird durch das immunhämatologische Labor festgelegt.

1.11.3.3 Thrombozytär bedingte hämorrhagische Diathese

Grundsätzlich muss vor der Behandlung mit Thrombozyten die Ursache der hämorrhagischen Diathese abgeklärt werden. Dies gelingt einerseits durch eine eingehende klinische Untersuchung und andererseits durch eine standardisierte Anamnese.

Aus *klinischer Sicht* kann die Diagnose einer thrombozytär bedingten Gerinnungsstörung mit folgenden Befunden korrelieren:

▌ spontan auftretende multiple *Petechien* an der Haut (vor allem Unterschenkelregion und Bauchdecken betrachten),
▌ Schleimhautblutungen,
▌ Sepsis, Fieber, Splenomegalie (erhöhter peripherer Plättchenverbrauch!),
▌ Niereninsuffizienz, Lebererkrankungen, extrakorporale Zirkulation (führen zu erworbenen Thrombozytopathien),
▌ angeborene Thrombozytopathien (Bernard-Soulier-Syndrom, Thrombasthenie Glanzmann),

▌ Z. n. Massivtransfusion bzw. hohem Blutverlust (Verdünnungs- bzw. Verlusteffekt).

Es wird sichtbar, dass der Anamnese, gepaart mit differenzialdiagnostischen Überlegungen, eine wichtige Rolle zukommt. Um die Indikation einer Thrombozytentransfusion nun auch paraklinisch zu sichern, sollte als *diagnostisches Minimalprogramm* durchgeführt werden:

▌ Thrombozytenzahl (wenn möglich in EDTA und Zitratblut),
▌ In-vitro-Blutungszeit,
▌ In-vivo-Blutungszeit.

Der einfachste diagnostische Test ist die Bestimmung der In-vivo-Blutungszeit mittels Surgicutt-Test am Unterarm. Über eine Blutdruckmanschette wird ein Standarddruck von 40 mmHg vorgegeben, wobei parallel ein Rumpel-Leede-Test durchgeführt werden kann. Die Haut wird standardisiert angeritzt und die Blutungszeit unter Verwendung von Fließpapier bestimmt. Die Normalwerte des Surgicutt-Testes liegen unterhalb von 8 min.

Um die Thrombozytenfunktion bzw. die primäre Hämostasefunktion zu erfassen, eignet sich als einfache und schnelle Methode neben der In-vivo-Blutungszeit auch die In-vitro-Blutungszeit (z. B. PFA-100). Das Gerät simuliert in seinem Messsystem die Strömungsverhältnisse eines verletzten Gefäßes. Dabei wird das Blut aus einem Reservoir mittels einer Vakuumpumpe durch das Messsystem gefördert. Die eigentliche Messeinheit besteht aus einer Kapillare, an deren Ende sich eine beschichtete Membran mit einer definierten Öffnung befindet. Die Beschichtung der Membranöffnung besteht aus Kollagen und Epinephrin bzw. aus Kollagen und ADP. Epinephrin und ADP sind Agonisten der Thrombozytenaggregation. Durch den Blutfluss kommt es an der Öffnung zu Druck- und Scherkräften, welche im Zusammenspiel mit den Agonisten und dem Kollagen zur Adhäsion und Aggregation der Thrombozyten führen. Dieses führt dann in einer bestimmten Zeit, abhängig unter anderem von der Thrombozytenfunktion, zum Verschluss der Membranöffnung. Die Zeit zwischen Beginn des Blutflusses und dem Verschluss der Membranöffnung wird gemessen und als sog. Verschlusszeit ausgegeben.

Es hat sich gezeigt, dass hinsichtlich der Sensitivität und Reproduzierbarkeit der PFA-100 der In-vivo-Blutungszeit deutlich überlegen ist. Ursächlich hierfür ist vor allem die schlechte

Standardisierbarkeit der In-vivo-Blutungszeit. Die In-vitro-Blutungszeit eignet sich neben der Basisdiagnostik hämorrhagischer Diathesen auch für die Überprüfung der Effektivität einer Antiaggregantientherapie (z. B. ASS, ADP- oder GP-IIb-/IIIa-Antagonisten) und zur Diagnostik und zum Monitoring einer Therapie des von-Willebrand-Syndroms.

Ergänzt werden sollte das Programm wenn möglich um:

▌ Untersuchungen der Plättchenfunktion (Adhäsion, Retraktion, Aggregation, Sekretion),
▌ Plättchenmorphologie,
▌ wenn indiziert: Knochenmarkpunktion.

1.11.3.4 Refraktärzustand nach Thrombozytentransfusion

Ein besonderes Problem der Thrombozytentransfusion stellt der Refraktärzustand dar. Darunter versteht Mueller-Eckhardt das „wiederholte Ausbleiben eines adäquaten Therapieerfolges einer Thrombozytentransfusion trotz Übertragung einer ausreichenden Menge frischer, funktionsfähiger Plättchen" [11]. Danach kann nach 3-maliger Plättchentransfusion mit einem korrigierten Inkrement (s. Datenblatt) von jeweils $< 7,5 \times 10^9/l$ ein Refraktärzustand angenommen werden.

Die nichtimmunologischen und immunologischen Ursachen sind vielfältig und sollen bezüglich der notwendigen diagnostischen Maßnahmen dargestellt werden.

Folgende *klinische Befunde* können eine Refraktärität begleiten oder auslösen:

▌ Splenomegalie,
▌ Verbrauchskoagulopathie,
▌ septische, fieberhafte Prozesse.

In vielen Fällen haben immunologische Prozesse im Sinne der Bildung von Allo- und/oder Autoantikörpern gegen Thrombozytenantigene kausale Bedeutung für die Refraktärität.

Dementsprechend sollte im transfusionsmedizinischen *Labor* die Untersuchung auf folgende Antikörper angefordert werden:

▌ Test auf HLA-Antikörper gegen Klasse-I-Antigene A und B (Plättchen besitzen keine Klasse-II-Antigene),
▌ Test auf thrombozytäre Allo- und Autoantikörper (MAIPA-Test),
▌ evtl. „cross matching" mit mehreren Thrombozytenspendern zur Suche kompatibler Thrombozytenkonzentrate.

Der Verdacht auf heparininduzierte Thrombozytopenie (HIT II, Destruktion der Plättchen durch zirkulierende Immunkomplexe, siehe Phase der Intensivbehandlung) erfordert zur weiteren Diagnostik und Therapie stets die Rücksprache mit dem Transfusionsmediziner bzw. Hämostaseologen.

1.11.3.5 Plasmatisch bedingte hämorrhagische Diathese

Folgende *klinische Befunde* bzw. Konstellationen sprechen, unter Beachtung des o. a. Abschnittes, eher für eine plasmatisch bedingte Gerinnungsstörung:

▌ erhöhte Wund- und Drainageblutungen (DD: Thrombozytenstörung),
▌ großflächige Hämatome,
▌ Sugillationen,
▌ Gelenkblutungen usw.

Um die Indikation einer Plasmatransfusion bzw. der unter Umständen indizierten Komponententherapie mit Plasmaderivaten paraklinisch zu sichern, sollte als *diagnostisches Minimalprogramm* ebenfalls eine In-vitro- bzw. In-vivo-Blutungszeit durchgeführt werden.

An Laboruntersuchungen sollten Quick (INR), PTT, Fibrinogen und D-Dimere bestimmt werden. Falls eine Heparinisierung vorgenommen wird, sollte die Kontrolle des therapeutischen Effekts mit dem HEP-Test, z. B. Fa. Haemachem [15], vorgenommen werden.

1.11.4 Klinische Erfordernisse und Voraussetzungen einer Transfusion

Um die intensivmedizinische Behandlung von Patienten mit kardiologischen bzw. kardiochirurgischen Erkrankungen aus transfusionsmedizinischer Sicht zu garantieren, sind folgende Minimalanforderungen an das Krankenhaus bzw. Klinikum zu stellen:

▌ Blutkonservendepot (Erythrozytenkonzentrate, Frischplasma) mit der Möglichkeit der kompatiblen Konservenbereitstellung in den relevantesten Blutgruppensystemen,
▌ Depothaltung von Thrombozytenkonzentraten vor Ort,
▌ Möglichkeit der Blutkonservenpräparation (Leukozytendepletion, Bestrahlung, Waschen),

- immunhämatologisches Labor mit allen Möglichkeiten der erythrozytären und thrombozytären Diagnostik,
- transfusionsmedizinischer und hämostaseologischer 24-h-Bereitschaftsdienst,
- Gerinnungslabor, evtl. Bedsidetests für die wichtigsten Gerinnungsparameter,
- Bestecke zur Bestimmung der Blutungszeit (Lanzetten, Stoppuhr, Fließpapier, Blutdruckmanschette); Gerät zur Bestimmung der In-vitro-Blutungszeit,
- Notfalllabor (Hämatologie, klinische Chemie, Blutgase).

1.11.5 Phase der Intensivbehandlung (Therapie)

Entsprechend der bereits im Abschnitt „Diagnostik" gewählten Verfahrensweise sollen grundlegende transfusionsmedizinische Therapiekonzepte für relevante klinische Situationen dargestellt werden.

1.11.5.1 Laboranforderung sowie Vorbereitung, Durchführung und Dokumentation der Transfusion

Einige wesentliche Grundlagen zu Vorbereitung, Durchführung und Dokumentation der Transfusion sowie den prätransfusionellen Laboranforderungen (sämtlichst ärztliche Handlungen!) sollten aus Sorgfaltsgründen stets beachtet werden:

> **Prätransfusionelle Laboranforderungen**
> Prinzipiell ist es wünschenswert, dass vor Anforderung von Blutkomponenten die Blutgruppe des Patienten bereits bestimmt ist. Wenn es nicht durch Akutsituationen unvermeidlich ist, sollten die Blutentnahmen zur Bestimmung der Blutgruppe und für die serologische Verträglichkeitsprobe (Kreuzprobe) zu *2 unterschiedlichen Zeitpunkten* erfolgen. Diese Vorgehensweise minimiert das Risiko der Patientenverwechslung.
> Sowohl das Blutröhrchen als auch die Begleitpapiere müssen eindeutig beschriftet bzw. ausgefüllt sein, d. h. Röhrchen mit Name, Vorname, Geburtsdatum, Einsender (Station, Ambulanz etc.). Die Begleitpapiere

müssen vollständig ausgefüllt und von der abnehmenden Person unterschrieben sein. In einigen Einrichtungen wird zusätzlich auf den Blutröhrchen unterschrieben, was die Sicherheit weiter erhöht. Der anfordernde Arzt ist für die Identität der Blutprobe verantwortlich. Bestehen hinsichtlich der Eindeutigkeit von Röhrchen und Begleitpapieren seitens des immunhämatologischen Labors Zweifel, so ist eine neue Blutentnahme indiziert und anzufordern [12].

Zur prätransfusionellen Labordiagnostik gehören:

- AB0/Rh-Blutgruppenbestimmung (im Regelfall als Kontrolle)
- Kreuzprobe (Konservenerythrozyten mit Empfänger (Patientenserum oder -plasma) im indirekten Antihumanglobulintest),
- Antikörpersuchtest gegen 3 Testerythrozyten.

▊ Vorbereitung

- Sicherung der Identität des Empfängers,
- Durchführung des AB0-Bedsidetests mit frisch entnommener Patientenblutprobe,
- Überprüfung der Konserven auf korrekte Beschriftung (Produktname, Blutgruppe, Verfallsdatum – die Verantwortung dafür trägt der Hersteller; eine Überprüfung ist trotzdem ratsam), Unversehrtheit, auffällige Verfärbungen und Gerinnselbildung,
- Überprüfung der immunhämatologischen Befunde (Kreuzprobe),
- Sicherung der Zuordnung der Konserven zum „richtigen" Patienten,
- falls möglich, Aufklärung des Patienten über Art und Weise der Transfusion und etwaige Risiken,
- Messung von Blutdruck, Herzfrequenz und Temperatur.

▊ Durchführung

- Baldmögliche Transfusion der Konserven nach Erhalt; eine Zwischenlagerung auf Station sollte die absolute Ausnahme darstellen und dann ordnungsgemäß erfolgen (Erythrozytenkonzentrate bei 2–6 °C, FFP bei <–30 °C, Thrombozyten bei 20–24 °C unter ständiger Bewegung).

▐ Transfusion i.v. über möglichst großlumige Zugänge, aseptische Punktion.

▐ Gemeinsam mit dem Transfusionsblut darf *ausschließlich* physiologische Kochsalzlösung gegeben werden. Alle anderen Medikamente bzw. Infusionslösungen sind strikt verboten (z.B. Ringer-Lösung neutralisiert das Zitrat der Konserve und kann somit zu Mikrothromben führen; Glukose führt mittelbar über Wassereinstrom in die rote Zelle zu deren Hämolyse).

▐ Zentralvenöse Katheter sollten vor Transfusion mit physiologischer Kochsalzlösung gespült werden.

▐ Erythrozyten, Plasma und Thrombozyten sollten stets unter Benutzung eines Transfusionsbestecks mit integriertem Standardfilter (170–260 µm) appliziert werden.

▐ Albumin kann via übliche Infusionsbestecke transfundiert werden.

▐ Die Benutzung von Mikroaggregatfiltern (10–40 µm) wird, unter Beachtung der heute verwendeten Erythrozytenkonzentrate, resuspendiert in additiver Lösung (SAG-M, PAGGS-M), allgemein nicht empfohlen. Ihr Einsatz ist umstritten und bietet allenfalls zur Verhinderung von Lungenfunktionsstörungen und Mikrozirkulationsstörungen nach Massivtransfusion oder bei Einsatz von Erythrozytenkonzentraten mit hohem Buffy-coat-Anteil Vorteile. Nachteilig wirkt sich die reduzierte Transfusionsgeschwindigkeit aus.

▐ Die Leukozytendepletion (Filtration) wird aus Gründen der Effizienz und Qualitätssicherung immer in der transfusionsmedizinischen Einrichtung (als In-line-Filtration) durchgeführt.

▐ Nach Beginn der Transfusion muss der Patient ca. 10–15 min beobachtet werden (anaphylaktische Reaktionen bzw. hämolytische Transfusionsreaktionen, s. Abschnitt Erfolgskontrolle).

▐ Die Transfusionsgeschwindigkeit richtet sich nach den klinischen Erfordernissen. Bei elektiven Transfusionen und kreislaufstabilen Verhältnissen können 500 ml (2 EK) in 1 h transfundiert werden. 1000 ml benötigen ca. 3–4 h. Bei Patienten mit Herz- und/oder Niereninsuffizienz kann eine Reduktion der Transfusionsgeschwindigkeit auf 1–2 ml/min notwendig sein. In Notfällen entscheidet die klinische Situation (gegebenenfalls Drucktransfusion).

▐ Während und nach Beendigung der Transfusion muss der Kreislauf überwacht werden.

▐ Dokumentation

▐ Aufklärung und Zustimmung des Patienten (außer im Notfall),

▐ Transfusionsbegleitschein (mit Befunden der Immunhämatologie, Kreuzprobe),

▐ Ergebnis des AB0-Bedsidetests (besser Bedsidekarte abheften),

▐ Datum, Zeitpunkt und Verlauf der Transfusion in der Krankenakte,

▐ Konservennummern, Konservenanzahl, Art des Blutprodukts,

▐ bei industriell hergestellten Blutprodukten (Albumin, PPSB etc.) Chargennummer,

▐ Dokumentation des Verlaufs der Transfusion auf den mitgelieferten Konservenbegleitscheinen.

1.11.5.2 Allgemeingültige Hinweise zur transfusionsmedizinischen Vorgehensweise bei akutem Blutverlust

Unabhängig von den Laborwerten müssen bei akutem Blutverlust folgende Faktoren Berücksichtigung finden:

▐ klinische Situation des Patienten,

▐ Alter und Geschlecht,

▐ Anämieanamnese (Dauer, Schwere, evtl. Ätiologie).

Bei akutem Blutverlust, z.B. während Operationen, hat die Aufrechterhaltung des Sollblutvolumens (Kap. 1.11.3.1) erste Priorität.

Die kardiopulmonale Mehrbelastung in Ruhe beginnt bei normalem Sauerstoffbedarf unterhalb eines Hämatokrit (Hkt) von 30% und einem Hämoglobin (Hb) von 10 g/dl. Die Kompensationsmechanismen sind unter günstigsten Bedingungen und wiederum normalem Sauerstoffbedarf bei einem Hkt 25% und einem Hb 8 g/dl voll beansprucht. Unterhalb dieser Werte gilt es nach Carson als gesichert, dass die Anämie die postoperative Mortalität negativ beeinflusst [3].

Insbesondere bei kardial vorgeschädigten Patienten ist eine weitere Abnahme der Anämietoleranz zu erwarten. Da die Anämie eine Leistungssteigerung des Herzens hervorruft, steigt das Risiko stummer Myokardischämien signifikant an. So konnte beschrieben werden, dass bei Patienten mit koronarchirurgischen Eingriffen bei Hkt-Werten von 28–29% o.g. stumme Myokardischämien bzw. manifeste kardiale Zwischenfälle eintreten [4].

> Bei kardial vorgeschädigten und elektiv ope-
> rierten Patienten sollte eine Hkt-Schwelle
> von 30% und eine Hb-Schwelle von 10 g/dl
> nicht unterschritten werden.

Bei älteren und vor allem intensivmedizinisch
betreuten Patienten kommen weitere verschlech-
ternde Aspekte hinzu. Als Beispiele seien reduzierte Herzleistung, erhöhter Sauerstoffbedarf,
erniedrigter arterieller und gemischtvenöser
pO_2, erhöhter arterieller und gemischtvenöser
pH genannt.

Jüngere Patienten mit normaler Herz-Kreislauf-Funktion tolerieren einen isovolämischen
Abfall des Hb bis auf 6–7 g/dl (Hkt: 20%) problemlos. Hier gilt ein Abfall des Hb auf 4,5–5 g/dl

(Hkt: 15%) als kritisch und erfordert umgehende Zufuhr von Erythrozyten [10].

Als kritische *Schwelle für die Thrombozytensubstitution* wird bei akutem Blutverlust bzw. intensivmedizinischer Betreuung und Blutungsneigung allgemein ein Wert von 50 Gpt/l akzeptiert, wenn die Thrombozyten voll funktionstüchtig sind.

Bei Operationen, Lumbal- oder Epidural-
punktionen, Organbiopsien oder ähnlichen
möglicherweise während der Intensivphase notwendig werdenden Maßnahmen sollte die
Thrombozytenzahl über 50 Gpt/l gehalten werden. Ausgedehnte bzw. risikobehaftete Operationen (Auge, Gehirn etc.) fordern Werte über 80
Gpt/l [10].

Obwohl nach kardiochirurgischen Eingriffen
(vor allem mit Herz-Lungen-Maschine) die
Thrombozytenzahl nicht selten abnimmt, ist in
diesen Situationen keine Thrombozytengabe
nötig. Dies sollte nur dann geschehen, wenn eine akute Blutungsneigung vorliegt. Prinzipiell
sind Plättchenaggregationshemmer (vor allem
Azetylsalizylsäure) in diesen Situationen kontraindiziert.

Einen Überblick *kritischer plasmatischer
Schwellen* (plasmatisch bedingte hämorrhagische Diathese, s. u.), die zur Intervention
führen, gibt Tabelle 1.11.3.

Im Rahmen der Therapie des akuten Blutverlustes sollte mit 15 ml Frischplasma (FFP)/kg
KG begonnen werden. Bei Massivtransfusionen
wird die Gabe eines FFP pro 3-2-1 Erythrozytenkonzentrate je nach klinischer Situation
empfohlen. Prinzipiell sollte die Gabe von FFP
ab 65% Verlust des Sollblutvolumens beginnen.

Tabelle 1.11.3. Parameter kritischer plasmatischer Schwellen

▮ Kolloidosmotischer Druck:
  ca. 18 mmHg (Einsatz von 20% Albumin indiziert)
▮ Gesamteiweiß:
  40–50 g/l
▮ Fibrinogen:
  (0,5) 1,0 g/l
▮ AT:
  50–70%
▮ Plasmatische Gerinnungsfaktoren allg.:
  35% Aktivität
▮ Faktor V:
  5–15% bei Spontanblutungen,
  20% bei Operationen (FFP-Gabe!)
▮ Faktor XI:
  20–25% (FFP-Gabe!)

Tabelle 1.11.4. Linzer Konzept zur abgestuften elektiven Komponententherapie

▮ **Stufe I – Verlust SBV <20%**
 – ½ kolloidale Lösungen (HAES 200/0,5 6%, bei Gesamteiweiß <40 g/l 5% Albumin)
 – ½ kristalline Lösungen (je 1/3 Ringer-Lösung, Glukose 5% und Laevulose 5%, beide mit Elektrolytzusatz halbisoton;
  es muss das Dreifache des Volumenverlustes infundiert werden) bis zum 100%igen Volumenausgleich des SBV

▮ **Stufe II – Verlust SBV 20–67%**
 – Erythrozytenkonzentrate (EK) und frischgefrorenes Plasma (FFP) (Verhältnis und Menge je nach klinischer Situation
  und Laborparameter, im Regelfall 2:1, bei Massivtransfusion EK-FFP wie 3:1, 2:1, 1:1) zusätzlich kristalline Lösung
  wie I bis zum 100%igen Volumenausgleich des SBV

▮ **Stufe III – Verlust SBV >67%**
 – EK und FFP wie Stufe II
 – kristalline Lösung wie Stufe I
 – Thrombozytenkonzentrate (nach Plättchenzahl, s. o.)
 – bis zum 100%igen Volumenausgleich des SBV

Die Gabe von FFP ist nicht angezeigt als:

▌ Volumenersatz,
▌ Albumin- oder Eiweißersatz zur Korrektur des kolloidosmotischen Drucks,
▌ parenterale Ernährung,
▌ Immunglobulinsubstitut.

Sollte es trotz intensivster Maßnahmen (möglichst kurze Schockdauer) trotzdem zur Ausbildung einer disseminierten intravasalen Gerinnung (DIG) kommen, so sollte vor allem ATIII eingesetzt werden. Ziel ist der Erhalt einer Aktivität von 70–80%, nachdem mit einer Startsubstitution 100% erreicht werden sollten. Eine gleichzeitige niedrigdosierte Heparingabe ist anzuraten.

Neben den eben genannten Einzelparametern erscheint den Autoren die Darstellung des sog. „Linzer Konzepts zur abgestuften elektiven Komponententherapie" nach Blauhut und Lundsgaard-Hansen [2] sinnvoll. Dieses Schema leitet die Therapie nach dem prozentualen Verlust des Sollblutvolumens (SBV, Berechnung s. „Diagnostik") ab und wird verkürzt dargestellt (Tabelle 1.11.4).

1.11.5.3 Anämie durch immunhämolytisch bedingten Erythrozytenabbau

Ist die Ursache der hämolytischen Anämie geklärt, so sind folgende therapeutischen Ansätze denkbar:

▌ Bei Nachweis irregulärer *erythrozytärer Allo-antikörper* (Sensibilisierung nach Transfusion oder Schwangerschaft, selten „natürliche Antikörper) sind entsprechend kompatible Konserven (d.h. Zellen ohne das entsprechende Antigen) bereitzustellen. Dies ist Aufgabe der Transfusionsmedizin. Unter Umständen kann es, z.B. bei Antikörpern gegen hochfrequente Antigene (unter anderem Anti-cellano, Anti-Kpb) zu erheblichen Beschaffungsproblemen kommen. Hier müssen teilweise internationale Kryobanken genutzt werden. Im Allgemeinen stellt die Bereitstellung kompatiblen Blutes jedoch kein Problem dar. Wird der Antikörper berücksichtigt, besteht für den Patienten kein Risiko.

▌ Patienten mit *autoimmunhämolytischen Anämien vom Wärmetyp* stellen bereits in der immunhämatologischen Diagnostik ein gewisses Problem dar, da ein durch die Auto-Ak verdeckter Allo-Ak ausgeschlossen werden

muss. Dies kann unter Umständen sehr viel Zeit in Anspruch nehmen und die Transfusion verzögern. Grundsätzlich darf diesen Patienten trotz auffälliger Kreuzprobe eine notwendige Transfusion nicht vorenthalten werden. Hämolytische Krisen, tiefe Hb-Werte müssen durch Gabe von Sauerstoffträgern kompensiert werden.

▌ Patienten mit *Kälteautoantikörpern* stellen im Regelfall kein transfusionsmedizinisches Problem dar. Es kann bei erweiterter Temperaturamplitude des Autoantikörpers notwendig sein, die Konserven auf 37 °C (nicht höher!) zu erwärmen. Die entsprechende Empfehlung gibt der zuständige Transfusionsmediziner.

▌ Bezüglich weiterer immunhämolytischer Anämien (medikamenteninduzierte immunhämolytische Anämie, paroxysmale Kältehämoglobinurie, PNH) wird auf die einschlägige Literatur verwiesen [13].

1.11.5.4 Thrombozytär bedingte hämorrhagische Diathese

Bezüglich des therapeutischen Vorgehens bei thrombozytär bedingter hämorrhagischer Diathese wurden bereits unter dem Abschnitt „Akuter Blutverlust" grundlegende Strategien aufgezeigt.

Hier soll nunmehr eine kurze Zusammenfassung erscheinen sowie die Darstellung von besonderen Kasuistiken vorgenommen werden, die zufällig auf der kardiologischen/kardiochirurgischen Intensivstation auftreten können.

Vor Beginn jeder Therapie sollte versucht werden, die Ursache der thrombozytären Diathese aufzuzeigen. Man unterscheidet zwischen Blutplättchenbildungsstörungen und Blutplättchenumsatzsteigerungen (gesteigerte Thrombinaktivität bei DIG, Infektionen, Malignomen; Immunthrombozytopenien; vermehrter Plättchenumsatz bei thrombotisch-thrombozytopenischer Purpura oder hämolytisch-urämischem Syndrom), wobei Letztere nur in Ausnahme- bzw. Notfallsituationen zur Thrombozytentransfusion führen sollten.

In den Leitlinien der Bundesärztekammer zur „Therapie mit Blutkomponenten und Plasmaderivaten" [10] werden Empfehlungen zu Schwellen der Thrombozytentransfusion ausgesprochen, die von den Autoren unterstützt und in Auszügen in Tabelle 1.11.5 aufgeführt werden.

Tabelle 1.11.5. Schwellenwerte zur Thrombozytensubstitution

▌ **Internistische Krankheitsbilder**

– Primäre/sekundäre Knochenmarkinsuffizienz ohne hämostaseologische Risikofaktoren:	< 10 Gpt/l
– Primäre/sekundäre Knochenmarkinsuffizienz mit hämostaseologischen Risikofaktoren (Fieber, Infektion, plasmat. Gerinnungsstörungen):	< 20 Gpt/l
– Patienten mit aplastischer Anämie/Myelodysplasie:	im Notfall, sonst kontraindiziert

▌ **Chirurgische Krankheitsbilder**

– Akuter Blutverlust/Massivtransfusion:	< 50 Gpt/l
– Operationen, Lumbalpunktionen, Organbiopsien:	< 50 Gpt/l
– Ausgedehnte, risikoreiche Operationen:	< 80 Gpt/l
– Erworbene Plättchenfunktionsstörungen (z. B. ASS):	primär Ursache beseitigen, DDAVP (Minirin), TK nur dann, wenn andere Maßnahmen versagt haben

▌ **Seltene Krankheitsbilder**

– Angeborene Thrombozytopathien/-penien (Thrombasthesie Glanzmann, Bernard-Soulier-Syn.):	im Notfall, sonst kontraindiziert
– Autoimmunthrombozytopenien	im Notfall, sonst kontraindiziert (wenn, dann 4 Apherese-TK/Tag)

Tabelle 1.11.6. Hirudintherapieschema bei HIT II

▌ **Therapieschema Hirudin (Refludan):**
– initial 0,4 mg/kg KG im Bolus i.v., dann
– 0,15 mg/kg KG als Dauerinfusion über 2–10 Tage
– bei paralleler Lyse (Bolus: 0,2 mg/kg KG, Dauerinfusion: 0,1 mg/kg KG)
  therapeutischer Bereich: 1,5–3 fache PTT-Verlängerung

Tabelle 1.11.7. Organan-Therapieschema bei HIT II

▌ **Therapieschema Organan (70 kg Patient, bei Gewichtsabweichungen Dosis anpassen):**
– initial 2500 E im Bolus i.v., dann
– 400 E/h als Dauerinfusion über 4 h, dann
  300 E/h über 4 h, dann
  150 E/h über 4 h
– bei Beendigung der Bettlägerigkeit: 2×750 E s.c./Tag
  therapeutischer Bereich: 0,5–0,8 Anti-Faktor X_a-Einheiten/ml

Abschließend sind noch einige Bemerkungen zur *heparininduzierten Thrombozytopenie (HIT II)* notwendig. Diese stellt, neben der posttransfusionellen Purpura und dem IgA-Mangel, eine weitere relative Kontraindikation zur Thrombozytensubstitution dar.

Das klinische Bild wird durch das simultane Auftreten einer gegebenenfalls klinisch sicht-

baren Thrombozytopenie *und* thrombotisch-embolischen Komplikationen geprägt. Nach Greinacher ist es heute gesichert, dass das Heparin als ätiologisches Agens zu einer immunkomplexbedingten Plättchenaktivierung mit den oben angegebenen Folgen führt. Therapeutisch ist das Heparin abzusetzen und durch Hirudin (Refludan) zu ersetzen (Tabelle 1.11.7). Alternativ kann Organan, kreuzreagiert in maximal 10% der Fälle im Hipa-Test, eingesetzt werden (Tabelle 1.11.6).

Nach einer entsprechenden Aufklärung kann im Off-Label-Einsatz auch Fondaparin (Arixtra) verwendet werden (Prophylaxe 2,5 mg/Tag, Therapie 7,5 mg/Tag).

Die klinische Diagnose einer HIT II kann durch spezifische Tests (z. B. HIPA-Test, ID-HP4-Schnelltest, Fa. DiaMed) untermauert werden.

Bei den *medikamentös induzierten Thrombozytopathien (MITP)* und dem *von-Willebrand-Jürgens-Syndrom (vWJS)* mit schweren Blutungen ist zunächst die Gabe von DDAVP (0,3 μg/kg KG, Minirin) angezeigt. Führt sie nicht zum Erfolg, muss bei MITP Tranexamsäure (Cyklokapron) und beim vWJS ein Faktor-VIII-Konzentrat mit hohen Anteilen des von-Willebrand-Faktors infundiert werden. Bei ausgeprägter Atherosklerose ist parallel eine Thromboseprophylaxe mit niedermolekularem Heparin indiziert.

1.11.5.5 Refraktärzustand nach Thrombozytentransfusion

Primär ist die Ursache des Refraktärzustandes zu klären (Definition und diagnostisches Vorgehen s. Abschnitt „Diagnostik"). Liegt ein immunologisches Geschehen zugrunde (Antikörper im HLA-Klasse-I-System oder blutplättchenspezifische Antikörper der HPA-1–7-Systeme), so sind seitens des transfusionsmedizinischen Dienstes kompatible Thrombozytapheresekonzentrate bereitzustellen, die die korrespondierenden Antigene nicht aufweisen (die AB0-Kompatibilität der Thrombozytenkonzentrate kann in diesen Fällen vernachlässigt werden). Dies kann gegebenenfalls längere Zeit in Anspruch nehmen. Ein Thrombozyten-crossmatch kann unter Umständen hilfreich sein. Aus diesem Grunde kann bis zur Bereitstellung ein Versuch der Blutstillung mit DDAVP (Minirin, Octostim) vorgenommen werden.

Können keine kompatiblen Spender gefunden werden und führt der Einsatz von DDAVP nicht zu den gewünschten Ergebnissen, so kann der Versuch einer hochdosierten i.v. Immunglobulingabe kurz vor Thrombozytentransfusion unternommen werden. Man erhofft sich dadurch die Blockade der Immunglobulinrezeptoren des RES, die ansonsten den sofortigen Abbau der Ig-beladenen Thrombozyten vermitteln würden. Allerdings sind die bisherigen Resultate eher different [11]. Auch sollte der Einsatz von Thrombopoietin geprüft werden.

In mehreren Studien konnte signifikant gesichert werden, dass die Leukozytendepletion (Filtration) von Thrombozytenkonzentraten die HLA-Immunisierung deutlich verringert. Dementsprechend sollten bei Patienten, bei denen eine längerfristige Thrombozytensubstitution wahrscheinlich ist, ausschließlich *leukozytendepletierte Thrombozytapheresekonzentrate* eingesetzt werden. Dadurch kann die Rate der HLA-Immunisierung bei diesen Patienten auf etwa 10–20% reduziert werden [10].

Liegen, was weitaus häufiger der Fall ist, nicht-immunologische Ursachen (Sepsis, Infektion, Blutungen etc.) zugrunde, so sollten diese beseitigt werden. Ist dies nicht möglich, kann entsprechend der oben genannten kritischen Schwellen die Thrombozytentransfusion erfolgen.

1.11.5.6 Plasmatisch bedingte hämorrhagisch bedingte Diathese

Das Behandlungsziel ist die Stillung der Blutung. Dies kann klinisch schnell erfasst werden. Die Blutstillung geht einher mit einer Normalisierung von Blutungszeit und Gerinnungsstatus. Die Maßnahmen richten sich nach den Defekten (kritische Schwellen s. auch Abschnitt „Akuter Blutverlust"):

Bei einer *Verdünnungs- oder Verbrauchskoagulopathie* ist der Einsatz von Frischplasma das Mittel der Wahl (bei Verbrauchskoagulopathie sollte jedoch vor FFP-Gabe die intravasale Gerinnung unterbrochen sein). Es dürfen einige Liter pro Tag verabreicht werden, jedoch muss die Gefahr der Hypervolämie unbedingt berücksichtigt werden (bei Absinken der Faktorenaktivitäten auf ein Drittel müssen als Ausgleich 2 l Plasma gegeben werden). Bei ausgeprägten Verdünnungskoagulopathien, aber auch zur Prophylaxe von Blutungskomplikationen beim Einsatz der Herz-Lungen-Maschine, hat sich der Einsatz von Aprotinin (Trasylol) bzw. Tranexamsäure (Cyklokapron) bewährt. Liegt der Quick-Wert (INR beachten) unter 40% und sind PTT-Verlängerungen über 50–60 s nachweisbar, so sollte PPSB zum Einsatz kommen. Diese Therapie muss fortgesetzt werden, bis sich ein Quick-Wert über 50% einstellt oder die Blutung sistiert. In sehr schweren Fällen kann zusätzlich Faktor-VIII-Konzentrat, ja sogar Fibrinogen (Faktor-I-)Konzentrat verabreicht werden, wenn die Konzentration unter 0,5 g/l abgefallen ist.

Bei *Verminderung einzelner Faktoren* sollten gezielt Faktorenkonzentrate eingesetzt werden. Dies muss auch dann geschehen, wenn die Menge der Plasmatransfusionen kritische Werte erreichen könnte (da in einem Milliliter Plasma je eine Einheit eines Gerinnungsfaktors vorliegt, müssen z. B. zur Substitution von 2000 E Faktoren 2 l Plasma transfundiert werden). Liegt ein isolierter Faktor-V- bzw. Faktor-XI-Mangel vor, so muss, da es keine Faktorenkonzentrate gibt, mit ausreichenden Mengen an Frischplasma therapiert werden.

Der Einsatz von rekombinantem Faktor VIIa (rhVIIa, NovoSeven) ist bei Blutungen und zur Prävention schwerer Blutungen bei chirurgischen Eingriffen bei Patienten mit Hemmkörpern gegen Blutgerinnungsfaktor VII oder XI (Hemmkörperhämophilie) indiziert. Als Initialdosis werden 4,5 kIE (90 μg)/kg KG als i.v. Bolusdosis und 3–6 kIE/kg KG als Erhaltungsdosis empfohlen [10]. Eine Reihe weiterer Einsatzmöglichkeiten für rhVIIa bei lebensbedrohlichen Blutungen oder schwerer Blutungsneigung werden derzeit in multizentrischen klinischen Studien geprüft. Bei unstillbaren Blutungen, z. B. im Rahmen von Polytraumen, sollte der Einsatz von rhVIIa erwogen werden.

> Für Patienten mit Anti-IgA ist die Transfusion von Frischplasma absolut kontraindiziert.

Relative Kontraindikationen sind die manifeste oder latente kardiale Dekompensation (cave: Hypervolämie s. o.), das Lungenödem, die Plasmaeiweißallergie/IgA-Mangel, die Gabe als reiner Volumenersatz.

1.11.5.7 Indikationen für spezielle Blutkomponentenpräparationen

Den Abschluss des Abschnittes „Phase der Intensivbehandlung" sollen einige transfusionsmedizinische Hinweise zur Auswahl und Behandlung von Blutkomponenten darstellen:

▌ Leukozytendepletion (Filtration)

Bei allen Patienten, bei denen eine Immunisierung im HLA-System vermieden bzw. eine bereits stattgefundene (z. B. febrile nichthämolytische Transfusionsreaktion) berücksichtigt werden muss, ist der Einsatz gefilterter Produkte „golden standard":
- Knochenmark- und Blutstammzellempfänger, aplastische Anämien, Osteomyelosklerose, Panmyelopathie, Leukämien, Knochenmarkaplasien, Lymphome,
- transfusionsbedürftige chronische Anämien,
- CMV-negative Patienten unter Immunsuppression,
- Patienten mit bekannter Reaktion auf Leukozyten/Thrombozyten,
- Frühgeborene, Ungeborene bei intrauteriner Transfusion,
- schwere angeborene Immundefekte,
- Patienten vor, während und nach Organtransplantation.

Mit Bescheid vom 18. 8. 2000 hat das Paul-Ehrlich-Institut festgelegt, dass ab 1. 10. 2001 nur noch leukozytendepletierte (gefilterte) EK und TK in Verkehr gebracht werden dürfen. Der Leukozytengehalt muss $< 1 \times 10^6$/Blutkonserve liegen.

Die generelle Leukozytendepletion wurde primär zur Verhinderung der Übertragung von pathologischen Prionen (unter anderem nCJD-Erreger) eingeführt, da eine Assoziation der Prionen mit Leukozyten im Tiermodell beschrieben wurde. Weitere Sicherheitsmaßnahmen werden bereits bei der Spenderauswahl getroffen. So dürfen Personen, die sich im Zeitraum 1980 bis 1996 insgesamt länger als 6 Monate im Vereinigten Königreich von Großbritannien und Nordirland aufgehalten haben, kein Blut spenden. Des Weiteren gelten klinische bzw. familiäre Hinweise auf eine CJD/nCJD-Erkrankung sowie die Übertragung von Dura mater-, Cornea- oder Xenotransplantaten bzw. die Gabe von humanen Hypophysenhormonen als Ausschlusskriterium. Das Paul-Ehrlich-Institut beabsichtigt auf der Grundlage aktueller Publikationen [12, 13] des Weiteren, ab 1. 4. 2005 in Deutschland Blutspender auszuschließen, die sich seit dem 1. 1. 1980 im Vereinigten Königreich Großbritannien und Nordirland schweren Operationen (d. h. Eingriffen, bei denen Blutprodukte verabreicht worden sein könnten) unterzogen haben. Schließlich ist im Rahmen desselben Verfahrens angedacht, Spender, die seit dem 01. 01. 1980 eine Bluttransfusion (Vollblut, zelluläre Blutkomponenten oder gefrorenes Frischplasma) erhalten haben, ebenfalls von einer Blutspende auszuschließen. Diese Maßnahmen wurden in der Schweiz mit Wirkung vom 1. 10. 2004 bereits umgesetzt.

Weitere Effekte der Leukozytendepletion sind die weitestgehende Verhinderung der Übertragung von leukozytenständigen Viren (z. B. CMV) sowie die Reduktion von febrilen Transfusionsreaktionen.

▌ Bestrahlung (30 Gray) der Blutprodukte

Die Bestrahlung von Blutprodukten dient ausschließlich der Verhinderung der Proliferation von, durch die Konserven übertragenen, vermehrungsfähigen Lymphozyten im immunsupprimierten Empfänger. Ohne Bestrahlung besteht das Risiko einer transfusionsassoziierten GVHD. Als Patientenklientel kann unter anderem benannt werden:
- Knochenmarktransplantation,
- schwere Immundefektsyndrome,
- Hochdosischemotherapie mit oder ohne Ganzkörperbestrahlung,

▮ intrauterine Transfusion, Frühgeborene,
▮ gerichtete Spenden von genetisch Verwandten,
▮ HLA-kompatible Blutprodukte.

▮ Waschen der Blutkonserven

Durch die Einführung der Leukozytendepletion hat sich das Waschen von Blutkonserven (mit dem Ziel der Entfernung aller Plasmabestandteile) auf 2 Indikationen beschränkt:
▮ schwere Unverträglichkeitserscheinungen (Anaphylaxie) gegen Plasmaproteine,
▮ IgA-Mangel-Syndrom, Anti-IgA.

> Die AB0-Kompatibilität ist bei Erythrozyten und Plasmatransfusionen (s. Tabelle 1.11.7) zwingend notwendig.
> Bei Thrombozytentransfusionen ist sie prinzipiell zu fordern, jedoch nicht zwingend erforderlich (z.B. Refraktärzustand Thrombozytenkonzentratmangel, NAIT).

1.11.6 Monitoring, Messtechnik

Die vorzuhaltenden Tests in Notfalllabors (welche alle transfusionsmedizinisch relevanten Parameter wie Blutbild, Gerinnungsstatus, Blutgase beinhalten) werden in Kap. 2.2 beschrieben. Der Effekt von Erythrozyten-, Plasma- und Thrombozytentransfusionen kann im Rahmen der üblichen, meist engmaschig gesetzten Laborkontrollen (Blutbild und Gerinnungsstatus ist auch hier obligat) einer Intensivstation geprüft werden. Lediglich bei Verdacht auf einen Thrombozytenrefraktärzustand ist das 1-h-Inkrement zu ermitteln. Zur Überwachung von Thrombopathien erscheint die Bestimmung der In-vitro- bzw. In-vivo-Blutungszeit am geeignetsten (PFA-100, Surgicutt; zur Messtechnik s. Abschnitt „Diagnostik").

Die Gerinnungsparameter werden in Kap. 1.10 beschrieben. Hier soll noch angefügt werden, dass es nach Ansicht der Autoren notwendig ist, das verlorene Blutvolumen zu registrieren und eine Normovolämie zu sichern. Bei plasmatischen Gerinnungsstörungen, Lysen oder hohen Heparingaben muss *mindestens alle 6 h* ein Gerinnungsstatus erhoben werden. Dabei sollte der Quick-Wert bei effektiver Therapie über 50% und die PTT unter 50 s liegen, wenn keine parallele Heparinisierung vorgenommen wird. Zur Beurteilung des Heparineffektes sollte im Übrigen besser der HEP-Test [15] als die PTT genutzt werden.

Auf die Beschreibung der einzelnen relevanten gerinnungsanalytischen Labormethoden (Quick, PTT, Ristocetin-Cofaktor, Faktor VIIIc, D-Dimere) und ihre Bewertung, Indikation und Referenzbereiche soll hier mit dem Verweis auf Kap. 1.10 sowie die einschlägige Literatur [14] verzichtet werden.

Wichtig ist, dass die *Dauer der Gültigkeit einer Kreuzprobe 72 h* beträgt. Dieser Zeitraum wurde festgelegt, um die Bildung irregulärer erythrozytärer Allo-Ak erfassen zu können. Bezüglich der zu erreichenden Blutwerte nach Transfusion wird auf den Abschnitt „Erfolgskontrolle" verwiesen.

1.11.7 Diagnostik- und Behandlungsschemata

Die Abb. 1.11.1–1.11.3 geben einen Überblick über Diagnostik- und Behandlungsschemata bei Anämie, thrombozytär bedingter hämorrhagischer Diathese und bei plasmatisch bedingter hämorrhagischer Diathese.

1.11.8 Erfolgskontrolle

Nachfolgend sollen die Parameter und Daten aufgeführt werden, an denen der behandelnde Kollege messen kann, ob die verordnete Transfusion auch den gewünschten Erfolg hatte (s. auch „Behandlungsschemata", Abb. 1.11.1–1.11.3). Sie beziehen sich auf einen normalgewichtigen Erwachsenen ohne gesteigerten Erythrozyten- bzw. Thrombozytenumsatz.

Weichen die Befunde erheblich von den u.g. Vorgaben ab, so muss die klinische Situation überdacht und eine Ursachenforschung angeschlossen werden. Für die Letztere sollte unbedingt der zuständige Transfusionsmediziner hinzugezogen werden (Tabelle 1.11.8).

Bezüglich der therapeutischen Effekte bei Gabe von Einzelfaktoren wird auf die Fach- und Gebrauchsinformation der Hersteller verwiesen, da eine Einzeldarstellung den Umfang des Kapitels sprengen würde. Die Effekte von Aprotinin und Tranexamsäure wurden im oben angeführten Behandlungsschema der plasmatisch bedingten hämorrhagischen Diathese dargestellt.

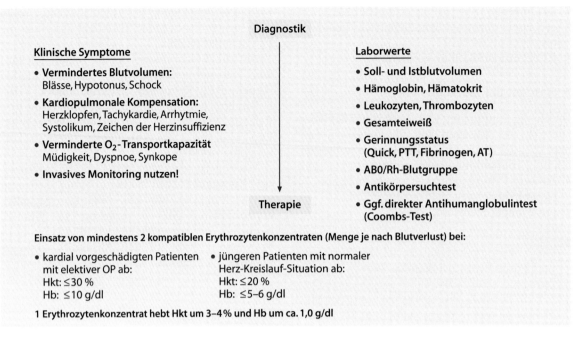

Abb. 1.11.1. Diagnostik und Behandlungsschema bei Anämie

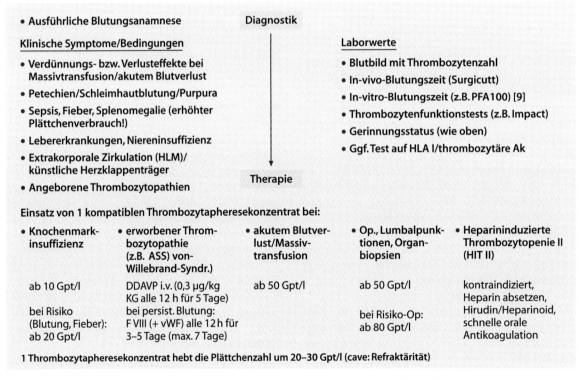

Abb. 1.11.2. Diagnostik und Behandlungsschema bei thrombozytär bedingter hämorrhagischer Diathese

Jeder Therapieerfolg kann von Nebenwirkungen begleitet sein. Dies ist insbesondere bei der Übertragung humanen Blutes möglich. Auf die wichtigsten Nebenwirkungen der Transfusion wird, vor allem im Sinne der Patientenaufklärung, kurz hingewiesen. Auf Detaildarstellungen wird verzichtet.

- Ausführliche Blutungsanamnese   **Diagnostik**

Klinische Symptome/Bedingungen

- Verdünnungs- bzw. Verlusteffekte bei Massivtransfusion/akutem Blutverlust
- Erhöhte Drainage- und Wundblutungen
- Großflächige Hämatome
- Sugillationen, Gelenkblutungen
- Lebererkrankungen, Niereninsuffizienz
- Komplikationen der Lysetherapie
- Disseminierte intravasale Gerinnung
- Bekannte Hämophilie A/B oder andere angeborene Hämotasestörungen
- Hypothermie
- iatrogen (z.b. Überheparinisierung)

Therapie

Laborwerte (Stufenkonzept)

- **1. Stufe:**
  Globaltests
  (Quick/INR, PTT, Fibr., D-Dim., HEP-Test)
  In-vivo bzw. In-vitro-Blutungszeit
  (bei Verlängerung: induzierte Thrombozytenaggregation und -adhäsivität
- **2. Stufe:** *(wenn PTT > 40 s):*
  Faktoren VIII, IX, XI und Inhibitoren
  (Protein C und S) Lupusantikoagulanz
- **2. Stufe:** *(wenn Quick < 60 %):*
  Faktoren II (Thrombin), VII, IX, X
- **3. Stufe:** *(weiterf. Differenzialdiagnostik):*
  Plasminogen, Alpha-2-Antiplasmin, Cardiolipin-Ak, CD 62-Freisetzung, Fibrinogen (immunologisch), Reptilasezeit, Protein Z
  cave: Während und nach Lyse erfolgt die Bestimmung der Reptilasezeit in Stufe 1.

Hämotasestörung

Verdünnungs- bzw. Verbrauchskoagulopathie im Rahmen des akuten Blutverlustes/Massivtransfusion (siehe auch Stufenkonzept „Störung exogen/endogen")
Faktor V-Mangel
Faktor XI-Mangel
Sekundäre Hyperfibrinolyse (postoperativ, Komplikationen bei Thrombolyse-Therapie)

Sekundäre Hyperfibrinolyse (bei Operation mit extrakorporaler Zirkulation)

Primäre Hyperfibrinolyse

Verdünnungskoagulopathie mit Störung im exogenen und endogenen System (Stufenkonzept)

Faktor-XIII Mangel (bei Wundheilungsstörungen wegen fehlender Fibrinquervernetzung)

Überheparinisierung

Therapeutischer Ansatz

Frischplasma bis einige Liter/Tag (Therapie nur im Gesamtkonzept!)
Cave: Hypervolämie
Frischplasma bis Werte mindestens > 20 %
Frischplasma bis Werte mindestens > 25 %
Aprotinin (Trasylol) initialer Bolus von 500.000 Kallikreininhibitoreinheiten (KIE) i.v., anschließend 200.000 KIE alle 4 h bis zum Stehen der Blutung
Aprotinin (Trasylol): initial 2 Millionen KIE als Infusion über 20 min (ab Op-Beginn), gefolgt von 500.000 KIE/h bis zum Op-Ende, zusätzlich 2 Millionen KIE in das „priming volume" der HLM
Tranexamsäure (Cyklokapron)
bei lokaler Fibrinolyse: 1–2 Amp. langsam i.v. oder 2–3 Tabl. 2–3 mal/Tag
bei general. Fibrinolyse: 2 Amp. langsam i.v. alle 6–8 h (15 mg/kg HK)
1. Stufe:
AT-Konzentrate (z.B. Kybernin HS) bis AT > 80 % (initial 100 %) [Dosis: KG × (100-aktuelle AT-Aktivität) × 2/3]
2. Stufe:
PPSB (II, VII, IX, X) anfangs bis QUick 100 % (Faustregel: I IE/kg KG hebt Quick um 1 % oder Faktor VIIa bis Quick > 50 %
3. Stufe:
Faktor VIII (z.B. Haemate HS) bis Aktivität > 60 % [Dosis: KG × gewünschter F-VIII-Anstieg (%) × 0,5]
Fibrinogen (z.B. Haemocomplettan HS) bis Thrombinzeit normal (Dosis: 1–2 g, schwere Strg. 4–8 g)
rhVIIa als „Ultima ratio"
Faktor XIII (z.B. Fibrogammin HS) bis Aktivität > 30 % bzw. Blutstillung (Dosis: 10–20 E/kg KG)
Protamin gemäß der zirkulierenden Heparinkonzentration

Abb. 1.11.3. Diagnostik und Behandlungsschema bei plasmatisch bedingter hämorrhagischer Diathese

Tabelle 1.11.8. Erwartete Therapieeffekte nach Transfusion von Blutkomponenten

Transfundierte Einheit	Erwarteter therapeutischer Nutzen
▌ 1 Erythrozytenkonzentrat	▌ Hämoglobinanstieg ca. 1,0 g/dl Hämatokritanstieg um 3–4%
▌ 1 Thrombozytapheresekonzentrat (2–4×10^{11} Throm.)	▌ Inkrement$_{frisches\ TK}$ um: 20–30 Gpt/l
▌ 1 ml FFP/kg KG	▌ Faktorenerhöhung um 1–2%

▌ **Immunologisch bedingte Transfusionsnebenwirkungen:**

▌ Hämolytische Transfusionsreaktionen (akut intravasal, verzögert extravasal),

▌ febrile nichthämolytische Reaktionen (Fieber aufgrund Leukozytendestruktion infolge HLA-Antikörpern),

▌ posttransfusionelle Purpura (Thrombozytopenie infolge plättchenspezifischer Ak ca. 1 Woche nach EK-Transfusion),

▌ transfusionsassoziierte akute Lungeninsuffizienz (sehr selten, nach Gabe größerer Mengen Plasma, welches granulozytenspezifische Ak enthält),

▌ transfusionsassoziierte „graft versus host disease" (Proliferation immunkompetenter Spenderlymphozyten im immunsupprimierten Empfänger),

▌ allergische Reaktionen (Plasmaeiweiße, Patient mit IgA-Mangel).

▌ **Nichtimmunologisch bedingte Transfusionsreaktionen:**

▌ Übertragung von potenziell infektiösen Viren (HIV, HBV, HCV, CMV, Parvo),

▌ bakterielle Kontamination,

▌ Hypervolämie, Hypothermie (cave: Massivtransfusion),

▌ Zitratreaktionen (cave: Massivtransfusionen und Neonatologie),

▌ Hämosiderose (polytransfundierte Patienten),

▌ zur Übertragung pathologischer Prionen (nCJD/CJD) s. Abschnitt Leukozytendepletion.

1.11.9 Stellung im therapeutischen Gesamtkonzept

Alle im gesamten Kapitel „Transfusionsmedizin" dargestellten diagnostischen und therapeutischen Vorgehensweisen stützen sich auf allgemeingültige Richtlinien des Fachgebietes sowie eigene Erfahrungen und Strategien der Autoren.

Die grundlegenden Hinweise zur Therapie von in der Herzintensivmedizin relevanten Symptomenkomplexen wurden mit den Standardwerken des Fachgebietes abgestimmt bzw. beruhen auf diesen.

Für den interessierten Kollegen sowie den nach alternativem Vorgehen Suchenden seien folgende Publikationen, die auch in diesem Kapitel mehrfach zitiert wurden, empfohlen, wobei die beiden ersten auf jeder Intensivstation verfügbar sein sollten:

▌ *Richtlinien zur Gewinnung von Blut und Blutbestandteilen und zur Anwendung von Blutprodukten (Hämotherapie), aufgestellt vom Wissenschaftlichen Beirat der Bundesärztekammer und dem Paul-Ehrlich-Institut, Deutscher Ärzte-Verlag, Köln 2001.*

▌ *Leitlinien zur Therapie mit Blutkomponenten und Plasmaderivaten, herausgegeben vom Vorstand und Wissenschaftlichen Beirat der Bundesärztekammer, Deutscher Ärzte-Verlag, Köln 2003.*

▌ *Mueller-Eckhardt (Hrsg) Transfusionsmedizin, Springer-Verlag, 1996.*

▌ **Literatur zu Kapitel 1.11.1–9**

1. Beutler E, Lichtman MA, Coller BS, Kipps TJ (1995) Williams hematology, 5th edn. McGraw-Hill, New York
2. Blauhut B, Lundsgaard-Hansen P (1996) Akuter Blutverlust und Verbrennungen in der operativen Medizin. In: Mueller-Eckhardt C (Hrsg) Transfusionsmedizin. Springer, Berlin Heidelberg New York S 291–308
3. Carson JL, Poses RM, Spence RK, Bonavita G (1988) Severity of anaemia and operative mortality and morbidity. Lancet I:727–729
4. Christopherson R, Frank S, Norris E, Rock P, Gottlieb S, Beattie C (1991) Low postoperative hematocrit is associated with cardiac ischemia in high-risk-patients. Anaesthesiology 75:A99
5. Giblett ER (1990) Erythrocyte antigens and antibodies. In: Williams WJ, Beutler E, Erslev AJ, Lichtman MA (rds) Hematology, 4th edn. McGraw-Hill, New York, pp 1595–1606

6. Haupt H (1990) Chemie und klinische Bedeutung der Human-Plasmaproteine. Behring Inst Mitt 86: 1–66
7. Hawiger J (1995) Mechanism involved in platelet vessel wall interaction. Thromb Haemost 74:369–372
8. Heimburger N, Haupt H (1996) Plasmafraktionierung. In: Mueller-Eckhardt C (Hrsg) Transfusionsmedizin. Springer, Berlin Heidelberg New York, S 245–252
9. Kundu S, Heilmann EJ, Sio R, Garcia C, Ostgaard R (1996) Characterization of an in vitro Platelet Function Analyzer, PFA 100™. Clin Appl Thrombosis/Hemostasis 2 (4):241–249
10. Leitlinien zur Therapie mit Blutkomponenten und Plasmaderivaten (2003). Deutscher Ärzte-Verlag, Köln
11. Mueller-Eckhardt C (1996) Therapie mit Thrombozyten. In: Mueller-Eckhardt C (Hrsg) Transfusionsmedizin. Springer, Berlin Heidelberg New York, S 353–356
12. Richtlinien zur Gewinnung von Blut und Blutbestandteilen und zur Anwendung von Blutprodukten (Hämotherapie) (2005). Deutscher Ärzte-Verlag, Köln
13. Salama A, Mueller-Eckhardt C (1993) Immunhämolytische Anämien. In: Begemann H, Rastetter J (Hrsg) Klinische Hämatologie. Thieme, Stuttgart, S 313–315
14. Thomas L (1992) Labor und Diagnose, 4. Aufl. Medizinische Verlagsgesellschaft, Marburg
15. Yin ET, Wessler S, Butler J (1973) Plasma heparin: a unique, practical submicro sensitive assay. J Lab Clin Med 81:298

1.11.10 Transfusionsmedizinische Aspekte zur Bluttransfusion bei Zeugen Jehovas und zum Einsatz von Erythropoetin

Über die Gründe des Ablehnens von Bluttransfusionen durch die Angehörigen der Glaubensgemeinschaft der Zeugen Jehovas ausreichende und allen Lesern gerecht werdende Aussagen zu treffen, kann an dieser Stelle nicht verlangt werden. Richtig ist, dass die Zeugen Jehovas neben zahlreichen Stellen im Alten Testament vor allem Apostelgeschichte 15: 20, 29 anführen: „Denn der Heilige Geist und wir haben beschlossen, euch keine weitere Last aufzulegen als diese notwendigen Dinge: Götzenopferfleisch, Blut, Ersticktes und Unzucht zu meiden." (Einheitsübersetzung der Heiligen Schrift) oder „euch zu enthalten von Götzenopfern und Blut..." (Rev. Elberfelder Bibel). Die Zeugen Jehovas argumentieren, dass diese Verse ein Rechtsspruch für alle Christen sind, damit sie unter anderem nicht Blut in irgendeiner Form zu sich nähmen, auch nicht durch eine Bluttransfusion.

Soviel zu den theologischen Grundlagen der Ablehnung von Bluttransfusionen durch die Zeugen Jehovas. Für Interessierte sei auf die einschlägigen Publikationen der Wachtturm Bibel- und Traktat-Gesellschaft (Niederselters, Am Steinfels, 65618 Selters) sowie die kritische Stellungnahme des Theologen Jerry Bergman „Jehovas Zeugen und Bluttransfusion" (abrufbar via Internet: http://www.sewolf.com/infolink/bergman02.htm) verwiesen.

Nachfolgend soll kurz auf Empfehlungen zur Verfahrensweise bei akutem Blutbedarf bzw. vor elektiven operativen Eingriffen eingegangen werden. Prinzipiell sollte versucht werden, einen für alle Seiten akzeptablen Konsens zu finden, d. h. einerseits die Glaubensgrundsätze der Zeugen Jehovas nicht zu verletzen, andererseits jedoch dem hippokratischen Eid folgend, das Leben eines jeden Menschen zu erhalten.

In Tabelle 1.11.9 wird eine Übersicht über die Therapiemöglichkeiten und Verfahren gegeben, die den gegenwärtigen Standpunkt der Zeugen Jehovas widerspiegeln. Tabelle 1.11.10 beschreibt Möglichkeiten in der perioperativen Therapie.

Prinzipiell besteht z. B. bei Kindern die Möglichkeit der Einschaltung eines Vormundschaftsgerichtes (§ 1666 BGB, Gefährdung des Kindeswohls), jedoch sollte versucht werden, einen Konsens zwischen behandelnden Ärzten und Eltern zu finden. Bei Erwachsenen Zeugen Jehovas ist eine Transfusion wegen des Selbstbestimmungsrechtes und des Rechtes auf körperliche Unversehrtheit verfassungsrechtlich unzulässig [6, 12].

Die Zeugen Jehovas stellen für Rückfragen von Ärzten oder betroffenen Zeugen Jehovas ein Netz von regionalen Krankenhausverbindungskomitees sowie den zentralen Krankenhausinformationsdienst als kompetente Gesprächspartner zur Verfügung. Diese Möglichkeit sollte in Zweifelsfällen genutzt werden:

Krankenhausinformationsdienst für Zeugen Jehovas (Deutschland)
Am Steinfels, 65618 Selters
Tel.: 06483-412999 (24-h-Bereitschaftsdienst)
06483/412991–2993 (Tagesdienst)
Fax: 06483-412990.

Neben dem Einsatz bei Zeugen Jehovas [5] besitzt *Erythropoetin* eine Reihe weiterer Indikationen. So ist ERYPO derzeit für die schwere re-

Tabelle 1.11.9. Standpunkt der Zeugen Jehovas zu medizinischen Verfahren bei Blutverlust

Generell akzeptiert	Uneinheitlich (freie Entscheidung des Gläubigen)	Generell nicht akzeptiert
▌ **Elektrolytlösungen**	▌ **Verfahren mit extrakorporaler Zirkulation** (bei geschlossenem Kreislauf und ohne Lagerung des Blutes)	▌ **Vollblut (auch Eigenblut)**
– Kochsalz	– Hämodialyse	
– Ringer-Lösung	– Herz-Lungen-Maschine	
	– Normo- und hypervolämische Hämodilution	
	– Maschinelle Autotransfusion	
▌ **Kolloidale Plasmaexpander**	▌ **Plasmafraktionen**	▌ **„Hauptblutbestandteile"**
– HAES	– Gerinnungsfaktoren	– Erythrozytenkonzentrate
– Gelatine	– Humanalbumin	– Granulozytenkonzentrate
– Dextrane	– Immunglobuline	– Thrombozytenkonzentrate
	– Fibrinkleber	– Plasma (FFP)
▌ **Medikamente**		
– Erythropoetin		
– Eisenpräparate		
– Folsäure		
– Vitamin B12		
– DDAVP		

Tabelle 1.11.10. Hinweise zu prä-, peri- und postoperativen Maßnahmen bei der Therapie von Blutverlusten

Präoperative Maßnahmen	Perioperative Maßnahmen	Postoperative Maßnahmen
– Umfassende Blutungsanamnese	– Blutsparende Op.-Techniken	– Stabilisierung des Kreislaufs mit kristallinen/kolloidalen Lösungen
– Sorgfältiger Ausschluss von Blutungsübeln (ggf. *DDAVP*-Gabe)	– „Cell saver", Hämodilution	
	– Stabilisierung des Kreislaufs mit kristallinen/kolloidalen Lösungen	– Ggf. Verbesserungen der Wundheilung durch Einsatz *thrombozytärer Wachstumsfaktoren**** [3]
– Gerinnungsstatus, Blutungszeit, In-vitro-Blutungszeit, Blutbild	– HLM/Schlauchsysteme mit geringerem Füllvolumen [10]	
– Gabe von rekombinantem humanem Erythropoetin [9] (z. B. *ERYPO*)*	– Punktuelles Absaugen statt Tupfer	– Ggf. erneute bzw. weiterführende *Erythropoetin*therapie
– bei Thrombopenien ggf. *Thrombopoetin*** als Therapieversuch [1]	– Einsatz von *Fibrinklebern* [11]	– *Eisengabe*
– Ggf. *Eisen, Folsäure, Vitamin B12*	– Toleranz niedriger Hämatokritwerte [2,13]	

   * Dosierung und Behandlungsdauer siehe Gebrauchs- und Fachinformation des Herstellers. Vor und während der Behandlung mit Erythropoetin sollte der Eisenstatus des Patienten überprüft werden, um gegebenenfalls eine orale Eisenmedikation (z. B. ferro sanol duodenal) einleiten zu können. Vor der Therapie sollten auch die aktuellen Folsäure- und Vitamin-B 12-Spiegel ermittelt werden.
  ** „pegylated recombinant human megakaryocyte growth and development factor" (PEG-rHuMGDF), Amgen Inc., Thousand Oaks, CA, USA
*** Im Wesentlichen: PDGF, PDAF, TGF-β, PF-4

nale Anämie, die Behandlung der Anämie und die Reduktion des Transfusionsbedarfes bei Erwachsenen mit soliden Tumoren, malignen Lymphomen und multiplem Myelom (bei Chemotherapie und bestehendem Transfusionsrisiko) sowie zur Steigerung der autologen Blutgewinnung zugelassen. Letzteres empfiehlt sich jedoch nur, wenn eine mittelschwere Anämie vorliegt, keine anderen geeigneten autologen Hämotherapieverfahren (Hämodilution, „cell saver") zur Verfügung stehen und der zu erwartende Blutverlust sehr hoch ist (Männer: ≥5 TE,

Frauen ≥ 4 TE). Schließlich sind in diesem Zusammenhang die derzeit sehr hohe Sicherheit der Fremdblutkonserven sowie die immensen Kosten einer Erythropoetintherapie zu berücksichtigen. In Ausnahmefällen (z. B. multiple Antikörpergemische, schwere Unverträglichkeitsreaktionen gegen Fremdblut bei bestehendem hohen Transfusionsbedarf und elektiver OP, keine Möglichkeit der autologen Hämotherapie) kann daran gedacht werden, Erythropoetin auch als Therapeutikum zur völligen Vermeidung von Fremdblut einzusetzen. Neben den Kosten sind jedoch auch hier die möglichen Nebenwirkungen der Therapie (unter anderem Bluthochdruck, thrombotische und vaskuläre Komplikationen, Eisenmangel) zu beachten. Besondere Beachtung bedarf im Rahmen der Therapie die Gewährleistung eines intakten Eisenhaushaltes. Aufgrund des verzögerten Wirkungseintritts (signifikante Effekte erst nach mindestens 2 Wochen) eignet sich eine Erythropoetintherapie grundsätzlich nicht für Akut- bzw. ITS-Patienten. Hier sollte in Anämiesituationen (z. B. postoperativ, Sepsis) im Regelfall auf die Gabe von Erythrozytenkonzentraten zurückgegriffen werden.

▌ Datenblatt

Berechnung des Inkrements nach Thrombozytentransfusion nach [5]

Der Anstieg der Thrombozytenzahl im peripheren Blut nach Thrombozytentransfusion wird als Inkrement bezeichnet. Dieses ist abhängig von Blutvolumen und Gesamtzahl der übertragenen Thrombozyten (korrigiertes Inkrement)

Berechnung Inkrement (I)

Das Inkrement (I) wird innerhalb 1 h (1 h Inkrement) oder 16–24 h nach Transfusion durch Messung der Differenz der prä- und posttransfusionellen Thrombozytenzahl ermittelt.

Berechnung korrigiertes Inkrement (kI)

$$kI = \frac{\text{gemessenes Inkrement I} (\times 10^9) \times \text{Körperoberfläche } (m^2)}{\text{Anzahl der transfundierten Thrombozyten } (\times 10^{11})}$$

▌ Literatur zu Kapitel 1.11.10

1. Basser RL (1996) Thrombopoietic effects of pegylated recombinant human megakaryocyte growth and development factor (PEG-rHuMGDF) in patients with advanced cancer. Lancet 348:1279–1281
2. Bormann B von, Friedrich M (1991) Der kritische Hämatokrit aus klinischer Sicht. Anästhesiol. Intensivmed Notfallmed Schmerzther 26; 219–223
3. Coerper S (1995) Ulcus cruris venosum: Chirurgisches Debridement, antibiotische Therapie und Stimulation mit thrombozytären Wachstumsfaktoren. Langenbecks Arch Chir 380:102–107
4. Drebinger K, Hüther H (1995) Behandlungsalternativen zu Bluttransfusionen bei Kindern von Zeugen Jehovas. Sozialpädiatrie und Kinderärztliche Praxis 17(12):710–712
5. Fullerton DA, Campbell DN, Whitman GJR (1991) Use of human recombinant erythropoietin to correct severe preoperative anemia. Ann Thorac Surg 51:825–826
6. Kahle R, Dietrich R (1996) Argumente der Zeugen Jehovas für die Ablehnung von Bluttransfusionen. Anästhesiol Intensivmed Notfallmed Schmerzther 31:490–491
7. Llewelyn CA, Hewitt PE, Knight RS, Amar K, Cousens S, Mackenzie J, Will RG (2004) Possible transmission of variant Creutzfeldt-Jakob disease by blood transfusion. Lancet 363:417–421
8. Peden AH, Head MW, Ritchie DL, Bell JE, Ironside JW (2004) Preclinical vCJD after blood transfusion in a PRNP codon 129 heterozygous patient. Lancet 364:527–529
9. Peters HD (1994) ERYPO rHuEPO Erythropoetin human, rekombiniert, 2. Aufl., Cilag Biotech/Fresenius
10. Schlosser V (1993) Herzchirurgie ohne Fremdbluttransfusion. Münchn Med Wschr 135:30/90–38/94
11. Sowade O, Warnke H, Scigalla P (1995) Operationen mit der Herz-Lungen-Maschine bei erwachsenen Patienten der Glaubensgemeinschaft „Zeugen Jehovas". Anaesthesist 44:257–264
12. Weißauer W (1993) Spezielle Probleme bei der Eingriffseinwilligung und der Aufklärungspflicht. In: Häring R (Hrsg) Chirurgie und Recht. Blackwell Wissenschaft, Berlin, S 134–143
13. Zander R (1993) Sauerstoffkonzentration und Säure-Basen-Status des arteriellen Blutes als limitierende Faktoren einer Hämodilution. Klin Wschr 66:2–7

2 Koronare Herzkrankheit

2.1 | Instabile Angina pectoris und akuter Myokardinfarkt

K. STANGL

2.1.1 Grundlagen

2.1.1.1 Definition

▌ Akutes koronares Syndrom

Das akute koronare Syndrom (ACS) subsumiert 3 potenziell vital bedrohliche klinische Manifestationsformen der koronaren Herzerkrankung in Form der instabilen Angina, des Nicht-ST-Strecken-Hebungsinfarktes (NSTEMI) und des ST-Strecken-Hebungsinfarktes (STEMI); die Übergänge können dabei fließend sein. Im Folgenden werden instabile Angina und der Nicht-ST-Strecken-Hebungsinfarkt als NSTEMI-ACS, der ST-Strecken-Hebungsinfarkt als STEMI bezeichnet.

Angina pectoris – der durch Myokardischämie bedingte Herzschmerz – ist das klinisch führende Symptom der koronaren Herzerkrankung. Instabil ist jede neu aufgetretene Angina innerhalb der ersten 6 Wochen sowie die Charakteränderung einer bestehenden, bisher stabilen Angina pectoris im Sinne der Zunahme der Anfallshäufigkeit, -intensität und –dauer. Typischerweise wird die Schmerzempfindung retrosternal lokalisiert, Ausstrahlung in Schultern und Arme, in den Hals und die Kieferwinkel sind häufig. Der Schmerzcharakter wird als brennend, drückend, einschnürend und bohrend geschildert. Die Patienten empfinden ein Gefühl der Beengung – häufig zeigen sich Angstzustände bis hin zur Todesangst. Charakteristische Auslöser einer Angina pectoris sind Belastungen, Blutdruckanstieg, Tachykardie sowie Kälteexposition. Häufig wird postprandiales oder morgendliches Auftreten sowie das Walk-through-Phänomen geschildert. Typisch für Angina pectoris ist ferner die in Sekunden bis Minuten eintretende Schmerzlinderung durch Nitrate oder Substanzen, die den myokardialen Sauerstoffverbrauch senken (z. B. Betarezeptoren-Blocker). Der Angina-pectoris-Anfall ist kurz, auf wenige Minuten beschränkt. Bei Schmerzattacken von über 20 min Zeitdauer muss von einem transmuralen Infarkt ausgegangen werden.

In etwa 90% liegt der Sauerstoffmangelversorgung im Angina-pectoris-Anfall eine stenosierende und/oder okkludierende Arteriosklerose der epikardialen Herzkranzgefäße zugrunde, in ca. 10% – bei Frauen häufiger als bei Männern – besteht ausschließlich eine ausgeprägte endotheliale Dysfunktion ohne fluidynamisch relevante Engen der epikardialen Gefäße [11]. Unter physiologischen Bedingungen beträgt die Koronarperfusion in Ruhe 60–70 ml/min/100 g Myokardgewebe. Diese Ruhedurchblutung kann adaptiv um den Faktor 5 gesteigert werden (Koronarreserve). Ist unter Belastungsbedingungen eine vermehrte Sauerstoffversorgung notwendig, so muss diese überwiegend durch eine Steigerung der Koronarperfusion erreicht werden, da bei einer koronarvenösen Sauerstoffdifferenz von bereits 12 Vol% in Ruhe die Möglichkeit einer weiteren Sauerstoffextraktion aus dem Koronararterienblut weitgehend ausgeschöpft ist. In Abhängigkeit vom Stenosierungsgrad bzw. der Einschränkung der Koronarreserve kann es unter Ruhe- oder Belastungsbedingungen zur Koronarinsuffizienz kommen. Diese markiert den kritischen Punkt, bei dem der Sauerstoffverbrauch das Angebot überschreitet.

▮ Myokardinfarkt

Der Myokardinfarkt beschreibt eine Myokardnekrose, die aus einer Unterbrechung oder kritischen Verminderung der Sauerstoffzufuhr resultiert. In Abhängigkeit von elektrokardiografischen Kriterien hat sich dabei in den letzten Jahren die Unterscheidung in Infarkte mit ST-Streckenhebung (STEMI) und ohne ST-Streckenhebung (NSTEMI) durchgesetzt. Pathogenetisch liegt beiden Formen in über 90% der akute Verschluss einer Koronararterie durch eine frische Thrombose, die bei Plaqueruptur lokal entstanden ist, zugrunde. Oft ist die Stenosierung höhergradig, insgesamt häufiger jedoch entsteht eine Thrombose mit konsekutivem Verschluss bei Ruptur einer

fluidynamisch unbedeutsamen Plaque. Seltene Infarktursachen sind Embolien bei Herzvitien, schlechter linksventrikulärer Funktion oder bei Aortenklappenendokarditis. Ebenfalls selten sind Koronararterienverschlüsse bei Dissektion eines Aortenaneurysmas, im Rahmen von Vaskulitiden oder bei Abgangsanomalien der Koronarien. Trifft ein Koronararterienverschluss auf ein unvorbereitetes Gefäßsystem, so beträgt beim Menschen die Ischämietoleranz, also die Zeitspanne, nach der es zu irreversiblen Myokardschäden kommt, 20–30 min. Die Ischämietoleranz unterliegt starken funktionellen Einflüssen, sodass durch Senkung des myokardialen Sauerstoffverbrauchs eine Infarktzonenbegrenzung erreicht werden kann. Ohne Wiedereröffnung des infarktbezogenen Gefäßes ist nach 4–6 h mit dem Erreichen der definitiven Infarktgröße zu rechnen.

2.1.1.2 Problemstellung

In der Bundesrepublik ereignen sich jährlich etwa 280 000 Infarkte [22]. Die Infarktsterblichkeit innerhalb von 28 Tagen wird im MONICA-Projekt für Deutschland mit 29,8% angegeben [35]. Die Hospitalletalität des akuten Myokardinfarktes ist in den letzten Jahrzehnten stetig rückläufig. So fiel sie von durchschnittlich 28% in den 1960er Jahren auf 16% in den 1980er Jahren [17]. Unter Studienbedingungen liegt sie heute weit niedriger [71], in GUSTO [64] betrug sie 6,3%, in CADILLAC [56] gar nur 1,9%. Unter Real-world-Bedingungen ist die Hospitalphase jedoch noch durch eine erhebliche krankheitsbezogene Letalität bis zu 15% [22] in Deutschland kompliziert. Insgesamt hat sich in den letzten Dezenien die Prognose von Infarkt jedoch sicherlich deutlich verbessert. Die Gründe hierfür sind vielfältig, sie liegen in einer verbesserten Infarktdiagnostik, in der Einführung von Intensivstationen, in Strategien der medikamentösen Begleittherapie wie der Gabe von Nitraten und Betablockern sowie in Wiedereröffnungsverfahren wie Thrombolyse und mechanischer Rekanalisation.

In diesem Kapitel sollen Therapieprinzipien bei Patienten mit akutem koronaren Syndrom mit und ohne ST-Streckenhebung besprochen werden

Die übergeordneten Ziele der Infarkttherapie, nämlich die Senkung der krankheitsspezifischen Letalität und Verhinderung von Reinfarkten, können durch unterschiedliche Ansatzpunkte erreicht werden. So sind die möglichst rasche Wiedereröffnung des infarktbezogenen Gefäßes sowie die Verhinderung der Neubildung von Thromben im Koronarsystem und den betroffenen intrakavitären Wandarealen vorrangige Behandlungsziele. Bei der kurzen Ischämietoleranz des Myokards geht die rasche Wiedereröffnung des Gefäßes als wesentlicher Faktor in die Begrenzung der definitiven Infarktgröße ein. Als weiteres Therapieprinzip ist die Senkung des myokardialen Sauerstoffverbrauches durch Verminderung der Wandspannung, Senkung der Herzfrequenz, der Inotropie sowie der Nachlast anzusprechen. Eine zusätzliche prognoseverbessernde Maßnahme stellt die Suppression von Arrhythmien während der Ischämie und der folgenden Reperfusionsphase dar.

Im Folgenden soll der Stellenwert medikamentöser Strategien beim akuten koronaren Syndrom beleuchtet werden. Mit direkten Wiedereröffnungsverfahren wie Lysetherapie und/ oder primärer mechanischer Wiedereröffnung (PTCA/Stent) und Koronarstenting befassen sich gesonderte Kapitel dieses Buches.

2.1.2 Medikamentöse Begleittherapie

2.1.2.1 Thrombozytenaggregationshemmer

Aktivierte Thrombozyten wirken in mehrfacher Weise thrombogen: So erfolgt bei Aktivierung der Blutplättchen eine vermehrte Freisetzung des Plättchenfaktors III mit Steigerung der Thrombinbildung, Liberation von thrombozytenstimulierenden Adenosindiphosphat (ADP) und Serotonin sowie eine Aktivierung des b-III-Integringlykoproteins (GP) IIb/IIIa. Ferner wird die Arachidonsäurekaskade stimuliert, was mit verstärkter Bildung von Thromboxan (TXA_2) und konsekutiver Vasokonstriktion und Thrombozytenaggregation einhergeht. Diese Kaskade kann auf mehreren Stufen gehemmt werden.

2.1.2.2 Azetylsalizylsäure

Azetylsalizylsäure (ASS) inhibiert die thrombozytäre Zyklooxygenase, dadurch wird sowohl die TXA_2-Bildung als auch die Prostaglandinsynthese gehemmt [52].

▌ NSTEMI-ACS

Mehrere Studien untersuchten die Bedeutung von ASS bei NSTEMI-ACS [12, 81, 82].

In der RISC-Studie [81] wurde die Wirkung von 75 mg ASS im Vergleich zu Heparin alleine, zur kombinierten Gabe von Aspirin und Heparin und zu Plazebo bei 792 Männern über 3 Monate untersucht. Nach diesem Beobachtungszeitraum war in der Plazebogruppe bei 11% der Patienten ein vaskuläres Ereignis im Sinne eines transmuralen Infarktes oder eines kardiovaskulären Todes eingetreten. Im Vergleich dazu kam es in der ASS-Gruppe lediglich bei 4% der Patienten – entsprechend einer Ereignisreduktion um 63,7% – zu einem solchen Ereignis. Myokardinfarkte waren in der ASS-Gruppe gegenüber Plazebo um 62,5% reduziert.

Die 2002 publizierte umfassende Metaanalyse der Antiplatelet Trialists' Collaboration [4, 5], mit 5031 Patienten mit NSTEMI-ACS zeigte hinsichtlich des kombinierten Endpunkts aus Myokardinfarkt, Apoplex und kardiovaskulärem Tod eine Risikoreduktion von 46% durch ASS. Die günstigen Effekte von ASS wurden bereits in mittleren Dosen von 75 mg–325 mg/Tag erreicht, höhere Dosierungen erbrachten keinen weiteren Zugewinn [13].

▌ STEMI

Der Wert von ASS bei STEMI wurde eindrucksvoll durch die ISIS-2-Studie belegt [70]: Bei 17 187 Patienten mit akutem Myokardinfarkt innerhalb von 24 h wurde der Effekt von 162 mg ASS p.o. geprüft. Die kardiovaskuläre Sterblichkeit nach 35 Tagen betrug in der ASS-Gruppe 9,4% vs. 11,8% in der Plazebogruppe (Risikoreduktion: 23%). Die Häufigkeit von Reinfarkten war um 46%, die von Schlaganfällen um 42% verringert. Diese prognostische Verbesserung durch ASS konnte über einen Beobachtungszeitraum von 4 Jahren aufrechterhalten werden [9].

In der oben zitierten Metaanalyse der Antiplatelet Trialists' Collaboration wurden zusätzlich zu ISIS-2 14 weitere Studien bewertet [5]. ASS führte darin zu einer Reduktion des kombinierten Endpunktes um 30%. Die Verbesserung der Kurz- und Langzeitprognose durch ASS bei Infarktpatienten weist die Substanz als unverzichtbaren Bestandteil der Therapie des akuten Myokardinfarktes aus.

2.1.2.3 Thienopyridine, Clopidogrel

Der Wirkmechanismus von Clopidogrel liegt in der Hemmung der ADP-induzierten Plättchenaktivierung [85].

▮ NSTEMI-ACS

In CURE mit 12 562 Patienten wurde Clopidogrel nach initialen 300 mg in einer Dosis von 75 mg in einem Beobachtungszeitraum von 3–12 Monaten als Add-on-Therapie zu ASS geprüft. 2658 Patienten unterzogen sich im Follow up einer Katheterintervention (PCI-CURE). In der Gesamtgruppe führte Clopidogrel zur Reduktion des kombinierten Endpunktes aus Myokardinfarkt (–23%), Apoplex (–14%, n.s.) und kardiovaskulärem Tod (–7%, n.s.) um 20% [26], wobei der Effekt in den ersten 24 h am deutlichsten war (–34%). Die Patienten wurden anhand des TIMI-„risk-scores" nochmals in 3 verschiedene Risikogruppen (niedrig – hoch) klassifiziert. Interessanterweise war der therapeutische Nutzen von Clopidogrel in alle 3 Gruppen ähnlich ausgeprägt [11]), ebenso war der Effekt unabhängig von der Höhe von Biomarkern, von Diabetes oder den zusätzlichen Einsatz von GPI-Ib-/IIIa-Antagonisten [26].

In der Gruppe mit Katheterinterventionen [43] führte Clopidogrel innerhalb von 30 Tagen zu einer Reduktion des Endpunktes aus kardiovaskulärem Tod (–10%, n.s), Infarkt (–44%) und Revaskularisation (–33%, n.s) um insgesamt 30%. Dieser Vorteil hielt sich während des gesamten Beobachtungszeitraums (–17%).

Schwere Blutungskomplikationen waren unter der Kombinationstherapie ASS und Clopidogrel deutlich erhöht, wenngleich in Absolutzahlen nicht hoch (absolut: 2,7% vs. 3,7%; +38%). Insbesondere bei Bypassoperationen waren schwere Blutungen (6,3% vs. 9,6%) 53% häufiger, wenn der Eingriff in einem Abstand kürzer als 5 Tage zur letzten Clopidogreleinnahme erfolgen musste [5].

Die Daten legen nahe, dass bei NSTEMI-ACS eine Kombinationstherapie aus ASS und Clopidogrel für 9 Monate erfolgen sollte [24]. Aufgrund der fast 10% schweren Blutungskomplikationen bei herzchirurgischen Eingriffen unter Clopidogrel ist zu erwägen, ob bei frühem invasivem Vorgehen die erste Gabe vom Koronarbefund (Notwendigkeit der Bypass-OP?) abhängig gemacht wird [26].

Zu Clopidogrel bei STEMI liegen keine ausreichenden Daten vor.

2.1.2.4 Glykoprotein-(GP-) IIb-/IIIa-Rezeptor-Blocker

Mit der Hemmung des aktivierten GP-IIb-/IIIa-Rezeptors greift diese Substanzklasse an der gemeinsamen Endstrecke der Thrombozytenaggregation an. Derzeit stehen ein monoklonaler Antikörper (Abciximab) gegen den IIb-/IIIa-Rezeptor sowie einige mit dem Fibrinogen um die Besetzung der RDG-Sequenzen des Rezeptors kompetierende Peptidantikörper (Integrilin) und Nichtpeptidantikörper (Tirofiban) zur Verfügung. Zu keiner Substanzgruppe wurden im letzten Jahrzehnt annähernd so viele Studien bei ACS publiziert [10]; Unter dem Gesichtspunkt der Überschaubarkeit fokussiert der nachfolgende Text auf reine ACS-Studien mit über 1000 Patienten.

▮ Abciximab

Die Substanz wurde in GUSTO-IV-ACS [53] bei 7825 Patienten zusätzlich zu ASS oder Heparin in Form einer Bolusapplikation, gefolgt von 24-h- oder 48-h-Infusion geprüft. Das primäre Behandlungskonzept sah eine konservative Führung der Patienten vor. Als enttäuschendes Ergebnis zeigte sich, dass im Vergleich zu Plazebo weder die 24-h- noch die 48-h-Infusion günstige Effekte auf den Endpunkt aus Tod oder Myokardinfarkt (8,0% vs. 8,2% vs. 9,1%) hatte. Das negative Ergebnis galt für faktisch alle Untergruppen, also auch für Patienten mit besonderen Risikomerkmalen wie erhöhtem Troponin.

Dagegen waren die Komplikationen an schweren Blutungen in der Gruppe mit 48 h – bei niedrigem Absolutwerten – um den Faktor 3 erhöht (0,3% vs. 1,0%). Inwieweit das Studienkonzept mit primär konservativer Behandlungsstrategie die klinische Realität der heutigen Zeit noch abbildet, mag dahingestellt sein. Weit günstiger stellt sich die Datenlage wie – in EPIC und EPISTENT – für Abciximab [18, 61] in der periinterventionellen Begleittherapie bei ACS mit und ohne ST-Strecken-Hebung dar. Auf diese wichtige Fragestellung wird für die 3 GPIIb-/IIIa-Antagonisten in den entprechenden Kapiteln dieses Buches gesondert eingegangen.

▌ Eptifibatide

Die größte Studie zu NSTEMI-ACS und Eptifibate war PERSUIT [27, 51] mit 10 948 Patienten. Eptifibatide in einer Dosierung von 2,0 µ/kg/min über 72–96 h reduzierte die Häufigkeit des 30-Tage-Endpunkts aus Tod und Infarkt um 1,5% absolut von 15,7% auf 14,2%, entsprechend einer Risikoreduktion um 9,6%. Dieser Nutzen war auch nach 6 Monaten feststellbar.

▌ Tirofiban

In PRISM mit 3232 Patienten wurde Tirofiban, infundiert in einer Dosierung von 0,15 mg/kg/min über 48 h, gegen Heparin geprüft. Tirofiban führte in dieser Studie im Vergleich zu Heparin hinsichtlich des 30-Tage-Endpunktes zu einer Reduktion von 7% (15,9% vs. 17,1%). Hinsichtlich des Endpunktes Tod ergaben sich tendenziell Vorteile zugunsten von Tirofiban [78].

Zusammenfassend stellt sich die Studienlage für GP-IIb-/IIIa-Antagonisten bei NSTEMI-ACS so dar: Offensichtlich ist ihr Nutzen bei Patienten mit erhöhtem bis hohen Risiko am größten (PERSUIT, CAPTURE, PRISM-Plus) [23, 24].

Der eigentliche Nutzen der GP-IIb-/IIIa-Antagonisten liegt in den periinterventionellen Begleitung [23, 46, 59, 62, 68, 76, 77].

Obwohl Abciximab die beste Studienlage in der Begleittherapie von Koronarinterventionen unter 24 h aufweist, liegen für die Substanz bei NSTEMI-ACS keine Daten zur präinterventionellen Therapie bei unbekanntem Koronarstatus vor [23, 24], sondern lediglich die moderaten Ergebnisse für Eptifibatide und Tirofiban. Entsprechend formulieren neue Empfehlungen, GP-IIb-/IIIa-Antagonisten primär bei Patienten mit höheren bis hohem Risiko einzusetzen, bei unbekanntem Koronarstatus primär Eptifibatide oder Tirofiban zu verwenden und Abciximab dann zu verwenden, wenn der Koronarstatus bekannt und eine Intervention innerhalb von 34 h geplant ist [23, 25].

▌ STEMI

Die Gabe von GP-IIb-/IIIa-Antagonisten im akuten Myokardinfarkt ist in verschiedenen Konditionen untersucht, die Datenlage ist derzeit zum Teil jedoch noch zu spärlich, um allgemeine Empfehlungen daraus abzuleiten.

GP-IIb-/IIIa-Antagonisten vor Katheterintervention im Infarkt untersuchten 2 kleinere Studien: In TIGER-PA [37] mit 100 Patienten fand sich in der Gruppe mit Gabe von Tirofiban 30 min vor Intervention bereits eine 32%ige TIMI-Fluss-Offenheitsrate. In BRAVE [33] mit Abciximab und Transport PCI (Transportdauer: 35 min) zeigten 23% einen TIMI-3-Fluss mit Eintreffen im Katheterlabor, im Gegensatz dazu war die Vorbehandlung aus der Kombination halbe Dosis Reteplase plus volle Dosis Abciximab mit einer TIMI-3-Offenheit von 50% weit effektiver.

Die einzig große Studie zu GP-IIb-/IIIa-Antagonisten und Stent ist CADILLAC [54], in der die Gabe von Abciximab hinsichtlich eines kombinierten Endpunktes aus Tod, Reinfarktion, Revaskularisation bei 2082 Patienten untersucht wurde. Auch hier zeigte sich eine 20%ige TIMI-3-Offenheit schon auf alleinige Gabe von Abciximab. Die Studie erbrachte nach 30 Tagen und 6 Monaten für Abciximab lediglich in Bezug auf den Endpunkt Notwendigkeit der erneuten Revaskularisation (45%) einen Vorteil, der aber nach einem Jahr aufgebraucht war [56].

▌ „Facilitated PCI"

Zur Kombination von GP-IIb-/IIIa-Inhibitoren mit thrombolytischen Substanzen gibt es neben kleineren [50] 2 wesentliche Studien. GUSTO V verglich bei 16 588 Patienten Standarddosis Reteplase allein gegen halbe Dosis Reteplase plus volle Dosis Abciximab. Die Letalität nach 30 Tagen war mit 5,9% vs. 5,6% nicht signifikant unterschiedlich. Reinfarkte und erneute Revaskularisationsnotwendigkeit waren in der Kombinationsgruppe (3,5% vs. 2,3% und 12,8% vs. 11,3%) seltener, dieser Vorteil wurde aber durch die 2fach erhöhten Blutungskomplikationen (13,7% vs. 24,6%) konterkariert [83].

In ASSENT-3, 6095 Patienten, wurden 4 Schemata, Standarddosis Tenecteplase plus „low dose" unfraktioniertes Heparin, Standarddosis Tenecteplase plus volle Dosis unfraktioniertes Heparin, Standarddosis Tenecteplase plus volle Dosis Enoxaparin und schließlich eine halbe Dosis Tenecteplase plus Standarddosis Abciximab verglichen. Die Studie brachte zwar eine Überlegenheit von Abciximab gegenüber unfraktioniertem Heparin hinsichtlich kombiniertem Endpunkt nach 30 Tagen (11,1% vs. 15,4%), hingegen zeigte sich kein Unterschied zwischen Abciximab und Enoxaparin. Dagegen waren die Komplikationen hinsichtlich jeder Art von Blutung unter Abciximab um den Faktor 2 erhöht [8].

In der Zusammenfassung der dargestellten Daten können weder die routinemäßige GP-IIb-/IIIa-Gabe prästationär/-interventionell noch Kombinationstherapien mit Fibrinolytika empfohlen werden.

2.1.2.5 Heparine/Antithrombine

▌ Unfraktioniertes Heparin

Unfraktioniertes Heparin ist ein Proteoglykangemisch mit einem mittleren Molekulargewicht von 10 000 Dalton. Seine antikoagulatorische Wirkung beruht auf einer Komplexbildung mit Antithrombin III. Dieser Komplex hemmt konzentrationsabhängig Serinproteasen des Gerinnungssystems, vor allem Thrombin und Faktor Xa.

▌ NSTEMI-ACS

So gebräuchlich die Gabe von Heparin bei instabiler Angina pectoris ist, so spärlich sind die Daten zum Nutzen dieser Therapie. In einer Studie von 1981, die 400 Patienten einschloss, führte die Gabe von 4 Boli à 5000 IE/Tag über 7 Tage im Vergleich zu Plazebo zu einer Reduktion der Infarkthäufigkeit um 20% [57]. In einer Metaanalyse mit insgesamt 900 Patienten zur Bedeutung von Heparin bei instabiler Angina pectoris errechnete sich ein Rückgang der Infarkthäufigkeit um 44% [89]. Die Prognose der Patienten wurde von der Heparingabe nicht positiv beeinflusst.

In der RISC-Studie waren die Ergebnisse für Heparin bei instabiler Angina pectoris enttäuschend: So konnte kein signifikanter Unterschied in Bezug auf die Inzidenz transmuraler Infarkte oder kardiovaskulärer Todesfälle gegenüber Plazebo gezeigt werden [81].

▌ Kombination Heparin und Aspirin.
Während der Stellenwert von ASS bei instabiler Angina pectoris gut dokumentiert ist, ist für die häufig genutzte Kombination aus ASS und Heparin bei instabiler Angina pectoris ein zusätzlicher Nutzen nicht sicher belegt.

In der RISC-Studie schnitt die Patientengruppe mit einer Kombinationsbehandlung aus ASS und Heparin nach 3 Monaten bezüglich kardiovaskulärer Ereignisse (3,6% vs. 4%) im Trend besser als die Gruppe unter alleiniger ASS-Therapie ab [81]. In einer Studie von Holdright [32] wurde bei 285 Patienten die Kombinationstherapie mit Heparininfusion und 150 mg Tagesdosis ASS p.o. gegen eine ASS-Monotherapie verglichen. Die Patienten unter der Kombinationstherapie hatten dabei lediglich tendenziell weniger Ischämieepisoden.

▌ STEMI

Für die Heparinmonotherapie im akuten Myokardinfarkt gibt es lediglich kleinere Studien aus der Vorlyseära, die erst in ihrer Zusammenfassung konsistente Aussagen erlauben. In einer Metaanalyse von MacMahon, die 5000 Patienten berücksichtigte, führte intravenös oder subkutan appliziertes Heparin zu einer Reduktion der Krankenhausletalität um 16% und der Reinfarkte um 22% [40]. Daneben wurde die Inzidenz von tiefen Venenthrombosen, Schlaganfällen und Lungenembolien halbiert. Eine 52%ige Reduktion (17,7% vs. 36,5%) von wandadhärenten Thromben im linken Ventrikel durch Heparin wurde in der SCATI-Studie beobachtet [79].

▌ Heparin als Begleittherapie der Thrombolyse und Katheterintervention.
Die Ergebnisse einer Begleittherapie mit Heparin hängen von der Wahl des Thrombolytikums, von der Applikationsform sowie vom Zeitpunkt der Gabe ab.

Bei Streptokinase-, APSAC- und Urokinasetherapie ist eine gleichzeitig einsetzende Heparinisierung wohl nicht obligat, weil die durch diese Substanzen induzierte Fibrinolyse mit vermehrtem Anfall von Fibrin(ogen)spaltprodukten einen eigenständigen antikoagulatorischen Effekt besitzt [21]. Argumente für eine gleichzeitig einsetzende intravenöse Heparinisierung auch bei Streptokinasetherapie liefern jedoch Daten aus der ISIS-2-Studie; sie zeigen, dass Streptokinase in Kombination mit einer intravenösen Heparinbegleittherapie zu einer 31%igen, mit subkutaner Applikation lediglich zu einer 27%igen Senkung der Letalität führte; ohne Heparin betrug die Letalitätsreduktion lediglich 12% [70].

Zur Optimierung einer Therapie mit tPA ist wegen der geringen systemischen Wirkung dieser Substanz eine unmittelbar mit Lysebeginn einsetzende adäquate intravenöse Heparintherapie obligat. Entsprechend konnte in der GUSTO-Studie mit adäquater Heparintherapie erstmals eine prognostische Verbesserung für tPA um 12,7% (30-Tage-Letalität: tPA 6,3% vs. Streptokinase 7,2%) gezeigt werden [66]. Ebenso durch große tPA-Studien wie GUSTO IIb, TIMI9B, COBALT und GUSTO III ist unfraktioniertes Heparin in Dosisschemata wie 5000 I.E. Bolus und PTT-gesteuerte Weiterführung etabliert [44].

Zur Frage der Bedeutung von unfraktioniertem Heparin in der Begleittherapie der Katheterintervention im akuten Infarkt zeigte eine Metaanalyse mit über 5216 Patienten, dass – falls keine GP-IIb-/IIIa-Antagonisten gegeben werden – höhere Dosierungen mit einer Ziel-ACT von 350 s gewählt werden sollten: Die Gruppe mit ACTs ≥350 s zeigte für einen kombinierten Endpunkt aus Tod, Infarkt und Revaskularisation mit einer Rate von 7,7% gegenüber Patienten mit Werten zwischen 170 und 300 s 34% weniger Komplikationen [15]. Bei Gabe von GP-IIb-/IIIa-Antagonisten empfiehlt sich hingegen eine Dosisreduktion mit einer Ziel-ACT von 200 s [50].

▍ **Kombination Heparin und Aspirin.** Die Bedeutung einer Kombination aus Heparin (2×12 500 IE s.c./Tag über 7 Tage) und ASS (162 mg/Tag, über einen Monat) wurden in ISIS-3 im Vergleich zur alleinigen ASS-Begleittherapie geprüft. Nach 35 Tagen ergaben sich in Bezug auf Sterblichkeit (10,3% vs. 10,6%), Reinfarkte (3,2% vs. 3,5%) und Schlaganfälle (1,3% vs. 1,2%) keine signifikanten Vorteile zugunsten der Kombinationstherapie, dagegen waren transfusionsbedürftige Blutungen unter Heparin plus ASS etwas häufiger (1,0% vs. 0,8%) [70].

▍ Niedermolekulare Heparine

▍ NSTEMI-ACS

Die niedermolekularen Heparine entwickeln ihre Wirkung überwiegend über eine Hemmung der Faktor-Xa-Aktivität.

Zur Wirkung niedermolekularer Heparine bei instabiler Angina pectoris gibt die FRISC-Studie Hinweise. Es wurden die Effekte von Dalteparin (120 IU/kg s.c., 2×täglich) bei 1506 Patienten mit instabiler Angina gegen Plazebo verglichen. Der primäre Endpunkt aus Tod und Myokardinfarkt innerhalb von 6 Tagen wurde in der Plazebogruppe in 4,8%, in der Dalteparingruppe in nur 1,8%, entsprechend einer Risikoreduktion von 63%, erreicht [63].

Mehrere Studien vergleichen niedermolekulares mit unfraktioniertem Heparin bei instabiler Angina und nichttransmuralem Infarkt: Bei 1484 Patienten der FRIC-Studie zeigte die zweimalige s.c. Gabe von Dalteparin mit 120 U/kg gegenüber einer intravenösen Heparininfusion nach 6 Tagen keinen signifikanten Unterschied in Bezug auf einen kombinierten Endpunkt aus Tod, Myokardinfarkt und erneuter Ischämie

(9,3% vs. 7,6%) [34]. Hingegen führte in ESSENCE, die 3171 Patienten einschloss, die 2-malige Gabe von 1 mg/kg Enoxaparin im Vergleich zu i.v. Heparin nach 14 und nach 30 Tagen zu einer Ereignisreduktion von 16% bzw. 15% [42].

In TIMI-11B mit 3910 Patienten wurde Enoxaparin 2×1 mg/kg s.c. gegen unfraktioniertes Heparin verglichen; es fand sich eine 18%ige Ereignisreduktion unter Enoxaparin, wenngleich die Rate kleinerer Blutungen deutlich höher war [7].

Die Studien erlauben die Schlussfolgerung, dass bei instabiler Angina pectoris die Gabe von niedermolekularem Heparin dem intravenös applizierten unfraktionierten Heparin wenigsten gleichwertig ist; die alternative Gabe von niedermolekularem Heparin bei instabiler Angina ist somit gut begründet.

▍ STEMI

Zur Gabe von niedermolekularen Heparinen in der Begleittherapie der Thrombolyse existieren nur unzureichende Daten in kleineren Studien wie FRAMI und BIOMACS II für Streptokinase und HART II für tPA [44]. Die einzig große Studie ist ASSENT III mit Tenecteplase (s. o.), in der Enoxaparin gegenüber unfraktioniertem Heparin günstiger abschnitt – Reduktion des 30-Tage-Endpunktes; –26% (11,4% vs. 15,4%) [8].

Niedermolekulares Heparin in der Begleittherapie von Katheterinterventionen im akuten Infarkt ist weit weniger etabliert. Enoxaparin war in 2 Studien in Dosierungen von 0,5 und 1 mg/kg i.v. gegeben worden, ein Vergleich mit unfraktioniertem Heparin steht dabei noch aus. Sollten Patienten mit Enoxaparin mit therapeutischen Dosierungen vorbehandelt sein, so wird folgendes Vorgehen empfohlen: Bei Interventionen innerhalb von 8 h braucht es noch keine Dosiswiederholung, bei Interventionen nach 8–12 h sollte ein Bolus mit 0,3 mg/kg, nach 12 h die normale Dosis nachgegeben werden [50].

2.1.2.6 Hirudin und Bivalirudin

▍ NSTEMI-ACS

Hirudin und Bivalirudin sind direkte Inhibitoren von Thrombin.

▍ Hirudin

Zur Wirkung von Hirudin bei instabiler Angina pectoris liegen einige kleinere Untersuchungen vor [14, 31, 36, 39, 40, 80, 84]: In einer Angiografiestudie von Topol wurden 497 Patienten unter Hirudin mit Heparin hinsichtlich der Häufigkeit von Tod, Myokardinfarkt und wiederkehrender Angina pectoris verglichen. Dabei zeigten sich mit Ereignisraten von 14,6% vs. 24% tendenziell Vorteile zugunsten von Hirudin.

▮ Bivalirudin

In REPLACE-2 mit 6010 Patienten während elektiver und Notfallkatheterintervention wurde Bivalirudin mit der Möglichkeit einer „provisional" GP-IIb-/IIIa-Gabe mit Abciximab und Eptifibatide gegen Heparin bei geplanter GP-IIb-/IIIa-Gabe verglichen. In der Bivalirudingruppe hatten dann tatsächlich 7,2% auch GP-IIb-/IIIa-Antagonisten erhalten. 20,9% hatten dabei ein NSTEMI-ACS. In dieser Gruppe war Bivalirudin der Kombination aus GP-IIa-/III-Antagonist und Heparin hinsichtlich 30-Tage-Komplikationen nicht unterlegen [38].

▮ STEMI

GUSTO-IIa war eine groß angelegte Untersuchung zum Vergleich von intravenösem Heparin und Hirudin in Kombination mit Thrombolytika bei Infarkt [64]. Geplant war der Einschluss von 12 000 Patienten. Nach Einschluss von 2564 Patienten musste die Untersuchung wegen einer erhöhten intrazerebralen Blutungsrate unter Hirudin abgebrochen werden. Wie die GUSTO-IIa-Studie wurden 2 weitere Hirudinstudien wegen intrazerebraler Exzessblutungen vorzeitig beendet: HIT-III und TIMI-9-A [6, 47]. In GUSTO-IIb mit 12 142 Patienten führte Hirudin im Vergleich zu Heparin hingegen zu weniger Reinfarkten (–14%) ohne signifikante Exzessblutung [45].

In HERO-2 mit 17 073 Patienten wurde Bivalirudin in Kombination mit Streptokinase gegen Streptokinase mit Heparin geprüft. Die 30-Tage-Letalität war dabei nicht unterschiedlich: 10,5% Bivalirudin vs. 10,9% Heparin. Dagegen war die Reinfarktrate unter Bivalirudin um 30% geringer, leichter und mittelschwere Blutungen signifikant, schwere Blutungen im Trend jedoch häufiger [86].

Zusammenfassend ergibt die Datenlage für Thrombinantagonisten, dass sie beim akuten koronaren Syndrom nur bei Heparinunverträglichkeit, z. B. HIT 2, zum Einsatz kommen sollten [44].

2.1.2.7 Betarezeptorenblocker

Im Gegensatz zur breiten Akzeptanz von Betablockern in der Sekundärprophylaxe der koronaren Herzerkrankung stößt die sofortige Gabe dieser Substanzgruppe im akuten Infarkt noch immer auf erhebliche Vorbehalte. Dabei besitzen Betablocker ein für die Infarkttherapie ausgesprochen günstiges Wirkprofil: Durch Senkung des arteriellen Drucks, der Herzfrequenz und der Inotropie kommt es zu einer Verringerung der Wandspannung und des myokardialen Sauerstoffverbrauches. Ferner erfolgt eine Umverteilung der Myokardperfusion zugunsten subendokardialer Schichten, die von der Ischämie stärker betroffen sind. Weitere Vorzüge liegen in der Verminderung katecholamininduzierter Nekrosen sowie der Suppression ischämieinduzierter ventrikulärer Tachyarrhythmien, die besonders stark zu hohen Sterblichkeit des Myokardinfarktes in den ersten Stunden beitragen.

▮ NSTEMI-ACS

Zur Wirkung von Betablockern bei instabiler Angina pectoris liegen keine größeren Studien vor. Indirekt kann sie durch eine Subgruppenanalyse der Patienten mit „drohendem Infarkt" in der MIAMI-Studie [74], der ISIS-1-Studie [69] und der GÖTEBORG-Studie [30] abgeschätzt werden. Eine Metaanalyse fasste die Ergebnisse für Metroprolol, Atenolol und Propanolol zusammen [28]: In ISIS-1 bestand mit einer Infarkthäufigkeit von 28% unter b-Blockade kein Unterschied zu Plazebo. In den anderen Studien erbrachte die b-Blockade mit einer Infarktrate von 29,8% gegenüber 36,3% unter Plazebo eine Risikoreduktion von 18%.

Eine neue Metanalyse prüft die Wirkung von Betablockern bei NSTEMI-ACS in EPIC, EPILOG, CAPTURE und RAPPORT) [19]: Bei 1960 Patienten mit insgesamt sehr niedriger Mortalität war die Todeshäufigkeit unter Betablockade nach 30 Tagen um 62% (1,6% vs. 0,6%) und nach 6 Monaten um 55% (3,1% vs. 1,4%) geringer. Die Infarkthäufigkeit war nicht unterschiedlich, die Revaskularisation im Trend in der Betablockergruppe höher [19].

▮ STEMI

Wegen der Notwendigkeit eines sofortigen Wirkungseintritts sollte die Applikation von Betablockern im akuten Myokardinfarkt intravenös erfolgen.

Die beiden größten Studien zur Betablockade im akuten Infarkt waren die ISIS-1-Studie (16 027 Patienten) mit Atenolol [69] sowie die MIAMI-Studie (5 778 Patienten) mit Metoprolol [74]. ISIS-1 zeigte den höchsten prognostischen Zugewinn mit einer Letalitätsreduktion von 29% am ersten Tag; nach 7 Tagen betrug sie noch 15%. MIAMI erbrachte nach einem Behandlungszeitraum von 14 Tagen für die Metoprololgruppe einen Trend zur Letalitätsreduktion. Wurde mittels Subgruppenanalyse eine „Hochrisikogruppe" mit bereits durchgemachten Infarkten, Herzinsuffizienz und Hypertonie definiert, so fand sich unter aktiver Medikation in dieser Gruppe eine deutliche Abnahme der Sterblichkeit um 29%.

Insgesamt liegen wenigstens 28 Studien mit 27 587 Patienten zur intravenösen Gabe von Betablockern im Myokardinfarkt vor; sie wurden in einer Metaanalyse zusammengefasst [28]. Die im Folgenden getroffenen Aussagen beziehen sich auf Propanolol in der Dosierung von 5–10 mg, Metoprolol mit 10–15 mg und Atenolol mit 5–10 mg. Die zitierte Metaanalyse [28] errechnete für alle 28 Studien zur Betablockertherapie nach 7 Tagen eine 14%ige Reduktion der Mortalität (3,7% vs. 4,3%), eine Abnahme nichttödlicher Reinfarkte um 18% (2,3% vs. 2,8%) und eine Reduktion von Reanimationen um 15% (2,2% vs. 2,6%). Die günstigen prognostischen Effekte basieren mutmaßlich auf einer Abnahme von Kammerflimmern sowie von Wandrupturen. Die Analyse der Nebenwirkungsraten der Betablockertherapie entkräftet die häufigen Einwände gegen ihren Einsatz im akuten Infarkt: Die Entwicklung einer Herzinsuffizienz (17,5% vs. 16,8%), eines kardiogenen Schocks (2,8% vs. 2,8%) oder eines totalen AV-Blocks (3,1% vs. 2,9%) war unter Betablockade nicht signifikant häufiger. In der oben erwähnten Metaanalyse war unter Betablockade in PCI-Interventionsstudien im akuten Infarkt bei 934 die Letalität nach 30 Tagen und 6 Monaten ebenfalls vermindert (–78% bzw. –58%) [18]. Die dargestellten Ergebnisse belegen den prognoseverbessernden Effekt einer Therapie mit Betablockern ohne intrinsische Aktivität. Dieser Effekt ist besonders deutlich in den ersten Stunden und Tagen ausgeprägt, lässt sich jedoch aber auch nach Wochen in abgeschwächter Form nachweisen. Bei Beachten von Kontraindikationen ist die Gabe von Betablockern ein unverzichtbares Therapieprinzip im akuten Infarkt.

2.1.2.8 Kalziumantagonisten

Theoretisch lässt das Wirkprofil von Kalziumantagonisten im akuten Myokardinfarkt eine Reduktion der Nachlast mit konsekutiver Senkung des myokardialen Sauerstoffverbrauchs, eine verbesserte Koronarperfusion durch Koronardilation sowie eine Abschwächung des Zellschadens durch Verminderung der Kalziumüberladung der Zelle während der Ischämie erwarten. Diese theoretischen Vorteile haben sich nach heutiger Studienlage nicht in klinischen Nutzen umschreiben lassen. In einer bereits 1989 vorgelegten Übersicht, die auch noch heute Aktualität besitzt, sind die Studien mit Kalziumantagonisten bei instabiler Angina pectoris und akutem Myokardinfarkt zusammengestellt [29].

▎ NSTEMI-ACS

Es liegen wenigstens 6 Studien zur Therapie der instabilen Angina pectoris mit den Kalziumantagonisten Nifedipin und Diltiazem vor. Die HINT-Studie war darunter mit 668 Patienten die umfangreichste; sie wurde vorzeitig wegen einer um 15% höheren Infarktrate in der Nifedipingruppe abgebrochen [67].

Andere Studien waren von ihrem Umfang her zu klein angelegt und ihre Ergebnisse zu wenig konsistent, um valide Aussagen zur erlauben. In der Zusammenfassung von 6 Studien mit Beobachtungszeiträumen zwischen 48 h und 5 Monaten kam es unter Nifedipin oder Diltiazem in 19,6% gegenüber 18,6% unter Plazebo zu Infarkten. Todesfälle waren in 2,4% für die Verumgruppen gegenüber 1,6% für die Plazebogruppen zu verzeichnen [29].

Diese numerischen Differenzen sind nicht signifikant, zeigen jedoch, dass die genannten Kalziumantagonisten bei instabiler Angina pectoris keinen erkennbaren klinischen Nutzen besitzen.

▎ STEMI

Für Nifedipin, im akuten Myokardinfarkt gegeben, liegen insgesamt 12 Studien mit 9464 Patienten vor.

In SPRINT-II wurden 1373 Patienten über 6 Monate nachbeobachtet. Dabei zeigte sich unter Nifedipin eine Exzessletalität von 20,3% (15,8% vs. 12,6%)! Aufgrund dieses Ergebnisses wurde die Studie abgebrochen [73].

In der Zusammenfassung aller 12 Studien wurde eine geringe Exzessletalität (+9%) unter Nifedipin errechnet [29].

Die Wirkung von Verapamil im akuten Myokardinfarkt wurde in der DAVIT-1-Studie mit 14 036 Patienten untersucht. Bei einer Gesamtmortalität von 12,8% vs. 13,9% fanden sich keine signifikanten Unterschiede zwischen Verapamil und Plazebo. Die Reinfarktrate war mit 3,1% vs. 3,7% ebenfalls nicht signifikant unterschiedlich [60].

Die Analyse der Studien mit Diltiazem bei 3150 Patienten ergab über einen Beobachtungszeitraum von 2 Jahren in Bezug auf die Gesamtsterblichkeit keine Unterschiede zu Plazebo (11,4% vs. 11,5%) [20, 29]. Lediglich hinsichtlich der Reinfarktrate erbrachte Diltiazem in der MDPIT-Studie mit einer Reduktion von 20% (7,3% vs. 9,1%) eine Verbesserung [75]. Die Ergebnisse zeigen, dass Kalziumantagonisten bei instabiler Angina pectoris und im akuten Myokardinfarkt den Effektivitätsbeweis bezüglich der Verhinderung von Infarkten, Sterblichkeit und Reinfarkten schuldig geblieben sind. Lediglich die Gabe von Diltiazem zeigt günstige Effekte durch Senkung der Reinfarktrate.

2.1.2.9 Nitrate

Nitrate führen über die Aktivierung der membranständigen Guanylatzyklase zur Erhöhung von zyklischem Guanosinmonophosphat (cGMP), das relaxierend auf glatte Gefäßmuskelzellen wirkt. Nitrate bewirken eine Koronardilatation, die auch bei endothelialer Dysfunktion nicht beeinträchtigt ist. Das Rationale einer Nitratgabe liegt in der Senkung des myokardialen Sauerstoffverbrauches durch Verringerung der Wandspannung infolge von Vor- und Nachlastsenkung. Die intravenöse Gabe von Nitraten bei instabiler Angina pectoris und im akuten Myokardinfarkt entspricht einer weit verbreiteten klinischen Praxis.

∎ NSTEMI-ACS

So eindrucksvoll die i.v. Nitratgabe im klinischen Alltag bei instabiler Angina pectoris eine Symptombesserung bewirkt, so wenig ist eine prognostische Bedeutung in Einzelstudien belegt. Eine Reihe kleinerer Studien konnte eine Symptombesserung zeigen. Rückschlüsse auf eine etwaige prognostische Verbesserungen erlaubten sie nicht [88].

∎ STEMI

Eine Metaanalyse von 10 Studien ermöglicht mittelbare Aussagen über die Wirkung von intravenös applizierten Nitraten im Infarkt [88]: Unter Nitroprussidnatrium (NPN), im akutem Infarkt gegeben, war in 3 Studien mit insgesamt 1190 Patienten bei einem mittleren Beobachtungszeitraum von 5 Monaten die Gesamtsterblichkeit unter NPN um 19,7% geringer als unter Plazebo (14,3% vs. 17,8%). In 7 Studien (861 Patienten) mit intravenös appliziertem Nitroglyzerin war nach durchschnittlich 4 Monaten die Gesamtsterblichkeit um 41,5% gegenüber Plazebo reduziert. Die gepoolten Daten mit NPN und Nitroglyzerin ergeben eine Reduktion der Gesamtsterblichkeit um 29,6% unter aktiver Medikation [88].

Zwei Megastudien, ISIS-4 und GISSI-3, untersuchten die Wirkung von oralem Isosorbitmononitrat sowie von transdermal appliziertem Glyzeroltrinitrat im akuten Infarkt und der anschließenden Postinfarktphase [65, 72]. In ISIS-4 erhielten 26 800 Patienten Isosorbitmononitrat mit 30 mg am ersten Tag, dann mit 60 mg/Tag an den folgenden Tagen. Das enttäuschende Ergebnis nach 35 Tagen zeigte mit einer Krankenhausletalität von 6,98% vs. 7,22% keinen Vorteil des Nitrates gegenüber Plazebo. Auch in der Häufigkeit von Postinfarktangina, Herzinsuffizienz und kardiogenem Schock bestand kein Unterschied. Lediglich am ersten Tag war die Sterblichkeit bei Patienten unter der Mononitrattherapie geringer (0,93% vs. 1,29%).

In GISSI-3 wurde 9453 Patienten Glyzeroltrinitrat gegeben. Die Applikation erfolgte für die ersten 24 h intravenös, danach transdermal mit 10 mg pro Tag. Der Beobachtungszeitraum betrug 42 Tage. Die Nitratgruppe wies eine ähnliche Letalität (7,0% vs. 7,2%) auf; es ergaben sich marginale Vorteile mit niedrigeren Raten von Postinfarktangina (19,7% vs. 20,7%) und kardiogenem Schock (1,9% vs. 2,5%) für die Gruppe unter Nitrattherapie.

Unabhängig von den evident positiven Effekten auf die Besserung der klinischen Symptomatik bei instabiler Angina pectoris und im Infarkt ist ein prognostischer Wert für oral oder transdermal applizierte Nitrate derzeit nicht gesichert. Bei i.v. applizierten Nitraten kann eine prognostische Verbesserung – bei allen methodischen Einwänden gegen Metaanalysen – wohl angenommen werden.

2.1.2.10 ACE-Hemmer

Gründe zum frühen Einsatz von ACE-Hemmern im akutem Myokardinfarkt sind die zu erwartende Hemmung der neuroendokrinen Aktivierung, positive Beeinflussung des Remodeling und der Reparationsvorgänge nach Myokardnekrose.

▍ STEMI

Die Gabe von ACE-Hemmern im akuten Infarkt oder in der unmittelbaren Postinfarktphase wurden in mehreren Studien untersucht. In CONSENSUS-II, ISIS-4, GISSI-3 sowie SMILE wurde die Gabe von ACE-Hemmern jeweils im akuten Infarkt begonnen [3, 55, 65, 72], in der AIRE-Studie [2] wurde die ACE-Hemmer-Therapie am 7., in der SAVE-Studie am 11. Tag nach Infarkt gestartet [2, 49].

In der CONSENSUS-II-Studie wurden 6090 Patienten eingeschlossen und die Hälfte einer Enalapriltherapie, beginnend mit 1 mg i.v. über 2 h, zugeführt. Nach 6 h wurde auf eine orale Medikation umgestellt und von $2\times2{,}5$ mg auf 20 mg am 5. Tag gesteigert. Nach einem Monat bzw. 6 Monaten betrug die Sterblichkeit in der Verumgruppe 7,2% bzw. 11,0% und lag damit geringfügig höher als in der Plazebogruppe mit 6,3% und 10,2%. Ebenso ergaben sich für Enalapril keine Vorteile hinsichtlich der Anzahl der Krankenhausaufenthalte oder der Reinfarkthäufigkeit. In der Verumgruppe kam es dagegen gehäuft zu interventionsbedürftigen Blutdruckabfällen – eine mögliche Erklärung für das eher ungünstige Ergebnis.

ISIS-4 untersuchte bei 26 839 Patienten den Effekt von Captopril, beginnend mit geringen Initialdosen von 6,25 mg und Steigerung auf 50 mg/Tag. Nach 35 Tagen war die Gesamtsterblichkeit um 6% (6,9% vs. 7,3% unter Plazebo) geringfügig reduziert. Das Ergebnis wird mit Angabe der Absolutzahl von 5 geretteten Leben pro 1000 behandelter Patienten durch Captopril anschaulicher.

In GISSI-3 erhielten 9435 Patienten im akuten Infarkt Lisinopril in einer Dosierung von 5 mg mit Steigerung auf 10 mg am 3. Tag. Die Letalität in der Lisinoprilgruppe lag mit 6,3% vs. 7,1% nach 42 Tagen um 11,3% signifikant niedriger. Bei klinischen Ereignissen wie Reinfarkt,

Postinfarktangina, kardiogenem Schock oder Apoplex ergab sich kein Unterschied zwischen dem ACE-Hemmer und Plazebo.

In der SMILE-Studie (772 Patienten) wurde bei Vorderwandinfarkt die Wirkung von Zofenopril geprüft. Die Anfangdosierung von 7,5 mg/Tag wurde auf 60 mg/Tag erhöht. 4,9% Todesfälle in der Zofenoprilgruppe vs. 6,5% in der Plazebogruppe nach 6 Wochen bedeuteten eine Risikoreduktion um 24,7%. Die Ausbildung einer schweren Herzinsuffizienz wurde um 46,4% unter ACE-Hemmertherapie reduziert.

In SAVE wurden 2231 Patienten dem Therapiearm mit Captopril in langsam steigenden Dosierungen von 6,25 mg/Tag bis zu 150 mg/Tag oder Plazebo zugeordnet. Die Therapie wurde in deutlichem Abstand zum Akutereignis, nämlich nach 11 Tagen, begonnen. Die Patienten waren klinisch asymptomatisch, wiesen jedoch eine verminderte Auswurffraktion <40% auf. Der durchschnittliche Beobachtungszeitraum betrug 3,6 Jahre. Es zeigte sich unter Captopril eine Abnahme der Gesamtmortalität um 17,1% (20,4% vs. 24,6%), der kardiovaskulären Mortalität um 19,7% (16,8% vs. 20,9%) sowie der Reinfarkte um 25%. Die günstigen Captoprilwirkungen zeichneten sich erst nach einem Jahr ab.

Die AIRE-Studie (2006 Patienten) prüfte die Wirkung von Ramipril. Der Therapiebeginn war mit durchschnittlich 5 Tagen nach Infarkt deutlich früher als in SAVE, die Patienten waren im Sinne einer klinischen Herzinsuffizienz symptomatisch. Beginnend mit 2,5 mg Ramipril wurde die Dosis bis auf 10 mg/Tag erhöht. Schon nach 30 Tagen zeigte sich eine Reduktion der Gesamtletalität um 26,1% (17% vs. 23%).

Die Ergebnisse der ACE-Hemmer-Studien zeigen, dass neben dem unbestrittenen Nutzen dieser Substanzgruppe in der Sekundärprophylaxe der koronaren Herzerkrankung auch im Akutstadium des Myokardinfarktes, bei einschleichender Dosierung prognostische Verbesserungen möglich sind. Diese günstigen Effekte sind um so ausgeprägter, je mehr die Patienten durch das Infarktereignis initial hämodynamisch kompromittiert sind.

2.1.2.11 Magnesium

Das Rationale der Gabe von Magnesium beruht auf dem theoretisch günstigen Wirkprofil der Substanz in Form einer Nachlastsenkung, Koronardilatation, Inhibition der Plättchenaggregation sowie einer Suppression ischämieinduzierter Arrhythmien.

▌ STEMI

Es liegen lediglich kleinere Studien zum Nutzen von i.v. Magnesium im akuten Myokardinfarkt vor, ohne dass eine Einzelstudie eine Aussage über die prognostische Bedeutung erlaubte. Teo fasste 10 Studien, publiziert im Zeitraum zwischen 1981 und 1991, in einer Metaanalyse mit 1623 Patienten zusammen. Die Analyse erbrachte eine Letalitätsreduktion von 48% (4,0% vs. 9,5%) [58].

1992 wurden die Ergebnisse der LIMIT-2-Studie veröffentlicht [87]. Bei 180 Patienten bewirkte intravenös appliziertes Magnesium nach 28 Tagen eine Reduktion der Sterblichkeit um 33,4% (6,4% vs. 9,5%).

ISIS-4, die 26827 Patienten einer Magnesiumbehandlung zuordnete, sollte diese vielversprechenden Daten an einem großen Patientengut sichern. Dabei wurde 8 mmol Magnesiumsulfat über 15 min infundiert und die Infusion mit 72 mmol über 24 h weitergeführt. Überraschenderweise waren die Ergebnisse nach 35 Tagen enttäuschend: Mit einer Letalität von 7,3% vs. 6,9% kam es in der Magnesiumgruppe sogar zu einer geringen Übersterblichkeit [72]. Auch in MAGIC mit 6213 Patient zeigte die Mg-Infusion keine günstigen Effekte [41]. Diese Ergebnisse lassen endgültig von einer routinemäßigen Magnesiumgabe im akuten Infarkt abraten.

2.1.3 Diagnostik

In folgenden Absatz wird das diagnostische Prozedere bei instabiler Angina pectoris und akutem Myokardinfarkt skizziert. Um Redundanz mit thematisch überlappenden Abschnitten des Buches zu vermeiden, erfolgt die Darstellung in komprimierter Form.

2.1.3.1 NSTEMI-ACS

Vorrangiges diagnostisches Ziel bei NSTEMI-ACS ist die rasche definitive invasive Abklärung. Die invasive Untersuchung sollte, wenn immer möglich, im symptomfreien Intervall durchgeführt werden. Insofern muss primär eine medikamentöse Stabilisierung des Patienten angestrebt werden.

Von dieser generellen Strategie kann in Ausnahmefällen bei De-Novo-Angina, die definitionsgemäß auch als instabil klassifiziert wird, abgewichen werden. Nach initialer Stabilisierung und weiterer Beschwerdefreiheit des Patienten in Ruhe kann das Vorgehen deckungsgleich mit der Routinediagnostik der koronaren Herzerkrankung bei stabiler Angina sein [1].

▌ Beschwerdebild

Eine typisch geschilderte Angina pectoris besitzt im 3. und 4. Dezenium eine mittlere diagnostische Aussagekraft. Bei Vorliegen von Risikofaktoren, im höheren Alter und beim männlichen Geschlecht erhöhten sich Spezifität und Sensitivität eines typischen Beschwerdebildes auf Werte zwischen 80% und 90%.

▌ Laborchemische Parameter

Markerenzyme wie CK, CK-MB, Myoglobin und GOT sind im akuten Angina-pectoris-Anfall in der Regel nicht erhöht. Hingegen besitzen Troponin T und Troponin I eine sehr hohe Sensitivität; sie erlauben, zwischen instabiler Angina und NSTEMI zu unterscheiden. Darüber hinaus erlaubt die Erhöhung von Troponinen eine Risikostratifizierung und hilft den Patienten mit hohem Risiko für ein zukünftiges Ereignis wie Infarkt oder Tod zu identifizieren [25].

▌ Ruhe-EKG

Das Ruhe-EKG liefert in der Regel zwar nicht die definitive Diagnose, im Angina-pectoris-Anfall können aber Endteilveränderungen wie T-Negativierungen (Abb. 2.1.1), ST-Strecken-Senkungen, evtl. ST-Streckenelevationen gesehen werden und sind dann diagnostisch wegweisend. Insbesondere sind Veränderungen im EKG in der Verlaufsbeobachtung diagnostisch wertvoll.

▌ Konventionelle Echokardiografie

Mit Ausnahme der Einsehbarkeit proximaler Anteile der Herzkranzgefäße in der transösophagealen Echokardiografie leistet die Methode keinen Beitrag zur Beurteilung der Koronarmorphologie. Jedoch können ischämie- oder infarktbedingte Veränderungen wie regionale und globale Kinetikstörungen, Wandverdünnungen, kompensatorische Hyperkinesien, Aneurysmen und Thromben gut beurteilt werden. Ferner erlaubt

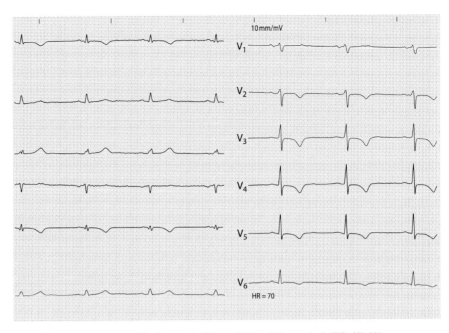

Abb. 2.1.1. EKG im Angina-pectoris-Anfall mit ausgeprägter Vorderwandischämie. T-Negativierung in I, AVL, V2–V6

die Echokardiografie die Abschätzung der Auswurffraktion sowie die Beurteilung einer Mitralinsuffizienz bei Papillarmuskeldysfunktion.

▌ Koronarangiografie

Die Koronarangiografie ist der diagnostische Goldstandard. Die Methode ermöglicht eine visuelle Auflösung bis 150 mm, entsprechend ist der extramurale Teil des Herzkranzgefäßsystems darstellbar. Die Koronarangiografie erlaubt die exakte Klassifizierung des Gefäßverlaufs, des Stenosierungsgrades sowie der Verschlüsse (Abb. 2.1.2). Bei genauer Kenntnis des extramuralen Systems können definitive Entscheidungen über das weitere therapeutische Vorgehen getroffen werden.

2.1.3.2 Myokardinfarkt

▌ Symptomatik

Bei Angina pectoris mit einer Anfallsdauer über 20 min muss von einem Myokardinfarkt ausgegangen werden.

▌ Elektrokardiogramm (EKG)

Das EKG besitzt in der Infarktdiagnostik einen zentralen Stellenwert. Es ermöglicht in über 80% der Fälle die Stellung der definitiven Diagnose, die Lokalisationsdiagnostik sowie Aus-

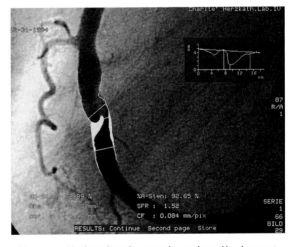

Abb. 2.1.2. Hochgradige Stenose der rechten Herzkranzarterie als morphologisches Korrelat einer instabilen Angina pectoris

sagen über das Infarktstadium. Die Methode verliert an Sensitivität bei Infarkten im Posterolateralbereich sowie bei rechtsventrikulären Infarkten. Die Aussagekraft ist ferner eingeschränkt bei abgelaufenen Infarkten, Hypertrophiezeichen und bei Medikamenteneffekten (Digitalis). Nicht zuverlässig erkennbar sind Infarkte bei Schenkelblöcken (v.a. Linksschenkelblock) oder bei Schrittmacherrhythmus. Häufige Infarktlokalisationen sind die Vorderwand der linken Kammer (z.B. proximaler Verschluss

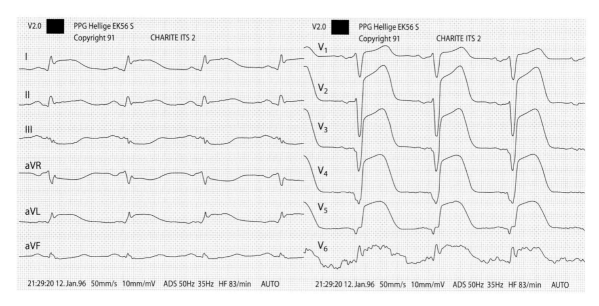

Abb. 2.1.3. EKG bei akutem Vorderwandinfarkt mit ST-Streckenelevation V2–V6

des Ramus interventricularis anterior wie in Abb. 2.1.3) und der Hinterwand bei Verschluss der rechten Herzkranzarterie (Abb. 2.1.4).

▌ Laborchemische Marker

Laborchemische Marker sind eine weitere wichtige diagnostische Säule, vor allem im Frühstadium des akuten Myokardinfarktes. Durch den Verlust der Zellintegrität bei Zelltod werden Zellproteine und Enzyme als Verletzungsmarker im Serum nachweisbar oder in erhöhten Konzentrationen gemessen. Nach den Empfehlungen der Arbeitsgruppe Standardisierung von Immunoassays, Schwerpunkt „Herzdiagnostik", kommen in der Infarkttherapie Myoglobin, Gesamt-CK, CK-MB-Masse, Aktivität sowie Troponin T und Troponin I zum Einsatz und werden bei folgenden Fragestellungen genutzt [16, 25].

Zur Absicherung eines klinisch eindeutigen Infarktes im EKG ist die Bewertung der erhöhten Aktivitäten von CK und CK-MB sowie der Troponine wegweisend, andere Marker sind für diese Fragestellung entbehrlich. Die Verlaufbeurteilung eines Myokardinfarktes, z.B. nach mechanischer Wiedereröffnung des infarktbezogenen Gefäßes, sollte sich auf die Bewertung von CK, CK-MB-Masse, Troponin T oder I stützen.

▌ Koronarangiografie

Die Koronarangiografie ist der diagnostische Goldstandard, die unter dem Abschnitt „NSTE-MI-ACS" getroffenen Aussagen gelten unverändert beim akuten STEMI.

2.1.4 Erfordernisse und Voraussetzungen

Zur adäquaten Betreuung von Patienten mit instabiler Angina pectoris oder akutem Myokardinfarkt und ihrer potenziell vital bedrohlichen Komplikationen sind mehrere Grundforderungen an die Krankenhausstruktur sowie an das therapeutische und diagnostische Leistungsspektrum zu stellen:

▌ Überwachungsmöglichkeiten mit Vorhandensein
  - einer Intensivstation mit den apparativen Voraussetzungen zur Reanimation und Beatmung,
  - eines 12-Kanal-EKG,
  - einer kontinuierlichen Herzrhythmusüberwachung mit Möglichkeit der ST-Streckensegment-Analyse und
  - einer kontinuierlichen invasiven Druckmessung.

Abb. 2.1.4. Akuter Hinterwandinfarkt mit ST-Streckenelevation II, III, AVR, V6 ST-Streckensenkung in AVF, AVL, angedeutet auch in V2, V3

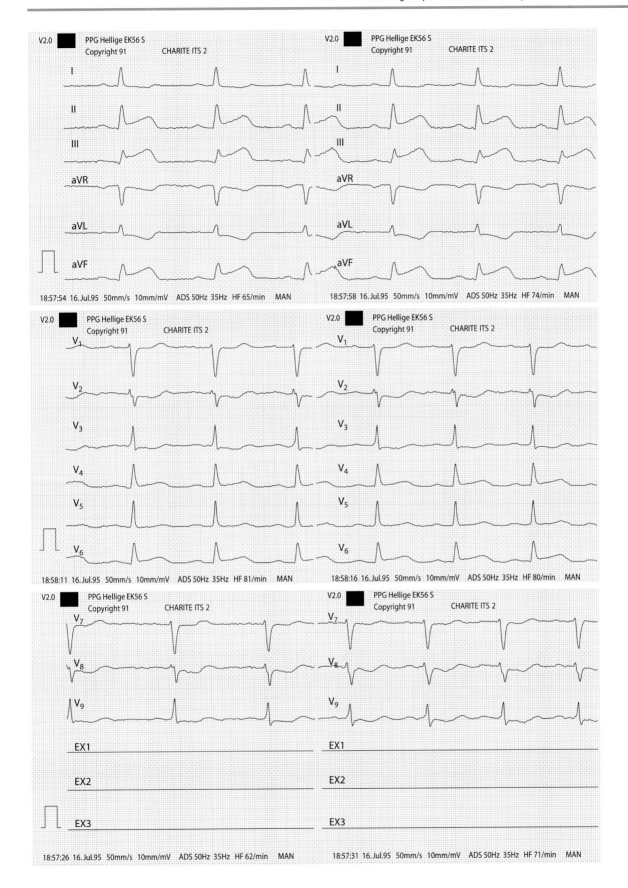

- Möglichkeit laborchemischer Analysen
  - 24-h-Diagnostik von Markerenzymen (s. o.), Gerinnungsparametern wie TZ, aPTT, Quickwert, Fibrinogen und Fibrinogenspaltprodukten sowie des Blutbildes.
- Möglichkeit invasiver Diagnostik
  - Das Vorhandensein eines Katheterlabors mit Interventionsmöglichkeiten rund um die Uhr beschreibt optimale Bedingungen kardiologischer Schwerpunktkliniken.

Realistischerweise werden diese Vorgaben nicht immer erfüllt. Wichtig ist somit eine enge Zusammenarbeit und Anbindung an ein solches Krankenhaus mit der Möglichkeit der unverzüglichen Verlegung.

2.1.5 Phase der Intensivbehandlung

Folgender Absatz enthält praktische Anleitungen zur Behandlung des ACS. Da die hier zu besprechenden Maßnahmen für NSTEMI-ACS und STEMI auf gleichen therapeutischen Ansätzen basieren, werden sie gemeinsam besprochen. Auf Therapiestrategien wie Thrombolyse und Akut-PCI wird in anderen Kapiteln dieses Buches eingegangen.

Therapieziele im instabilen Zustand sind die Symptomlinderung, klinische Stabilisierung sowie die Verhinderung des Infarkts. Entscheidende therapeutische Ansätze sind:
- *Verringung des myokardialen Sauerstoffverbrauchs* durch
  - Senkung der Herzfrequenz,
  - Erniedrigung des arteriellen Blutdrucks,
  - Verringerung der Wandspannung im linken Ventrikel durch Vorlast- und Nachlastsenkung,
  - Senkung der Inotropie.
- *Erhöhung der Koronarperfusion* durch Dilatation der Koronargefäße.

Bei akutem Myokardinfarkt ist das vorrangige Therapieziel die Infarktzonenbegrenzung mittels:
- *Minimierung der Okklusionszeit durch möglichst rasche Wiedereröffnung des infarktbezogenen Gefäßes,*
- *Verringerung des myokardialen Sauerstoffverbrauchs.*

Die Therapie auf der Intensivstation beinhaltet die Patienteninstrumentation, Allgemeinmaßnahmen, gerinnungsaktive Begleitmedikation

und Senkung des myokardialen Sauerstoffverbrauchs.

2.1.5.1 Patienteninstrumentierung

- *Zwei periphere Zugänge*, für Infusionen und laborchemische Kontrollen getrennt (Gerinnung!) und/oder *zentraler Venenkatheter*, möglichst von peripher platziert (bei Thrombolyse),
- *arterielle Nadel* bei Notwendigkeit der Blutdrucktitration, hämodynamischer Instabilität, beginnender oder manifester respiratorischer Insuffizienz (Blutgasbestimmung),
- *Swan-Ganz-Katheter* bei hämodynamischer Instabilität.

2.1.5.2 Allgemeinmaßnahmen

- Bettruhe
  O$_2$-Insufflation   2–4 l/min
- Sedierung
  - Diazepam   5 mg–20 mg i.v.
  - Clorazepat   50 mg–150 mg i.v.
- Analgesie
  - Buprenorphin   0,2 mg–0,5 mg s.l.
  - Morphin   2,5 mg–10 mg i.v.
- Ulkusprophylaxe
  - Pantoprazol   1–2×40 mg i.v.

2.1.5.3 Gerinnungsaktive Begleitmedikation

- Azetylsalizylsäure   250–500 mg i.v., dann: 250 mg i.v./Tag oder 300 mg p.o./Tag
- Clopidogrel   300 mg Initialdosis p.o., dann 75 mg/Tag
- Heparin   5000 IE Bolus, dann: 800–1800 IE/h (aPTT: 60–90 s)
- Abciximab   0,25 mg/kg KG Bolus, weiter mit 10 mg/min über 12 h
- Eptifibatide   180/90 µg/kg KG Doppelbolus, weiter mit 1,33 µg/kg KG/min über 24–48 h

▌ Tirofiban   0,4 µg/kg KG/min über 30 min, weiter mit 0,1 µg/kg KG/min

2.1.5.4 Senkung des myokardialen Sauerstoffverbrauchs

Ein für klinische Belange ausreichend gutes Maß zur Abschätzung des myokardialen Sauerstoffverbrauchs ist das sog. „Druckfrequenzprodukt", das sich aus der Multiplikation des systolischen arteriellen Drucks und der Herzfrequenz errechnet.

Beispiel: Ein Patient mit RR von 160/95 mmHg und einer Herzfrequenz von 100/min weist ein Druckfrequenzprodukt von (160×100) 16 000 (arbiträre Einheit) auf.

Zielvorgabe: Senkung des Druckfrequenzprodukts unter 10 000.

Medikamente:
▌ Glyzeroltrinitrat   2–8 mg/h
▌ Metoprolol   5–30 mg i.v. repetitive Boli 5–10 mg oder

bei Kontraindikationen gegen b-Blockade:
▌ Diltiazem   10–40 mg/h i.v.

Bei ausgeprägter arterieller Hypertonie zusätzlich:
▌ Urapidil   10–50 mg Bolus, 10–30 mg/h Dauerinfusion
▌ Nitroprussidnatrium   0,1–6 mg/kg/min (Titration bei arterieller RR-Kontrolle!).

2.1.6 Erfolgskontrolle

2.1.6.1 NSTEMI-ACS

Therapieziele sind Schmerzcoupierung sowie Verhinderung der Infarktausbildung. Die Effizienz einer antianginösen Therapie kann hinsichtlich Schmerzbekämpfung und EKG-Veränderungen gut kontrolliert werden. Mögliche elektrokardiografische Zeichen wie ST-Streckensenkungen und T-Negativierungen können über Stunden persistieren. Wenigstens alle 4–6 h ein Monitoring von Markerenzymen, insbesondere von Troponinen, sowie des 12-Kanal-EKG sind obligat.

2.1.6.2 STEMI

Vorrangiges Ziel ist die unverzügliche Wiedereröffnung des infarktbezogenen Gefäßes mit vollständiger Flussrestitution. Die eindeutige Klärung über die Offenheit des infarktbezogenen Gefäßes, insbesondere die Frage, ob ein prognoseverbessernder TIMI-III-Fluss durch die therapeutischen Maßnahmen erreicht wurde, kann nur durch die Linksherzkatheteruntersuchung erfolgen, jedoch erreichen nichtinvasive klinische Reperfusionsmarker eine für den Regelfall ausreichende Sensitivität und Spezifität. Für eine vollständige Wiedereröffnung des Infarktgefäßes sprechen:
▌ rasches Abklingen der Schmerzsymptomatik,
▌ rasche Rückläufigkeit der ST-Strecken-Elevation,
▌ Auftreten von Reperfusionsarrhythmien.

Lassen diese Zeichen keine Zweifel an einer erfolgreichen Wiedereröffnung des infarktbezogenen Gefäßes bestehen, so ist eine akute Angiografie nicht zwingend notwendig. Bleiben Zweifel an der Effektivität der Lyse, tritt keine Beschwerdefreiheit ein, ist der Patient hämodynamisch instabil oder ist elektrokardiografisch ein sehr großes Infarktareal betroffen, sollte zur Lyse eine sofortige Angiografie durchgeführt werden. Die Überwachung des Infarktpatienten auf der Intensivstation umfasst 6-stündige elektrokardiografische und laborchemische Kontrollen bis zur Normalisierung der CK, CK-MB, und Troponin, danach kann auf 12 bis 24-stündige Kontrollen übergegangen werden.

2.1.7 Stellung im therapeutischen Gesamtkonzept

2.1.7.1 NSTEMI-ACS

Die oben beschriebenen Maßnahmen zur klinischen Stabilisierung des Patienten mit NSTEMI-ACS stellen die Standardtherapie, die zusätzliche Gabe von GP-IIb-/IIIA-Antagonisten die medikamentöse Maximaltherapie dar. Wird als therapeutisches Primärziel die angestrebte Stabilisierung erreicht, erfolgt im symptomlosen Intervall die invasive Diagnostik, von deren Ergebnis das weitere therapeutische Prozedere – sei es katheterinterventionell, kardiochirurgisch oder konservativ – abhängt. Gelingt unter den beschriebenen Maßnahmen keine Stabilisierung des Patienten,

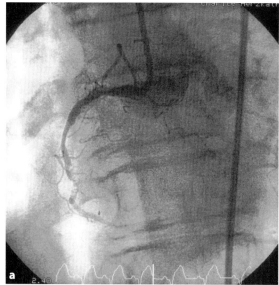

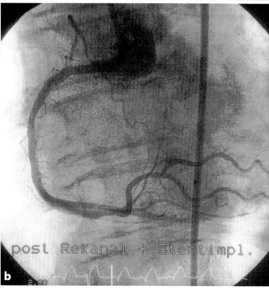

Abb. 2.1.5. a Proximaler Verschluss der rechten Herzkranzarterie bei akutem Hinterwandinfarkt. **b** Wiedereröffnung und vollständige Flussrestitution mittels primären Stentings

so sollte unverzüglich eine invasive Diagnostik erfolgen. Gelingt die medikamentöse Stabilisierung des Patienten nicht und besteht keine Möglichkeit zur akuten Linksherzkatheterisation, sollte eine Verlegung in ein Zentrum mit Interventionsmöglichkeiten angestrebt werden.

2.1.7.2 STEMI

Die beschriebenen Maßnahmen stellen beim akuten Myokardinfarkt die Basistherapie dar, die die Therapiestrategien zur Wiedereröffnung

des Infarktgefäßes begleiten müssen. In Abhängigkeit von der apparativen und personellen Struktur des Krankenhauses sind dies die primäre katheterinterventionelle Wiedereröffung des infarktbezogenen Gefäßes, die Verlegung in ein interventionelles Zentrum oder die intravenöse Lyse (siehe dort).

▍ Literatur zu Kapitel 2.1

1. ACC/AHA Guidelines for Exercise Testing: Executive Summary (1997) A report of the American College of Cardiology/American Heart Association Task Force on Practise Guidelines (Committee on Exercise Testing). Circulation 96:345–354
2. AIRE (The Acute Infarction Ramipril Efficacy) Study Investigators (1993) Effect of ramipril on mortality and morbidity of survivors of acute myocardial infarction with clinical evidence of heart failure. Lancet 342:821–828
3. Ambronsioni E, Borghi C, Manani B (1995) The effect of the antiotensin converting-enzyme inhibitor zofenopril on mortality and morbidity after anterior myocardial infarction. N Engl J Med 322:80–85
4. Antiplatelet Trialists' Collaboration (1994) Collaborative overview of randomised trials of antiplatelet therapy-I: Prevention of death myocardial infarction, and stroke by prolonged antiplatele therapy in various categories of patients. BMJ 308:81–106
5. Antithrombotic Trialists' Collaboration (2002) Collaborative meta-analysis of randomised trials of antiplatelet therapy for prevention of death, myocardial infarction, and stroke in high risk patients. BMJ 324:71–86
6. Antman EM (1994) Hirudin in acute myocardial infarction safety report from the thrombolysis and thrombin inhibition in myocardial infarction (TIMI) 9A trial. Circulation 90:1624–1630
7. Antman EM, McCabe CH, Gurfinkel EP, Turpie AG, Bernink PJ, Salein D, Bayes De Luna A, Fox K, Lablanche JM, Radley D, Premmereur J, Braunwald E (1999) Enoxaparin prevents death and cardiac ischemic events in unstable angina/non-Q-wave myocardial infarction. Results of the thrombolysis in myocardial infarction (TIMI) 11B trial. Circulation 12; 100(15):1593–1601
8. Assessment of the Safety and Efficacy of a New Thrombolytic Regimen (ASSENT)-3 Investigators (2001) Efficacy and safety of tenecteplase in combination with enoxaparin, abciximab, or unfractionated heparin: the ASSENT-3 randomised trial in acute myocardial infarction. Lancet 358(9282):605–613
9. Baigent C, Collins R, Appleby P, Parish S, Sleight P, Peto R (1998) ISIS-2: 10 year survival among patients with suspected acute myocardial infarction in randomized comparison of intravenous streptokinase, oral aspirin, both, or neither. BMJ 316: 1337–1343

10. Boersma E, Harrington RA, Moliterno DJ, White H, Théroux P, Van de Werf F, de Torbal A, Amstrong PW, Wallentin LC, Wilcox RG, Simes J, Califf RM, Topol EJ, Simoons ML (2002) Platet glycoprotein IIb/IIIa inhibitors in acute coronary syndromes: a meta-analysis of all major randomised clinical trials. Lancet 359:189–197

11. Budaj A, Yusuf S, Mehta SR, Fox KA, Tognoni G, Zhao F, Chrolavicius S, Hunt D, Keltai M, Franzosi MG; Clopidogrel in Unstable angina to prevent Recurrent Events (CURE) Trial Investigators (2002) Benefit of clopidogrel in patients with acute coronary syndromes without ST-segment elevation in various risk groups. Circulation 106(13):1622–1626

12. Bugiardini R, Bairey Merz CN (2005) Angina with „normal" coronary arteries: a changing philosophy. JAMA 293(4):477–484

13. Cairns JA, Gent M, Singer J, Finnie KJ, Froggatt GM, Holder DA, Joblonsky G, Kostuk WJ, Melendes LJ, Myers MG (1988) Aspirin, sulfinpyrazone or both to treat acute unstable angina. N Engl J Med 313:1369–1375

14. Cannon CP, McCabe CH, Henry TC, Schweiger MJ, Gibson RS, Müller HS, Becker RC, Kleiman NS, Haugland JM, Anderson JL, Sharaf BL, Edwards SJ, Rogers WJ, Williams DO, Braunwald E (1994) A pilot trial of recombinant desulfatohirudin compared with heparin in conjunction with tissue-type plasminogen activator and aspirin for acute myocardial infarction: results of the thrombolysis in myocardial infarction (TIMI) 5 trial. J Am Coll Cardiol 23:993–1003

15. Chew DP, Bhatt DL, Lincoff AM, Moliterno DJ, Brener SJ, Wolski KE, Topol EJ (2001) Defining the optimal activated clotting time during percutaneous coronary intervention: aggregate results from 6 randomized, controlled trials. Circulation 20; 103(7):961–966

16. Dati F, Hänseler E, Hohnloser S, Hubl W, Katz N, Messinger M, Puschendorf B, Stein W (1997) Empfehlungen zur Laboratoriumsdiagnostik bei akuten ischämischen Herzerkrankungen. J Lab Med 21:402–408

17. De Vreede JM, Gorgels APM, Verstraaten GMP, Vermeer F, Dassen WRM, Wellens HJJ (1991) Did prognosis after acute myocardial infarction change during the past 30 years? A meta-analysis. J Am Coll Cardiol 18:698–706

18. Ellis SG, Lincoff AM, Miller D, Tcheng JE, Kleiman NS, Kereiakes D, Califf R, Topol EJ (1998) Reduction in complications of angioplasty with abciximab occurs largely independently of baseline lesion morphology. EPIC and EPILOG Investigators. Evaluation of 7E3 for the prevention of ischemic complications. Evaluation of PTCA to improve long-term outcome with abciximab GP-IIb-/IIIa receptor blockade. J Am Coll Cardiol 32(6):1619–1623

19. Ellis K, Tcheng JE, Sapp S, Topol EJ, Lincoff AM, (2003) Mortality Benefit of beta blockade in patient with acute coronary syndromes undergoing coronary intervention: pooled results from the epic, epilog, epistent, capture and rapport trials. J Interv Cardiol 16:299–305

20. Gipson RS, Boden WE, Théroux P, Strauss HD, Pratt CM, Gheorghiade M, Capone RJ, Crawford MH, Schlant RC, Kleiger RE (1986) Diltiazem and reinfaction in patients with non-Q wave myocardial infarction. Results of a double-blind, randomized multicenter trial. N Engl J Med 315:423–429

21. Granger CB, Califf RM, Topol EJ (1992) Review of thrombolytic therapy for acute myocardial infarction. Drugs 44:293–325

22. Gottwik M, Zahn R, Schiele R, Schneider S, Gitt AK, Fraunberger L, Bossaller C, Glunz HG, Altmann E, Rosahl W, Senges J; Myocardial Infarction Registry (MIR)-Study Groups (2001) Differences in treatment and outcome of patients with acute myocardial infarction admitted to hospitals with compared to without departments of cardiology; results from the pooled data of the maximal individual therapy in acute myocardial infarction (MITRA 1+2) registries and the myocardial infarction registry (MIR). Eur Heart J 22(19):1794–1801

23. Hamm CW (2004) Guidelines: acute coronary syndrome (ACS). I: Acute coronary syndrome with ST-elevation. Z Kardiol 93:72–90

24. Hamm CW (2004) Guidelines: acute coronary syndrome (ACS). II: Acute coronary syndrome with ST-elevation. Z Kardiol 93:324–341

25. Hamm CW, Goldmann BU, Heeschen C, Kreymann G, Berger J, Meinertz T (1997) Emergency room triage of patients with acute chest pain by means of rapid testing for cardiac troponin T or troponin I. N Engl J Med 337:1648–1653

26. Harrington RA, Becker RC, Ezekowitz M, Meade TW, O'Connor CM, Vorchheimer DA, Guyatt GH (2004) Antithrombotic therapy for coronary artery disease: the seventh ACCP conference on antithrombotic and thrombolytic therapy. Chest 126(3 Suppl):S513–S548

27. Harrington RA (1997) Design and methodology of the PURSUIT trial: evaluating eptifibatide for acute ischemic coronary syndromes. Platelet glycoprotein IIb-IIIa in unstable angina: receptor suppression using integrelin therapy. Am J Cardiol 80(4A):34B–38B

28. Held PH, Yusuf S (1989) Early intravenous betablockade in acute myocardial infarction. Cardiology 76:132–143

29. Held PH, Yusuf S, Furberg CD (1989) Calcium channel blockers in acute myocardial infarction and unstable angina: an overview. BMJ 299:1187–1192

30. Herlitz J, Emanuelsson H, Swedberg K. Vedin A, Waldenstrom A, Waldenstrom J, Hjalmarson A (1984) Göteborg metoprolol trial. Enzyme-estimated infarct size. Am J Cardiol 53:15D–21D

31. Hoet B, Falcon C, De Reys S, Arnout J, Deckmyn H, Vermylen J (1990) R68070, a combined thromboxane/endoperoxide receptor antagonist and thromboxane synthase inhibitor, inhibits human platelet activation in vitro and in vivo: a comparison with aspirin. Blood 75:646–653

32. Holdright D, Patel D, Cunningham D, Thomas R, Hubbard W, Hendry G, Sutton G, Fox K (1994) Comparison of the effect of heparin and aspirin versus aspirin alone on transient myocardial ischemia and in-hospital prognosis in patients with unstable angina. J Am Coll Cardiol 24:39–45

33. Kastrati A, Mehilli J, Schlotterbeck K, Dotzer F, Dirschinger J, Schmitt C, Nekolla SG, Seyfarth M, Martinoff S, Markwardt C, Clermont G, Gerbig HW, Leiss J, Schwaiger M, Schomig A, Bavarian Reperfusion Alternatives Evaluation (BRAVE) Study Investigators (2004) Early administration of reteplase plus abciximab vs abciximab alone in patients with acute myocardial infarction referred for percutaneous coronary intervention: a randomized controlled trial. JAMA 291(8):947–954

34. Klein W, Buchwald A, Hillis SE, Monrad S, Sanz G, Turpie AG, van-der-Meer J, Olaisson E, Undeland S, Ludwig K (1997) Comparison of low-molecular-weight heparin acutely and with placebo for 6 weeks in the management of unstable coronary artery disease. Circulation 96:61–68

35. Lee IV (1995) Initial experience with hirudin and streptokinase in acute myocardial infarction: results of the thrombolysis in myocardial infarction (TIMI) 6 trial. Am J Cardiol 75:7–13

36. Kuch B, Bolte HD, Hoermann A, Meisinger C, Loewel H (2002) What is the real hospital mortality from acute myocardial infarction? Epidemiological vs clinical view. Eur Heart J 23(9):714–720

37. Lee DP, Herity NA, Hiatt BL, Fearon WF, Rezaee M, Carter AJ, Huston M, Schreiber D, DiBattiste PM, Yeung AC (2003) Adjunctive platelet glycoprotein IIb/IIIa receptor inhibition with tirofiban before primary angioplasty improves angiographic outcomes: results of the tirofiban given in the emergency room before primary angioplasty (TIGER-PA) pilot trial. Circulation 107(11):1497–1501

38. Lincoff AM, Bittl JA, Harrington RA, Feit F, Kleiman NS, Jackman JD, Sarembock IJ, Cohen DJ, Spriggs D, Ebrahimi R, Keren G, Carr J, Cohen EA, Betriu A, Desmet W, Kereiakes DJ, Rutsch W, Wilcox RG, de Feyter PJ, Vahanian A, Topol EJ; REPLACE-2 Investigators (2003) Bivalirudin and provisional glycoprotein IIb/IIIa blockade compared with heparin and planned glycoprotein IIb/IIIa blockade during percutaneous coronary intervention: REPLACE-2 randomized trial. JAMA 289(7):853–863

39. Lidón RM, Théroux P, Lespérance J, Adelman B, Bonan R, Duval D, Lévesque J (1994) A pilot, early angiographic patency study using a direct thrombin inhibitor as adjunctive therapy to streptokinase in acute myocardial infarction. Circulation 89:1567–1572

40. MacMahon S, Collins R, Knight C, Yusuf S (1988) Reduction in major morbidity and mortality by heparin in acute myocardial infarction. Circulation 78(suppl II):II-389(A)

41. Magnesium in Coronaries (MAGIC) Trial Investigators (2002) Early administration of intravenous magnesium to high-risk patients with acute myocardial infarction in the magnesium in coronaries (MAGIC) trial: a randomised controlled trial. Lancet 360(9341):1189–1196

42. Mark DB, Cowper PA, Berkowitz SD, Davidson RL, DeLong ER, Turpie AG, Califf RM, Weatherley B, Cohen M (1998) Economic assessment of low-molecular-weight heparin (enoxaparin) versus unfractionated heparin in acute coronary syndrome patients: results from the ESSENCE randomized trial. Efficacy and safety of subcutaneous enoxaparin in non-Q wave coronary events (unstable angina or non-Q-wave myocardial infarction). Circulation 97:1702–1707

43. Mehta SR, Yusuf S, Peters RJ, Bertrand ME, Lewis BS, Natarajan MK, Malmberg K, Rupprecht H, Zhao F, Chrolavicius S, Copland I, Fox KA; Clopidogrel in Unstable angina to prevent Recurrent Events trial (CURE) Investigators (2001) Effects of pretreatment with clopidogrel and aspirin followed by long-term therapy in patients undergoing percutaneous coronary intervention: the PCI-CURE study. Lancet 358(9281):527–533

44. Menon V, Harrington RA, Hochman JS, Cannon CP, Goodman SD, Wilcox RG, Schunemann HJ, Ohman EM (2004) Thrombolysis and adjunctive therapy in acute myocardial infarction: the seventh ACCP conference on antithrombotic and thrombolytic therapy. Chest 126(3 Suppl):S549–S575

45. Metz BK, White HD, Granger CB, Simes RJ, Armstrong PW, Hirsh J, Fuster V, MacAulay CM, Califf RM, Topol EJ (1998) Randomized comparison of direct thrombin inhibition versus heparin in conjunction with fibrinolytic therapy for acute myocardial infarction: results from the GUSTO-IIb trial. Global use of strategies to open occluded coronary arteries in acute coronary syndromes (GUSTO-IIb) investigators. J Am Coll Cardiol 31(7):1493–1498

46. Moliterno DJ, Harrington RA, Krucoff MW, Armstrong PW, Van de Werf F, Kristinsson A, Hul W, Paraschos, Bhakar M, Rames A, Topol EJ (1996) More complete and stable reperfusion with platelet IIb/IIIa antagonism plus thrombolysis for AMI: the PARADIGM trial. Circulation 94(Suppl I):I–553(A)

47. Neuhaus KL, v. Essen R, Tebbe U, Jessel A, Heinrichs H, Mäurer W, Döring W, Harmjanz D, Kötter V, Kalhammer E, Simon H, Horacek T (1994) Safety observations from the pilot phase of the randomized r-hirudin for improvement of thrombolysis (HIT-III) study. A study of the Arbeitsgemeinschaft leitender kardiologischer Krankenhausärzte (ALKK). Circulation 90:1638–1642

48. Ohman EM, Kleiman NS, Gacioch G, Worley SJ, Navetta FI, Talley JD, Anderson HV, Ellis SG, Cohen MD, Spriggs D, Miller M, Kereiakes D, Yakubov S, Kitt MM, Sigmon KM, Califf RM, Krucoff MW, Topol EJ (1997) Combined accelerated tissue-plasminogen activator and platelet glycoprotein IIb/IIIa integrin receptor blockade with Integrelin in acute myocardial infarction. Results of a randomized, placebo-controlled dose-ranging trial. Circulation 95:846–854

49. Pfeffer MA, Braunwald E, Moye LA, Basta L, Brown EJ, Cuddy TE, Davis BR, Geltman EM,

Goldman S, Flaker GC (1992) Effect of captopril on mortality and morbidity in patients with left ventricular dysfunction after myocardial infarction. Results of the survival and ventricular enlargement trial. N Engl J Med 327:669–677

50. Popma JJ, Berger P, Ohman EM, Harrington RA, Grines C, Weitz JI (2004) Antithrombotic therapy during percutaneous coronary intervention: the seventh ACCP conference on antithrombotic and thrombolytic therapy. Chest 126 (suppl 3):S576–S599

51. Pursuit Trial Investigator (1998) Inhibition of platelet glycoprotein IIb/IIIa with eptifibatide in patients with acute coronary syndromes. The PURSUIT Trial Investigators. Platelet glycoprotein IIb/IIIa in unstable angina: receptor suppression using integrilin therapy. N Engl J Med 339(7):436–443

52. Rouslathi E (1991) Integrins. J Clin Invest 87:1–5

53. Simoons ML; GUSTO IV-ACS Investigators (2001) Effect of glycoprotein IIb/IIIa receptor blocker abciximab on outcome in patients with acute coronary syndromes without early coronary revascularisation: the GUSTO IV-ACS randomised trial. Lancet 357(9272):1915–1924

54. Stone GW, Grines CL, Cox DA, Garcia E, Tcheng JE, Griffin JJ, Guagliumi G, Stuckey T, Turco M, Carroll JD, Rutherford BD, Lansky AJ; Controlled Abciximab and Device Investigation to Lower Late Angioplasty Complications (CADILLAC) Investigators (2002) Comparison of angioplasty with stenting, with or without abciximab, in acute myocardial infarction. N Engl J Med 28; 346(13):957–966

55. Swedberg K, Held P, Kjekhus J, Rasmussen K, Ryden L, Wedel H (1992) Effects of early administration of enalapril on mortality in patients with acute myocardial infarction: results of the cooperative north scandinavian enalapril survival study II (CONSENSUS II). N Engl J Med 327:678–684

56. Tcheng JE, Kandzari DE, Grines CL, Cox DA, Effron MB, Garcia E, Griffin JJ, Guagliumi G, Stuckey T, Turco M, Fahy M, Lansky AJ, Mehran R, Stone GW, CADILLAC Investigators (2003) Benefits and risks of abciximab use in primary angioplasty for acute myocardial infarction: the controlled abciximab and device investigation to lower late angioplasty complications (CADILLAC) trial. Circulation 108(11):1316–1323

57. Telford AM, Wilson C (1981) Trial of heparin versus atenolol in prevention of myocardial infarction in intermediate coronary syndrome. Lancet 1:1225–1228

58. Teo KK, Yusuf S (1993) Role of magnesium in reducing mortality in acute myocardial infarction. A review of the evidence. Drugs 46:347–359

59. The CAPTURE Investigators (1997) Randomized placebo-controlled trial abciximab before and during coronary intervention in refractory unstable angina. Lancet 349:1429–1435

60. The Danish Study Group of Verapamil in Myocardial Infarction (1984) Verapamil in acute myocardial infarction. Eur Heart J 5:516–528

61. The EPIC Investigators (1994) Use of monoclonal antibody directed against the platelet glycoprotein IIb/IIIa receptor in high-risk coronary angioplasty. The EPIC investigation. N Engl J Med 330:956–961

62. The EPILOG Investigators (1997) Platelet glycoprotein IIb/IIIa receptor blockade and low-dose heparin during percutaneous coronary revascularisation. N Engl J Med 336:1689–1696

63. The Frisc Study Group (1996) Low-molecular-weight heparin during instability in coronary artery disease. Lancet 347:561–568

64. The Global Use of Strategies to Open Occluded Coronary Arteries (GUSTO) Investigators (1994) Randomized trial of intravenous heparin versus recombinant hirudin for acute coronary syndromes. Circulation 90:1631–1637

65. The Gruppo Italiano per Io Studio della Sopravvivenza nell'Infarto Miocardico GISSI-3 (1994) Effects of lisinopril and transdermal glyeryl trinitrate singly and together of 6-week mortality and ventricular function after acute myocardial infarction. Lancet 343:1115–1122

66. The GUSTO Investigators (1993) An international rendomized trial comparing four thrombolytic strategies for acute myocardial infarction. N Engl J Med 329:673–682

67. The Holland Interuniversity Nifedipine/Metoprolol Trial (HINT) Research Group (1986) Early treatment of unstable angina in coronary care unit: a randomized, double-blind, placebo controlled comparison of recurrent ischemia in patients treated with nifedipine or metoprolol or both. Br Heart J 56:400–413

68. The IMPACT-II Investigators (1997) Randomized placebo-controlled trial of effect of eptifibatide on complications on percutaneous coronary intervention. Lancet 349:1422–1428

69. The ISIS-1 (First International Study of Infarct Survival) Collaborative Group (1986) Randomized trial of intravenous atenolol among (16 027) cases of suspected acute myocardial infarction: ISIS-1. Lancet ii:57–65

70. The ISIS-2 (Second international Study of Infarct Survival) Collaborative Group (1988) Randomized trial of intravenous streptokinase, oral aspirin, both, or neither among 17 187 cases of suspected acute myocardial infarction. Lancet ii:349–360

71. The ISIS-3 (Third International Study of Infarct Survival Collaborative) Study Group (1992) A randomised comparison of streptokinase versus tissue plasminogen activator versus antistreplase and of aspirin plus heparin versus aspirin alone among 41 299 cases of suspected acute myocardial infarction. Lancet 339:753–770

72. The ISIS-4 (Fourth International Study of Infarct Survival) Collaborative Group (1995) ISIS-4: a randomized factorial trial assessing early captopril, oral mononitrate, and intravenous magnesium sulphate in 58 050 patients with suspected acute myocardial infarction. Lancet 345:669–685

73. The Israeli Sprint Study Group (1988) Secondary prevention reinfarction Israeli nifedipine trial

(SPRINT). A randomized intervention trial of nifedipine in patients with acute myocardial infarction. Eur Heart J 9:354–364

74. The MIAMI Trial Research Group (1985) Development of myocardial infarction. Am J Cardiol 56:23G–26G

75. The Multicenter Diltiazem Postinfarction Trial Research Group (1988) The effect of diltiazem on mortality and reinfarction after Myocardial infarction. N Engl J Med 319:385–392

76. The Paragon Investigators (1998) International, randomized, controlled trial of lamifiban (a platelet glycoprotein IIB/IIIa inhibitor) heparin or both in unstable angina. Circulation 97:2386–2395

77. The Prism Plus Study Investigators (1998) Inhibition of platelet glycoprotein IIb/IIIa receptor with tirofiban in unstable angina and non-Q-wave myocardial infarction. N Engl J Med 338:1488–1497

78. The Prism Study Investigators (1998) A comparison of aspirin plus tirofiban with aspirin plus heparin for unstable angina. N Engl J Med 338:1498–1505

79. The SCATI Group (1989) Randomized controlled trial of subcutaneous calcium-heparin in acute myocardial infarction. Lancet 2:182–186

80. The RAPT Investigators (1994) Randomized trial of ridogrel, a combined thromboxane A2 synthase inhibitor and thromboxane A2/prostaglandin endoperoxide receptor antagonist, versus aspirin as adjunct to thrombolysis in patients with acute myocardial infarction. The ridogrel versus aspirin patency trial (RAPT). Circulation 89:588–595

81. The RISC Group (1990) Risk of myocardial infarction and death during treatment with low dose aspirin and intravenous heparin in men with unstable coronary artery disease. Lancet 336:827–830

82. Théroux P, Ouimet H, McCans J, Latour JG, Joly P, Levy G, Pelletier E, Juneau M, Stasiak J, deGuise P (1988) Aspirin, heparin, or both to treat acute unstable angina. N Engl J Med 319:1105–1111

83. Topol EJ; GUSTO V Investigators (2001) Reperfusion therapy for acute myocardial infarction with fibrinolytic therapy or combination reduced fibrinolytic therapy and platelet glycoprotein IIb/IIIa inhibition: the GUSTO V randomised trial. Lancet 357(9272):1905–1914

84. Topol EJ, Fuster V, Harrington RA, Califf RM, Kleiman NS, Kereiakes DJ, Cohen M, Chapekis A, Gold HK, Tannenbaum MA, Rao AK, Debowey D, Schwartz D, Henis M, Chesebro J (1994) Recombinant hirudin for unstable angina pectoris. A multicenter, randomized angiographic trial. Circulation 89:1557–1566

85. Tran H, Anand SS (2004) Oral antiplatelet therapy in cerebrovascular disease, coronary artery disease, and peripheral arterial disease. JAMA 292(15):1867–1874

86. White H; Hirulog and Early Reperfusion or Occlusion (HERO)-2 Trial Investigators (2001) Thrombin-specific anticoagulation with bivalirudin versus heparin in patients receiving fibrinolytic therapy for acute myocardial infarction: the HERO-2 randomised trial. Lancet 358(9296):1855–1863

87. Woods KL, Fletcher S, Roffe C, Haider Y (1992) Intravenous magnesium sulphate in suspected acute myocardial infarction: results of the second Leicester intravenous magnesium intervention trial (LIMIT-2). Lancet 339:1553–1558

88. Yusuf S, Collins R, MacMahon S, Peto R (1988) Effect of intravenous nitrates on mortality in acute myocardial infarction: an overview of the randomized trials. Lancet 1:1088–1092

89. Yusuf S, Sleight P, Held P, McMahon S (1990) Routine medical management of acute myocardial infarction. Lessons from overviews of recent randomized controlled trials. Circulation 82(3 Suppl):II 117–134

Denkanstoß

M. H. Wehr

Ältere Patienten mit einer koronaren Herzkrankheit und deren Komplikationen laufen Gefahr, seltener nach dem aktuellen Wissensstand und nach internationalen Leitlinien behandelt zu werden. Stimmt diese beunruhigende These und wenn ja woher stammt die therapeutische Unsicherheit, die sowohl konservative als auch interventionelle [1] und chirurgische Verfahren [1, 2] betrifft?

Die koronare Herzkrankheit resultiert aus langjährigen Interaktionen physiologischer Alterungsprozesse kardialer und vaskulärer Strukturen mit hinreichend bekannten multiplen Risikofaktoren (Hyperlipoproteinämie, Hypertonie, Nikotin, Diabetes mellitus). Ihre Komplikationen (ST-Hebungsinfarkt STEMI, Nicht-ST-Hebungsinfarkt NSTEMI, instabile Angina pectoris, akuter Herztod) werden mit dem Begriff „akutes Koronarsyndrom" zusammengefasst [4]. Heute wird eine möglichst leitliniengetreue Therapie bei allen Erkrankungen angestrebt, d. h. die therapeutische Effizienz muss sich in großen, prospektiv angelegten und randomisierten Doppelblindstudien gezeigt haben. In diesen finden sich jedoch häufig alte herzkranke Patienten nicht wieder, da sie von vornherein ausgeschlossen wurden. Mit Recht muss daher immer wieder hinterfragt werden, ob die publizierten Studienergebnisse auch auf das ältere Klientel übertragbar sind. Eine ständige Überprüfung der Nutzen-Risiko-Relation beim individuellen Patienten ist daher unabdingbar. Was die Pharmakotherapie angeht, zeigen sich bei älteren Patienten weitere mögliche Probleme. Die geriatrische Pharmakokinetik ist gekennzeichnet durch eine verminderte renale und hepatische Clearance mit konsekutiver Neigung zu höheren Plasmaspiegeln der Pharmaka, durch eine kreislaufbedingte verminderte intestinale Absorption und durch eine verminderte Distribution infolge Abnahme der Körpermasse, des Körperwassers und des Plasmaalbumins. Alle diese Faktoren erhöhen die Nebenwirkungsrate der Pharmaka ganz unterschiedlich und lassen die Pharmakotherapie zu einem Individualexperiment werden, das durch die häufig stattfindende geriatrische Polypharmazie mit multiplen Interaktionen nicht einfacher wird. Die Folgen dieser therapeutischen Unsicherheit lassen sich in Ergebnissen der Berliner Altersstudie finden, die für eine repräsentative Stichprobe einer Großstadtbevölkerung eine erhebliche Prävalenz an Fehlmedikation (17%), Untermedikation (24%) und unerwünschten Arzneimittelnebenwirkungen (bis zu 80% in einzelnen Untergruppen) zeigte [4]. Es gibt Schätzungen, dass jährlich in Deutschland bis zu 20 000 Patienten „an" Pharmaka sterben, 7% aller Todesfälle in einem mehr oder weniger kausalen Zusammenhang mit einer Arzneimitteleinnahme stehen und 20–30% aller Krankenhausaufnahmen durch Arzneimittelnebenwirkungen zumindest mitverursacht werden.

Mortalität und Morbidität des älteren Patienten mit einer KHK hängen direkt von seiner linksventrikulären Funktion, dem Ausmaß seiner Koronarsklerose und von seiner Komorbidität ab. Die klinische Betreuung dieser Patienten mit Hilfe einer gründlichen Anamnese und physikalischen Untersuchung setzt eine möglichst frühzeitige Erfassung der klinischen Stabilität und eine Stratifizierung der Patienten in eine Hoch- bzw. Niedrigrisikogruppe voraus. Die therapeutischen Ziele bestehen in einer Besserung der klinischen Symptomatik und Stabilisierung des pathophysiologischen Prozesses, in einer Verhinderung ischämischer Attacken und deren Rezidive und in dem Versuch, die atherosklerotischen Prozesse zu verlangsamen, um zukünftige koronare Ereignisse und Todesfälle zu reduzieren. Umfangreich belegt sind die Effizienz der Azetylsalizylsäure und der Nitrate, Letztere zur Behandlung des akuten Angina-pectoris-Anfalls. Zur Prävention rezidivierender Ischämieepisoden kommen generell gut vertragene kurzwirksame und langwirksame Nitroglyzerinpräparationen zur Anwendung. Kopfschmerzen verschwinden gewöhnlich nach einer vaskulären Adaptation, 12- bis 14-stündige nitratfreie Intervalle helfen eine Nitrattoleranz zu vermeiden. Betablocker gelten als die Medikamente der Wahl, um ischämische Ereignisse zu verhindern, die Reinfarktrate, den plötzlichen Herztod und die Gesamtsterblichkeit älterer Patienten nach einem durchgemachten Myokardinfarkt zu reduzieren. Die mögliche Aggravierung bradykarder Herzrhythmusstörungen bei möglichem Sinusknotensyndrom und eine mögliche Verschlechterung einer chronisch-obstruktiven Atemwegserkrankung verdienen eine besondere Beachtung. Zentralnervösen Nebenwirkungen (Stimmungsschwankungen, depressive Verstimmungen, Schlafstörungen) kann man durch den Wechsel von lipophilen (z. B. Metoprolol, Propranolol) auf hydrophile Betablocker (z. B. Atenolol) begegnen. Kalziumkanalblocker gelten bei älteren KHK-Patienten nicht als Medikamente der ersten Wahl, da sie die Postinfarktsterblichkeit nicht senken konnten. ACE-Hemmer gelten dagegen als Substanzen der ersten Wahl bei Patienten mit einer myokardialen Ischämie und sollten unabhängig von der klinischen Symptomatik und der linksventrikulären Funktion verordnet werden. Hinsichtlich einer elektiven PTCA existiert für ältere KHK-Patienten eine solide Datenbasis mit guter Effizienz (83%) bei akzeptabler Mortalität (7%). Ein akuter oder kürzlich abgelaufener Myokardinfarkt erhöht jedoch die Krankenhaussterblichkeit beträchtlich. Eine elektive Stentimplantation ist auch bei Älteren sehr erfolgreich (97–98%) bei niedriger Krankenhaussterblichkeit (1,33%), etwas häufigeren Blutungskomplikationen (4,98%) und einer 1-Jahr-Letalität von 5,65%. Die klinische Restenoserate ist niedrig (11,2%) [4]. Die aortokoronare Bypassoperation, wenn an der Komorbidität der älteren Patienten orientiert und peri- sowie postoperativ optimal begleitet, führt trotz einer höheren Komplikationsrate und Letalität zu einer Verbesserung der Lebensqualität und Lebenserwartung, verglichen mit einer medikamentösen Therapie. Aufgrund der wissenschaftlichen Datenlage bietet die chirurgische Therapie einen Überlebensvorteil gegenüber der interventionellen Therapie (PTCA) bei Patienten mit einer Mehrgefäßerkrankung und eingeschränkter Ventrikelfunktion oder mit einer Hauptstammstenose [1].

Mehr als die Hälfte aller Myokardinfarkte bei Älteren sind nicht assoziiert mit einer ST-Hebung im EKG (NSTEMI). Für diese große Patientengruppe ist die optimale therapeutische Vorgehensweise noch nicht definiert. Für die Patienten mit einem STEMI (ST-Hebungsinfarkt) stellt die thrombolytische Therapie bis zum 75. Lebensjahr eine lebensrettende Maßnahme (Klasse-I-Indikation) dar, werden ihre Kontraindikationen beachtet. Das Risiko eines hämorrhagischen Apoplexes ist moderat erhöht (3–8 zusätzliche Ereignisse pro 1000 behandelter Patienten). Nach den ACC/AHA-Richtlinien stellte die thrombolytische Therapie des STEMI bei den über 75-Jährigen eine Klasse-IIa-Indikation (Beweis-Meinungsverhältnis der Experten zeigt in Richtung Nutzen). Das Alter von über 75 Jahren ist dabei ein unabhängiger Risikofaktor. Obige Richtlinien empfehlen eine primäre PTCA mit oder ohne Stenting als Alternative zur Thrombolyse, wenn sie von einem qualifizierten Personal 90–120 min nach Krankenhausaufnahme durchgeführt werden kann. Diese Empfehlung gilt in Ermangelung altersspezifischer Daten für alle Altersgruppen.

Dem Berliner Herzinfarktregister [3] folgend kann auch für die KHK und ihre Komplikationen festgestellt werden, dass ältere Patienten selten nach dem aktuellen Wissensstand und nach internationalen Leitlinien behandelt werden, eine Praxis die sich auch im ACOS-Register der ALKK (Prof. Senges, Dr. Schneider, KL-Neuhaus-Datenzentrum der ALKK, Ludwigshafen) bestätigen lässt und die einer sorgfältigen Überprüfung bedarf [5]. Zusammenfassend sprechen die modernen diagnostischen und therapeutischen Erkenntnisse gegen einen therapeutischen Nihilismus beim älteren Menschen, dessen Lebensqualität und Autonomie oberstes Ziel ärztlicher Bemühungen bleiben sollte.

▪ Literatur

1. Brett W, Hirschmann MT, Guller U, Zerkowski HR (2005) CABG versus PCI in coronary disease: what is the evidence? Cardiac Surgery Today 2(2):43–55
2. Matt P, Bernet F, Zerkowski HR (2005) Herzchirurgie im fortgeschrittenen Lebensalter. Dtsch Arztebl 102:A1056–1060 (Heft 15)
3. Schuler J, Matteucci-Gothe R (2003) Therapie des akuten Myokardinfarktes im Alter >75 Jahre-Daten aus dem Berliner Herzinfarktregister (BHIR). Z Kardiologie 92(Suppl 1):I/99
4. Wehr MH (2005) Geriatrische Kardiologie. Steinkopff, Darmstadt, S54–S65
5. Zeymer U, Gitt A, Winkler R, Zahn R, Jünger C, Schiele R, Gottwik M, Senges J (2005) Sterblichkeit bei über 75-jährigen Patienten mit akutem ST-Hebungsinfarkt im klinischen Alltag (ACOS-Register). Dtsch Med Wochenschr 130:633–636

2.2 | Klinisch-chemische Diagnostik der Myokardschädigung

I. SCHIMKE

2.2.1 Grundlagen

Die Myokardischämie ist die herausragende Ursache der Myokardschädigung. Je nach Schweregrad und Dauer der Ischämie kommt es zuerst zur reversiblen Myokardschädigung und dann zum irreversiblen Verlust funktionsfähigen Myokards. Als Folge der Myokardschädigung werden Myokardproteine ins Blut freigesetzt, über deren Bestimmung die Herzschädigung nachgewiesen werden kann. Tabelle 2.2.1 zeigt, dass neben der ischämiebedingten Freisetzung von myokardialen Proteinen weitere primär nichtischämische Ursachen zum Übertritt myokardialer Proteine ins Blut, hier speziell für die Troponine dokumentiert, führen können.

Ziel der Klinischen Chemie ist es, Proteine zu finden, die als spezifische Marker der Herzschädigung dienen können, sowie Testsysteme zur Verfügung zu stellen, die zu deren Quantifizierung im Blut geeignet sind. Damit sollen bei einer Myokardschädigung

▪ eine schnelle und exakte Diagnostik und damit ein früher Therapiebeginn ermöglicht,

▪ Verlauf und Schweregrad der Erkrankung beschrieben sowie

▪ Therapieerfolg bzw. -misserfolg dokumentiert werden.

Tabelle 2.2.1. Ursachen für die Zunahme von kardialen Troponinen im Blut bei Abwesenheit typischer Ischämiezeichen (modifiziert nach [8])

▌ Herztrauma (einschließlich Kontusion, Ablation, Pacing, Firing, Kardioversion, Herzchirurgie)

▌ Primäre und sekundäre (infektiös-, metabolisch-, toxisch bedingte) Kardiomyopathien

▌ Hypertonie

▌ Hypotonie

▌ Nicht-Herzchirurgie (postoperative Phase)

▌ Chronische Niereninsuffizienz

▌ Schwerstkranke Patienten, insbesondere, wenn mit Diabetes mellitus assoziiert

▌ Hypothyroidismus

▌ Myokarditis

▌ Lungenembolie

▌ Sepsis

Im Hinblick auf die ischämische Schädigung sollen die Marker

▌ neuauftretende akute Myokardinfarkte (AMI), was entsprechend der Neudefinition des AMI jede irreversible ischämische Myokardschädigung unabhängig vom Ausmaß der Nekrotisierung einschließt,

▌ Reinfarkte und

▌ peri- und postinterventionelle Myokardinfarkte (MI) sichtbar machen.

Der ideale Marker muss die Herzschädigung hochspezifisch anzeigen sowie einfach, schnell und kostengünstig bestimmbar sein. Keiner der bisher getesteten Marker erfüllt alle Anforderungen vollständig. Erst die Kenntnis biologischer Einflüsse auf das Markerprofil (Schweregrad und Zeitverlauf der Myokardschädigung, Ausmaß der Herzspezifität des Markers) und charakteristischer Eigenschaften der Bestimmungsmethoden (analytische Spezifität und Sensitivität, Kosten) sowie die Berücksichtigung des Untersuchungsablaufes (Präanalytik, Zeitbedarf für die Bestimmung) und der diagnostischen Bewertungskriterien (diagnostische Sensitivität und Spezifität, Vorhersagewert des positiven und negativen Testergebnisses, diagnostische Effizienz) erlauben eine auf unterschiedliche Fragestellungen ausgerichtete Markerwahl.

2.2.1.1 Biologische Einflüsse auf das Serumprofil myokardialer Proteine

Voraussetzungen für die Bestimmung myokardialer Proteine im Blut zur Charakterisierung einer Herzschädigung sind:

▌ eine für die Herzschädigung spezifische Konzentrationszunahme im Blut, die

▌ in einem messtechnisch erfassbaren Ausmaß erfolgen muss;

▌ dazu müssen die Proteine möglichst ausschließlich und mit hoher Konzentration im Herz vorkommen;

▌ weiterhin sollte die Freisetzung der Proteine direkt proportional dem Ausmaß der Myokardschädigung erfolgen und

▌ über einen längeren Zeitraum nachweisbar sein, jedoch nicht so dauerhaft, dass

▌ die Erfassung von therapieabhängigen Veränderungen im Herz, von intermittierenden ischämischen Phasen und Reinfarkten unmöglich wird.

Es liegt eine Reihe von Befunden vor, die darauf hinweist, dass bereits bei reversibler Myokardschädigung zytosolische Myokardproteine ins Blut übertreten. Andererseits wird darauf verwiesen, dass diese Befunde weniger die reversible als vielmehr eine – wenn auch nur eine geringe Zellzahl betreffende – irreversible Schädigung des Myokards dokumentieren. Die erhöhte Konzentration von Herzmarkern (Troponine) im Blut als Resultat von Mikroinfarzierungen im Rahmen des akuten Koronarsyndroms weist in diese Richtung. Unstrittig ist, dass myokardiale Strukturproteine im Blut Zeichen einer schweren irreversiblen Herzschädigung sind.

Neben dem Schweregrad der Myokardschädigung bestimmen charakteristische Eigenschaften der Marker (myokardiale Aktivität/Konzentration, Molekulargewicht, Löslichkeit, zelluläre Lokalisation, Lokalisation der Schädigung, Modifizierung bzw. Inaktivierung bei der Myokard-Blut-Passage, Modifizierung bzw. Inaktivierung im Blut, Eliminierungsgeschwindigkeit) den Zeitpunkt und das Ausmaß der Markerzunahme im Blut. Geringer Blutfluss (z.B. im Zentrum des Infarktes) beeinflusst die Markerfreisetzung. Erfolgreiche Rekanalisation und damit Reperfusion führt zu einer kurzzeitigen massiven Freisetzung (Auswascheffekt) myokardialer Marker. Die oxidative und proteolytische Degradation von Markerproteinen im Blut sowie eine vom Molekulargewicht abhängende Eliminierungsrate beeinflussen ebenfalls das Aktivitäts- bzw. Konzentrationsprofil der Marker. Durch schnelle Eliminierung über die Niere normalisiert sich beispielsweise die Myoglobinkonzentration nach AMI frühzeitig. Eine eingeschränkte Nierenfunktion kann die Markerkonzentration und -verweildauer im Blut erhöhen.

Das durch die Einflussgrößen bestimmte Konzentrationsprofil von Herzmarkern im Blut nach einem akuten Schädigungsereignis ergibt das „diagnostische Fenster", das festlegt, in welchem Zeitraum nach dem Auftreten erster klinischer Zeichen die Bestimmung myokardialer Marker im Blut zur Diagnosestellung herangezogen werden kann.

2.2.1.2 Grundlagen der klinisch-chemischen Diagnostik

Klinisch-chemische Untersuchungen dienen der Erstellung eines Laborbefundes, der in Einzelfällen allein, in der Regel gemeinsam mit anderen Befunden zielgerichtetes ärztliches Handeln ermöglicht. Die Erstellung von Laborbefunden und deren Interpretation erfordert eine enge Zusammenarbeit von Labor und Klinik bei der Durchführung von präanalytischer und analytischer Phase sowie analytischer und medizinischer Beurteilung.

▌ Präanalytische Phase

Sie umfasst alle Teilschritte bis zur analytischen Bearbeitung des Probenmaterials (Probengewinnung, -transport, -lagerung, -vorbereitung). Verwendung von Vollblut und Plasma verkürzen in dieser Reihenfolge im Vergleich zu Serum den Zeitraum von der Probennahme bis zum Laborbefund.

Einflussgrößen (Rasse, Geschlecht, Erbfaktoren, Alter, zirkadiane Rhythmik, Ernährungsgewohnheiten, körperliche Aktivität) wirken vor der Probennahme (in vivo) auf das Markerprofil und können so den klinisch-chemischen Befund beeinflussen.

Störgrößen führen nach der Probennahme (in vitro) zu Veränderungen des Markerprofils im Blut. Serum und Plasma – nicht jedoch Vollblut – können im Kühlschrank gelagert werden. Eine Langzeitlagerung von Serum oder Plasma bei $-20\,^{\circ}\mathrm{C}$ ist in der Regel möglich.

▌ Analytische Phase und analytische Beurteilung

Voraussetzung für die Nutzung von klinisch-chemischen Methoden zur Erstellung eines Laborbefundes ist deren Zuverlässigkeit, die durch Zuverlässigkeitskriterien beschrieben wird.

▌ *Unpräzision*: Streuung S (Ursache: zufällige Fehler) vom Mittelwert x bei Mehrfachmessungen der gleichen Probe.

▌ *Variationskoeffizient (VK; CV)*: prozentuale Streuung. Die „Von-Tag-zu-Tag-Unpräzision" sollte 1/8 besser 1/12 des Referenzintervalls für den entsprechenden Marker nicht überschreiten.

$$S = \sqrt{\Sigma(x_i - \bar{x})^2 / (n-1)} \quad VK(\%) = S/x \times 100$$

▌ *Unrichtigkeit*: Streuung S (Ursache: systematische Fehler) vom Mittelwert bei Wiederholungsmessungen im Vergleich zum wahren Wert.

▌ *Analytische Spezifität*: Fähigkeit einer Methode, nur den Analyten zu messen, den sie vorgibt, messtechnisch zu erfassen (Kreuzreaktivität bei immunologischen Methoden!).

▌ *Analytische Sensitivität*: Maß für das Auflösungsvermögen einer Methode. Definiert ist, dass 2 Messwerte dann verschieden sind, wenn die Messwertdifferenz ≥3 S der „In-der-Serie-Unpräzision" der Methode ist.

▌ Untere Nachweisgrenze: Probenleerwert +3S.

Die Zuverlässigkeit klinisch-chemischer Methoden wird durch ein Qualitätskontollsystem gesichert, dessen Grundlage die Richtlinie der Bundesärztekammer zur Qualitätssicherung quantitativer laboratoriumsmedizinischer Untersuchungen ist (RiliBÄK) [5, 6]. „Diese Richtlinie ist von allen Personen anzuwenden, die quantitative laboratoriumsmedizinische Untersuchungen durchführen". Die RiliBÄK legt fest, dass neben den zentralisierten Einrichtungen der Laboratoriumsmedizin „jede die patientennahe Sofortdiagnostik (point of care testing; POCT) durchführende Organisationseinheit" (z. B. Intensivstation, Rettungsstelle) sich an Maßnahmen zur internen (Messung von Kontrollproben unterschiedlicher Konzentrationsbereiche mit detaillierter Dokumentation, bei mehreren Messplätzen für einen Parameter für jeden Messplatz gesondert durchzuführen) und externen (Teilnahmepflicht an Ringversuchen) Qualitätssicherung beteiligen muss. Zu detaillierten Vorgaben im Rahmen der internen und externen Qualitätssicherung sowie zu modifizierten Maßnahmen zur Qualitätssicherung in der patientennahen Sofortdiagnostik in Praxen s. [5, 6].

▌ Medizinische Beurteilung

▌ *Longitudinale Beurteilung* (bevorzugt in der Therapie- und Verlaufskontrolle): In Zeitreihen ermittelte Analysenergebnisse einer Person werden bewertet *(Trendbewertung)*. Zwei Messwerte sind verschieden, wenn deren „kritische Differenz" $\geq 3\,$S der „Von-Tag-zu-Tag-Unpräzision" der Methode ist. Trendbewertungen stellen hohe Anforderungen an die Präanalytik. Störgrößen müssen ausgeschlossen und auf Einflussgrößen (z. B. Probennahmezeitpunkt bei Markern mit zirkadianer Rhythmik) muss streng geachtet werden.

▌ *Transversale Beurteilung* (bevorzugt in der Diagnostik): Bewertung von Analysenergebnissen eines Individuums durch Vergleich mit einem *Referenzintervall* oder einer *Entscheidungsgrenze („cut off point")*.

Nicht jedes als analytisch zuverlässig ausgewiesene Analysenergebnis stellt zwangsläufig eine ärztlich verwertbare Information dar. Die Brauchbarkeit eines Testes, ärztliche Entscheidungen zu ermöglichen, wird durch weitere Kriterien bestimmt.

▌ *Diagnostische Sensitivität* (abhängig von „falsch-negativen" Testergebnissen; T^-K^+): Wahrscheinlichkeit (P), mit der bei Kranken (K^+) ein positives Testergebnis (T^+) (außerhalb des Referenzbereiches, oberhalb der Entscheidungsgrenze) erwartet und damit die richtige Diagnose gestellt werden kann.

$$P(T^+/K^+) = \frac{T^+K^+}{T^+K^+ + T^-K^+}$$

▌ *Diagnostische Spezifität* (abhängig von „falsch-positiven" Testergebnissen; T^+/K^-): Wahrscheinlichkeit (P), mit der bei Nichtkranken (K^-) ein negatives Testergebnis (T^-) (innerhalb des Referenzbereiches, unterhalb der Entscheidungsgrenze) erwartet und damit die Verdachtsdiagnose abgelehnt werden kann.

$$P(T^-/K^-) = \frac{T^-K^-}{T^-K^- + T^+K^-}$$

Diagnostische Sensitivität und Spezifität werden von der gewählten Entscheidungsgrenze beeinflusst. Wird die Entscheidungsgrenze („cut off"), ab der ein Marker beweisend für AMI ist, zu niedrigeren Werten verschoben, steigt die diagnostische Sensitivität (Immer mehr Kranke haben Testergebnisse über der Entscheidungsgrenze. Sie werden damit als richtig diagnostiziert.) Es steigt allerdings auch die Zahl Nichtkranker mit positivem Testergebnis. Die diagnostische Spezifität des Testes sinkt. Praktisch genutzte Entscheidungsgrenzen sind:

99%-Perzentile der Referenzpopulation (99%-„cut off") unter der Voraussetzung, dass der VK der Methode an dieser Entscheidungsgrenze $\leq 10\%$ ist. Ist dies nicht der Fall,

10% CV-„cut off", der dem Markerlevel entspricht, an dem der VK der Methode = 10% ist.

ROC-„cut off", optimale Entscheidungsgrenze (höchste diagnostische Effizienz) basierend auf „receiver operating curves" (zu ROC s. Lehrbücher der klinischen Chemie und Laboratoriumsmedizin). Diagnostische Sensitivität und Spezifität sind testspezifische Kriterien. Sie gestatten allein keine Aussage über die Brauchbarkeit eines Testes. Wichtiger als die Frage, mit welcher Wahrscheinlichkeit Kranke positive und Nichtkranke negative Testergebnisse aufweisen, ist für die ärztliche Entscheidung die Frage, mit welcher Wahrscheinlichkeit ein positives Testergebnis in einer Untersuchungsgruppe auf Krankheit, ein negatives auf Nichtkrankheit hinweisen.

▌ *Prädiktiver Wert (Vorhersagewert) des positiven Testes (abhängig von der Zahl Nichtkranker mit positivem Test)*: Wahrscheinlichkeit (P), mit der ein positives Testergebnis (T^+) mit der Diagnose „krank" (K^+) verbunden werden kann.

$$P(K^+/T^+) = \frac{K^+T^+}{K^+T^+ + K^-T^+}$$

▌ Prädiktiver Wert des negativen Testes (abhängig von der Zahl Kranker mit negativem Test): Wahrscheinlichkeit (P), mit der ein negatives Testergebnis (T^-) mit der Diagnose „nicht-krank" (K^-) verbunden werden kann.

$$P(K^-/T^-) = \frac{K^-T^-}{K^-T^- + K^+T^-}$$

▌ Effizienz gibt an, in welchem Umfang unter Berücksichtigung aller erhobenen Ergebnisse sowohl aus dem positiven Testergebnis (T^+) als auch negativen Ergebnis (T^-) die richtige Diagnose (K^+) bzw. (K^-) gestellt werden kann.

$$\text{Effizienz} = \frac{T^+K^+ + T^-K^-}{T^+K^+ + T^-K^- + T^-K^- + T^+K^-}$$

Dies bedeutet, dass bei gegebener diagnostischer Sensitivität und Spezifität eines Testes der Erkenntnisgewinn von der Prävalenz der Erkrankung in der Untersuchungsgruppe bestimmt wird. Im Fall von Patienten mit allgemeiner Schmerzsymptomatik in Bauch- und/oder Brustbereich, wenn dabei beispielsweise nur jeder Vierte mit dieser allgemeinen Schmerzsymptomatik tatsächlich einen Herzinfarkt hat (Prävalenz von 25%), würde dies bei Nutzung eines Herzinfarkttestes mit einer Sensitivität von 95% (bei 5% der Infarktpatienten ist die Markerkonzentration nicht im pathologischen Bereich) und einer Spezifität von 90% (10% der Nichtkranken haben eine pathologisch erhöhte Markerkonzentration) bedeuten, dass der Vorhersagewert des positiven Testes annähernd 76%, der des negativen Testes 98% und die diagnostische Effizienz des Testes 91% beträgt. Unter dieser Konstellation würde eine Herzmarkerkonzentration/Aktivität im Referenzbereich bzw. unterhalb des „cut off" mit größerer Sicherheit einen Herzinfarkt ausschließen als eine pathologische Erhöhung beweisend für den Herzinfarkt wäre (24% der pathologischen Markererhöhungen wären nicht infarktassoziiert).

Ziel muss es sein, durch Erhöhung der Prävalenz (Eingrenzung der Patientengruppe durch Anamnese, z. B. spezifische Oberbauchbeschwerden, und/oder andere diagnostische Verfahren, z. B. EKG) den Erkenntnisgewinn aus den Testergebnissen zu steigern. Steigt die Prävalenz im Hinblick auf AMI in der Patientengruppe beispielsweise auf 50 bzw. 75%, erhöht sich die diagnostische Effizienz des obigen Testes auf 92,5 bzw. 94%. Im letzten Fall führen nur 6% aller Testergebnisse zu einer falschen Diagnose. Dabei steigt der Vorhersagewert des positiven Testes auf 90% bzw. 97%, der des negativen Testes sinkt allerdings auf 95% bzw. 86%.

2.2.2 Klinisch-chemische Marker der ischämischen Myokardschädigung

Die Aktivitätsbestimmung von Enzymen (LDH, AST, CK), die mit hoher Aktivität im Herz vorkommen, im Serum bildete den Ausgangspunkt der klinisch-chemischen Herzinfarktdiagnostik. Die Nutzung dieser Schädigungsmarker wurde jedoch durch die Nichtherzspezifität dieser Enzyme eingeschränkt. Durch die Kombination von Aktivitätsbestimmungen mit immunologischen Methoden (CK-MB) oder die ausschließliche immunologische Quantifizierung von enzymatischen (CK-MB, Glykogenphosphorylase BB: GPBB) und nichtenzymatischen Herzmarkern (kardiales Troponin T: cTnT, kardiales Troponin I: cTnI, Myoglobin, kardiales „fatty acid binding protein": cFABP) konnte die analytische Sensitivität und Spezifität entscheidend verbessert werden. Im Hinblick auf Myoglobin, GPBB und cFABP sind jedoch Erwartungen, vor allem begründet aus der Fähigkeit dieser Marker, sehr frühzeitig einen MI anzuzeigen, nicht oder nur auf spezielle Fragestellungen ausgerichtet erfüllt worden. Mangelnde Herzspezifität (Myoglobin) sowie bisher nicht (GPBB) bzw. erst seit kurzem verfügbare Teste ohne ausreichende Validierung (cFABP), die kurze Analysenzeiten und hohen Automatisierungsgrad der Bestimmung ermöglichen, sind wesentliche Ursachen. Die Aktivitätsbestimmung des Isoenzyms CK-MB im Blut zum Nachweis des infarktspezifischen Serumprofils dieses Herzmarkers galt deshalb trotz des Fehlens der Herzspezifität für dieses Protein über viele Jahre als „Goldstandard" in der klinisch-chemischen Herzinfarktdiagnostik. Erst die im Hinblick auf die Herzspezifität deutliche Überlegenheit der Troponine, die Verfügbarkeit von Troponintesten, die bei kurzen Analysenzeiten entweder eine hochautomatisierte Bestimmung im Zentrallabor erlauben oder auch modifiziert im Rahmen des „point of care testing" genutzt werden können, sowie die hohe Sensitivität dieser Teste, die es gestattet, Troponinfreisetzung aus minimalen Myokardzellnekrosen im Blut zu erfassen, haben trotz höherer Analysenkosten den entscheidenden Fortschritt in der Diagnostik der ischämischen Herzschädigung gebracht. Angaben zum diagnostischen Fenster und Serumprofil verschiedener Herzmarker nach AMI (Entscheidungskriterium ROC-cut-off) sind in Tabelle 2.2.2 aufgeführt. Um eine optimale Diagnosestellung zu ermöglichen,

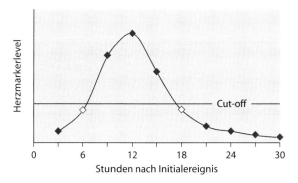

Abb. 2.2.1. Aussagekraft von Herzmarkern in Abhängigkeit vom Zeitintervall der Probennahme

muss die Markerwahl entsprechend dem diagnostischen Fenster (Frühmarker, Spätmarker) vorgenommen und ein auf den entsprechenden Marker ausgerichtetes Intervall zur Probennahme eingehalten werden (Abb. 2.2.1). Gerade für die Marker mit kurzer Halbwertszeit im Blut (Myoglobin, CK-MB, cFABP) kann dies bedeuten, dass bei beispielsweise täglich 2-maliger Bestimmung (weiße Vierecke) vor allem bei kleineren Infarkten die Gefahr besteht, dass diagnosebestimmende Werte über dem „cut off" nicht erkannt werden. Konsens existiert, dass unmittelbar nach entsprechendem Verdacht auf MI (häufig zum Zeitpunkt der Klinikaufnahme) die erste Probennahme erfolgen muss, gefolgt von seriellen Probennahmen nach (2 h), 4 h, 8 h und 12 h bzw. 6 h und 12 h bis zur Sicherung oder dem Ausschluss der Diagnose.

2.2.2.1 Troponin (Tn)

Tn bildet mit Aktin und Tropomyosin das dünne Filament (dickes Filament = Myosin) des kontraktilen Apparates im Skelett- und Herzmuskel. Tn besteht aus TnT (tropomyosinbindende Untereinheit, MG 37 kD), TnI (aktomyosin-ATPase-hemmende Untereinheit, MG 24 kD) und TnC (Ca^{2+}-bindende Untereinheit, 18 kD). TnC weist aufgrund identischer Aminosäuresequenz in Herz und Skelettmuskel keine Herzspezifität auf, sodass es keine Bedeutung in der Diagnostik der ischämischen Herzschädigung erlangt hat. cTnT und cTnI sowie die Isoformen der langsamen bzw. schnellen Skelettmuskelfasern, die jeweils durch 3 verschiedene Gene kodiert werden, besitzen eine unterschiedliche Aminosäuresequenz. Für cTnT im fötalen und geschädigten Myokard wurden darüber hinaus

als Folge alternativen Splicings mehrere cTnT-Subformen beschrieben.

Bei Wahl geeigneter Antikörper wird praktisch keine Kreuzreaktivität der kardialen (cTnT, cTnI) Isoformen mit denen des Skelettmuskels beobachtet. Bisher muss davon ausgegangen werden, dass die cTnI-Expression ausschließlich auf Kardiomyozyten begrenzt ist. Zeichen für eine cTnI-Expression im fötalen, regenerierenden oder geschädigten Skelettmuskel fehlen.

Während der Ontogenese wird die primär vorhandene cTnT-Expression im Skelettmuskel supprimiert. Bei chronischer Schädigung oder Denervation des Skelettmuskels kann die Suppression von cTnT partiell aufgehoben werden. So wurden bei Patienten mit Myositis oder Muskeldystrophie Duchenne Zeichen für eine Reexpression von cTnT-Subformen im Skelettmuskel gefunden. Die Kreuzreaktivität der Antikörper, die in der neuesten Generation des cTnT-Immunoassays eingesetzt werden, ist jedoch gegenüber diesen Subformen so gering, dass bei gleichzeitiger Herz- und Skelettmuskelschädigung ein positives cTnT-Signal als spezifisch für die Herzschädigung anzusehen ist.

Im Vergleich zum cTnI ist die cTnT-Konzentration pro Gramm Myokard doppelt so hoch.

Etwa 3% (cTnI) bis 6% (cTnT) der Troponine liegen frei im Zytosol vor. Der größte Teil ist myofibrillär gebunden. Bei Ischämie wird frühzeitig der zytosolische Anteil freigesetzt, danach folgt eine kontinuierliche Freisetzung des myofibrillär gebundenen Anteils. Aus den in Tabelle 2.2.2 aufgeführten Daten lässt sich die in Abb. 2.2.2 gezeigte Serumkinetik der Troponine nach AMI im Vergleich zu anderen Markern ableiten. Danach werden für die Diagnose entscheidende Markerkonzentrationen an cTnT und cTnI nur unwesentlich später als bei der Bestimmung von CK-MB erreicht. Durch die im Vergleich zur CK-MB stark verzögerte Normalisierung der Troponine stellen sie zugleich geeignete Spätmarker für die ischämische Herzschädigung dar, die die Bestimmung der unspezifischen LDH als Spätmarker unnötig machen. Als Nachteil erweist sich die lang anhaltend erhöhte Troponinkonzentration beim Erkennen von Reinfarkten. Hier bietet das dynamischere Markerprofil von CK-MB, vor allem aber von Myoglobin, Glykogenphosphorylase und FABP deutliche Vorteile.

Ob höhere Myokardkonzentration und größerer zytosolischer Pool von cTnT im Vergleich zu cTnI einen Vorteil in der Diagnostik myokardialer Mikroläsionen darstellen, muss gegenwär-

Tabelle 2.2.2. Serumprofil nach transmuralem Myokardinfarkt und Herzspezifität von myokardialen Markern (zusammengefasst aus der einschlägigen Fachliteratur)

	Herzspezifität	Anstiegsbeginn (h)	Maximum (h)	Vervielfachung	Normalisierung (Tage)
▮ Myoglobin		2	6–12	bis 20	0,5–1
▮ GPBB	++	2–4	7–9	bis 20	1–2
▮ FABP	++	2–3	5–10	bis 35 (125)	0,5–1
▮ CK-MB2/CK-MB1	+	<2	4		0,5–1
▮ CK-MB-Masse	+	3–4	12–18	bis 30	2–3
▮ CK-MB-Aktivität	+	3,5–9,5	12–18	bis 5*	2–3
▮ cTnT	+++	4–10	12–48	bis 40–60 (300)	7–20
▮ cTnI	+++	4–6	12–48	bis 40	7–14

* bezogen auf 6% CK-MB an der Gesamt-CK als Entscheidungsgrenze

GPBB Glykogenphosphorlyase BB, *FABP* „fatty acid binding protein", *cTnT* kardiales Troponin T, *cTnI* kardiales Troponin I

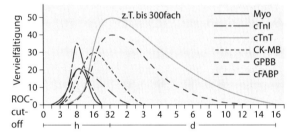

Abb. 2.2.2. Zeitabhängiges Serumprofil von klinisch-chemischen Markern nach AMI

tig spekulativ bleiben. Für cTnT wird nur ein Test angeboten. Die Antikörper des cTnT-Testes sind gegen stabile Epitope im Zentrum des cTnT-Moleküls gerichtet. Der Test ist gut standardisiert und ermöglicht die Vergleichbarkeit von Resultaten. Für die TnI-Bestimmung werden dagegen mehrere Teste angeboten, deren Antikörper unterschiedliche Epitope im cTnI-Molekül erkennen, was zu Problemen bei der Standardisierung führt. Daraus resultierende unterschiedliche Referenzbereiche bzw. Entscheidungsgrenzen der cTnI-Teste behindern die Vergleichbarkeit der Resultate. Im Vergleich zu cTnT wird für cTnI eine größere Empfindlichkeit gegenüber biochemischer Modifizierung (Phosphorylierung, Oxidation, Proteolyse, Komplexbildung) beschrieben. Einfluss kann dies vor allem auf die Ergebnisse von solchen cTnI-Testen nehmen, deren Antikörper gegen Epitope gerichtet sind, die eine hohe Sensitivität gegenüber solchen biochemischen Veränderungen besitzen. Falsch negative Resultate oder eine vergleichsweise weniger spektakuläre Serumkinetik könnten hier ihre Ursache finden.

Wie für die CK gut bekannt, ist trotz bisher nur einzelner Hinweise auch für Troponine – unabhängig von der Komplexbildung durch Assoziation der Isoformen untereinander – nicht auszuschließen, dass Makroformen, entstanden nach Reaktion mit Immunglobulinen oder Zellfragmenten und Serumbestandteilen, die Ergebnisse der Troponinbestimmungen beeinflussen können. So wurde über eine falsch-negative cTnI-Bestimmung als Folge von Autoantikörpern im Serum berichtet. Von praktischer Bedeutung könnte auch sein, dass in cTnI-Heparin-Komplexen die Antigenität gegenüber einzelnen in Immunoassays genutzten Antikörpern vermindert ist. Für die Möglichkeit zur Bildung von cTnI-Makroformen mit veränderter Antigenität können auch Untersuchungen sprechen, in denen die Bindung von cTnI an Makromoleküle (Dialysemembran) als Ursache für den unerwarteten Abfall von cTnI nach Hämodialyse ausgewiesen wurde. Tabelle 2.2.3 zeigt eine Gegenüberstellung von cTnT und cTnI-Testen.

2.2.2.2 Creatinkinase MB (CK-MB)

CK-MB (MG 86 kD) ist ein Isoenzym der CK. Die dimeren Isoenzyme bestehen aus Untereinheiten vom Muskeltyp (CK-M), Braintyp (CK-B) und Mitochondrientyp (CK-Mi), die sich zu zytosolischen (CK-MM, vorherrschend im Skelettmuskel; CK-MB, hoher Anteil im Herzmuskel; CK-BB, im Gehirn) und mitochondrialen (CK-MiMi) Isoenzymen assoziieren. CK-BB findet sich auch in Blase, Plazenta, Prostata, Uterus, Intestinaltrakt und Venenwand.

Tabelle 2.2.3. cTnT- versus cTnI-Test

cTnT	cTnI
Teste nur von einem Hersteller	Teste verschiedener Hersteller
gleicher Anti-cTnT-Antikörper	unterschiedliche Anti-cTnI-Antikörper
gute Vergleichbarkeit der Ergebnisse	keine Vergleichbarkeit der Ergebnisse bei Nutzung von Tests verschiedener Hersteller
klinische Validierung umfangreich	klinische Validierung für jeden Test notwendig, dadurch gegenwärtig weniger umfangreich
myokardiale cTnT-Konzentration höher	myokardiale cTnI-Konzentration geringer
größerer zytosolischer Pool	geringerer zytosolischer Pool
Hinweis auf falsch-positive Ergebnisse bei Patienten mit Skelettmuskel-Myopathien	kein Hinweis auf falsch-positive Ergebnisse bei Patienten mit Skelettmuskel-Myopathien
Einfluss der Nierenfunktion auf die Markerkonzentration im Blut beobachtet	geringer Einfluss der Nierenfunktion auf die Markerkonzentration im Blut beobachtet

Wird die CK-MB zur Charakterisierung einer ischämischen Myokardschädigung genutzt, muss berücksichtigt werden:

▪ keine Herzspezifität,
▪ Freisetzung bei nichtischämischen Herzschädigungen (Tabelle 2.2.1),
▪ Änderung der Isoenzymausstattung der Gewebe möglich (CK-MB-Expression im Skelettmuskel nach exzessivem Ausdauertraining, bei Muskeldystrophie, Myositis, und Rhabdomyolyse; CK-MB-Anteil steigt im Myokard bei Hyperthermie, Hypertrophie und Koronarsklerose),
▪ CK-MB wird neben CK-BB in Tumoren exprimiert,
▪ Nierenschädigung, maligne Hyperthermie, Hypothermie, Hypothyreoidismus und Reye-Syndrom sind mit CK-MB-Erhöhungen im Blut verbunden,
▪ der auch heute noch vor allem in der Verlaufsbeurteilung nach MI genutzte Test (CK-MB-Aktivitätsbestimmung nach Immuninhibition der CK-M-Untereinheit) kann nicht zwischen CK-MB, CK-BB und CK-MiMi sowie atypischen CK-Varianten (Makro-CK1, Makro-CK2) unterscheiden.

CK-BB-Aktivität ist jedoch aus folgenden Gründen normalerweise im Blut nicht nachweisbar:

▪ CK-BB wird bei Passage der Blut-Hirn-Schranke inaktiviert,
▪ geringer CK-BB-Anteil in anderen Organen,
▪ CK-BB hat kurze Halbwertszeit im Blut (thermolabil bei 37 °C, proteolyseempfindlich).

Ein messbarer CK-BB-Anteil wird beobachtet bei

▪ gestörter Blut-Hirn-Schranke,
▪ exzessiver Schädigung der oben aufgeführten CK-BB enthaltenden Organe,
▪ Freisetzung aus Tumoren und
▪ koronarer Bypasschirurgie.

Die Halbwertszeit von CK-BB im Blut und damit deren Nachweis wird durch Bindung an Immunglobuline (Makro-CK1) verlängert.

Auch Makro-CK2 (höhermolekulare CK-Mi-Aggregate) hat eine lange Halbwertszeit im Blut. Makro-CK wird bei 4–6% der stationären Patienten gefunden. CK-MiMi und Makro-CK treten bei Erwachsenen und besonders bei Kindern mit schwersten Herzmuskelschäden und bei Patienten mit Tumoren auf.

Die diagnostische Sensitivität der CK-MB im Hinblick auf den MI kann erhöht werden, wenn deren Isoformen CK-MB1 und CK-MB2, die sich durch einen unterschiedlichen Carboxyterminus in der M-Untereinheit unterscheiden, nach elektrophoretischer Trennung bestimmt werden. Beim Übertritt von CK-MB2 aus dem Herz ins Blut führt Abspaltung eines Lysinrestes zu CK-MB1. Die Verschiebung des Serummusters in Richtung auf CK-MB1 ist ein früherer Marker für MI als die Gesamt-CK-MB-Aktivität und auch als die immunologische Quantifizierung der CK-MB-Masse. Obwohl Testsysteme zur Bestimmung der CK-MB-Isoformen entwickelt wurden, haben diese keine Verbreitung gefunden. Im Vergleich zur CK-MB-Aktivitäts-Bestimmung besitzt die Bestimmung der CK-

MB-Masse eine höhere analytische Spezifität, da der Einfluss von CK-BB und Makro-CK ausgeschlossen bzw. minimiert wird.

2.2.2.3 Myoglobin

Myoglobin (sauerstoffbindendes Hämoprotein; MG 17 kD) ist zytosolisch, geringfügig auch strukturgebunden lokalisiert. Skelett- (5 mg/g Feuchtgewicht, nach Ausdauertraining erhöht) und Herzmuskelmyoglobin (2 mg/g Feuchtgewicht) sind identisch. Glatte Muskulatur enthält kein Myoglobin. Geringes Molekulargewicht und zytosolische Lokalisation führen nach einer ischämischen Herzschädigung frühzeitig zur Freisetzung von Myoglobin. Unter den routinemäßig genutzten Herzmarkern ist Myoglobin der früheste Indikator des AMI. Myoglobin wird schnell renal eliminiert (Halbwertszeit 20 min), besitzt damit die Potenz zur Erkennung von Reinfarkten. Die in Tabelle 2.2.1 aufgeführten nichtischämischen Herzschädigungen sind naturgemäß ebenfalls mit einer Myoglobinfreisetzung verbunden. Die Herzunspezifität ist ein weiterer Faktor, der den Aussagewert pathologischer Serummyoglobinwerte begrenzt. Physische Belastung, Skelettmuskelischämien, Elektrolytstörungen, Skelettmuskeltraumen, intramuskuläre Injektionen, Myositis, Rhabdomyolyse, Muskeldystrophie, maligne Hypertonie, toxische und medikamentöse Muskelschädigungen (z. B. Alkoholabusus, Schlafmittelintoxikationen, Narkotika) und fiebrige Infekte führen zur Myoglobinfreisetzung aus dem Skelettmuskel. Ausdauertrainierte Personen können unter Ruhebedingungen leicht erhöhte Myoglobinkonzentrationen im Blut haben. Nach einem Marathonlauf können für MI typische Myoglobinspiegel beobachtet werden. Nierenversagen vermindert die Elimination und erhöht dadurch die Myoglobinkonzentration im Blut.

2.2.2.4 Glykogenphosphorylase BB (GPBB)

Von der Glykogenphosphorylase (MG 188 kD) sind 3 dimere Isoenzyme (Leber: LL; Muskel: MM; Brain: BB) bekannt. Während der Skelettmuskel ausschließlich GPMM besitzt, werden im Herzmuskel bedeutende Mengen GPBB gefunden. Bei der Nutzung der GPBB zum Nachweis einer Herzschädigung sind geringe GPBB-Konzentrationen in Leukozyten, Milz, Niere, Testis, Darm

und Aorta zu berücksichtigen. Bei funktionsfähiger Blut-Hirn-Schranke tritt GPBB aus dem Gehirn nicht ins Blut über. Glykogen und inaktive GPBB bilden am sarkoplasmatischen Retikulum des Myozyten einen Komplex, der unter Ischämie zur Aktivierung (Phosphorylierung) der GPBB bei gleichzeitiger Auflösung des Komplexes führt. Die danach zytosolisch vorliegende GPBB tritt trotz des hohen Molekulargewichtes frühzeitig und in hoher Konzentration ins Blut über. Die GPBB erfüllt damit prinzipiell die Anforderungen an einen empfindlichen Frühmarker einer ischämischen Myokardschädigung. Möglicherweise besitzt die GPBB das Potenzial zum Nachweis reversibler Myokardischämien. Die Validierung der GPBB als Marker der ischämischen Myokardschädigung ist trotz vielversprechender Resultate aus einzelnen klinischen Studien gegenwärtig aufgrund fehlender Entwicklungen hinsichtlich der Standardisierung, MI-relevanten Analysenzeiten und kommerziellen Verfügbarkeit von Testen unzureichend.

2.2.2.5 Kardiales „fatty-acid-binding-protein" (cFABP)

Die Isoformen des FABP sind für den zytosolischen Transport von langkettigen Fettsäuren verantwortlich. 4–8% an den zytosolischen Proteinen der Myokardzelle entfallen auf die kardiale Isoform des FABP (MG 14,9 kD). Eine absolute Herzspezifität existiert nicht. Geringe Konzentrationen an cFABP werden auch im Skelettmuskel gefunden. Geringe Molekülgröße und hohe Konzentration im Myokard bei im Vergleich zu Myoglobin hoher Herzspezifität lassen cFABP als einen vielversprechenden AMI-Frühmarker erscheinen. Bereits 2–4 h nach dem initialen Schmerzereignis waren Patienten mit MI cFABP positiv.

2.2.3 Dezentrale (patientennahe Sofortdiagnostik; „point of care testing"; POCT) oder zentralisierte (zentralisiertes Notfalllabor) Bestimmung von Herzmarkern – Entscheidungshilfen

Die Zentralisierung der Labordiagnostik der vergangenen 3 Jahrzehnte hat zu einer kostengünstigen, hohe Qualitätsstandards erfüllenden und in das Krankenhausinformationssystem integrierten Labordiagnostik geführt. Aufgrund von Fortschritten in der Analysentechnologie, Miniaturisierung der Analysengeräte und relativ einfacher Handhabung der Geräte hat in den letzten Jahren ein entgegengesetzter Trend zu patientennaher Sofortdiagnostik (POCT) eingesetzt. Entsprechend der Arbeitsgruppe POCT der Deutschen Gesellschaft für Klinische Chemie und Laboratoriumsmedizin bedeutet POCT die patientennahe Durchführung von Laboruntersuchungen mit einem einfach zu bedienenden Messsystem im Rahmen der unmittelbaren Krankenversorgung in Räumlichkeiten, die zu den bettenführenden Abteilungen, Ambulanzen oder besonderen Funktionsbereichen gehören, durch Personal, das in der Regel keine eingehende medizinisch-technische Ausbildung und Erfahrung auf dem Gebiet der Laboratoriumsmedizin hat. Hauptbegründung für die Etablierung von POCT ist die unstrittige Verkürzung der Labor-„turn-around-time" (Labor-TAT), die den Zeitraum von Probentransport, -vorbereitung, Analyse und Ergebnisübermittlung umfasst. POCT wird empfohlen, wenn bei der Bestimmung der Herzmarker im Zentrallabor die Labor-TAT 30 min überschreitet. Zum Vorteil wird die kürzere Labor-TAT der POCT aber nur, wenn dies auch zu einer Verkürzung der Total-TAT (Zeitraum zwischen der Entscheidung des Arztes einen Marker bestimmen zu wollen und der Umsetzung des Testergebnisses in klinisches Handeln) führt. Hier haben jedoch Studien gezeigt, dass trotz reduzierter Labor-TAT durch POCT die Total-TAT bisher nahezu unverändert blieb. Damit in Zusammenhang steht, dass POCT bei vergleichsweise höheren Kosten und stärkerer Belastung des Stationspersonals bisher kaum Einfluss auf den Therapieerfolg hatte.

Deshalb müssen zur Entscheidungsfindung POCT ja/nein immer auch die anderen in Tabelle 2.2.4 aufgeführten organisatorischen und ökonomischen Aspekte berücksichtigt werden. Als Argument für POCT nicht akzeptabel ist ein in Umfragen geäußertes größeres Vertrauen in Laborwerte durch den behandelnden Arzt, wenn diese in der klinischen Einheit durch deren Personal (POCT) erhoben werden. Die in Tabelle 2.2.4 dokumentierten Aspekte, die die Erstellung

Tabelle 2.2.4. Vor- und Nachteile von POCT im Vergleich zu einer zentralisierten Einrichtung der Labordiagnostik (z. B. Notfalllabor)

	POCT	Notfalllabor
▌ Verfügbarkeit der Ergebnisse	schnell (< 15 min)	langsamer (< 30–60 min)
▌ Therapiebeginn bzw.-kontrolle	zeitnah	verzögert
▌ Probenmaterial	Vollblut	Serum, Plasma, Vollblut
▌ Probentransport	entfällt	notwendig
▌ Probenvorbereitung (Zentrifugation)	entfällt	meist notwendig
▌ zeitliche Belastung „laborfremden" Personals (Ärzte, Pflegepersonal)	hoch	gering
▌ Labordiagnostische Qualifikation des Betreibers	gering	hoch
▌ Einarbeitungzeit des Personals	kurz	extensiv
▌ Leistungserfassung	nicht vorhanden	elektronisch
▌ Dokumentation der Ergebnisse	häufig nur Kurzzeitspeicherung	Langzeitspeicherung
▌ Vergleichbarkeit der Ergebnisse	Vergleichbarkeit von Ergebnissen, die mit verschiedenen Systemen der POCT ermittelt wurden, sowie die Vergleichbarkeit zu zentralisiert erhobenen Ergebnissen ist eingeschränkt	Vergleichbarkeit zentralisiert ermittelter Ergebnisse sehr gut
▌ Qualitätssicherung	häufig unzureichend	auf der Basis von RiliBÄK standardisiert
▌ Auswahl des Testsystems durch qualifiziertes Personal	häufig nicht gegeben	gegeben
▌ Gerätewartung durch qualifiziertes Personal	häufig nicht gegeben	gegeben
▌ Testkosten	hoch	niedrig

eines dem Zentrallaborergebnis gleich „zuverlässigen" Laborbefundes mittels POCT erschweren, sollten eher Anlass sein, POCT-Werte besonders kritisch zu prüfen. Die zweifelsohne mögliche Beseitigung dieser Probleme (z. B. kontinuierliches Training des Stationspersonals in Handhabung und Wartung der Geräte; Etablierung eines Qualitätssicherungssystems, das dem des Zentrallabors entspricht; elektronische Leistungserfassung und Dokumentation) wird allerdings den organisatorischen und ökonomischen Aufwand für POCT und die Belastung des Stationspersonals wesentlich steigern.

Für POCT stehen qualitative und quantitative Testsysteme zur Herzmarkerbestimmung zur Verfügung. Quantitative Testsysteme bilden die Markerkonzentration numerisch über einen weiten Konzentrationsbereich ab. Neben der Entscheidung Krankheit/Krankheitsstadium ja/nein entsprechend eines von der Fragestellung abhängig wählbaren „cut off", ermöglichen quantitative Testsysteme aus Markerhöhe und Kinetik die Beurteilung von Risiko, Verlauf und Therapie. Mit qualitativen Testen wird visuell eine Ja-/Nein-Entscheidung entsprechend vorgegebenem „cut off" gefällt, weitergehende Aussagen erfordern immer ergänzende quantitative Bestimmungen.

Sowohl qualitative als auch quantitative POCT-Testsysteme sind für cTnT, cTnI, CK-MB-Masse und Myoglobin verfügbar. Der Forderung nach Bestimmung eines Frühmarkers kombiniert mit einem Spätmarker Rechnung tragend, werden Systeme zur simultanen Messung von Myoglobin/cTnT bzw. Myoglobin/CK-MB-Masse/cTnI angeboten. Seit kurzem ist auch ein für POCT geeigneter Test für cFABP verfügbar.

2.2.4　Labordiagnostische Einsatzbereiche von Herzmarkern

2.2.4.1　Akutes Koronarsyndrom

Die bis zum Jahre 2000 geltende Definition des AMI als der lebensbedrohliche Zustand, der durch wenigstens 2 der Merkmale: typische Klinik, charakteristisches EKG (ST-Strecken-Hebung) und pathologisch erhöhte Konzentration myokardialer Proteine im Blut gekennzeichnet ist, hat in der Vergangenheit den Stellenwert der klinisch-chemischen Methoden in der Infarktdiagnostik bestimmt. Im Kontext mit einem der beiden anderen Merkmale waren pathologisch erhöhte Herzmarker (als „Goldstandard" galt die CK-MB-

Aktivität) mit hoher Sicherheit beweisend für den AMI im Sinne der obigen Definition. Als Entscheidungsgrenze diente der ROC-cut-off.

Heute gilt ein AMI basierend auf der obigen Definition als eine Entität des „akuten Koronarsyndroms".

Unter dem Begriff „akutes Koronarsyndrom" werden die akuten lebensbedrohlichen Phasen der KHK (instabile Angina pectoris, nichttransmuraler Infarkt/Nicht-Q-Zacken-Infarkt, transmuraler Infarkt/Q-Zacken-Infarkt) zusammengefasst. Ein unterschiedliches Risiko der verschiedenen Entitäten im Hinblick auf die Anzahl fataler Ereignisse und den Zeitpunkt Ihres Eintretens sowie damit zusammenhängende unterschiedliche Behandlungsstrategien erfordern eine Abgrenzung der verschiedenen Entitäten. Wenn dabei, wie heute akzeptiert, jede irreversible ischämische Myokardschädigung unabhängig vom Ausmaß der Nekrotisierung als MI gilt – weil bereits minimale Nekrosen ein erhöhtes Risiko für fatale Ereignisse bedeuten und damit spezifische therapeutischer Maßnahmen erfordern – macht dies zwangsläufig eine Neudefinition des MI notwendig, in deren Zentrum der Nachweis auch kleiner Myokardnekrosen rückt.

Diese Neudefinition weist der Klinischen Chemie eine entscheidende Aufgabe in der Diagnostik der ischämischen Myokardschädigung zu, insbesondere bei kleinen Myokardnekrosen. Sie erfüllt diese Aufgabe durch die Bereitstellung von Testen (CK-MB-Masse vs. CK-MB-Aktivität) mit überlegener analytischer und diagnostischer Sensitivität und Spezifität, vor allem jedoch durch die Etablierung der kardialen Troponine als Serummarker, die aufgrund ihrer hohen Sensitivität und Spezifität auch „minimale Myokardzellnekrosen" anzeigen. Damit übernimmt die klinische Chemie eine entscheidende Rolle in der Differenzierung der verschiedenen Entitäten innerhalb des akuten Koronarsyndroms und ermöglicht so die Risikostratifizierung. Durch den klinisch-chemischen Nachweis minimaler Myokardnekrosen verdoppelt sich zwangsläufig der Anteil von Patienten mit MI in der Gruppe mit akutem Koronarsyndrom.

▌ **Kriterien für einen akuten, ablaufenden oder kürzlichen Myokardinfarkt entsprechend ESC/ACC [11]**

▌ Typischer Anstieg und gradueller Abfall (Troponine) oder schneller Anstieg und Abfall (CK-MB-Masse) der biochemischen Marker

der Myokardnekrose mit mindestens einem der folgenden Kriterien:
- ischämische Symptome,
- Entwicklung pathologischer Q-Zacken im EKG,
- ischämische EKG-Veränderungen (ST-Hebung oder -Senkung),
- Koronarintervention.
▌ Pathologisch-anatomische Befunde eines AMI.

Die biochemischen Marker zeigen danach einen MI an, wenn
- die cTnT- oder cTn-Konzentration innerhalb von 24 h nach initialem Ereignis die 99%-Perzentile des Referenzbereiches (99%-cut-off) überschreitet,
- die CK-MB in 2 aufeinander folgenden Probennahmen den 99%-cut-off überschreitet oder die Maximum-CK-MB-Konzentration $\geq$ dem Zweifachen des oberen Grenzwertes

Tabelle 2.2.5. Testinformationen für cTnT und cTnl. Zusammengestellt mit Erlaubnis aus Apple FS et al. [2] sowie mit Erlaubnis der International Federation of Clinical Chemistry & Laboratory Medicine (IFCC) aus *Panteghini M et al. [9] und ergänzt durch geschlechts- und rasseabhängige 99%-cut-off für Teste, mit denen signifikante Unterschiede ermittelt wurden [3]. Konzentrationen in μg/l. UMG, untere Nachweisgrenze; 99%-cut-off, 99% Perzentile der Referenzpopulation; 10% CV-cut-off, Entscheidungsgrenze, bei der die Präzision des Testes 10% ist; ROC-cut-off, optimale Entscheidungsgrenze (höchste Effizienz, ermittelt mittels ROC-Analyse)

Hersteller	Test	Generation	UNG	99%-cut-off	10% CV-cut-off	ROC-cut-off	Proben-material
▌ Abbott	AxSYM	erste	0,14	0,3	1,22*	2,0	Ser, LiHep
▌ Bayer	Immuno 1	erste	0,1	0,1	0,34*	0,9	Ser, LiHep
	ACS: 180	erste	0,03	0,1	0,37*	1,0	Ser, LiHep
	Centaur	erste	0,02	0,1	0,33*	1,0	Ser, LiHep
▌ Beckman-Coulter	Access	zweite	0,01	0,04 0,04 (F) 0,1 (M) 0,07(W) 0,08 (S)	0,06	0,5	Ser, LiHep
	Access 2	zweite	0,01	0,04	0,09*	0,5	Ser, LiHep
	DXI	erste	0,01	0,04	0,09	0,5	Ser, LiHep
▌ BioMerieux	Vidas	erste	0,1	0,1	0,36*	0,8	Ser, LiHep
▌ Biosite	Triage	erste	0,19	<0,19	0,5	0,4	VB, LiHep
▌ Byk-Santec Diagnostica	Liaison	erste	0,015	0,034	0,065*		Ser, EDTA
▌ Dade Behring	Dimension RxL	zweite	0,04	0,07	0,26*	0,6–1,5	Ser, LiHep
	Stratus CS	zweite	0,03	0,07	0,1*	0,6–1,5	VB,LiHep
	Opus/Opus Plus	erste	0,1	0,1	0,9*	0,6-1,5	Ser, LiHep
▌ Diagnostics Products Corporation	Immulite One	erste	0,2	0,2	0,32*	1,0	Ser
	Immulite Turbo	erste	0,5	<0,5	0,6	1,0	Ser
▌ First Medical	Alpha Dx	erste	0,017	0,15	0,3	0,4	Ser, VB (EDTA)
▌ Ortho Clinical Corporation	Vitros ECi	erste	0,038	0,1 0, 09 (F) 0,11 (M)	0,44*	0,4	LiHep
▌ Roche	Elecsys	dritte	0,01	0,01	0,04*	0,1	Ser, EDTA
	E170		0,01	0,01	0,04*	0,1	Ser, EDTA
▌ Tosoh	AIA	zweite	0,06	0,06 <0,6 (W) 0,17 (S)	0,09*	0,31–0,64	Ser, LiHep

F Frauen, *M* Männer, *W* Weiße, *S* Schwarze, *Ser* Serum, *LiHep* Lithium-Heparinat-Plasma, *VB* Vollblut, *EDTA* Plasma für die Referenzgruppe der jeweiligen Institution ist. Gefordert wird, dass an der Entscheidungsgrenze (99%-cut off) die Unpräzision des genutzten Testes ≤10% ist.

Aus klinisch-chemischer Sicht, vor allem hinsichtlich der zentralen Stellung der cTn-Bestimmung, muss bei der Umsetzung der obigen Definition in diagnostisches Vorgehen berücksichtigt werden, dass:

∎ in der cTn-stummen Zeit Frühmarker (Myoglobin, zukünftig möglicherweise cFABP und GPBB) und

∎ bei Reinfarkten, peri- und postinterventionellen Infarkten Marker mit kurzer Halbwertszeit (Myoglobin, CK-MB) auch weiterhin ihre Bedeutung behalten,

∎ noch im Jahre 2002 [2] kein kommerzieller cTn-Test verfügbar war, der am 99%-cut-off die geforderte Unpräzision von ≤10% (vergl. Definition) erreichte und

∎ deshalb als Entscheidungsgrenze der 10%- CV-cut-off vorgeschlagen wurde, was zu einer Verminderung der aus der unzureichenden Präzision an der 99%-Perzentile resultierenden Anzahl an falsch-positiv und falsch-negativ diagnostizierten Patienten führt. Der 10%-CV-cut-off wird dabei umso näher am 99%- cut-off liegen, je besser die analytische Präzision des Testes ist. Tabelle 2.2.5 zeigt die Entscheidungsgrenzen für verschiedene kommerzielle cTn-Teste. Für einige Teste sind darüber hinaus geschlechts- und rasseabhängig unterschiedliche 99%-cut off beschrieben worden.

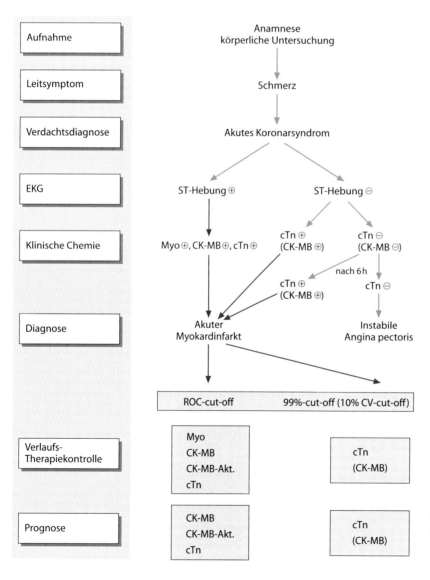

Abb. 2.2.3. Klinisch-chemischer Herzmarker zur Differenzialdiagnostik, Verlaufs- und Therapiekontrolle sowie Prognoseabschätzung beim akuten Koronarsyndrom, *CK-MB* CK-MB-Masse; *cTn, cTnI, cTnT*

Basierend auf der obigen Definition zeigt Abb. 2.2.3 einen Algorithmus für die Diagnostik des akuten Koronarsyndroms, ergänzt durch klinisch-chemische Möglichkeiten zur Verlaufsbeurteilung des AMI. Ziel ist die Klassifikation in Risikogruppen, um sie entsprechend ihres Risikos für fatale Ereignisse unter Berücksichtigung gesundheitsökonomischer Kriterien einer optimalen Beobachtungs- und Behandlungsstrategie zuzuführen sowie beim AMI den Therapieerfolg bzw. das Auftreten von Komplikationen einschätzen zu können.

▌ ST-MI (ST-Hebungs-Infarkt)

Bei entsprechenden klinischen Zeichen ist der Nachweis einer ST-Hebung im EKG gleichbedeutend mit der Diagnose AMI (ST-MI) und leitet in der Regel die Therapie ein. Klinisch-chemische Marker (Myoglobin, CK-MB, Troponine) werden entsprechend ihres diagnostischen Fensters den ROC-cut off überschreiten, die markertypische Serumkinetik aufweisen und damit die Diagnose mit hoher Sicherheit bestätigen.

Wird beim Verdacht auf AMI primär ein klinisch-chemischer Befund erhoben, die zunehmende Verbreitung von POCT-Infarkttestsystemen lässt dies erwarten, muss bei der Auswahl des Markers wiederum das diagnostische Fenster berücksichtigt werden. Bei entsprechendem Ausmaß der Nekrose wird sich neben dem ST-MI auch MI ohne ST-Hebung als markerpositiv mit Werten über dem ROC-cut off darstellen.

Die Probengewinnung für die klinisch-chemische Analytik sollte nach Stellung der Verdachtsdiagnose so früh wie möglich und dann im Abstand von 4 h bzw. 6 h bis zum Erreichen des Maximumwertes erfolgen. Bedeutung hat die Bestimmung biochemischer Marker trotz eines EKG-diagnostizierten AMI aus 2 Gründen:

▌ Basierend auf der Kenntnis der diagnostischen Fenster vor allem dann, wenn der Patient keine exakten zeitlichen Angaben zum Auftreten erster klinischer Symptome macht – kann aus dem Markerprofil retrospektiv der Zeitverlauf des AMI eingeschätzt und daraus resultierende therapeutische Optionen begründet werden. Die parallele Bestimmung eines Frühmarkers (Myoglobin) und eines verzögert, aber mit langer Verweildauer im Serum nachweisbaren Markers (cTn) ist hier hilfreich. Wichtig ist der klinisch-chemische Befund auch deshalb, weil gezeigt worden ist, dass bei Patienten mit pathologischem EKG, die zum Zeitpunkt der Klinikaufnahme bereits cTn positiv waren, die 30-Tage-Mortalität 3-mal höher ist als bei Patienten, die bei Klinikaufnahme trotz pathologischem EKG noch cTn-negativ waren. Die signifikant höhere Rate an fatalen Ereignissen bleibt bei den cTn-positiven Patienten bis zu 3 Jahre nach dem akuten Ereignis erhalten. Auf mögliche Ursachen weisen eine geringere Erfolgsrate von Thrombolyse und perkutaner Koronarintervention bei den cTn-positiven Patienten hin.

▌ Die biochemischen Marker können zur Beurteilung von Verlauf (Reinfarkt) und Therapieerfolg (Thrombolyse, mechanische Rekanalisation) beitragen. Der Therapieerfolg bzw. -misserfolg lässt sich dabei aus verkürzter bzw. verlängerter Serumkinetik ablesen.

Obwohl CK-MB-Masse (höhere Sensitivität) und cTnT bzw. cTnI (höhere Sensitivität und Spezifität) der CK-MB-Aktivität überlegen sind, besitzt die CK-MB-Aktivitätsbestimmung mittels Immuninhibitionstest aus Kostengründen in der Verlaufsbeurteilung von AMI weiterhin ihren Stellenwert. Befriedigende mathematische Modelle, die es ermöglichen, unter Routinebedingungen aus der Fläche unter dem Freisetzungsprofil (Zeit-Konzentration-(Aktivität-)Kurve) für die Prognose des Patienten wichtige Angaben zur Infarktgröße abzuleiten, existieren allerdings nicht. Reinfarkte lassen sich bei Wahl eines geeigneten Markers durch das Auftreten neuerlicher Markermaxima nachweisen. Aufgrund der kurzen Verweildauer im Blut ist Myoglobin ein bevorzugter Marker zum Nachweis von Reinfarkten. Für Myoglobin, in zunehmendem Maße aber auch für CK-MB-Masse und die Troponine, liegen Ergebnisse vor, die deren Stellenwert in der Differenzierung von erfolgreicher und nichterfolgreicher Rekanalisation belegen.

▌ **Myoglobin.** Myoglobin ist der Marker, der als frühester den ROC-cut off für AMI überschreitet. Mehr als 1 Viertel aller Patienten mit AMI weisen bereits 2 h nach dem initialen Schmerzereignis pathologische Myoglobinkonzentrationen im Blut auf. Aufgrund üblicher Hospitalisierungszeiten haben bereits etwa 65% der Patienten mit MI bei Klinikaufnahme pathologische Myoglobinkonzentrationen. Aufgrund der Herzunspezifität müssen jedoch extrakardiale Myoglobinquellen (z. B. Skelettmuskeltraumen) ausgeschlossen werden. Eine typische Anstiegskine-

Tabelle 2.2.6. Sensitivität myokardialer Marker in der Frühphase nach AMI (ROC-cut-off) (zusammengestellt aus der einschlägigen Fachliteratur)

Marker	Diagnostische Sensitivität (%)		
Nach Schmerzbeginn (h)	< 2	2–4	4–6
▌ cFABP		90	97
▌ GPBB	60–70	80–85	75-85
▌ Myoglobin	25–30	45–85	80–97
▌ CK-MB-Aktivität	11–17	20–40	45–75
▌ CK-MB-Masse	15–30	40–55	65–75
▌ cTnI	15–30	35–50	55–70
▌ cTnT	10–20	35–50	60–70

cFAB kardiales fatty acid binding protein, *GPBB* Glykogenphosphorylase BB, *cTnI* kardiales Troponin I, *cTnT* kardiales Troponin T

tik nach dem Schmerzereignis weist allerdings auf das Herz als Myoglobinquelle hin. Das Myoglobinmaximum wird nach 6–12 h erreicht. Bereits nach einem Tag sinkt die Myoglobinkonzentration unter die Entscheidungsgrenze. Auffällig ist bei der Myoglobinfreisetzung nach MI das „Stakkatophänomen", das sich durch multiple Konzentrationsspitzen darstellt. Als Ursache wird diskontinuierliche Freisetzung als Folge von Mikroperfusionsänderungen (spontane Reperfusion und Reocclusion) in der frühen Infarktphase diskutiert. β-Blocker und frühzeitige medikamentöse oder mechanische Rekanalisationen vermindern das Stakkatophänomen. Werden bis 12 h nach Schmerzbeginn keine pathologischen Myoglobinkonzentrationen gemessen, kann mit nahezu 100%iger Sicherheit ein klassischer MI ausgeschlossen werden. Die zeitabhängige diagnostische Sensitivität und Spezifität ist in Tabelle 2.2.6 dokumentiert. Das schmale diagnostische Fenster kann zu falsch negativen Befunden und damit Fehldiagnosen führen, wenn das initiale Ereignis nicht terminiert werden kann.

▌ **CK-MB-Aktivität, CK-MB-Masse.** Als Folge der akuten Myokardischämie beginnt die CK-MB-Aktivität bzw. CK-MB-Masse etwa nach 3,5 h zu steigen. Bei pathologisch erhöhter Gesamt-CK-Aktivität wird ein CK-MB-Anteil von 6% als Kriterium für den AMI definiert. Bei wiederholter Bestimmung bis zum Maximum der Serum-CK-MB-Aktivität (12–18 h) nimmt die diagnostische Sensitivität stetig zu. Ohne CK-MB-Anstieg im diagnostischen Fenster kann nahezu 100%ig ein klassischer MI ausgeschlossen werden. Eine unzureichende diagnostische Sensiti-

vität besteht, wenn trotz AMI die 6%-Grenze nicht überschritten wird (AMI kombiniert mit Skelettmuskeltraumen, Operationen mit der Freisetzung großer Mengen CK-MM). In diesen Fällen verbessert die direkte Auswertung der CK-MB-Serum-Aktivität die diagnostische Sensitivität.

Vor allem in der Frühphase (< 6 h) ist die diagnostische Sensitivität der CK-MB-Masse der der CK-MB-Aktivität überlegen. Da CK-MB-Masse-Zunahmen im Serum auf das 30fache möglich sind (die CK-MB-Aktivität kann höchstens auf ~ 30% an der Gesamt-CK-Aktivität ansteigen, was entsprechend der 6%-Regel höchstens eine 5fache Steigerung ergibt) hat die CK-MB-Masse vor allem bei kleinen Infarkten und Reinfarkten entscheidende Vorteile.

Wird CK-MB als Folge chronischer Skelettmuskelschädigung und Tumoren verstärkt synthetisiert, können im Serum ebenfalls CK-MB-Aktivitäten bzw. -Konzentrationen oberhalb der Entscheidungsgrenze auftreten. Ein undynamisches Profil bei wiederholter Messung schließt jedoch mit hoher Wahrscheinlichkeit den AMI aus.

Frühzeitiger als CK-MB zeigt die Verschiebung des CK-MB-Isoformen-Musters im Serum in Richtung auf CK-MB1 den AMI an. Entsprechende Testsysteme haben jedoch keine Verbreitung gefunden.

▌ **cTnT, cTnI.** Der entscheidende Vorteil der Troponine gegenüber den anderen Myokardmarkern besteht in ihrer Herzspezifität. Für beide Troponine werden vergleichbare biphasische Serumprofile nach AMI beschrieben. Bei engmaschiger Kontrolle kann ein initialer Anstieg durch Freisetzung von Troponin aus dem zytosolischen Pool (Gipfelwert nach 1–2 Tagen) gefolgt von der Freisetzung des strukturgebundenen Anteils (Gipfelwert 3–5 Tagen) sichtbar gemacht werden. Bereits 4 h nach Einsetzen der klinischen Symptomatik weisen bis zu 50% der Patienten erhöhte cTn-Konzentrationen auf. Nach 10 h wurden diagnostische Sensitivitäten von >90% ermittelt. Aufgrund des breiten diagnostischen Fensters eignen sich die Troponine als Spätmarker, da sie den AMI auch noch zu einem Zeitpunkt anzeigen, zu dem die diagnostischen Fenster für Myoglobin und CK-MB bereits wieder geschlossen sind.

▌ **Glykogenphosphorylase BB.** Studien weisen die GPBB als den Marker mit der höchsten diagnostischen Sensitivität innerhalb der ersten 4 h nach dem Einsetzen der Schmerzsymptomatik aus. Nach 4 h haben bereits 70% der AMI-Patienten GPBB-Werte über der Entscheidungsgrenze. Bisher sind GPBB-Teste, die den Anforderungen an eine Notfalldiagnostik genügen, nicht verfügbar. Ob nach Lösung der praxisorientierten Probleme die GPBB-Bestimmung zukünftig einen Stellenwert in der AMI-Diagnostik gewinnen wird, kann gegenwärtig nicht vorausgesagt werden.

▌ **cFABP (fatty acid binding protein).** cFABP ist ein ausgewiesener Frühmarker. Innerhalb von 4 h nach Einsetzen der Schmerzsymptomatik ist die FABP-Bestimmung durch höhere diagnostische Sensitivität der Bestimmung von Myoglobin, CK-MB-Masse und cTn überlegen. Innerhalb der ersten 3 h nach MI sind nahezu 90% aller Patienten markerpositiv. Um zu entscheiden, ob die Bestimmung von cFABP zu einer praxisrelevanten Verbesserung der MI-Diagnostik führt, müssen weitere, vor allem größere Studien abgewartet werden

▌ Non-ST-MI (Nicht-ST-Hebungs-Infarkt)

Fehlt trotz der klinischen Zeichen die persistierende ST-Strecken-Hebung im EKG, sollte aufgrund unterschiedlichen Risikos für fatale Ereignisse immer zwischen AMI entsprechend der Neudefinition und instabiler Angina pectoris unterschieden werden.

▌ **cTn (Kardiales Troponin).** In einer Substudie von GUSTO IIa wurde gezeigt, dass bei Patienten mit klinischen Symptomen für Myokardischämie aber ohne ST-Hebung im EKG die 30-Tage Mortalität parallel zur cTnT-Konzentration gemessen zum Aufnahmezeitpunkt ansteigt. Vergleichbare Ergebnisse lieferte die FRISC-Studie, in der die Höhe des cTnT-Maximumwertes innerhalb der ersten 24 h nach dem initialen klinischen Zeichen mit der Rate fataler Ereignisse (AMI, Herztod) innerhalb des Beobachtungszeitraumes von 150 Tagen korrelierte. Die Nutzbarkeit von cTnI als Prognosemarker bei Patienten mit akutem Koronarsyndrom wurde in einer Substudie zu TIMI IIIb gezeigt. Die Korrelation von cTnT- bzw. cTnI-Höhe und Langzeitrisiko betrifft auch die Patienten, bei denen keine entsprechenden Veränderungen in der CK-MB-Masse-Konzentration beobachtet wurden.

Auch beim Fehlen der persistierenden ST-Strecken-Hebung werden bei entsprechendem Ausmaß der Myokardnekrose cTn-Werte oberhalb des ROC-cut-off erreicht. Parallel dazu werden auch Myoglobin und CK-MB-Masse, aber auch CK-MB-Aktivität den Non-ST-MI anzeigen. Bei Myokardnekrosen geringen Ausmaßes (minimaler MI) werden jedoch von den cTn-positiven Patienten (Entscheidungsgrenze 99%-cut-off bzw. 10% CV-cut-off) nur etwa 30% auch CK-MB-positiv sein. Dies liegt an der überlegenen Sensitivität und Spezifität (auf den Nachweis von Myokardnekrosen im Umfang von 1 g Gewebe durch cTn-Bestimmung wurde bereits hingewiesen) der cTn-Bestimmung. Durch die cTn-Bestimmung werden damit weitere Patienten (cTn-Level >99%-cut-off bzw. 10% CV-cut-off < ROC-cut-off) der Non-ST-MI-Gruppe zugeordnet. Unter Berücksichtigung der cTn-stummen Zeit (s. diagnostisches Fenster) schließt dagegen cTn-Negativität die Diagnose Non-ST-MI nicht automatisch aus. Erst der im Abstand von 6 h wiederholte Nachweis von cTn-Negativität schließt mit hoher Sicherheit den MI aus und begründet die Diagnose „instabile Angina pectoris".

Unter praktischen Gesichtspunkten [2] sollte die Diagnose AMI entsprechend der obigen Definition gestellt werden, wenn bei Patienten:

▌ deren genaue cTn-Konzentration vor AMI unbekannt und deshalb als im Referenzintervall (<99%-cut-off) befindlich anzusehen ist, innerhalb von 24 h die Markerkonzentration den 10%-CV-cut-off überschreitet,

▌ bei denen die cTn-Konzentration vor AMI bekannt ist (z. B. hospitalisierte Patienten) und über dem Referenzbereich (99%-cut-off), jedoch unterhalb des 10%-CV-cut-off liegt, der 10%-CV-cut-off überschritten wird und

▌ die zum Zeitpunkt der ersten cTn-Bestimmung einen Wert oberhalb des 10%-CV-cut-off haben, die Markerkonzentration im Folgenden weiter ansteigt und Werte erreicht, die um mehr als 25% höher als der Ausgangswert sind.

▌ **Troponin und Niereninsuffizienz.** Im Hinblick auf den Einsatz der Troponine zur Diagnostik und Risikoabschätzung beim akuten Koronarsyndrom ist immer wieder auf den Einfluss einer Niereninsuffizienz auf das Markerprofil und damit zu erwartende falsch-positive Werte hingewiesen worden.

cTnT (> ROC-cut-off), gemessen mit der ersten Testgeneration, war in bis zu 70% der Patienten mit Niereninsuffizienz erhöht, ohne dass gleichzeitig eine Myokardischämie (typische Schmerzen, pathologisches EKG) diagnostiziert wurde. Die höhere Spezifität heute genutzter Antikörper senkte die Zahl cTnT-positiver Patienten mit Niereninsuffizienz. In Abhängigkeit von der Entscheidungsgrenze wird heute cTnT-Positivität bei etwa 20% (> ROC-cut-off), 50% (> 10%-CV-cut-off) bzw. 80% (> 99%-cut-off) gefunden. Im Vergleich dazu sind bei der entsprechenden Entscheidungsgrenze weniger Patienten (0,5%; 1%; 6%) cTnI-positiv.

Eine Ursache für die geringere Anzahl cTnI-positiver niereninsuffizienter Patienten könnte in der bereits erwähnten cTnI-Verminderung durch Hämodialyse zu suchen sein. Die für cTnI beschriebene Empfindlichkeit gegenüber biochemischen Modifikationen, die die Antigenität des Moleküls vermindert, könnte bei Niereninsuffizienz besonders zum Tragen kommen. Es existieren keine Hinweise, dass die bei Niereninsuffizienz erhöhten Troponine Folge einer im Skelettmuskel durch die Urämie induzierten Expression von TnT und TnI-Isoformen ist, die mit der neueren Generation von Antikörpern kreuzreagieren.

Unter Berücksichtigung der Fähigkeit der Troponine kardiale Mikroinfarzierungen anzuzeigen, kann davon ausgegangen werden, dass erhöhte cTn-Spiegel bei niereninsuffizienten Patienten Ausdruck klinisch stummer Myokardischämien sind. Bekannt ist, dass bei einer Prävalenz der KHK in niereninsuffizienten Patienten von bis zu 70%, das akute Koronarsyndrom im Vergleich zu Patientengruppen ohne Nierenerkrankung häufiger durch eine klinisch atypische Präsentati-

on auffällt. Niereninsuffiziente Patienten mit erhöhten cTnT zeigten post mortem histologische Zeichen einer ischämischen Herzschädigung.

Das Fehlen einer engen Korrelation von Kreatinin- und cTn-Konzentration und der trotz verbesserter Nierenfunktion nach Transplantation nahezu unbeeinflusste cTn-Spiegel unterstützen die Annahme, dass ein erhöhter cTn-Spiegel in niereninsuffizienten Patienten auf eine zusätzliche ischämische Herzschädigung hinweist. Auf die Bedeutung erhöhter cTn-Spiegel für die Prognose von Patienten mit Niereninsuffizienz weisen Daten, die eine erhöhte Mortalitätsrate für cTn-positive Patienten ausweisen. Für cTnT ist gezeigt worden, dass die 2-Jahres-Mortalität kontinuierlich von ~ 8% (cTnT < 99%-cut-off) auf ~45% (> ROC-cut-off) ansteigt. Bei cTn-Erhöhungen in Patienten mit Niereninsuffizienz sollten danach immer die hohe Wahrscheinlichkeit des Vorliegens einer Herzschädigung berücksichtigt und darauf zielende therapeutische Maßnahmen in Erwägung gezogen werden.

▌ **CK-MB-Masse, GPBB (Glykogenphosphorylase BB), cFABP (fatty acid binding protein).** Minimale Myokardschäden lassen sich auch durch Bestimmung der CK-MB-Masse nachweisen. Auf die gegenüber cTn deutlich geringere Sensitivität dieses Markers ist bereits hingewiesen worden. Für GPBB und cFABP muss zukünftig geprüft werden, in welchem Umfang sie geeignet sind, minimale Myokardnekrosen anzuzeigen.

▌ **Selbstdiagnostik des Myokardinfarktes durch den Patienten**

Prinzipiell sind für die POCT entwickelte Herzmarkerteste auch zur Patientenselbstanwendung geeignet. Angeboten werden gegenwärtig ein Myoglobin/CK-MB-Masse/cTnI-Test sowie seit Kurzem ein Test für cFABP. Personen mit kardiovaskulärem Risiko wird von den Herstellern empfohlen diese Teste bei sich zu tragen, um bei entsprechenden klinischen Zeichen (Testung wird vorgeschlagen bei einem breiten Spektrum z. T. hochunspezifischer Beschwerden) die Selbstdiagnose „Myokardinfarkt" zu stellen und damit eine frühere Notarztbehandlung mit den positiven Auswirkungen für den Patienten zu ermöglichen. Die Unspezifität der Beschwerden, die den Test initiieren sollen, gemeinsam mit der in der Regel Nichtkenntnis von Stör- und Einflussgrößen sowie Markerkinetiken durch den Laien, dazu kommt noch fehlendes Training in der Handhabung der Teste (auch wenn diese sehr einfach erscheint), lassen falsch-positive und falsch-negative Ergebnisse und deren Folgen (psychische Belastung, schlechte Prognose) in größter Zahl erwarten. Darüber hinaus kann auch ein richtig-negatives Ergebnis, also Ausschluss von AMI, zu einer ernsten Gefährdung des Selbsttesters führen, wenn das negative Ergebnis dazu führt, dass durch die testbedingte Fokussierung auf den Myokardinfarkt den Beschwerden, die die Selbsttestung initiiert haben, kein über den AMI hinausgehender eigenständiger Krankheitswert beigemessen wird.

Aus den angeführten Gründen ist gegenwärtig zweifelhaft, ob für POCT oder direkt für die Patientenselbstkontrolle entwickelte Myokardmarkerteste durch Ihre Verwendung in der Selbstdiagnostik des Myokardinfarktes neben den ökonomischen Vorteilen für die Hersteller auch Nutzen für den Patienten bringen.

2.2.4.2 Reinfarkt

Im Vergleich zu cTnT und cTnI besitzen CK-MB und vor allem Myoglobin aufgrund ihres kürze-

ren diagnostischen Fensters Vorteile in der Reinfarktdiagnostik.

2.2.4.3 Rekanalisation

Für die Beurteilung des Reperfusionserfolges bzw. -misserfolges der thrombolytischen Therapie bzw. der mechanischen Rekanalisation kann der „Auswascheffekt" myokardialer Marker aus dem reperfundierten Ischämieareal genutzt werden. Dies führt im Vergleich zum Markerprofil nach AMI ohne Reperfusionstherapie bzw. mit erfolgloser Reperfusion zu einem steileren Anstieg und früheren Aktivitäts- bzw. Konzentrationsmaximum im Serum. Durch die klinisch-chemische Beurteilung des Reperfusionserfolges kann der risikobehaftete ökonomisch ungünstige koronarangiographische Nachweis der erfolgreichen Reperfusion vermieden werden. Tabelle 2.2.7 zeigt Kriterien zur Differenzierung des Rekanalisationserfolges bzw. -misserfolges, die hauptsächlich aus Studien an thrombolytisch behandelten Patienten ermittelt wurden. Vorgeschlagen werden Messungen der Marker

Tabelle 2.2.7. Entscheidungskriterien zur nichtinvasiven Charakterisierung von Rekanalisationserfolg oder -misserfolg (ergänzt nach [1, 4])

Marker	Engscheidungskriterum	Sensitivität (%)	Spezifität (%)
▍ Myoglobin	– Anstiegsgeschwindigkeit $> 2,6\ \mu g \times l^{-1} \times min^{-1}$ innerhalb von 1–2 h nach Therapiebeginn	92	60
	– 4,6fache Konzentrationszunahme innerhalb von 2 h nach Therapiebeginn	85	100
	– Konzentrationsabfall innerhalb von 3–5 h nach Therapiebeginn	96	76–88
▍ CK-MB-Masse	– Konzentrationsmaximum < 14 h	88–93	88
	– $> 2,5$fache (anterior Infarkt) bzw. $> 2,2$fache (interior Infarkt) Konzentrationszunahme innerhalb von 1,5 h nach Therapiebeginn	77–92	100
▍ CK-MB-Aktivität	– Anstiegsgeschwindigkeit $> 0,04/U \times l^{-1} \times min^{-1}$ 1 h nach Therapiebeginn	92	20
▍ CK-MM-Isoformen	– CK-MM3/CK-MM1 $> 0,35$ 1 h nach Therapiebeginn	60	100
	– Anstiegsgeschwindigkeit von CK-MM3 $> 0,18\% \times min^{-1}$	92	100
▍ CK-MB-Isoformen	– MG_2/MB_1-Verhältnis $> 3,8$ 2 h nach Therapiebeginn	82	78
▍ Troponin T	– Maximumkonzentration am 1. Tag/Konzentration 32 h nach initialem Schmerzereignis $> 1,1$	93	100
	– 14 h/32 h Konzentration nach initialem Schmerzereignis $> 1,0$	87	100
	– Anstiegsgeschwindigkeit $> 0,2\ \mu g \times l^{-1} \times h^{-1}$ innerhalb von 90 min nach Therapiebeginn	80	65

unmittelbar vor, zuerst stündlich und dann 4–6 h nach Therapiebeginn. Unter der Voraussetzung einer engen Zusammenarbeit von Labor und Klinik sollten einige der in Tabelle 2.2.7 aufgeführten Kriterien ein auch unter Praxisbedingungen nutzbares Instrumentarium zur Charakterisierung des Thrombolyseerfolges wie auch des Erfolges der mechanischen Rekanalisation darstellen.

Zur Charakterisierung des Reperfusionserfolges wird die Herzunspezifität von Myoglobin als weniger problematisch als in der AMI-Diagnostik angesehen. Ein sehr schneller Myoglobinanstieg zum Maximum sowie ein frühzeitiger Abfall (nach 3 h bei 65% der Patienten, nach 4 h 91%, nach 5 h 96%) weist auf erfolgreiche Rekanalisation hin. Bei erfolgloser Rekanalisation hatten 3–4 h nach Therapiebeginn noch 88% der Patienten steigende Myoglobinspiegel.

Auch für CK-MB ist unter Studienbedingungen eine enge Korrelation zwischen den aufgeführten Reperfusionskriterien und TIMI-3-Fluss ermittelt worden. Für cTnT ist gezeigt worden, dass die erfolgreiche Reperfusion als Folge des „Auswascheffektes" innerhalb von 24 h (im Mittel nach 14 h) zu cTnT-Konzentrationen führt, die bis zum 400fachen des Referenzwertes betragen können. Nach etwa 32 h ist die reperfusionsbedingte cTnT-Freisetzung beendet. Das Verhältnis von Maximumkonzentration am ersten Tag bzw. Konzentration nach 14 h zu cTnT nach 32 h zeigt mit hoher Sicherheit eine erfolgreiche Rekanalisation an. Bei erfolgloser Rekanalisation wird das cTnT-Maximum nicht innerhalb der ersten 24 h nach dem Rekanalisationsversuch erreicht. Andere Autoren nutzten das Verhältnis von Maximum-cTnT-Konzentration bzw. 14-h-Konzentration zur Konzentration nach 38 h mit vergleichbarem Erfolg zur Charakterisierung des Reperfusionserfolges. Studien haben gezeigt, dass über cTnT- und cTnI-Bestimmungen in den ersten 0–2 h (Anstiegssteilheit) eine frühzeitige Erfolgskontrolle der Rekanalisation möglich ist.

2.2.4.4 Perkutane Koronarintervention in Patienten mit Angina pectoris

In Patienten, die vor der Intervention keinerlei klinisch-chemische Zeichen (CK-MB, cTn) für minimale Myokardnekrosen entsprechend der MI-Neudefinition aufwiesen und bei denen nach üblichen Kriterien die perkutane Koronar-

intervention als erfolgreich ausgewiesen wurde, fanden sich dennoch postinterventionell Zeichen für therapieassoziierte Mikroinfarkte [7]. In Abhängigkeit von den Einschlusskriterien wurden in etwa 30–35% bzw. 10–15% der Patienten je nach gewählter Entscheidungsgrenze (99%-cut-off bzw. ROC-cut-off) cTn-Erhöhungen als Zeichen therapieassoziierter Mikronekrotisierung beobachtet. Mikroembolien als Folge rupturierter Plaques im Verlauf der Koronarintervention werden als eine Hauptursache angesehen. Bei Patienten mit therapieassoziierter Markererhöhung stieg im Beobachtungszeitraum von bis zu 3 Jahren in Abhängigkeit vom Ausmaß der Markererhöhung das Risiko für erneute Revaskularisierung (perkutane Koronarintervention, Bypassoperation), AMI oder Herztod. Die postinterventionelle Herzmarkeranalyse gewinnt damit prognostischen Wert hinsichtlich des Langzeittherapieerfolges. Es wurde vorgeschlagen, vor Therapiebeginn und danach im Abstand von 4–6, 12 und 24 h die Markerkonzentration zu bestimmen. cTn hat sich dabei gegenüber der CK-MB-Bestimmung als überlegen gezeigt. Unter praktischen Gesichtspunkten [2] sollte bei Patienten Myokardnekrotisierung (AMI entsprechend der Neudefinition) als Folge von perkutaner Koronarintervention angenommen werden und entsprechende protektive Maßnahmen initiieren, wenn bei

▌ präinterventionell nicht bekanntem cTn-Level eine Markererhöhung über den 10% CV-cut-off,

▌ einem cTn-Ausgangswert nahe dem 99%-cut-off eine Markerzunahme um ≥25% bzw.

▌ präinterventionell erhöhtem Markerlevel eine Markerzunahme um ≥25% beobachtet wird.

2.2.4.5 Peri- und früher postoperativer Myokardinfarkt

Perioperative und postoperative Myokardinfarkte, einschließlich der nur über die cTn nachweisbaren minimalen Infarkte, haben Einfluss auf die Prognose der Patienten. Vor allem nach Herzchirurgie (z. B. aortokoronare Bypasschirurgie) ist jedoch der Nachweis kleiner Infarkte sehr erschwert. Während der Operation und vor allem in der Reperfusionsphase werden in Abhängigkeit von Operationsdauer, Kardioplegie, Hyperthermie unterschiedliche Mengen myokardialer Marker ins Blut freigesetzt. Damit ist es nicht möglich, als Entscheidungsgrenzen für peri-

und frühe postoperative Infarkte die üblicherweise genutzten cut-off-Werte anzuwenden. Nachweisbar sollte ein perioperativer bzw. früher postoperativer MI sein, wenn einer initialen Markererhöhung als Folge der Operation und Reperfusion ein zweiter über mehrere Stunden entstehender Gipfel folgt (z.B. Myoglobin) oder nach einem Anstieg über Stunden ein lang anhaltendes Konzentrationsplateau sichtbar wird (cTn). Zum Nachweis perioperativer bzw. früher postoperativer Infarkte sollten nach Thoraxöffnung vor Beginn der eigentlichen Operation und dann nach Beendigung der Operation zuerst engmaschig, später dann im Abstand von 4 h bzw. 8 h bis zum Erreichen der Maximumkonzentration die Marker bestimmt werden. Wird in der Weise vorgegangen, lassen sich Patienten mit und ohne perioperativen Infarkt differenzieren. Problematisch ist es allerdings, aus den vorliegenden Studien aufgrund unterschiedlicher Einschlusskriterien allgemeingültige Entscheidungsgrenzen zur Differenzierung abzuleiten. Hier muss sich jede Einrichtung entsprechend ihrer Patientenklientel möglicherweise sogar unter Berücksichtigung der Operationsart Entscheidungsgrenzen in Zusammenarbeit mit dem Labor erarbeiten, die eine optimale Differenzierung ermöglichen. Erfahrungsgemäß liefern Maximumkonzentrationen in der postoperativen Phase, die dem 5- bis 20fachen der Maximumkonzentrationen entsprechen, die bei vergleichbar anästhesiologisch/chirurgisch behandelten Patienten ohne Zeichen für einen perioperativen Infarkt beobachtet werden, eine praktikable Entscheidungsgrenze zum klinisch-chemischen Nachweis des perioperativen bzw. frühen postoperativen Infarktes.

Myoglobin bietet aufgrund der kurzen Halbwertszeit im Serum und damit auch der schnellen Entfernung des operationsbedingt aus dem Skelett- und Herzmuskel freigesetzten Myoglobins sowie der frühzeitigen infarktbedingten Konzentrationszunahme trotz mangelnder Herzspezifität gute Voraussetzungen den perioperativen Infarkt anzuzeigen. Bei Patienten ohne perioperativen Infarkt sank die Serummyoglobinkonzentration nach initialem Anstieg (1 h nach Reperfusion) innerhalb von 4 h auf die präoperativen Ausgangswerte. Bei perioperativem Infarkt folgt der initialen Myoglobinfreisetzung eine kontinuierliche weitere Zunahme manchmal bis zu 12 h nach der Operation. Bereits 4 h nach der Operation wurden bei perioperativen Infarkten Myoglobinkonzentrationen bis zum 10fachen des ROC-cut-off beobachtet.

Beim Vergleich der CK-MB-Maximumkonzentrationen von Patienten ohne und mit perioperativem Infarkt werden je nach Studie in Abhängigkeit von den eingeschlossenen Patienten um den Faktor 3–8 höhere Maximumkonzentrationen bei den Patienten mit perioperativem Infarkt beobachtet.

Für die Troponine wurde gezeigt, dass bei Patienten ohne perioperativem Infarkt das Konzentrationsmaximum < 24 h erreicht wird. Ein perioperativer Infarkt führt zu einem verzögerten Maximum, das im Mittel bei 36 h liegt. Auch nach 48 h liegt die cTn-Konzentration der Patienten mit perioperativem Infarkt noch über der für die Patienten ohne Infarkt ausgewiesenen Maximumkonzentration. Die Maximumkonzentrationen für cTnI und cTnT ohne und mit perioperativem Infarkt unterscheiden sich um den Faktor 10–20.

2.2.5 Methoden

2.2.5.1 cTnT und cTnI

Für cTnT und cTnI (Probenmaterial: Serum, Plasma, Vollblut; für Serum und Plasma 24 h Lagerung im Kühlschrank möglich) werden Teste für die zentralisierte und POCT-Analytik angeboten. Für cTnT gibt es nur den Test eines Anbieters. Damit sind cTnT-Werte immer vergleichbar. cTnI-Teste werden von verschiedenen Anbietern zur Verfügung gestellt. Aufgrund unterschiedlicher Testcharakteristika müssen testspezifische Entscheidungsgrenzen berücksichtigt werden. cTnI-Werte, mit verschiedenen Testsystemen ermittelt, sind damit nicht vergleichbar. Tabelle 2.2.5 fasst die Entscheidungsgrenzen verschiedenster cTn-Teste zusammen. Zumindest für einige cTnI-Teste [3] sind in Abhängigkeit von Geschlecht (für Männer 1,2- bis 2,8fach höher als für Frauen) und Rasse (Schwarze 1,1- bis 2,8fach höher als für Weiße) unterschiedliche 99%-cut-off beschrieben.

2.2.5.2 CK-MB-Aktivität

Grundlage der CK-MB-Aktivitätsbestimmung ist ein gekoppelter optischer Test (Probenmaterial: Serum, Plasma; 24-h-Lagerung bei Kühlschranktemperatur möglich, längere Lagerung bei –20 °C). Während der Probenlagerung wird die CK durch SH-Oxidation inaktiviert. Nach

Zugabe von Reduktionsmitteln (Testkits enthalten N-Acetylcystein) wird die CK reaktiviert. Adenylatkinase (aus Erythrozyten, Thrombozyten, Muskulatur, Leber) im Probenmaterial täuscht höhere CK-Aktivitäten vor. AMP und Diadenosinpentaphosphat im Testkit verhindern weitgehend die Beeinflussung durch Adenylatkinase. Hohe Chylomikronenkonzentrationen im Probenmaterial stören den optischen Test. Entsprechend „International Federation of Clinical Chemistry" bei 37 °C gemessene CK-Aktivitäten lassen sich nach Multiplikation mit dem Faktor 0,392 [10] mit den in der Vergangenheit bei 25 °C gemessenen CK-Aktivitäten vergleichen.

Zur CK-MB-Aktivitätsbestimmung wird zuerst die Gesamt-CK-Aktivität bestimmt. Anschließend wird die CK-M-Untereinheit durch Immuninhibition mittels spezifischer Anti-CK-M-Antikörper gehemmt und die Restaktivität, die aus der Aktivität der CK-B-Untereinheit resultiert, bestimmt. In Abwesenheit von CK-BB, CK-Mi, Makro-CK1 und Makro-CK2 entspricht die Restaktivität der Aktivität der CK-B-Untereinheit der CK-MB. Durch Multiplikation der Restaktivität mit dem Faktor 2 wird auf die CK-MB-Aktivität geschlossen. Unter Berücksichtigung der ähnlichen Freisetzungskinetik von CK-MM und CK-MB aus dem Herz kann der maximale CK-MB-Aktivitätsanteil an der Gesamtaktivität des Serums nur der Isoenzymzusammensetzung des Myokards (20–40% CK-MB) entsprechen. Liegt die errechnete CK-MB-Aktivität höher, muss davon ausgegangen werden, dass mit Anti-CK-M-Antikörpern nicht hemmbare CK-BB, CK-Mi, Makro-CK1 und Makro-CK2 im Probenmaterial vorhanden sind. Durch den Multiplikationsschritt können in solchen Fällen scheinbare „CK-MB-Aktivitäten" errechnet werden, die im Extremfall größer als die Gesamt-CK-Aktivität sind. Aufgrund der Instabilität von CK-BB im Serum werden unplausibel hohe CK-MB-Aktivitäten meistens durch Makro-CK oder CK-Mi verursacht. Auf Anwesenheit von Makro-CK kann geschlossen werden, wenn eine thermische Vorbehandlung des Probenmaterials (20 min, 45 °C) nur zu unwesentlichem Aktivitätsverlust führt. Auch ein wenig dynamisches CK-Aktivitäts-Profil im Serum weist auf Makro-CK hin. Bei unplausibel hohen CK-MB-Aktivitäten müssen Methoden zur CK-MB-Bestimmung eingesetzt werden, die spezifischer für CK-MB als die Kombination von Immuninhibition und photometrischer Aktivitätsbestimmung sind (CK-MB-Masse, Isoenzymelektrophorese).

Referenzbereich (Messtemperatur 37 °C, 97,5 Perzentile) [8]: Frauen <145 U/l; Männer <171 U/l. Bei Schwarzen um den Faktor 1,5 höher. CM-MB: <6% der Gesamt-CK.

2.2.5.3 CK-MB-Masse

Es sind Immunoassays (Probenmaterial: Serum, Plasma, Vollblut; für Serum und Plasma 1–2 Tage Lagerung im Kühlschrank möglich, längere Lagerung bei –20 °C, wiederholtes Frieren und Tauen vermeiden), die verschiedene monoklonale Anti-CK-MB-Antikörper nutzen, sowohl für zentralisierte Laboratoriumsdiagnostik als auch für POCT verfügbar. Entsprechend unterschiedlicher Testcharakteristika ergeben sich testspezifische Entscheidungsgrenzen (Tabelle 2.2.8) [3].

Tabelle 2.2.8. Testinformationen für CK-MB-Masse. Zusammengestellt mit Erlaubnis aus Apple FS et al. [3], Konzentrationen in µg/l. UNG 99%-, 97,5%- bzw. 95%-cut-off, 99%, 97,5% bzw. 95% Perzentile der Referenzpopulation

Hersteller	Test	UNG	99%-cut-off	97,5-cut-off	95%-cut-off	Probenmaterial
▌ Abbott	AxSYM	0,7			3,8	nicht spezifiziert
▌ Bayer	Centaur	0,18	4,8			Ser
▌ Beckman-Coulter	Access	0,3			4,0	LiHep
▌ Dade Behring	Dimension RxL	0,5		3,1		Ser
▌ DPC	Immulite 2000	0,2		3,5		Ser
▌ Ortho	Vitros ECi	0,6		3,4		LiHep
▌ Roche	Elecsys	0,1	2,9 (F) 6,7 (M)			Ser
▌ Tosoh	AIA	0,5	5,88			Ser, LiHep

UNG untere Nachweisgrenze, *Ser* Serum, *LiHep* Lithium-Heparin-Plasma

2.2.5.4 Myoglobin

Die Quantifizierung in der immunologischen Myoglobinbestimmung (Probenmaterial: Serum, Plasma, Vollblut (Urin); für Serum und Plasma mehrere Tage Lagerung im Kühlschrank möglich) erfolgt mittels Turbidimetrie (untere Nachweisgrenze 50 µg/l), Nephelometrie (6 µg/l) oder Immunoassay (1 µg/l). Je nach Methode sind unterschiedliche Störfaktoren zu berücksichtigen. Die turbidimetrische Bestimmung erfordert die Klärung stark lipämischer Proben. Hohe Konzentrationen an Rheumafaktoren können den Myoglobintest beeinflussen. Myoglobinteste werden sowohl für die zentralisierte Diagnostik als auch für POCT angeboten. Die Entscheidungsgrenzen sind testabhängig und müssen der testspezifischen Literatur entnommen werden.

2.2.5.5 GPBB

In Studien erfolgte die GPBB-Messung mittels Immunoassay unter Verwendung monoklonaler Anti-GPBB-Antikörper. Als Referenzbereich wurden <7 µg/l angegeben. Sowohl für die zentralisierte Diagnostik als auch für POCT ist bisher kein den praxisorientierten Notwendigkeiten (z.B. Zeitbedarf) angepasster Test kommerziell verfügbar.

2.2.5.6 FABP

Für FABP sind Enzymimmunoassays verfügbar, die bisher jedoch nicht auf die automatisierte Diagnostik im Zentrallabor ausgerichtet sind. Seit Kurzem wird ein Schnelltest für Vollblut angeboten, mit dessen Hilfe innerhalb von 15 min die FABP-Konzentration bestimmt werden kann. Als Referenzbereich werden <7 µg/l ausgewiesen.

▮ Literatur zu Kapitel 2.2

1. Adams III JE, Abendschein DR, Jaffe AS (1993) Biochemical markers of myocardial injury. Is MB creatine kinase the choice for the 1990s? Circulation 88:750–763
2. Apple FS, Wu AHB, Jaffe AS (2002) European Society of Cardiology and American College of Cardiology guidelines for redefinition of myocardial infarction: How to use existing assays clinically and for clinical trials. J Am Heart 144:981–986
3. Apple, SF, Quist HD, Doyle PJ, Otto AP, Murakami MM (2003) Plasma 99th percentile reference limits for troponin and creatine cinase MB mass for use with European Society of Cardiology/American College of Cardiology Consensus Recommendations. Clin Chem 49:1331–1336
4. Bhayana V, Henderson AR (1995) Biochemical markers of myocardial damage. Clinical Biochemistry 28:1–29
5. Bundesärztekammer (2001) Richtlinie der Bundesärztekammer zur Qualitätssicherung quantitativer laboratoriumsmedizinischer Untersuchungen. Beschluss des Vorstandes der Bundesärztekammer vom 24. August 2001. Dtsch Ärztebl 98:A2747–2759
6. Bundesärztekammer (2002) Richtlinie der Bundesärztekammer zur Qualitätssicherung quantitativer laboratoriumsmedizinischer Untersuchungen. Änderung durch Beschluss des Vorstandes der Bundesärztekammer vom 22. März 2002. Dtsch Ärztebl 99:A1187
7. Davis GK (2003) Role of cardiac troponin testing in percutaneous transluminal coronary angioplasty. Scand J Clin Lab Invest 63:167–174
8. Panteghini M (2002) Acute coronary syndrom. Biochemical strategies in the troponin era. Chest 122:1428–1435
9. Panteghini M, Pagani F, Yeo KT, Apple FS, Christenson RH, Dati F, Mair J, Ravkilde J, Wu AH (2004) Committee on Standardization of Markers of Cardiac Damage of the IFCC. Evaluation of imprecision for cardiac troponin assays at low-range concentrations. Clin Chem 50:327–332
10. Schumann G (2003) International standardisierte Enzymmethoden im klinischen Routinelabor. DGKC Mitteilungen 1:6–10
11. The Joint European Society of Cardiology/American College of Cardiology Committee for Redifinition of Myocardial Infarction (2000) Myocardial infarction redefined – a consensus document of the Join European Society of Cardiology/American College of Cardiology Committee for Redifinition of Myocardial Infarction. Eur Heart J 21:1502–1513

2.3 | Diagnostik und interventionelle Therapie der koronaren Herzkrankheit

M. Pfisterer, P. O. Bonetti, M. J. Zellweger, C. Kaiser

2.3.1 Diagnostik

2.3.1.1 Grundlagen

Die Diagnostik der koronaren Herzkrankheit (KHK) hat sich in den letzten Jahren wesentlich geändert, vor allem durch die enorme Entwicklung der nichtinvasiven diagnostischen Verfahren. Die Diagnose basiert allerdings weiterhin primär auf Anamnese und Klinik, kann doch aufgrund des Alters, des Geschlechts und der Schmerzanamnese bereits die Wahrscheinlichkeit des Vorliegens einer KHK recht gut abgeschätzt werden (Abb. 2.3.1) [13]. Die bildgebenden nichtinvasiven Methoden, vor allem die Stressmyokardperfusionsszintigrafie und die Stressechokardiografie, helfen in der Praxis in den meisten Fällen, die Diagnose KHK ja/nein zu fällen. Zudem erlauben sie – im Gegensatz zum Belastungs-EKG – auch eine Aussage zur Lokalisation und Ausdehnung der Krankheit und eine Differenzierung zwischen Ischämie und Narbe. Die Herzkatheteruntersuchung ist entsprechend zur reinen Diagnostik der KHK meist nicht mehr notwendig, doch ist diese Untersuchung entscheidend zur Definition der koronaren Anatomie im Hinblick auf mögliche Revaskularisationsmaßnahmen. Zwar sind heute auch nichtinvasive Verfahren zur Darstellung der koronaren Anatomie in Entwicklung und

Evaluation wie die Magnetresonanzangiografie der Koronararterien oder die koronare Computertomografieangiografie, doch ist deren Aussagekraft durch technische Limitierungen noch beschränkt.

Neben der Diagnostik der KHK haben sich auch die interventionellen und chirurgischen Möglichkeiten zur Therapie dieser Krankheit stark gewandelt. Bei koronaren Interventionen (perkutane koronare Intervention, PCI), basierend auf der Ballondilatation, sind zusätzliche Verfahren wie Lasertherapie, Rotablator, „cutting balloon" und sogar die intrakoronare Strahlentherapie (Brachytherapie) wieder weitgehend verlassen respektive auf spezielle Nischenindikationen zurückgedrängt worden. Dies vor allem durch den zunehmenden Erfolg des Einsetzens von Koronarstents (Gefäßstützen): Besonders die neuen medikamentenbeschichteten Stents haben das Problem der Wiedereinengung der aufgedehnten Stellen (Restenose) ganz wesentlich reduziert.

Eine zunehmende Indikation zur notfallmäßigen Koronarangiografie im Hinblick auf eine akute Katheterintervention stellt der frische Herzinfarkt dar. Studien, welche die Akut-PCI mit der medikamentösen Auflösung des zum Gefäßverschluss führenden Blutgerinnsels, der sog. Thrombolyse, verglichen, haben einen deutlichen Vorteil der Katheterintervention ge-

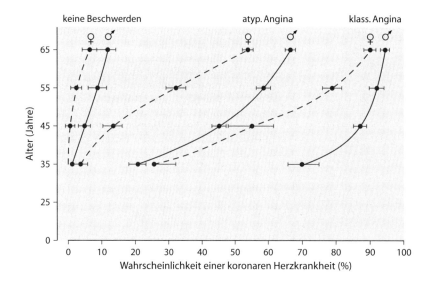

Abb. 2.3.1. Risiko des Vorliegens einer koronaren Herzkrankheit in Abhängigkeit von Alter, Geschlecht und Symptomatik (nach Diamond et al. [13])

zeigt: weniger Todesfälle, kleinere Infarkte und weniger Hirnblutungen als schwere Komplikationen der Therapie [30]. Da sich dabei auch ein geringer Zeitverlust durch den Transfer von Patienten in ein Katheterzentrum mit entsprechend erfahrenen Interventionalisten nicht als relevant erwiesen hat [10], werden heute Netzwerke gefordert, in denen mehrere Spitäler regional zusammenarbeiten [60]. Dies garantiert eine qualitativ hochstehende Akutbetreuung bei vertretbaren Kosten.

Auch die aortokoronare Bypasschirurgie hat sich stetig weiterentwickelt, wobei heute die „Off-pump-Chirurgie", d.h. die Operation ohne Unterstützung durch die Herz-Lungen-Maschine, wegen der geringeren Komplikationen immer mehr an Bedeutung gewinnt. Demgegenüber hat sich die „Knopflochchirurgie" bis auf wenige spezifische Indikationen nicht durchgesetzt und ist wieder weitgehend verlassen worden. Durch den vermehrten Einsatz der Katheterbehandlung bei Patienten mit KHK hat sich auch das Spektrum der Patienten, welche operiert werden müssen, deutlich verändert hin zu älteren Patienten mit komplexen koronaren 3-Ast-Erkrankungen und häufig eingeschränkter Pumpfunktion oder zusätzlichen Klappenproblemen. Dies stellt speziell hohe Anforderungen an die Herzchirurgen, die dazu spezielle Techniken zur Klappenrekonstruktion oder -raffung und zur Volumenverkleinerung bei dilatierten linken Herzkammern von Patienten mit Herzinsuffizienz entwickelt haben (s. entsprechendes Kapitel).

Das vorliegende Kapitel soll die diagnostischen Methoden zum Nachweis respektive Ausschluss einer KHK aus heutiger Sicht darstellen und werten und die perkutanen Katheterinterventionen kurz beschreiben.

2.3.1.2 Linksherzkatheteruntersuchung

▌ **Koronarangiografie.** Die Koronarangiografie, d.h. die Darstellung des Lumens der epikardialen Koronargefäße einschließlich allfällig vorhandener Kollateralen und aortokoronarer Bypässe mittels intrakoronarer Injektion von jodhaltigem Kontrastmittel, stellt den Goldstandard zum Nachweis der KHK dar. Aus diesem Grund erstaunt es nicht, dass die Koronarangiografie die mit Abstand am häufigsten durchgeführte invasive Herzuntersuchung ist. So wurden im Jahre 2002 allein in Deutschland 641 973 diagnostische Koronarangiografien durchgeführt

[12]. Neben der Diagnose respektive dem Ausschluss einer KHK ermöglicht die Koronarangiografie auch eine genaue Aussage über die Koronaranatomie (Koronarversorgungstyp, Koronaranomalien) und das Ausmaß einer allenfalls vorhandenen KHK. Am häufigsten erfolgt die Koronarangiografie über eine Punktion der Arteria femoralis communis in der Leiste, wobei alternativ auch die Arteria brachialis oder die Arteria radialis als Zugang verwendet werden kann. Nach Einlage einer arteriellen Gefäßschleuse in Seldingertechnik werden speziell vorgeformte Herzkatheter über die Aorta bis zum Abgang der Koronararterien vorgeschoben. Durch Drehung, Vorschieben und/oder Zurückziehen der Katheter gelingt es in den meisten Fällen relativ einfach, das rechte und linke Koronarostium zu sondieren. Anschließend werden Röntgenfilmaufzeichnungen in verschiedenen Projektionen bei gleichzeitiger Injektion von Kontrastmittel über den Katheter direkt in die Koronararterie durchgeführt, was eine Darstellung sämtlicher Koronarsegmente in mehreren Ebenen und damit eine komplette Darstellung der Koronaranatomie erlaubt. Der Schweregrad einer Koronarstenose wird in Prozent der Gefäßdurchmesserreduktion im Vergleich zu einem benachbarten, nichtstenosierten Referenzgefäßabschnitt angegeben. Im klinischen Alltag erfolgt die Beurteilung des Stenosegrads im Allgemeinen mittels visueller Schätzung durch den Untersucher, wobei eine Stenose ab 50% als relevant und ab 75% als hämodynamisch signifikant gilt [31]. Für wissenschaftliche Fragestellungen steht die quantitative Koronarangiografie (QCA) zur Verfügung, welche anhand eines computergestützten Algorhythmus zur Erkennung der Gefäßkontur eine genauere Messung des Stenosegrades erlaubt. Obwohl die Koronarangiografie eine gute Beurteilung des Stenosegrades ermöglicht, gilt es zu berücksichtigen, dass die Koronarangiografie als „Luminografie" keine Aussage über die Zusammensetzung respektive die Rupturneigung atherosklerotischer Plaques und die funktionelle Bedeutung nachgewiesener Stenosen erlaubt. Trotz dieser Einschränkungen haben die anlässlich der Koronarangiografie erhobenen Befunde aber nicht nur prognostische Bedeutung (Ein- oder Mehrgefäßerkrankung, proximale oder distale Stenoselokalisation), sondern stellen auch eine unerläßliche Grundlage zur Festlegung des weiteren therapeutischen Vorgehens (medikamentöse Therapie, perkutane Koronarintervention oder By-

Tabelle 2.3.1. Indikationen für die Durchführung einer diagnostischen Koronarangiografie (mod. nach [48])

Bekannte oder vermutete KHK	Klasse I	Klasse II	Klasse III
Asymptomatische Patienten und Patienten mit stabiler Angina pectoris	– AP-CCS-Klasse III/IV trotz medikamentöser Therapie; – hohes kardiales Risiko aufgrund der Befunde nichtinvasiver Ischämiesuchtests*; – überlebter plötzlicher Herztod; – anhaltende (>30 s) monomorphe und/oder nichtanhaltende polymorphe Kammertachykardie	– Besserung einer AP-CCS-Klasse III/IV auf I/II unter medikamentöser Therapie; – progrediente Befunde in nichtinvasiven Ischämiesuchtests; – symptomatische Patienten, bei denen die Durchführung nichtinvasiver Ischämiesuchtests nicht möglich ist; – AP-CCS I/II mit ungenügendem Ansprechen auf medikamentöse Therapie/Therapieunverträglichkeit; – Risikoberufe (Piloten, Chauffeure) mit abnormen Befunden in nichtinvasiven Ischämiesuchtests; – Patienten mit mehreren cvRF und/oder altem Infarkt und positivem Ischämienachweis; – Verlaufskontrolle nach Herztransplantation	– Screeningtest für KHK; – nach Bypassoperation/PCI und fehlendem Ischämienachweis; – Nachweis von Koronarverkalkungen (Röntgen, CT) ohne zusätzliche Klasse-I/II-Indikation
Atypische Thoraxschmerzen	– Hohes kardiales Risiko aufgrund der Befunde nichtinvasiver Ischämiesuchtests*;	– Wiederholte Hospitalisationen wegen Thoraxschmerzen mit abnormalen/widersprüchlichen Befunden in nichtinvasiven Ischämiesuchtests	– Alle anderen Patienten mit atypischen Thoraxschmerzen
Instabile Angina pectoris und akuter Nicht-ST-Hebungsmyokardinfarkt	■ *Frühangiografie (<48 h):* – rezidivierende AP-/Ischämiezeichen trotz medikamentöser Therapie; – hohes kardiales Risiko aufgrund klinischer Befunde (Herzinsuffizienz, maligne Arrhythmien) und/oder aufgrund der Befunde nicht-invasiver Ischämiesuchtests*; – Patienten mit früherer Bypassoperation/PCI ■ *Elektive Angiografie (vor Spitalentlassung):* – Sämtliche Patienten mit NSTEMI, falls keine Kontraindikationen vorliegen; – Patienten mit instabiler AP und positivem nicht-invasivem Ischämiesuchtest		

Akuter ST-Hebungsmyokardinfarkt

Notfallangiografie:
- Indikationsstellung im Wandel: aufgrund neuester Daten ist die Akutkoronarangiografie mit Notfall-PCI der medikamentösen Thrombolysetherapie ebenbürtig resp. überlegen, falls die durch allfällige Sekundärtransporte bedingte Verzögerung nicht mehr als 2–3 h beträgt

Dringliche Angiografie:
- rezidivierende AP im subakuten Stadium, insbesondere mit EKG-Veränderungen;
- V.a. Septumperforation oder akute Mitralinsuffizienz mit Herzdekompensation und/oder kardiogenem Schock;
- Ventrikelpseudoaneurysma

Elektive Angiografie (vor Spitalentlassung):
- sämtliche Patienten mit STEMI, falls keine Kontraindikationen vorliegen

Valvuläre Herzkrankheit

- Vor Klappenoperation bei Erwachsenen mit Angina pectoris und/oder positivem Ischämienachweis;
- vor Klappenoperation bei asymptomatischen Patienten mit mehreren cvRF;
- infektiöse Endokarditis mit Koronarembolisation

- Während Linksherzkatheterisierung zur Evaluation einer möglichen Aorten-/Mitralklappenoperation bei Patienten mit mehreren cvRF, aber ohne Hinweise für manifeste KHK
- Vor Klappenoperation bei Erwachsenen (<35 J.) ohne Hinweise für KHK und ohne cvRF;
- infektiöse Endokarditis ohne Hinweise für Koronarembolisation

Kongenitale Herzkrankheit

- Vor chirurgischer Korrektur bei Patienten mit Angina pectoris und/oder positivem Ischämienachweis;
- vermutete/dokumentierte Koronaranomalie

- Vor chirurgischer Korrektur bei Patienten mit mehreren cvRF, aber ohne Hinweise für manifeste KHK
- Routineevaluation von asymptomatischen Patienten, bei denen keine operative Korrektur geplant/indiziert ist

Tabelle 2.3.1 (Fortsetzung)

Bekannte oder vermutete KHK	Klasse I	Klasse II	Klasse III
Herzinsuffizienz	– Herzinsuffizienz infolge systolischer Ventrikeldysfunktion mit AP oder regionalen Wandmotilitätsstörungen und/oder szintigrafisch reversible Ischämie, falls Revaskularisation möglich; – vor Herztransplantation; Herzinsuffizienz infolge Ventrikelaneurysma und/oder mechanischen Infarktkomplikationen	– Systolische Ventrikeldysfunktion unklarer Ursache; – episodische Herzdekompensation trotz normaler systolischer Ventrikelfunktion	
Diverses	– Ältere Patienten mit Aortendissektion und/oder vorgängiger AP oder Hinweisen für Myokardischämie	– Jüngere Patienten mit Aortendissektion bei Marfan-Syndrom oder peripartal und V.a. Mitbeteiligung der Koronarostien; – Takayasu-Arteritis; – Kawasaki-Syndrom; – hypertrophe Kardiomyopathie; – V. a. Koronarbeteiligung im Rahmen eines Thoraxtraumas; – Herztransplantatspender	

* Nichtinvasive Testresultate, welche für ein hohes kardiales Risiko sprechen: linksventrikuläre Pumpfunktion <35% in Ruhe; Abfall der linksventrikulären Pumpfunktion auf <35% unter Belastung; szintigrafisch großer Myokardperfusionsdefekt unter Belastung; szintigrafisches Auftreten mehrerer mittelgroßer Myokardperfusionsdefekte unter Belastung; szintigrafisch transiente ischämiebedingte Dilatation des linken Ventrikels unter Belastung („TID"); stressechokardiografische Wandbewegungsstörung in >2 Segmenten bei niedriger Belastung (Dobutamin ≤10 mg/kg/min) oder niedriger Herzfrequenz (<120 min^{-1}); stressechokardiografischer Hinweis für ausgedehnte Ischämie. *AP* Angina pectoris, *CCS* Canadian Cardiovascular Society, *cvRF* kardiovaskulärer Risikofaktor, *KHK* koronare Herzkrankheit, *NSTEMI* Nicht-ST-Hebungsmyokardinfarkt, *PCI* perkutane Koronarintervention, *STEMI* ST-Hebungsmyokardinfarkt

passoperation) dar. Nach Abschluss der Untersuchung oder einer anschließend durchgeführten PCI werden sämtliche Katheter sowie die arterielle Schleuse entfernt und die Arterienpunktionsstelle durch manuelle Kompression, gefolgt von einem Druckverband oder neuerdings durch spezielle, perkutan platzierbare Arterienverschlusssysteme, welche eine frühere Mobilisation der Patienten erlauben, verschlossen.

▮ **Ventrikulografie.** Die Ventrikulografie (linksventrikuläre Angiokardiografie), d.h. die Darstellung des linken Ventrikels durch intrakavitäre Injektion von jodhaltigem Kontrastmittel mittels eines retrograd durch die Aortenklappe in den linken Ventrikel eingeführten Katheters, stellt einen wichtigen Bestandteil nahezu jeder Linksherzkatheteruntersuchung dar. Neben der Bestimmung der globalen und segmentalen linksventrikulären systolischen Funktion, der linksventrikulären Volumina sowie der Beurteilung der Mitralklappe (Mitralinsuffizienz?) ermöglicht die Sondierung des linken Ventrikels auch die Messung des linksventrikulären Drucks und somit eine Aussage über die diastolische Funktion des linken Ventrikels. Die in Einzelfällen zusätzlich durchgeführte Kontrastmitteldarstellung der Aorta ascendens (supravalvuläre Aortografie) dient neben der Beurteilung der Aorta ascendens und des Aortenbogens sowie der daraus abgehenden Gefäße auch dem Nachweis und der Gradierung einer allenfalls vorhandenen Aortenklappeninsuffizienz.

▮ **Indikationen für die Koronarangiografie.** Die Indikationen zur Durchführung einer Koronarangiografie wurden durch eine Arbeitsgruppe des American College of Cardiology (ACC) und der American Heart Association (AHA) erarbeitet und sind in Tabelle 2.3.1 zusammengefasst [48]. Aufgrund der vorliegenden Evidenz für oder gegen die Durchführung einer Koronarangiografie werden die verschiedenen Indikationen in 3 Klassen unterteilt:
▮ Klasse I: Indikation zur Koronarangiografie eindeutig gerechtfertigt;
▮ Klasse II: Indikation, bei welcher oft eine Koronarangiografie durchgeführt wird, obwohl der Nutzen respektive Wert der Untersuchung nicht klar belegt ist;
▮ Klasse III: Fehlende Indikation zur Koronarangiografie.

Tabelle 2.3.2. Relative Kontraindikationen zur Durchführung einer Koronarangiografie (mod. nach [48])

▮ Akutes/chronisches Nierenversagen
▮ Aktive Blutung
▮ Unklares Fieber
▮ Unbehandelte bakterielle Infektion
▮ Akuter zerebrovaskulärer Insult
▮ Schwere Anämie
▮ Schwere unkontrollierte arterielle Hypertonie
▮ Schwere Elektrolytentgleisung
▮ Mangelnde Patientenkooperation
▮ Schwere Begleiterkrankung mit eingeschränkter Lebenserwartung
▮ Ablehnende Haltung des Patienten gegenüber möglichen Konsequenzen der Koronarangiografie (z. B. perkutane Koronarintervention, Bypassoperation, Klappenersatz)
▮ Digitalisintoxikation
▮ Bekannte Kontrastmittelunverträglichkeit
▮ Schwere peripher-arterielle Verschlusskrankheit mit Limitierung des Gefäßzugangs
▮ Dekompensierte Herzinsuffizienz oder akutes Lungenödem
▮ Schwere Gerinnungsstörung
▮ Aortenklappenendokarditis

▮ **Kontraindikationen für die Koronarangiografie.** Absolute Kontraindikationen zur Durchführung einer Koronarangiografie existieren nicht [48]. Allgemein anerkannte relative Kontraindikation sind in Tabelle 2.3.2 zusammengefasst. Genaue Angaben bezüglich des Risikos einer Koronarangiografie beim Vorhandensein einer oder mehrerer dieser relativen Kontraindikationen existieren jedoch nicht. Somit sollte die Indikation zur Koronarangiografie im Einzelfall stets in Anbetracht der Dringlichkeit der Indikation und nach Abwägen des potenziellen Nutzens gegen das mögliche Risiko der Untersuchung gestellt werden.

▮ **Komplikationen der Koronarangiografie.** Unter Anwendung der aktuell vorhandenen Techniken ist das Komplikationsrisiko der Koronarangiografie insgesamt sehr gering. Die Häufigkeit möglicher Komplikationen ist in Tabelle 2.3.3 wiedergegeben [48]. Bei weitem am häufigsten treten Komplikationen im Bereich des arteriellen Zugangs auf, wobei es sich in den meisten Fällen um banale Komplikationen (z. B. lokale Hämatombildung), welche spontan abheilen und keiner spezifischen Therapie bedürfen, handelt.

Tabelle 2.3.3. Häufigkeit von Komplikationen der diagnostischen Koronarangiografie (mod. nach [48])

▮ Mortalität	0,11%
▮ Myokardinfarkt	0,05%
▮ Zerebrovaskulärer Insult	0,07%
▮ Arrhythmien	0,38%
▮ Vaskuläre Komplikationen	0,43%
▮ Kontrastmittelunverträglichkeit	0,37%
▮ Gefäß-/Herzperforation	0,03%

Relevante Gefäßkomplikationen, welche einer interventionellen oder chirurgischen Therapie bedürfen oder zu einer Verlängerung des Spitalaufenthalts führen (z. B. Bildung einer arteriovenösen Fistel oder eines Pseudoaneurysmas, retroperitoneale Blutung, Gefäßverschluss, Infektion) sind dagegen selten. Der Einsatz arterieller Direktverschlusssysteme ermöglicht eine Verkürzung der Blutstillungszeit nach Entfernung der intraarteriellen Schleuse sowie eine raschere Mobilisation und damit eine schnellere Spitalentlassung der Patienten nach dem Eingriff. Trotz dieser Vorteile unterscheiden sich die möglichen Komplikationen nach Einlage solcher Arterienverschlusssysteme in ihrer Art und Häufigkeit nicht von denjenigen, welche nach konventioneller manueller Kompression auftreten können [40].

▮ **Invasive Spezialuntersuchungen zur Beurteilung der Koronarmorphologie.** Das Risiko einer Plaqueruptur und damit eines akuten Koronarsyndroms hängt in erster Linie von der Zusammensetzung der atherosklerotischen Plaque (vulnerable Plaque) und weniger vom Ausmaß der Stenose ab [40]. Da die Koronarangiografie keine Aussage über die Plaquezusammensetzung erlaubt, ist sie zur Beurteilung der Plaquevulnerabilität nicht geeignet. In den letzten Jahren wurden jedoch verschiedene invasive Techniken entwickelt, die eine bessere Beurteilung der Plaquemorphologie und damit des Risikos einer Plaqueruptur ermöglichen sollen.

Der **intravaskuläre Ultraschall (IVUS)** hat sich in den letzten Jahren als wichtige Zusatzuntersuchung zur genaueren *In-vivo*-Beurteilung der Koronarmorphologie etabliert [34]. Durch die Einführung sehr feiner (∼ 1 mm Durchmesser) Ultraschallkatheter in die Koronarien erlaubt diese Technik eine genaue Darstellung des Gefäßlumens sowie der verschiedenen Schichten der Gefäßwand inklusive atherosklerotischer

Plaques. Der Einsatz des IVUS ist jedoch speziellen klinischen Indikationen wie der Beurteilung des Schweregrades angiografisch nicht genau quantifizierbarer Stenosen (z. B. Bifurkationsstenosen; Einbezug von Seitenästen; Hauptstammstenosen), der Beurteilung der Plaquemorphologie (z. B. Vorhandensein von Verkalkungen) im Hinblick auf die Wahl des interventionellen Verfahrens sowie im Einzelfall zur Beurteilung des Therapieerfolgs einer Koronarintervention (z. B. Stentapposition) vorbehalten.

Primär im Rahmen wissenschaftlicher Fragestellungen kommt die **koronare Angioskopie**, welche die direkte Visualisierung des Koronarlumens in vivo ermöglicht, zum Einsatz [61]. Neben dem direkten Nachweis einer Plaqueruptur sowie intrakoronarer Thromben beim akuten Koronarsyndrom erlaubt die koronare Angioskopie anhand der Farbe nachgewiesener Atherome z. B. (sog. „gelbe Plaque") eine gewisse Aussage bezüglich der Plaquevulnerabilität. Die Angioskopie ist allerdings recht aufwändig, muss doch der Blutfluss im entsprechenden Gefäßabschnitt für die „Skopie" mittels Ballonkatheter kurzfristig unterbrochen und das Gefäß z. B. mit Kochsalzlösung gespült werden. Weitere vielversprechende, aber derzeit noch experimentelle Techniken zur invasiven Beurteilung der Plaquemorphologie respektive -vulnerabilität sind die **intrakoronare Thermografie**, welche entzündliche Zellinfiltrate innerhalb einer Plaque indirekt anhand der damit verbundenen Temperaturerhöhung nachweist [49], und die **„optical coherence tomography"** (OCT), eine auf Licht basierende hochauflösende Bildgebungstechnik, welche eine gute zweidimensionale Darstellung intramuraler und luminaler Strukturen erlauben soll [19].

▮ **Invasive Spezialuntersuchungen zur Beurteilung der funktionellen Bedeutung von Koronarstenosen.** Obwohl die Koronarangiografie in den meisten Fällen eine ausreichende Einschätzung des Schweregrades vorhandener Koronarstenosen erlaubt, kann die Beurteilung der funktionellen Bedeutung einer nachgewiesenen Stenose im Einzelfall schwierig sein. Die Entwicklung der **intrakoronaren Druck- und Dopplermessung** mittels sehr feiner Drucksensoren und Dopplerdrähte (0,35–0,45 mm Durchmesser), welche in die Koronarien eingeführt werden können, hat es ermöglicht, die funktionelle Bedeutung grenzwertiger Stenosen objektiv zu quantifizieren. So weist ein Verhältnis von poststenotischem Koronardruck zum aortalen Druck während pharmakologisch induzierter maximaler Koronardilatation, die sog. **fraktionelle Fluss-reserve (FFR)**, von < 0,75 auf das Vorhandensein einer hämodynamisch relevanten Stenose hin [31]. Eine andere Methode zur Beurteilung des funktionellen Stenoseschweregrades stellt die mittels intrakoronarem Doppler gemessene **koronare Flussreserve** dar. Diese entspricht dem Verhältnis der Flussgeschwindigkeit während pharmakologisch induzierter maximaler Hyperämie, geteilt durch die koronare Flussgeschwindigkeit in Ruhe. Da die maximale koronare Flussgeschwindigkeit neben dem Stenosegrad auch von verschiedenen physiologischen Faktoren (z. B. Perfusionsdruck, ventrikulärer Füllungsdruck, Wandspannung u. a.) abhängt, spielt die intrakoronare Dopplermessung im klinischen Alltag keine wesentliche Rolle [31].

2.3.1.3 Nichtinvasive Methoden zur Darstellung der Herzdurchblutung

▌ **Nichtinvasive Koronarangiografie mittels Computertomografie (CT).** Mit der Einführung der EBCT (Elektronenstrahl-CT) 1983 wurde erstmals eine nichtinvasive Darstellung der Koronararterien möglich. Einen weiteren entscheidenden Schritt stellte 1999 die Einführung der Mehrschichttechnologie für Computertomografen (MSCT) dar. Die Vorteile der bis vor kurzem noch auf 4 Detektorschichten beschränkten Bildgebung waren die Verbesserung der Auflösung in der Patientenlängsachse für die 3-D-Darstellung der Koronararterien sowie die aus der verbesserten Rotationsgeschwindigkeit resultierende bessere zeitliche Auflösung. Mit der neuen 16-Zeilen-Technologie kann nochmals eine bessere Auflösung erreicht werden, welche es erlaubt, zumindest hochgradige Stenosen in den proximalen Gefäßabschnitten zu diagnostizieren (Abb. 2.3.2) [47]. In einer unselektionierten Patientenpopulation konnten 80% der angiografisch beurteilten Koronarsegmente auch mittels MSCT analysiert werden, wobei vor allem distale Gefäßabschnitte nicht beurteilbar waren. Im Vergleich von gut einsehbaren Gefäßsegmenten war die Sensitivität des MSCT allerdings nur 46%, die Spezifität aber 94% für eine diagnostische Genauigkeit von 76%. Probleme im MSCT stellen vor allem Verkalkungen dar, welche den Schweregrad einer Stenose „maskieren" können, sowie starke Schlängelungen der Gefäße. Somit ist die MSCT in der Rou-

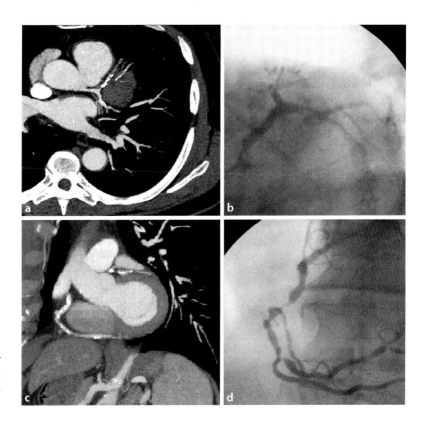

Abb. 2.3.2. Korrespondierende MSCT- und Angiografieansichten. Normaler linker Hauptstamm sowie Stenosen des proximalen RIVA und RCX (**a, b**). Stenose der mittleren ACD (**b, c**)

tinediagnostik der KHK der Koronarangiografie weiterhin unterlegen [29] und dürfte ihre Indikation primär im Ausschluss einer relevanten KHK finden.

▮ Nichtinvasive Koronarangiografie mittels Magnetresonanztomografie (MRT).

In jüngerer Zeit wurden diverse neue MR-Technologien zur Darstellung der koronaren Anatomie sowie zur Visualisierung koronarer Stenosen entwickelt. Die diagnostische Genauigkeit dieser Methoden wird jedoch durch Bewegungsartefakte sowie Störungen durch Stents oder Metallclips noch derart stark eingeschränkt, dass sie bis jetzt ebenfalls noch keinen Stellenwert in der Routinediagnostik einnehmen [43].

▮ Myokardiale Perfusionsszintigrafie (MPS).

Das Prinzip der MPS besteht in der intravenösen Injektion eines Radioisotops (z. B. Thallium-201, Technetium-99-m-sestamibi), welches sich im Myokard proportional zum myokardialen Blutfluss verteilt, sodass die regionalen Perfusionsverhältnisse durch Nachweis der regionalen Isotopenverteilung mittels Szintigrafie, welche heutzutage bevorzugt in „Single-photon-emission-computed-tomography"-(SPECT-)Technik durchgeführt wird, dargestellt werden können. Durch Vergleich der myokardialen Isotopenaktivitätsverteilung in Ruhe und unter Belastung kann zwischen normalperfundiertem Gewebe (äquivalente Anreicherung in Ruhe und unter Belastung), Regionen mit belastungsabhängiger

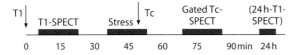

Abb. 2.3.3. 2-Isotopen-Protokoll; *Tl* Thallium-201, *Tc* Technetium-99-m-sestamibi

Ischämie (geringere Anreicherung unter Belastung als in Ruhe) und Narben (äquivalente Minderanreicherung in Ruhe und unter Belastung) unterschieden werden. Durch EKG-Triggerung kann zudem die linksventrikuläre Pumpfunktion bestimmt werden [4, 33, 66, 67].

Ein weit verbreitetes Untersuchungsprotokoll beinhaltet die Injektion von Thallium-201 für die Ruheaufnahmen und diejenige von Technetium-99-m-sestamibi für die Belastungsaufnahmen (Abb. 2.3.3) [3]. Der Belastungstest erfolgt entweder mittels physikalischer Belastung (Ergometer), pharmakologisch (Adenosin, Dipyridamol oder Dobutamin) oder kombiniert [35, 36, 41]. Die adäquate Wahl des Stressors spielt eine wichtige Rolle, da nur so ein aussagekräftiger Test erzielt werden kann. Die Frage, ob die MPS unter Therapie oder nach Absetzen der antiischämischen Medikation durchgeführt werden soll, muss individuell in Abhängigkeit der Fragestellung (Nachweis/Ausschluss einer KHK oder Nachweis der Wirkung einer antiischämischen Therapie bei bekannter KHK) beantwortet werden. Ein Beispiel einer MPS-Untersuchung ist in Abb. 2.3.4 dargestellt.

Die diagnostische Aussagekraft verschiedener nuklearkardiologischer Methoden ist in Tabelle 2.3.4 im Vergleich zum Belastungs-EKG dargestellt. Bei der bildgebenden Ischämiediagnostik kann im Gegensatz zur Ergometrie ohne Bildgebung neben der Frage Ischämie ja/nein auch die Frage der Ischämielokalisation beantwortet werden, was vor allem bei Patienten mit bereits abgelaufenem Myokardinfarkt oder bei Status nach Revaskularisation von großer Bedeutung ist. Bei einer Mehrasterkrankung lässt sich auf diese Weise das „culprit vessel" ermitteln, d. h. jenes Gefäß, welches für die Ischämie und die damit verbundene Angina pectoris verantwortlich ist. Zudem wird die Information über die Perfusionsverhältnisse durch Angaben

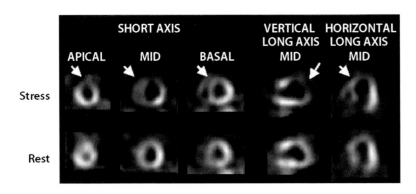

Abb. 2.3.4. Ischämie im RIVA-Versorgungsgebiet → Ischämie anteroseptoapikal

über die linksventrikuläre Funktion und linksventrikulären Volumina ergänzt, was von großer Bedeutung ist, da die linksventrikuläre Funktion der wichtigste Prädiktor für das Überleben eines Patienten mit koronarer Herzkrankheit darstellt [4, 5, 18, 52].

Studien mit großen Patientenzahlen belegen neben dem diagnostischen auch den prognostischen Wert der MPS. Patienten mit einem normalen MPS weisen eine hervorragende Prognose (<1% jährliches Risiko für einen kardialen Tod oder Myokardinfarkt) auf [6, 24, 68]. Dies gilt ebenso für Patienten mit Status nach perkutaner koronarer Intervention (PCI) oder Status nach aortokoronarer Bypassoperation [69]. Eine Risi-

kostratifikation in diesem Sinn ist für die weitere Beratung solcher Patienten wichtig und hilfreich, kann damit doch entschieden werden, ob dem Patienten eine weitere Abklärung mittels Koronarangiografie oder eine medikamentöse Therapie empfohlen werden soll [25].

▌ **Positronemissionstomografie (PET).** Die PET-Untersuchung erlaubt im Rahmen der myokardialen Perfusionsdiagnostik die Quantifizierung der Myokardperfusion in Ruhe und unter Belastung und somit auch die Bestimmung der koronaren Flussreserve. Zudem gilt die PET-Untersuchung heute noch als Goldstandard zur Beurteilung der Myokardviabilität, d.h. der noch vorhandenen Lebensfähigkeit von schlecht kontrahierenden Myokardabschnitten („hibernating myocardium") [50]. Der Myokardviabilitätsnachweis stellt denn auch die wichtigste Indikation für die kardiale PET-Untersuchung dar. Dies erfolgt durch die kombinierte Untersuchung von Blutfluss und Metabolismus (Aufnahme von radioaktiv markierter Glukose). Myokardsegmente, in denen der Blutfluss und der Glukosemetabolismus konkordant vermindert sind, werden als nichtvital (vernarbt) beurteilt. Myokardsegmente, in denen die Perfusion vermindert, die Glukoseaufnahme aber erhalten ist, gelten als viabel (Abb. 2.3.5). Für Patienten mit nachgewiesener Myokardviabilität wurde mehrfach gezeigt, dass sich eine Revaskularisation positiv auf das Überleben auswirkt [1].

Tabelle 2.3.4. Die diagnostische Aussagekraft verschiedener nuklearkardiologischer Methoden im Vergleich zum Belastungs-EKG

	Sensitivität [%]	Spezifität [%]
▌ Stress-EKG	60	85
▌ Stress-RNV	90	80
▌ Stress-Tl-201-SPECT-MPS	90	80
▌ Stress-Tc-99m-SPECT-MPS	90	90
▌ Stress-PET	95	95

Sensitivität und Spezifität für die Diagnose einer koronaren Herzkrankheit (≥50% Stenose); *RNV* Radionuklidventrikulografie, *PET* Positronemissionstomografie

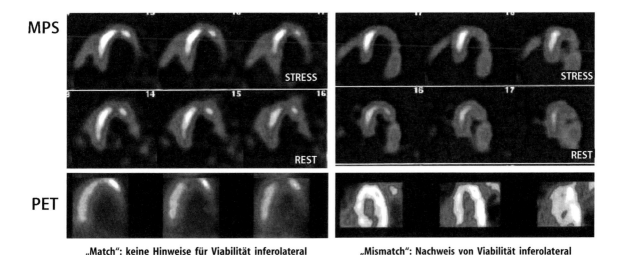

MPS

STRESS   STRESS

REST   REST

PET

„Match": keine Hinweise für Viabilität inferolateral   „Mismatch": Nachweis von Viabilität inferolateral

Abb. 2.3.5. Viabilitätsnachweis mittels PET

▌ **Kontrast- (Perfusions-) Echokardiografie.** Die echokardiografischen Techniken zum Nachweis einer koronaren Herzkrankheit haben sich in den letzten Jahren massiv weiterentwickelt. Konnten früher im Ruheechokardiogramm lediglich regionale Wandbewegungsstörungen beurteilt und während der Stressechokardiografie Ischämien über die Abnahme der Kontraktilität im ischämieschen Gebiet erkannt werden, eröffnen sich heute mit Applikation immer besserer Echokontrastmedien neue Möglichkeiten, die sogar die Beurteilung der myokardialen Perfusion erlauben [23, 53].

Dieser Fortschritt ist vor allem der Entwicklung von „Mikrobläschen" zu verdanken, die intravenös appliziert den Lungenkreislauf sicher passieren, ohne zerstört zu werden. Diese „Mikrobläschen" dienen als Kontrastmittel, das einerseits das genauere Erkennen der Endokardgrenze erlaubt, andererseits bei Passage im Myokard die Perfusion desselben visualisiert. Unter Ruhebedingungen können mit der Perfusionsdarstellung Narbengebiete abgegrenzt und unter Belastung Ischämiezonen dargestellt werden (Abb. 2.3.6).

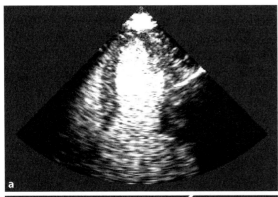
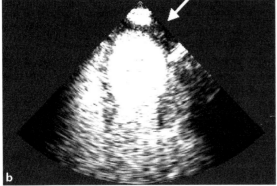

Abb. 2.3.6. Beispiel einer Kontrastechokardiografie

In ersten Studien, bei welchen Echokontrast, MPS und echokardiografisch diagnostizierte Wandbewegungsstörungen (als Ausdruck der Ischämie) mit der Koronarangiografie verglichen wurden, erreichten alle Modalitäten Sensitivitäten um 75% und Spezifitäten zwischen 80% und 100%. Dementsprechend verspricht die Kontrastechokardiografie mit Perfusionsdarstellung des Myokards eine effiziente Methode für die Diagnostik der koronaren Herzkrankheit in der Praxis zu werden [63]. Zudem lässt diese Untersuchung auch Aussagen über die Viabilität zu [70].

2.3.2 Interventionelle Kathetertherapie

2.3.2.1 Perkutane koronare Interventionen (PCI)

▌ **PTCA-Technik.** Die perkutane transluminale Koronarangioplastie (PTCA) hat sich seit ihrer Einführung durch Grünzig 1978 [22] zu einer der wichtigsten Behandlungstechniken der koronaren Herzkrankheit entwickelt. Durch fortwährende technische Verbesserungen und dadurch Abnahme der Akut- und Langzeitkomplikationen kam es vor allem in den letzten Jahren zu einer drastischen Zunahme der PTCA-Untersuchungen weltweit [54]. Gemäß aktuellen Schätzungen wurden im Jahr 2003 in Deutschland über 200 000 PTCAs durchgeführt.

Bei der PTCA wird ein teflonbeschichteter Führungskatheter in das Ostium der zu behandelnden Koronararterie eingeführt. Durch den Führungskatheter muss in der Folge ein flexibler Führungsdraht in das Gefäß und über die Stenose hinaus in die Peripherie vorgeschoben werden. Über den Führungsdraht kann nun der Ballonkatheter in den Bereich der Stenose geschoben und dort aufgeblasen werden. Der 10–20 mm lange, mit einem Gemisch von NaCl und Kontrastmittel gefüllte Ballon wird von außen mittels Druckspritze unter Manometerkontrolle manuell auf 6–20 bar aufdilatiert, wodurch es zu einer direkten Kompression der Plaque, zur Dehnung und zu kleinen Einrissen der Gefäßwand kommt [64]. Dieses Manöver kann mehrere Male wiederholt werden, bis das Ergebnis befriedigend ist oder ein Koronarstent (s. u.) eingesetzt werden muss. Die durch die PTCA verursachte Gefäßverletzung heilt in der Folge durch Reendothelialisierung und bindegewebigen Umbau der Gefäßwand (lokale „Narbe") ab [20]. Je nach Gefäßdurchmesser, anatomischer Beschaffenheit und Länge der Stenose stehen dem interventionellen Kardiologen heute eine Vielzahl verschiedener Führungskatheter, -drähte sowie Ballonkatheter zur Verfügung.

▌ **Koronarstents.** Die Einführung von Koronarstents durch Sigwart 1987 hat die interventionelle Kardiologie nochmals grundlegend verändert. Die meist aus rostfreiem Stahl bestehenden röhrenförmigen Drahtgitter (Abb. 2.3.7) werden, auf einem Ballon montiert, nach der PTCA in den Bereich der ehemaligen Stenose vorgebracht und mittels Dilatation abgesetzt. Durch die so erreichte gefäßstützende Wirkung wurde die PTCA sicherer und effektiver. So können akute Dissektionen, welche Ursache für die gefürchteten akuten oder subakuten Gefäßverschlüsse waren, abgestützt [43] und die Restenoserate von über 30% auf ca. 20% vermindert werden [16, 56]. Die angiografische Erfolgsrate wurde durch den Einsatz von Stents – aktuell in über 80% aller PCIs benützt – und durch die verbesserte pharmakologische Begleittherapie auf 96–99% gesteigert [55]. Dies führte zu einer Erweiterung des Indikationsspektrums, womit die Anzahl der koronaren Interventionen rapide zugenommen hat.

Die neuen Entwicklungen im Stentbereich zielen vor allem dahin, die immer noch relevante Restenoserate von ca. 20% weiter zu senken (s. dort).

▌ **Alternative Techniken**
▌ **Rotablator:** Das klassische Anwendungsgebiet für den Rotablator – eine druckluftgetriebene Hochfrequenzturbine, welche einen diamant-

splitterbesetzten Bohrkopf („Fräse") mit 150 000–200 000 U/min antreibt – ist die harte, exzentrische Stenose, welche zwar mit dem Führungsdraht passierbar ist, dann jedoch nicht dilatiert werden kann. Im Anschluss an die Rotablation muss das Ergebnis durch PTCA und Stentversorgung gesichert werden. Trotz initial hoher Erfolgsrate von über 90% werden im Langzeitverlauf nach Rotablation hohe Restenoseraten von 50–60% berichtet [46]. Zudem kann die Verlagerung von abgefrästen Kalkbröckeln in die Gefäßperipherie zu Mikroinfarkten, Gefäßspasmen und AV-Blockierungen führen.

▌ **Direktionale Atherektomie** (DCA): Mit dem Ziel der Abtragung von stenosierendem Material von der Gefäßwand („debulking") wird bei der DCA durch ein in einer Schneidekammer rotierendes Messer atheromatöses Material aus dem Koronargefäß herausgeschnitten und nach außen transportiert. Nebst einer im Vergleich zur PTCA hohen Rate von Akutkomplikationen durch lokale Gefäßverletzungen, Embolisation von Material in die Peripherie sowie Gefäßspasmen werden in größeren Studien hohe Restenoseraten, vereinzelt sogar eine erhöhte Mortalität nach DCA berichtet [59], sodass dieses Verfahren bis auf spezielle Indikationen (z. B. Bifurkationsstenosen) weitgehend verlassen wurde.

▌ **Laser:** Mit Hilfe eines Laserstrahls können nicht passierbare Verschlüsse überwunden (Laserdraht) oder atheromatöses Material abgetragen werden (Laserangioplastie). Die bis anhin publizierten Studien konnten jedoch im Vergleich zur PTCA keine Vorteile für die Lasertherapie aufzeigen. Probleme sind offenbar der gerade, „harte" Laserstrahl in der sich bewegenden gewundenen Koronararterie und die Art der Geweberverletzung durch den Laserstrahl.

2.3.2.2 Indikationen

▌ **Chronische koronare Herzkrankheit.** Wurden vor 1990 weitgehend nur Patienten mit Eingefäßerkrankungen mittels PTCA behandelt, werden heutzutage immer mehr Patienten mit Mehrgefäßerkrankung erfolgreich dilatiert und gestentet. In den letzten Jahren wurden mehrere vergleichende Studien zwischen alleiniger Ballondilatation (PTCA) und Bypassoperation bei Patienten mit Mehrgefäßerkrankung publiziert [2, 27, 32]. Da-

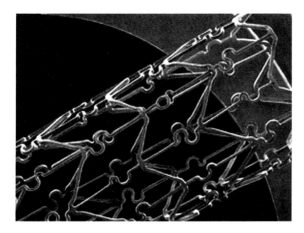

Abb. 2.3.7. Beispiel eines expandierten Koronarstents

bei war das Langzeitüberleben vergleichbar gut. Die operierten Patienten schnitten aber vor allem bezüglich Symptomfreiheit etwas besser ab, zudem scheinen speziell Patienten mit Diabetes mellitus von einer Bypassoperation zu profitieren [58]. Die vor kurzem publizierten ARTS- und SOS-Studien zeigten ähnliche Ergebnisse in der „Stentaera": vergleichbare Mortalität, verbesserte Prognose von Diabetikern sowie etwas höhere Symptomfreiheit nach Bypassoperation [51].

Die heute gültigen Indikationen der PCI bei chronisch koronarer Herzkrankheit sind in Tabelle 2.3.5 zusammengefasst [21, 55].

▮ **Akutes Koronarsyndrom** (Tabelle 2.3.6)
▮ Instabile Angina pectoris/NSTEMI: Noch bis vor kurzem war das primäre Therapieziel beim akuten Koronarsyndrom ohne ST-Strecken-Hebung die medikamentöse Stabilisierung des Patienten. Mittels einer primär invasiven Abklärung kann (können) jedoch die zugrunde liegende(n) Koronarstenose(n) rasch definiert

und ggf. mittels PCI beseitigt werden. Neuere Studien bei Patienten mit instabiler Angina oder Infarkt ohne ST-Hebung im EKG („non ST elevation myocardial infarct", NSTEMI), bei welchen Stents und neuere gerinnungshemmende Substanzen eingesetzt wurden, zeigen vor allem bei Hochrisikopatienten einen deutlichen Vorteil der frühen invasiven Abklärung und Behandlung mittels PCI [8, 17]. Hohes Risiko wird dabei definiert als Ruheschmerzen trotz Therapie, dynamische EKG-Veränderungen, hämodynamische Instabilität und vor allem Erhöhung des Troponins, eines herzmuskelspezifischen Enzyms.

▮ STEMI: Beim akuten Myokardinfarkt mit ST-Streckenhebung („ST-elevation myocardial infarction", STEMI) ist die entscheidende therapeutische Maßnahme die möglichst rasche, vollständige und dauerhafte Wiedereröffnung des verschlossenen Koronargefäßes. Dies kann sowohl mittels PCI als auch mittels gerinselauflösender Medikamente (sog. „Thrombolyse") erreicht werden. Eine Metaanalyse aller bis anhin durchgeführten randomisierten Studien, welche diese beiden Therapieformen verglichen haben, zeigt eindrücklich, dass invasiv behandelte Patienten im Vergleich zu den lysierten Patienten weniger schwere Infarkte erleiden, seltener sterben und weniger Hirnblutungen als schwere Komplikationen erleiden. Auch der Langzeitverlauf ist deutlich besser [30]. Dies gilt auch für Patienten, welche aus einem peripher gelegenen Zentrum in ein interventionelles Zentrum zur Akut-PTCA transferiert werden müssen [10].

Tabelle 2.3.5. PCI-Indikationen bei chronischer koronarer Herzkrankheit sowie bei akutem Koronarsyndrom

Chronische KHK
▮ gesicherte Indikationen:
– Symptomatische Ein- oder Zweigefäßerkrankung mit nachgewiesener Ischämie
– Mehrgefäßerkrankungen mit Kontraindikation zur Operation
– Symptomatische Ein- oder Zweigefäßerkrankung mit nachgewiesener Ischämie bei Restenosen nach PTCA sowie In-Stent-Restenosen
– Symptomatische Patienten mit dilatierbaren Stenosen sowie nachgewiesener Ischämie nach Bypassoperation
▮ mögliche Indikationen:
– Symptomatische Dreigefäßerkrankungen mit dilatierbaren Stenosen oder mit dilatierbarer Hauptstammstenose und nachgewiesener Ischämie bei Nichtdiabetikern

Tabelle 2.3.6. PCI-Indikationen bei akutem Koronarsyndrom

Instabile Angina pectoris/NSTEMI
– Frühinvasive Abklärung und wenn möglich PTCA innerhalb von 24–48 h bei Hochrisikopatienten
STEMI
– Baldmöglichste invasive Abklärung und Wiedereröffnung des Gefäßes bei allen Patienten
– Rescue-PTCA bei ausgedehntem Infarktareal

Spezielle Situationen stellen die erfolglose Thrombolyse (anhaltende Schmerzen, kein Rückgang der ST-Hebung im EKG) und der kardiogene Schock dar. Nach erfolgloser Thrombolyse ist eine notfallmäßige PCI („rescue-PCI") zwar mit einer erhöhten Rate an Komplikationen verbunden, doch führt sie im Vergleich zu einer konservativen Therapie bei ausgedehnten Infarkten zu einer deutlichen Verbesserung des Überlebens sowie zu einer Verminderung der Reinfarktrate nach 1 Jahr [15]. Bei Patienten im kardiogenen Schock ist die akute PCI im Zusammenhang mit kreislaufunterstützenden Maßnahmen die Therapie der Wahl. In der SHOCK-Studie konnte die hohe Mortalität dieser Patienten so ganz wesentlich gesenkt werden [65].

2.3.2.3 Begleittherapie

■ **Aspirin, Ticlopidin, Clopidogrel.** Azetylsalizyl-säure (ASS) gehört heute zur Standardtherapie der KHK und vermag als Begleittherapie der PCI die ischämischen Komplikationen zu vermindern. Aufgrund einer Analyse einer großen Zahl von Studien werden heute 80–325 mg täglich empfohlen [55], wobei die initiale Dosis von 250–500 mg mindestens 2 h vor der Intervention gegeben werden sollte.

Die Thienopyridine (Ticlopidin, Clopidogrel) haben einen von ASS unabhängigen additiven Effekt auf die Hemmung der Thrombozyten-aggregation und werden heute mindestens 4 Wochen lang in Kombination mit ASS zur Verhinderung der subakuten Stentthrombose nach PCI verabreicht (100 mg ASS, Clopidogrel 300 mg als Initialdosis, gefolgt von 75 mg tgl.). Aufgrund seiner Nebenwirkungen (Neutropenie in 1%) wurde Ticlopidin in den letzten Jahren weitgehend durch Clopidogrel ersetzt. Neuere Studien weisen darauf hin, dass Patienten mit NSTEMI von einer prolongierten Kombinations-therapie mit ASS und Clopidogrel nach PCI profitieren können [38]. Wichtig scheint eine mehrmonatige Kombinationsbehandlung von ASS und Clopidogrel nach Implantation von medikamentenbeschichteten Stents, da hier die Endothelialisierung verzögert abläuft und damit die Gefahr einer subakuten Stentthrombose länger gegeben ist.

■ **Heparine.** Eine periinterventionelle Therapie mit unfraktioniertem Heparin zur Vermeidung thromboembolischer Komplikationen ist unerlässlich. Die optimale Dosierung kann lediglich geschätzt werden und hängt stark von der individuellen Krankheitssituation sowie vom individuellen Ansprechen auf die Therapie ab. Angestrebt werden sollte eine aktivierte Gerinnungs-zeit („activated clotting time", ACT) von 200–300 s, gemessen mit dem HemoTec-Gerät respektive von 300–350 s mit dem Hemochrom-gerät. Höhere Dosen führen zu einem drastischen Anstieg der Blutungskomplikationen. Wird der Eingriff in Kombination mit GP-IIb-/IIIa-Rezeptor-Antagonisten durchgeführt, wird die Heparindosierung in der Regel halbiert mit einer Ziel-ACT von 200 s.

Seit einigen Jahren wird vor allem bei Patienten mit ACS erfolgreich niedermolekulares Heparin („low molecular weight heparin", LMWH) eingesetzt. Die Steuerung dieser Therapie wäh-rend der PTCA ist schwierig, da ein Monitoring der aktuellen Gerinnungssituation nicht möglich ist. Die LMWH sind deshalb bis anhin noch nicht in die internationalen PCI-Guidelines aufgenommen worden. Grundsätzlich wird keine zusätzliche Heparingabe empfohlen, wenn die letzte LMWH-Injektion vor weniger als 8 h erfolgt ist.

■ **GP-IIb-/IIIa-Rezeptor-Antagonisten.** Glykoprotein (GP)-IIb-/IIIa-Rezeptor-Antagonisten führen über eine Blockierung der Fibrinogenrezeptoren zu einer Hemmung der Aktivierung und Aggregation der Thrombozyten. Nebst synthetisch hergestellten Präparaten (Eptifibatid und Tirofiban) steht auch ein direkter Antikörper (Abciximab) zur Verfügung. Mehrere Studien, welche den Zusatz dieser Medikamente zur übrigen Therapie im Rahmen der PCI getestet haben, zeigten bessere Resultate mit diesen GP-IIb-/IIIa-Blockern. Dies betraf vor allem Patienten mit instabiler Angina/NSTEMI und dabei besonders jene mit erhöhten Troponinwerten [8, 17]. Offenbar können bei diesen Patienten vor allem Mikro-embolisationen von thrombotischem Material während der PCI und die damit verbundenen Mikroinfarkte signifikant vermindert werden. Eine Studie hat Tirofiban mit Abciximab im Zusammenhang mit der PCI inklusive Stenting direkt verglichen und, zumindest in den ersten 6 Monaten nach Intervention, einen klaren Vorteil von Abciximab gegenüber Tirofiban ergeben [57]. Damit werden heute diese Medikamente vor allem im Rahmen der instabilen Angina und des NSTEMI empfohlen, wenn die Troponinwerte erhöht sind oder sonst eine Hochrisikosituation vorliegt. Im Rahmen von elektiven PCIs werden diese Medikamente in erster Linie bei Risikopatienten eingesetzt.

2.3.2.4 Erfolgskontrolle

■ **Akutkomplikationen.** Akute Komplikationen ergeben sich bei der PCI vor allem durch den akuten Gefäßverschluss, meist aufgrund einer Gefäßdissektion. Durch die Einführung der Stents mit der Möglichkeit der Abstützung von Dissektionen sowie der verbesserten pharmakologischen Begleittherapie sind akute Komplikationen der PCI in den letzten Jahren immer seltener geworden. Die periprozedurale Infarktrate wird je nach Infarktdefinition mit weniger als 1–3%, die Häufigkeit notfallmäßiger Koronar-chirurgie mit 0,2–3% sowie die Krankenhausmortalität mit 0,5–1,4% angegeben [55]. Ein erhöhtes Risiko ist bei Patienten mit instabiler Situation oder gar im akuten Infarkt vorhanden sowie bei Vorliegen von Thromben in den Koronargefäßen, bei stark verkalkten oder geschlängelten Koronargefäßen und bei langen und multiplen Stenosen. Dabei spielt auch die Erfahrung des Interventionalisten und seines Teams eine große Rolle, konnte doch wiederholt gezeigt werden, dass Zentren/Operateure mit höheren Interventionszahlen bessere Resultate erzielen [37, 62].

▌ **Restenose als Spätkomplikation.** Die wichtigste Limitation der PCI stellen Wiedereinengungen (Restenosen) dar, welche meist innerhalb der ersten 2–3 Monate nach dem Eingriff auftreten und häufig weitere Dilatation oder gar eine Bypassoperation zur Folge haben. Neben elastischer Wiedereinengung ist die überschießende Neointimproliferation („Narbenbildung") der wichtigste Faktor der Entwicklung einer Restenose. Obwohl die Restenoserate durch die Einführung der Stents bereits von durchschnittlich 30–40% auf 20–25% gesenkt werden konnte [42], verursacht dieses Problem weiterhin immense Probleme und Kosten. Das Risiko für die Entwicklung einer Restenose ist individuell nicht voraussagbar, es sind jedoch diverse Risikofaktoren bekannt (Tabelle 2.3.7) [9, 55]. Verschieden Strategien mit dem Ziel der Verhinderung von Restenosierung durch systemisch

Tabelle 2.3.7. Risikofaktoren für die Entwicklung einer Restenose nach PTCA/Stent (mod. nach [28])

▌**Klinische Faktoren:**
- ACE-D-Genotyp
- Arterielle Hypertonie
- Diabetes mellitus
- Nikotinabusus
- Akutes Koronarsyndrom
- Status nach Restenose

▌**Stenosemorphologie:**
- Chronischer Verschluss
- Stenose/Stent-Länge
- Stenosen in Venengrafts
- Kleine Gefäße (< 2,5 mm)

▌**Prozedereabhängige Faktoren:**
- Luminaler Durchmesser nach PTCA (Angiografie/IVUS)
- Stentdesign
- Stentlänge
- Stentcoating (z. B. Goldcoating)

verabreichte Medikamente sind fehlgeschlagen [9, 28]. Die Restenose kann auch nach respektive trotz Stenteinlage auftreten (sog. In-Stent-Restenose) und stellt dann ein speziell hartnäckiges Problem dar.

Eine erste Behandlung der In-Stent-Restenose stellte die intrakoronare Bestrahlung oder **Brachytherapie** dar. Dabei wird eine radioaktive Quelle (Beta- oder Gammastrahler) mittels eines Katheters über den Führungsdraht in das Gebiet der Restenose vorgebracht und das Areal über wenige Minuten lokal bestrahlt, was zu einer Verhinderung einer erneuten überschießenden Neointimabildung führt. Dieses Verfahren ist bis anhin die einzige Therapie der In-Stent-Restenose, deren Wirksamkeit in randomisierten Studien bewiesen worden ist [44, 45]. Die Brachytherapie ist aber relativ aufwändig und damit teuer.

Vor allem im Bereich der Stents wurden deshalb in den letzten Jahren enorme technische Anstrengungen zur Verhinderung der Entwicklung von In-Stent-Restenosen getätigt. Nebst neuen Metalllegierungen (z. B. Cobalt-Chrom) haben sich in ersten Studien vor allem die medikamentenbeschichteten Stents („drug-eluting" Stents, DES), welche in den ersten Wochen nach Implantation antiproliferative Substanzen wie z. B. Sirolimus oder Paclitaxel an die Gefäßwand abgeben, durch eine äußerst niedrige Restenoserate ausgezeichnet [7, 39]. Die bisherigen Erfahrungen zeigen, dass damit die Restenoserate auf unter 10% reduziert werden kann, womit spätere Beschwerden, Infarkte oder gar Todesfälle selten werden. Dies hat zu einer weiteren Ausweitung der Indikation der PCI auf Mehrasterkrankungen geführt, obwohl diese DES noch mit erheblichen Mehrkosten gegenüber den herkömmlichen Stents behaftet sind. Diese Entwicklung ist im Jahre 2004 noch in vollem Gange, sodass weitere praktische Erfahrungen erst zeigen müssen, wie die Stellung der DES und damit der PCI in Zukunft sein wird.

▌ **Nachuntersuchungen.** Nach der PTCA sollte der Patient für 6–12 h auf einer Station mit der Möglichkeit der EKG-Überwachung beobachtet werden. Besondere Aufmerksamkeit sollte in dieser Zeit dem Auftreten einer erneuten Ischämie sowie von Blutungskomplikationen im Bereich der arteriellen Punktionsstelle geschenkt werden. In der Regel kann der Patient nach PTCA innerhalb von 24 h entlassen werden [55].

Nebst Instruktion bezüglich der Minimierung der kardialen Risikofaktoren sollte in den nächsten 6 Monaten vor allem der klinische Verlauf beobachtet werden, um das Auftreten einer Restenose frühzeitig zu erfassen. Die routinemäßige Durchführung eines Belastungstests (Ergometrie, Szintigrafie oder Stressechokardiografie) ist bei beschwerdefreien Patienten nicht generell indiziert und sollte nur bei klinischen Anzeichen einer erneuten Ischämie durchgeführt werden [14]. Dennoch haben Studien gezeigt, dass knapp 2 Drittel der Restenosierungen stumm verlaufen, wenn dies auch vor allem kleinere Myokardbezirke oder Patienten mit durchgemachtem Infarkt betrifft [69]. Eine nichtinvasive Ischämiediagnostik ist aber immer dann indiziert, wenn erneut Beschwerden auftreten, und seien diese auch atypisch. Eine Reangiografie ist nur bei nachgewiesenem und prognostisch relevantem Ischämigebiet oder bei erneut typischer Angina pectoris indiziert.

2.3.3 Erfordernisse und Voraussetzungen für die invasive Katheterdiagnostik und -therapie

Erfordernisse für eine umfassende Katheterdiagnostik und -therapie in einem Herzzentrum sind ein modernes Herzkatheterlabor, ein erfahrenes Team, eine feste Zusammenarbeit mit einer Intensivstation und einer Herzchirurgie sowie ein Netzwerk mit umliegenden Spitälern. Das Katheterlabor soll mindestens über eine monoplane, für die komplexe Herzfehlerdiagnostik und -therapie besser eine biplane Röntgenanlage mit gepulster Durchleuchtungstechnik und digitaler Speicherung der „Film"-Daten verfügen. Eine kontinuierliche Überwachung von EKG und hämodynamischen Daten ist notwendig, ebenso wie die Verfügbarkeit von Notfallmedikamenten, eines Defibrillators und von Beatmungsmöglichkeiten. Das Katheterteam besteht neben den interventionell tätigen Ärzten, meist Kardiologen, aus medizinisch-technischen RöntgenassistentInnen und meist zusätzlich Krankenschwestern oder -pflegern. Pro Untersuchung gilt ein Team von 3 Personen als absolutes Minimum. Das Personal muss für diese Verfahren speziell ausgebildet sein und Notfallsituationen beherrschen. Dazu gehört neben der Verabreichung diverser Medikamente das Einlegen eines provisorischen Herzschrittmachers zur Rhythmusstabilisierung oder einer intraaortalen Ballonpumpe zur Unterstützung des Kreislaufs. Hier ist eine gute Zusammenarbeit mit einer Intensivstation zur weiteren

Betreuung kritischer Patienten wichtig, ebenso eine direkte Absprache mit Herzchirurgen für spezielle Notfallsituationen. Der notfallmäßige Beizug der Chirurgen ist bei erfahrenen Teams, welche die Grenzen ihrer Möglichkeiten gut einzuschätzen wissen, und dank der Stenttechnik heute selten (weniger als 1%) geworden, sodass auf die frühere Forderung einer Herzchirurgie im selben Haus heute zum Teil verzichtet wird.

2.3.4 Stellung im therapeutischen Gesamtkonzept

Die invasive Diagnostik der KHK stellt den entscheidenden Schritt dar zur Weichenstellung, welche Behandlung eingesetzt werden soll. Für die alleinige Fragestellung, ob eine KHK vorhanden sei oder nicht, reichen meist nichtinvasive Untersuchungen. So kann heute eine KHK mit großer Sicherheit nichtinvasiv ausgeschlossen werden. Geht es aber um die Frage des Schweregrades respektive der Ausdehnung der KHK oder bringt eine antianginöse Standardtherapie nicht den gewünschten Erfolg, so sollte heute eine diagnostische Linksherzkatheteruntersuchung durchgeführt werden. Dies gilt auch für die meisten Patienten mit akutem Koronarsyndrom und jene mit akutem Infarkt (STEMI).

Der Entscheid, welche Art der Koronartherapie dann eingesetzt wird, ist für den zuweisenden Arzt sekundär. Dies wird meist zwischen interventionellen Kardiologen und Herzchirurgen abgesprochen und hängt vor allem von der vorliegenden koronaren Anatomie, der Herzfunktion, evtl. gleichzeitig vorhandenen Klappenfehlern, aber auch vom Alter und Allgemeinzustand des Patienten, evtl. Nebenerkrankungen und nicht zuletzt von der Verfügbarkeit und Erfahrung der involvierten Teams ab. Auch wenn heute immer mehr Patienten primär interventionell mittels Kathetertechnik behandelt werden, gibt es klare Indikationen. Für die chirurgische Behandlung besteht aufgrund älterer Studien eine prognostische Indikation bei der ungeschützten Hauptstammstenose, bei Dreigefäßerkrankung mit eingeschränkter linksventrikulärer Pumpfunktion sowie Zweigefäßerkrankungen mit Befall des proximalen RIVA. Oft ergänzen sich auch beide Methoden oder müssen über die voraussichtlichen Lebensjahre des Patienten geplant werden. Denn beides sind palliative Methoden, welche nur die aktuell wichtigsten Koronarverengungen oder -verschlüsse beheben, nicht aber die KHK selbst beeinflussen. Hier ist ein rigoroses Management der Risikofaktoren vordringlich, wobei prospektive Studien den prognostischen Nutzen des Aspirins, der Statine (unabhängig vom Cholesterinwert!), der Betablocker und der ACE-Hemmer belegen konnten.

∎ Literatur zu Kapitel 2.3

1. Allman KC, Shaw LJ, Hachamovitch R, Udelson JE (2002) Myocardial viability testing and impact of revascularization on prognosis in patients with coronary artery disease and left ventricular dysfunction: a meta-analysis. J Am Coll Cardiol 39:1151–1158
2. BARI Investigators (1996) Comparison of coronary bypass surgery with angioplasty in patients with multivessel disease. N Engl J Med 335:217–225
3. Berman DS, Kiat H, Friedman JD, Wang FP, van Train K, Matzer L, Maddahi J, Germano G (1993) Separate acquisition rest thallium-201/stress technetium-99m sestamibi dual-isotope myocardial perfusion single-photon emission computed tomography: a clinical validation study. J Am Coll Cardiol 22:1455–1464
4. Berman DS, Germano G, Kia H, Friedman J (1995) Simultaneous perfusion/function imaging. J Nucl Cardiol 2:271–273
5. Berman DS, Germano G (1997) Evaluation of ventricular ejection fraction, wall motion, wall thickening, and other parameters with gated myocardial perfusion single-photon emission computed tomography. J Nucl Cardiol 4:S169–S171
6. Brown KA, Altland E, Rown M (1994) Prognostic value of normal technetium-99m-sestamibi cardiac imaging. J Nucl Med 35:554–557
7. Bullesfeld L, Gerckens U, Muller R, Grubne E (2003) Long-term evaluation of paclitaxel-coated stents for the treatment of native coronary lesions. First results of both the clinical and angiographic 18 month follow-up of TAXUS I. Z Kardiol 92:825–832
8. Cannon CP, Weintraub WS, Demopoulos LA, Vicari R, Frey MJ, Lakkis N, Neumann FJ, Robertson DH, DeLucca PT, DiBattiste PM, Gibson CM, Braunwald E; TACTICS (Treat Angina with Aggrastat and Determine Cost of Therapy with an Invasive or Conservative Strategy) – Thrombolysis in Myocardial Infarction 18 Investigators (2001) Comparison of early invasive and conservative strategies in patients with unstable coronary syndromes treated with he glycoprotein IIb/IIIa inhibitor tiofiban. N Engl J Med 344:1879–1887
9. Chan WA, Moliterno DJ (2002) Restenosis clinical issues. In: Topol EJ (ed) Textbook of Interventional Cardiology. Saunders, Philadelphia, pp 415–453
10. Dalby M, Bouzamondo A, Lechat P, Montalescot G (2003) Transfer for primary angioplasty versus immediate thrombolysis in acute myocardial infarction. A meta-analysis. Circulation 108:1809–1814
11. De Marchena E, Ferreira AC (2003) Interventional Cardiology Secrets. Hanley & Belfus, Philadelphia
12. Deutsche Gesellschaft für Kardiologie, Herz- und Kreislaufforschung. 19. Bericht über die Leistungszahlen der Herzkatheterlabore in der Bundesrepublik Deutschland. http://www.dgk.org/leitlinien/index.aspx
13. Diamond GA, Forrester JS (1979) Analysis of probability as an aid in the clinical diagnosis of coronary-artery disease. N Engl J Med 300:1350–1358
14. Eisenberg MJ, Schechter D, Lefkovits J, Goudreau E, Deligonul U, Mak KH, Del Core M, Duerr R, Garzon PM, Huynth T, Smilovitch M, Sedlis S, Brown DL, Brieger D, Pilote L; ROSETTA Investigators (2001) Use of routine functional testing after percutaneous coronary angioplasty: results from the ROSETTA registry. Am Heart J 141:837–846
15. Ellis SG, Da Silva ER, Spaulding CM, Nobuyoshi M, Weiner B, Talley JD (2000) Review of immediate angioplasty after fibrinolytic therapy for acute myocardial infarction: insights from the RESCUE I, RESCUE II, and other contemporary clinical experiences. Am Heart J 139:1046–1053
16. Fischman DL, Leon M, Baim DS, Schatz RA, Savage MP, Penn I, Detre K, Veltri L, Ricci D, Nobuyoshi M, for the Stent Restenosis Study Investigators (1994) A randomized comparison of coronary stent placement and balloon angioplasty in the treatment of coronary artery disease. N Engl J Med 331:496–501
17. Fragmin and Fast Revascularisation during instability in Coronary Artery Disease Investigators (1999) Invasive compared with non-invasive treatment in unstable coronary artery disease: FRISC II prospective multicenter study. Lancet 354:708–715
18. Germano G, Kiat H, Kavanagh PB, Moriel M, Mazzanti M, Su HT, Van Train KF, Berman DS (1995) Automatic quantification of ejection fraction from gated myocardial perfusion SPECT. J Nucl Med 36:2138–2147
19. Gerckens U, Buellesfeld L, McNamara E, Grube E (2003) Optical coherence tomography (OCT). Herz 28:496–500
20. Gibbons GH, Dzau VJ (1994) The emerging concept of vascular remodeling. N Engl J Med 330:1431–1438
21. Gibbons RJ, Chatterjee K, Delay J, Douglas JS, Fihn SD, Gardin JM, Grunwald MA, Levy D, Lytle BW, O'Rourke RA, Schafter WP, Williams SV, Ritchie JL, Cheitlin MD, Eagle KA, Gardner TJ, Garson A Jr, Russell RO, Ryan TJ, Smith SC Jr (1999) ACC/AHA/ACP-ASIM guidelines for the management of patients with chronic stable angina. J Am Coll Cardiol 33:2092–2197
22. Grüntzig A (1978) Transluminal dilatation of coronary artery stenosis. Lancet 1:263
23. Gunda M, Mulvagh SL (2001) Recent advances in myocardial contrast echocardiography. Curr Opin Cardiol 16:231–239
24. Hachamovitch R, Berman DS, Shaw LJ, Kiat H, Cohen I, Cabico JA, Friedman J, Diamond GA (1998) Incremental prognostic value of myocardial

perfusion single photon emission computed tomography for the prediction of cardiac death: differential stratification for risk of cardiac death and myocardial infarction. Circulation 97:535–543

25. Hachamovitch R, Hayes SW, Friedman JD, Cohen I, Berman DS (2003) Comparison of the short-term survival benefit associated with revascularization compared with medical therapy in patients with no prior coronary artery disease undergoing stress myocardial perfusion single photon emission computed tomography. Circulation 107:2900–2907

26. Haude M, Hopp HW, Rupprecht HJ, Heublein B, Sigmund M, Dahl J, Rutsch W, Tebbe U, Erbel R (2000) Immediate stent implantation versus conventional treatments for the treatment of abrupt vessel closure or symptomatic dissections after coronary balloon angioplasty. Am Heart J 140:820

27. Henderson RA, Pocock SJ, Sharp SJ, Nanchahal K, Sculpher MJ, Buxton MJ, Hampton JR (1998) Long-term results of the RITA-1-trial: clinical and cost comparisons of coronary angioplasty and coronary artery bypass grafting. Lancet 352:1419–1425

28. Holmes D, Fitzgerald P, Goldberg S, LaBlanche J, Lincoff AM, Savage M, Serruys PW, Willerson J, Granett JR, Chan R, Shusterman NH, Poland M (2000) The PRESTO (Prevention of Restenosis with Tranilast and it's Outcomes) protocol: a double-blind, placebo-controlled trial. Am Heart J 139:23–31

29. Kaiser C, Haller S, Brunner HP, Bremerich J, Bongartz G, Steinbrich W, Pfisterer M, Buser P (2004) Is non-invasive multislice computer tomography coronary angiography a valid alternative to invasive coronary angiography in patients with suspected coronary artery disease? Eur Heart J 25 (Suppl):23

30. Keeley EC, Boura JA, Grines CL (2003) Primary angioplasty versus intravenous thrombolytic therapy for acute myocardial infarction: a quantitative review of 23 randomised trials. Lancet 361:13–20

31. Kern MJ (1999) The Cardiac Catheterization Handbook, 3rd edn. Mosby, St. Louis

32. King SB 3rd, Lembo NJ, Weintraub WS, Kosinski AS, Barnhart HW, Kutner MH, Alazraki NP, Guyton RA, Zhao XQ, for the Emory Angioplasty versus Surgery Trial (EAST) (1994) A randomized trial comparing coronary angioplasty with coronary bypass surgery. N Engl J Med 331:1044–1050

33. Klocke FJ, Baird MG, Lorell BH, Bateman TM, Messer JV, Berman DS, O'Gara PT, Carabello BA, Russell RO Jr, Cerqueira MD, St John Sutton MG, DeMaria AN, Udelson JE, Kennedy JW, Verani MS, Williams KA, Antman EM, Smith SC Jr, Alpert JS, Gregoratos G, Anderson JL, Hiratzka LF, Faxon DP, Hunt SA, Fuster V, Jacobs AK, Gibbons RJ, Russell RO, American College of Cardiology, American Heart Association, American Society for Nuclear Cardiology (2003) ACC/AHA/ASNC guidelines for the clinical use of cardiac radionuclide imaging-executive summary: a report of the American College of Cardiology/American Heart Association Task Force on Practice Guidelines (ACC/AHA/ ASNC Committee to revise the 1995 guidelines for the clinical use of cardiac radionuclide imaging). J Am Coll Cardiol 42:1318–1333

34. Krakau I (1999) Das Herzkatheterbuch. Thieme, Stuttgart

35. Leppo JA (1996) Comparison of pharmacologic stress agents. J Nucl Cardiol 3:S22–S26

36. Levine MG, Ahlberg AW, Mann A, White MP, McGill CC, Mendes de Leon C, Piriz JM, Waters D, Heller GV (1999) Comparison of exercise, dipyridamole, adenosine, and dobutamine stress with the use of Tc-99m tetrofosmin tomographic imaging. J Nucl Cardiol 6:389–396

37. McGrath PD, Wennberg DE, Dickens JD Jr, Siewers AE, Lucas FL, Malenka DJ, Kellett MA Jr, Ryan TJ Jr (2000) Relation between operator and hospital volume and outcomes following percutaneous coronary interventions in the era of the coronary stent. JAMA 284:3139–3144

38. Mehta SR, Yusuf S, Peters RJ, Bertrand ME, Lewis BS, Natarajan MK, Malmberg K, Rupprecht H, Zhao F, Chrolavicius S, Copland I, Fox KA, for the Clopidogrel in Unstable Angina to prefent Recurrent Events Trial (CURE) Investigators (2001) Effects of pretreatment with clopidogrel and aspirin followed by long-term therapy in patients undergoing percutaneous coronary intervention: the PCI-CURE study. Lancet 358:527–533

39. Morice MC, Serruys PW, Sousa JE, Fajadet J, Ban Hayashi E, Perin M, Colombo A, Schuler G, Barragan P, Guagliumi G, Molnar F, Falotico R, RAVEL Study Group (2002) Randomized study with the sirolimus-coated Bx velocity balloon-expandable stent in the treatment of patients with de novo native coronary artery lesions. A randomized comparison of a sirolimus-eluting stant with a standard stent for coronary revascularization. N Engl J Med 346:1773–1780

40. Naghavi M, Libby P, Falk E, Casscells SW, Litovsky S, Rumberger J, Badimon JJ, Stefanadis C, Moreno P, Pasterkamp G, Fayad Z, Stone PH, Waxman S, Raggi P, Madjid M, Zarrabi A, Burke A, Yuan C, Fitzgerald PJ, Siscovick DS, de Korte CL, Aikawa M, Juhani Airaksinen KE, Assmann G, Becker CR, Chesebro JH, Farb A, Galis ZS, Jackson C, Jang IK, Koenig W, Lodder RA, March K, Demirovic J, Navab M, Priori SG, Rekhter MD, Bar R, Grundy SM, Mehran R, Colombo A, Boerwinkle E, Ballantyne C, Insull W Jr, Schwartz RS, Vogel R, Serruys PW, Hansson GK, Faxon DP, Kaul S, Drexler H, Greenland P, Muller JE, Virmani R, Ridker PM, Zipes DP, Shak PK, Willerson JT (2003) From vulnerable plaque to vulnerable patient: a call for new definitions and risk assessment strategies: part I. Circulation 108:1664–1672

41. Navare SM, Kapeteanopoulos A, Heller GV (2003) Pharmacologic radionuclide myocardial perfusion imaging. Curr Cardiol Rep 5:16–24

42. Oesterle SN, Whitbourn R, Fitzgerald PJ, Yeung AC, Stertzer SH, Dake MD, Yock PG, Virmani R (1998) The stent decade: 1987 to 1997. Stanford Stent Summit faculty. Am Heart J 136:578–599

43. Pohost GM, O'Rourke RA, Berman DS (2000) Imaging in cardiovascular disease. Lippinscott Williams & Wilkins, Philadelphia, pp 454–459

44. Popma JJ, Suntharalingam M, Lansky AJ, Heuser RR, Speiser B, Teirstein PS, Massullo V, Bass T, Henderson R, Silber S, von Rottkay P, Bonan R, Ho KK, Osattin A, Kuntz RE; Stents and Rediation Therapy (START) Investigators (2002) Randomized trial of 90Sr/90Y beta-radiation versus placebo control for treatment of in-stent-restenosis. Circulation 106:1090–1096

45. Raizner AE, Oesterle SN, Waksman R, Serruys PW, Colombo A, Lim YL, Yeung AC, van der Giessen WJ, Vandertie L, Chiu JK, White LR, Fitzgerald PJ, Kaluza GL, Ali NM (2000) Inhibition of restenosis with β-emitting radiotherapy. Report of the proliferation reduction with vascular energy trial (PREVENT). Circulation 102:951–958

46. Reifart N, Vandormael M, Krajcar M, Gohring S, Preusler W, Schwarz F, Storger H, Hofmann M, Klopper J, Muller S, Haase J (1997) Randomized comparison of angioplasty of complex coronary lesons at a single center: eximer laser, rotational atherectomy, and balloon angioplasty comparison (ERBAC) study. Circulation 96:91–98

47. Ropers D, Baum U, Pohle K, Anders K, Ulzheimer S, Ohnesorge B, Schlundt C, Bautz W, Daniel WG, Achenbach S (2003) Detection of coronary artery stenosis with thin-slice multi-detector row spiral computed tomography and multiplanar reconstruction. Circulation 107:664–666

48. Scanlon PJ Faxon DP, Audet AM, Carabello B, Dehmer GJ, Eagle KA, Legako RD, Leon DF, Murray JA, Nissen SE, Pepine CJ, Watson RM, Ritchie JL, Gibbons RJ, Cheitlin MD, Gardner TJ, Garson A Jr, Russell RO Jr, Ryan TJ, Smith SC Jr (1999) ACC/AHA guidelines for coronary angiography: a report of the American College of Cardiology/American Heart Association Task Force of Practice Guidelines (Committee on Coronary Angiography). J Am Coll Cardiol 33:1756–1824

49. Schmermund A, Rodermann J, Erbel R (2003) Intracoronary thermography. Herz 28:505–512

50. Schelbert HR (2002) 18F-deoxyglucose and the assessment of myocardial viability. Semin Nucl Med 32:60–69

51. Serruys PW, Unger F, Sousa JE, Jatene A, Bonnier HJ, Schonberger JP, Buller N, Bonser R, van den Brand MJ, van Herwerden LA, Morel MA, van Hout BA, for the Arterial Revascularization Therapy Study (ARTS) (2001) Comparison of coronary artery bypass surgery an stenting for the treatment of multivessel disease. N Engl J Med 344:1117–1124

52. Sharir T, Germano G, Kavanagh PB, Lai S, Cohen I, Lewin HC, Friedman JD, Zellweger MJ, Berman DS (1999) Incremental prognostic value of post-stress left ventricular ejection fraction and volume by gated myocardial perfusion single photon emission computed tomography. Circulation 100:1035–1042

53. Sieswerda GT, Yang L, Boo MB, Kamp O (2003) Real-time perfusion imaging: a new echocardiographic technique for simultaneous evaluation of myocardial perfusion and contraction. Echocardiography 20:545–555

54. Silber S (1999) Mengenzunahme diagnostischer und interventioneller Herzkatheter im krankenhausärztlichen und vertragsärztlichen Bereich in Deutschland. Herz 24:347–350

55. Smith SC, Dove JT, Jacobs AK, Kennedy JW, Kereiakes D, Kern MJ, Kuntz RE, Popma JJ, Schaff HV, Williams DO, Gibbons RJ, Alpert JP, Eagle KA, Faxon DP, Fuster V, Gardner TJ, Gregoratos G, Russell RO, Smith SC Jr; American College of Cardiology: American Heart Associatioon Task Force on Practice Guidelines. Committee to Revise the 1993 Guidelines for Percutaneous Transluminal Coronary Angioplasty (2001) ACC/AHA guidelines for percutaneous coronary intervention (revision of the 1993 PTCA guidelines). J Am Coll Cardiol 37:2215–2238

56. Serruys PW, de Jaegere P, Kiemeneij F, Macaya C, Rutsch W, Heyndrickx G, Emanuelsson H, Marco J, Legrand V, Materne P, for the Benestent Study Group (1994) A comparison of balloon-expandable stent implantation with balloon angioplasty in patients with coronary artery disease. N Engl J Med 331:489–495

57. Stone GW, Moliterno DJ, Bertrand M, Neumann FJ, Herrmann HC, Powers ER, Grines CL, Moses JW, Cohen DJ, Cohen EA, Cohen M, Wolski K, DiBattiste PM, Topol EJ (2002) Impact of clinical syndrome acuity on the differential response of 2 glycoprotein IIb/IIIa inhibitors in patients undergoing coronary stenting: the TARGET trial. Circulation 105:2347–2354

58. The BARI Investigators (1997) Seven-year outcome in the bypass angioplasty revascularization investigation (BARI). Circulation 96:1761–1769

59. Topol E, Leya F, Pinkerton CA, Whitlow PL, Hofling B, Simonton CA, Masen RR, Serruys PW, Leon MB, Williams DO (1993) A comparison of directional atherectomy with coronary angioplasty in patients with coronary artery disease. N Engl J Med 329:221–227

60. Topol EJ (2003) Current status and future prospects for acute myocardial infarction therapy. Circulation 108(16 Suppl 1):III6–13

61. Ueda Y, Hirayama A, Kodama K (2003) Plaque characterization and atherosclerosis evaluation by coronary angioscopy. Herz 28:501–504

62. Vakili BA, Kaplan R, Brown DL (2001) Volume-outcome relation for pyhsicians and hospitals performing angioplasty for acute myocardial infarction in New York State. Circulation 104:2171–2176

63. Verjans JW, Narula N, Loyd A, Narula J, Vannan MA (2003) Myocardial contrast echocardiography in acute myocardial infarction. Curr Opin Cardiol 18:346–350

64. Waller BF (1985) Perkutane transluminale Ballonangioplastie. Herz 10:255–268

65. Webb JG, Lowe AM, Sanborn TA, White HD, Sleeper LA, Carere RG, Buller CE, Wong SC, Boland J, Dzavik V, Porway M, Pate G, Bergman G, Hochman JS; SHOCK Investigators (2003) Percutaneous coronary intervention for cardiogenic shock in SHOCK trial. J Am Coll Cardiol 42:1380–1386
66. Zaret BL, Wackers FJ (1993) Nuclear cardiology (1). N Engl J Med 329:775–783
67. Zaret BL, Wackers FJ (1993) Nuclear cardiology (2). N Engl J Med 329:855–863
68. Zellweger MJ, Lewin HC, Lai S, Dubois EA, Friedman JD, Germano G, Kang X, Sharir T, Berman DS (2001) When to stress patients after coronary artery bypass surgery? Risk stratification in patients early and late post-CABG using stress myocardial perfusion SPECT: implications of appropriate clinical strategies. J Am Coll Cardiol 37:144–152
69. Zellweger MJ, Weinbacher M, Zutter AW, Jeger RV, Mueller-Brand J, Kaiser C, Buser PT, Pfisterer ME (2003) Long-term outcome of patients with silent versus symptomatic ischemia six months after percutaneous coronary intervention and stenting. J Am Coll Cardiol 42:33–40
70. Zoghbi WA (2002) Evaluation of myocardial viability with contrast echocardiography. Am J Cardiol 90:65J–71J

2.4 Lyse

W. RUTSCH

2.4.1 Grundlagen (aktueller Stand von Physiologie, Pathophysiologie und Pathologie)

2.4.1.1 Geschichte der Lysetherapie des akuten Herzinfarktes

Obwohl Herrick schon 1912 in seiner pathologisch-anatomischen Beschreibung der Thrombose bei der Entstehung des akuten Herzinfarkts eine große Bedeutung beigemessen hat [48], wurde der Zusammenhang von intrakoronarer Thrombose und Myokardinfarkt erst 1980 durch die Arbeit von DeWood eindeutig geklärt [28]. 1976 publizierten Chazov und 1979 Rentrop erste Ergebnisse mit intrakoronarer Streptokinaseinfusion beim akuten Myokardinfarkt. Mit GISSI-I begann 1986 die moderne Ära der thrombolytischen Therapie des akuten Herzinfarkts [37]. In 5 großen placebokontrollierten Lysestudien wurde eine hochsignifikante Senkung der Sterblichkeit um 27% nachgewiesen, was einem bedeutenden Fortschritt in der Behandlung des Herzinfarkts entsprach.

2.4.1.2 Plaqueruptur und Thrombusbildung

Plaqueruptur mit konsekutiver Thrombusbildung ist die pathophysiologische Grundlage des akuten ischämischen Syndroms: instabile Angina pectoris, nichttransmuraler oder transmuraler Myokardinfarkt. Am Ort der Endothelverletzung kommt es zu einer Plättchenadhäsion und -aggregation sowie zu einer Ansammlung verschiedener Mediatoren, die die Verklumpung von Blutplättchen unterhalten und eine Vasokonstriktion auslösen. Dazu zählen Thromboxan A2, Serotonin, ADP, plättchenaktivierender Faktor, freie Radikale, Thrombin, Gewebefaktor u. a. [109]. Die Thrombinaktivierung durch Endothelverletzung führt zu weiterer Plättchenaggregation und Vasokonstriktion sowie zu einer Umwandlung von Fibrinogen in Fibrin. Thrombin ist einer der stärksten biologischen Aktivatoren der Thrombozyten.

Voneinander unabhängige oder kombinierte Hemmung von Thrombin und Plättchen ist die Grundlage der adjuvanten Therapie, wobei der Hemmung der Plättchenaktivierung die größte Bedeutung beizumessen ist. Es wurde bereits eine Vielzahl von Antikörpern, Antagonisten, Hemmsubstanzen und Blockern der Glykoprotein-IIb-/IIIa-Rezeptoren auf der Thrombozytenoberfläche untersucht (monoklonaler Antikörper c7E3, synthetische Peptide, kleine nichtpeptidische Moleküle u.a.). Ihre Blockade verhindert die Aggregation der Plättchen. Eine Blockade an dieser letzten gemeinsamen Stelle der Plättchenaktivierung bedeutet eine sehr wirksame Hemmung der Blutgerinnung. Sie ist viel wirksamer als die Zyklooxygenase-Synthetase-Hemmung durch Azetylsalizylsäure, da dieser Schritt durch eine direkte Aktivierung der Plättchen, z.B. durch Thrombin oder Gewebefaktor, umgangen werden kann.

▌ Für die Entwicklung des akuten ischämischen Syndroms ist nicht das Ausmaß
und die Schwere der arteriosklerotischen
Plaque, sondern die Zusammensetzung und
die Vulnerabilität von entscheidender Bedeutung [32].

Lipidreiche, weiche Plaques sind gefährlicher als
kollagenreiche, harte Plaques, da sie häufiger
instabil werden, eher zur Ruptur neigen und einen ausgeprägt thrombogenen Kern besitzen.
Die Arteriosklerose hat darüber hinaus viele Gemeinsamkeiten mit Entzündungsprozessen. Es
gibt Hinweise, dass Lipoproteine und ihre Derivate den Entzündungsprozess begünstigen. Aktivierte T-Zellen können die Kollagensynthese
stören, durch Entzündungsmediatoren werden
aktivierte Makrophagen und glatte Gefäßmus-
kelzellenenzyme freigesetzt, die das bindegewe-
bige Netzwerk der fibrösen Kappe destabilisie-
ren.

Beim akuten ischämischen Infarkt treten aus
kleinen interstitiellen Gefäßen in geringem Umfang Erythrozyten aus, was meist nur mikrosko-
pisch erkennbar wird. Bei nichtlytischer Therapie wird der hämorrhagische Infarkt selten beobachtet (2% von 119 Autopsien) [105]. Das
Bild des ischämischen Myokardinfarkts findet
sich auch nach primärer, direkter PCwertzo-
asdfghöövbnm,I ohne Lyse [105]. Durch die
thrombolytische Therapie entstehen fast ausschließlich hämorrhagische Infarkte mit bereits
makroskopisch erkennbarer Einblutung. Bei PCI
ohne Lyse zeigt die arteriosklerotische Plaque
Rupturen, Fissuren, Dissektionen ohne Einblutung. Bei Kombination von PCI und Lyse werden teilweise erhebliche Blutungen in Intima,
Media oder Adventitia beobachtet, wodurch das
freie Gefäßlumen eingeengt werden kann.

2.4.1.3 Plasminogenaktivatoren

Ziel der Fibrinolysetherapie ist die Bildung von
Plasmin aus Plasminogen. Blutgerinnsel werden
durch Aktivierung des Proenzyms Plasminogen
aufgelöst, Plasmin fragmentiert Fibrin. Plasmin
ist eine unspezifische Serinprotease, die neben
der Auflösung von Fibrin auch die Plasmaspiegel von Fibrinogen sowie den Gerinnungsfaktoren V und VIII senkt. Die Wirkung von Plasminogen wird im Blut schnell durch Plasminin-
hibitoren, insbesondere a_2-Antiplasmin aufgehoben. Plasminogenaktivatoren der ersten Generation (Streptokinase, Urokinase) aktivieren
sowohl frei zirkulierendes als auch im Thrombus gebundenes Plasminogen, während Plasminogenaktivatoren der zweiten Generation (Alteplase) und der dritten Generation (Reteplase,
Tenecteplase) überwiegend an Fibrin gebundenes Plasminogen aktivieren. Grundsätzlich
können die Plasminogenaktivatoren in fibrinspezifische (Alteplase, Reteplase) und in nicht-
fibrinspezifische (Streptokinase, APSAC und
Urokinase) unterteilt werden, obwohl dies eine
vereinfachende Klassifizierung darstellt, da die
Fibrinspezifität dosisabhängig ist und alle Plasminogenaktivatoren neben ihrer Wirkung auf
den Thrombus auch Gerinnungsfaktoren angrei-
fen. Ein Zusammenhang von Abfall des Fibrinogenspiegels, Anhäufung von Fibrin(ogen)spalt-
produkten und Blutungskomplikationen konnte
nicht nachgewiesen werden. Fibrinspezifische
Plasminogenaktivatoren lösen Thromben
schneller auf. Die Patencyrate (TIMI 2 und 3)
für Streptokinase liegt bei 51%, für Alteplase
bei 76% und für Anistreplase (APSAC) bei 77%
[41, 75, 93]. Die nichtfibrinspezifischen Plasminogenaktivatoren erreichen nach etwa 180 min
eine identische Patencyrate (Catch-up-Phäno-
men, GUSTO-I) [43]. Bei Behandlung mit fi-
brinspezifischen Plasminogenaktivatoren, die
weniger Fibrin(ogen)spaltprodukte erzeugen, ist
die Stabilität des Infarktgefäßes etwas geringer.
Es werden häufiger Wiederverschlüsse und
Reinfarkte beobachtet.

Es wurde eine Vielzahl von Plasminogenaktivatoren im klinischen Gebrauch oder in
größeren Studien untersucht: Streptokinase,
Anistreplase (APSAC), Urokinase, Alteplase (rt-
PA), Saruplase (Prourokinase), Reteplase (r-PA),
Tenecteplase (TNK-tPA), Staphylokinase und
viele mehr. Aufgrund hoher Effektivität und
ausreichender Sicherheit sind jedoch im Wesentlichen nur 4 Plasminogenaktivatoren im Gebrauch und werden durch die kardiologischen
Gesellschaften in ihren Richtlinien empfohlen:
Streptokinase (SK), Alteplase (rt-PA), Reteplase
(r-PA) und Tenecteplase (TNK-tPA) [5] (Tabelle
2.4.1 und 2.4.2).

In den Jahren nach Publikation der GUSTO-
1-Studie sind bei der fibrinolytischen Therapie
des akuten Myokardinfarktes keine Verbesserungen mehr erreichbar gewesen, weder bei der Effektivität noch bei der Sicherheit neuerer Plasminogenaktivatoren. Unverändert ist die hohe

Tabelle 2.4.1. Merkmale verschiedener Plasminogenaktivatoren

	Streptokinase SK	Alteplase rt-PA	Reteplase r-PA	Tenecteplase TNK-tPA
▮ Plasmahalbwertszeit (min)	≈ 26	≈ 6	≈ 15	≈ 20
▮ Fibrinspezifität	–	++	+	+++
▮ Antigenität	+	–	–	–
▮ Plasminogenaktivierung	indirekt	direkt	direkt	direkt
▮ Dosierung (i.v.)	1,5 Mio. E/60 min	100 mg/90 min[a]	2×10 U Bolus im Abstand von 30 min	0,5 mg/kg KG im Bolus
▮ Antithrombotische Begleittherapie	Azetylsalizylsäure 250–500 mg als „loading dose", danach 100 mg tgl.			
▮ Antikoagulanzien[b]	Heparin	Als Bolus 60 E/kg, maximal 4000 E 12 E/kg/h, maximal 1000 E/h Ziel aPTT 50–70 s Dauer 48 h[c]		Alternativ bei Tenecteplase: Enoxaparin 30 mg als Bolus i.v. 2×1 mg/kg/Tag bis zu 7 Tage

[a] Front-loaded-Schema; [b] Bei SK nicht innerhalb der ersten 6 h; [c] Länger bei hohem Risiko für Thrombembolie (z. B. Vorhofflimmern, linksventrikulärer Thrombus, großer Vorderwandinfarkt, frühere Embolie)

Tabelle 2.4.2. Dosierungsschema der Plasminogenaktivatoren und die antithrombotische Begleittherapie

	Dosierung	Heparin Begleittherapie
▮ Streptokinase (SK) Antistreplase	1,5 Mio. I.U. über 30–60 min 30 E in 5 min i.v.	Keine Initialgabe Heparin nach 12 bis 24 h
▮ Alteplase (tPA) (z. B. Actilyse)	15 mg i.v. Bolus 0,75 mg/kg über 30 min, dann 0,5 mg/kg über 60 min i.v. Gesamtdosis ≤100 mg	i.v. Bolus: 60 U/kg, maximal 4000 U i.v. Infusion: 12 U/kg/h über 48 h, maximal 1000 U/h Ziel aPTT 50–70 s
▮ Reteplase (r-PA) (z. B. Rapilysin)	10 U + 10 U i.v. Bolus im Abstand von 30 min	i.v. Bolus: 60 U/kg, maximal 5000 U i.v. Infusion: 12 U/kg/h über 48 h, maximal 1000 U/h Ziel aPTT 50–75 s
▮ Tenecteplase (TNK-tPA) (z. B. Metalyse)	i.v. Bolus 30 mg < 60 kg 35 mg 60 bis < 70 kg 40 mg 70 bis < 80 kg 45 mg 80 bis < 90 kg 50 mg ≥90 kg	i.v. Bolus: 60 U/kg, maximal 5000 U i.v. Infusion: 12 U/kg/h über 48 h, maximal 1000 U/h Ziel aPTT 50–75 s

Rate an zerebrovaskulären Komplikationen, insbesondere hämorrhagischer Schlaganfall, der in hohem Prozentsatz tödlich verläuft (Abb. 2.4.1) [11]. Erst mit der primären PCI konnte gegenüber der herkömmlichen Lyse ein weiterer Fortschritt bei der Senkung der Sterblichkeit erreicht werden.

▮ Streptokinase

Streptokinase wird aus Kulturen von betahämolysierenden Streptokokken gewonnen, was die antigenen Eigenschaften erklärt. Streptokinase zählt zu den nichtfibrinspezifischen Plasminogenaktivatoren. Streptokinase ist ein nichtenzymatisches Protein, das indirekt das fibrinolytische

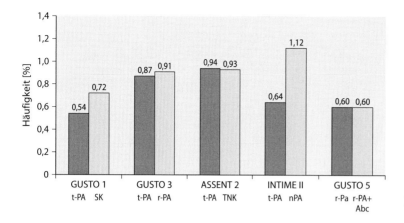

Abb. 2.4.1. Häufigkeit intrakranieller Blutungen in wichtigen Fibrinolyse-Studien

System durch eine stöchiometrische 1:1-Bindung mit Plasminogen aktiviert. Der Streptokinase-Plasminogen-Aktivator-Komplex konvertiert Plasminogen zu Plasmin. Streptokinase hat eine Halbwertszeit von 18–23 min. Allerdings bleibt der systemisch-lytische Zustand bei einem beträchtlichen Abfall von Fibrinogen über mindestens 24–36 h bestehen. In etwa 4% der Fälle (ISIS-2) wird eine allergische Reaktion unterschiedlicher Ausprägung beobachtet [52]. In ISIS-2 trat ein anaphylaktischer Schock bei 0,5% der Patienten auf. Streptokinase hat einen ausgeprägten Effekt auf den Blutdruck mit nicht unerheblichem Abfall in der frühen Therapiephase. Der systolische Blutdruck fällt im Mittel um 35 mmHG. Durch serologische Untersuchungen konnte für Streptokinase und Anistreplase ein erhöhter IgG-Titer bis zu 4 Jahren nach einer einmaligen Behandlung nachgewiesen werden. Obwohl gewisse Bedenken gegen eine zweite Therapie innerhalb dieser Zeit bestehen, gibt es keine überzeugenden Daten, dass bei kürzerem Zeitintervall eine höhere Rate allergischer Reaktionen auftritt. Nach einem Vorschlag von Schröder aus dem Jahre 1983 wird Streptokinase in einer Dosierung von 1,5 Mio. E über 60 min intravenös infundiert.

▮ Anistreplase (APSAC)

Anistreplase (APSAC, „anisoylated plasminogen streptokinase activator complex") war der erste Plasminogenaktivator, der als Bolus appliziert werden konnte. APSAC ist ein direkter Plasminogenaktivator. Streptokinase ist an Lysplasminogen in Form eines Aktivatorkomplexes gebunden. Durch die Anisoylierung ist der Komplex inaktiv und gegen Plasminogeninhibitoren geschützt. Durch Deacylierung entsteht die akti-

ve Substanz, was zu einer langen Halbwertszeit von über 100 min führt. Die wirksame Dosis kann daher mit einer einzigen Injektion appliziert werden. APSAC ist nicht fibrinspezifisch und führt zu einem Abfall des zirkulierenden Fibrinogens auf 20–40% des Ausgangswertes. Da APSAC Streptokinase enthält, sind die Nebenwirkungen wie Antigenität und Hypotension identisch. In angiografischen Studien der Phase 2 war die thrombolytische Effektivität von APSAC mit der von Streptokinase identisch. Obwohl APSAC im Rahmen einer ersten randomisierten, placebokontrollierten klinischen Studie (AIMS-Studie) vielversprechend war, bestand in der größeren ISIS-3-Studie kein Vorteil mehr im Hinblick auf Sterblichkeit gegenüber einer Therapie mit Streptokinase oder Alteplase. Die Rate intrakranieller Blutungen lag in ISIS-3 für APSAC dichter an der von Alteplase als von Streptokinase. Obwohl APSAC für die Therapie des akuten Herzinfarktes zugelassen ist, fand die Substanz keine große Akzeptanz.

▮ Urokinase

Urokinase ist eine zweikettige Serinprotease, die direkt Plasminogen ohne Bildung eines Aktivatorkomplexes in Plasmin umwandelt. Urokinase ist nicht fibrinspezifisch. 1947 wurde Urokinase erstmals aus menschlichem Urin isoliert und später aus fetalen menschlichen Nierengewebekulturen gewonnen. Die Substanz ist daher nicht antigen und wird nicht durch Antikörper blockiert. Hypotensionen werden seltener als nach Streptokinase beobachtet. Die Standarddosis von 3 Mio. E wurde von Neuhaus 1988 empirisch ermittelt [69]. Es gibt keine größeren Vergleichsuntersuchungen über die Dosis-Wirkungs-Beziehung und keine Untersuchungen größeren Umfangs mit verlässlichen Daten zu Therapiesicherheit und Effektivität. Urokinase ist verfügbar, jedoch für die Indikation Thrombolyse beim akuten Herzinfarkt nicht zugelassen.

∎ Alteplase (rekombinanter Gewebeplasminogenaktivator, rt-PA)

rt-PA wurde zunächst in kleinen Mengen aus Melanomzellkulturen gewonnen. 1983 beschrieben Pennica und Mitarbeiter die gentechnologische Produktion. rt-PA liegt in 2 verschiedenen Formen vor, in einer einkettigen Form – Alteplase (Dr. Karl Thomae GmbH, Biberach) und in einer zweikettigen Form – Duteplase. rt-PA ist nicht antigen und besitzt keine Nebenwirkungen, wie sie von Streptokinase bekannt sind. Alteplase ist fibrinspezifisch, d. h. in Gegenwart von Fibrin wird zumindest in vitro der Umsatz von Plasminogen in Plasmin wesentlich beschleunigt. Nach einer Behandlung mit 100 mg nimmt das zirkulierende Fibrinogen auf etwa 30–40% des Ausgangswertes ab. Verschiedene Hemmstoffe zirkulieren im Blut, z. B. α_2-Plasmininhibitor, Plasminaktivatorinhibitor-1 (PAI-1) und -2 (PAI-2). Die Halbwertszeit von n-PA liegt bei etwa 5 min. Die rt-PA Lyse muss zur Vermeidung von Reokklusionen mit Heparin intravenös (PTT-kontrolliert) kombiniert werden. Bei herkömmlicher Dosierung von 100 mg in 3 h wurde die Reokklusionsrate mit 13% angegeben. Gegenüber 8% bei nichtfibrinspezifischen Plasminogenaktivatoren.

Neuhaus und Mitarbeiter haben 1989 eine akzelerierte Dosierung mit einem Bolus von 15 mg zu Beginn, 50 mg in den ersten 30 min und 35 mg in der nachfolgenden Stunde vorgeschlagen [69]. Mit dieser Dosierung konnte die Patencyrate nach 90 min auf 84% erhöht werden. In der GUSTO-I-Studie wurde diese Dosierungsform mit zusätzlicher Gewichtskorrektur getestet [44]. Bei fixer Dosierung sind Patienten mit niedrigem Körpergewicht einem höheren Blutungsrisiko ausgesetzt. Auch die Wiederverschlussrate ist mit der akzelerierten Dosierung deutlich niedriger als bei herkömmlicher Anwendung.

In 2 großen Vergleichsuntersuchungen, GISSI-2 [38] und ihrer internationalen Erweiterung (Alteplase und Streptokinase) und ISIS-3 (Duteplase, Streptokinase und APSAC) [53], wurde der relative Einfluss verschiedener Plasminogen-

aktivatoren auf die Sterblichkeit untersucht. Überraschenderweise waren Alteplase und Duteplase den anderen Plasminogenaktivatoren nicht überlegen. Die Untersuchungen von Hsia, Bleich und der European Cooperative Study Group [8, 25, 49] verwiesen auf die Notwendigkeit einer korrekten Antikoagulation, wenn rt-PA als Plasminogenaktivator verwendet wird. In allen 3 Untersuchungen war die Patencyrate 18, 57 und 81 h nach Lyse in der Heparingruppe höher. Bei Zusammenfassung der Daten aller 3 Studien lag die Patencyrate in der Heparingruppe bei 82% gegenüber nur 67% in der Kontrollgruppe ohne Heparin. Die Reokklusionsrate war ohne Heparin signifikant höher.

Die GUSTO-Studie hat die Hypothese des offenen Infarktgefäßes bestätigt [86, 95]. In der Alteplasegruppe war die Patencyrate 90 min nach Therapiebeginn signifikant höher, was bereits nach 24 h mit einer signifikant niedrigeren Sterblichkeit einherging. In der Alteplasegruppe wurde innerhalb von 180 min mit 54% der höchste Anteil an TlMI-Grad 3 beobachtet. Nach 30 Tagen lag die Sterblichkeit in dieser Gruppe mit absolut 1% signifikant niedriger als in den anderen Gruppen, insbesondere den beiden Streptokinasegruppen. Gegenüber den Streptokinasegruppen überlebten in der Alteplasegruppe auf 1000 Behandlungen 10 Patienten mehr. Andererseits war die Schlaganfallsrate in der Alteplasegruppe signifikant höher, 4 pro 1000 Behandlungen, 2 überlebten die Komplikation nicht. Sie sind bereits in der Sterblichkeitsanalyse enthalten. Ein Patient behielt einen bleibenden, bedeutenden neurologischen Defekt und 1 Patient erlitt einen Schlaganfall ohne neurologische Ausfälle von Bedeutung. Bei der Nettobetrachtung von Effektivität und Nebenwirkungen muss also der Erfolg von 10 Überlebenden pro 1000 Behandlungen um einen Patienten gemindert werden, sodass gegenüber den Streptokinasegruppen ein Vorteil von 9 zusätzlich Überlebenden verbleibt. Nach GUSTO-I wurde die akzelerierte und gewichtsbezogene Dosierung von Alteplase in Verbindung mit Heparin intravenös neue Standardtherapie des akuten Infarktes.

Der Gewebeplasminogenaktivator t-PA besteht aus verschiedenen Molkülabschnitten, die unterschiedliche Bedeutung haben (Tabelle 2.4.3). Verändert man die Struktur des Moleküls, gewinnt es andere pharmakokinetische Eigenschaften. Mutanten von t-PA besitzen im Wesentlichen eine höhere Fibrinspezifität und

Tabelle 2.4.3. Struktur des t-PA-Moleküls und die Funktion seiner Abschnitte

Molekülabschnitt	Funktion
▌ Fibronektinfinger	Bindung an Fibrin
▌ Epidermal-growth-factor-Domäne	Elimination durch Leberparenchymzellen
▌ Kringel 1	Elimination durch Leberendothelzellen
▌ Kringel 2	Stimulation der Protease durch Fibrin
▌ Proteasedomäne	Spaltung von Plasminogen Hemmung durch PAI-1
▌ Kohlenhydratseitenketten	Elimination aus dem Plasma

eine längere Plasmahalbwertszeit, was eine Bolusapplikation ermöglicht. In der Tabelle sind die verschiedenen Molekülabschnitte und ihre jeweilige Funktion zusammengestellt [74].

▌ Saruplase
(einkettige Urokinase, scu-PA, Prourokinase)

Prourokinase, scu-PA oder einkettige Urokinase ist eine Vorstufe der Urokinase und stellt neben t-PA eine weitere Form eines natürlichen, endogenen Plasminogenaktivators dar. Prourokinase ist wie t-PA relativ fibrinspezifisch. Die Halbwertszeit ist mit etwa 5 min ähnlich kurz. Die größte mit Saruplase durchgeführte Untersuchung, in der 80 mg verwendet wurden, ist die PRIMI-Studie („Prourokinase in Myocardial Infarction") [77]. Prourokinase war einer Thrombolyse mit Streptokinase, APSAC oder rt-PA vergleichbar. Die Patencyrate lag bei 70%. Die Substanz ist für den klinischen Gebrauch nicht verfügbar.

▌ Reteplase
(rekombinanter Plasminogenaktivator, r-PA)

Reteplase ist eine einkettige, in E. coli exprimierte und deshalb unglykosylierte Deletionsmutante des Gewebeplasminogenaktivators. Das Molekül besteht nach Abspaltung des Kringel 1 nur aus Kringel 2 und der Proteasedomäne des t-PA-Moleküls. Durch den Wegfall des Fibrinektinfingers ist die Bindung der Reteplase an Fibrin im Vergleich zu rt-PA 5fach schwächer. Obwohl Kringel 2 im Reteplasemolekül enthalten ist, ist die Fibrinstimulierbarkeit der Reteplase im Vergleich zu rt-PA ebenfalls 4fach reduziert. Insgesamt besitzt Reteplase eine im Vergleich zu rt-PA niedrigere, aber immer noch signifikante Fibrinselektivität. Die Elimination

der Reteplase aus dem zirkulierenden Plasma erfolgt vor allem in der Leber. Durch den Wegfall des Fibrinektinfingers, der Epidermalgrowth-factor-Domäne und des Kringels 1 sowie der Kohlenhydratseitenketten wird die hepatische Elimination reduziert. Dadurch verlängert sich die Plasmahalbwertszeit auf 14–18 min, im Vergleich zu 3–4 min bei Alteplase. Aus diesem Grund muss Reteplase nicht als Infusion, sondern kann als Bolus gegeben werden. Da es nach Gabe eines Einzelbolus relativ häufig zu Reokklusionen kam, wurde die Dosierung auf eine doppelte Bolusgabe umgestellt. Am besten hat sich dabei die Gabe von 2-mal 10 U im Abstand von 30 min bewährt.

Die von Neuhaus et al. durchgeführte GRECO-Studie („German Recanalisation of Coronary Occlusion") zeigte, dass Reteplase bei den 30- und 60-Minuten-Patencyx-Raten der akzelerierten Dosierung von rt-PA vergleichbar ist [71]. In der INJECT-Studie mit 6010 Patienten wurde Reteplase mit Streptokinase bei Patienten mit einem Schmerzintervall von weniger als 12 h verglichen [50]. Im Hinblick auf den primären Endpunkt, 35-Tage-Sterblichkeit, gab es keinen signifikanten Unterschied, 9,02% (r-PA) gegenüber 9,53% nach Streptokinase. Die allgemeine Schlaganfallsrate von 1,23% mit einem Anteil von 0,77% intrakranieller Blutungen lag in der Reteplasegruppe signifikant höher als in der Streptokinasegruppe mit 1,0 bzw. 0,37%.

In der RAPID-I-Studie, einer Vergleichsuntersuchung von Reteplase (zweimalige Bolusgabe von 20 U im Abstand von 30 min) mit Alteplase in der konventionellen Dosierung (100 mg über 3 h) war Reteplase überlegen, die Offenheit der Koronargefäße wurde mit Reteplase früher und häufiger erreicht. Dies konnte auch in der RAPID-II-Studie [10], in der Alteplase in der akzelerierten Dosierung verabreicht wurde, bestätigt werden. In der GUSTO-III-Studie [99] wurde Reteplase mit Alteplase verglichen. Primärer Endpunkt war die 30-Tage-Sterblichkeit. Überraschenderweise zeigte sich hier nun zwischen den beiden Plasminogenaktivatoren kein Wirkungsunterschied mehr.

▮ Lanoteplase (nPA)

Lanoteplase ist eine weitere Mutante von rt-PA mit Molkülmanipulationen, die zu einer verminderten Clearance und zu einer geringeren Fibrinspezifität geführt haben. Im Vergleich zu rt-PA fehlt der Lanoteplase der Fibronektinfinger und die Epidermal-growth-factor-Domäne. Die Plasmahalbwertszeit von Lanoteplase wird durch die veränderte Molekülstruktur auf 30–45 min und damit auf das 10fache der Halbwertzeit von Alteplase verlängert. In einer Phase-2-Studie (InTIME) [27] wurden verschiedene Dosierungen von Lantoplase mit Alteplase als Standardtherapie verglichen. Lanoteplase wurde in Dosen von 15–120 kU/Kg getestet (als Bolus über 2–4 min). Bei den ersten 3 Dosierungen zeigte sich eine eindeutige Beziehung zur Patency mit TIMI-3 nach 60 min. Bei höherer Dosierung zwischen 60 und 120 kU/kg war dieses Verhältnis nicht mehr nachweisbar, die Patencyrate konnte nicht weiter gesteigert werden. Auch die beiden höchsten Lanoteplasedosen erreichten kein besseres Ergebnis als Alteplase.

In der Nachfolgestudie InTIME-2 wurde die höchste Dosis, 120 kU/kg Lanoteplase, in einem 2 : 1-Verhältnis der Patienten zu akzelerierter Alteplase als Vergleichssubstanz untersucht. Obwohl die 30-Tage-Sterblichkeit-Daten weitgehend identisch waren, 6,77% für Lanoteplase und 6,6% für Alteplase, lag die Rage an intrakraniellen Blutungen in der Lanoteplasegruppe signifikant höher, 1,13 vs. 0,62%, p = 0,003). Die Weiterentwicklung von Lanoteplase wurden aufgrund der InTIME-2-Studie aufgegeben.

▮ Tenecteplase (TNK-tPA)

Eine weitere Mutante des rt-PA, Tenecteplase (TNK-tPA), zeichnet sich durch eine längere Halbwertszeit, eine hohe Fibrinspezifität und relative Resistenz gegen Plasminogenaktivatorinhibitor (PAI-1) aus und erlaubt eine Fibrinolysetherapie mit Hilfe eines Einzelbolus, der körpergewichtsadaptiert appliziert wird (0,5 mg/kg KG).

In Phase-2-Studien (19, 20, 102) konnten mit Tenecteplase im Vergleich zu akzelerierter Alte-

plase identische TIMI-Flussraten 3 nach 90 min erreicht werden. Es bestand für Tenecteplase eine eindeutige Dosis-Wirkung-Beziehung zwischen Patency und intrakranieller Blutung. Eine Reduzierung der TNK-tPA-Dosis und eine geringe Dosis an unfraktioniertem Heparin halfen die ernsthaften Blutungskomplikationen deutlich zu senken. Mit diesen Informationen wurde eine große Phase-3-Studie begonnen, ASSENT-2, in der TNK-tPA mit rt-PA an 16 949 Patienten verglichen wurde [7]. 30–50 mg gewichtsbezogene Dosis von Tenecteplase wurde mit einer akzelerierten Therapie mit Alteplase verglichen. Die 30-Tage-Sterblichkeit war in beiden Gruppen nahezu identisch, 6,18% für TNK-tPA und 6,15% für Alteplase. Die Sterblichkeit war auch noch nach einem Jahr zwischen beiden Gruppen identisch, 9,2% für TNK-tPA und 9,1% für rt-PA [88]. Die Rate an systemischen Blutungskomplikationen war in der Tenecteplasegruppe niedriger und es waren weniger Bluttransfusionen erforderlich. Auch die Rate an zerebralen Blutungen war in beiden Gruppen vergleichbar. Die einfachere Applikationsform und das damit verbundene geringere Risiko eines Dosierungsfehlers und die kürzere Zeit bis Behandlungsbeginn haben zu einer raschen Verbreitung von Tenecteplase und der Bolusfibrinolyse geführt. Tenecteplase wurde aufgrund dieser Studienergebnisse von der FDA für die Behandlung des akuten Myokardinfarktes zugelassen.

Tenecteplase wurde auch in einer Kombinationsbehandlung mit Abciximab in der ASSENT-3-Studie untersucht. Die GP-IIb-/IIIa-Rezeptor-Antagonisten haben sich als wirksam und sicher in der Vermeidung ischämischer Komplikationen bei der Kathetertherapie erwiesen und sie haben signifikant den kombinierten Endpunkt aus Tod und Infarkt bei Patienten mit akutem koronarem Syndrom ohne ST-Hebung senken können. Dies war die Grundlage für eine Vielzahl von Studien an Patienten mit akutem Myokardinfarkt, mit einer Kombination aus Fibrinolyse und GP-IIb-/IIIa-Rezeptor-Antagonisten ischämische Endpunkte günstig beeinflussen zu können. In die ASSENT-3-Studie [29] wurden 6065 Patienten mit ST-Strecken-Hebungsinfarkt und einem Zeitintervall von weniger als 6 h eingeschlossen. Die Studie hatte 3 Behandlungsarme: a) volle Tenecteplasedosis plus Enoxaparin (1 mg/kg subkutan alle 12 h bis maximal 7 Tage), b) Kombinationsbehandlung aus halber Dosis Tenecteplase und Abciximab (0,25 mg/kg-Bolus, gefolgt von einer Infusion mit 0,125 µg/

kg/min über 12 h) und einer gewichtsadaptierten Niedrigdosis Heparin (Bolus 40 IE/kg, gefolgt von einer Infusion von 7 IE/kg/h mit einer Maximaldosis von 800 IE/h), c) Standardtherapie mit voller Dosis Tenecteplase und gewichtsadaptiertem Heparin (Bolus 60 IE/kg, maximale Dosis 4000 IE, gefolgt von einer Infusion 12 IE/kg/h mit einer maximalen Dosis von 1000 IE/h). Primärer Endpunkt der Studie war die Summe aus 30-Tage-Sterblichkeit, Reinfarkt im Krankenhaus und refraktäre Ischämie, ebenfalls während der stationären Zeit. Die Häufigkeit des primären Endpunktes lag in den 3 Gruppen, Enoxaparin, Abciximab und Standardtherapie bei 11,4, 11,1 und 15,4% (p = 0,0001). Die Raten aller Schlaganfälle und die Häufigkeit intrakranieller Blutungen waren im Vergleich der Kombinationstherapie mit der Standardtherapie identisch. Kein Vorteil hingegen wurde bei den Patienten mit einem Lebensalter über 75 Jahre gesehen, hier waren die Komplikationsraten signifikant höher als bei den jüngeren Patienten. Die ASSENT-3-Studie hat zusammenfassend gezeigt, dass die Kombinationstherapie einen günstigen Einfluss auf die Reinfarktrate hat, nicht jedoch auf Früh- und Spätsterblichkeit, und dass sich signifikant mehr Komplikationen bei älteren Patienten ereignen, sodass diese Behandlungsform bei Patienten älter als 75 Jahre nicht zur Anwendung kommen sollte.

Die Reperfusionstherapie mit einem Bolus Tenecteplase und einem Bolus Enoxaparin erscheint für die prästationäre Notfallmedizin besonders attraktiv, da sie schnell und einfach einsetzbar und nicht an ein kompliziertes Infusionsschema gebunden ist. Die Kombinationsbehandlung aus Tenecteplase mit Enoxaparin war in ASSENT-3 besonders erfolgreich, sodass eine weitere Studie, ASSENT-3 Plus, aufgelegt wurde [104]. 1639 Patienten mit einem akuten ST-Hebungsinfarkt wurden prospektiv randomisiert zu 2 Behandlungsarmen: a) Tenecteplase mit gewichtsadaptiertem unfraktioniertem Heparin über 48 h oder b) Tenecteplase mit 30 mg Enoxaparin intravenös, gefolgt von einem subkutanen Bolus in einer Dosierung von 1 mg/kg 2-mal täglich über maximal 7 Tage. Der zusammengesetzte Endpunkt aus 30-Tage-Sterblichkeit, Reinfarkt und refraktärer Ischämie während der Hospitalzeit war für Tenecteplase tendenziell günstiger, 14,2 vs. 17,4% (p = 0,08). Es gab jedoch keinen Unterschied bei diesem Endpunkt, wenn intrakranielle Blutung oder bedeutende Blutungskomplikationen hinzugefügt wur-

den. Die Raten an Schlaganfällen insgesamt (2,9% vs. 1,3%, p=0,026) und intrakraniellen Blutungen (2,2 vs. 0,97%, p = 0,047) lagen für die Kombinationstherapie signifikant höher. Die Zunahme an intrakraniellen Blutungen betraf im Wesentlichen Patienten mit einem Lebensalter über 75 Jahre. Eine Kombinationsbehandlung aus Tenecteplase und Enoxaparin kann in der getesteten Dosierung nicht empfohlen werden.

Eine Kombinationstherapie aus Tenecteplase und unfraktioniertem Heparin ist mit einer Behandlung mit Alteplase und Heparin im Hinblick auf Effektivität und Sicherheit identisch. Wegen der einfachen Handhabung ist Tenecteplase jedoch aus praktischen Gründen Alteplase überlegen, sodass sie heute weite Verbreitung bei prästationärer und stationärer Fibrinolyse gefunden hat.

▍ Staphylokinase (SAK)

Staphylokinase (SAK) ist ein von Staphylococcus aureus produziertes Protein. Es besteht aus 136 Aminosäuren ohne Disulfidbrücken. Es wird ein SAK-Plasmin-Komplex gebildet, der wirksam auf der Thrombusoberfläche Plasminogen in Plasmin überführen kann. Wird der Komplex an Fibrin gebunden, ist dieses Plasmin wirksam vor Inaktivierung durch Alpha-2-Antiplasmin geschützt. Wird es allerdings freigesetzt, folgt eine rasche Inaktivierung. Damit ist Staphylokinase ausgeprägt fibrinspezifisch. Auf der Thrombusoberfläche kann Plasminogen wirksam in Plasmin umgewandelt werden. Die Mehrheit der Patienten entwickelt gegen Staphylokinase neutralisierende Antikörper, wenn auch erst nach einer langen Zeitspanne von etwa 7–12 Tagen, die weit über dem Ausgangsniveau über mehrere Monate nachweisbar bleiben. Es wurden vielversprechende TIMI-3-Flussraten mit mehr als 60% innerhalb von 90 min ohne begleitende systemische Fibrinolyse beobachtet. Weitere Manipulationen am Staphylokinasemolekül erreichten eine Verzögerung der Clearance um das 5fache (Tabelle 2.4.4).

▍ Kombinationstherapie Plasminogenaktivatoren mit GP-IIb-/IIIa-Rezeptor-Antagonisten

Die GP-IIb-/IIIa-Rezeptor-Antagonisten werden erfolgreich eingesetzt bei der Behandlung von Patienten, deren koronare Herzkrankheit mit

Tabelle 2.4.4. Vergleich verschiedener Plasminogenaktivatoren

	Streptokinase	Alteplase	Reteplase	Tenecteplase
▮ Dosis	1,5 Mio IE 30–60 min	< 100 mg in 90 min	10 Ex2 Bolus über 2 min	30–50 mg gewichtsbezogen
▮ Bolusgabe	nein	nein	ja	ja
▮ Antigenität	ja	nein	nein	nein
▮ Allergische Reaktionen	ja	nein	nein	nein
▮ Plasminogenaktivierung	indirekt	direkt	direkt	direkt
▮ Fibrinogenabbau	stark	mäßig	wenig	minimal
▮ 90-Minuten-Patency (%)	50	75	7	75
▮ TIMI-Grad 3 (%)	32	54	60	63
▮ Preis (USA, in $)	613	2974	2750	2833

Herzkathetertechniken behandelt werden muss. Mit dieser Substanzklasse ist es gelungen, die Rate ischämischer Komplikationen signifikant zu senken und die Langzeitprognose wesentlich günstiger zu gestalten. Die gleiche Substanzklasse erwies sich als effektiv, bei Patienten mit akutem koronarem Syndrom ohne ST-Hebung die aus Tod und Infarkt zusammengesetzte Komponente signifikant zu senken. Der Behandlungserfolg mit dieser Substanzklasse war Anlass zu einer Reihe von Studien bei Patienten mit ST-Strecken-Hebungsinfarkt (STEMI), bei denen die GP-IIb-/IIIa-Rezeptor-Antagonisten mit Plasminogenaktivatoren kombiniert wurden. Erste Untersuchungen wurden mit der vollen üblichen Dosis beider Pharmaka durchgeführt (TAMI-8, IMAPCT-AMI und PARADIGM). Sie zeigten übereinstimmend signifikante Erfolge anhand angiografischer und elektrokardiografischer Parameter der Myokardreperfusion. Von Beginn an gab es jedoch Befürchtungen, die Kombination könnte zu bedeutenden Blutungskomplikationen Anlass sein. Diese Sorge führte zum Design von Studien, bei denen die Dosis der Plasminogenaktivatoren reduziert wurde (TIMI-14, SPEED, INTRO-AMI und INTEGRITI).

In der Dosisfindungsphase von TIMI-14 [4] wurden 677 Patienten innerhalb von 12 h nach Schmerzbeginn untersucht. Sie erhielten Dosen von 20, 35, 50 oder 65 mg Alteplase in Kombination mit einer vollen Dosis Abciximab (Bolus 0,25 mg/kg, Infusion 0,125 µg/kg/min über 12 h) oder Streptokinase 0,5, 0,75, 12,5 oder 1,5 Mio. IE. Als Antikoagulanz wurde unfraktioniertes Heparin, ein Bolus von 60 IE/kg, gefolgt von einer Infusion von 7 IE/kg Heparin. Der Streptokinasearm wurde wegen unakzeptabel hoher Blutungskomplikationen abgebrochen. In einem weiteren Dosisbestätigungsarm wurden 211 Patienten untersucht, die zu folgenden Behandlungsschemata randomisiert wurden:

▮ „front-loaded" t-PA in Kombination mit einem Heparinbolus von 70 IE/kg, gefolgt von einer Infusion mit 15 IE/kg/h,
▮ Alteplase 50 mg über 60 min in Kombination mit Abciximab und einer niedrigen Dosis unfraktioniertem Heparin, Bolus 60 IE/kg, gefolgt von einer Infusion mit 7 IE/kg/h oder
▮ eine sehr niedrige Dosis Heparin, Bolus 30 IE/kg, gefolgt von einer Infusion mit 4 IE/kg/h.

Die Kombinationstherapie zeigte eine TIMI-Flussrate-3 von 76% nach 90 min im Vergleich zu nur 57% bei Standardalteplase (Abb. 2.4.2). Die Blutungsrate war in allen Gruppen mit etwa 7% identisch. In ähnlicher Weise wurden Patienten mit STEMI in der SPEED-Studie untersucht (SPEED „Strategies for Patency Enhancement in the Emergency Departement Study") [96]. 304 Patienten wurden zu einer vollen Dosis Abciximab allein oder Abciximab mit Reteplase (5 U, 7,5 U, 10 U, 5 plus 2,5 U oder 5 plus 5 U) randomisiert. Die Kombination mit dem besten Ergebnis, Reteplase 5 plus 5 U mit Abciximab, wurde dann mit einer Standarddosis von 10 plus 10 U Reteplase an weiteren 224 Patienten verglichen. In dieser angiografischen Untersuchung lagen die TIMI-Flussraten 3 nach 60–90 min in der Kombinationsgruppe aus einer halben Dosis Reteplase und Abciximab bei 62%, in der Standardreteplasegruppe bei 47% und in der Abciximabgruppe ohne zusätzliche Therapie bei 27%. Die Rate schwerer Blutung lag in der

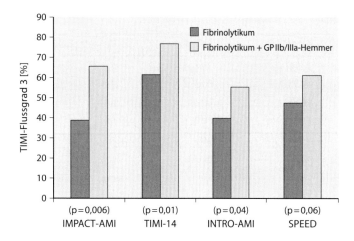

Abb. 2.4.2. Vergleich TIMI-Flussgrad-3-Raten bei einer Kombinationstherapie GP-IIb-/IIIa-Rezeptor-Hemmer oder alleiniger Fibrinolyse (IMPACT-AMI [76], TIMI-14 [4], INTRO-AMI [13], SPEED [96])

Kombinationsgruppe bei 9,2% und in den beiden Gruppen Standardreteplase und Abciximab allein bei 3,3 bzw. 3,7%. Die exzellenten Ergebnisse der Kombinationsgruppe gaben Anlass zur Hoffnung, dass eine weitere Senkung der Sterblichkeit gegenüber der konventionellen fibrinolytischen Therapie erreichbar wäre und dass diese Therapieform zu einer neuen Standardtherapie des akuten Myokardinfarktes werden könnte, zumal einer Katheterintervention vergleichbare TIMI-Flussraten 3 erreicht worden waren. Darauf basierend wurden große klinische Studien entwickelt, GUSTO V und ASSENT-3.

In GUSTO-V [97] wurden 16 588 Patienten zwischen Juli 1999 und Februar 2001 zu 2 Behandlungsformen randomisiert, Standarddosis Reteplase (2-mal Boli von 10 U im Abstand von 30 min) oder Kombinationsbehandlung aus einer halben Dosis Reteplase (2-mal Boli 5 U im Abstand von 30 min) mit einer vollen Dosis Abciximab (Bolus 0,25 mg/kg, Infusion 0,125 µg/kg/min mit einem Maximum von 10 µg/min über 12 h). Patienten mit einer konventionellen Lysedosis erhielten zusätzlich unfraktioniertes Heparin (UFH) mit einem Bolus von 5000 IE, gefolgt von einer Infusion von 1000 IE/h (800 IE/h bei einem Körpergewicht von < 80 kg). In der Kombinationsgruppe war die Dosis Heparin auf einen Bolus von 60 IE/kg (maximal 5000 IE), gefolgt von einer Infusion mit 7 IE/kg/h. Primärer Endpunkt war 30 Tage-Sterblichkeit, der in beiden Gruppen mit 5,9% für Reteplase und 5,6% für die Kombinationstherapie ähnlich ausfiel. Der Unterschied war mit p=0,43 nicht signifikant. Es gab weiterhin keinen Unterschied bei der Rate aller Schlaganfälle und nichttödlichen Schlaganfälle mit bleibendem neurologischem Defizit. Patienten mit einem Le-

bensalter von mehr als 75 Jahren hingegen hatten in der Kombinationsgruppe eine doppelt so hohe Rate an intrakraniellen Blutungen, 1,1 versus 2,1% (p=0,069). Die Raten an Reinfarkten und erneuten Ischämien waren in der Kombinationsgruppe signifikant geringer, 3,5 versus 2,3% (Kombination) bzw. 12,8% versus 11,3% (Kombination). Nach einem Jahr war die Rate an Sterblichkeit aus allen Gründen mit 8,38 bzw. 8,38% identisch [63].

In der ASSENT-3-Studie wurden 6065 Patienten innerhalb von 6 h nach Schmerzbeginn zu 3 verschiedenen Behandlungsformen randomisiert [29]:

▌ Normaldosis Tenecteplase plus Enoxaparin (Bolus von 30 mg iv, gefolgt von einem Bolus von 1 mg/kg subkutan 2-mal täglich für maximal 7 Tage),
▌ Kombination aus einer halben Dosis Tenecteplase mit Abciximab in der üblichen Standarddosis in Verbindung mit unfraktioniertem, gewichtsadaptiertem Heparin, Bolus 40 U/kg, gefolgt von einer Infusion von 7 U/kg/h mit einem Maximum von 800 U/h,
▌ Normaldosis Tenecteplase mit gewichtsadaptiertem unfraktioniertem Heparin, Bolus 60 U/kg, gefolgt von einer Infusion mit 12 U/kg/h mit einem Maximum von 1000 IE/h.

Primärer Endpunkt der Studie war die Zusammensetzung aus 30-Tage-Sterblichkeit, Reinfarkt oder refraktärer Angina pectoris im Krankenhaus und die Kombination aus dem Kombinationsendpunkt und Sicherheitsdaten (intrakranielle Blutung, bedeutende Blutung). Raten des primären Endpunktes betrugen in den 3 Gruppen 11,4% (Enoxaparin), 11,1% (Kombination mit Abciximab) und 15,4% (Standardtherapie).

Die Schlaganfallsraten waren in allen 3 Gruppen identisch, sowohl für alle Schlaganfälle als für intrakranielle Blutungen). Alle Blutungskomplikationen, bedeutende und geringe, waren signifikant häufiger in der Kombinationsgruppe mit Abciximab aufgetreten. Die Reinfarktraten während des Krankenhausaufenthaltes waren in der Enoxaparin- und in der Kombinationsgruppe signifikant niedriger als in der Standardgruppe (p = 0,0009).

Zusammenfassend kann man sagen, dass die Kombinationsbehandlung aus halber Dosis Lyse mit voller Dosis Abciximab in beiden Studien, GUSTO V und ASSENT 3 auf den wichtigsten Endpunkt, die Früh- oder Spätsterblichkeit, keinen Einfluss hatte. In ASSENT 3 war bei der über 75 Jahre alten Patienten eine signifikant höhere Rate Blutungskomplikationen beobachtet worden. Die Kombinationsbehandlung aus halber Dosis Reteplase und einer Standarddosis Abciximab zusammen mit niedrigdosiertem Heparin ist nicht zu empfehlen. Unter keinen Umständen sollte ein GP-IIb/IIIa-Antagonist mit Streptokinase kombiniert werden.

Die Behandlung mit den GP-IIb-/IIIa-Rezeptor-Hemmern ist bei der Indikation akuter ST-Strecken-Hebungsinfarkt nicht ausreichend gut durch klinische Studien abgesichert. Zahlreiche kleinere, nichtrandomisierte Untersuchungen haben in der Kombinationstherapie eine höhere TIMI-Flussrate 3 gesehen. In den beiden großen Studien GUSTO V und ASSENT 3 wurden insgesamt 22000 Patienten untersucht. Die Kombinationstherapie hatte keinen Einfluss auf den wichtigsten Endpunkt Mortalität. Vorteile bei anderen ischämischen Endpunkten wie die Rate an Myokardinfarkten konnten nur mit einer höheren Blutungsrate erkauft werden. Bei der Behandlung des STEMI mit primärer PCI konnte bei Einschluss von mehr als 3000 Patienten der Zusatz von GP-IIb-/IIIa-Rezeptor-Hemmern lediglich die Rate notfallmäßiger Reinterventionen beeinflussen, nicht jedoch die Häufigkeit von Tod oder Infarkt. Trotz der bedeutenden Effekte dieser Substanzklasse bei der elektiven PCI und dem akuten Syndrom, instabiler Angina pectoris oder NSTEMI, wurden in der Behandlung des STEMI nur unwesentliche Vorteile gesehen.

2.4.2 Problemstellung

2.4.2.1 Optimale Reperfusion

Seit der GISSI-I-Studie hat es bedeutende Fortschritte in der Behandlung des akuten Herzinfarktes gegeben, wirksamere Plasminogenaktivatoren, Verbesserung der Patencyraten durch adjuvante Therapiestrategien, Optimierung der Dosierung von Plasminogenaktivatoren, Einführung der antithrombozytären Begleittherapie und eine beträchtliche Erweiterung der Indikation.

> Trotz aller Erfolge bleiben 2 Probleme: Etwa nur 20–30% aller Infarktpatienten werden mit Thrombolyse therapiert und nur etwa die Hälfte aller Patienten erreichen eine optimale Reperfusion.

Die konventionellen Patencydaten 90 min nach Lysebeginn reflektieren nur unzureichend den dynamischen Prozess von Rekanalisation und Reokklusion, No-reflow und Myokardreperfusion [62]. Es besteht eine nicht unerhebliche Diskrepanz zwischen der Rekanalisation epikardialer Koronargefäße und der myokardialen Reperfusion.

> Ziel einer optimalen Lyse ist die frühzeitige, umfassende und bleibende Wiederherstellung der Myokardperfusion. Auch mit der erfolgreichsten Lysestrategie, Alteplase in akzelerierter Dosierung, bleiben 15–20% der Infarktgefäße verschlossen, nur 54% der Infarktgefäße entwickeln einen TIMI-Grad 3 und nur etwa 50% aller Patienten haben mittelfristig eine optimale Reperfusion.

Optimale Reperfusion würde bedeuten, dass nicht, wie klassischerweise angegeben, erst nach 90 min, sondern bereits nach 60 min in einem hohen Prozentsatz ein TIMI-Grad 3 erreicht wird. Die wenigen Berichte dazu zeigen, dass 60 min nach Streptokinase erst 48% der Gefäße offen sind (PRIMI-Studie) [77], nach konventioneller Dosierung von Alteplase 57% [21, 87, 89] und nach akzelerierter Dosierung von Alteplase 65–76% [21, 69, 70]. Die schnelle Wiedereröffnung des Infarktgefäßes, das wichtigste Kriterium optimaler Reperfusion, ist innerhalb von 60 min selbst mit der aggressivsten Lysestrategie erst bei weniger als 3 Viertel der Patienten erreicht.

2.4.2.2 Zeitintervall und Sterblichkeit

Zwischen dem Zeitintervall von Schmerzbeginn bis Lyse und Sterblichkeit gibt es einen engen Zusammenhang. Innerhalb von 60–180 min ist das abhängige Myokard nach komplettem Gefäßverschluss wahrscheinlich vollständig nekrotisch. Dennoch kann durch eine thrombolytische Therapie bis zur 12. Stunde nach Schmerzbeginn noch eine signifikante Senkung der Sterblichkeit erreicht werden. Dafür bieten sich verschiedene Erklärungen an. Zwischen dem Ausmaß der Sterblichkeitssenkung und der linksventrikulären Funktion besteht ein überproportionales Verhältnis. Die Wiedereröffnung des Infarktgefäßes muss also auch über die Verkleinerung der Infarktgröße hinaus einen weiteren günstigen Effekt ausüben, der weniger zeitabhängig ist. Möglicherweise bedeutet ein offenes Infarktgefäß bessere Ausheilung der Narbe, günstigere geometrische Entwicklung (Remodeling) des linken Ventrikels und größere elektrische Stabilität.

Zahlreiche Untersuchungen mit prähospitalem Lysebeginn haben eine dramatische Senkung der Sterblichkeit, eine Abnahme der Infarktgröße und eine bessere linksventrikuläre Funktion nachgewiesen. Bei Patienten, die in der MITI-Studie („Myocardial Infarction Triage and Intervention Project") innerhalb von 70 min behandelt wurden, lag die Sterblichkeit bei nur 1% gegenüber 10% bei späterer Behandlung [107]. Die Infarktgröße, gemessen in Prozent der linksventrikulären Masse, lag bei 4,9% in der frühen Behandlungsgruppe gegenüber 11,2% bei später Lyse. Von besonderer Bedeutung: 40% der Patienten in der MlTI-Studie, die innerhalb einer Stunde therapiert wurden, hatten später thalliumszintigrafisch keinen Defekt. Ähnlich günstige Ergebnisse wurden in der EMIP-Studie („European Myocardial Infarction Project"), beobachtet [31].

In GUSTO-I bestand ebenfalls eine signifikante Beziehung zwischen dem Zeitintervall und der Sterblichkeit. Bei 24% der Patienten, die innerhalb von 1 h im Krankenhaus waren, lag die Sterblichkeit nach 30 Tagen bei 5,3% gegenüber 8,6% bei der Gruppe von Patienten

(6%), bei denen der Zeitverzug bis zur Aufnahme 4 h oder mehr betrug. In der späten Gruppe traten signifikant häufiger Zeichen der Herzinsuffizienz und des kardiogenen Schocks auf. Nur 27% der Patienten konnte innerhalb von 2 h therapiert werden. Die mittlere Zeit zwischen Schmerzbeginn und stationärer Aufnahme lag bei 92 min, was etwas mehr als der Hälfte des Zeitverzugs bis zur Behandlung entsprach. Die mittlere Zeitverzögerung von der Aufnahme bis zur Behandlung lag bei 64 min. Wesentliche Ursache ist die Verzögerung der Patientenentscheidung, sich in ärztliche Behandlung zu begeben. Zwischen Patienten der frühen und späten Behandlungsgruppe bestanden interessanterweise signifikante Unterschiede der klinischen Ausgangsdaten und der Behandlungsergebnisse [81]. In der späten Behandlungsgruppe finden sich signifikant häufiger höheres Lebensalter, Diabetes mellitus, Bluthochdruck, Vorgeschichte Angina pectoris und Infarkt, weibliches Geschlecht und höhere KILLIP-Klassen der Herzinsuffizienz. Zwischen den Patientengruppen, die im Krankenhaus schnell oder verzögert behandelt wurden, bestanden ebenfalls interessante Unterschiede. Während die EKG-Veränderungen nicht signifikant unterschiedlich waren, waren in der späten Gruppe die Beschwerden nicht typisch oder es bestanden klinische Ausgangsbedingungen, bei denen Unsicherheit über den Behandlungsvorteil durch Lyse gegeben waren: weibliches Geschlecht, Diabetes mellitus, höheres Lebensalter und Bluthochdruck. Im Gegensatz zur GUSTO-I-Publikation 1993 ist der relative Einfluss von akzeleriertem rt-PA gegenüber Streptokinase auf die Sterblichkeit nach Komplettierung der Datenbank und sorgfältiger Qualitätskontrolle überraschenderweise in allen Zeitabschnitten identisch [73]. Es gibt keinen zeitabhängigen Vorteil von Alteplase gegenüber Streptokinase. Dies mag damit erklärt werden, dass Patienten, die spät zur Behandlung kommen, grundsätzlich schwerer krank sind und eine höhere Sterblichkeit im weiteren Krankheitsverlauf haben.

> ▌ Die Zeitverzögerung von Schmerzbeginn bis Myokardreperfusion wird von 4 verschiedenen Faktoren bestimmt [18]:
> – Patientenentscheidung bis zur Inanspruchnahme ärztlicher Hilfe,
> – Transport in die Klinik,

> – Zeitverzögerung innerhalb der Klinik von der Aufnahme bis zur Einleitung der thrombolytischen Therapie („door-to-needle-time") und
> – Zeit bis zur Myokardreperfusion. Zur Verkürzung des Zeitintervalls bis zur Myokardreperfusion müssen verschiedene Maßnahmen initiiert werden, die additiv auf die Senkung der Sterblichkeit wirken [68].

Wenn es durch Aufklärung gelingen würde, dass die Patienten 1 h früher ärztliche Hilfe in Anspruch nehmen, die Zeit bis zur Einleitung der Therapie in der Klinik um 30 min verkürzt werden könnte und durch verbesserte pharmakologische oder instrumentelle Therapie nochmals 30 min gewonnen werden könnten, was durchaus im Bereich des Möglichen liegt, könnte die Infarktsterblichkeit um absolut weitere 2% gesenkt werden. Es würden 20 Patienten pro 1000 Behandlungen mehr überleben. Es sei daran erinnert, dass in GISSI-I, Streptokinase gegen Placebo, 27 Patienten pro 1000 Behandlungen überlebten. Zur Reduzierung der Zeitverzögerung bis Lysebeginn nach Aufnahme zur stationären Behandlung sind Protokolle wie in Tabelle 2.4.5 geeignet. Im Durchschnitt vergehen 50–90 min, bis die Diagnose geklärt ist, die Ein- und Ausschlusskriterien überprüft sind, die Therapie vorbereitet ist und schließlich die Behandlung eingeleitet wird.

2.4.2.3 Perfusionsgrad nach Lyse – Bedeutung von TIMI-Grad 3

Entsprechend dem Vorschlag der Thrombolysis in Myocardial Infarction-Studiengruppe (TIMI), entspricht der Perfusionsgrad 0 (kein antegrader Kontrastmitteleinstrom) und 1 (minimaler Kontrastmitteleinfluss) einer erfolglosen Lyse, während 2 (verzögerte, jedoch vollständige Kontrastierung des Infarktgefäßes) und 3 (komplette und zeitgerechte Kontrastierung) als Therapieerfolg bewertet werden. Der TIMI-Grad 2 entspricht eher einer inkompletten Reperfusion [92]. Vogt und Mitarbeiter haben in ihrer Analyse von 4 großen Patencystudien nachweisen können, dass der TIMI-Grad eng mit der Überlebenswahrscheinlichkeit korreliert. TIMI-2 ist mit einer signifikant höheren Krankenhaussterblichkeit als TIMI-3 verbunden, 6,6% gegenüber 2,7% [103]. Die Sterblichkeitsrate bei TIMI-2 ist weitgehend identisch mit der von TI-

MI-0 und TIMI-1, die bislang allein als Lyseversager galten. Zu ähnlichen Ergebnissen kamen 2 weitere Arbeiten, in denen die Beziehung von Sterblichkeit und TIMI-Perfusionsgrad untersucht wurde, TAMI- [60] und TIMI-Studien [36]. In beiden Analysen war bei TIMI-Grad 2 erneute Angina pectoris, Reinfarkt, Zeichen der Herzinsuffizienz sowie die verminderte Erholung der regionalen und globalen Ventrikelfunktion signifikant höher als bei TIMI-Grad 3. In der GUSTO-I-Studie wurde dieser Zusammenhang an einer großen Patientenzahl bestätigt.

Nicht eindeutig geklärt ist, warum TIMI-Flussgrad 2 mit einem so negativen Verlauf verbunden ist. In Betracht kommen höhergradige Reststenose, angiografisch nicht immer erkennbare Restthromben, erhöhter Vasomotorentonus oder Embolie von Thromben, Thrombin und Plättchen-Fibrin-Aggregaten, wodurch weniger funktionsfähiges Myokard überlebt. Andererseits kann TIMI-Flussgrad 2 auch einfach die Folge einer umfangreicheren Myokardnekrose sein, was als Noreflowpänomen beschrieben wird. Ito und Mitarbeiter [54] haben in einer bemerkenswerten Arbeit mit Myokardechokontrastverfahren nachweisen können, dass bei etwa 23% der Patienten mit Vorderwandinfarkt und erfolgreicher Rekanalisation eines epikardialen Koronargefäßverschlusses keine Gewebeperfusion nachweisbar war. Nach Koronargefäßthrombose und Rekanalisation wird häufig ein Wechsel von Reflow und erneutem Verschluss beobachtet. An der Stelle der Intimaverletzung können sich verschließende Plättchenaggregate bilden, die in die Gefäßperipherie embolisiert werden und den Blutstrom wieder frei geben. Thrombin als Mediator der Plättchenaggregation spielt bei diesem zyklischen Koronarflussphänomen eine bedeutende Rolle. Zumindest in der Frühphase kann dieses Phänomen durch Thrombinhemmung unterbrochen werden. Durch Plasminogenaktivatoren werden sowohl Thrombin als auch die Plättchen aktiviert. Mit Hilfe serieller Koronarangiografien oder kontinuierlicher EKG-Aufzeichnung wurden intermittierende Verschlüsse bei durchschnittlich 34% der Patienten beobachtet [24, 42].

Der höchste Anteil von TIMI-Grad 3 ist bislang mit der akzelerierten Dosierung von Alteplase und einer Doppelbolusgabe von rt-PA oder Reteplase erreicht worden [60]. Der Erfolg der Reperfusionstherapie hängt jedoch nicht nur vom TIMI-Grad 3 ab, sondern unter anderem auch von der Häufigkeit von Reverschlüssen. In der GUSTO-Studie waren 90 min nach

Tabelle 2.4.5. Protokoll zur Reduzierung der Zeitverzögerung bis Lyse im Krankenhaus. 30-Minuten-Intervall von Aufnahme bis Lyse

1. Aufnahme	Datum: ..../......./.......	Uhrzeit: .... :	
2. Infarkttypische Angina pectoris		ja ☐	nein ☐
3. Zeitintervall von Schmerzbeginn bis Aufnahme	Min.:	ja ☐	nein ☐
4. EKG mit infarkttypischer ST-Hebung	Datum: ..../......./.......	Uhrzeit: ...... :	

Horizontale ST-Hebung >0,1 mV in mindestens 2 benachbarten Extremitätenableitungen oder >0,2 mV in mindestens 2 benachbarten Brustwandableitungen

5. Kontraindikation gegen Lyse

a) Absolut (Keine Lyse bei einmal „ja")

Aktive interne Blutung	ja ☐	nein ☐
Operativer Eingriff/Trauma in den vergangenen 6 Wochen	ja ☐	nein ☐
Zerebrovaskuläre Blutung/hirnorganische Erkrankung < 6 Monate	ja ☐	nein ☐

b) Relativ (Sorgfältige Prüfung bei einer oder mehreren Antworten mit „ja")

EKG: ST-Senkung, normales EKG, koronar negatives T	ja ☐	nein ☐
Interne Blutung innerhalb der letzten 6 Monate	ja ☐	nein ☐
Anhaltende Wiederbelebungsmaßnahmen (>10 min)	ja ☐	nein ☐
RR systolisch >200 mmHG, diastolisch >120 mmHG	ja ☐	nein ☐
Blutdruck trotz Therapie <90 mmHG systolisch	ja ☐	nein ☐
Infarkt nach koronarchirurgischer Behandlung	ja ☐	nein ☐
Vorangegangene Lysetherapie mit Streptase oder APSAC *(sofern Streptokinase oder APSAC eingesetzt werden sollen)*	ja ☐	nein ☐
Tumorerkrankung im fortgeschrittenen Stadium	ja ☐	nein ☐
Orale Antikoagulation	ja ☐	nein ☐
Schwangerschaft	ja ☐	nein ☐

6. Koronarangiografie und PCI indiziert?

a) Absolut (PCI bei einmal „ja")

Kardiogener Schock	ja ☐	nein ☐
Lungenödem	ja ☐	nein ☐
Großer Infarkt mit Zeichen der Linksherzinsuffizienz	ja ☐	nein ☐
Aktive interne Blutung	ja ☐	nein ☐
Zerebrovaskuläre Blutung oder hirnorganische Erkrankung	ja ☐	nein ☐
Lyseversagen mit anhaltender Angina und ST-Hebung 90 min nach Therapiebeginn	ja ☐	nein ☐

b) relativ (PCI bei einer oder mehreren Antworten mit „ja")

AV-Block III. Grades	ja ☐	nein ☐
Lebensalter über 75 Jahre	ja ☐	nein ☐
Blutdruck >200 mmHG systolisch oder >120 mmHG diastolisch	ja ☐	nein ☐
Systolischer Blutdruck <90 mmHG trotz Therapie	ja ☐	nein ☐
Nach koronarchirurgischer Behandlung	ja ☐	nein ☐
Reinfarkt	ja ☐	nein ☐
Vorbehandlung mit Streptokinase oder APSAC	ja ☐	nein ☐
Fortgeschrittene Tumorerkrankung	ja ☐	nein ☐
Hämoptyse	ja ☐	nein ☐
Vorhof- oder Ventrikelthrombus	ja ☐	nein ☐
Orale Antikoagulation	ja ☐	nein ☐
Schwangerschaft	ja ☐	nein ☐

Tabelle 2.4.5 (Fortsetzung)

7. Blutentnahme	Datum: ..../......./.......	Uhrzeit: .... : ....
Kardiale Marker (CK, CK-mb, Myoglobin und Troponin), Kreatinin, Blutbild und Gerinnungsstatus (aPTT, ACT und TPZ oder INR)		
8. Reperfusionstherapie vorbereiten (primäre PCI oder Fibrinolyse)		
9. ASS 250 mg intravenös gegeben		ja ☐ nein ☐
10. Beginn Lysetherapie	Datum: ..../......./.......	Uhrzeit: .... : ....
11. Zeitintervall von Aufnahme bis Lysebeginn	Min.:	
12. 90 min nach Lysebeginn	Datum: ..../......./.......	Uhrzeit: .... : ....
13. Reperfusionszeichen innerhalb von 90 min?		
Wesentliche, abrupte Besserung der Angina pectoris		ja ☐ nein ☐
Rückgang/Normalisierung der ST-Hebung		ja ☐ nein ☐
Reperfusionsarrhythmien		ja ☐ nein ☐
(gehäuft VES, VT, VF, idioventrikulärer Rhythmus, AV-Block III° zu Sinusrhythmus)		
Sofern Reperfusion nach 90 min unwahrscheinlich Koronarangiographie/PCI erwägen		

APSAC Anistreplase (anisoylierter Plasminogen-Streptokinase-Aktivatorkomplex), *PC* perkutane Koronarintervention, *VES* ventrikuläre Extrasystolie, *VT* ventrikuläre Tachykardie, *VF* Kammerflimmern

Lyse mit akzelerierter t-PA-Dosierung mit 81% signifikant mehr Gefäße offen (TlMI-Grad 2 und 3) als in den Streptokinasegruppen und die Rate an TIMI-Grad 3 lag mit 54% ebenfalls signifikant höher. Bei TlMI-Grad 2 90 min nach Lyse waren nach 5–7 Tagen 3,1% verschlossen, bei TlMI-Grad 3 7,4% [44]. Das entspricht einer Gesamtverschlussrate von 5,9%. Bei etwa nur 50% der Patienten konnte durch Lyse eine optimale Reperfusion erreicht werden. Bei TlMI-Grad 3 lag die Sterblichkeit mit 4,3% signifikant niedriger als bei TIMI-Grad 0 mit 9,9%. Die frühe und bleibende Wiedereröffnung ist der entscheidende Mechanismus einer besseren Überlebenswahrscheinlichkeit, unabhängig davon, wie das erreicht wird [86].

> Mit einer alleinigen pharmakologischen Reperfusionstherapie (Plasminogenaktivatoren und Gerinnungshemmung) ist keine weitere Senkung der Sterblichkeit mehr zu erwarten. Höhere Effektivität bedeutet geringere Sicherheit (Hirnblutung). Bei der PCI sind mit der Entwicklung der Stenttechnologie und der pharmakologischen Begleittherapie weitaus größere Fortschritte erzielt worden. Über eine mögliche pharmakomechanische Kombinationstherapie („facilitated PCI") gibt es noch keine ausreichenden klinischen Daten.

2.4.2.4 Antikoagulatorische und antithrombozytäre Begleittherapie

Es wurden mehrere angiografisch kontrollierte Studien durchgeführt, in denen die Frage einer begleitenden Antikoagulation bei Lyse mit rt-PA untersucht wurde [8, 25, 49, 94]. Übereinstimmendes Ergebnis war die Beobachtung, dass Heparin intravenös notwendig ist, die erzielte Rekanalisation nach rt-PA-Lyse aufrechtzuerhalten. Während die zusätzliche Behandlung mit Azetylsalizylsäure ohne Einfluss auf die Patencyrate nach 90 min blieb, war die Wiederverschlussrate mittel- bis langfristig mit ASS signifikant niedriger.

Fibrin- und Fibrinogenspaltprodukte, die bei der Fibrinolyse entstehen, haben antikoagulatorische Eigenschaften. Unter einer Behandlung mit nichtfibrinspezifischen Plasminogenaktivatoren wie Streptokinase, Urokinase und APSAC fällt der Fibrinogenspiegel auf ein Niveau von etwa 20% des Ausgangswertes ab. Insofern ist es fraglich, ob die Behandlung mit nichtfibrinspezifischen Plasminogenaktivatoren mit Heparin oder anderen Antithrombinen kombiniert werden muss. Die Mehrheit der Untersuchungen weist aus, dass Heparin in Kombination mit Streptokinase zu keiner weiteren Senkung der Sterblichkeit beiträgt, sondern eher für Sicherheitsaspekte der Therapie von Relevanz ist. Unter einer begleitenden Heparintherapie treten häufiger systemische Blutungen auf.

Heparin, das am häufigsten verwendete Antithrombin, hat verschiedene Nachteile. Für seine Bindung an Thrombin ist der Kofaktor Antithrombin III notwendig, es kann durch Heparinase und Plättchenfaktor IV inaktiviert werden und es kann nichtfibringebundenes Thrombin inaktivieren. Die für einen therapeutischen aPTT-Bereich (65–80 s) erforderliche Heparindosis variiert von Patient zu Patient nicht unerheblich und es bedarf großer Sorgfalt, die Therapie korrekt einzustellen. Gentechnologisch herstellbare direkte Antithrombine wie das prototypische Hirudin haben theoretisch Vorteile. Überraschenderweise haben sich jedoch erhebliche Probleme mit den Nebenwirkungen, insbesondere intrakraniellen Blutungen bei 3 Studien ergeben [3, 45, 72], die deswegen vorzeitig abgebrochen werden mussten.

Zur Einstellung der aPTT-Werte auf einen Bereich von 65–80 s muss die Heparindosis häufig korrigiert werden. In der Praxis hat sich die Benutzung einer Heparinkorrekturtabelle bewährt, wie sie in der GUSTO-Studie verwendet wurde (Tabelle 2.4.6). Um diesen Bereich zu erreichen, sind durchschnittlich 32 000 IE Heparin pro 24 h erforderlich [23]. Die Einhaltung dieser aPTT-Grenzen ist für die Effektivität einer rt-PA-Lyse von großer Bedeutung. Bei Überschreiten der Grenze nach oben muss mit erheblichen Nebenwirkungen, insbesondere zerebrovaskulären Blutungen, gerechnet werden. Besondere Vorsicht ist bei Patienten mit einem Körpergewicht von weniger als 65 kg angezeigt.

Unfraktioniertes Heparin (UFH) ist als Antithrombin die Therapie der Wahl in Kombination mit einem Plasminogenaktivator. Als indirektes Antikoagulanz benötigt es Antithrombin als Kofaktor. UFH wird rasch durch Plättchenfaktor-4 und Plasmaproteine inaktiviert. Es ist kein optimales Antithrombotikum. Es wurden immer wieder Verbesserungen der antikoagulatorischen Begleittherapie der Lyse versucht. Die Hoffnungen, UFH durch niedermolekulare Heparine (LMWH) ersetzen zu können, haben sich nicht erfüllt. In der ASSENT-3-Studie [29] wurde Enoxaparin mit Tenecteplase und UFH mit Tenecteplase verglichen. Die Kombinationsbehandlung mit LMWH erwies sich im Hinblick auf den zusammengesetzten Endpunkt aus Tod, Myokardinfarkt und erneute Ischämie der Standardtherapie mit UFH als überlegen. In der ergänzenden Studie ASSENT-3 Plus (n = 1639 Patienten) [104], in der Tenecteplase mit Enoxaparin oder mit UFH in der prästationären Behandlung im Notarztwagen untersucht wurde, bestätigten sich die Befunde von ASSENT-3, dass die Kombinationsbehandlung mit Enoxaparin bei Patienten ≥75 Jahre mit einer signifikant höheren Blutungsrate verbunden ist, sodass hier eine Dosisreduzierung notwendig wäre. Die Rate intrakranieller Blutung lag in der Enoxaparingruppe bei 2,2% gegenüber nur 0,97% in der UFH-Gruppe (p = 0,047). Nahezu alle intrakraniellen Blutungen wurden bei Patienten mit einem Lebensalter über 75 Jahre beobachtet.

In EXTRACT-TIMI 25 wird Enoxaparin mit UFH bei Behandlung mit verschiedenen Plasminogenaktivatoren (Alteplase, Reteplase, Tenecteplase oder Streptokinase) an mehr als 20 000 Patienten verglichen. Von dieser Studie wird ei-

Tabelle 2.4.6. Korrekturtabelle für intravenöse Heparintherapie bei rt-Pa-Lyse

PTT (s)	Bolus (IE)	Infussionsstop (min)	Dosisänderung (ml/h)	Nächste PTT Bestimmung (h)
<50	5000	0	+3	6
50–59	0	0	+3	6
60–85	**0**	**0**	**0**	**nächster Morgen**
86–95	0	0	−2	nächster Morgen
96–120	0	30	−2	6
120	0	60	−4	6

▌ Therapiebeginn mit Bolus von 5000 IE i.v.
▌ Infusion mit 20 000 IE/500 ml (1 ml = 40 IE) vorbereiten
▌ Intravenöse Infusion von 1333 IE/h (33 ml/h), entsprechend 32 000 IE/24 h
▌ Zielbereich PTT 60–85 s
▌ Normalbereich für PTT: 27–35 s

PTT partielle Thromboplastinzeit

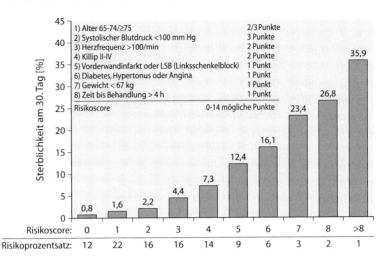

Abb. 2.4.3. TIMI-Risikoscore für den akuten ST-Strecken-Hebungsinfarkt, Wahrscheinlichkeit einer 30-Tage-Sterblichkeit

ne endgültige Aussage zur alternativen Behandlung mit LMWH erwartet.

Neben den LMWH wurden beim akuten ST-Strecken-Hebungsinfarkt auch direkte Thrombininhibitoren untersucht, Hirudin in GUSTO-II [98] und Bivalirudin in HERO-2 [47]. In beiden Studien war Streptokinase der Plasminogenaktivator. Die direkten Thrombininhibitoren hatten jedoch auch hier keinen Einfluss auf die Sterblichkeit, lediglich die Reinfarktrate war mäßig reduziert. In einer weiteren wichtigen Studie, HORIZONS, wird Bivalirudin im Zusammenhang mit primärer PCI beim akuten ST-Strecken-Hebungsinfarkt getestet.

Die amerikanischen Richtlinien zur Behandlung des STEMI empfehlen UFH in einer Dosis von 60 IE/kg als Bolus (Maximum 4000 IE), gefolgt von einer Infusion 12 IE/kg/h (Maximum 1000 IE/h). Alternativ sollten LMWH verordnet werden. Indiziert ist die antithrombotische Therapie bei Patienten mit hohem Risiko einer systemischen Embolie bei großen Infarkten, Vorhofflimmern, früheren Embolien, bekanntem linksventrikulärem Thrombus oder kardiogenem Schock. An die initiale antithrombotische Therapie sollte sich eine orale Antikoagulation mit Warfarin anschließen.

2.4.2.5 Risikobestimmung

Patienten mit akutem ST-Strecken-Hebungsinfarkt haben ein unterschiedliches Risiko, das Ereignis nicht zu überleben. Die TIMI-Arbeitsgruppe hat einen einfach zu handhabenden Risikoscore entwickelt, der eine Einschätzung der

Wahrscheinlichkeit einer 30-Tage-Sterblichkeit zum Zeitpunkt des Beginns der Fibrinolyse erlaubt [67]. Er bedeutet eine einfache arithmetische Summe unabhängiger Prädiktoren der Sterblichkeit, gewichtet nach ihren „adjusted odds ratios" nach einer logistischen Regressionsanalyse. Der Risikoscore wurde anhand der Daten der InTIME-Studie entwickelt, in die 14 114 Patienten eingeschlossen worden waren und deren mittlere Sterblichkeit nach 30 Tagen 6,7% betrug. Der TIMI-Risikoscore setzt sich aus 10 Variablen zusammen, die nach dem Ergebnis der logistischen Regressionsrechnung unterschiedlich gewichtet wurden. Der Risikoscore ist in 8 Schweregrade mit einer 40fachen Sterblichkeit in der höchsten Risikogruppe gegenüber der Gruppe mit dem niedrigsten Risiko unterteilt. Die Sterblichkeit in der niedrigsten Gruppe lag bei 0,8%. In Abbildung 2.4.3 ist der TIMI-Risikoscore dargestellt. Der Risikoscore ist ein einfaches Hilfsmittel, aufgrund weniger klinischer Angaben ein exaktes individuelles Risiko einer 30-Tage-Sterblichkeit zu berechnen.

2.4.3 Diagnostik

2.4.3.1 Differenzialdiagnose

Patienten mit akutem Myokardinfarkt haben eine charakteristische klinische Symptomatik, die es ermöglicht, das Krankheitsbild mit hoher Wahrscheinlichkeit differenzialdiagnostisch abzugrenzen. Mit pathologischen Q-Zacken im EKG und dem Nachweis von kritisch erhöhten myokardspezifischen Enzymen im Blut kann das Absterben von Myokardgewebe objektiv nachgewiesen werden.

Der infarktverdächtige Thoraxschmerz muss differenzialdiagnostisch gegen einen schweren Angina-pectoris-Anfall oder instabile Angina abgegrenzt werden. Der Infarktschmerz ist heftiger, bleibt anhaltend bestehen und tritt meist belastungsunabhängig auf. Oft ist er mit einer heftigen vegetativen Symptomatik verbunden, Übelkeit, Erbrechen, Schweißausbruch, Hautblässe, Schwindel u. a. Als Ausdruck begleitender Linksherzinsuffizienz klagen die Patienten über Luftnot, Unruhe und können oft nicht flach liegen.

2.4.3.2 EKG

Das EKG ist das wichtigste diagnostische Verfahren bei Patienten mit Verdacht auf akuten Myokardinfarkt, denn es erlaubt eine objektive Bestätigung der klinischen Verdachtsdiagnose bereits in der entscheidenden Frühphase des Krankheitsbildes. Typisches EKG-Zeichen ist die horizontale ST-Strecken-Hebung über der Ischämiezone mit Abgang der ST-Strecke aus dem abfallenden R-Schenkel, nicht aus einem hochgezogenen S, was einer Perikarditis entsprechen würde. Typische ischämische Thoraxschmerzen und regionale ST-Hebung im EKG beweisen das Vorliegen eines akuten Myokardinfarktes, sodass unmittelbar, ohne Abwarten des Ergebnisses einer Blutuntersuchung auf kardiale Marker, mit einer reperfundierenden Therapie, Lyse oder primären PCI begonnen werden kann. Eine ST-Strecken-Hebung wird als typisch angesehen, wenn sie in den Brustwandableitungen am J-Punkt (Junktion zwischen QRS-Komplex und ST-Strecke) $\geq 0,2$ mV in mindestens 2 benachbarten Ableitungen ausmacht oder in den übrigen Ableitungen, insbesondere den Extremitätenableitungen aVL, aVF, sowie I–III $\geq 0,1$ mV beträgt. Allerdings gibt es auch Infarkte mit fehlenden ST-Strecken-Hebungen, oft findet man im EKG ST-Senkungen oder T-Negativierungen. Insbesondere gehen posteriore Infarkte oft nur mit einer ST-Strecken-Senkung in V_{1-2} einher. Andere Infarktlokalisationen dokumentieren sich mit ST-Strecken-Senkungen in den kontralateralen Abteilungen. Wird zusammen mit einer verdächtigen Klinik ein neu aufgetretener Linksschenkelblock im EKG gesehen, besteht dringender Verdacht auf einen akuten Myokardinfarkt.

Der akute Infarkt ist mit der Trias definiert: a) ischämischer Thoraxschmerz, b) ST-Strecken-Hebung, c) typischer Anstieg und Abfall kardialer Marker.

2.4.4 Erfordernisse und Voraussetzungen

2.4.4.1 Ein- und Ausschlusskriterien

In der Übersichtsarbeit der *Fibrinolytic Therapy Trialists' (FTT) Collaborative Group* aus dem Jahre 1994 wurden in einer retrospektiven Analyse mehr als 60 000 Patienten aus 9 placebokontrollierten Studien im Hinblick auf Subgruppeneigenschaften untersucht [35]. Bei Patienten mit ST-Hebung wurde die Sterblichkeit in der Lysegruppe gegenüber Placebo hochsignifikant um 21% gesenkt, in der Gruppe mit Schenkelblock lag die Sterblichkeit um 25% niedriger. Bei Vorderwandinfarkten mit ST-Hebung lag die Sterblichkeit um 25% niedriger, bei Hinterwandinfarkten um 11%. Der Lyseeffekt bei Hinterwandinfarkten war grenzwertig signifikant (2p<0,08).

> Nach der Analyse der FTT und vieler anderer Studien besteht zwischen „Zeitintervall bis zur Behandlung" und „Sterblichkeit" eine signifikante fast lineare Beziehung mit einem Sterblichkeitszuwachs von etwa 1% pro Stunde, d. h. pro Stunde Zeitverlust sterben bei 1000 Behandlungen 10 Menschen mehr. Je früher die Lyse eingeleitet wird, um so höher liegt die Überlebenswahrscheinlichkeit.

In GISSI-I lag die Sterblichkeit in der Streptokinasegruppe bei Lyse innerhalb der ersten Stunde nach Schmerzbeginn um fast 50% niedriger. Das „early hazard phenomen" – mehr Tote in der Lysegruppe am ersten Tag – ist besonders ausgeprägt bei Behandlungsbeginn jenseits der 12. Stunde. Wahrscheinlich treten dann häufiger Ventrikelrupturen und zerebrovaskuläre Blutungen auf. Andererseits profitiert diese Patientengruppe jenseits der ersten 24 h, sodass das Ausbleiben eines Therapieeffektes eine Bilanz von frühen Nebenwirkungen und spätem Vorteil ist.

> Während kein Zweifel daran besteht, dass durch Lyse bis zur 12. Stunde nach Schmerzbeginn die Sterblichkeit signifikant gesenkt werden kann, ist das für die Zeit jenseits der 12. Stunde ungewiss.

In ISIS-3 [53], EMERAS [30] und LATE [59] wurde diese Frage untersucht. Die 3 Studien haben eine gleiche Senkung der Sterblichkeit bei einem Zeitintervall von 7–12 h zeigen können, während jenseits der 12. Stunde ein Nettovorteil nicht mehr nachweisbar war.

Die Sterblichkeit *älterer Patienten* (älter als 75 Jahre) ist bedeutend höher und der proportionale Gewinn durch thrombolytische Therapie bei jüngeren ausgeprägter. Dennoch profitieren absolut in allen Altersgruppen etwa gleich viele Patienten, sodass eine Altersbegrenzung nicht gerechtfertigt ist. In der Kontrollgruppe lag die Sterblichkeit bei Patienten unter 55 Jahren bei 4,6%, bei den über 75 Jahre alten Infarktpatienten bei 25,3%. Der absolute Gewinn liegt jedoch bei 11 mehr Überlebenden pro 1000 Behandlungen in der jüngeren Gruppe gegenüber 10 mehr Überlebenden bei den über 75 Jahre alten Patienten.

Patienten mit einem systolischen *Blutdruck* von weniger als 100 mmHG oder einer Herzfrequenz von mehr als 100/min zum Zeitpunkt der Therapieeinleitung haben ein hohes Sterblichkeitsrisiko und profitieren von einer Lyse substanziell. In der Gruppe mit niedrigem Blutdruck lag der absolute Gewinn pro 1000 Behandlungen nach der Analyse der FTT bei 60 mehr Überlebenden nach 35 Tagen. Patienten mit hohen Blutdruckwerten bei Einleitung der Behandlung erkranken signifikant häufiger mit zerebrovaskulären Blutungskomplikationen.

Etwa 20% aller Patienten mit akutem Infarkt haben eine Vorgeschichte mit mindestens einem Infarkt. Die Sterblichkeit dieser Gruppe ist höher als bei Erstinfarkt. Auch diese Untergruppe profitiert von einer thrombolytischen Therapie, auch wenn der Vorteil etwas geringer als bei Patienten mit Erstinfarkt ausfällt. Der absolute Gewinn pro tausend Behandelten liegt bei *Reinfarkt* bei 15 Patienten mehr Überlebenden gegenüber 20 Patienten bei Erstinfarkt.

Die intrakranielle Blutung ist die wichtigste Komplikation der thrombolytischen Therapie. Sie wird in 0,2–1,0% der Fälle beobachtet und verläuft bei etwa 75% der Patienten tödlich. Es ereignet sich 3,9 zusätzliche Schlaganfälle pro 1000 Behandlungen, von denen 2 versterben, die bereits in den allgemeinen Sterblichkeitszahlen enthalten sind, 1 Patient überlebt ohne bleibenden neurologischen Ausfall und 1 Patient

Tabelle 2.4.7. Indikationen und Kontraindikationen der Fibrinolyse nach den Angaben der Deutschen Gesellschaft für Kardiologie [46]

▮ **Indikationen:**
- ST-Strecken-Hebung $\geq 0,1$ mV in ≥ 2 zusammenhängenden Extremitäten
- und/oder $\geq 0,2$ mV in ≥ 2 zusammenhängenden Brustwandableitungen
- oder LSB mit infarkttypischer Symptomatik

▮ **Absolute Kontraindikationen:**
- Schlaganfall in den letzten 6 Monaten (hämorrhagisch zeitunabhängig)
- Trauma, Operation, Kopfverletzung innerhalb der letzten 3 Wochen
- Neoplasma oder neurologische ZNS-Erkrankung
- Magen-Darm-Blutung innerhalb des letzten Monats
- Bekannte Blutungsdiathese
- Dissezierendes Aortenaneurysma

▮ **Relative Kontraindikationen:**
- TIA in den letzten 6 Monaten
- Orale Antikoagulanzientherapie
- Schwangerschaft
- Nichtkomprimierbare Gefäßpunktionen
- Therapierefraktäre Hypertonie (> 180 mmHg)
- Aktives Ulkusleiden
- Floride Endokarditis
- Fortgeschrittende Lebererkrankung
- Traumatische Reanimationsmaßnahmen

LSB Linksschenkelblock; *TIA* transitorisch-ischämische Attacke

bleibt dauernd behindert. Die Risikofaktoren für eine intrakranielle Blutung sind in Tabelle 2.4.7 aufgeführt. Überwiegend ereignen sich diese zusätzlichen Schlaganfälle in den ersten 24 h, wobei es sich meist um Hirnblutungen handelt, die zu etwa 75% tödlich verlaufen. In den Tagen 2–35 nach Lyse ereignen sich in der Lysegruppe etwas weniger Schlaganfälle als in der Kontrollgruppe. Der Schlaganfall ist jedoch auch ohne Lyse eine übliche Komplikation des akuten Herzinfarktes (1–3%), tritt jedoch meist in Form des thrombembolisch-ischämischen Hirninfarktes auf, der mit einer Sterblichkeit von nur etwa 40% verbunden ist [68].

Die großen Vergleichsstudien GISSI-2 (internationale Erweiterung) [38, 51] und ISIS-3 [53] haben für rt-PA eine höhere Schlaganfallshäufigkeit als für Streptokinase nachgewiesen, obwohl der Unterschied absolut gering ist, 1,3% bei Lyse mit rt-PA gegenüber 1,0% mit Streptokinase. Während der Unterschied bei den intrakraniellen Blutungen in GISSI-2 (internationale Erweiterung) mit 0,4% für rt-PA und 0,3% für Streptokinase gering war, lag er in ISIS-3 bei 0,6% für rt-PA und bei 0,3% für Streptokinase. In beiden Studien war darüber hinaus die Behandlung mit Heparin mit einem etwas höheren Risiko einer intrakraniellen Blutung verbunden, 0,6% mit, 0,4% ohne Heparin. Heparin hat jedoch zu keiner Zunahme der Schlaganfälle insgesamt geführt, da vermutlich durch Heparin die Thrombusbildung im linken Vorhof oder Ventrikel gehemmt und der Anteil thrombembolischer, ischämischer Hirninfarkte verringert wird. Bei Patienten jünger als 55 Jahre ist der Schlaganfall eine seltene Komplikation. Neben dem Alter und hohen, therapierefraktären Blutdruckwerten bei Einleitung der Behandlung gibt es keine weiteren Ausgangsbedingungen, die mit einer höheren Schlaganfallsrate verbunden wären. Ausgeschlossen werden weiterhin Patienten mit einer Vorgeschichte einer zerebrovaskulären oder hirnorganischen Erkrankung. In den TlMI-Studien (Phase-II-Pilot- und randomisierten klinischen Untersuchungen mit mehr als 4500 Patienten) erkrankten nach Lyse signifikant mehr Patienten mit einer zerebrovaskulären Blutung, bei denen sich bereits in der Vorgeschichte eine zerebrovaskuläre oder hirnorganische Erkrankung ereignet hat, 3,4% gegenüber 0,5% bei fehlender Vorerkrankung [40]. Insofern besteht eine absolute Kontraindikation für eine thrombolytische Therapie [64].

▐ Einschlusskriterien, absolut:

- infarkttypische Angina pectoris von mindestens 30 min, jedoch höchstens 12 h Dauer,
- persistierende ST-Strecken-Hebung von mehr als 0,1 mV in mindestens 2 benachbarten Extremitätenableitungen, oder mindestens 0,2 mV in mindestens 2 benachbarten Brustwandableitungen, oder Schenkelblock.

▐ Einschlusskriterien, relativ:

- anhaltende Angina pectoris jenseits von 12 h nach Schmerzbeginn,
- anhaltende Angina pectoris bei unklarem Schmerzbeginn,
- sehr große Infarkte oder Zeichen der Herzinsuffizienz jenseits des 12-h-Intervalls.

▐ Ausschlusskriterien, absolut:

- aktive interne Blutung (z. B. blutendes Ulcus ventriculi, Makrohämaturie u. a.),
- bedeutender operativer Eingriff oder größeres Trauma innerhalb der vergangenen 6 Wochen,
- zerebrovaskuläre Blutung (innerhalb der letzten 6 Monate) oder hirnorganische Erkrankung (kürzlich erlittenes Schädel-Hirn-Trauma),
- Erkrankungen mit erhöhter Blutungsgefahr.

▐ Ausschlusskriterien, relativ:

- EKG: ST-Senkung, normales EKG oder koronar negatives T,
- ischämischer Hirninfarkt,
- TIA innerhalb der letzten 6 Monate,
- interne Blutung innerhalb 6 Monate,
- Fehlpunktion eines nichtkomprimierbaren Gefäßes,
- anhaltende Wiederbelebungsmaßnahmen (>10 min),
- Blutdruck systolisch >200 mmHG, diastolisch >120 mmHG trotz Therapieversuchs,
- Blutdruck trotz Therapieversuch <90 mmHG systolisch,
- Infarkt nach koronarchirurgischer Behandlung,
- Vorbehandlung mit Streptase oder APSAC, sofern Streptase oder APSAC als Plasminogenaktivator eingesetzt werden sollen,
- Tumorerkrankung,
- orale Antikoagulation,
- Schwangerschaft.

2.4.5 Lysetherapie (Phase der Intensivbehandlung)

Bei Patienten mit akutem Myokardinfarkt muss zunächst geklärt werden, ob eine reperfundierende Therapie in Betracht kommt, Fibrinolyse oder Katheterintervention (PCI, perkutane, koronare Intervention). Nach den Richtlinien der Europäischen, Deutschen und Amerikanischen Gesellschaft für Kardiologie ist die sofortige Kathetertherapie die Behandlung der Wahl. Sowohl für die pharmakologische als auch für die mechanische Intervention müssen die Indikationen und Kontraindikationen sorgfältig abgewogen werden. Entscheidend ist das Zeitintervall zwischen Schmerzbeginn und ärztlichem Erstkontakt, wobei die Prognose besonders günstig ist, je früher eine reperfundierende Therapie eingeleitet werden kann. Die ersten 3 h sind besonders günstig, jedoch wesentliche Erfolge lassen sich auch noch bis zur 6. Stunde erreichen. Nach 12 h kommen Patienten für eine Reperfusion nur noch bei anhaltenden Beschwerden oder Zeichen der Herzinsuffizienz in Betracht. Außerdem ist eine sorgfältige Risikoabschätzung von Bedeutung (Tabelle 2.4.8).

Für die Lysetherapie bieten sich im alltäglichen Rahmen verschiedene Optionen an, je nachdem, wie sich der Patient mit dem akuten Infarkt präsentiert. In Betracht kommt eine prästationäre Fibrinolyse durch einen entsprechend ausgerüsteten Notarztwagen, sofern sich der Patient bei dem Rettungssystem meldet oder eine stationäre Behandlung. Wegen der Bedeutung der primären Kathetertherapie ist weiterhin entscheidend, ob das erstversorgende Krankenhaus über ein Herzkatheterlabor verfügt oder nicht.

Besteht keine Möglichkeit einer adäquaten Kathetertherapie, muss ein Transport in ein entsprechend ausgerüstetes Krankenhaus organisiert werden. Da die Abläufe sehr strengen Zeitfenstern unterliegen, müssen die Behandlungswege im Rahmen eines Netzwerkes organisiert werden. Es ist vom Notarztwagen zu fordern, dass Patienten mit Verdacht auf akuten Herzinfarkt unmittelbar in ein Krankenhaus mit Herzkatheterlabor unter Inkaufnahme längerer Anfahrtzeiten verlegt werden. Grundsätzlich besteht die Möglichkeit, Patienten mit akutem Infarkt ohne fibrinolytische Therapie in das Herzkatheterlabor zu verlegen oder eine PCI nach einer eingeleiteten Fibrinolyse vorzunehmen. Zu fordern ist primäre PCI ohne Vorbehandlung mit Fibrinolyse, sofern die zu fordernden zeitlichen Rahmenbedingungen dies erlauben, da es über die Kombinationsbehandlung aus voller Lysedosis und Kathetertherapie mit Heparin, ASS, Clopidogrel und GP-IIb-/IIIa-Antagonisten keine verlässlichen Daten zu Effektivität und Sicherheit gibt.

So ergeben sich folgende Möglichkeiten [46]:
▮ primäre PCI innerhalb von 2 h (Kontakt-zu-Ballon-Zeit) ohne Lyse,
▮ prästationäre Lyse mit Verlegung in ein Krankenhaus zur PCI,
▮ prästationäre Lyse mit Verlegung in ein Krankenhaus ohne PCI,
▮ stationäre Fibrinolyse.

Für eine reperfundierende Therapie wird in den deutschen Richtlinien zur Behandlung des akuten Myokardinfarktes folgender Zeitrahmen empfohlen:

Tabelle 2.4.8. Checkliste Reperfusion bei STEMI

Stufe 1: Hat der Patient typische ischämische Thoraxschmerzen >15 min und <12 h?				
Stufe 2: Gibt es eine Kontraindikation gegen eine Fibrinolyse? – Sollte eine der nachfolgenden Fragen mit „ja" beantwortet werden, könnte eine Fibrinolyse kontraindiziert sein!				
▮ Systsolischer Blutdruck >180 mmHg	☐	ja	☐	nein
▮ Diastolischer Blutdruck >110 mmHg	☐	ja	☐	nein
▮ Vorgeschichte einer zentralnervösen Systemerkrankung	☐	ja	☐	nein
▮ Bedeutendes Schädeltrauma <3 Monate	☐	ja	☐	nein
▮ Bedeutendes Trauma, Operation, Blutung <6 Wochen	☐	ja	☐	nein
▮ Bedeutende Blutungs- oder Gerinnungskrankheit oder Einnahme von Blutverdünnern	☐	ja	☐	nein
▮ Reanimation >10 min	☐	ja	☐	nein
▮ Schwangerschaft	☐	ja	☐	nein
▮ Bedeutende Systemerkrankung	☐	ja	☐	nein

▮ Erstkontakt bis zur prästationären Fibrinolyse („contact-to-needle") < 30 min

▮ Einleitung der Fibrinolyse stationär („door-to-needle") < 30 min

▮ maximal tolerabler Zeitverlust zwischen Lyse und primärer PCI 90 min

▮ Erstkontakt bis PCI („contact-to-balloon") < 120 min

▮ Einleitung der primären PCI („door-to-balloon")
  – mit Ankündigung < 30 min
  – ohne Ankündigung < 60 min

2.4.5.1 Stationäre Lyse

Nach der stationären Aufnahme ist eine lückenlose Weiterbehandlung sicherzustellen. Eine geplante Reperfusionstherapie muss unverzüglich eingeleitet werden. Der Patient ist sofort von einem entsprechend ausgebildeten Arzt zu sehen, der zu prüfen hat, welches aufgrund des Allgemeinzustandes (Schock?), des Zeitfensters und der logistischen Möglichkeiten die optimale Reperfusionsstrategie für den individuellen Patienten darstellt. Entscheidend für die Diagnose akuter Herzinfarkt ist das EKG mit den typischen ST-Hebungen, das die Patienten von der instabilen Angina pectoris und dem Nicht-ST-Strecken-Hebungsinfarkt unterscheidet. Nach den neuen Deutschen Richtlinien 2004 darf die Einleitung einer medikamentösen Fibrinolyse nicht länger als 30 min benötigen. Bei geplanter primärer PCI darf die Door-to-balloon-Zeit nicht mehr als 60 min betragen. Der Patient ist auf einer Intensivstation mit kontinuierlicher Monitorüberwachung und allen Möglichkeiten der kardiopulmonalen Reanimation zu versorgen.

Die medikamentöse Fibrinolyse zur Reperfusionstherapie des akuten Myokardinfarktes ist etabliert bei Patienten, deren Symptombeginn weniger als 12 h zurückliegt. Ähnliches gilt für Patienten mit Linksschenkelblock und einer für einen akuten Myokardinfarkt typischen Symptomatik und Anamnese.

Hauptrisiko der Fibrinolyse sind Blutungen, insbesondere intrakranielle Blutungen am 1. Tag. Bei Patienten über 75 Jahre und einem Zeitintervall zwischen Schmerzbeginn und Fibrinolysebeginn von weniger als 12 h ist das Nutzen-Risiko-Verhältnis für eine thrombolytische Therapie aufgrund der Datenlage umstritten. Die Daten aus randomisierten Studien rechtfertigen jedoch die Fibrinolyse auch in dieser Altersgruppe. Dagegen liegen keine ausreichenden Daten vor, die eine Fibrinolyse nach mehr als 12 h rechtfertigen.

Zur Lysetherapie stehen in Deutschland die Fibrinolytika Streptokinase, Alteplase, Reteplase und Tenecteplase zur Verfügung (vgl. Tabelle 2.4.1 und 2.4.2). Der Plasminogenaktivator der Wahl ist Alteplase (rt-PA). Alteplase war in der GUSTO-1-Studie Streptokinase bezüglich Sterblichkeit signifikant überlegen. Nach der GUSTO-Studie überleben zusätzlich 10 von 1000 behandelten Patienten mit akutem Myokardinfarkt, wenn sie mit Alteplase anstelle von Streptokinase behandelt werden. Unter Alteplase ist das Schlaganfallrisiko geringfügig erhöht (3 pro 1000 Behandelte).

Als Bolusfibrinolytika gibt es Reteplase und Tenecteplase, die bereits besprochen wurden. Im Hinblick auf Senkung der Sterblichkeit sind beide Plasminogenaktivatoren im Vergleich zu Alteplase gleich effektiv, haben jedoch den praktischen Vorteil der einfacheren Applizierbarkeit gegenüber einem komplexen Behandlungsschema mit Alteplase.

2.4.5.2 Prähospitale Lyse

Die Wirksamkeit der Fibrinolyse ist bei ST-Strecken-Hebungsinfarkt bis zur 12. Stunde nach Symptombeginn belegt und ihr Erfolg ist zeitabhängig. In den ersten 2–4 h besteht ein exponentieller Wirksamkeitsverlust der Lysetherapie [11], danach fällt sie linear ab. Deshalb ist jeder Zeitgewinn in den ersten Stunden nach Symptombeginn von besonderer Bedeutung. Patienten, die sich an den Rettungsdienst wenden, haben in der Regel die kürzeste Symptomdauer und sind meist noch im idealen therapeutischen Zeitfenster. Die zeitliche Vorverlagerung einer geplanten Fibrinolyse auf den Zeitpunkt des ersten prähospitalen Patientenkontaktes muss daher angestrebt werden, sofern eine Lyse als die Therapie der Wahl zur Reperfusion in dem gegebenen Fall angesehen wird. Der Zeitgewinn durch die prähospitale Lyse im Vergleich zur stationären Lyse beträgt zwischen 30 und 130 min, im Mittel 60 min [66].

Untersuchungen zum Vorteil der prästationären Fibrinolyse gegenüber einem stationären Behandlungsbeginn stammen aus dem Zeitraum von 1989 bis 1993. In dieser Zeit waren weder moderne Plasminogenaktivatoren verfügbar

Studie	Patienten-zahl	Qualitäts-score	OR (95% Cl)	pro prähospitale Lyse	pro stationäre Lyse
MITI,[38] 1993	360	0,91	0,69 (0,30–1,57)		
EMIP,[36] 1993	5469	0,85	0,86 (0,72–1,03)		
GREAT,[37] 1991	311	0,78	0,56 (0,25–1,23)		
Roth et al,[39] 1990	116	0,65	0,80 (0,17–3,77)		
Schofer et al,[40] 1990	78	0,63	0,46 (0,04–5,31)		
Castaigne et al,[35] 1989	100	0,48	0,74 (0,14–3,86)		
Gesamt	6434		0,83 (0,70–0,98)		

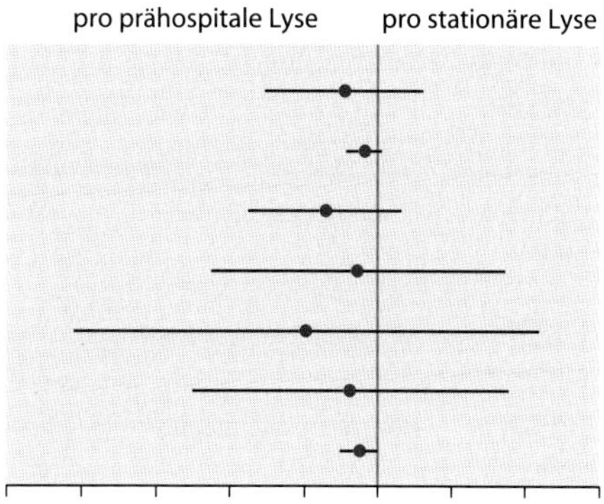

Abb. 2.4.4. Hospitalmortalität im Vergleich prähospitalem gegenüber hospitalem Lysebeginn [66]. Keine einzige Studie zeigt einen signifikanten Unterschied, lediglich die gepoolten Daten

noch gab es optimale Behandlungsmöglichkeiten des akuten Myokardinfarktes im Herzkatheterlabor. Fibrinolytika waren im Wesentlichen Streptokinase, Anistreplase und auch schon die ersten Varianten des t-PA. Die Mehrheit der Studien haben nur kleine Patientenzahlen einschließen können. In die Metaanalyse von Morrison wurden 6 Studien eingeschlossen (n = 6434 Patienten), in denen prähospitale mit hospitaler Fibrinolyse verglichen wurde [66]. Die Sterblichkeit war in der prähospitalen Gruppe signifikant niedriger als bei Lysebeginn im Krankenhaus. Die Zeit bis zur Fibrinolyse in der prähospitalen Gruppe lag bei 104 min und in der Hospitalgruppe bei 162 min (p = 0,007). In keiner der einzelnen Studien war der Unterschied in der Sterblichkeit beider Gruppen signifikant, nur die Analyse der gepoolten Daten zeigte den Unterschied zwischen prähospitalem und hospitalem Lysebeginn (Abb. 2.4.4). Betrachtet man die Ergebnisse der Studien, die nach heutigen Vorstellungen ausreichend ausgerüstete Notarztwagen verwendeten, dann findet sich hier weder bei den einzelnen Studien noch bei der zusammenfassenden Bewertung aus den gepoolten Daten ein signifikanter Unterschied. In einer Analyse von Boersma [11], der 8 randomisierte Studien untersuchte, wurde eine Verzögerung des Beginns der Lysetherapie von etwa 1 h ermittelt, was einen Überlebensvorteil von 21 auf 1000 behandelte Patienten bedeutete.

2.4.5.3 Primäre PCI

Seit der GUSTO-1-Studie gilt Alteplase der Streptokinase als überlegen. Verbesserungen der pharmakologischen Therapie des akuten Herz-

infarktes mit Verbesserung der Effektivität der Plasminogenaktivatoren und der antithrombotischen Begleittherapie konnten danach nicht mehr erzielt werden. Erst mit der Einführung der primären PCI konnte wieder die Sterblichkeit durch die Kathetertherapie signifikant gesenkt werden (Tabelle 2.4.9).

Die Therapie der Wahl des akuten ST-Strecken-Hebungsinfarktes ist die Reperfusion mit Herzkathetertechniken im Katheterlabor, sofern eine solche Behandlung innerhalb von 90 min nach medizinischem Erstkontakt durchgeführt werden kann. Unter primärer PCI versteht man eine Kathetertherapie ohne vorangehende Fibrinolyse. In einer Metaanalyse von Keeley, in der 23 Vergleichsstudien Lyse gegen pPCI verglichen wurden, war die mechanische Intervention der Fibrinolyse in allen Aspekten überlegen [56] (Abb. 2.4.5 und 2.4.6)

2.4.5.4 Verlegung in ein Krankenhaus mit Katheterlabor (Transport zur PCI)

In der DANAMI-2-Studie [2] wurde die Frage untersucht, ob der routinemäßige Transport von Patienten mit akutem ST-Strecken-Hebungsinfarkt in ein Krankenhaus mit Herzkatheterlabor und pPCI-Möglichkeiten günstiger als eine Fibrinolyse in der erstversorgenden Klinik ist. Es wurden bis zu 3 h Verzögerung von der Aufnahme im erstversorgenden Krankenhaus bis zum Eintreffen in einer Klinik mit pPCI-Möglichkeiten in Kauf genommen. Die tatsächlich beobachtete mediane Transportzeit lag bei weniger als 32 min und das mediane Zeitfenster zwischen Aufnahme im primären Krankenhaus bis zum Beginn der pPCI lag bei weniger als

Tabelle 2.4.9. Thrombolysestudien 1994–2002

Trial/meta-analysis [Ref]	Experimental treatment	Control Treatment	Death	Myocardial reinfarction[*]	Intracranial hemorrhage[†]
GUSTO-1 [25]	Front-loaded alteplase	Streptokinase			
GUSTO-3 [26]	Reteplase	Front-loaded alteplase			
COBALT [27]	Double bolus alteplase	Front-loaded alteplase			
ASSENT-2 [28]	Tenecteplase	Front-loaded alteplase			
In TIME-2 [29]	Lanoteplase	Front-loaded alteplase			
Combined	Bolus plasminogen activator	Front-loaded alteplase			
GUSTO-5 [30]	Reteplase and abciximab	Reteplase			
ASSENT-3 [31]	Tenecteplase and abciximab	Tenecteplase			
Combined	Bolus plasminogen activator and abciximab	Bolus plasminogen activato			
Meta-1 [39]	Lytic and direct thrombin inhibitors	Lytic and UFH			
HERO-2 [33]	Streptokinase and bivalirudin	Streptokinase and UFH			
Combined	Lytic and direct thrombin inhibitors	Lytic and UFH			
ASSENT-3 [31]	Alteplase and enoxaparin	Alteplase and UFH			
Meta-2 [40]	Primary PCI	Lytic			
Meta-3 [37]	Primary stenting	Primary balloon angioplasty			
Meta-4 [32, 24–36, 38]	Primary PCI and abciximab	Primary PCI			

Death: Exp better | Ctrl better — 0.5 1.0 1.5
Myocardial reinfarction: Exp better | Ctrl better — 0 0.5 1.0 1.5
Intracranial hemorrhage: Exp better | Ctrl better — 0 0.5 1.0 1.5 2.0 2.5

2 h. Es wurde eine signifikante Senkung des primären Endpunktes aus Tod, Reinfarkt und Schlaganfall nach 30 Tagen zugunsten einer primären PCI beobachtet: 8,5 gegenüber 14,2%, p < 0,002. Die Sterblichkeit allein war nur tendenziell unterschiedlich, 6,5 gegenüber 8,6%, p = 0,20. Bei identischer Sterblichkeit beider Verfahren lag insbesondere die Reinfarkthäufigkeit in der pPCI-Gruppe signifikant niedriger.

In der CAPTIM-Studie [12] wurde das Konzept einer prähospitalen Lyse mit anschließendem Transport in eine Klinik mit Herzkatheter-

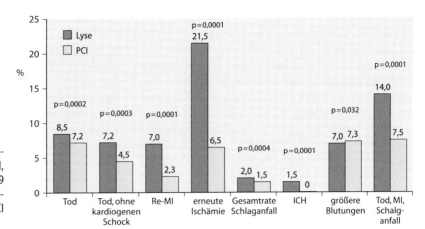

Abb. 2.4.5. Metaanalyse Vergleichsstudien Fibrinolyse vs. primäre PCI, Kurzzeitverlauf. 23 Studien, 7739 Patienten für Lyse geeignet, randomisiert zu Lyse (n = 3867 oder PCI (n = 3872) [56]

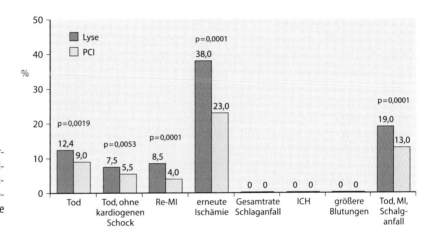

Abb. 2.4.6. Metaanalyse Vergleichsstudien Fibrinolyse vs. primäre PCI, Langzeitverlauf. 23 Studien, 7739 Patienten für Lyse geeignet, randomisiert zu Lyse (n = 3867 oder PCI (n = 3872) [56]

labor mit dem einer primären PCI verglichen. Primärer Endpunkt der Studie war die Häufigkeit von Tod, Reinfarkt oder Schlaganfall mit bleibendem neurologischem Defizit. Die Studie ist insofern problematisch, als sich die statistische Bewertung auf eine Gesamtzahl von 1200 Patienten bezog, jedoch wegen eines langsamen Einschlusses und ausbleibender weiterer Unterstützung durch den Sponsor nur 840 Patienten, d. h. 30% weniger als geplant, eingeschlossen wurden und die Studie wegen langsamer Rekrutierung um ein Jahr verlängert werden musste. Vermutlich wurden die wirklich schwerwiegenden Infarkte während der Einschlussphase im Katheterlabor behandelt und nur die unkomplizierten Patienten eingeschlossen, da die Sterblichkeit mit 3,8% in der Gruppe mit prähospitaler Lyse außergewöhnlich niedrig lag. Es ist bekannt, dass die primäre Katheterintervention insbesondere bei Patienten mit größeren Infarkten und schlechterer Prognose effektiv ist. Der primäre Endpunkt lag bei 8,2% in der Lyse-

gruppe und bei 6,2% in der pPCI-Gruppe. Der Unterschied war nicht statistisch signifikant. Die Sterblichkeit nach 30 Tagen lag bei 3,8% in der Lysegruppe und bei 4,8% in der pPCI-Gruppe. Eine weitere Erklärung für den ausbleibenden Unterschied ist, dass allein 26% der Patienten der Lysegruppe dennoch notfallmäßig im Herzkatheterlabor behandelt wurden, 33% früh revaskularisiert und nach 30 Tagen, also zum Zeitpunkt des primären Endpunktes, bereits 70% der Patienten im Herzkatheterlabor versorgt wurden [90].

Die CAPTIM-Studie war Grundlage für die Wertung in den Guidelines, prähospitale Lyse und primärer PCI seien in den ersten 3 h nach Schmerzbeginn gleich wirksam, die Sterblichkeit zu senken. Aus der Subgruppenanalyse der CAPTIM-Studie über den Einfluss der Zeit bis zur Behandlung [90] kann entnommen werden, dass diese Interpretation unzutreffend ist. Der primäre Endpunkt in CAPTIM war ein zusammengesetzter Endpunkt aus Tod, Infarkt und

Schlaganfall mit bleibendem neurologischem Defekt bis zum 30. Tag. Kardiovaskuläre Sterblichkeit war nur ein sekundärer Endpunkt. Die Bewertung stammt aus einer retrospektiven Subgruppenanalyse an einer sehr kleinen Patientenzahl (n = 460, randomisiert ≤ 2 h und n = 374, randomisiert ≥ 2 h) und die Ausgangskriterien beider Gruppen stimmten in wesentlichen Punkten erwartungsgemäß nicht überein. Patienten in der frühen Gruppe waren signifikant jünger (p = 0,003) und es waren signifikant mehr Männer vertreten (p < 0,0001). Diese Bedingungen favorisieren natürlich die fibrinolytische Therapie. Hinzu kommt, dass sich in der frühen Gruppe überhaupt nur 18 Todesfälle ereignet haben, viel zu wenige ischämische Ereignisse bei einer insgesamt zu kleinen Patientenzahl um mehr als nur ein zufälliges Ergebnis zu erwarten. Der Unterschied in der Sterblichkeit in der frühen Gruppe war schließlich mit einem p-Wert von 0,058 noch nicht einmal signifikant. Insgesamt wurde in CAPTIM auch mehr das Konzept einer Kombinationsbehandlung aus prästationärer Fibrinolyse mit anschließender PCI gegen primäre PCI getestet. Damit ist diese Studie mit den früheren Vergleichsstudien Lyse gegen PCI nicht vergleichbar.

Eine weitere Studie, die die Möglichkeiten des Transportes von Patienten in eine Klinik mit einem Herzkatheterlabor untersuchte, war die PRAGUE-II-Studie [108]. Es wurden 850 Patienten mit Schmerzbeginn innerhalb von 12 h zu stationärer Fibrinolyse im erstversorgenden Krankenhaus oder zum Transport in ein Herzkatheterlabor randomisiert. Primärer Endpunkt war die 30-Tage-Sterblichkeit trotz der kleinen Patientenzahl. Der Studienausgang war negativ, der primäre Endpunkt war in beiden Gruppen weitgehend identisch, 10,0% in der Fibrinolysegruppe und 6,8% in der pPCI-Gruppe (p = 0,12). Bei 299 Patienten, die nach 3 h randomisiert wurden, lag die Sterblichkeit in der Lysegruppe bei 15,3% und in der pPCI-Gruppe bei 6% (p < 0,05). Bei den Patienten, die innerhalb von 3 h randomisiert wurden, gab es hingegen keinen Unterschied in der Sterblichkeit (7,4% Lysegruppe, vs. 7,3% pPCI-Gruppe).

Mit primärer PCI (pPCI) kann das Infarktgefäß in hohem Prozentsatz frühzeitig eröffnet werden und es werden die potenziellen Nebenwirkungen der Lysetherapie, insbesondere die zerebrovaskuläre Blutung, die in hohem Prozentsatz tödlich verläuft, vermieden. In den Vergleichsstudien Lyse gegen pPCI ist die Kathetertherapie auch deswegen stets benachteiligt, weil alle Patienten mit Kontraindikationen gegen eine Lysetherapie ausgeschlossen wurden, die sehr wohl für eine Kathetertherapie in Betracht gekommen wären. Die Kathetertherapie ist darüber hinaus der Lyse bei den schweren Formen der Herzinsuffizienz, insbesondere dem kardiogenen Schock, überlegen. In CAPTIM war kardiogener Schock ein Ausschlusskriterium. Für die endgültige Bewertung, ob eine Kombination aus prästationärer Lyse und nachfolgender PCI effektiv und sicher ist, fehlen entsprechende Studien.

2.4.5.5 „Facilitated PCI"

Es ist in allen in den letzten Jahren veröffentlichen Guidelines und in der allgemeinen, alltäglichen Versorgung von Patienten mit akutem Myokardinfarkt akzeptiert, dass die primäre Katheterintervention die Therapie der Wahl darstellt. Andererseits ist nach allen Erfahrungen die Fibrinolyse innerhalb der ersten beiden Stunden nach Symptombeginn besonders effektiv, während der Beginn einer Kathetertherapie in dieser frühen Phase mit Wahrscheinlichkeit zu einer Verzögerung der Reperfusion führt. Es gibt verschiedene Behandlungsoptionen:

▌ ausschließlich Fibrinolyse mit sorgfältiger Beobachtung der Patienten,
▌ primäre PCI,
▌ Transport in eine Klinik mit Herzkatheterlabor zur primären PCI,
▌ „facilitated" PCI.

Der Begriff „facilitated PCI" wurde erstmals von Giugliano und Braunwald vorgeschlagen [39]. Er bedeutet Pharmakotherapie mit Fibrinolytika oder GP-IIb-/IIIa-Rezeptor-Antagonisten – allein oder in Kombination – mit der Absicht, bereits vor der geplanten PCI zumindest eine Teilreperfusion des Myokards zu erzielen. Eine Begleittherapie mit Antithrombotika fällt nicht unter diese Kategorie. Es ist wichtig zu verstehen, wie sich in diesem Zusammenhang die Beziehung zwischen Reperfusion, Erhalt von Myokard und Sterblichkeit gestaltet. Von großer Bedeutung ist das Zeitintervall bis Reperfusion, da der Untergang von Myokard zeitabhängig ist. Die Kurve, die diese Beziehung beschreibt, zeigt einen wesentlichen Sterblichkeitsvorteil bei Behandlung innerhalb der ersten 2–3 h nach Schmerzbeginn. Danach wird der Sterblichkeitsvorteil mit voranschreitender Zeit zunehmend geringer. Während in der frühen Phase die Sterblichkeitsreduktion im Wesentlichen eine Funktion des Erhalts von Myokard ist, wird sie in der späten Phase von der Open-artery-Hypothese bestimmt, ohne dass weiteres Myokard vor dem Untergang bewahrt wird (Abb. 2.4.7).

Während früher dem TIMI-Flussgrad 3 eine große Bedeutung bei der Erfolgsbewertung einer reperfundierenden Therapie zugemessen wurde, haben jüngere Beobachtungen gezeigt, dass es zwischen dem TIMI-Flussgrad 3 und einer optimalen myokardialen Perfusion Diskrepanzen gibt, sodass eine Reihe weiterer Messkriterien eingeführt wurden, wie ST-Segment-Resolution, „myocardial blush" etc.

Eine Metaanalyse von Studien primärer PCI versus Fibrinolyse vermutet, dass der Vorteil der primären PCI verlogen geht, wenn der zeitliche Abstand zwischen Einleitung der Lyse und Beginn der PCI eine Stunde übersteigt. Weiterhin ist bekannt, dass auch nur ein minimaler Restfluss im Infarktgefäß mit einer wesentlich besseren Prognose als bei komplettem Gefäßverschluss verbunden ist. Dies hat zum Konzept „facilitated PCI" geführt mit dem Ziel, den Vorteil einer PCI im Rahmen des akuten Infarktes auch auf Krankenhäuser ausdehnen zu können, die nicht über ein eigenes Katheterlabor und ein erfahrenes Team verfügen.

Das Konzept wurde inzwischen in zahlreichen kleineren Studien mit unterschiedlichen Ergebnissen getestet, PACT [80], BRAVE [55], GRACIA-2 [33], Antoniucci [6], CADILLAC [91], ADMIRAL [65]. In der großen Studie ON-TIME zeigte Tirofiban vor Transport der Patienten zur PCI keinen Vorteil.

Die Wahl der pharmakologischen Strategie vor Herzkatheter ist schwierig und es gibt eine Vielzahl an Kandidaten: Volle und reduzierte Dosis eines Plasminogenaktivators, GP-IIb-/IIIa-Rezeptor-Antagonisten allein oder in Kombination mit einem Plasminogenaktivator, unfraktioniertes Heparin, niedermolekulares Heparin, direkte Thrombinhemmer etc.

Für eine „facilitated" PCI gibt es verschiedene Szenarien (Abb. 2.4.7):

■ kurze Präsentationszeit von 60–90 min: Primäres Konzept, Reperfusionstherapie so rasch wie möglich einzuleiten. In der NRMI wurden ungefähr 60% der Patienten innerhalb von 2 h therapiert, während in AS-SENT-3 lediglich 27% in diesem frühen Intervall behandelt werden konnten.

■ Präsentation nach 2 h: Viele Patienten werden im Zeitraum zwischen A und B aufgenommen, in dem die Zeitabhängigkeit der Bewahrung von Muskulatur weniger wichtig geworden ist. Während mit der Zeit die Fibrinolyse immer weniger effektiv wird, bleibt die PCI auch zeitunabhängig wirksam. In dieser Zeit kann ein Patient mit Infarkt problemlos in eine Klinik mit Herzkatheterlabor ohne vorbereitende Fibrinolyse transportiert werden.

Eine wichtige Frage ist, ob die vorbereitende Pharmakotherapie den Erfolg einer pPCI in den ersten 2–3 h beeinträchtigen kann. Wenn durch „facilitation" der Patient auf der Kurve vom Plateau in den deszendierenden Teil verschoben werden kann, darf ein Gewinn erwartet werden. Eine Verschiebung von Punkt A nach B dürfte hingegen folgenlos bleiben. Von einer vorberei-

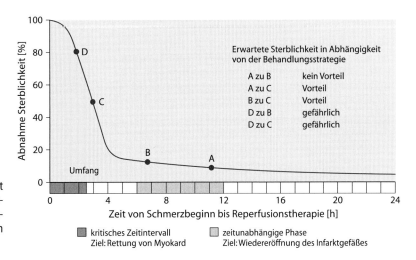

Abb. 2.4.7. Hypothetisches Konstrukt der Beziehung zwischen Symptomdauer bis Reperfusion, Sterblichkeitsminderung und Ausmaß des Erhalts von Myokard [11]

tenden Pharmakotherapie darf auch nur erwartet werden, dass sie bestenfalls bei etwa 60% der Patienten zu einer frühzeitigen Myokardperfusion führt. Eine Vorbehandlung mit GP-IIb-/IIIa-Rezeptor-Hemmern ist hingegen bedenkenlos, da das Risiko einer intrakraniellen Blutung vernachlässigt werden kann und diese Behandlung eine optimale Vorbereitung für die Katheterintervention darstellt.

Facilitated PCI ist ein vielversprechendes Konzept, insbesondere für Patienten, die innerhalb von 2–3 h nach Schmerzbeginn therapiert werden können. Es ist zu hoffen, dass die beiden großen Studien, die diese Frage hoffentlich klären werden, FINESS und ASSENT-4, den Weg in eine zukünftig optimierte Therapie des akuten Infarktes weisen werden.

2.4.5.6 Komplikationen

Eine kritische Auswahl geeigneter Patienten für eine Lyse ist von großer Bedeutung. Die wesentlichen Risiken lassen sich in 5 Gruppen zusammenfassen:
▮ intrakranielle Blutung,
▮ systemische Blutung,
▮ immunologische Komplikationen,
▮ Hypotonus,
▮ Myokardruptur.

Obwohl sich während der Myokardreperfusion Rhythmusstörungen ereignen können (Reperfusionsarrhythmien), sind sie von nur untergeordneter Bedeutung und bedürfen in der Regel keiner besonderen Therapie. Immunologische

Komplikationen, anaphylaktische Sofortreaktionen oder späte Immunkomplexkrankheit ereignen sich nur bei Behandlung mit Streptokinase oder APSAC. Eine Hypotension, die sich im Zusammenhang mit einer Streptokinase- oder APSAC-Lyse ereignen kann, ist ebenfalls meist bedeutungslos und kann einfach durch Flüssigkeitsersatz gebessert werden. Die Myokardruptur ist eine bedeutende Komplikation, die offensichtlich häufiger bei später Lyse (jenseits der 12. Stunde) auftritt. Es muss jedoch darauf verwiesen werden, dass viele Patienten oft Untergruppen angehören, die ein hohes Sterblichkeitsrisiko haben und deshalb von einer Lyse besonders profitieren würden, sodass eine genaue Vorteil-Risiko-Abwägung in jedem Fall notwendig ist.

2.4.5.7 Intrakranielle Blutung

Bei Verdacht auf Schlaganfall sollte umgehend eine differenzialdiagnostische Klärung durch Computer- oder Kernspintomogramm des Kopfes versucht werden, da unterschiedliche Therapiestrategien bei intrakranieller Blutung und ischämischem Infarkt einzuschlagen sind.

2.4.5.8 Systemische Blutung

Eine systemische Blutung wird selten beobachtet. Fennerty und Mitarbeiter berichten über systemische Blutungskomplikationen bei Lyse ohne Herzkatheterismus in 1% der Fälle gegenüber 12–15% bei invasiv-kardiologischer Di-

Tabelle 2.4.10. Risikofaktoren für systemische Blutung nach Lyse

▮ **Absolute Kontraindikation**
  – Größerer chirurgischer Eingriff innerhalb der letzten 6 Wochen
  – Bedeutendes Trauma innerhalb der letzten 6 Wochen
  – Gastrointestinale oder urogenitale Blutung innerhalb der letzten 6 Monate
  – Erkrankung mit erhöhtem Blutungsrisiko

▮ **Bedeutende, relative Kontraindikation**
  – Punktion eines manuell nicht komprimierbaren Gefäßes
  – Wiederbelebungsmaßnahmen von mehr als 10 min Dauer

▮ **Einfache, relative Kontraindikation**
  – Diabetische Retinopathie
  – Wiederbelebungsmaßnahmen weniger als 10 min
  – Höheres Lebensalter
  – Weibliches Geschlecht
  – Geringes Körpergewicht

agnostik [34]. Bei vielen Untergruppen besteht Unsicherheit. So wurden viele Patienten mit diabetischer Retinopathie in den großen Studien mit Lyse therapiert, ohne dass wesentliche Komplikationen aufgetreten wären. Wiederbelebungsmaßnahmen, auch von längerer Dauer, scheinen nicht mit einem höheren Blutungsrisiko verbunden zu sein (Tabelle 2.4.10).

2.4.5.9 Behandlung von Blutungskomplikationen

Die Behandlung von Blutungskomplikationen nach Lyse wurde von Sane und Mitarbeitern beschrieben (Abb. 2.4.8) [82]. Bei bedeutender Blutung, die nicht durch einfache manuelle Kompression behoben werden kann, muss die thrombolytische, die antikoagulatorische (Heparin) und antithrombozytäre (ASS) Therapie abgebrochen werden. Es sollte überlegt werden, die Antikoagulation mit Heparin durch Protamin zu neutralisieren, wobei für jeweils 1000 IE Heparin, die innerhalb der letzten 4 h gegeben wurden, 1 mg Protamin injiziert werden sollte. Sollte die Blutung unter ASS lebensbedrohlich sein, müssen Thrombozytenkonzentrate infundiert werden.

Wegen eines wenn auch kleinen Risikos einer Übertragung von Viruskrankheiten durch Vollblut (1 : 40 000) sollten Bluttransfusionen erst gegeben werden, wenn der Hämatokrit auf unter 25% abgefallen ist, sofern die Blutung nicht bereits vorher zu einer erheblichen Beeinträchtigung der Hämodynamik geführt hat [106].

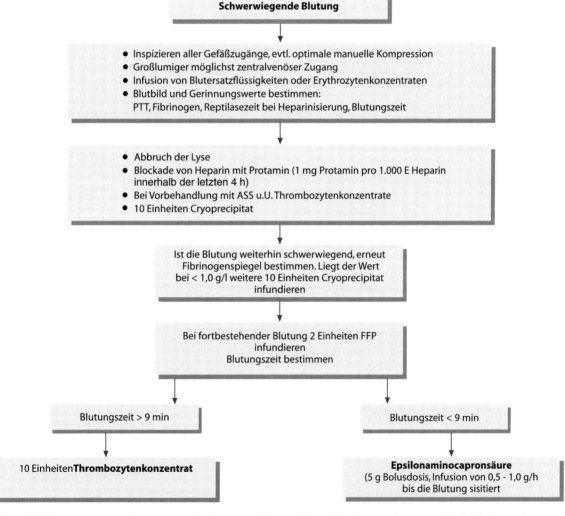

Abb. 2.4.8. Management von Blutungskomplikationen nach Lyse; *PTT* partielle Thromboplastinzeit; *FFP* „fresh frozen plasma"

Wenn Bluttransfusionen notwendig sind, wird zunächst die Gabe von 10 Einheiten Cryoprecipitat empfohlen, das ausreichende Mengen Fibrinogen und Faktor VIII enthält. Cryoprecipitat ist nur innerhalb der ersten Stunden nach Lyse indiziert, da es dann zu einer spontanen Erholung des Fibrinogenspiegels kommt. Bei bedeutender Blutung sollte der Fibrinogenspiegel bestimmt werden, um Bluttransfusionen bei niedrigem Fibrinogenspiegel zu vermeiden. Bei anhaltender Blutung und fortbestehender lytischer Aktivität muss eine zweite Dosis Cryoprecipitat verabreicht werden. Zusätzlich ist die Gabe von 2–4 Einheiten FFP („fresh frozen plasma") indiziert, um die fehlenden Gerinnungsfaktoren bei schwerwiegendem systemisch-lytischen Zustand zu ersetzen. Sollte die Blutung weiterhin nicht beherrschbar sein, muss Epsilonaminocapronsäure gegeben werden, eine Substanz, die aktiv den fibrinolytischen Effekt von Plasminogen-aktivatoren blockieren kann. Es muss jedoch bedacht werden, dass durch Epsilonaminocapronsäure eine therapierefraktäre Thrombose auch im Bereich der Herzkranzgefäße provoziert werden kann, sodass zwischen der Schwere der Blutung und dem Risiko einer erneuten Thrombose entschieden werden muss.

2.4.6 Monitoring und Messtechnik

Von großer Bedeutung ist die regelmäßige Registrierung von Vitalitätszeichen, Herzfrequenz, Blutdruck, Bewusstseinslage, neurologischem Status sowie die wiederholte Fahndung nach Blutungskomplikationen.

Nach Lysetherapie mit Streptokinase, APSAC und seltener nach Urokinase tritt ein Blutdruckabfall von 25–35 mmHG auf, der sich fast regelmäßig mit Volumenersatz korrigieren lässt. Nach Lyse mit Streptokinase oder APSAC muss auf eine allergische Spätreaktion geachtet werden, die sich in Fieber, Gelenkbeschwerden, Hautreaktionen, Übelkeit und Erbrechen äußern kann. Dies sollte nicht mit dem Postmyokardinfarktsyndrom (Dressler-Syndrom) verwechselt werden, einer Autoimmunerkrankung, die mit Fieber, Entzündungszeichen, Gelenkbeschwerden und Körperhöhlenergüssen, insbesondere auch Perikarderguss einhergeht.

Sollten sich unabhängig von der hämodynamischen Situation Veränderungen der Bewusstseinslage, Sprachstörungen oder neurologische Ausfälle entwickeln, muss an eine zerebrovasku-

läre Blutungskomplikation gedacht werden. Besteht der Verdacht auf einen Schlaganfall, sollte umgehend eine bildgebende Untersuchung des Kopfes durchgeführt werden, um zwischen Blutung und ischämischem Infarkt unterscheiden zu können. Klinisch-neurologische Zeichen sind unzureichend, eine Differenzierung zu ermöglichen. Im Fall einer Blutung sollte ein Neurochirurg konsultiert werden. Es gibt Hinweise, dass Patienten mit zerebrovaskulärer Blutung nach Lyse von einem neurochirurgischen Eingriff mehr profitieren als von einer ausschließlich konservativen Therapie.

Die regelmäßige Bestimmung der myokardspezifischen Serumenzyme (alle 6 h innerhalb der ersten 24 h nach Lyse zur Erfassung des Spitzenwertes) ist für die Objektivierung der Diagnose von Bedeutung. Der maximale CK-Wert ist ein orientierender Hinweis auf die Infarktgröße. Bei erneuter Angina pectoris und ST-Hebung ist der Enzymverlauf hilfreich, die Diagnose Reinfarkt zu sichern. In jedem Fall sollte bei erhöhten CK-Werten auch das myokardspezifische Isoenzym CK-mb bestimmt werden.

Zur regelmäßigen Laborkontrolle gehört die Untersuchung des Blutbildes mit besonderer Beachtung des Hämatokrits, um objektive Hinweise für okkulte Blutungen zu erhalten. Bei Verdacht auf gastrointestinale Blutung darf nicht gezögert werden, die Diagnose endoskopisch zu sichern. Erreicht der Hämatokritwert einen kritischen Bereich von 25–35% oder ist bereits vorher eine hämodynamische Reaktion auf eine Blutung eingetreten, ist eine Behandlung mit Bluttransfusionen gerechtfertigt.

Für die Kontrolle der intravenösen Heparintherapie bei Thrombolyse mit Alteplase sind regelmäßige Bestimmungen der aPTT notwendig. Abweichungen bedürfen einer schnellen Dosisänderung entsprechend der Heparinkorrekturtabelle. Bei subkutaner Heparintherapie mit 12 500 IE 2-mal täglich ist keine Laborkontrolle notwendig. Zur schnelleren Bestimmung der aPTT-Werte haben sich Geräte bewährt, die unmittelbar nach Blutentnahme ein Ergebnis erlauben (z. B. CIBA Coming Bed-side-Monitor u. a.). Bei Blutungskomplikationen muss der Fibrinogenspiegel und die Blutungszeit bestimmt werden, da die weitere Therapie davon abhängig ist (siehe Therapieschema Blutungskomplikationen).

Bei großen Infarkten, Vorhofflimmern, Zeichen der Herzinsuffizienz oder bei Verdacht auf Komplikationen wie Myokardruptur, Mitralinsuffizienz oder Ventrikelseptumdefekt sollten regelmäßig oder auch notfallmäßig echokardiografische Kontrollen durchgeführt werden. Bei Thrombusbildung im linken Vorhof oder im linken Ventrikel ist eine intravenöse und orale Antikoagulation notwendig. Bei florierendem Thrombus muss auch eine herzchirurgische Behandlung in Erwägung gezogen werden.

2.4.7 Erfolgskontrolle

Leider gibt es bis heute keine zuverlässigen nichtinvasiven diagnostischen Verfahren, den Erfolg einer thrombolytischen Therapie beurteilen zu können. Einfache, indirekte Kriterien für eine erfolgreiche Myokardreperfusion sind schnelle Besserung der Angina pectoris und Normalisierung der infarkttypischen ST-Hebungen. Relativ häufig treten im Zusammenhang mit der Myokardreperfusion Rhythmusstörungen auf, ventrikuläre Extrasystolen, idioventrikulärer Rhythmus, Bradykardie und Blutdruckabfall (Bezold-Jarisch-Reflex bei Reperfusion der linksventrikulären Hinterwand) und gelegentlich Kammerflimmern. Ist die Lyse bei Hinterwandinfarkt mit komplettem AV-Block erfolgreich, tritt häufig unmittelbar wieder Sinusrhythmus auf.

Ergibt sich aus dem klinischen Verlauf innerhalb von 90 min nach Lysebeginn mit anhaltender Angina pectoris und fortbestehender ST-Hebung der Verdacht auf erfolglose Lyse, sollte eine invasive Diagnostik mit PCI angestrebt werden. Ein TlMI-Grad 2 geht ebenfalls mit Abnahme der Schmerzintensität und Normalisierung der ST-Hebung einher, hat jedoch eine bedeutend schlechtere Prognose als TlMI-Grad 3. Sterblichkeit und Reinfarktrate sind signifikant höher. Wenn man im Zweifel über den Therapieerfolg ist, sollte man bei allen Untergruppen mit hohem Risiko rechtzeitig eine Koronarangiografie anstreben.

Nach mittlerem bis großem Infarkt, kompliziertem Krankheitsverlauf oder positiver Ergometrie sollte zur prognostischen Bewertung oder als Grundlage für weitere invasive oder herzchirurgische Behandlung vor Entlassung eine Koronarangiographie durchgeführt werden (Abb. 2.4.9).

2.4.7.1 ST-Resolution und „rescue PCI"

Bei einer Behandlung mit Fibrinolyse wäre es bedeutsam festzustellen, ob die Therapie erfolgreich ist und angenommen werden kann, dass das Infarktgefäß innerhalb von 90 min rekanalisiert werden konnte. Bei einer Fibrinolyse mit Streptokinase wird in über 60% der Fälle in dieser Zeit keine Reperfusion, d.h. TIMI-Flussgrad 2 oder 3 erreicht. Es bieten sich 3 nichtinvasive Untersuchungmöglichkeiten an, die Bewertung des Verlaufs von Angina pectoris, Reperfusions-

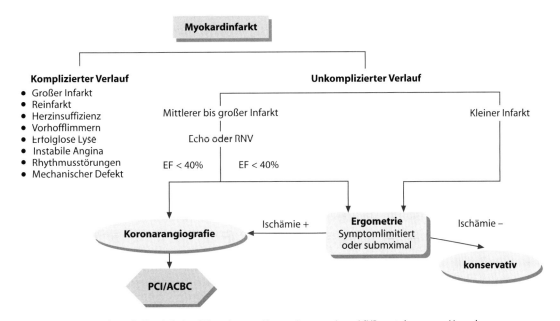

Abb. 2.4.9. Invasive Diagnostik nach Herzinfarkt; *PCI* perkutane Koronarintervention, *ACVB* aortokoronarer Venenbypass

arrhythmien, die Rückbildung der ST-Strecke und das Verhalten kardialer Marker. Angina pectoris ist ein sehr subjektiver Parameter, der nicht ausreichend genau anzeigen kann, ob die Therapie erfolgreich war. Gründe dafür sind verschiedene, insbesondere jedoch auch die Behandlung der Schmerzen mit effektiven Analgetika und Sedativa, der oft spontan wechselnde Blutfluss in der Infarktarterie während der ersten Stunden und die spontane Entwicklung der Nekrose mit nachlassenden Beschwerden. Rhythmusstörungen treten in allen Forman auch unabhängig vom Erfolg der Lyse auf, sodass sie ebenfalls ungeeignete Beobachtungen sind. Die einzige Form von Rhythmusstörung, die relativ häufig unmittelbar bei Reperfusion des Myokards auftritt, ist ein oft normfrequenter idioventrikulärer Rhythmus. Ein wichtiger und viel diskutierter Parameter der Reperfusion ist die Rückbildung der ST-Strecken-Hebung, der jedoch ebenfalls nur eingeschränkt eine Aussage über den Behandlungserfolg zulässt. Am zuverlässigsten ist wahrscheinlich die Kombination aus verschiedenen nichtinvasiven Parametern, z. B. Rückbildung der Angina pectoris, Resolution der St-Strecken-Hebung und Auftreten von Rhythmusstörungen.

Von allen Parameter ist die Rückbildung der ST-Strecke am besten untersucht. Die Höhe der ST-Strecken-Hebung und die Summe der EKG-Ableitungen mit ST-Hebungen gelten als ein Marker der Infarktgröße. Myokardreperfusion ist mit einer Normalisierung der ST-Strecken-Hebung verbunden. In zahlreichen Untersuchungen am Menschen wurde der Zusammenhang zwischen ST-Resolution und Wiedereröffnung des Infarktgefäßes untersucht [15, 22]. Als erster hat Schröder [84, 85] bei Patienten, die mit Fibrinolyse im Rahmen eines akuten Myokardinfarktes behandelt wurden einen Zusammenhang von ST-Resolution und klinischen Parametern wie Sterblichkeit und Herzinsuffizienz nachweisen können. In diesem Zusammenhang wurde deutlich, dass ein normaler koronarer Blutfluss nach Rekanalisation durchaus nicht mit einer adäquaten Myokardreperfusion verbunden sein muss. Eine erfolgreiche Wiederherstellung der Myokardfunktion hängt vielmehr von einer adäquaten myokardialen Reperfusion auf der Ebene der Mikrozirkulation und der Myozyten ab.

Mit einem Monitoring der ST-Strecken-Bewegung nach reperfundierender Therapie können folgende Aspekte bewertet werden:

∎ Erfolgsbeurteilung einer fibrinolytischen Therapie und Identifizierung von Patienten mit Lyseversagen, die notfallmäßig einer Koronarangiografie mit Rescue-PCI zugeführt werden müssen,
∎ Bewertung einer Reperfusion auf der mikrovaskulären und Myokardebene,
∎ Bewertung der Prognose früh nach fibrinolytischer Therapie,
∎ Vergleichsmöglichkeit verschiedener Reperfusionsverfahren.

Patienten mit erfolgloser fibrinolytischer Therapie, ein TIMI-Flussgrad 3 wurde nicht erreicht, haben eine signifikant höhere Wahrscheinlichkeit zu versterben oder eine Herzinsuffizienz zu entwickeln. Die Mehrheit der vorliegenden Studienergebnisse verweist auf die Bedeutung einer notfallmäßigen oder Rescue-PCI bei Patienten mit einer verschlossenen Infarktarterie nach Lyse. Eine erfolglose PCI nach erfolgloser Fibrinolyse ist mit einem hohen Sterblichkeitsrisiko verbunden – 30–50% überleben dieses Ereignis nicht [1, 79].

Um schnell ermitteln zu können, ob bei einem Patienten ein Lyseversagen vorliegt, bedarf es einfacher und schnell durchführbarer Bedsidetests. Zeitgerechte ST-Resolution ist ein wichtiger Marker für eine erfolgreiche Rekanalisation nach Lyse mit einem positiv-prädiktiven Wert von ≥90%. Andererseits ist die ST-Resolution ein unzureichender Parameter, einen bleibenden Verschluss des Infarktgefäßes vorauszusagen. Der negativ-prädiktive Wert liegt bei nur ca 50% [57]. Patienten mit kompletter ST-Resolution nach 90 min haben eine 92–94%-Wahrscheinlichkeit einer kompletten Wiedereröffnung eines epikardialen Herzkranzgefäßes und eine 70–80%-Wahrscheinlichkeit, dass ein TIMI-Flussgrad 3 vorliegt [26]. Bei ausbleibender ST-Resolution ist allerdings bei 50% der Patienten das Infarktgefäß dennoch durchgängig.

Untersuchungen an einem großen Patientengut, das einer fibrinolytischen Therapie mit unterschiedlichen Pharmaka unterzogen wurde, zeigten, dass nach Alteplase 35–40% der Patienten eine komplette ST-Resolution (70%) nach 90 min erreichen, während nach Lyse mit Streptokinase eine komplette ST-Resolution nur bei 25% der Patienten beobachtet wird. Allerdings ist dieser Unterschied nach 180 min nicht mehr vorhanden. Beide Plasminogenaktivatoren erreichen insgesamt lediglich bei 50% der Patienten eine komplette ST-Resolution.

Die Bewertung dieses Phänomens wird weiter durch die Tatsache erschwert, dass sich die ST-Resolution in Abhängigkeit von der Infarktlokalisation verhält. Es gibt bedeutende Unterschiede zwischen Vorder- und Hinterwandinfarkten. Bei Patienten mit Vorderwandinfarkt ist die ST-Resolution geringer ausgeprägt als bei Patienten mit Hinterwandinfarkt. Insofern stellt sich die Frage, ob für die beiden Infarktlokalisationen unterschiedliche Grenzwerte für die ST-Resolution festgelegt werden sollten. Es scheint so zu sein, dass ein Grenzwert der ST-Resolution von ≥70% für den Hinterwandinfarkt und ≥50% für die Vorderwandinfarkte geeignet wäre.

Wegen der Ungenauigkeit der ST-Strecken-Rückbildung wurden weitere nichtinvasive Messverfahrenparameter untersucht, das Versagen einer Lysetherapie zu erkennen. Von besonderer Bedeutung ist die Beobachtung eines schnellen „washout" kardialer Markersubstanzen nach Wiedereröffnung des Infarktgefäßes. Der frühe Nachweis von Myoglobin ist ein geeignetes Verfahren. Myoglobin scheint wegen seiner zytostolischen Lokalisation, geringen Größe und schnellen Freisetzung geeigneter zu sein als CK-MB oder Troponin. Aber auch die Bewertung anhand kardialer Marker ist zweifelhaft, da es einen hohen Prozentsatz falsch-positiver Befunde gibt. Selbst wenn man 3 nichtinvasive Parameter zusammenfasst, ST-Rückbildung <50% nach 90 min, anhaltender Brustschmerz und ein Verhältnis von <4 der Myoglobinkonzentration im Serum nach 60 min im Vergleich zum Ausgangswert, fallen gerade nur 12% der Patienten in diese Kategorie. Sie haben eine 76%-Wahrscheinlichkeit, dass die Lysetherapie versagt hat, d.h. kein TIMI-Flussgrad 3 erreicht wurde. Bei nur 57% der Patienten ist die Wahrscheinlichkeit groß, dass das Infarktgefäß verschlossen geblieben ist. Auch hier ist die Rate falsch positiver Diagnosen groß.

Dennoch, selbst Patienten mit erfolgreicher Wiedereröffnung epikardialer Herzkranzgefäße müssen nicht zwingend auch eine Reperfusion auf der Myokardgewebeebene haben. Mit Kontrastechokardiografie konnte gezeigt werden, dass bei erfolgreicher Rekanalisation auf der Myokardebene ein „no-reflow" besteht [54]. Bei diesen Patienten ist die Wahrscheinlichkeit einer Erholung der linksventrikulären Funktion gering. Durch diese Betrachtungen wird deutlich, dass die Bewertung des TIMI-Flussgrades 3 allein unzureichend ist, den Reperfusionserfolg zu bewerten, und dass andere Marker einer myokardialen oder mikrovaskulären Reperfusion bedeutsamer sind.

Untersuchungen über den ST-Strecken-Verlauf nach Fibrinolyse zeigten, dass Patienten mit schneller und kompletter Rückbildung der ST-Strecke kleine Infarkte entwickeln. In einer Studie der GISSI-Investigators wurde bei 7426 Patienten gefunden, dass bei 2 Dritteln der Patienten mit einer ST-Strecken-Rückbildung von ≥50% innerhalb von 4 h nach Lysebeginn die 30-Tage-Sterblichkeit bei 3,5% lag, gegenüber einer Sterblichkeit von 7,4% bei Patienten ohne ST-Rückbildung.

Bei Patienten, die mit Kathetertechniken erfolgreich behandelt wurden, ist eine persistierende ST-Strecken-Hebung mit einer ungünstigen Prognose verbunden, unzureichende Erholung der linksventrikulären Funktion und höhere Sterblichkeit. Zusammenfassend kann gesagt werden, dass die ST-Strecken-Rückbildung einen Surrogatparameter für eine erfolgreiche Reperfusion auf Gewebeebene darstellt. Wenn eine komplette Rückbildung innerhalb von 90 min beobachtet wird, darf man annehmen, dass es zu einer Reperfusion auf der epikardialen wie auch auf der Gewebeebene gekommen ist, und dass die Prognose exzellent sein dürfte.

2.4.8 Stellung im therapeutischen Gesamtkonzept (Zusammenfassung der neuesten Studienergebnisse mit einer differenzierten Therapieempfehlung)

Die fibrinolytische Therapie des akuten ST-Strecken-Hebungsinfarktes ist technisch einfach, frühzeitig nach Schmerzbeginn, also auch prästationär, erfolgreich anwendbar. Plasminogenaktivator der Wahl ist Alteplase. Die Sterblichkeit lag gegenüber einer Behandlung mit Streptokinase in der GUSTO-1-Studie signifikant niedriger. Neuere Plasminogenaktivatoren zeigten im Hinblick auf die Senkung der Sterblichkeit keinen Vorteil. Die Bolusfibrinolytika Reteplase und Tenecteplase haben jedoch gegenüber Alteplase Vorteile in der einfacheren Handhabung. Mit der alleinigen pharmakologisch-reperfundierenden Therapie des STEMI konnte darüber hinaus in den letzten 10 Jahren kein weiterer Fortschritt erreicht werden. Weder mit der Kombinationsbehandlung mit den GP-IIb-/IIIa-Rezeptor-Hemmern noch mit neueren Anti-

Tabelle 2.4.11. Absolute und relative Indikationen für primäre, direkte PCI

▌**Absolute Indikationen für primäre PCI**
- Kardiogener Schock
- Lungenödem
- Große Infarkte mit Zeichen der Linksherzinsuffizienz
- Kontraindikation für systemische Lyse, insbesondere aktive interne Blutung
- Zerebrovaskuläre Blutung
- Ischämischer Hirninfarkt innerhalb der letzten 6 Monate
- AV-Block III. Grades
- Lyseversagen mit anhaltender Angina und ST-Hebung 90 min nach Lysebeginn

▌**Relative Indikationen für primäre PCI**
- Lebensalter über 75 Jahre
- Blutdruck >200 mmHG systolisch oder >120 mmHG diastolisch trotz Therapie
- Systolischer Blutdruck <90 mmHG trotz Therapieversuchs
- Nach koronarchirurgischer Behandlung
- Reinfarkt
- Vorbehandlung mit Streptokinase oder APSAC
- Fortgeschrittene Tumorerkrankung
- Hämoptyse
- Vorhofthrombus bei Mitralstenose mit Vorhofflimmern
- Ventrikelthrombus
- Orale Antikoagulation
- Schwangerschaft

PCI perkutane Koronarintervention, *APSAC* Anistreplase (anisoylierter Plasminogen-Streptokinase-Aktivatorkomplex)

thrombinsubstanzen wie Enoxaparin oder Biva-lirudin konnten Verbesserungen bei den wichtigsten ischämischen Endpunkten erreicht werden. Eine höhere Effektivität konnte nur mit einer höheren Blutungsrate in Kauf genommen werden.

Die deutschen, europäischen und amerikanischen Richtlinien zur Behandlung des akuten ST-Strecken-Hebungsinfarktes empfehlen übereinstimmend die primäre PCI als Therapie der Wahl, sofern sie zeitgerecht im Vergleich zur Lyse und von einem erfahrenen Team durchgeführt wird. Dies trifft in Deutschland für alle Ballungsgebiete zu, sodass immer, wenn ein geeignetes Herzkatheterlabor verfügbar ist, Patienten mit einem akuten Myokardinfarkt mit primärer PCI behandelt werden sollten. Nur dort, wo sich diese Behandlungsmöglichkeit nicht anbietet, ist die systemische Fibrinolyse die wichtigste Alternative (Tabelle 2.4.11). Ein wichtiger Vorteil der primären PCI ist zudem die Tatsache, dass die Liste an Kontraindikationen sehr viel kleiner als bei der fibrinolytischen Therapie ausfällt. Ob eine Kombination aus beiden Behandlungsverfahren, „facilitated" PCI, vorteilhaft sein könnte, ist Gegenstand umfangreicher Untersuchungen. Ungeklärt sind Effektivität und Sicherheit einer Kombinationsbehandlung aus ASS, Fibrinolyse und/oder GP-IIb-/IIIa-Rezeptor-Hemmern prästationär mit nachfolgender Katheterintervention, für die ein Antithrombin und Clopidogrel erforderlich ist.

▌ Literatur zu Kapitel 2.4

1. Abbottsmith CW, Topol EJ, George BS et al (1990) Fate of patients with acute myocardial infarction with patency of the infarct-related artery achieved with successful thrombolysis versus rescue angioplasty. J Am Coll Cardiol 16:770–778
2. Andersen HR, Nielsen TT, Rasmussen K, Thuesen L, Kelbaek H, Thayssen P, Abildgaard U, Pedersen F, Madsen JK, Grande P, Villadsen AB, Krusell LR, Haghfelt T, Lomholt P, Husted SE, Vigholt E, Kjaergard HK, Mortensen LS, for the DANAMI-2 Investigators (2003) A comparison of coronary angioplasty with fibrinolytic therapy in acute myocardial infarction. N Engl J Med 349:733–742
3. Antman EM (1994) Hirudin in acute myocardial infarction: safety report from the Thrombolysis and Thrombin Inhibition in Myocardial Infarction (TIMI) 9A trial. Circulation 90:1624–1630
4. Antman EM, Giugliano RP, Gibson CM et al (1999) Abciximab facilitates the rate and extent of thrombolysis: results of the thrombolysis in myocardial infarction (TIMI) 14 trial. The TIMI-14 Investigators. Circulation 99:2720–2732
5. Antman EM, Anbe DT, Armstrong PW, Bates ER, Green LA, Hand M, Hochman JS, Krumholz HM,

Kushner FG, Lamas GA, Gullany CJ, Ornato JP, Pearle DL, Sloan MA, Smith SC Jr (2004) ACC/AHA guidelines for the management of patients with ST-elevation myocardial infarction: a report of the American College of Cardiology/American Heart Association Task Force on Practice Guidelines www.acc.org/clinical/guidelines/stemi/index.pdf

6. Antoniucci D, Valenti R, Migliorini A et al (2002) Relation of time to treatment and mortality in patients with acute myocardial infarction undergoing primary coronary angioplasty. Am J Cardiol 89:1248–1252

7. ASSENT-2 (Assessment of the safety and eficacy of a new thrombolytic) Investigators single-bolus tenecteplase compared with front-loaded alteplase in acute myocardial infarction (1999) The ASSENT-2 double-blind randomised trial. Lancet 354:716–722

8. Bleich SD, Nichols TC, Schumacher RR, Cooke DH, Tate DA, Teichman SL (1990) Effect of heparin on coronary arterial patency after thrombolysis with tissue plasminogen activator in acute myocardial infarction. Am J Cardiol 66:1412–1417

9. Bode C, Smalling RW, Sen S et al (1993) Recombinant plasminogen activator angiographic phase Il international dose finding study (RAPID): patency analysis and mortality endpoints. Circulation 88:1–292 (abstr 1562)

10. Bode C, Smalling RW, Berg G et al, for the RAPID II Investigators (1996) Randomized comparison of coronary thrombolysis achieved with double-bolus reteplase (recombinant plasminogen activator) and front-loaded, accelerated alteplase in patients with acute myocardial infarction. Circulation 94:891–898

11. Boersma E, Maas ACP, Deckers JW et al (1996) Early thrombolytic treatment in acute myocardial infarction: reappraisal of the golden hour. Lancet 348:771–775

12. Bonnefoy E, Lapostolle F, Leizorovicz A, Steg G et al (2002) On behalf of the Comparison of Angioplasty and Prehospital Thrombolysis in Acute Myocardial Infarction (CAPTIM) study group. Lancet 360:825–829

13. Brener SJ, Zeymer U, Adgey AA et al (2002) Eptifibatide and low-dose tissue plasminogen activator in acute MI: the INTRO AMI trial. J Am Coll Cardiol 39:377–386

14. Califf RM, Topol EJ, Stack RS, Ellis SG, George BS, Kereiakes DJ, Samaha JK, Worley SJ, Anderson JL, Harrelson-Woodlief L, Wall TC, Phillips HR, Abbottsmith CW, Candela RJ, Flanagan WH, Sasahara AA, Mantell SJ, Lee KL (1991) Evaluation of combination thrombolytic therapy and timing of cardiac catheterization in acute myocardial infarction: results of Thrombolysis and Angioplasty in Myocardial Infarction phase 5 randomized trial (TAMI-5). Circulation 83:1543–1556

15. Califf R, O'Neill W, Stack R et al (1988) Failure of simple clinical measurements to predict perfusion status after intravenous thrombolysis. Ann Intern Med 108:658–662

16. entfällt

17. Califf RM, Fortin DF, Tenaglia AN, Sane DC (1992) Clinical risks of thrombolytic therapy. Am J Cardiol 69:12A–20A

18. Cannon CP, Antman EM, Walls R, Braunwald E (1994) Time as an adjunctive agent to thrombolytic therapy. Journal of Thrombosis and Thrombolysis 1:27–34

19. Cannon CP, McCabe CH, Gibson CM et al for the TIMI 10A Investigators (1997) TNK-tissue plasminogen activator in acute myocardial infarction. Circulation 95:351–356

20. Cannon CP, Gibson CM, McCabe CH et al (1998) TNK-tissue plasminogen activator compared with front-loaded alteplase in acute myocardial infarction: results fo the TMI 10B trial: Thrombolysis in Myocardial Infarction (TIMI) 10B Investigators. Circulation 98:2805–2814

21. Carney RJ, Murphy GA, Brandt TR, Daley PJ, Pickering E, White HJ, McDonough TJ, Vermilya SK, Teichman SL for the RAAMI Study Investigators (1992) Randomised angiographic trial of recombinant tissue-type plasminogen activator (Alteplase) in myocardial infarction. J Am Coll Cardiol 20:17–23

22. Clemmensen P, Ohmann E, Sevila D et al (1990) Changes in standard electrocardiographic ST-segment elevation predictive of successful reperfusion in acute myocardial infarction. Am J Cardiol 66: 1407–1411

23. Cruickshank MK, Levine MN, Hirsh J, Roberts R, Siguenza M (1991) A standard heparin nomogram for the management of heparin therapy. Arch Intern Med 151:333–337

24. Davies GJ, Chierchia S, Maseri A (1984) Prevention of myocardial infarction by very early treatment with intracoronary streptokinase: some clinical observations. N Engl J Med 311:1488–1492

25. de Bono DP, on behalf of the European Cooperative Study Group (ECSG-6) (1992) Effect of early intravenous heparin on coronary patency, infarct size, and bleeding complications after alteplase thrombolysis: results of a randomised double blind European Cooperative Study Group (ECSG-6). Br Heart J 67:122–128

26. de Lemos JA, Antman EM, McCabe CH et al (2000) ST-segment resolution and infarct related artery patency and flow after thrombolytic therapy. Am J Cardiol 85:299–304

27. den Heijer P, Vermeer F, Ambrosioni E et al for the InTIME Investigators (1998) Evaluation of a weight-adjusted single-bolus plasminogen activator in patients with myocardial infarction. Circulation 98:2117–2125

28. DeWood MA, Spores J, Notkse R, Mouser LT, Burroughs R et al (1980) Prevalence of total coronary occlusion during the early hours of transmural myocardial infarction. N Engl J Med 303:897–902

29. Efficacy and safety of tenecteplase in combination with enoxaparin, abciximab, or unfractionated heparin (2001) The ASSENT-3 randomised trial in acute myocardial infarction. Lancet 358:605–613

30. EMERAS (Estudio Multicentrico Estreptoquinasa Republicas de America del Sur) Collaborative Group (1992) Randomised trial of late thrombolysis in patients with suspected acute myocardial infarction. Lancet 342:767–772

31. EMIP. The European Myocardial Infarction Project Group (EMIP) (1993) Prehospital thrombolytic therapy in patients with suspected acute myocardial infarction. N Engl J Med 329:383–389

32. Falk E, Schah PK, Fuster V (1995) Coronary plaque disruption. Circulation 92:657–671

33. Fernandez-Aviles F, Alonso JJ, Castro-Beiras A et al (2003) GRAICA-2 Investigators. Primary optimal PCI versus facilitated intervention (tenecteplase plus stenting) in patients with ST-elevated acute myocardial infarction: the GRACIA-2 randomized trial [abstract]. Circulation 108(Suppl):IV468

34. Fennerty AG, Levine MN, Hirsh J (1989) Hemorrhagic complications of thrombolytic therapy in the treatment of myocardial infarction and venous thromboemoblism. Chest 95(Suppl):88S–97S

35. FTT. ‚Fibrinolytic Therapy Trialists' Collaborative Group (1994) Indications for fibrinolytic therapy in suspected myocardial infarction: collaborative overview of early mortality and major morbidity results from all randomised trials of more than 1000 patients. Lancet 343:311–322

36. Gibson CM, Cannon CP, Piana RN et al (1993) Consequences of TIMI grade 2 vs 3 flow at 90 minutes following thrombolysis. J Am Coll Cardiol 21(Suppl A):348A

37. GISSI-I (1986) Gruppo Italiano per lo Studio della Streptochinasi nell'Infarto Miocardico. Effectiveness of intravenous thrombolytic treatment in acute myocardial infarction. Lancet 1:397–402

38. GISSI-2 (1990) A factorial randomised trial of alteplase versus streptokinase and heparin versus no heparin among 12490 patients with acute myocardial infarction. Gruppo Italiano per lo Studio Della Sopravvivenza nell'Infarto Miocardico. Lancet 336:65–71

39. Giugliano RP, Braunwald E (2003) Selectin the best reperfusion strategy in ST-elevation myocardial infarction: it's all a matter of time. Circulation 108:2828–2830

40. Gore JM, Sloan M, Price TR, Randall AMY, Bovill E, Collen D, Forman S, Knatterud GL, Sopko G, Terrin ML, and the TIMI Investigators (1991) Intracerebral hemorrhage, cerebral infarction, and subdural hematoma after acute myocardial infaction and thrombolytic therapy in the thrombolysis in myocardial infarction study, thrombolysis in myocardial infarction, phase II, pilot and clinical trial. Circulation 83:448–459

41. Granger BC, Califf RM, Topol EJ (1992) Thrombolytic therapy for acute myocardial infarction. A review. Drugs 44:293–325

42. Grines CL, Topol EJ, Bates ER, Juni JE, Walton JA, O'Neill WW (1988) Infarct vessel status after intravenous tissue plasminogen activator and acute coronary angioplasty: prediction of clinical outcome. Am Heart J 115:1–7

43. GUSTO-I (1993) The GUSTO Investigators. An international randomized trial comparing four thrombolytic strategies for acute myocardlal. N Engl J Med 329:673–682

44. GUSTO-I (1993) The effects of tissue plasminogen activator, streptokinase, or both on coronary-artery patency, ventricular function, and survival after acute myocardial infarction. The GUSTO Angiographic Investigators. N Engl J Med 329:1615–1622

45. GUSTO IIa (1994) The GUSTO IIa Investigators. Randomized trial of intravenous heparin versus recombinant hirudin for acute coronary syndromes. Circulation 90:1631–1637

46. Hamm CW (2004) Leitlinien: Akutes Koronarsyndrom (ACS), Teil–2: Akutes Koronarsyndrom mit ST-Hebung. Zeitschrift für Kardiologie 93:324–341

47. HERO-2 Trial Investigators (2001) Thrombin-specific antiocoagulation with bivalirduin versus heparin in patients receiving fibrinolytic therapy for acute myocardial infarction: the HERO-2 Trial. Lancet 358:18655–18663

48. Herrick JB (1912) Clinical features of sudden obstruction of the coronary arteries. Journal of the American Medical Association 59:2015–2019

49. Hsia J, Hamilton WP, Kleiman N, Roberts R, Chaitman B, Ross AM (1990) A comparison between heparin and low-dose aspirin as adjunctive therapy with tissue plasminogen activator for acute myocardial infarction. N Engl J Med 323:1433–1437

50. INJECT (1995) International Joint Efficacy Comparison of Thrombolytics: randomised double-blind comparison to reteplase doublebolus administration with streptokinase in acute myocardial infarction (INJECT): trial to investigate equivalence. Lancet 346:329–336

51. International Study Group (1990) In-hospital mortality and clinical course of 20891 patients with suspected acute myocardial infarction randomised between alteplase and streptokinase with or without heparin. Lancet 336:71–75

52. ISIS-2 (1988) Randomized trial of intravenous streptokinase, oral aspirin, both, or neither among 17187 cases of suspected acute myocardial infarction. ISIS-2 (Second International Study of Infarct Survival) Collaborative Group. Lancet ii:349–360

53. ISIS-3 (1992) A randomised comparison of streptokinase vs tissue plasminogen activator vs anistreplase and of aspirin plus heparin vs aspirin alone among 41299 cases of suspected acute myocardial infarction. ISIS-3 (Third International Study of Infarct Survival) Collaborative Group. Lancet 339:753–770

54. Ito H, Tomooka T, Sakai N et al (1992) Lack of myocardial perfusion immediately after successful thrombolysis. A predictor of poor recovery of left ventricular function in anterior myocardial infarction. Circulation 85:1699–1705

55. Kastrati A, Mehilli J, Schlotterbeck K et al (2004) Bavarian Reperfusion Alternatives Evaluation (BRAVE) Study Investigators. Early administration

of reteplase plus abciximab vs abciximab alone in patients with acute myocardial infarction referred for percutaneous coronary intervention: a randomized controlled trial. JAMA 291:947–954

56. Keeley EC, Boura JA, Grines CL (2003) Primary angioplasty versus intravenous thrombolytic therapy for acute myocardial infarction: a quantitative review of 23 randomised trials. Lancet 361:13–20

57. Klootwijk P, Langer A, Meij S et al (1996) Non-invasive predictin of reperfusion and coronary artery patency by continuous ST segment monitoring in the GUSTO-1 trial. Eur Heart J 17:689–698

58. Komrad MS, Coffey CE, Coffey KS, McKinnis R, Massey EW, Califf RM (1984) Myocardial infarction and stroke. Neurology 34:1403–1409

59. LATE Study Group (1993) Late Assessment of Thrombolytic Efficacy (LATE) study with alteplase 6–24 h after onset of acute myocardial infarction. Lancet 342:759–766

60. Lincoff AM, Ellis SG, Galeana A et al (1992) Is a coronary artery with TIMI grade 2 flow „patent"? Outcome in the Thrombolysis and Angioplasty in Myocardial Infarction (TAMI) Trial. Circulation 86(Suppl 1):1–268

61. Lincoff AM, Topoi EJ (1993) Trickle down thrombolysis. J Am Coll Cardiol 21:1396–1398

62. Lincoff AM, Topoi EJ (1993) Illusion of reperfusion. Circulation 87:1792–1805

63. Lincoff AM, Califf RM, Van de Werf F et al (2002) Mortality at 1 year with combination platelet glycoprotein IIb/IIIa inhibition and reduced-dose fibrinolytic therapy vs conventional fibrinolytic therapy for acute myocardial infarction: GUSTO V randomized trial. JAMA 288:2130–2135

64. Maggioni AP, Franzosi MG, Farina ML, Santoro E, Celani MG, Ricci S, Tognoni G, on behalf of the Gruppo Italiano per lo Studio deila Streptochinasi nell'lnfarto Miocardico (GISSI) (1991) Cerebrovascular events after myocardial infarction: analysis of the GISSI trial. Br Med J 302:1428–1431

65. Montalescot G, Barragan P, Wittenberg O et al (2001) Platelet GP IIb/IIIa inhibition with coronary stenting for acute myocardial infarction. N Engl J Med 344:1895–1903

66. Morrison LJ, Verbeek PR, McDonald AC, Sawadsky BV, Cook DJ (2000) Mortality and prehospital thrombolysis for acute myocardial infarction: a meta-analysis. JAMA 283:2686–2692

67. Morrow DA, Antman EM, Charlesworth A et al (2000) TIMI risk score for ST-elevantion myocardial infarction: a convenient, bedside, clinical score for risk assessment at presentation. An intravenous nPA for Treatment of Infarcting Myocardium Early II Trial Substudy. Circulation 102:2031–2037

68. National Heart Attack Alert Program Coordinating Committee – 60 Minutes to Treatment Working Group (1994). Emergency department: rapid identification and treatment of patients with acute myocardial infarction. Ann Emerg Med 23:311–329

69. Neuhaus KL, Feuerer W, Jeep-Tebbe S, Niederer W, Vogt A, Tebbe U (1989) Improved thrombolysis with a modified dose regimen of recombinant tis-sue-type plasminogen activator. J Am Coll Cardiol 14:1566–1569

70. Neuhaus KL, von Essen R, Tebbe U, Vogt A, Roth M, Riess M, Niederer W, Foryeki F, Wirtzfeld A, Mäurer W, Limbourg P, Merx W, Harten K (1992) Improved thrombolysis in acute myocardial infarction with frontloaded administration of alteplase: results of the rt-PA-APSAC Patency Study (TAPS). J Am Col Cardiol 19:885–891

71. Neuhaus KL, von Essen R, Vogt A et al (1994) Dose finding with a novel recombinant plasminogen activator (BM 06.022) in patients with acute myocardial infarction: results of the German Recombinant Plasminogen Activator Study (GRECO). J Am Col Cardiol 24:55–60

72. Neuhaus KL, Essen RV, Tebbe U, Jessel A, Heinrichs H, Maurer W, Doring W, Harmjanz D, Kotter V, Kalhammer E, Simon H, Horacek T (1994) Safety observations from the pilot phase of the randomized r-hirudin for improvement of thrombolysis (HIT-III) study: a study of the Arbeitsgemeinschaft Leitender Kardiologischer Krankenhausärzte (ALKK). Circulation 90:1638–1642

73. Newby LK, Rutsch WR, Califf RM, Limoons ML, Aylward PE, Armstrong PW, Woodlief LH, Lee KL, Topol EJ, Van de Werf F, for the GUSTO-I Investigators (1995) The importance of time from symptom onset to treatment in the outcome of patients treated with thrombolytic therapy

74. Nordt TK, Bode C (2001) Thrombolysetherapie des akuten Herzinfarktes. Internist 42:659–664

75. Ohman EM, Califf RM (1991) Thrombolytic therapy: overview of clinical trials. In: Gersh BJ, Rahimtoola SH (eds) Acute myocardial infarction. New York, NY, Elsevier, pp 308–332

76. Ohman EM, Kleiman NS, Gacioch G et al (1997) Combined accelerated tissue-plasminogen activator and platelet glycoprotein IIb/IIIa integrin receptor blockade with integrilin in AMI: results of IMPACT-AMI. Circulation 95:846–854

77. PRIMI Trial Study Group (1989) Randomised double-blind trial of recombinant prourokinase against streptokinase in acute myocardial infarction. Lancet l:863–868

78. Rentrop KP, Blanke H, Karsch KR, Kreuzer H (1979) Initial experience with transluminal recanalization of the recently occluded infarct-related coronary artery in acute myocardial infarction: comparison with conventionally treated patients Clinical Cardiology 2:92–105

79. Ross A, Lundergan C, Rohrbeck S, Boyle D (1998) Rescue angioplasty after failed thrombolysis: technical and clinical outcomes in a large thrombolysis trial. J Am Coll Cardiol 31:1511–1517

80. Ross AM, Coyne KS, Reiner JS et al (1999) PACT Investigators. A randomized trial comparing primary angioplasty with a strategy of short-acting thrombolysis and immediate planned rescue angioplasty in acute myocardial infarction: the PACT trial. J Am Coll Cardiol 34:1954–1962

81. Rutsch W, Pfisterer M, Weaver WD, Granger BC, Lee KL, Ross A, for the GUSTO-I Trial Investiga-

tors (1993) Earlier time to treatment is associated with lower mortality and greater benefit of accelerated t-PA. Abstract at the American Heart Association, 66th Scientific Sessions, Atlanta, November 8–11

82. Sane DC, Califf RM, Topol EJ, Stump DC, Mark DB, Greenberg CS (1989) Bleeding during thrombolytic therapy for acute myocardial infarction: mechanisms and management. Ann Intern Med 111:1010–1022

83. Schröder R, Biamino G, von Leitner ERV, Linderer T, Brüggemann T, Heitz J, Vöhringer HF, Wegscheider K (1983) Intravenous short term infusion of streptokinase in acute myocardial infarction. Circulation 67:536–548

84. Schröder R, Dissmann R, Bruggemann T et al (1994) Extent of early ST segment elevation resolution: a simple but strong predictor of outcome in patients with acute myocardial infarction. J Am Coll Cardiol 24:384–391

85. Schröder R, Wegscheider K, Schröder K, Dissmann R, Meyer-Sabellek W, for the INJECT Trial Group (1995) Extent of early ST segment elevation resolution: a strong predictor of outcome in patients with acute myocardial infarction and a sensitive measure to compare thrombolytic regimens. A substudy of the International Joint Efficacy Comparison of Thrombolytics (INJECT) trial. J Am Coll Cardiol 26:1657–1664

86. Simes RJ, Topol EJ, Holmes DR, White HD, Rutsch WR, Vahanian A, Simoons ML, Morris D, Betriu A, Califf RM, Ross AM, for the GUSTO-I Investigators (1995) Link between the angiographic substudy and mortality outcomes in at large randomized trial of myocardial reperfusion. Importance of early and complete infarct artery reperfusion. Circulation 91:1923–1928

87. Simoons, ML, Betriu A, Col J, von Essen R, Lubsen J, Michel PL, Rutsch W, Schmidt W, Thery C, Vahanian A, Willems GM, Arnold AER, DeBono DP, Dougherty PC, Lambertz H, Meier B, Raynaud P, Sanz GA, Uebis R, Van de Werf F, Wood D, Verstraete M (1988) for the European Cooperative Study Group for Recombinant Tissue-type Plasminogen Activator (rt-PA) (ECSG-5): Thrombolysis with tissue plasminogen activator in acute myocardial infartion: No additional benefit from immediate percutaneous coronary angioplasty. Lancet 8579:197–202

88. Sinnaeve P, Alexander J, Belmans A et al (2003) One-year follow-up of the ASSENT-2 trial: a double-blind, randomized comparison of single-bolus tenecteplase und front-loaded alteplase in 16 949 patients with ST-elevation acute myocardial infarction. Am Heart J 146:27–32

89. Smalling RW, Schumacher R, Morris D, Harder K, Fuentes F, Valentine RP, Battey LL, Merhige M, Pitts DE, Lieberman HA, Nishikawa A, Adyanthaya A, Hophins A, Grossbard E (1990) Improved infarct-related arterial patency after high dose, weight-adjusted, rapid infusion of tissue-type plasminogen activator in myocardial infarction: results

of a multicenter randomized trial of two dosage regimens. J Am Coll Cardiol 15:915–921

90. Steg PG, Bonnefoy E, Chabaud S, Lapostolle F, Dubien PY, Cristofini P, Leizorovicz A, Touboul P, for the Comparison of Angioplasty and Prehospital Thrombolysis in acute Myocardial infarction (CAPTIM) Investigators (2003) Impact of time to treatment on mortality after prehospital fibrinolysis or primary angioplasty data from the CAPTIM Randomized Clinical Trial. Circulation 108:2851–2856

91. Stone GW, Grines CL, Cox DA et al (2002) Controlled Abciximab and Device Investigators to Lower Late Angioplasty Complications (CADILLAC) Investigators. Comparison of angioplasty with stenting, with or without abciximab, in acute myocardial infarction. N Engl J Med 346:957–966

92. TEAM-2, Karagounis L, Sorensen SG, Menlove RL, Moreno F, Anderson JL (1992) Does thrombolysis in myocardial infarction (TIMI) perfusion grade 2 represent a most patent artery or a mostly occluded artery? Enzymatic and electrocardiographic evidence from the TEAM-2 study. Second Multicenter Thrombolysis Trial of Eminase in Acute Myocardial Infarction. J Am Coll Cardiol 19:1–10

93. Topol EJ (1989) Thrombolytic intervention. In: Topoi EJ (ed) Textbook of Interventional Cardiology, Philadelphia, PA, Saunders, pp 76–120

94. Topol EJ, George BS, Kereiakes DJ, Stump DC, Candela RJ, Abbottsmith CW, Aronson L, Pickel A, Boswick JM, Lee KL, Ellis SG, Califf RM, and the TAMI Study Group (1989) A randomized controlled trial of intravenous tissue plasminogen activator and early intravenous heparin in acute myocardial infarction. Circulation 79:281–286

95. Topol EJ (1993) Validation of the early open infarct vessel hypothesis. Am J Cardiol 72:40G–45G

96. Topol EJ, Ohman EM, for the SPEED Investigators (2001) Trial of abciximab with and without low-dose reteplase for acute myocardial infarction. Strategies for Patency Enhancement in the Emergency Department (SPEED) Group. Circulation 101:2788–2794

97. Topol EJ (2001) Reperfusion therapy for acute myocardial infarction with fibrinolytic therapy or combination reduced fibrinolytic therapy and platelet glycoprotein IIb/IIIa inhibition: the GUSTO V randomised trial. Lancet 357:1905–1914

98. The Global Utilization of Strategies to Open Occluded Coronary Arteries (GUSTO) IIb Investigators (1996) A comparison of recombinant hirudin versus heparin for the treatment of acute coronary syndromes. N Engl J Med 335:775–782

99. The GUSTO III Investigators (1997) A comparison of reteplase with alteplase for acute myocardial infarction. N Engl J Med 337:1118–1123

100. The Joint European Society of Cardiology/American College of Cardiology Committee (2000) Myocardial infarction redefined – a consensus document of the Joint European Society of Cardiol-

ogy/American College of Cardiology Committee for the redefinition of myocardial infarction. JACC 36:959–969

101. The Joint International Society and Federation of Cardiology/World Health Organisation Task FORCE (1997) Report of the Joint International Society and Federation of Cardiology/World Health Organization Task Force on standardization of clinical nomenclature. Circulation 59:607–609

102. Van de Werf F, Cannon CP, Luyten A et al (1999) Safety assessment of single-bolus administration of TNK tissue-plasminogen activator in acute myocardial infarction: ASSENT-1 trial: the AS-SENT-1 Investigators. Am Heart J 137:786–791

103. Vogt A, von Essen R, Tebbe U, Feuerer W, Appel KF, Neuhaus KL (1993) Impact of early perfusion status of the infarct related artery on short-term mortality after thrombolysis for acute myocardial infarction: retrospective analysis of four German multicenter studies. J Am Coll Cardiol 21:1391–1395

104. Wallentin L, Goldstein P, Armstrong PW, Granger CB, Adgey AAJ, Arntz HR, Bogaerts K, Danays T, Lindahl B, Mäkijärvi M, Verheugt F, Van de Werf F (2003) Efficacy and safety of tenecteplase in combination with the low-molecular-weight heparin Enoxaparin or unfractionated heparin in the prehospital setting [ASSENT-3 Plus]. Circulation 108:135–142

105. Waller BF (1988) The pathology of acute myocardial infarction: definition, location, pathogenesis, effects of reperfusion, complications, and sequelae. Cardiology Clinics 6:1–28

106. Ward JW, Holmberg SD, Allen JR, Cohn DL, Critchley SE, Kleinman SH, Lenes BA, Ravenholt O, Davis JR, Quinn MG, Jaffe HW (1988) Transmission of human immunodeficiency virus (HIV) by blood transfusions screened as negativ for HIV antibody. N Engl J Med 318:473–478

107. Weaver WD, Cerqueira M, Hallstrom AP et al for the Myocardial Infarction Triage and Intervention Project Group (1993) Prehospital-initiated vs hospital-initiated thrombolytic therapy. Myocardial Infarction Triage and Intervention Trial (MITI). JAMA 270:1211–1216

108. Widimsky P, Budesinsky T, Vorac D, Groch L et al (2003) Long distance transport for primary angioplasty vs immediate thrombolysis in acute myocardial infarction. Final results of the randomized national multicentre trial – PRAGUE-2. Europ Heart J 24:94–104

109. Willerson JT, Campbell WB, Winniford MD, Schmitz J, Apprill P, Firth BG, Ashton J, Smitheraman T, Bush L, Buja LM (1984) Conversion from chronic to acute coronary artery disease: speculation regarding mechanisms. Am J Cardiol 54:1349–1354

2.5 Perkutan applizierbare Kreislaufassistenzsysteme

M. Ferrari, H. R. Figulla

2.5.1 Grundlagen

Bei kardialen Schocksituationen, in denen eine sofortige kausale Therapie bzw. eine pharmakologische Steigerung der Kreislauffunktion nicht mehr möglich ist, besteht prinzipiell die Indikation zur mechanischen Kreislaufunterstützung. In der Kardiologie ist diese beim plötzlichen Kreislaufstillstand, im kardiogenen Schock mit Low-output-Syndrom sowie im Rahmen einer sog. Hochrisiko-PCI indiziert [8].

Pharmakotherapeutische Ansätze, welche mit einer Steigerung der myokardialen Pumpbelastung einhergehen, bedingen bei akuter Kreislaufinsuffizienz in der Regel eine Steigerung des myokardialen Sauerstoffverbrauches. Mechanische Kreislaufunterstützungssysteme bieten dagegen eine Option, ohne eine Erhöhung des myokardialen Sauerstoffverbrauches, von außen mittels mechanischer Energie den Kreislauf zu stützen bzw. wieder herzustellen.

Bei den in der Kardiologie eingesetzten mechanischen Assistenzsystemen stehen derzeit zur Verfügung:
▎ intraaortale Ballongegenpulsation (IABP),
▎ intravasale Turbinenpumpen,
▎ portable Notfallsysteme,
▎ perkutan anschließbare Herz-Lungen-Maschinen (pHLM).

2.5.2 Problemstellung

Der Herz-Kreislauf-Stillstand bzw. der schwere kardiogene Schock mit akutem Low-output-Syndrom haben eine schlechte Prognose. Werden Reanimationsmaßnahmen außerhalb des Krankenhauses eingeleitet, ohne dass bei Eintreffen in der Klinik ein suffizienter Kreislauf wiederhergestellt werden kann, so ist die Prognose des Patienten infaust [10].

Insbesondere bei der häufigsten Ursache des akuten Kreislaufstillstandes, dem akuten Myokardinfarkt, besteht für den Kardiologen ein therapeutisches Dilemma, da zur interventionellen Revaskularisation eines verschlossenen Herzkranzgefäßes mittels perkutaner Koronarintervention (PCI) eine Unterbrechung der mechanischen Reanimationsmaßnahmen erforderlich ist und es dabei zu einem irreversiblen Schaden lebenswichtiger Organe kommen kann. Hier bietet eine perkutan über die Arteria und Vena femoralis applizierbare Herz-Lungen-Maschine (pHLM), welche ohne Unterbrechung der Reanimationsmaßnahmen zu implantieren ist, die Option, solche Patienten weiteren diagnostischen und therapeutischen Maßnahmen zuführen zu können. So kann bei diesen ansonsten nicht erfolgreich behandelbaren Patienten ein Überleben von 25% erreicht werden [5]. Beim Low-output-Syndrom im kardiogenen Schock mit erhaltener myokardialer Restfunktion können auch weniger invasive Therapiemaßnahmen wie z. B. die IABP in Verbindung mit einer raschen Revaskularisation die Überlebensrate auf 59 Prozent steigern [22].

Im Falle einer sog. Hochrisiko-PCI, bei der erst während der Koronarangioplastie mit einem vorübergehenden Kreislaufstillstand gerechnet werden muss, kommen mechanische Assistenzsysteme prophylaktisch zum Einsatz [6]. Da es sich hierbei um die gleichen Systeme wie bei der Behandlung des kardiogenen Schocks handelt, werden alle Verfahren zusammenfassend im folgenden Abschnitt dargestellt.

2.5.3 Diagnostik

Zur Identifikation des geeigneten Patientenkollektivs verbleiben dem behandelnden Notfallmediziner oft nur wenige Minuten. Da insbesondere beim Kreislaufstillstand unter laufender Reanimation die Indikationsstellung zum Einsatz eines mechanischen Assistenzsystems sich schwierig gestaltet, gilt die generelle Empfehlung, dass es sich bei den Patienten um potenzielle Herztransplantationskandidaten handeln sollte, die im elektiven Fall in Bezug auf ihr Alter oder bekannte Comorbiditäten die Voraussetzungen zur Aufnahme auf die Transplantationsliste erfüllen würden.

Da in der Literatur hierzu keine eindeutigen Hinweise zu finden sind, mögen die folgenden Einschlusskriterien nur als Richtwerte dienen:

- Alter ≤ 65 Jahre,
- durch interventionelle, operative oder andere Maßnahmen zu behebende Kreislauffunktionsstörung,
- fehlende Hinweise für irreversible Organschäden,
- sofortiger Beginn suffizienter Reanimationsmaßnahmen bei beobachtetem Herz-Kreislauf-Stillstand.

Unter Berücksichtigung der o. g. Indikationen zum Einsatz eines mechanischen Kreislaufassistenzsystems sollte neben einer orientierenden Erhebung des Gefäßstatus eine kurze neurologische Untersuchung der Pupillen und der Reflexe erfolgen.

Ist der prophylaktische Einsatz eines mechanisches Kreislaufassistenzsystems im Rahmen einer Hochrisiko-PCI geplant, so sollten zuvor die Beckengefäße mittels Duplexsonografie oder arterieller Angiografie untersucht werden, da die verwendeten 17-F- bzw. 18-F-Schleusen nur bei ausreichenden Lumina problemlos implantiert werden können. Kasuistische Beschreibungen von zuvor durchgeführten Angioplastiemaßnahmen der Iliakalgefäße zeigen jedoch, dass im Falle einer Hochrisiko-PCI eine großzügigere Indikationsstellung zum Einsatz eines Assistenzsystems über o. g. Punkte hinaus gegeben sein kann [3].

2.5.4 Voraussetzungen

Der Einsatz mechanischer Kreislaufassistenzsysteme sollte aufgrund der erheblich veränderten zirkulatorischen Rahmenbedingungen dem erfahrenen Kardiologen vorbehalten bleiben. Da für die intensivmedizinische Nachbetreuung von Patienten mit mechanischer Kreislaufaugmentation eine entsprechende Schulung des Personals notwendig ist und diese Systeme mit nicht unwesentlichen weiteren Zusatzkosten einhergehen, bleiben zum jetzigen Zeitpunkt diese Verfahren größeren kardiologischen Zentren vorbehalten. Lediglich die IABP bietet aufgrund der relativ einfachen Handhabung und des vergleichsweise günstigen Preises eine Option für kleinere Krankenhäuser oder kardiologische Schwerpunktpraxen, im Falle eines akuten kardiogenen Schocks mit Low-output-Syndrom eine vorübergehende mechanische Kreislaufunterstützung zu implementieren.

2.5.5 Intensivmedizinische Behandlung

Beim Einsatz eines mechanischen Kreislaufassistenzsystems muss in jedem Falle eine adäquate intensivmedizinische Behandlung gewährleistet sein. Da es sich in der Regel um Patienten mit plötzlichem Herz-Kreislauf-Stillstand bzw. schwerem kardiogenen Schock handelt, ist neben einem intensivmedizinischen Monitoring meistens auch eine maschinelle Beatmung notwendig. Da sich unter mechanischer Kreislaufunterstützung die Organperfusion verändert, ist bei längerer mechanischer Augmentation eine engmaschige Überwachung entsprechender Laborparameter zu empfehlen: Neben Elektrolyten und Nierenwerten sollten LDH, freies Hb, sowie Laktat im arteriellen Blut regelmäßig kontrolliert werden, um einer hämodynamischen Verschlechterung rasch entgegenwirken zu können. Die Implantation eines mechanischen Assistenzsystems kann im Falle der IABP, bei portablen Notfallsystemen sowie der pHLM auch unter Fortführung externer Reanimationsmaßnahmen in einem entsprechend ausgestatteten Schockraum oder auf der Intensivstation erfolgen. Intravasale Turbinenpumpen können dagegen nur unter Durchleuchtungskontrolle (z. B. im Herzkatheterlabor) implantiert werden.

Nach Implantation eines mechanischen Kreislaufunterstützungssystems sollte der Patient intensivmedizinisch überwacht werden. Diese Überwachung sollte möglichst für 24 h nach der Explantation weitergeführt werden, damit die Übernahme des zuvor augmentierten Kreislaufs durch das geschädigte Herz gewährleistet ist. Meist geht der Explantation ein Weaningprozess über 12–48 h voraus, wobei nach „Ausschleichen" der Katecholamine die Augmentationsleistung des Assistenzsystems schrittweise reduziert wird.

2.5.6 Monitoring und Messtechnik

Während des Einsatzes eines mechanischen Kreislaufassistenzsystems sollten invasive Druckmessungen zentralvenös, pulmonalarteriell und arteriell möglich sein. Darüber hinaus müssen Temperatur, Sauerstoffsättigung und EKG des Patienten kontinuierlich überwacht werden. Insbesondere die Kontrolle der Körperkerntemperatur hat in den letzten Jahren einen besonderen Stellenwert erlangt, da sich im Falle

eines Herz-Kreislauf-Stillstandes mit mechanischer Reanimation die Prognose des Patienten verbessern lässt, wenn während der ersten 24 h nach dem Ereignis ein Herabkühlen auf unter 33 Grad künstlich induziert wird [2, 11]. Dies kann in eleganter Weise z. B. mit einer pHLM mit angeschlossenem Wärmetauscher erreicht werden.

2.5.7 Mechanische Kreislaufunterstützungssysteme

2.5.7.1 Intraaortale Ballongegenpulsation (IABP)

Als erstes mechanisches, kardiales Unterstützungssystem wurde 1962 die intraaortale Ballongegenpulsation (IABP) von Moulopoulos et al. eingeführt. Sie konnte sich jedoch erst in den 70er Jahren in der klinischen Anwendung etablieren [19]. Durch den Einsatz der IABP ist im Regelfall bei Patienten mit Linksdekompensation eine deutliche hämodynamische Verbesserung zu erzielen, obwohl eine Anzahl klinischer Randbedingungen die hämodynamischen Wirkungen der IABP beeinträchtigen können [14, 26]. Das durch die IABP erzielbare vergrößerte Schlagvolumen als Folge der Nachlastreduktion führt zu einer Verkleinerung des linksventrikulären enddiastolischen Volumens sowie zu einer Senkung des linksventrikulären enddiastolischen Drucks; der diastolische Aortendruck und damit der koronare Perfusionsdruck nehmen zu [13]. Dies kann bis zu einem ca. 20–30%igen Anstieg des Herzminutenvolumens führen. Aufgrund der Abnahme des myokardialen Sauerstoffverbrauchs um 10–20% durch die o. g. Mechanismen, kommt es zu einer Verbesserung der myokardialen Sauerstoffbilanz (Abb. 2.5.1).

Bei Vorliegen einer relevanten Koronarstenose wird allerdings das regionale Sauerstoffangebot durch den Einsatz einer IABP nur geringfügig verbessert. Die durch die IABP erzielbare diastolische Augmentation führt im poststenotischen Gefäßsegment zu keiner wirksamen Flusszunahme, wenn nicht zuvor die Stenose beseitigt wurde [12].

Klinische Erfahrungen über die günstige Wirkung der IABP liegen vor bei:
▌ kardiogenem Schock,
▌ akutem Myokardinfarkt,
▌ Hochrisiko-PCI.

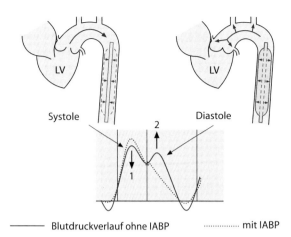

LV

Systole | Diastole

2

1

——— Blutdruckverlauf ohne IABP .... mit IABP

Abb. 2.5.1. Funktionsweise der intraaortalen Ballongegenpulsation (IABP): Die systolische Evakuation der Pumpe erleichtert die Auswurfarbeit des linken Ventrikels (LV), indem sie den maximalen systolischen Blutdruck und damit die Nachlast senkt (1). Die Inflation in der Diastole verbessert über eine Anhebung des diastolischen Blutdrucks die Perfusion der Koronararterien sowie der hirnversorgenden Gefäße (2)

▮ Einsatz der IABP im kardiogenen Schock

Anhand einer Analyse der Literatur aus den Jahren 1973–1987 ergibt sich eine durchschnittliche Überlebensrate von 25% (6–56%) bei insgesamt 468 Patienten, die im kardiogenen Schock mit einer IABP ohne weitere Revaskularisationsmaßnahmen behandelt wurden. Die einzelnen Studien zeigten dabei eine weite Streuung der Überlebensraten, die am ehesten aus unterschiedlichen Patientenselektionskriterien resultiert. Trotz IABP-Einsatz war die Letalität im kardiogenen Schock mit 75% unbefriedigend hoch. Ein Durchbruch lässt sich hier erst erzielen, wenn die IABP in Kombination mit einer Revaskularisationsmaßnahme eingesetzt wird [16]. Dann ergibt sich eine relevante Letalitätssenkung. Anhand einer Literaturzusammenstellung aus den 80er und 90er Jahren über 410 Patienten ergibt sich eine mittlere Überlebensrate von rund 60% (43–72%), wenn eine Koronargefäßrekanalisation zusammen mit der Implantation der IABP im akuten kardiogenen Schock erfolgt. Von denjenigen Patienten, bei denen eine Revaskularisation nicht gelang, überlebten trotz IABP jedoch nur 19%. Die Methode der Revaskularisation (Lyse, Bypassoperation oder PCI) spielt dabei nur eine untergeordnete Rolle. Dies konnten mehrere Studien belegen, die den Effekt der akuten Bypassoperation im kardiogenen Schock untersuchten. Bei der

Untergruppe von insgesamt 178 Patienten mit IABP betrug die Krankenhausüberlebensquote 62% (33–88%).

Eine Analyse des Verlaufs von 93 Patienten im kardiogenen Schock zeigte darüber hinaus, dass der Einsatz der IABP und die Revaskularisation möglichst frühzeitig durchgeführt werden sollten. Es überlebten 59 (=63%) derjenigen Patienten, bei denen der IABP-Einsatz innerhalb von 4 h erfolgt war, während es nach 4–12 h im kardiogenen Schock nur noch 24 Patienten (=26%) waren [22].

▮ Einsatz der IABP im Myokardinfarkt ohne begleitenden Schock

Da die IABP beim akuten Myokardinfarkt über eine Nachlastreduktion den myokardialen Sauerstoffbedarf zu reduzieren vermag, ist das Konzept einer Verkleinerung der Infarktzone durch den Einsatz der IABP attraktiv, allerdings in klinischen Studien offensichtlich wenig effizient [9]. In der klinischen Praxis ist es erheblich wirksamer, durch Thrombolyse und/oder PCI die lokale Sauerstoffversorgung zu erhöhen.

▮ Einsatz der IABP bei der Hochrisiko-PCI

Der prophylaktische Einsatz einer IABP bei der sog. Hochrisiko-PCI scheint insbesondere aus folgenden Gründen attraktiv:
- ▮ Ein während einer PCI aufgetretener hämodynamischer Kollaps, z.B. als Folge eines intermittierenden Hauptstammverschlusses, kann durch die Augmentation der IABP abgemildert werden.
- ▮ Die infolge der Nachlastsenkung erzielte Reduktion des myokardialen Sauerstoffverbrauchs ermöglicht eine längere Balloninsufflationsdauer mit besseren Dilatationsergebnissen.

Untersuchungen zum prophylaktischen Einsatz der IABP bei der Hochrisiko-PCI liegen von mehreren Autoren vor. Eine Literaturzusammenstellung von Studien aus den 80er und 90er Jahren zeigte anhand von 173 Patienten, bei denen aufgrund einer mittleren Ejektionsfraktion von 30% prophylaktisch vor der PCI eine IABP eingesetzt wurde, eine PCI-Erfolgsquote von 92% bei einer Krankenhausletalität von im Mittel 10% (6,2–19%). Aufgrund dieser relativ hohen Mortalität ist der Nutzen der IABP im Rahmen der Hochrisiko-PCI als begrenzt anzusehen [1].

2.5.7.2 Intravasale Turbinenpumpen

Die erste beim Menschen erfolgreich eingesetzte Entwicklung auf dem Gebiet intravasaler Turbinenpumpen stellt die Hemopump dar, die von R. Wampler Ende der 80er Jahre konzipiert wurde [30]. Über einen Ansaugstutzen wird das Blut aus dem linken Ventrikel mittels einer über eine transluminale Welle angetriebenen Turbine angesaugt und in die Aorta ascendens bzw. den Aortenbogen ausgeworfen. Die 14-F-Hemopump wurde mit einer 16-F-Schleuse als perkutan einsetzbares System sowie in Ausführungen mit 21 F (femoral) und 26 F (thorakal) als chirurgisch implantierbare Systeme eingesetzt. In der Kardiologie kam meist die 14-F-Hemopump zum Einsatz, wobei Pumpraten zwischen 1,2 und 2,0 l/min erreicht wurden. Bei insgesamt 32 Patienten wurde die 14-F-Hemopump im Zusammenhang mit einer Hochrisiko-PCI eingesetzt [22]. Dieses multizentrische Register, bei dem zunächst nur die Anwendbarkeit demonstriert werden sollte, konnte zeigen, dass die Pumpe zwar effektiv arbeitete, der Einsatz jedoch mit einer hohen Mortalität verbunden war. Nachdem die Hemopump inzwischen vom Markt genommen wurde, stehen heute weiter entwickelte Turbinenpumpen zur Verfügung.

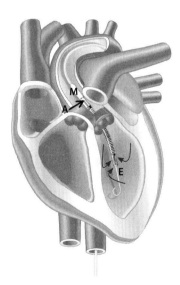

Abb. 2.5.2. Die intravasale Turbinenpumpe Impella wird durch eine 13-F-Schleuse unter radiologischer Lagekontrolle perkutan von der A. femoralis aus implantiert. Über den Einlass (E) wird das Blut aus dem linken Ventrikel in die Aorta ascendens gepumpt. Der Antriebsmotor (M) befindet sich unmittelbar hinter der Pumpschraube am Auslassbereich (A) der 12-F-Kanüle, die Flüsse bis zu 2,5 l/min ermöglicht

Die perkutan mittels 13-F-Schleuse von der A. femoralis aus implantierbare Turbinenpumpe der Firma Impella (Impella™ Recover LP 2.5, Aachen, Deutschland) ist bereits in Europa zugelassen (Abb. 2.5.2). Während die Hemopump über eine Antriebswelle von einem extrakorporal liegenden Motor angetrieben wurde, befindet sich beim Impella-System der Antriebsmotor unmittelbar unterhalb der Pumpschraube und dem Auslassbereich der 12-F-Kanüle in der Aorta ascendens. Ihr mit einer Pigtailspitze versehener Einlass liegt im linken Ventrikel [18]. Die Energieversorgung des Motors erfolgt über in einem Katheter befindliche Zuleitungen aus einer externen Steuereinheit, an der über die Drehzahl der Turbine die Pumpleistung beim 12-F-System in 9 Stufen bis maximal 2,5 l/min eingestellt werden kann. Die größeren gefäßchirurgisch implantierbaren Systeme können Pumpvolumina von über 5 l/min erzielen.

Die Firma Amed (Amed Inc., Sacramento, Ca, USA) hat jüngst eine 16-F-Turbinenpumpe zur Behandlung des kardiogenen Schocks und zur Unterstützung bei Hochrisiko-PCI im Rahmen erster klinischer Erprobungen vorgestellt. Beim Amed-System erfolgt zunächst die perkutane Implantation der Pumpenkanüle über die A. femoralis, bevor nach optimaler Positionierung der Ansaugspitze im linken Ventrikel die Turbinenpumpe in die Kanüle eingeführt wird. Über den Antrieb mittels nach außen abgeleiteter Welle können durch die 24–28 cm lange, flexible Pumpenkanüle bis zu 3,3 l/min in die Aorta descendens gepumpt werden.

Zukünftig könnten Turbinenpumpen, insbesondere bei der Versorgung hochgradig herzinsuffizienter Patienten, bei denen eine Herztransplantation („bridge-to-transplant") vorbereitet oder eine längerfristige Erholung des Herzens („bridge-to-recovery") induziert werden soll, eine grundlegende Rolle in der präoperativen Konditionierung und Diagnostik spielen [25].

2.5.7.3 Portable Notfallsysteme

Insbesondere Patienten mit drohendem kardiogenen Schock (z. B. im Rahmen eines ausgedehnten Myokardinfarktes) stellen in der Intensiv- und Notfallmedizin ein Problemkollektiv dar. Infolge zeitlicher Verzögerungen beim Transport zum kardiologischen Zentrum zur Operation oder zur Katheterintervention drohen infolge einer Hypoperfusion der Organe irreversible Sekundärschäden [4]. Während in den ersten Stunden nach einem ausgedehnten Myokardinfarkt sich nur 7% der Patienten im manifesten Schock befinden, gelangen ohne erkennbare Prädiktoren bis zu 50% in der Folge in einen Zustand der Organminderversorgung durch sog. „low-output". Auch bei optimaler Organisation ist nach erfolgter Primärversorgung in einem Krankenhaus, welches über kein Linksherzkatheterlabor verfügt, mit Zeiten für den Sekundärtransport in ein kardiologisches Zentrum von bis zu 4 h Dauer zu rechnen. Während dieser Phase wäre zur Prävention von sekundären Organschäden eine hämodynamische Stabilisierung und Entlastung des Myokards von der Pumparbeit essenziell. Das neu entwickelte portable Notfallsystem der Firma Lifebridge (Lifebridge Medizintechnik GmbH, München, Deutschland), welches im Gegensatz zu den auf einem Rollwagen mobilen pHLM-Systemen direkt zum Patienten getragen werden kann, sich automatisch füllt und innerhalb von 5 min einsetzbar ist, kann durch Punktion der Leistengefäße rasch mit dem Kreislauf des Patienten verbunden werden (Abb. 2.5.3). Mit variierbaren Flussraten von bis zu 5 l/min kann sowohl eine partielle Kreislaufunterstützung als auch eine komplette Übernahme der Kreislauffunktion gewährleistet werden [17]. Da die Mortalität von

Patienten im kardiogenen Schock nach erfolgreicher Revaskularisation im weiteren Verlauf meist durch sekundäre Organschäden infolge initialer Hypoperfusion der Organe und nicht durch die myokardiale Leistungseinschränkung bestimmt ist, kann beim primären Einsatz eines solchen Systems mit einer Verbesserung der Prognose gerechnet werden. Das Indikationsspektrum der portablen Notfallsysteme ist ähnlich dem der pHLM, wobei die hohe Mobilität der Systeme den Einsatzbereich über den Operationssaal oder das spezialisierte Herzkatheterlabor hinaus erheblich erweitert.

2.5.7.4 Perkutan anschließbare Herz-Lungen-Maschnie (pHLM)

In den letzten Jahren brachten Fortschritte in der Kathetertechnologie dünnwandige und großlumige (17-F- bis 19-F-) Schleusen hervor, über die eine Herz-Lungen-Maschine über die Arteria und Vena femoralis nach perkutaner Punktion in Seldinger-Technik angeschlossen werden kann (Abb. 2.5.4 a). Eine Variante stellt dabei das sog. pHLM-Standby dar, bei dem die Kanülen vor einer Hochrisiko-PCI prophylaktisch in die A. und V. femoralis gelegt, jedoch noch nicht mit der pHLM verbunden werden. Im Falle einer notwendigen Kreislaufunterstützung kann dann

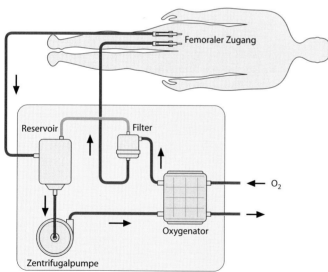
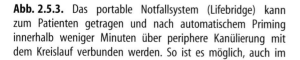

Abb. 2.5.3. Das portable Notfallsystem (Lifebridge) kann zum Patienten getragen und nach automatischem Priming innerhalb weniger Minuten über periphere Kanülierung mit dem Kreislauf verbunden werden. So ist es möglich, auch im

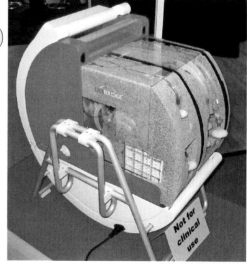

schweren Schock oder unter Reanimationsbedingungen sonst drohende Sekundärschäden von Organen infolge von Hypoperfusion während des Transportes in ein kardiologisches Zentrum zu vermeiden

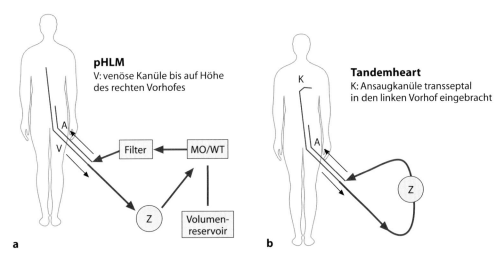

Abb. 2.5.4. a Beim Anschluss des Patientenkreislaufs an die perkutane Herz-Lungen-Maschine (pHLM) wird die venöse Ansaugkanüle (V) über einen femoralen Zugang mit der Spitze im rechten Vorhof platziert, während aus der in der Femoralarterie liegenden arteriellen Kanüle (A) das oxygenierte Blut in die Aorta abdominalis strömt. **b** Beim Tandemheart wird nach transseptaler Punktion eine venöse Ansaugkanüle (K) bis in den linken Vorhof vorgebracht. Die arterielle Kanüle liegt wie bei der pHLM in der A. femoralis und endet im Bereich der Aortenbifurkation. Das System wird dann als Linksherzunterstützung nur mittels Zentrifugalpumpe (Z) ohne zwischengeschalteten Oxygenator betrieben. *pHLM* perkutan anschließbare Herz-Lungen-Maschine; *MO/WT* integrierter Wärmetauscher

rasch auf die vorbereitete pHLM zugegriffen werden. Bei den perkutan implantierbaren Herz-Lungen-Maschinen handelt es sich um akkubetriebene Systeme, die aus einer Zentrifugalpumpe und einem in Reihe geschalteten Membranoxygenator bestehen (Abb. 2.5.5). Eine Modifikation dieses Verfahrens stellt das Tandemheart (Cardiac Assist Technologies Inc., Pittsburgh, Pa, USA) dar (Abb. 2.5.4 b), bei dem über eine transseptal eingebrachte venöse Ansaugkanüle das Blut aus dem linken Vorhof über die Leistenvenen direkt ohne zwischengeschalteten Oxygenator mittels Zentrifugalpumpe über die Arteria femoralis in die abdominale Aorta gepumpt wird (Abb. 2.5.6) [28].

In der Kardiologie kommen pHLM-Systeme bzw. Zentrifugalpumpen zum Einsatz bei:
▪ plötzlichem Herzstillstand,
▪ der Hochrisiko-PCI.

Grundsätzlich ergeben sich gegenüber reinen Linksunterstützungssystemen (IABP, Turbinenpumpe) folgende Vorteile:
▪ Der Anschluss an das System gelingt innerhalb von 10 min, gegebenenfalls unter ununterbrochener mechanischer Reanimation mittels Thoraxkompressionsbehandlung ohne Röntgendurchleuchtung.
▪ Es ist ein kompletter Kreislaufersatz mit einer Zirkulation von bis zu 5 l/min verfügbar.

Den Vorteilen dieses Systems stehen aber auch einige Nachteile gegenüber:
▪ Bei fehlender Entlastung des linken Ventrikels (während Kammerflimmern) kann infolge von Leckperfusat über die Aortenklappe und thebesische Venen das enddiastolische Volumen und damit der Ventrikeldruck derartig zunehmen, dass die Myokardperfusion eingeschränkt wird.
▪ Die perkutane HLM führt zu einer Nachlasterhöhung, gegen die das schlagende Herz anarbeiten muss.
▪ Die Anwendungsdauer des Systems ist derzeit aufgrund der noch limitierten Anwendbarkeit des Membranoxygenators auf ca. 6 h begrenzt.
▪ Im Gegensatz zu portablen Notfallsystemen ist die auf einem Rollwagen montierte 100 kg schwere pHLM sehr eingeschränkt transportabel.

In Tierexperimenten konnte gezeigt werden, dass eine aktive Entlastung des linken Ventrikels während anhaltendem Kammerflimmern unter pHLM notwenig ist. Neben kräftigen Thoraxkompressionen ist dazu eine retrograde Volumenentlastung des linken Ventrikels durch Pulmonalklappenspreizung mit einem Katheter zu diesem Zweck effektiv [23]. Bei im Kammerflimmern offener Mitralklappe kann somit das

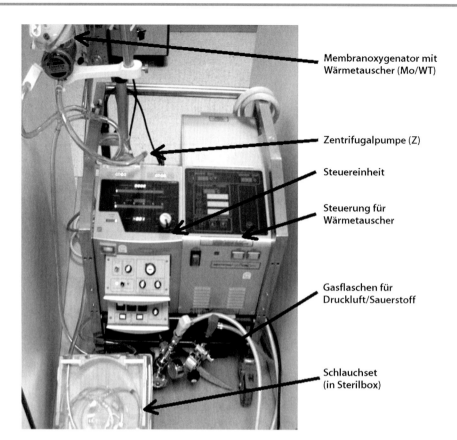

Membranoxygenator mit
Wärmetauscher (Mo/WT)

Zentrifugalpumpe (Z)

Steuereinheit

Steuerung für
Wärmetauscher

Gasflaschen für
Druckluft/Sauerstoff

Schlauchset
(in Sterilbox)

Abb. 2.5.5. Aufbau einer perkutan anschließbaren Herz-Lungen-Maschine (pHLM). Membranoxgenator mit integriertem Wärmetauscher (MO/WT) und Zentrifugalpumpe (Z), deren Leistung bis zu 5 l/min beträgt. Über 18-F-Kanülen, die per-

kutan in Seldinger-Technik in Arteria und Vena femoralis implantiert werden, wird die pHLM über separat verpackte, sterile Schlauchleitungen mit dem Patientenkreislauf verbunden

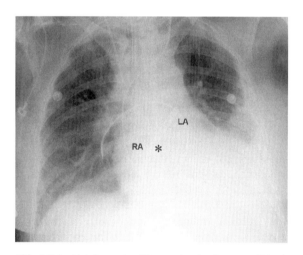

Abb. 2.5.6. Linksherzunterstützung im kardiogenen Schock mit dem Tandemheart. Über eine transseptal vom rechten Vorhof (RA) eingebrachte venöse Ansaugkanüle (*) wird das Blut aus dem linken Vorhof (LA) über die Leistenvenen nach außen geleitet und direkt ohne zwischengeschalteten Oxygenator mittels Zentrifugalpumpe über die Arteria femoralis in die abdominale Aorta gepumpt

Blut retrograd über die Pulmonalarterie in die Ansaugkanüle der perkutanen HLM im rechten Vorhof abfließen und einer Überdehnung des linken Ventrikels vorgebeugt werden. Darüber hinaus bewirkt die artifizielle Pulmonalklappeninsuffizienz eine Abnahme der unter pHLM deutlich erhöhten Pulmonalarteriendrücke, die zu einer Schädigung der pulmonalkapillären Strombahn führen können.

2.5.7.5 Hochrisiko-PCI mittels pHLM

Für die Hochrisiko-PCI unter pHLM-Unterstützung liegt ein Erfahrungsbericht an 801 Patienten vor [29]. Darin wurden Patienten mit symptomatischer Angina pectoris eingeschlossen, deren Ejektionsfraktion kleiner als 25% war und/oder bei denen das PCI-Gefäß mehr als 50% des vitalen Restmyokards versorgte. Die Krankenhausmortalität in diesem Kollektiv betrug 6,9%. Die Langzeitüberlebensrate nach 36

Monaten lag bei 77%. Die Erfahrung aus diesem Register zeigte darüber hinaus, dass ein prophylaktischer Einsatz der pHLM nicht immer notwendig ist, und dass häufig mit einem bereitgestellten System auszukommen ist (pHLM-Standby). Die Bereitstellung erfordert allerdings 1. eine prophylaktische Implantation der Schleusen in die Femoralgefäße der zum PCI-Zugang kontralateralen Seite, 2. eine vorausgehende Angiografie dieser Gefäße, die keine wesentlichen Stenosen aufweisen dürfen, und 3. die Anwesenheit eines in der Bedienung der pHLM geschulten Arztes oder Kardiotechnikers. Nach einer Untersuchung von Teirstein et al. [27] war es nur in 7% der Fälle notwendig, von der bereitgestellten pHLM auf die tatsächliche Perfusion umzuschalten. Nach unseren Erfahrungen an 35 Patienten ist der Einsatz einer pHLM bei Patienten mit therapierefraktärer Angina pectoris dann indiziert, wenn eine operative Revaskularisation mit einem antizipierten Risiko von 15–20% aufgrund von hohem Alter, Komorbiditäten und eingeschränkter Ventrikelfunktion angenommen werden muss [8].

2.5.7.6 Einsatz der pHLM bei therapierefraktärem Kreislaufstillstand

Der Einsatz von perkutan anschließbaren Herz-Lungen-Maschinen im Herzkatheterlabor erfordert eine enge Zusammenarbeit zwischen Kardiologen, Kardiotechnikern, Herzchirurgen und Anästhesisten. In jeder Institution sollten spezifische Kriterien für den Notfalleinsatz ausgearbeitet werden, um die limitierten medizinischen Ressourcen optimal zum Einsatz zu bringen. Neben den portablen Notfallsystemen bietet die pHLM eine Option, Patienten im therapierefraktären Kreislaufstillstand zu retten, wobei die Indikationsstellung in der Regel eine Einzelfallentscheidung darstellt [5].

Anhand einer Zusammenstellung von Overlie et al. [21] konnte gezeigt werden, dass von 64 Patienten mit therapierefraktärem Kreislaufstillstand immerhin 18 Patienten (28%) durch den Einsatz der pHLM gerettet werden konnten. Falls der Einsatz der pHLM allerdings später als 15 min nach Auftreten des Herzstillstandes eingeleitet wurde, überlebte in dieser Untersuchung kein Patient. Damit wird die Notwenigkeit eines rasch verfügbaren, portablen Notfallsystems unterstrichen. Durch die schnelle und effiziente Kreislaufunterstützung der Schockpatienten vor Ort bzw. vor einem Sekundärtransport sollte zukünftig höhere Erfolgsraten zu erwarten sein.

2.5.8 Erfolgskontrolle

Neben der kausalen Therapie des kardiogenen Schocks durch operative oder interventionelle Maßnahmen hat insbesondere die Wiederherstellung der adäquaten Organperfusion eine wesentliche Bedeutung für die Prognose des Patienten. Die suffiziente Kreislaufaugmentation mittels mechanischer Assistenzsysteme ist dabei anhand von klinischen und laborchemischen Parametern nachvollziehbar. Im Falle eines Herz-Kreislauf-Stillstandes bzw. beim kardiogenen Schock besteht das primäre Therapieziel im Überleben des Patienten, wobei bei Einsatz der pHLM unter Reanimationsmaßnahmen davon auszugehen ist, dass durchschnittlich jeder vierte Patient gerettet werden kann [5, 21]. Bei Patienten mit akuter Pumpinsuffizienz infolge eines Myokardinfarktes mit noch erhaltener kardialer Restfunktion sind bei unverzüglich durchgeführten Revaskularisationsmaßnahmen Überlebensraten von bis zu 3 Vierteln zu erreichen [20].

2.5.9 Stellung im therapeutischen Gesamtkonzept

Mechanische Assistenzsysteme bieten die Möglichkeit einer hämodynamischen Stabilisierung im kardiogenen Schock, wobei sie von außen dem Kreislauf mechanische Energie zuführen und so den Sauerstoffverbrauch des Herzens reduzieren. Sie können einem Patienten im Kreislaufstillstand oder im schweren kardiogenen Schock vorübergehend in einen Zustand versetzen, der weitergehende diagnostische und therapeutische Maßnahmen zulässt [7]. So kann bei ansonsten infauster Prognose ein Teil der Patienten mit Herzstillstand gerettet werden [15]. Neben erheblichen finanziellen und personellen Aufwändungen müssen dafür entsprechende Rahmenbedingungen der weiteren kardiologischen, kardiochirurgischen und intensivmedizinischen Betreuung gewährleistet sein. Bezüglich der Erfolgsraten werden in der Zukunft kleinere und rascher verfügbare Kreislaufassistenzsysteme die Erfolgsrate durch eine frühestmögliche Patientenversorgung weiter steigern können. Daneben sind künftig auch

Verbesserungen in Bezug auf eine längere Einsatzdauer des Assistenzsystems zu erwarten. Hierdurch kann unter anderem die Weaningphase schonender gestaltet und so das Indikationsspektrum entsprechend erweitert werden. Im Rahmen der Hochrisiko-PCI ist durch den Einsatz direkter Stentverfahren, welche relativ kurze Inflationszeiten des Ballons erlauben, zurzeit nicht von einer nennenswerten Zunahme des Indikationsspektrums auszugehen. Da jedoch durch die stetige Verbesserung interventioneller Möglichkeiten die Indikationsstellung zur PCI zunehmend großzügiger gestellt wird, sollte ein mechanisches Kreislaufunterstützungssystem grundsätzlich in jedem Katheterlabor, in welchem Koronarinterventionen durchgeführt werden, als Notfallsystem zur Verfügung stehen. Bei PCI-Komplikationen kann dann durch einen schnellen Einsatz eines mechanischen Kreislaufunterstützungssystem Zeit für weitere Maßnahmen wie z. B. die Verlegung in eine herzchirurgische Klinik gewonnen werden, wobei der Schaden für den Patienten und die Überlebenschancen günstig beeinflusst werden. Rechtsherzunterstützungssysteme werden in Zukunft aufgrund der zunehmenden Prävalenz pulmonaler Begleiterkrankungen und dem immer weiter steigenden Patientenalter ebenfalls an Bedeutung gewinnen. Ferner werden kleinere und kompakte Notfallsysteme, welche vom Notarzt vor Ort appliziert werden können, bei Patienten mit akutem Herzstillstand die medizinische Versorgung verbessern.

∎ Literatur zu Kapitel 2.5

1. Aguirre FV, Kern MJ, Bach R, Donohue T, Caracciolo E, Flynn MS, Wolford T (1994) Intraaortic balloon pump support during high-risk coronary angioplasty. Cardiology 84(3):175–186
2. Bernard SA, Gray TW, Buist MD, Jones BM, Silvester W, Gutteridge G, Smith K (2002) Treatment of comatose survivors of out-of-hospital cardiac arrest with induced hypothermia. N Engl J Med 346(8):557–563
3. Colyer WR, Burket MW Jr, Ansel GM, Ramee SR, Minor RL, Gibson CM, Cooper CJ (2002) Intraaortic balloon pump placement following aortoiliac angioplasty and stent placement. Catheter Cardiovasc Interv 55(2):163–168
4. Essebag V, Halabi AR, Churchill-Smith M, Lutchmedial S (2003) Air medical transport of cardiac patients. Chest 124(5):1937–1945
5. Ferrari M, Wittmann G, Neumann S, Panzer W, Figulla HR (1998) Die perkutan implantierbare Herz-Lungen-Maschine erweitert die therapeu-

6. Ferrari M, Scholz KH, Figulla HR (1996) PTCA with the use of cardiac assist devices: risk stratification, short- and long-term results. Cathet Cardiovasc Diagn 38(3):242–248
7. Ferrari M, Figulla HR (2005) Mechanische Herz-Kreislauf-Unterstützung in der Kardiologie. Deutsche Medizinische Wochenschrift 130(12): 652–656
8. Figulla HR (1994) Circulatory support devices in clinical cardiology. Current concepts. Cardiology 84(3):149–155
9. Flaherty JT, Becker LC, Weiss JL, Brinker JA, Bulkley BH, Gerstenblith G, Kallman CH, Weisfeldt ML (1985) Results of a randomized prospective trial of intraaortic balloon counterpulsation and intravenous nitroglycerin in patients with acute myocardial infarction. J Am Coll Cardiol 6(2):434–446
10. Gray WA, Capone RJ, Most AS (1991) Unsuccessful emergency medical resuscitation – are continued efforts in the emergency department justified? N Engl J Med 325(20):1393–1398
11. Hypothermia after Cardiac Arrest Study Group (2002) Mild therapeutic hypothermia to improve the neurologic outcome after cardiac arrest. N Engl J Med 346(8):549–556
12. Kern MJ, Aguirre F, Bach R, Donohue T, Siegel R, Segal J (1993) Augmentation of coronary blood flow by intra-aortic balloon pumping in patients after coronary angioplasty. Circulation 87(2):500–511
13. Kern MJ, Aguirre FV, Tatineni S, Penick D, Serota H, Donohue T, Walter K (1993) Enhanced coronary blood flow velocity during intraaortic balloon counterpulsation in critically ill patients. J Am Coll Cardiol 21(2):359–368
14. Kurisu S, Inoue L, Kawagoe T, Ishihara M, Shimatani Y, Nishioka K, Umemura T, Nakamura S, Yoshida M (2002) Effect of intraaortic balloon pumping on left ventricular function in patients with persistent ST segment elevation after revascularization for acute myocardial infarction. Circ J 67(1):35–39
15. Massetti M, Tasle M, Le Page O, Deredec R, Babatasi G, Buklas D, Thuaudet S, Charbonneau P, Hamon M, Grollier G, Gerard JL, Khayat A (2005) Back from irreversibility: extracorporeal life support for prolonged cardiac arrest. Ann Thorac Surg 79(1):178–183
16. Mehlhorn U, Kroner A, de Vivie ER (1999) 30 years clinical intra-aortic balloon pumping: facts and figures. Thorac Cardiovasc Surg 47(suppl 2): 298–303
17. Mehlhorn U, Brieske M, Gutsch E, Wehrle J, Kretz K, Philipp A, Ferrari M, Fischer U, Brass P, Fischer J, Zerkowski H (2005) LIFEBRIDGE: a portable, modular, rapidly available „plug-and-play" mechanical circulatory support system. Ann Thorac Surg 80(5):1887–1892
18. Meyns B, Stolinski J, Leunens V, Verbeken E, Flameng W (2003) Left ventricular support by cathe-

ter-mounted axial flow pump reduces infarct size. J Am Coll Cardiol 41(7):1087–1095

19. Nanas JN, Moulopoulos SD (1994) Counterpulsation: historical background, technical improvements, hemodynamic and metabolic effects. Cardiology 84(3):156–167

20. Ohman EM, George BS, White CJ, Kern MJ, Gurbel PA, Freedman RJ, Lundergan C, Hartmann JR, Talley JD, Frey MJ et al (1994) Use of aortic counterpulsation to improve sustained coronary artery patency during acute myocardial infarction. Results of a randomized trial. The Randomized IABP Study Group. Circulation 90(2):792–799

21. Overlie PA, Walter PD, Hurd HP 2nd, Wells GA, Seger JJ, Zias J, Wey RJ, Jensen JB, Shoukfeh MF, Levine MJ et al (1994) Emergency cardiopulmonary support with circulatory support devices. Cardiology 84(3):231–237

22. Scholz KH, Saathoff H, Tebbe U (1989) Intra-aortal balloon counterpulsation in acute myocardial infarction, ischemic left ventricle insufficiency and treatment refractory angina pectoris. Dtsch Med Wochenschr 114(47):1821–1827

23. Scholz KH, Figulla HR, Schroder T, Hering JP, Bock H, Ferrari M, Kreuzer H, Hellige G (1995) Pulmonary and left ventricular decompression by artificial pulmonary valve incompetence during percutaneous cardiopulmonary bypass support in cardiac arrest. Circulation 91(10):2664–2668

24. Scholz KH, Dubois-Rande JL, Urban P, Morice MC, Loisance D, Smalling RW, Figulla HR (1998) Clinical experience with the percutaneous hemopump during high-risk coronary angioplasty. Am J Cardiol 82(9):1107–1110, A6

25. Song X, Throckmorton AL, Untaroiu A, Patel S, Allaire PE, Wood HG, Olsen DB (2003) Axial flow blood pumps. Asaio J 49(4):355–364

26. Stone GW, Marsalese D, Brodie BR, Griffin JJ, Donohue B, Costantini C, Balestrini C, Wharton T, Esente P, Spain M, Moses J, Nobuyoshi M, Ayres M, Jones D, Mason D, Grines L, O'Neill WW, Grines CL (1997) A prospective, randomized evaluation of prophylactic intraaortic balloon counterpulsation in high risk patients with acute myocardial infarction treated with primary angioplasty. Second Primary Angioplasty in Myocardial Infarction (PAMI-II) Trial Investigators. J Am Coll Cardiol 29(7):1459–14567

27. Teirstein PS, Vogel RA, Dorros G, Stertzer SH, Vandormael MG, Smith SC Jr, Overlie PA, O'Neill WW (1993) Prophylactic versus standby cardiopulmonary support for high risk percutaneous transluminal coronary angioplasty. J Am Coll Cardiol 21(3):590–596

28. Thiele H, Lauer B, Hambrecht R, Boudriot E, Cohen HA, Schuler G (2001) Reversal of cardiogenic shock by percutaneous left atrial-to-femoral arterial bypass assistance. Circulation 104(24):2917–2922

29. Tommaso CL, Vogel RA (1994) National Registry for Supported Angioplasty: results and follow-up of three years of supported and standby supported angioplasty in high-risk patients. Cardiology 84(3):238–244

30. Wampler RK, Baker BA, Wright WM (1994) Circulatory support of cardiac interventional procedures with the hemopump cardiac assist system. Cardiology 84(3):194–201

2.6 Notoperation

W. Brett

Trotz der großen Zahl kardiochirurgischer Zentren und rechnerisch bestehender Operationsüberkapazität muss eine Selektion betrieben werden bei dringlich oder notfallmäßig zu operierenden Patienten. Es ist daher notwendig, die Notfallindikation zu definieren und zwischen dem absoluten Notfall, welcher nach Diagnostik unverzüglich operiert werden muss, und dem relativen Notfall, bei dem die Operation innerhalb von 24 h vorzunehmen ist [18, 19].

2.6.1 Problemstellung

Unter *absolutem Notfall* mit sofortiger Operationsbedürftigkeit verstehen wir:

▮ den akuten Verschluss einer dominanten Koronararterie, welche nicht rekanalisiert werden kann und sich infolgedessen ein kardiogener Schock entwickelt;

▮ den akuten Hauptstammverschluss, spontan oder im Rahmen einer Koronarangiografie;

▮ die subtotale Hauptstammstenose mit instabiler Angina pectoris, Ischämiezeichen im EKG über der Vorder- und Seitenwand mit hämodynamischen Auswirkungen;

▮ die akute Dissektion eines großen Koronargefäßes, spontan oder nach perkutaner transluminaler Koronarangioplastie (PCI);

▮ die Perforation eines Koronargefäßes bei der PCI mit intraperikardialer Blutung;

den akuten Myokardinfarkt mit Ventrikelseptumruptur (Post-Infarkt-VSD) und biventrikulärem Herzversagen.

Der *relative Notfall* mit Operationsindikation innerhalb von 24 h ist:

- die subtotale Hauptstammstenose mit begleitender, signifikanter Stenose oder Verschluss der rechten Kranzarterie bei stabiler Angina pectoris, fehlenden EKG-Veränderungen und hämodynamischer Stabilität;
- die große infarktbedingte Ventrikelseptumruptur (VSR) mit stabiler Hämodynamik;
- der akute Myokardinfarkt mit Papillarmuskelabriss und bedeutsamer Mitralinsuffizienz (>Grad 3 im Echo);
- die nichtdilatierbare, proximale Stenose einer dominanten Koronararterie mit Ruhe-Angina-pectoris.

Beim absoluten Notfall sollten noch im Katheterlabor Herzchirurg und Anästhesist zugezogen werden, um das weitere Vorgehen festzulegen und alles für die notfallmäßige Operation vorzubereiten wie:

- notfallmäßige Patientenaufklärung,
- Anforderung von Blutkonserven,
- Bereitstellung von Gerinnungsfaktoren und Thrombozyten bei vorausgegangener fibrinolytischer Therapie bzw. Einsatz von Thrombozytenaggregationshemmern wie Gp-IIa-/IIIb-Rezeptor-Antagonisten.

Wenn in dieser Situation bereits hämodynamische Instabilität besteht, sollte schnellstmöglich die intraaortale Ballongegenpulsation (IABP) installiert werden bzw. der perkutane Anschluss an eine modifizierte Herz-Lungen-Maschine erfolgen [6], frühzeitig intubiert und beatmet werden, um die Ischämietoleranz zu vergrößern und die Zeitspanne der konsekutiven Minderdurchblutung von Schockorganen möglichst kurz zu halten.

Tritt dieser Notfall in einem Krankenhaus ohne eigene herzchirurgische Vor-Ort-Versorgung auf, muss entschieden werden, ob der Patient für eine Verlegung stabil genug ist. Bei Transporten von mehr als 90 min bis zum nächsten kardiologischen Zentrum mit der Möglichkeit zur invasiven Diagnostik und Therapie sollte schon zuvor mit der fibrinolytischen Therapie begonnen werden, ebenso, wenn das akute Infarktereignis mehr als 3 h zurückliegt und wenn keine Kontraindikationen gegen Fibrinolytika bestehen [5, 11].

Bei Kreislaufinstabilität sollte unverzüglich das nächstgelegene herzchirurgische Zentrum kontaktiert und von dort eine transportable IABP bzw. Herz-Lungen-Maschine angefordert werden, um so die Verlegung unter stabilisierten Verhältnissen zu ermöglichen. Bei schon durchgeführter Koronarangiografie könnte die Operation direkt organisiert werden, ansonsten würde mit Unterstützung der IABP oder kardiopulmonalen Assistenzsystemen noch zuvor die Koronarangiografie durchgeführt werden müssen.

Die prognostisch wichtigste Phase für Patienten mit akutem Myokardinfarkt stellen die ersten Stunden nach den Ereignis dar, sowohl für das Überleben als auch für das Ausmaß des Verlustes an Myokardmasse, und damit auch für die Lebensqualität und Langzeitprognose [1, 4].

Unabhängig von allen technischen Verbesserungen, neuen differenten Medikamenten und frühzeitigen kardiologischen Interventionen stellen die Komplikationen nach akutem Myokardinfarkt, kardiogenem Schock, Ventrikelseptumruptur und freier Ventrikelwandruptur eine Herausforderung für die chirurgische Therapie dar, denn diese Komplikationen haben direkten Einfluss auf Hospitalmortalität und das Langzeitüberleben.

Der Verschluss einer Koronararterie von weniger als 20 min verursacht in der Regel einen lokal umschriebenen, weitgehend funktionell reversiblen Zellschaden und eine global eingeschränkte Funktion in Form des myokardialen „Stunnings": nach 40 min Ischämie und anschließender Reperfusion sind noch ca. 60% des ursprünglich infarzierten Myokardareals zu retten – nach 3 h Ischämie sind dies nur noch 10% [16].

Einen erheblichen Einfluss auf die Infarktgröße hat der myokardiale koronare wie nonkoronare Kollateralfluss. Zum Zeitpunkt des Koronararterienverschlusses kann der zugehörige Myokardbereich noch durch Kollateralen mehr oder weniger versorgt werden. Er ist jedoch gefährdet durch Tachykardien, Arrhythmien, arterielle Hypotension oder durch den Anstieg des linksventrikulären enddiastolischen Füllungsdruckes mit Erhöhung der Wandspannung. Deshalb führt der Verlust des Kollateralflusses im Infarktgebiet zum Zelluntergang in sonst potenziell restituierbaren Myokardbezirken. Infolgedessen ist die Stabilisierung des Perfusionsdruckes und die Verhinderung von Arrhythmien in der unmittelbaren Postinfarktphase essenziell.

2.6.2 Kardiogener Schock

Der kardiogene Schock ist durch die kritische Verminderung der Gewebeperfusion aufgrund harabgesetzter kardialer Pumpleistung gekennzeichnet. Pathogenetisch liegen dem kardiogenen Schock myogene, mechanische oder rhythmische Ursachen zugrunde.

Die häufigste Ursache ist der akute Myokardinfarkt mit Linksherzinsuffizienz. Aber auch mechanische Komplikationen wie Ventrikelseptumruptur, Ventrikelwandruptur, akute Mitralinsuffizienz oder Myokarditis können dazu führen [1].

Die klassischen Symptome des kardiogenen Schocks sind:

klinisch
▌ Blässe, kühle und schweißige Haut,
▌ Unruhe, Agitiertheit und/oder Bewusstseinstrübung,
▌ Oligurie;

hämodynamisch
▌ systolischer Blutdruck <90 mmHg bei ausgeglichenen Volumenverhältnissen,
▌ „cardiac index" <2,2 l/min/m^2,
▌ pulmonal-kapillärer Druck (PCP) >18 mmHg.

Im Gegensatz zu diesen klassischen Beobachtungen ist durch die „Shock-trial–Studie" [12] ein Paradigmenwechsel eingetreten. Es konnte nachgewiesen werden, dass die linksventrikuläre Auswurffraktion (EF) im Durchschnitt mit 30% nur mäßig bis schwer herabgesetzt ist und der systemische Widerstand mit 1300–1400 dyn/s/cm^{-5} noch normal sein kann.

Die klassische Vorstellung, dass der kardiogene Schock auf der kritischen Einschränkung der linksventrikulären Pumpfunktion infolge eines akuten Verlustes von 40% vitalen Myokards eintritt und der damit verbundenen Verminderung des Herzzeitvolumens, konsekutivem Blutdruckabfall und kompensatorischer Erhöhung des systemischen Widerstandes stehen somit in gewissem Widerspruch zu den Ergebnissen des

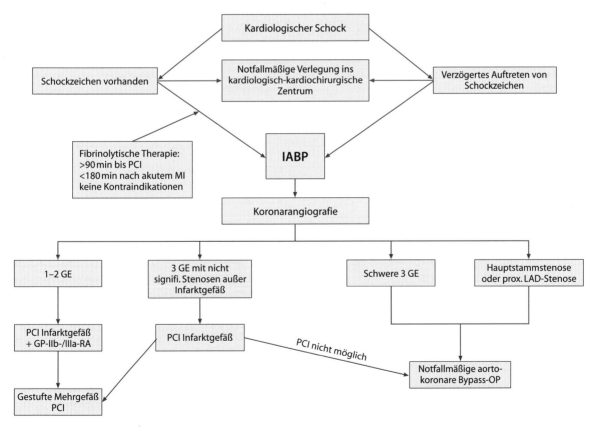

Abb. 2.6.1. *IABP* intraaortale Gegenpulsation; *PCI* perkutane transluminale Koronarangioplastie; *MI* Myokardinfarkt; *GE* Gefäßerkrankung; *LAD* left anterior decending artery = Ramus interventricularis anterior

„shock-trials" [12]. Durch die erhobenen Daten des „shock-trial-registry" erwies sich keiner der überprüften hämodynamischen Parameter statistisch vorhersagbar, während dagegen das Produkt aus „cardiac index" (CI) und mittlerem arteriellem Blutdruck (MAP) als sog. „cardiac-power-index" [5] geeignet war, zwischen den verschiedenen Formen der akuten Herzinsuffizienz zu unterscheiden. Patienten mit kardiogenem Schock wiesen hierbei den niedrigsten „cardiac-power-index" auf.

2.6.2.1 Therapie des kardiogenen Schocks

Ziel der Behandlung von Patienten im kardiogenen Schock ist die möglichst frühzeitige Reperfusion von ischämischen Myokardarealen.

Daneben ist die rasche Stabilisierung der Hämodynamik mit Optimierung von Vor- und Nachlast und damit die adäquate Gewebeperfusion mit ausreichendem Sauerstoffangebot anzustreben.

Mechanische Komplikationen wie Ventrikelseptumruptur (VSR), akute Mitralinsuffizienz bei Papillarmuskelabriss oder Ventrikelwandruptur sind so schnell als möglich einer chirurgischen Therapie zuzuführen.

Ziel der medikamentösen Therapie des kardiogenen Schocks ist neben der Stabilisierung der Hämodynamik die Reduzierung des myokardialen Sauerstoffverbrauchs zur Optimierung von Sauerstoffangebot und -bedarf.

Vasodilatatoren sollten zur Senkung des peripheren Widerstandes sehr vorsichtig eingesetzt werden, soweit dies vom Blutdruck her möglich ist.

Nitroglyzerin bewirkt eine Erschlaffung der glatten Muskulatur, woraus eine generelle venös betonte Vasodilatation resultiert. Es führt zusätzlich zu einer Dilatation der myokardialen Kollateralgefäße und damit zu einer günstigen Umverteilung der Durchblutung zum ischämischen Myokardbezirk hin.

Natriumnitroprussid bewirkt durch Freisetzung von Stickstoffmonoxyd (NO) als reiner Vasodilatator sowohl auf die arteriolären Widerstandsgefäße als auch auf die venösen Kapazitätsgefäße. Durch die Senkung der Nachlast bewirkt Nitroprussid in der Herzinsuffizienz einen Anstieg des Schlagvolumens und des „cardiac-index", während der myokardiale O_2-Verbrauch sinkt [5]. Durch die kurze Halbwertszeit von ca. 1 min ist Natriumnitroprussid sehr gut steuerbar.

Positiv-inotrope Substanzen werden eingesetzt zur:

▎ Steigerung der myokardialen Kontraktilität,
▎ Steigerung der Schlagarbeit,
▎ Steigerung des arteriellen Blutdrucks und
▎ Erleichterung der diastolischen Füllung (Lusitropie).

Adrenalin steigert in niedriger Dosierung von 0,03–0,1 µg/kgKG durch Stimulation der Betarezeptoren die kardiale Kontraktilität und das HZV. In mittlerer Dosierung von 0,1–0,2 µg/kgKG tritt durch die gleichzeitige Alpharezeptorenstimulation neben der Steigerung der Kontraktilität auch eine Nachlasterhöhung auf. In Dosen >0,2 µg/kgKG dominiert die Vasokonstriktion.

Adrenalin bewirkt in mittlerer Dosierung eine günstige Veränderung der ventrikulären Geometrie am dilatierten, insuffizienten Herzen und schafft mit diesem „reverse remodeling" eine Senkung der systolischen Wandspannung und damit des Sauerstoffverbrauchs.

Dopamin, als direkte Vorstufe des Noradrenalins, hat seinen Platz in der Behandlung des kardiogenen Schocks durch seinen direkten Einfluss auf die β_1-Adrenozeptoren. Es bewirkt eine Steigerung des Herzminutenvolumens, des Blutdruckes und der Urinproduktion. In höherer Dosierung (8–10 mg/kg/min) überwiegt der alphaadrenerge Effekt des Dopamins mit peripherer Vasokonstriktion. In niedriger Dosierung (1–3 mg/kg/min) wirkt es über Dopaminrezeptoren an Niere und Darm in Form einer Vasodilatation.

Dobutamin ist ein selektiver β_1- und β_2-Rezeptor-Agonist. Es verbessert die Kontraktilität (β_1-Stimulation) und senkt den peripheren Widerstand (β_2-Stimulation). Diese Wirkungen sind selbst beim „hibernating" Myokard vorhanden, erschöpfen sich aber klinisch nach 24–36 h, falls keine spontane Besserung eintritt.

Die *Phosphodiesterasehemmer* (PDE-Hemmer) Amrinon und Milrinon verhindern den Abbau des CAMP in der glatten Gefäßmuskulatur und im Myokard und bewirken so eine periphere Vasodilatation bei gleichzeitiger Steigerung der Kontraktilität. Sie haben eine lange Halbwertszeit (Amrinon >15 h, Milrinon >2 h) im Gegensatz zu anderen positiv-inotropen Substanzen, deren Halbwertszeit im Minutenbereich liegt. PDE-Hemmer sind weniger positiv-chronotrop und arrhythmogen und durch die unabhängige Wirkung von Betaadrenozeptoren tritt auch keine Toleranzentwicklung auf.

∎ **Mechanische Kreislaufunterstützung**

Eine apparative Möglichkeit der Stabilisierung von Patienten im kardiogenen Schock ist die *intraaortale Ballongegenpulsation (IABP)* [4, 13, 17], welche das insuffiziente Herz durch Senkung der Nachlast und Verbesserung der Koronardurchblutung unterstützt. Die Füllung des intraaortalen Ballons in der Diastole führt über die Verbesserung der Koronardurchblutung zu einer Zunahme des Sauerstoffangebotes. Die Entleerung des Ballons in der Systole bewirkt ein Volumendefizit in der Größe des Ballonvolumens. Dadurch sinkt die Nachlast des linken Ventrikels und dementsprechend die Druckbelastung, was zu einer Verminderung der Wandspannung und damit zu einer Abnahme des O_2-Verbrauchs führt. Der „Nettogewinn" kann hierbei im Bereich von 10% bis maximal 15% liegen.

Diese Unterstützungsmaßnahme ist eine ideale therapeutische Hilfsmaßnahme, vor allem beim kardiogenen Schock mit ischämischer Genese. Retrospektive Analysen zeigen, dass mittels frühzeitiger IABP-Unterstützung die Mortalität des infarktbedingten kardiogenen Schocks von 65 auf 50% gesenkt werden kann.

In Krankenhäusern ohne Möglichkeit zur PCI oder Herzchirurgie ist die IABP in Kombination mit Thrombolyse eine wichtige therapeutische Option bis zur Verlegung in ein kardiologisch-kardiochirurgisches Zentrum.

Aber die IABP stellt nur eine temporäre Verbesserung oder Stabilisierung der Gesamtsituation bis zur definitiven Reperfusion des minderdurchbluteten Myokards entweder durch PTCA oder aortokoronare Bypassoperation dar.

Für die operative Therapie ist die Einschätzung zwischen ischämischem, aber noch viablen Myokard und Nekrose von größter Bedeutung [13, 14]. Diagnostische Möglichkeiten stellen hierfür grundsätzlich die

∎ Dobutamin-Stress-Echokardiografie,
∎ Positronenemissionstomografie (PET) und
∎ Thallium-201-Szintigrafie dar.

Mit diesen Untersuchungen ist eine Differenzierung möglich zwischen Patienten mit schwer eingeschränkter linksventrikulärer Funktion, die durch eine Revaskularisation profitieren, und solchen, deren myokardiale Schädigung bereits fixiert und irreversibel ist. Dies ist auch von Bedeutung bei der Einschätzung von sog. „hibernating" und „stunning myocardium" im Anschluss an einen akuten Infarkt [16].

2.6.2.3 Operative Therapie

Es sollte versucht werden, so schnell als möglich die Herz-Lungen-Maschine zu installieren, um den Herzmuskel frühzeitig zu entlasten. Neueste maschinelle Entwicklungen gestatten es, die Herz-Lungen-Maschine sofort perkutan noch im Herzkatheterlabor ohne jeglichen Zeitverlust zu installieren [6]. Parallel dazu wird die Vena saphena magna präpariert. Einige Autoren empfehlen auch in dieser Situation die Verwendung der Arteria thoracica interna links. Wir bevorzugen im kardiogenen Schock die rein venöse Bypassversorgung, um erstens die Zeit für die Präparation der Arteria thoracica interna vor oder während der EKZ einzusparen und zweitens, dem Risiko vorzubeugen, dass unter dem postoperativen Einsatz von vasokonstriktorischen Substanzen ein Spasmus dieser Brustwandarterie induziert werden könnte. Sehr wichtig ist in dieser Situation die optimale Myokardprotektion mit Kardioplegie und systemischer wie lokaler Kühlung.

Der erste Venenbypass sollte an die Koronararterie angelegt werden, die im akuten Ischämieareal liegt. Über diesen Bypass wird dann Kardioplegielösung appliziert, um diesen Myokardbezirk vor weiterer Ischämie zu schützen.

Das Überleben eines kardiogenen Schocks korreliert direkt mit dem Ausmaß von reperfundiertem, viablen Myokard gegenüber dem Infarktbezirk.

2.6.2.3 Zusammenfassung

Das Behandlungsprinzip des akuten Myokardinfarktes ist die möglichst frühzeitige Reperfusion des ischämischen Herzmuskels bzw. Eröffnung des Infarktgefäßes. Dies gilt ganz besonders für den kardiogenen Schock, der als Komplikation des akuten Myokardinfarkts auftritt, wenn mehr als 40% des Herzmuskels infarziert sind. Pharmakologische Therapie und IABP bringen nur eine vorübergehende Stabilisierung. Eine Verbesserung ist nur durch die frühzeitige Wiederdurchblutung dieses ischämischen Areals zu erreichen, entweder durch Fibrinolyse [10, 11], Akut-PCI oder die notfallmäßige chirurgische Myokardrevaskularisation.

Wenn eine aggressive invasive Therapie innerhalb der ersten 24 h nach Auftreten von Schockzeichen begonnen wird, beträgt die 30-Tage-Überlebensrate 62% gegenüber 38% bei konservativer Therapie. Von diesen 62% invasiv behandelten Patienten liegt die 1-Jahres-Überlebenschance immerhin bei 80% [17].

2.6.3 Postinfarktventrikelseptumruptur (VSR)

Die Postinfarktventrikelseptumruptur tritt als Komplikation des akuten Myokardinfarktes auf und ist in 5% Ursache für die Frühletalität nach akutem Infarkt. Das durchschnittliche Zeitintervall zwischen Infarkt und VSR beträgt 2–4 Tage; es sind mehr Männer als Frauen (3:2) betroffen; das durchschnittliche Alter liegt bei etwa 62 Jahren [7].

Die Mehrheit der Patienten mit VSR entwickelt diesen im Rahmen ihres ersten Infarktes und gewöhnlich ist die Ursache ein kompletter Verschluss einer dominanten Koronararterie bei schlecht ausgebildeter Kollateralisation. In einer Nachuntersuchung von 19 Patienten mit Postinfarkt-VSR fand sich in 64% eine Eingefäßerkrankung und nur in 7% eine Zweigefäßerkrankung bzw. in 29% eine Dreigefäßerkrankung. In ca. 60% ist die VSR im anteroapikalen Septum gelegen, bedingt durch den Verschluss des Ramus interventricularis anterior der linken Kranzarterie. In ca. 20–40% tritt eine VSR im posterioren Septum auf nach inferoseptalem Infarkt bei Verschluss einer dominanten rechten Kranzarterie.

Die posteriore Ventrikelseptumruptur wird häufig von einer Mitralinsuffizienz begleitet aufgrund der Mitinfarzierung und Dysfunktion des Papillarmuskels.

Übereinstimmend zeigen verschiedene Nachuntersuchungen, dass nach Ventrikelseptumruptur ohne Intervention ca. 25% der Patienten innerhalb der ersten 24 h versterben und 65% innerhalb von 2 Wochen. Nach einem Jahr sind nur noch 7% am Leben [15].

Die hohe Mortalität ist Ausdruck der rasch auftretenden akuten Herzinsuffizienz mit Ausbildung eines kardiogenen Schocks, abhängig von der Infarktgröße, der akuten Rechtsherzinsuffizienz mit Stauungen sowie der Größe des Ventrikelseptumdefektes und damit dem Ausmaß des Links-Rechts-Shunts.

2.6.3.1 Diagnostik

Die typischen Befunde bei der Ventrikelseptumruptur nach akutem Myokardinfarkt sind:
▌ neu auftretendes lautes, raues systolisches Geräusch am linken Sternalrand und palpables Schwirren über dem Herzen, meist 2–4 Tage nach dem akuten Infarktereignis,
▌ erneut einsetzender Thoraxschmerz,
▌ abrupte hämodynamische Verschlechterung.

Mit der transoesophagealen Echokardiografie und dem Farbdoppler als nichtinvasive Untersuchungsmethoden können Ventrikelseptumrupturen in ihrer Lage und Größe relativ genau dargestellt, die rechts- und linksventrikuläre Funktion beurteilt und die rechtsventrikulären und pulmonalarteriellen Drücke eingeschätzt werden. Auch das Ausmaß der oft begleitenden Mitralinsuffizienz kann gut beurteilt und eine freie Ventrikelwandruptur ausgeschlossen werden [20].

Die Linksherzkatheteruntersuchung dagegen liefert die Information zur Operationsplanung und Einschätzung der Operabilität wegen der begleitenden koronaren Herzerkrankung. In mehr als 30% der Fälle weisen Patienten mit einer VSR signifikante Einengungen an wenigstens einem zusätzlichen Koronargefäß auf. Aus diesen Gründen ist die präoperative Koronarangiografie bei Ventrikelseptumruptur unabdingbar.

2.6.3.2 Therapie

Die Operationsergebnisse der Postinfarkt-VSR sind allein abhängig vom Operationszeitpunkt. Dabei sind der morphologische Zustand des Myokards, die Beurteilung der Kreislaufparameter und die rechtsventrikuläre Funktion, besonders im Hinblick auf Leber- und Nierenfunktion, zu berücksichtigen.

Das präoperative Management bei der Ventrikelseptumruptur hat zum Ziel, die Zirkulation soweit zu stabilisieren und die Körperperfusion aufrechtzuerhalten, bis die notwendigen diagnostischen Voruntersuchungen abgeschlossen sind. Ziele der präoperativen Behandlung sind:
▌ Reduktion des peripheren Gefäßwiderstandes und damit des Links-Rechts-Shunts,
▌ Aufrechterhaltung eines ausreichenden Herzminutenvolumens und arteriellen Blutdrucks zur Sicherung der Organperfusion,

▌ Verbesserung oder Aufrechterhaltung der Koronardurchblutung zur Nekrosebegrenzung in der VSR-Randzone,

▌ Senkung des rechtsatrialen und rechtsventrikulären Füllungsdrucks und damit Minderung der Stauung im kleinen Kreislauf.

Dies wird am besten durch die Kombination aus intraaortaler Gegenpulsation (IABP) und Phosphodiesterasehemmern erreicht. Neben der Reduktion der linksventrikulären Nachlast und damit der Erhöhung des Herzminutenvolumens und der Erniedrigung des Links-Rechts-Shunts bewirkt die IABP durch Verbesserung der Myokardperfusion auch eine Verbesserung der peripheren Organperfusion und eine Abnahme des myokardialen Sauerstoffverbrauchs.

Bei hämodynamischer und metabolischer Stabilität ist die Operation 2–4 Tage nach dem akuten Ereignis anzustreben, bei Verschlechterung der Gesamtsituation (Verschlechterung der Nierenfunktion, Anstieg der Stauungsparameter der Leber usw.) muss die Operation notfallmäßig durchgeführt werden.

▌ Operative Therapie

Die operative Therapie besteht aus der Infarktektomie und dem Verschluss der Ventrikelseptumruptur. Es werden dafür verschiedenste Techniken für die unterschiedlichen Lokalisationen der VSR beschrieben, welche jedoch alle folgende Grundprinzipien beinhalten:

▌ schnelle Etablierung der totalen extrakorporalen Zirkulation und sorgfältige Myokardprotektion;

▌ Ventrikulotomie im Infarktbereich und Darstellen des Ventrikelseptumdefekts;

▌ sorgfältige Exzision der Infarktgrenzen bis zum nichtischämischen Myokard, um so eine spätere Ruptur im Nahtbereich zu vermeiden;

▌ großzügige Exzision der infarzierten rechtsventrikulären Muskulatur;

▌ Inspektion der linksventrikulären Papillarmuskeln und gegebenenfalls Refixation oder Mitralklappenersatz bei Papillarmuskelruptur;

▌ spannungsfreier Verschluss des Ventrikelseptumdefekts unter Schonung der Koronargefäße und Stabilisierung des Übergangs vom Septum zur freien Ventrikelwand;

▌ Verschluss des ventrikulären Wanddefektes mit prothetischem Material unter Wiederherstellung der Geometrie des linken Ventrikels.

▌ Postoperative Therapie

In der direkten postoperativen Phase, nach Verschluss der VSR und Revaskularisation des Infarktgefäßes stehen meist 2 Probleme im Vordergrund:
1. Persistenz des kardiogenen Schocks mit erniedrigtem HMV,
2. postoperative Nachblutung.

Die Gabe eines Phosphodiesterasehemmers kann wesentlich zur Verbesserung der postoperativen Low-output-Situation beitragen. Wir bevorzugen Milrinon, da es offenbar weniger arrhythmogen als andere ist, eine geringere Hypotension als Amrinon bewirkt und durch die relativ kurze Halbwertzeit die nötige Steuerbarkeit verbessert.

Die posteriore Ventrikelseptumruptur ist häufig mit einer Mitralinsuffizienz und Dysfunktion des rechten Ventrikels verbunden, bedingt durch einen ausgedehnten rechtsventrikulären Infarkt. Ziel der Behandlung ist die Senkung der rechtsventrikulären Nachlast bei Stabilisierung des systemischen Blutdrucks. Dies kann durch inotrope Unterstützung, Korrektur von Azidose, Hypoxämie und Hyperkapnie erreicht werden. Bei ungenügendem Ansprechen auf diese Therapie infundieren wir Prostaglandin E_1 in den rechten Vorhof und titrieren Noradrenalin in den linken Vorhof, je nach systemischem Blutdruck und peripherem Gefäßwiderstand.

Die Inhalation von Stickoxid (NO), welches selektiv dilatierend auf die pulmonalarterielle Strombahn wirkt, ist ebenfalls sehr hilfreich bei der Behandlung der Rechtsherzinsuffizienz.

Da bei diesen Operationen oft mit höheren Blutverlusten durch Gerinnungsstörungen zu rechnen ist, sollte bereits präoperativ eine ausreichende Menge an Blutkonserven, Thrombozytenkonzentraten und humanem Frischplasma organisiert werden. Zur Vermeidung postoperativer Koagulopatien wird die antifibrinolytische Therapie mit Aprotinin oder ε-Aminocapronsäure schon vor Beginn der extrakorporalen Zirkulation empfohlen.

Trotz frühzeitiger chirurgischer Intervention beträgt die Hospitalitätsmortalität der Postinfarktventrikelseptumruptur (VSR) noch immer ca. 25%, wobei für die Korrektur einer posterioren VSR eine durchschnittliche Mortalität von 34% und der anterior gelegene VSR mit durchschnittlich 15% angegeben werden. Die zusätzliche Bypassversorgung stenosierter Koronarien wirkt sich dabei positiv aus, sowohl in der direkten postoperativen Phase als auch im Langzeitverlauf. Die 5-Jahres-Überlebensraten werden in den verschiedenen Untersuchungen zwischen 60 und 83% angegeben, in ca. 10–25% treten in der postoperativen Phase Rezidive oder neue Ventrikelseptumrupturen auf.

2.6.4 Freie Ventrikelwandruptur nach Infarkt

Die Ruptur der freien Ventrikelwand ist verantwortlich für 11% aller Todesfälle nach Myokardinfarkt im Akutstadium, was durch autoptische Untersuchungen belegt ist. Dabei sind Frauen häufiger betroffen als Männer mit einem Durchschnittsalter von 63 Jahren und sie erleiden meist ihren ersten Myokardinfarkt.

Die freie Wandruptur kann in 3 klinisch-pathologische Stadien eingeteilt werden: das akute, subakute und chronische Stadium.

Die *akute freie Ventrikelruptur* ist gekennzeichnet durch ein plötzliches Wiederauftreten eines heftigen Thoraxschmerzes, der elektromechanischen Entkoppelung, tiefem Schock oder Tod innerhalb weniger Minuten durch die massive intraperikardiale Blutung.

Die *subakute Ruptur* weist meist nur einen kleinen Einriss auf, der vorübergehend durch Blutkoagel oder fibrinöse Verklebungen mit dem Perikard abgedichtet ist.

Bei der *chronischen Ruptur* bildet sich ein falsches Aneurysma aus. Hierbei kommt es durch den Widerstand des umgebenden Epikards nur zu einem langsamen Blutaustritt, sodass die Einrissstelle durch perikardiale Adhäsionen abgedichtet und die Ruptur verhindert werden kann.

2.6.4.1 Diagnose

Die Klinik der subakuten Ruptur sind die Zeichen der Perikardtamponade mit:
█ Tachykardie,
█ Hypotension mit kleiner Blutdruckamplitude,
█ Einflussstauung.

Die Verdachtsdiagnose wird durch den echokardiografischen Nachweis von freier Flüssigkeit im Perikard gesichert.

2.6.4.2 Therapie

Die akute freie Ventrikelwandruptur führt innerhalb weniger Minuten zum Tode.

Bei der subakuten Ruptur sollte der Patient nach Diagnosestellung unverzüglich in den Operationssaal gebracht werden und zur Stabilisierung während der OP-Vorbereitung die intraaortale Ballonpumpe installiert werden.

Hat sich bei der Ventrikelruptur durch Deckung mit Perikard ein falsches Aneurysma ausgebildet, das erst innerhalb von 2–3 Monaten nach Myokardinfarkt entdeckt wird, sollte nach Koronarangiografie und Ventrikulografie die Operation indiziert werden. Bei der typischen basalen Lokalisation der Ruptur muss bei der operativen Sanierung meist die Mitralklappe mit ersetzt werden, da die Papillarmuskeln an ihrem Ursprung mitbeteiligt sind.

Größte Vorsicht ist bei Patienten mit einer Perikardtamponade geboten, da sich nach Intubation mit positiver Druckbeatmung zusammen mit dem erhöhten intraperikardialen Druck akut ein Kreislaufstillstand durch massiven Abfall des „cardiac output" entwickeln kann. Deshalb sollten alle Vorbereitungen zur Operation noch vor Narkosebeginn getroffen und alles für eine notfallmäßige Sternotomie gerichtet sein.

Wenn immer möglich sollte die Ventrikelruptur unter Einsatz der Herz-Lungen-Maschine versorgt werden, denn nur der völlig entlastete linke Ventrikel bietet die Möglichkeit, die Rupturstelle unter Verwendung von prothetischem Material zu verschließen und gleichzeitig die Geometrie des linken Ventrikels wieder herzustellen.

█ Literatur zu Kapitel 2.6

1. Antman EM, Anbe DT, Armstrong PW et al (2004) ACC/AHA guidelines for the management of patients with ST-elevation myocardial infarction – executive summary: a report of the American College of Cardiology/American Heart Association Task Force on Practise Guidelines (Writing Committee to Revise the 1999 Guidelines for the Management of Patients With Acute Myocardial Infarction). Circulation 110:588
2. Califf RM, Bengtson JR (1994) Cardiogenic shock. N Engl J Med 330:1724
3. Chan AW, Chew DP, Bhatt DL et al (2000) Long-term mortality benefit with the combination of stents and abciximab for cardiogenic shock complicating acute myocardial infarction. Am J Cardiol 89:132
4. Chen EW, Canto JG, Parsons LS et al (2003) Relation between hospital intra-aortic balloon counter-

pulsation volume and mortality in acute myocardial infarction complicated by cardiogenic shock. Circulation 108:951

5. Cotter G, Kaluski E, Blatt A et al (2000) L-NMMA (a nitric oxide synthase inhibitor) is effective in the treatment of cardiogenic shock. Circulation 101:1358

6. Ferrari M, Figulla HR (2005) Mechanische Herz-Kreislauf-Unterstützung in der Kardiologie. DMW 130:652–656

7. Goldberg RJ, Gore JM, Thompson CA, Gurwitz JH (2001) Recent magnitude of and temporal trends (1994–1997) in the incidence and hospital death rates of cardiogenic shock complicating acute myocardial infarction: the second National Registry of Myocardial Infarction. Am Heart J 141:65

8. Goldberg RJ, Gore JM, Alpert JS et al (1991) Cardiogenic shock after acute myoacardial infarction. Incidence and mortality from a community wide perspective, 1975–1988. N Engl J Med 325:1117

9. Goldberg RJ, Samad NA, Yarzebski J et al (1999) Temporal trends in cardiogenic shock complicating acute myocardial infarction. N Engl J Med 340:1162

10. Hasdai D, Holmes DR Jr, Califf RM et al (1999) Cardiogenic shock complicating acute myocardial infarction: predictors of death. GUSTO Investigators. Global utilization of streptokinase and tissue-plasminogen activator for occluded coronary arteries. Am Heart J 138:21

11. Hasdai D, Harrington RA, Hochmann JS et al (2000) Platelet glycoprotein IIb/IIIa blockade and outcome of cardiogenic shock complicating acute coronary syndromes without persistent ST-segment elevation. J Am Coll Cardiol 36:685

12. Hochmann JS (2003) Cardiogenic shock complicating acute myocardial infarction; expanding the paradigm. Circulation 107:2998

13. Hollenberg SM, Kavinsky CJ, Parillo JE (1999) Cardiogenic shock. Ann Intern Med 131:47

14. Holmes DR, Berger PB, Hochmann JS et al (1999) Cardiogenic shock in patients with acute ischemic syndromes with and without ST-segment elevation. Circulation 100:2067

15. Lemery R, Smith HC, Giuliani ER, Gersh BJ (1992) Prognosis in rupture of the ventricular septum after acute myocardial infarction and role of early surgical intervention. Am J Cardiol 70:147–151

16. Menon V, White H, LeJemtel T et al (2000) The clinical profile of patients with suspected cardiogenic shock due to predominant left ventricular failure: a report from the SHOCK Trial Registry. Should we emergently revascularize occluded coronaries in cardiogenig shock? J Am Coll Cardiol 36:1071

17. Picard HM, Davidoff R, Sleeper LA et al (2003) Echocardiographic predictors of survival and response to early revascularization in cardiogenic shock. Circulation 107:279

18. Ryan TJ, Antman EM, Brooks NH et al (1999) 1999 update: ACC/AHA Guidelines for the management of patients with acute myocardial infarction: executive summary and recommendations. A report of the American College of Cardiology/American Heart Assiciation Task Force Practical Guidelines (Committee on Management of Acute Myocardial Infarction). Circulation 100:1016

19. Scheld HH, Deng MC (1998) Proposal for an urgency classification in cardiac surgery. J Thorac Cardiovasc Surg 18:183–187

20. Smyllie JH, Sutherland GR, Geusken R et al (1990) Doppler color flow mapping in the diagnosis of ventricular septal rupture and acute mitral regurgitation after myocardial infarction. J Am Coll Cardiol 15:1449

2.7 Pathophysiologie des „hibernating" und „stunned" Myokards

G. HEUSCH, R. SCHULZ

2.7.1 Definition der Begriffe

„Hibernation" und „stunning" sind suggestive Paradigmen, die bestimmte Zustände einer koronaren Herzkrankheit kennzeichnen sollen.

Eine Myokardischämie hinterlässt unterschiedliche Folgezustände. Wenn eine schwere Ischämie länger als 20–40 min andauert, entwickelt sich ein Myokardinfarkt, und ein irreversibler Verlust der kontraktilen Funktion tritt ein. Wenn die myokardiale Ischämie weniger schwer, aber dennoch länger anhaltend ist, kann das Myokard vital bleiben, seine kontraktile Funktion ist jedoch reduziert; die kontraktile

Funktion normalisiert sich dann nach Reperfusion. Dieser Zustand ist als „hibernating" Myokard bezeichnet worden [22, 40]. Der Begriff „hibernation"/Winterschlaf wird für das Myokard in Analogie etwa zu einem Bären gebraucht, der im Winterschlaf seinen Energiebedarf reduziert und damit auch ohne Nahrungszufuhr den Winter überlebt.

Schließlich kann eine Myokardischämie durch Reperfusion beseitigt werden, die vollständige Erholung der kontraktilen Funktion reversibel geschädigten Myokards erfolgt jedoch nicht unmittelbar, sondern kann erhebliche Zeit erfordern [30]. Dieses Phänomen einer postischämischen Dysfunktion wurde als myokardiales „stunning" bezeichnet [2]. Der Begriff „stunning" wird für das Myokard in Analogie etwa zu einem Boxer verwendet, der durch einen Schlag betäubt („stunned") ist.

Per definitionem sind also „hibernating" und „stunned" Myokard durch einen Zustand reversibler, kontraktiler Dysfunktion gekennzeichnet. Im „hibernating" Myokard ist die Durchblutung reduziert, im „stunned" Myokard ist die Durchblutung vollständig oder nahezu vollständig wiederhergestellt. Während die Begriffe „hibernation" und „stunning" eindeutig unterschiedliche Zustände des Myokards beschreiben, sind diese beiden Phänomene in der klinischen Realität und auch hinsichtlich ihrer zugrunde liegenden Pathomechanismen sehr viel weniger klar zu unterscheiden. Insbesondere zwischen repetitivem, chronischen „stunning" und chronischem „hibernation" gibt es fließende Übergänge [28].

2.7.2 Frühischämische kontraktile Dysfunktion

Die unmittelbare Abnahme der regionalen kontraktilen Funktion nach akuter Reduktion der Koronardurchblutung ist seit langem bekannt. Die Mechanismen, die für die rasche kontraktile Dysfunktion im akut ischämischen Myokard verantwortlich sind, sind jedoch noch weitgehend unklar [18]. Die Anreicherung von anorganischem Phosphat aus dem Abbau von ATP und Kreatinphosphat ist am ehesten der zentrale Mediator des frühischämischen Funktionsverlustes [36]. Der Anstieg des anorganischen Phosphates könnte dabei die kontraktile Funktion über eine direkte Bindung an die kontraktilen Proteine, eine Entkopplung der myofibrillären ATPase-Aktivität sowie eine Desensitivierung der Myofibrillen gegenüber dem freien Kalzium reduzieren.

2.7.3 Der Übergang von einem Missverhältnis zu einem Gleichgewicht zwischen Angebot und Bedarf: „short-term hibernation"

Die Myokardischämie wird traditionell als ein Missverhältnis zwischen Energieangebot und -bedarf charakterisiert. In den ersten Sekunden nach einer akuten Reduktion der Koronardurch-

blutung übersteigt der Energiebedarf des Myokards sicherlich das reduzierte Energieangebot. Wie zuvor beschrieben, aktiviert eine Ischämie jedoch Mechanismen, die zu einem raschen Verlust der regionalen kontraktilen Funktion führen [18]. Zumindest in den ersten Minuten bis Stunden einer Myokardischämie ist die Reduktion der Funktion in Proportion zur Reduktion der Durchblutung. Ross prägte hier den Begriff „perfusion-contraction-matching" [47]. Ein solches „perfusion-contraction-matching" ist ein Charakteristikum des „short-term hibernation" (Tabelle 2.7.1).

Ein Zustand von „perfusion-contraction-matching" kann zumindest über 5 h anhalten. So konnte experimentell eine Reduktion der myokardialen Durchblutung, die die kontraktile Funktion um etwa 50 % einschränkte, für 5 h aufrechterhalten werden, ohne dass sich Nekrosen in diesem dysfunktionalen Myokard entwickeln; nach Reperfusion erholte sich die kontraktile Funktion vollständig [37].

Im „short-term hibernating" Myokard erholen sich der Energie- und Substratstoffwechsel. Direkt nach einer akuten Reduktion der Koronardurchblutung finden sich eine signifikante Laktatproduktion, ein Anstieg des koronarvenösen pCO_2, eine Abnahme des koronarvenösen pH, eine Reduktion des myokardialen Kreatinphosphatgehaltes sowie eine Abnahme der freien Energie der ATP-Hydrolyse. Die genannten Parameter erholen sich jedoch allmählich, trotz anhaltender Reduktion der regionalen myokardialen Durchblutung und des Sauerstoff-

Tabelle 2.7.1. Charakterisierung des myokardialen „hibernation"

Charakterisierung des „short-term hibernating" Myokards
▌ Gleichgewicht zwischen der reduzierten regionalen myokardialen Durchblutung und der reduzierten kontraktilen Funktion („perfusion-contraction-matching")
▌ Erholung der kontraktilen Funktion nach Reperfusion
▌ Erholung metabolischer Parameter (Kreatinphosphat, Laktat, ΔG) während andauernder Ischämie
▌ Rekrutierbare inotrope Reserve auf Kosten der metabolischen Erholung

Charakterisierung des „chronic hibernating" Myokards
▌ Reduktion der Anzahl der Myofibrillen und Zunahme des kollagenen Gewebes
▌ Erholung der kontraktilen Funktion nach Reperfusion

verbrauchs und bei unveränderter regionaler kontraktiler Dysfunktion. Diese Ergebnisse weisen darauf hin, dass die regionale kontraktile Funktion nach moderater Minderdurchblutung abnimmt und damit über die Zeit eine partielle Normalisierung ischämieinduzierter metabolischer Veränderungen gestattet [22].

Im Gegensatz zu ebenfalls dysfunktionalem, aber irreversibel geschädigtem Myokard kann im „short-term hibernating" Myokard die kontraktile Funktion durch eine inotrope Stimulation mit Dobutamin [50] oder Kalzium [27] gesteigert werden, obwohl die Basisfunktion des ischämischen Myokards reduziert ist und bleibt. Die Steigerung der kontraktilen Funktion während inotroper Stimulation erfolgt dabei auf Kosten der metabolischen Erholung. Die Abnahme des myokardialen Glykogens und die erneute Zunahme der Laktatproduktion, die sich zuvor teilweise normalisiert hatte (Abb. 2.7.1), legen eine anaerobe Energiebereitstellung während der inotropen Stimulation nahe. Der erneute Abfall des Kreatinphosphats bei Steigerung der regionalen myokardialen Funktion weist darauf hin, dass dieses Energiereservoir rascher genutzt als wiederaufgefüllt wird. Die

inotrope Stimulation kann also offensichtlich wiederum ein Ungleichgewicht zwischen Angebot und Bedarf auslösen, das zuvor durch die ischämieinduzierte Abnahme der regionalen kontraktilen Funktion zumindest teilweise korrigiert worden war.

Rein formal gestattet die Kontraktionsform, nämlich das Ausmaß einer postsystolischen Wandverdickung während Ischämie, die Unterscheidung zwischen irreversibel geschädigtem und vitalem, „hibernating" Myokard [46]. Das Ausmaß der postsystolischen Wandverdickung zum Ende einer 90-minütigen Ischämie korreliert negativ mit dem Ausmaß an Nekrosen, positiv mit dem myokardialen Gehalt an Kreatinphosphat, dem Ausmaß der Steigerung der regionalen myokardialen Funktion während inotroper Stimulation, und der Erholung in der Reperfusion.

Die Anpassung zwischen regionaler myokardialer Durchblutung und Funktion in der Frühphase der Ischämie ist ein empfindlicher Prozess. Wird innerhalb der ersten Minuten einer Ischämie, die in ihrer Ausprägung myokardiales „hibernation" erlaubt, die Durchblutung weiter reduziert oder der Energiebedarf durch

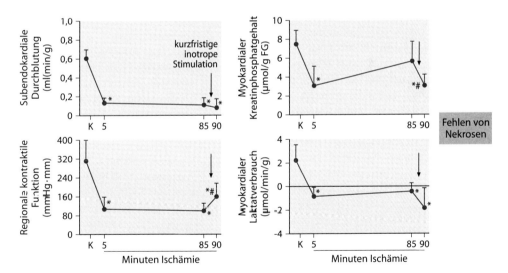

Abb. 2.7.1. Subendokardiale Durchblutung, regionale Herzarbeit, Kreatinphosphat und Laktatverbrauch während 90 min moderater Ischämie (*I*) mit anschließender intrakoronarer Dobutamininfusion (*Dob*). Die subendokardiale Durchblutung der Vorderwand, die regionale kontraktile Funktion und der Kreatinphosphatgehalt sind nach 5 min Ischämie (*I5*) deutlich reduziert. Der Laktatverbrauch ist zu einer Nettolaktatproduktion umgekehrt. Eine Verlängerung der Ischämie auf 85 min (*I85*) hat keinen zusätzlichen Einfluss auf die subendokardiale Durchblutung oder die regionale kontraktile Funktion. Die

myokardiale Laktatproduktion schwächt sich ab, während das Kreatinphosphat auf einen Wert zurückkehrt, der nicht mehr signifikant vom Kontrollwert verschieden ist. Die Infusion von Dobutamin (*+Dob*) nach 90 min Ischämie steigert die regionale myokardiale Funktion signifikant und verursacht wiederum einen Anstieg der Laktatproduktion und eine Abnahme des Kreatinphosphatgehalts. Daten sind Mittelwerte ±SD, *: $p < 0.05$ vs. Kontrolle (*K*); #: $p < 0.05$ vs. vorhergehender Wert [50]

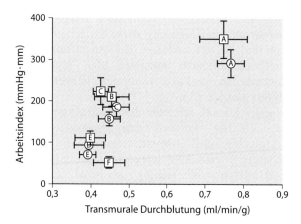

Abb. 2.7.2. Beziehung zwischen kontraktiler Funktion und transmuraler regionaler Durchblutung über 12 bzw. 24 h moderater Ischämie. A: Kontrolle, B: 5 min Ischämie, C: 90 min Ischämie, D: 6 h Ischämie, E: 12 h Ischämie, F: 24 h Ischämie. Nach mehr als 90 min Ischämie ging „perfusion-contraction matching" verloren [51]

dauernde inotrope Stimulation anhaltend gesteigert, so wird die Entstehung des myokardialen „hibernation" verhindert, und das Myokard infarziert. Eine subendokardiale Durchblutung von 0,17 ml/min/g bzw. eine transmurale myokardiale Durchblutung von 0,25 ml/min/g ist dabei noch mit der Entstehung von „hibernation" vereinbar [52].

Cave: Solange ein subakutes myokardiales „hibernation" also nicht ausgeschlossen ist, etwa in der Situation eines (sub-)akuten, nichttransmuralen Myokardinfarkts, sollte eine inotrope Stimulation, sei es zur Diagnostik oder zur inotropen Unterstützung, nur kurzfristig und niedrigdosiert erfolgen.

„Short-term hibernating myocardium" ist auch zeitlich begrenzt. Über 24 h geht die Anpassung der Funktion an die reduzierte Durchblutung verloren und Infarkte entwickeln sich (Abb. 2.7.2) [51].

2.7.3.1 Mechanismen des „short-term hibernating" Myokards

Die dem „short-term hibernation" zugrunde liegenden Mechanismen sind unklar. Auszuschließen ist, dass eine Veränderung der Beta-Adrenozeptoren für diesen adaptativen Prozess verantwortlich ist [52]. Adenosin, Opioide, endogenes NO und die Aktivierung ATP-abhängiger Kaliumkanäle sind ebenfalls nicht ursächlich beteiligt [25, 49, 53].

Die Ansprechbarkeit auf Kalzium ist im „hibernating" Myokard reduziert; diese Reduktion der Kalziumansprechbarkeit beruht nicht auf einer Reduktion des Kalziumtransienten oder der Kalziumsensitivität der Myofibrillen, sondern auf einer Reduktion der maximalen Kraftentwicklung [27]. Die Expression von Proteinen, die an der elektromechanischen Kopplung beteiligt sind, ist zumindest im „short-term hibernating" Myokard unverändert [35, 51].

2.7.4 Charakterisierung eines chronischen „hibernating" Myokards

Chronisches „hibernation" oder „hibernation" im engeren Sinne, so wie der Begriff von Rahimtoola geprägt wurde, ist zunächst ein nur klinisch definierter Zustand chronisch andauernder, schmerzloser ischämischer Dysfunktion, der sich nach Reperfusion bessert [41]. Ein solcher Zustand kann bei verschiedenen Ausprägungen der koronaren Herzkrankheit bestehen: bei Patienten mit instabiler Angina, bei Patienten mit chronisch stabiler Angina, bei Patienten mit Myokardinfarkt im nicht von dem Infarkt betroffenen Myokard und bei Patienten mit Herzinsuffizienz [14, 42]. Chronisches „hibernation" geht mit erheblichen morphologischen Veränderungen einher. In Biopsien aus dem Myokard von Patienten mit nach Bypassoperation reversibler Dysfunktion wurden insbesondere ein Verlust an Myofibrillen, eine Desorganisation von Sarkomeren, ein Verlust des sarkoplasmatischen Retikulums und eine Zunahme des kollagenen Bindegewebes manifest [13, 16, 54]. Diese strukturellen Veränderungen des Myokards können Ausdruck eines degenerativen Prozesses im chronisch ischämischen Myokard sein, der jedoch bis zu einem gewissen Schweregrad der Veränderungen vollständig reversibel ist [11, 12]. Kardiomyozyten, die einer chronischen Ischämie ausgesetzt sind, exprimieren Cardiotin und Titin. Sowohl die Exprimierung als auch das Verteilungsmuster von Cardiotin und Titin entsprechen dem embryonaler Kardiomyozyten; möglicherweise dedifferenziert also das „hibernating" Myokard [4]. Selbst wenn also das Myokard trotz chronischer Minderperfusion vital bleibt und grundsätzlich eine Reversibilität gegeben ist [40], bestehen schwere morphologische Veränderungen. Verständlicherweise kann dann die vollständige Erholung der Funktion Monate brauchen [40].

2.7.5 Chronisches „hibernation" oder repetitives „stunning" als Ursache der persistierenden kontraktilen Dysfunktion bei koronarer Herzkrankheit

Die Reduktion der kontraktilen Funktion könnte einerseits Folge einer persistierenden Ischämie sein, also einem wirklichen „hibernation" entsprechen. Andererseits könnte die Reduktion der kontraktilen Funktion Folge rezidivierender kurzer Ischämieepisoden mit nachfolgender Dysfunktion im Sinne eines repetitiven „stunning" sein.

In den letzten Jahren hat eine Reihe experimenteller Untersuchungen an Modellen mit chronischer Koronarstenose einen Übergang von kontraktiler Dysfunktion bei anhaltener Ruhedurchblutung – im Sinne von „perfusion-contraction mismatch" und „stunning" – zu einem Zustand reduzierter Durchblutung und Funktion – im Sinne von „perfusion-contraction match" und „hibernation" – belegt [15, 28, 48, 56, 58].

Die Mehrzahl klinischer Untersuchungen mit quantitativer Analyse der Myokarddurchblutung durch Positronenemissionstomografie fand jedoch eine Reduktion der Ruhedurchblutung [22, 28].

2.7.6 Charakterisierung des „stunned" Myokard

„Stunning" kann in verschiedenen experimentellen und klinischen Situationen auftreten, so etwa während Reperfusion nach kompletten Koronarverschlüssen von kurzer Dauer, in noch vitalen subepikardialen Myokardschichten nach einem nichttransmuralen Myokardinfarkt, während Reperfusion nach belastungsinduzierter Ischämie distal hochgradiger Koronarstenosen oder schließlich während Reperfusion nach globaler vollständiger Ischämie (Tabelle 2.7.2, zur Übersicht: [2, 34]). Die klinische Bedeutung eines solchen myokardialen „stunning" bleibt allerdings umstritten [23]. Die reversible Funktionsstörung reperfundierten Myokards betrifft nicht nur die Systole, sondern auch die isovolumetrische Relaxation und die diastolische Füllung. Dabei korreliert das Ausmaß der diastolischen Dysfunktion mit dem der systolischen Dysfunktion.

Die enge Beziehung zwischen der regionalen myokardialen Durchblutung und Funktion während Ischämie ist nach Reperfusion aufgehoben, insofern die regionale myokardiale Durchblutung vollständig wiederhergestellt ist, die regionale myokardiale Funktion jedoch lang anhaltend reduziert ist. Während zwischen der aktuellen regionalen myokardialen Durchblutung und Funktion im „stunned" Myokard also keine Beziehung besteht [20, 30] (Tabelle 2.7.3), existiert jedoch eine inverse Beziehung zwischen der Erholung der regionalen myokardialen Funktion während der Reperfusion und dem Schweregrad der Reduktion der regionalen myokardialen Durchblutung während der vorangehenden Ischämie. Die Myokardfunktion in den inneren Myokardschichten, in denen die Ischämie stärker ausgeprägt ist, erholt sich während Reperfusion langsamer als die in äußeren, zuvor weniger ischämischen Myokardschichten. Eine Abhängigkeit der postischämischen Dysfunktion vom Schweregrad der vorherigen Durchblutungsreduktion wurde auch während der Erholung von einer belastungsinduzierten Ischämie belegt.

Aufgrund dieser Abhängigkeit des myokardialen „stunning" von der ischämischen Durchblutung ist jede medikamentöse Therapie, die die ischämische Durchblutung verbessert (z. B. Betablockertherapie), mit einer Verbesserung der postischämischen kontraktilen Funktion verbunden.

Tabelle 2.7.2. „Stunned" Myokard

Experimentelle Situation	Klinische Situation
Regionale Ischämie	
▌ Akute Koronarokklusion (< 20–40 min)	▌ PTCA, instabile Angina
▌ Akute Koronarokklusion (> 20–40 min < 2 h)	▌ Akuter nichttransmuraler Myokardinfarkt mit früher Reperfusion
▌ Belastungsinduzierte Ischämie	▌ Belastungsinduzierte Ischämie
Globale Ischämie	
▌ Stop-flow-Ischämie in isolierten Herzen	▌ Kardioplegischer Herzstillstand

Tabelle 2.7.3. Charakterisierung des „stunned" Myokards

▌ Fehlende Beziehung zwischen der normalisierten regionalen myokardialen Durchblutung und der anhaltend reduzierten kontraktilen Funktion

▌ Spontane Erholung der kontraktilen Funktion während Reperfusion

▌ Rekrutierbare inotrope Reserve ohne Verschlechterung des Metabolismus

2.7.7 Pathomechanismen des „stunned" Myokard

Eine Abnahme der Konzentration myokardialer energiereicher Phosphate während Ischämie mit nur langsamer Wiederauffüllung des ATP während Reperfusion wurde mehrfach belegt und in Beziehung zur andauernden myokardialen Dysfunktion gesetzt. Eine beschleunigte Wiederauffüllung des myokardialen ATP durch Infusion von Nukleotidvorläufern steigert jedoch die regionale myokardiale Funktion während Reperfusion nicht. Während der absolute Gehalt an energiereichen Phosphaten nicht ursächlich an dem Auftreten einer postischämischen kontraktilen Dysfunktion beteiligt ist, können Veränderungen in der Substratutilisation sowie im Gehalt von Intermediärprodukten des Zitratzyklus an der Einschränkung der kontraktilen Funktion im postischämischen Myokard beteiligt sein. Eine Erhöhung der Glukoseutilisation bzw. Gabe von Pyruvat schwächen das myokardiale „stunning" ab (zur Übersicht: [9]).

Die Mechanismen, die dem myokardialen „stunning" zugrunde liegen, scheinen zum Teil auch spiesabhängig zu sein (zur Übersicht: [2, 32]). Während bei kleinen Nagern der Kalziumeinstrom über den L-Typ-Kalziumkanal und der systolische Kalziumtransient unverändert sind, sind beide in größeren Tieren (z. B. Schwein) reduziert. Einheitlich über alle Spezies hinweg sind ein ischämieinduzierter Anstieg der zytosolischen Kalziumkonzentration mit einer daraus folgenden Abnahme der myofibrillären Kalziumreagibilität, eine Schädigung von Membranen, Enzymen und Strukturproteinen z. B. durch freie Radikale und eine Dysfunktion des sarkoplasmatischen Retikulums. Dabei kann die Dysfunktion ursächlich sowohl durch eine Reduktion kalziumregulierender Proteine als auch durch eine geänderte Phosphorylierung der vorhandenen Proteine (z. B. Phospholamban) bedingt sein.

Die Analyse der myofibrillären Proteine im „stunned" Myokard zeigt eine partielle Proteolyse des Troponin I bei kleinen Nagern, und der Einbau eines veränderten kardialen Troponin-I-regulatorischen Komplexes in den Skelettmuskel von Kaninchen reduziert dessen Kalziumreagibilität [38]. In genetisch veränderten Mäusen, in denen das Troponin I ähnlich wie im „stunned" Myokard um 17 Aminosäuren verkürzt wurde, ist die basale Kraftentwicklung und die Ansprechbarkeit auf Kalzium reduziert [39]. Eine medikamentöse Reduktion des myokardialen „stunning" ist umgekehrt auch mit einer verminderten Proteolyse des Troponin I und anderer kontraktiler Proteine assoziiert [39]. Jedoch ist bei großen Tieren – wie Schwein und Hund – keine Proteolyse des Troponin I im „stunned" Myokard nachweisbar, sodass ein direkter kausaler Zusammenhang zwischen Troponin-I-Degradation und kontraktiler Dysfunktion nicht in jedem Fall angenommen werden kann (zur Übersicht: [32]).

Die oben aufgeführten potenziellen Mechanismen schließen sich dabei keineswegs aus: So könnten freie Radikale das sarkoplasmatische Retikulum schädigen, das dann seine Kapazität zur Kalziumsequestration verliert, sodass schließlich ein Anstieg der freien zytosolischen Kalziumkonzentration die Kalziumreagibilität der Myofibrillen beeinträchtigt.

Neben Mechanismen, die zur Reduktion der kontraktilen Funktion beitragen, werden im ischämisch-reperfundierten Myokard aber auch zahlreiche Gene heraufreguliert, die die Überlebenswahrscheinlichkeit von Zellen steigern; hierzu gehören vor allem Gene, die das Ausmaß der Apoptose reduzieren [6, 7]. Solche Befunde stellen einen pathomechanistischen Kontakt zwischen beiden Zuständen reduzierter kontraktiler Funktion, „hibernation" und „stunning", sowie auch der ischämischen Präkonditionierung her [28].

Obwohl die Basisfunktion des reperfundierten Myokards reduziert ist, behält das reperfundierte Myokard die Fähigkeit, auf verschiedene inotrope Interventionen zu reagieren, wie etwa extrazelluläre Kalziumgabe, postextrasystolische Potenzierung oder die Infusion inotroper Substanzen. Die Dysfunktion reperfundierten Myokards scheint daher eher auf einem Defekt der Energienutzung als auf inadäquater Energiebereitstellung zu beruhen. Ein wesentliches Merkmal des „stunned" Myokards ist eine reduzierte Ansprechbarkeit auf Kalzium („calcium responsiveness") [27].

Im Gegensatz zum „hibernating" Myokard ist die Rekrutierung einer inotropen Reserve im „stunned" Myokard auch nicht von einer erneuten Verschlechterung des Stoffwechsels begleitet [17].

Myokardiale Ischämie kann nicht nur Kardiomyozyten, sondern auch sympathische Herznerven schädigen. Die Steigerung der kontraktilen Funktion im reperfundierten Myokard sowohl bei elektrischer Reizung sympathischer Herznerven als auch bei intravenöser Noradrenalininfusion ist jedoch während des gesamten Reperfusionszeitraumes unverändert und nicht von der Antwort des Kontrollmyokards verschieden [24]. Daher scheidet eine Störung der sympathischen Neurotransmission als ein wesentlicher Mechanismus der postischämischen kontraktilen Dysfunktion aus.

2.7.7.1 Bedeutung freier Radikale für die Pathogenese von „stunning"

Ohne Zweifel sind freie Radikale an der Ausbildung von „stunning" kausal beteiligt. Freie Radikale werden in geringem Ausmaß bereits während der Ischämie gebildet, mit Beginn der Reperfusion nimmt die Bildung freier Radikale rapide und drastisch zu und klingt dann über etwa 3 h ab.

Sowohl eine pharmakologische Reduktion der Bildung freier Radikale als auch deren beschleunigte Eliminierung durch niedermolekulare Antioxidanzien oder antioxidative Enzyme können die Erholung des „stunned" Myokard deutlich verbessern. Die Quelle der freien Radikalbildung (Xanthinoxidase, Leukozyten, Katecholamine, Mitochondrien), der spezifische Typ des freien Radikals (Superoxidradikal, Hydrogenperoxidradikal) und schließlich der zelluläre Schaden durch dieses freie Radikal sind im Detail noch unklar [3, 19]. Nur die Radikale, die unmittelbar mit Einsatz der Reperfusion gebildet werden, sind jedoch für das „stunned" Myokard bedeutsam. Freie Sauerstoffradikale, die während der Ischämie gebildet werden, tragen sogar zu einer beschleunigten Erholung der kontraktilen Funktion des postischämischen Myokards bei [33]. Eine antioxidative Therapie sollte deshalb mit dem Zeitpunkt der Reperfusion beginnen [3]. Selbst die kombinierte und rechtzeitige antioxidative Therapie verhindert das myokardiale „stunning" nicht vollständig [3].

2.7.7.2 Therapeutische Ansätze für „stunned" Myokard

Sowohl aus In-vitro- als auch In-vivo-Untersuchungen ist unumstritten klar, dass eine Gabe von Kalziumantagonisten vor der Ischämie die Erholung der kontraktilen Funktion während Reperfusion beschleunigt, d. h. ein myokardiales „stunning" abschwächt [21]. Eine verbesserte funktionelle Erholung wurde auch in Abwesenheit einer verbesserten Durchblutung während der Ischämie und Reperfusion beobachtet. Eine Abschwächung des frühischämischen Anstiegs der zytosolischen Kalziumkonzentration kann am ehesten erklären, warum Kalziumantagonisten am effektivsten sind, wenn sie bereits vor der Ischämie verabreicht werden. In welchem Ausmaß die Abschwächung des frühischämischen Anstiegs in der zytosolischen Kalziumkonzentration ihrerseits auf einem Schutz von Membranen beruht, ist zur Zeit unklar. Eine alternative, aber ebenso spekulative Erklärung für die Abschwächung des Anstiegs der zytosolischen Kalziumkonzentration während der Ischämie könnte eine Verringerung der intrazellulären Azidose mit einer sekundären Verringerung des Na^+-H^+- und schließlich eine Verringerung des Na^+-Ca^{2+}-Austauschs sein [57].

Damit ist der potenzielle klinische Nutzen einer Behandlung mit Kalziumantagonisten, um myokardiales „stunning" zu reduzieren, auf kontrollierte klinische Interventionen einer Ischämie-Reperfusion beschränkt. So hat die Gabe von Kalziumantagonisten vor einer PTCA eine verminderte Hypoxanthin- und Laktatfreisetzung sowie geringere ischämiebedingte EKG-Veränderungen zur Folge [43] und beschleunigt auch die funktionelle Erholung [55]. Andererseits werden Patienten, die ohnehin unter Behandlung mit Kalziumantagonisten stehen, nicht nur eine Reduktion im Schweregrad ihrer Ischämie, sondern auch eine bessere Erholung der kontraktilen Funktion nach Beendigung dieser Ischämie erfahren [1, 44].

Die Abschwächung des myokardialen „stunning" mit verschiedenen Angiotensin-Converting-Enzyme-(ACE-)Hemmern wurde in zahlreichen experimentellen Studien in vitro und in vivo belegt [26, 31]. Dabei ist in erster Linie der verminderte Abbau von Bradykinin während Ischämie und Reperfusion von Bedeutung, da die Verbesserung der postischämischen ventrikulären Funktion durch den ACE-Hemmer Ramiprilat vergleichbar mit der Wirkung einer

Bradykinininfusion ist und durch einen Brady-kinin-B_2-Rezeptor-Antagonisten vollständig blo-ckiert werden kann. Ramiprilat stimuliert sei-nerseits die Prostazyklin- und NO-Bildung; die-ser Effekt wird durch den Bradykinin-B_2-Rezep-tor-Antagonisten HOE 140 verhindert. Somit könnte die Stimulation sowohl der Prostaglan-din- als auch der NO-Bildung den kardioprotek-tiven Effekt von ACE-Hemmern erklären. Wäh-rend am isolierten Herzen die kardioprotektive Wirkung von Ramiprilat überwiegend durch NO vermittelt erscheint, ist am Herzen in situ ausschließlich eine Signalkaskade aus Brady-kinin und Prostaglandinen, nicht aber NO wirk-sam. Die durch Ramiprilat erzielte Beschleuni-gung der Funktionserholung wird entsprechend durch hochdosiertes Indomethacin, nicht aber durch den NO-Synthase-Hemmer L-NAME ver-hindert (Abb. 2.7.3) [10]. Obwohl Aspirin wie Indomethacin die Zyklooxygenase und damit grundsätzlich auch die Prostaglandinbiosynthe-se hemmt, schwächt Aspirin in einer Dosierung, die zur Thrombozytenaggregationshemmung ausreicht, nicht den kardioprotektiven Effekt von Ramiprilat ab [45].

An narkotisierten Hunden beschleunigte der AT_1-Rezeptor-Antagonist Candesartan bei kon-stanter systemischer Hämodynamik und ver-gleichbarer regionaler myokardialer Durchblu-tung die Erholung der kontraktilen Funktion in der Reperfusion [8].

2.7.8 Identifizierung von „hibernating" und „stunned" Myokard

Im Gegensatz zu ebenfalls dysfunktionalem, aber irreversibel geschädigtem Myokard kann in „hibernating" und „stunned" Myokard eine ino-trope Reserve rekrutiert werden. Zur weiteren Unterscheidung zwischen „hibernating" und „stunned" Myokard muss die Myokarddurchblu-tung oder die Veränderung des Myokardstoff-wechsels während inotroper Stimulation gemes-sen werden (Tabellen 2.7.4 und 2.7.5).

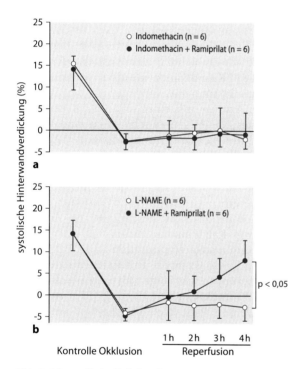

a

b

1 h 2 h 3 h 4 h

Kontrolle Okklusion   Reperfusion

Abb. 2.7.3. a Nach Vorbehandlung mit dem ACE-Hemmer Ramiprilat erholt sich die systolische Hinterwandverdickung während 4 h Reperfusion. Der Bradykinin-B_2-Rezeptor-Anta-gonist HOE 140 verhindert diese Erholung der regionalen myokardialen Funktion vollständig. **b** Nach Vorbehandlung mit dem ACE-Hemmer Ramiprilat in Kombination mit Indo-methacin erholt sich die systolische Hinterwandverdickung während 4 h Reperfusion nicht. Im Gegensatz dazu verhin-dert die Vorbehandlung mit L-NAME die Erholung der systo-lischen Hinterwandverdickung nach Ramiprilat nicht. Die kar-dioprotektive Wirkung von Ramiprilat ist am Herzen in situ ausschließlich durch eine Signalkaskade aus Bradykinin und Prostaglandinen, nicht aber NO vermittelt (mod. nach [10])

Tabelle 2.7.4. Diagnose des „hibernating" Myokards

Nachweis eines „perfusion-contraction matching" (re-duzierte kontraktile Funktion bei reduzierter Durchblutung)   ▪ Positronenemissionstomografie (^{13}N, ^{15}O)   ▪ ^{201}Tl-Szintigrafie, insbesondere nach Redistribution oder Reinjektion   ▪ ^{99m}Tc-Sestamibi-Szintigrafie, insbesondere nach Redistri-bution oder Reinjektion   (Techniken, die die gleichzeitige Erfassung der regionalen myokardialen Funktion erfordern: z. B. durch Ventrikulografie, Echokardiografie)
Nachweis eines „perfusion-metabolism mismatch" (erhöhte glykolytische Aktivität bei reduzierter Durch-blutung)   ▪ Positronenemissionstomografie (^{18}FDG)
Rekrutierung einer inotropen Reserve auf Kosten einer Verschlechterung der metabolischen Situation   ▪ Stressechokardiografie   ▪ Postextrasystolische Potenzierung während Ventrikulo-grafie oder Echokardiografie   (Techniken, die die gleichzeitige Erfassung metabolischer Parameter erfordern: z. B. durch Positronenemissionstomografie, Laktatbestim-mung aus dem Koronarsinus)

Tabelle 2.7.5. Diagnose des „stunned" Myokards

Nachweis eines „perfusion-contraction mismatch"
(reduzierte kontraktile Funktion bei normaler Durchblutung)

▐ Positronenemissionstomografie (^{13}N, ^{15}O)

▐ ^{201}Tl-Szintigrafie, insbesondere nach Redistribution oder Reinjektion

▐ ^{99m}Tc-Sestamibi-Szintigrafie, insbesondere nach Redistribution oder Reinjektion
(Techniken, die die gleichzeitige Erfassung der regionalen myokardialen Funktion erfordern:
z. B. durch Ventrikulografie, Echokardiografie)

Rekrutierung einer inotropen Reserve ohne Verschlechterung der metabolischen Situation

▐ Stressechokardiografie

▐ Postextrasystolische Potenzierung während Ventrikulografie oder Echokardiografie
(Techniken, die die gleichzeitige Erfassung metabolischer Parameter erfordern:
z. B. durch Positronenemissionstomografie, Laktatbestimmung aus dem Koronarsinus)

Im „hibernating" Myokard erfolgt die Rekrutierung der inotropen Reserve auf Kosten der metabolischen Erholung, im „stunned" Myokard nicht. Klinisch kann so durch Einsatz von PET-Techniken eine Unterscheidung zwischen dysfunktionalem nekrotischen und dysfunktionalem reversibel geschädigten Myokard getroffen werden. Die Rekrutierung einer inotropen Reserve im Zusammenhang mit PET-Untersuchungen kann zur weiteren Differenzierung von vitalem, dysfunktionalem Myokard in „hibernating" oder „stunned" Myokard dienen.

2.7.9 Therapie des myokardialen „hibernation" oder „stunning"

Die einzige kausale Therapie des „hibernating" Myokard ist die Wiederherstellung der Durchblutung. „Hibernating" Myokard ist und bleibt potenziell gefährdetes Myokard und kann insbesondere auch das Substrat für maligne Arrhythmien bilden [5, 29]. Das „stunned" Myokard benötigt primär keine Therapie, da per definitionem die Durchblutung des Myokards normal ist und sich die kontraktile Funktion spontan erholt [23]. Nur wenn das myokardiale „stunning" jedoch große Teile des linken Ventrikels betrifft und damit die globalventrikuläre Funktion beeinträchtigt, kann das Ausmaß der kontraktilen Dysfunktion durch inotrope Stimu-

lation vermindert werden, ohne das „stunned" Myokard zu schädigen.

▐ Literatur zu Kapitel 2.7

1. Ambrosio G, Betocchi S, Pace L, Losi MA, Perrone-Filardi P, Soricelli A, Piscione F, Taube J, Squame F, Salvatore M, Weiss JL, Chiariello M (1996) Prolonged impairment of regional contractile function after resolution of exercise-induced angina. Evidence of myocardial stunning in patients with coronary artery disease. Circulation 94:2455–2464
2. Bolli R (1990) Mechanism of myocardial "stunning". Circulation 82:723–738
3. Bolli R (1991) Oxygen-derived free radicals and myocardial reperfusion injury: an overview. Cardiovasc Drugs Ther 5:249–268
4. Borgers M, Ausma J (1995) Structural aspects of the chronic hibernating myocardium in man. Basic Res Cardiol 90:44–46
5. Canty JM Jr, Suzuki G, Banas MD, Verheyen F, Borgers M, Fallavollita JA (2004) Hibernating myocardium. Chronically adapted to ischemia but vulnerable to sudden death. Circ Res 94:1142–1149
6. Depre C, Kim SJ, John AS, Huang Y, Rimoldi OE, Pepper JR, Dreyfus GD, Gaussin V, Pennell DJ, Vatner DE, Camici PG, Vatner SF (2004) Program of cell survival underlying human and experimental hibernating myocardium. Circ Res 95:433–440
7. Depre C, Tomlinson JE, Kudej RK, Gaussin V, Thompson E, Kim SJ, Vatner DE, Topper JN, Vatner SF (2001) Gene program for cardiac cell survival induced by transient ischemia in conscious pigs. PNAS 98:9336–9341
8. Dörge H, Behrends M, Schulz R, Jalowy A, Heusch G (1999) Attenuation of myocardial stunning by AT$_1$ receptor antagonist candesartan. Basic Res Cardiol 94:208–214
9. Eberli FR (2004) Stunned myocardium – an unfinished puzzle. Cardiovasc Res 63:189–191
10. Ehring T, Baumgart D, Krajcar M, Hümmelgen M, Kompa S, Heusch G (1994) Attenuation of myocardial stunning by the ACE-inhibitor ramiprilat through a signal cascade of bradykinin and prostaglandins, but not nitric oxide. Circulation 90:1368–1385
11. Elsässer A, Schaper J (1995) Hibernating myocardium: adaptation or degeneration? Basic Res Cardiol 90:47–48
12. Elsässer A, Schlepper M, Klövekorn WP, Cai W, Zimmermann R, Müller KD, Strasser R, Kostin S, Gagel C, Münkel B, Schaper W, Schaper J (1997) Hibernating myocardium. An incomplete adaptation to ischemia. Circulation 96:2920–2931
13. Elsässer A, Vogt AM, Nef H, Kostin S, Möllmann H, Skwara W, Bode C, Hamm C, Schaper J (2004) Human hibernating myocardium is jeopardized by apoptotic and autophagic cell death. J Am Coll Cardiol 43:2191–2199
14. Erdmann E, Kirsch C-M (1993) „Stunned" und „Hibernating Myocardium"-Diagnostik und klini-

sche Implikationen. Z Kardiol 82 (Suppl 5):143–147

15. Fallavollita JA, Logue M, Canty JM (2001) Stability of hibernating myocardium in pigs with a chronic left anterior descending coronary artery stenosis: absence of progressive fibrosis in the setting of stable reductions in flow, function and coronary flow reserve. J Am Coll Cardiol 37:1989–1995

16. Flameng W, Suy R, Schwarz F, Borgers M, Piessens J, Thone F, van Ermen H, de Geest H (1981) Ultrastructural correlates of left ventricular contraction abnormalities in patients with chronic ischemic heart disease: determinants of reversible segmental asynergy post revascularization surgery. Am Heart J 102:846–857

17. Görge G, Papageorgiou I, Lerch R (1990) Epinephrine-stimulated contractile and metabolic reserve in postischemic rat myocardium. Basic Res Cardiol 85:595–605

18. Guth BD, Schulz R, Heusch G (1993) Time course and mechanisms of contractile dysfunction during acute myocardial ischemia. Circulation 87 (suppl IV):IV-35–IV-42

19. Hearse DJ, Bolli R (1992) Reperfusion induced injury: manifestations, mechanisms, and clinical relevance. Cardiovasc Res 26:101–108

20. Heusch G (1991) The relationship between regional blood flow and contractile function in normal, ischemic, and reperfused myocardium. Basic Res Cardiol 86:197–218

21. Heusch G (1992) Myocardial stunning: a role for calcium antagonists during ischaemia? Cardiovasc Res 26:14–19

22. Heusch G (1998a) Hibernating myocardium. Physiol Rev 78:1055–1085

23. Heusch G (1998b) Stunning – great paradigmatic, but little clinical importance. Basic Res Cardiol 93:164–166

24. Heusch G, Frehen D, Kröger K, Schulz R, Thämer V (1988) Integrity of sympathetic neurotransmission in stunned myocardium. J Appl Cardiol 3:259–272

25. Heusch G, Post H, Michel MC, Kelm M, Schulz R (2000) Endogenous nitric oxide and myocardial adaptation to ischemia. Circ Res 87:146–152

26. Heusch G, Rose J, Ehring T (1997) Cardioprotection by ACE inhibitors in myocardial ischaemia/reperfusion. The importance of bradykinin. Drugs 54(suppl 5):31–41

27. Heusch G, Rose J, Skyschally A, Post H, Schulz R (1996) Calcium responsiveness in regional myocardial short-term hibernation and stunning in the in situ porcine heart – inotropic responses to postextrasystolic potentiation and intracoronary calcium. Circulation 93:1556–1566

28. Heusch G, Schulz R, Rahimtoola SH (2005) Myocardial hibernation: a delicate balance. Am J Physiol Heart Circ Physiol 288:984–999

29. Heusch G, Sipido KR (2004) Myocardial hibernation a double-edged sword. Circ Res 94:1005–1007

30. Heyndrickx GR, Millard RW, McRitchie RJ, Maroko PR, Vatner SF (1975) Regional myocardial functional and electrophysiological alterations after brief coronary artery occlusion in conscious dogs. J Clin Invest 56:978–985

31. Jalowy A, Schulz R, Heusch G (1999) AT1 receptor blockade in experimental myocardial ischemia/reperfusion. J Am Soc Nephrol 10:S129–S139

32. Kim SJ, Depre C, Vatner SF (2003) Novel mechanisms mediating stunned myocardium. Heart Fail Rev 8:143–153

33. Klawitter PF, Murray HN, Clanton TL, Angelos MG (2002) Reactive oxygen species generated during myocardial ischemia enable energetic recovery during reperfusion. Am J Physiol Heart Circ Physiol 283:H1656–H1661

34. Kloner RA, Arimie RB, Kay GL, Cannom D, Matthews R, Bhandari A, Shook T, Pollick C, Burstein S (2001) Evidence for stunned myocardium in humans: a 2001 update. Coron Artery Dis 12:349–356

35. Lüss H, Boknik G, Heusch G, Müller FU, Neumann J, Schmitz W, Schulz R (1998) Expression of calcium regulatory proteins in short-term hibernation and stunning in the in situ porcine heart. Cardiovasc Res 37:606–617

36. Martin C, Schulz R, Rose J, Heusch G (1998) Inorganic phosphate content and free energy change of ATP hydrolysis in regional short-term hibernating myocardium. Cardiovasc Res 39:318–326

37. Matsuzaki M, Gallagher KP, Kemper WS, White F, Ross J Jr (1983) Sustained regional dysfunction produced by prolonged coronary stenosis: gradual recovery after reperfusion. Circulation 68:170–182

38. McDonald KS, Moss RL, Miller WP (1998) Incorporation of the troponin regulatory complex of post-ischemic stunned porcine myocardium reduces myofilament calcium sensivity in rabbit psoas skeletal muscle fibers. Journal of Molecular and Cellular Cardiology 30:285–296 (GENERIC) Ref Type: Generic

39. Murphy AM, Kögler H, Marban E (2000) A mouse model of myocardial stunning. Molecular Medicine Today 6:330–331

40. Rahimtoola SH (1985) A perspective on the three large multicenter randomized clinical trials of coronary bypass surgery for chronic stable angina. Circulation 72 (suppl V):V-123–V-135

41. Rahimtoola SH (1989) The hibernating myocardium. Am Heart J 117:211–221

42. Rahimtoola SH (1991) Clinical overview of management of chronic ischemic heart disease. Circulation 84 (suppl I):I-81–I-84

43. Rauch B, Richardt G, Barth R, Zimmermann R, Tillmanns H, Schömig A, Kübler W, Neumann FJ (1992) Intracoronary gallopamil during percutaneous transluminal coronary angioplasty. J Cardiovasc Pharmacol 7:S32–S39

44. Rinaldi CA, Linka AZ, Masani ND, Avery PG, Jones E, Saunders H, Hall RJC (1998) Randomized, double-blind crossover study to investigate the effects of amlodipine and isosorbide mononitrate on the time course and severity of exercise-induced myocardial stunning. Circulation 98:749–756

45. Rose J, Ehring T, Sakka SG, Skyschally A, Heusch G (1996) Aspirin does not prevent the attenuation of myocardial stunning by the ACE inhibitor ramiprilat. J Mol Cell Cardiol 28:603–613

46. Rose J, Schulz R, Martin C, Heusch G (1993) Post-ejection wall thickening as a marker of successful short term hibernation. Cardiovasc Res 27:1306–1311

47. Ross J Jr (1991) Myocardial perfusion-contraction matching. Implications for coronary heart disease and hibernation. Circulation 83:1076–1083

48. Schmid-Schönbein GW (1987) Capillary plugging by granulocytes and the no-reflow phenomenon in the microcirculation. Fed Proc 46:2397–2401

49. Schulz R, Gres P, Heusch G (2001) Role of endogenous opioids in ischemic preconditioning but not in short-term hibernation in pigs. Am J Physiol Heart Circ Physiol 280:H2175–H2181

50. Schulz R, Guth BD, Pieper K, Martin C, Heusch G (1992) Recruitment of an inotropic reserve in moderately ischemic myocardium at the expense of metabolic recovery: a model of short-term hibernation. Circ Res 70:1282–1295

51. Schulz R, Post H, Neumann T, Gres P, Lüss H, Heusch G (2001) Progressive loss of perfusion-contraction matching during sustained moderate ischemia in pigs. Am J Physiol Heart Circ Physiol 280:H1945–H1953

52. Schulz R, Rose J, Martin C, Brodde OE, Heusch G (1993) Development of short-term myocardial hibernation: its limitation by the severity of ische-

mia and inotropic stimulation. Circulation 88:684–695

53. Schulz R, Rose J, Post H, Heusch G (1995) Regional short-term hibernation in swine does not involve endogenous adenosine or KATP channels. Am J Physiol 268:H2294–H2301

54. Schwarz ER, Schaper J, vom Dahl J, Altehoefer C, Grohman B, Schoendube F, Sheehan FH, Uebis R, Buell U, Messmer BJ, Schaper W, Hanrath P (1996) Myocyte degeneration and cell death in hibernating human myocardium. J Am Coll Cardiol 27:1577–1585

55. Sheiban I, Tonni S, Benussi P, Martini A, Trevi GP (1993) Left ventricular dysfunction following transient ischaemia induced by transluminal coronary angioplasty. Beneficial effects of calcium antagonists against post-ischaemic myocardial stunning. Eur Heart J 14 (suppl A):14–21

56. Shen YT, Vatner SF (1995) Mechanism of impaired myocardial function during progressive coronary stenosis in conscious pigs. Hibernation versus stunning. Circ Res 76:479–488

57. Tani M, Neely JR (1989) Role of intracellular Na$^+$ in Ca^{2+} overload and depressed recovery of ventricular function of reperfused ischemic rat hearts. Circ Res 65:1045–1056

58. Thomas SA, Fallavollita JA, Suzuki G, Borgers M, Canty JM Jr (2002) Dissociation of regional adaptations to ischemia and global myolysis in an accelerated swine model of chronic hibernating myocardium. Circ Res 91:970–977

Denkanstoß: Stammzelltherapie beim akuten Myokardinfarkt: „fact or fiction?"

B. Hornig

G. Heusch und R. Schulz beschreiben sehr detailliert und differenziert die Pathophysiologie des „hibernating" und „stunned" Myokards. Dieses Phänomen der reversibel eingeschränkten Myokardfunktion begegnet dem Kliniker typischerweise bei Patienten mit einem akuten Koronarsyndrom. Im günstigsten Fall wird bei einem solchen Patienten das den Myokardinfarkt verursachende verschlossene Koronargefäß so schnell im Herzkatheterlabor im Rahmen einer Akut-PTCA revaskularisiert, dass kein bleibender Myokardschaden eintritt. Experimentelle Daten unterstützen das Konzept, dass im günstigsten Fall eine Myokardischämie bis zu 5 h andauern kann, ohne dass eine Myokardnekrose mit persistierendem und irreversiblem Verlust von Arbeitsmyokard eintritt. In der klinischen Realität umfasst das Zeitintervall zwischen Ischämiebeginn (Schmerzbeginn) und Revaskularisation des ver-

schlossenen Koronargefäßes leider häufig mehr als 5–6 h. Hieraus ergibt sich die Problematik, dass eine zunehmende Anzahl von Patienten zwar ihren Myokardinfarkt überleben, allerdings mit einem irreversiblen Myokardschaden, der das Risiko für das Entstehen einer chronischen Herzinsuffizienz birgt. Dieses Szenario stellt eine Herausforderung dar, nach innovativen Therapieoptionen zu suchen, die zusätzlich zur mechanischen Revaskularisation des Koronargefäßes zu einer Verbesserung der Myokardfunktion beitragen können. Vor diesem Hintergrund ist das große Interesse für das Konzept der *Stammzelltherapie* bei Patienten nach akutem Myokardinfarkt zu sehen. Hier besteht die Hoffnung, dass es zu einer Regeneration oder Neubildung von Kardiomyozyten kommt, sodass der infarktbedingte Verlust an kontraktilem Myokard kompensiert werden könnte.

Experimenteller Hintergrund

Es ist ein altes Dogma, dass das Herz ein Organ ist, das aus enddifferenzierten Myozyten besteht, die sich nicht regenerieren können. Dieses Dogma erscheint allerdings anfechtbar, da kürzlich gezeigt wurde, dass ein Teil der Kardiomyozyten in der Lage ist den Zellzyklus wiederaufzunehmen, und dass Zellregeneration zumindest in limitiertem Umfang möglich ist, und zwar durch Rekrutierung von residenten und zirkulierenden Stammzellen [11]. Die Existenz dieser Reparaturmechanismen hat die Frage aufgeworfen, ob eine Stammzelltherapie als therapeutisches Konzept post Myokardinfarkt Erfolg versprechend sein kann. Tierexperimentell konnte gezeigt werden, dass bereits wenige Tage nach Injektion von hämatopoetischen Stammzellen (HSC) in den Randbereich eines Myokardinfarktes Myokard und Gefäßstrukturen aus den Stammzellen gebildet wurden [14]. Ob HSC wirklich zu Kardiomyozyten transdifferenzieren können, wird heiß diskutiert. Allerdings besteht Einigung darüber, dass die Transplantation von HSC zu einer Verbesserung der Myokardfunktion führen kann, sei es direkt durch Transdifferenzierung oder indirekt durch Sekretion von Angiogeneseliganden, Verbesserung der regionalen Kapillarisierung oder Verbesserung des Blutflusses.

Erfahrung aus klinischen Studien

Inspiriert durch die Resultate der experimentellen Studien wurden verschiedene klinische Untersuchungen durchgeführt, um zu prüfen, ob eine Zelltherapie bei Patienten mit Myokardinfarkt sicher und machbar ist. In all diesen Studien wurden Patienten mit akutem Myokardinfarkt untersucht, bei denen zunächst mittels Akut-PTCA und Stentimplantation das infarktverursachende Gefäß wiedereröffnet worden war. Einige Tage nach der Akut-PTCA wurde dann zunächst im Rahmen einer Beckenkammbiopsie eine Knochenmarkaspiration durchgeführt, um körpereigene Stammzellen zu gewinnen. Diese autologen Stammzellen wurden in der Regel noch am gleichen Tag als intrakoronare Stammzellinfusion mittels „Stopp-flow"-Technik (Abb. 2.7.4) appliziert. Diese Technik beinhaltet die Zellinfusion durch das Innenlumen eines für mehrere Minuten aufgeblasenen PTCA-Ballon in das passager nicht perfundierte Gefäßsegment distal des Ballons. In dieser Hinsicht unterscheiden sich die klinischen Studien deutlich von den tierexperimentellen Untersuchungen, bei denen die Stammzellen direkt in das Myokard injiziert wurden. Die bisher verfügbaren klinischen Untersuchungen können unterteilt werden in Studien, bei denen unselektionierte Knochenmarkzellen (BMC) oder selektionierte Zellpopulationen ausgewählt wurden.

Unselektionierte Knochenmarkzellen

Die bisher publizierten Daten über etwas mehr als 100 behandelte Patienten mit Nachverfolgungszeiten von 6–18 Monaten sprechen dafür, dass die intrakoronare Applikation unselektionierter BMC zumindestens in Händen erfahrener Untersucher ein sicheres invasives Therapieverfahren darstellt [1, 3, 7, 16, 17, 20]. Denn bei

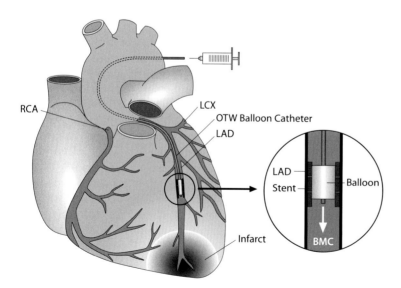

Abb. 2.7.4

keinem der mit dieser Methode behandelten Patienten kam es trotz Therapie mit Aspirin, Clopidogrel, Heparin und in vielen Fällen auch GP-IIb-/IIIa-Rezeptor-Antagonisten zu Blutungskomplikationen im Rahmen der Knochenmarkspunktion. Auch die intrakoronare Infusion von BMC hat weder zu einer zusätzlichen Myokardschädigung noch zu einer systemischen Entzündungsreaktion geführt. Die Stammzelltherapie führte auch nicht zu einer erhöhten In-Stent-Restenose-Rate oder einer erhöhten Neigung zu ventrikulären Arrhythmien.

Abgesehen von einer kleinen Studie (5 Patienten, keine Kontrollgruppe [7]) konnte in allen Untersuchungen nach Stammzelltherapie eine Verbesserung der *regionalen* Wandbewegung bzw. in den 3 größten Studien sogar eine Zunahme der *globalen* Pumpfunktion (Ejektionsfraktion) des linken Ventrikels (LVEF) nachgewiesen werden. Im Gegensatz zu den ersten Studien, die lediglich nichtrandomisierte Kontrollgruppen hatten, wurde in der BOOST-Studie die Kontrollgruppe randomisiert [20]. Die Therapie mit BMC führte hier nach *6 Monaten* zu einer absoluten gemessenen 6% größeren Zunahme der LVEF als in der Kontrollgruppe. Es stellt sich hier natürlich die Frage, ob eine solche Zunahme der LVEF klinisch relevant ist. Um dieses Resultat in einen klinischen Kontext einzubetten, sei daran erinnert, dass eine Verbesserung der LVEF um 3–4% durch die Akut-PTCA/Stentimplantation im Vergleich zur Fibrinolyse erreicht wird, was sich in einer Prognoseverbesserung auszahlt [10]. Die Verbesserung der LVEF in der BOOST-Studie war im Wesentlichen auf eine regionale Verbesserung der Kontraktilität im Bereich der Infarktrandzonen zurückzuführen. Allerdings führen die mittlerweile verfügbaren Resultate *18 Monate* nach Stammzelltransfer zu einer gewissen Ernüchterung: Die Verbesserung der LVEF war zwar immer noch anhaltend nachweisbar, allerdings war der Unterschied zwischen der Therapie- und der Kontrollgruppe nicht mehr signifikant unterschiedlich [9]. Zum jetzigen Zeitpunkt ist unklar, ob dies an der geringen Größe der Gruppen (je 30 Patienten) liegt oder ob dieses Resultat bereits bedeutet, dass sich der immense logistische und finanzielle Aufwand der Stammzelltherapie post Myokardinfarkt auf längere Sicht nicht im Sinne eines klinisch relevanten Nutzens auszahlt. Erst eine größere Multizenterstudie wird diese Frage endgültig beantworten können.

▮ Selektionierte Knochenmarkzellpopulationen

In der sog. TOPCARE-Studie („transplantation of progenitor cells and regeneration enhancement in acute myocardial infarction") wurde die Wirkung von unselektionierten mononukleären BMC mit der Wirkung von aus dem zirkulierenden Blut gewonnenen Progenitorzellen (überwiegend endotheliale Progenitorzellen) verglichen. Beide Zelltypen haben eine vergleichbare Sicherheit und Effizienz in Bezug auf die Verbesserung der regionalen Wandbewegung und globalen LVEF [1, 16].

Die Wirkung einer Transplantation von mesenchymalen Stammzellen (MSC) post Myokardinfarkt wurde bisher in einer klinischen Studie untersucht [2]. Hier wurde 6 Monate nach der Therapie eine Verbesserung der regionalen Wandbewegung sowie der globalen LVEF beobachtet. Zudem kam es zu einer Abnahme des linksventrikulären enddiastolischen Volumens im Vergleich zur plazebobehandelten Kontrollgruppe. Unerwünschte Nebenwirkungen wurden nicht beobachtet. Tierexperimentell wurde allerdings über eine ischämieinduzierte Schädigung des Myokards nach intrakoronarer Infusion von MSC berichtet [19].

In einer weiteren Studie wurden CD133+-Zellen aus dem Knochenmark selektioniert und intrakoronar post Myokardinfarkt infundiert [8, 18]. Eine Verbesserung der regionalen Wandbewegung sowie der globalen LVEF und eine Verbesserrung der Myokardperfusion wurde beobachtet. Allerdings kam es bei 6 von 14 behandelten Patienten bereits 4 Monate nach der Therapie zu einer hochgradigen In-Stent-Restenose, vollständigen Gefäßokklusion oder Ausbildung einer relevanten De-novo-Stenose im behandelten Koronargefäß. Sicherlich nur eine kleine Pilotstudie, sodass eine endgültige Wertung vielleicht verfrüht ist. Allerdings stellt sich bei solchen Resultaten die Frage, ob man mit einer solchen Methode „den Teufel mit dem Belzebub austreibt".

▮ Mobilisation körpereigener Stamm- und Progenitorzellen

Es konnte in Mäusen gezeigt werden, dass eine Stammzellmobilisierung mit Stammzellfaktor (SCF) oder granulozytenstimulierendem Faktor (G-CSF) die Myogenese und Angiogenese in infarziertem Myokard stimuliert und zu einer Verbesserung der Myokardfunktion führt [13, 15]. In Affen (Baboons) hat dieses Therapiekonzept post Myokardinfarkt keinen Effekt auf die Myokardfunktion trotz einer verbesserten Vaskularisierung im Bereich des infarzierten Myokardareals [12]. Weitere potenziell günstige Effekte einer G-CSF-Therapie post Myokardinfarkt sind eine beschleunigte Infarktheilung, vermittelt durch eine gesteigerte Makrophageninfiltration sowie durch eine Aktivierung von Matrixmetalloproteinasen [12]. Weiterhin kann G-CSF die Apoptose von Kardiomyozyten unterdrücken, und zwar durch Aktivierung des zytoprotectiven STAT3-Transkriptionsfaktors [4]. Dies lässt vermuten, dass stammzellunabhängige Mechanismen an den oben erwähnten Wirkungen von G-CSF post Myokardinfarkt beteiligt sind.

In einer ersten kleinen klinischen Studie wurden periphere Leukozyten unmittelbar nach der PTCA/Stentimplantation intrakoronar injiziert, und zwar nach *vorausgehender Stimulation mit G-CSF* über 4 Tage. Dies führte zu einer enzymatisch nachweisbaren Myokardschädigung. Weiterhin entwickelten innert 6 Monaten 7 von 10 behandelten Patienten eine hochgradige In-Stent-Restenose (!!), weswegen diese Studie vorzeitig abgebrochen wurde [6]. Eine Erklärung könnte sein, dass die PTCA/Stentimplantation zu einem Zeitpunkt durchgeführt wurde, als die Leukozytenzahl im Blut GCS-F-bedingt stark erhöht war. GCS-F kann die Adhäsion von Leukozyten an Endothelzellen fördern, wie z.B. im Bereich der durch die PTCA verletzten Gefäßsegmente. Dies könnte durchaus eine überschießende Neointimabildung erklären, die letztlich zur Restenose führen kann.

In einer neueren Studie wurden 15 Patienten mit akutem Myokardinfarkt *im Anschluss an die PTCA/Stentimplantation* für mehrere Tage mit G-CSF behandelt [5]. Hier wurde keine erhöhte Restenoserate beobachtet. In der GCS-F-Gruppe wurde nach 4 Monaten eine stärkere Verbesserung der LVEF als in der Kontrollgruppe beobachtet. Allerdings kam es in der Kontrollgruppe zu einer nicht gut erklärbaren Abnahme der LVEF, die den Effekt der G-CSF-Therapie auf die LVEF stärker hervorhebt.

▪ Fact or fiction?

Die klinische Anwendung der Stammzelltherapie nach Myokardinfarkt ist bisher limitiert durch die kleine Anzahl an Patienten, die in höchst unterschiedliche Therapieprotokolle eingeschlossen wurden. Prospektive, multizentrische randomisierte Endpunktstudien mit Einschluss einer größeren Anzahl von Patienten sind erforderlich, um die Frage „fact or fiction?" in der klinischen Realität definitiv zu klären. Die Sicherheit der Patienten hat hier oberste Priorität, insbesonders sind längere Nachverfolgungszeiten erforderlich, um zu klären, für wie lange ein potenzieller Vorteil dieses Therapiekonzeptes nachweisbar ist. Eine kontinuierliche Fortsetzung der Grundlagenforschung wird benötigt, um die zugrunde liegenden Wirkmechanismen präzise klären zu können. Zum jetzigen Zeitpunkt befindet man sich als Kardiologe in einer Situation, in der die limitierte Anzahl an verfügbaren „Fakten" zu einer deutlich größeren Stimulation der „Fiktion" beiträgt.

▪ Literatur

1. Assmus B, Schächinger V et al (2002) Transplantation of progenitor cells and regeneration enhancement in acute myocardial infarction (TOPCARE-AMI). Circulation 106:3009–3017
2. Chen SL, Fang WW et al (2004) Effect on left ventricular function of intracoronary transplantation of autologous bone marrow mesenchymal stem cells in patients. Am J Cardiol 94:92–95
3. Fernandez-Aviles F, San Roman JA et al (2004) Experimental and clinical regenerative capability of human bone marrow cells after myocardial infarction. Circ Res 95:742–748
4. Harada M, Yingjie Q et al (2004) G-CSF prevents cardiac remodelling after myocardial infarction by activating JAK/Stat in cardiomyocytes. Circulation 110 (Suppl III):170
5. Ince H, Petzsch M et al (2004) Prevention of LV remodeling with G-CSF in acute myocardial infarction: insights from FIRSTLINE-AMI. Circulation 110 (Suppl III):352
6. Kang HJ, Kim HS et al (2004) Effects of intracoronary infusion of peripheral blood stem cells mobilised with granulocyte stimulating factor on left ventricular systolic function and restenosis after coronary stenting in myocardial infarction: the MAGICcell randomised clinical trial. Lancet 363:751–756
7. Kuethe F, Richartz BM et al (2004) Lack of regeneration of myocardium by autologous intracoronary mononuclear bone marrow cell transplantation in humans with large anterior myocardial infarctions. Int J Cardiol 97:123–127
8. Mansour S, Vanderheyden M et al (2004) Intracoronary hematopoietic CD133+ bone marrow cells and in-stent restenosis and coronary atherosclerosis progression in patients with recent anterior myocardial infarction. Circulation 110 (Suppl III):743
9. Meyer GP, Wollert KC et al (2005) Intrakoronare Knochenmarkzelltherapie nach akutem Myokardinfarkt: 18 Monate follow-up der randomisierten BOOST-Studie. Z Kardiol 94 (Suppl 1):P455 (abstract)

10. Montalescot G, Barragan P et al (2001) Platelet gly-coprotein IIb/IIIa inhibition with coronary stenting for acute myocardial infarction. N Engl J Med 344:1895–1903

11. Nadal-Ginard B, Kajstura J, Leri A, Anversa P (2003) Myocyte death, growth and regeneration in cardiac hypertrophy and failure. Circ Res 92:139–150

12. Norol F, Merlet P et al (2003) Influence of mobi-lized stem cells on myocardial infarct repair in a nonhuman primate model. Blood 102:4361–4368

13. Ohtsuka M, Takano H et al (2004) Cytokine ther-apy prevents left ventricular remodelling and dys-function after myocardial infarction through neo-vascularisation. FASEB J 18:851–853

14. Orlic D, Kajstura J et al (2001) Bone marrow cells regenerate infarcted myocardium. Nature 410:701–705

15. Orlic D, Kajstura J et al (2004) Mobilized bone marrow cells repair the infarcted heart, improving function and survival. Proc Natl Acad Sci 98:10344–10349

16. Schächinger V, Assmus B et al (2004) Transplanta-tion of progenitor cells and regeneration enhance-ment in acute myocardial infarction: final one year results of the TOPCARE-AMI trial. J Am Coll Car-diol 44:1690–1699

17. Strauer BE, Brehm M et al (2002) Repair of in-farcted myocardium by autologous intracoronary mononuclear bone marrow cell transplantation in humans. Circulation 106:1913–1918

18. Vanderheyden M, Mansour S et al (2004) Selected intracoronary CD133+ bone marrow cells promote cardiac regeneration after acute myocardial infarc-tion. Circulation 110 (Suppl III):324–325

19. Vuliet PR, Greeley M et al (2004) Intra-coronary arterial injection of mesenchymal stromal cells and microinfarction in dogs. Lancet 363:783–784

20. Wollert KC, Meyer GP et al (2004) Intracoronary autologous bone-marrow cell transfer after myo-cardial infarction: the BOOST randomised con-trolled trial. Lancet 364:141–148

3 Herzinsuffizienz

3.1 | Akute Herzinsuffizienz

S.B. Felix, A. Staudt, G. Baumann

3.1.1 Grundlagen

Die akute Herzinsuffizienz ist gekennzeichnet durch eine akute Beeinträchtigung der Pumpleistung des Herzens mit der Folge einer inadäquaten Sauerstoffversorgung des Organismus. Für das therapeutische Vorgehen ist die Differenzierung einer akuten, erstmals aufgetretenen Herzinsuffizienz und eine akute Verschlechterung einer vorbestehenden chronischen Herzinsuffizienz von entscheidender Bedeutung. Häufigste Ursache der Erstmanifestation einer akuten Herzinsuffizienz ist der akute Myokardinfarkt. Liegen mehr als 40% der linksventrikulären Muskelmasse zugrunde, ist mit einer akuten Herzinsuffizienz mit der Folge eines kardiogenen Schocks zu rechnen [20]. Auch Rhythmusstörungen, z.B. hämodynamisch wirksame

Bradykardien, wie ein totaler AV-Block oder tachykarde Herzrhythmusstörungen, die zu einer kritischen Verkürzung der diastolischen Füllung führen, können eine akute Herzinsuffizienz verursachen. Seltenere Ursachen einer Herzinsuffizienz ist die Einflussbehinderung bei Perikardtamponade sowie eine akute mechanische Verlegung der Klappenostien durch Myxome oder bei vorbestehenden Stenosen durch thrombotische Auflagerungen. Eine weitere seltene Ursache der Erstmanifestation einer akuten Herzinsuffizienz ist die akute Myokarditis. In nur 10% der akuten Myokarditiden ist ein akutes myogenes Pumpversagen die Erstmanifestation der Herzmuskelentzündung.

Auch heute noch ist der akute Herzinfarkt die häufigste Ursache eines kardiogenen Schocks. Die Inzidenz des kardiogenen Schocks bei Herzinfarkt hat nach den vorliegenden Publikationen infolge neuer medikamentöser Verfahren (z. B. Thrombolyse) bzw. interventioneller Verfahren (Koronarangioplastie) während der letzten Dekaden deutlich abgenommen. In den 60er Jahren lag die Häufigkeit einer akuten Herzinsuffizienz bzw. eines kardiogenen Schocks bei akutem Myokardinfarkt noch bei 19% [26], seit Beginn der 80er Jahre – seit Einführung der thrombolytischen Therapie – liegt die Inzidenz unter 10% [18]. Durch eine thrombolytische Therapie kann jedoch die Prognose einer infarktbedingten akuten Herzinsuffizienz oder eines kardiogenen Schocks nicht entscheidend verbessert werden: Nach Publikationen von Killip über ein Patientengut aus den 60er Jahren betrugt die Letalität 81% und in der Ära der thrombolytischen Therapie zwischen 70 und 80% [3, 18, 26]. Erst nach Einführung katheterinterventioneller Verfahren konnte die Prognose einer durch einen Myokardinfarkt bedingten akuten Herzinsuffizienz weiter verbessert werden (s. Kap. 3.1.5).

Häufigste Ursache einer hämodynamischen Verschlechterung einer chronischen Herzinsuffizienz ist die koronare Herzkrankheit. Infolge des Verlusts der kontraktilen Muskelmasse und des bindegewebigen Umbaus des Infarktareals ist es zu einer kontinuierlichen hämodynamischen Verschlechterung mit einem kritischen Abfall des Schlagvolumens gekommen. Weitere Ursachen einer Dekompensation einer vorbestehenden chronischen Herzinsuffizienz sind das hypertensive Herzleiden sowie dekompensierte Klappenvitien (s. Kap. 5)

3.1.2 Problemstellung

Für das therapeutische Vorgehen ist es ganz entscheidend, ob die akute Herzinsuffizienz sich in einem sog. Vorwärtsversagen manifestiert, d. h. mit einem kritisch erniedrigten Schlagvolumen oder in einer diastolischen Funktionsstörung bzw. Rückwärtsversagen, d. h. im Falle einer akuten Linksherzinsuffizienz mit einem kritischen Anstieg des linksventrikulären Füllungsdrucks und Ausbildung einer massiven Lungenstauung bis hin zum Lungenödem. Richtungsweisend für das therapeutische Vorgehen ist ferner die Kenntnis der hämodynamischen Kompensationsmechanismen: Bei einem drohenden Blutdruckabfall infolge eines myogenen Pumpversagens kommt es zu einer Aktivierung des neuroendokrinen Systems, insbesondere zur Synthesesteigerung bzw. Freisetzung vasokonstriktorisch wirksamer Hormone (Noradrenalin, Angiotensin II). Die Folge ist ein drastischer Anstieg des systemvaskulären Widerstands. Diese neuroendokrinen Kompensationsmechanismen sind sinnvoll, um einen adäquaten Perfusionsdruck der lebenswichtigen Organe Hirn und Herz aufrechtzuerhalten. Wie in Abb. 3.1.1 dargestellt, ist eine Zunahme des Vasokonstriktorentonus für die Auswurfleistung des insuffizienten Ventrikels besonders nachteilig, da eine Erhöhung des systemvaskulären Widerstands zwangsläufig einen weiteren drastischen Abfall des Schlagvolumens zur Folge hat. Andererseits ist der Frank-Starling-Mechanismus des insuffizienten Herzens beeinträchtigt, d. h. eine Zunahme der ventrikulären Vorlast führt zu einer inadäquaten Zunahme des Schlagvolumens (Abb. 3.1.2). Die „Ventrikelkennlinie" (Beziehung des enddiastolischen linksventrikulären Drucks zum Schlagvolumen) ist bei einer Linksherzinsuffi-

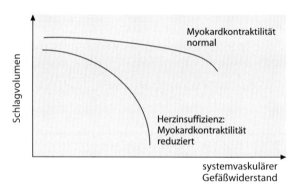

Abb. 3.1.1. Einfluss des systemvaskulären Widerstandes bei normaler Myokardkontraktilität und bei Herzinsuffizienz auf das Schlagvolumen

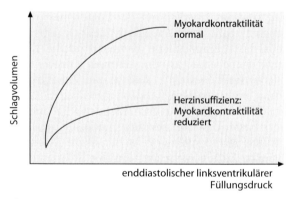

Abb. 3.1.2. Frank-Starling-Kurve bei normaler und reduzierter Myokardkontraktilität

zienz abgeflacht: Nur ein hoher Anstieg des enddiastolischen linksventrikulären Drucks bewirkt eine ausreichende Zunahme des Schlagvolumens.

> ▪ Die genaue Kenntnis der hämodynamischen Konstellation – enddiastolischer linksventrikulärer Druck, Schlagvolumenindex, systemvaskulärer Widerstand – ist die Grundlage für eine exakte pharmakologische Therapie.

Ein weiteres pathophysiologisches Problem der Herzinsuffizienz ist die Auswirkung des Laplace-Gesetzes (Abb. 3.1.3). Wenn man den Ventrikel als kugelförmigen Hohlkörper betrachtet, so besteht zwischen dem Ventrikeldruck und der Größenveränderung des Herzens eine physikalisch definierte Beziehung:

$$T = \frac{P \times r}{2\delta}$$

T = muskuläre Wandspannung (tangentiale Spannung, Kraft pro Querschnitt der Wand); P = Innendruck im Ventrikel, transmuraler Druck; r = Radius; δ = Wanddicke.

Die Last, die auf den einzelnen Myokardzellen wirkt, ist gleich der Spannung, die während des Auswurfs in der Ventrikelwand erzeugt wird. Die Laplace-Beziehung bedeutet, dass zur Erzielung eines bestimmten ventrikulären Innendrucks (P) eine um so höhere Kraftentfal-

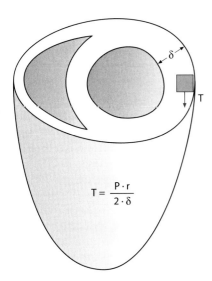

$$T = \frac{P \cdot r}{2 \cdot \delta}$$

Abb. 3.1.3. Allgemeine Beziehung zwischen Wandspannung und Druck; Gesetz von Laplace [25]

tung (muskuläre Wandspannung T) erzielt werden muss, je größer der Radius und je geringer die Wanddicke ist. Die myokardiale Wandspannung ist deshalb noch zusätzlich abhängig von der Ventrikelgröße. Bei einem erweiterten Ventrikel ist die Wandspannung folglich höher als bei einem Ventrikel von normaler Größe. Zusammenfassend kann daher festgestellt werden, dass die Druckbelastung des linken Ventrikels nicht nur vom arteriellen Blutdruck abhängig ist, sondern auch von der Ventrikelgröße. Ein Anstieg des systolischen arteriellen Blutdrucks und eine Zunahme der Ventrikelgröße führt zu einem Anstieg der Wandspannung. Die vergrößerte Last bewirkt eine Abnahme der Verkürzungsgeschwindigkeit, des Schlagvolumens und des Herzminutenvolumens im Sinne einer negativen Rückkopplung, die den arteriellen Druck wieder absinken lässt.

Die kompensatorische Freisetzung endogener Katecholamine bewirkt initial eine Steigerung der Myokardkontraktilität durch Stimulation der sarkolemmalen Betarezeptoren. Zahlreiche Studien haben gezeigt, dass in Abhängigkeit vom Schweregrad der Herzinsuffizienz der Plasmakatecholaminspiegel kontinuierlich ansteigt. Dieser initial sinnvolle Kompensationsmechanismus zur Steigerung der Myokardkontraktilität ist jedoch von dem Nachteil überschattet, dass bei einer längeren Einwirkdauer der Katecholamine die sarkolemmalen Betarezeptoren geschädigt werden (sog. „Downregulation"). Infolge eines exzessiv erhöhten Katecholaminspiegels nehmen Zahl und Affinität der sarkolemmalen Betarezeptoren drastisch ab [4–7]. Bei andauernder Stimulation des Betarezeptors durch endogene Katecholamine werden weitere komplexe Änderungen der Signaltransduktion in Gang gesetzt, die zu einer Abkopplung der Betarezeptoren von der Rezeptorstimulationskaskade führen: Eine vermehrte betaadrenerge Stimulation induziert eine Aktivierung der Betaagonistrezeptorkinase (βARK), welche die Affinität der Betarezeptoren zu Betaarrestin erhöht. Betaarrestin spaltet schließlich das stimulatorische G-Protein von dem Rezeptor ab [19]. Zusätzlich kommt es zu einer Zunahme des inhibitorischen Gi-Proteins [31], was eine weitere Abschwächung der betaadrenergen Stimulation der Adenylatzyklase zur Folge hat. In Abhängigkeit vom Schweregrad der Herzinsuffizienz ist somit der betaadrenerge Stimulationsmechanismus beeinträchtigt mit der Folge eines weitgehenden Wirkungsverlusts endogener Katecholamine.

Diesem Phänomen muss bei einer positivinotropen Therapie der Herzinsuffizienz Rechnung getragen werden.

3.1.3 Diagnostik

Eine akute Herzinsuffizienz ist eine absolute Indikation für eine intensivmedizinische Behandlung auf einer entsprechend apparativ ausgerüsteten Station.

Ein kardiogener Schock und ein akuter Herz-Kreislauf-Stillstand sind diagnostisch einfach durch die Palpation der zentralen Arterien (Karotis bzw. Femoralarterie) oder durch die Pupillenreaktion (weite lichtstarre Pupillen) festzustellen. Weitere diagnostische Maßnahmen (Blutdruck messen, Herzauskultation) sind unnötig und verzögern nur die lebensrettenden Akutmaßnahmen.

Bei noch stabilen Blutdruckwerten und klinischen Zeichen einer schweren Herzinsuffizienz sollte vor weiteren invasiven Maßnahmen eine klinische Untersuchung durchgeführt werden. Bei vorliegender schwerer Linksherzinsuffizienz mit einer diastolischen Füllungsbehinderung des linken Ventrikels („backward failure") imponiert klinisch die Dyspnoe. Das Ausmaß der Lungenstauung lässt sich klinisch durch eine Auskultation der Lungen orientierend beurteilen. Bei Vorliegen eines Lungenemphysems ist allerdings die Lungenauskultation zur Beurteilung des Schweregrades einer Linksherzinsuffizienz wenig aussagekräftig.

Ein bei der Herzauskultation hörbarer dritter Herzton kann klinisch als Hinweis auf eine Herzinsuffizienz gewertet werden. Der dritte Herzton tritt deutlich abgesetzt vom zweiten Herzton (0,14–0,16 s) während der schnellen passiven diastolischen Füllung des Ventrikels auf. Er ist auf eine plötzliche Behinderung der diastolischen Auswärtsbewegung des insuffizienten Ventrikels zurückzuführen.

Eine echokardiografische Kontrolle zur Beurteilung der linksventrikulären Pumpfunktion, der Klappenfunktion, und -morphologie (z. B. Mitralklappeninsuffizienz) und zum Ausschluss einer Füllungsbehinderung des linken und rechten Ventrikels (z. B. bei Herzbeutelerguss) ist eine wesentliche diagnostische Maßnahme bei Aufnahme eines herzinsuffizienten Patienten auf der Intensivstation. Echokardiografisch lässt sich mit ausreichender Sicherheit das Ausmaß einer globalen oder regionalen Störung der sys-

tolischen Ventrikelfunktion feststellen. Neben einer exakten Beurteilung der Kontraktion des linken Ventrikels wird die Echokardiografie auch zur Erfassung einer diastolischen Funktionsstörung herangezogen. Bei erhaltenem Sinusrhythmus kann dopplerechokardiografisch anhand des Einstromprofils an der Mitralklappe und den Pulmonalvenen eine mögliche diastolische Füllungsstörung des linken Ventrikels abgeschätzt werden.

Falls bei beatmeten Patienten die Herzfunktion durch eine transthorakale Echokardiografie nicht exakt beurteilt werden kann, empfiehlt sich gegebenenfalls eine transösophageale Echokardiografie.

Eine Röntgenthoraxaufnahme (Bettlunge) liefert exakte Informationen über das Ausmaß der Lungenstauung bei akuter Linksherzinsuffizienz auch in solchen Fällen, bei denen die Lungenauskultation keine eindeutigen Befunde ergibt. Auch zur Verlaufskontrolle für die Beurteilung einer vorlastsenkenden oder diuretischen Therapie sind Röntgenthoraxaufnahmen empfehlenswert.

Die Routinelaboruntersuchungen umfassen bei Vorliegen eines akuten Myokardinfarktes die Bestimmung der myokardspezifischen Enzyme bzw. des Troponins I/T (s. Kap. 2.2). Unabhängig von der Genese der zugrunde liegenden Myokarderkrankung sollten engmaschig die Serumelektrolyte und zur Beurteilung der Nierenfunktion das Serum Kreatinin (inkl. Kreatininclearance) und der Serumharnstoff bestimmt werden. Zusätzlich empfiehlt sich zur Abschätzung einer durch eine Zirkulationsstörung bedingten möglichen Organschädigung die Kontrolle des Serumlaktates. Neuerdings können zur Risiko- bzw. Prognosebeurteilung B-Typ natriuretische Peptide (BNP, NT-proBNP) im Serum gemessen werden [1]. Gerade bei Patienten mit akutem Koronarsyndrom und Verdacht auf eine hämodynamisch relevante linksventrikuläre Funktionsstörung hat sich die Bestimmung von natriuretischen Peptiden zur Prognoseabschätzung als besonders hilfreich erwiesen [14].

Das hämodynamische Monitoring mittels eines Pulmonaliskatheters ist seit der Publikation der Support Investigators in Misskritik geraten [11]. Diese retrospektive Studie mit schwerkranken herzinsuffizienten Patienten konnte zeigen, dass bei Patienten unter invasivem hämodynamischen Monitoring mit einem Pulmonaliskatheter die Mortalität im Vergleich zu einem Patientenkollektiv ohne hämodynamisches Monitoring höher ist. Bei der kritischen Wertung dieser Studie ist jedoch anzumerken, dass es sich hier um eine retrospektive Analyse handelt und somit ein Selektionsbias nicht ausgeschlossen werden kann. Aufgrund der aktuellen Studienlage ist festzustellen, dass eine routinemäßige Instrumentierung von Patienten mit Herzinsuffizienz mit einem Pulmonaliskatheter nicht indiziert ist [30]. Ein Pulmonaliskatheter sollte nur dann gelegt werden, wenn die erhobenen hämodynamischen Daten auch einen unmittelbaren Einfluss auf das weitere therapeutische Prozedere haben. Bei Vorliegen einer akuten Herzinsuffizienz sind hämodynamische Messungen mit einem Pulmonaliskatheters für die Steuerung einer vasoaktiven Therapie (z. B. mit Katecholaminen oder Nitroprussidnatrium) hilfreich und werden daher empfohlen [30].

Die Swan-Ganz-Katheter-Untersuchung ermöglicht eine exakte Beurteilung der rechts- bzw. linksventrikulären Vorlast durch Bestimmung des rechtsatrialen Drucks bzw. des pulmonalkapillaren Verschlussdrucks. Durch die Thermodilutionsmethode kann das Herzminutenvolumen und davon abgeleitet der pulmonalvaskuläre oder systemvaskuläre Widerstand gemessen werden.

Für eine optimierte Therapiesteuerung mit vasoaktiven Substanzen sind hämodynamische Messungen hilfreich. Alleinige arterielle Blutdruckkontrollen sind wenig geeignete Maßnahmen zur Beurteilbarkeit der hämodynamischen Konstellation herzinsuffizienter Patienten. Auch im Falle einer kritischen Erniedrigung des Schlagvolumens kann der arterielle Blutdruck durch eine entsprechende Zunahme des systemvaskulären Widerstandes noch im Normbereich liegen. Im Extremfall kann eine schwere Linksherzinsuffizienz bei noch normalem Blutdruck (z. B. 120/80 mmHg) vorliegen. Tabelle 3.1.1 zeigt die hämodynamische Konstellation eines Patienten mit akuter Linksherzinsuffizienz (Herzindex 1,1 l/min/m^2, Schlagvolumenindex < 20 ml/m^2). Der exzessiv erhöhte systemvaskuläre Widerstand (> 3.000 dyn×s×cm^{-5}) hält den arteriellen Blutdruck noch im Normbereich (120/80 mmHg), auch regelmäßige Messungen des zentralvenösen Drucks erlauben nur bedingt Rückschlüsse über die linksventrikuläre Pumpfunktion und insbesondere über das Ausmaß eines linksventrikulären Rückwärtsversagens. So kann auch bei Normalwerten des zentralvenösen Drucks ein massives Linksherzversagen mit entsprechend deutlich erhöhten Werten des pulmonalkapillaren Verschlussdrucks bis hin zum Lungenödem vorliegen. Die Tabelle 3.1.2 zeigt ferner eine hämodynamische Konstellation mit drastischer Lungenstauung infolge einer akuten Linksherzinsuffizienz. Bei diesem Patienten wurde zur Behandlung von persistierenden Ödemen eine hochdosierte diuretische Therapie durchgeführt, mit der Folge eines deutlich erniedrigten zentralvenösen Drucks. Aufgrund einer weiteren Verschlechterung der linksventrikulären

Tabelle 3.1.2. Hämodynamische Werte eines Patienten mit Lungenödem infolge einer akuten Linksherzinsuffizienz. Beachte PCWP 30 mmHg, normaler ZVD

▌ GR (cm)	=	174	SV	=	19
▌ GEW (kg)	=	84	SVR	=	3124
▌ PAWP (08:49)	=	30	PVR	=	610
▌ ZVD (08:49)	=	6			
▌ HZV (08:50)	=	2,1	HI	=	1,1
			SVI	=	10
▌ HF	=	110	SVRI	=	6217
▌ MAP	=	88	PVRI	=	1214
▌ PAP M	=	46	KOF	=	1,99

GR Größe; *GEW* Gewicht; *PAWP* pulmonalkapillarer Verschlussdruck; *ZVD* zentralvenöser Druck; *HZV* Herzzeitvolumen; *HF* Herzfrequenz; *MAP* mittlerer arterieller Blutdruck; *PAP M* pulmonalarterieller Mitteldruck; *SV* Schlagvolumen; *SVR* systemvaskulärer Widerstand; *PVR* pulmonalvaskulärer Widerstand; *HI* Herzindex; *SVI* Schlagvolumenindex; *SVRI* systemvaskulärer Widerstandsindex

Tabelle 3.1.1. Hämodynamische Werte eines Patienten mit einer akuten Herzinsuffizienz

▌ GR (cm)	=	170	SV	=	17
▌ GEW (kg)	=	70	SVR	=	3160
▌ PAWP (08:48)	=	28	PVR	=	320
▌ ZVD (08:48)	=	14			
▌ HZV (08:48)	=	2	HI	=	1,1
			SVI	=	9
▌ HF	=	120	SVRI	=	5720
▌ MAP	=	93	PVRI	=	579
▌ PAP M	=	36	KOF	=	1,81

Trotz normalem arterillen Blutdruck (arterieller Mitteldruck 93 mmHg!) tritt im weiteren Verlauf ein kardiogener Schock auf. Der Herzindex fiel von 1,1 l/min/m^2 weiter ab

Pumpfunktion hat jedoch die Lungenstauung (Anstieg des pulmonalkapillaren Verschlussdrucks) deutlich zugenommen.

Die intensivmedizinische Diagnostik der akuten Herzinsuffizienz richtet sich nach der zugrunde liegenden Herzerkrankung. Mehrere Studien haben gezeigt, dass eine thrombolytische Therapie die Prognose eines kardiogenen Schocks infolge eines *akuten Myokardinfarkts* nicht günstig beeinflusst [3]. Es sollte daher nach Diagnosestellung eines *akuten Myokardinfarkts* mit akuter Linksinsuffizienz oder kardiogenem Schock eine umgehende Linksherzkatheteruntersuchung mit der Zielstellung einer notfallmäßigen Koronarangioplastie (PTCA) durchgeführt werden. Ein kardiogener Schock ist klinisch durch Zeichen einer Hypoperfusion und hämodynamisch durch einen niedrigen systolischen Blutdruck (< 90 mmHg), einen niedrigen Herzindex (< 1,9 l/min/m^2) und einen erhöhten zentralen Füllungsdruck charakterisiert [24, 35].

Ein kardiogener Schock infolge eines Myokardinfarkts mit Septumruptur oder Mitralklappeninsuffizienz infolge Papillarmuskelnekrose ist mit einer besonders schlechten Prognose behaftet. Ein *Ventrikelseptumdefekt* oder eine akute *Mitralklappeninsuffizienz* lässt sich klinisch durch die Herzauskultation bereits mit einer ausreichenden Sicherheit feststellen. Sorgfältige und regelmäßige auskultatorische Kontrollen von Infarktpatienten sollten daher nicht versäumt werden. Die Diagnose eines Ventrikelseptumdefekts oder einer akuten Mitralklappenin-

suffizienz kann dann dopplerechokardiografisch oder invasiv gesichert werden. Bei liegendem Swan-Ganz-Einschwemmkatheter manifestiert sich eine akute Mitralklappeninsuffizienz bei Registrierung des pulmonalkapillaren Verschlussdrucks in einer Erhöhung der V-Welle (s. Abb. 3.1.4).

Selten ist eine akute *Myokarditis* die Ursache einer akuten Herzinsuffizienz oder eines kardiogenen Schocks. Bei klinischem Verdacht auf eine akute Myokarditis mit schwerer Linksherzinsuffizienz ist wiederum die Echokardiografie als Screeninguntersuchung besonders geeignet. Echokardiografisch liegt meist eine globale Hypokinesie des linken und rechten Ventrikels vor mit einer mehr oder weniger ausgeprägten deutlichen Dilatation der beiden Herzkammern. Häufigste Ursache einer akuten Myokarditis ist eine Virusinfektion. Bei Verdacht auf eine akute Myokarditis mit Herzinsuffizienz sollte eine invasive Diagnostik zum Ausschluss anderer Ursachen einer Herzinsuffizienz und zur Durchführung einer Myokardbiopsie angestrebt werden.

3.1.4 Erfordernisse und Voraussetzungen

Ein Patient mit einer akuten Herzinsuffizienz muss umgehend auf eine Intensivstation verlegt werden, die über eine entsprechende apparative Ausstattung verfügt. Für Diagnostik, Therapie und Überwachung herzinsuffizienter Patienten sollte die Intensivstation über eine Monitoranlage zur Überwachung des EKG und Einschübe für einen oder mehrere direkt gemessene Drücke (arterieller Druck, pulmonalarterieller Druck) verfügen. Die arterielle Blutdruckmessung kann auch unblutig über halb- oder vollautomatisch messende Geräte erfolgen. Im Schock und unter sonstigen schwierigen Umständen, besonders bei maschineller Beatmung, ist jedoch die direkte intraarterielle Messung (Arteria radialis) vorzuziehen. Das Herzminutenvolumen wird mit der Thermodilutionsmethode durch den Swan-Ganz-Katheter bestimmt. Die Verstärker- und Anzeigeeinheit wird zweckmäßig in die Monitoranlage integriert. Engmaschige hämodynamische Kontrollen sind notwendig, um die Dosierung vasoaktiver Substanzen entsprechend der hämodynamischen Konstellation ändern zu können.

Eine Intensivstation sollte mit modernen Beatmungsmaschinen ausgerüstet sein, die sämtliche Formen einer maschinellen Beatmung

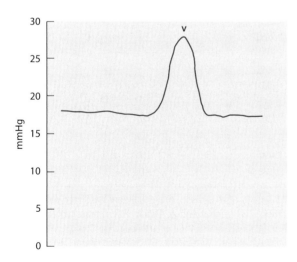

Abb. 3.1.4. V-Welle bei einer schweren Mitralklappeninsuffizienz

ermöglichen. Zur engmaschigen Überwachung der respiratorischen Funktion sollte auf der Intensivstation ein Messgerät zur Bestimmung der Blutgase installiert sein. Zweckmäßig ist auch ein Gerät zur reflexionsoxymetrischen Bestimmung der gemischtvenösen Sauerstoffsättigung im Blut. Dies ist insbesondere zur Kalibrierung moderner Swan-Ganz-Katheter notwendig, über die mittels einer integrierten Sonde die gemischtvenöse Sauerstoffsättigung im pulmonalarteriellen Blut bestimmt werden kann. Die gemischtvenöse Sauerstoffsättigung im pulmonalarteriellen Blut wird „on line" über einen Monitor registriert. Dieser Parameter korreliert eng mit dem Herzzeitvolumen und eignet sich für die kontinuierliche hämodynamische Überwachung herzinsuffizienter Patienten.

Sinnvoll ist ferner ein automatisches Messgerät zur Bestimmung der Blutelektrolyte (Serumkalium). Da auf internistischen Intensivstationen häufig die Blutgerinnung kontrolliert werden muss, empfiehlt sich die Anschaffung eines Gerätes zur Bestimmung der „activated clotting time" (ACT). Mittels dieses Messparameters kann umgehend die Dosierung einer laufenden Heparintherapie kontrolliert werden. Eine sinnvolle Ergänzung zu dem Rechtsherzkathetermessplatz ist ein Pulsoxymeter. Anhand des Sauerstoffpulses und der Sättigung können wesentliche Informationen über den Grad der peripheren Vasodilatation, die periphere Durchblutung und die Sauerstoffaufnahme gewonnen werden. Somit kann ausgeschlossen werden, dass durch die Therapie mit vasoaktiven Substanzen erhöhte Herzminutenvolumina über arteriovenöse Shunts an der Gewebedurchblutung vorbeigehen. Pulsoxymeter sind als Module für die Bedsitemonitore erhältlich.

Eine Intensivstation sollte ferner über eine apparative Ausstattung zur Hämodialyse bzw. Hämofiltration zur Entnahme von Körperwasser verfügen.

> ▎Patienten mit einem akuten Herzinfarkt und Zeichen einer Verschlechterung der linksventrikulären Pumpfunktion sollten in ein Zentrum verlegt werden, das neben einer Intensivstation auch über ein Herzkatheterlabor verfügt.

Entsprechend zahlreicher Studien kann durch eine rechtzeitige Koronarintervention (Koronarangioplastie, ggf. Implantation eines Stents) die Prognose von Patienten mit akutem Myokardinfarkt und kardiogenem Schock bzw. akuter Linksherzinsuffizienz eindeutig verbessert werden (s. Abschn. 3.1.5).

3.1.5 Phase der Intensivbehandlung

Ziel einer medikamentösen Therapie des akuten Herzversagens und des kardiogenen Schocks ist es, Schlagvolumen und Myokardkontraktilität zu steigern und die adäquate Perfusion der Organe wieder in Gang zu bringen. Bei Vorliegen eines kardiogenen Schocks ist initial als First-line-Therapie zur Stabilisierung der Hämodynamik eine hochdosierte Therapie mit Katecholaminen (z. B. Adrenalin 0,25–0,5 µg/kg/min) indiziert. Bei Versagen einer medikamentösen Therapie ist die Möglichkeit neuer transkutan applizierbarer Assistsysteme (Hämopumpe, transkutane Herz-Lungen-Maschine) zu diskutieren, wenn die Prognose des Patienten von kardialer oder zerebraler Seite nicht infaust ist.

Die fibrinolytische Therapie des akuten Myokardinfarkts mit kardiogenem Schock hat sich als wenig erfolgversprechend erwiesen: Entsprechend der GISSI-I-Studie liegt die Letalität bei Patienten mit kardiogenem Schock in der Placebogruppe bei 70,1% vs. 69,9% in der Patientengruppe, bei der eine Streptokinasetherapie durchgeführt wurde [18]. Ursachen für die schlechten Ergebnisse der Lysetherapie im kardiogenen Schock können der zu geringe koronare Perfusionsdruck im Infarktgefäß und die zur Rettung vitalen Myokards zu langsam einsetzende Reperfusion sein. Im Gegensatz zu den Ergebnissen der GISSI-I-Studie konnte eine kürzlich publizierte Metaanalyse mehrerer Infarktstudien, in die Patienten mit kardiogenem Schock eingeschlossen wurden, einen mäßig ausgeprägten günstigen Effekt der Lysetherapie auf die Letalität im kardiogenen Schock (auf 61% in unbehandelten Gruppen vs. 53,8% in den lysierten Gruppen) nachweisen [16, 20].

Bei Vorliegen eines kardiogenen Schockes infolge eines akuten Myokardinfarktes ist eine rasche Revaskularisation durch eine Koronarangioplastie (PTCA) oder durch eine notfallmäßige Bypassoperation der Lysetherapie eindeutig überlegen [35]. Es sollte daher nach Diagnosestellung eines akuten Myokardinfarktes mit akuter Linksinsuffizienz oder kardiogenem Schock eine umgehende Linksherzkatheteruntersuchung durchgeführt werden. Entsprechend den Daten des Shock Trials führt eine frühe Revaskularisation zu einer eindeutigen Prognosebesserung [21, 22]. In diese Studie wurden 302 Patienten mit akutem Myokardinfarkt und kardiogenem Schock eingeschlossen. Die Hälfte der Patienten wurden randomisiert einer initialen thrombolytischen Therapie zugewiesen, die andere Hälfte einer notfallmäßigen Revaskularisation (Bypassoperation oder PTCA). Im Vergleich zur medikamentösen Therapie konnte durch die frühe Revaskularisation eine Verbesserung der Einjahresüberlebensrate von 34 auf 47% (p < 0,05 vs. thrombolytische Therapie) erreicht werden.

Prinzipiell sollte bei akutem Myokardinfarkt eine mechanische Rekanalisation des Infarktgefäßes durch PTCA einer notfallmäßigen Bypassoperation vorgezogen werden. Bei einer schweren Dreigefäßerkrankung, die einer PTCA nicht zugänglich ist, oder einer schweren akuten Mitralklappeninsuffizienz besteht eine Indikation für eine notfallmäßige Bypassoperation gegebenenfalls mit Mitralklappenrekonstruktion. Eine Bypassoperation ist auch bei einem Verschluss des Hauptstammes alternativ in Erwägung zu ziehen [23, 37]. Bei den Patienten, die mit einer PTCA behandelt wurden, ist die Wiederherstellung eines ungehinderten Koronarflusses (TIMI-III-Fluss) der beste Prädiktor für das Überleben [37]. Ebenso kann bei Lyseversagen im kardiogenen Schock von einer zusätzlichen PTCA eine prognostische Verbesserung erwartet werden. Zwei Studien konnten zeigen, dass auch bei Versagen einer systemischen thrombolytischen Therapie sich eine notfallmäßige PTCA („rescue PCI") im Trend prognostisch günstig auswirkt [10, 15]. Es wird empfohlen, bei infarktbedingter akuter Herzinsuffizienz periinterventionell eine intraaortale Gegenpulsationspumpe (IABP) zu implantieren [23, 24]. Durch eine IABP kann die Hämodynamik zusätzlich stabilisiert und die Koronarperfusion weiter verbessert werden [2, 28, 37]. Falls kein Herzkatheterlabor zur Verfügung steht, sollte ein Patient mit akutem Myokardinfarkt und einer progredienten Verschlechterung der linksventrikulären Pumpfunktion möglichst rasch in ein entsprechend ausgerüstetes Zentrum verlegt werden, wenn ein Transport klinisch vertretbar erscheint.

Nach Beseitigung der Ursache der akuten Herzinsuffizienz (z. B. Koronarintervention bei akutem Myokardinfarkt) und initialer akuter medikamentöser Stabilisierung der Hämodynamik ist es empfehlenswert, die weitere Therapie

mittels Pulmonaliskatheter zu überwachen. Für die Therapie mit entscheidend ist die Differenzierung zwischen einem akuten kardiogenen Schock (z. B. nach einem akuten Herzinfarkt) und der Entwicklung eines akuten Pumpversagens aus einer vorbestehenden Herzinsuffizienz (z. B. bei ischämischer Kardiomyopathie oder hypertensivem Herzleiden). Neuesten Befunden zufolge kommt es bei kardiogenem Schock infolge eines akuten Myokardinfarktes häufig zu einer kritischen systemischen Vasodilatation mit niedrigem systemvaskulären Widerstand (Übersicht s. [23]). Der niedrige systemvaskuläre Widerstand ist wahrscheinlich Folge einer systemischen inflammatorischen Antwort im Sinne eines SIRS („systemic inflammatory response syndrom"). Es ist anzunehmen, dass während der Postinfarktphase vermehrt inflammatorische Zytokine gebildet werden, die dann zu einem Anstieg der NO-Produktion der Gefäße führen, mit der Folge einer inadäquaten Vasodilatation bis hin zur Vasoplegie. In diesem Falle sollten vasokonstriktorisch wirksame Pharmaka verabreicht werden bis zur Normalisierung des Blutdruckes bzw. des systemvaskulären Widerstandes. Neben einer akuten Vasodilatation verursachen hohe Gewebe- und Plasmaspiegel von NO und NO-Abbauprodukten proinflammatorische Effekte, eine Schwächung der Myokardkontraktilität, eine Hemmung der mitochondrialen Atmungskette und eine Abschwächung der Katecholaminwirkung [23]. Von besonderem Interesse sind diesbezüglich Befunde einer kleineren randomisierten Studie von Cotter et al., die bei Patienten mit kardiogenem therapiefraktärem Schock erhoben wurden: In dieser Studie führte eine Therapie mit dem NO-Synthese-Inhibitor *NG*-Nitro-L-arginine-Methyl-Ester zu einer Senkung der 30-Tage-Mortalität von 67 auf 27% [12]. Diese Erfolg versprechenden Daten sollten durch weitere größere Studien bestätigt werden.

Im Falle einer Dekompensation einer vorbestehenden chronischen Linksherzinsuffizienz liegt meist infolge einer Aktivierung des neuroendokrinen Systems eine ausgeprägte Vasokonstriktion vor, die zu einer kritischen Zunahme des systemvaskulären Widerstandes geführt hat. In diesem Falle sollte eine pharmakologische Therapie darauf abzielen, dieses „afterload mismatch" zu beseitigen.

Nach dem Laplace-Gesetz wirkt sich die Zunahme der Ventrikelgröße besonders ungünstig aus. Folglich sollte möglichst frühzeitig auf der

Intensivstation auch eine konsequente vorlast-senkende Therapie durchgeführt werden, nicht nur zur Beseitigung der Lungenstauung, sondern auch zur Senkung der myokardialen Wandspannung.

Bei Vorliegen einer Linksherzinsuffizienz mit überwiegender diastolischer Füllungsbehinderung (Rückwärtsversagen) und Ausbildung einer Lungenstauung ist eine intravenöse Verabreichung von *Nitraten* die Therapie der Wahl. Nitrate induzieren dosisabhängig eine Dilatation der Venen. Die Folge ist eine Zunahme des venösen „Pooling", eine Umverteilung des Blutes im Bereich der zentralvenösen kapazitiven Gefäße, was eine Abnahme des venösen Blutangebotes an den rechten Ventrikel zur Folge hat. Der verminderte Blutauswurf des rechten Ventrikels resultiert schließlich in einer Abnahme der Lungenstauung und linksventrikulären Vorlast. Erst in höheren Dosen (z. B. Nitroglyzerin > 10 mg/h) induzieren Nitrate auch eine arterielle Vasodilatation mit Abnahme des systemvaskulären Widerstandes. Bei einer Herzinsuffizienz mit Ausbildung einer ausgeprägten Lungenstauung sind Nitrate eine wirksame Maßnahme zur Senkung des enddiastolischen linksventrikulären Drucks. Da bei herzinsuffizienten Patienten der Frank-Starling-Mechanismus eingeschränkt ist, kommt es bei Senkung der linksventrikulären Vorlast (Abnahme des enddiastolischen linksventrikulären Drucks) zu einem geringeren Abfall des Herzminutenvolumens (s. Abb. 3.1.2). Die Dosierung der Nitrate erfolgt nach der Wirkung, am besten unter fortlaufender Registrierung der pulmonalarteriellen Drücke bzw. des pulmonal kapillaren Verschlussdrucks durch den Swan-Ganz-Katheter.

Bei Linksherzinsuffizienz kommt es reaktiv zu einer komplexen Aktivierung des neuroendokrinen Systems: Neben einer Aktivierung des Sympathikus, des Renin-Angiotensin-Aldosteron-Systems, werden vermehrt Vasopressin, Endothelin und Zytokine gebildet bzw. freigesetzt. Eine Linksherzinsuffizienz führt darüber hinaus zu einer vermehrten Freisetzung natriuretischer Peptide (unter anderem von B-Typ natriuretischen Peptid, BNP, das überwiegend in den Kardiomyozyten als Prohormon synthetisiert wird). Aus dem Prohormon wird dann das aktive BNP gespalten. Synthesestimulus für BNP ist ein Anstieg des linksventrikulären Füllungsdruckes. BNP induziert zahlreiche Effekte im vaskulären System. In den glatten Gefäßmuskelzellen verursacht es durch eine vermehrte Synthese von zyklischem Guanosinmonophosphat (cGMP) eine Relaxation und damit eine Vasodilatation. An der Niere induziert BNP eine Zunahme der glomerulären Filtrationsrate und Natriurese. Insofern ist bei Herzinsuffizienz eine vermehrte BNP-Synthese ein sinnvoller Kompensationsmechanismus. Angesichts der zahlreichen günstigen Effekte von BNP wurde bei Patienten mit dekompensierter Linksherzinsuffizienz Nesiritide, ein rekombinant hergestelltes humanes BNP, therapeutisch eingesetzt. Mehrere Studien haben gezeigt, dass Nesiritide ein günstiges hämodynamisches Profil bei dekompensierter Linksherzinsuffizienz aufweist. Entsprechend der kürzlich publizierten VMAC-Studie ist bei Patienten mit Luftnot und dekompensierter chronischer Herzinsuffizienz eine intravenöse Therapie mit Nesiritide intravenös verabreichtem Nitroglyzerin überlegen [33]. So bewirkte eine 24-stündige Dauerinfusion von Nesiritide im Vergleich zu Nitroglyzerin eine stärkere Senkung des pulmonalkapillaren Verschlussdruckes.

Schleifendiuretika (Furosemid, Etacrynsäure) hemmen die Resorption von Natrium, Kalium und den Chloridtransport im Bereich der aszendierenden Henle-Schleife. Die Folge ist eine vermehrte Flüssigkeitsausscheidung (dosisabhängig bis zu 20% der im Glomerulum filtrierten Flüssigkeit). Eine hochdosierte diuretische Therapie erscheint daher sinnvoll zur Hemmung der renalen Flüssigkeitsretention, die kompensatorisch bei Herzinsuffizienz infolge einer vermehrten ADH- bzw. Aldosteronsynthese gesteigert ist. Bei einer akuten Herzinsuffizienz sind jedoch die Soforteffekte von Schleifendiuretika weniger auf die potente Steigerung der Diurese zurückzuführen, als auf eine direkte Wirkung dieser Substanzen auf die venösen Kapazitätsgefäße. Auch Diuretika verursachen durch eine *direkte* Venodilatation eine Abnahme der linksventrikulären Vorlast. Wenige Minuten nach Gabe von Schleifendiuretika wird daher eine Abnahme des zentralvenösen Drucks, der pulmonalarteriellen Druckwerte und des pulmonalkapillaren Verschlussdrucks beobachtet, während die Diurese erst nach ca. 15 min gesteigert wird. Bei einer akuten Linksherzinsuffizienz sollten die Diuretika in einer ausreichenden Dosierung verabreicht werden (z. B. Furosemid 80 mg i.v., Etacrynsäure 50 mg i.v.).

Bei Vorliegen einer akuten Linksherzinsuffizienz mit hohem systemvaskulären Widerstand sollten vasoaktive Substanzen eingesetzt werden, die im arteriellen Kreislaufschenkel dilatierend wirken, da eine Abnahme des Auswurfwiderstandes eine Zunahme des Schlagvolumens zur Folge hat. Bei dieser hämodynamischen Konstellation sind primär vasokonstriktorisch wirksame Substanzen zur Blutdruckstabilisierung kontraindiziert: Eine Zunahme des systemvaskulären Widerstandes führt zwangsläufig zu einer Verschlechterung der Myokardkontraktilität und damit zu einer weiteren Abnahme des Schlagvolumens (Abb. 3.1.1). Auch positiv-inotrope Pharmaka mit einer überwiegend vasokonstriktorischen Wirkkomponente beeinflussen die Hämodynamik ungünstig: Die Zunahme der ventrikulären Nachlast verhindert einen adäquaten Anstieg des Schlagvolumens. Positiv-inotrop wirksame Substanzen haben zusätzlich, insbesondere bei gleichzeitiger positiv-chronotroper Wirkung, einen entsprechenden Anstieg des myokardialen Sauerstoffverbrauchs zur Folge, was besonders bei Vorliegen eines akuten Myokardinfarktes unerwünscht ist. Demgegenüber bietet ein primärer Vasodilatator ohne positiv-inotrope Wirkung einen entscheidenden Vorteil, durch eine alleinige Senkung des systemvaskulären Widerstandes die myokardiale Auswurfleistung zu verbessern und damit ohne Zunahme des myokardialen Sauerstoffverbrauchs die Perfusion der lebenswichtigen Organe zu gewährleisten. Während Nitrate überwiegend auf die venösen Kapazitätsgefäße wirken, verursacht *Nitroprussidnatrium* eine starke Dilatation der Venen und Arteriolen. Mit diesem Vasodilatator kann dosisabhängig die linksventrikuläre Vorlast und Nachlast gesenkt werden.

In der Intensivmedizin wird Nitroprussidnatrium überwiegend zur Senkung des systemvaskulären Widerstandes verwendet. Wegen der extrem kurzen Halbwertszeit (<2 min) eignet sich diese Substanz besonders gut zur Steuerung der linksventrikulären Nachlast. Wie in Abb. 3.1.1 aufgeführt, kann bei Patienten mit Herzinsuffizienz und inadäquater Erhöhung des systemvaskulären Widerstandes durch eine Nachlastsenkung das Herzminutenvolumen gesteigert werden. Bei einer entsprechenden hämodynamischen Konstellation mit erniedrigtem Schlagvolumen und erhöhtem systemvaskulären Widerstand (sog. „afterload mismatch") sollte Nitroprussidnatrium als Erstmaßnahme eingesetzt werden. Üblicherweise wird Nitroprussidnatrium initial niedrig dosiert als intravenöse Dauerinfusion mit 0,2–0,5 µg/kg/min verabreicht. Unter laufendem hämodynamischem

Monitoring mittels Swan-Ganz-Katheter und kontinuierlicher Registrierung des arteriellen Blutdrucks erfolgt dann eine Steigerung der Dosis, bis der systemarterielle Widerstand in den Normbereich gesenkt wird. Tabelle 3.1.3 zeigt die Hämodynamik eines Patienten mit schwerster Herzinsuffizienz und kompensatorisch erhöhtem systemvaskulären Widerstand. Nach einer 10-minütigen Therapie mit Nitroprussidnatrium (Enddosis 4 µg/kg/min) hat sich der systemvaskuläre Widerstand (800 dyn×s×cm^{-5}) normalisiert, der Herzindex ist von 1,0 l/min/m^2 auf 2,5 l/min/m^2 angestiegen. Prinzipiell sollte bei einer solchen hämodynamischen Konstella-

Tabelle 3.1.3. Effekte von Nitroprussidnatrium (NPN) bei einem Patienten mit akuter Linksherzinsuffizienz und ausgeprägtem „afterload mismatch". **a** Hämodynamische Konstellation vor einer Therapie mit NPN. **b** Hämodynamische Konstellation unter intravenöser Verabreichung von NPN (4 µg/kg/min)

a

▌GR (cm)	= 180	SV	=	16
▌GEW (kg)	= 78	SVR	=	3158
▌PAWP (08:51)	= 28	PVR	=	716
		LVSA	=	14
▌ZVD (08:51)	= 14	RVSA	=	7
▌HZV (08:51)	= 1,9	HI	=	1,0
		SVI	=	8
▌HF	= 116	SVRI	=	6221
▌MAP	= 89	PVRI	=	1411
▌PAP M	= 45	LVSAI	=	7
		RVSAI	=	4
		KOF	=	1,97

b

▌GR (cm)	= 180	SV	=	49
▌GEW (kg)	= 78	SVR	=	898
▌PAWP (08:53)	= 16	PVR	=	98
		LVSA	=	33
▌ZVD (08:53)	= 10	RVSA	=	8
▌HZV (08:53)	= 4,9	HI	=	2,5
		SVI	=	25
▌HF	= 100	SVRI	=	1769
▌MAP	= 65	PVRI	=	193
▌PAP M	= 22	LVSAI	=	17
		RVSAI	=	4
		KOF	=	1,97

Abk. s. Tabelle 3.1.1 und 3.1.2

Tabelle 3.1.4. Adrenerge Rezeptoreffekte von Katecholaminen

	Dopamin 1 (DA-1)	β_1	β_2	α
▌ Adrenalin	∅	+++	++	+++
▌ Noradrenalin	∅	+++	∅	+++
▌ Dobutamin	∅	+++	+	+
▌ Dopamin	+++	++ (dosisabh.)	+	+++ (dosisabh.)
▌ Dopexamin	+++	∅	+++	∅

∅ kein Effekt; + geringgradiger Effekt; ++ mittelgradiger Effekt; +++ starker Effekt

tion in erster Linie ein arterieller Vasodilatator eingesetzt werden. Eine zusätzliche Therapie mit einer positiv-inotrop wirksamen Substanz ist nur dann indiziert, wenn trotz adäquater Senkung der linksventrikulären Nachlast das Herzminutenvolumen nicht ausreichend gesteigert werden kann.

Falls ein arterieller Vasodilatator allein keinen relevanten Anstieg des Herzminutenvolumens bewirkt, werden auch heute noch *Katecholamine* zur positiv-inotropen Therapie herzinsuffizienter Patienten eingesetzt. Die hämodynamischen Effekte dieser Substanzen lassen sich aus den Rezeptorwirkungen ableiten (Tabelle 3.1.4).

Adrenalin wird in der Intensivmedizin – insbesondere bei Vorliegen eines Herz-Kreislauf-Stillstandes – eingesetzt, um die Hämodynamik rasch zu stabilisieren und einen adäquaten arteriellen Perfusionsdruck wiederherzustellen. Wegen der potenten alpharezeptorvermittelten Vasokonstriktion kommt es jedoch zu einer weiteren Zunahme des systemvaskulären Widerstandes, der durch die schwächer ausgeprägte vasodilatierende β_2-Rezeptor-Wirkung nicht ausgeglichen werden kann. Bei Dopamin (DA) überwiegen in niedrigen Dosen (<4 µg/kg/min) die DA-1-Rezeptor-vermittelten Effekte, was zu einem erhöhten renalen Plasmafluss und einem Anstieg der glomerulären Filtrationsrate führt. Die β_1-Rezeptoren werden erst in einem Dosisbereich zwischen 4 und 10 µg/kg/min stimuliert. In höheren Dosen (>10 µg/kg/min) werden die vasokonstriktorisch wirkenden Alpharezeptoren stimuliert. Wegen dieser nachteiligen Effekte ist auch eine längerfristige Anwendung von Adrenalin oder von Dopamin im höheren Dosisbereich limitiert. Das synthetische Katecholamin Dobutamin ist ein Racematgemisch. Das linksdrehende Isomer ist ein überwiegender Alpha-

agonist, während das rechtsdrehende Isomer die β_1- und β_2-Rezeptoren stimuliert. Die Rezeptoreffekte von Dobutamin werden überwiegend durch das rechtsdrehende Isomer dominiert mit der Folge einer potenten β_1-Rezeptor-Stimulation und einer etwas schwächer ausgeprägten β_2-Rezeptor-Stimulation. Im Vergleich zu Dopamin und Adrenalin weist Dobutamin bei der hämodynamischen Stabilisierung schwer herzinsuffizienter Patienten ein günstigeres Wirkprofil auf. Dobutamin wird in der Intensivmedizin in Dosierungen zwischen 2,5 und 10 µg/kg/min eingesetzt. Bei einer längerfristigen Anwendung von Katecholaminen ist jedoch der oben beschriebene Mechanismus der Betarezeptordownregulation zu berücksichtigen. Allen Katecholaminen mit einer ausgeprägten β_1-Rezeptor-Wirkung ist gemeinsam, dass der Prozess einer Downregulation der sarkolemmalen β_1-Rezeptoren durch die zusätzliche Gabe exogener Katecholamine akzeleriert wird, oftmals resultierend in einem katecholaminrefraktären Herzversagen. Der Applikation zusätzlicher exogener Katecholamine sind daher enge therapeutische Grenzen gesetzt.

Etwa 20% der kardialen Rezeptoren sind β_2-Rezeptoren, die an die stimulatorischen inhibitorischen G-Proteine gekoppelt sind. Offenbar sind die β_2-Rezeptoren von dem Prozess der „Rezeptordownregulation" weniger betroffen [8, 9]. Somit könnten sich β_2-Rezeptoren bei der Therapie der Herzinsuffizienz pharmakologisch nutzen lassen. Dopexamin ist ein potenter β_2-Rezeptor-Agonist mit einer gleichzeitigen DA_1-Rezeptor-Wirkung ohne β_1- und Alpharezeptorwirkungen. Zusätzlich hemmt Dopexamin die neuronale Wiederaufnahme freigesetzter Katecholamine. Klinische Studien haben gezeigt, dass bei Patienten mit chronischer Herzinsuffizienz Dopexamin zu einer deutlichen und anhaltenden Steigerung des Herzminutenvolumens führte [6]. Wegen der vermehrten Expression und Aktivität des inhibitorischen G-Proteins sind jedoch die inotropen Effekte einer β_2-Rezeptor-Stimulation bei Herzinsuffizienz limitiert.

Die therapeutischen Grenzen der konventionellen Therapie einer schweren Herzinsuffizienz mit Katecholaminen haben es notwendig gemacht, neue Substanzen zu entwickeln, die unabhängig vom β-adrenergen Rezeptorsystem positiv-inotrop und gleichzeitig vasodilatatorisch wirken. Phosphodiesterase-III-Inhibitoren hemmen in Myozyten und in glatten Gefäßmuskelzellen die zyklische Nucleotidase Phosphodiesterase (PDE) III. Der Anstieg des zytosolischen cAMP-Spiegels verursacht in Myozyten eine positiv-inotrope und positiv-lusitrope Wirkung und in den Gefäßen eine Vasodilatation. Phosphodiesterasehemmer steigern das Schlagvolumen und senken den systemvaskulären und pulmonalvaskulären Widerstand, ohne die Herzfrequenz nennenswert zu erhöhen. Die längste Erfahrung besteht mit dem Bipyridinderivat Amrinon, das bei Patienten mit einer chronischen Linksherzinsuffizienz zu einer deutlichen Steigerung des Pulmonalkapillardrucks sowie des pulmonalvaskulären und systemvaskulären Widerstandes bei gleichzeitiger deutlicher Steigerung des Herzvolumens führt.

Im Vergleich zu den Katecholaminen wird bei den PDE-III-Inhibitoren auch nach chronischer Verabreichung über mehrere Tage keine Tachyphylaxie festgestellt. Zu erwähnen ist jedoch die bei einer längerfristigen Therapie mit Amrinon in etwa 15% der Fälle auftretende, reversible Thrombozytopenie. Wegen dieser Nebenwirkung wird in der Intensivmedizin Milrinon, ein Nachfolgepräparat von Amrinon, eingesetzt. Im Vergleich zu Amrinon weist Milrinon ein ebenso günstiges pharmakologisches Wirkprofil auf, verursacht jedoch äußerst selten eine Thrombozytopenie. Neben Amrinon und Milrinon ist auch der selektive PDE-III-Inhibitor Enoximon für die intravenöse Therapie der Herzinsuffizienz zugelassen. Auch das Benzimidazolonderivat Pimobendan verbessert bei Patienten mit fortgeschrittener Herzinsuffizienz die Hämodynamik [5]. Pimobendan hat neben seiner Phosphodiesterase-III-inhibierenden Wirkungen auch einen direkten Effekt auf die kontraktilen Proteine durch eine Erhöhung der Sensitivität kontraktiler Proteine für Kalziumionen (sog. Kalziumsensitizer). Das kardiovaskuläre Wirkprofil von Pimobendan erweist sich im Vergleich zu Dobutamin bei Patienten mit schwerer Herzinsuffizienz als deutlich überlegen: Pimobendan steigerte bei diesen Patienten den Herzindex um 60% ohne relevanten Einfluss auf die Herzfrequenz.

Trotz eines günstigen hämodynamischen Wirkprofils haben sich PDE-III-Inhibitoren bei der chronischen oralen Therapie der Herzinsuffizienz nicht bewährt. So führte eine chronische orale Therapie mit Milrinon bei Patienten mit schwerer Linksherzinsuffizienz zu einer Zunahme der Mortalität [32]. Ähnlich den Katecholaminen ist die negative Wirkung einer positiv-inotropen Therapie auf die Produktion von

cAMP zurückzuführen. Neben proarrhythmischen Effekten werden direkt kardiotoxische Wirkungen von cAMP sowie die Induktion einer Apoptose als zugrunde liegender Mechanismus einer längerfristigen Therapie diskutiert.

In der Intensivmedizin werden PDE-III-Inhibitoren nur für eine kurzfristige intravenöse Therapie zur hämodynamischen Stabilisierung eingesetzt. Problematisch ist allerdings, dass möglicherweise eine kurzfristige Therapie mit intravenösen Posphodiesterasehemmern auch nachteilige Effekte haben kann. So konnte die kürzlich publizierte OPTIME-CHF-Studie zeigen, dass im Vergleich zu einer Placebotherapie eine 48-stündige Infusion von Milrinon bei Patienten mit Verschlechterung einer chronischen Herzinsuffizienz die Dauer des Krankenhausaufenthaltes wegen kardiovaskulärer Ursachen (im primären Endpunkt) nicht signifikant beeinflusste [13]. Im Vergleich zu Placebo waren jedoch signifikant häufiger klinisch relevante Nebenwirkungen, wie z. B. eine behandlungsbedürftige Hypotension und atriale Rhythmusstörungen, zu beobachten. Diese Daten unterstützen nicht eine routinemäßige Anwendung von intravenösen Milrinon zusätzlich zur Standardtherapie der Herzinsuffizienz [13]. Allerdings ist bei der kritischen Wertung dieser Studie anzumerken, dass das Einschlusskriterium lediglich eine Verschlechterung der Herzinsuffizienz war, ohne dass gleichzeitig eine klinische Notwendigkeit für eine positiv-inotrope Therapie bestand. Zur Zeit liegen noch keine prospektiven randomisierten Studien über die Auswirkungen einer Therapie mit Phosphodiesterasehemmern auf die Prognose von Patienten mit schwerer Herzinsuffizienz vor. Aufgrund der derzeitigen Studienlage kann eine Therapie mit Phosphodiesterasehemmern nur dann empfohlen werden, wenn zur kurzfristigen hämodynamischen Stabilisierung neben einer Nachlastsenkung auch eine positiv-inotrope Therapie erforderlich ist.

Zusammengefasst ist das Ziel einer Therapie mit Katecholaminen und Phosphodiesterasehemmern lediglich die hämodynamische Stabilisierung. Derzeit gibt es jedoch keinen wissenschaftlichen Beweis, dass eine positiv-inotrope Therapie mit diesen Substanzen die Prognose verbessert. Insofern sind kontrollierte Studien zur Evaluierung einer vasoaktiven Therapie bei Herzinsuffizienz dringend notwendig. Zur positiv-inotropen Therapie bei Patienten mit schwerer Linksherzinsuffizienz konnte jetzt erstmals eine kontrollierte doppelblinde Studie (LIDO-Studie) zur Wirksamkeit des neuen Kalziumsensitizers Levosimendan publiziert werden [17]. Levosimendan ist eine Substanz mit einem dualen Wirkmechanismus: Zum einen erhöht Levosimendan die Empfindlichkeit von Troponin C gegenüber Kalzium und wirkt dadurch positiv-inotrop. Zum anderen wirkt Levosimendan vasodilatatorisch durch Öffnung der ATP-abhängigen Kaliumkanäle. Durch die Kombination einer direkt positiv-inotropen und vasodilatatorischen Wirkung steigert Levosimendan das Schlagvolumen ohne Zunahme des myokardialen Sauerstoffverbrauches. Levosimendan selbst hat eine kurze Eliminationshalbwertszeit. Die Eliminationshalbwertszeit seiner aktiven Metaboliten beträgt jedoch 80 h. Dies erklärt die lange Wirkungsdauer einer intravenösen Therapie mit Levosimendan. Entsprechend mehrerer kleinerer Studien weist Levosimendan bei schwerer Herzinsuffizienz ein günstiges hämodynamisches Wirkprofil auf. Erstmals konnte jetzt durch die LIDO-Studie nachgewiesen werden, dass Levosimendan bei Patienten mit deutlich erniedrigtem Herzindex ($< 2,5$ l/min/m^2) auf dem Boden einer schweren Linksherzinsuffizienz (EF $< 35\%$) und einem systolischen Blutdruck über 85 mmHg im Vergleich zu Dobutamin zu einer signifikanten hämodynamischen Verbesserung führte (definiert an einem Anstieg des Herzindex um 30% und einem Abfall des pulmonalkapillaren Verschlussdruckes um 25% innerhalb von 24 h). Von besonderem Interesse ist, dass neben diesem primären hämodynamischen Endpunkt auch die Prognose (sekundärer Endpunkt) in der Levosimendangruppe verbessert wurde: Nach einem halben Jahr waren in der Levosimendangruppe 26% der Patienten im Vergleich zu 38% der Patienten in der Dobutamingruppe verstorben (p = 0,029) [17]. Aufgrund dieser Daten ist zu vermuten, dass bei Patienten mit schwerer Herzinsuffizienz der neue Kalziumsensitizer Levosimendan gegenüber einer konventionellen Therapie mit Dobutamin Vorteile bietet. Angesichts möglicher nachteiliger Effekte einer Katecholamintherapie sollten jedoch die günstigen Ergebnisse der LIDO-Studie durch eine placebokontrollierte Studie bestätigt werden.

Bei Verschlechterung des Rückwärtsversagens bei Herzinsuffizienz mit Ausbildung einer progredienten Lungenstauung und Beeinträchtigung der respiratorischen Funktion ist die Indikation für eine maschinelle Beatmung rechtzeitig zu stellen. Bei der Indikationsstellung kann nicht schematisch vorgegangen werden, insbesondere was die Blutgase anbelangt. So ist

vor allem bei den Patienten eine mögliche vorhandene primäre pulmonale Erkrankung zu berücksichtigen. Patienten mit einer chonisch-obstruktiven Lungenerkrankung sind chronisch an niedrige Sauerstoffpartialdrucke gewöhnt. Besonders problematisch ist bei diesen Patienten dann die Entwöhnung von einer maschinellen Beatmung. Es ist jedoch festzustellen, dass bei Patienten mit einer kritischen Zunahme der Druckwerte im kleinen Kreislauf und einer folglich beeinträchtigten respiratorischen Funktion, sich die hämodynamische und respiratorische Situation durch eine umgehende Intubation mit anschließender maschineller Beatmung rasch stabilisieren lässt. Es ist empfehlenswert, mit hohen positiv-endexspiratorischen Druckwerten (PEEP) den Patienten volumenkontrolliert zu beatmen. Dieses Vorgehen hat im Allgemeinen eine rasche Senkung des Pulmonalkapillardrucks und eine Besserung der Blutoxygenierung zur Folge. Nach Stabilisierung der Druckwerte im kleinen Kreislauf und Besserung der respiratorischen Situation kann dann wieder eine Extubation angestrebt werden. Bei beatmeten Patienten sollte ein Beatmungsprotokoll minutiös dokumentiert werden. Dabei sollten folgende Parameter engmaschig (30–60 min) dokumentiert bzw. gemessen werden:

▮ Beatmungsart (z. B. volumenkontrolliert, druckunterstützt, BIPAP, CPAP),
▮ Atemfrequenz,
▮ Beatmungsdruck,
▮ exspiratorisches Zugvolumen,
▮ exspiratorisches Minutenvolumen,
▮ PEEP.

Bei CPAP atmet der Patient über einen Tubus oder eine Maske spontan. Während des gesamten Atemzyklus, also auch während der Exspiration und der Atempause liegen positive Druckwerte in den Atemwegen vor.

Weitere Parameter:
▮ inspiratorische Sauerstoffkonzentration (wird durch die Beatmungsmaschine vorgegeben),
▮ inspiratorische Dauer,
▮ Pausendauer,
▮ Inspirationsanstieg,
▮ Druckunterstützung (bei druckunterstütztem Beatmungsmodus Druckwert in cmH$_2$O über dem PEEP-Wert).

Zusätzlich ist eine engmaschige Analyse der arteriellen Blutgase (pH, pCO$_2$, pO$_2$, HCO$_3$–, „base excess", Sauerstoffsättigung) dringend erforderlich. Die Bestimmung der arteriellen Sauerstoffsättigung lässt sich auf einfache Weise über die Pulsoxymetrie mit einer ausreichenden Genauigkeit kontinuierlich bestimmen.

Bei langzeitbeatmeten Patienten (z. B. nach Herzoperationen) bzw. bei einer anhaltenden Beeinträchtigung der respiratorischen Funktion ist ein geeigneter Beatmungsmodus zu wählen.

Prinzipiell kann als Faustregel gelten, dass eine volumenkontrollierte Beatmung so kurz wie möglich durchgeführt werden muss mit dem Ziel einer raschen Entwöhnung von der Beatmungsmaschine und Extubation. Es empfiehlt sich daher, bei länger beatmeten Patienten möglichst frühzeitig eine druckunterstützte Beatmungstechnik zu wählen und bei positiv endexspiratorischen Druckwerten den Beatmungsdruck über PEEP kontinuierlich zu reduzieren mit dem Ziel, eine Spontanatmung ohne Druckunterstützung bei kontinuierlichem positivem Druck in den Atemwegen (CPAP) anzuschließen.

Der CPAP-Beatmungsmodus hat den großen Vorteil, dass sämtliche Lungenabschnitte optimal ventiliert werden. Da der Atemwegswiderstand erhöht ist, wird die Atemmuskulatur des Patienten trainiert, eine unabdingbare Voraussetzung zur Entwöhnung von der maschinellen Beatmung und Extubation.

Bezüglich der weiteren Beatmungstechniken und insbesondere der notwendigen Sedierung der Patienten sei auf die einschlägige Fachliteratur auf dem Gebiet der Anästhesie verwiesen.

3.1.6 Monitoring und Messtechnik

Der Swan-Ganz-Thermodilutionskatheter ist ein hochempfindliches High-tech-Messsystem zur Charakterisierung und Quantifizierung der Herzfunktion. Mit diesem Katheter können Aussagen sowohl über den Funktionszustand des rechten als auch des linken Ventrikels gemacht werden. Er stellt ein einfach zu handhabendes Hilfsmittel zur Ermittlung von Differenzialdiagnosen bzw. der Stellung der definitiven Diagnose dar (z. B. akute Linksinsuffizienz-DD-akute-Lungenembolie). Darüber hinaus ist er ein hilfreiches Instrument für die Therapieeinstellung und die Therapieüberwachung bei Intensivpatienten mit schwerer Myokardinsuffizienz.

Der reguläre Katheter besitzt 3 Lumina, wobei ein Kanal (= Luftkanal) dem Aufblasen des an der Katheterspitze befindlichen Ballons dient

(Inflationsvolumen 1,5 ml). Bei korrekter Katheterlage in der rechten und linken Arteria pulmonalis dienen die 2 anderen Lumina zur fortlaufenden Registrierung des Pulmonalarteriendrucks und des rechtsatrialen Mitteldrucks.

Circa 3 cm hinter der Spitze befindet sich der elektronische Temperatursensor (Thermistor), der über einen im Katheter verlaufenden Draht an einen Konnektionsstecker angeschlossen ist. Diese Thermistoreinheit dient der Bestimmung des Herzminutenvolumens mittels der Thermodilutionsmethode (s. u.).

Seit vielen Jahren ist ein sog. 5-lumiger Katheter auf dem Markt, der ein weiteres Lumen ca. 2 cm proximal des RA-Kanals aufweist und nur um 0,5 F dicker ist als das herkömmliche Swan-Ganz-Katheter-Modell. Das zusätzliche Lumen ist für Infusionen differenter Wirkstoffe vorgesehen (z. B. Nitroprussidnatrium, Katecholamine, NTG etc.). Dieser Kathetertyp empfiehlt sich besonders bei schwerkranken Patienten, deren myokardialer Status abhängig ist von der kontinuierlichen Gabe dieser Substanzen und des weiteren, wenn engmaschige und wiederholte HZV-Messungen durchgeführt werden müssen. Dadurch wird vermieden, dass durch Injektionen der kalten Fruktoselösung die im RA-Lumen befindlichen vasoaktiven Medikamente als Bolus in den Kreislauf injiziert werden und so unter Umständen lebensgefährliche Nebenwirkungen hervorrufen (Rhythmusstörungen, Blutdruckabfälle).

Prinzipiell ist es möglich, einen Swan-Ganz-Katheter ohne röntgenologische Sichtkontrolle korrekt zu platzieren. Dazu wird an das PA-Lumen ein Druckwandler konnektiert und der Katheter vorsichtig über den venösen Zugang vorgeschoben. Je näher sich die Katheterspitze auf den rechten Vorhof zubewegt, desto deutlicher tritt die typische RA-Druckkurve auf dem Monitor in Erscheinung (Kurve 2 gipflig mit typischer A- und V-Welle; Abb. 3.1.5).

Anhand der am Monitor abgebildeten Druckkurven lässt sich die Lage des Pulmonaliskatheters feststellen. Die Passage durch die Trikuspidalklappe kann bei weiterem Vorschieben Probleme machen. Meistens bildet der Katheter im rechten Vorhof eine „Schleife", wobei der „Bauch" die Klappe zuerst zu passieren versucht, ohne dass die Spitze nachfolgt. Zu diesem Zeitpunkt treten oft ventrikuläre Rhythmusstörungen auf (EKG), die Druckkurve zeigt jedoch eindeutig ein RA-Druckprofil. Spätestens jetzt sollte der Ballon mit 1–1,5 ml aufgeblasen und der Katheter weiter vorgeschoben werden. Die weitere Passage wird erleichtert durch langsames Zurückziehen des Katheters, wobei die Spitze oft automatisch in Richtung Trikuspidalklappe vorspringt, oder aber der Patient wird aufgefordert, für kurze Zeit tief ein- und auszuatmen.

Das Erreichen der RV-Position zeigt schließlich an Hand der typischen RV-Druckkurve die geglückte Trikuspidalpassage an (Abb. 3.1.6). Zur Erleichterung der Passage durch die Pulmonalklappe wiederum den Patienten tief ein- und ausatmen lassen. Falls die Passage Schwierigkeiten bereitet, den Katheter ca. 2–3 cm zurückziehen und erneut, jetzt aber unter Drehung um ca. 90 Grad im Uhrzeigersinn vorschieben.

Das Erscheinen der PA-Druckkurve zeigt die erfolgreiche Passage der Pulmonalklappe (Abb. 3.1.7). Der Katheter wird nun mit dem aufgeblasenen Ballon vorsichtig weiter vorgeschoben. Ab jetzt sollten keine ventrikulären Rhythmusstörungen mehr auftreten. Das Vorschieben bei aufgeblasenem Ballon ist sehr wichtig, besonders wenn ohne Röntgenkontrolle katheterisiert wird. Es wird nämlich so verhindert, dass die Katheterspitze in ein kleines Gefäß hineingerät und dann durch Aufblasen des Ballons eine Gefäßruptur resultiert. Erst wenn durch weiteres Vorschieben am Monitor eine typische „Wedgekurve" erscheint (Abb. 3.1.8), hat der Katheter seine definitive Endposition erreicht. Ein Desoufflieren des Ballons in dieser Position resultiert in einem Verschwinden der „Wedgekurve" und dem Erscheinen der normalen PA-Druckkurve. Bleibt jedoch die „Wedgekurve" auf dem Monitor, hat sich die Katheterspitze im sondierten Gefäß verkeilt. Der Katheter wird dann um 1–2 cm zurückgezogen, bis bei Aufblasen des Ballons die „Wedgekurve" erscheint und nach Ablassen der Luft die PA-Druckkurve wieder erscheint. Bei genauer Kenntnis der jeweiligen Druckkurven kann also jederzeit die Lage des Katheters ohne Röntgenkontrolle bestimmt werden.

Bei längerem Liegen (> 24 h) dehnt sich das Kathetermaterial, der Katheter kann in Wedgeposition vorschnellen. Ein Verbleiben in dieser Position über 60 min kann einen Lungeninfarkt hervorrufen.

Nach Sondierung großer Herzen (z. B. Patienten mit dilatativer Kardiomyopathie) kann, insbesondere nach längerer Katheterverweildauer über mehr als 24 h, die Spitze des Swan-Ganz-Katheters durch die Pulmonalklappe in den

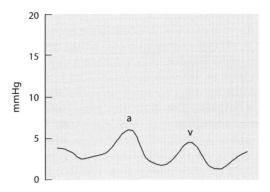

Abb. 3.1.5. Rechtsatriale Kurve (RA)

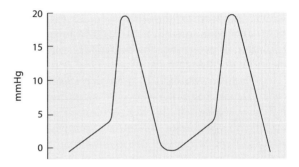

Abb. 3.1.6. Rechtsventrikuläre Druckkurve (RVP)

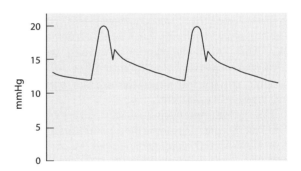

Abb. 3.1.7. Pulmonalarterielle Druckkurve (PAP)

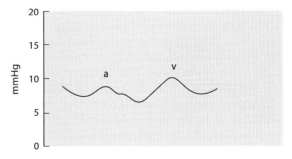

Abb. 3.1.8. Druckkurve des pulmonalarteriellen Verschlussdrucks (PCWP)

rechten Ventrikel zurückfallen. Auf dem Monitor kommt dann die RV-Druckkurve zur Darstellung. Dieser Zustand muss sofort erkannt und beseitigt werden, da mechanisch durch die Katheterspitze lebensgefährliche Rhythmusstörungen bis hin zum Kammerflimmern ausgelöst werden können. Der Katheter muss schnellstmöglich zurückgezogen werden. Aus Sterilitätsgründen sollte der Katheter nicht wieder in die korrekte PA-Position vorgeschoben werden. Es ist daher nötigenfalls eine erneute Instrumentierung mit einem Swan-Ganz-Katheter nicht zu umgehen.

Nach korrekter Lage des Swan-Ganz-Katheters werden sämtliche Druckmodule bzw. Druckeinschübe am Monitor angeschlossen. Es empfiehlt sich, den Monitor mit 2 Druckmodulen auszustatten. Dies ermöglicht einmal die simultane Messung des RA- und PA-Drucks über den Swan-Ganz-Katheter. Zusätzlich kann der systemarterielle Druck nach Riva-Rocci diskontinuierlich mit der Armmanschette oder oszillometrisch entweder von Hand oder vollautomatisch gemessen werden. Bei beatmeten Intensivpatienten mit liegender intraarterieller Kanüle zum Blutgasmonitoring kann der arterielle Druck über die Kanüle auf einem Druckkanal abgebildet werden, auf dem zweiten dann entweder der PA- oder der RA-Druck, wenn beide Lumina über einen Dreiwegehahn konnektiert werden. Durch Umlegen des Dreiwegehahns können dann beide Druckkurven (RA und PA) nacheinander gemessen werden. Idealerweise verfügt ein Monitor über 3 Druckmodule zur On-line-Registrierung der oben angegebenen Druckwerte.

Das Herzminutenvolumen wird diskontinuierlich nach der Thermodilutionsmethode über das HZV-Modul gemessen. Dabei ist es nicht unbedingt erforderlich, dass die Thermodilutionskurve auf dem Monitor erscheint bzw. abgebildet wird. Die Morphologie der Thermodilutionskurve erlaubt lediglich das Erkennen grober Injektionsfehler, eine Abschätzung des HZV-Wertes aufgrund der Kurvenmorphologie ist jedoch nicht möglich. Die Messung bzw. Injektion des Kältebolus erfolgt auch hier durch Betätigung einer Signaltaste. Zur exakten Messung des Herzminutenvolumens sollten mehrere Injektionen erfolgen. Allerdings ist hier die zusätzliche Volumenzufuhr bei Patienten mit Herzinsuffizienz und Lungenstauung zu berücksichtigen.

Eine diagnostische Bereicherung ist die Verwendung eines kontinuierlichen Thermodiluti-onskatheters, bei dem über eine Heizwendel das Blut in der Pulmonalarterie hochtemperiert wird, ein Messsensor an der Spitze des Katheters registriert dann nach der Thermodilutionsmethode das Herzminutenvolumen. Erste Erfahrungen haben gezeigt, dass durch ein solches Kathetersystem das Herzminutenvolumen im Verlauf einigermaßen zuverlässig abgeschätzt werden kann.

Von besonderem Interesse für die intensivmedizinische Diagnostik ist die kontinuierliche Bestimmung der gemischtvenösen Sauerstoffsättigung in der Pulmonalarterie. Dieser Parameter korreliert eng mit dem Herzminutenvolumen. Einige Herstellerfirmen bieten einen Monitor an, bei dem „on line" die Kurve der gemischtvenösen Pulmonalarteriensättigung abgelesen werden kann. Insbesondere bei Patienten mit einem kritisch erniedrigten Herzminutenvolumen unter Therapie mit vasoaktiven Substanzen empfiehlt sich die kontinuierliche Registrierung der pulmonalarteriellen Sauerstoffsättigung. Durch diese Methode kann eine rasche Änderung des Herzminutenvolumens sofort erkannt werden. Wenn die Sauerstoffaufnahme als konstant angesehen wird, lässt sich durch Bestimmung der Sauerstoffsättigung im pulmonalarteriellen Blut und im arteriellen Blut nach der modifizierten Fick-Methode das Herzminutenvolumen bestimmen.

Der Swan-Ganz-Katheter dient zum einen zur Beurteilung der aktuellen Hämodynamik unter einer optimierten Therapie mit vasoaktiven Substanzen. Nach Stabilisierung der Hämodynamik sollte der Swan-Ganz-Katheter wieder rechtzeitig entfernt werden, um das Infektionsrisiko zu minimieren. Die Instrumentierung mit einem Swan-Ganz-Katheter hat nur dann eine Berechtigung, wenn die Hämodynamik engmaschig, d. h. in mindestens stündlichen Abständen kontrolliert wird. Durch das hämodynamische Monitoring sollen folgende Parameter erfasst werden:

▌ Herzfrequenz,
▌ arterieller Blutdruck (systolisch, diastolisch, mittel),
▌ pulmonalarterieller Druck (systolisch, diastolisch, mittel),
▌ rechtsatrialer Druck,
▌ pulmonalkapillarer Verschlussdruck (PCWP),
▌ Herzzeitvolumen (HZV),
▌ Herzindex (HI),
▌ Schlagvolumen (SV),
▌ Schlagvolumenindex (SVI),

- systemvaskularer Widerstand (SVR),
- pulmonalvaskularer Widerstand (PVR) sowie
- das Doppelprodukt (DP, Produkt aus systolischem arteriellem Blutdruck und Herzfrequenz).

Die pulmonalarteriellen Druckwerte lassen sich ebenso wie die arteriellen Blutdruckwerte einfach am Monitor ablesen bzw. ausdrucken. Eine fehlende Inzisur in der arteriellen Druckkurve weist auf eine Dämpfung, z.B. Luftblasen im Leitungssystem, hin.

Der Pulmonalkapillardruck („Wedgedruck", PCWP) ist normalerweise gleich dem linksatrialen Mitteldruck (LA-Druck) und bei intakter Mitralklappe auch gleich dem linksventrikulären enddiastolischen Druck (LVEDP). Somit lässt sich durch die Messung des „Wedgedrucks" eine handfeste Aussage über den wichtigsten hämodynamischen Kontraktilitätsparameter, nämlich den Funktionszustand des linken Ventrikels machen, ohne den linken Ventrikel auf der arteriellen Seite retrograd sondieren zu müssen. Dies gilt nicht bei Vorliegen einer Mitralklappenstenose, wo infolge des Gradienten zwischen LA und LV der Druck im linken Vorhof höher und somit nicht repräsentativ ist im Vergleich zum LVEDP. Wenn keine pulmonale Hypertonie und somit kein Gradient vom pulmonalarteriellen diastolischen zum Pulmonalkapillardruck vorliegt, kann der diastolische Pulmonalarteriendruck dem Pulmonalkapillardruck gleichgesetzt werden. Die Gleichheit beider Druckwerte ist jedoch mit mindestens 3 Messungen zu 3 verschiedenen Zeitpunkten zu verifizieren. Der Katheter kann dann bedenkenlos zurückgezogen werden, bis er nicht mehr bei aufgeblasenem Ballon in der „Wedgeposition" liegt. Somit kann die Gefahr des Vorschnellens des Katheters in „Wedgeposition" minimiert werden (Vermeiden eines Lungeninfarktes). Der „Wedgedruck" kann bei den folgenden Messungen gleich dem diastolischen PA-Druck gesetzt werden.

Die HZV-Bestimmung nach der Thermodilutionsmethode ist technisch wenig aufwändig und lässt sich schnell durchführen. Dabei wird als Indikator die Temperatur (Kältebolus) verwendet. Zur Messung der Temperatur dient der in der Arteria pulmonalis befindliche Swan-Ganz-Katheter, der mit einem wärmeempfindlichen Widerstand (Thermistor) versehen ist. Eine bestimmte Menge eiskalter (0–4 °C) Kochsalzlösung (5 ml oder 10 ml) wird mit hohem Druck manuell oder maschinell in den rechten Vorhof (RA-Kanal) eingespritzt, und die Änderung der Temperatur wird durch den Thermistor an der Katheterspitze in der Pulmonalarterie gemessen. Der im Bedsitemonitor enthaltene HZV-Computer berechnet das Integral unter der Kurve der Temperaturabnahme und errechnet unter Berücksichtigung der Katheterkonstanten das Herzminutenvolumen. Die Korrelation der Resultate von Thermodilutionsmessungen mit HZV-Bestimmungen, die mit anderen Methoden (Farbstoffverdünnungsmethoden) durchgeführt werden, ist sehr genau. Bis vor wenigen Jahren war die Bestimmung des Herzminutenvolumens nur mit sehr aufwändigen Methoden nach dem Fick-Prinzip mit Bestimmung der Sauerstoffaufnahme über den Lungen, der O_2-Sättigung im gemischtvenösen und arteriellen Blut. Dies stellte für den Patienten und für das Personal eine erhebliche zeitliche Belastung dar. Auch die dann eingeführten moderneren Methoden, denen in Anlehnung an das Fick-Prinzip Farbstoffverdünnungsmethoden zugrunde lagen, waren im Prinzip noch sehr aufwändig und nur in Herzkatheterlabors, nicht jedoch auf Intensivstationen am Patientenbett durchführbar. Demgegenüber hat die Einzelinjektion eines Kältebolus aber entscheidende Vorteile:

- Es bedarf keines zusätzlichen arteriellen Zugangs;
- die Indikatorsubstanz ist sehr billig;
- die Rezirkulation ist sehr gering und kann vernachlässigt werden;
- das mit Hilfe der Thermistorschaltung registrierte analoge Signal eignet sich sehr gut zur unmittelbaren Verarbeitung durch einen Computer;
- das Ergebnis liegt innerhalb von Sekunden vor;
- kein zusätzlicher personeller Aufwand;
- kann beliebig oft bestimmt werden.

Allerdings ist bei Patienten mit einer erheblichen Lungenstauung die Volumenzufuhr zu berücksichtigen.

Anhand der errechneten hämodynamischen Parameter (Herzindex, Schlagvolumen, Schlagvolumenindex, pulmonalvaskulärer Widerstand, systemvaskulärer Widerstand) kann die hämodynamische Konstellation eines herzinsuffizienten Patienten genau beurteilt werden.

Neben der kontinuierlichen Registrierung der Druckwerte im kleinen Kreislauf sind bei Patienten mit einer entsprechenden Indikation (z.B. schwere Mitralklappeninsuffizienz oder

Aortenklappeninsuffizienz, hämodynamisch wirksamer Perikarderguss) regelmäßige echokardiografische bzw. dopplerechokardiografische Untersuchungen indiziert. So lässt sich der Schweregrad einer Mitralklappeninsuffizienz dopplerechokardiografisch abschätzen. Die hämodynamische Relevanz der Mitralklappeninsuffizienz kann jedoch anhand der Druckwerte besser beurteilt werden. Hier ist der Pulmonalkapillardruck besonders aussagekräftig, da die Höhe der V-Welle in der PCWP-Kurve mit dem Schweregrad der Mitralklappeninsuffizienz (V-Welle, Abb. 3.1.4) korreliert. Ebenso kann das Ausmaß der Lungenstauung messtechnisch exakt bestimmt werden. Bei Patienten mit einer eingeschränkten respiratorischen Funktion infolge Lungenstauung sind regelmäßige Röntgenthoraxkontrollen (Bettlungen) indiziert.

3.1.7 Diagnostikschema/ Behandlungsschema

Häufigste Ursache einer akuten Herzinsuffizienz ist der akute Myokardinfarkt. Mehrere Untersuchungen haben gezeigt, dass bei Patienten mit akutem Myokardinfarkt und akuter Herzinsuffizienz bzw. kardiogenem Schock eine thrombolytische Therapie die Prognose nur geringfügig bessert. Demgegenüber belegen neuere Studien, dass die mechanische Rekanalisation mittels PTCA der Lysetherapie akut herzinsuffizienter Infarktpatienten überlegen ist und bei gegebenen apparativen Möglichkeiten die Methode der ersten Wahl darstellt. Auch bei einem Versagen der Lysetherapie und Ausbildung einer Herzinsuffizienzsymptomatik kann durch eine mechanische Wiedereröffnung des Infarktgefäßes die Prognose erheblich gebessert werden. Es sollten daher Patienten mit akutem Herzinfarkt und Zeichen einer progredienten Herzinsuffizienz primär durch eine PTCA versorgt werden. Eine kombinierte Lysetherapie bringt jedoch keine zusätzlichen Vorteile. Von entscheidender Bedeutung ist eine möglichst frühzeitig durchgeführte Koronarintervention. Das Zeitfenster zwischen den ersten Zeichen einer Herzinsuffizienz und der mechanischen Rekanalisation des Infarktgefäßes sollte möglichst klein gehalten werden. Sollte die aufnehmende Klinik über kein Herzkatheterlabor verfügen, ist der Patient möglichst schnell in ein entsprechend ausgerüstetes Zentrum zu verlegen, wenn aus klinischen Gründen ein Transport möglich erscheint.

Die Diagnostik einer infarktbedingten akuten Herzinsuffizienz umfasst die üblichen Laborkontrollen eines Myokardinfarktes:

▌ Neben den gebräuchlichen, auf der Intensivstation regelmäßig durchgeführten Laborkontrollen sollten in 6-stündlichen Abständen die herzspezifischen Enzyme bzw. Tropenin I/T kontrolliert werden.

▌ Ebenso sind in 6-stündlichen Abständen elektrokardiografische Kontrollen erforderlich.

▌ Auf der Intensivstation sind zur Beurteilung der globalen bzw. regionalen linksventrikulären Pumpfunktion echokardiografische Kontrollen indiziert.

Ein Sonderfall einer akuten Herzinsuffizienz ist eine akute Rechtsherzinsuffizienz auf dem Boden eines rechtsventrikulären Infarktes. Ein im rechten Ventrikel lokalisierter akuter Myokardinfarkt ist sehr selten. Im Extremfall kommt es zu einer akuten hämodynamischen Beeinträchtigung durch ein rechtsventrikuläres Versagen mit der Folge einer kritischen Unterfüllung des linken Ventrikels („left ventricular underfilling"). Auch in diesem Falle sollte ein hämodynamisches Monitoring mittels Swan-Ganz-Katheter erfolgen. In therapeutischer Hinsicht sollte eine große Menge Volumen inklusive Plasmaexpander verabreicht werden, um das Volumenangebot an den linken Ventrikel zu verbessern. Bei einer ausreichenden linksventrikulären Funktion kann das Herzminutenvolumen durch den Ventilebenenmechanismus und die potente Saugfunktion des linken Ventrikels auf einem ausreichenden Niveau gehalten werden, auch ohne eine zusätzliche unterstützende Kontraktion des rechten Ventrikels. Nitrate sind in diesem Falle kontraindiziert, da durch das venöse Pooling die linksventrikuläre Füllung zusätzlich beeinträchtigt wird. Bezüglich der Indikation zur Lysetherapie bzw. zur mechanischen Revaskularisation des Infarktgefäßes (in diesem Fall meist eine kleine rechte Koronararterie) sei auf die Abschn. 3.1.1– 3.1.3 verwiesen.

Eine weitere Sonderform der akuten Herzinsuffizienz ist die hämodynamisch wirksame akute Lungenembolie. Unter klinischen und hämodynamischen Gesichtspunkten wird die Lungenembolie in 2 Stadien, in die submassive und massive Lungenembolie eingeteilt [34]. Bei einer massiven Lungenembolie liegen neben einer Hypoxie bzw. reduzierten arteriellen Sauerstoffsättigung die hämodynamischen Kriterien eines

Herz-Kreislauf-Schocks vor. Alle anderen Schweregrade einer Lungenembolie werden dem Stadium submassive Lungenembolie zugeordnet. Bei Verdacht auf eine massive Lungenembolie sollte unverzüglich eine echokardiografische Untersuchung erfolgen. Typische echokardiografische Kriterien einer massiven Lungenembolie sind ein dilatierter hypokinetischer rechter Ventrikel, dilatierte proximale Pulmonalarterien, dopplersonografisch Zeichen einer Trikuspidalklappeninsuffizienz sowie ein gestörtes Flussmuster im rechtsventrikulären Ausflusstrakt. Sonografisch ist außerdem die Vena cava inferior dilatiert und kollabiert nicht bei Inspiration. Aus therapeutischer Hinsicht empfiehlt sich bei einer massiven Lungenembolie eine thrombolytische Therapie mit Tissue-Plasminogen-Aktivator (r-tPA), im Allgemeinen ein Bolus von 15 mg, gefolgt von einer kontinuierlichen Infusion mit 85 mg über 2 h [34]. Auch eine mechanische Fragmentation des Embolus bei massiver Lungenembolie in Kombination mit einer thrombolytischen Therapie ist möglich. Der Nutzen dieses Therapieverfahrens ist allerdings durch Studien noch nicht gesichert.

Bei Herz-Kreislauf-Schock auf dem Boden einer akuten Lungenembolie erfolgt die übliche Therapie mit Katecholaminen. Nachdem bei einer akuten Lungenembolie hämodynamisch eine kritische Unterfüllung des linken Ventrikels vorliegt, wird von einigen Zentren eine Volumengabe empfohlen. Diese therapeutische Maßnahme ist jedoch umstritten. Nach den aktuellen Guidelines sollte eine akute Volumenzufuhr (z. B. mit Plasmaexpander) nicht höher als 500 ml liegen [34]. Bei einer klinisch relevanten respiratorischen Insuffizienz ist rechtzeitig die Indikation für eine Intubation und kontrollierte maschinelle Beatmung zu stellen.

Bei submassiver Lungenembolie sollte eine umfassendere Diagnostik erfolgen (weitere Einzelheiten s. Kap. 7.1). Die Indikation für eine thrombolytische Therapie bei submassiver Lungenembolie wird derzeit noch kontrovers diskutiert. Einer kürzlich publizierten Studie zufolge könnte bei Patienten mit Lungenembolie ohne arterielle Hypotension bzw. Schock und lediglich Zeichen einer akuten Rechtsherzinsuffizienz eine systemische thrombolytische Therapie im Vergleich zu einer konservativen Therapie mit Heparin alleine Vorteile bieten [27].

Bezüglich der Behandlung einer akuten Verschlechterung einer chronischen Herzinsuffizienz gelten die gleichen diagnostischen und therapeutischen Konzepte wie bei der akuten Herzinsuffizienz.

Bei Patienten mit akutem Herzinfarkt und Ausbildung einer progredienten Herzinsuffizienz sollte unabhängig von einer durchgeführten Koronarintervention zur mechanischen Wiedereröffnung des Infarktgefäßes möglichst frühzeitig ein Swan-Ganz-Thermodilutionskatheter zur hämodynamischen Einstellung mit vasoaktiven Substanzen eingesetzt werden. Bei erhöhtem enddiastolischem linksventrikulärem Füllungsdruck (PCWP) und Ausbildung einer Lungenstauung sollte eine hochdosierte Therapie mit Nitraten und Diuretika begonnen werden. Eine vorlastsenkende Therapie des linken Ventrikels ist besonders indiziert zur Vermeidung einer weiteren Zunahme der Lungenstauung, aber auch zur Senkung der ventrikulären Wandspannung (Laplace-Gesetz) und damit des myokardialen Sauerstoffverbrauchs.

Bei Vorliegen eines sog. „afterload mismatches" mit einem deutlich erhöhten systemvaskulären Widerstand ist eine vorsichtig titrierte Therapie mit einem arteriellen Vasodilatator (z. B. Nitroprussidnatrium) indiziert. Allein von einer Senkung der Nachlast ist dann eine Zunahme des Schlagvolumens zu erwarten. Sollte durch Nitroprussidnatrium allein das Schlagvolumen nicht adäquat gesteigert werden können, ist eine positiv-inotrope Stimulation nicht zu vermeiden. Wünschenswert ist eine Therapie mit einer positiv-inotropen Substanz, die vasodilatatorisch wirkt. Vertreter sind hier insbesondere die Phosphodiesterasehemmer (z. B. Amrinon, Milrinon) oder der neue Kalziumsensitizer Levosimendan. Im Vergleich zu den Katecholaminen haben diese Substanzen den entscheidenden Vorteil, dass sie praktisch keinen Frequenzanstieg induzieren. Diese zugleich vasodilatierend wirkenden Substanzen (sog. Inodilatoren) bewirken bei gleichzeitiger adäquater Vasodilatation einen nur mäßig ausgeprägten Anstieg des myokardialen Sauerstoffverbrauches. Bei Ausbildung eines kardiogenen Schocks sind jedoch nach wie vor Katecholamine die Therapie der Wahl. Hier empfiehlt sich insbesondere Adrenalin.

Nach mechanischer Wiedereröffnung eines Infarktgefäßes kann die Koronardurchblutung durch den Einsatz einer intraaortalen Gegenpulsation verbessert werden. Gerade bei Infarktpatienten mit einer Herzinsuffizienz kann nach Wiedereröffnung des Infarktgefäßes durch den Einsatz einer intraaortalen Gegenpulsation die Prognose verbessert werden.

Sollte sich eine infarktbedingte akute Herzinsuffizienz medikamentös nicht beherrschen lassen, kann in entsprechend ausgerüsteten Zentren ein mechanisches Kreislaufassistsystem (z. B. Haemopump, Kunstherz) eingesetzt werden. Der therapeutische Wert dieser Kreislaufunterstützungssysteme wird vor allem unter der Vorstellung diskutiert, dass nach einem Myokardinfarkt aufgrund des „myocardial stunning" die linksventrikuläre Pumpfunktion sich teilweise wieder erholen kann und der Kreislauf nur vorübergehend mechanisch unterstützt werden muss. Letztlich kommt bei einer akuten Herzinsuffizienz auf dem Boden eines Myokardinfarktes als Ultima ratio eine Herztransplantation in Frage. In diesem Falle erscheint der Einsatz dieser Assistsysteme zur überbrückenden Kreislaufstabilisierung bis zur Transplantation sinnvoll. Bisher existieren jedoch noch keine kontrollierten klinischen Studien über eine Prognoseverbesserung durch mechanische Kreislaufunterstützungssysteme. In Abb. 3.1.9 ist exemplarisch für alle Formen der akuten Herzinsuffizienz das diagnostische und therapeutische Vorgehen bei einem Patienten mit einer infarktbedingten akuten Herzinsuffizienz in einem grobschematischen Flussdiagramm abgebildet.

Bei Patienten mit einem infarktbedingten Papillarmuskelabriss und Ausbildung einer akuten Mitralklappeninsuffizienz kommt ebenso wie bei Patienten mit einem neu aufgetretenen Ventrikelseptumdefekt als definitive Therapie eine operative Sanierung des Defektes in Frage. Zur Überbrückung ist eine konsequente Therapie mit einem nachlastsenkenden Vasodilatator unter Kontrolle eines Einschwemmkatheters dringend indiziert, um den Auswurfwiderstand des linken Ventrikels möglichst gering zu halten und dadurch das Schlagvolumen zu steigern.

Eine seltene Ursache einer neu aufgetretenen akuten Herzinsuffizienz ist eine akute Myokarditis.

> Die prognostische Bedeutung einer immunsuppressiven Therapie einer akuten Myokarditis wird kontrovers diskutiert. In der Literatur liegen widersprüchliche Studienergebnisse vor. Es kann daher eine unspezifische immunsuppressive Therapie der akuten Myokarditis nicht empfohlen werden [15].

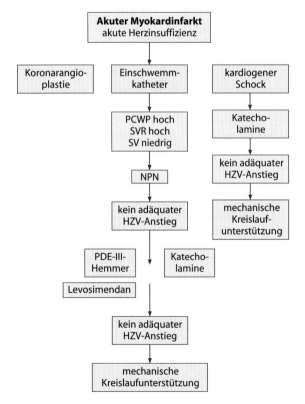

Abb. 3.1.9. Flussdiagramm zum hämodynamischen Monitoring und therapeutischen Vorgehen bei einem Patienten mit akutem Myokardinfarkt und akuter Linksherzinsuffizienz; *NPN* Nitroprussidnatrium; *PCWP* pulmonalkapillarer Verschlussdruck; *SVR* systemvaskulärer Widerstand; *SV* Schlagvolumen; *PDE* Phosphodiesterase; *PVRI* pulmonalvaskulärer Widerstandsindex; *KOF* Körperoberfläche

Auch bei der Therapie der akuten Myokarditis gelten die allgemeinen Kriterien der Behandlung einer akuten Herzinsuffizienz. Bei einer entsprechenden hämodynamischen Verschlechterung sollte unter Kontrolle eines Einschwemmkatheters eine differenzierte Therapie mit nachlastsenkenden vasoaktiven Substanzen bzw. mit positiv-inotrop wirksamen Pharmaka durchgeführt werden. Sollte die Hämodynamik trotz maximaler medikamentöser Therapie nicht beherrscht werden, ist eine Indikation zu einer Therapie mit einer mechanischen Kreislaufunterstützung zu stellen. In diesem Falle erscheint eine mechanische Überbrückung besonders sinnvoll, da bei einer akuten Myokarditis in einem hohen Prozentsatz mit einer Besserung der kontraktilen ventrikulären Funktion zu rechnen ist.

3.1.8 Erfolgskontrolle

Der Erfolg einer optimalen hämodynamischen Therapie mit vasoaktiven Substanzen lässt sich nur mittels Swan-Ganz-Thermodilutionskatheter beurteilen. Hämodynamische Kontrollen, die sich lediglich auf den zentralvenösen Druck bzw. auf arterielle Blutdruckkontrollen beschränken, sind völlig unzureichend. Die therapeutische Einstellung eines akut herzinsuffizienten Patienten ist eine Gratwanderung und erfordert ein Verständnis der pathophysiologischen Zusammenhänge. Obwohl der Frank-Starling-Mechanismus beeinträchtigt ist, sollte bei einer vorlastsenkenden Therapie beachtet werden, dass bei einer zu forcierten diuretischen Therapie oder hochdosierten intravenösen Nitrattherapie das Herzminutenvolumen zu stark abfallen kann. Daher ist neben einer Kontrolle der Pulmonalarteriendrücke sowie des pulmonalkapillaren Verschlussdrucks auch eine regelmäßige Bestimmung des Schlagvolumens notwendig. Aus der Kennlinie des linken Ventrikels, d. h. des Verhältnisses von pulmonalkapillarem Verschlussdruck zum Schlagvolumenindex, lässt sich die optimale Konstellation ableiten (Abb. 3.1.10). Auf der linken Seite der Abb. 3.1.10 ist die Beziehung des pulmonalkapillaren Verschlussdrucks zum Herzminutenvolumen dargestellt. Prinzipiell ist es erstrebenswert, den pulmonalkapillaren Verschlussdruck so weit wie möglich zu senken, ohne dass der Schlagvolumenindex relevant abfällt. Dies muss von der individuellen Situation des Patienten abhängig gemacht werden. So erscheint es durchaus möglich, dass bei einem Patienten mit einer schweren chronischen Herzinsuffizienz und einer chronischen Lungenstauung mit Kapillardrücken um 25–30 mmHg, eine rasche Senkung des Kapillardrucks unter 20 mmHg eine Abnahme des Herzminutenvolumens zur Folge hat. Andererseits haben jedoch einige Studien gezeigt, dass Patienten von einer konsequenten vorlastsenkenden Therapie langfristig profitieren. In diesem Falle muss unter ständiger Überwachung des Herzminutenvolumens die Vorlast vorsichtig „nach unten" titriert werden.

Bei Patienten mit einem sog. „afterload mismatch" ist durch einen reinen arteriellen Vasodilatator (z. B. Nitroprussidnatrium) der systemvaskuläre Widerstand bis in den Normbereich (800–900 dyn×s×cm^{-5}) zu senken. Wie auf der rechten Seite der Abb. 3.1.10 dargestellt, profitieren insbesondere Patienten mit einer schweren Herzinsuffizienz von einer nachlastsenkenden Therapie. Auch hier sollte bei der Titration der Nachlast durch Nitroprussidnatrium engmaschig der arterielle Blutdruck sowie das Herzminutenvolumen bestimmt werden. Paradoxerweise kommt es bei Patienten mit einer schweren Herzinsuffizienz nach Verabreichung eines arteriellen Vasodilatators nicht zu dem befürchteten Blutdruckabfall, da durch die Nachlastsenkung das Schlagvolumen ansteigt und somit ein drohender Blutdruckabfall „abgefangen" wird. Prinzipiell sollte als Richtlinie gelten, dass die Dosis von Nitroprussidnatrium bis in einen optimalen Bereich konsequent unter ständiger Überwachung des Blutdrucks und des Herzminutenvolumens gesteigert werden muss.

Falls trotz einer adäquaten Nachlastsenkung das Herzminutenvolumen nicht regelrecht ansteigt, ist eine zusätzliche positiv-inotrope Therapie nicht zu vermeiden.

Bei Patienten mit einer akuten Herzinsuffizienz und einer eingeschränkten links- oder rechtsventrikulären Pumpfunktion sollten regelmäßige echokardiografische Kontrollen zur Beurteilung der Myokardkontraktilität und damit zur Dokumentation einer Besserung der Myokardfunktion durchgeführt werden.

Bei beatmeten Patienten sind engmaschige Kontrollen der arteriellen Blutgase dringend indiziert, um eine Abtrainierung von der Beatmungsmaschine möglichst früh beginnen zu können.

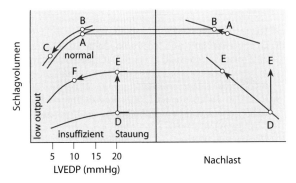

Abb. 3.1.10. Effekte einer vorlast- und nachlastsenkenden Therapie auf das Schlagvolumen (nach [25])

3.1.9 Stellung im therapeutischen Gesamtkonzept

Die Genese einer akuten Herzinsuffizienz ist vielseitig. Die häufigste Ursache ist die koronare Herzkrankheit mit ihren Komplikationen (akuter Myokardinfarkt, ischämische Kardiomyopathie). Die speziellen diagnostischen und therapeutischen Verfahren zur Revaskularisation sind im Abschn. 1.1–1.3 aufgeführt.

Eine akute Herzinsuffizienz infolge eines Vitium cordis erfordert ebenfalls eine Einstellung mit vasoaktiv wirksamen Substanzen. Die Problematik eines hämodynamisch relevanten Klappenvitiums wird im Kapitel 5 diskutiert.

Bezüglich der speziellen Problematik einer akuten Rechtsherzinsuffizienz sei auf die Abschn. 2.3 und 2.4 verwiesen.

▎ Literatur zu Kapitel 3.1

1. Anand IS, Fisher LD, Chiang YT et al (2003) Changes in brain natriuretic peptide and norepinephrine over time and mortality and morbidity in the alsartan heart failure trial. Circulation 107:1278–1283
2. Anderson RD, Ohman EM, Holmes DR Jr. et al (1997) Use of intra-aortic balloon counterpulsation in patients presenting with cardiogenic shock: observations from the GUSTO-I study. Global utilization of streptokinase and TPA for occluded coronary arteries. J Am Coll Cardiol 30:708–715
3. Bates ER, Topol EJ (1991) Limitations of thrombolytic therapie for acute myocardial infarction complicated by congestive heart failure and cardiogenic shock. J Am Coll Cardiol 18(4): 1077–1084
4. Baumann G, Rieß G, Erhardt WD et al (1981) Impaired beta-adrenergic stimulation in the uninvoled ventricule post-acute myocardial infarction: reversible defect due to decline in number and affinity of beta-receptors. Am Heart J 101(5):569–581
5. Baumann G, Ningel K, Permanetter B (1989) Cardiovascular profile of UDCG 115 BS-Pimodendane and reversibility of catecholamine subsensitivity in severe congestive heart failure secondary to idopathic dilated cardiomyopathy. J Cardiovasc Pharmacol 13(5):730–738
6. Baumann G, Felix S, Filceck SAL (1990) Usefulness of dopexamine hydrochloride versus dobutamine in chronic congestive heart failure and effects on haemodynamics and urine output. Am J Cardiol 65(11):748–754
7. Bristow MR, Ginsburg F, Minobe W et al (1982) Decreased catecholamine sensitivity and beta-adrenergic receptor density in failing human hearts. N Engl J Med 307(4):205–211
8. Bristow MR, Ginsburg K, Fowler M et al (1986) β_1- and β_2-adrenergic-receptor both receptor subtype to muscle contraction and selective β_1-receptor downregulation in heart failure. Circ Res 59(3): 297–309
9. Brodde OE, Schüler S, Kretsch R et al (1986) Regional distribution of β-adrenoreceptors in the human heart: coexistence of functional β_1- and β_2-adrenoceptors in both atrias and ventricles in severe congestive cardiomyopathy. J Cardiovasc Pharmacol 8(6):1235–1242
10. Califf RM, Topol EJ, Stack RS et al (1991) Evaluation of combination thrombolytic therapy and cardiac catheterization in acute myocardial infarction. Results of thrombolysis and angioplasty in myocardial infarction-phase 5 randomized trial. TAMI Study Group. Circulation 83:1543–1556
11. Conners AF, Speroff T, Dawson NV et al (1996) The efectiveness of right heart catheterization in the initial care of critically ill patients (SUPPORT investigators). JAMA 27:889–897
12. Cotter G, Kaluski E, Blatt A et al (2001) L-NMMA (a nitric oxide synthase inhibitor) is effective inthe treatment of cardiogenic shock. Circulation 101: 1358–1361
13. Cuffe MS, Califf RM, Adams KF et al (2002) Short-term intravenous milrinone for acute exacerbation of chronic heart failure: a randomized controlled trial. JAMA 287:1541–1547
14. De Lemos JA, Morrow DA, Bentley JH et al (2001) the prognostic value of B-type natriuretic peptide in patients with acute coronary syndrome. New Engl J Med 345:1014–1021
15. Ellis SG, da Sliva ER, Heyndrickx G et al (1994) Randomized comparison of rescue angioplasty with conservative management of patients with early failure of thrombolysis for acute myocardial infarction. Circulation 90:2280–2284
16. Fibrinolytic Therapy Trialists' (FTT) Collaborative Group (1994) Indications for fibrinolytic therapy in suspected acute myocardial infarction: collaborative overview of early mortality results from all randomized trials of more than 1000 patients. Lancet 343:311–322
17. Follath F, Cleland JG, Just H et al (2002) Efficacy and safety of intravenous levosimendam compared with dobutamine in severe low-output heart failure (the LIDO study): a randomised double-blind trial. Lancet 360:196–202
18. Gruppo Italiano per lo Studio della Streptochinasi nell'infarto miocardico (GISSI) (1986) Effectivness of intravenous thrombolytic treatment in acute myocardial infarction. Lancet i:397–402
19. Hall RA, Lefkowitz RJ (2002) Regulation of G protein-coupled receptor signaling by scaffold proteins. Circ Res 91:672–680
20. Hands ME, Rutherford ID, Muller IE et al and the MILIS Study Group (1989) The in-hospital development of cardiogenic shock after myocardial infarction: incidence, predictors of occurrence, outcome and prognistic factors. Am Coll Cardiol 14(1):40–46
21. Hochman J, Sleeper L. Webb J et al (1999) Early revascularization in acute myocardial infarction complicated by cardiogenic shock. N Engl J Med 341:625–634

22. Hochman JS, Sleeper LA, White HD et al (2001) One-year survival following early revascularization for cardiogenic shock. JAMA 285:190–192

23. Hochmann JS (2003) Cardiogenic shock complicating acute myocardial infarction expanding the paradigm. Circulation 107:2998–3002

24. Holmes DR (2003) Cardiogenic shock: a lethal complication of acute myocardial infarction. Rev Cardiovasc Med 4:131–135

25. Hurst JW (1990) The heart. McGraw-Hill N.Y., p401

26. Killip T, Kinball IT (1967) Treatment of myocardial infarction in a coronary care-unit: a two-year experience with 250 patients. Am J Cardiol 20(4):457–464

27. Konstantinides S, Geibel A, Heusel G et al (2002) Heparin plus alteplase compared with heparin alone in patients with submassive pulmonary embolism. N Engl J Med 347:1143–1150

28. Lee L, Bates ER, Pitt B et al (1988) Percutaneous transluminal coronary angioplasty improves survival in acute myocardial infarction complicated by cardiogenic shock. Circulation 78:1345–1351

29. Mason JW, O'Connell JB, Herskowitz A, Rose NR, McManus BM, Billingham ME, Moon TE (1995) A clinical trial of immunosuppressive therapy for myocarditis. The Myocarditis Treatment Trial Investigators. N Engl J Med 333(5):269–275

30. Mueller HS, Chatterjee K, Davis KB et al (1998) ACC expert consensus document. Present use of bedside right heart chatheterization in patients with cardiac disease. J Am Coll Cardiol 32:840–846

31. Neumann J, Scholz H, Döring V et al (1988) Increase in myocardial Gi-proteins in heart failure. Lancet I, 2:936–937

32. Packer M, Carver JR, Rodeheffer RJ et al (1991) Effect of milrinone on mortality in severe chronic heart failure: the PROMISE Study Research Group. N Engl J Med 325:1468–1475

33. Publication Committee for the VMAC Investigators (Vasodilatation in the Management of Acute CHF) (2002) Intravenous nesiritide vs nitroglycerin for treatment of decompensated congestive heart failure: a randomized controlled trial. JAMA 287:1531–1540

34. Torbicki A, van Beek EJR, Charbonnier B et al (2000) Task force on pulmonary embolism, European Society of Cardiology. Guidelines on diagnosis and management of acute pulmonary embolism. Eur Heart J 21:1301–1336

35. Van de Werf F, Ardissino D, Betriu A et al (2003) The task force on the management of acute myocardial infarction of the European Society of Cardiology. Management of acute myocardial infarction in patients presenting with ST-segment elevation. Eur Heart J 24:28–66

36. Vincent JI, Léon M, Berrè J (1990) The role of Enoximone in the treatment of cardiogenic shock. Cardiology 77(suppl 3):21–26

37. Webb JG, Sanborn TA, Sleeper LA et al (2001) Percutaneous coronary intervention for cardiogenic shock in the SHOCK trial registry. Am Heart J 141:964–970

3.2 | Herzinsuffizienz – aus intensivmedizinischer Sicht

H. P. Hermann, C. Holubarsch, S. Konstantinides, G. Hasenfuss

3.2.1 Grundlagen, Definition und Einteilung der Herzinsuffizienz

Herzinsuffizienz umfasst ein weites Spektrum von Herz- und Gefäßerkrankungen, welche – unabhängig von der Ätiologie – wie folgt definiert werden kann: Es besteht eine Beeinträchtigung der Herzfunktion dergestalt, dass das Herz unfähig ist, diejenige Blutmenge bei normalen Füllungsdrücken auszuwerfen, die den Erfordernissen der metabolisierenden peripheren Gewebe genügt. Bei bestimmten Formen einer Herzinsuffizienz handelt es sich um eine sog. Myokardinsuffizienz, d.h., um eine eingeschränkte Kontraktionsfähigkeit des Herzmuskels wie z.B. bei der akuten Virusmyokarditis oder der chronischen idiopathisch dilatativen Kardiomyopathie.

Vielfach kommt eine Herzinsuffizienz jedoch durch nichtmyokardiale Ursachen zustande:

▌ Koronararteriensklerose mit Myokardischämie oder Myokardinfarkt,

▌ Herzklappenstenosen oder Herzklappeninsuffizienzen, die sich langsam, wie beispielsweise beim rheumatischen Fieber – oder foudroyant – wie beispielsweise bei der infektiösen Endokarditis, entwickeln können,

▌ Lungenarterienembolien etc.

Insbesondere unter dem Aspekt einer intensivmedizinischen Betreuung und Behandlung muss zwischen einer akuten und chronischen Herzinsuffizienz unterschieden werden. Die akute Herzinsuffizienz - eingetreten bei zuvor normaler oder weitestgehend normaler Leistungsfähigkeit des Herzens – stellt einen medizinischen Notfall dar und muss unter intensivmedizinischen Bedingungen raschmöglichst diagnostiziert und therapiert werden. Prototypen einer akuten Herzinsuffizienz sind Myokardinfarkt und Lungenembolie.

Demgegenüber entwickelt sich die chronische Herzinsuffizienz langsam. Aufgrund der zunehmenden Beschwerdesymptomatik des Patienten wird ein Großteil dieser Patienten ambulant diagnostiziert – stationäre Behandlungen sind bei rascher Dekompensation und gegebenenfalls für diagnostische Eingriffe (Koronarangiografie, Biopsie) erforderlich. Im Vordergrund dieser chronischen Herzinsuffizienz stehen pathophysiologisch die neurohumoralen Anpassungsmechanismen mit Aktivierung des Sympathikotonus und des Renin-Angiotensin-Aldosteron-Systems.

Eine Reihe von zusätzlichen Störungen wie das Auftreten einer absoluten Arrhythmie mit tachykarder Überleitung oder einer hypertensiven Krise kann jedoch zu Akutdekompensationen führen, die einer intensivmedizinischen Behandlung bedürfen.

Aufgrund dieser pathophysiologisch sehr unterschiedlichen Einteilungen und den verschiedenen intensivmedizinischen Maßnahmen haben wir das vorliegende Kapitel „Herzinsuffizienz" in 3 Abschnitte gegliedert: Im ersten Abschnitt werden die Pathophysiologie, Diagnostik und Therapie der akuten Form der Herzinsuffizienz erörtert (3.2.2). Im zweiten Teil werden die generellen pathophysiologischen und therapeutischen Grundlagen der chronischen Herzinsuffizienz erarbeitet (3.2.3), um im dritten Teil auf einige intensivmedizinische Aspekte bei der Dekompensation einer chronischen Herzinsuffizienz eingehen zu können (3.2.4).

3.2.2 Akute Herzinsuffizienz

3.2.2.1 Akutes Koronarsyndrom (ACS)

Der Begriff „akutes Koronarsyndrom" umfasst 3 dezidierte klinische Entitäten:
1. instabile Angina pectoris (iAP),
2. den nichttransmuralen Myokardinfarkt bzw. Non-ST-Elevationsmyokardinfarkt (NSTEMI) sowie

3. den transmuralen Myokardinfarkt bzw. ST-Elevationsmyokardinfarkt (STEMI) (siehe Abb. 3.2.1).

Akute Herzinsuffizienz stellt eine Komplikation des ST-Elevationsmyokardinfarkts dar, wenn ein Großteil des linksventrikulären Myokards vom Infarkt betroffen ist. Aber auch bei Non-ST-Elevationsmyokardinfarkt und vorgeschädigtem linken Ventrikel kann das Syndrom der akuten Herzinsuffizienz mit reduziertem Herzminutenvolumen, Gewebshypoperfusion, Anstieg der Füllungsdrucke (PCWP) und Flüssigkeitsüberladung der Gewebe (Kongestion) das klinische Bild bestimmen. Liegt dagegen beim akuten Hinterwand-ST-Elevationsinfarkt eine rechtsventrikuläre Beteiligung vor, so tritt eine akute Herzinsuffizienz infolge einer begrenzten Förderleistung des rechten Ventrikels ein (3.2.2.1.2). Darüber hinaus kann ein akuter Myokardinfarkt, der initial hämodynamisch durchaus gut kompensiert werden kann, im Verlauf zur akuten Herzinsuffizienz führen durch Papillarmuskelabriss mit akuter Mitralinsuffizienz (3.2.2.1.3), Ventrikelperforation (3.2.2.1.4), oder Ventrikel-Septum-Perforation (3.2.2.1.5).

Abbildung 3.2.2 zeigt diagnostisches und therapeutisches Vorgehen beim akuten Koronarsyndrom.

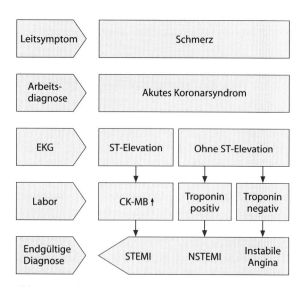

Abb. 3.2.1. Algorithmus zur Diagnosefindung bei V. a. akutes Koronarsyndrom. *STEMI* ST-Elevationsmyokardinfarkt; *NSTEMI* Non-ST-Elevationsmyokardinfarkt

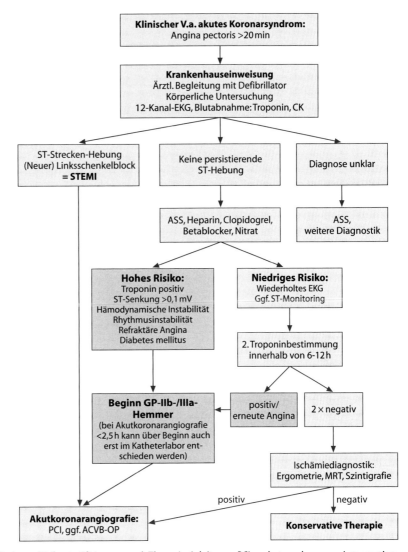

Abb. 3.2.2. Algorithmus zur Diagnosefindung, Risikostratifizierung und Therapieeinleitung. *PCI* perkutane koronare Intervention; *ACVB* Aortokoronarer Venenbypass

3.2.2.1.1 Linksventrikuläres Pumpversagen bei akutem Myokardinfarkt

▍ **Pathophysiologie.** In der Regel handelt es sich um einen thrombotischen Verschluss einer großen Kranzarterie in ihrem proximalen Abschnitt, meist eines großen Ramus interventricularis anterior. Trotz einer – durch endogene Katecholamine bedingten – Reflextachykardie ist der linke Ventrikel nicht in der Lage, ein ausreichendes Herzminutenvolumen zu generieren, sodass zunächst (in den ersten Stunden) ein kardiogener Schock (systolischer Druck deutlich unter 100 mmHg, Herzfrequenz deutlich über 100 Schläge pro min) resultiert, zu dem sich im Verlauf ein Lungenödem hinzugesellen kann.

▍ **Diagnostik.** Klinisch zeigen sich die hämodynamischen Parameter eines kardiogenen Schocks bei weitestgehend unauffälligem Auskultationsbefund (Tachykardie/Galopprhythmus). Im EKG findet man die klassischen Zeichen eines großen, somit auf mehrere Ableitungen bezogenen Myokardinfarkts, meistens im Bereich der Vorderseitenwand V_1–V_6 (Abb. 3.2.3).

▍ **Therapie.** Einzige lebensrettende Maßnahme ist die sofortige und möglichst vollständige Wiedereröffnung der großen verschlossenen Kranzarterie. Prinzipiell ist dies – in Abhängigkeit von der vorhandenen Möglichkeit – auf zweierlei Art und Weise erreichbar:

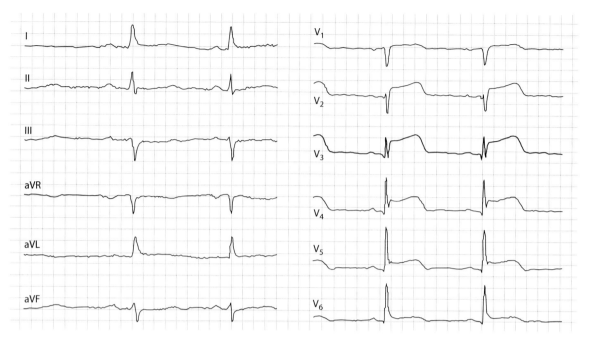

Abb. 3.2.3. Elektrokardiogramm bei großem akutem Vorderseitenwandinfarkt. ST-Strecken-Hebungen in allen Brustwandableitungen

▌ Die sicherste und vollständigste Rekanalisation gelingt mittels Drahtpassage und Akut-PCI: sog. „primäre Koronarintervention – PCI" (Abb. 3.2.4) [6, 7, 34].

▌ Falls kein Herzkatheterlabor mit 24-h-Bereitschaft und erfahrenem Interventionsteam zur Verfügung steht, beziehungsweise der Transport in ein entsprechendes Zentrum zuviel Zeit in Anspruch nimmt, kann alternativ eine Fibrinolysebehandlung erwogen werden. Die primäre Katheterintervention (PCI) ist jedoch die bevorzugte Behandlungsstrategie, folgende Zeitlimits sollten eingehalten und die entsprechende Logistik vorgehalten werden:
  – Erstkontakt bis PCI („contact to balloon") < 120 min
  – Einleitung der primären PCI („door to balloon") ohne Ankündigung < 60 min, mit Ankündigung < 30 min

▌ Der maximal tolerierbare Zeitverlust PCI versus Fibrinolyse beträgt 90 min. Die prästationäre Einleitung einer Fibrinolyse ist der stationären überlegen, ein fibrinspezifisches Fibrinolytikum ist zu bevorzugen. Zur Dosierung der Fibrinolytika s. Tabelle 3.2.1.

An adjuvanter Therapie sind bei beiden Verfahren folgende Maßnahmen zu ergreifen:
▌ Sauerstoff über Nasensonde!

Tabelle 3.2.1. Lyse bei Myokardinfarkt (STEMI)

▌ Streptokinase: 1,5 Mio I.U. über 30–60 min i.v.

▌ Anistreplase: 30 E. in 5 min i.v.

▌ Alteplase (tPA): 15 mg Bolus, dann 0,75 mg/kg über 30 min, dann 0,5 mg/kg über 60 min i.v.

▌ Reteplase (r-PA): 10 U+10 U i.v. Bolus im Abstand von 30 min.

▌ Tenecteplase (TNK-tPA): i.v. Bolus körpergewichtsadaptiert: < 60 kg: 30 mg, 60–70 kg: 35 mg, 70–80 kg: 40 mg, 80–90 kg: 45 mg, > 90 kg: 50 mg

▌ Sedierung;
▌ Analgetikum;
▌ Azetylsalizylsäure (500 mg i.v.);
▌ Heparin (10 000 IE im Bolus, gefolgt von 25 000–30 000 IE Infusion);
▌ je nach Kreislaufverhältnissen Dobutamin; bei ausgeprägter Hypotension Dopamin oder Noradrenalin; bei schwierigen Verhältnissen Suprarenin (Dosierungen s. separates Schema);
▌ Intubation des Patienten mit maschineller Beatmung bei kritischen Sauerstoffpartialdrücken bzw. Sauerstoffsättigungen. Wenn irgend möglich verzichten wir aus Zeitgründen auf die Intubation vor der rasch durchzuführen-

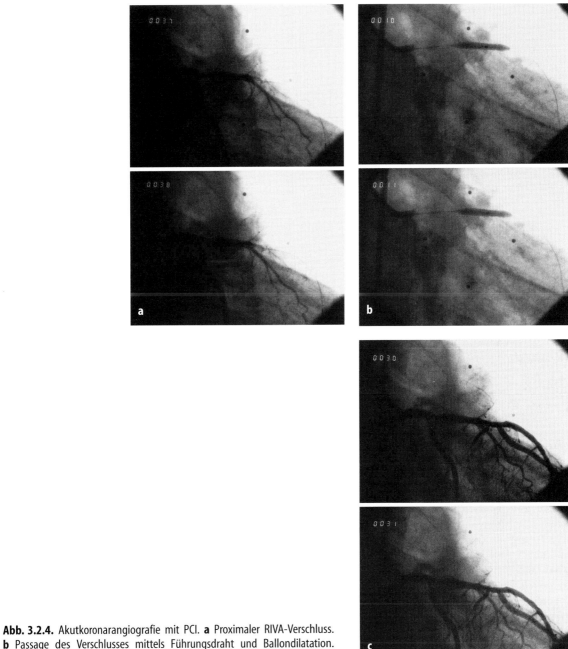

Abb. 3.2.4. Akutkoronarangiografie mit PCI. **a** Proximaler RIVA-Verschluss.
b Passage des Verschlusses mittels Führungsdraht und Ballondilatation.
c Proximaler RIVA mit gutem Dilatationsergebnis

den PCI, da der (auch kurze) Transport um
so zeitaufwändiger wird, je mehr technische
Geräte an- und umzuschließen sind (Perfuso-
ren, Monitore, Druckanzeige, O_2-Sättigung,
Beatmungsgerät).

▌ Prinzipiell stellt der kardiogene Schock eine
Indikation für die intraaortale Ballonpumpe
dar. Diese legen wir – ebenfalls aus Zeitgründen – erst nach einer erfolgreichen
Rekanalisation und Akut-PCI ein. Ausführ-

liche Beschreibung unter Kapitel Myokarditis
(3.2.2.4).

▌ In kardiogenem Schock sind ACE-Hemmer,
Betablocker und Nitrate kontraindiziert!

Abbildung 3.2.5 zeigt unsere Ergebnisse bei
Akut-PCI, wobei die Resultate getrennt betrachtet werden für unkomplizierte Infarkte und Infarkte mit kardiogenem Schock (Abb. 3.2.5 a
und b).

Tabelle 3.2.2. Wirkungen der Katecholamine am Rezeptor

	α_1	α_2	β_1	β_2	DA_1	DA_2
Noradrenalin	++++	++++	++++	–	–	–
Adrenalin	++++	++	++++	++	–	–
Dopamin	++	++	+++	++	++++	++++
Dobutamin	+	+	++++	++	–	–

Tabelle 3.2.3. Dosierung der Katecholamine

▮ Dobutamin	β_1-Rezeptor-Stimulation	
	Niedrig	2 µg/kg/min
	Mittel	8 µg/kg/min
	Hoch	16 µg/kg/min
▮ Dopamin	Niedrig	DA_1- und DA_2-Rezeptor 2 µg/kg/min
	Mittel	β_1-Rezeptor 8–10 µg/kg/min
	Hoch	α_1-Rezeptor >10 µg/kg/min
▮ Noradrenalin	mit 0,1 µg/kg/min beginnend	
▮ Adrenalin	mit 0,1 µg/kg/min beginnend	

3.2.2.1.2 Rechtsventrikelinfarkt

▮ **Pathophysiologie.** Liegt eine verschließende Thrombose im proximalen Abschnitt einer großen rechten Kranzarterie vor, so bildet sich ein Hinterwandinfarkt aus mit rechtsventrikulärer Beteiligung, da die Durchblutung der rechtsventrikulären Äste kompromittiert ist. Hämodynamisch steht dabei die Insuffizienz des rechten Ventrikels im Vordergrund mit den Folgen einer ungenügenden Füllung des linken Ventrikels. Diese Patienten entwickeln somit unter dem Bild eines kardiogenen Schocks kein Lungenödem, sondern eine Blutstauung vor dem rechten Herzen (Halsvenen, Leber).

▮ **Diagnose.** Klinisch steht somit im Vordergrund ein kardiogener Schock mit Halsvenen- und Leberstauung. Im Standard-EKG finden sich Zeichen des frischen Hinterwandinfarktes mit ST-Strecken-Elevationen in II, III, aVF, gegebenenfalls auch in V_5 und V_6. Generell müssen bei Hinterwandinfarkt die rechtsventrikulären Ableitungen rV_1–rV_6 aufgezeichnet werden (Abb. 3.2.6). Als besonders pathognomonisch sind ST-Strecken-Hebungen in rV_4 zu

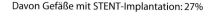

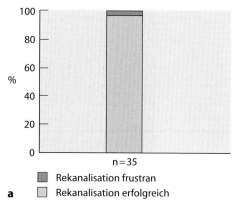

Davon Gefäße mit STENT-Implantation: 27%

a
▮ Rekanalisation frustran
▯ Rekanalisation erfolgreich

n = 35

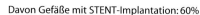

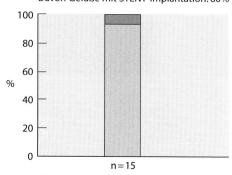

Davon Gefäße mit STENT-Implantation: 60%

b
▮ Rekanalisation frustran
▯ Rekanalisation erfolgreich

n = 15

Abb. 3.2.5. Ergebnisse bei Akut-PTCA. **a** Akuter Infarkt ohne Lysekontraindikation. **b** Akuter Infarkt nach erfolgter Fibrinolysetherapie (Universitätsklinik Freiburg 1996)

werten. Echo bei Unklarheiten. Es soll an dieser Stelle bereits darauf hingewiesen werden, dass Patienten mit Rechtsventrikelinfarkt auf Gabe von Nitropräparaten sowie Volumenentzug durch Diurese oder Orthostase hämodynamisch besonders empfindlich reagieren.

▮ **Therapie.** Der Hinterwandinfarkt mit rechtsventrikulärer Beteiligung zeichnet sich durch eine besonders hohe Letalität aus [6, 33], weshalb rasches und bestmögliches therapeutisches Handeln geboten ist. Wie beim linksventrikulären Infarkt mit Pumpversagen (3.2.2.1.1) kann dies nur in einer möglichst raschen und vollständigen Rekanalisation der rechten Kranzarterie geschehen – idealerweise mittels Akut-PCI (Abb. 3.2.7); ist dies nicht möglich, durch Thrombolyse. Dosierungsschemata wie bei 3.2.2.1.1. Nach neuesten Erkenntnissen (PACT-Studie) kann einer bereits erfolgten Akutfibri-

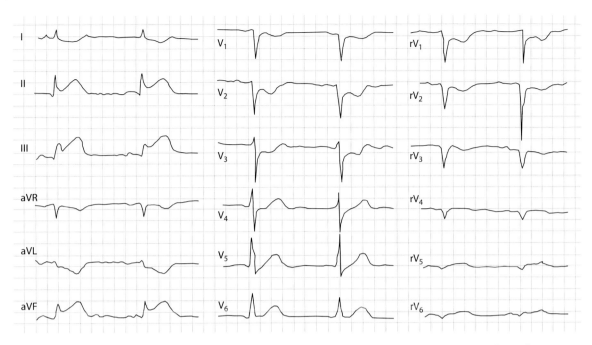

Abb. 3.2.6. Elektrokardiogramm bei akutem Hinterwandinfarkt mit rechtsventrikulärer Beteiligung: ST-Strecken-Hebungen in II, III, aVF, V_5, V_6 sowie rV_4, rV_5, und rV_6

nolyse mit sehr guten Ergebnissen eine Akut-PCI nachfolgen. Die adjuvante Therapie bei Hinterwand mit rechtsventrikulärer Beteiligung entspricht der von Abschn. 3.2.2.1.1 allerdings mit 2 Ausnahmen:

▌ (1) Im Gegensatz zum linksventrikulären Infarkt mit Pumpversagen soll initial reichlich Volumen angeboten werden, um das Druckniveau im gesamten kleinen Kreislauf (rechter Vorhof, rechter Ventrikel, Pulmonalarterie) möglichst hoch zu halten, sodass der kapillare Perfusionsdruck gesteigert wird. Es empfehlen sich 1–2 l physiologische Kochsalzlösung oder ähnliche Mengen von Humanalbumin unter hämodynamischem Monitoring.

▌ (2) Der Einsatz einer intraaortalen Ballonpumpe ist nur gerechtfertigt, wenn die Maßnahme (1) nicht oder nur ungenügend greift.

3.2.2.1.3 Herzinsuffizienz bei Hauptstammstenose

▌ **Pathophysiologie.** Eine Hauptstammstenose kann über Jahre hinweg asymptomatisch verlaufen. Erst wenn sie äußerst hochgradig wird bzw. wenn durch Plaqueruptur und/oder Thrombosebildung aus einer stabilen eine instabile Situation wird, kommt es zu passageren Ischämien.

Da diese Ischämien den gesamten linken Ventrikel betreffen, kommt es nicht nur zu einer Schmerzsymptomatik, sondern auch zur Hypotension bis hin zum kardiogenen Schock.

▌ **Diagnostik.** Im Gegensatz zum Myokardinfarkt ist das EKG bei hämodynamisch relevanter Hauptstammstenose wenig diagnoseweisend. Da eine globale Minderdurchblutung des gesamten linksventrikulären Myokard besteht, kommt es nicht (wie beim Infarkt) zu ST-Strecken-Hebungen, sondern zu ST-Strecken-Senkungen in allen Ableitungen bzw. zu variablen Kammerkomplexverbreiterungen bis hin zum Linksschenkelblock. Aus der Synopse von Symptomatik, Hypotension oder kardiogenem Schock und den beschriebenen elektrokardiografischen Veränderungen lässt sich die Verdachtsdiagnose Hauptstammstenose vermuten, sodass in jedem Fall eine Herzkatheteruntersuchung dringlich indiziert ist (notfallmäßig).

▌ **Therapie.** Therapeutisches Mittel der Wahl bei Hauptstammstenose mit Herzinsuffizienz ist die sofortige, notfallmäßige aortokoronare Bypassoperation. Nur in vereinzelten Fällen, wenn der Chirurg aufgrund der klinischen Situation (Aetas, Begleiterkrankungen) eine Herzoperati-

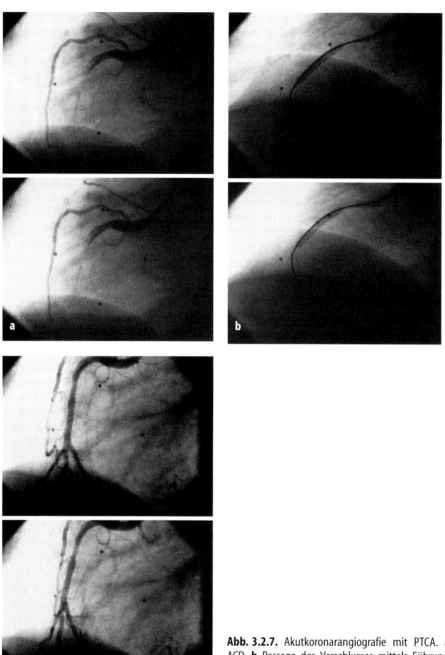

Abb. 3.2.7. Akutkoronarangiografie mit PTCA. **a** Proximaler Verschluss der ACD. **b** Passage des Verschlusses mittels Führungsdraht und Ballondilatation. **c** ACD mit gutem Dilatationsergebnis. *ACD* Arteria coronaria dextra

on ablehnt, kann bei hohem Risiko eine Dilatation des Hauptstammes ausnahmsweise indiziert sein. Im Falle einer aortokoronaren Bypassoperation empfehlen wir die Anwendung einer intraaortalen Gegenpulsation noch im Herzkatheterlabor; im Falle einer PCI unmittelbar nach deren Durchführung (s. Myokarditis, Abschn. 3.2.2.4).

3.2.2.1.4 Akute Mitralklappeninsuffizienz

▌ **Pathophysiologie.** Eine schwerwiegende Komplikation eines akuten Myokardinfarktes ist der Abriss eines linksventrikulären Papillarmuskels mit konsekutiver Mitralklappeninsuffizienz [6, 23]. Als Folge resultiert ein passiver Druckanstieg während der Diastole im kleinen Kreislauf (retrograd Lungenvenen, Lungenkapillaren, Lungenarterien). Innerhalb von kurzer Zeit (Minuten bis Stunden) entwickelt sich ein Lungenödem mit arteriellen Sauerstoffpartialdrücken (pO_2 arteriell < 60 mmHg), die eine Intubation und maschinelle Beatmung erforderlich machen.

▌ **Diagnostik.** Im Regelfall lassen sich im EKG die Zeichen eines subakuten Infarktes (meist im Hinterwandbereich) erkennen. Bei der klinischen Untersuchung imponiert neben den auskultatorischen Zeichen des Lungenödems und der schweren Dyspnoe ein holosystolisches Mitralinsuffizienzgeräusch mit P. M. über Erb und Spitze. Die Diagnose wird über eine notfallmäßig durchgeführte Echo- und Einschwemmkatheteruntersuchung (hohe v-Welle, Abb. 3.2.8 a, b, c) gesichert.

▌ **Therapie.** Einzige richtige therapeutische Maßnahme ist die Einleitung eines notfallmäßigen operativen Mitralklappenersatzes. Da die Ursache für den Papillarmuskelabriss eine koronare Herzerkrankung ist, sollte vor dem operativen Eingriff – wenn klinisch möglich und zumutbar – eine Koronarangiografie erfolgen. Daraus ergibt sich möglicherweise eine Indikation zur Bypassoperation zusätzlich zum Mitralklappenersatz.

Pharmakologisch lässt sich die schwere Mitralklappeninsuffizienz präoperativ meist sehr günstig beeinflussen, insbesondere bei gut erhaltener linksventrikulärer Funktion.

Dabei haben sich intravenös applizierbare und rasch titrierbare arteriolär wirkende Vasodilatatoren am besten bewährt (Tabelle 3.2.4).

Bei gleichzeitiger absoluter Arrhythmie: Keine negativ inotropen Substanzen: Das Mittel der Wahl ist die rasche Aufsättigung mit Amiodaron.

3.2.2.1.5 Ventrikelseptumperforation

▌ **Pathophysiologie.** Eine Septumperforation kann sich sowohl im Gefolge eines Vorderwandinfarktes (ca. 60%) als auch eines Hinterwandinfarktes (ca. 40%) ereignen [6, 28]. Die Inzidenz wird mit 1–1,5% angegeben; der Eintritt der Perforation ereignet sich meist ca. 3 Tage nach Infarkteintritt, somit in der Regel auf der Intensivstation. Verläuft der Infarkt allerdings primär stumm, kann das Ereignis der Perforation zur Hospitalaufnahme führen.

Aufgrund der Nekrose im Septumbereich löst der Druckunterschied zwischen linkem und

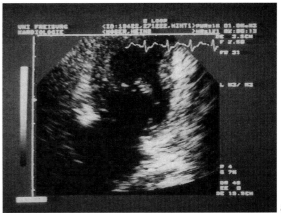

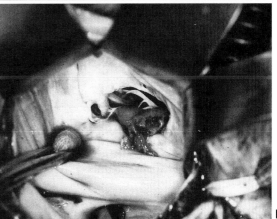

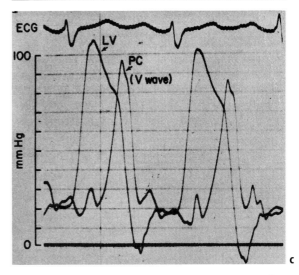

Abb. 3.2.8. a Echokardiografischer Nachweis eines Papillarmuskelabrisses. **b** Intraoperativer Befund einer Papillarmuskelruptur. **c** Nachweis einer schweren Mitralklappeninsuffizienz mittels Einschwemmkatheter: hohe v-Welle im PC (Universitätsklinik Freiburg, Dr. Saurbier)

Tabelle 3.2.4. Applikation von Vasodilatatoren bei akuter Mitralklappeninsuffizienz

---

∎ Natriumnitroprussid

0,2 $\mu g \times kg^{-1} \times min^{-1}$ als Startdosis steigerbar bis maximal 8 $\mu g \times kg^{-1} \times min^{-1}$, Titration nach PCW (v-Welle) und Blutdruck. Bei der Verwendung von Natriumnitroprussid sind 2 Dinge streng zu beachten:
– Natriumnitroprussid ist hochgradig lichtempfindlich und muss deshalb unter allen Umständen mit der notwendigen Sorgfalt zubereitet (staniolpapiergeschützte Tropfflasche) und appliziert werden (lichtgeschützte Leitung).
– Eine längerfristige Anwendung muss wegen der Bildung von Cyanidionen vermieden werden.

∎ Urapidil

10 mg/h als Startdosis, danach Titration nach PCW (v-Welle) und Blutdruck.
– Die zusätzliche Gabe von Nitroglycerin i.v. ist – wie bei jedem Lungenödem – zur Reduktion des pulmonalvenösen Drucks indiziert.

Cave: Betablocker sind kontraindiziert, Dobutamin kann versucht werden, wenn die Vasodilatantien ausgeschöpft sind.

---

rechtem Ventrikel an der biologisch schwächsten Stelle eine Perforation aus. Eine hämodynamisch relevante Perforation des interventrikulären Septums bedingt einen sofortigen kardiogenen Schock mit Druckangleich zwischen linkem und rechtem Ventrikel um ca. 70 mmHg mit Links-Rechts-Shunt.

∎ **Diagnostik.** Die Verdachtsdiagnose muss aufgrund der Klinik gestellt werden: Bei akutem bis subakutem Vorderwandinfarkt oder Hinterwandinfarkt (EKG) tritt eine plötzliche Verschlechterung der hämodynamischen Situation ein. Diagnoseweisend ist das neu aufgetretene systolisch-diastolische Geräusch, welches auch palpatorisch erfasst werden kann. Die weitere Diagnostik muss dann gleichzeitig auf 3 verschiedenen Schienen laufen, wobei bereits zu diesem Zeitpunkt der Herzchirurg zu informieren ist. Befindet sich der Patient nicht im Hause einer Maximalversorgung, muss alleine die klinische Verdachtsdiagnose zu einer Notfallverlegung des Patienten führen.

∎ (1) Ohne Zeitverzug kann auf der Intensivstation eine Einschwemmuntersuchung durchgeführt werden. Diese beweist die Diagnose über 2 Parameter: Angleichung der Drücke im rechten Ventrikel und der Pulmonalarterie an die Drücke im großen Kreislauf mit systolischen Höchstwerten zwischen 70–80 mmHg. Zweitens zeigt sich ein Sauerstoffsättigungssprung erheblichen Ausmaßes auf Ventrikelebene, z. B. von 65% auf 85%. An Hand des Sättigungssprunges lässt sich die Shuntgröße berechnen (s. Abb. 3.2.9).

∎ (2) In den meisten Fällen lässt sich die septale Rupturstelle echokardiografisch von trans-

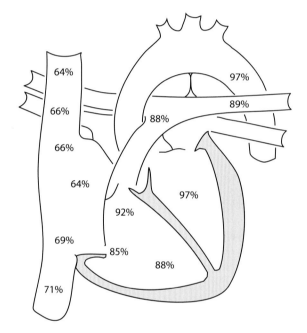

$$\frac{Q_p}{Q_s} = \frac{(\text{Art } O_2 - \text{MV } O_2)}{(\text{PV } O_2 - \text{PA } O_2)} = \frac{97 - 66}{97 - 88,5} = \frac{31}{8,5} = 3,7$$

Abb. 3.2.9. Berechnung des Shuntvolumens bei Ventrikelseptumperforation

thorakal darstellen. Der Links-Rechts-Shunt selbst lässt sich mittels Farbdoppler nachweisen und quantifizieren.

∎ (3) Ist die Diagnose durch (1) und (2) gesichert, so muss eine rasche Koronarangiografie wegen der Frage durchgeführt werden, ob neben der Septumoperation in gleicher Sitzung eine Bypassoperation zu erfolgen hat.

▌ **Therapie.** Einzig lebensrettende Maßnahme ist die sofort vorzunehmende Herzoperation, wobei die Rupturstelle mit einem Kunststoffpatch gedeckt wird und Venenbypässe je nach Koronararteriensituation angelegt werden. Präoperativ sind wegen der grenzwertigen hämodynamischen Situation Katecholamine indiziert: Dobutamin und Arterenol oder Dopamin. Eine Vasodilatation, wie sonst bei Infarkt, ist kontraindiziert. Eine Notfallintubation mit künstlicher Beatmung ist in der Regel nicht erforderlich.

3.2.2.1.6 Herzwandruptur

▌ **Pathophysiologie.** Im Gefolge eines akuten Myokardinfarktes – die Lokalisation spielt dabei keine Rolle – kann es mit und ohne zeitlichem Intervall zu einer Ruptur der freien Wand kommen. Aufgrund des großen Druckunterschiedes zwischen linker Herzkammer und Perikardraum (>100 mmHg) kommt es zur foudroyanten Herzbeuteltamponade mit sofortiger Puls- und Bewusstlosigkeit [6, 32]. Ist jedoch das Epikard mit dem Perikard schwielig verwachsen, so führt die Kammerwandruptur nicht zu dieser gefürchteten Herzbeuteltamponade, sondern zu einer gedeckten Perforation mit meist nur wenig veränderter Hämodynamik.

▌ **Diagnose.** Das EKG ist nicht diagnoseweisend; es zeigt einen frischen oder subakuten Infarkt jedweder Lokalisation. Klinisch besteht ein kardiogener Schock mit den Zeichen der Einflussstauung. Das Echo zeigt die Herzbeuteltamponade auf mit Kompression der rechten Herzkammer, bzw. weist die gedeckte Perforation nach.

▌ **Therapie.** Im Falle der foudroyanten Herzbeuteltamponade bei Kammerwandruptur ist die Prognose schlecht. Dennoch sind durch entschlossenes Handeln – sofortige Perikardpunktion und Entlasten des Perikards – vereinzelt Patienten gerettet worden (Abb. 3.2.10). Da in Abhängigkeit von der Rupturgröße Blut ständig nachfließt, muss auch ständig Blut abgesaugt und über einen venösen peripheren Zugang wieder zugeführt werden. Unter ständigem Absaugen kann es so gelingen, einen Minimalkreislauf aufrechtzuerhalten bis zum möglichst rasch durchzuführenden herzchirurgischen Notfalleingriff mit Übernähen bzw. Decken der Rupturstelle.

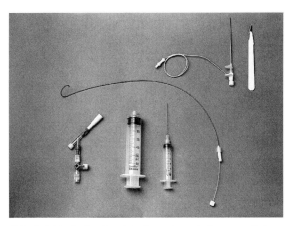

Abb. 3.2.10. Perikardpunktionbesteck nach Joossens, Universität Freiburg

Zusätzliche Sofortmaßnahmen nach erfolgreicher Perikardpunktion und Perikardentlastung:
▌ Narkose (Fentanyl, Dormicum),
▌ Intubation und Beatmung mit 100% O_2,
▌ Dobutamin[1],
▌ Noradrenalin[1],
▌ gegebenenfalls Suprarenin[1],
▌ Volumengabe bei ausreichender Retransfusion meist nicht erforderlich, sonst NaCl 0,9% oder Humanalbumin 5% zur Kompensation des Blutverlustes.

Handelt es sich um eine gedeckte Perforation, ergibt sich keine Indikation für eine Perikardpunktion und die angegebenen Sofortmaßnahmen. Die Indikation zur Herzoperation ergibt sich jedoch wegen der drohenden Spontanruptur: Resektion des Pseudoaneurysmas und des Infarktgewebes.

3.2.2.2 Herzrhythmustörungen

Sowohl die malignen Herzrhythmusstörungen auf Kammerebene (ventrikuläre Tachykardien, Kammerflimmern) als auch die supraventrikulären Rhythmusstörungen (Vorhofflimmern und -flattern mit rascher Überleitung, AV-nodale Reentrytachykardie) können eine Herzinsuffizienz mit Lungenödem und/oder kardiogenem Schock bewirken.

Diagnostik und Therapie sind in getrennten Kapiteln beschrieben, es soll jedoch auch auf den Abschn. 3.2.4.1.1, Rhythmusstörungen bei

---

[1] Dosierungen s. Tabellen 3.2.2 und 3.2.3.

chronischer Herzinsuffizienz, hingewiesen werden.

3.2.2.3 Bakterielle Endokarditis

3.2.2.3.1 Klinische Diagnose der bakteriellen Endokarditis: der Stellenwert der Echokardiografie

In den von Durack et al. 1994 vorgeschlagenen Hauptkriterien für die klinische Diagnose der Endokarditis wurden erstmals die Sensitivität und Spezifität der Echokardiografie im Hinblick auf den Nachweis einer intrakardialen Infektion anerkannt [5]. Nach den inzwischen von den meisten Autoren akzeptierten Durack-Kriterien stellt das Vorliegen

▌ flottierender Klappenvegetationen,
▌ kardialer (paravalvulärer) Abszesse,
▌ einer neu aufgetretenen Klappenregurgitation oder
▌ einer neu aufgetretenen Dehiszenz einer Klappenprothese

die Diagnose der Endokarditis, *wenn zusätzlich* in den Blutkulturen ein typischer Erreger isoliert worden ist (zweites Hauptkriterium). Als „typische" Endokarditiserreger gelten Viridans Streptokokken und *S. bovis* sowie Enterokokken und *S. aureus*, vorausgesetzt, dass es sich um eine ambulant erworbene Infektion handelt und kein anderer primärer Infektionsherd erkennbar ist.

Falls eines der oben genannten Hauptkriterien nicht vorhanden ist, können zur Diagnose der Endokarditis folgende Nebenkriterien herangezogen werden:

▌ Klappenprothesen, prädisponierende kardiale Erkrankungen (angeborene Shunt- oder Klappenvitien, rheumatische Klappenvitien, myxomatöse Degeneration der Mitralklappe mit Prolaps, hypertrophe obstruktive Kardiomyopathie) oder intravenöser Drogenabusus,
▌ Fieber > 38,0 °C,
▌ vaskuläre Zeichen einer makro- oder mikroskopischen arteriellen Embolisation (ischämische oder hämorrhagische Infarkte im Gehirn oder in den peripheren Organen, kutane oder Schleimhautläsionen),
▌ immunologische Reaktionen (z. B. Glomerulonephritis, „Roth spots" in der Netzhaut),
▌ Nachweis von „atypischen" Erregern in den Blutkulturen,
▌ diskrete echokardiografische Klappenveränderungen, welche mit einer Endokarditis ver-

einbar sein können, aber die oben angeführten Hauptkriterien nicht erfüllen.

Für die klinische Diagnose der Endokarditis müssen entweder 1 Hauptkriterium und 3 Nebenkriterien oder 5 Nebenkriterien erfüllt sein.

Der Vorteil des von Durack et al. vorgeschlagenen diagnostischen Schemas liegt in der Tatsache, dass es die Wahrscheinlichkeit falschnegativer oder falsch-positiver echokardiografischer Befunde berücksichtigt. Die diagnostische Sensitivität der transthorakalen Echokardiografie (TTE) ist – in der Tat – relativ niedrig (unter 50%), während für die transösophageale Echokardiografie (TEE) eine Sensitivität von 94% beschrieben worden ist [30]. Die Durchführung eines TEE bei klinisch vermuteter Endokarditis oder im Verlauf einer bereits nachgewiesenen Infektion ist insbesondere in folgenden klinischen Situationen indiziert:

▌ eingeschränkte Aussagefähigkeit des TTE bei adipösen oder beatmeten Patienten,
▌ immer bei Aortenklappenendokarditis wegen der starken Neigung zur Ausdehnung der Infektion und Abszessbildung in den paravalvulären Strukturen [17, 30],
▌ immer bei Patienten mit Klappenprothesen,
▌ bei immunsupprimierten Patienten mit nachgewiesener Endokarditis,
▌ bei klinischer Verschlechterung und/oder fehlendem Ansprechen der Entzündugskonstellation auf die antibiotische Therapie.

TTE und TEE haben beide eine hohe diagnostische Spezifität (über 95%) bei Patienten mit Verdacht auf Endokarditis [30]. Falsch-positive Befunde sind selten und kommen vorwiegend bei Patienten mit myxomatös veränderten Mitralklappensegeln oder elongierten Sehnenfäden vor. Zusätzlich sollte darauf hingewiesen werden, dass die Echokardiografie nicht in der Lage ist, frische und alte Vegetationen anhand ihrer morphologischen Charakteristika voneinander zuverlässig zu unterscheiden.

3.2.2.3.2 Empirische antibiotische Behandlung

Die klinische Diagnose einer Endokarditis nach oben angeführten Kriterien stellt die Indikation zum sofortigen Ansetzen einer empirischen antibiotischen Kombinationstherapie, bis der Erreger in den Blutkulturen identifiziert werden kann. Das in den meisten Krankenhäusern empfohlene Behandlungsschema für die Infektion *nativer Klappen* besteht aus Ampicillin und einem Aminoglykosid bzw. aus Oxacillin und Aminoglykosid bei akutem Verlauf oder bei Patienten mit Drogenabusus. Patienten mit Klappenprothesen sollten dagegen mit einer Kombination aus Vancomycin (wegen möglicher Infektion durch koagulasenegative Staphylokokken), Aminogylykosid und (gegebenenfalls) Rifampicin behandelt werden.

3.2.2.3.3 Komplikationen der bakteriellen Endokarditis unter konservativer Therapie

Bei Auftreten einer akuten hämodynamischen Verschlechterung mit Kreislaufinstabilität und Zeichen der peripheren Gewebshypoxie ist differenzialdiagnostisch sowohl eine *unkontrollierte Sepsis* als auch eine *akute Herzinsuffizienz* in Erwägung zu ziehen. Ein beginnender septischer Schock ist entweder auf die lokale Ausdehnung der Infektion oder auf die Entstehung von Abszessen in den peripheren Organen nach arterieller Embolisation (septischer Streuung) zurückzuführen. In beiden Fällen ist die diagnostische Spezifität der klinischen und laborchemischen Zeichen einer systemischen Entzündungsreaktion (z. B. Fieber, Tachykardie, Tachypnoe oder Leukozytose) relativ gering, sodass nur die invasiv ermittelten hämodynamischen Werte das Vorliegen einer septischen Schockkonstellation bestätigen können. Dabei sollte jedoch berücksichtigt werden, dass das Einführen eines Swan-Ganz-Einschwemmkatheters mit dem Risiko einer Superinfektion der Vegetationen (vor allem bei Rechtsherzendokarditis) verbunden ist. Aus diesem Grund ist vorher eine kardiale Ursache der hämodynamischen Verschlechterung mittels nichtinvasiver, einfach durchführbarer diagnostischer Untersuchungen auszuschließen:

▐ Anhand des Auskultationsbefundes und der Echokardiografie ist eine neu aufgetretene, hämodynamisch wirksame *Klappendysfunktion* festzustellen oder auszuschließen. Als Ursache einer akuten Mitral- oder Aortenklappeninsuffizienz kommen eine Perforation der betroffenen Klappe (insbesondere bei akuter Endokarditis durch S. aureus), ein Sehnenfadenabriss oder die Ruptur eines valvulären oder paravalvulären Abszesses in Frage. Außerdem kann es bei Patienten mit einer Klappenprothesenendokarditis in seltenen Fällen zum kardiogenen Schock auf dem Boden einer valvulären Obstruktion durch große Vegetationen kommen.

▐ Das EKG kann auf einen *frischen Myokardinfarkt* (Embolisation in die Koronararterien [10]) oder auf eine hochgradige atrioventrikuläre Blockierung auf dem Boden eines Myokardabszesses innerhalb des Reizleitungssystems (insbesondere bei Aortenklappenbefall) hinweisen.

▐ Eine *septische Depression der myokardialen Kontraktilität* kann zu einer raschen Zunahme der linksventrikulären Dimensionen und zur fulminanten Verschlechterung der Auswurffraktion führen [25]. Die Echokardiografie erlaubt die sofortige Beurteilung der systolischen linksventrikulären Funktion und kann außerdem einen tamponierenden Perikarderguss im Rahmen einer begleitenden Perikarditis feststellen.

3.2.2.3.4 Indikationen zur akuten chirurgischen Intervention

▐ Unkontrollierte Sepsis unter antibiotischer Behandlung

Unter effektiver antibiotischer Therapie ist bei den meisten Patienten eine klinische Besserung und insbesondere der Rückgang der febrilen Temperaturen innerhalb von 3–7 Tage zu erwarten. Persistierendes oder rezidivierendes Fieber ist dagegen auf folgende Ursachen zurückzuführen:

▐ Atypische, in den initialen Blutkulturen nicht identifizierte Erreger, die auf das empirisch angesetzte antibiotische Schema (s. o.) nicht empfindlich sind. Dabei handelt es sich um Mikroorganismen wie *Brucella, Rickettsia, Chlamydia, Legionella, Haemophilus spp., Actinobacillus spp. oder Cardiobacterium spp.*, welche insgesamt für ca. 5% aller Endokarditisfälle verantwortlich sind. Bei der Entnahme erneuter Blutkulturen sollte das mikrobiologische Labor auf die Wahrscheinlichkeit der Infektion durch diese Erreger hingewiesen werden, damit entsprechende bakterielle Kulturen angelegt werden;

▐ identifizierte und „korrekt" behandelte Erreger, welche sich jedoch als multiresistent erweisen (*Pseudomonas spp., Enterococcus spp.*);

▐ sehr große Vegetationen, wie z. B. bei Endokarditis durch Pilze, oder Bildung von paravalvularen Abszessen. Insbesondere bei immunsupprimierten Patienten sowie bei Vorlie-

gen einer Aortenklappen- oder Prothesenendokarditis ist bei fehlendem Ansprechen
auf die Therapie mit dem Übergreifen der Infektion auf paravalvuläre Strukturen zu rechnen. Ein erster Hinweis auf die Entstehung eines Klappenringabszesses kann dabei ein neu
aufgetretener Perikarderguss sein, der bei
den echokardiografischen Verlaufskontrollen
auffällt [22];

▊ arterielle Embolisation infizierten thrombotischen Materials mit Bildung von Abszessen
im Gehirn, in den peripheren Organen oder
in der arteriellen Gefäßwand (Entstehung von
mykotischen Aneurysmata).

▊ Schwere Dysfunktion einer nativen Klappe oder Klappenprothese mit klinischen Zeichen der kardialen Dekompensation

Der klinische oder echokardiografische Nachweis einer signifikanten Mitral- oder Aorten-
klappenregurgitation stellt an sich keine Indikation zur chirurgischen Intervention dar und hat
keinen unabhängigen Einfluss auf die Prognose
der Patienten während der Akutphase [16]. Bei
Auftreten einer schweren Herzinsuffizienz (NY-
HA-Klasse III oder IV) infolge ausgedehnter Destruktion der Klappe selbst, ihres Halteapparates oder der paravalvulären Strukturen sollte
jedoch der Eingriff möglichst rasch und unabhängig von der Dauer der antibiotischen Behandlung seit Diagnose der Endokarditis vorgenommen werden. Insbesondere bei Patienten
mit Aortenklappenendokarditis ist ein notfallmäßiger Klappenersatz wegen der Neigung zur
Ausdehnung der Infektion und der schwerwiegenden hämodynamischen Folgen der akuten
Aorteninsuffizienz häufig erforderlich [22]. Patienten mit infizierten Klappenprothesen müssen bei paravalvulärer Dehiszenz und Instabilität des Klappenrings ebenfalls rasch operiert
werden.

▊ Der echokardiografische Nachweis großer, mobiler Vegetation

Von einigen Autoren wird ein Durchmesser von
mehr als 10 mm als Indikation zur sofortigen
Operation angesehen, da ihr Vorliegen mit einem erhöhten Embolisationsrisiko verbunden
sein kann [24]. In einer retrospektiven Studie
wurde sogar berichtet, dass auch andere gravierende Komplikationen (fehlendes Ansprechen
der Infektionszeichen auf die antibiotische Therapie, progrediente Herzinsuffizienz oder Tod)
bei Patienten mit großen, mobilen Vegetationen

häufiger auftreten [29]. Andere Untersucher
weisen jedoch darauf hin, dass der klinische
Verlauf der bakteriellen Endokarditis vorwiegend von der Aggressivität des verantwortlichen
Erregers abhängig ist [31]. Zusammenfassend
kann zum jetzigen Zeitpunkt gesagt werden,
dass die morphologischen Charakteristika der
Vegetationen bei der Planung der therapeutischen Strategie berücksichtigt werden müssen.
Anhand der bisher vorliegenden Angaben aus
der Literatur können diese jedoch nicht als eigenständiges Operationskriterium angesehen
werden.

3.2.2.4 Myokarditis

Gewöhnlich verläuft eine Myokarditis chro-
nisch-progredient und mündet wahrscheinlich
in den meisten Fällen in eine idiopathisch-dila-
tative Kardiomyopathie.

In wenigen Fällen jedoch kann eine Myokarditis foudroyant verlaufen: Aus völliger Gesundheit
kommt es – gerade auch bei jungen Patienten –
zu den Symptomen einer Herzinsuffizienz. Diese
kann sich klinisch in Form einer Lungenstauung
mit Dyspnoe und Leistungsminderung manifestieren, im Einzelfall jedoch auch unter dem Bild
eines kardiogenen Schocks verlaufen. In jedem
Fall ist initial die Aufnahme des Patienten auf
der Intensivstation eines Hauses der Maximalversorgung (s. u.) erforderlich. Ätiologisch muss –
auch wegen therapeutischer Konsequenzen – zwischen bakteriellen, viralen und unbekannten Genesen unterschieden werden.

▊ **Bakterielle Myokarditiden.** Eigentliche bakterielle Myokarditiden, d. h. der Befall des Myokards mit dem Erreger, sind selten, können jedoch bei bakterieller Endokarditis (Staphylococcus aureus und Enterokokken) und Sepsis (z. B.
bei Verbrennungen) vorkommen.

▊ **Toxische Myokarditis.** Ein klassisches Beispiel
für die toxische Myokarditis ist die Diphtherie.
Durch Freisetzung eines Diphtherietoxins
kommt es zum Erliegen der myokardialen Pro-
teinsynthese und zur Kontraktilitätsabnahme in
ca. 20% aller Diphtheriepatienten. Die kardiale
Beteiligung bei Diphtherie ist gefürchtet, weil
sie die häufigste Todesursache bei Diphtherie
darstellt.

Ähnlich wie bei der diphtherischen Myokarditis kann bei jeder Sepsis infolge von zirkulie-

renden bakteriellen Toxinen und Zytokinen eine Kardiodepression auftreten und sogar im Vordergrund der Sepsis stehen. Dies frühzeitig zu erkennen, ist von großer therapeutischer Bedeutung (s. u.).

Erst in letzter Zeit ist die Borreliose als Ursache für eine akute Myokarditis erkannt worden. Auch hier kann die frühzeitige Diagnose lebensrettend sein.

3.2.2.4.1 Virusmyokarditis

Die häufigste Ursache für eine akut oder perakut verlaufende Myokarditis ist eine Virusinfektion, am häufigsten Coxsackie B. Jedoch können andere Viren wie Coxsackie A, Poliomyelitis, Influenza, Adeno, Echo, Rubeola und Rubella eine akute Myokarditis auslösen.

3.2.2.4.2 Protozoenmyokarditis

In Mittel- und Südamerika spielt die Chagas-Krankheit eine große Rolle, da Trypanosoma cruzi eine schwere Myokarditis induzieren kann.

Da Toxoplasmose überwiegend bei immun supprimierten und AIDS-Patienten auftritt, muss in solchen Fällen an Toxoplasma gondii als Urheber für eine akute Myokarditis gedacht werden.

3.2.2.4.3 Riesenzellmyokarditis

Dabei handelt es sich um eine seltene Form einer Myokarditis unklarer Ätiologie. Jedoch ist diese Form der Erkrankung häufig mit Thymomen, Lupus erythematodes, Thyreotoxikose und M. Crohn assoziiert.

▌ **Diagnose.** Bei der klinischen Untersuchung stehen meist eine Lungenstauung mit feuchten Rasselgeräuschen, eine Sinustachykardie mit Galopprhythmus sowie eine Hypotension im Vordergrund. Die Patienten sind dyspnoisch und fiebrig, fehlendes Fieber schließt die Diagnose jedoch nicht aus.

Elektrokardiografisch findet man Repolarisationsstörungen, ventrikuläre Leitungsstörungen sowie alle Formen von Rhythmusstörungen, jedoch auch tachykarden Sinusrhythmus.

Die Diagnose und die Bewertung des Krankheitszustandes wird über Echokardiografie und Rechtsherzkatheter vorgenommen. Echokardiografisch besteht eine globale Hypokinesie mit schwerst reduzierter Ejektionsfraktion (< 20%), wobei der linke Ventrikel (noch) nicht wesentlich dilatiert sein muss.

Besteht eine vital bedrohliche Situation mit kardiogenem Schock und/oder Lungenödem, ist eine Einschwemmkatheteruntersuchung immer indiziert. Diese dient nicht nur der Diagnostik, sondern lenkt auch die therapeutischen Maßnahmen. Dies gilt ganz besonders für unklare Situationen und für Septitiden mit kardiodepressiven Reaktionen: Besteht ausschließlich ein septischer Schock, hämodynamisch gekennzeichnet durch niedrigen systolischen Druck (60–80 mmHg), niedrigen peripheren Widerstand (400–800 $dyn \times s \times cm^{-5}$) und hohes Herzminutenvolumen (8–10 l/min), kann der Perfusionsdruck durch Volumengabe (PCW!) und Noradrenalin angehoben werden. Besteht jedoch ein septischer und/oder kardiogener Schock, gekennzeichnet durch niedrigen systolischen Druck (60–80 mmHg), niedrigen peripheren Widerstand (400–800 $dyn \times s \times cm^{-5}$) und niedriges oder normales Herzminutenvolumen (3–5 l/min), so verbieten sich Vasokonstriktoren. In solchen Fällen soll Dobutamin (β_1-Rezeptor-Agonist, s. Tabelle 3.2.3) gegeben werden, da eine medikamentöse Vasokonstriktion durch Steigerung des Auswurfwiderstandes den linken Ventrikel zur Pumpunfähigkeit treiben könnte. Die PCW-Werte steuern die Volumenbilanzierung. Bleibt die Wirkung von Dobutamin ungenügend oder lässt diese nach, kann ein Phosphodiesterasehemmer mit großer Vorsicht wegen der vasodilatierenden Eigenschaften versucht werden (s. Tabelle 3.2.10).

Greifen diese konservativen, medikamentösen Maßnahmen nicht oder verschlechtert sich der Zustand des Patienten weiter, sind 2 therapeutische Alternativen möglich:
▌ Die Einführung einer aortalen Gegenpulsation (s. u.) und
▌ die chirurgische Implantation eines sog. Assistdevice (z. B. Novacor).

In jedem Fall sollte der Herzchirurg frühzeitig informiert und in die oben beschriebenen Entscheidungen miteinbezogen werden.

3.2.2.4.4 Der heutige Stellenwert der intra-aortalen Ballongegenpulsation (IABP)

Das Konzept der mechanisch unterstützten Erhöhung des diastolischen arteriellen Druckes sowie der systolischen Nachlastsenkung für die

Verbesserung der koronaren und zerebralen Perfusion eines kreislaufinstabilen Patienten ist inzwischen mehr als 40 Jahre alt. Obwohl die in den letzten Jahren entwickelten extrakorporalen Systeme eine viel effektivere Unterstützung der kardiopulmonalen Funktion erlauben, findet die intraaortale Ballongegenpulsation, ein allgemein verfügbares und relativ einfach durchzuführendes Verfahren am Krankenbett, in der heutigen Kardiologie und Intensivmedizin wieder vermehrt Anwendung. Derzeit wird die intraaortale Gegenpulsation insbesondere in folgenden Situationen empfohlen:

∎ Therapie oder Prophylaxe des kardiogenen Schocks infolge eines akuten Myokardinfarktes nach primär erfolgreicher perkutaner koronarer Angioplastie (Wiedereröffnung des verschlossenen Koronargefäßes);
∎ Kreislaufunterstützung eines Patienten mit kardiogenem Schock aufgrund (1) einer hämodynamisch signifikanten Stenose des Hauptstammes der linken Koronararterie oder (2) einer infarktbedingten Ventrikelseptum- oder Papillarmuskelruptur mit intrakardialem Shunt bzw. massiver Mitralklappeninsuffizienz. In diesen Fällen erlaubt die IABP eine passagere Stabilisierung des mittleren arteriellen Druckes bis zur Durchführung des operativen Eingriffes;
∎ Kreislaufunterstützung in der postoperativen Phase nach herzchirurgischen Eingriffen.

Fraglich ist dagegen die Effektivität der IABP bei Patienten mit kardiogenem Schock auf dem Boden einer hochgradigen Aortenstenose, einer fulminanten Myokarditis oder Sepsis, einer Medikamentenüberdosierung oder bei einem ausgedehnten Myokardinfarkt ohne Rekanalisation des betroffenen Koronargefäßes. Die Einführung eines intraaortalen Ballonkatheters ist schließlich kontraindiziert bei Vorliegen einer schweren Aorteninsuffizienz, einer Dissektion der thorakalen oder abdominalen Aorta, einer schweren (beidseitigen) peripheren arteriellen Verschlusskrankheit sowie einer unkontrollierten generalisierten Infektion oder hämorrhagischen Diathese.

3.2.2.5 Akute Lungenembolie

Ungeachtet der Entwicklungen in der hämostaseologischen und kardiovaskulären Diagnostik und Therapie ist die akute Lungenembolie während der vergangenen 30 Jahre eine der häufigsten Todesursachen bei hospitalisierten Patienten geblieben [20]. Die weiterhin hohe Hospitalletalität von Patienten mit akuter Lungenembolie (bis zu 35%) lässt sich hauptsächlich durch diagnostische Schwierigkeiten im klinischen Alltag erklären, welche zu einer erheblichen zeitlichen Verzögerung zwischen dem Symptombeginn und dem Ansetzen der Antikoagulations- oder Thrombolysetherapie führen. Die *klinischen Symptome* der akuten Lungenembolie sind meist unspezifisch und erlauben keine zuverlässige Unterscheidung dieser Entität von anderen akuten kardiovaskulären Syndromen wie z.B. Myokardischämie, Perikarditis bzw. Perikardtamponade oder Aortendissektion. Die *EKG-Zeichen* eines akuten Cor pulmonale (S_I-Q_{III}-Typ, Inversion der T-Wellen in den Brustwandableitungen V_1–V_3, kompletter oder inkompletter Rechtsschenkelblock) treten in der Regel nur vorübergehend auf, sodass ihre Abwesenheit die Diagnose einer Lungenembolie keineswegs ausschließen kann. Die traditionellen invasiven (*Pulmonalisangiografie*) oder nichtinvasiven bildgebenden Verfahren (*Lungenszintigrafie*) erlauben zwar in den meisten Fällen den Ausschluss oder die Bestätigung der Diagnose, sind jedoch für kardial oder respiratorisch instabile Patienten auf der Intensivstation kaum geeignet. Eine angiografische Untersuchung kann – insbesondere bei Patienten, die anschließend thrombolytisch behandelt werden sollen – zu potenziell lebensbedrohlichen Blutungskomplikationen führen. Andererseits ist das Ventilations-Perfusions-Szintigramm der Lunge nur bei spontan atmenden (nichtintubierten) Patienten durchführbar und setzt außerdem die (häufig nicht vorhandene) klinische und hämodynamische Stabilität der Patienten voraus, da es ihren Transport außerhalb der Station erfordert. Infolge dieser Schwierigkeiten wird bei 70–80% der Patienten, die an einer massiven Lungenembolie versterben, die Diagnose erst bei der Autopsie gestellt [8]. Diese Erkenntnisse unterstreichen aus intensivmedizinischer Sicht die Notwendigkeit einer diagnostischen Strategie, die sich eher auf die sofortige Identifizierung der prognostisch relevanten Parameter als auf die detaillierte Darstellung des embolischen Ereignisses per se konzentriert.

Drei wichtige pathophysiologische Faktoren bestimmen das klinische Krankheitsbild und den Verlauf einer Lungenembolie in der Akutphase [14, 18]:

▌ das Ausmaß der thromboembolischen Pulmonalgefäßokklusion,

▌ der Schweregrad einer bereits existierenden Einschränkung der kardialen oder pulmonalen Funktion,

▌ das Vorliegen einer venösen Thrombose, welche das Risiko potenziell lebensbedrohlicher Lungenembolierezidive bestimmt.

Die Wechselwirkungen dieser Faktoren sind entscheidend für die hämodynamische Wirksamkeit des thromboembolischen Ereignisses, d. h. für die Entwicklung einer pulmonalarteriellen Hypertonie und einer akuten Druckbelastung des rechten Ventrikels. Aus den Untersuchungen von McIntyre und Sasahara ist bekannt, dass eine pulmonale Hypertonie erst nach dem thromboembolischen Verschluss eines erheblichen Anteils (mindestens 30%) des gesamten Pulmonalgefäßsystems entsteht [21]. In diesem Zusammenhang wurde ferner berichtet, dass 60–70% aller Patienten mit einer akuten Lungenembolie erhöhte Druckwerte im kleinen Kreislauf haben. Die prognostische Bedeutung der pulmonalen Hypertonie wird durch die Beobachtung bestätigt, dass Patienten mit klinischem Verdacht auf eine akute Lungenembolie und normaler Hämodynamik im kleinen Kreislauf eine sehr gute Prognose haben. Die Gesamtletalität dieses Patientenkollektivs beträgt in der Akutphase ca. 1% [19]. Bei hämodynamisch stabilen Patienten mit nachgewiesener akuter Rechtsherzbelastung ist die Hospitalletalität mit 8% bereits wesentlich höher. Die Mortalitätsrate steigt schließlich bis auf 35%, wenn das akute Rechtsherzversagen zur arteriellen Hypotension oder zum kardiogenen Schock führt [2]. Angesichts dieser Erkenntnis muss sich die Diagnostik bei Patienten, die aufgrund des klinischen Verdachts auf schwere Lungenembolie auf die Intensivstation eingewiesen werden, auf folgende Fragen konzentrieren:

▌ Ist eine pulmonalarterielle Hypertonie und/oder eine akute Rechtsherzbelastung vorhanden?

▌ Hat die Druckerhöhung im kleinen Kreislauf zu einer arteriellen Hypotension oder zu der Entwicklung eines kardiogenen Schocks geführt?

▌ Besteht eine weitere Gefährdung des Patienten durch Lungenembolierezidive wegen persistierender venöser oder intrakardialer Thromben?

▌ Ist beim Patienten eine paradoxe (arterielle) Embolisation auf dem Boden eines ventiloffenen Foramen ovale zu befürchten?

In Hinblick auf die Beantwortung dieser Fragen und auf die Planung des therapeutischen Vorgehens hat die Ultraschalldiagnostik des Herzens und der peripheren Venen (Echokardiografie, Duplexsonografie) eine zentrale Bedeutung (Tabelle 3.2.5).

3.2.3 Chronische Herzinsuffizienz

3.2.3.1 Vorkommen, Prognose und Ätiologie

Das Syndrom „chronische Herzinsuffizienz" ist in diesen Tagen nicht nur ein ausgesprochen häufiges Krankheitsbild, sondern zeichnet sich gleichzeitig durch eine sehr eingeschränkte Prognose aus: In Deutschland leiden ca. 1% der Bevölkerung, also ca. 1 Millionen Patienten, an den Symptomen einer chronischen Herzinsuffizienz; die 5-Jahres-Mortalität aller Schweregrade (NYHA II–IV) beträgt 50%, die 1-Jahres-Mortalität im Endstadium der chronischen Herzinsuffizienz (NYHA III–IV) ebenfalls 50%.

Es wird die ischämische von der nichtischämischen Herzinsuffizienz unterschieden, wobei ätiologisch von folgenden 4 Genesen ausgegangen werden muss:

▌ Koronare Herzerkrankung: Zustand nach großem Infarkt, diffuse Koronararteriensklerose,

▌ idiopathisch dilatative Kardiomyopathie,

▌ hypertensive Herzerkrankung und

▌ Herzklappenerkrankungen.

3.2.3.2 Pathophysiologie

Trotz dieser unterschiedlichen Ätiologien ist die Pathophysiologie des Syndroms chronische Herzinsuffizienz immer dieselbe: Abbildung 3.2.11 zeigt den klassischen Circulus vitiosus bei der chronischen Herzinsuffizienz: Myokardverlust (Infarkt, Myokarditis, toxische Myokarddepression) aktiviert reflektorisch neuroendokrine Systeme, z. B. Sympathikus und Renin-Angiotensin-System. Beide leiten – im Konzert – die für die Herzinsuffizienz negativen Reaktionsmuster des Organismus ein: Salz- und Wasserretention mit resultierender Ödembildung und Volumenbelastung des Kreislaufs einerseits

Tabelle 3.2.5. Diagnostik und Therapie der akuten Lungenembolie

▌ Bei einigen Patienten mit akuter thorakaler Symptomatik oder Kreislaufinstabilität schließt die echokardiografische Untersuchung eine Lungenembolie aus, indem sie eine alternative Erklärung für das klinische Krankheitsbild erbringt. So kann z.B. mittels Echokardiografie das Vorliegen eines akuten Myokardinfarktes, einer Dissektion der thorakalen Aorta oder einer Perikardtamponade festgestellt werden.

▌ Wenn im Echokardiogramm keine Zeichen der Rechtsherzbelastung vorliegen, ist eine hämodynamisch wirksame Lungenembolie mit sehr hoher Wahrscheinlichkeit ausgeschlossen, da die diagnostische Sensitivität der Methode bei 94% liegt [18]. Diese Patienten haben, wie bereits erwähnt, eine günstige Prognose unabhängig vom Nachweis oder Ausschluss einer (kleineren) Lungenembolie mittels Lungenszintigrafie oder Pulmonalisangiografie. Die weitere diagnostische Abklärung konzentriert sich daher auf den Nachweis einer tiefen Venenthrombose zur Prävention rezidivierender thromboembolischer Ereignisse. In diesem Fall bestimmt das Ergebnis der Duplexsonografie die Notwendigkeit einer therapeutischen intravenösen (und anschließend oralen) Antikoagulation. Eine invasive pulmonal- angiografische Abklärung ist dagegen nur indiziert, falls die echokardiografischen, szintigrafischen und duplexsonografischen Befunde nicht diagnoseweisend sind.

▌ Bei der Festellung einer Rechtsherzbelastung im Echokardiogramm ohne Hinweis auf eine linksventrikuläre oder Mitralklappendysfunktion kann aufgrund der hohen diagnostischen Spezifität der Methode die Diagnose einer hämodynamisch wirksamen Lungenembolie gestellt werden. In diesem Fall ist auch eine Echokontrastuntersuchung indiziert, da der Nachweis eines offenen Foramen ovale auf ein stark erhöhtes Komplikations- und Todesrisiko hinweist. Auf weitere diagnostische Untersuchungen kann (vor allem bei klinisch instabilen Patienten) zugunsten einer sofortigen therapeutischen Intervention verzichtet werden. Alle Patienten sollten mittels Heparin behandelt werden. Ziel der intravenösen Antikoagulation ist die Erhöhung der partiellen Thromboplastinzeit (aPTT) auf das 2- bis 3fache des Normwertes. Eine thrombolytische Therapie sollte außerdem immer bei Patienten mit Zeichen der pulmonalen Hypertonie und/oder Rechtsherzbelastung erwogen werden, wenn keine Kontraindika- tionen vorliegen. Die Ergebnisse der bisher durchgeführten Untersuchungen zeigen eine rasche Normalisierung der Hämodynamik im kleinen Kreislauf nach thrombolytischer Behandlung und deuten zusätzlich auf eine effektive Senkung der Letalität und des Komplikationsrisikos in der Akutphase hin. Das am meisten erprobte thrombolytische Schema ist die Infusion von 100 mg Alteplase (rt-PA) über 2 h oder die Kurzinfusion von rt-PA (0,6 mg/kg KG über 15 min, maximale Dosis 50 mg).

Tabelle 3.2.5 (Fortsetzung)

▌ Schließlich stellt der echokardiografische Nachweis mobiler (flottierender) Thromben in den proximalen Abschnitten der Pulmonalarterie die Indikation zur sofortigen chirurgischen Intervention (Embolektomie) aufgrund der sehr hohen Gefahr eines lebensbedrohlichen Lungenembolierezidivs. Die bisher vorliegende Erfahrung mit thrombolytischen Substanzen reicht nicht aus, um ihre Anwendung bei Patienten mit großen, zentral lokalisierten Thromben zu rechtfertigen.

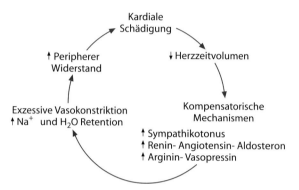

Abb. 3.2.11. Circulus vitiosus der chronischen Herzinsuffizienz: ein stark simplifizierendes Modell

und Vasokonstriktion mit Nachlaststeigerung für das ohnehin kranke und lädierte Myokard andererseits.

Diese stark simplifizierende Darstellung des Problems wird der heutigen Sichtweise der Pathophysiologie der chronischen Herzinsuffizienz allerdings nicht mehr gerecht und neuere Befunde, wie beispielsweise makroskopische und molekulare Mechanismen des sog. Remodeling, Induktionsmechanismen für die Auslösung von Myokardhypertrophie und die veränderte Genexpression von funktionell bedeutsamen Proteinen, müssen in die Pathologie der chronischen Herzinsuffizienz integriert werden.

Der Versuch einer solchen Integration ist in Abbildung 3.2.12 dargestellt: Die Vielfalt der Interaktionen (dargestellt durch die Vielfalt der Pfeile) assoziiert annähernd die Komplexität der verschiedenen Mechanismen:

▌ Das vegetative Nervensystem und das Renin-Angiotensin-System (RAS) sind netzartig miteinander verflochten (Abb. 3.2.13).

▌ Eine überhöhte Konzentration von Noradrenalin und Adrenalin kann zu toxischen

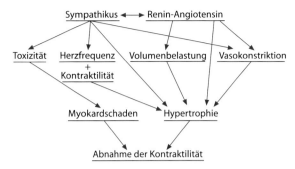

Abb. 3.2.13. Biologische Vernetzung von sympathischem Nervensystem und Renin-Angiotensin-System (RAS)

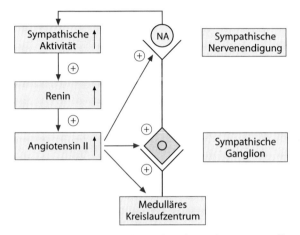

Abb. 3.2.12. Pathophysiologie der chronischen Herzinsuffizienz: integrative Betrachtungsweise

Schädigungen der Herzmuskelzelle bis hin zu Degeneration (Apoptose) und Zelltod führen.

❚ Ein gesteigerter Sympathikotonus vermag nicht nur über Tachykardie und positive Inotropie zu einer Herzmuskelhypertrophie zu führen, sondern vermag aufgrund tierexperimenteller Studien direkt die Induktion von Herzmuskelwachstum auszulösen.

❚ Eine Sympathikusstimulation steigert die Nachlast.

❚ Ein gesteigertes Renin-Angiotensin-Aldosteron-System fördert durch Volumenzunahme die Vorlast, besitzt direkte Wachstumseffekte am Myokard (AT-Rezeptor Subtyp 1) und steigert die Nachlast. Diese durch das RAS ausgelöste diastolische Dehnung der Sarkomeren in Zusammenhang mit der gesteigerten systolischen Kraftentwicklung infolge Zunahme des peripheren Widerstandes potenzieren den direkten Effekt von Angiotensin II im Sinne einer Hypertrophieinduktion.

❚ Die Hypertrophieinduktion – ausgelöst durch diese mannigfaltigen Mechanismen – bedeutet nicht nur eine rein quantitative Zunahme der Herzmuskelmasse und ein makrophysikalisches Remodeling im Sinne einer progressiven Gefügedilatation, sondern auch subtile Veränderungen der Genexpression funktionell bedeutsamer Proteine der Herzmuskelzelle (s. u.). Auch das Interstitium ist betroffen, da der Hypertrophiereiz die Fibrozyten zur Proliferation und insbesondere Kollagenproduktion stimuliert. Die Veränderungen von funktionell bedeutsamen Proteinen der Myokardzellen werden später besprochen.

❚ Alle genannten Mechanismen tragen jedoch langfristig zu einer Abnahme der Myokardfunktion bei, sowohl der kontraktilen systolischen als auch der relaxierenden diastolischen Funktion.

Bei der chronischen Herzinsuffizienz und Myokardhypertrophie können sekundär folgende Mechanismen, die die Herzkraft regulieren, betroffen sein:

❚ Frank-Starling-Mechanismus,
❚ Kraft-Frequenz-Beziehung und
❚ Betaadrenorezeptorfunktion.

❚ In der Literatur gibt es einige Hinweise, dass der Frank-Starling-Mechanismus, d.h. die vordehnungs- oder vorlastabhängige Zunahme der systolischen Kraftentwicklung, bei der chronischen Herzinsuffizienz abgeschwächt oder gar aufgehoben sein könnte [3]. Dies entspricht in keiner Weise unseren eigenen Ergebnissen: Wie in Abbildung 3.2.14 dargestellt, führt eine Dehnung von 90% auf 100% l_{max} (physiologischer Bereich) bei allen 3 Gruppen (Spenderherzen, DCM, ICM) zu einer Zunahme der systolischen Kraftentwicklung zwischen 50 und 70%. Eine Störung des Frank-Starling-Mechanismus bei chronischer Herzinsuffizienz ist deshalb sehr unwahrscheinlich, was auch klinischen Erfahrungen entspricht: Bei Patienten mit systolischer Kontraktionsinsuffizienz bei erheblich reduzierter Kammerfunktion (Ejektionsfraktion < 25%) ist bei der Negativbilanzierung darauf zu achten, dass der linksventrikuläre Füllungsdruck zwischen 15–18 mmHg eingestellt wird, weil niedrigere Füllungsdrücke zwar das pulmonale Strombett entlasten, gleichzeitig aber das Schlagvolumen durch entsprechende Sarkomerenverkürzung so

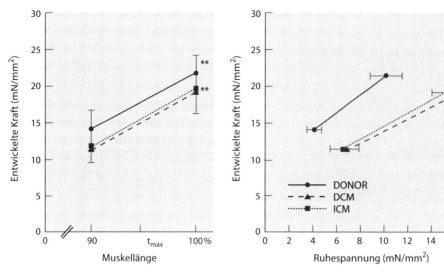

Abb. 3.2.14. Der Frank-Starling-Mechanismus ist bei insuffizienten menschlichen Myokard voll erhalten. Linkes Diagramm: Entwickelte Kraft als Funktion der Muskellänge. Rechtes Diagramm: Entwickelte Kraft als Funktion der Vorlast. Ergebnisse von isolierten linksventrikulären Myokardpräpara-

ten des Menschen. Wegen der verminderten Dehnbarkeit sind höhere Vorlasten bzw. Füllungsdrücke erforderlich [13]; *DCM* dilatative Kardiomyopathie; *ICM* ischämische Kardiomyopathie; *DONOR* gesundes Spenderorgan

stark abnehmen kann, dass ein Einbruch des arteriellen Drucks droht. Dies ist insbesondere beim Einsatz von Phosphodiesterasehemmern auf der Intensivstation zu beachten. Aus Abbildung 3.2.14 ist unschwer festzustellen, dass solchermaßen gesteigerte Füllungsdrücke beim insuffizienten Herzen erforderlich sind, weil die Dehnbarkeit des Myokards (infolge von übermäßiger Kollageneinlagerung) signifikant abgenommen hat.

∎ Bei den meisten Säugetieren besteht eine positive Kraft-Frequenz-Beziehung (Abb. 3.2.15), die bereits vor mehr als hundert Jahren beim Tier entdeckt worden ist (Bowditch). Diese positive „Treppe" wurde über Jahrzehnte als allgemein gültig – insbesondere auch für menschliches normales und versagendes Myokard – gehalten. Erst nachdem – infolge der international ansteigenden Zahlen von Herztransplantationen – mehr und mehr menschliches Myokardgewebe für experimentelle Studien zur Verfügung stand, konnte die Kraft-Frequenz-Beziehung auch am menschlichen Myokard – unter physiologischen Bedingungen – untersucht werden. Wie in Abbildung 3.2.15 dargestellt, existiert am menschlichen Myokard tatsächlich erwartungsgemäß eine positive Treppe; dagegen ist die Kraft-Frequenz-Beziehung beim insuffizienten menschlichen Myokard negativ (Abb. 3.2.15) [11, 26]. Molekulare Mechanis-

men, die diese negative Kraft-Frequenz-Beziehung erklären können, sind äußerst attraktiv: Die Regulation der Kalzium-ATPase („Kalziumpumpen") des sarkoplasmatischen Retikulums infolge einer verminderten Genexpression korreliert mit der negativen Kraft-Frequenz-Beziehung und könnte bei der Herzinsuffizienz von kausaler Bedeutung sein. Therapeutisch resultieren hieraus 2 Ansatzpunkte:
– die medikamentöse Reduktion der Herzfrequenz zur Steigerung des Schlagvolumens;
– die langfristige Normalisierung der Zahl der Kalziumpumpen durch Induktion einer gesteigerten Genexpression für Kalzium-ATPase.

∎ Im Rahmen einer chronischen Herzinsuffizienz kommt es zu einer Downregulation der Betaadrenorezeptoren. Die Ursache hierfür wird von 2 verschiedenen Standpunkten beurteilt:
– Gesteigerte endogene Katecholamine (s. Circulus vitiosus) stimulieren permanent und massiv die Herzmuskelzelle. Dies führt regulatorisch-reflektorisch zur Abnahme der Adrenorezeptoren im Sinne eines Selbstschutzes der Zelle gegen Überstimulation.
– Hypertrophieprozesse per se (Mechanik, Renin-Angiotensin-System u. a.) leiten eine verminderte Genexpression für Betaadre-

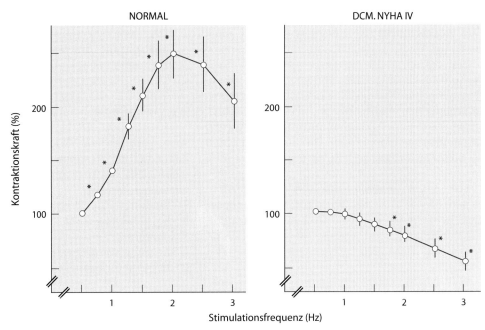

Abb. 3.2.15. Positive Kraft-Frequenz-Beziehung des isolierten menschlichen linksventrikulären Präparates von Spenderherzen (linkes Diagramm) und negative Kraft-Frequenz-Bezie- hung von solchen Präparaten aus explantierten Herzen [11, 26]

norezeptoren ein. Eine solche Downregula- tion von Betaadrenorezeptoren hat funktio- nelle Bedeutung (Abb. 3.2.16): Je weniger Rezeptoren, desto weniger Kraftantwort des Myokards auf Katecholamine. Dieser Mechanismus vermindert somit die kon- traktile Reserve des Herzens [3].

Die dargestellten Befunde der Pathophysiologie der chronischen Herzinsuffizienz zeigen auf, dass einer Blockierung der Betarezeptoren bei der Herzinsuffizienz eine besondere Bedeutung zukommen könnte. Eine medikamentöse Beta- adrenorezeptorenblockade könnte über eine Reduktion der Herzfrequenz die myokardiale Kraftentwicklung steigern und die myokardiale Durchblutung fördern, den Hypertrophieprozess mit allen seinen negativen Folgen stoppen, so- wie die Downregulation von Betaadrenorezepto- ren verhindern.

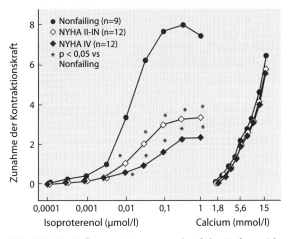

Abb. 3.2.16. Einfluss von Isoproterenol auf die Kraftentwick- lung von linksventrikulären Herzmuskelpräparaten von Spen- derherzen und DCM-Herzen von Patienten mit unterschiedli- chen Stadien einer Herzinsuffizienz (NYHA II, III, IV). Je stär- ker die Herzinsuffizienz ausgeprägt, desto geringer die kon- traktile Reserve, die durch Betarezeptoren rekrutierbar ist (nach [3])

3.2.3.3 Diagnostik

Wie bei fast keinem anderen Krankheitsbild zählen beim „Syndrom der chronischen Herz- insuffizienz" weniger technisch-aufwändige Zu- satzuntersuchungen, sondern steht die klinische Untersuchung im Vordergrund. Flüssigkeitsein-

lagerungen sowie Füllung der Halsvenen werden bereits bei der Inspektion erfasst, über Palpati- on und Auskultation des Herzens lässt sich der Funktionszustand des Herzens beurteilen (Ga- lopprhythmen, Tachykardie, absolute Arrhyth- mie, Mitralinsuffizienzgeräusch etc.). Atemfrequenz und Auskultation der Lungen erlauben, eine Aussage über die Lungenstauung zu machen.

Erst danach greift man auf technische Untersuchungen zurück: EKG, Röntgenthorax, Labor (Kreatinin und Kalium) sowie Echokardiografie. In schwierigen und unklaren Fällen (s. Abschn. 3.2.4) kann eine Einschwemmkatheteruntersuchung durchgeführt werden. Die Indikation hierfür sollte großzügig gestellt werden.

▮ BNP- und NT-proBNP: Gegenwart und Zukunft

Entscheidende Hilfe bei der klinischen Diagnose und Beurteilung der chronischen Herzinsuffizienz kommt möglicherweise über die Labordiagnostik eines Biomarkers: BNP oder NT-proBNP.

BNP („brain natriuretic peptide") ist ein kardiales Hormon, welches im Myokard aller 4 Herzkammern, vorwiegend des linken Ventrikels, gebildet und in den Kreislauf sezerniert wird. Trigger für Bildung und Sekretion sind 1) diastolische Dehnung, 2) Angiotensin II, 3) Katecholamine, und 4) Tachykardie. BNP hat folgende biologische Wirkungen auf den Kreislauf: Natriurese und Diurese, Hemmung des Renin-Angiotensin-Systems und Vasodilatation – alles Mechanismen, welche das Herz entlasten und einer medikamentösen Behandlung der Herzinsuffizienz entsprechen. Es wundert deshalb nicht, dass ein BNP-Analogon (Neseritide) in die Akutbehandlung der Herzinsuffizienz eingeführt worden ist (s. Abschn. 3.2.4.2.3).

Von wesentlicher klinischer Bedeutung ist, das die Serumkonzentration von BNP und NT-proBNP mit der Schwere der Herzinsuffizienz sowie der Prognose korrelieren.

In der Akutsituation kann deshalb die Bestimmung der natriuretischen Peptide von großer diagnostischer Relevanz sein:

▮ Patienten, welche in der Notaufnahme mit dem Symptom einer Dyspnoe erscheinen, können in kardiale und pulmonale Patienten differenziert werden.

▮ Patienten mit hohen natriuretischen Peptiden, welche somit kardial gefährdet sind, könen unverzüglich einer intensivmedizinischen Behandlung zugeführt werden. Dies könnte, bei begrenzten medizinischen Ressourcen zukünftig auch aus ökonomischer Sicht – eine große Rolle spielen.

▮ Der Erfolg oder Misserfolg einer intensivmedizinischen Therapie kann über natriuretische Peptide dokumentiert und kontrolliert

werden. Somit kommt diesem Blutwert in Zukunft möglicherweise sogar eine Steuerungsfunktion für die therapeutischen Strategien zu (medikamentös, Assist Device, HTX).

3.2.3.4 Therapie

Vier verschiedene Therapieprinzipien werden heute bei der Therapie der chronischen Herzinsuffizienz verfolgt und können als gesichert angesehen werden:

▮ die diuretische Therapie,
▮ die Therapie mit Angiotensinkonversionshemmern,
▮ die Gabe von Digitalispräparaten und
▮ die Betablockertherapie.

Bei der *Therapie mit Diuretika* handelt es sich um eine symptomatische Therapie, um entweder bei bestehenden Ödemen diese auszuschwemmen oder aber diese durch prophylaktische Gabe zu verhindern. Vor Einführung der ACE-Hemmer war bei der Applikation von Diuretika besonders eine Hypokaliämie gefürchtet, weshalb man auf kaliumsparende Diuretika überging: Amilorid und Spironolacton. Da heutzutage fast alle Patienten mit Herzinsuffizienz wegen der Stimulation des Renin-Angiotensin-Systems mit ACE-Hemmern behandelt werden (s. u.), ist mit Kaliumsparern – jetzt wegen der Gefahr der Hyperkaliämie – Vorsicht geboten. In Kombination mit ACE-Hemmern zu empfehlen sind Thiazide und Schleifendiuretika.

Nicht abschließend beurteilt werden kann die Frage, ob ganz niedrig dosiertes Spironoalacton (25 mg) – bei dieser Dosis besteht keine Gefahr einer Hyperkaliämie – über eine Wirkung auf die Kollagensynthese der Fibrozyten die Prognose bei Herzinsuffizienz zu verbessern vermag. Das Ergebnis der RALES-Studie bleibt abzuwarten. Die RALES-Studie ist inzwischen abgebrochen worden, da Spironolacton in der genannten Dosierung die Mortalität signifikant zu senken vermochte.

Möglicherweise hat die Gabe von Diuretika auch einen Langzeiteffekt auf den Hypertrophieprozess: Die dauerhafte Senkung der Vorlast bzw. des linksventrikulären Füllungsdruckes könnte über eine Sarkomerenverkürzung die fortschreitende Induktion der Hypertrophie und Dilatation bremsen.

Die *Angiotensinkonversionshemmer* haben günstige hämodynamische Wirkungen wie auch direkte zelluläre Angriffspunkte. ACE-Hemmer zeichnen sich durch eine nahezu ideale Kombination einer Vorlast- und Nachlastsenkung aus. Im Gegensatz zu anderen Vasodilatanzien führen ACE-Hemmer nicht zu einer Reflextachykardie, sondern die Herzfrequenz bleibt gleich oder nimmt ab – aufgrund der biologischen Verflechtungen zwischen Renin-Angiotensin-System und Sympathikus (s. Abb. 3.2.13). Die chronisch-trophischen Einflüsse von Angiotensin II im Sinne des sog. „Remodeling", die sich im Bereich der Myozyten und Fibrozyten abspielen, werden zudem geblockt. Dass ACE-Hemmer nicht nur symptomatisch auf die Herzinsuffizienz einwirken, sondern die Prognose verbessern können, ist hinreichend belegt: Die CONSENSUS-Studie belegt den günstigen prognostischen Effekt der ACE-Hemmer bei der schweren Herzinsuffizienz (NYHA III–IV). Die SOLVD-Studie zeigt dies auch für die leichteren Formen der Herzinsuffizienz auf. SAVE, AIRE, ISIS IV und GISSI III zeigen, dass der Einsatz eines ACE-Hemmers auch nach Infarkt gerechtfertigt ist. Umstritten ist derzeit lediglich der frühzeitige Einsatz des ACE-Hemmers beim akuten Myokardinfarkt: Von einigen Autoren wird der „all-comers-approach", d. h. der systematische und generelle Einsatz der ACE-Hemmer vorgeschlagen, andere empfehlen den Einsatz nur beim Auftreten von klinischen Insuffizienzzeichen oder bei sehr großen Vorderwandinfarkten.

Obwohl *Digitalispräparate* seit 200 Jahren mit klarem klinischen Erfolg bei der Therapie der Herzinsuffizienz eingesetzt werden, wussten wir bis vor kurzem nicht, ob wir durch eine solche Therapie lebensverlängernd, lebensverkürzend oder quoad vitam neutral in die Prognose der Herzinsuffizienz eingegriffen haben und eingreifen. Dass die Zahl der Dekompensationen günstig beeinflusst werden kann, erbrachte die Metaanalyse von Jaeschke et al. Diese günstigen Daten wurden bestätigt durch die PROVED- und RADIANCE-Studien, die gleichzeitig eine verbesserte Belastbarkeit der Patienten durch Digitalis nachwiesen. Dennoch war Vorsicht geboten, da positiv inotrope Substanzen, insbesondere solche, die die intrazelluläre Kalziumionenkonzentration steigern, über eine gesteigerte Inzidenz des plötzlichen Herztodes oder eine Progredienz der Herzinsuffizienz die Letalität steigern können. Erst die Ergebnisse der DIG-Mortalitätsstudie brachte die Gewissheit, dass Glykoside nicht mit einer Übersterblichkeit einhergehen. 7788 Patienten mit chronischer Herzinsuffizienz und Sinusrhythmus – der Nutzen bei Vorhofflimmern ist ja nie bestritten worden – sind mit Digoxin oder Plazebo zusätzlich zur Standardtherapie mit ACE-Hemmern und Diuretika behandelt worden. Die Gesamtsterblichkeit in beiden Gruppen war mit je 33% über einen Beobachtungszeitraum von 37 Monaten nicht voneinander verschieden. Gleichzeitig bestätigte sich der günstige Einfluss von Digitalis auf die Morbidität: Krankenhausaufnahmen wegen Herzinsuffizienz waren allerdings nur um 25% signifikant reduziert.

Der Einsatz einer negativ-inotropen Substanz wie z. B. eines *Betarezeptorblockers* galt in der Vergangenheit als Kunstfehler in der Therapie der chronischen Herzinsuffizienz. Deshalb ist es nicht verwunderlich, dass in der Roten Liste als Kontraindikation für Betarezeptorblocker die chronische Herzinsuffizienz in den Stadien III und IV genannt wird.

Moderne pathophysiologische Aspekte sowie einige neuere Studien können neuerdings belegen, dass Betarezeptorblocker die chronische Herzinsuffizienz günstig beeinflussen können. Pathophysiologisch hat der Betarezeptorblocker 2 wesentliche Effekte bei der chronischen Herzinsuffizienz aufzuweisen:

▌ Die Reduktion der Herzfrequenz verbessert wegen der negativen Kraft-Frequenz-Beziehung die Hämodynamik und die Durchblutung des Herzmuskels. Ein solcher Effekt ist somit energetisch günstig einzuschätzen.

▌ Es ist sehr wahrscheinlich, dass die Genexpression für wichtige Funktionsproteine des Herzmuskels durch Betarezeptorenblockade so verändert wird, dass eine bessere Funktion langfristig resultiert.

Drei große klinische Studien scheinen diese Sichtweise in jüngster Zeit zu belegen:

▌ Der MDC-Trial (Metroprolol-Dilated-Cardiomyopathy-Trial) zeigt günstige Effekte auf den gemeinsamen Endpunkt Tod oder Notwendigkeit einer Herztransplantation auf – mit grenzwertiger statistischer Signifikanz.

▌ Die CIBIS-Studie weist eine Tendenz zur Reduktion der Mortalität nach.[2]

▌ Die Carvedilol-Studie ist die erste Studie, die eine Mortalitätsreduktion durch Betarezep-

[2] Inzwischen ist über die CIBIS-II-Studie berichtet worden: Bisoprolol senkt die Letalität von Patienten mit chronischer Herzinsuffizienz signifikant um ca. 35%.

torblockade nachweist. Diese Carvedilol-Studie ist in mehrerlei Hinsicht bemerkenswert: Die Senkung der Mortalität ist unabhängig von der Genese der Herzinsuffizienz (koronare Herzerkrankung versus nichtischämische Kardiomyopathie) und unabhängig vom Alter der Patienten. Die Senkung der Letalität ist dosisabhängig und geht mit einer verbesserten Ejektionsfraktion einher. In diesem Zusammenhang ist es wichtig zu betonen, dass die Ejektionsfraktion des linken Ventrikels nicht initial, z.B. durch die Senkung der Herzfrequenz, verbessert wird, sondern erst allmählich im Verlauf von Monaten. Selbstverständlich wird die Carvedilol-Studie, insbesondere wegen des Ausmaßes der Letalitätssenkung (Abnahme der Todesfälle um 67%), nicht unerheblich kritisiert. Darüber hinaus wird die Frage heftig diskutiert: Welche pharmakologischen Eigenschaften von Carvedilol tragen zu dessen günstiger Wirkung bei? Ist es ausschließlich die Blockade der β_1- und β_2-Rezeptoren, und entspricht damit das Wirkprofil von Carvedilol einfach demjenigen eines nicht-selektiven Betablockers? Welche Rolle spielt die zusätzliche vasodilatierende Komponente durch Alpharezeptorblockade? Und schließlich – sind die antioxidativen Eigenschaften von Carvedilol von klinischer Relevanz? Möglicherweise kann ein Teil dieser Fragen bereits in der COMET-Studie (Carvedilol or Metroprolol Evaluation Trial) beantwortet werden. Von praktischer Seite sehr wichtig ist die Dosierung von Betablockern bei Herzinsuffizienz:
– Metoprolol: Beginn mit 6,250 mg 2×tgl.,
– Carvedilol: Beginn mit 3,125 mg 2×tgl.,
– Bisoprolol: Beginn mit 1,25 mg 1×tgl.

Die Steigerung im Sinne einer Verdopplung der Dosierung sollte jeweils nach 1–2 Wochen vorgenommen werden. Dabei ist strengstens auf Nebenwirkungen zu achten (Rhythmus, Dekompensationserscheinungen, Blutdruck, Nierenfunktion). Gegebenenfalls muss die Dosis des Betablockers reduziert, bzw. die geplante Steigerung derselben verschoben werden. Unter Umständen kann auch das Diuretikum erhöht werden; der Digitalisspiegel ist zu kontrollieren.

Aufgrund dieser sehr sorgfältigen Titrationsphase wird derzeit diskutiert, ob eine Therapie mit Betablockern ausschließlich stationär begonnen werden könne oder auch ambulant möglich sei. In der Carvedilol-Studie waren die Patienten ambulant eingestellt worden, was allerdings kardiologisch sehr erfahrene Ambulanzärzte voraussetzt sowie eine sehr enge Anbindung der Patienten mit engmaschigen Kontrollen.

3.2.4 Akute Probleme bei chronischer Herzinsuffizienz

3.2.4.1 Dekompensation einer chronischen Herzinsuffizienz – auslösende Mechanismen

Kommt es bei einem Patienten mit chronischer Herzinsuffizienz, welcher entsprechend den Ausführungen in Kapitel 3.2.3.4 medikamentös eingestellt war, zu einer raschen Dekompensation, so muss sorgfältig nach auslösenden Mechanismen gesucht werden. Die therapeutische Beseitigung solcher Mechanismen kann die Dekompensationserscheinungen meist rasch beheben.

3.2.4.1.1 Rhythmusstörungen

Die häufigste Rhythmusstörung bei der chronischen Herzinsuffizienz ist Vorhofflimmern mit absoluter Arrhythmie. Je nach vorbestehender Therapie der chronischen Herzinsuffizienz (Digitalis, Betablocker) kann die Kammerfrequenz langsam oder tachyarrhythmisch sein. Im Gegensatz zur absoluten Tachyarrhythmie bei normaler oder wenig eingeschränkter Kammerfunktion führt die absolute Tachyarrhythmie bei den schwereren Formen der chronischen Herzinsuffizienz in der Regel zu einer raschen und schweren Dekompensation im Sinne eines intensivmedizinischen Notfalls. Dies erklärt sich aus mehreren pathophysiologischen Mechanismen: kurze Diastole mit ungenügender Füllung des linken Ventrikels und verminderter Koronardurchblutung, energetisch ungünstige Bilanzierung durch Flussdefizit, verminderte Compliance pathologisch veränderten Myokards, negative Kraft-Frequenz-Beziehung etc.

Da das Vorhofflimmern nur kurzzeitig besteht und der Patient durch Lungenödem oder Prälungenödem mit sinkenden pO_2-Drücken vital gefährdet ist, stellen wir die Indikation für eine Intubation und elektrische Kardioversion großzügig (Tabelle 3.2.6).

Tabelle 3.2.6. Elektrische Kardioversion bei Vorhofflimmern

▌ Kurznarkose	Fentanyl (0,05–0,1 mg) Dormicum (10–15 mg)*
▌ Intubation	Beatmung mit ausreichendem FIO$_2$ (im Bedarfsfall)
▌ Elektrische Kardioversion	Mit steigenden Ws (beginnend mit 50 Wattsec, Steigerung nach Bedarf)
▌ Einschwemmkatheter	Zur Beurteilung der zentralen Hämodynamik nach erfolgreicher Kardioversion

* Antagonisierung mit Anexate nach Kardioversion

Je nach zentraler Hämodynamik sowie den Beatmungsverhältnissen sollte die Extubation rasch erfolgen. Ähnlich rasches Vorgehen gilt auch für alle anderen Rhythmusstörungen bei chronischer Herzinsuffizienz (s. Abschn. 3.2.2.2).

3.2.4.1.2 Überwässerung

Nicht selten wird die Dekompensation einer chronischen Herzinsuffizienz durch ein Fehlverhalten des Patienten ausgelöst:
- übermäßige Flüssigkeitszufuhr (evtl. nach körperlicher Anstrengung),
- übermäßig salzhaltige Nahrungszufuhr (durstauslösend),
- mangelhafte Gewichtskontrolle oder Vernachlässigung der diuretischen Therapie.

Je nach Ausmaß der Bilanzstörung empfehlen wir folgendes Vorgehen:
- langsame i.v. Injektion von 0,24 g Theophyllin gefolgt von 40 mg Furosemid oder 12 mg Piretanid oder
- Dauerinfusion von Dopamin $1\,\mu g \times min^{-1} \times kg^{-1}$ KG und Furosemid 80–250 mg/24 h.

Bei dieser Diuresetherapie ist zu beachten, dass erstens der Kaliumspiegel regelmäßig kontrolliert und gegebenenfalls korrigiert wird, und dass zweitens eine ausreichende Antikoagulation (am besten 25000 IE Heparin/24 h i.v.) gewährleistet ist.

3.2.4.1.3 Anämie

- **Pathophysiologie.** Über zweierlei pathophysiologische Mechanismen kann eine Anämie (Hb < 10 g/100 ml) eine chronische Herzinsuffizienz manifestiert werden lassen, unterhalten oder zur Dekompensation führen.
- Wie eine Anämie aufgrund der verminderten Anzahl von Sauerstoffträgern bei koronarer Herzerkrankung zum Angina-pectoris-Anfall führen kann, kann sie über denselben Mechanismus einer Ischämie zur Herzinsuffizienz beitragen.
- Bei bereits eingeschränktem Herzminutenvolumen trägt eine gleichzeitige Anämie zur Sauerstoffmangelversorgung der peripheren Organe, insbesondere der Niere, bei. Dadurch wird die neuroendokrine Gegenregulation (s. Abb. 3.2.13) noch zusätzlich gesteigert (Sympathikus, Renin-Angiotensin-System) mit Aggravation der Nachlast- und Vorlaststeigerung sowie der Ödembildung. Tabelle 3.2.7 gibt einen Überblick über Diagnose und Therapie der Anämie.

3.2.4.1.4 Schilddrüsenfunktionsstörungen

Sowohl eine Unter- als auch eine Überfunktion der Schilddrüse kann zu einer Herzinsuffizienz führen bzw. eine solche verschlimmern und unterhalten. Unter 2 Aspekten ist insbesondere die Hyperthyreose zu beachten:
- Heutzutage werden jodhaltige Kontrastmittel für eine Vielzahl von invasiven Untersuchungen angewandt (Koronarangiografie, Karotisangiografie, Beinangiografie, Phlebografie etc.). Eine solche Untersuchung kann ein bestehendes autonomes Adenom mit ursprünglich euthyreoter Schilddrüsenfunktion zur Dekompensation bringen. Die Einflüsse einer Hyperthyreose auf das Myokard sind vielfältig, angefangen von Tachykardie und Rhythmusstörungen bis hin zu einer veränderten Genexpression mit Veränderung von entscheidenden Funktionsproteinen (Betarezeptoren, Proteine des sarkoplasmatischen Retikulums, kontraktile Proteine).
- Amiodaron wird als äußerst wirksames Antiarrhythmikum bei chronischer Herzinsuffizienz zunehmend häufiger für Rhythmusstörungen auf Vorhof- und Kammerebene eingesetzt. Neben Photosensibilität, Hornhautabla-

Tabelle 3.2.7. Diagnose und Therapie bei Anämie

Diagnose	❚ Klinik:	– Zeichen der Herzinsuffizienz – Zeichen der Blässe an Haut und Schleimhäuten
	❚ Blutungssymptome:	– Bluterkranke – Teerstuhl – Blutiger Harn – Gynäkologische Blutungen
	❚ Labor:	– Hb < 10 g/100 ml
	❚ Weitere Abklärung der Anämie:	– Gastroskopie – Koloskopie – Sonografie – Gynäkologische Untersuchung etc.
Therapie	❚ Behandlung der Symptome Herzinsuffizienz	
	❚ Gabe von Erythrozytenkonzentraten	
	❚ Kausale Behandlung der Anämie nach entsprechender Abklärung: – Bei Blutungsanämie: Beseitigung der Blutungsquelle – Bei Mangelanämien: Substitution z. B. Eisen, Vitamin B_{12}	

Tabelle 3.2.8. Behandlung der Hyperthyreose

❚ Betablocker

❚ Carbimazol oder Favistan

❚ Radiojodtherapie

❚ In schweren Fällen ist die Durchführung einer
Plasmapherese indiziert

gerungen und Lungenfibrose ist die Hyperthyreose eine mögliche Nebenwirkung einer solchen antiarrhythmischen Behandlung. In einem solchen Falle ist die Therapie mit Amiodaron zu beenden und die Hyperthyreose entsprechend zu behandeln (Tabelle 3.2.8).

3.2.4.1.5 Negativ-inotrope Therapie

Negativ-inotrop können viele Medikamente wirken: kardiovaskulär wirkende Substanzen, Antiarrhythmika, Anästhetika, Antidepressiva, Thyreostatika, Zytostatika, Betablocker wirken negativ-inotrop, müssen deshalb initial *niedrig* dosiert und *langsam* auftitriert werden (s. Abschn. 3.2.3.4). Bei Dekompensationserscheinungen muss die Dosis reduziert oder der Betablocker ganz abgesetzt werden. Prinzipiell wirken Kalziumantagonisten negativ-inotrop und sind deshalb bei Herzinsuffizienz kontraindiziert. Dies gilt besonders für Kalziumantagonisten der ersten Generation, also Dihydropyridine. Moderne, neue Kalziumantagonisten (Amlodi-

pin) wirken möglicherweise stärker vaskulär und weniger kardial. Weitere Studienergebnisse bleiben hier abzuwarten.

Negativ-inotrope Antiarrhythmika sind Ajmalin, Chinidin, Disopyramid, Flecainid, Procain und Procainamid. Obwohl indiziert bei entsprechenden Rhythmusstörungen, vermögen sie eine Herzinsuffizienz zu unterhalten. In solchen Fällen muss versucht werden, auf Antiarrhythmika umzusetzen, welche inotrop neutral sind (z. B. Amiodaron).

Tabelle 3.2.9 gibt eine Zusammenstellung von kardiovaskulären und nichtkardialen Substanzen mit negativ-inotropen Eigenschaften.

3.2.4.2 Therapieresistente Ödeme

Im terminalen Stadium der Herzinsuffizienz können trotz maximaler diuretischer Therapie periphere Ödeme nicht zu mobilisieren sein. Eine solche Therapieresistenz liegt vor, wenn Furosemid in einer Dosierung von 500 mg pro 24 h bei gleichzeitiger Gabe von Dopamin in einer Dosierung von 1 µg/kg KG/min die bestehenden Ödeme nicht zu mobilisieren vermag. Es bieten sich unter diesen Umständen 2 ganz unterschiedliche therapeutische Methoden an:

❚ die intravenöse Applikation von Phosphodiesterasehemmern (Amrinon, Milrinon, Enoximon) oder

❚ die Einleitung einer Hämofiltration.

Tabelle 3.2.9. Negativ-inotrope Substanzen

Kardiovaskuläre Medikamente	
▌ Kalziumantagonisten	– Nifedipin
	Nisoldipin
	Diltiazem
	Verapamil
▌ Betablocker	– Metroprolol
	Carvedilol
	Bisoprolol etc.
▌ Antiarrhythmika	– Ajmalin
	Flecainid
	Chinidin
	Procain
	Procainamid
	Disopyramid
Nichtkardiovaskuläre Medikamente	
▌ Anästhetika	– Halothan
	Barbiturate
▌ Antidepressiva	– Imipramin
	Trizyklische Antidepressiva
▌ Zytostatika	– Dacarbazin
	Doxorubicin
	Raubasin

Idealerweise sollten beide Behandlungsformen auf einer Intensiv- oder Überwachungsstation durchgeführt werden.

3.2.4.2.1 Phosphodiesterasehemmstoffe

PDE-Hemmer hemmen den intrazellulären Abbau von zyklischem Adenosinmonophosphat, dem intrazellulären Transmitter der Betarezeptoren. Dies führt in der glatten Muskelzelle zu einer Relaxation, d.h. zu einer Vorlast- und Nachlastsenkung, in der Herzmuskelzelle zu einem positiv-inotropen Effekt. Aufgrund dieser kombinierten Wirkung ist unbedingt darauf zu achten, dass ein ausreichender Füllungsdruck (PCW > 15 mmHg) sowie ein ausreichender Blutdruck (RRsyst > 100 mmHg) vorliegen. Da PDE-Hemmer das zyklische Adenosinmonophosphat steigern und damit auch die intrazelluläre Kalziumionenkonzentration, muss mit der Gefahr von ventrikulären Tachykardien gerechnet werden. Ein gutes Monitoring (EKG-Monitor, Blutdruck und eventuell Swan-Ganz-Katheter) ist deshalb erforderlich. Die Wirkung von Enoximon auf die Hämodynamik von schwer kranken Patienten ist in Abbildung 3.2.17 dargestellt: Vasodilatation und positive Inotropie steigern das Herzminutenvolumen überwiegend

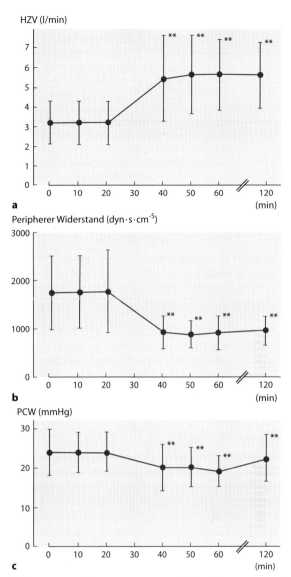

Abb. 3.2.17. Einfluss von Enoximon (Bolusgabe von 0,5 mg/kg KG) auf Herzminutenvolumen (a), peripherer Widerstand (b) und PCW (c). Die kräftige Steigerung des Herzminutenvolumens kommt überwiegend durch Zunahme des Schlagvolumens zustande, die Steigerung der Herzfrequenz ist nur wenig ausgeprägt (n = 10 Patienten mit „low output syndrom", PCW größer 15 mmHg und systolischer Aortendruck größer 100 mmHg [12]

durch Zunahme des Schlagvolumens, wodurch die Diuretikaresistenz der peripheren Ödeme durchbrochen wird (Tabelle 3.2.10).

3.2.4.2.2 Kalziumsensitizer

Als Alternative zu selektiven PDE-III-Inhibitoren als Monotherapie oder in Kombination mit Katecholaminen wird der Einsatz von sog. kalzi-

Tabelle 3.2.10. Phosphodiesterasehemmstoffe

Dosierungen	
▌ Enoximon	– Langsamer Bolus i.v. über 5 min 2 mg/kg KG – intravenöse Dauerinfusion 2,5–10 µg/kg KG/min
▌ Milrinon	– Langsamer Bolus i.v. über 10 min 50 µg/kg KG – intravenöse Dauerinfusion 0,375–0,75 µg/kg KG/min
▌ Amrinon	– Langsamer Bolus i.v. über 5 min 0,5 mg/kg KG – intravenöse Dauerinfusion 5–10 µg/kg KG/min
Bei gutem Ansprechen kann die Therapie über 2–3 Tage fortgesetzt werden	

umsensitivierenden Substanzen betrachtet. Diese Substanzgruppe ist erst seit kurzem verfügbar und prospektiv kontrollierte Studiendaten zum Vergleich mit Katecholaminen liegen bisher nur für die Substanz Levosimendan vor. Levosimendan bewirkt im therapeutischen Dosisbereich eine Sensitivierung der kontraktilen Proteine für die aktivierenden Kalziumionen mit Steigerung von Herzminutenvolumen und Senkung der Füllungsdrücke, ohne den Energieverbrauch des Herzens signifikant zu steigern. Außerdem wurden keine proarrhythmischen Effekte beobachtet. Zusätzlich weist Levosimendan vasodilatierende Effekte durch Öffnung von Kaliumkanälen der glatten Gefäßmuskelzellen auf. Im Vergleich zu Dobutamin bewirkt Levosimendan eine ausgeprägtere Senkung der Füllungsdrücke und Steigerung des Herzminutenvolumens, ein Wirkungsverlust der Dauerinfusion durch Tachyphylaxie wurde nicht beobachtet. Erste Daten ergeben Hinweise für eine Mortalitätssenkung bei schwerer Herzinsuffizienz unter der Therapie mit Levosimendan im Vergleich zu Plazebo oder Dobutamin. Eine Kombination von Levosimendan und niedrig dosiertem Noradrenalin stellt daher eine mögliche Therapieoption beim refraktären kardiogenen Schock dar. Levosimendan besitzt in einigen europäischen Ländern bereits die Zulassung, in Deutschland ist die Substanz noch nicht auf dem Markt.

3.2.4.2.3 Natriuretische Peptide

Neben der akuten Senkung der Füllungsdrücke durch Nitroglyzerin oder Natriumnitroprussid wird in jüngerer Zeit über günstige Effekte der vasodilatierenden und natriuretischen Substanz Nesiritide berichtet. Nesiritide ist ein rekombinantes humanes natriuretisches Peptid („brain natriuretic peptide", BNP), welches ähnliche Effekte wie eine Kombination von Nitroprussid und Nitroglyzerin bezüglich arterieller und venöser Vasodilatation zeigt, jedoch einen rascheren Wirkungseintritt aufweist und eine ausgeprägtere Senkung der Füllungsdrücke bewirkt. Daneben werden Diurese und Natriurese gefördert, eine Tachyphylaxie wurde bisher nicht beobachtet. Vergleichende Studien mit Nitroglyzerin und Dobutamin liegen vor. Trotz vorteilhafter hämodynamischer und klinischer Effekt finden sich in jüngster Zeit Hinweise für eine Verschlechterung der Nierenfunktion unter Nesiritide, welche mit einer Verschlechterung der Prognose bei schwerer Herzinsuffizienz vergesellschaftet ist. Eine endgültige Bewertung steht daher noch aus. Die Substanz ist gegenwärtig auf dem europäischen Markt noch nicht verfügbar, mit einer Zulassung ist aber in Kürze zu rechnen.

3.2.4.2.4 Hämofiltration

Über eine venovenöse Hämofiltration (Shaldon-Katheter, idealerweise über die V. jugularis interna) kann eine Negativbilanz von ca. 1,5–2 l/Tag erreicht werden. Interessanterweise kommt es unter dieser Therapie meist zum Einsetzen einer physiologischen Diurese, ein Phänomen, welches bisher noch nicht erklärbar ist. Dieses Verfahren bietet einen weiteren Vorteil: Nicht selten ist die Diuretikaresistenz mit einer Hyponatriämie vergesellschaftet. Da dem Patienten bei der Hämofiltration Wasser entzogen wird, kann gleichzeitig Natriumchlorid gegeben werden (z.B. 2–4 g NaCl pro Tag).

3.2.4.3 Nierenversagen bei Herzinsuffizienz

Das akute Nierenversagen bei der chronischen Herzinsuffizienz ist die Folge einer Kombination von meist 3 verschiedenen Pathomechanismen:

▌ Vorschädigung der Niere durch chronische Erkrankungen (Diabetes mellitus, Arteriosklerose, Pyelonephritis etc.),

Tabelle 3.2.11. Nephrotoxische Medikamente

▮ Nichtsteroidale Antirheumatika	– ASS
	– Diclophenac
	– Piroxicam
	– Tenoxicam
	– Propyphenazon
▮ Antibiotika	– Cephalosporine
	– Aminoglykoside
	– Polymyxin B
	– Sulfonamide
▮ Kontrastmittel bei	– Karotisangiografie
	– Koronarografie
	– Aortografie
	– Beinangiografie
	– Phlebografie
▮ Zytostatika	
▮ Sonstige	– Penicillamin
	– Phenazopyridin
	– Cyclosporin A

Tabelle 3.2.12. Diagnose und Therapie von Nierenversagen bei Herzinsuffizienz

Diagnose	▮ Klinik:	– Übelkeit
		– Somnolenz
		– Anurie
		– Oligurie
	▮ Labor:	– Erhöhte Harnstoff- und
		– Kreatininwerte
Therapie	Das akute Nierenversagen, welches bei chronischer Herzinsuffizienz durch Medikamente ausgelöst wird, ist bei rechtzeitiger Diagnose und Therapie fast immer reversibel:	
	▮ Sofortiges Absetzen aller Medikamente, die Einfluss auf die Nierenfunktion und Nierendurchblutung haben könnten	
	▮ Gabe von Dopamin (1 µg/kg KG/min) i.v. und Furosemid (250 mg/24 h) i.v.	
	▮ Einleitung einer Hämodialyse nach klinischen Gesichtspunkten:	
	– Harnstoff	
	– Überwässerung	
	– Hyperkaliämie	

▮ Hypofusion infolge eines verminderten Herzminutenvolumens,

▮ gleichzeitige Gabe von nephrotoxischen Medikamenten (Tabelle 3.2.11).

▮ **Pathophysiologie.** Die meisten Patienten werden wegen der günstigen Wirkung von ACE-Hemmern (s. Abschn. 3.2.3.2) mit solchen Präparaten behandelt. Im eigentlichen Sinne sind ACE-Hemmer nicht nephrotoxisch. Jedoch ist die Interaktion mit anderen Substanzklassen zu beachten. ACE-Hemmer wirken an der Niere an 2 Orten über jeweils verschiedene pharmakologische Mechanismen. Durch Induktion der Prostaglandinsynthese – ACE-Hemmer hemmen nicht nur die Bildung von Angiotensin II, sondern hemmen auch den Abbau von Bradykinin, welches die Prostaglandinsynthese aktiviert – wird das Vas Afferens dilatiert. Durch Hemmung der Angiotensin-II-Synthese wird das Vas Efferens dilatiert. Halten sich beide Effekte in etwa das Gleichgewicht, bleibt der glomeruläre Filtrationsdruck erhalten. Bei zusätzlicher Anwendung eines nichtsteroidalen Antirheumatikums (z.B. ASS in höherer Dosierung) wird die prostaglandininduzierte Vasodilatation des Vas Afferens antagonisiert, sodass nur noch die Vasodilatation des Vas Efferens resultiert. Fällt dadurch der glomuläre Filtrationsdruck ab, resultiert eine Verschlechterung der Nierenfunktion; bei vorgeschädigter Nierenfunktion kann ein akutes Nierenversagen eintreten. Bei Patienten mit chronischer Herzinsuffizienz unter ACE-hemmertherapie ist deshalb die Indikation für nichtsteroidale Antirheumatika sehr sorgfältig zu stellen bzw. die Nierenfunktion sorgfältig zu kontrollieren. Dasselbe gilt für alle potenziell nephrotoxischen Substanzen, wie sie in nebenstehender Tabelle aufgeführt sind (Tabelle 3.2.11), bestimmte Antibiotika, Zytostatika, Ciclosporin A, Kontrastmittel u.a. In diesem Zusammenhang muss auch darauf hingewiesen werden, dass Spironolacton, Amilorid, Triamteren und Thiazide bei Nierenfunktionsstörungen mit einem Kreatinin über 1,6–2,0 mg/dl kontraindiziert sind.

Tabelle 3.2.12 fasst die diagnostischen und therapeutischen Möglichkeiten bei „Nierenversagen bei Herzinsuffizienz" zusammen.

3.2.4.4 Lungenembolie bei chronischer Herzinsuffizienz

Aus zweierlei Gründen haben wir dem Auftreten von Lungenembolien bei chronischer Herzinsuffizienz einen separaten Abschnitt des Kapitels gewidmet:

▮ Lungenembolien sind bei chronischer Herzinsuffizienz aus pathophysiologischen Grün-

Tabelle 3.2.13. Diagnose und Therapie einer Lungenembolie bei chronischer Herzinsuffizienz

Diagnose	▮ Klinik:	– Dyspnoe
		– Tachykardie mit Galopprhythmus
		– Zeichen der Rechtsbelastung
	▮ Nuklearmedizin:	– Lungenszintigrafie (ein negatives Szintigramm schließt eine kleine Lungenembolie nicht aus)
	▮ Prophylaxe	– Wichtig ist die Thromboseprophylaxe bei chronischer Herzinsuffizienz
	– Kurzfristig	– Heparin 2×7500 s.c.
	– Langfristig	– Marcumar: Quick ∼ 25%, INR ∼ 3,0
	– Bettlägerige Patienten mit Dekompensation und diuretischer Therapie	– Heparin 25 000 IE/24 h i.v.
Therapie	▮ Heparin in therapeutischer Dosierung	
	▮ Bei Lungenembolien des Schweregrades III und IV gleichzeitige Fibrinolysetherapie (s. Kap. 3.2.2.5)	

den häufig: Die Patienten mit chronischer Herzinsuffizienz sind – im terminalen Stadium – bettlägerig oder bewegungsarm, der Blutfluss im venösen System ist aufgrund der eingeschränkten Förderleistung des Herzens herabgesetzt, und das Blut ist krankheits- und/oder therapiebedingt eingedickt.

▮ Die Symptome einer Lungenembolie sind mit denen einer dekompensierten Herzinsuffizienz identisch oder sehr ähnlich. Deshalb ist die Differenzialdiagnose zwischen Verschlechterung einer chronischen Herzinsuffizienz und einer Lungenembolie klinisch sehr schwierig oder unmöglich. Umso wichtiger ist es, die Verdachtsdiagnose Lungenembolie zu vermuten, um sie durch technische Untersuchungen bestätigen oder ausschließen zu können (Tabelle 3.2.13).

3.2.4.5 Hypertensive Krise bei chronischer Herzinsuffizienz

Bei vielen Patienten, die an einer arteriellen Hypertonie leiden, entwickelt sich eine chronische Herzinsuffizienz, sei es, dass die jahrzehntelange Druckbelastung selbst den linken Ventrikel geschädigt oder dass die arterielle Hypertonie zu einer koronaren Herzerkrankung mit Ischämie und Infarkt geführt hat.

▮ **Pathophysiologie.** Während eine hypertensive Krise von einem gesunden leistungsfähigen linken Ventrikel ohne relevanten Rückstau in die Lungenvenen bewältigt wird, kann der geschädigte linke Ventrikel aufgrund seiner reduzierten kontraktilen Reserve die hohen arteriellen Druckwerte nicht kompensieren. Als Folge steigt der linksventrikuläre Füllungsdruck exzessiv an, sodass ein rasch eintretendes Lungenödem resultiert.

▮ **Diagnose.** Die Diagnose ist einfach, da die Klinik eindeutig ist mit hohen systolischen Blutdruckwerten, einer bekannten chronischen Herzinsuffizienz sowie den klassischen klinischen Zeichen des Lungenödems (Zyanose, Dyspnoe, Rasselgeräusch). Häufig ist der hypertensiven Entgleisung ein Fehler bei der Medikamenteneinnahme vorangegangen.

▮ **Therapie.** Da sich das Lungenödem rasch entwickelt, ist eine Intubation mit maschineller Beatmung meist nicht zu umgehen.

▮ Fentanyl, Dormicum
▮ Intubation und maschinelle Beatmung (PEEP 5–15 mmHg)
▮ Nitroglyzerin i.v. 20 mg/12 h
▮ Furosemid z.B. 80 mg i.v. oder 250 mg/24 h i.v.
▮ Natriumnitroprussid i.v. oder Urapidil i.v. Dosierungen s. unter Abschn. 3.2.2.1.4

Großzügige Indikation zur Überwachung des PCW-Druckes mittels Einschwemmkatheter. Nach Senken des arteriellen Druckes und des Füllungsdruckes und Rückbildung des Lungenödems rasche Extubation des Patienten und orale Medikation der arteriellen Hypertonie und der chronischen Herzinsuffizienz.

Literatur zu Kapitel 3.2

1. AIMS Trial Study Group (1988) Effect of intravenous APSAC on mortality after acute myocardial infarction. Preliminary report of a placebo-controlled clinical trial. Lancet 1:545–549
2. Alpert JS, Smith R, Carlson J et al (1976) Mortality in patients treated for pulmonary embolism. JAMA 236:1477–1480
3. Boehm M, Beukelmann KDJ, Schwinger RHG, Erdmann E (1993) Aktuelle pathophysiologische Aspekte der Herzinsuffizienz. Internist. 34:886–901
4. Daniel WG, Mügge A, Martin RP et al (1991) Improvement in the diagnosis of abscesses associated with endocarditis by transesophageal echocardiography. N Engl J Med 324:795–800
5. Durack DT, Lukes AS, Bright DK (1994) New criteria for diagnosis of infective endocarditis: utilization of specific echocardiographic findings. Am J Med 96:200–209
6. Erbel R, Meyer J (1988) Akuter Myokardinfarkt. In: Intensivmedizin. Georg Thieme Verlag, Stuttgart New York, S 358–397
7. Grines C, Browne KF, Marco J et al (1993) A comparison of immediate angioplasty with thrombolytic therapie for acute myocardial infarction. NEJM 1328:673–679
8. Goldhaber SZ, Henneckens Ca Evans DA et al (1982) Factors associated with correct antemortem diagnosis of major pulmonary embolism. Am J Med 73:822–826
9. GUSTO Investigators (1997) An international randomized trial comparing four thrombolytic strategies for acute myocardial infarction. NEJM 329:673–682
10. Herzog CA, Henry TD, Zimmer SD (1991) Bacterial endocarditis presenting as acute myocardial infarction: a cautionary note for the era of reperfusion. Am Med 90:392–397
11. Holubarsch C (1992) Biochemische Veränderungen und Störungen der elektromechanischen Kopplung bei der chronischen Herzinsuffizienz. Z Kardiol 81 (Suppl 4):17–21
12. Holubarsch C, Hasenfuss G, Thierfelder L, Heiss WH, Just H (1991) Vasodilatation und positive Inotropie des Phosphodiesterasehemmers Enoximon. Z Kardiol 80 (Suppl 4):35–40
13. Holubarsch C, Ruf T, Goldstein DJ, Ashton RC, Nickl W, Pieske B, Pioch K, Lüdemann J, Wiesner S, Hasenfuss G, Posival H, Just H, Burkhoff D (1996) Existence of the Frank-Starling mechanism in the failing human heart. Investigations on the organ, tissue, and sarcomere levels. Circulation 94:683–689
14. Hull RD, Raskob GE, Coates G et al (1989) A new noninvasive management strategy for patients with suspected pulmonary embolism. Arch Intern Med 149:2549–2555
15. ISIS-3 (Third International Study of Infarct Survival) Collaborative Groups (1992) ISIS 3: A randomized comparison of streptokinase versus tissue plasminogen activator versus anistreplase and of asperin plus heparin versus aspirin alone among 41 299 cases of suspected acute myocardial infarction. Lancet 339:753–770
16. Karalis DG, Blumberg EA, Vilaro JF et al (1991) Prognostic significance of valvular regurgitation in patients with infective endocarditis. Am J Med 90:193–197
17. Karalis DG, Bansal RC, Hauck AJ et al (1992) Transesophageal echocardiographic recognition of subaortic complications in aortic valve endocarditis: clinical and surgical implications. Circulation 86:353–362
18. Kasper W, Geibel A, Tiede N et al (1993) Distinguishing between acute and subacute massive pulmonary embolism by conventional and Doppler echocardiography. Br Heart J 70:352–356
19. Kasper W, Konstantinides S, Geibel A et al (1997) Prognostic significance of right ventricular afterload stress detected by echocardiography in patients with clinically suspected pulmonary embolism. Heart 77:346–349
20. Lindblad D, Sternby NH, Bergquist D (1991) Incidence of venous thromboembolism verified by necropsy over 30 years. Br Med J 302:709–711
21. Mclntyre KM, Sasahara AA (1974) Haemodynamic and ventricular response to pulmonary embolism. Progr Cardiovasc Dis 17:175–190
22. Middlemost S, Wisenbaugh T, Meyerowitz C et al (1991) A case for early surgery in native left-sided endocarditis complicated by heart failure: Results in 203 patients. J Am Coll Cardiol 18:663–667
23. Mintz SG, Victor MF, Kotler MN, Parry WR, Segal BL (1981) Two-dimensional echocardiografic identification of surgical correctable complications of acute myocardial infarction. Circulation 64:91–102
24. Mügge A, Daniel WG, Frank G, Lichtlen PR (1989) Echocardiography in infective endocarditis: reassessment of prognostic implications of vegetation size determined by the transthoracic and the transesophageal approach. J Am Coll Cardiol 14:631–633
25. Parillo JE (1993) Pathogenetic mechanisms of septic shock. N Engl J Med 1328:1471–1477
26. Pieske B, Hasenfuss G, Holubarsch C, Schwinger R, Böhm M, Just II (1992) Alteration of the force-frequency relationship in the failing human heart depends on underlying cardiac disease. Basic Res Cardiol 87 (Suppl I):213–221
27. Purvis JA, McNeill AJ, Siddiqui RH et al (1994) Efficacy of 100 mg of double-bolus alteplase in complete perfusion in the treatment of acute myocardial infarction. JACC 23:6–10
28. Radford MJ, Johnson RA, Daggett WM, Fallon JT, Buckley MJ, Gold HK Leinbach RC (1981) Ventricular septal rupture: a review of clinical and physiologic features and an analysis of survival. Circulation 64:545–556
29. Sanfilippo AJ, Picard MH, Newell JB et al (1991) Echocardiografic assessment of patients with infectious endocarditis: prediction of risk for complications. J Am Coll Cardiol 18:1191–1199

30. Shively BK, Gurule FT, Roldan CA, Leggett JH, Schiller NB (1991) Diagnostic value of transesophageal compared with transthoracic echocardiography in infective endocarditis. J Am Coll Cardiol 18:391–397
31. Steckelberg JM, Murphy JG, Ballard G et al (1991) Emboli in infective endocarditis. The prognostic value of echocardiography. Ann Intern Med 114: 635–640
32. Van Tassel RA, Edwards JE (1972) Rupture of the heart complicating myocardial infarction. Analysis of 40 cases including nine examples of left ventricular false aneurysm. Chest 61:104–116
33. Zehender M, Kasper W, Kauder E, Schönthaler NT, Geibel A, Olschewski M, Just H (1993) Right ventricular infarction as an independent predictor of prognosis after acute inferior myocardial infaction. NEJM 329:981–988
34. Zijlstra F, de Boer MJ, Hoorntje JCA, Reiffers C, Reiber JHC, Suryapranata HA (1993) A comparison of immediate coronary angioplasty with intravenous streptokinase in acute myocardial infarction. NEJM 328:680–684

3.3 | Herzinsuffizienz: Therapieschemata und vasoaktive Substanzen

O. Van Caenegem, M. Goenen

3.3.1 Einleitung

Chronische oder akute Herzinsuffizienz ist bei vielen Intensivpatienten die Hauptursache für die Aufnahme auf die Intensivstation wegen erhöhter Gefahr der Mortalität und Morbidität durch Multiorganinsuffizienz.

Eine frühzeitige Diagnose und das Erkennen der Ursachen und des Schweregrades der Herzinsuffizienz sowie deren Auswirkungen auf den globalen und regionalen Kreislauf sind wichtige Schritte für eine gezielte und angemessene Therapie.

Dieses Kapitel befasst sich vorwiegend mit der Problematik der Herzinsuffizienz im Bereich der Kardiochirurgie. Die pathophysiologischen Grundlagen sind weitgehend im Kapitel 3 beschrieben, werden dann auch nur kurz in Bezug auf die Behandlungsstrategie erläutert.

3.3.2 Chronische Herzinsuffizienz

3.3.2.1 Pathophysiologie der chronischen Herzinsuffizienz

Das umfassende Verständnis der Pathophysiologie der chronischen Herzinsuffizienz geht der optimalen Therapiestrategie voraus. Der Verdacht auf eine chronische Herzinsuffizienz ergibt sich aus dem klinischem Bild und den hämodynamischen Messwerten, wobei Herzindex, Füllungsdruck und Nachlast die entscheidenden Parameter darstellen. Aber weiter reichende diagnostische Maßnahmen sind erforderlich um die genauen Ursachen und den Schweregrad der Herzinsuffizienz zu erfassen.

Kenntnisse über die Vorgeschichte des Patienten und eine präoperative Einschätzung der Herz- und Kreislauffunktion sind zur Vorbeugung postoperativer Komplikationen, sei es in der Herz- und Thoraxchirurgie oder in der Gefäß- und Allgemeinchirurgie, unabdingbar.

Während das Frühstadium der chronischen Herzinsuffizienz vor allem mit einer erhöhten Vorlast einhergeht, ist die Spätphase gekennzeichnet durch den Abfall des Herzindex und daraus folgenden kompensatorischen Mechanismen mit erhöhter Nachlast, neurohumoraler Stimulierung, Natrium- und Wasseretention mit ansteigender Vorlast. Das Ergebnis führt zum sog. „Circulus vitiosus" und zu einer deletären Überkompensation.

Die Herzinsuffizienz ist schon im Frühstadium gekennzeichnet durch eine neurohumorale Stimulation. Das BNP wird infolge einer Kammerüberbelastung, einer Erhöhung des Füllungsdrucks und einer neurohumoralen Stimulierung sekretiert. Es hat vasodilatatorische, diuretische und natriuretische Eigenschaften [10]. Die Dosierung des plasmatischen BNP bringt daher eine komplementäre Information zur Diagnose der Herzinsuffizienz sowohl im Früh- als auch im Spätstadium, selbst bei der Konservierung der linken Kammerfunktion. Eine Rate über 500 pg/ml spricht sehr für eine Herzinsuffizienz.

Die chronische Stimulation der Betarezeptoren durch erhöhte endogene Katecholamine führt zu einer Desensibilisierung dieser Rezeptoren, der sog. „Downregulation".

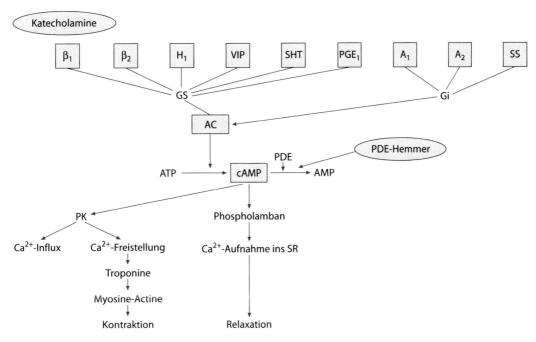

Abb. 3.3.1. Wirkungsprinzip der Katecholamine und der PDE-Hemmer

Gleichzeitig fällt die Konzentration der stimulierenden G-Proteine (Gs) ab und es kommt zum Anstieg der inhibitorischen G-Proteine (Gi), was zu einer verringerten Aktivität der Adenylatzyklase führt, die für die Umwandlung von ATP in cAMP wesentlich ist. Die Produktion von cAMP spielt eine dominierende Rolle für die Kontraktilität und Erschlaffung des Herzmuskels (Abb. 3.3.1). Die Downregulierung der Betarezeptoren führt zu einer verringerten Ansprechbarkeit auf exogene Katecholamine, was natürlich bei der Therapiestrategie eine bedeutende Rolle spielt.

Die chronische Überlast des Myokards erhöht den Energiebedarf, während gleichzeitig die Energiezufuhr abfällt. Die Therapie muss daher als Ziel haben, die Überkompensation einzuschränken und die Balance zwischen myokardialem Sauerstoffbedarf und -zufuhr wiederherzustellen.

3.3.2.2 Therapie der chronischen Herzinsuffizienz

Dank der Fortschritte in der Pathophysiologie sowie in der Pharmakotherapie und Chirurgie hat sich die Prognose weitgehend verbessert.

Die Therapie beruht auf einer pharmakologischen und chirurgischen Behandlung

Eine adäquate Therapie der chronischen Herzinsuffizienz muss sich an 2 Richtlinien orientieren:
▍ Die Überkompensation der Herzinsuffizienz sollte durch Verminderung von Vor- und Nachlast mit ACE-Hemmern, Diuretika, Nitraten und Betablockern wie Metoprolol oder Carvedilol verringert werden.
▍ Bei terminaler Kardiomyopathie, trotz optimaler oraler Therapie, sollte die intravenöse Infusion von Inodilatoren erfolgen. Wegen der Downregulation der Betarezeptoren sind Katecholamine nur kurzzeitig oder intermittierend, mit niedriger Dosierung einzusetzen. Dopamin oder Dobutamin (2–5 µg/kg/min) führen vorübergehend zu hämodynamischer Stabilität.

Ein 24-h-EKG muss in Abständen aufgezeichnet werden, um lebensgefährliche Arrhythmien auszuschließen. Dobutamin und vor allem Dopamin wirken arrhythmogen und erhöhen den myokardialen Sauerstoffverbrauch. Eine Alternative zu Katecholaminen, oder sogar die bessere Wahl, sind wohl PDE-Hemmer. Intravenös sind sie bekanntlich weniger arrhythmogen, erhöhen den myokardialen O_2-Verbrauch nicht und unterliegen keiner Tachyphylaxie. Wie eigene Erfahrungen zeigen und die Literatur bestätigt, lassen sich Enoximon oder Milrinon kontinuierlich oder intermittierend über Monate einsetz-

Tabelle 3.3.1.

Pharmakologische Behandlung
▌ Digitalinpräparate
▌ Diuretika
▌ ACE-Hemmer
▌ Angiotensin-II-Hemmer
▌ Betablockertherapie
▌ Spironolactone
▌ Intravenöse Inodilatatoren, permanent oder intermittierend, mit Dobutamin, Milrinon, Enoximon, Levosimendan?
▌ Antiarrhythmika
▌ CVVH (kontinuierliche venovenöse Dialyse)
▌ Angemessenes Belastungsprogramm

ten. Bei Patienten mit pulmonaler Hypertension ist die Langzeittherapie mit PDE-Hemmern besonders vorteilhaft, da der anfänglich wenig beeinflusste pulmonale Kreislaufwiderstand in manchen Fällen erst progressiv abfällt [2, 22].

Die intermittierende oder alternative Anwendung von PDE-Hemmern ermöglicht einen Wiederaufbau der Betarezeptoren und erhöht deren Ansprechbarkeit auf exogene Katecholamine. Eine Kombinationstherapie, Dobutamin (3–7 µg/kg/min) oder Dopamin (3–5 µg/kg/min) mit einem PDE-Hemmer (Milrinon 0,15–0,35 µg/kg/min, Enoximon 5–7,5 µg/kg/min), ermöglicht kleinere Dosierungen und hat daher weniger Nebenwirkungen (Tabelle 3.3.1).

3.3.2.3 Chirurgische Indikationen bei chronischer Herzinsuffizienz

▌ *Koronarchirurgie* nach Viabilitätsbestimmung: Eine Revaskularisation viablen Myokards führt meist zu einer Funktionsverbesserung.
▌ *Autotransplantation* (Maze-Operation): Das Ziel besteht darin, durch eine Volumenreduktion des linken Vorhofes, Denervierung und Verminderung der Wandspannung den Sinusrhythmus wiederherzustellen. Eine simultane Mitralisannuloplastie soll die linke Ventrikelfunktion positiv beeinflussen.
Voraussetzungen:
  – chronisches Vorhofflimmern,
  – linksatrialer Diameter >60 mm,
  – guter rechter Ventrikel.
▌ *Reduktionsplastik des linken Ventrikels nach Batista:*
Prinzip:

Tabelle 3.3.2.

Chirurgische Indikationen
▌ Resynchronisation
▌ ICD (implantierbarer Kardioverter/Defibrillator)
▌ Gentherapie
▌ Risikohohe Bypasschirurgie
▌ Mitralisklappenplastie mit Remodeling des linken Vorhofes
▌ Batista-Operation (Resektion und Remodeling der linken Kammer)

▌ Mechanische Kreislaufunterstüzung
  – Überbrückung zur Transplantation
  – Permanente Implantation bei Kontraindikation einer Herztransplantation
  – Vorübergehende Implantation bei akuter Herzinsuffizienz

▌ Herztransplantation
▌ (Xenotransplantation)

Tabelle 3.3.3. PDE-Hemmer als „bridging" zur Herztransplantation

Vorteile gegenüber Katecholaminen
▌ Inotrop- und lusitrop-positiver Effekt, nicht direkt abhängig von Betarezeptoren
▌ Synergismus mit exogenen Katecholaminen
▌ Minimale oder keine Toleranz
▌ Systemische und pulmonale Vasodilatation
▌ Verringerung der endogenen Katecholamine, mit Wiederaufbau der Betarezeptorenfunktion.
Nachteile
▌ Blutdruckabfall bei inadäquater Füllung

  – Verminderung der Wandspannung des dilatierten linken Ventrikels, durch Reduktion des Diameters (Gesetz nach Laplace).
  – Optimierung der Beziehung zwischen Kammerdimension und Myokardmasse.
Indikationen:
  – dilatative Kardiomyopathie (LVEDD >70 mm),
  – ischämische Kardiomyopathie, wobei aber die Viabilität des restlichen Muskels normal sein muss.
▌ *Herztransplantation:* Endstadium Kardiomyopathie bei Fehlen absoluter Kontraindikationen.
▌ *Mechanische Assistenz* (Novacor, Heartmate):
  – als „bridging" zur Transplantation,
  – in Erwartung einer spontanen Verbesserung der Herzfunktion,

– als permanente Assistenz für Patienten mit Kontraindikation zur Herztransplantation (Alter, Krebs).

3.3.3 Die akute Herzinsuffizienz

Bei Patienten mit klinischer Kreislaufinsuffizienz imponieren folgende Symptome:
▌ schlechte periphere Durchblutung,
▌ kalte Extremitäten,
▌ Oligoanurie,
▌ schwacher, unregelmäßiger, von der Beatmung beeinflusster Puls,
▌ zentral-peripherer Temperaturgradient und Bewusstseinsstörungen,
▌ das EKG weist evtl. Rhythmus- oder Reizleitungsstörungen, ST-Senkungen oder -Hebungen auf, weil hämodynamisch Vorlast, Nachlast und Herzindex inadäquat scheinen.

Die akute Situation erfordert zunächst spontanes, zielgerichtetes Handeln, um den Kreislauf zu stabilisieren; daran anschließen sollte sich dann die Ergründung von Ursachen, organspezifischen Konsequenzen und weiteren therapeutische Strategien [9].

3.3.3.1 Pathophysiologische Grundlagen

▌ Präoperativer Status der Herzfunktion

Der Einfluss einer leichten perioperativen Ischämie oder Nekrose kann den postoperativen Verlauf in unterschiedlichem Maße, je nach präoperativer Ausgangssituation, beeinflussen. Die (präoperative) Beurteilung der Herzfunktion bei Risikopatienten, bei denen die Gefahr einer perioperativen Ischämie besteht, ist die erste Maßnahme zur Vermeidung des postoperativen „low output". Prä- und perioperative Risikofaktoren sind in Tabelle 3.3.4 und 3.3.5 aufgelistet.

Die myokardiale Sauerstoffbalance vor und während der Narkoseeinleitung spielt eine wesentliche Rolle bei der Verhütung von Ischämie und LV-Insuffizienz. Alle Maßnahmen müssen getroffen werden, um eine Erhöhung des O_2-Verbrauchs zu vermeiden durch adäquate Kontrolle von Herzfrequenz, Vor- und Nachlast. Ängstliche und hyperdyname Patienten benötigen substanzielle Dosen an Sedativa, Nitraten und niedrigdosierten Betablockern, während Patienten mit erniedrigter LV-Funktion und niedrigem Blutdruck

Tabelle 3.3.4. Präoperative Risikofaktoren für den postoperativen „low output"

▌ Akuter Herzinfarkt < 7 Tage
▌ Komplikation nach Herzinfarkt
▌ Kongestive Kardiomyopathie
▌ Arrhythmien
▌ Labile oder refraktäre Angina pectoris
▌ LV-Auswurffraktion < 35%
▌ LVEDV > 120 ml/m²
▌ LVESV > 60 ml/m²
▌ PVR > 6 IE
▌ Linke Hauptstammstenose
▌ Reoperation

Tabelle 3.3.5. Intraoperative Risikofaktoren

▌ Präoperativer Herzstatus
▌ Ischämie bei der Narkoseeinleitung
▌ Präbypasskreislauflabilität
▌ Perioperativer Myokardinfarkt
▌ Ischämie – Reperfusionsstörungen
▌ Unvollständige Korrektur
▌ Inadäquater Abgang von der Herz-Lungen-Maschine
▌ Postbypassperiode

sehr vorsichtig eingestellt werden müssen, denn ein zusätzlicher Abfall des Blutdrucks und damit des Koronarperfusionsdrucks erhöht die Gefahr einer Ischämie, vor allem bei proximalen Koronarstenosen oder Aortenstenose.

Die Gefahr der hämodynamischen Labilität besteht während der Narkoseeinleitung, der Sternotomie, der Präparation der Arteria mammaria interna und der Kanülierung zum Anschluss der Herz-Lungen-Maschine. Ein kontinuierliches Monitoring von EKG, Füllungsdrücken, Blutdruck, Herzindex, arterieller (SaO_2) und venöser (SvO_2) Sauerstoffsättigung soll Veränderungen dieser Parameter frühzeitig erkennen und damit therapieren lassen.

Der extrakorporale Kreislauf, Hypothermie, Hämodilution, Myokardprotektion, Reperfusion und die Qualität der chirurgischen Korrektur sind weitere wichtige Parameter (Tabelle 3.3.6).

Ein zu vorzeitiger und schneller Abgang von der Herz-Lungen-Maschine kann zur Kreislaufinstabilität führen. Bei der Dekanülierung besteht die Gefahr einer koronaren Luftembolie und eine zu rasche Protamingabe kann eine Kardiodepression verursachen. Das Schließen

Tabelle 3.3.6. Kardiopulmonales Bypassrisiko für einen postoperativen „low output"

- ▌ Inadäquate Myokardprotektion
  - – Warme oder kalte Kardioplegie
  - – Retrograde oder anterograde Perfusion
  - – Kammerflimmern
  - – Heterogene Verteilung der Kardioplegie
- ▌ Ventrikeldilatation durch nicht optimale Entleerung
- ▌ Koronare Luftembolie
- ▌ Lange Ischämiedauer
- ▌ Nicht optimale Korrektur
  - – Persistierende Ausflussbehinderung
  - – Unterschätzung einer Mitralisinsuffizienz oder Stenose
  - – Nicht optimale Revaskularisation
  - – Technische Schwierigkeiten
- ▌ Intraoperativer Myokardinfarkt
- ▌ Reperfusionsstörungen („stunned myocardium")
- ▌ Inadäquater Abgang von der Herz-Lungen-Maschine
  - – Überfüllung beider Ventrikel
  - – Vorzeitiges Abkommen bei bestehender Hypothermie und
  - – globaler oder lokaler Ischämie mit Mitralisinsuffizienz
- ▌ Arrhythmien und Reizleitungsstörungen
- ▌ Elektrolyt- und metabolische Störungen
- ▌ Unangemessene Verabreichung vasoaktiver Substanzen
- ▌ Periode nach Bypass
  - – Dekanülierung mit Embolierisiko
  - – Protaminverabreichung und Kardiodepression
  - – Thoraxverschluss mit Kompression von Herz und Gefäßen

Tabelle 3.3.7. Hauptursachen für den postoperativen „low output"

- ▌ Präoperative Herzinsuffizienz
- ▌ Intraoperative Ischämie – Reperfusionsstörungen
- ▌ Frischer Herzinfarkt
- ▌ Unvollständige chirurgische Korrektur
- ▌ Ungenügender „flow" durch die arteriellen Bypässe
- ▌ Arrhythmien und AV-Block
- ▌ Missverhältnis zwischen Vor- und Nachlast
- ▌ Verringerte Kontraktilität durch:
  - – Elektrolyt- und metabolische Störungen
  - – Anämie, Hypoxämie, Azidose
  - – Kardiodepressive Substanzen, Ischämie, Nekrose
- ▌ Verringerte diastolische Funktion durch:
  - – Ischämie – Reperfusionsstörungen
  - – Tamponade
  - – Hypertrophie
  - – Hypervolämie
  - – Inadäquate Inotropikatherapie
  - – Ventilation
- ▌ Missverhältnis von MVO_2 und MDO_2
- ▌ Interventrikuläre Abhängigkeit

des Perikards und des Thorax führt manchmal zu einer (mechanischen) Einschränkung der Herzfunktion mit Zeichen einer Tamponade oder Bypasskompression.

Diese Periode ist auch charakterisiert durch einen progressiven Anstieg des metabolischen Bedarfs (Temperaturanstieg, Tachykardie, Hypertonie), der sich auf das noch ischämische Herz negativ auswirkt. Die Verringerung des myokardialen Sauerstoffverbrauchs sollte einer Stimulierung der Myokardfunktion durch inotrope Substanzen vorausgehen.

3.3.3.2 Der postoperative „low output"

In der Herzchirurgie stellt die postoperative Herzinsuffizienz die wohl häufigste Komplikation dar. Von der leichten Insuffizienz mit hohem Füllungsdruck, adäquatem Herzindex und Blutdruck bis hin zum kardiogenen Schock mit

Multiorganversagen ist die frühzeitige und genaue Diagnosestellung in Hinblick auf eine optimale Therapie entscheidend (Tabelle 3.3.7).

Je nach Grad der Herzinsuffizienz und deren Folgen für den globalen oder regionalen Kreislauf ergeben sich 4 Situationen:
- ▌ der hypovolämische Patient mit Tachykardie, inadäquater Ventrikelfüllung, niedrigem Herzminutenvolumen und Blutdruckabfall;
- ▌ Patienten mit erhöhter Vorlast ohne signifikanten Abfall von Herzindex und Blutdruck und ohne periphere Perfusionsstörungen. Ein plötzlicher Anstieg der Nachlast einerseits und ein Überschreiten der optimalen Füllungsgrenze nach dem Frank-Starling-Prinzip anderseits kann dieses fragile Gleichgewicht stören und so zum symptomatischen Pumpversagen führen;
- ▌ Patienten mit hoher Vorlast (PACWP > 15 mmHg) und niedrigem Herzindex < 2,5 l/m^2/min) ohne organspezifische Folgen. Die progressive präoperative Verminderung des Herzindexes führt zu einer Kreislaufanpassung mit erhöhter Sauerstoffextraktion (erniedrigte SVO_2-Werte). Organspezifische Folgen liegen meist noch nicht vor. Postoperativ benötigen diese Patienten auch keine Steigerung des Herzindexes, solange keine Anzeichen von Kreislaufversagen vorliegen.

Der typische Fall ist der chronische Mitralispatient mit einer präoperativen Vorlast von 15–20 mmHg und einem Herzindex von 2–2,5 /m^2/min, aber mit normaler Nierenfunktion;

▌ Patienten im kardiogenen Schock und globaler oder regionaler Kreislaufinsuffizienz (Multiorganversagen).

3.3.3.3 Diagnose der akuten Herzinsuffizienz
(Tabelle 3.3.8)

▌ *Klinischer Status:* typisch aber nicht exklusiv für einen „low output";

▌ *EKG:* hauptsächlich wichtig nach Bypasschirurgie; soll in regelmäßigen Abständen aufgezeichnet werden. Ventrikuläre Rhythmusstörungen, neu aufgetretene Q-Zacke oder ST-T-Veränderungen sind wertvolle Hinweise auf eine Ischämie oder Nekrose; ST-T-Veränderungen liegen allerdings auch bei Perikarditis und Elektrolytanomalien vor. Die Differenzialdiagnose ergibt sich aus der Zusammenschau von Hämodynamik (v-Welle auf der Kapillarkurve), regionaler Funktionsbestimmung durch transösophageales oder transthorakales Echo und der Konstellation herzspezifischer Laborparameter (CPK, Troponine) [24];

▌ *hämodynamische Messungen:* Herzfrequenz, Füllungsdrücke, Herzindex, Arbeitsindex, Blutdruck und Kreislaufwiderstände werden bei Diagnose und zur Therapieüberwachung der Kreislaufinsuffizienz regelhaft Anwendung finden. Bei der Interpretation der Daten ist allerdings Vorsicht geboten, da Füllungsdrücke den Füllungsvolumina nur teilweise entsprechen. Die Berechnung der kontinuierlichen Herzindices parallel zur Messung von Füllungsdrücken und Nachlastkontrolle sowie der zentralvenösen Sauerstoffsättigung geben wichtige Anhaltspunkte für die Therapie. Zusätzlich zu den klassischen Parametern Herzindex und SVO$_2$, die den globalen Kreislauf reflektieren, geben pH-Wert und weitere Blutgasanalysen sowie Laktatbestimmungen Hinweise auf regionale Funktionsstörungen:

SVO$_2$-Abfall = inadäquater „output";

die transthorakale (TTE) oder transösophageale Echokardiografie (TEE) sind ideale und

Tabelle 3.3.8. Diagnose der Herzinsuffizienz

▌ Vorgeschichte und Klinik

▌ EKG-Veränderungen:
  – Rhythmus
  – Frequenz
  – ST-Senkungen
  – Hebungen
  – Neu aufgetretene Q-Welle

▌ Thoraxröntgen:
  – Pleuraerguss
  – Ödem
  – Verbreitertes Mediastinum

▌ Hämodynamische Messungen mit Swan-Ganz-Katheter:
  – Füllungsdrücke (RAP, PACWP)
  – Kontinuierlicher Herzindex
  – Pulmonaler und peripherer Kreislaufwiderstand (PVR, SVR)
  – Zentralvenöse (SvO$_2$) und arterielle (SaO$_2$) Sauerstoffsättigung

▌ Transthorakale (TTE) und transösophageale (TEE) Echokardiografie

▌ Laborbefunde:
  – Hämatokrit
  – Hämoglobin
  – Kreatinin
  – Elektrolyte
  – Enzyme: CK, CK-MB
  – Troponin
  – Transaminasen
  – Laktat
  – Blutgase

Tabelle 3.3.9. Echokardiografie

Indikationen

▌ Diagnosestellung
  – Perikarderguss mit oder ohne Tamponade
  – Globale und regionale, systolische und diastolische Funktion
  – Klappenvitien und Korrektur
  – Dynamische LV-Obstruktion (Sam, Hypertrophie)
  – Septaldefekt, Ruptur
  – Thromben, Vegetationen
  – Aortendissektion
  – Massive Lungenembolie

▌ Therapiekontrolle
  – Füllung
  – Verbesserung der Funktion unter vasoaktiven Substanzen

Kontraindikationen der transösophagealen Echokardiografie

▌ Ösophaguspathologie (Varizen, Blutung, Ösophagitis, Tumor, Chirurgie)

▌ Aspirationsrisiko

Komplikationen

▌ Selten

unentbehrliche Methoden für die Diagnose und Therapiekontrolle. Die Methode ist allerdings untersucherabhängig und an das Vorhandensein entsprechender technischer Ausstattung gebunden (Tabelle 3.3.9).

3.3.3.4 Behandlungsstrategie bei akuter Herzinsuffizienz

▌ Behandlungsziele

▌ Die chronische, überkompensierte Herzinsuffizienz ohne organspezifische Folgen bedarf postoperativ keiner aggressiven Therapie im Sinne einer Normalisierung, d.h. nominellen Verbesserung des Herzindexes. Allerdings müssen präventive Maßnahmen getroffen werden, um eine weitere Verschlechterung der Herzfunktion zu verhindern: Optimierung von Vor- und Nachlast sowie Frequenz und Rhythmus;
▌ der globale und regionale Kreislauf muss wichtige Organe mit adäquater Sauerstoffzufuhr versorgen;
▌ Wiederherstellung der myokardialen Sauerstoffbalance;
▌ Ursachen des „low output" frühzeitig diagnostizieren und gezielt behandeln.

> ▌ Herz- und Kreislauffunktion optimieren – nicht normalisieren

▌ Behandlungskonzepte

▌ Myokardiale Sauerstoffbalance herstellen
(Abb. 3.3.2)

▌ **Verminderung des Sauerstoffverbrauchs.** Die frühe postoperative Periode ist gekennzeichnet durch einen erhöhten Metabolismus und Sauerstoffverbrauch. Dies führt normalerweise zu einem Anstieg der Sauerstoffzufuhr. Das Verhältnis zwischen Sauerstoffverbrauch und -zufuhr wird dann gestört sein, wenn exzessive metabolische Ansprüche bei insuffizientem Herz und Kreislauf auftreten. Daher ist die Verringerung des Sauerstoffverbrauchs die erste und wichtigste Maßnahme.

Ursachen des erhöhten Sauerstoffverbrauchs [1]:
▌ Der globale O_2-Verbrauch (VO_2 ml/min):
Aufwachen, „shivering", Unruhe, Angst, Schmerzen, neuroendokrine Stimulierung, Fieber, Sepsis und Spontanatmung;
▌ der myokardiale O_2-Verbrauch (MVO_2 ml/min):
Tachykardie, erhöhte Nachlast, Katecholamine, Wandspannung.

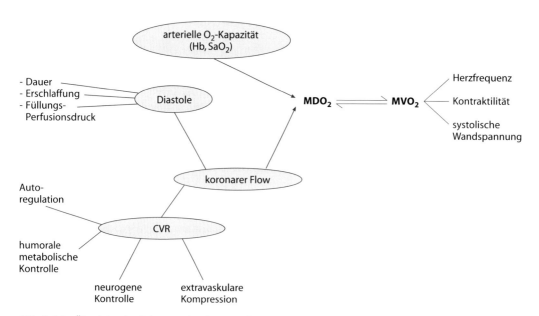

Abb. 3.3.2. Übersicht der Faktoren, die die O_2-Zufuhr und den O_2-Bedarf bestimmen. *MDO₂* Myokardsauerstoffzufuhr; *MVO₂* Myokardsauerstoffverbrauch; *CVR* Koronargefäßwiderstand

▍ Therapeutische Maßnahmen

▍ Beatmung bis Kreislaufstabilisierung und Normothermie;

▍ optimale Sedierung mit Midazolam oder Propofol (Bolus oder Dauerinfusion, 2–10 mg/h und 50–100 mg/h respektive) und Analgesie mit Fentanyl, Sufentanil oder Morphin. Die epidurale Analgesie bewährt sich immer wieder in der Thorax- und Abdominalchirurgie;

▍ Nachlastsenkung durch Blutdruckkontrolle mittels Vasodilatatoren (Nitroprussid, Kalziumantagonisten, ACE-Hemmer, Betablocker);

▍ Hyperthermie bekämpfen, denn 1 Grad Temperaturanstieg erhöht den Sauerstoffverbrauch um 10%.

▍ Herzfrequenzkontrolle: Bei Herzinsuffizienz liegt die optimale Herzfrequenz postoperativ zwischen 80–100/min. Bei Tachykardie >100/min sind Betablocker oder Verapamil angebracht (Tabelle 3.3.10).

▍ **Erhöhung der Sauerstoffzufuhr (MDO₂).** Die myokardiale Sauerstoffzufuhr ist direkt von der arteriellen Sauerstoffkapazität (CaO_2 ml/100 ml) und dem Koronarfluss abhängig. Das Hämoglobin (Hb) und die Sauerstoffsättigung (SaO_2) bestimmen die Kapazität.

CaO_2 ml/100 ml Blut
$= (Hb \times 1{,}39)\ SaO_2 + 0{,}003\ PaO_2$.

Die normale SaO_2 liegt bei 95–98% und das Hb zwischen 10–12 g. Bei normalem Sauerstoffverbrauch und normaler Herzfunktion sind 8–9 g Hb und 27–28% Hkt ausreichend. Bei Herzinsuffizienz, kardiogenem Schock und koronarer Insuffizienz sollte man 10–11 g Hb und einen Hkt von 30–33% als ideal betrachten.

Bei stark reduzierter Sauerstoffkapazität (Anämie, niedriger SaO_2) und gleichzeitiger Erhöhung des O_2-Bedarfs kann auch bei sonst normaler Herzfunktion plötzlich ein inadäquater Herzindex mit erhöhter O_2-Extraktion auftreten.

Der *Koronarfluss* (CBF ml/min) ist direkt abhängig vom Perfusionsdruck und vom Koronargefäßwiderstand. Der Druckgradient oder Perfusionsdruck ergibt sich durch die Differenz zwischen Aortendruck und ventrikulärem Füllungsdruck. Die Blutversorgung des Subendokards erfolgt während der Diastole (LV-Erschlaffung), weil Subepikard und rechter Ventrikel während Systole und Diastole gleich versorgt werden.

Tachykardie, verminderte Erschlaffung, erhöhter enddiastolischer Füllungsdruck und arterielle Hypotonie führen zur Hypoperfusion des Endokards und zur Ischämie. Die Qualität der nativen Koronargefäße, der arteriellen und venösen Bypässe sowie des koronaren Gefäßwiderstandes bestimmen weiterhin die Myokardperfusion.

Myokardmetabolismus, Autoregulation des Flows, extravaskuläre, intramyokardiale, intraventrikuläre oder intraperikardiale Kompressionen, humorale und neurogene Faktoren gehören zur komplexen Regulation des Koronarflusses und Widerstands.

Tabelle 3.3.11 gibt einen Überblick über Maßnahmen zur Erhöhung des MDO₂.

▍ Herzinsuffizienz und globaler Kreislauf

▍ **Herzinsuffizienz ohne organspezifische Konsequenzen.** Diese Patienten bedürfen postoperativ keiner speziellen Therapie, solange keine Organinsuffizienz auftritt. Man muss allerdings potenzielle Risikofaktoren für einen „low output" erkennen und behandeln.

Maßnahmen:

▍ Sauerstoffverbrauch vermindern,

▍ Elektrolythaushalt normalisieren,

▍ Frequenz und Rhythmus durch sinnvolle Anwendung von Antiarrhythmika im Falle bedrohlicher Herzrhythmusstörungen optimieren sowie durch einen atrialen oder atrioventrikulären Schrittmacher bei Knotenrhythmus oder AV-Block. Die Optimierung von Rhythmus und Frequenz kann den Herzindex um 20–30% erhöhen;

▍ inadäquate Füllung und Nachlast korrigieren.

Tabelle 3.3.10. Applikation von Betablockern oder Verapamil bei Tachykardie

▍ Betablocker	Kurze Wirkung	– Esmolol	0,5–1 mg/kg/30 s
	Lange Wirkung	– Inderal	1–2 mg IV, Bolus
		– Sotalol	50–100 mg/IV/5 min
▍ Kalziumblocker		– Verapamil	5–10 mg/30 s

Tabelle 3.3.11. Maßnahmen zur Erhöhung des MDO$_2$

Sauerstoffkapazität

▌ Durch Transfusion von Erythrozytenkonzentraten Hb auf 10 g und Hkt auf 30–33% bringen

▌ SaO$_2$ > 95:
- FiO$_2$ erhöhen
- Beatmung und PEEP optimal einstellen

Koronarfluss verbessern

▌ *Perfusionsdruck* verbessern durch Blutdruckerhöhung auf ein Minimum von 90 mmHg systolisch und 60 mmHg diastolisch
Substanzen:
- Norepinephrin mit geringer Dosierung (3–10 µg/min)
- Epinephrin 1–5 µg/min
- Dopamin 5–7 µg/kg/min

▌ *Füllungsdruck* (auf 15–20 mmHg) senken durch:
- Diuretika: Furosemide 20–40 mg Bolus
- Nitrate: Dinitrat Isosorbid 1 mg Bolus oder intravenös 0,5–5 µg/kg/min
- PDE-Hemmer wegen des lusitropen Effektes:
  - Milrinon: 0,2–0,5 µg/kg/min
  - Enoximon: 5–10 µg/kg/min
  - Amrinon: 5–10 µg/kg/min

▌ *IABP* (intraaortale Ballonpumpe)
- Vermindert
  - Vorlast
  - Herzfrequenz
  - Nachlast
- Erhöht den frühdiastolischen arteriellen Druck und den Koronarfluss

▌ *Koronargefäßwiderstand* senken. Reoperation bei Tamponade oder Bypassproblemen, bei inadäquatem Flow
(insuffizienter A. mammaria, Spasmen, Thrombose)
- Vasodilatation:
  - Nitrate: 1–2 mg Bolus und Dauerinfusion (0,5–2 µg/kg/min)
  - Kalziumantagonist: Nicardipin 1 mg i.v. Bolus und Dauerinfusion (20–100 µg/min)
  - Inodilatatoren: Epinephrin 0,1 µg/kg/min (kleine Dosierung)
  - PDE-Hemmer: Enoximon (5–10 µg/kg/min)
                          Milrinon 0,25–0,5 µg/kg/min

▌ECMO

▌LV-Assistenz (LVAD)/RV-Assistenz (RVAD)

▌
Inotrop-positiv wirkende Substanzen sind
meist nicht erforderlich

▌ **Schwere Herzinsuffizienz mit organspezifischen Konsequenzen – kardiogener Schock.** Der kardiogene Schock, auch „low output" genannt, ist charakterisiert durch das klinische Bild, durch hämodynamische Parameter wie Vor- und Nachlasterhöhung, niedrigen Herzindex und metabolische Anomalien sowie erhöhte Sauerstoffextraktion, Laktatazidose und Zeichen eines Multiorganversagens (Abb. 3.3.3).

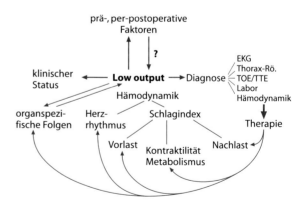

Abb. 3.3.3. Diagnostische und therapeutische Strategie des „low output"

Die therapeutischen Maßnahmen sind unmittelbar diagnoseabhängig und teilweise spezifisch für Links- und Rechtsherzinsuffizienz zu treffen.

▌ *Rechtsherzversagen*
▌ Eine *Tamponade* nach herzchirurgischem Eingriff oder Trauma erfordert die dringliche Thorakotomie, oft auf der Intensivstation, denn die Perikardpunktion oder eine Drainage sind meist nicht Erfolg versprechend und beinhalten zusätzliche Komplikationsmöglichkeiten.
▌ Bei Verdacht auf Tamponade (ZVD > PACWP, „low output", Tachykardie, Pulsus paradoxus, Blutdruckabfall, plötzliche Verminderung der Drainage, erfolglose Katecholamingabe) sollte eine sofortige transthorakale oder transösophageale Echokardiografie durchgeführt und der Chirurg benachrichtigt werden.

▌ *Inkomplete Korrektur, Ischämie/Nekrose, erhöhter pulmonaler Gefäßwiderstand*
Hauptsächlich nach kongenitaler Herzchirurgie müssen bei Pumpversagen zuerst mechanische Ursachen durch ein TTE oder TEE ausgeschlossen werden.

Da der rechte Ventrikel, oder bei Fontanoperation der rechte Vorhof, eher von der Nachlast abhängig sind (pulmonale Hypertension) (Abb. 3.3.4) muss die Therapie auf eine Nachlastreduzierung abzielen. Tabelle 3.3.10 zeigt die therapeutischen Möglichkeiten zur Senkung des pulmonalen Kreislaufwiderstandes und zur Verbesserung der rechten Herzfunktion auf.

> ▌ Alle intravenös verabreichten vasodilatatorischen Substanzen haben als Nebenwirkungen eine Verminderung des SaO_2 (intrapulmonaler Shunteffekt) und einen gewissen Blutdruckabfall. Der O_2-Transport bleibt durch Erhöhung des Herzindexes erhalten. Der Blutdruckabfall kann selektiv korrigiert werden durch Norepinephrinverabreichung mittels eines linken Vorhofkatheters.
> ▌ Behandlungsziel soll nicht ein möglichst niedriger PAP oder PVR sein, sondern eine optimale Verminderung des PVR/SVR-Verhältnisses, mit maximaler Unterstützung der rechten Herzfunktion, ohne signifikanten Abfall von Sauerstoffzufuhr und Blutdruck.
> ▌ Die Dosierung der Vasodilatoren soll in dieser Hinsicht titriert werden.
> ▌ Die Kombinationstherapie von Inodilatoren und selektiven Vasodilatatoren unterliegt derzeit noch der klinischen Bewertung.

▌ *Interventrikuläre Abhängigkeit*
Eine akute Rechtsherzinsuffizienz als Folge des Infarkts oder einer drastischen Erhöhung des pulmonalarteriellen Drucks durch Embolie des Stromgebiets kann zu einer Linksherzinsuffizienz führen. Die pathophysiologische Grundlagen sind:
▌ inadäquate Füllung des linken Ventrikels,
▌ LV-Restriktion durch Vorwölbung des interventrikulären Septums,
▌ Abfall des Herzindexes,
▌ Blutdruck und Perfusionsdruck und infolgedessen Ischämie.

Linksherzversagen
Der von der linksventrikulären Dysfunktion ausgehende kardiogene Schock ist hämodynamisch gekennzeichnet durch erhöhten Füllungsdruck, „low output" und einen niedrigen arteriellen Blutdruck. Wegen der biventrikulären Abhängigkeit liegt meist auch ein Versagen der rechten Ventrikelfunktion vor [12].

▌ *Therapeutische Maßnahmen*
Die Behandlung des kardiogenen Schocks soll darin bestehen, die Hämodynamik in dem Maße zu steigern, um den globalen und regionalen Kreislauf adäquat mit Sauerstoff zu versorgen.

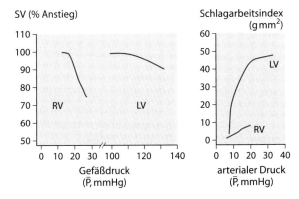

Abb. 3.3.4. Rechts- und linksventrikuläre Funktionskurven; der rechte Ventrikel (RV) ist mehr nachlast- und weniger vorlastabhängig als der linke Ventrikel (nach [17])

∎ *Dringende Maßnahmen*
∎ Erhöhen des arteriellen systolischen Druckes und Mitteldruckes auf 90 bzw. 60 mmHg,
∎ Optimierung des Herzrhythmus durch Antiarrhythmika, Schrittmacher, Kardioversion.

∎ *Chirurgischer Eingriff bei Verdacht auf:*
∎ Tamponade,
∎ Ischämie/Nekrose durch Bypassinsuffizienz (Thrombose, Kompression, inadäquater Flow) und
∎ inkomplete Korrektur.

∎ *Medikamentöse Therapie*
∎ *Vorlast optimieren:* Bei Betrachtung von Füllungsdruck und Füllungsvolumen unterliegen beide Parameter einer großen individuellen, zeitlichen und pathophysiologieabhängigen Spannungsbreite. Ein Druck über 20 mmHg

mag erforderlich sein bei insuffizienter diastolischer Funktion (schlechte Compliance durch Tamponade, Fibrose, Ischämie, Hypertrophie) während bei guter Compliance (Dilatation) ein Füllungsdruck von 12–15 mmHg adäquat ist [7].
Die optimale Füllung ist dann erreicht, wenn gleichzeitig Herzindex und Blutdruck nicht mehr ansteigen. Bei unklarer Situation sollte der Füllungsdruck mit dem Füllungsvolumen durch TTE oder TOE verglichen werden. Eine exzessive Vorlast führt zu Lungenödem und Rechtsinsuffizienz, eine insuffiziente Füllung zum hypovolämischen Schock.
Nitrate, Diuretika und Inodilatatoren sind geeignet, die Vorlast zu reduzieren.
∎ *Korrektur von Metabolismus- und Elektrolytstörungen:* Anämie, Hypoxämie, Azidose, Hypoglykämie, Hypo- oder Hyperkaliämie.
∎ *Herzrhythmus und Frequenz adaptieren.*
∎ *Compliance und Kontraktilität des Herzmuskels verbessern:*
  – *Verringerte Compliance* (Restriktion der links-ventrikulären Funktion):
    Die Differenzialdiagnose zwischen Kontraktilitätsstörungen und Restriktion der Ventrikelfunktion ist von größter Bedeutung, weil die Therapie entgegengesetzt ist. Ischämie, Ausflussobstruktion, Hypertrophie, SAM, sind die Grundlagen einer restriktiven Ventrikelfunktion [11] (Abb. 3.3.5) (Tabelle 3.3.12).
  – *Kontraktilitätstörungen.*

Pharmakologische Grundlagen:
Der intrazelluläre Kontraktilitäts- und Erschlaffungsmechanismus ist weitgehend c-AMP-abhängig (Abb. 3.3.1).
Die Anregung der Betarezeptoren durch Katecholamine aktiviert über Gs-Protein die Adenylzyklase. Dabei entsteht c-AMP aus ATP. cAMP wird durch PDE abgebaut zum inaktiven AMP. Der ATP-Gehalt ist sehr begrenzt, wird aber fortlaufend durch Myozyten resynthetisiert. Nach Ischämie und Reperfusionsstörungen sowie postoperativem neuroendokrinem Stress ist der Myokardmetabolismus über längere Zeit gestört und der ATP-Aufbau bleibt daher für längere Zeit unter dem Bedarf. Diese Phase ist weitgehend reversibel („stunned myocard").
Die metabolische Unterstützung durch Glutamat und GIK zum Aufbau hochenergetischer Phosphate [29] einerseits und Erzeugung von c-AMP durch Betarezeptorenstimulierung und

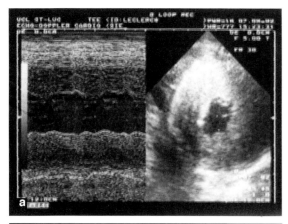
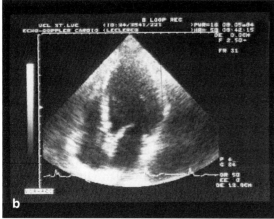

Abb. 3.3.5. Restriktive, hypertrophische Kardiomyopathie. **a** 24 h nach einer Ross-Operation. Der LV ist hypertrophische und akinetisch, 35 mm dicke Wand. 10 Tage Biventrikelassistenz mit Biomedicus + IAPB. **b** Einige Monate später: normale LV-Funktion

Tabelle 3.3.12. Therapie zur Senkung des pulmonalen Kreislaufwiderstandes und Verbesserung der rechten Herzfunktion

▌ Optimale Sedierung und Schmerzbehandlung	
▌ Sauerstoffsättigung > 95%, leichte Alkalose	
▌ Intrathorakalen Überdruck verhindern:	
– PEEP	
– Inspirationsdruck	
– Pneumothorax	
▌ Pulmonale Vasodilatation	
– Selektive Vasodilatation NO durch Inhalation: 2–5–10 ppm	– 40–50% PVR und PVR/SVR-Abfall – 10–15% Herzindexabfall – PaO_2 und SvO_2-Anstieg um respektiv 10 und 30% [14, 18, 19]
PGI$_2$ (Prostacyclin) durch Aerosolisierung [9, 10]	– 20–50 ng/kg (=2,5–3 ng effektive Dosis)
– Nichtselektive Dilatation: intravenöse Infusion	
PGE$_1$	– 20–30 ng/kg/min
PGI$_2$	– 20–30 ng/kg/min
Nitrate: Isosorbiddinitrat	– 0,5–2 µg/kg/min
Nitroprusside (SNP)	– 0,2–2 µg/kg/min
Nicardipine	– 10–100 µg/min [15]
– Inodilatoren	
Epinephrin (kleine Dosierung):	– 0,01–0,05 µg/kg/min
Dobutamin	– 5–10 µg/kg/min
Isoprenalin	– 0,4–4 µg/min
PDE-Hemmer:	
Amrinon	– 5–10 µg/kg/min
Enoximon	– 5–10 µg/kg/min
Milrinon	– 0,25–0,50 µg/kg/min
– Inodilatoren: Levosimendan	– Bolus 6–24 µg/kg in 10 min – Dauerinfusion: 0,1–0,4 µg/kg/min 24–48 h
– Kombination PDE-Hemmer und Inhalierung von NO oder PGI$_2$	

durch PDE-Hemmung andererseits sind Rationale der Therapie zur Behandlung der insuffizienten Myokardfunktion. Der synergistische Effekt von Katecholaminen und PDE-Hemmern hat sich in der Therapie des kardiogenen Schocks weitgehend bewährt [8].

Metabolische Unterstützung
▌ Glutamat 1,5 ml/kg/Infusion über 2 h. Beginn unmittelbar nach Freigabe der Aortenabklemmung,
▌ GIK (2 h nach Operationsende),
 G 30% + 10 mmol Mg^{++} + 40 mmol Phosphatdosis: 60–100 ml über 12 h
 Insulin (Actrapid Novo)
 – Bolus 25 IE i.v., 5 min nach Glukose
 – Infusion 1 IE pro kg über 6 h
 K^+: Kalium um 4–4,5 mmol/L.

Die Angaben in der Literatur zu den Resultaten der Verabreichung von GIK (Glukose/Insulin/Kalium), sind weitgehend widersprüchlich [1–3].

> Diese therapeutischen Maßnahmen – basierend auf der Annahme einer metabolischen Störung als möglicher Ursache einer postoperativen Herzinsuffizienz – wirken zunächst sehr verlockend, müssen aber, nicht zuletzt wegen der möglicherweise schwerwiegenden Auswirkungen ihrer Anwendung, einer weitergehenden klinischen Bewertung unterzogen werden.

Tabelle 3.3.13. Therapie bei Restriktion der LV-Funktion

▌ Inotrop-positiv wirkende Substanzen und arterielle Vasodilatatoren absetzen

▌ Azidose korrigieren

▌ Einsatz von Betablockern zur:
  - Verringerung der Herzfrequenz
  - Verlängerung der Diastole
  - Erhöhen der passiven Füllung
  - Abfall des Sympathikotonus, des MVO_2 und des Ausflusstraktgradienten
  Dosierung: Inderal 1–2 mg Bolus

▌ Einsatz von Verapamil zur:
  - Verringerung der Herzfrequenz
  - Verbesserung der Erschlaffung
  - Reduktion der Ischämie
  Dosierung: 5–10 mg i.v.
  Indikation: LV-Hypertrophie mit Ausflusstraktobstruktion

▌ Versuch mit PDE-Hemmern wegen der lusitrop-positiven Wirkung. Niedrige Dosierung, oft kombiniert mit Norepinephrin, um den Blutdruck in der Norm zu halten

▌ Intraaortale Ballonpumpe (IABP)

▌ Linksventrikuläres Assistsystem (LVAS)

▌ Einsatz inotrop-positiver Substanzen

▌ **Katecholamine.** Dobutamin: 5–15 µg/kg/min – Dauerinfusion. Substanz der ersten Wahl; Dobutamin hat einen gleichzeitig inodilatorischen und lusitropen Effekt.

Nebeneffekte: Tachykardie, Rhythmusstörungen, Erhöhung des MVO_2.

▌ Dopamin:
Dosisabhängender Effekt;
< 3 µg/kg/min: renaler Effekt?
3–7 µg/kg/min: $\beta_1 > \alpha_1$-Rezeptoren-Effekt
> 7 µg/kg/min: $\alpha_1 > \beta_1$-Effekt
Indikation im kardiogenen Schock.
Zusammen mit Dobutamin: 5–10 µg/kg/min
Nebeneffekte:
  - Tachyarrhythmien
  - Erhöhung von MVO_2, SVR
  - Gefahr des A.-mammaria-Spasmus.

▌ Noradrenalin oder Norepinephrin:
Potenzieller α_1-Agonist mit geringen β_1-Eigenschaften. Es besitzt eine vorwiegend vasokonstriktive Wirkung.
Indikation: Blutdruckabfall durch Vasodilatation im kardiogenen oder septischen Schock, zusätzlich mit Inodilatoren wie PDE-Hemmern oder Dobutamin.
Dosierung: titrierte Dosierung (2–16 µg/min) mit dem Ziel den systolischen Druck auf 90 mmHg und den mittleren Druck auf 60–70 mmHg zu bringen.
Nebeneffekte:
  - Bradykardie bei Bolusverabreichung,
  - Erhöhung der Kreislaufwiderstände mit Gefahr peripherer Perfusionsstörungen, Laktatazidose, Organversagen,
  - Gefahr des A.-mammaria-Spasmus und der Erhöhung des myokardialen Sauerstoffverbrauchs.

▌ *Epinephrin* oder *Adrenalin* mit β_1- und α_1-Rezeptoren-Wirkung, dosierungsabhängig.
Indikation:
  - Bei niedriger Dosierung wirkt Epinephrin inotrop-positiv;
  - hat einen vasodilatorischen Effekt auf die A. mammaria;
  - bei hoher Dosierung dominiert die vasokonstriktive Wirkung mit nachfolgender Erhöhung beider Kreislaufwiderstände und des myokardialen Sauerstoffverbrauchs.

▌ **PDE-Hemmer.** Die Hauptindikation von PDE-Hemmern im kardiogenen Schock liegt im Synergismus mit Katecholaminen [29]. Die zusätzliche Verabreichung von PDE-Hemmern zu Dobutamin, Dopamin, Epinephrin verbessert die periphere Durchblutung und den regionalen Kreislauf. Inotrop- und lusitrop-positiv wirkend, verbessern PDE-Hemmer die systolische und diastolische Funktion und – durch den vasodilatorischen Effekt – den regionalen Kreislauf (Myokardperfusion, Niere, Leber, Splanchnikusgebiet).

Substanzen und Dosierung
▌ Enoximon: gleiche Dosierung;
▌ Milrinon: Bolus 0,25–0,5 µg/kg über 10 min, Infusion: 0,15–0,5 µg/kg/min;
Nebenwirkungen: Gefahr des Blutdruckabfalls, vor allem bei inadäquater Füllung.

▌ Neue Substanzen

▌ *Levosimendan:* inodilatatorische Substanz;
Posologie: Bolus 6–24 µg/kg in 10 min
Dauerinfusion: 0,1–0,4 µg/kg/min
24–48 h

▌ *Natriuretische Plasmapeptide:* Nesiritide (analogische rekombinante Human-BNP).
Dosierung: Bolus von 0,3 µg in 10 min
Dauerinfusion von 0,015 µg/kg/min.

> Außer bei hohem peripheren Kreislaufwiderstand ist die Bolusgabe zu vermeiden. Eine erhöhte anfängliche Infusionsdosis über 10–20 min hat eine gleichwertige positive Wirkung, verringert jedoch die Gefahr des plötzlichen Blutdruckabfalls.

▌ Mechanische Assistenz

Bei Fortbestehen des kardiogenen Schocks oder Verdacht auf Ischämie trotz optimaler Therapie sollte frühzeitig ein mechanisches Unterstützungssystem eingesetzt werden, sei es bei der Entwöhnung von der HLM oder auf der Intensivstation.

IABP

Die IABP (Intraaortale Ballonpumpe) ist am meisten gebräuchlich. Der Wirkungsmechanismus besteht zum einen in der Erhöhung des protodiastolischen Blutdrucks und damit des koronaren Flows und zum anderen in der Verminderung der präsystolischen arteriellen Impedanz. Es entsteht so eine Verbesserung der systolischen und diastolischen Funktion, eine Erhöhung der myokardialen O_2-Zufuhr und eine Verminderung des myokardialen O_2-Verbrauchs.

Indikationen

- Refraktäre Ischämie trotz optimaler Therapie mit intravenösen Nitraten, Betablockern, Kalziumantagonisten und Heparin;
- Angioplastie mit erhöhtem Risiko;
- Komplikationen nach Herzinfarkt:
  - Mitralisinsuffizienz,
  - Septumruptur,
  - kardiogener Schock;
- Schwierigkeit bei der Entwöhnung von der Herzlungenmaschine;
- postoperative Ischämie oder Kreislaufversagen.

Kontraindikationen

- Aorteninsuffizienz,
- Aortendissektion,
- signifikantes abdominales Aortenaneurysma oder signifikante Arteriopathie.

Komplikationen

- Aortenruptur,
- periphere Ischämie,
- abdominale Organischämie (Niere, Darm, Leber, Pankreasperfusionsstörungen),
- Ballonruptur.

▌ Uni- oder Biventrikelassistenz

Unter der Bezeichnung „mechanische zirkulatorische Assistenz" versteht man eine Anzahl von technischen Supportmethoden zur Optimierung des refraktären kardiogenen Schocks.

Die Wahl der Pumpsysteme hängt weitgehend von der Kardiomyopathie, der Erholungskapazität des Myokards und der Erfahrung mit den verschiedenen Systemen ab. Im Falle einer unkontrollierten Hypoxamie kann außerdem ein Oxygenator (ECMO, ECCOR) angelegt werden. die Prognose hängt jedoch weitgehend von der Auswahl der Patienten, dem Zeitpunkt der Implantation und dem Vorliegen einer Multiorganinsuffizienz ab.

Die frühzeitige Implantation ist daher zu empfehlen.

Indikationen

- postoperativer, refraktärer Schock,
- akuter Herzinfarkt mit Kreislaufversagen und Revaskularisation „bridge to recovery" im Falle akuter Myokarditis, Vergiftung (u. a. Betablocker),
- „bridge to transplantation" bei Patienten mit refraktärer Kardiomyopathie.

Kontraindikationen

- Gerinnungsstörung,
- re. Ventrikelinsuffizienz im Falle isolierter linker Kammerassistenz,
- Infektion,
- neurologische Störungen.

Komplikationen

- postoperative Blutung ± Tamponade,
- re. ventrikuläre Dysfunktion bei isolierter li. Ventrikelassistenz,
- Gerinnungsstörungen.

▌ Herzinsuffizienz und regionale Kreislaufinsuffizienz

Regionale Organ- und Gewebeperfusionsstörungen mit Organinsuffizienz können Folgen einer Herzinsuffizienz, aber auch einer regionalen Störung, wie Gefäßthrombose, -stenose, -embolie sein. Diese Folgen regionaler Perfusionsstörungen können zur Ischämie und Organinsuffizienz führen. Es kommt zur Freisetzung von Mediatoren mit kardiodepressivem Effekt. Dies ist besonders der Fall bei Ischämie im Splanchnikusgebiet und bei der Sepsis. Eine frühzeitige Diagnose der regionalen Perfusionsstörungen durch Laborwerte, Röntgen, Szintigrafie und Arteriografie sowie Magen- und Darm-pHi oder pCO_2, und eine rasche, gezielte

Reperfusionstherapie durch Angioplastie, Chirurgie, vasoaktive Substanzen führen meistens zur Verbesserung des regionalen Kreislaufs und verhindern so einen circulus vitiosus.

3.3.3.5 Therapiemonitoring und -kontrolle

Die erfolgreiche Therapie misst sich an der Optimierung des globalen und regionalen Kreislaufs. Eine Verbesserung des klinischen Zustandes und der Laborwerte sind die Eckpfeiler der Therapiekontrolle.

Hinzu kommen noch EKG, hämodynamische Messwerte, SaO_2/FiO_2, SvO_2, Laktate, Echokardiografie und Thoraxröntgen. Während Klinik, kontinuierliches Messen von Herzindex, SvO_2 und Blutdruck parallel zur Füllung und Verabreichung von vasoaktiven Substanzen die Hauptparameter für das Monitoring einer globalen Herz- und Kreislaufverbesserung sind, reflektieren Laborwerte besser den regionalen Kreislauf. Die Bestimmung des Magen-pHi muss als geeigneter Parameter noch evaluiert werden.

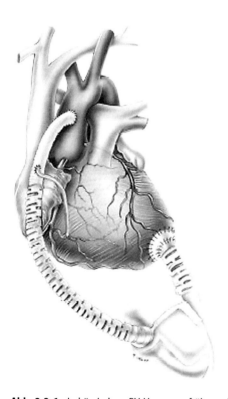

Abb. 3.3.6. Ischämisches RV-Versagen früh nach Herztransplantation. Die Ischämie verbesserte sich, als der Patient einen venösen Bypass von der LVAD-Ausstromkanüle zur RCA erhielt. Schnelle klinische Verbesserung erlaubte Entwöhnung von RVAD nach 48 h

3.3.4 Spezifische Therapie

3.3.4.1 Herzinsuffizienz nach Herztransplantation

▌ **Ursachen**
▌ Beim Spenderherz:
  – Myokarddepression durch Gehirntod,
  – mögliches Herztrauma,
  – exzessive Dosierung von Katecholaminen,
  – Hypernatriämie (Serum $Na^+ > 160$ mEq/l).
▌ Nach Implantation (s. Abb. 3.3.6):
  – Rechtsherzversagen wegen erhöhtem pulmonalen Kreislaufwiderstand,
  – Arrhythmien und Reizleitungsstörungen,
  – frühzeitiges Herzversagen oder akute Abstoßungsreaktion,
  – Denervierung des Herzens.
▌ Hämodynamik:
  – „low output" mit erhöhtem rechtsventrikulären Füllungsdruck und pulmonaler Hypertonie, Dilatation des rechten Ventrikels und Trikuspidalinsuffizienz,
  – globale Hypokontraktilität,
  – Bradykardie, meist Knotenrhythmus.

▌ **Therapeutische Maßnahmen**
▌ Bei Rechtsherzinsuffizienz Füllungsdruck über 12 mmHg halten und pulmonalen Gefäßwiderstand senken durch:
  – Inhalation von NO 5–10–20 ppm oder
  – Aerosolisierung von PGI_2 20–50 ng/kg/min;
  – intravenöse Infusion von Vasodilatoren oder Inodilatoren:

Vasodilatorische Substanzen
  Isosorbid Dinitrat: 0,5–1,5 µg/kg/min
  PGI_2:   10–50 µg/h

Inodilatoren
  Dobutamin: 5–10 µg/kg/min
  Isoproterenol: 1–4 µg/min
  PDE-Hemmer: Milrinon 0,15–0,5 µg/kg/min oder
  Enoximon 5–10 µg/kg/min.

▌ Bei Linksherzinsuffizienz
  – Dobutamin: 5–10 µg/kg/min
  – PDE-Hemmer: Milrinon (0,15–0,5 µg/kg/min) oder Enoximon (5–10 µg/kg/min)
  – Norepinephrin: niedrige Dosierung, um den systolischen Blutdruck > 90 mmHg zu halten
  – IABP oder biventrikuläres „assist system" bei akutem Organversagen
  – uni- oder biventrikuläre Assistenz.

> Die Wirkung von Schilddrüsenhormonen bleibt zweifelhaft und ist routinemäßig nicht indiziert.

3.3.4.2 Herzinsuffizienz nach pädiatrischer Kardiochirurgie

Wie beim Erwachsenen ist die Klinik relevant, aber nicht spezifisch für ein Low-output-Syndrom: Tachykardie, Schwitzen, Blässe, kalte Extremitäten, Verzögerung der peripheren Färbung, zentralperipherer Temperaturgradient, schwacher Puls, Tachypnoe, Dyspnoe, erschwerte Ventilation unter dem Beatmungsgerät, Unruhe, leichte Bewusstseinsstörungen.

Druckmessungen ergeben erhöhte Füllungsdrücke über links- und rechtsatriale Katheter und einen erhöhten pulmonalen Gefäßwiderstand, gemessen durch einen de viso angelegten Mikrokatheter.

Nur bei großen Kindern kann ein Swan-Ganz-Katheter verwendet werden.

Das Herzminutenvolumen ist schwierig zu messen, weil die bestehenden Methoden bei kleinen Kindern meist weder anwendbar noch präzise sind. Die Messwerte müssen natürlich altersgemäß interpretiert werden. Die optimale Herzfrequenz liegt beim Neugeborenen und Säugling >150 und bei Kindern unter 10 Jahren zwischen 120–130, während der arterielle systolische Druck bei 60 und 90 mmHg liegt. Der normale Herzindex liegt bei 4,5 l/m^2/min [3].

▌ Therapie des „low output"

▌ Beatmung mit guter Sedierung und Analgesie,

▌ Anämie, Azidose, Zyanose, Elektrolytstörungen korrigieren,

▌ Füllungsversuche machen: ZVD > LAP bei Rechtsherzinsuffizienz und LAP > ZVD bei Linksinsuffizienz,

▌ Pulmonalisdruck und PVR/SVR verringern,

▌ Diagnose stellen durch EKG, Thoraxröntgen, TTE,

▌ Maßnahmen:
  – bei inkompletter Korrektur → Reoperation,
  – Herzrhythmus und Frequenz optimieren. Der Herzindex ist größtenteils herzfrequenzabhängig. Die ideale Frequenz kann durch Infusion von Isoproterenol 0,01–0,05 μg/kg/min oder durch einen atrialen Schrittmacher erzielt werden;

  – pulmonalen Kreislaufwiderstand verringern durch NO (5–10 ppm), Prostazyklin 20–30 ng/kg/min intravenös oder PDE-Hemmer:
    1. Milrinon 0,15–0,5 μg/kg/min,
    2. Enoximon 5–10 μg/kg/min,
    3. Amrinon 5–10 μg/kg/min [28], bei niedrigem arteriellen Blutdruck kombiniert mit Norepinephrin oder Epinephrin über den linken Vorhofkatheter;
  – Kontraktilität verbessern:
    1. Dobutamin 5–10 μg/kg/min (Substanz der ersten Wahl),
    2. Epinephrin 0,05–0,5 μg/kg/min, kombiniert mit PDE-Hemmern, bei kardiogenem Schock,
    3. PDE-Hemmer sind besonders wirkungsvoll nach Fallot-Korrektur, nach präoperativer Betablockergabe und postoperativ erhöhtem Lungengefäßwiderstand.

▌ Therapiekontrolle

Die Verbesserung des klinischen Zustandes, die Diurese und der Laktatspiegel sind die besten Zeichen einer adäquaten Therapie.

Die pharmakologischen und pharmakokinetischen Eigenschaften der Katecholamine sind bei Säuglingen und Neugeborenen im Vergleich zu Erwachsenen unterschiedlich. Die Rezeptorenfunktionen spielen möglicherweise eine Rolle. Die Dosierungen der verschiedenen Katecholamine und der PDE-Hemmer hängen weitgehend von der Erfahrung des Mediziners ab.

3.3.4.3 Herzinsuffizienz nach Bypasschirurgie

Perioperative Ischämie oder Nekrose sind oft die Ursachen für ein „low output" mit Multiorganversagen.

▌ Empfehlungen zur Verhütung einer Präbypassischämie [9]:
  – Maximale antianginöse Therapie beibehalten, evtl. verstärken durch intravenöses Nitroglyzerin, Betablocker und Heparin,
  – optimale Sedierung,
  – Anämie vermeiden,
  – IABP bei Patienten mit refraktärer Angina oder akutem Infarkt sowie Komplikationen nach Infarkt: Septalruptur, Mitralinsuffizienz, kardiogener Schock.

▌ Verhütung einer postoperativen Ischämie: Diagnose und Behandlung der Ischämie bleiben schwierig und erfordern eine enge Zusammenarbeit von Chirurgen und Intensivmedizinern. Neu auftretende EKG-Veränderungen, hämodynamische Labilität, plötzliche ventrikuläre Rhythmusstörungen, abnormale LV-Wand-Beweglichkeit beim TEE, und Anstieg kardialer Enzyme (wie Troponin I) [13] müssen frühzeitig erkannt und dann entsprechend behandelt werden.

∎ Verantwortliche Faktoren:
 – inadäquate Protektion,
 – unvollständige Revaskularisierung,
 – Reperfusionsstörungen,
 – inadäquater Flow durch arterielle Bypässe,
 – nativer Koronar- oder A. mammaria-Spasmus,
 – erhöhter MVO$_2$.

∎ **Behandlung der postoperativen ischämischen Herzinsuffizienz**
∎ Optimale Volumengabe [24];
∎ Anämie und Hypoxämie korrigieren;
∎ arteriellen Blutdruck über 90 mmHg systolisch und 65 mmHg Mitteldruck halten durch:
 – Dopamin 5–7 µg/kg/min,
 – Norepinephrin 2–10 µg/min;
∎ Bypassflow verbessern (hauptsächlich bei EKG-Veränderungen):
 – Epinephrin: 1–5 µg/min (A. mammaria),
 – Dobutamin: 5–10 µg/min (A. mammaria, GEA),
 – PDE-Hemmer: Milrinon 0,2–0,5 µg/kg/min (arterielle und venöse Bypässe) [5, 26, 28] (Abb. 3.3.7),

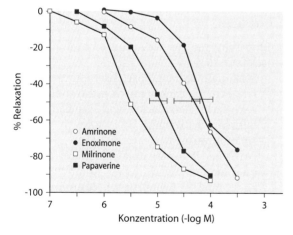

Abb. 3.3.7. Relaxationsvermögen verschiedener PDE-Hemmer auf die A. mammaria (in vitro) (nach [26])

 – Kalziumantagonist: Nicardipin i.v. (A. mammaria),
 – Nitrate i.v. Bolus- oder kontinuierliche Gabe (ausgeglichene Dilatation von Bypässen und nativen Gefäßen),
 – Tachykardie durch Betablocker reduzieren;
∎ IABP bei:
 – refraktärer Ischämie,
 – Verschlechterung der Hämodynamik;
∎ *Reoperation* bei Verdacht auf Nekrose, refraktärer Ischämie oder Auftreten von ventrikulären Arrhythmien;
∎ uni- oder biventrikuläre mechanische Assistenz.

3.3.4.4 Vasoaktive Substanzen (Tabelle 3.3.14)

∎ **Vasodilatatoren**
∎ **Nitrate**
Wirkung:
– Venodilatation bei niedriger Dosierung, verringert daher die Vorlast, die Kammerdimension, die Wandspannung und den MVO$_2$;
– arterielle Dilatation bei höherer Dosierung; Senkung des pulmonalen und systemischen Gefäßwiderstandes;
– ausgeglichener vasodilatatorischer Effekt auf das native Koronarsystem, die venösen und arteriellen Bypässe sowie die kollateralen Gefäße; positiver Effekt auf die myokardiale Sauerstoffbalance.

Indikationen:
– perioperative Ischämie (ST-T-Senkungen, Mitralinsuffizienz),
– insuffizienter Koronarflow (durch die Mammaria, GEA, venöse Bypässe),
– pulmonale Hypertension,
– hoher Blutdruck (keine optimale Indikation).

Substanzen:
– Nitroglyzerin,
– Isosorbiddinitrat.

Verabreichung:
– oral, sublingual,
– perkutan,
– intravenös als Bolus oder Infusion.

∎ **Nitroprussid**
Wirkungsmechanismus:
– potenter venöser und arterieller Vasodilator. Die Wirkung auf den venösen Bypass ist signifikant besser als auf den arteriellen Bypass.

Tabelle 3.3.14. Vasoaktive Substanzen

Klasse	Substanz	Bolus	Dosierung und Verabreichung	
			i.v.-Infusion	Inhalation/Aerosol
A. Vasodilatatoren	Isosorbiddinitrat	1–2 mg	0,1–2 µg/kg/min	–
	Nitroprussid	–	0,3–1 µg/kg/min	–
	Urapidil	25–50 mg/20 s	0,5–3 µg/kg/min	–
	PGI$_2$	–	10–30 ng/kg/min	20–50 ng/kg (Aerosol)
	Nicardipin	1 mg/min	20–100 µg/kg/min	–
	Clonidin	0,15 mg/10 min	0,2–1 µg/min	–
	NO	–	–	5–10–20 ppm (Inhalation)
	ACE-Hemmer (Enalapril)	1–10 mg	–	–
B. Inodilatatoren Katecholamine	Dopamin	–	3–5 µg/kg/min	–
	Dobutamin	–	5–15 µg/kg/min	–
	Dopexamin	–	0,5–5 µg/kg/min	–
	Epinephrin	1 mg (Herzstillstand)	1–3 µg/kg/min	1 mg Aerosoltherapie
	Isoproterenol	–	0,2–4 µg/kg/min	
PDE-Hemmer	Amrinon	0,5–1 mg/kg/10 min	5–10 µg/kg/min	–
	Enoximon	0,5–1 mg/kg/10 min	5–10 µg/kg/min	–
	Milrinon	0,2–0,5 µg/kg/10 min	0,15–0,5 µg/kg/min	–
C. Inokonstriktoren	Dopamin	–	>7,5 µg/kg/min	
	Epinephrin	Bei Herzstillstand	>15 µg/min	
D. Vasokonstriktoren	NE	–	3–20 µg/min	
	Phenylephrin	50–500 µg	10–20 µg/min	

– Nachlastabfall mit konsekutivem Anstieg des Herzindex.

Indikationen:
– perioperative Hypertension,
– erhöhter pulmonaler Gefäßwiderstand.

Vorteile:
– schnelle Wirkung und schnelle Metabolisierung.

Vorsicht:
– Gefahr der Zyanid-Vergiftung bei hoher Dosierung und nach längerer Infusion (> 24 h),

– unberechenbarer Effekt bei alten Patienten.

▮ Urapidil
Wirkungsmechanismus:
– a_1-Antagonist (postganglionäre Blockade der a_1-Rezeptoren), daher Verringerung des sympathischen Tonus und Vasodilatation,
– leichte Funktionsverbesserung durch Vor- und Nachlastabfall,
– moderate Verminderung der Herzfrequenz.

Indikationen:
– postoperative Hypertension.

Vorteile:
– Bolus oder Infusion,
– kontrollierbarer Blutdruckabfall,
– leichte Verminderung der Herzfrequenz.

Nachteil:
– großer Volumenanteil (bis 500 ml/Tag, bei Dauerinfusion).

▮ Prostazyklin (PGI$_2$)
Wirkungsmechanismus:
– Prostaglandine E$_1$ (PGE$_1$) und Prostazyklin (PGI$_2$) sind endogene Prostaglandine mit starker vasodilatatorischer, nichtselektiver Wirkung.
– Prostazyklin, von Endothelzellen freigesetzt, bindet an Rezeptoren der Zelloberfläche, aktiviert die Adenylzyklase via Gs-Proteine und leitet so die Vasorelaxation ein.
– Es fördert die endotheliale Freisetzung von NO und den Antithrombozyteneffekt.

Indikationen:
– pulmonale Hypertonie nach Kardiochirurgie,
– essenzielle pulmonale Hypertonie.

Verabreichung:
- intravenös: 10–25 ng/kg/min,
- Aerosol: 20–50 ng/kg.

Vorteile:
- keine Toxizität,
- kann kombiniert werden mit NO.

▌ NO

Wirkungsmechanismus:
- vom Endothel freigesetzter Relaxationsfaktor (EDRF),
- selektiver pulmonaler Vasodilatator bei Inhalation.

Indikationen:
- idiopathische pulmonale Hypertonie,
- pulmonale Hypertonie in der Kardiochirurgie,
- ARDS,
- postoperatives Organversagen nach Herz- oder Lungentransplantation.

Dosierung:
- 5–80 ppm bei Erwachsenen,
- 5–20 ppm bei Kindern.

Vorteile:
- Reduzierung des pulmonalen Kreislaufwiderstandes mit Verbesserung der Rechtsherzfunktion, ohne signifikanten systemischen Effekt.

Vorsicht:
- toxische Metaboliten,
- Methämoglobinämie.

▌ Kalziumantagonisten

Wirkungsmechanismus:
- heterogene Gruppe von Substanzen mit gleichartigen pharmakologischen Eigenschaften (Tabelle 3.3.15).

Tabelle 3.3.15. Kalziumantagonisten

Substanzen	Vasodilatation		Inotrop (–)	CBF ↑
	arteriell	venös		
Nifedipin	+++	+	±	+++
Nimodipin	++	+	±	+
Verapamil	+	±	++	+
Diltiazem	++	+	+	++
Nicardipin	+++	±	±	+++

Indikationen:
- systemische Hypertonie,
- pulmonale Hypertonie,
- Koronarspasmus, A.-mammaria-Spasmus nach Kardiochirurgie,
- obstruktive Kardiomyopathie.

Substanzen:
- *Verapamil:*
  - schwacher Vasodilatator,
  - inotrop-negativ wirkend,
  - negativer Effekt auf das Reizleitungssystem.
Indikation:
- supraventrikuläre Tachykardie.
  Dosis: 5–10 mg i.v.

- *Nifedipin:*
  - potenzieller Vasodilatator,
  - inotrop-negativer Effekt, kompensiert durch die Nachlastsenkung,
  - Dilatation der arteriellen Bypässe (in loco oder intravenös).

- *Diltiazem:*
  - Depression der nodalen und AV-Leitungen,
  - Kardiodepression,
  - geringere Vasodilatation im Vergleich zu Nifedipin und Nicardipin.
Vorteil:
- bradykardisierend,
- potenziert Cyclosporinspiegel.

- *Nicardipin:*
  Wirkung:
  - arterieller und koronarer Vasodilatator,
  - Erhöhung des Koronarblutflows,
  - Verringerung von Myokardsauerstoffverbrauch und gleichzeitige Erhöhung der Myokardsauerstoffzufuhr.
  Indikationen:
  - arterielle Hypertension,
  - inadäquater Bypassflow (Spasmus),
  - Ischämie (ST-Veränderungen).
  Dosierung: i.v. Bolus 1 mg/min, titriert.
  Infusion: 20–100 µg/min.
  Vorteile:
  - gut dosierbar, vorhersehbarer Effekt,
  - kurze Wirkung,
  - Kardioprotektion,
  - keine Rückwirkung (Reboundeffekt).

- *Clonidin:*
  Wirkungsmechanismus:
  - zentralwirkender Inhibitor des sympathischen Nervensystems.

Indikation:
- systemische Hypertonie.
Dosierung: i.v. Bolus 0,15–0,3 mg
Infusion: 0,2–1 mg/min.
Vorteil: Potenzierung der Sedierung.
Vorsicht (bei älteren Patienten):
- Depression,
- Schläfrigkeit,
- „Reboundphänomen" nach Absetzen der Infusion.

∎ ACE-Hemmer
Wirkungsmechanismus:
- ACE-Hemmung durch Blockierung der Konversion von Angiotensin I zu Angiotensin II,
- direkte Vasodilatation, endothelabhängig,
- Aktivierung des Prostaglandinsystems.

Infolgedessen:
- Vor- und Nachlastsenkung ohne Anstieg der Herzfrequenz,
- Verbesserung der myokardialen Sauerstoffbalance,
- Verringerung des RV-EDV,
- Anstieg der Auswurffraktion,
- mäßiger Blutdruckabfall (15–20%).

Substanzen:
- Enalapril: i.v. 1–10 mg Bolus. Effekt beginnt nach 5 min und ist maximal zwischen 20–30 min.

∎ Antagonist der Angiotensin-II-Rezeptoren. Zur Zeit noch keine i.v.-Lösung erhältlich.

∎ Inodilatatoren – Inokonstriktoren
Diese Substanzen sind gekennzeichnet durch eine inotrop- und lusitrop-positive Wirkung mit direkt vasodilatatorischem Effekt. Sie verbessern die systolische und diastolische Funktion bei Herzinsuffizienz und verringern den pulmonalen und peripheren Kreislaufwiderstand. Es gibt 2 Klassen: Katecholamine und PDE-Hemmer, deren Eigenschaften vom Wirkungsmechanismus und von der jeweiligen Dosierung abhängen. Beide haben gemeinsame und spezifische Indikationen und wirken synergistisch (Abb. 3.3.1) (Tabelle 3.3.16).

Während Dobutamin, Dopexamin und Isoproterenol nur Inodilatatoren sind, liegt bei Dopamin und Epinephrin eine dosierungsabhängige Beziehung zwischen Inodilatation und Inokonstriktion vor. Katecholamine aktivieren β_1-Rezeptoren und erhöhen so das c-AMP, während PDE-Hemmer den Abbau von c-AMP hemmen. Die Kombination von Katecholaminen und PDE-Hemmern hat daher einen synergistischen Effekt auf das c-AMP.

- *Epinephrin* (potenter Aktivator der α- und Betarezeptoren):
  Wirkungsmechanismus:
  - niedrige Dosierung, 1–3 µg/min, prädominanter Betaeffekt,
  - HF- und Herzindexanstieg,
  - A.-mammaria-Dilatation mit Anstieg des Koronarblutflows,
  - Bronchodilatation.

Tabelle 3.3.16. Wirkungsvergleich zwischen Katecholaminen und PDE-Hemmern auf Bypässe, Myokardsauerstoffbalance und Hämodynamik

	Bypass „flow" (CBF)			Hämodynamik				Myokardsauerstoffbalance	
	IMA	GEA	SV	MAP	HF	HI	LVSWI	MDO$_2$	MVO$_2$
PE	↓	↓	–	↑	–	↓	↑	<	
NE	↓	↓↓	↑	↑	–	↓	↑	<	
E	↑↑	↑	↑	↑	↑	↑	↑	=	
DP	–	↑	↑	↑	↑↑	↑	↑	=	
DB	↑	↑	↑	–	↑↑	↑↑	↑	=	
ISO	↑	↑	↑	↓	↑↑↑	↑	–	=	
PDE-Hemmer	↑↑	↑↑	↑	↓	↑	↑↑	↑	>	

IMA A. mammaria int.; *GEA* A. gastroepiploica; *SV* V. saphena magna; *MAP* mittlerer arterieller Druck; *HF* Herzfrequenz; *HI* Herzindex; *LVSWI* Arbeitsindex; *MVO$_2$* Myokard-O$_2$-Verbrauch; *MDO$_2$* O$_2$-Zufuhr; *PE* Phenylephrin; *NE* Norepinephrin; *E* Epinephrin; *DP* Dopamin; *DB* Dobutamin; *ISO* Isoproterenol; *PDE* Phosphordiesterase

Indikationen:
- postoperatives Asthma,
- Verdacht auf inadäquaten A.-mammaria-Flow,
- hohe Dosierung, > 5 µg/min $\alpha_1 > \beta_1$-Effekt,
Indikation: schwerer kardiogener Schock.
Vorsicht:
- Vasokonstriktion im Bereich der Lungen-, renalen und splanchnischen Gefäße und daher Perfusionsstörungen,
- positive Chronotropie – arrhythmogene Wirkung,
- MVO_2-Anstieg.

- *Dopamin:*
Wirkungsmechanismus:
- Vorläufer von Norepinephrin und Epinephrin,
- Stimulierung von α_1-, β_1- und DA-Rezeptoren.
Dosisabhängig:
- < 3 µg/kg/min:
    - renale, splanchnische und koronare Vasodilatation (DA-Rezeptoren)
    - Verbesserung der Nierenfunktion?
- $3{-}5$ µg/kg/min:
    - Inotrop- und chronotrop-positiv, erhöht den Herzindex und die Herzfrequenz,
- $> 5{-}10$ µg/kg/min: $\alpha_1 = \beta_1$ Blutdruck- und Herzindexanstieg und des Myokardsauerstoffverbrauchs > 10 µg/kg/min: $\alpha_1 \gg \beta_1$: vasokonstriktorischer Effekt, Risiko des Herzindexabfalls aufgrund der Nachlasterhöhung.
Indikation:
- Oligurie,
- „low output" mit niedrigem Blutdruck,
- kardiogener Schock: Kombination mit Dobutamin, Dopamin, PDE-Hemmern.
Nebeneffekte:
- arrhythmogen, MVO_2-Anstieg,
- Vorlasterhöhung bei hoher Dosierung.

- *Dobutamin:*
Wirkungsmechanismus:
- synthetische inotrop-positive Substanz mit predominantem β_1-Effekt,
- Erhöhung von Herzindex, Verringerung von Vor- und Nachlast,
- signifikanter Anstieg des Koronarblutflows.
Indikation:
- Die Substanz der ersten Wahl bei „low output" mit erhöhter Vorlast und erhöhtem peripherem Kreislaufwiderstand.
Dosierung: $5{-}20$ µg/kg/min.

Vorteil:
- schnelle Wirkung und relativ kurze Wirkungsdauer,
- weniger arrhythmogen als andere Katecholamine,
- weniger Blutdruckabfall im Vergleich zu PDE-Hemmern.

- *Isoproterenol:*
Wirkungsmechanismus:
- Potenter β_1- und β_2-Agonist, Erhöhung von Kontraktilität und Herzfrequenz, Verminderung des pulmonalen und peripheren Gefäßwiderstandes.
- Bronchodilatation via β_2-Stimulation.
Indikation:
- Bradykardie,
- erhöhter pulmonaler Gefäßwiderstand nach Herztransplantation oder nach kongenitaler Herzchirurgie.
Dosierung: $0{,}5{-}4$ µg/min i.v. Infusion
Nebeneffekte:
- arrhythmogen,
- MVO_2-Anstieg,
- Gefahr der Ischämie („steal effect"),

█ PDE-Hemmer
Pharmakodynamik:
- PDE-Hemmer inhibieren den Abbau von c-AMP und führen daher zu einer Speicherung vom c-AMP (Abb. 3.3.1).
- Inotrop- und lusitrop-positive Wirkung mit direkt vasodilatatorischem Effekt. Steigerung der systolischen und diastolischen Herzfunktion.
- Senkung von Vor- und Nachlast, Anstieg des Herzindex ohne Veränderung des MVO_2.

Effekt auf die Koronargefäße:
- Vasodilatation der nativen Gefäße und der arteriellen Bypässe,
- Reduzierung der CVR,
- Anstieg des Koronarflows.

Vorteile:
- positiv-inotrop und lusitrop wirkend, unabhängig von den Betarezeptoren,
- Synergismus mit exogenen Katecholaminen,
- minimale oder keine Toleranz,
- Reduktion der endogenen Katecholamine mit Restaurierung der Betarezeptorenfunktion,
- direktsystemische und pulmonale Vasodilatation.

Indikationen:
- „Low-output-Syndrom" (aber die erste Wahlsubstanz bleibt das Dobutamin). Bei insuffi-

zienter Wirkung von Dobutamin sollen PDE-Hemmer zugeführt werden;

- kardiogener Schock: Kombination von Katecholaminen, PDE-Hemmern, und IABP;
- erste Wahlsubstanz bei Patienten mit Rechtsherzinsuffizienz und erhöhtem pulmonalen Gefäßwiderstand;
- „low output" in der kongenitalen Kardiochirurgie;
- intravenöse Überbrückungstherapie zur Herztransplantation (intermittierend oder kontinuierlich).

Substanzen und Dosierung:
- Amrinon: Bolus 0,5–1 μg/kg/10 min. Infusion 5–10 μg/kg/min;
- Enoximon: Bolus 1 μg/kg/10 min. Infusion 5–10 μg/kg/min;
- Milrinon: Bolus 0,2–0,5 μg/kg/10 min. Infusion 0,15–0,5 μg/kg/min.

Nebeneffekte:
- Blutdruckabfall, hauptsächlich bei Hypovolämie, und inadäquater Vorlast; der PCAWP soll vor Gabe von PDE-Hemmern bei >15–18 mmHg liegen;

- möglicher Thrombozytenabfall, verstärkt bei Einsatz mechanischer Unterstützungssysteme;
- Füllungsdruck adäquat halten;
- kein Bolus bei Blutdruck <100 mmHg systolisch;
- Initialdosierung gering halten. Wenn eine schnelle Wirkung erforderlich ist, zunächst Dobutamin oder Dopamin verabreichen;
- potenzielle Relaxationsunterschiede zwischen den verschiedenen PDE-Hemmern (Abb. 3.3.7).

▌ Neue Substanzen
▌ Levosimendan:
Pharmakodynamik:
- Inotrop-positiv durch Sensibilisierung des kontraktilen Apparates der Kardiomyozyten mittels Veränderung der Troponin-C-Struktur (Wirkung HZV- und Schlagvolumenanstieg);
- chronotrop-positiv;
- Vasodilatation durch Eröffnung der Kaliumkanäle und der glatten Gefäßmuskel;
- Vor- und Nachlastverringerung.

Indikationen:
- Dauerinfusion bei chronischer Herzinsuffizienz, u. a. bei Betablockerbehandlung,

Datenblatt		
Blutgasvariablen		
PaO$_2$	arterieller Sauerstoffpartialdruck	mmHg
PvO$_2$	venöser Sauerstoffpartialdruck	mmHg
SaO$_2$	arterielle Sauerstoffsättigung	%
SvO$_2$	venöse Sauerstoffsättigung	%
CaO$_2$	arterielle Sauerstoffkapazität (CaO$_2$ ml/100 ml = (Hb×1,39) SaO$_2$+0,003 PaO$_2$)	ml/100 ml
MVO$_2$	Myokardsauerstoffverbrauch	ml/min
MDO$_2$	Myokardsauerstoffzufuhr	ml/min
VO$_2$	globaler Sauerstoffverbrauch	ml/min
Hämodynamische Messungen und Berechnungen		
HF	Herzfrequenz	Schläge/min
RAP oder ZVD	rechter Vorhof-, bzw. zentralvenöser Druck	mmHg
PAP	Pulmonalarterieller Druck	mmHg
PACWP	Pulmonalkapillärer Verschlussdruck mmHg	l/m^2/min
HI	Herzindex	ml
SV	Schlagvolumen	ml/m^2
SI	Schlagindex	I.E.
SVR	systemischer Kreislaufwiderstand	I.E.
PVR	pulmonaler Kreislaufwiderstand	
EF	Auswurffraktion	%
LVEDV	LV-enddiastolisches Volumen	ml
LVEDD	LV-enddiastolischer Diameter	mm

– Low-output-Syndrom,
– Herzinfarkt mit linker Kammerdysfunktion.

Posologie: Bolus 6–24 µg/kg in 10 min,
Dauerinfusion: 0,1–0,4 µg/kg/min
24–48 h.

Nebeneffekte:
– Tachykardie,
– arterielle Hypotension, u. a. bei niedrigen Füllungsdrücken,
– Hypokaliämie,
– Hc-Verringerung [6].

Natriuretische Plasmapeptide
Nesiritide (analog rekombinanter humaner BNP):

Wirkungsmechanismus:
– arterielle und venöse Vasodilatation,
– Erhöhung der urinären Natriumausscheidung,
– Verringerung der Aktivierung des Renin-Angiotensin-Aldosteron-Systems,
– Verringerung der beiden Füllungsdrücke und des pulmonalen und peripheren Gefäßwiderstandes,
– Anstieg des Herzminutenvolumens.

Dosierung:
– Bolus von 0,3 µg in 10 min,
– Dauerinfusion von 0,015 µg/kg/min.

Nebeneffekte:
– arterielle Hypotension,
– Verschlechterung der Nierenfunktion [4].

▌ **Caperitide, Ularitide** (im Forschungsstadium)

▌ **Atriale natriuretische Peptide** (im Forschungsstadium)

▌ **Vasokonstriktoren**

▌ *Norepinephrin:*

Pharmakodynamik:
– α_1- und β_1-Agonist,
– erhöht den systolischen und diastolischen Blutdruck. Der chronotrop-negative Effekt ist kompensiert durch einen vagalen Reflex, erzeugt durch den Blutdruckanstieg,
– Erhöhung von Vorlast und Nachlast, und daher des MVO_2,
– splanchnische, renale und koronare Vasokonstriktion und Gefahr der Bypasskonstriktion (GEA > IMA > SV).

Indikationen:
– Hypotension, durch Vasodilatation oder septischen Schock verursacht,
– Erhöhung des koronaren Perfusionsdrucks,
– nach Bypasschirurgie wirkt sich die Kombination von Epinephrin (in niedriger Dosierung) und PDE-Hemmern vorteilhafter auf den Koronarblutflow und die Hämodynamik aus als die Gabe von Norepinephrin.

Dosierung:
– 3–20 µg/min intravenös oder, nach Herzchirurgie, via linken Vorhofkatheter.

Vorsicht:
– bei Bolusgabe Gefahr der Bradykardie,
– bei hoher Dosierung Organperfusionsstörungen und Laktatazidose.

▌ **Literatur zu Kapitel 3.3**

1. Ardehali A, Ports ThA (1990) Myocardial oxygen supply and demand. Chest 98:699–705
2. Bolling SF, Deeb GM, Crowley DC, Bandelino MM, Bove EL (1988) Prolonged amrinone therapy prior to orthotopic cardiac transplantation in patients with pulmonary hypertension. Transplant Proc 20:753–756
3. Clement de Cléty S, Moulin D (1994) L'usage post-opératoire des inotropes chez l'enfant après correction d'une cardiopathie. Ann Pediatr 41:133–139
4. Colucci WS, Elkayam U, Horton DP, Abraham WT, Bourge RC, Johnson AD, Wagoner LE, Givertz MM, Liang CS, Neibaur M, Haught WH, LeJemtel TH (2000) Intravenous nesiritide, a natriuretic peptide, in the treatment of decompensated congestive heart failure. Nesiritide Study Group. N Engl J Med 343(4):246–253
5. Dignan RJ, Yeh Th, Dyke CM, Lee FK, Lutz HA, Ding M, Wechsler AS (1992) Reactivity of gastroepiploic and internal mammary arteries. J Thorac Cardiovasc Surgery 103:116–123
6. Follath F, Cleland JG, Just H, Papp JG, Scholz H, Peuhkurinen K, Harjola VP, Mitrovic V, Abdalla M, Sandell EP, Lehtonen L (2002) Steering Committee and Investigators of the Levosimendan Infusion versus Dobutamine (LIDO) Study. Efficacy and safety of intravenous levosimendan compared with dobutamine in severe low-output heart trial. Lancet 360(9328):196–202
7. Fragata J, Areias JC (1996) Effects of gradual volume loading on left ventricular diastolic function in dogs; implications for the optimisation of cardiac output. Volume loading and diastolic function. Heart 75:352–357
8. Goenen M, Pedemonte O, Baele Ph, Col J (1985) Amrinone in the management of low cardiac output after open heart surgery. Am J Cardiol 56:33–38B

9. Goenen M, Jacquet L, Durandy Y (1988) Heart failure after open heart surgery. In: Perret C, Vincent JL (eds) Update in intensive care and emergency medicine. Acute heart failure. Springer, Berlin, pp 124–163

10. Grantham JA, Burnett JC Jr (1997) BNP: increasing importance in the pathophysiology and diagnosis of congestive heart failure. Circulation 96(2):388–390

11. Haddy S, Matthews RV (1991) Transoesophageal echocardiographic diagnosis of left ventricular cavity obliteration causing failure to separate from cardiopulmonary bypass. J Cardiothorac Vasc Anesth 5:490–493

12. Higgins TL, Yared JP, Ryan Th (1996) Immediate postoperative care of cardiac surgical patients. J Cardiothorac Vasc Anesth 10:643–658

13. Jacquet L, Goenen M, Baele Ph, Dion R (1996) Postoperative management in arterial conduits in myocardial revascularization. In: Angelini G, Bryan A, Dion R, Arnold (eds) Arterial conduits in myocardial revascularization. Arnold, London, pp 153–162

14. Journois D, Pouard P, Mauriat P, Malhère T, Vouhé P, Safran D (1994) Inhaled nitric oxide as a therapy for pulmonary hypertension after operation for congenital heart defects. J Thorac Cardiovasc Surg 107:1129–1135

15. Matot I, Neely CF (1995) Pulmonary vasodilator responses to nicardipine. Comparison with other vasodilators. Crit Care Med 23:1851–1857

16. McCormick JR, Kaneko M, Baue AE, Geha AS (1975) Blood flow and vasoactive drug effects in internal mammary and venous bypass grafts. Circulation 51(suppl 1):72–79

17. McFadden ER, Braunwald E (1980) Cor pulmonale and pulmonary thromboembolism. In: Braunwald E (ed) Textbook of cardiovascular medicine. Saunders, pp 1643–1680

18. Miller OI, Celermajor DS, Deanfield JE, Macrae DJ (1994) Very-low-dose inhaled nitric oxide: a selective pulmonary vasodilator after operation for congenital heart disease. J Thorac Cardiovasc Surg 108:487–494

19. Mizutani T, Layon AJ (1996) Clinical application of nitric oxide. Chest 110:506–524

20. Murthy BV, Jones RM (1996) Cardiovascular pharmacology. In: Williams J (ed) Postoperative management of the cardiac surgical patient. Churchill-Livingstone, NY, pp 319–355

21. Noirhomme P, Jacquet L, d'Udekem d'Acoz Y, Goenen M, Dion R (2000) Ischemic right heart failure following LVAD implantation. J Heart Lung Transplant 19(6):619–620

22. O'Connel JB, Edward M, Gilbert M, Renlund DG, Bristow MR (1991) Enoximone as a bridge to heart transplantation: the UTAH experience. J Heart Lung Transplant 10:477–481

23. Olschewski H, Walmrath D, Schermuly R, Ghofrani A, Grimminger F, Seeger W (1991) Aerosolized prostacyclin and iloprost in severe pulmonary hypertension. Ann Intern Med 124:820–824

24. Owall A, Ehrenberg J, Brodin LA (1993) Myocardial ischemia as judged from transoesophageal echocardiography and ECG in the early phase after coronary artery bypass surgery. Acta Anaesthesiol Scand 37:92–96

25. Rodeheffer RJ (2004) Measuring plasma B-type natriuretic pepetide in heart failure: good to go in 2004? J Am Coll Cardiol 44(4):740–749

26. Salmenpera M, Levy TH (1996) The in vitro effects of phosphodiesterase inhibitors on the human internal mammary artery. Anesth Analg 82:954–957

27. Sherry KM, Locke TJ (1993) Use of Milrinone in cardiac surgical patients. Cardiovasc Drugs and Therapy 7:671–675

28. Sorensen GK, Ramamoorthy Ch, Lynn AM, French J, Stevenson JG (1996) Hemodynamic effects of Amrinone in children after fontan surgery. Anesth Annalg 82:241–246

29. Svedjeholm R, Hokanson E, Vanhanen I (1995) Rationale for metabolic support with amino acids and glucose-insulin-potassium (GIK) in cardiac surgery. Ann Thorac Surg 59:515–522

30. Yamamoto K, Burnett JC Jr, Redfield MM (1997) Effect of endogenous natriuretic peptide system on ventricular and coronary function in failing heart. Am J Physiol 273(5 Pt 2):H2406–2414

31. Zwissler B, Welte M, Messmer K (1995) Effects of inhaled prostacyclin as compared with inhaled NO on right ventricular performance in hypoxic pulmonary vasoconstriction. J Cardiothor Vasc Anesth 9:283–289

3.4 Mechanische Kreislaufunterstützung: Von der Überbrückung zur Transplantation über Herzmuskelerholung bis hin zur Destinationstherapie

M. GRAPOW, O. REINHARTZ, D. J. HILL, H.-R. ZERKOWSKI

3.4.1 Grundlagen

Mechanische Herzunterstützungssysteme (VAD, „ventricular assist devices") als Überbrückung bis zur Herztransplantation sind zum Standard in der Behandlung hämodynamisch stark kompromittierter Patienten auf der Warteliste in vielen Herztransplantationszentren geworden. Patienten mit hohem Risiko irreversible Organschäden zu erleiden, bevor ein Spendeorgan verfügbar wird, profitieren deutlich hinsichtlich Morbidität und Mortalität [29].

3.4.1.1 Ätiologien

Unterstützungssysteme kommen bei einer Reihe verschiedener Krankheitsprozesse zum Einsatz:

▐ *Koronare Herzerkrankung:* Etwa 40% aller Patienten, die mechanische Kreislaufunterstützung als Überbrückung zur Transplantation benötigen, leiden an einer koronaren Herzerkrankung, die meisten von ihnen im Stadium chronischer, „ausgebrannter" ischämischer Kardiomyopathie. Bei einem geringeren Anteil wird die Unterstützung notwendig als Folge eines akuten Myokardinfarkts oder postprozedual nach funktionell erfolgloser Herzoperation.

▐ *Nichtischämische Kardiomyopathien:* Patienten mit nichtischämischen Kardiomyopathien stellen etwa 60% der VAD-Patienten. Eingeschlossen sind hier akute idiopathische, virale, Post-partum-Myokarditiden sowie hypertrophe Kardiomyopathien.

▐ Abstoßung nach Transplantation und Transplantatversagen: VAD können ebenso bei Patienten mit Links- und/oder Rechtsherzversagen nach Transplantation als Überbrückung zur Retransplantation bzw. zur Transplantaterholung eingesetzt werden; die Erfahrungen bei solchen Patienten sind allerdings noch begrenzt.

3.4.1.2 Indikationen zur Implantation

Der „ideale VAD-Kandidat" hat ein imminent hohes Risiko, infolge seiner Grundkrankheit im irreversiblen Myokardversagen zu versterben, ist jedoch weitestgehend frei von Beeinträchtigungen der Endorgane und ohne Kontraindikationen zur Herztransplantation (gilt nicht für Destinationstherapie). In klinischen Studien werden eine Reihe hämodynamischer Kriterien zur VAD-Implantation angegeben (z. B. Herzindex $< 1,8$ l/min/m^2, PCWP > 20 mmHg unter pharmakologischer Unterstützung und trotz Einsatzes der intraaortalen Ballonpumpe). Die Anwendung dieser Werte ist in Studien oder zur Prognoseeinschätzung sinnvoll, jedoch nicht zwingend angebracht im Falle von Patienten, die sich klinisch verschlechtern, noch bevor sie diese Kriterien erfüllen.

3.4.1.3 Therapieziele

Die Behandlung mit einem VAD ist auf 3 mögliche Ziele gerichtet:

▐ Transplantation („bridge to transplantation") oder

▐ Erholung des Herzens („bridge to recovery") oder

▐ permanente Unterstützung (Destinationtherapie).

Bezüglich der ersten beiden Therapievarianten kann vor Beginn der Therapie zum jetzigen Zeitpunkt häufig keine Aussage gemacht werden, ob es eine Chance für eine Erholung des Myokards gibt oder der Patient bis zur Transplantation unterstützt werden muss. Insbesondere im Falle von akuten Myokarditiden muss die Möglichkeit der Erholung des Herzens in Betracht gezogen werden, was gegebenenfalls zu Überlegungen über Modifikationen in der Wahl der Kanülierungswege führen kann [2, 20]. Einige Zentren warten in solchen Fällen mehrere Wochen oder Monate auf Zeichen der Reversibilität der Erkrankung, bis sie die endgültige Entscheidung zur Transplantation treffen. Prediktoren für eine mögliche Herzmuskelerholung, die es ermöglichen würden, schon im Vorfeld der Behandlung den Patienten gezielt zu therapieren, existieren bis dato nicht. Der permanente Einsatz eines VAD als Destinationstherapie basiert auf einer richtungsweisenden Studie, dem REMATCH-Trial, die 1997 startete. Darin wurden randomisiert Patienten nach neuesten Richtlinien optimal medikamentös therapiert oder mit dem linksventrikulären, implantierbaren Thoratec HeartMate LVAS unterstützt. Die Ergebnisse zeigten einen deutlichen Vorteil in Mortalität und Morbidität nach 1 und 2 Jahren [34] für die mechanische Unterstützungsoption.

3.4.2 Typen von Unterstützungssystemen

Verschiedene Gerätegrundsysteme wurden bisher für Ünterstützung oder Ersatz des Herzens eingesetzt:
▌ implantierbare pulsatile links- und rechtsventrikuläre Herzunterstützungssysteme (Thoratec IVAD [33], Thoratec HeartMate LVAS [11], Worlheart Novacor [26], Arrow LionHeart [27];
▌ implantierbare linksventrikukläre Axialpumpen als Herzunterstützung (Micromed DeBakey-VAD [28], Jarvik 2000 [10], HeartMate 2 LVAS [18] und Berlin Heart INCOR [19]);
▌ implantierbare „totale künstliche Herzen" (CardioWest, vormals Jarvik-7 [22]) und Abiocor [4] und
▌ parakorporale VAD die zur Unterstützung des linken und rechten Herzens verwendet werden können (Thoratec [6], EXCOR Berlin Heart [35] und Medos HIA [36]).

3.4.2.1 Zentrifugalpumpen und andere kurzzeitig einsetzbare Systeme

Zentrifugalpumpen und andere für den kurzzeitigen Einsatz konzipierte Unterstützungssysteme (wie die Abiomed BVS 5000 [17]) wurden auch bereits erfolgreich als Überbrückung zur Transplantation eingesetzt. Sie sind jedoch klinisch für diese Indikation nur sehr begrenzt einsetzbar, da die voraussichtliche Wartezeit des Patienten auf ein Spenderherz ständig zunimmt und eine Mobilisation von Patienten mit diesen Systemen nicht möglich ist. Diese Systeme werden zurzeit mehr und mehr als Überbrückungs-

hilfe bis zu einer Entscheidungsfindung bei Patienten in unklarer Situation eingesetzt („bridge-to-bridge"), da diese Systeme deutlich preisgünstiger sind [12].

3.4.2.2 Parakorporale ventrikuläre Herzunterstützungssysteme

Hierbei sind die VAD in parakorporaler Position vor der anterioren Bauchwand platziert und mit dem Herzen und den großen Gefäßen über durch die Thoraxwand verlaufende Kanülen verbunden.

Prinzipiell sind möglich:
▌ uni- oder biventrikuläre Unterstützung,
▌ „bridging" bis zur Erholung oder Transplantation,
▌ sehr verschiedene Kanülierungswege und
▌ die Möglichkeit, Patienten verschiedenster Körpergrößen zu unterstützen.

▌ „thoratec ventricular assist device" (TVAD)

Ein solches System, das sich insbesondere zum „bridging" zur Transplantation eignet, ist das Thoratec VAD, das für diese Indikation seit September 1984 erfolgreich eingesetzt wird [5–8]. Im Folgenden sollen beispielhaft anhand dieses Systems die wesentlichen Prinzipien der univentrikulären und biventrikulären Kreislaufunterstützung erläutert werden. Viele dieser Grundsätze sind auf andere Geräte in gleicher oder ähnlicher Weise anwendbar.

Das Thoratec VAD besteht aus:
▌ prothetischen Blutkammern mit 65 ml Schlagvolumen,
▌ Einflusskanülen für Vorhof bzw. Ventrikel und
▌ arteriellen Ausflusskanülen sowie einer
▌ pneumatischen Antriebseinheit.

Das Antriebssystem stellt alternierend positiven und negativen Luftdruck zum Entleeren und Füllen der Blutpumpe(n) zur Verfügung. Bei den meisten Bridgingpatienten wird ein Full-to-empty-Kontrollmodus gewählt, d.h. die Füllung der Kammern triggert ihre Entleerung. Auf diese Weise wird die Schlagfrequenz und somit das Auswurfvolumen pro Zeit automatisch der Vorlast und dem Bedarf des Körpers angepasst. Zur Unterstützung des linken Herzens bieten sich 3 Möglichkeiten der Einflusskanülierung an, je

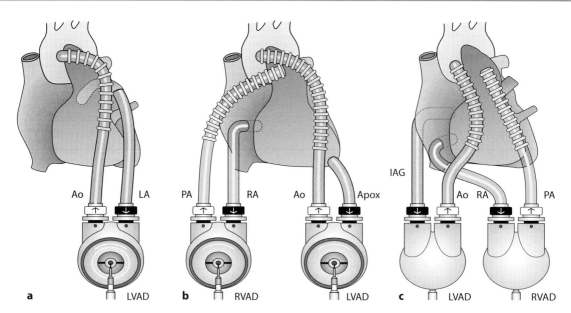

Abb. 3.4.1. Möglichkeiten der Kanülierung für univentrikuläre (**a**) oder biventrikuläre Unterstützung (**b, c**). Die Einflusskanüle aus dem linken Herzen kann am linken Herzohr (**a**), an der linken Ventrikelspitze (**b**) oder am Vorhofdach über den Sulcus interatrialis (**c**) angeschlossen werden, die Aus flusskanüle an der Aorta. Die Kanülierung des rechten Herzens wird am rechten Vorhof und an der Arteria pulmonalis durchgeführt (**b, c**) (aus: [7]); *AO* Aorta, *LA* linker Vorhof, *LVAD* linksventrikuläres Unterstützgerät, *PA* Lungenarterie, *RA* rechter Vorhof, *RVAD* rechtsventrikuläres Unterstützgerät

nach Anatomie des Patienten und Präferenz des Chirurgen:

▌ das linke Herzohr,
▌ der linke Vorhof über den Sulcus interatrialis oder
▌ der Apex des linken Ventrikels (Abb. 3.4.1).

Die Ausflusskanüle wird an die Aorta ascendens angeschlossen. Die rechte Herzseite wird über den rechten Vorhof und die Pulmonalarterie kanüliert.

3.4.2.3 Implantierbare linksventrikuläre „assist devices"

Die beiden gängigsten Systeme dieser Art sind das Novacor (WorldHeart) und HeartMate (Thoratec) [11, 26], bei denen die Blutpumpe entweder intraabdominell oder unter die Rektusscheide implantiert wird, die Einlasskanülierung ist apikal am linken Ventrikel und die Auslasskanülierung an der Aorta ascendens angebracht. Das Novacor besitzt einen elektromechanischen Antrieb; das TCI wird entweder pneumatisch oder ebenfalls elektromechanisch betrieben. Die prinzipiellen Vorteile dieser Systeme liegen in der verbesserten Mobilisation

und Langzeitunterstützung des Patienten (Novacor >6 Jahre). Auch die ambulante Betreuung von in den Arbeitsprozess reintegrierten Patienten ist bei gutem Verlauf ohne Weiteres möglich [16]. Das HeartMate ist zurzeit das einzige Device mit Zulassung der FDA (Food and Drug Administration) für die Verwendung als permanentes Unterstützungssystem, das Novacor findet sich noch in Studienevaluation, seine Zulassung steht jedoch kurz bevor. Nachteile beider Systeme sind die fehlende Möglichkeit der Rechtsherzunterstützung sowie die Größe der Pumpengehäuse, die vor allem Patienten mit kleinerem Körperbau von der Behandlung ausschließen. Ein Teil dieser Nachteile macht sich das Thoratec IVAD zunutze, welches vor kurzem verfügbar wurde. Dieses System entspricht in der Funktionsweise und dem Aufbau weitestgehend dem parakorporalen System von Thoratec. Das Gehäuse besteht aus Titan, die Kanülen sind verkürzt und mit entsprechend anderen Winkeln versehen. Implantiert werden die Pumpkammern ebenfalls präperitoneal hinter dem M. rectus, die pneumatischen Drucklinien passieren nach längerer Durchtunnelung des subkutanen Fettgewebes (Infektbarriere) die Haut zum Anschluss an das Antriebssystem.

3.4.2.4 Implantierbare linksventrikuläre Axialpumpen

Während der letzten Jahre wurde eine weitere mechanische Variante zur Kreislaufunterstützung entwickelt, die axiale Flusspumpe. Ein Impeller, vergleichbar der Turbine in einem Wasserkraftwerk, verfügt über nur ein bewegliches Teil. Die Vorteile lesen sich vielversprechend: kleine Größe, leicht zu implantieren, kaum akustische Beeinträchtigung, Fehlen von Ausgleichskammern, Kunstklappen und Pumpsäcken (geringer Verschleiß). Das erste in Studien zugängliche Device war das Micromed-De-Bakey-VAD, welches von DeBakey und Noon (Baylor College of Medicine, Houston) gemeinsam mit Ingenieuren der NASA entwickelt wurde. Drei weitere Axialpumpen ähnlicher Funktionsweise, wie das Jarvik 2000, das HeartMate II und das Incor von Berlin Heart, sind in der klinischen Evaluation.

3.4.2.5 Orthotope künstliche Herzen

Bei orthotopen künstlichen Herzen („total artificial heart", TAH) wird das Kunstherz anstelle des zuvor entfernten eigenen Herzens direkt an die Vorhöfe konnektiert. In den letzten 2 Jahrzehnten wurde hauptsächlich das CardioWest-TAH implantiert, welches anfänglich unter Symbion-Jarvik-7 firmierte. Ein weiteres Beispiel ist das Penn-State-Artificial-Heart, welches ebenfalls erfolgreich als Überbrückung zur Transplantation eingesetzt wird. Das Abiocor-TAH ist das weltweit erste mit seinen für den Betrieb notwendigen Komponenten komplett zu implantierende Herz. Das 1 kg schwere Pumpaggregat besitzt 2 Kammern mit Ein- und Ausflussklappen. Die durch ein elektrohydraulisches Pumpsystem angetriebene lateral bewegliche Kammerscheidewand füllt und entleert abwechselnd die Kunstkammern. Der Patient kann sich für ca. 20 min von der externen Energiequelle abkoppeln und frei bewegen. Der Energietransfer findet via Induktion über Spulen durch die Haut statt. Prinzipielle Vorteile sind die Unterstützung von großem und kleinem Kreislauf und die günstige anatomische Lage an Stelle des entfernten erkrankten Herzens. Das anfänglich hohe Infektionsrisiko dieser Systeme scheint durch verbesserte Implantationsstrategien gemindert, insbesondere komplett zu implantierende Systeme ohne direkte Verbindung zur Au-ßenwelt sollten deutlich weniger Probleme bieten. Indikationen des totalen künstlichen Herzens sind zurzeit insbesondere erworbene Ventrikelseptumdefekte, akute Abstoßungen nach Herztransplantation, aber auch Bridge-to-Transplantation.

3.4.3 Patientenselektion

Die richtige Auswahl der Patienten und eine frühe Implantation sind die wesentlichen Einflussgrößen auf das Überleben.

3.4.3.1 Kandidaten zur Herztransplantation

Bei Patienten auf der Warteliste zur Transplantation ist mechanische Kreislaufunterstützung indiziert, wenn der klinische und hämodynamische Status des Patienten kurzfristig seinen Tod oder bleibende Organschäden wahrscheinlich macht, bevor ein adäquates Spenderorgan zur Verfügung steht.

3.4.3.2 Zeitpunkt der Indikationsstellung

Es ist offensichtlich, dass VAD bei solchen kritisch kranken Patienten früh genug implantiert werden müssen, um ein irreversibles Versagen wesentlicher Organe zu vermeiden. Zur Verhinderung eines Multiorganversagens und hypoxisch bedingter neurologischer Komplikationen ist die frühe Wiederherstellung eines ausreichenden Herzzeitvolumens notwendig. Das schmale Zeitfenster der Indikation kann schnell verpasst werden, was häufig erst retrospektiv deutlich wird. Die Diskussion darüber, welche die geeignetsten Kriterien zur Indikationsstellung sind, dauert noch an, die Überlebensrate ist allerdings signifikant erhöht bei früher Intervention [30].

3.4.3.3 Hämodynamische Kriterien

Allgemeine in klinischen Studien verwendete hämodynamische Richtwerte sind:
▮ linksatrialer Druck über 20 mmHg und entweder
▮ Herzindex unter 1,8 l/min/m^2 (in einigen Studien wurden Werte bis 2,2 l/min/m^2 angegeben) oder

▌ systolischer arterieller Druck unter 90 mmHg trotz adäquater konventioneller Therapie wie Inotropika, Vasodilatatoren und intraaortaler Ballonpumpe.

Es muss betont werden, dass es sich hier nur um Richtwerte handeln kann. Jedes Zeichen einer immanenten Dysfunktion von Sekundärorganen sollte zur Implantation führen, ebenso eine nach Einschätzung des Chirurgen bevorstehende erhebliche Progression der Herzinsuffizienz.

3.4.3.4 Absolute Kontraindikationen

Bestimmte Krankheitszustände schließen eine mechanische Unterstützung absolut aus. Patienten, die für eine VAD oder Kunstherztherapie in Betracht gezogen werden, sollten keine irreversiblen kognitiven Defekte haben, die das Umgehen mit dem VAD und seinen Komponenten inklusive Krisenmanagement bei Alarmen der Controllingeinheit einschränken. Schlaganfälle mit konsekutiver motorischer Einschränkung gelten nicht ausnahmslos als Kontraindikation. Signifikante Leberfunktionsstörungen mit Bekanntsein einer hepatischen Fibrose oder gar Zirrhose schließen eine VAD-Therapie aus. Bei präoperativ gravierenden laborchemischen Veränderungen des Bilirubins oder des INR, ASAT und ALAT, jedoch Ausschluss einer strukturellen Gewebepathologie und demzufolge gegebener möglicher Reversibilität ist eine mechanische Unterstützung mit erhöhter Morbidität und Mortalität einhergehend, jedoch nicht von vornherein abzulehnen.

Auch wenn viele Studien zeigen, dass Niereninsuffizienz oder -versagen ein signifikanter Risikofaktor für einen ungünstigen Ausgang nach mechanischer Unterstützung darstellt, muss sorgfältig evaluiert werden, um nicht einen Patienten mit Potenzial für eine Nierenerholung zu exkludieren [1].

Patienten mit schweren chronisch-obstruktiven oder restriktiven Lungenerkrankungen haben ebenfalls ein signifikant erhöhtes Mortalitätsrisiko nach VAD oder Kunstherzunterstützung. Veränderungen im Bereich der pulmonalen Strombahn, wie sie bei lang anhaltender Herzinsuffizienz mit dann schon fixierter pulmonalarterieller Widerstanderhöhung einhergehen können, stellen ein hohes Risiko für eine mechanische linksventrikuläre Unterstützung

dar. Hierbei wird die linke Kammer entlastet, ohne eine signifikante Reduktion des rechtsventrikulären Afterloads zu erzeugen. In solchen Fällen ist die linksventrikuläre Füllung des nativen Ventrikels, aber auch des linksventrikulären „assist devices" unzureichend und ein Rechtsherzversagen kann die Folge sein. Lange Zeit galt die fixierte pulmonalarterielle Widerstanderhöhung mit Werten über 3 Wood-Einheiten als Kontraindikation für eine orthotope Herztransplantation, da in der Regel der nichttrainierte rechte Ventrikel eines Spenderherzens nicht genügend Kraft und Muskelmasse bietet, diesem Widerstand entgegenzuwirken. Diese Patienten galten für eine isolierte Herztransplantation als nicht transplantabel und wurden auch nicht mechanisch überbrückt. Erst innerhalb der letzten Jahre belegen Studien, dass in sorgfältig ausgesuchten Patienten eine längerfristige linksventrikuläre Unterstützungstherapie den pulmonalvaskulären Widerstand zu senken im Stande ist [25].

Maligne Erkrankungen, die eine absolute Kontraindikation für eine Transplantation darstellen, bedeuteten lange Zeit einen Ausschluss für eine eventuelle mechanische Unterstützung. Mit der jetzt neu hinzugekommen Option einer Destinationstherapie kann dies bei Patienten mit aller Voraussicht nach langsamem überschaubarem Tumorprogress in Erwägung gezogen werden. Generell gilt, dass Patienten, die bis zu einer eventuellen Herztransplantation überbrückt werden sollen keine Kontraindikation für die selbige haben dürfen. Da eine ausreichende Evaluation für Implantationen in Notfallsituationen bei bis dahin unbekannten Patienten nicht immer möglich ist, können sich Situationen ergeben, in denen Kontraindikationen erst post implantationem erkennbar werden. Daher werden in einigen Zentren Patienten mit für den kurzzeitigen Einsatz konzipierten, kostengünstigen Unterstützungssystemen stabilisiert („bridge-to-bridge"), bis absolute Kontraindikationen zur Transplantation ausreichend evaluiert worden sind.

3.4.3.5 Relative Kontraindikationen

Vor Insertion eines VAD sollte der Patient auf Risikofaktoren für den endgültigen Erfolg der Therapie untersucht werden.

▌ Dysfunktion wesentlicher Organsysteme: Präoperative Leber- und Nierenfunktionseinschränkungen beeinflussen signifikant das Patientenüberleben [7, 31]. Auch wenn es sich um eine relative Kontraindikation handelt, sollten Patienten mit geringer Chance auf Erholung dieser Organsysteme ausgeschlossen werden.

▌ Gerinnungsstörungen: Reoperationspflichtige Blutungen treten nach 30% aller VAD-Implantationen auf. Dieses Problem wird durch vorbestehende Koagulopathien erheblich verstärkt, sei es aufgrund von Leberfunktionsstörungen bei niedrigem Herzzeitvolumen oder durch den Einsatz von Antikoagulanzien oder Fibrinolytika.

▌ Infektionen: Wie bei allen chirurgischen Eingriffen mit Implantation von Fremdmaterial stellen systemische Infektionszeichen (Fieber, Leukozytose, positive Blutkulturen) relative Kontraindikationen dar.

3.4.4 Chirurgische Gesichtspunkte

Im Folgenden soll kurz der Anschluss des Thoratec-VAD an das Herz und die großen Gefäße beschrieben werden, welche in ähnlicher Form auch für reine linksventrikuläre „assist devices", seien sie pulsatil oder laminar (axiale Flusspumpen) gilt. „Total artificial hearts" werden hier nicht berücksichtigt.

3.4.4.1 Implantation

Nach Eröffnung des Thorax durch mediane Sternotomie wird der Patient heparinisiert und an die extrakorporale Zirkulation angeschlossen, gegebenenfalls durch Kanülierung peripherer Gefäße. Ein RVAD kann immer ohne extrakorporale Zirkulation angeschlossen werden, es sei denn, der Patient ist in extremis, und die Zeitdauer ist ein wesentlicher Faktor. Zu Einzelheiten der Implantation verweisen wir auf bereits publizierte Literatur [13].

3.4.4.2 Kanülierungswege

Der günstigste Zugang für die Einflusskanüle des Thoratec-VAD im Falle des „bridging" zur Transplantation ist der Apex des linken Ventrikels. Die hierbei erzielte Flussrate von 5,5–6,5 l/min ist deutlich höher als bei Kanülierung über den linken Vorhof (Flussrate 4,0–4,5

l/min). Die linksatriale Kanülierung, die lange Jahre in Patienten zur Schonung des linken Ventrikels bei Hoffnung auf Herzmuskelerholung angewendet wurde, ist aus Gründen des enormen Risikos einer durch Stase entstehenden linksventrikulären Thrombose verlassen worden. Außerdem lässt sich eine apikale Kanülierung beim Ausbau des Systems mit nur geringem Kollateralschaden aufheben. Ist auch ein RVAD notwendig, werden Kanülen am rechten Vorhof und an der Pulmonalarterie inseriert und an eine zweite Pumpe angeschlossen. Auch hier gibt es mittlerweile Gruppen, die die rechtsventrikuläre Kanülierung der atrialen vorziehen und weder über Einschränkung im Fluss und eventuellem Ansaugen noch über größere Blutungskomplikationen berichten.

3.4.4.3 Univentrikuläre oder biventrikuläre Unterstützung?

Etwa 20% aller Patienten mit implantierten LVAD versterben im Rechtsherzversagen. Eine ausreichende Funktion des rechten Herzens ist vor allen Dingen in der frühen postoperativen Phase unerlässlich für den erfolgreichen Einsatz eines linksventrikulären Unterstützungssystems. Es ist daher im Falle von Rechtsherzversagen oder schweren Arrhythmien und konsekutiv schlechter Füllung des LVAD eine biventrikuläre Unterstützung indiziert. Natürlich lassen sich viele Patienten sehr gut mit einem isolierten LVAD behandeln, allerdings scheint gerade für die univentrikuläre Unterstützung bei drohender Verschlechterung der Funktion des rechten Herzens oder steigendem Lungengefäßwiderstand der frühe Einsatz wichtig zu sein. Nach Farrar et al. scheinen Patienten, die ein linksventrikuläres VAD implantiert bekamen, insgesamt in einem besseren gesundheitlichen Zustand vor der Operation gewesen zu sein als Patienten, die eine biventrikuläre Implantation erfuhren. Konsequenterweise zeigte sich auch eine bessere Überlebenswahrscheinlichkeit nach der Operation [9]. Bestätigt werden diese Daten von dem „registry report" der Mechanical Circulatory Support Device Data Base 2004, wo gezeigt werden konnte, dass Patienten mit rein linksventrikulärer Unterstützung ein Überleben von 70% nach einem halben Jahr zeigten, von Patienten, die bei Erstimplantation biventrikulär unterstützt wurden, nur 40% nach 6 Monaten lebten [3]. Dennoch ist das Risiko einer RVAD-Implantation gegenüber einem drohenden Rechtsherzversagen oder auch den Risiken einer Reoperation geringer. Insbesondere ist die biventrikuläre Unterstützung jedenfalls indiziert bei potenziell letalen Arrhythmien. Sie ist auch häufig erfolgreich bei prolongiertem Kammerflimmern oder Asystolie.

3.4.5 Perioperatives Management

In der frühen postoperativen Phase sind Hämostase und die Kontrolle der Vitalorgansysteme die beiden wesentlichen Problemfelder. Nach den ersten ein oder 2 Wochen der Unterstützung sind es schließlich Infektionen und in geringerem Maße thromboembolische Komplikationen [15, 21].

3.4.5.1 Aufgaben des VAD-Teams

Die Vorbereitung und das Training der gesamten Arbeitsgruppe sind absolut wesentlich für ein erfolgreiches Herzunterstützungsprogramm. Die Aufgaben aller Beteiligten sollten klar abgegrenzt und organisiert sein. Spezielle Überwachungsbögen sind erforderlich, ebenso wie die regelmäßige Ausbildung von Schwestern, Ärzten und Kardiotechnikern [23, 24].

3.4.5.2 Postoperatives Monitoring und Meßtechniken

▌ *Das initiale Monitoring* umfasst mindestens einen Swan-Ganz-Katheter und eine arterielle Druckmessung. Urinausscheidung und Blutchemie werden routinemäßig erfasst. Auch eine direkte linksatriale Druckmessung kann hilfreich sein, da sie genauer als die Messung des pulmonalkapillären Verschlussdruckes ist. Informationen über den linksatrialen Druck (LAP) und den zentralen Venendruck (CVP) können sehr wertvoll sein in der Differenzialdiagnose der niedrigen LVAD-Flussrate durch Rechtsherzversagen (niedriger LAP, hoher CVP), Obstruktion der Einflusskanüle (hoher LAP, normaler CVP) oder Hypovolämie (niedriger CVP und niedriger LAP). Zusätzliches Monitoring ist jedoch häufig bei Patienten mit stabiler biventrikulärer Unterstützung nicht erforderlich (z.B. EKG während des Transports).

▌ *Die VAD-Flussrate* kann beim Thoratec-VAD aus auf der Antriebskonsole angezeigten Werten berechnet werden. Der übliche Pumpmodus ist der „volume mode", d.h. bei jedem Schlag wird das volle Schlagvolumen ausgeworfen, sodass sich die Flussrate einfach aus *VAD-Schlagfrequenz×Schlagvolumen* (65 ml) berechnet.

▌ *Patientenüberwachung:* Nach Stabilisierung des Patienten, üblicherweise nach etwa 48 h, sollten alle Zugänge so früh wie möglich entfernt werden, um das Infektionsrisiko zu minimieren. Der arterielle Druck kann dann nichtinvasiv gemessen werden, und das Herzzeitvolumen kann üblicherweise der Flussrate des LVAD gleichgesetzt werden.

3.4.5.3 Prävention und Therapie von Komplikationen

▌ Behandlung postoperativer Blutungen

Chirurgische Blutungen und Koagulopathien sind häufige Probleme bei der Überbrückung zur Transplantation. Die Häufigkeit von blutungsbedingten Reoperationen wird mit bis zu einem Drittel angegeben. Blutungen sind dabei nicht nur ein Problem für sich, blutungsbedingte Reoperationen stellen auch ein Risiko für Spätinfektionen und Endorganfunktionsstörungen dar. Die Gründe für eine solch hohe Blutungsinzidenz sind nicht vollständig geklärt, allerdings sind 2 Beobachtungen erwähnenswert:

▌ eine mit zunehmender Zahl der Implantationen ansteigende Lernkurve,
▌ eine zwischen den Zentren enorm variierende Blutungsinzidenz.

Beides weist auf technische Gründe als Hauptblutungsursache hin.

▌ *Sorgfältige Hämostase:* Selbst auf die Gefahr hin, die Operationszeit zu verlängern, sollte alles unternommen werden, um alle noch so geringen Blutungsquellen auszuschalten.

▌ Die *Antikoagulation* wird begonnen, sobald die Thoraxdrainagemengen auf ein für Herzoperationen normales Volumen abgesunken sind (üblicherweise am ersten oder zweiten postoperativen Tag). In der Regel ist durch Operation und extrakorporale Zirkulation die Thrombozytenzahl und somit auch das Thromboserisiko erheblich erniedrigt.

Antifibrinolytische Therapie: Aprotinin vermindert signifikant die postoperative Blutungsneigung [14], auch der Einsatz anderer Substanzen wie Epsilonaminocapronsäure oder Tranexamsäure kann erwogen werden.

Infektionsprophylaxe und -therapie

Infektionen gehören zu den schwerwiegendsten Spätkomplikationen bei VAD-Unterstützung. Systemassoziierte Infektionen stellen jedoch üblicherweise kein größeres Problem dar. Eine Häufung bestimmter Infektionsorte oder Erregerspektren scheint es nicht zu geben.

Vorbestehende und iatrogene Infektionen: Vorbestehende Infektionen wie Pneumonie, Harnwegsinfekt oder Kathetersepsis sind extrem problematisch. Die Gefahr einer VAD-assoziierten Bakteriämie ist erheblich, und der frühe und konsequente Einsatz von Antibiotika ist erforderlich. Bei Vorliegen einer Infektion ist die Implantation eines Unterstützungssystems nicht möglich, ebensowenig eine Transplantation. Ein wichtiges Forschungsthema auf dem Gebiet aller Langzeitblutpumpen ist die Interaktion zwischen Infektion und Thrombose.

Infektionsprävention: Sofort nach VAD-Implantation muss die Prophylaxe infektiöser Komplikationen beginnen. Eine Isolation des Patienten ist üblicherweise nicht erforderlich. In den meisten Zentren wird eine perioperative Antibiotikaprophylaxe mit Breitspektrumcephalosporinen über 72 h durchgeführt. Leukozytenzahl und Körpertemperatur werden regelmäßig überwacht. Blut-, Urin- und Sputumkulturen sollten bei Temperaturen über 38,5 °C. angelegt werden. Zur Minimierung des Infektionsrisikos sollten der Endotrachealtubus sowie alle Zugänge so früh wie möglich entfernt werden. Zur üblichen Wundversorgung gehören Händedesinfektion, sterile Verbandstechnik und trockene Okklusivverbände. Wesentliche Punkte zur Reduzierung des Infektionsrisikos sind außerdem schneller Kostaufbau, frühzeitige Mobilisation und Übungsbehandlung [32].

Chronische Infektionen der Insertionsstellen perkutaner Kabel bzw. Kanülen: Temporäre bzw. permanente perkutane Kabel, transkutane Kanülierungsstellen und implantierte Geräte stellen angesichts bevorstehender Herztransplantation und somit Immunsuppression eine potenzielle Infektionsquelle dar. Bei pa-

rakorporalen Systemen wie dem Thoratec-VAD führt das Einwachsen von Gewebe in die beschichteten Kanülenmanschetten zu einer effektiven Barriere. Im Falle von begrenzten Infektionen sind Verbandwechsel und antibiotische Spülungen ausreichend.

Bei implantierten LVAD ist allerdings auch über Infektionen der Tasche berichtet worden, die eine aufwändige chirurgische Intervention erfordern; insbesondere bei langfristiger Unterstützung sind Infektionen ein wichtiger Faktor für Morbidität und Mortalität [21].

Multiorganversagen

Multiorganversagen, grundsätzlich eine Folge falscher (in der Regel zu später) Indikationsstellung, ist eine der häufigsten Todesursachen bei Bridgingpatienten. Das irreversible Versagen eines Sekundärorgansystems ist vor Implantation nicht immer offensichtlich. Nieren- oder Leberversagen kann durch eine Reihe von Faktoren ausgelöst werden, z.B. durch verminderte Perfusion vor VAD-Anschluss, prolongierte extrakorporale Zirkulation, Antibiotikatoxizität, Infektionen und Thromboembolien. Frühpostoperativ können Harnstoff, Kreatinin, Gesamtbilirubin und SGOT ansteigen, was allerdings nicht immer Anzeichen eines Multiorganversagens ist; diese Laborwerte gehen nach einigen Tagen häufig spontan auf Normalwerte zurück [7].

Rechtsherzinsuffizienz

Wie bereits erwähnt können viele Patienten allein univentrikulär unterstützt werden. Dennoch gibt es einen Teil der Patienten, die primär nur mit LVAD versorgt wurden und im weiteren Verlauf auch RVAD implantiert bekommen. Die meisten dieser Patienten werden in einem Schritt biventrikulär versorgt, bei einigen jedoch zeigt sich das Rechtsherzversagen erst Stunden nach der ersten Operation.

Zeichen der Rechtsherzinsuffizienz: Bei Patienten mit LVAD sind Anzeichen des Rechtsherzversagens: niedrige oder abfallende LVAD-Flussrate, erhöhte rechtsseitige und erniedrigte linksseitige Füllungsdrücke. Systemische Hypotension und verringerte Urinausscheidung führen schnell zu erheblichen Problemen.

Die *Behandlung des Rechtsherzversagens* bei Patienten mit isoliertem LVAD: Priorität hat bei Einsetzen der Zeichen der Rechtsherzinsuffizienz bei Patienten innerhalb der ersten postoperativen Tage eine sofortige echokardiografische Kontrolle zum Ausschluss etwaiger Füllungshindernisse des rechten Herzens (z. B. Perikardtamponade). Nur bei sicherem Ausschluss ist ein genereller Therapieausbau der Rechtsherzinsuffizienz indiziert: zunächst Volumengabe, dann positivinotrope Unterstützung, insbesondere mit Isoprenalin oder Dobutamin, und Senkung des Lungengefäßwiderstands (z. B. NO). Bei sicherer Diagnose einer Perikardtamponade, aber auch bei einer nicht ganz eindeutigen Situation, ist die sofortige Resternotomie, Inspektion und Entlastung indiziert. Sollten weder Entlastung noch Ausbau der medikamentösen Therapie erfolgreich sein, so ist aufgrund der schlechten Prognose des Rechtsherzversagens bei LVAD-Patienten eine zusätzliche Implantation eines RVAD indiziert.

▌ Antikoagulation und Thromboembolieprophylaxe

Das Antikoagulationsregime hängt vom verwendeten System ab: Bei den meisten VAD wird strenge Antikogulation empfohlen, allerdings bei anderen lediglich ASS. Die axialen Flusspumpen stellen hier eine ganz besondere Gruppe dar, da neben der Antikoagulation zusätzlich eine aggressive Thrombozytenfunktionshemmung mit Clopidogrel und Aspirin durchgeführt wird, einschließlich einer engmaschigen Überwachung der Thrombozytenfunktion mittels Thromboelastografie.

Im Falle des Thoratec wird in der frühen postoperativen Phase Heparin eingesetzt, gefolgt von dauerhafter Cumarintherapie. Die langfristige Strategie der Antikoagulation von VAD-Patienten entspricht der von Patienten mit mechanischen Klappenprothesen und kann in 3 Phasen gegliedert werden:

▌ *Phase 1:* Sinkt die Fördermenge der Thoraxdrainagen auf 50 ml/h oder darunter über einige Stunden, so sollte Heparin i.v. erwogen werden (empfohlene Dosis: 10 U/kg/h).

▌ *Phase 2:* Nach etwa 72 h wird die Heparindosierung gesteigert bis zu einer PTT, die dem 1,5- bis 2fachen des Kontrollwerts entspricht.

▌ *Phase 3*: Sobald der Patient extubiert ist und orale Medikation toleriert, wird (überlappend mit Heparin) mit der Cumaringabe begonnen. Die Dosierung entspricht der bei Herzklappenpatienten, also einer „international normalized ratio" (INR) von 2,5–3,5. Einige Zentren geben Patienten mit Unterstützungsdauer über 30 Tage zusätzlich Azetylsalizylsäure (80 mg/Tag).

▌ *Prävention von Stase:* Die Gefahr von Thromboembolien kann zusätzlich verringert werden durch die Aufrechterhaltung hoher VAD-Flussraten und vollständiger VAD-Füllung und -Entleerung bei jedem Schlag. Der pneumatische Antriebsdruck der Thoratec-VAD-Konsole sollte mindestens 100 mmHg über dem systolischen Druck des Patienten liegen. Die vollständige Entleerung des VAD kann geprüft werden, indem durch die Blutpumpe hindurch geleuchtet wird.

▌ Ernährung

Postoperative Ileuszustände sind bei VAD-Patienten selten. Innerhalb der ersten 48 h nach VAD-lmplantation wird die Ernährung des Patienten (vorzugsweise enteral) begonnen, um die Wundheilung zu fördern, das Infektionsrisiko zu mindern und die Erholung des Patienten einzuleiten. Der orale Kostaufbau wird dann sobald wie möglich angeschlossen.

▌ Mobilisation und Physiotherapie

Die Mobilisation des Patienten ist ähnlich der von Routinepatienten nach mechanischem Herzklappenersatz und sollte je nach Möglichkeit des Patienten gesteigert werden.

▌ *Frühe postoperative Mobilisation:* Sobald alle Vitalparameter stabil sind, wird der Patient alle 2 h umgelagert. Die Physiotherapie beginnt mit passiver Durchbewegung, dann mit aktiver Mobilisation. Innerhalb von 24 h nach Extubation sollte der Patient im Stuhl sitzen können. Dauer und Häufigkeit müssen den Möglichkeiten des Patienten angepasst werden; auch beatmete Patienten sollten im Stuhl sitzen, wenn sie es tolerieren.

▌ *Langzeitaktivität:* Der Patient kann dann schrittweise an Fahrradfahren im Bett oder sitzend herangeführt werden. Spaziergänge auf dem Stationsflur sind möglich, ebenso Laufbandübungen. Schließlich sind auch Systeme einsetzbar, die die volle Unabhängigkeit des Patienten von der stationären Antriebseinheit über begrenzte Zeit ermöglichen.

▮ *Ambulante Weiterbehandlung:* Ist der Patient komplett mobilisiert, er und einer seiner nächsten Verwandten mit dem Umgang des Gesamtsystems und der Pflege von den Insertionsstellen perkutaner Kabel bzw. Kanülen vertraut (beinhaltet insgesamt: Verstehen des Controller, Akkuwechsel, Akkuaufladen, Umgang mit Alarmen, eingenständiger Verbandswechsel sowie Kabel- und Kanülenpflege), ist eine Entlassung des Patienten nach Hause möglich. Wöchentliche ambulante Kontrollen des Labors, hierbei insbesondere Infektparameter und Gerinnung, Wundinspektion und eventuell Abfrage der Controllereinheit sorgen für eine relativ sichere Betreuung, vor allem aber für eine psychologisch äußerst wichtige Erfahrung des Patienten mit seiner neuen, wiedergewonnenen Freiheit.

3.4.6 Stellenwert der mechanischen Kreislaufunterstützung im Gesamtkonzept

Zwei neue Therapieziele haben sich innerhalb der letzten Jahre zusätzlich herauskristallisiert: Die anfänglich nur anekdotisch berichteten Fälle von Herzmuskelerholung durch mechanische Entlastung der Kammern führte wohl auch durch zunehmende Sensibilisierung zu einem Anstieg der erfolgreich entwöhnten Patienten und schlussendlich zur festen Größe „bridging to recovery".

Auch der für lange Zeit verloren gegangene Glaube an das Kunstherz als permanenten Ersatz/Unterstützungshilfe ist durch vielversprechende Ergebnisse aus aktuellen Studien eindrucksvoll zurückgekehrt.

Analysiert man die Statistik der Herztransplantation, stellt man fest, dass im Laufe der Zeit das schon Jahrzehnte lang beklagte Missverhältnis zwischen Anzahl Patienen auf der Warteliste und Anzahl der zur Verfügung stehenden Organspenden exorbitant zugenommen hat. Einer großen Anzahl Wartender steht nur eine sehr geringe Menge an Spenderherzen zur Verfügung. Durch die Möglichkeit der Überbrückung schwerstkranker Patienten mit mechanischem Herzkreislaufunterstützungssystem bis zur Transplantation wird der „Pool der Wartenden" noch größer, die endgültige Therapieoption der Transplantation bleibt jedoch durch die mangelnde Organspende (-bereitschaft?) eingeschränkt, was das zuvor erwähnte Ungleichgewicht nur verstärkt. Hinzu kommt als weiterer Aspekt und demografischer Faktor, dass bei zunehmender Überalterung der Gesellschaft die Schwere und schwerste Herzinsuffiizienz zur häufigsten Einzelerkrankung des neuen Jahrtausends wird; nicht einmal einem Bruchteil derjenigen Patienten, die in naher Zukunft einer Herztransplantation bedürfen, kann deshalb selbst bei Realisierung aller potenziellen Organspenden diese Option in Aussicht gestellt werden. Gerade durch die immer kleiner und sicherer gewordenen Systeme scheint jedoch der Traum vom Kunstherzen als Alternative zur Herztransplantation (und wahrscheinlich bei fortschreitender Miniaturisierung und Großserienanfertigung auch zu im Einzelfall bezahlbaren Preisen) wieder realer zu werden, auch wenn bei der Zahl der potenziellen Nutznießer das makroökonomische Problem immense Ausmaße annehmen wird. Fasst man die bisherigen Erfahrungen zusammen, so ist mit der ambulanten Führung von Patienten mit Herzunterstützungssystem eine deutliche Steigerung der Lebensqualität zu erzielen [16]. Die Entwicklung neuer Systeme zeigt vor allem einen Trend zu deutlich kleineren Aggregaten, die zudem immer einfacher zu implantieren sind. Auch die Sicherheit solcher Pumpen wird sich noch steigern lassen, sodass in Zukunft bei deutlicher Zunahme der Implantationszahlen auch die Kosten für diese Therapieform entsprechend gesenkt werden könnten. Als Prognose scheint es aus heutiger Sicht nicht vermessen, in 5 Jahren ein permanentes System zu erwarten, das in 10 Jahren den Status der Routineimplantation durch erfahrene herzchirurgische Teams erreicht haben könnte.

▮ Literatur zu Kapitel 3.4

1. Aaronson KD, Patel H, Pagani FD (2003) Patient selection for left ventricular assist device therapy. Ann Thorac Surg 75:S29–S35
2. Dembitsky WP, Moore CH, Holman WL, Jaski BE, Moreno Cabral RJ, Adamson RM, Daily PO, Moreno Cabral CE (1992) Successful mechanical circulatory support for noncoronary shock. J Heart Lung Transplant 11 (1 Pt 1):129–135
3. Deng MC, Edwards LB, Hertz MI, Rowe AW, Keck BM, Kormos R, Naftel DC, Kirklin JK (2004) Mechanical circulatory support device database of the International Society for Heart and Lung Transplantation: second annual report – 2004. J Heart Lung Transplant 23:1027–1034

4. Dowling RD, Etoch SW, Stevens K, Butterfield A, Koenig SE, Johnson A, Chiang B, Gray LA Jr (1994) Initial experience with the AbioCor implantable replacement heart at the University of Louisville. ASAIO J 46:579–581

5. Farrar DJ, Hill JD, Gray LA, Pennington DG, McBride LR, Pierce WS, Pae WE, Glenville B, Ross D, Galbraith TA, Zumbro GL (1988) Heterotopic prosthetic ventricles as a bridge to cardiac transplantation. A multicenter study in 29 patients. N Engl J Med 318:333–340

6. Farrar DJ, Hill JD (1993) Univentricular and biventricular Thoratec VAD support as a bridge to transplantation. Ann Thorac Surg 55:276–282

7. Farrar DJ (1994) Investigators TVADP. Preoperative predictors of survival in patients with Thoratec ventricular assist devices as a bridge to transplantation. J Heart Lung Transplant 13(1):93–101

8. Farrar DJ, Hill JD (1994) Recovery of major organ function in patients awaiting heart transplantation with Thoratec ventricular assist devices. Thoratec ventricular assist device principal investigators. J Heart Lung Transplant 13 (6):1125–1132

9. Farrar DJ, Hill JD, Pennington DG, McBride LR, Holman WL, Kormos RL, Esmore D, Gray LA Jr, Seifert PE, Schoettle GP, Moore CH, Hendry PJ, Bhayana JN (1997) Preoperative and postoperative comparison of patients with univentricular and biventricular support with the thoratec ventricular assist device as a bridge to cardiac transplantation. J Thorac Cardiovasc Surg 113:202–209

10. Ferrari M, Figulla HR (2005) Circulatory assist devices in cardiology. Dtsch Med Wochenschr 130: 652–656

11. Frazier OH, Rose EA, Macmanus Q, Burton NA, Lefrak EA, Poirier VL, Dasse KA (1992) Multicenter clinical evaluation of the HeartMate 1000 IP left ventricular assist device. Ann Thorac Surg 53:1080–1090

12. Frazier OH, Myers TJ, Jarvik RK, Westaby S, Pigott DW, Gregoric ID, Khan T, Tamez DW, Conger JL, Macris MP (2001) Research and development of an implantable, axial-flow left ventricular assist device: the Jarvik 2000 heart. Ann Thorac Surg 71:S125–S132

13. Ganzel BL, Gray LA Jr, Slater AD, Mavroudis C (1989) Surgical techniques for the implantation of heterotopic prosthetic ventricles. Ann Thorac Surg 47 (1):111–120

14. Goldstein DJ, Seldomridge JA, Chen JM, Catanese KA, DeRosa CM, Weinberg AD, Smith CR, Rose EA, Levin HR, Oz MC (1995) Use of aprotinin in LVAD recipients reduces blood loss, blood use, and perioperative mortality. Ann Thorac Surg 59 (5):1063–1067

15. Goldstein DJ, Beauford RB (2003) Left ventricular assist devices and bleeding: adding insult to injury. Ann Thorac Surg 75:S42–S47

16. Grapow MT, Todorov A, Bernet F, Zerkowski HR (2003) Ambulatory long-term management of a left ventricular assist device. Current modality in terminal heart failure. Swiss Surg 9:27–30

17. Gray LA Jr, Champsaur GG (1994) The BVS 5000 biventricular assist device. The worldwide registry experience. Asaio J 40 (3):M 460–464

18. Griffith BP, Kormos RL, Borovetz HS, Litwak K, Antaki JF, Poirier VL, Butler KC (2001) HeartMate II left ventricular assist system: from concept to first clinical use. Ann Thorac Surg 71:S116–S120

19. Hetzer R, Weng Y, Potapov EV, Pasic M, Drews T, Jurmann M, Hennig E, Muller J (2004) First experiences with a novel magnetically suspended axial flow left ventricular assist device. Eur J Cardiothorac Surg 25:964–970

20. Holman WL, Bourge RC, Kirklin JK (1991) Case report: circulatory support for seventy days with resolution of heart failure. J Thorac Cardiovasc Surg 102:923–933

21. Holman WL, Rayburn BK, McGiffin DC, Foley BA, Benza RL, Bourge RC, Pinderski LJ, Kirklin JK (2003) Infection in ventricular assist devices: prevention and treatment. Ann Thorac Surg 75:S48–S57

22. Johnson KE, Prieto M, Joyce LD, Pritzker M, Emery RW (1992) Summary of the clinical use of the Symbion total artificial heart: a registry report. J Heart Lang Transplant 11 (1 Pt 1):103–116

23. Ley SJ (1991) The Thoratec ventricular assist device: nursing guidelines. AACN Crit Care Nurs 2: 529–544

24. Ley SJ, Hill JD (1993) Thoratec ventricular assist device. In: Quaal SJ (ed) Cardiac mechanical assistance beyond balloon pumping. Mosby Year Book, St. Louis

25. Martin J, Siegenthaler MP, Friesewinkel O, Fader T, van de Loo A, Trummer G, Berchtold-Herz M, Beyersdorf F (2004) Implantable left ventricular assist device for treatment of pulmonary hypertension in candidates for orthotopic heart transplantation – a preliminary study. Eur J Cardiothorac Surg 25:971–977

26. McCarthy PM, Portner PM, Tobler HG, Starnes VA, Ramasarny N, Oyer PE (1991) Clinical experience with the Novacor ventricular assist system. Bridge to transplantation and the transition to permanent application. J Thorac Cardiovasc Surg 102: 578–587

27. Mehta SM, Pae WE Jr, Rosenberg G, Snyder AJ, Weiss WJ, Lewis JP, Frank DJ, Thompson JJ, Pierce WS (2001) The LionHeart LVD-2000: a completely implanted left ventricular assist device for chronic circulatory support. Ann Thorac Surg 71 (suppl 3): S156–S161

28. Noon GP, Morley D, Irwin S, Benkowski R (2000) Development and clinical application of the Micro-Med DeBakey VAD. Curr Opin Cardiol 15:166–171

29. Pennington JD, Swartz MT (1991) Assisted circulation and the mechanical heart. In: Braunwald E (ed) Heart disease: a textbook in cardiovascular medicine. WB Saunders, Philadelphia, pp 535–550

30. Pennington DG, Farrar DJ, Loisance D, Pae WE, Emery RW (1993) Patient selection (panel discussion). Ann Thorac Surg 55:206–212

31. Pennington DG, McBride LR, Peigh PS, Miller LW, Swartz MT (1994) Eight years' experience with

bridging to cardiac transplantation. J Thorac Cardiovasc Surg 107:472–481

32. Reedy JE, Swartz MT, Lohmann DP, Moroney DA, Vaca KJ, McBride LR, Pennington DG (1992) The importance of patient mobility with ventricular assist device support. Asaio J 38 (3):M151–M153

33. Reichenbach SH, Farrar DJ, Hill JD (2001) A versatile intracorporeal ventricular assist device based on the thoratec VAD system. Ann Thorac Surg 71:S171–S175

34. Rose EA, Gelijns AC, Moskowitz AJ et al (2001) Randomized Evaluation of Mechanical Assistance for the Treatment of Congestive Heart Failure (RE-MATCH) Study Group. Long-term mechanical left ventricular assistance for end-stage heart failure. N Engl J Med 345:1435–1443

35. Schiessler A, Friedel N, Weng Y, Heinz U, Hummel M, Hetzer R (1994) Mechanical circulatory support and heart transplantation. Pre-operative status and outcome. Asaio J 40 (3):M476–M481

36. Waldenberger FR, Pongo E, Meyns B, Flameng W (1995) Left-ventricular unloading with a new pulsatile assist device: the HIA-VAD system and its influence on myocardial stunning. Thorac Cardiovasc Surg 43:313–319

3.5 | Alternativen zur Transplantation

C. KNOSALLA, R. HETZER

3.5.1 Einleitung

Obwohl sich Dank der Fortschritte in der konservativen Behandlung der Herzinsuffizienz eine verbesserte Lebenserwartung und Lebensqualität erzielen ließ, erreichen immer mehr Patienten altersbedingt, aber auch durch die Progression der Grunderkrankung das Stadium der terminalen Herzinsuffizienz. Hochrechnungen der American Heart Association zu Folge ist davon auszugehen, dass sich die Anzahl der Herzinsuffizienzpatienten von heute 5 Mio. bis zum Jahre 2037 auf 10 Mio. verdoppeln wird [1]. In Deutschland ist mit ca. 80 000 Neuerkrankungen pro Jahr zu rechnen. Bei Patienten über 65 Jahren, die in ca. 10% an einer chronischen Herzinsuffizienz leiden, stellt die chronische Herzinsuffizienz den häufigsten Grund für eine Krankenhauseinweisung dar [13]. Die Tatsache, dass sich durch die Fortschritte in der medikamentösen Therapie und die steigende Zahl an Revaskularisationsprozeduren die Anzahl der Patienten, die an einer koronaren Herzerkrankung versterben, senken ließ, die Zahl der Patienten, die an einer Herzinsuffizienz versterben jedoch weiter steigt, legt nahe, dass bei der Herzinsuffizienz pathophysiologische Mechanismen eine Rolle spielen, die nur unzureichend durch eine medikamentöse Therapie kontrolliert werden können.

3.5.2 Herztransplantation

Die orthotope Herztransplantation stellt seit der Einführung von Cyclosporin A in die Basisimmunsuppression das Behandlungsverfahren der Wahl für Endstadienerkrankungen des Herzens dar. Entsprechend dem „registry report" der International Society for Heart and Lung Transplantation 2005 wurden bislang mehr als 70 000 orthotope Herztransplantationen und mehr als 3100 kombinierte Herz-Lungen-Transplantationen durchgeführt [33]. Die Einjahresüberlebensrate liegt zur Zeit bei über 80% und das korrigierte 50%-Überleben dieser Patienten aktuell bei 12 Jahren. Diesen guten Ergebnissen steht ein zunehmender Mangel an Spenderorganen gegenüber. Während im Jahre 2004 in Deutschland 768 Patienten zur Herztransplantation bei Eurotransplant angemeldet wurden, konnten im gleichen Jahr in Deutschland nur 398 Herztransplantationen durchgeführt werden [9].

Vor diesem Hintergrund nehmen alternative Behandlungsverfahren einen zunehmend wichtigen und interessanten Stellenwert ein.

3.5.3 Suche nach Alternativen

▌ Historisch – Entwicklung der kardialen Assistsysteme

Die Suche nach einem künstlichen Herzersatz reicht in die gleiche Zeit zurück, als auch versucht wurde die klinische Herztransplantation zu entwickeln. Im Jahre 1968 verwendete Michael DeBakey zum ersten Mal und auch erfolgreich ein linksventrikuläres Unterstützungssystem (LVAD) bei einer Patientin mit einem postoperativen Myokardversagen nach einem Doppelklappenersatz [7]. Im Jahre 1970 begann das National

Heart and Lung Institute (USA) ein Programm zur Entwicklung implantierbarer linksventrikulärer Unterstützungssysteme. Als Ergebnis dieser Bemühungen wurde 1978 das erste LVAD bei einem jungen Patienten zur Überbrückung bis zur Herztransplantation implantiert [17]. Inzwischen haben sich 3 wesentliche Indikationen für die mechanische Kreislaufunterstützung etabliert: 1. die temporäre Unterstützung bis zur Transplantation („bridge to transplantation"), 2. die temporäre Unterstützung bis zur Erholung des Myokards, z.B. bei dilatativer Kardiomyopathie oder Myokarditis („bridge to recovery") und 3. die dauerhafte Therapie („definitive therapy"). Auf Letztere soll am Ende dieses Kapitels gesondert eingegangen werden. Eine besondere Stellung nimmt die mechanische Kreislaufunterstützung bei Patienten mit einem ausgedehnten Myokardinfarkt oder einem Herzversagen nach einer Herzoperation (Postkardiotomie) ein. Hier besteht prinzipiell die Möglichkeit einer Myokarderholung („bridge to recovery"). Sollte diese nicht in ausreichendem Maße eintreten, kann der Patient bis zu einer Herztransplantation unterstützt werden („bridge to transplantation").

Der Einsatz als Bridgingverfahren zur Transplantation stellt seit vielen Jahren ein allgemein akzeptiertes Standardverfahren dar. Im DHZB wurden seit 1987 über 200 Patienten erfolgreich bis zur HTx unterstützt. Die Langzeitergebnisse bei den Patienten mit und ohne vorausgegangene(r) mechanische(r) Kreislaufunterstützung vor der HTx unterscheiden sich nicht. Dies ist vor allem dadurch begründet, dass die mechanische Kreislaufunterstützung bei Patienten mit fortgeschrittenem sekundären Versagen von Leber und Niere eine Organerholung ermöglicht.

Das Weaning vom Unterstützungssystem bei dilatativer Kardiomyopathie ist 1995 am Deutschen Herzzentrum Berlin weltweit erstmals erfolgreich gelungen [16]. Seither ist es in einer steigenden Zahl von Fällen an zahlreichen Kliniken reproduziert worden. Allerdings sind die Mechanismen des hier auftretenden „reverse remodelings" noch nicht vollständig geklärt. In Abschn. 3.7 wird auf das „bridge to recovery" gesondert eingegangen.

3.5.4 Koronarchirurgie

Die koronare Herzkrankheit stellt die häufigste Ursache der terminalen Herzinsuffizienz dar und ist mit 46%, entsprechend den Angaben der International Society for Heart and Lung Transplantation, immer noch die häufigste Grunderkrankung, die zur Herztransplantation führt [23]. Trotz der Fortschritte in der medikamentösen Behandlung ist die Prognose der terminalen Herzinsuffizienz bei ischämischer Kardiomyopathie nach wie vor als ausgesprochen schlecht anzusehen. So ist bei Patienten mit einer ischämischen Kardiomyopathie und einer Ejektionsfraktion von $</=30\%$ von einem Fünfjahresüberleben von nur 35% auszugehen [25]. Demgegenüber liegt die Operationssterblichkeit bei einer aortokoronaren Bypassoperation bei Patienten solch reduzierter Ejektionsfraktion entsprechend unseren eigenen Erfahrung, evaluiert an 2156 Patienten, bei 7% und das Fünfjahresüberleben bei 77,5% (Hausmann H, persönl. Mitteilung). Die erfolgreiche Behandlung der Angina-pectoris-Symptomatik sowie nach der Überlebensvorteil der operativen Therapie werden mit dem Erreichen eines adäquaten Blutflusses im ischämischen Myokard in Zusammenhang gebracht [30]. Daher ist davon auszugehen, dass das Vorhandensein von viablem ischämischem Myokardgewebe (sog. „hybernating myocardium") für die erfolgreiche Revaskularisation eine wichtige Grundvoraussetzung darstellt [25]. Zurzeit werden eine Reihe verschiedener Techniken zur Diagnostik des „hibernating myocardium" eingesetzt [20]. In den meisten Zentren basiert die Diagnostik hierbei auf nuklearmedizinischen Untersuchungen, wenngleich die Stressechokardiografie [15] eine etwas höhere Sensitivität zu besitzen scheint. Die Positronemissionstomografie (PET) oder moderne Magnetresonanztomografie (MRT) haben sich zwar als sehr hilfreich herausgestellt, sind jedoch durch ihre begrenzte Verfügbarkeit limitiert. Aufgrund der aktuellen Datenlage lässt sich keine generelle Empfehlung hinsichtlich der Diagnostik der Myokardvitalität abgeben [3]. In jüngerer Zeit ist die Bedeutung der Vitalitätsuntersuchungen von einigen Arbeitsgruppen in Frage gestellt und die Revaskularisation bei jedem Patienten mit bypassfähigen Koronarien vorgeschlagen worden. Dieser Ansatz wird zurzeit in einer NIH-gesponsorten internationalen Multicenterstudie, dem sog. STICH-(Surgical Treatment of Ischemic Heart Failure-) Trial evaluiert. In dieser Studie werden als sekundäre Endpunkte verschiedene Verfahren (SPECT, Ultraschall und MRT) prospektiv hinsichtlich der Möglichkeit, „hibernating myocardium" zu erkennen, verglichen.

Ein direkter Vergleich der operativen Koronar-revaskularisation bei ischämischer Kardiomyo-pathie und der orthotopen Herztransplantation ist von Hausmann et al. aus unserer Klinik durch-geführt worden [14]. Die operative Letalität in der Bypassgruppe lag bei 7,1%, das Sechsjahres-überleben bei 79%, während dieses bei den herztransplantierten Patienten bei 69% lag. Als Prädiktoren für ein negatives Ergebnis in der Re-vaskularisationsgruppe konnten in dieser Studie ein niedriges Herzminutenvolumen, ein hoher LVEDP sowie das präoperative Stadium IV nach NYHA identifiziert werden. Diese Erfahrung ist inzwischen auch von anderen Arbeitsgruppen bestätigt worden und dient damit als weitere Ent-scheidungsgrundlage in der Abwägung zwischen Revaskularisation und Transplantation.

3.5.5 Ventrikelreduktion bei dilatativer Kardiomyopathie

Die Progression der Herzinsuffizienz führt nicht nur zu einer Dilatation des Herzen, sondern auch zu strukturellen myokardialen Verän-derungen [4]. Während die initiale ventrikuläre Dilatation es erlaubt, bei einer Abnahme der Ejektionsfraktion das Herzminutenvolumen auf-rechtzuerhalten, führt die progressive Ventrikel-dilatation zu einer zunehmenden Wandspan-nung, einer erhöhten neurohumoralen Aktivität sowie einer Freisetzung von inflammatorischen Mediatoren und damit zu einer progressiven myokardialen Schädigung.

Aufgrund dieser Beobachtung wurde das Konzept der operativen Ventrikelreduktion ent-wickelt. 1995 berichtete der brasilianische Chi-rurg Randas J. Vilela Batista über die ersten Er-fahrungen mit der partiellen linksventrikulären Reduktionplastik (PLV) [2]. Auf der Basis von tierexperimentellen Studien in verschiedenen Spezies geht Batista davon aus, dass normale Herzen ein konstantes Verhältnis zwischen dem Radius des linken Ventrikels (R) und der Mus-kelmasse (M) besitzen ($M = 4{,}18 \times R3$). Ziel der partiellen Ventrikelreduktion ist es, das Verhält-nis zwischen Muskelmasse und Radius des lin-ken Ventrikels wieder zu normalisieren. Zu die-sem Zwecke erfolgt die partielle Resektion der lateralen freien Wand des linken Ventrikels zwi-schen den Papillarmuskeln von der Herzspitze bis zum Mitralklappenannulus, meist kom-biniert mit einer Mitralklappenrekonstruktion

mittels Cosgrove-Ring oder Alifieri-Naht. In ausgeprägten Fällen der Ventrikelresektion er-folgt die Reinsertion der Papillarmuskel und der Mitralklappenersatz.

Die bislang größte und am besten dokumen-tierte Serie ist von der Cleveland Clinic berichtet worden [24]. Zwischen 1996 und 1998 wurden 62 Patienten mit einer Batista-Operation behandelt. Präoperativ lag die mittlere LVEF bei 13,5%, die mittlere VO_2max bei 10,8 ml/min/kg KG; 39% der Patienten waren in NYHA Klasse III und 61% in Klasse IV. Die perioperative Letalität lag bei 3,2% und die Zweijahresüberlebensrate bei 68%. Trotz initialer Verbesserung der linksventri-kulären Ejektionsfraktion und der Hämodyna-mik kam es bei einem substanziellen Teil der Pa-tienten zu einer Redilatation und einer Ver-schlechterung der Hämodynamik innerhalb eines Jahres postoperativ. Ein wesentliches Problem stellten darüber hinaus ventrikuläre Rhyth-musstörungen dar. Da der erzielte Gesamtvorteil dieser Operation sehr gering war und zudem sich keine validen Prädiktoren für das postoperative Ergebnis finden ließen, ist dieses Verfahren an der Cleveland Clinic wieder verlassen worden [22]. Zusammenfassend lässt sich feststellen, dass die Batista-Operation immer noch eine gewisse Berechtigung besitzt in Regionen, wo weder eine Herztransplantation noch eine mechanische Kreislaufunterstützung verfügbar ist. Von ande-ren Autoren [18, 21] wurden günstigere Erfah-rungen berichtet, wenn schon präoperativ diejeni-gen Myokardareale definiert und dann auch re-seziert wurden, die bei Ventrikelentlastung akine-tisch blieben. Damit ist die anfängliche Begeiste-rung für die Methode zwar geschwunden, das letzte Wort jedoch nicht gesprochen.

3.5.6 Ventrikelreduktion bei ischämischer Herzerkrankung

Ein anderes und zugleich ungleich aussichtsrei-cheres Verfahren stellt die Ventrikelreduktion nach Myokardinfarkt dar. Dieses sehr alte Ver-fahren, das 1931 von F. Sauerbruch erstmals, al-lerdings bei einem wohl mykotischen Aneurys-ma beschrieben wurde [31] und für das Cooley 1958 eine lineare Verschlusstechnik vorschlug, hat in den letzten Jahren zunehmendes Interesse ausgelöst [6]. Seit 1985 stehen mit den von Jate-ne und Dor beschriebenen Verfahren Techniken zur Verfügung, die es erlauben, die natürliche

Geometrie und Dynamik des linken Ventrikels wieder herzustellen [11, 19].

Die grundlegende Idee besteht darin, die infarzierte apikoseptale Narbe zu exkludieren. Bei der verbreiteten Dor-Technik erfolgt die Eröffnung des linken Ventrikels durch die Vorderwandnarbe. Nach Identifizierung der Übergangszone zwischen vitalem und infarziertem Myokard erfolgt die Anlage einer zirkulären Naht im Übergangsbereich (sog. Fontan-Naht). Die nach Anziehen der Naht verbleibende Öffnung wird durch einen Dacron-Patch verschlossen. Wichtig ist es dabei, dass dieser Patch in der Achse des Septums zu liegen kommt und dass ein ausreichendes enddiastolisches Volumen von 50–70 ml/m^2 verbleibt. In den letzten 18 Jahren wurden von Dor über 1000 Patienten unter Verwendung dieser Technik operiert. 98% erhielten begleitend eine Koronarrevaskularisation, 9,3% einen Mitralklappenersatz oder eine -rekonstruktion. Die operative Letalität lag bei 7,7%, In der Gruppe von Patienten, die der von Herztransplantationskandidaten am nächsten kommt, nämlich diejenigen mit einer Ejektionsfraktion von <30% und einem endsystolischen Volumenindex von 90–120 ml/m^2 Körperoberfläche konnte eine Zehnjahresüberlebensrate von über 60% erzielt werden [10]. Das Verfahren wird zurzeit im Rahmen der oben genanten NIH geförderten internationalen Multicenterstudie im Vergleich zur konventionellen medikamentösen Therapien und der operativen Revaskularisation ohne Ventrikelrekonstruktion evaluiert.

3.5.7 Mitralklappenrekonstruktion bei dilatativer Kardiomyopathie

Die Mitralklappeninsuffizienz stellt eine häufige Komplikation der dilatativen Kardiomyopathie dar. Lange Zeit wurde die Mitralklappenchirurgie bei fortgeschrittener Myokardinsuffizienz als ein risikoreiches Verfahren angesehen. Wurde doch in zahlreichen Studien die Myokardinsuffizienz als prognostisch ungünstiger Faktor beim Mitralklappenersatz identifiziert. Diese Studien entstanden in einer Zeit, als dem Erhalt des subanulären Halteapparates nur wenig Aufmerksamkeit geschenkt wurde [12, 27]. Außerdem bestand die weit verbreitete Vorstellung, dass die Mitralklappeninsuffizienz als ein wichtiges Entlastungsventil für den linken Ventrikel dienen würde.

Pathophysiologisch ist die Mitralklappeninsuffizienz durch einen Circulus vitiosus gekennzeichnet. Im Rahmen der abnehmenden Kontraktilität kommt es zu einem Anstieg des enddiastolischen Ventrikeldruckes und zu einer Zunahme des enddiastolischen Volumens. Dies führt nicht nur zu einer Dilatation des linken Ventrikels, sondern auch zu einer Dilatation des Mitralklappenannulus und damit zu einer Verlagerung der Papillarmuskeln nach lateral und apikal. Die dadurch verursachte verminderte Koadaptation wiederum führt zu einer zentralen Mitralklappeninsuffizienz, die ihrerseits zu einer Zunahme des enddiastolischen Volumens führt.

In der Absicht, die Volumenbelastung des linken Ventrikels bei Patienten mit dilatativer Kardiomyopathie zu reduzieren und eine günstigere Ventrikelgeometrie zu erzielen, begannen Bolling und Mitarbeiter im Jahre 1993 bei Patienten mit deutlich eingeschränkter Funktion Mitralklappenrekonstruktionen durchzuführen. Bei 167 Patienten mit dilatativer Kardiomyopathie mit einer Ejektionsfraktion von weniger als 25% und einer hochgradigen Mitralklappeninsuffizienz führten sie Mitralklappenrekonstruktionen unter Verwendung eines relativ kleinen („undersizing") zirkulären flexiblen Annuloplastierings durch [28]. Die perioperative Letalität lag bei 5,7% und das aktuarische Ein-, Zwei-, und Fünfjahresüberleben bei 82%, 71% bzw. 52%. Das NYHA-Stadium dieser Patienten verbesserte sich von im Mittel von $3,2 \pm 0,2$ auf $1,8 \pm 0,4$. Bei der Nachuntersuchung nach 24 Monaten zeigten die Patienten eine Zunahme der Ejektionsfraktion, des Herzminutenvolumens, eine Abnahme des enddiastolischen Volumens sowie eine Abnahme des Sphärizitätsindexes und des Regurgitationsvolumens. Darüber hinaus waren die Autoren in der Lage eine Abnahme von inflammatorischen Reaktionsparametern nachzuweisen. Entsprechend den Angaben von Bolling [28] ist davon auszugehen, dass ca. 10% der Patienten, die zu einer Herztransplantation vorgestellt werden, potenzielle Kandidaten für eine Mitralklappenrekonstruktion sind.

3.5.8 Externe myokardiale Unterstützung

▍ **Dynamische Kardiomyoplastie.** Das Konzept der dynamischen Kardiomyoplastie wurde 1985 von Carpentier und Chacques in Paris nach experimentellen Vorarbeiten von Pette entwickelt [5].

Hierbei wird der autologe, durch einen Schrittmacher stimulierte M. latissimus dorsi in den Brustkorb eingebracht und um das Herz zur dynamischen Unterstützung gelegt. Neben der systolischen Unterstützung soll der um das Herz gewickelte Skelettmuskel eine progressive Erweiterung des erkrankten Herzens verhindern (sog. Girdling-Effekt). Dieses Verfahren, das weltweit bei mehr als 1000 Patienten eingesetzt wurde, konnte bei einem sehr gut selektierten Patientengut zu einer Verbesserung der Symptomatik führen. Bisher ist jedoch keine Verbesserung der Hämodynamik gefunden worden, und der wesentliche Effekt bezieht sich tatsächlich bestenfalls auf die Verhinderung einer Dilatation.

▮ **Passive Kardiomyoplastie – Acorn.** Die Beobachtung, dass durch eine dynamische Kardiomyoplastie der progressiven Ventrikeldilatation vorgebeugt werden kann, bildet die theoretische Grundlage für die Entwicklung eines Devices, das zum Ziel hat, das ventrikuläre Remodelling aufzuhalten und eine normale Herzkonfiguration aufrechtzuerhalten, nämlich das sog. Acorn-CorCap-Cardiac-Support-Device. Es handelt sich hierbei um ein elastisches Netz, das um den rechten und linken Venrikel gelegt wird. In tierexperimentellen Studien konnte nach 3–6 Monaten eine Zunahme der Ejektionsfraktion und eine Abnahme der Wandspannung nachgewiesen werden. In einer anderen Studie ließ sich eine Downregulation des stressinduzierten p21ras und der sarkolemmalen ATPase als Indikatoren für ein frühes „reverse remodeling" nachweisen [26]. Da eine Überkompression zu einem negativen Ergebnis in tierexperimentellen Studien führte, steht das Acorn-Netz in 6 verschiedenen Größen zur Verfügung. Oz et al. berichteten über die ersten Ergebnisse einer internationalen Multicenterstudie zur Sicherheit und Machbarkeitsanalyse bei 48 Patienten im Stadium II–IV (II n = 11, III n = 33, IV n = 4) der NYHA-Klassifikation [26]. Es fand sich keine devicebedingte Frühletalität, jedoch verstarben 2 Patienten während der Nachuntersuchung. Die LVEF stieg von 22% auf 28% bzw. 33% nach 3 bzw. 6 Monaten. Erwähnenswert ist, dass 28 Patienten einen begleitenden kardiochirurgischen Eingriff erhielten, zumeist eine Mitralklappenrekonstruktion. Das Acorn-„device" wird zurzeit im Rahmen einer randomisierten Multicenterstudie in Europa, Australien und Nordamerika untersucht. Die initialen Ergebnisse weisen darauf hin, dass

eine signifikante Reduktion des endiastolischen Volumens sowie eine verbesserte Lebensqualität erzielt werden können, ohne dass es jedoch zu einer Verbesserung der NYHA-Klasse kam. Die Evaluation der Effekte auf die Rehospitalitätsrate sowie die Prognose der Patienten steht noch aus [23].

▮ **Myosplint.** Ein weiteres Verfahren der externen Kompression stellt das Myosplintverfahren dar. Hier werden 3 Kunststofffäden durch den linken Ventrikel gespannt und außen am Herzen verankert. Hierdurch wird dem Ventrikel eine im Querschnitt 8-förmige Geometrie verliehen und eine Reduktion des linksventrikulären Diameters erreicht. Die ersten klinischen Versuche wurden bei 7 Patenten im Stadium NYHA III berichtet, wobei 4 gleichzeitig eine Mitralklappenrekonstruktion erhielten [32]. Während des 90-Tage-follow-up zeigten 2 von 7 Patienten eine Zunahme der Sechsminutengehstrecke und ein Patient eine Progression der Herzinsuffizienz. Zurzeit wird eine nichtrandomisierte Studie an 21 Patienten in den USA durchgeführt. Die ersten Ergebnisse dieser Phase-I-Studie konnten die Durchführbarkeit und Sicherheit des Einsatzes dieses Systems zeigen. Inwieweit eine reverse remodelling und eine funktionelle Verbesserung erzielt werden kann, ist bislang noch offen [12 a].

▮ **„Assist device" als permanente Therapie („definitive therapy").** Vor dem Hintergrund der Organknappheit gewinnt die Kunstherzunterstützung als permanente Therapie zunehmendes Interesse. In der unlängst publizierten Randomized-Evaluation-of-Congestive-Heart-Failure-(REMATCH-) Studie konnte überzeugend gezeigt werden, dass die linksventrikuläre Unterstützung im Vergleich zur medikamentösen Therapie ein signifikant verbessertes Ein- und Zweijahresüberleben und auch eine verbesserte Lebensqualität bietet [29]. Diese Ergebnisse führten am 25. November 2002 zur Zulassung des elektrischen HeartMate-Unterstützungssystems durch die US-amerikanische Food and Drug Administration (FDA) für die permanente Behandlung der terminalen Herzinsuffizienz. Die Internationale Gesellschaft für Herz- und Lungentransplantation publizierte im April 2003 eine Empfehlung für die klinischen Standards einer permanenten mechanischen Kreislaufunterstützung [8]. Die Anforderungen an künstliche Blutpumpen, die zum permanenten Herzersatz entwickelt wurden, sind natürlicherweise höher als bei allen bisher im breiteren klinischen Einsatz befindlichen Systemen: Diese Blutpumpen sollten im Prinzip eine störungsfreie Funktion von mindestens 5 Jahren gewährleisten, vollständig intrakorporal implantierbar sein und eine Energieversorgung durch die intakte Haut ermöglichen. Weiterhin sollten die Geräte einfach zu bedienen sein, keine Thrombogenität besitzen und ein den physiologischen Erfordernissen der Endorgane entsprechendes Blutflussverhalten aufweisen. Die Systeme sollten nach Möglichkeit geräuschlos, klein und einfach zu implantieren sein, wenig Energie verbrauchen und kostengünstig sein.

Die bislang gewonnenen klinischen Resultate unter Einsatz der ersten dauerhaft implantierbaren Systeme, die technisch bereits weitestgehend die voranstehend geforderten Leistungsmerkmale aufweisen (INCOR, Novacor, Lion-Heart-LVAS und AbioCor-Kunstherz), lassen noch keine definitive Beurteilung ihres Langzeitpotenzials zu. Ein Überblick über die zurzeit in klinischer Anwendung befindlichen Systeme, die für eine definitive Therapie in Frage kommen, ist in der Tabelle 3.5.1 dargestellt.

Unsere eigenen Erfahrungen am Deutschen Herzzentrum Berlin erlauben uns zurzeit einen Überblick über 56 Patienten, die im Rahmen der definitiven Therapie unterstützt wurden. Bei 4 Patienten liegt die Unterstützungszeit momentan bei über 4 Jahren und bei einem Patienten über 5 Jahren (Jurmann, Drews et al.: Manuskript in Vorbereitung). Die Indikation für die definitive Therapie schließt meistens ein fortgeschrittenes Alter ein, wobei Begleiterkrankungen, die Kontraindikationen für eine HTx darstellen, wie Tumoren, erhöhter Lungengefäßwiderstand oder periphere arterielle Verschluss-

krankheit, sowie der eigene Wunsch des Patienten eine zunehmende Rolle spielen.

Neuere Entwicklungen von Axialpumpen, wie das in Zusammenarbeit mit dem Deutschen Herzzentrum Berlin entwickelte Incor (Berlin Heart AG), welches nicht nur eine hohe technische Zuverlässigkeit aufweist, sondern bei dem das Risiko der Tascheninfektion auch nicht gegeben ist, werden wahrscheinlich in Zukunft für die permanente Therapie von zunehmender Bedeutung sein.

3.7.9 Schlussfolgerung für die Praxis

Herzchirurgische Eingriffe bei deutlich eingeschränkter Ventrikelfunktion haben in den letzten Jahren wesentlich an Bedeutung gewonnen. Konventionelle Eingriffe wie die Koronarrevaskularisation oder Klappenoperationen können heute auch in Stadien der fortgeschrittenen Herzinsuffizienz durchgeführt werden. Der frühzeitige Einsatz der intraaortalen Gegenpulsation und anderer Kreislaufunterstützungssysteme sowie ein verbessertes perioperatives Management haben wesentlich zu dieser Entwicklung beigetragen. Die Herztransplantation, die nach wie vor das Standardverfahren zur Behandlung der terminalen Herzinsuffizienz darstellt, wird auch in Zukunft aufgrund der limitierten Verfügbarkeit von Spenderorganen ihren kasuistischen Charakter nicht verlieren. Die permanente mechanische Kreislaufunterstützung, insbesondere unter Verwendung der modernen Systeme, wird in Zukunft einen zunehmend wichtigeren Stellenwert einnehmen.

Die neuen Techniken, die darauf hinzielen der Ventrikeldilatation entgegenzuwirken, lassen sich aufgrund der aktuellen Erfahrung nicht abschließend bewerten. Da sie aber theoretisch auf das Konzept der dynamischen Kardiomyoplastie aufbauen, jedoch keine systolische Augmentation ermöglichen, ist zu erwarten, dass sie höchstens im NYHA-Stadium III einsetzbar sein werden und in Konkurrenz treten zu der gegenwärtig schon sehr erfolgreichen medikamentösen Behandlung. Damit stellen sie keine echte Alternative zur Herztransplantation dar. Somit wird es wichtig sein, die konventionellen Techniken kombiniert mit ventrikelrekonstruierenden Verfahren weiterzuentwickeln. Sie müssen sich jedoch an den Möglichkeiten der medikamentösen Therapie messen. Prospektiven randomisierten Studien, wie dem STICH-Trial,

Tabelle 3.5.1. Eigenschaften mechanischer Kreislaufunterstützungssysteme, die für eine definitive Unterstützungstherapie geeignet sind

	TE	Infektion	Größe	Geräusch
▊ Novacor	++	++	+++	+++
▊ TCI	+	+++	+++	+++
▊ LionHeart	?	+	+++	+++
▊ AbioCor	++	?	+++	++
▊ DeBakey	+	(+)	+	–
▊ Jarvic 2000	+	(+)	+	–
▊ Incor	+	(+)	+	–

TE Thrombembolien

kommt daher größte Bedeutung zu, um in Zukunft diejenigen Patienten zu identifizieren, die von dem jeweiligen Behandlungsverfahren am meisten profitieren.

▮ Literatur zu Kapitel 3.5

1. Update American Heart Association (2004) Heart disease and stroke statistics http://www. american heart.org/downloadable/heart/1079736729696HDS Stats2004UpdateREV3-19-04.pdf
2. Batista R (1999) Partial left ventriculectomy – the Batista procedure. Eur J Cardiothorac Surg 15 (Suppl 1):S12–19; discussion S39–43
3. Bourque JM, Hasselblad V, Velazquez EJ, Borges-Neto S, O'connor CM (2003) Revascularization in patients with coronary artery disease, left ventricular dysfunction, and viability: a meta-analysis. Am Heart J 146(4):621–627
4. Buckberg GD (2002) Basic science review: the helix and the heart. J Thorac Cardiovasc Surg 124(5):863–883
5. Carpentier A, Chachques JC (1985) Myocardial substitution with a stimulated skeletal muscle: first successful clinical case. Lancet 1(8440):1267
6. Cooley DA, Collins HA, Morris GC, Chapman DW (1958) Ventricular aneurysm after myocardial infarction. Surgical excision with use of temporary cardiopulmonary bypass. JAMA 167:557
7. DeBakey ME (1971) Left ventricular bypass pump for cardiac assistance. Clinical experience. AM J Cardiol 27:3–11
8. Deng MC, Young JB, Stevenson LW, Oz MC, Rose EA, Hunt SA, Kirklin JK, Kobashigawa J, Miller L, Saltzberg M, Konstam M, Portner PM, Kormos R (2003) Board of directors of the international society for heart and lung transplantation. Destination mechanical circulatory support: proposal for clinical standards. J Heart Lung Transplant 22(4):365–369
9. Deutsche Stiftung Organtransplantation (2003) Organspende und Transplantation in Deutschland. http://www.dso.de/grafiken/g44.html
10. Dor V (2001) The endoventricular circular patch plasty ("Dor procedure") in ischemic akinetic dilated ventricles. Heart Fail Rev 6(3):187–193
11. Dor V, Kreitmann P, Jourdan J et al (1985) Interest of physiological closure (circumferential plasty on contractile areas) of left ventricle after resection and endocardectomy for aneurysm of akinetic zone comparison with classical technique about a series of 209 left ventricular resections. J Cardiovasc Surg 26:73
12. Enriquez-Sarano M, Tajik AJ, Schaff HV, Orszulak TA, Bailey KR, Frye RL (1994) Echocardiographic prediction of survival after surgical correction of organic mitral regurgitation. Circulation 90(2): 830–837
12a. Fukamachi K, McCarthy PM (2005) Initial safety and feasibility clinical trial of the myosplint device. J Cardiovasc Surg 20:43–47

13. Hanrath P, vom Dahl J, Kerber S, Breithardt G (1999) Globale Entwicklung der Morbidität und Mortalität kardiovaskulärer Erkrankungen. Internist (Berl) 40(4):381–385
14. Hausmann H, Ennker J, Topp H, Schuler S, Schiessler A, Hempel B, Friedel N, Hofmeister J, Hetzer R (1994) Coronary artery bypass grafting and heart transplantation in end-stage coronary artery disease: a comparison of hemodynamic improvement and ventricular function. J Card Surg 9(2):77–84
15. Hausmann H, Topp H, Siniawski H, Holz S, Hetzer R (1997) Decision-making in end-stage coronary artery disease: revascularization or heart transplantation? Ann Thorac Surg 64(5):1296–1301
16. Hetzer R, Muller J, Weng Y, Wallukat G, Spiegelsberger S, Loebe M (1999) Cardiac recovery in dilated cardiomyopathy by unloading with a left ventricular assist device. Ann Thorac Surg 68(2): 742–749
17. Hetzer R, Jurmann MJ, Potapov EV, Hennig E, Stiller B, Muller JH, Weng Y (2002) Kardiale Assist-Systeme – gegenwärtiger Stand. Herz 27(5): 407–417
18. Horii T, Isomura T, Komeda M, Suma H (2003) Left ventriculoplasty for nonischemic dilated cardiomyopathy. J Card Surg 18(2):121–124
19. Jatene AD (1985) Left ventricular aneurysmectomy. Resection or reconstruction. J Thorac Cardiovasc Surg 89(3):321–331
20. Kalra DK, Zoghbi WA (2002) Myocardial hibernation in coronary artery disease (review). Curr Atheroscler Rep 4(2):149–155
21. Konertz W, Hotz H, Khoynezhad A, Zytowski M, Baumann G (1999) Results after partial left ventriculectomy in a European heart failure population. J Card Surg 14(2):129–135
22. Kumpati GS, McCarthy PM, Hoercher KJ (2001) Surgical treatments for heart failure. Cardiol Clin 19(4):669–681
23. Mann DL, Acker MA, Jessup M, Sabbah HN, Starling RC, Kubo SH; Acorn Investigators and Study Coordinators (2004) Rationale, design, and methods for a pivotal randomized clinical trial for the assessment of a cardiac support device in patients with New York health association class III–IV heart failure. J Card Fail 10:185–192
24. McCarthy PM (1999) New surgical options for the failing heart. J Heart Valve Dis 8:472–475
25. O'Connor CM, Velazquez EJ, Gardner LH, Smith PK, Newman MF, Landolfo KP, Lee KL, Califf RM, Jones RH (2002) Comparison of coronary artery bypass grafting versus medical therapy on long-term outcome in patients with ischemic cardiomyopathy (a 25-year experience from the Duke Cardiovascular Disease Databank). Am J Cardiol 90(2):101–107
26. Oz MC, Konertz WF, Kleber FX, Mohr FW, Gummert JF, Ostermeyer J, Lass M, Raman J, Acker MA, Smedira N (2003) Global surgical experience with the Acorn cardiac support device. J Thorac Cardiovasc Surg 126(4):983–991

27. Phillips HR, Levine FH, Carter JE, Boucher CA, Osbakken MD, Okada RD, Akins CW, Daggett WM, Buckley MJ, Pohost GM (1981) Mitral valve replacement for isolated mitral regurgitation: analysis of clinical course and late postoperative left ventricular ejection fraction. Am J Cardiol 48(4):647–654

28. Romano MA, Bolling SF (2003) Mitral valve repair as an alternative treatment for heart failure patients. Heart Fail Monit 4(1):7–12

29. Rose EA, Gelijns AC, Moskowitz AJ, Heitjan DF, Stevenson LW, Dembitsky W, Long JW, Ascheim DD, Tierney AR, Levitan RG, Watson JT, Meier P, Ronan NS, Shapiro PA, Lazar RM, Miller LW, Gupta L, Frazier OH, Desvigne-Nickens P, Oz MC, Poirier VL (2001) Randomized evaluation of mechanical assistance for the treatment of congestive heart failure (REMATCH) study group. Long-term mechanical left ventricular assistance for end-stage heart failure. N Engl J Med 345(20): 1435–1443

30. Zaroff JG, diTommaso DG, Barron HV (2002) A risk model derived from the National Registry of Myocardial Infarction 2 database for predicting mortality after coronary artery bypass grafting during acute myocardial infarction. Am J Cardiol 90(1):1–4

31. Sauerbruch F (1931) Erfolgreiche operative Beseitigung eines Aneurysma der rechten Herzkammer. Arch Klin 16:568

32. Schenk S, Reichenspurner H, Boehm DH, Groetzner J, Schirmer J, Detter C, Koglin J, Schwaiblmair M, Meiser B, Reichart B (2002) Myosplint implant and shape-change procedure: intra- and peri-operative safety and feasibility. J Heart Lung Transplant 21(6):680–686

33. Taylor DO, Edwards LB, Boucek MM, Trulock EP, Deng MC, Keck BM, Hertz MI (2005) Registry of the International Society for Heart and Lung Transplantation: Twenty-second Official Adult Heart transplant Report – 2005. J Heart Lung Transplant 24:945–955

▌ Denkanstoß

H.-R. Zerkowski, F. Rüter

Die dramatisch zunehmende Zahl von Patienten mit terminaler Herzinsuffizienz bei persistierend niedriger Zahl realisierter potenzieller Organspenden lässt dem therapeutischen „Goldstandard" Herztransplantation auf absehbare Zeit nur ein Nischendasein mit „kasuistischem" Charakter (siehe Knosalla, Hetzer, in diesem Kapitel).

Neben der konsequenten Fortentwicklung von (auch mit hohem Risiko akzeptierten) Standardprozeduren der Koronarrevaskularisation und Klappenrekonstruktion kommt somit darüber hinausgehenden chirurgischen Alternativverfahren zunehmende Bedeutung zu.

Ansatzpunkt aller zur Diskussion stehenden Verfahren zur Wiederherstellung der kardialen Pumpfunktion ist die möglichst weitgehende Rekonstruktion der linksventrikulären Geometrie. Historische Initianten waren Carpentier mit der Idee der aktiven Kardiomyoplastie [4] und Batista mit dem Prinzip der Teilresektion der freien linksventrikulären Wand im Sinne der von ihm geprägten partiellen Ventrikelreduktion [1]. Kaum eine ambitionierte Herzchirurgie mit etabliertem Herzinsuffizienzprogramm, die nicht mit gewisser Begeisterung zwischen 1996 und 2000

der Idee der Reduktion der linksventrikulären Wandspannung mit dem Messer folgte [7]. So beeindruckend die Kurzzeitergebnisse waren, so wenig überzeugend waren die Langzeitergebnisse nach 2–3 Jahren. Auffallend war, dass in der Untergruppe von profitierenden Patienten die Anzahl derjenigen, bei denen in derselben Operation eine Mitralrekonstruktion vorgenommen worden war, auffällig hoch schien (eigene unveröffentlichte Metaanalyse 2000).

Der Ansatz, dass offenbar das Wiederherstellen der Schlussfähigkeit der Mitralklappe, die Repositionierung der auseinander gewichenen Papillarmuskeln und die Verkleinerung der linksventrikulären Diameter zu einer Verbesserung von Pumpleistung und/oder klinischem Zustand führen, mündete in 2 neue hypothetische Therapieansätze:

▌ Rekonstruktion der Ventrikelgeometrie nach Dor mit/ohne Koronarrevaskularisation und

▌ Mitralklappenrekonstruktion unter bewusster Verkleinerung des Mitralanulus ohne weitere klappenresezierende Maßnahmen („Mitralklappenüberkorrektur" nach Bolling).

Der Ansatz der Mitralklappenüberkorrektur bei dilatativer Kardiomyopathie der NYHA-Stadien III–IV wurde von der Arbeitsgruppe um Bolling [2] mit größerer Fallzahl verfolgt und aufgrund der guten initialen Ergebnisse optimistisch aufgenommen. Kasuistische Beobachtungen, dramatische Verbesserung nach jahrelangem Leidensweg fallen dem Verfasser spontan ein [3]. Sammeldaten derselben Arbeitsgruppe 5 Jahre später (2005) zeigen jedoch keinen Überlebensvorteil der operierten Patienten gegenüber dem „natürlichen Verlauf" [12]. Methodische Probleme des Studiendesigns mögen verantwortlich zeichnen (verschiedene Operateure, retrospektive Analyse, kein „propensity score"); was bleibt, ist die Tatsache, dass die behandelten Patienten klinisch eindeutig profitierten. Ein rein chirurgischer Plazeboeffekt ist schwer vorstellbar.

Der unter Patienten mit ischämischer Kardiomyopathie entwickelte prospektive Ansatz („surgical treatment for ischemic heart failure" – STICH trial) setzt hier mit der Überprüfung der Prämissen von Batista mit einer ersten prospektiv randomisierten Studie zur chirurgischen Revaskularisation mit oder ohne Ventrikelreduktion im Vergleich zur medikamentös optimierten Therapie bei ischämischer Kardiomyopathie an [5].

Selbst die aktive Kardiomyoplastie erfährt in ihrer gedanklichen Weiterentwicklung zur passiven Behinderung progredienter Ventrikeldilatation im Acorn-CorCap-Device eine Renaissance; ein Polyesternetz, dessen Compliance (?) eine weitere Dilatation verhindern und die ventrikuläre Performance verbessern soll. Ob die vielversprechenden Ergebnisse der „initial safety studies" dem klinischen Alltag standhalten und nicht vielmehr mit der Zeit eine restriktive Kardiomyopathie die dilatative ablöst, sollen die mit Spannung erwarteten Resultate internationaler Multicenterstudien zeigen [8, 10].

Bleibt als einziger in absehbarer Zukunft sichtbarer Ausweg der Einsatz ventrikulärer Assistenzsysteme als definitive Therapieform („destination therapy"). Wie der REMATCH-Trial [9, 11] zeigt, sind heute die „einzigen" Hinderungspunkte die Verhinderung von Infekten und technische Probleme (Verschleiß?) der Aggregate. Eine drastische Verbesserung der Lebensqualität und hospitalgestützte, aber vollständig ambulante Lebensweise mit Rückkehr in den Beruf sind schon heute möglich [6]. Was bleibt nach einem Jahrzehnt Alternativmethoden zur Transplantation, sind chirurgische Eingriffe in die Physiologie des erkrankten linken Ventrikels, mechanistisches Denken als Prinzip gegen Gefügedilatation, VAD-induziertes „recovery" mit und ohne den Muskelaufbau stimulierenden medikamentösen Therapiekonzepten. Die Vielzahl unterschiedlich begründeter Ansätze zur Steigerung der Pumpleistung zeigt nur die Hilflosigkeit gegenüber der steigenden Zahl an ihrer Herzinsuffizienz leidender Patienten. Vieles ist offen. Kaum eine Frage ist bis jetzt schlüssig beantwortet. Es wird Zeit: Metaanalysen helfen wenig, die Ansätze sind zu unterschiedlich – die demografische Entwicklung zwingt uns zu möglichst raschen Lösungen. Heute scheint dem Verfasser das ventrikuläre Assistenzsystem noch auf kurze Sicht am erfolgversprechendsten; vor 10 Jahren hätte man das genau umgekehrt gesehen.

▮ Literatur

1. Batista R (1999) Partial left ventriculectomy – the Batista procedure. Eur J Cardiothorac Surg 15 (Suppl 1):S12–S19
2. Bolling SF (2002) Mitral reconstruction in cardiomyopathy. J Heart Valve Dis 11:S26–S31
3. Bolling SF, Smolens IA (2000) Mitral valve repair for surgical remodelling. In: Brett W, Todorov A, Pfisterer M, Zerkowski HR (eds) Surgical remodeling in heart failure – alternative to transplantation. Steinkopff, Darmstadt, pp 83–95
4. Carpentier A, Chachques JC (1985) Myocardial substitution with a stimulated skeletal muscle: first successful clinical case. Lancet 325(8440):1267
5. Doenst T, Velazquez E, Beyersdorf F, Michler R, Menicanti L, Di Donato M, Gradinac S, Sun B, Rao V (2005) To STICH or not to STICH: we know the answer, but do we understand the question? J Thorac Cardiovasc Surg 129:246–249
6. Grapow MTR, Preiss M, Bernet F, Zerkowski HR (2002) Chirurgische Therapie der terminalen koronaren Herzkrankheit. Kardiovask Med 5:190–197
7. McCarthy PM, Starling RC, Wong J, Scalia GM, Buda T, Vargo RL, Goormastic M, Thomas JD, Smedira NG, Young JB (1997) Early results with partial left ventriculectomy J Thorac Cardiovasc Surg 114:755–765
8. Oz MC, Konertz WF, Kleber FX, Mohr FW, Gummert JF, Ostermeyer J, Lass M, Raman J, Acker MA, Smedira N (2003) Global surgical experience with the Acorn cardiac support device. J Thorac Cardiovasc Surg 126:983–991
9. Rose EA, Gelijns AC, Moskowitz AJ, Heitjan DF, Stevenson LW, Dembitsky W, Long JW, Ascheim DD, Tierney AR, Levitan RG, Watson JT, Meier P for the Randomized Evaluation of Mechanical Assistance for the Treatment of Congestive Heart Failure (REMATCH) Study Group (2001) Long-term use of a left ventricular assist device for end-stage heart failure. Lancet 345:1435–1443

10. Starling RC, Jessup M (2004) Worldwide clinical experience with the CorCap™ cardiac support device. J Card Fail 10(suppl):S225–S233
11. Stevenson WL, Miller LW, Desvigne-Nickens P, Ascheim DD, Parides MK, Renlund DG, Oren RM, Krueger SK, Costanzo MR, Wann S, Levitan RG, Mancini D (2004) Left ventricular assist device as destination for patients undergoing intravenous inotropic therapy. A subset analysis from RE-MATCH (Randomized Evaluation of Mechanical Assistance in Treatment of Chronic Heart Failure). Circ 110:975–981
12. Wu A, Aaronson K, Bolling F, Pagani F, Welch K, Koelling T (2005) Impact of mitral valve annuloplasty on mortality risk in patients with mitral regurgitation and left ventricular systolic dysfuncion, JACC 45:381–387

3.6 | Herztransplantation

F. Rüter, F. Bernet

3.6.1 Grundlagen

Für geeignete Patienten im Stadium der therapierefraktären Herzinsuffizienz nach Ausschöpfen aller medikamentöser und chirurgischer Optionen im klinischen NYHA-Stadium III–IV oder bei nicht anders behandelbarer Angina pectoris in Ruhe oder bei leichtester Anstrengung (CCS-Stadium 3–4) stellt die Herztransplantation die Therapie der Wahl dar. Mit weltweit über 70 000 durchgeführten Operationen [33] ist sie ein Routineeingriff in der Behandlung der Herzinsuffizienz im Endstadium und gilt in Ermangelung randomisierter klinischer Studien [13] aufgrund ihrer klinischen Ergebnisse als akzeptierter Goldstandard für ein ausgewähltes Patientengut.

Angesichts des immensen Organspendermangels und der Fortschritte der modernen Herzinsuffizienztherapie müssen jedoch die Selektionskriterien für potenzielle Organempfänger streng gefasst und Ergebnisse der COCPIT-Studie [10, 11], die einen Überlebensvorteil nur für Patienten mit dem höchsten Sterblichkeitsrisiko nach HFS-Score [1] zeigten, berücksichtigt werden.

Durch Optimierung der Immunsuppression sowie Prävention und Behandlung von Infektkomplikationen konnte die perioperative Letalität auf etwa 10% gesenkt und die 1-, 5- und 10-Jahres-Überlebensrate auf 80%, 70% und 50% gesteigert werden [33]. Im Langzeitverlauf nach Herztransplantation stehen dann Nebenwirkungen der Immunsuppression (Niereninsuffizienz, Diabetes mellitus, Neuropathie, gesteigerte Malignominzidenz, Infekte) sowie die chronische Transplantatvaskulopathie im Vordergrund.

3.6.1.1 Epidemiologie und Ökonomie

Kardiovaskuläre Erkrankungen, heute verantwortlich für 40% aller Todesfälle in den Vereinigten Staaten [29], werden in den hochentwickelten Ländern Nordamerikas und Europas zu einer sozioökonomischen Aufgabe größten Ausmaßes werden. Die Behandlung der Herzinsuffizienz (Herzversagen) als führender Ursache für Morbidität und Mortalität wird zukünftig einen wesentlichen Bestandteil des ärztlichen Handelns ausmachen. Hauptursache ist die kontinuierlich steigende Lebenserwartung: Die Inzidenz der Herzinsuffizienz verdoppelt sich nach den Daten der „Framingham-Studien" mit jeder Lebensdekade [19]. Geschätzte Kosten zwischen 20 und 40 Mrd. US-Dollar müssen jährlich allein in den USA für Patienten, die an Herzinsuffizienz leiden, aufgewendet werden [28].

Pro Jahr sind etwa 13 000 Patienten in der Schweiz mit der Hauptdiagnose Herzinsuffizienz als Ursache für einen Spitalaufenthalt zu erwarten [27]. Bis zu 5% dieser Patienten befinden sich statistisch im funktionellen NYHA-Stadium IV (Atemnot in Ruhe, keinerlei Belastung möglich) [28]. Rein rechnerisch bedeutet dies in der Schweiz ein Aufkommen von jährlich 650 Patienten im Endstadium der Herzinsuffizienz. Abzüglich aller Patienten, die, trotz hohem medizinischen Standard nicht oder zu spät identifiziert werden, chirurgischen Hochrisikoeingriffen zugeführt werden [16], Kontraindikationen für eine Herztransplantation haben oder diese ablehnen, besteht ein theoretischer Bedarf von etwa 100 Patienten, die jährlich allein in der Schweiz ein Herztransplantat erhalten müssten.

Tatsächlich wurden in den vergangenen Jahren innerhalb der Schweiz allerdings nur ein

Drittel der theoretisch notwendigen Transplantationen durchgeführt [32]. Ursachen waren eine mangelnde Organspendebereitschaft der Bevölkerung und das Nichtrealisieren potenzieller Organspenden.

3.6.1.2 Ätiologie

Indikationen zur Herztransplantation sind im Wesentlichen die ischämische Kardiomyopathie auf dem Boden einer weder operativ noch medikamentös behandelbaren schwersten Koronarsklerose sowie die dilatative Kardiomyopathie myokarditischer, genuiner oder anderer Ursachen. Weitere (eher seltene) Indikationen zur Herztransplantation sind Herzklappenerkrankungen, therapierefraktäre Arrhythmien und kongenitale Herzfehler [33].

3.6.1.3 Therapieziele

Ziel der Herztransplantation ist die Wiederherstellung einer akzeptablen Lebensqualität bei adäquater und damit guter körperlicher Belastbarkeit zur Durchführung aller beruflichen und privaten (sportlichen) Aktivitäten. Rund 90% aller Herztransplantierten haben nach dem ersten Jahr keinerlei Einschränkung ihrer Aktivitäten; 30–40% gehen einer Teilzeit- oder Vollzeitarbeit nach [33].

3.6.1.4 Indikation

Eine Indikation zur Herztransplantation besteht bei therapierefraktärer Herzinsuffizienz im klinischen NYHA-Stadium III–IV nach Ausschöpfen aller medikamentöser und/oder chirurgischer Behandlungsoptionen mit einer zu erwartenden maximalen Überlebenszeit von 12–24 Monaten. Neben der klinischen Beurteilung gibt es nur wenig evidenzbasierte Daten [14], wann ein Patient, der o. g. Kriterien entspricht, zur Herztransplantation gemeldet werden sollte. Dies liegt an der nicht abschätzbaren Wartezeit nach Listung, aber auch an der Dynamik der Grunderkrankung. Hilfestellung gibt der von Aaronson et al. 1997 publizierte [1] „Heart Failure Survival Score (HFSS)", der anhand der Parameter Ruheherzfrequenz, arterieller Mitteldruck, linksventrikuläre Ejektionsfraktion, Natrium i. S., maximale Sauerstoffaufnahme (VO_{2max}), intraventrikuläre Reizleitungsstörung (QRS ≥ 120 ms), Ätiologie (ischämische/dilatative Kardiomyopathie) einen Risikoscore berechnet, der eine Einstufung in „hohes", „mittleres" und „niedriges" Mortalitätsrisiko ermöglicht (Tabelle 3.6.1). Auch unter chronischer Betablockade bleiben der HFSS und die maximale Sauerstoffaufnahme die einzigen „evidence-based" Parameter mit prognostischer Wertigkeit als Listungskriterium [21, 23, 24].

Nach der von Deng et al. 2000 publizierten COCPIT-Studie [10], in der die Kohorte aller 1997 in Deutschland zur Herztransplantation gemeldeten Patienten ausgewertet wurde, zeigte sich ein Überlebensvorteil nur für die Patientengruppe mit hohem Risiko nach HFSS. Unter der Voraussetzung einer optimalen Herzinsuffizienzmedikation und nach Ausschöpfen aller chirurgischen Möglichkeiten zeigt Tabelle 3.6.2 die Datenlage zur Indikationsstellung Herztrans-

Tabelle 3.6.1. Heart Failure Survival Score nach Aaronson et al. [1]

▌ Ruheherzfrequenz		× 0,0216
▌ Arterieller Mitteldruck		× −0,0255
▌ Linksventrikuläre Ejektionsfraktion		× −0,0464
▌ Natrium i. S.		× −0,0470
▌ Maximale Sauerstoffaufnahme (VO_2)		× −0,0546
▌ Interventrikulärer Reizleitungsdefekt (QRS Intervall ≥ 120 ms)	vorhanden = 1 nicht vorhanden = 0	× 0,6083
▌ Ischämische Kardiomyopathie	vorhanden = 1 nicht vorhanden = 0	× 0,6931
		$\sum$ Absolutwert
niedriges Risiko		**≥ 8,10**
mittleres Risiko		**7,20–8,09**
hohes Risiko		**≤ 7,19**

Tabelle 3.6.2. Kriterien für die Indikationsstellung zur Herztransplantation unter optimaler Herzinsuffizienztherapie (nach [12])

▌**Akzeptiert**	– „hohes Risiko" nach HFSS – VO$_2$max < 10 ml/kg/min nach Erreichen der anaeroben Schwelle – NYHA-Klasse III oder IV unter maximaler Medikation – Stark einschränkende Angina pectoris ohne Möglichkeit einer interventionellen oder chirurgischen Revaskularisation – Rezidivierende symptomatische ventrikuläre Arrhythmien unter medikamentöser, chirurgischer oder ICD-Therapie
▌**Möglich**	– „mittleres Risiko" nach HFSS – VO$_2$max < 14 ml/kg/min mit schwerer Funktionseinschränkung – Instabilität von Flüssigkeitshaushalt und Nierenfunktion unter guter Compliance, täglicher Gewichtskontrolle, Salz- und Flüssigkeitsrestriktion und flexibler Diuretikagabe – Rezidivierende instabile Ischämie ohne Möglichkeit der Revaskularisation
▌**Zu gut**	– „niedriges Risiko" nach HFSS – VO$_2$max > 15–18 ml/kg/min ohne andere Indikationen – Linksventrikuläre Ejektionsfraktion < 20% allein – Keine ACE-Hemmer-, Betablocker- oder Spironolactontherapie – Keine strukturierte Evaluation in einem ausgewiesenen Herztransplantationszentrum

plantation und wird ergänzt durch die klinische Beurteilung des Patienten durch einen in der Herzinsuffizienztherapie erfahrenen Kardiologen [9, 17, 18, 31, 36].

3.6.1.5 Kontraindikationen

Dies sind alle Begleiterkrankungen und -umstände, die durch die Transplantation und ihre lebenslang notwendige Immunsuppression eine wesentliche Verschlechterung mit Einschränkung von Lebenserwartung und -qualität des Patienten erwarten lassen (Tabelle 3.6.3). Der Patient sollte hinsichtlich seines sozialen Umfeldes und seiner Compliance in der Lage sein, das postoperativ lebenslang einzuhaltende Medikations- und Überwachungsschema einzuhalten.

Einzige organspezifische Kontraindikation zur Herztransplantation ist die fixierte pulmonalarterielle Hypertonie des Empfängers oberhalb eines zentrumsspezifischen Grenzwertes (> 240–400 dyn×s×cm^{-5}, entsprechend 3–5 Wood-units und/oder transpulmonalen Gradienten > 15 mmHg) [9, 17, 18, 31, 36].

3.6.1.6 Abklärungsphase

Besteht nach klinischer Einschätzung die Indikation zur Herztransplantation, sollte Kontakt mit einem Herztransplantationszentrum aufgenommen werden. Die weiteren abklärenden

Tabelle 3.6.3. Kontraindikationen zur Herztransplantation

▌ Fixierte pulmonalarterielle Hypertonie

▌ Nicht kontrollierbare Infektionserkrankung

▌ Fortgeschrittene irreversible hepatische Insuffizienz

▌ Nicht kurativ behandelbare Tumorerkrankungen

▌ Fortgeschrittene chronische Lungenerkrankung

▌ Fortgeschrittene zerebrale/periphere arterielle Gefäßerkrankungen

▌ Anhaltende schwere Suchterkrankung (z. B. Nikotin-, Alkohol- oder sonstiger Drogenabusus)

Tabelle 3.6.4. Abklärungsuntersuchungen vor Herztransplantation (Befunde nicht älter als 3 Monate)

▌ Koronarangiografie, Rechtsherzkatheter, ggf. mit Reversibilitätstestung eines erhöhten pulmonalarteriellen Gefäßwiderstandes

▌ Echokardiografie

▌ Ultraschall Abdomen

▌ Röntgenthorax in 2 Ebenen

▌ Lungenfunktionsprüfung einschließlich Spiroergometrie (VO$_2$max)

▌ Blutbild, Nieren- und Leberwerte

▌ Hepatitis A, B, C, HIV, CMV, Tbc, Toxoplasmose

▌ Focussuche: HNO, Zahnarzt

▌ Patient/innen > 40 Jahre: Vorsorgeuntersuchung zum Malignomausschluss (Urologie/Gynäkologie)

▌ Psychosomatische Beurteilung

▌ Bei generalisierter Arteriosklerose Gefäßdoppler der supraaortalen Gefäße

Untersuchungen zum Ausschluss möglicher Kontraindikationen (Tabelle 3.6.4) können im Zentrumsspital, aber auch zum Teil ambulant durchgeführt werden. Am Universitätsspital Basel werden die notwendigen Untersuchungen im Rahmen eines 3- bis 4-tägigen stationären Aufenthaltes durchgeführt. Von Vorteil ist dabei, dass der Patient Gelegenheit hat, das Transplantationsteam kennenzulernen und Kontakt mit bereits transplantierten Patienten aufzunehmen.

3.6.1.7 Wartelistenaufnahme

Nach Indikationsbestätigung und Ausschluss möglicher Kontraindikationen wird in der interdisziplinären kardiochirurgisch-kardiologischen Transplantationskonferenz der Listungszeitpunkt nach klinischen Gesichtspunkten unter Beachtung geeigneter Scores [1] festgelegt und der Patient der nationalen Koordinierungsstelle gemeldet.

Von diesem Zeitpunkt an muss die ständige Erreichbarkeit des Organempfängers gewährleistet sein. Regelmäßige Kontrollen in der interdisziplinären Herzinsuffizienzsprechstunde in Abstimmung mit den betreuenden niedergelassenen Kardiologen und Hausärzten binden den Patienten während der Wartezeit eng in das Behandlungsregime ein und gewährleisten zeitgerechte Reaktionen auf etwaige Befundveränderungen. Beim Auftreten interkurrenter Infekte wird der Patient vorübergehend inaktiv gemeldet. Im Fall einer notwendigen intensivmedizinischen Behandlung ist eine Erhöhung der Dringlichkeitsstufe nach festgelegten Kriterien (Intensivpflichtigkeit, Inotropikadosierung u. a.) möglich. Steht bei weiterer Verschlechterung kein geeignetes Spenderorgan zur Verfügung, sollte rechtzeitig die Implantation eines mono- oder biventrikulären Assistsystems („Kunstherz") als Überbrückungsmaßnahme („bridging") erwogen werden.

3.6.2 Transplantation

Voraussetzung zur postmortalen Organspende ist der Eintritt des irreversiblen Hirntodes, der nach international festgelegten Kriterien [2, 7, 35] an 2 Zeitpunkten durch 2 voneinander und einem Transplantationsteam unabhängigen Intensivmedizinern oder Neurologen festgestellt worden ist.

Je nach nationaler Gesetzgebung dürfen nach entsprechend dokumentiertem Eintritt des Hirntodes Organe dann entnommen werden, wenn der Verstorbene zu Lebzeiten keinen Widerspruch geäußert („Widerspruchslösung" in Österreich) oder ausdrückliche Zustimmung dokumentiert (Spenderausweis) oder gegenüber Angehörigen geäußert hat („erweiterte Zustimmungslösung" in Deutschland und der Schweiz). Die Organallokation erfolgt über die nationalen Koordinierungsstellen (Eurotransplant für Deutschland und Österreich, Swisstransplant für die Schweiz) an die Transplantationszentren.

Nach formaler Akzeptanz eines Spenderherzens hinsichtlich Spenderalter, -größe, -gewicht und Blutgruppe erfolgt die endgültige Beurteilung und Akzeptanz des Spenderherzens im Rahmen der (Multi-)Organentnahme unter Berücksichtigung invasiver (Linksherzkatheter bei Spendern > 40 Jahre wünschenswert) und nichtinvasiver (Echokardiografie) Untersuchungsbefunde durch Mitglieder des Transplantationsteams im Spenderkrankenhaus. Die Entnahmeoperation verläuft koordiniert mit anderen Organentnahmeteams (Lunge, Leber, Niere, Pankreas) und enger zeitlicher Absprache mit dem Heimatspital, um die Ischämiezeit des Spenderherzens so kurz wie möglich zu halten. Die Exzision des Spenderherzens erfolgt nach Induktion des Herzstillstandes mittels kardiopleger Lösung (z.B. Custodiol, Celsior). Dadurch kann eine „sichere" Ischämietoleranz von 4 Stunden erzielt werden, die im Rahmen eines exakten Zeitplanes für den Boden- oder Lufttransport des Explantates bis zur kompletten Implantation ausreichen sollte. Für die Überschreitung dieses Zeitrahmens liegen bisher nur wenig Daten vor [26].

Die Implantation unter Zuhilfenahme der Herz-Lungen-Maschine folgt in den meisten Zentren der von Lower und Shumway beschriebenen Technik [22], bei der 4 Anastomosen in der Reihenfolge linker Vorhof, rechter Vorhof, A. pulmonalis und Aorta in fortlaufender Nahttechnik durchgeführt werden. Die bicavale Anastomosierung [4, 5, 15], die hinsichtlich des möglichen Auftretens einer postoperativen Tricuspidalinsuffizienz (Geometriestörung) und Sinusknotendysfunktionen Vorteile hat, konnte sich bisher nicht durchsetzen.

3.6.2.1 Immunsuppression

Das zunehmende Verstehen der immunologischen Zusammenhänge der Organabstoßung nach Transplantation hat zur Entwicklung neuer

Immunsuppressiva geführt, sodass heute von keinem standardisierten Behandlungsschema gesprochen werden kann. Möglich gemacht wurde der weltweit steile Anstieg der Herztransplantationen in der ersten Hälfte der 80er Jahre durch die Einführung des Cyclosporin A (Sandimmun, Sandimmun Neoral), das in Kombination mit Azathioprin (Imurek) und Kortikosteroiden vielen Patienten nicht nur nach Herztransplantation ein Langzeitüberleben bei guter Lebensqualität ermöglicht hat.

Immunsuppressive Regimes werden nach Induktion, Erhaltungs- und Abstoßungstherapie eingeteilt. Die Induktionsbehandlung mit Lymphocytolyse (poly- oder monoklonale Lymphozytenantikörper oder IL-2-Rezeptor-Antagonisten) gibt einen gewissen Schutz vor Frühabstoßungen und erlaubt den verzögerten Einsatz der Calcineurinantagonisten (CNI – Cyclosporin A, Tacrolimus), was insbesondere für Patienten mit vorbestehender Nierenfunktionseinschränkung vorteilhaft ist. Dieser Vorteil wird jedoch durch ein erhöhtes Infekt- und Malignitätsrisiko erkauft. Zur Erhaltungstherapie wird in der Regel ein CNI mit einem Antimetaboliten und Kortikosteroiden kombiniert. Im Langzeitverlauf werden zur Reduktion der CNI-Nephrotoxizität neue Behandlungsschemen mit mTOR-Inhibitoren in Ergänzung oder als Ersatz der CNI mit oder ohne Kortikosteroide entwickelt. Die Erweiterung des immunsuppressiven Armentari-ums (Tabelle 3.6.5) ermöglicht so eine auf den einzelnen Patienten zugeschnittene, individualisierte Therapie, die vor allem im Langzeitverlauf eine bessere Kontrolle der medikationsassoziierten Nebenwirkungen erlaubt.

3.6.2.2 Physiologische Besonderheiten nach Herztransplantation

Im Rahmen der Explantation des Spenderherzens kommt es zu einer Durchtrennung afferenter und efferenter Nervenverbindungen. Im innervierten Herzen führt ein Abfall von Füllungsdrucken und Volumen zu einem Abfall des sympathikushemmenden Vagotonus. Das Fehlen der für diesen Regelkreis verantwortlichen afferenten Fasern führt zu einer abgeschwächten Reaktion des peripheren Gefäßwiderstandes auf einen abrupten Abfall des zentralen Venendrucks durch einen reduzierten Anstieg des Plasmanoradrenalins. Der Verlust afferenter Fasern führt im Weiteren zum Verlust typischer Angina-pectoris-Beschwerden in Folge ischämischer Ereignisse [30]. Die komplette sympathische und parasympathische efferente Denervierung des Spenderherzens durch die Transplantation führt zu einer Ruhetachykardie mit Frequenzen > 80–100/min und zu einer eingeschränkten Herzfrequenzvariabilität im Tagesverlauf. Dies erklärt sich durch das Fehlen der

Tabelle 3.6.5. Immunsuppressiva nach Herztransplantation

Gruppe	Substanzname	Handelsname
▌ Calcineurinantagonisten	Cyclosporin A	Sandimmun
	Tacrolimus	Prograf
▌ Antimetabolite	Azathioprin	Imurek
	Mycophenolatmofetil	CellCept
	Mycophenolsäure	Myfortic
▌ mTOR-Inhibitoren	Sirolimus/Rapamycin	Rapamune
	Everolimus	Certican
▌ Antikörper monoklonal		
▌ Anti CD3	Muromonab	Orthoclone OKT 3
▌ IL-2-Rezeptor-Antagonisten	Basiliximab	Simulect
	Daclizumab	Zenapax
▌ Antikörper polyklonal		
	Antithymozytenglobulin	Thymoglobulin
		ATG Fresenius
▌ Kortikosteroide	Methylprednisolon	Urbason, Solu Medrol

mTOR mammalian target of rapamycin; *IL-2* Interleukin 2

parasympathischen Hemmung [20]. Diese Ruhe-tachykardie als auch eine in der Frühphase häufig zu beobachtende Maladaptation an rasche Kreislaufbelastungen mit Orthostaseneigung (fehlende direkte sympathische Innervierung) ist im weiteren Verlauf häufig rückläufig. Inwieweit nachgewiesene sympathische [3] und auch gelegentlich parasympathische [34] Reinnervierungen von funktioneller Bedeutung sind oder Veränderungen der myokardialen Rezeptorstruktur [6] diese Veränderungen bewirken, ist noch nicht endgültig geklärt.

3.6.2.3 Überwachung im Langzeitverlauf

Regelmäßige Kontrollen nach Herztransplantation dienen der Überwachung der Transplantatfunktion (Klinik, Echokardiografie), der Abstoßungsdetektion (Endomyokardbiopsie) und der Steuerung der Immunsuppression (Spiegelbestimmung) im Hinblick auf Abstoßungshäufigkeit und -schwere sowie Nebenwirkungsprofil. Stehen im ersten Jahr nach Transplantation Gefährdungen durch Abstoßungen und Infekte im Vordergrund, müssen im weiteren Verlauf vor allem Komplikationen durch Nebenwirkungen der chronisch notwendigen Immunsuppression (Nephro- und Neurotoxizität, erhöhte Malignominzidenz, Diabetes) und das Auftreten der Transplantatvaskulopathie erwartet werden. Jährliche Linksherzkatheteruntersuchungen, gegebenenfalls mit intravaskulärem Ultraschall (IVUS) und Bestimmung der koronaren Flussreserve, dienen zur Detektion der chronischen Transplantatvaskulopathie.

▌ Endomyokardbiopsie

Goldstandard der Abstoßungsüberwachung ist die Endomyokardbiopsie, bei der über Punktion der rechten V. Jugularis unter Durchleuchtung aus dem rechtsventrikulären Septum Biopsate zur histologischen Untersuchung gewonnen werden. International weiteste Verbreitung hat die Klassifikation der „International Society for Heart and Lung Transplantation" (ISHLT), deren Graduierung von I–IV reicht [8, 25].

3.6.3 Stellung der Herztransplantation im Gesamtkonzept

Die Herztransplantation hat sich in den vergangenen 40 Jahren von ihren experimentellen Anfängen zu einem akzeptierten Therapieverfahren entwickelt, das an mehreren hundert Zentren weltweit durchgeführt wird. Trotz einer kontinuierlichen Ausweitung der Spenderkriterien ist durch Ausdehnung der Empfängerkriterien hin zu höheren Altersgruppen mit größerem Begleiterkrankungsrisiko der immense Organspendermangel limitierender Faktor für den Erfolg der Herztransplantation. Fortschritte der konservativen Herzinsuffizienztherapie erlauben eine strengere Indikationsstellung, während mechanische Unterstützungssysteme („Kunstherz") als Überbrückungsmaßnahme oder Dauertherapie aufgrund ihres hohen Komplikationspotenzials noch nicht endgültig bewertet werden können. Zusammenfassend ist die Herztransplantation ein Therapieverfahren für ein ausgewähltes Patientengut im Endstadium der therapierefraktären Herzinsuffizienz, das mit niedrigem Risiko an spezialisierten Zentren durchgeführt werden kann.

▌ Literatur zur Kapitel 3.6

1. Aaronson KD, Schwartz JS, Chen TMC, Wong KL, Goin JE, Mancini DM (1997) Development and prospective validation of a clinical index to predict survival in ambulatory patients referred for cardiac transplant evaluation. Circulation 95:2660–2667
2. Ad Hoc Committee of the Harvard Medical School (1968) Definition of irreversible coma. JAMA 205:85–88
3. Bengel FM, Ueberfuhr P, Karja J et al (2004) Sympathetic reinnervation, exercise performance and effects of beta-adrenergic blockade in cardiac transplant recipients. Eur Heart J 25:1726–1733
4. Blanche C, Czer LS, Valenza M, Trento A (1994) Alternative technique for orthotopic heart transplantation. Ann Thorac Surg 57:765–767
5. Blanche C, Nessim S, Quartel A (1997) Heart transplantation with bicaval and pulmonary venous anastomoses. A hemodynamic analysis of the first 117 patients. J Cardiovasc Surg (Torino) 38: 561–566
6. Brodde OE, Konschak U, Becker K, Ruter F, Poller U, Jakubetz J, Radke J, Zerkowski HR (1998) Cardiac muscarinic receptors decrease with age. In vitro and in vivo studies. J Clin Invest 101:471–478
7. Collaborative Study (1977) An appraisal of the criteria of cerebral death. JAMA 237:982–986
8. Cooper JD, Billingham M, Egan T et al (1993) A working formulation for the standardization of no-

menclature and for clinical staging of chronic dysfunction in lung allografts. International Society for Heart and Lung Transplantation. J Heart Lung Transplant 12:713–716

9. Deng MC et al (1996) Indikationen, Kontraindikationen und differentialdiagnostische Alternativen der Herztransplantation (Arbeitsgruppe Thorakale Organtransplantation der Deutschen Gesellschaft für Kardiologie – Herz- und Kreislaufforschung). Z Kardiol 85:519–527

10. Deng MC, De Meester JMJ, Smits JMA, Heinecke J, Scheld HH on behalf of the COCPIT Study Group (2000) The effect of receiving a heart transplant: analysis of a national cohort entered onto a waiting list, stratified by heart failure severity. Br Med J 321:540–545

11. Deng MC, Smits JMA, De Meester J, Hummel M, Schoendube F, Scheld HH (2001) Heart transplantation indicated only in the most severely ill patient: perspectives from the German heart transplant experience. Curr Opin Cardiol 16:97–104

12. Deng MC, Smits JMA, Packer M (2002) Selecting patients for heart transplantation: which patients are too well for transplant? Curr Opin Cardiol 17:137–144

13. Deng MC, Smits JMA, Young JB (2003) Proposition: the benefit of cardiac transplantation in stable outpatients with heart failure should be tested in a randomized trial. J Heart Lung Transplant 22:113–117

14. Deng MC (2005) Heart transplantation: the increasing challenges of evidence-based decision-making. J Am Coll Cardiol 43:803–805

15. Dreyfus G, Jebara V, Mihaileanu S, Carpentier AF (1991) Total orthotopic heart transplantation: an alternative to the standard technique. Ann Thorac Surg 52:1181–1184

16. Grapow MTR, Preiss M, Bernet F, Zerkowski HR (2002) Chirurgische Therapie der terminalen koronaren Herzkrankheit. Kardiovask Med 5:190–197

17. Hunt SA et al (1993) 24th Bethesda conference: cardiac transplantation. J Am Coll Cardiol 22:1–64

18. Hunt SA, Baker DA, Chin MH et al (2001) ACC/AHA guidelines for the evaluation and management of chronic heart failure in the adult: executive summary of a report of the American Heart Association Task Force on Practice Guidelines (committee to revise the 1995 guidelines for the evaluation and management of heart failure). Circulation 104:2996–3007

19. Kannel WB, Ho K, Thom T (1994) Changing epidemiological features of cardiac failure. Br Heart J 72(suppl 2):53

20. Kirklin JK, Young JB, McGiffin DC (eds) (2002) Heart transplantation: physiology of the transplanted heart. Churchill Livingstone, New York Edinburgh London Philadelphia, pp 353–372

21. Koelling TM, Joseph S, Aaronson KD (2004) Heart failure survival score continues to predict clinical outcomes in patients with heart failure receiving β-blockers. J Heart Lung Transpl 23:1414–1422

22. Lower RR, Shumway NE (1960) Studies on the orthotopic homo-transplantation of the canine heart. Surg Forum 11:18–19

23. Lund LH, Aaronson KD, Mancini DM (2003) Predicting survival in ambulatory patients with severe heart failure on beta-blocker therapy. Am J Cardiol 92:1350–1354

24. Lund LH, Aaronson KD, Mancini DM (2005) Validation of peak exercise oxygen consumption and the heart failure survival score for serial risk stratification in advanced heart failure. Am J Cardiol 95:734–741

25. Marboe CC, Billingham M, Eisen H et al (2005) Nodular endocardial infiltrates (quilty lesions) cause significant variability in diagnosis of ISHLT grade 2 and 3A rejection in cardiac allograft recipients. J Heart Lung Transplant 24(7 Suppl):S219–226

26. Mitropoulos FA, Odim J, Marelli D, Karandikar K, Gjertson D, Ardehali A, Kobashigawa J, Laks H (2005) Outcome of hearts with cold ischemic time greater than 300 minutes. A case-matched study. Eur J Cardiothorac Surg 28:143–148

27. Muntwyler J, Follath F (2000) Management of heart failure in Switzerland. Eur J Heart Fail 2:113–115

28. O'Connell JB, Bristow MR (1994) Economic impact of heart failure in the United States: time for a different approach. J Heart Lung Transplant 13:S107–S112

29. Robbins MA, O'Connel JB (1998) Economic impact of heart failure. In: Rose EA, Stevenson LW (eds) Management of end-stage heart disease. Lippincott-Raven Publishers, Philadelphia New York, pp 3–11

30. Stark RP, McGinn AL, Wilson RF (2001) Chest pain in cardiac transplant recipients. Evidence of sensory reinnervation after cardiac transplantation. N Engl J Med 324:1791–1794

31. Swedberg K, Cleland J, Dargie H et al (2005) Guidelines for the diagnosis and treatment of chronic heart failure: executive summary (update 2005): The Task Force for the Diagnosis and Treatment of Chronic Heart Failure of the European Society of Cardiology. Eur Heart J 26:1115–1140

32. Swissplant (2004) Annual report. http://www.swisstransplant.org/de/learning_more/annual_report_2004

33. Taylor DO, Edwards LB, Boucek MM et al (2005) Registry of the International Society for Heart and Lung Transplantation: twenty-second official adult heart transplant report-2005. J Heart Lung Transplant 24:945–955

34. Uberfuhr P, Frey AW, Reichart B (2000) Vagal reinnervation in the long term after orthotopic heart transplantation. J Heart Lung Transplant 19:946–950

35. Wissenschaftlicher Beirat der Bundesärztekammer (1998) Richtlinien zur Feststellung des Hirntodes. Dt Ärztebl 95:A-1861–A-1868

36. Zimmermann R et al (1996) Herztransplantation: Nachsorge und Rehabilitation (Arbeitsgruppe Thorakale Organtransplantation der Deutschen Gesellschaft für Kardiologie – Herz- und Kreislaufforschung). Z Kardiol 85:67–77

3.7 Entwöhnung von „assist device": Mechanische Entlastung und funktionelle Erholung des Herzens

H. Lehmkuhl, M. Dandel, B. Stiller, J. Müller, R. Hetzer

3.7.1 Grundlagen

Die medikamentöse und elektrophysiologische Therapie der idiopathischen dilatativen Kardiomyopathie (IDC) hat in den letzten Jahren Fortschritte erzielt, die zu einer vorübergehenden Besserung oder mindestens zu einer Verlangsamung der Progression der Erkrankung bei der Mehrzahl der Patienten führen, letztendlich sind sie jedoch im Sinne einer Heilung der Erkrankung nicht erfolgreich.

Die Herztransplantation als chirurgische Therapie der IDC im fortgeschrittenen Stadium weist sehr gute Langzeitergebnisse auf, ist aber durch die begrenzte und abnehmende Zahl von Spenderherzen in ihrer Anwendbarkeit limitiert. Die mechanische Entlastung des Herzens durch ein Herzunterstützungssystem („left ventricular assist device", LVAD) ist die einzige verfügbare Methode, um eine unmittelbare Verbesserung der Kreislaufsituation eines terminal herzinsuffizienten Patienten zu erreichen, das Herz zu entlasten und den Teufelskreis von zunehmender Wandspannung und Funktionsverschlechterung zu durchbrechen.

Eine nicht erwartete Folge mechanischer Entlastung durch ein LVAD bei Patienten mit fortgeschrittener Herzinsuffizienz ist eine Verbesserung der Herzfunktion. Erste Ergebnisse im Umgang mit LVAD führen deshalb zu der Hypothese, dass unter den Bedingungen der mechanischen Entlastung des Herzens bei gleichzeitiger medikamentöser Therapie ein Prozess der Funktionsverbesserung des Herzens eingeleitet werden kann, der bei einer spezifischen Gruppe von Patienten eine spätere Explantation des LVAD ohne Transplantation erlaubt.

3.7.2 Problemstellung

Wegen einer Verbesserung der Herzfunktion als nicht erwartete Folge mechanischer Entlastung durch ein LVAD bei Patienten mit fortgeschrittener Herzinsuffizienz müssen alle Berichte, wonach die terminale Herzinsuffizienz einen irreversiblen Prozess darstellt, der unweigerlich zur Herztransplantation oder zum Tod führt, als falsch angesehen werden. Auswirkungen auf die Ventrikelfunktion bei Langzeitentlastung und die Erfahrungen mit Patienten, bei denen nach Erholung der Herzfunktion die Pumpen ohne konsekutive Transplantation explantiert worden sind, sollen hier beschrieben werden. Außerdem werden Vorbedingungen für eine erfolgreiche Verbesserung der Herzfunktion, klinische Beobachtungen und Änderungen des Myokards auf Gen- und Proteinebene diskutiert. In der Literatur sind viele Berichte zu finden, die eine Erholung verschiedener kardialer Parameter beschreiben, es sind aber kaum Berichte verfügbar, die erfolgreiche Explantationen des Systems belegen.

3.7.3 Erfordernisse und Voraussetzungen

Zur mechanischen Herzunterstützung stehen heute verschiedene Systeme zur Verfügung [35]. Man unterscheidet zwischen elektrischen und pneumatischen, bi- und monoventrikulären, extrakorporalen und implantierbaren, teil- und vollimplantierbaren sowie zwischen pulsatilen und nichtpulsatilen Systemen. Außerdem gibt es noch Herzersatzsysteme, die aber hier nicht weiter betrachtet werden sollen. Jedes dieser Systeme hat entweder seine Bedeutung bei bestimmten Indikationen oder kann aus heutiger Sicht als Entwicklungsschritt zu modernen Systemen gewertet werden [82] (Abb. 3.7.1 a, b).

Pulsatile Systeme imitieren das Blutflussprofil des natürlichen Herzens. Nichtpulsatile Systeme erzeugen einen nichtphysiologischen konstanten Blutfluss, der aber durch die Überlagerung mit der Pulsatilität des Herzens als schwach-pulsatiler Fluss imponiert. Der Vorteil nichtpulsatiler Systeme besteht im Vergleich zu pulsatilen Systemen in ihrer um 80–90% geringeren Größe, dem geringen Gewicht, dem geringen Energiebedarf und der Geräuschlosigkeit. Damit brauchen diese Systeme zur Implantation keine eigene Tasche in einer Muskelloge des linken oberen abdominellen Quadranten, sondern können oberhalb des Zwerchfells implantiert werden.

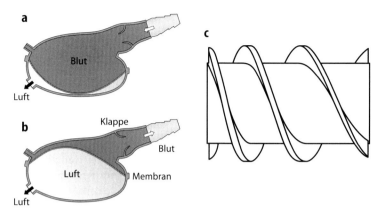

Abb. 3.7.1. Prinzipieller Unterschied zwischen einer pulsatilen und einer axialen Herzunterstützungspumpe. Pulsatile Systeme haben eine Kammer, in die das Blut einströmt (**a**) und die nach Befüllung entleert wird (**b**). Die Strömungsrichtung wird durch 2 Herzklappen vorgegeben. Axiale Pumpen (**c**) haben einen sich in einem Rohr drehenden Rotor, der bei konstanter Drehzahl und Druckdifferenz über der Pumpe einen konstanten Blutfluss erzeugt

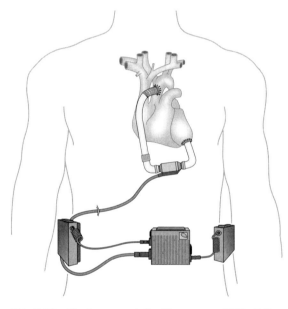

Abb. 3.7.2. Platzierung und Kanülierung von LVAD. Teilimplantierbare Linksherzunterstützungspumpen werden häufig implantiert. Das Blut strömt in die Pumpe durch eine Kanüle, die mit dem Apex des linken Ventrikels anastomosiert ist. Über eine Ausflusskanüle wird das Blut in die aszendierende Aorta ausgeworfen. Axialpumpen können wegen ihrer Größe auch intrapleural platziert werden, wobei dann die Ausflusskanüle mit der aszendierenden Aorta anastomosiert wird. Zur Energieversorgung wird ein Kabel transkutan nach außen geleitet, an das ein Kontroller und 2 wiederaufladbare Batterien angeschlossen sind

Während pulsatile Systeme nach dem Verdrängungsprinzip arbeiten – was die Größe dieser Systeme vorbestimmt – sind nichtpulsatile Systeme Rotationspumpen, die nach dem Prinzip der Archimedesschraube funktionieren [13, 85] (Abb. 3.7.1 c).

Die Pumpen arbeiten in Reihe oder parallel zum Ventrikel des Herzens, indem über eine Kanüle Blut aus dem Ventrikel oder Vorhof in die Pumpe fließt, welches dann pneumatisch oder elektromechanisch in die arteriellen Gefäße ausgeworfen wird (Abb. 3.7.2). In Abhängigkeit vom Pumpenmodell sind diese in der Lage, einen Blutfluss von 4–6 l pro Minute und einen Druck von 100 mmHg zu erzeugen. Bei Patienten mit einer Körperoberfläche im Bereich von 1,7–2 m^2 entspricht dieses dem Herzzeitvolumen in Ruhe oder bei geringer Belastung. Die meisten Pumpen können also die Pumpfunktion des Herzens wenigstens in Ruhe vollkommen übernehmen. Das Herz ist damit weitgehend volumen- und auch druckentlastet [56].

Obwohl nur sporadische Messungen über den Grad der Druckentlastung durch ein LVAD vorliegen und keines der verfügbaren Systeme entsprechende Informationen über den Druck im linken Ventrikel zur Verfügung stellt, gibt es zwischen den Systemen Unterschiede im Entlastungsgrad. Pulsatile Pumpen, die mit der Herzaktivität synchronisiert werden können, erzielen eine deutlich höhere Druckentlastung (diastolische Gegenpulsation) als solche, die asynchron arbeiten [62]. Ein asynchroner *automatischer* Modus führt zwar zu einer ausreichenden Kreislaufunterstützung, aber in Momenten, in denen Pumpe und Herz gleichzeitig auswerfen, kommt es zu einem deutlichen intraventrikulären Druckanstieg. Aus diesem resultiert eine isometrische Kontraktion mit hohem Energieverbrauch und ausgeprägter Dehnung des Myokards [70]. Die Synchronisation von Pumpvorgang und Herzaktion erfolgt typischerweise nicht durch das EKG, weil erstens Rhythmusstörungen die Synchronisation erschweren und zweitens das Auftreten einer spezifischen EKG-Aktivität anhand des aktuellen EKG nur geschätzt werden kann (Herzfrequenzänderungen), sondern durch Druckänderungen am Pumpeneingang, welche durch die momentane Kontraktion des Herzens hervorgerufen werden [60].

Rotationspumpen erzeugen unabhängig vom kardialen Zyklus einen kontinuierlichen Saugdruck im linken Ventrikel, was, wenn die Nachlast entsprechend niedrig ist, zu einer guten Druck- und Volumenentlastung während Systole und Diastole führt.

Obwohl seit zirka 20 Jahren angewandt, ist die Therapie der schweren Herzinsuffizienz mit Herzunterstützungssystemen in keiner Weise standardisiert und wird in den entsprechenden Institutionen unterschiedlich gehandhabt. Dieses Behandlungskonzept setzt besondere infrastrukturelle Voraussetzungen und Erfordernisse an eine Klinik, welche eine solche Behandlung anbietet. Die Daten, die hier diskutiert werden, kommen von zahlreichen publizierten Berichten verschiedener Institute, die zum Teil unterschiedliche Unterstützungssysteme verwenden und die Patienten nach der Implantation auch unterschiedlich behandeln. Im Augenblick gibt es keine allgemein akzeptierten Standards für die Behandlung von Patienten mit LVAD-Unterstützung.

3.7.4 Klinische Beobachtungen zur Entwöhnung

Mechanische Herzunterstützungssysteme (MCS) werden zunehmend häufiger bei Patienten mit terminaler Herzinsuffizienz mit dem Ziel der Überbrückung bis zu einer Herztransplantation implantiert („bridge to transplantation"). Heute werden bis zu 20% aller Herztransplantationskandidaten zuvor mit einem MCS versorgt. Bei allen Patienten, die mit einem MCS versorgt werden, ist eine Funktionsverbesserung des Herzens in unterschiedlicher Ausprägung zu beobachten. Bei einigen Patienten konnte jedoch eine vollständige Erholung des schwerst insuffi-

zienten Herzens beobachtet werden, sodass danach die Explantation des MCS durchführbar wurde. Das Potenzial zur Myokarderholung durch Entlastung und späterer MCS-Explantation wurde schon lange angenommen und erwartet. Die erste Explantation eines MCS nach fast vollständiger funktioneller Herzerholung bei dilatativer Kardiomyopathie wurde von unserer Gruppe 1997 mitgeteilt [72]. Der erste Patient mit IDC, bei dem die Pumpe elektiv entfernt wurde, war ein damals 37-jähriger Mann, der mit terminaler Herzinsuffizienz (Diameter des linken Ventrikels in der Diastole (LVIDd): 72 mm; linksventrikuläre Auswurffraktion (LVEF): 15%; zentralvenöser Druck (ZVD): 22 mmHg; pulmonalarterieller Mitteldruck (PA): 45 mmHg; Länge der Herzerkrankung: 4 Jahre) vorgestellt worden war. Trotz hoher Dosen intravenöser positiv-inotroper Substanzen war er nicht zu rekompensieren. Ihm wurde deshalb ein Novacor-System (WorldHeart Inc., Novacor N 100 LVAS) zur Kreislaufunterstützung implantiert. Während der Zeit am System verkleinerte sich der LVIDd bis auf 55 mm und die EF verbesserte sich auf 50%, sodass eine Explantation des Systems nach 151 Tagen vorgenommen werden konnte. Neun Jahre nach der Explantation hat dieser Patient immer noch eine gute Herzfunktion (Abb. 3.7.3). Seither sind mehrere Berichte erschienen, in denen erfolgreiche MCS-Explantationen nach funktioneller Erholung beschrieben werden [30, 33, 37, 43, 44, 45, 50, 63, 64, 66, 73]. Bislang ist dies in 60 Fällen mit dilatativer Kardiomyopathie (DCM) und in 18 Fällen mit akuter Myokarditis beschrieben worden, zumeist in Einzelfallberichten oder kleinen Patientenkollektiven [19, 21, 30, 33, 37, 42, 43, 45, 46, 76]. Jedoch sind langfristige Ergebnisse nach Systemexplantation zumeist nicht mitgeteilt. Eine neue Strategie zur Entwöhnung vom „assist device" ist beschrieben worden [93]. Bei 6 Patienten hatte sich nach erfolgreicher Entwöhnung vom Assistsystem auch eine nachhaltige Erholung der Herzfunktion gezeigt, wenn diese auch während der Unterstützungsphase eine begleitende Medikation mit dem selektiven β_2-Agonisten Clenbuterol erhielten [89]. Die Arbeitshypothese ist ein durch Clenbuterol bewirktes „reverse remodeling" mit gesteigertem Kalziumgehalt im sarkoplasmatischen Retikulum und einer Induktion einer physiologischen Myozytenhypertrophie [45].

Bei Kindern liegen bislang noch geringere Erfahrungen vor. Die Mehrzahl der Zentren, vor

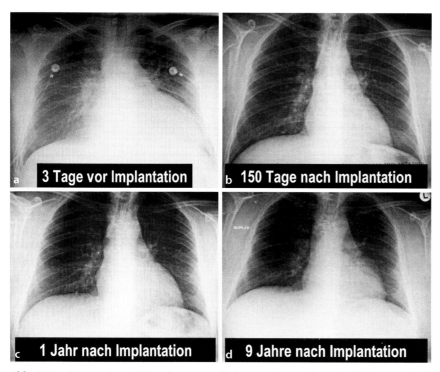

Abb. 3.7.3. Röntgenthoraxbilder des ersten Patienten mit idiopathischer dilatativer Kardiomyopathie vor und nach Pumpenexplantation. Nach einer Krankheitsdauer von 4 Jahren erhielt der Patient ein Herzunterstützungssystem und zeigte im Verlauf eine Erholung der Herzfunktion, sodass das System elektiv entfernt werden konnte. Bei Aufnahme zeigte der Patient das Thoraxröntgenbild (**a**) nach 150 Tagen me-chanischer Entlastung das Bild **b**, 1 Jahr nach der Explantation das Bild **c** und nach fast 9 Jahren das Bild **d**. Zur Darstellung kommt eine deutliche Verkleinerung des Herzschatten-durchmessers, der auch im Langzeitverlauf erhalten blieb, obwohl sich bei dem Patienten das Körpergewicht fast verdoppelt hat

allem in den USA, nutzt aus Zulassungsgründen zur Kreislaufunterstützung im Kindesalter die extrakorporale Membranoxygenierung (ECMO) als Überbrückung zur Transplantation oder Entwöhnung [51]. Diese Methode erlaubt jedoch nur eine Überbrückungszeit von Tagen bis höchstens wenigen Wochen. Aus dem Extracorporal Life Support (ECLS) Registry Report [29] ist zu entnehmen, dass aus der Gesamtzahl aller ECMO-Fälle (n = 3282) lediglich 3% (n = 102) eine „Myokarditis" als Indikation hatten mit einer mittleren Dauer dieser 102 ECMO-Verfahren von 8 Tagen und einer Überlebensrate von 59% [51]. In diesem ECLS-Register wird über 206 Kinder mit ECMO bei „Kardiomyopathie" berichtet mit einer mittleren Unterstützungszeit von 6,4 Tagen und einer Überlebensrate von 49%, wobei die Anteile von Herztransplantierten und Kindern mit Herzerholung unklar bleiben [29]. In einer Gruppe von 28 berichteten Kindern mit Kardiomyopathie, von denen 19 mittels ECMO oder Zentrifugalpumpe und 9 mittels VAD unterstützt wurden, konnten 16 (60%)

herztransplantiert und 2 (7%) entwöhnt werden. Nach unserer Kenntnis sind weltweit 20 Kinder mit fulminanter Myokarditis bislang mittels pulsatilem VAD behandelt worden [18, 27, 49, 55]. An unserer Klinik sind zwischen 1990 und September 2003 57 Kinder im Alter von 3 Tagen bis 17 Jahren (im Mittel 7 Jahre) mit LVAD (n = 23) und BVAD (n = 34) und 67 Kinder mit ECMO behandelt worden [86, 87]. Die mittlere Unterstützungsdauer am VAD war 27 Tage und betrug maximal 420 Tage. Eine Myokarditis lag bei 8 (14%) Kindern vor, eine dilatative Kardiomyopathie bei 28 (49%). Die restlichen Kinder erhielten ein MCS bei postoperativem Herzversagen oder terminaler Herzinsuffizienz auf dem Boden kongenitaler Vitien. Hinsichtlich einer Entwöhnung und erfolgreichen MCS-Explantation beziehen sich unsere eigenen Beobachtungen und Erfahrungen auf das weltweit umfangreichste Patientenkollektiv eines einzelnen Zentrums mit 32 Erwachsenen (mittleres Alter 42 Jahre; 18–65 Jahre) und 5 Kindern (mittleres Alter 5 Jahre; 1–14 Jahre) mit 33 Fällen von dilatativer Kardiomyopathie und 4 Fällen von akuter Myokarditis [43, 44, 59, 71, 72, 87]. Bislang konnte gezeigt werden, dass bei 4 Kindern mit akuter Myokarditis und BVAD im Alter von 1–6 Jahren (im Mittel 3¼ Jahre; BVAD-Unterstützungsdauer 10–22 Tage) und bei einem Kind mit dilatativer Kardiomyopathie und LVAD im Alter von 14 Jahren (Unterstützungsdauer 22 Tage) sowie bei den 32 Erwachsenen mit dilatativer Kardiomyopathie eine völlige und langfristige Erholung der Myokardfunktion nach Explantation eines MCS möglich war. Nach erfolgter MCS-Explantation konnte im Langzeitverlauf eine vollständige Funktionswiedererlangung (bis zu mittlerweile 9 Jahren) bei etwa der Hälfte der Patienten erzielt werden. Die übrigen Patienten erlitten nach unterschiedlich langer Zeit ein Rezidiv des Herzversagens. Die meisten dieser Patienten wurden dann einer Herztransplantation zugeführt. Keines der Kinder mit Myokarditis musste im bisherigen Verlauf nach Systemexplantation einer Herztransplantation zugeführt werden. Die relativ geringe Zahl der MCS-explantierten Patienten mit dilatativer Kardiomyopathie mag bei retrospektiver Betrachtung auch damit zusammenhängen, dass nur solche Patienten eine Myokarderholung zeigten, die mit einem System mit apikaler Drainage, d.h. mit vollständiger Entlastung der linken Herzkammer versorgt worden waren. Während des früheren Zeitraums von 1988–1993 wurden an unserer Klinik ausschließlich und auch seither noch gelegentlich Systeme mit atrialer Kanülierung verwendet, deren ventrikuläre Drainage möglicherweise nicht für eine Herzerholung ausreicht. Bei keinem dieser Patienten erreichte die Erholung am MCS ein Maß, welches eine Explantation gerechtfertigt hätte. Alle hier betrachteten 37 Patienten erhielten ein MCS zunächst unter dringlichen bzw. Notfallbedingungen, um sie am Leben zu erhalten und gegebenenfalls später zu transplantieren. Zwar lassen sich einzelne Kriterien erkennen, die offensichtlich eine solche Erholung begünstigen, wie kurze Anamnese der Erkrankung, jüngeres Patientenalter wie auch eine rasche Funktionserholung am MCS anhand hämodynamischer und echokardiografischer Daten, jedoch besteht aus der noch begrenzten Anzahl der so beobachteten Fälle bei akuter Myokarditis und dilatativer Kardiomyopathie im terminalen Herzversagen noch bislang Unklarheit darüber, bei wem eine Erholung des Herzens nach MCS-Implantation erwartet werden kann, welche die optimale Dauer der Unterstützung ist, wie intensiv die Unterstützung des Herzens sein soll und wer nach einer vollständigen Erholung am MCS und nachfolgender Explantation eine dauerhafte Heilung des Herzens vorweist.

3.7.5 Diagnostik zur Entwöhnung

Die Entscheidung zur Explantation wurde bei allen weiteren Patienten anhand von klinischen und echokardiografischen Daten gefällt. Während bei den ersten Patienten der Verlauf und absolute Werte von LVIDd und LVEF berücksichtigt wurden, wurden später die mit dem Gewebedoppler bestimmten Werte der maximalen Wandgeschwindigkeit in der Systole (Sm) und die „velocity time integral" (VTI) mit in die Entscheidung einbezogen. Die vom MCS entwöhnten Patienten zeigten, dass der echokardiografisch gemessene LVIDd vor Implantation bis zum Zeitpunkt der Systemexplantation signifikant abnahm und bei 13 Patienten (39%) im Langzeitverlauf nach mehr als 3 Jahren nach Explantation des MCS weiter abnahm. Die myokardiale Pumpfunktion verbesserte sich am MCS und stieg im weiteren Langzeitverlauf nach 3 Jahren bei diesen 13 Patienten weiter an. Eine kardiale Stabilität wurde insgesamt über einen Zeitraum von 2 Monaten bis gegenwärtig 8 Jahren beobachtet. Zwölf Patienten erlitten erneut eine Verschlechterung der Herzfunktion nach 4 Monaten bis 5 Jahren; 2 von diesen Patienten erhielten erneut eine Implantation eines MCS zur Überbrückung bis zur Herztransplantation, und weitere 9 Patienten wurden ohne erneute mechanische Unterstützung herztransplantiert (Abb. 3.7.4). Patienten, welche mehr als 3 Jahre eine stabile Myokardfunktion aufwiesen, unterschieden sich von denen, welche eine Verschlechterung ihrer Herzfunktion zeigten, hinsichtlich folgender Punkte: kürzere Dauer des terminalen Herzversagens vor Implantation des MCS (2 ± 1 versus 8 ± 4 Jahre, $p = 0,0002$) sowie günstigere echokardiografische Parameter mit LVIDd (50 ± 5 mm versus 58 ± 7 mm, $p = 0,042$) und LVEF ($48 \pm 3\%$ versus $39 \pm 9\%$, $p = 0,0001$) zum Zeitpunkt der Explantation des MCS. Das Patientenalter unterschied sich nicht signifikant (39 ± 9 Jahre versus 45 ± 11 Jahre), jedoch zeigte sich der Trend, dass Patienten jünger als 35 Jahre sich besser erholten als Patienten älter als 55 Jahre (Abb. 3.7.5).

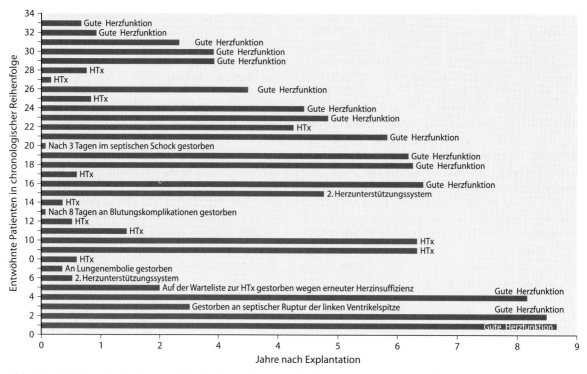

Abb. 3.7.4. Individuelles Survival und Art der Intervention nach Explantation eines Herzunterstützungssystems

Gemäß dem heutigen Stand der Erfahrung sind eine LVEF bei stehender Pumpe von >50–55%, ein LVIDd von <55 mm und eine Sm >8 cm/s Kriterien für eine Explantation. Das über die VTI berechnete Schlagvolumen sollte 60 ml überschreiten.

Unter der Voraussetzung, dass die LVEF bei >45%, der LVIDd bei <55 mm liegen und die Dauer der Herzerkrankung kürzer als 5 Jahre war, lässt sich für eine Langzeitstabilität der Herzfunktion von mehr als 3 Jahren nach Explantation ein positiver prädiktiver Wert von 92% berechnen. Bei einer EF von <40%, einem LVIDd von >60 mm und einer Erkrankungsdauer von mehr als 5 Jahren ergibt sich ein negativer prädiktiver Wert von 100%.

Für alle explantierten Patienten zeigt die Kaplan-Meier-Survivalkurve eine Wahrscheinlichkeit von mehr als 75%, 9 Jahre nach der Explantation noch zu leben (Abb. 3.7.8).

3.7.6 Medikation während Entlastung und nach Explantation

Ziel einer umfassenden medikamentösen Therapie der Herzinsuffizienz ist, die neurohumorale Aktivierung nicht nur durch mechanische Entlastung, sondern auch pharmakologisch zu inhibieren. Dem Berlin-Protokoll entsprechend werden Patienten mit einem LVAD möglichst frühzeitig nach der Implantation mit ACE-Hemmern, Angiotensin-1-Rezeptor-Antagonisten, Betablockern, Aldosteronantagonisten, Glykosiden und, wenn erforderlich, mit Diuretika behandelt [47]. Diese Medikation wird auch nach Explantation beibehalten und der Situation des Patienten angepasst. Neben der Herzinsuffizienztherapie steht die medikamentöse Beeinflussung der Koagulation und der Aktivierung der Thrombozyten im Vordergrund. Antikoagulation und Thrombozyteninhibition werden Patienten-individuell vorgenommen. Die Medikamente, die dazu zur Verfügung stehen, sind Heparin (nur postoperativ), Vitamin-K-Antagonisten, Azetylsalizylsäure, Clopidogrel und Dipyridamol. Die Dosierung der Substanzen wird gemäß der Messung von aPTT (Heparin), INR (Vitamin-K-Antagonisten) der Thrombelastografie und der Aggregometrie (Azetylsalizylsäure und Clopidogrel) festgelegt.

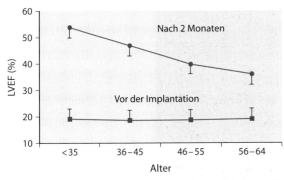

Abb. 3.7.5. Veränderung der LVEF in Abhängigkeit vom Patientenalter. Eine Analyse der Veränderungen der LVEF nach 2 Monaten mechanischer Entlastung zeigt eine deutliche Altersabhängigkeit, obwohl zum Zeitpunkt der Implantation die LVEF in allen Altersgruppen gleich war

Ein Einsatz des selektiven β_2-Agonisten *Clenbuterol* ist als mögliches Agens zur Induktion eines „reverse remodeling" in wenigen Patienten beschrieben worden und bedarf weiterer klinischer Überprüfung [45, 89].

3.7.7 Morphometrie der Erholung

3.7.7.1 „Reverse remodeling"

Unter dem Begriff kardiales *„remodeling"* wird ein unidirektionaler, struktureller Prozess verstanden, der durch ein komplexes biologisches Geschehen eine Adaptation des Herzens an einen pathologischen Zustand bewirkt [6]. Der Prozess von einem pathologischen Zustand hin zu einer Normalisierung des Herzens wird entsprechend als *„reverse remodeling"* bezeichnet. Beide Prozesse sind bisher nur wenig verstanden. Die Untersuchung des *Reverse-remodeling*-Prozesses ist aber möglicherweise dazu geeignet, auch den *Remodelingprozess* besser zu verstehen. Eine mechanische Entlastung durch ein LVAD kann einen solchen *Reverse-remodeling*-Prozess induzieren. In seiner Ausprägung kann er jedoch offenbar von Patient zu Patient deutlich variieren. Tabelle 3.7.1 gibt einen Überblick über untersuchte Parameter und deren Beeinflussung durch mechanische Entlastung.

Veränderungen, die durch Anwendung eines LVAD induziert werden, betreffen folgende Bereiche: Morphologie der Myozyten, extrazelluläre Matrix, Kalziumhomeostase und kontraktile

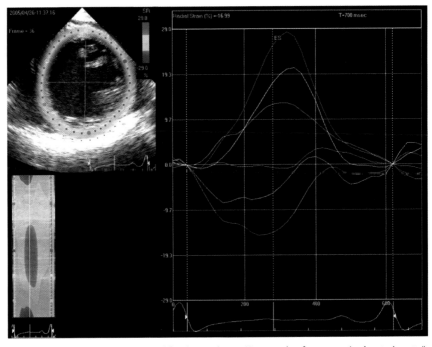

Abb. 3.7.6. Gewebedopplerechokardiografie vor Implantation: Beispiel für dyssynchrone Herzwandverformung mittels „strain-rate"-Bestimmung

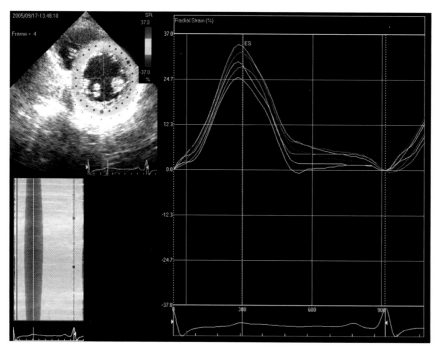

Abb. 3.7.7. Gewebedopplerechokardiografie wie in Abb. 3.7.6, nach LVAD-Explantation

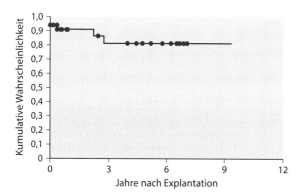

Abb. 3.7.8. Kumulative Patientenüberlebenswahrscheinlichkeit: im Verlauf überlebten 80% der Patienten 3 Jahre nach Assist-Explantation

Funktion, Metabolismus, Genexpression, inflammatorische Mediatoren und Apoptose.

3.7.7.2 Morphologie

Mechanische Entlastung verringert die Herzgröße und führt zu einem Rückgang der Myozytenhypertrophie [17, 83, 92]. Auf zellulärer Ebene ist *reverse remodeling* morphologisch assoziiert mit einer Abnahme des mittleren Durchmessers der Myozyten, des Zellvolumens, der Zellbreite und einer Abnahme des Längen-Di-

cken-Verhältnisses der Zellen [1, 16, 95]. Marker einer akuten Myozytenschädigung einschließlich der Reduktion von ödematöser extrazellulärer Grundsubstanz werden abgeschwächt. Störungen von Aktin, Tropomyosin, Troponin C und T werden vermindert, die Fehlanordnung von Myosin wird hingegen nur unwesentlich beeinflusst [3, 16, 34, 65, 84, 96]. Betatubulin verbessert sich, was auf eine Funktionsverbesserung der Mikrotubuli schließen lässt [4].

3.7.7.3 Extrazelluläre Matrix

Eine Abnahme von Matrixmetalloproteinasen (MMP) sowie ein Anstieg ihrer Inhibitoren (TIMP), eine Abnahme der Kollagendestruktion und der Fibrose sind weitere Marker für eine Erholung des Herzens [15, 16, 52, 57, 68, 79]. Interessanterweise verhalten sich die MMP auf der Ebene der Transkription nichtlinear. Sie steigen bei Patienten mit einer Unterstützungszeit von < 3 Wochen und fallen bei Patienten, die länger unterstützt wurden [77]. Ein Vergleich von unreifen Formen des Kollagens (neutral lösliches und säurelösliches Kollagen) von Patienten, die durch mechanische Entlastung eine Erholung der Herzfunktion gezeigt haben, und von solchen, die nur wenig funktionelle Verbesserung aufwiesen, hat aus Myokardproben zur Zeit der Implantation ein hochsignifikantes höheres, unreifes Kollagen für die Gruppe mit Erholung ergeben. Diese Beobachtung ist eine von wenigen, die sich aus der Analyse des Myokards vor der Implantation des Systems ergibt und eine Vorhersage auf die Erholbarkeit durch mechanische Entlastung ermöglicht. Außerdem demonstrieren diese Ergebnisse, dass die extrazelluläre Matrix eine hohe Plastizität aufweist, die durch mechanische Entlastung moduliert werden kann.

3.7.7.4 Kontraktilität und Kalziumhomeostase

Es können sehr konsistente Veränderungen in der Kalziumhomeostase beobachtet werden. Durch die Zunahme der Amplitude ist unter mechanischer Entlastung die Kontraktionskraft erhöht. Ein Anstieg der Kontraktionsgeschwindigkeit und ein schnelleres Erreichen von 50% der Relaxationsschwelle ist beschrieben [25]. Ebenso ist ein Anstieg der Betarezeptorendichte nachweisbar [25, 74]. Ein häufig beschriebener Anstieg der Genexpression von SERCA2a, mit der Konsequenz einer verstärkten Aufnahme von Kalzium im sarkoplasmatischen Retikulum, ist nicht konsistent bei allen Patienten nachweisbar [7, 40, 68]. Eine Zunahme der Genexpression des Ryanodinerezeptors und des Na-Ca-Austausches ist ebenfalls beschrieben. Auf Proteinebene wird ein vergleichbarer Anstieg nur für SERCA2a gefunden, der bei eigenen Analysen in der beschriebenen Konsistenz allerdings nicht bestätigt werden kann (s. u.). Elektrophysiologisch sind eine Verkürzung und häufig eine Normalisierung des QRS-Komplexes zu sehen [39].

3.7.7.5 Metabolismus

Ein versagendes Herz zeigt eine deutliche Abnahme der Phosphokreatin/ATP-Ratio. Die Entlastung eines gesunden Rattenherzens induziert die Transkription fetaler Gene, die für den Energiemetabolismus verantwortlichen Proteine des Sarkomers, von Enzymen, die mit dem Energiemetabolismus gekoppelt sind, und verbessert die kardiale Effizienz [22, 26, 81]. Im menschlichen Herzen gibt es nur ein einziges, für den Energiemetabolismus bekanntes Protein – das Protein UCP3 („*uncoupling protein 3*"). Die Expression dieses Proteins der inneren mi-

tochondrialen Membran nimmt bei Herzversagen ab und steigt unter mechanischer Entlastung wieder an.

3.7.7.6 Genexpression

Zahlreiche Genexpressionsanalysen wurden an Myokardproben durchgeführt, welche zum Zeitpunkt der MCS-Implantation entnommen wurden. Zum einen zeigten die Analysen eine hohe Heterogenität, in anderen Fällen konnte kein Unterschied gefunden und daher auch keine Vorhersage für die Entwicklung der Herzfunktion nach Implantation getroffen werden. Nur wenige Gene wiesen bei allen Patienten in die gleiche Richtung.

Dies trifft vor allem auf die diagnostisch an Bedeutung gewinnenden Proteine ANP und BNP zu, die bei mechanischer Entlastung uniform eine deutliche Abnahme in der Genexpression und im humoral gemessenen Nachweis zeigten [2, 9, 12, 41, 67, 88].

Es konnte nachgewiesen werden, dass die Anwendung eines LVAD zum einen eine extreme Variabilität in den Änderungen der Genexpression myozytärer Proteine zwischen den Patienten zeigt und zum anderen diese Änderungen in keiner Weise mit der Funktion des Myokards korrelieren (Abb. 3.7.9). Allerdings kann eigenen Untersuchungen gemäß von einer Normalisierung molekularbiologischer Parameter oder biochemischer Marker nicht auf eine Verbesserung der Funktion geschlossen werden.

3.7.7.7 Inflammation

Patienten mit Herzversagen zeigen eine Erhöhung der neurohumoralen Aktivität, der man mindestens einen das Herzversagen unterhaltenden Einfluss zuschreibt. Publiziert ist dies für TNF-α, Interleukin-1, -6 und -10, Glykoprotein 130 und Endothelin-1 [24, 28, 48, 78]. Die Applikation von TNF-Rezeptor-Antagonisten bei fortgeschrittener Herzinsuffizienz hat in einer klinischen Studie zu einer Funktionsverbesserung des Herzens geführt [14]. Durch mechanische Entlastung werden die TNF-α-Expression und die Aktivierung von NF-κB deutlich vermindert, und eine Verbesserung der myokardialen mitochondrialen Funktion kann nachgewiesen werden [38, 53, 78, 90]. Da TNF-α NF-κB

Tabelle 3.7.1. Übersicht über die aus der Literatur bekannten molekularen Marker und deren Veränderung durch mechanische Entlastung

	Änderung	Literatur	Besonderheiten	Literatur
Myozytenmorphologie				
▮ Myozytendestruktion	⇓	46–48		
▮ Myozytengröße	⇓	45, 47, 50		
▮ Zytoskelettfehlanordnung	⇓		außer Myosin ⇑	41, 51, 91
▮ Zellkerngröße	⇓	42		
Extrazelluläre Matrix				
▮ Fibrose	⇓(⇑)	45, 47, 48		
▮ Kollagene	⇓	43		
▮ MMP-Aktivität	⇓	44		
▮ TIMP-Aktivität	⇑	92		
Kalziumhomeostase				
▮ Kontraktion	⇑	58, 60		
▮ Betaadrenozeptordichte	⇑	58, 59		
▮ SERCA2a	⇑ (mRNA)	60	⇑ (Protein)	60, 61
▮ Ryanodinrezeptor	⇑ (mRNA)	60	⇔ (Protein)	60
	⇑ (PKA Phos.)	93		
▮ Na$^+$-Ca^{2+}-Austausch	⇑ (mRNA)		⇔ (Protein)	60
▮ Ca^{2+}-Aufnahme durch SPR	⇑	46, 60		
Energiemetabolismus				
▮ Mitochondriale Funktion	⇑	94, 95		
Inflammation				
▮ TNF-α-Expression	⇓	73, 78		
▮ NF-κB-DNA-Bindungsaktivität	⇓	79		
Programmierter Zelltod/Überleben				
▮ Apoptose	⇓	82, 83, 96	⇔	85
▮ MAP-Kinaseaktivität	⇓		außer p38 ⇑	83

stimuliert, muss diskutiert werden, ob die Abnahme von TNF-α nicht zu einer Verminderung von NF-κB führt und dadurch die Transkription von proinflammatorischen Mediatoren abnimmt [36].

3.7.7.8 Apoptose

Die oben beschriebene Energiedepletion der Myozyten bei Herzinsuffizienz führt zu einem Abschalten eines Programms, welches das Überleben der Zelle sichert, und leitet dadurch den programmierten Tod der Zelle, die Apoptose, ein. Hinweise darauf bieten die ansteigende Caspase-3-Aktivität und ein vermehrt nachzuweisendes Cytochrom C. Die Reaktion dieses Programms auf mechanische Entlastung ist bisher nicht untersucht worden. Allerdings ist bei Patienten mit LVAD ein Anstieg der Transkription der antiapoptotischen Gene Bcl-x(L) und FasExo6Del sowie eine Abschwächung der DNA-Fragmentierung zu finden [81]. Darüber hinaus ist eine Zunahme der Transkription der antiapoptotischen Tyrosinkinase Her-2/neu nachweisbar [2, 81]. Es gibt Hinweise, dass die auch zu beobachtende Abnahme der Aktivität der MAP-Kinase (mitogen aktiviertes Protein) eine entscheidende Rolle bei der Signaltransduktion hinsichtlich einer verminderten Apoptose spielt [41, 88]. Dies wird durch eine Abnahme der Expression des durch Stress induzierbaren Proteins Metallothionein bestätigt [88]. Dies ist in Übereinstimmung mit der Beobachtung, dass

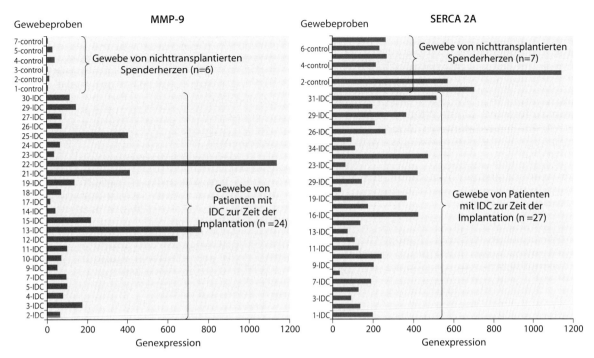

Abb. 3.7.9. Die Genexpression von MMP-9 und SERCA2a als Beispiel für starke Expressionsinhomogenitäten. Diese Streuung verdeutlicht die Schwierigkeit, Markergene zu finden, anhand derer Voraussagen über eine mögliche Herzerholung durch mechanische Entlastung gemacht werden können. Die Verbesserung der Herzfunktion von allen 24/27 Patienten, bei denen eine Gewebeprobe zum Zeitpunkt der Implantation gewonnen worden war, war ausreichend genug, um eine spätere Explantation zu rechtfertigen

bei mechanischer Entlastung die vermehrte Expression von Bcl-2, einem antiapoptotischen Protein, und des Reparaturmarkerproteins Proliferator Zellkernantigen abnimmt [9]. Untersuchungen sind im Gange, die eine Abnahme der Myozytenhyperplasie durch mechanische Entlastung als ursprüngliche Reaktion auf den Verlust an Myozyten im kranken Herzen nachweisen sollen [12, 67].

3.7.8 Zusammenfassung und Ausblick

Die Evidenz, dass mechanische Entlastung eines kranken Herzens zu einer Erholung („*reverse remodeling*") führen kann, ist gegeben. Wissenschaftlich ist dieser Prozess jedoch noch nicht vollständig verstanden. Die Rolle der Technologie der Herzunterstützungssysteme muss weiter untersucht werden. Erste Erfahrungen weisen jedoch darauf hin, dass die Steuerung der Pumpe und damit der Grad der Entlastung bzw. Belastung des linken Herzens eine Rolle für die Erholung spielt. Aus der Tatsache, dass das Myokard des insuffizienten Herzens auf Zellebene, extra-

zellulär, auf Gen- und Proteinebene auf die Entlastung reagiert, lässt sich nicht ableiten, ob die mechanische Entlastung diese Änderungen herbeiführt oder die gleichzeitig zu beobachtende Normalisierung des neurohumoralen Milieus oder beide Effekte eine Rolle spielen (Tab. 3.7.1). Weiterhin ist in der Mehrzahl der Fälle keine Korrelation zwischen der aus der Analyse des Gewebes gefundenen Normalisierung mit einer Funktionsverbesserung zu finden [81]. Diese fehlende Korrelation spiegelt die Heterogenität der Patienten und der Gewebeproben wider.

Die klinischen Daten sind auf eine kleine Zahl von Patienten begrenzt und stammen aus nur wenigen Institutionen. Eine Wertung dieser Daten zeigt, dass nicht die Herzfunktion zur Zeit der Implantation, sondern die Länge der Herzerkrankung vor der Implantation sowie die Erholungsfähigkeit innerhalb der ersten Monate nach der Implantation und das Alter Einfluss auf eine Erholung haben. Dies führt zu der Schlussfolgerung, dass die Chance der Patienten, sich durch die Implantation eines Herzunterstützungssystems umfassend und dauerhaft zu erholen, mit einer frühzeitigen Implantation verknüpft ist.

Eine Optimierung der chirurgischen Techniken und der Technologie der Systeme, z. B. durch die Möglichkeit, definierbare Druckverhältnisse im linken Ventrikel zu schaffen, haben das Potenzial, die Zahl der Patienten mit Erholung zu erhöhen. Außerdem sollten adjunktive pharmakologische Interventionen geprüft werden, die in einem entlasteten Herzen *Reverse-remodeling*-Prozesse induzieren oder unterhalten. So ist z. B. eine zusätzliche Stammzelltherapie oder eine adrenerge Stimulation der Beta-2-Adrenorezeptoren, z. B. mit Clenbuterol, denkbar [29, 45, 48, 51, 72].

Trotz vieler unbeantworteter Fragen, wie der Erholungsprozess molekularbiologisch verstanden werden kann, ist klinisch gesehen das Langzeitüberleben von Patienten mit akutem und chronischem Herzversagen, denen ein LVAD zur Entlastung des Herzens zunächst implantiert und dann nach unterschiedlich langer Zeit entfernt wurde, heute Realität. Die Möglichkeit eines „reverse remodeling" und funktioneller Herzerholung durch mechanische Entlastung konnte gezeigt werden.

∎ Literatur

1. Altemose GT, Gritsus V, Jeevanandam V, Goldman B, Margulies KB (1997) Altered myocardial phenotype after mechanical support in human beings with advanced cardiomyopathy. J Heart Lung Transplant 16:765–773
2. Altemose GT, Gritsus V, Jeevanandam V, Goldman B, Margulies KB (1997) Altered myocardial phenotype after mechanical support in human beings with advanced cardiomyopathy. J Heart Lung Transplant 16:765–773
3. Altemose G, Gritsus V, Jeevanandam V, Goldman B, Margulies K (1997) Altered myocardial phenotype after mechanical support in human beings with advanced cardiomyopathy. J Heart Lung Transplant 16:765–773
4. Aquila-Pastir LA, McCarthy PM, Smedira NG, Moravec CS (2001) Mechanical unloading decreases the expression of beta-tubulin in the failing human heart. J Heart Lung Transplant 20:211
5. Baba HA, Grabellus F, August C, Plenz G, Takeda A, Tjan TD, Schmid C, Deng MC (2000) Reversal of metallothionein expression is different throughout the human myocardium after prolonged left-ventricular mechanical support. J Heart Lung Transplant 19:668–674
6. Barbone A, Holmes JW, Heerdt PM et al (2001) Comparison of right and left ventricular responses to left ventricular assist device support in patients with severe heart failure: a primary role of mechanical unloading underlying reverse remodeling. Circulation 104:670–675
7. Barbone A, Holmes JW, Heerdt PM, The' AH, Naka Y, Joshi N, Daines M, Marks AR, Oz MC, Burkhoff D (2001) Comparison of right and left ventricular responses to left ventricular assist device support in patients with severe heart failure: a primary role of mechanical unloading underlying reverse remodeling. Circulation 104:670–675
8. Bartling B, Milting H, Schumann H et al (1998) Improved myocardial expression of anti apoptotic genes under support by ventricular assist device (VAD) in terminal heart failure. Circulation 98:I–200
9. Bartling B, Milting H, Schumann H (1999) Myocardial gene expression of regulators of myocyte apoptosis and myocyte calcium homeostasis during hemodynamic unloading by ventricular assist devices in patients with end-stage heart failure. Circulation 100:II216–II223
10. Bartling B, Milting H, Schumann H, Darmer D, Arusoglu L, Koerner MM, EI-Banayosy A, Koerfer R, Holtz J, Zerkowski HR (1999) Myocardial gene expression of regulators of myocyte apoptosis and myocyte calcium homeostasis during hemodynamic unloading by ventricular assist devices in patients with end-stage heart failure. Circulation 100:II216–II223
11. Beltrami AP, Urbanek K, Kajstura J, Yan SM, Finato N, Bussani R, Nadal-Ginard B, Silvestri F, Leri A, Beltrami CA, Anversa P (2001) Evidence that human cardiac myocytes divide after myocardial infarction. N Engl J Med 344:1750–1757
12. Blaxall BC, Tschannen-Moran BM, Milano CA, Koch WJ (2003) Differential gene expression and genomic patient stratification following left ventricular assist device support. J Am Coll Cardiol 41(7):1107–1108
13. Boettcher W, Merkle F, Weitkemper HH (2000) History of extracorporeal circulation: the invention and modification of blood pumps. J Extra Corpor Technol 35(3):184–191
14. Bozkurt B, Torre-Amione G, Warren MS, Whitmore J, Soran OZ, Feldman AM, Mann DL (2001) Results of targeted anti-tumor necrosis factor therapy with etanercept (ENBREL) in patients with advanced heart failure. Circulation 103:1044–1047
15. Bruckner BA, Stetson SJ, Farmer JA et al (2000) The implications for cardiac recovery of left ventricular assist device support on myocardial collagen content. Am J Surg 180:498–502
16. Bruckner BA, Stetson SI, Perez-Verdia A et al (2001) Regression of fibrosis and hypertrophy in failing myocardium following mechanical circulatory support. J Heart Lung Transplant 20:457–464
17. Burch G, Walsh J, Ferrans V, Hibbs R (1965) Prolonged bed rest in the treatment of the dilated heart. Circulation 32:852–856
18. Chang A, Hanley F, Windling S et al (1994) Left heart support with a ventricular assist device in an infant with acute myocarditis. Crit Care Med 20:812–815
19. Davies JE, Kirklin JK, Pearce FB, Rayburn BK, Winokur TS, Holman WL (2002) Mechanical circulatory support for myocarditis: how much recovery

should occur before device removal? J Heart Lung Transplant 21(11):1246–1249

20. De Jonge N, van Wichen DF, Schipper ME, Lahpor JR, Gmelig-Meyling FH, Robles de Medina EO, de Weger RA (2002) Left ventricular assist device in end-stage heart failure: persistence of structural damage after unloading. An immunohistochemical analysis of the contractile myofilaments. J Am Coll Cardiol 39:963–969

21. del Nido PJ, Armitage JM, Fricker FJ, Shaver M, Cipriani L, Dayal G, Park SC, Siewers RD (1994) Extracorporeal membrane oxygenation support as a bridge to pediatric heart transplantation. Circulation 90 (5 pt 2):II66–II69

22. Depre C, Shipley GL, Chen W, Han Q, Doenst T, Moore ML, Stepkowski S, Davies PJ, Taegtmeyer H (1998) Unloaded heart in vivo replicates fetal gene expression of cardiac hypertrophy. Nat Med 4:1269–1275

23. Depre C, Taegtmeyer H (2000) Metabolic aspects of programmed cell survival and cell death in the heart. Cardiovasc Res 45:538–548

24. Dibbs Z, Kurrelmeyer K, Kalra D et al (1999) Cytokines in heart failure: pathogenetic mechanisms and potential treatment. Proc Assoc Am Physicians 111:423–428

25. Dipla K, Mattiello J, Jeevanandam V, Houser S, Margulies K (1998) Myocyte recovery after mechanical circulatory support in humans with end-stage heart failure. Circulation 97:2316–2322

26. Doenst T, Goodwin G, Cedars A, Wang M, Stepkowski S, Taegtmeyer H (2001) Load-induced changes in vivo alter substrate fluxes and insulin responsiveness of rat heart in vitro. Metabolism 50:1083–1090

27. Duncan BW, Bohn DJ, Atz AM et al (2001) Mechanical circulatory support for the treatment of children with acute fulminant myocarditis. J Thorac Cardiovasc Surg 122:440–448

28. Eiken HG, Oie E, Damas JK, Yndestad A, Bjerkeli V, Aass H, Simonsen S, Geiran OR, Tonnessen T, Christensen G, Froland SS, Gullestad L, Attramadal H, Aukrust P (2001) Myocardial gene expression of leukaemia inhibitory factor, interleukin-6 and glycoprotein 130 in end-stage human heart failure. Eur J Clin Invest 31:389–397

29. Extracorporal Life Support Organization (2003) ECLS Registry Report, University of Michigan, Ann Arbor

30. Farrar DJ, Holman WR, McBride LR, Kormos RL, Icenogle TB, Hendry PJ, Moore CH, Loisance DY, El-Banayosy A, Frazier H (2002) Long-term follow-up of Thoratec ventricular assist device bridge-to-recovery patients successfully removed from support after recovery of ventricular function. J Heart Lung Transplant 21(5):516–521

31. Flesch M, Margulies K, Mochmann H, Engel D, Sivasubramanian N, Mann D (2001) Differential regulation of mitogen-activated protein kinases in the failing human heart in response to mechanical unloading. Circulation 104:2273–2276

32. Francis G, Anwar F, Bank A, Kubo S, Jessurun J (1999) Apoptosis, Bcl-2, and proliferating cell nuclear antigen in the failing human heart: observations made after implantation of left ventricular assist device. J Card Fail 5:308–315

33. Frazier OH, Benedict CR, Radovancevic B, Bick RJ, Capek P, Springer WE, Macris MP, Delgado R, Buja LM (1996) Improved left ventricular function after chronic left ventricular unloading. Ann Thorac Surg 62(3):675–681; discussion: 681–682

34. Frazier OH, Benedict CR, Radovancevic B, Bick RJ, Capek P, Springer WE, Macris MP, Delgado R, Buja LM (1996) Improved left ventricular function after chronic left ventricular unloading. Ann Thorac Surg 62:675–682

35. Frazier OH (2003) Prologue: ventricular assist devices and total artificial hearts. A historical perspective. Cardiol Clin 21(1):1–13

36. Goldstein DJ, Moazami N, Seldomridge JA et al (1997) Circulatory resuscitation with left ventricular assist device support reduces interleukins 6 and 8 levels. Ann Thorac Surg 63:971–974

37. Gorcsan J 3rd, Severyn D, Murali S, Kormos RL (2003) Non-invasive assessment of myocardial recovery on chronic left ventricular assist device: results associated with successful device removal. J Heart Lung Transplant 22(12):1304–1313

38. Grabellus F, Levkau B, Sokoll A, Welp H, Schmid C, Deng MC, Takeda A, Breithardt G, Baba HA (2002) Reversible activation of nuclear factor-kappaB in human end-stage heart failure after left ventricular mechanical support. Cardiovasc Res 53:124–130

39. Harding J, Piacentino V 3rd, Gaughan J, Houser S, Margulies K (2001) Electrophysiological alterations after mechanical circulatory support in patients with advanced cardiac failure. Circulation 104: 1241–1247

40. Heerdt PM, Holmes JW, Cai B, Barbone A, Madigan JD, Reiken S, Lee DL, Oz MC, Marks AR, Burkhoff D (2000) Chronic unloading by left ventricular assist device reverses contractile dysfunction and alters gene expression in end-stage heart failure. Circulation 102:2713–2719

41. Heerdt PM, Holmes IW, Cai B et al (2000) Chronic unloading by left ventricular assist device reverses contractile dysfunction and alters gene expression in end stage heart failure. Circulation 102:2713–2719

42. Helman DN, Maybaum SW, Morales DL, Williams MR, Beniaminovitz A, Edwards NM, Mancini DM, Oz MC (2000) Recurrent remodeling after ventricular assistance: is long-term myocardial recovery attainable? Ann Thorac Surg 70(4):1255–1258

43. Hetzer R, Muller JH, Weng Y, Meyer R, Dandel M (2001) Bridging-to-recovery. Ann Thorac Surg 71(3 Suppl):109–113; discussion: 114–115

44. Hetzer R, Jurmann MJ, Potapov EV, Hennig E, Stiller B, Muller JH, Weng Y (2002) Heart assist systems – current status. Herz 27(5):407–417

45. Hon JKF, Yacoub MH (2003) Bridge to recovery with the use of left ventricular assist devices and clenbuterol. Ann Thorac Surg 75:36–41

46. Houel R, Vermes E, Tixier DB, Le Besnerais P, Benhaiem-Sigaux N, Loisance DY (1999) Myocardial recovery after mechanical support for acute myocarditis: is sustained recovery predictable? Ann Thorac Surg 68(6):2177–2180

47. Hunt SA, Baker DW, Chin MH, Cinquegrani MP, Feldman AM, Francis GS, Ganiats TG, Goldstein S, Gregoratos G, Jessup ML, Noble RJ, Packer M, Silver MA, Stevenson LW, Gibbons RJ, Antman EM, Alpert JS, Faxon DP, Fuster V, Gregoratos G, Jacobs AK, Hiratzka LF, Russell RO, Smith SC Jr; American College of Cardiology/American Heart Association Task Force on Practice Guidelines (Committee to Revise the 1995 Guidelines for the Evaluation and Management of Heart Failure); International Society for Heart and Lung Transplantation; Heart Failure Society of America (2001) ACC/AHA guidelines for the evaluation and management of chronic heart failure in the adult: executive summary. A report of the American College of Cardiology/American Heart Association Task Force on Practice Guidelines (committee to revise the 1995 Guidelines for the Evaluation and Management of Heart Failure): developed in collaboration with the International Society for Heart and Lung Transplantation; endorsed by the Heart Failure Society of America. Circulation 104(24):2996–3007

48. James KB, McCarthy PM, Thomas JD, Vargo R, Hobbs RE, Sapp S, Bravo E (1995) Effect of the implantable left ventricular assist device on neuroendocrine activation in heart failure. Circulation 92(9 suppl):II191–II195

49. Joharchi MS, Neiser U, Lenschow U et al (2003) Thoratec left ventricular assist device for bridging to recovery in fulminant acute myocarditis. Ann Thorac Surg 74:234–235

50. Khan T, Delgado RM, Radovancevic B, Torre-Amione G, Abrams J, Miller K, Myers T, Okerberg K, Stetson SJ, Gregoric I, Hernandez A, Frazier OH (2003) Dobutamine stress echocardiography predicts myocardial improvement in patients supported by left ventricular assist devices (LVADs): hemodynamic and histologic evidence of improvement before LVAD explantation. J Heart Lung Transplant 22(2):137–146

51. Laurance Lequier (2004) Extracorporeal life support in pediatric and neonatal critical care: a review. J Int Care Med 19 (5):243–258

52. Lee S, Doliba N, Osbakken M, Oz M, Mancini D (1998) Improvement of myocardial mitochondrial function after hemodynamic support with left ventricular assist devices in patients with heart failure. J Thorac Cardiovasc Surg 116:344–349

53. Lee SH, Doliba N, Osbakken M, Oz M, Mancini D (1998) Improvement of myocardial mitochondrial function after hemodynamic support with left ventricular assist devices in patients with heart failure. J Thorac Cardiovasc Surg 116:344–349

54. Lee S, Doliba N, Osbakken M, Oz M, Mancini D (1998) Improvement of myocardial mitochondrial function after hemodynamic support with left ventricular assist devices in patients with heart failure. J Thorac Cardiovasc Surg 116:344–349

55. Leprince P, Combes A, Bonnet N et al (2003) Circulatory support for fulminant myocarditis: consideration for implantation, weaning and explantation. Eur J Cardiothorac Surg 24:399–403

56. Levin HR, Oz MC, Chen JM, Packer M, Rose EA, Burkhoff D (1995) Reversal of chronic ventricular dilation in patients with end-stage cardiomyopathy by prolonged mechanical unloading. Circulation 91(11):2717–2720

57. Li YY, Feng Y, McTiernan CF et al (2001) Downregulation of matrix metalloproteinases and reduction in collagen damage in the failing human heart after support with left ventricular assist devices. Circulation 104:1147–1152

58. Li YY, Feng Y, McTiernan CF, Pei W, Moraves CS, Wang P, Rosenblum W, Kormos RL, Feldman AM (2001) Downregulation of matrix metalloproteinases and reduction in collagen damage in the failing heart after support with left ventricular assist devices. Circulation 104(10):1089–1091

59. Loebe M, Müller J, Hetzer R (1999) Ventricular assistance for recovery of cardiac failure. Curr Opin Cardiol 14(3):234–248

60. Mancini D, Oz M, Beniaminovitz A (1999) Current experience with left ventricular assist devices in patients with congestive heart failure. Curr Cardiol Rep 1(1):33–37

61. Marx SO, Reiken S, Hisamatsu Y, Jayaraman T, Burkhoff D, Rosemblit N, Marks AR (2000) PKA phosphorylation dissociates FKBP12.6 from calcium release channel (ryanodine receptor): defective regulation in failing hearts. Cell 101:365–376

62. Maybaum S, Williams M, Barbone A, Levin H, Oz M, Mancini D (2002) Assessment of synchrony relationships between the native left ventricle and the HeartMate left ventricular assist device. J Heart Lung Transplant 21(5):509–515

63. McCarthy PM, Nakatani S, Vargo R, Kottke-Marchant K, Harasaki H, James KB, Savage RM, Thomas JD (1995) Structural and left ventricular histologic changes after implantable LVAD insertion. Ann Thorac Surg 59(3):609–613

64. McCarthy PM, Savage RM, Fraser CD, Vargo R, James KB, Goormastic M, Hobbs RE (1995) Hemodynamic and physiologic changes during support with an implantable left ventricular assist device. J Thorac Cardiovasc Surg 109(3):409–417; discussion: 417–418

65. McCarthy PM, Nakatani S, Vargo R, Kottke-Marchant K, Harasaki H, James KB, Savage RM, Thomas JD (1995) Structural and left ventricular histologic changes after implantable LVAD insertion. Ann Thorac Surg 59:609–613

66. McCarthy PM (1995) HeartMate implantable left ventricular assist device: bridge to transplantation and future applications. Ann Thorac Surg 59(2S):46–51

67. Milting H, Bartling B, Schumann H et al (1999) Altered levels of mRNA of apoptosis-mediating genes after mid-term mechanical ventricular support in dilative cardiomyopathy – first results of the Halle Assist Induced Recovery Study (HAIR). Thorac Cardiovasc Surg 47:48–50

68. Mital S, Loke K, Addonizio L, Oz M, Hintze T (2000) Left ventricular assist device implantation augments nitric oxide dependent control of mitochondrial respiration in failing human hearts. J Am Coll Cardiol 36:1897–1902

69. Mital S, Loke K, Addonizio L, Oz M, Hintze T (2000) Left ventricular assist device implantation augments nitric oxide dependent control of mitochondrial respiration in failing human hearts. J Am Coll Cardiol 36:1897–1902

70. Müller J, Hetzer R (2000) Left ventricular recovery during left ventricular assist device support. In: Goldstein DJ, Oz MC (eds) Cardiac assist devices. Futura Publishing Company 2000:121–136

71. Muller J, Wallukat G, Weng YG, Dandel M, Spiegelsberger S, Semrau S, Brandes K, Theodoridis V, Loebe M, Meyer R, Hetzer R (1997) Weaning from mechanical cardiac support in patients with idiopathic dilated cardiomyopathy. Circulation 96(2): 542–549

72. Müller J, Wallukat G, Weng YG, Dandel M, Spiegelsberger S, Semrau S, Brandes K, Theodoridis V, Loebe M, Meyer R, Hetzer R (1997) Weaning from mechanical cardiac support in patients with idiopathic dilated cardiomyopathy. Circulation 96(2): 542–549

73. Nishimura M, Radovancevic B, Odegaard P, Myers T, Springer W, Frazier OH (1996) Exercise capacity recovers slowly but fully in patients with a left ventricular assist device. ASAIO J 42(5):M568–570

74. Ogletree-Hughes ML, Stull LB, Sweet WE, Smedira NG, McCarthy PM, Moravec CS (2001) Mechanical unloading restores beta-adrenergic responsiveness and reverses receptor downregulation in the failing human heart. Circulation 104:881–886

75. Orlic D, Kajstura J, Chimenti S, Jakoniuk I, Anderson SM, Li B, Pickel J, McKay R, Nadal-Ginard B, Bodine DM, Leri A, Anversa P (2001) Bone marrow cells regenerate infarcted myocardium. Nature 410:701–705

76. Oz MC, Argenziano M, Catanese KA, Gardocki MT, Goldstein DJ, Ashton RC, Gelijns AC, Rose EA, Levin HR (1997) Bridge experience with long-term implantable left ventricular assist devices. Are they an alternative to transplantation? Circulation 95(7):1844–1852

77. Razeghi P, Young M, Alcorn J, Moravec C, Frazier OH, Taegtmeyer H (2001) Metabolic gene expression in fetal and failing human heart. Circulation 104:2923–2931

78. Razeghi P, Mukhopadhyay M, Myers TJ, Williams JN, Moravec CS, Frazier OH, Taegtmeyer H (2001) Myocardial tumor necrosis factor-alpha expression does not correlate with clinical indices of heart failure in patients on left ventricular assist device support. Ann Thorac Surg 72(6):2044–2050

79. Razeghi P, Young ME, Ying J, Depre C, Uray IP, Kolesar J, Shipley GL, Morave CS, Davies PJ, Frazier OH, Taegtmeyer H (2002) Downregulation of metabolic gene expression in failing human heart before and after mechanical unloading. Cardiology 97:203–209

80. Razeghi P, Myers TJ, Frazier OH, Taegtmeyer H (2002) Reverse remodelling of the failing human heart with mechanical unloading. Cardiology 98: 167–174

81. Razeghi P, Young ME, Ying J, Depre C, Uray IP, Kolesar J, Shipley GL, Morave CS, Davies PJ, Frazier OH, Taegtmeyer H (2002) Downregulation of metabolic gene expression in failing human heart before and after mechanical unloading. Cardiology 97:203–209

82. Reul HM, Akdis M (2000) Blood pumps for circulatory support. Perfusion 15(4):295–311

83. Rivello H, Meckert P, Vigliano C, Favaloro R, Laguens R (2001) Cardiac myocyte nuclear size and ploidy status decrease after mechanical support. Cardiovasc Pathol 10:53–57

84. Scheinin S, Capek P, Radovancevic B, Duncan J, McAllister HJ, Frazier 0H (1992) The effect of prolonged left ventricular support on myocardial histopathology in patients with end-stage cardiomyopathy. ASAIO J 38:M271–M274

85. Song X, Throckmorton AL, Untaroiu A, Patel S, Allaire PE, Wood HG, Olsen DB (2003) Axial flow blood pumps. ASAIO J 49(4):355–364

86. Stiller B, Dahnert I, Weng YG, Hennig E, Hetzer R, Lange PE (1999) Children may survive severe myocarditis with prolonged use of biventricular assist devices. Heart 82(2):237–240

87. Stiller B, Weng Y, Hübler M, Alexi-Meskishvili V, Lehmkuhl H, Potapov E, Hennig E, Redlin M, Merkle F, Lemmer J, Nagdyman N, Lange P, Hetzer R (2004) Entwöhnung nach Herzunterstützung mit pneumatisch pulsatilem Assist Device (Berlin Heart) im Kindesalter. Z Herz- Thorax- Gefäßchir 18:168–175

88. Takeishi Y, Jalili T, Hoit BD et al (2000) Alterations in Ca^{2+} cycling proteins, and G alpha q signaling after left ventricular assist device support in failing human hearts. Cardiovasc Res 45:883–888

89. Terracciano CM, Hardy J, Birks EJ, Khaghani A, Banner NR, Yacoub MH (2004) Clinical recovery from end-stage heart failure using left-ventricular assist device and pharmacological therapy correlates with increased sarcoplasmic reticulum calcium content but not with regression of cellular hypertrophy. Circulation 109(19):2263–2265

90. Torre-Amione G, Stetson SJ, Youker KA, Durand JB, Radovancevic B, Delgado RM, Frazier OH, Entman ML, Noon GP (1999) Decreased expression of tumor necrosis factor-alpha in failing human myocardium after mechanical circulatory support: a potential mechanism for cardiac recovery. Circulation 100:1189–1193

91. Uray IP, Connelly JH, Frazier OH, Taegtmeyer H, Davies PJ (2001) Altered expression of tyrosine kinase receptors Her2/neu and GP130 following left ventric-

ular assist device (LVAD) placement in patients with heart failure. J Heart Lung Transplant 20:210

92. Vatta M, Stetson SJ, Perez-Verdia A, Entman ML, Noon GP, Torre-Amione G, Bowles NE, Towbin JA (2002) Molecular remodeling of dystrophin in patients with end-stage cardiomyopathies and reversal in patients on assistance-device therapy. Lancet 359:936–941

93. Yacoub MH (2001) A novel strategy to maximize the efficacy of left ventricular assist devices as a bridge to recovery. Eur Heart J 22:534–540

94. Yacoub MH (2001) A novel strategy to maximize the efficacy of left ventricular assist devices as a bridge to recovery. Eur Heart J 22:534–540

95. Zafeiridis A, Jeevanandam V, Houser SR, Margulies KB (1998) Regression of cellular hypertrophy after left ventricular assist device support. Circulation 98:656–662

96. Zafeiridis A, Jeevanandam V, Houser SR, Margulies KB (1998) Regression of cellular hypertrophy after left ventricular assist device support. Circulation 98:656–662

3.8 Der Posttransplantnotfall

M.C. Deng, H. Baron

3.8.1 Grundlagen

Da die Prävalenz von Menschen mit chronischer Herzinsuffizienz durch verbesserte Behandlung des akuten Myokardinfarktes in den letzten 20 Jahren weltweit um das Dreifache gestiegen ist und in den industrialisierten Ländern gegenwärtig auf 1% der Bevölkerung geschätzt wird, ist für die Bundesrepublik Deutschland mit einer Prävalenz von 800 000 Erkrankungen, einer Inzidenz von ca. 100 000 Neuerkrankungen pro Jahr und einer Letalität von 80 000 Todesfällen pro Jahr zu rechnen. Die mittleren Einjahres- bzw. Fünfjahresüberlebensraten betragen 60% bzw. 30%. Bei Versagen der etablierten konventionellen Therapie liegen die Überlebensraten unter 50% bzw. 10% [16, 23]. Von den seit 1967 weltweit ca. 75 000 durchgeführten Herztransplantationen erfolgten ca. 6–10% in Deutschland, davon 2005 von weltweit ca. 2500 knapp 400. Diese Behandlung kommt also für maximal 1% der Patientengruppe mit chronischer Herzinsuffizienz in Frage [18, 23]. Es bedarf deshalb einer kritischen Auswahl der geeignetesten Patienten auf der Basis des erwarteten Zugewinns an Lebenserwartung und Lebensqualität durch die Herztransplantation gegenüber sämtlichen anderen in Frage kommenden Behandlungsmethoden [11]. Dabei müssen die gegenwärtig angewendeten Indikationen [27] sorgfältig beim einzelnen Patienten innerhalb einer Teamentscheidungsstruktur und auf der Basis von Konsensusempfehlungen geprüft werden [18, 23]. Dabei spielen auch nationale Allokationsrichtlinien eine Rolle [10]. Wenn während der Wartezeit die Hämodynamik oder der Herzrhythmus nicht zu stabilisieren sind oder sekundäre Organschädigungen eintreten, kommen Überbrückungsmaßnahmen wie Kunstherz, Defibrillator, Beatmung oder Dialyse in Frage. Der Anteil von Patienten, die nach derartiger Überbrückung zur Herztransplantation gelangen, wird wegen der zunehmenden Diskrepanz zwischen wachsender Wartelistengröße und stagnierender Spenderorganzahl immer größer [25]. Diese veränderte Patientenzusammensetzung trägt gegenwärtig neben anderen Faktoren [17] zu nicht steigenden Überlebensraten frühpostoperativ sowie im Langzeitverlauf bei [11]. Die Immunsuppression umfasst in der Regel eine Induktion mit Lymphozytenantikörpern sowie Dreifachimmunsuppression mit Prednisolon, Azathioprin/Mykophenolat und Cyclosporin/Takrolimus. In der Nachsorge, die der Erhaltung der Spenderorganfunktion, Minimierung der begleitenden Organkomplikationen, Verarbeitung des Krankheitsprozesses und Wiedereingliederung ins Alltagsleben dient, spielt die Verhinderung bzw. Früherkennung und -behandlung von potenziell lebensbedrohlichen Funktionsstörungen des Transplantats eine herausragende Rolle. Eine interdisziplinäre Betreuungsstruktur ist auch hier notwendig [21]. Die häufigsten Todesursachen nach Herztransplantation in verschiedenen Zentren sind in Tabelle 3.8.1 zusammengefasst. Zur Überwachung der Transplantatfunktion, insbesondere der akuten Abstoßung und der häufig als chronische Abstoßung interpretierten Transplantatvaskulopathie, werden neben klinischer Untersuchung, Immunmonitoring, EKG, Röntgenthorax, Echokardiogramm, Spiroergometrie und Rechtsherzkatheter die Endomyo-

Tabelle 3.8.1. Die häufigsten Todesursachen nach Herztransplantation aus veschiedenen Zentren

	Stanford <1 Jahr	Stanford >1 Jahr	Pittsburgh <8 Tage	Münster alle
∎ Abstoßung	22%	7%	29%	33%
∎ Infektion	42%	30%	7%	7%
∎ Vaskulopathie	2%	33%	0%	0%
∎ Unklares Versagen	9%	0%	k.a.	7%
∎ Lymphome	3%	7%	k.a.	0%
∎ Andere Malignome	0%	12%	k.a.	7%
∎ Lungenembolie	5%	0%	k.a.	4%
∎ Rechtsversagen	3%	0%	9%	4%
∎ Zerebraler Insult	5%	2%	k.a.	4%
∎ Organkonservierung	k.a.	k.a.	16%	0%
∎ OP-Technik	k.a.	k.a.	18%	3%
∎ Arrhythmie	k.a.	k.a.	k.a.	10%
∎ Organversagen	k.a.	k.a.	k.a.	10%
∎ Blutung	k.a.	k.a.	2%	7%
∎ Sonstige	9%	9%	19%	4%
∎ Gesamt	k.a.			

k.a. = keine Angaben

kardbiopsie und die Herzkatheteruntersuchung mit computergestützter Auswertung und intrakoronarem Ultraschall eingesetzt. Die häufigsten kardialen Notfallsituationen nach Herztransplantation sind in Tabelle 3.8.2 zusammengefasst.

Perioperative allgemein herzchirurgische Komplikationen werden andernorts besprochen [6].

3.8.2 Kardiale Notfallsituationen nach Herztransplantation

3.8.2.1 Rechtsherzversagen

∎ **Problemstellung.** Eine der Haupttodesursachen früh nach Herztransplantation ist das Rechtsherzversagen. Relativ häufig findet sich bei Herztransplantatempfängern vor der Operation ein erhöhter Pulmonalgefäßwiderstand. Dieser ist Folge der chronischen linksventrikulären Dysfunktion. Da der rechte Ventrikel des Spenderherzens nicht an diese erhöhte Nachlast

gewöhnt ist, kann es zu einem rechtsventrikulären Versagen mit Dilatation und Trikuspidalinsuffizienz kommen. Weitere Ursachen sind multiple Lungenembolien, ausgehend von wandständigen Thromben des rechten Ventrikels, sowie eine verstärkte muskuläre Ausstattung der Pulmonalarteriolen bei Patienten mit angeborenen Herzfehlern. Die intraoperativen Faktoren, die zum Rechtsherzversagen nach HTx beitragen, sind eine erhöhte Empfindlichkeit des rechten Ventrikels für Größenmismatch und Volumenänderungen. Darüber hinaus ist als seltene Ursache ein Abknicken der Pulmonalarterie beschrieben worden.

∎ **Diagnostik.** Klinisch entwickelt sich das Rechtsherzversagen häufig innerhalb von Stunden unter dem Bild des Low-output-Syndroms, echokardiografisch erkennbar an einer rechtsventrikulär betonten Pumpstörung, eventuell begleitet von einer Trikuspidalklappeninsuffizienz, und hämodynamisch an einem Abfall des Herzindex unter 2 l/min/m^2 mit Erhöhung des transpulmonalen Gradienten über 15 mmHg, des Pulmonalgefäßwiderstandes über 240 dyn×s×cm^{-5} und des rechtsatrialen Druckes über 15 mmHg. Häufig findet sich eine begleitende deutliche Erhöhung der Transaminasen und des Bilirubins.

∎ **Phase der Intensivbehandlung.** Im Vordergrund steht die möglichst selektive Senkung des Pulmonalgefäßwiderstandes mit gleichzeitig positiv-inotroper Wirkung auf den rechten Ventrikel. Hier sind Katecholamine wie Dobutamin 2–10 µg/kg/min, Phosphodiesterasehemmer wie Milrinon 0,3–0,7 µg/kg/min, Prostaglandinderivate wie Epoprostenol 20 ng/kg/min oder Vernebelung mit Stickstoffmonoxyd einzusetzen [20]. Falls hierunter keine Stabilisierung zu erreichen ist, kommt ein rechtsventrikuläres Unterstützungssystem zum Einsatz.

∎ **Erfolgskontrolle.** Die Senkung des Pulmonalgefäßwiderstandes führt zu einer echokardiografisch und hämodynamisch rasch nachweisbaren Erhöhung des Herzindex.

∎ **Stellung im therapeutischen Gesamtkonzept.** Die präoperative Evaluation und Maßschneiderung der Hämodynamik mit einem standardisierten Protokoll zur Senkung eines erhöhten Pulmonalgefäßwidergtandes bzw. transpulmonalen Gradienten spielt die Hauptrolle zur Verhin-

Tabelle 3.8.2. Kardiale Notfallsituationen nach Herztransplantation

Diagnose	Ursachen	Diagnostik	Therapie
∎ Rechtsherzversagen	Präop. PVR↑	Echo RHK	Dobutamin 2–10 µg/kg/min Milrinon 0,3–0,7µg/kg/min Epoprostenol 20 ng/kg/min NO RV-Assist-System
∎ Hyperakute Abstoßung	Präformierte Ak	Echo RHK PRA BX	Cyclophosphamid 3–6 mg/kg/Tag dann 100 mg/Tag über 6 Monate Plasmapherese Re-HTx*
∎ Akute Abstoßung	Zelluläre Infiltrate	BX Echo	Stufentherapie
∎ Sepsis	Überimmunsuppression	RHK Blutkultur Immunmonitoring	Reduktion der Immunsuppression Antimikrobielle Therapie
∎ Arrhythmien	Chirurgisch Abstoßung	EKG	(AV)Pacing Orciprenalin Abstoßungstherapie
∎ Unklares Transplantatversagen	Spendererkrankung, periop. Ischämie, Zytokinsyndrom?	Echo RHK	Bridging Re-HTx*
∎ Hypertonie	Katecholamine CSA	Druckmonitoring	Urapidil 15–30 mg/h i.v. Diltiazem 1–10 mg/h i.v. Enalapril 0,625 mg/h alle 6 h i.v. Nitroglycerin 1–10 mg/h i.v. Esmolol 0,05–0,2 mg/kg/min i.v.
∎ Perikarderguss	Postkardiotomie, Abstoßung	Klinik, Echo, Rö, RHK	Drainage Punktion
∎ Trikuspidalinsuffizienz	Größenmismatch, Geometrie, Biopsie, PVR↑	Echo, RHK	Diuretika TK-OP
∎ Vaskulopathie	Immunologisch vermittelte Intimahyperplasie	Echo Hk ICUS	Diltiazem PTCA, BP-OP Re-HTx

HTx Herztransplantation, *PVR* Pulmonalgefäßwiderstand, *RHK* Rechtsherzkatheter-Hämodynamik-Messung, *Echo* Echokardiogramm; *NO* Stickstoffmonoxid, *Ak* Antikörper, *PRA* „panel-reactive antibody", *BX* Endomyokardbiopsie, *CSA* Cyclosporin, *ICUS* intrakoronarer Ultraschall, *SVT* supraventrikuläre Tachyarrhythmie, *Hk* Herzkatheter, *Tk-OP* Trikuspidalklappen-OP
* In Münster wegen reduzierter Erfolgsaussichten nicht durchgeführt

derung des Rechtsherzversagens. Im Fall einer fixierten Erhöhung über 240–300 dyn×s×cm^{-5} bzw. eines TPG >15 mmHg ist in ausgewählten Fällen eine heterotope Herztransplantation zu erwägen [5].

3.8.2.2 Hyperakute Abstoßung

∎ **Problemstellung.** Bei ca. 0,5–3% der Patienten nach Herztransplantation [27] kann es innerhalb von wenigen Stunden nach der Herztransplantation zu einem Pumpversagen des zuvor intakten Organs kommen, wenn präformierte Antikörper gegen Zelloberflächenmoleküle vom HLA-Typ des Spenderorgans durch zuvor bereits aktivierte (sensibilisierte) B-Lymphozyten aktiv werden.

▍ **Diagnostik.** Das klinische Bild ist das eines biventrikulären Pumpversagens mit globaler Hypokinesie beider Ventrikel und Abfall des Herzindex sowie Anstieg der links- und rechtsventrikulären Füllungsdrücke innerhalb von Stunden. Der Panel-reactive-Antikörper-(PRA-)Test zeigt eine häufig positive Reaktion in >50% der aus der Bevölkerung zufällig zusammengestellten Lymphozyten, ist jedoch bezüglich der Antikörperspezifität nicht beweisend.

▍ **Phase der Intensivbehandlung.** Wenn der Verdacht auf eine hyperakute Abstoßung besteht, wird eine inotrope Unterstützungstherapie in die Wege geleitet und eine mechanische Unterstützung sowie im Einzelfalle eine Retransplantation frühzeitig erwogen. Im Programm der Columbia Universität in New York, dem größten Herztransplantationsprogramm der USA, wird aufgrund der grundsätzlich stark eingeschränkten Erfolgsaussichten nach akuter Retransplantation von diesem Vorgehen Abstand genommen. Da nur die Entfernung der Antikörper einen kausalen Therapieansatz darstellt, kann eine tägliche Plasmapherese begonnen und ein Immunsuppressivum mit starker B-Zell-Spezifität wie Cyclophosphamid, 16 mg/kg/Tag, gefolgt von 100 mg/Tag über 6 Monate, intravenöses Immunglobulin und Rituxima, ins Protokoll eingefügt werden. In jedem Falle wird die Steroidmedikation auf hochdosierte Gabe umgestellt.

▍ **Erfolgskontrolle.** Ob dieser therapeutische Ansatz erfolgreich ist, zeigt eine schnelle hämodynamische Besserung. Wenn keine Erholung stattfindet, kann nur die akute Retransplantation helfen. Diese wird jedoch gemäß dem Konzept der Columbia Universität aus grundsätzlichen Erwägungen wegen der bei Retransplantation deutlich reduzierten Einjahresüberlebensrate angesichts der Spenderorganknappheit nicht durchgeführt.

▍ **Stellung im therapeutischen Gesamtkonzept.** Entscheidend ist das präoperative Screening auf irreguläre Antikörper mittels PRA, insbesondere bei Wartelistenpatienten mit durchgemachter Schwangerschaft, Operationen wie z. B. Implantation eines mechanischen Herzassistenzsystemes, oder Bluttransfusionen, um gegebenenfalls ein prospektives spenderspezifisches Crossmatch durchführen zu können. Anzustreben ist ein prospektives HLA-Typing von Spender und Empfänger. Jedoch sind die gegenwärtigen Methoden angesichts einer maximalen Ischämiezeit von 3–4 h noch zu langsam. Insgesamt ist die Prognose bei Vorliegen einer hyperakuten Abstoßung ernst.

3.8.2.3 Akute Abstoßung

▍ **Problemstellung.** Akute zelluläre Abstoßungen, eingeteilt nach der Nomenklatur der International Society for Heart and Lung Transplantation (ISHLT) (Tabelle 3.8.3) [4], treten bevorzugt im ersten postoperativen Jahr, jedoch auch im Langzeitverlauf auf. Sie stellen trotz der Fortschritte der Immunsuppression weiterhin eine der Haupttodesursachen im ersten Jahr nach Herztransplantation dar [18]. Jedoch ist auch nach Ablauf von 12 Monaten lebenslang mit der Möglichkeit von Abstoßungen zu rechnen. Deshalb ist die Immunsuppression zwar nach Ablauf von 6–12 Monaten reduzierbar, muss aber lebenslang gewissenhaft beibehalten werden.

Tabelle 3.8.3. Standardisiertes Klassifikationssystem der Abstoßungen in der Endomyokardbiopsie (nach [3])

Grad	ISHI.T	Alte Nomenklatur
0	Keine Abstoßung	Keine Abstoßung
I	A = fokal (perivaskuläres oder interstitielles Infiltrat) B = spärliches diffuses Infiltrat	Leichte Abstoßung
II	Ein Herd mit aggressiver Infiltration oder fokale Myozytenschädigung	Fokale mäßige Abstoßung
III	A = multifokale aggressive Infiltrate B = diffuser entzündlicher Prozess	Mäßige Abstoßung Grenzwertig/schwer
IV	Diffuse aggressive polymorphe Abstoßung ± Ödem ± Hämorrhagie ± Vaskulitis	Schwere akute Abstoßung

Zu den Risikofaktoren zählen:
- HLA-Mismatch,
- weibliches Geschlecht,
- jüngeres Alter,
- Nicht-0-Blutgruppe,
- weibliche und junge Spenderherzen,
- Panel-reactive-antibody-Titer >10%,
- positives spenderspezifisches Crossmatch,
- OKT3-Antikörper-Sensibilisierung und
- Zytomegalievirusinfektion [18].

Die antikörpervermittelte akute Abstoßung wird seltener diagnostiziert.

▌ **Diagnostik.** Die Endomyokardbiopsie gilt seit ihrer Einführung 1973 durch Caves an der Stanford Universität als Goldstandard. Jedoch werden die Echokardiografie, das (zyto-)immunologische Monitoring, die intramyokardiale Elektrografie, die Indium-III-Anti-Myosin-Szintigrafie, die Magnetresonanztomografie und weitere Verfahren komplementär eingesetzt (Tabelle 3.8.4). Jüngst setzen sich zunehmend molekularbiologische Untersuchungsmethoden, z.B. basierend auf Genexpressionsprofilen von peripheren Leukozytenpopulationen, durch [12].

▌ **Phase der Intensivbehandlung.** Die höhergradige akute Abstoßung (ISHLT 3, 4) bedarf, wenn sie mit Einschränkung der systolischen Pumpfunktion einhergeht, der Therapie unter stationärer, gegebenenfalls intensivmedizinischer Überwachung. Ein stufenweises Vorgehen ist in den meisten Zentren üblich (Tabelle 3.8.5). Dabei wird in den meisten Zentren $3\times0,5$–$1,0$ g Prednisolon i.v. über 3 Tage, bei Nichtansprechen zusätzlich Antithymozytenglobulin gegeben. Einige Zentren verwenden den monoklonalen Antikörper OKT3 in einer Dosierung von 5 mg/Tag über 10–14 Tage.

▌ **Erfolgskontrolle.** Nach entsprechender Therapie, während der es zu einem Zytokinsyndrom mit Fieber und Schüttelfrost sowie passagerer hämodynamischer Instabilität und pulmonaler Stauung kommen kann, verbessert sich gewöhnlich die Hämodynamik. Die 7–10 Tage nach Ende der Stoßtherapie durchgeführte Kontrollbiopsie zeigt dann die Zeichen der Abstoßungsrückbildung.

▌ **Stellung im therapeutischen Gesamtkonzept.** Die akute, zellvermittelte Abstoßung ist, falls sie nicht angemessen erkannt und behandelt wird, eine der häufigsten Ursachen von Morbidität und Letalität nach Herztransplantation.

Tabelle 3.8.4. Methoden der Abstoßungsdiagnostik

Erkennung physiologischer Eigenschaften des abstoßenden Herzens	
Klinik	
▌ EKG	– Voltage im Oberflächen-EKG – Intramyokardiales Elektrogramm – Signalgemitteltes EKG – Reizleitungsstörungen
▌ Echo	– Linksventrikuläre Dimensionen – Volumina – Systolische Funktion – Dopplerindizes der diastolischen Funktion
▌ MRI	– T2-Relaxations-Signal – Linksventrikuläre Dimensionen
▌ Szintigrafie	– Technetium-99m – Thallium-201 – Gallium-67 – Indium-111-markierte Antikörper
Aktivierung des Immunsystems	
▌ Immun-monitoring	– Aktivierte Lymphozyten – E-Rosetten-Assay – CD4/CD8-Verhältnis – DNA-Analyse
▌ Andere	– Interleukin-2-Rezeptor – Transferrinrezeptor – Neopterin – Serum Prolactin – β_2-Mikroglobulin – Tumornekrosefaktor

3.8.2.4 Infektion/Sepsis

▌ **Problemstellung.** Es gibt 2 Gipfel infektiöser Komplikationen nach Herztransplantation.
- Infektionen in der frühen Periode innerhalb des 1. postoperativen Monats werden durch nosokomiale Keime, oft katheterbezogen, verursacht.
- In der späteren Phase 2–5 Monate nach Herztransplantation dominieren opportunistische Infektionen wie CMV, Pneumozystis und Pilze.

In der Frühphase nach Herztransplantation ist die Balance zwischen ausreichender Immunsuppression zur Verhinderung einer akuten Abstoßung und ausreichender immunologischer Abwehrkraft zur Verhinderung einer Infektion/Sepsis häufig nicht nur eine therapeutische, sondern auch eine diagnostische Herausforde-

Tabelle 3.8.5. Stufentherapie der akuten Abstoßung

Wirkprinzip	Dosierung	Bemerkungen
▎ Prednisolon	100 mg DECORTIN po am 1. Tag, danach Reduktion um 10 mg/Tag bis zur Erhaltungsdosis	Bei Bx 1 a/b (< 1 Jahr) oder Bx 2 a (> 1 Jahr) ambulant, Bx 1 Woche nach Ende
▎ Prednisolon	0,5 bis 3×1 g/Tag URBASON SOLUBILE i.v. über 3 Tage	Bei Bx 2 a/b oder 3, meist stationär, im Einzelfall ambulant, Infektabschirmung, Bx 1 Woche nach Ende
▎ Prednisolon + ATG	3×1 g URBASON SOLUBILE i.v. + 100 mg/Tag ATG über 3 Tage, 30 min vorher BEN-U-RON, TAVEGIL, TAGAMET	Refraktäre Bx 3 a/b oder 4, meist Intensivstation, cave: Zytokinsyndrom, cave: Allergie (SUPRARENIN), Infektabschirmung, Bx 1 Woche nach Ende
▎ Prednisolon + OKT3	3×5 g URBASON SOLUBILE i.v. + 5 mg/Tag MUROMONAB über 10 Tage, 30 min vorher BEN-U-RON, TAVEGIL, TAGAMET	Wie ATG
▎ Methotrexat	5–15 mg METHOTREXAT Tag 1 und 2, Pause Tag 3–7, über 1–5 Wochen	Refraktäre zelluläre Abstoßung
▎ Lymphknotenbestrahlung	–	Refraktäre zelluläre Abstoßung
▎ Cyclophosphamid	300 mg/Tag, Tag 1–3; 100 mg/Tag bis 6 Monate	Humorale Abstoßung
▎ Plasmapherese		Humorale Abstoßung

rung. In einer Multicenterstudie von 24 aktiven Herztransplantationszentren mit 814 Patienten fanden sich während einer mittleren Beobachtungszeit von 8,1 Monaten 409 schwere Infektionen, von denen 46% durch Bakterien, 40% durch Viren, 7% durch Pilze und 5% durch Protozoen verursacht worden waren [22].

Fallbericht

Eine 50-jährige adipöse Patientin mit einer dilatativen Kardiomyopathie im Endstadium erlitt innerhalb der ersten 4 Wochen postoperativ infolge einer Überimmunsuppression eine Pilzsepsis. Trotz Absetzen von CSA und AZA sowie Inkaufnahme einer zellulären Rejektion kam es nicht zu einer Erholung, sondern zu weiteren Organkomplikationen mit CMV- und Herpessimplex-Infektion, respiratorischer Insuffizienz und paralytischem Ileus, an denen sie am 42. Tag verstarb.

▎ **Diagnostik.** Wegen des mitunter heftigen Verlaufs von Infektionen ist bei entsprechendem Verdacht eine aggressive Erregerdiagnostik vonnöten [26]. Fieber ist eines der häufigsten Symptome, kann jedoch wegen der Kortikosteroidmedikation verändert auftreten. Eine sorgfältige Anamnese- und Befunderhebung kann den Ort der Infektion lokalisieren helfen. Die Diagnostik schließt ein Differenzialblutbild, Röntgenthorax, Kulturen von Blut, Urin und Sputum und Bronchoskopie mit bronchoalveolärer Lavage ein. Die Diagnostik von CMV schließt heutzutage neben Serotitern von IgM und IgG den Nachweis des „immediate early gene", des Strukturproteins pp65 sowie des Virusgenoms in Körperflüssigkeiten und Gewebe durch – falls möglich quantitative – PCR (zur Bestimmung der Viruslast im Körper) ein.

▎ **Phase der Intensivbehandlung.** Die in der Frühphase nach Herztransplantation aggressiv verlaufenden pulmonalen bakteriellen Infektionen mit Hospitalkeimen werden gemäß Antibiogramm in enger Absprache mit dem Mikrobiologen behandelt. Tritt eine systemische Pilzerkrankung, insbesondere Aspergillose, unter Immunsuppression in der frühpostoperativen Phase auf, so ist häufig trotz Gabe von Amphotericin B und Fluconazol der letale Ausgang nicht zu vermeiden. Unter den vitalen Erregern ist die symptomatische Cytomegalievirusinfektion zwar prognostisch ungünstig, jedoch mit der Kombination von Ganciclovir und CMV-Hyperimmunglobulin beherrschbar. Dabei muss im Sinne einer Gratwanderung zwischen Abstoßung und Infektion häufig die Basisimmunsuppression bis zu einem Niveau reduziert werden, bei dem eine zelluläre Abstoßung zu erwarten ist. Dabei kommt es auch ohne Zeichen der zellulären Abstoßung zu Phasen der hämodynamischen Instabilität, die möglicherweise durch die Freisetzung löslicher Immunmediatoren, vor allem proinflammatorischer Zytokine wie Interleukin-6, zu erklären ist [7, 10]. Dieses Management erfordert eine strikte interdisziplinäre intensivmedizinische Arbeit sowie ein kontinuierliches Immunmonitoring.

▌ **Erfolgskontrolle.** Die klinischen, serologischen und kulturellen Verlaufskontrollen zeigen die Erholung bzw. den letalen Verlauf an.

▌ **Stellung im therapeutischen Gesamtkonzept.** Dem Management der Infektionen kommt in der Frühphase nach Herztransplantation eine prominente Rolle zu.

3.8.2.5 Arrhythmien

▌ **Problemstellung.** Das denervierte Herz neigt zwar weniger zu sympathikusvermittelten tachykarden Arrhythmien, jedoch kommt es bei Abstoßungen häufig zu supraventrikulären Tachyarrhythmien. Im Langzeitverlauf nach Herztransplantation kommt es immer wieder zu plötzlichen Todesfällen. In manchen Fällen können bradykarde oder tachykarde Herzrhythmusstörungen als Prodromi dokumentiert werden. Eine Transplantatvaskulopathie als Ursache ist beschrieben worden. Es ist weiterhin denkbar, dass akute Abstoßungsreaktionen mit Beteiligung des Reizleitungssystems als Ursache in Frage kommen. Gelegentlich kann als Komplikation der Endomyokardbiopsie eine Bradyarrhythmie oder Tachyarrhythmie und in seltenen Fällen eine Schrittmachersondendislokation ausgelöst werden [1].

▌ **Diagnostik.** Das 12-Kanal-Oberflächen-EKG, 24-h-Langzeit-EKG und Monitor-EKG der Intensiveinheit erlauben eine zeitgerechte Diagnose. Der Stellenwert neuerer Methoden wie Spät-

potenzialanalyse befindet sich in der Evaluation. Wichtig ist es, die Ursachendiagnostik zügig durchzuführen, d.h. durch Endomyokardbiopsie eine akute Abstoßung und durch Koronarangiografie und Ventrikulografie eine Transplantatvaskulopathie und rechts- bzw. linksventrikuläre Dysfunktion auszuschließen.

▌ **Phase der Intensivbehandlung.** Die supraventrikuläre Tachyarrhythmie, die im Zusammenhang mit einer zellulären Abstoßung auftritt, ist nach Abstoßungsstoßtherapie häufig nicht mehr nachweisbar. Für den Fall, dass vorübergehend zusätzliche Pharmaka verabreicht werden müssen, ist die Kenntnis der Pathophysiologie des denervierten Herzens von großer Bedeutung. Die wesentlichen Daten sind in Tabelle 3.8.6 zusammengefasst. Bei bradykarden Rhythmusstörungen frühpostoperativ kann durch Gabe von Orciprenalin, 10–30 µg/min i.v. oder 3–10×20 mg/Tag oral oder Theophyllin 200–1000 mg/Tag, [24] häufig die Implantation eines permanenten Schrittmachers vermieden werden, insbesondere wenn die Bradykardie die Folge einer präoperativen Amiodaronmedikation ist. Dennoch ist in 2–10% der Fälle aufgrund einer anhaltenden Sinusknoten-, AV-Knoten- oder His-Bündel-Dysfunktion eine Schrittmacherimplantation notwendig [18]. Bei ventrikulären Tachyarrhythmien liegt ein ernstes Problem, häufig eine fortgeschrittene Transplantatvaskulopathie mit begleitender Ischämie vor. Hier ist neben der Akutgabe von ventrikelwirksamen Pharmaka an die Beseitigung einer eventuellen Ischämie zu denken.

▌ **Erfolgskontrolle.** Die erfolgreiche Behandlung zeigt sich am Nichtauftreten der Arrhythmie im Langzeit-EKG.

▌ **Stellung im therapeutischen Gesamtkonzept.** Die Kenntnis der pathophysiologischen Ursachen sowie der Pharmakotherapie ist in diesem Bereich von entscheidender Bedeutung.

3.8.2.6 Unklares Transplantatversagen

▌ **Problemstellung.** In der perioperativen Phase, d.h. innerhalb der ersten 30 Tage, kommt es gelegentlich zu einem Pumpversagen des Transplantats, das nicht durch Rechtsherzversagen oder Abstoßung erklärt werden kann. Die anatomisch-pathologische Aufarbeitung bringt jedoch mitunter weitergehende Erklärungen. In

Einzelfällen findet sich eine bereits vorbestehende Schädigung des Spenderherzens oder eine Schädigung aus der Phase der Organerhaltung nach Feststellung des dissoziierten Hirntodes. Diese Phase begünstigt eine Schädigung des prospektiven Spenderorgans durch neuroendokrinologische Dysregulation im Bereich des sympathischen Nervensystems und Schilddrüsensystems.

▮ **Fallbericht**

Ein 57-jähriger Mann mit ischämischer Kardiomyopathie und grenzwertigem präoperativem Pulmonalgefäßwiderstand nach hämodynamischem Monitoring entwickelte innerhalb von 12 h nach Transplantation ein biventrikuläres Herzversagen ohne Nachweis eines isolierten Rechtsversagens oder einer hyperakuten Abstoßung. Er verstarb trotz Implantation einer extrakorporalen Membranoxygenation (ECMO). Die pathologische Untersuchung ergab diffuse ischämische Areale im gesamten Ventrikelmyokard, die offensichtlich trotz adäquaten Spendermanagements während der Ischämiezeit entstanden war.

▮ **Diagnostik.** Das unklare Transplantatversagen entwickelt sich innerhalb von bis zu 2 Wochen nach Transplantation. Das klinische Bild ähnelt im Übrigen dem der hyperakuten Abstoßung mit biventrikulärem Pumpversagen mit globaler Hypokinesie beider Ventrikel und Abfall des Herzindex sowie Anstieg der links- und rechtsventrikulären Füllungsdrücke. Die Endomyokardbiopsie zeigt mitunter Zeichen der Ischämie infolge verlängerter Ischämiezeit des Spenderherzens vor Transplantation. Diese Veränderungen werden zunehmend häufig beobachtet, da die Ischämiezeitkriterien wegen des Organmangels eher gelockert worden sind. Darüber hinaus zeigen Biopsate in den ersten 2 Wochen häufig Zeichen des Reperfusionsschadens. Diese Veränderungen sind, im Gegensatz zur akuten Abstoßung, mehr von Myozytennekrosen gekennzeichnet, wobei der Anteil der Myozytennekrosen den der leukozytären Infiltration überwiegt. Andere Ursachen, die auch im Biopsat nachweisbar sein können, schließen fokale Nekrosen durch Vasopressorsubstanzen wie Katecholamine ein.

▮ **Phase der Intensivbehandlung.** Das unklare Transplantatversagen erfordert eine inotrope Unterstützungstherapie, gegebenenfalls Substitution von Trijodthyronin, mechanische Unterstützung mit intraaortaler Gegenpulsation und gegebenenfalls weiterer Assistsysteme sowie die dringliche Entscheidung über eine etwaige Retransplantation.

▮ **Erfolgskontrolle.** Da die Ursache meist nicht bekannt ist, sind die Erfolgsaussichten schlecht.

Stellung im therapeutischen Gesamtkonzept: Bei Beachtung der Ischämiezeiten, der Herz-Lungen-Maschinen-Zeiten und Reperfusionszeiten sowie der Katecholamindosen – neben den anderen Problemen der hyperakuten Abstoßung und des Rechtsherzversagens – ist dies Bild nur selten anzutreffen.

3.8.2.7 Arterielle Hypertonie

▮ **Problemstellung.** Eine arterielle Hypertonie, die sich bei 70–90% aller Herztransplantierten innerhalb von 3 Monaten entwickelt, kann bereits in den ersten Tagen postoperativ auftreten und sich in dieser Phase zu einer akuten Komplikation entwickeln. Zusammen mit der initial erforderlichen Katecholaminunterstützung und Gerinnungshemmung begünstigt sie das Auftreten von Blutungskomplikationen, die in der perioperativen Phase in Form von intrakraniellen Blutungen tödlich verlaufen können. Ätiologisch wird eine volumen- und kochsalzretinierende sowie eine direkt vasokonstringierende Wirkung des Cyclosporins auf die glatte Gefäßmuskulatur bei normaler Plasma-Renin-Aktivität angenommen.

▮ **Diagnostik.** Mit dem Auftreten einer arteriellen Hypertonie muss innerhalb von 7 Tagen nach Herztransplantation gerechnet werden. Neben dem regelmäßigen Führen eines Blutdruckprotokolls ist eine 24-h-Blutdruckmessung wegen der meist invertierten Tages- und Nachtphasen mit fehlendem Abfall des Blutdrucks nachts notwendig.

▮ **Phase der Intensivbehandlung.** Wenn sich insbesondere in der Frühphase eine therapieresistente Blutdruckerhöhung findet, kommen verschiedene Medikamente zur Anwendung:
▮ Vasodilatatoren vom Typ der α-Blocker wie Urapidil (15–20 mg/h i.v.),

- Nitroglyzerin (1–10 mg/h i.v.),
- Kalziumantagonisten wie Diltiazem (1–10 mg/h i.v.) oder Nifedipin (0,05–0,25 µg/kg/min i.v.) und
- ACE-Inhibitoren wie Enalapril (0,625 mg/h alle 6 h i.v).

Der Einsatz von β-Blockern sollte wegen der verstärkten Ansprechbarkeit des denervierten Herzens zurückhaltend erfolgen. In der Akutsituation sollte gegebenenfalls ein β-Blocker mit kurzer Halbwertszeit wie Estrolol (0,05–0,2 mg/kg/min i.v.) eingesetzt werden. Im Langzeitverlauf kommen therapeutisch in erster Linie Kalziumantagonisten und ACE-Inhibitoren in Frage. β-Blocker müssen aufgrund der veränderten autonomen Funktion des denervierten Herzens mit Vorsicht eingesetzt werden, da sie am denervierten Herzen extreme Bradykardien auslösen können. Diuretika werden als Begleitmedikation verwendet, sind als Monosubstanz jedoch meist nicht ausreichend wirksam.

▌ **Erfolgskontrolle.** Der Erfolg wird in der Frühphase durch direkte und im Langzeitverlauf durch unblutige Druckmessungen kontrolliert. Dabei ist es von Vorteil, wenn der Patient die Blutdruckmessung zu Hause selbst durchführt und seine Tagebuchprotokolle bei den Ambulanzbesuchen im Zentrum vorlegt und abzeichnen lässt.

▌ **Stellung im therapeutischen Gesamtkonzept.** Die arterielle Hypertonie stellt ein erhebliches Problem nach Herztransplantation dar. Sie trägt jedoch mehr zur Morbidität als zur Letalität bei [30].

3.8.2.8 Perikarditis

▌ **Problemstellung.** Eine meist exsudative Perikarditis, manchmal mit hämodynamisch wirksamer Herzbeuteltamponade, findet sich häufiger in der frühen als späten Phase nach Herztransplantation. Sie kann Folge der Operation im Sinne eines Postkardiotomiesyndroms oder Ausdruck einer akuten, zellulär oder humoral vermittelten Abstoßung sein. Gelegentlich tritt sie als Folge der Endomyokardbiopsie auf.

▌ **Diagnostik.** Die Perikarditis kann meist klinisch durch Entwicklung von Symptomen der Einflussstauung und eines Pulsus paradoxus und zusätzlich echokardiografisch, radiologisch und hämodynamisch sicher diagnostiziert werden.

▌ **Phase der Intensivbehandlung.** Wird eine Perikarditis frühpostoperativ diagnostiziert, d.h. innerhalb der ersten Tagen nach Herztransplantation und geht sie mit Zeichen der Tamponade einher, so handelt es sich meist um eine Blutungskomplikation, die durch inferiore Perikardiotomie und Drainageneinlage, gegebenenfalls auf der Station, rasch beseitigt werden muss. Eine im späteren Verlauf auftretende Perikarditis ist häufig als Abstoßungszeichen zu werten. Auch wenn sich keine zellulären Infiltrate in der Endomyokardbiopsie finden, ist eine Abstoßungstherapie mit intravenös 3×1 g Prednison durchzuführen.

▌ **Erfolgskontrolle.** Die Entlastung macht sich direkt im klinischen, echokardiografischen, radiologischen und hämodynamischen Bild bemerkbar.

▌ **Stellung im therapeutischen Gesamtkonzept.** Meist handelt es sich um frühpostoperative Perikardergussbildung. Jedoch kommen gelegentlich auch chronische, über Monate anhaltende Perikarditiden vor. Diese machen eine engmaschige Verlaufskontrolle erforderlich.

3.8.2.9 Trikuspidalinsuffizienz

▌ **Problemstellung.** Eine Trikuspidalinsuffizienz leichten bis mäßigen Ausmaßes findet sich bei fast allen Herztransplantierten innerhalb von wenigen Wochen bis Monaten postoperativ. Zu den Ursachen zählen ein Größenmismatch zwischen Spenderherz und Empfängerherzhöhle, Traumatisierung durch die Biopsiezange, eine Erhöhung der rechtsventrikulären Nachlast in der frühpostoperativen Periode sowie die Geometrie der Vorhofanastomosen. Möglicherweise lässt sich durch Anwendung von kavalen statt atrialen Anastomosen die Inzidenz der Trikuspidalinsuffizienz senken.

▌ **Diagnostik.** Die Trikuspidalinsuffizienz kann meist klinisch durch Entwicklung von Symptomen der systemvenösen Stauung mit Ödemen, Aszites, Jugularvenenpuls sowie echokardiografisch, radiologisch und hämodynamisch sicher diagnostiziert werden.

∎ **Phase der Intensivbehandlung.** Meist ist die Trikuspidalinsuffizienz durch Titration der Dosis von Diuretika wie Furosemid und Senkung der rechtsventrikulären Nachlast z.B. durch Dobutamin gut behandelbar. Findet sich eine hochgradige Insuffizienz, d.h. ein angiografisches und klinisches Stadium IV, so ist die Trikuspidalklappenplastik bzw. -ersatzoperation angezeigt.

∎ **Erfolgskontrolle.** Die postoperative dopplerechokardiografische Verlaufskontrolle gibt Aufschluss über den Grad der Insuffizienz.

∎ **Stellung im therapeutischen Gesamtkonzept.** Die Trikuspidalinsuffizienz spielt eine große Rolle in der Gesamtmorbidität, jedoch eine geringe Rolle in der Letalität nach Herztransplantation.

3.8.2.10 Transplantatvaskulopathie

∎ **Problemstellung.** Die Prognose Herztransplantierter im Langzeitverlauf wird wesentlich bestimmt durch das Auftreten einer Transplantatvaskulopathie. Diese hat nach übereinstimmenden Ergebnissen verschiedener Arbeitsgruppen eine Inzidenz von jährlich mindestens 10%, beträgt somit 2 Jahre nach Transplantation etwa 20% und 5 Jahre nach Transplantation etwa 50% [31]. Im typischen Fall zeichnet sich die Transplantatgefäßerkrankung gegenüber der Nativatherosklerose durch einen konzentrischen diffusen Befall aller Gefäßabschnitte mit konzentrischer Intimaverdickung aus [3]. Dies erklärt die geringe diagnostische Sensitivität auch der computergestützten quantitativen Koronarangiografie, verglichen mit der intrakoronaren Ultraschalluntersuchung. Bezüglich der Ätiologie wird angenommen, dass die Läsionen immunologisch vermittelte Verletzungen der Gefäßwand darstellen, die mit veränderter Expression von Zelloberflächenproteinen sowie erhöhter Produktion von autokrinen und parakrinen Zytokinen/Wachstumsfaktoren einhergehen und zu Lipidablagerungen in einem atherogenen Milieu im Sinne der Response-to-injury-Theorie der Arterioskleroseforschung disponieren [2, 8]. Während Spenderalter, Hyperlipidämie, zytotoxische B-Zell-Antikörper, lymphozytotoxische HLA-Antikörper und Zytomegalievirusinfektion mit der Entwicklung von Graftatherosklerose korrelieren, stellen die Grunderkrankung, die Zahl der zellulär vermittelten Abstoßungsreaktionen und die Art des Protokolls keine prädisponierenden Faktoren dar.

> ∎ **Fallbericht**
> Eine 48-jährige Frau wurde 7 Jahre nach Herztransplantation während der Wartezeit zur Retransplantation bei fortgeschrittener Vaskulopathie notfallmäßig wegen Oberbauchbeschwerden aufgenommen. Innerhalb von 48 h entwickelte sich ohne Prodromi Kammerflimmern, das trotz 2-stündiger Reanimation nicht beherrschbar war. Die pathologische Untersuchung ergab eine fortgeschrittene Vaskulopathie mit frischem thrombotischem Verschluss und Infarkt im Gebiet des Ramus circumflexus.

∎ **Diagnostik.** Da das Herz denerviert ist, treten keine Anginasymptome auf. In Kenntnis dieses Problems wird in den meisten Transplantationszentren jährlich eine Koronarangiografie durchgeführt. Die Diagnostik erfolgt heutzutage mittels quantitativer, computergestützter Koronarangiografie mit standardisierten Projektionen sowie intrakoronarer Ultraschalluntersuchung, da die konzentrische Intimaverdickung häufig der konventionellen Koronarangiografie entgeht. Nach dem Münsteraner Protokoll erfolgt diese mit intrakoronarem Ultraschall sowie Messung der Koronarreserve nach Azetylcholingabe. Dabei wird die Ausgangsuntersuchung innerhalb von 4–12 Wochen nach Transplantation durchgeführt und in jährlichen Abständen nach dem gleichen Protokoll wiederholt. Nichtinvasive Verfahren wie die Dobutaminstressechokardiografie befinden sich in der Validierung. Durch die denervierungsbedingte Abwesenheit von Angina pectoris manifestiert sich – meist im Langzeitverlauf nach mehr als 24 Monaten – die Transplantatvaskulopathie häufig erst durch ihre Komplikationen. Die Aufnahme erfolgt in solchen Fällen notfallmäßig wegen Pumpversagens oder bedrohlicher Herzrhythmusstörungen bis hin zu plötzlichen Todesfällen. Ob im Langzeitverlauf eine sensorische Reinnervation des transplantierten Herzens stattfindet, die das Wiederauftreten von Angina pectoris zulässt, ist bisher nicht sicher nachgewiesen.

∎ **Phase der Intensivbehandlung.** Wenn die nichtinvasive (EKG, Echokardiogramm) und invasive Diagnostik nach Notaufnahme einen akuten Verschluss mit Infarkt ergibt, kommt sowohl die Akutlyse, Akut-PTCA oder Akutbypassoperation [15] in Frage. Häufiger jedoch ist eine diffuse

Schädigung der Koronararterien vorhanden. Hier bedarf es einer Stabilisierung der Hämodynamik mit Senkung von Vorlast und Nachlast sowie des Herzrhythmus und inotropen Stimulation. Eine ausgeprägte, diffuse Koronarsklerose nach Herztransplantation ist eventuell als Indikation zur Retransplantation anzusehen. Die Retransplantation als einzige bislang etablierte Methode ging allerdings in der Stanford-Serie mit einer deutlich reduzierten Einjahresüberlebensrate von 48% einher [14]. Aufgrund dieser Ergebnisse wird in Münster keine akute Retransplantation durchgeführt. Prophylaktisch sind die Möglichkeiten derzeit begrenzt. Vorläufige Daten weisen darauf hin, dass der Kalziumantagonist Diltiazem die Entwicklung der Transplantatgefäßerkrankung verlangsamen kann [29]. Cholesterinarme Kost sowie Verringerung des Blut-LDL-Cholesterinspiegels durch fettsenkende Medikamente oder LDL-Apherese kann möglicherweise die Dynamik des Prozesses verlangsamen.

▮ **Erfolgskontrolle.** Da gegenwärtig keine Möglichkeit der Regression der Transplantatvaskulopathie – mit Ausnahme von Diltiazem – besteht, bleibt gegenwärtig lediglich die Möglichkeit einer intensiven Patientenschulung zur Einübung eines gesundheitsfördernden Lebensstiles sowie das Monitoring der Progression durch regelmäßige – in den meisten Zentren jährliche – koronarangiografische Verlaufskontrollen.

▮ **Stellung im therapeutischen Gesamtkonzept.** Die Transplantatvaskulopathie stellt gegenwärtig das dominierende Problem im Langzeitverlauf nach Herztransplantation dar. Da die Optionen zur Prophylaxe und Therapie unbefriedigend sind, haben hier Forschungsprojekte unter Einschluss von Grundlagenprojekten und Multicenterstudien eine hohe Priorität.

3.8.3 Erfordernisse und Voraussetzungen/ Monitoring und Messtechnik

Für eine angemessene Diagnostik und Therapie der Komplikationen nach Herztransplantation bedarf es folgender Ausstattung:
- spezialisiertes Team von Kardiochirurgen, Kardiologen, Kinderkardiologen mit 24-h-Rufbereitschaft,
- 24-h-Möglichkeit der Herzkatheter- und Biopsiediagnostik,

- flexible stationäre Aufnahmemöglichkeit im Zentrum,
- Pathologierufbereitschaft sowie einer
- Immunologielaborrufbereitschaft.

▮ Literatur zu Kapitel 3.8

1. Baraldi-Junkins C, Levin HR, Kasper EK, Rayburn BK, Herskowitz A, Baughman KL (1993) Complications of endomyocardial biopsy in heart transplant patients. J Heart Lung Transplant 12:61–67
2. Baron H, Plenz G, Deng MC (2004) Mechanism of transplant vasculopathy. Dtsch Med Wochenschr 129:2193–2197
3. Billingham ME (1988) The postsurgical heart: the pathology of cardiac transplantation. Am J Cardiovasc Pathol 13:19–334
4. Billingham ME, Cary N, Hammond E et al (1990) A working formulation for the standardization of nomenclature in the diagnosis of heart and lung rejection: heart rejection study group. J Heart Lung Transplant 9:587–593
5. Deiwick M, Hamann PA, Weyand M, Deng MC, Möllhoff T, Budde T, Scheld HH (1994) Heterotope Herztransplantation – eine Alternative in der Therapie der terminalen Herzinsuffizienz. Tx Med 6:262–269
6. Deng MC, Scheld HH (Hrsg) (1995) Perioperative Betreuung in der Erwachsenenherzchirurgie – ein interdisziplinärer Leitfaden, 2. Aufl. Wolfgang-Pabst Verlag, Lengerich
7. Deng MC, Kämmerling L, Erren M, Günther F, Kerber S, Assmann G, Breithardt G, Fahrenkamp A, Scheld HH (1995) Relation of interleukin(IL)-6, tumor-necrosis factor-α, IL-2, and IL-2-receptor-levels to cellular rejection, allograft dysfunction and mortality early after cardiac transplantation. Transplantation 60:1118–1124
8. Deng MC, Bell S, Huie P, Pinto F, St. Goar F, Hunt SA, Stinson EB, Sibley R, Hall BM, Valantine HA (1995) Cardiac allograft vasculopathy: relationship to microvascular cell surface markers and inflammatory cell phenotypes on endomyocardial biopsy. Circulation 91:1647–1654
9. Deng MC (für die Arbeitsgruppe Thorakale Organtransplantation der DGK), Angermann CE, Beyersdorf F, Dengler TJ, Geiger A, Haaf B, Haverich A, Mohacsi P, Permanetter B, Pethig K, v Scheidt W, Wahlers T, Weis M, Welz A, Zerkowski HR, Zimmermann R (1996) Indikationen, Kontraindikationen und differentialtherapeutische Alternativen der Herztransplantation. Derzeitiger Stand und Ergebnisse einer Umfrage bei deutschen Transplantationsprogrammen. Z Kardiol 85:519–527
10. Deng MC, Erren M, Roeder N, Dreimann V, Günther F, Kerber S, Baba HA, Schmidt C, Breithardt G, Scheld HH (1998) T-Cell and monocyte subsets, inflammatory molecules, rejection and hemodynamics early after cardiac transplantation. Transplantation 65:1255–1261

11. Deng MC, De Meester JMJ, Smits JMA, Heinecke J, Scheld HH, on behalf of COCPIT Study Group (2000) The effect of receiving a heart transplant: analysis of a national cohort entered onto a waiting list, stratified by heart failure severity. Br Med J 321:540–545

12. Deng MC, Eisen HJ, Mehra MC et al, for the CARGO Investigators (2006) Non-invasive detection of rejection in cardiac allograft recipients using gene expression profiling. Am J Transplant 6:150–160

13. Deng MC, DeMeester J, Scheld HH (2000) Development of cardiac transplant policy in Germany (editorial part 2). Thorac Cardiovasc Surgeon 48: 183–185

14. Ensley RD, Hunt SA, Taylor DO et al (1992) Predictors of survival after repeat heart transplantation. J Heart Lung Transplant 11:142–159

15. Halle AA, Wilson RF, Massin EK et al (1992) Coronary angioplasty in cardiac transplant patients: Results of multicenter study. Circulation 86:458–462

16. Ho KKL, Anderson KM, Kannel WB, Grossman W, Levy D (1993) Survival after the onset of congestive heart failure in Framingham heart study subjects. Circulation 88:107–115

17. Hosenpud JD, Breen TJ, Edwards EB, Daily OP, Hunsicker LG (1994) The effect of transplant center volume on cardiac transplant outcome. A report of the United Network for Organ Sharing Scientific Registry. JAMA 271:1844–1849

18. Hunt SA (1993) 24 th Bethesda conference: cardiac transplantation. JACC 22 (1):1–64

19. Hosenpud JD, Bennett LE, Keck BM, Fiol B, Boucek MM, Novick RJ (1998) The registry of the international society for heart and lung transplantation: fifteenth official report-1998. J Heart Lung Transplant 17:656–668

20. Kieler-Jensen N, Milocco I, Ricksten SE (1993) Pulmonary vasodilation after heart transplantation. A coinparison among prostacyclin, sodium nitroprusside, and nitroglycerin on right ventricular function and pulmonary selectivity. J Heart Lung Transplant 12:179–184

21. Laffel GI, Barnett A, Finkelstein S, Kaye MP (1992) The relationship between experience and outcome in heart transplantation. N Engl J Med 327:1220–1225

22. Miller LW, Naftel DC, Bourge RC, Kirklin JK et al (1992) Infection following cardiac transplantation: a multiinstitutional analysis (abstr). J Heart Lung Transplant 11:192

23. O'Connell JB, Bourge RC, Costanzo-Nordin MR et al (1992) Cardiac transplantation: recipient selection, donor procurement and medical follow up. Circulation 86:1061–1079

24. Redmond JM, Zehr KJ, Giffinov MA, Baughman KL, Augustine SM, Cameron DE, Stuart RS, Acker MA, Gardner TJ, Reitz BA, Baumgartner WA (1993) Use of theophylline for treatment of prolonged sinus node dysfunction in human orthotopic heart transplantation. J Heart Lung Transplant 12:133–139

25. Reemtsma K, Berland G, Merrill J et al (1992) Evaluation of surgical procedures: changing patterns of patient selection and costs in heart transplantation. J Thorac Cardivasc Surg 104:1308–1313

26. Reichart B, Jamieson SW (1990) Heart and heart-lung transplantation. RS-Schulz, München

27. Rose ML, Yacoub MH (1993) Immunology of heart and lung transplantation. Edward Arnold, London

28. Scheld HH, Deng MC, Hammel D (1997) Betreuung vor und nach Herztransplantation – ein interdisziplinärer Leitfaden. Steinkopff Verlag, Darmstadt

29. Schroeder JS, Gao SZ, Alderman EL, Hunt SA, Johnstone I, Boothroyd DB, Wiederhold V, Stinson EB (1993) A preliminary study of diltiazem in the prevention of coronary artery disease in heart-transplant recipients. N Engl J Med 328:164–170

30. Thompson ME (ed) (1990) Cardiac transplantation. Davis, Philadelphia

31. Uretsky BF, Murali S, Reddy PS et al (1987) Development of coronary artery disease in cardiac transplant patients receiving immunosuppressive therapy with cyclosporine and prednisone. Circulation 76:827–834

3.9 Cor pulmonale

A. Machraoui

3.9.1 Grundlagen

▮ Definition

Cor pulmonale ist als Hypertrophie des rechten Ventrikels definiert, die durch Krankheiten verursacht wird, die primär und ursprünglich auf die Funktion oder auf die Struktur der Lungen einwirken und eine Druckbelastung im kleinen Kreislauf erzeugen. Die Druckbelastung im kleinen Kreislauf, die zum Cor pulmonale führt, wird als pulmonale Hypertonie bezeichnet. Diese liegt vor, wenn der Pulmonalarterienmitteldruck bei körperlicher Ruhe 20 mmHg überschreitet. Ist er in Ruhe noch normal, aber unter körperlicher Belastung über 30 mmHg, so liegt eine latente pulmonale Hypertonie vor.

Nicht jede pulmonale Hypertonie führt zum Cor pulmonale. Je nach Ort des Anstieges des Pulmonalarterienwiderstandes wird die pulmonale Hypertonie unterschieden in eine:

- *präkapilläre pulmonale Hypertonie*, die durch einen normalen Pulmonalkapillardruck und einen erhöhten Druck und Widerstand in den Lungenarteriolen charakterisiert ist und eine
- *postkapilläre pulmonale Hypertonie*, die durch eine Erhöhung des Pulmonalkapillardrucks charakterisiert ist. Der Pulmonalarterienwiderstand ist normal (passive pulmonale Hypertonie) oder erhöht (reaktive pulmonale Hypertonie). Die Ursache dieser Form sind Linksherzerkrankungen oder ein Abflusshindernis im Bereich der Pulmonalvenen.

Bei der pulmonalen Hypertonie, die zum Cor pulmonale führt, handelt es sich um eine präkapilläre Form. Im Rahmen dieses Kapitels ist diese Form gemeint, wenn von pulmonaler Hypertonie schlechthin gesprochen wird.

Die pulmonale Hypertonie wird nach der WHO-Klassifikation von 1998 neu eingeteilt in

- primäre pulmonale Hypertonie
  - sporadisch,
  - familiär,
  bedingt durch
  - Kollagenosen,
  - angeborene systemisch-pulmonale Shunts,
  - portale Hypertension,

  - HIV-Infektion,
  - Arzneimittel oder Toxine,
  - persistierende pulmonale Hypertonie des Neugeborenen,
- pulmonal-venöse Hypertonie,
- pulmonale Hypertonie, die mit bronchopulmonalen Erkrankungen und/oder Hypoxämie assoziiert ist,
- pulmonale Hypertonie, die durch chronische thrombotische und/oder embolische Erkrankungen bedingt ist und
- pulmonale Hypertonie, die durch direkte Störungen des Lungengefäßbettes verursacht wird.

▮ Pathophysiologische Vorbemerkungen

Aus dem Hagen-Poiseuille-Gesetz lässt sich ableiten, dass der Pulmonalarterienwiderstand (Rp) umgekehrt proportional zum Gefäßradius (r) und proportional zur Blutviskosität (μ) ist:

$$\text{Rp} = (\mu \times 8\,l)/r^4\,,$$

wobei l die Länge der Blutkapillaren ist.

Daraus geht hervor, dass die Reduktion des Gefäßradius und somit des Lungengefäßbettes die wesentliche Determinante für den Anstieg des Pulmonalarterienwiderstandes ist. Eine pulmonale Hypertonie mit einem permanent erhöhten Druck im kleinen Kreislauf führt stets zu einem chronischen Cor pulmonale. Verschiedene chronische Erkrankungen können dem Cor pulmonale zugrundeliegen (Tabelle 3.9.1). Die Reduktion des Lungengefäßbettes, die zur pulmonalen Hypertonie führt, kann morphologisch oder funktionell bedingt sein. Entsprechend wird das Cor pulmonale aus pathogenetischen Gesichtspunkten in 3 Typen eingeteilt [8]:

Tabelle 3.9.1. Chronisches Cor pulmonale – Ursachen

▮ Chronische bronchopulmonale Erkrankungen
▮ Rezidivierende Lungenembolie
▮ Primäre pulmonale Hypertonie
▮ Pulmonale Vaskulitiden
▮ Kyphoskoliose
▮ Zentral bedingte Hypoxämie
▮ Schlafapnoesyndrom

▌ *Cor pulmonale vasculare:* Lungengefäßprozesse, die den Gesamtlungengefäßquerschnitt um mindestens 60–70% einengen, führen zu einer Widerstandserhöhung im kleinen Kreislauf und konsekutiv zu diesem Typ des Cor pulmonale. Dazu gehören:
  – rezidivierende thrombembolische Verlegungen von Lungenarterien,
  – pulmonale Arteriitiden und
  – Lungenaffektionen unklarer Genese, die zur sog. primären pulmonalen Hypertonie führen.

▌ *Cor pulmonale parenchymale:* Das Cor pulmonale parenchymale entsteht durch pulmonale Affektionen mit Parenchymveränderungen, die Kapillaren und kleinste Lungenarterien komprimieren. Hierzu zählen:
  – die Lungenfibrosen,
  – die allergischen und fibrosierenden Alveolitiden und
  – die Lungentuberkulose.

▌ *Cor pulmonale bei alveolärer Hypoventilation:* Die alveoläre Hypoxie ist aufgrund der Untersuchung von von Euler und Liljestrand ein wesentlicher Faktor in der Pathogenese der pulmonalen Hypertonie. Durch die Hypoxie erfahren die Lungenarterien eine Vasokonstriktion, wodurch es zu einem Druckanstieg in diesem Gefäßsystem kommt. Sie kann ausgelöst werden durch:
  – bronchopulmonale,
  – thorakale,
  – muskuläre,
  – neurogene oder
  – zentrale Erkrankungen sowie durch
  – chronische Höhenexposition.

Das Schlafapnoesyndrom führt zu nächtlichen Hypoxämien und einer Drucksteigerung in der Pulmonalarterie. Auch diese nächtlichen pulmonalen Hypertonien sollen zum Cor pulmonale führen können [2, 14].

Bei der chronisch obstruktiven Atemwegserkrankung kommt es zur Hypoventilation durch Obstruktion der vorgeschalteten Atemwege und konsekutiv zur Konstriktion der Lungenarteriolen, sodass auch bei dieser Grunderkrankung der von-Euler-Liljestrand-Mechanismus eine Rolle spielt.

In der Genese der pulmonalen Hypertonie hat die Azidose insofern einen indirekten Einfluss, als dass die Reagibilität der Lungenarteriolen auf die Hypoxie erhöht wird. Die Azidose soll zudem einen direkten Einfluss auf die Erhö-

hung des Pulmonalgefäßwiderstandes haben. Die Hyperkapnie übt dagegen nur über die Azidose einen indirekten Einfluss aus.

▌ *Mischformen des Cor pulmonale:* Verschiedene morphologische und funktionelle Faktoren führen gemeinsam zur pulmonalen Hypertonie. In diese Form gehört die chronisch obstruktive Atemwegserkrankung. Bei Lungenüberblähung und Erhöhung des Atemwegswiderstandes kommt es zum Verlust von Lungengewebe sowie von Alveolarkapillaren, wodurch der Druck im kleinen Kreislauf allmählich ansteigt. Neben diesem morphologisch bedingten Mechanismus sind funktionelle Mechanismen, denen eine größere Bedeutung in der Entstehung des Cor pulmonale zukommen, hervorzuheben [20]:
  – Die Druckerhöhung innerhalb der Alveolen führt zum Anstieg des Druckes in den Alveolarkapillaren.
  – Die atemsynchronen Druckschwankungen im Brustkorb im Asthmaanfall bringen Füllungsdruckschwankungen im rechten Ventrikel mit sich. Dadurch nimmt die rechtsventrikuläre Herzarbeit zu, sodass eine Wandhypertrophie entstehen kann.
  – Der bereits oben erwähnte von-Euler-Liljestrand-Mechanismus ist hier, bedingt durch die alveoläre Hypoventilation, wirksam.

3.9.2 Problemstellung

Das Cor pulmonale stellt ein diagnostisches Problem und ein therapeutisches Dilemma dar. Hinter den alarmierenden Zeichen der akuten Rechtsherzinsuffizienz können sich unterschiedliche Grundkrankheiten verbergen. Ist das Cor pulmonale als Ursache der Rechtsherzdekompensation erkannt, so sind die Möglichkeiten einer effektiven intensivmedizinischen Therapie begrenzt, aufwändig oder großen Zentren vorbehalten.

▌ **Indikation zur intensivmedizinischen Behandlung**

Die akute Rechtsherzdekompensation stellt eine Notfallsituation dar, die einer intensivmedizinischen Akutversorgung bedarf. Ein Kollapszustand im Rahmen einer bekannten oder fortschreitenden Rechtsherzinsuffizienz kann Anlass der stationären Aufnahme sein. Bei kompensiertem Cor pulmonale und bei der chronischen

Rechtsherzinsuffizienz mit stabilen Kreislaufverhältnissen richtet sich die Indikation nach dem Grundleiden. Aufgrund der schlechten Prognose des Cor pulmonale gilt die intensivmedizinische Therapie als lebensrettende Maßnahme.

3.9.3 Diagnostik

Die Diagnostik verfolgt 3 Ziele:
▌ die Erkennung des Rechtsherzversagens,
▌ die differenzialdiagnostische Abgrenzung gegenüber Linksherzerkrankungen mit sekundärer Rechtsherzinsuffizienz (Abb. 3.9.1) und
▌ die Erkennung der zugrunde liegenden Erkrankung.

Es gilt vor allem, therapierbare Ursachen des Cor pulmonale intensiv zu suchen. Für die primäre pulmonale Hypertonie und pulmonale Hypertonie bei Vaskulitis gibt es neue therapeutische Ansätze wie inhalative Prostazyklinanaloga, Endothelin-Rezeptorantagonisten und Phosphodiesterase-V/VI-Hemmer; ihre Wirksamkeit ist jedoch begrenzt und bedarf der Bestätigung durch größere, randomisierte Studien [23].

▌ Anamnese

Die Vorgeschichte gibt wertvolle diagnostische Hinweise. Obligat ist die Eruierung einer tiefen Beinvenenthrombose, Lungenembolie, thrombembolischen Prädisposition oder eines angeborenen, nicht korrigierten oder nur palliativ operierten Shuntvitiums. Hinweise auf Erkrankun-

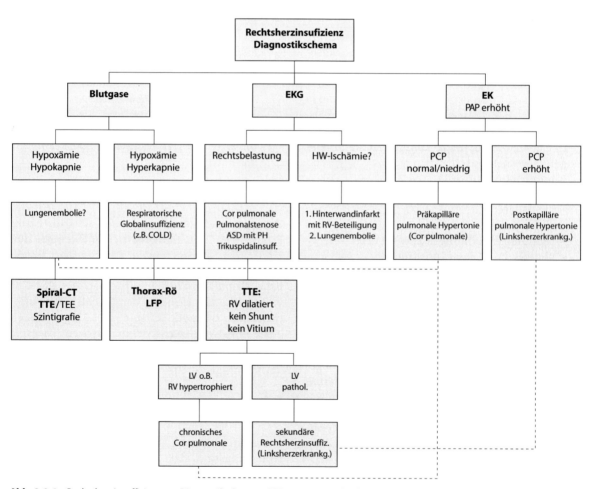

Abb. 3.9.1. Rechtsherzinsuffizienz – Diagnostikschema. *ASD* Vorhofseptumdefekt; *COLD* chronisch obstruktive Atemwegserkrankung; *EK* Einschwemmkatheter; *HW* Hinterwand; *LFP* Lungenfunktionsprüfung; *LV* linker Ventrikel; *PAP* Pulmonalarteriendruck; *PCP* Pulmonalkapillardruck; *PH* pulmonale Hypertonie; *Rö* Röntgenuntersuchung; *RV* rechter Ventrikel; *TEE* transösophageale Echokardiografie; *TTE* transthorakale Echokardiografie

gen aus dem rheumatischen Formenkreis, fieberhafte Zustände und Schlafapnoe sind ebenfalls zu erfragen.

▌ Symptomatik

Das kompensierte Cor pulmonale verursacht in der Regel keine subjektiven Beschwerden. Führend ist vielmehr die Symptomatik der Grundkrankheit. Das Dekompensationsstadium kündigt sich mit allgemeiner Abgeschlagenheit und Belastungsdyspnoe an. Die rechtskardiale Stauungsinsuffizienz wird klinisch durch die obere Einflussstauung, Hepatomegalie, Beinödemen oder Aszites manifest. Vorausgegangen ist häufig eine Verschlechterung der zugrunde liegenden Erkrankung, wie die Exacerbation einer chronischen bronchopulmonalen Erkrankung oder ein Lungenembolierezidiv. Die einzelnen Zeichen der Rechtsherzinsuffizienz können die subjektiven Beschwerden beherrschen. Oberbauchdruck, eine zunehmende Beinschwellung oder ein Kreislaufkollaps führen dann zur stationären Aufnahme. Bei indolenten, chronisch Kranken kann erst ein massiver Transaminasenanstieg Anlass zur weiteren Diagnostik und Therapie geben.

3.9.4 Erfordernisse und Voraussetzungen

Die Diagnosefindung und -sicherung setzt Basisuntersuchungen und apparative Verfahren voraus. Die Verfügbarkeit und Beherrschung technischer Verfahren auf Intensivstationen kann unterschiedlich sein. Zu den Mindestanforderungen gehören die Blutgasanalyse, Thoraxröntgenuntersuchung, EKG, die Echokardiografie und das hämodynamische Monitoring (Tabelle 3.9.2).

▌ *Körperliche Untersuchung*: Trotz der Verfügbarkeit differenzierter apparativer Verfahren behält die allgemeine körperliche Untersuchung ihren diagnostischen Wert in vollem Umfang. Die Suche nach richtungsweisenden Befunden wie paukender 2. Herzton und Zeichen der Rechtsherzinsuffizienz muss gezielt erfolgen (Tabelle 3.9.3).

▌ *Blutgasanalyse*: Die Hypoxämie und Hypokapnie sind charakteristisch für die akute Lungenembolie. Diese Konstellation ist von der Hypokapnie bei der Hyperventilation durch die geringe Ansprechbarkeit auf die Sauerstoffzufuhr zu unterscheiden. Die CO_2-Retention ist für die respiratorische Globalinsuffizienz typisch.

Diese schränkt den diagnostischen Wert der Blutgasanalyse im Falle einer komplizierenden Lungenembolie ein.

▌ *Laboruntersuchungen*: Die Polyglobulie drückt die Schwere der chronischen Hypoxämie aus. Das C-reaktive Protein, die Leukozytose und die Hyperglobulinämie in der Eiweißelektrophorese zeigen den für die klinische Verschlechterung verantwortlichen entzündlichen Prozess an. Hyperbilirubinämie und Transaminasenanstiege, die bei Schockleber erhebliche Ausmaße erreichen können, deuten auf die Schwere der Leberstauung hin. Ist die Genese des Cor pulmonale unklar, so ist auch an pulmonale Arteriitiden zu denken. Umfangreiche serologische Untersuchungen auf Kollagenosen, Wegener-Granulomatose oder Riesenzellarteriitis sind dann notwendig (Rheumafaktoren, antinukleäre Faktoren, Anti-DNA, Antikörper gegen intrazytoplasmatische Antigene von Granulozyten usw.).

▌ *Thoraxröntgenuntersuchung*: Der Wert einer Röntgenuntersuchung als Bettaufnahme besteht weniger in der Beurteilung des Herzens selbst als vielmehr in der Erkennung einer zugrunde liegenden Erkrankung. Zeichen einer Infarktpneumonie nach rezidivierenden Lungenembolien mit oder ohne Zwerchfellhochstand weisen auf die mögliche Grundkrankheit hin. Eine Pneumokoniose oder ein

Tabelle 3.9.2. Diagnostik des Cor pulmonale: Apparative Untersuchungen

Minimalprogramm	Zusatzuntersuchungen
▌ Blutgase	▌ Spiral-CT des Thorax
▌ EKG	▌ Lungenszintigrafie
▌ Thoraxröntgenuntersuchung	▌ Transösophageale Echokardiografie
▌ Echokardiografie mit Doppler	▌ Duplex der Beinvenen
▌ Einschwemmkatheter	▌ Serologie (Vaskulitis?)

Tabelle 3.9.3. Cor pulmonale – Körperliche Untersuchung

▌ Dyspnoe	▌ Tachykardie
▌ Zyanose	▌ Epigastrische Pulsationen
▌ Halsvenenstauung	▌ 3. oder 4. Herzton
▌ Hepatomegalie	▌ Paukender 2. Herzton
▌ Beinödeme	▌ Trikuspidalinsuffizienz
▌ Stauungsinduration der Haut	▌ Pulmonalinsuffizienz

ausgeprägtes Lungenemphysem müssen jedoch nicht mit einem Cor pulmonale einhergehen. Die klassischen Zeichen des Cor pulmonale auf einer röntgenologischen p.a.-Bettaufnahme sind häufig nicht eindeutig. Eine manifeste Herzvergrößerung lässt eher an eine Linksherzerkrankung oder einen Perikarderguss denken als an ein dekompensiertes Cor pulmonale. Dagegen lassen sich die stark dilatierten, scharf abgrenzbaren Lungenarterien von einer zentralen Lungenstauung unterscheiden.

▮ *EKG:* Von den bekannten Rechtsbelastungszeichen im EKG sei besonders auf den SI-QIII-Typ hingewiesen und, bei Vorliegen eines Vergleichselektrokardiogramms, auf den Typenwechsel. In der Praxis wird dieses wertvolle Zeichen häufig nicht beachtet. Verwechslungsmöglichkeiten bestehen zu einer präexistenten inferioren Infarktnarbe bei gleichzeitiger S-Zacke in Ableitung I. Hier hilft der Vergleich mit der Ableitung aVF. Die übrigen Zeichen enthält Tabelle 3.9.4. Abbildungen 3.9.2 und 3.9.3 zeigen exemplarisch Elektrokardiogramme bei Patienten mit Cor pulmonale.

Tabelle 3.9.4. EKG-Zeichen des Cor pulmonale

▮ S_I-Q_{III}-Typ
▮ Sokolow-Index $>1,05$ mV
▮ p-pulmonale
▮ Tiefe S-Zacken in V_5 und V_6
▮ T-Negativierung rechtspräkordial
▮ rsR′ oder qR in V_1
▮ $R_{Vr3} + S_{V6} > 0,3$ mV

Die Suche nach Cor-pulmonale-Zeichen im EKG sollte die Heranziehung der rechtsthorakalen Ableitungen V_{r3}–V_{r6} einschließen, die eine höhere Sensitivität besitzen als die konventionellen Ableitungen [18].

Sinus- oder ektope supraventrikuläre Tachykardien, supraventrikuläre und ventrikuläre Extrasystolen sind häufige Herzrhythmusstörungen bei Cor pulmonale, die im EKG-Monitoring oder Langzeit-EKG dokumentiert werden. Sie werden durch die Hypoxämie begünstigt und lassen sich durch die Sauerstofftherapie unterdrücken.

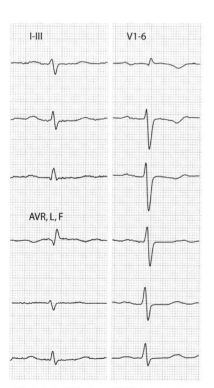

Abb. 3.9.2. EKG einer 56-jährigen Patientin mit chronischem Cor pulmonale. SI-QIII-Typ, qR in V_1, T-Nagativierung in V_{1-3} und tiefe S-Zacken in V_5 und V_6

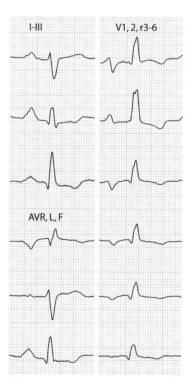

Abb. 3.9.3. EKG eines 36-jährigen Patienten mit primärer pulmonaler Hypertonie. Rechtstyp, qR-Komplexe und T-Negativierung in V_1, V_2 sowie in Vr_{3-6}

▮ *Computertomografie des Thorax:* die Computertomografie des Thorax mit der Spiraltechnik hat die selektive Pulmonalisangiografie ersetzt. Sie ist zur Diagnosesicherung von Lungenembolien unerlässlich und auch bei kritisch Kranken durchführbar. Zusätzlich können parenchymatöse Lungenerkrankungen erkannt werden.

▮ *Lungenszintigrafie:* die Lungeszintigrafie hat seit Einführung der Spiral-CT an diagnostischen Stellenwert eingebüßt. Dennoch kann die inhalative Lungenszintigrafie, evtl. ergänzt durch die Perfusionsszintigrafie, bei unklaren CT-Befunden oder bei hohem Risiko für kontrastmittelinduziertes Nierenversagen alternativ eingesetzt werden.

▮ *2D-Echokardiografie:* Die Echokardiografie gehört zu den obligaten Untersuchungsmethoden auf der Intensivstation. Der diagnostische und differenzialdiagnostische Beitrag dieser Methode wird von keinem nichtinvasiven Verfahren übertroffen. Wie das EKG wird die Echokardiografie als Bedsideverfahren durchgeführt. Die rechtskardiale Dilatation und Hypertrophie ist das echokardiografische Zeichen des dekompensierten, druckbelasteten rechten Herzens. Abzugrenzen sind Vitien mit rechtsventrikulärer Druckbelastung, die „primäre" Trikuspidalinsuffizienz und die rechtsventrikuläre Kardiomyopathie. Ausgeprägte Formen der rechtsventrikulären Dysplasie und die Uhl-Krankheit gehören zu den Raritäten (Tabelle 3.9.5). Bei echokardiografischen Analysen entsteht der Eindruck, dass mit zunehmender präkapillärer pulmonaler Hypertonie eine Verschiebung der Größenverhältnisse der linkskardialen zu den rechtskardialen Höhlen stattfindet. Dieses Phänomen bietet sich zur Beurteilung der Schwere des Cor pulmonale an.

Tabelle 3.9.5. Differenzialdiagnose der rechtsventrikulären Dilatation

▮ Cor pulmonale
▮ Reaktive pulmonale Hypertonie bei Linksherzerkrankungen
▮ Eisenmenger-Reaktion bei Shuntvitien
▮ Trikuspidalinsuffizienz
▮ Rechtsventrikuläre Dysplasie
▮ Rechtsventrikuläre Kardiomyopathie
▮ Hinterwandinfarkt mit rechtsventrikulärer Beteiligung
▮ Vorhofseptumdefekte
▮ Pulmonalvenenfehlkonnektion

Die Beurteilung des linken Herzens soll eine Abgrenzung gegenüber Linksherzerkrankungen mit passiver oder reaktiver pulmonaler Hypertonie und konsekutiver, sekundärer rechtsventrikulärer Dilatation ermöglichen. Die differenzialdiagnostische Abklärung einer Schockleber oder Hepatomegalie ist ebenfalls eine Domäne der Echokardiografie. Ein Hinterwandinfarkt mit rechtsventrikulärer Beteiligung oder eine Perikardtamponade lassen sich mit dieser Methode ebenfalls unschwer differenzieren.

Im apikalen Vierkammerblick erfolgt eine subjektive Abschätzung der Größe des rechten Ventrikels. Gleichzeitig wird die Wanddicke und die Ausprägung der Trabekelstruktur und der Papillarmuskeln beurteilt. Folgende echokardiografische Einteilung ist von praktischem Wert [16]:

– *Stadium I:* rechter Ventrikel von normaler Größe und normaler Wanddicke.
– *Stadium II:* rechter Ventrikel hypertrophiert, aber nicht vergrößert.
– *Stadium III:* rechter Ventrikel dilatiert, aber noch kleiner als der linke Ventrikel.
– *Stadium IV:* rechter Ventrikel dilatiert, größer als linker Ventrikel, Ventrikelseptum nach links verdrängt (Abb. 3.9.4).

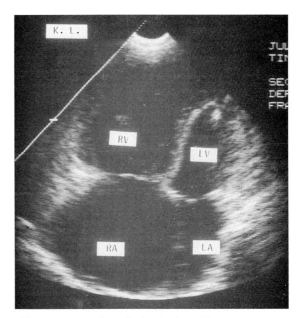

Abb. 3.9.4. Cor pulmonale des Stadiums IV mit ausgeprägter rechtskardialer Dilatation. Rechter Ventrikel dilatiert, größer als linker Ventrikel; Ventrikelseptum nach links verdrängt; *RV* rechter Ventrikel; *LV* linker Ventrikel; *RA* rechter Vorhof; *LA* linker Vorhof

Das Ventrikelseptum kann im Stadium IV, jedoch nicht im Stadium III, eine paradoxe oder abnorme Bewegung aufweisen.

Nur das Stadium III und IV mit klinischen Dekompensationszeichen stellen für sich eine Indikation zur intensivmedizinischen Behandlung. Das Stadium I schließt echokardiografisch normal erscheinende Befunde bei Patienten mit Grundkrankheiten ein, die zu Cor pulmonale führen können und Minimalbefunde, die der Echokardiografie entgehen. Minimalbefunde (rechtsventrikuläre Hypertrophie geringeren Grades ohne Dilatation) können durch kürzere Krankheitsdauer, intermittierende oder latente pulmonale Hypertonien resultieren.

Im parasternalen Querschnitt lassen sich bei optimaler Darstellung zentral lokalisierte Thromben nachweisen (Abb. 3.9.5).

Das *respiratorische Verhalten der V. cava inferior* in der subkostalen Beschallungsposition ist ein einfaches und ergiebiges Verfahren zur Beurteilung der diastolischen Funktion des rechten Ventrikels (Abb. 3.9.6). Als Maß für dieses Zeichen kann der Kollapsindex aus dem Verhältnis der Durchmesseränderung der V. cava inferior und dem expiratorischen Durchmesser berech-

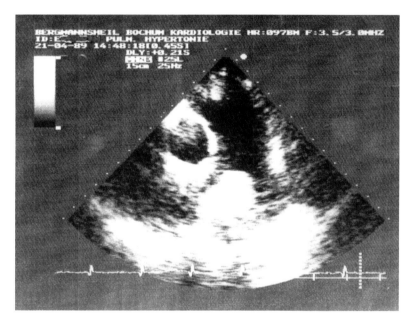

Abb. 3.9.5. Echokardiografischer parasternaler Querschnitt mit Aortenwurzel und Pulmonalarterie. Alter Thrombembolus im Hauptstamm der Pulmonalarterie bei einer 29-jährigen Patientin mit dekompensiertem Cor pulmonale

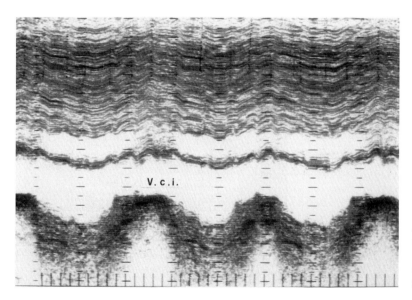

Abb. 3.9.6. Respiratorisches Verhalten der Vena cava inferior (V.c.i.) bei einem Patienten mit dekompensiertem Cor pulmonale. Fehlender inspiratorischer Kollaps

net werden. Beträgt der Kollapsindex weniger als 50%, so ist ein pathologisch erhöhter diastolischer rechtsventrikulärer Druck zu erwarten. Die Sensitivität dieses Zeichens ist allerdings gering. Zu berücksichtigen ist aber auch, dass der Kollaps der V. cava inferior unter der künstlichen Beatmung behindert wird.

▌ *Transösophageale Echokardiografie:* Zur Darstellung der A. pulmonalis oder bei unergiebiger transthorakaler Untersuchung kann es notwendig sein, das transösophageale Verfahren anzuwenden. Diese Methode ist wenig invasiv und auch bei künstlich beatmeten Patienten gut und schnell durchführbar. Sie sollte auf den Intensivstationen zu den routinemäßigen Verfahren gehören. Dank der hervorragenden Auflösung ist die Darstellung von Thromben in Lungenarterien oder in den rechtskardialen Höhlen bei großen Lungenembolien möglich.

▌ *Doppler-Echokardiografie:* Die CW-Doppler-Echokardiografie erlaubt, die Drücke in der Pulmonalarterie zu bestimmen (Abb. 3.9.7). Bei Vorliegen einer Trikuspidalinsuffizienz entspricht der systolische Pulmonalarteriendruck der Summe aus dem systolischen Druckgradienten an der Trikuspidalklappe und dem rechtsatrialen Druck. Eine Unterschätzung des systolischen Pulmonalarteriendrucks bis zu 20% ist zu berücksichtigen [3]. Der Wert dieser Untersuchung liegt in der differenzialdiagnostischen Abgrenzung, Verlaufsbeobachtung und Therapiekontrolle. Dennoch gibt der gemessene Druck keine Auskunft über die Form der pulmonalen Hypertonie, da eine Bestimmung des Pulmonalkapillardrucks nicht möglich ist. Der Wert des *Farb-Doppler-Verfahrens* ist, abgesehen vom Nachweis einer Trikuspidalinsuffizienz, verhältnismäßig gering. Das Schlagvolumen, als Parameter der systolischen Funktion, lässt sich aus der Strömungsgeschwindigkeit und Systolendauer errechnen.

▌ *Rechtsherzkatheteruntersuchung:* Die Rechtsherzkatheteruntersuchung ermöglicht die Beurteilung der rechts- und der linksventrikulären Hämodynamik. Auf der Intensivstation wird sie mit dem Einschwemmkatheter durchgeführt [4]. Die Drücke im rechten Vorhof, im rechten Ventrikel, in der Pulmonalarterie und im pulmonalkapillären Bereich sowie das Herzminutenvolumen nach der Thermodilutionsmethode werden gemessen. Der Pulmonalarterienwiderstand wird aus dem Quotienten der arteriokapillären Druckdifferenz und des Herzminutenvolumens berechnet. Nur durch diese Technik kann eine präkapilläre von einer postkapillären pulmonalen Hypertonie abgegrenzt werden. Der liegende Katheter kann gleichzeitig zur Pulmonalisangiografie bei entsprechender Indikation genutzt werden (Abb. 3.9.8). Mit der *Pulmonalisangiografie* oder *Spiralcomputertomografie* wird die Ausdehnung und Lokalisation (peripher oder zentral) von Lungenembolien dokumentiert und die Therapieentscheidung, Thrombolyse oder Embolektomie, erleichtert. Das Risiko der Rechtsherzkatheteruntersuchung ist so gering, dass ein hämodynamisches Monitoring zur Therapiekontrolle angeschlossen werden kann.

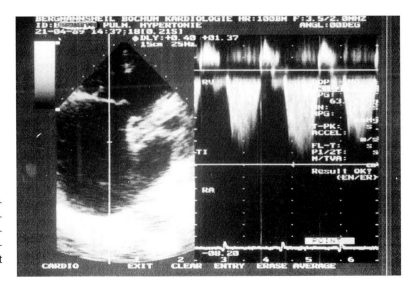

Abb. 3.9.7. CW-Dopplerechokardiografisches systolisches Strömungssignal einer Trikuspidalinsuffizienz zur Bestimmung des systolischen Pulmonalarteriendruckes bei einem Patienten mit dekompensiertem Cor pulmonale

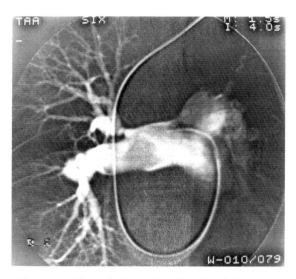

Abb. 3.9.8. Pulmonalis-DSA. Alter Thrombembolus in der rechten Pulmonalarterie bei einer 56-jährigen Patientin mit chronischem Cor pulmonale. Das Angiogramm wurde uns freundlicherweise von Herrn Dr. Wiebe, Institut für Radiologie und Nuklearmedizin, Bergmannsheil Bochum, Universitätsklinik, zur Verfügung gestellt

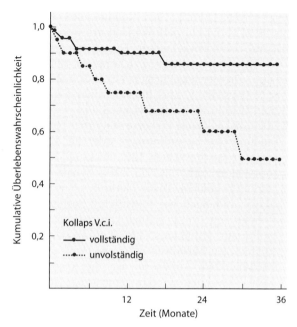

Abb. 3.9.10. Kumulative Überlebenskurven nach respiratorischem Verhalten der Vena cava inferior; n = 71, p < 0,03 [16]

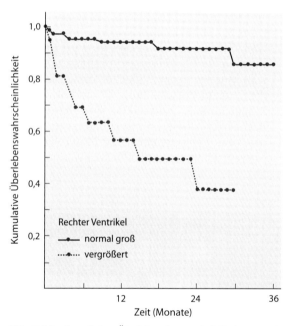

Abb. 3.9.9. Kumulative Überlebenskurven bei Patienten mit chronisch obstruktiver Atemwegserkrankung in Abhängigkeit von der Größe des rechten Ventrikels [16]; n = 79. Patienten im echokardiografischen Stadium III oder IV haben eine niedrigere Überlebenswahrscheinlichkeit als jene im Stadium I oder II (p < 0,0001)

∎ *Prognose des Cor pulmonale:* Die Prognose der pulmonalen Hypertonie wird von der Grundkrankheit und vom resultierenden Cor pulmonale bestimmt. Bei der chronisch obstruktiven Atemwegserkrankung ist die Entwicklung einer pulmonalen Hypertonie mit einer schlechten Prognose assoziiert. Die Vierjahresüberlebensrate beträgt weniger als 50% [22]. Der Pulmonalarteriendruck steigt um 0,4–1 mmHg/Jahr an [26]. Im echokardiografischen Stadium III und IV beträgt die Zweijahresüberlebensrate nach eigenen Daten 37% (Abb. 3.9.9 und 3.9.10). Die Überlebenszeit liegt im Durchschnitt bei nur 14,8 Monaten [16]. Patienten mit primärer pulmonaler Hypertonie haben eine kurze Lebenserwartung. Unter ihnen haben jene Patienten mit offenem foramen ovale eine längere und jene mit bereits erhöhten rechtsatrialen Drücken eine kürzere Überlebenszeit.

3.9.5 Phase der Intensivbehandlung

Ziel der therapeutischen Maßnahmen (Tabelle 3.9.6) ist es:
– das druckbelastete rechte Herz zu entlasten,
– den Pulmonalarterienwiderstand zu senken und
– die Grundkrankheit zu behandeln.

Die Therapie der pulmonalen Hypertonie und des Cor pulmonale setzt die konsequente Behandlung der Grundkrankheit voraus. Wo diese nicht bekannt ist, ist eine eingehende Diagnostik zu fordern (s. Abb. 3.9.1). Bleibt die Ursache der pulmonalen Hyperonie unklar oder ist die Grundkrankheit unbeeinflussbar, so kann neben der Sauerstofftherapie ein Therapieversuch mit einem Vasodilatator unternommen werden (Abb. 3.9.11).

▌ *Sauerstofftherapie:* Die Sauerstofftherapie, 2–4 l/min über O_2-Maske, führt zu einer pulmonalarteriellen Drucksenkung, sofern ihr der von-Euler-Liljestrand-Mechanismus zugrunde liegt und solange die pulmonale Hypertonie nicht fixiert ist. Allerdings können intrapulmonale Shunts diesen Mechanismus weiter verstärken. Der prognostisch günstige Effekt einer Langzeitsauerstofftherapie ist bei einer Anwendung über mindestens 13 h täglich hinreichend belegt.
▌ *Stickstoffmonoxid (NO):* Die Stickstoffmonoxidinhalation über den Respirator, 5–40 ppm, bewirkt eine Vasodilatation aufgrund eines Endotheleffektes [1, 9]. Ihr therapeutischer Stellenwert muss noch durch kontrollierte Studien erarbeitet werden.
▌ *CPAP-Atmung:* Bei Schlafapnoesyndrom ist die CPAP-Atmung eine effektive Behand-

Tabelle 3.9.6. Cor pulmonale – Therapie

Allgemeine Maßnahmen	Medikamente	Invasive Therapie
O_2	Diuretika	Assistenzsystem
NO	Kalziumantagonisten (z. B. Diltiazem) Prostazyklinanaloga (z. B. Iloprost)	Thrombendarteriektomie
CPAP	Endothelinrezeptorantagonisten (Bosentan) Phosphodiesterase-V/VI-Hemmer (Sildenafil)	LTx
Künstliche Beatmung	Katecholamine	HLTx

NO Stickstoffmonoxid; *CPAC* „continuous positive airway pressure"

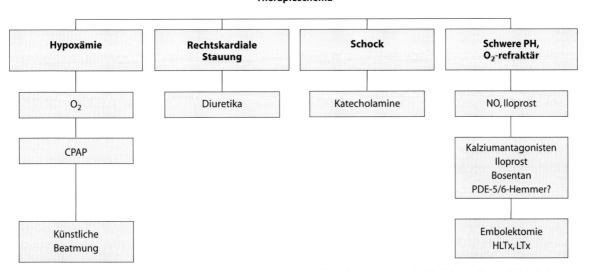

Abb. 3.9.11. Cor pulmonale, Therapieschema; *CPAP* „continuous positive airway pressure"; *NO* Stickstoffmonoxidinhalation zur Vasodilatation

lungsmaßnahme, um die hypoxisch bedingten Druckerhöhungen im pulmonalarteriellen
Bereich zu senken. Ihr prognostischer Effekt
muss jedoch noch bewiesen werden.

Bei der *künstlichen Beatmung* ist darauf zu
achten, dass die ungünstigen hämodynamischen Wirkungen gering gehalten werden.
Bei der Sedierung ist besondere Vorsicht geboten.

▪ *Aderlass und isovolumetrische Hämodilution:*
Um die Fließeigenschaften des Blutes zu verbessern, kann diese Behandlungsform bei
dekompensiertem Cor pulmonale und ausgeprägter Polyglobulie mit Hämatokritwerten
um 60% versucht werden. Es wird angestrebt,
einen Hämatokritwert um 50% zu erreichen.
Systematische Untersuchungen über den Langzeiteffekt dieser Therapieform liegen jedoch
nicht vor.

3.9.6 Medikamentöse Therapie

Ziel der medikamentösen Therapie ist es:
– die Ödemausschwemmung bei Aufrechterhaltung eines *hohen* rechtsatrialen Drucks,
– die kontrollierte Drucksenkung im kleinen
Kreislauf, ohne das Herzminutenvolumen zu
kompromittieren und
– die ausreichende Oxygenierung, ohne die Hyperkapnie zu verstärken.

▪ *Diuretika:* Die Basis der medikamentösen Behandlung bei der rechtskardialen Stauung
mit manifesten Ödemen bleibt die Gabe von
Diuretika. Der Kombination von Furosemid
und Spironolactonen ist aufgrund gleichzeitig
günstiger alveolärer Effekte und der geringen
HMV-Depression der Vorzug zu geben. Hypoxie, Hyperkapnie und eingeschränktes Herzminutenvolumen führen zur Abnahme des
renalen Blutflusses. Die Hyperkapnie führt
außerdem zu einem Abfall des systemischen
Widerstandes. Diese Störungen, die fortgeschrittene Stadien der chronischen bronchopulmonalen Erkrankung kennzeichnen,
führen zu einer vermehrten Natriumrückre-
sorption und intravasalen Volumenzunahme.
Diuretika wirken diesen Mechanismen entgegen. Aldosteronantagonisten und Furosemid
bewirken zudem eine Steigerung des alveolären Gasaustausches und sollten bevorzugt eingesetzt werden. Sie senken den Pulmonalarteriendruck und -widerstand. Unter Furosemid

allein ist auf einen Abfall des Herzminutenvolumens zu achten.

▪ *Digitalis:* Digitalis führt bei Patienten mit
Cor pulmonale und normaler linksventrikulärer Funktion zu keiner Steigerung der rechtsventrikulären Auswurffraktion. Die Digitalistherapie sollte daher auf 2 Indikationen beschränkt sein:
– gleichzeitige Linksherzinsuffizienz und
– absolute Tachyarrhythmie bei Vorhofflimmern.

▪ *Katecholamine:* Im Stadium des Rechtsherzversagens mit kardiogenem Schock ist die
positiv-inotrope Unterstützung mit Dopamin
5–10 µg/kg/min unter Gewährleistung eines
ausreichenden Volumenangebots bis zu einem rechtsatrialen Druck von 15–20 mmHg
notwendig. Unter der gleichen Voraussetzung
kann auch Isoproterenol eingesetzt werden.
Der vasodilatierende Effekt dieser Substanz
im pulmonalarteriellen Bereich wird dabei
genutzt (s. u.). Dobutamin sollte wegen des
geringeren Sauerstoffverbrauches, der zusätzlichen Vorlastsenkung und geringeren Ar-
rhythmogenität im Vergleich zu Dopamin
vorgezogen werden.

▪ *Phosphodiesterasehemmer:* Die Phosphodiesterase-III-Hemmer sind Inodilatoren, die die
Nachlast und Vorlast zu senken und das Herzminutenvolumen zu steigern vermögen. Es
wurde über eine günstige hämodynamische
Wirkung mit Verbesserung der Lungenfunktion bei Patienten mit chronisch obstruktiver
Atemwegserkrankung berichtet [13]. Bei primärer pulmonaler Hypertonie oder bei rezidivierender Lungenembolie ist das Verhalten des
Pulmonalarteriendrucks nicht vorhersehbar.
Nach eigenen Erfahrungen kommen auch
ungünstige Effekte mit paradoxen Anstiegen
vor, sodass besondere Vorsicht im Umgang
mit diesen Substanzen geboten ist. Effektiver
als die PDE-III-Hemmer ist der PDE-V/VI-
Hemmer Sildenafil (Viagra) wegen seiner ausgeprägten vasodilatierenden Wirkung im pulmonalarteriellen System [23].

▪ *Vasodilatatoren:* Alle nach- und vorlastsenkenden Pharmaka wurden zur Behandlung
der pulmonalen Hypertonie versucht. Die
Wirkungen sind jedoch in der Regel gering
oder die linksventrikuläre Füllung wird
gleichzeitig reduziert. Als Medikamenten-
effekt ist eine Senkung des Pulmonalarteriendrucks um 25% und des Widerstandes um
20% zu fordern [10]. Die Tabellen 3.9.7 und

3.9.8 geben einen Überblick über die verwendeten Substanzen und ihre Dosierung.

Folgende Medikamente können versucht werden:

- *Kalziumantagonisten:* Diltiazem, Nifedipin, und Verapamil in hohen Dosen gehören zu den häufig eingesetzten Substanzen bei der Behandlung sowohl der primären als auch sekundären pulmonalen Hypertonie [5]. Die Langzeiteffekte sind allerdings nicht konstant.
- *Nitrate:* Die Rolle des NO-Effektes auf die Vasodilatation kann auch im Kleinkreislauf als gesichert gelten. Unterstützt wird diese Annahme durch die Wirkungen der NO-Inhalation (s.o.). Bei akuter Applikation führen Nitrate überwiegend zu einer Vorlastsenkung und in geringerem Maße auch zu einer Nachlastwirkung. Im Stadium der akuten Dekompensation kann ein therapeutisch relevanter Effekt erwartet werden. Das Verhalten des Herzminutenvolumens muss jedoch unter Monitoring beobachtet werden. Über einen Langzeiteffekt wurde berichtet [7]; häufig wird er jedoch durch die Toleranzentwicklung abgeschwächt oder aufgehoben. Geeignet erscheinen langsam freisetzende, hochdosierte Nitrate (z. B. Isosorbiddinitrat ret 120 mg), 1 Tablette zur Nacht. Na-Nitroprussid in einer Dosis von 0,1–10 mg/kg/min hat das gleiche Wirkungsprofil wie Nitroglyzerin.
- *Molsidomin:* Das Wirkungspofil dieses Medikamentes entspricht dem der Nitrate. Bei Patienten mit chronisch obstruktiver Atemwegserkrankung wurde über einen Kurzzeit- wie auch Langzeiteffekt berichtet, was durch die fehlende Toleranzentwicklung erklärt werden kann.
- *Prostazyklin:* Prostazyklin ist ein potenter Vasodilatator mit thrombozytenaggregationshemmenden Eigenschaften, welcher zur Infusionstherapie bei der schweren pulmonalen Hypertonie eingesetzt wird. Der günstige Einfluss auf die Lebenserwartung lässt diese Behandlungsform als Bridging vor einer Herz-Lungen-Transplantation gelten [6]. Wegen der Problematik der parenteralen Langzeitanwendung von Epoprostenol wurden Prostazyklinanaloga zur inhalativen Anwendung entwickelt. Der meist getestete Vertreter dieser Substanzgruppe ist Iloprost (Ilomedin). Mit einem speziellen, anwenderfreundlichen Verneblersystem werden 6–9 Inhalationen pro Tag appliziert. Patienten mit primärer pulmonaler Hypertonie oder pulmonaler Hypertonie bei Sklerodermie erfahren durch diese Behandlung eine signifikante pulmonalarterielle Druck- und Widerstandssenkung, eine Verlängerung ihrer

Tabelle 3.9.7. Vasodilatatoren

Vor- (und Nach-)lastsenker	Nachlastsenker	Nach- (und Vor-)lastsenker
Nitrate	Kalziumantagonisten	PDE-III-Hemmer
Molsidomin	Prostaglandine	Dobutamin
Na-Nitroprussid	Isoproterenol	ACE-Hemmer
	Hydralazin	

Tabelle 3.9.8. Richtdosis von Vasodilatatoren

Generic name	Applikation	Dosis
▐ Nitroglyzerin	i.v.	2–4 mg/h, *cave: Toleranzentwicklung!*
▐ Molsidomin	i.v. oder p.o.	0,5–4 mg/h i.v. oder 3×8–16 mg p.o.
▐ Diltiazem [1]	i.v. oder p.o.	10–60 mg/h i.v. oder 2×90–180 mg/d p.o.
▐ Prostazyklin	i.v.	2–12 ng/kg/min
▐ Iloprost	per inhalationem; i.v.	6–9 Inhalationen (2,5–5,0 μg)/Tag; 0,4–2,1 ng/kg/min
▐ Bosentan	p.o.	2×62,5 mg/Tag über 4 Wochen, dann 2×125 mg

[1] Weitere Kalziumantagonisten: Nifedipin, 0,2–1 mg/h i.v. oder 3–6×20 mg/Tag p.o.; Verapamil 5–10 mg/h i.v. oder 3×120 mg/Tag p.o.

Gehstrecke, begleitet von einer Besserung der Symptomatik, gemessen an der NYHA-Klasse [21, 23]. Bei Patienten, die auf die Iloprostinhalation nicht ansprechen, kann die intravenöse Applikation in einer Dosis von 0,4–2,1 ng/kg/min noch wirksam sein.

- *Endothelin-1-Rezeptor-Antagonisten*: Endothelin 1 wirkt bei Patienten mit primärer pulmonaler Hypertonie konstriktorisch im pulmonalarteriellen System. Rezeptorantagonisten von Endothelin 1 vom Typ Bosentan (Tracleer) in einer Dosis von 125 mg 2-mal täglich p. o. erwiesen sich als potente Vasodilatatoren. Bisherige Studien belegen eine symptomatische Besserung mit einer Verlängerung der Gehstrecke [22]. Nachteil ist, dass es unter Bosentan in bis zu 20% der Fälle zu Leberfunktionsstörungen kommen kann, die zum Abbruch der Behandlung zwingen. Laborkontrollen unter dieser Therapie zur Überprüfung der Leberfunktion aber auch des Blutbildes (Hb) sind in den ersten 4 Monaten, monatlich und dann vierteljährlich durchzuführen.
- *Isoproterenol*: Das β-Sympatikomimetikum Isoproterenol übt einen günstigen Effekt auf den Pulmonalarteriendruck und -widerstand aus. Nachteil ist, dass es zu einer ausgeprägteren Verteilungsstörung mit Abnahme des Sauerstoffpartialdrucks kommen kann.
- *Phosphodiesterasehemmer*: s. o.
- *Captopril*: Die Rolle des Renin-Angiotensin-Systems bei der Entwicklung der pulmonalen Vasokonstriktion unter den Bedingungen der schweren Hypoxämie stellt die Grundlage zum Einsatz der ACE-Hemmer vom Typ Captopril in der Behandlung der pulmonalen Hypertonie dar. Die hämodynamischen Effekte sind jedoch gering oder entwickeln sich erst nach einem mehrmonatigen Behandlungsversuch. Vor einem weiteren Herzminutenabfall wird gewarnt [15].
- *Hydralazin*: Die Erfahrungen mit Hydralazin haben ergeben, dass diese Substanz zwar den Pulmonalarteriendruck und -widerstand senken kann. Dieser Effekt ist jedoch im Langzeitversuch nicht konstant, da ihm kompensatorische Mechanismen entgegenwirken. Im Übrigen wurde über erhebliche, unerwünschte Wirkungen und

über einen tödlichen Zwischenfall bei einem Patienten mit primärer pulmonaler Hypertonie berichtet.

- ▮ *Antikoagulation*: Die Indikation zur Antikoagulation mit Marcumar bei postembolischer pulmonaler Hypertonie ist unbestritten. Ein Quickwert von 20–30% oder INR von 2,5–3,5 ist anzustreben. Auch bei primärer pulmonaler Hypertonie kann die Antikoagulation indiziert sein [19]. Der Wert dieser Maßnahme bei Cor pulmonale anderer Ätiologie ist jedoch unklar. Im Stadium der Rechtsherzdekompensation ist die Heparinisierung in jedem Fall eine unverzichtbare prophylaktische Maßnahme.
- ▮ *Invasive Therapie*: Die Erfolgsaussichten der medikamentösen Behandlung bei dekompensiertem Cor pulmonale sind relativ gering. Häufig wird die erste Dekompensation nicht überlebt. Die Indikation zu operativen Maßnahmen müssen daher immer erwogen werden, wenn diese durchführbar erscheinen und keine Kontraindikationen vorliegen.

Im chronischen Stadium nach Lungenembolien mit zentraler Lokalisation ist die Thrombendarteriektomie zwar ein aufwändiges, jedoch für ausgesuchte Patienten eine wirksame Maßnahme mit anhaltender Drucksenkung in der Pulmonalarterie [12].

Die doppelseitige Lungen- oder die Herz-Lungen-Transplantation ist zwar aufgrund der geringen Organverfügbarkeit eine schwer zu realisierende Alternative; sie muss jedoch erwogen werden, wenn die konservativen Maßnahmen nicht erfolgversprechend sind. Bei der schweren therapierefraktären, pulmonalen Hypertonie mit noch erhaltener rechtsventrikulärer Funktion kommt die doppelseitige Lungentransplantation in Frage. Die Herz-Lungen-Transplantation ist dagegen bei irreversibel dekompensiertem Cor pulmonale die Therapie der Wahl. Die Ergebnisse sind allerdings schlechter als nach der isolierten Herztransplantation. Nach 1 Jahr beträgt die Überlebensrate 60–70% und nach 4 Jahren 40%. Die obliterierende Bronchiolitis ist die Hauptkomplikation nach Lungentransplantation. Bei unbeherrschbarem Rechtsherzversagen vor einer Thrombendarteriektomie oder Herz-Lungen-Transplantation ist eine Überbrückung durch ein rechtsventrikuläres Assistenzsystem anzustreben.

3.9.7 Erfolgskontrolle

Eine erfolgreiche Therapie soll:
- eine subjektive Linderung der Symptomatik und
- eine Besserung der hämodynamischen Parameter, begleitet von
- einem objektiven Rückgang der klinischen Dekompensationszeichen

herbeiführen.

Das hämodynamische und Blutgasmonitoring (Tabelle 3.9.9) soll:
- eine Abnahme des Pulmonalarteriendrucks und -widerstandes von 20–25% bei einem rechtsatrialen Druck von 10–15 mmHg anzeigen;
- ein $PaO_2 \geq 60\%$ und ein $PaCO_2 \leq 45\%$ sind anzustreben.

Eine messbare Abnahme der rechtsventrikulären Dilatation bei chronischem Cor pulmonale ist kaum zu erwarten, wohl aber ein mehr oder weniger ausgeprägter inspiratorischer Kollaps der Vena cava inferior.

Die Dopplerechokardiografie wird erzielte Senkungen des systolischen Pulmonalarteriendrucks in der Regel aufdecken können. Der Vergleich der transtrikuspidalen, systolischen Geschwindigkeiten sollte ausreichen, um diese Änderungen zu erfassen.

Tabelle 3.9.9. Monitoring zur Therapiekontrolle

Untersuchung	Parameter
▌ Blutgase	PaO_2, $PaCO_2$, pH, BE
▌ EKG	Herzfrequenz, Rhythmusstörungen
▌ Rechtskatheter	RAP, PAP, HMV

BE „base excess"; *RAP* rechtsatrialer Druck; *PAP* Pulmonalarteriendruck; *HMV* Herzminutenvolumen

▌ Datenblatt

Berechnung des Pulmonalarterienwiderstandes

Der Pulmonalarterienwiderstand (Rp) errechnet sich nach der Formel:

$$Rp \, (dyn \times s \times cm^{-5}) = (PAMP - PCP) \times 80 : HMV,$$

wobei PAMP den Pulmonalarterienmitteldruck darstellt.

Respiratorisches Verhalten der Vena cava inferior

$$KI \, (\%) = (EED - EID) : EED,$$

wobei KI den Kollapsindex, EED den endexpiratorischen Durchmesser und EID den endinspiratorischen Durchmesser darstellen. Pathologisch ist ein KI < 50%.

Doppler-echokardiografische Bestimmung des Schlagvolumens

Das Schlagvolumen wird nach folgender Formel berechnet:

$$SV \, (ml) = A \times v_{sys} \times ts,$$

wobei, A die durchströmte Fläche (Aortenquerschnitt), v_{sys} die mittlere systolische Strömungsgeschwindigkeit und ts die Systolendauer darstellen. $v_{sys} \times ts$ entspricht dem systolischen Geschwindigkeitsintegral und gibt die Fläche unter dem systolischen Geschwindigkeitsprofil an.

▌ Literatur zu Kapitel 3.9

1. Beghetti M, Habre W, Friedli B, Berner M (1995) Continuous low dose inhaled nitric oxide for treatment of severe pulmonary hypertension after cardiac surgery in paediadric patients. Br Heart J 73:65–68
2. Bermann EJ et al (1991) Right ventricular hypertrophy detected by echocardiography in patients with newly diagnosis obstructive sleep apnea. Chest 100:347–350
3. Brecker SJD, Gibbs JSR, Fox KM, Yacoub MH, Gibson DG (1994) Comparison of Doppler derived haemodynamic variables and simultaneous high fidelity pressure measurements in severe pulmonary hypertension. Br Heart J 72:384–389
4. Buchwalsky R (1989) Einschwemmkatheter – Technik, Auswertung und praktische Konsequenzen. Perimed Fachbuch, Erlangen
5. Cerda E, Esteban A, de la Cal MA, Fernandez A, Garcia A (1985) Hemodynamic effects of vasodilators on pulmonary hypertension in decompensated chronic obstructive pulmonary disease. Crit Care Med 13:221–223
6. Cremona G, Higenbottam T (1995) Role of prostacyclin in the treatment of primary pulmonary hypertension. Am J Cardiol 75:67A–71A
7. Daum S, Georg R (1983) Langzeittherapie der präkapillären pulmonalen Hypertonie mit Isosorbiddinitrat. In: Kober G, Kaltenbach M (Hrsg) Nitrat und Nitrattoleranz. Steinkopff, Darmstadt, S 89–96
8. Doll E, Reindell H, Bubenheimer P (1989) Chronisches Cor pulmonale. In: Roskamm H, Reindell H (Hrsg) Herzkrankheiten. Springer, Berlin Heidelberg New York, S 1387–1406
9. Domenighetti GM (1994) Traitement de l'hypertension pulmonaire aigue d'origine hypoxique – cosmétique ou bénéfice clinique. Schw Med Wochenschr 124:274–281
10. Galié N, Ussia G, Passarelli P, Parlangeli R, Branzi A, Magnani B (1995) Role of pharmacologic tests in the treatment of primary pulmonary hypertension. Am J Cardiol 75:55A–62A
10a. Hoeper MM (2002) Pulmonary hypertension in collagen vascular disease. Eur Resp J 19:571–576
11. Hoeper MM, Galié N, Simonneau G, Rubin L (2002) New treatments for pulmonary hypertension. Am J Respir Crit Care Med 165:1209–1216
12. Iversen S (1994) Zur operativen Behandlung der thromboembolisch bedingten pulmonalen Hypertonie. Z Kardiol 83(Suppl 6):193–189
13. Klepzig M, Baur X, Hauser F, Mernitz G, Fruhmann G, Strauer BE (1984) Rechtsventrikuläre Hämodynamik und Lungenfunktion nach Amrinone-Injektion. Z Kardiol 73:623–627
14. Konermann K (1994) Kardiovaskuläre Folgeerkrankungen schlafbezogener Atmungsstörungen. In: Rasche K et al (Hrsg) Schlafbezogene Atmungsstörungen im Kindes- und Erwachsenenalter. MMW Medizin Verlag, München, S 113–119
15. Machraoui A, Windgassen UG, Barmeyer J (1986) Hämodynamische Wirkung von Captopril bei Cor pulmonale. In: Bussmann WD, Just H (Hrsg) Vasoaktive Substanzen bei Herzinsuffizienz. Springer, Berlin Heidelberg, S 201–208
16. Machraoui A, Barmeyer J, Ulmer WT (1990) Prognose bei Cor pulmonale: Aussagekraft der zweidimensionalen Echokardiographie. Pneumologie 44: 955–959
17. Machraoui A (1993) Pathophysiologie der Leistungsminderung – Lungenkreislauf und Blutgase. Atemw-Lungenkrkh 19:57–63
18. Machraoui A, Helfen A, Dryander S v, Schött D, Ulmer WT, Barmeyer J (1994) Diagnostischer Wert rechtsthorakaler EKG-Ableitungen in der Erkennung der pulmonalen Hypertonie. Herz 18:182–188
19. Moser KM, Fedullo PF, Finkbeiner WE, Golden J (1995) Do patients with primary pulmonary hypertension develop extensive central thrombi. Circulation 91:741–745
20. Nolte D (1984) Asthma. Das Krankheitsbild, der Patient, die Therapie. Urban & Schwarzenberg, München Wien Baltimore, S 10–15
21. Olschewski H, Simonneau G, Galié N, Higgenbottam T, Naeije R, Rubin LJ, Nikkho S, Speich R, Hoeper MM, Behr J, Winkler J, Sitbon O, Popov W, Ghofrani HA, Manes A, Kely DG, Ewert R, Meyer A, Corris PA, Delcroix M, Gomez-Sanchez M, Siedentop H, Seeger W (2002) Inhaled iloprost for severe pulmonary hypertension. New Engl J Med 347:322–329
22. Rubin LJ, Badesch DB, Barst RJ, Galié N, Black CM, Keogh A, Polido T, Frost A, Roux S, Leconte I, Landzberg M, Simonneau G (2002) Bosentan therapy for pulmonary hypertension. New Engl J Med 346:896–903
23. Runo JR, Loyd JE (2003) Primary pulmonary hypertension. Lancet 361:1533–1544
24. Strebel S, Pargger H, Schneidegger D (1994) Invasive und nichtinvasive Beurteilung der pulmonalen Hypertension auf der Intensivstation. Schw Med Wochenschr 124:270–273
25. Weitzenblum E, Sautergeau A, Erhat M, Mammosser M, Hirth Ch, Roegel E (1984) Long-term course of pulmonary arterial pressure in chronic obstructive pulmonary disease. Am Rev Respir Dis 130:993–998

4 Herzrhythmusstörungen

4.1 | Bradykarde Rhythmusstörungen in der Intensivmedizin

H.-J. TRAPPE

4.1.1 Grundlagen

Von einer Bradykardie spricht man bei einer Herzfrequenz von weniger als 60 Schlägen pro Minute [49]. Bradykarde Rhythmusstörungen sind charakterisiert durch eine Pulsfrequenz < 60/min mit Störungen der Erregungsbildung und/oder der Erregungsleitung [45]. Beim Sinusknotensyndrom kann es isoliert zu einem Sinusknotenstillstand oder zu sinuatrialen Blockierungen kommen. AV-Knoten-Leitungsstörungen sind durch pathologische/pthophysiologische Veränderungen im AV-Knoten und/oder im paranodalen Gewebe charakterisiert, während distale Erregungsleitungsstörungen sich im Auftreten inkompletter oder kompletter Schenkelblockbilder äußern [46, 47]. Ursachen bradykarder Rhythmusstörungen sind vielfältig und können primär das Reizbildungs- und Reizleitungssystem betreffen, ohne dass andere Organe betroffen sind. Primäre Ursachen bradykarder Rhythmusstörungen sind für etwa 15% aller Bradyarrhythmien sowohl prähospital als auch in der Notaufnahme verantwortlich [38]. Treten bradykarde Rhythmusstörungen im Zusammen-

hang mit anderen Herzerkrankungen, Systemerkrankungen oder pathologischen Zuständen auf, spricht man von sekundären Ursachen. Sekundäre Ursachen sind mit etwa 85% deutlich häufiger für bradykarde Arrhythmien verantwortlich als primäre Gründe für Reizbildungs- oder Reizleitungsstörungen (Tabelle 4.1.1). Von entscheidender Bedeutung für die richtige Behandlung von Patienten mit bradykarden Rhythmusstörungen ist sicherlich die adäquate Beurteilung von Typ und Mechanismus der zugrunde liegenden Rhythmusstörung, aber auch die Beurteilung, ob primäre oder sekundäre Ursachen für Erregungsbildungs- oder Erregungsleitungsstörungen verantwortlich sind [42, 47].

4.1.2 Problemstellung

Die Problematik bradykarder Rhythmusstörungen liegt nicht nur in einer Verminderung von kardialer Leistungsfähigkeit, eingeschränkter Lebensqualität und mangelndem Antriebsvermögen, sondern kann auch zu zerebraler Dysfunktion, Synkopen oder einem Herz-Kreislauf-Still-

Tabelle 4.1.1. Ursachen bradykarder Rhythmusstörungen (mod. n. Swart und Mitarbeitern [38])

Ursachen	Häufigkeit (%)
▮ Primär	15
▮ Sekundär	85
– akutes Koronarsyndrom	40
– pharmakologisch/toxisch	20
– metabolisch	5
– neurologisch	–5
– Schrittmacherversagen	–2
– andere Ursachen	13

stand durch Asystolie führen [6, 22]. Auf der anderen Seite werden bei jungen herzgesunden Personen asymptomatische Bradykardien von 30–40/min und Sinusarrhythmien über 2 s häufiger beobachtet [49]. Besonders problematisch ist oft die richtige Einschätzung, ob eine vorliegende symptomatische oder asymptomatische bradykarde Rhythmusstörung zu einer Schrittmacherimplantation führen muss oder ob die beobachteten Phänomene andere Ursachen haben, nur vorübergehend sind und eine Schrittmachertherapie nicht zu einer Verbesserung von Symptomatik und Prognose führen würde. Unter Intensiv- und Notfallbedingungen ist es mitunter schwierig zu entscheiden, ob sofort eine temporäre Schrittmacherstimulation notwendig ist oder ob eine zuwartende Haltung zu rechtfertigen ist. Von besonderer Bedeutung ist diese Überlegung vor allem bei Patienten mit akutem Koronarsyndrom, insbesondere wenn eine ausreichende myokardiale Pumpfunktion nicht mehr gewährleistet ist [3]. Die Häufigkeit von Bradykardien, die durch Sinusknotendysfunktionen, höhergradige AV-Blockierungen oder Schenkelblockbilder bedingt sind, schwanken beim akuten Koronarsyndrom zwischen

0,3–18% [15, 16]. Das Auftreten von Leitungsstörungen beim akuten Infarkt ist bei Vorder- und Hinterwandinfarkten mit einer erhöhten Klinikmortalität verbunden im Vergleich zu Patienten mit akuten Infarkten ohne entsprechende Blockierungen (Tabelle 4.1.2). Patienten mit Leitungsstörungen oder Leitungsblockierungen haben vielfach ausgeprägtere Infarkte mit deutlich schlechterer Pumpfunktion als Patienten ohne diese Rhythmusstörungen, wobei die verfügbaren Daten meistens aus der Zeit der Prä-thrombolyseära stammen [24, 46, 47]. Eine besondere Situation liegt sicherlich vor, wenn es zu bradykarden Rhythmusstörungen bei Patienten mit implantierten Schrittmachern kommt. Beim Nachweis einer bradykarden Herzfrequenz und fehlender Schrittmacherstimulation liegt entweder eine Störung des Schrittmachersystems vor oder externe elektrische Phänomene durch Muskelpotenziale oder technische Geräte führen zu einer Inhibierung der Schrittmacherstimulation [27]. Je nach elektrophysiologischen Eigenschaften des Erregungsbildungs- oder Leitungssystems des Patienten werden klinische Zeichen von Schwindel oder Synkopen beobachtet, die lebensbedrohlich werden können. Die Ursachen fehlender Schrittmacherstimulation (kein Stimulusartefakt im EKG sichtbar) reichen von der Batterieerschöpfung bis hin zur fehlerhaften Konnektion von Elektrode und Generator.

4.1.3 Diagnostik

In der Diagnostik bradykarder Rhythmusstörungen ist neben einer genauen Erhebung der Anamnese sowie des körperlichen Untersuchungsbefundes (Herz-Lungen-Auskultation, Pulsqualitäten, Blutdruck, Herzinsuffizienzzeichen, Puls-

Tabelle 4.1.2. Formen bradykarder Arrhythmien bei Vorder- und Hinterwandinfarkt und deren prognostische Bedeutung

	Vorderwandinfarkt	Hinterwandinfarkt
▮ Ort der Blockierung	Schenkelblöcke	AV-Knoten
▮ Betroffenes Gefäß	RIVA	RCA
▮ Ersatzrhythmus	breiter QRS-Komplex, HF < 40/min	
▮ Blockierungsdauer	vorübergehend	vorübergehend
▮ Mortalität im Vergleich zu MI ohne Block	4fach	2 ½fach

MI Myokardinfarkt, *RCA* rechte Koronararterie, *RIVA* Ramus interventrikularis anterior

defizit) vor allem das 12-Kanal-Oberflächenelektrokardiogramm, das bei systematischer Analyse und Interpretation in den meisten Fällen zur richtigen Diagnose führt, wichtig (Tabelle 4.1.3). Die tägliche Praxis zeigt jedoch, dass die Differenzialdiagnose von Bradykardien oft schwierig ist und relativ häufig Fehldiagnosen beobachtet werden [33, 46, 47]. Die falsche Diagnose und eine daraufhin eingeleitete inadäquate Therapie kann zu einer ernsten Gefährdung des Patienten bis hin zur Kreislaufdekompensation und Reanimationspflichtigkeit führen. Eine wichtige diagnostische Maßnahme ist das 24-Stunden-Langzeit-EKG, das durch Norman Holter in die Medizin eingeführt wurde (Tabelle 4.1.3). Lassen sich mit 12-Kanal-Oberflächen-EKG, Langzeit-EKG und Provokationsmanövern zum Ausschluss oder zur Bestätigung des Vorliegens eines Karotissinussyndroms bzw. einer Kipptischuntersuchung zum Ausschluss einer neurokardiogenen Synkope keine bradykarden Arrhythmien nachweisen, so bleibt noch die Möglichkeit der Abklärung durch externen oder implantierbaren „Looprekorder" [19, 20]. Auch der Einsatz eines externen „Even-

trekorders" zur patientengesteuerten Aufzeichnung eines Anfalls-EKG kann zur richtigen Diagnose führen (Abb. 4.1.1). Invasive elektrophysiologische Untersuchungen kommen insbesondere bei Patienten mit organischer Herzerkrankung und Synkopen in Betracht, bei denen in bis zu 50% mit pathologischen Befunden zu rechnen ist [25]. Demgegenüber finden sich bei Patienten mit Synkopen ohne strukturelle Herzerkrankung nur bei etwa 10% der Fälle in der elektrophysiologischen Untersuchung pathologische Befunde, die zur Klärung der Synkope beitragen [13]. Insgesamt ist die elektrophysiologische Untersuchung zur Abklärung bradykarder Rhythmusstörungen wenig sensitiv und oft wenig hilfreich. Weitere diagnostische Verfahren sind zur Beurteilung von Grund- oder Begleiterkrankungen daher notwendig [40, 42].

4.1.4 Erfordernisse und Voraussetzungen

Von besonderer Bedeutung für das therapeutische Vorgehen und den Verlauf ist die exakte Abgrenzung von primären zu sekundären Formen bradykarder Rhythmusstörungen [45]. Darüber hinaus sind die Beurteilung der klinischen Symptomatik und das Ausmaß der Bradykardie entscheidend. Für Patienten mit akutem Koronarsyndrom, die z. B. bei inferiorem Myokardinfarkt durch einen AV-Block III° schnell in eine hämodynamisch problematische Situation kommen können, kann ein Hinauszögern einer notwendigen temporären Schrittmacherbehandlung zu einer fatalen Situation führen [11, 15, 16]. Erfordernisse und Voraussetzungen für eine adäquate Behandlung bradykarder Rhythmusstörungen in der Intensivmedizin sind deshalb schnelle und genaue Analysen zur Beurteilung der vorliegenden Ursachen der Bradyarrhythmien [40].

4.1.4.1 Primäre Ursachen bradykarder Arrhythmien

Eine häufige primäre Ursache bradykarder Rhythmusstörungen ist das Sinusknotensyndrom, das durch persistierende Bradykardie, sinuatriale Blockierung oder Sinusknotenarrest mit oder ohne AV-nodalen oder ventrikulären Ersatzrhythmus charakterisiert ist (Abb. 4.1.2). Andere Formen des Sinusknotensyndroms sind Kombinationen von sinuatrialen und atrioven-

Tabelle 4.1.3. Diagnostikschema bei Patienten mit bradykarden Rhythmusstörungen

---

Erhebung der Vorgeschichte

▮ Symptomatik vor und/oder während der Rhythmusstörung

▮ Häufigkeit der Arrhythmieepisoden

▮ Beginn der ersten Symptome

Körperliche Untersuchung

Nichtinvasive Untersuchungen

▮ 12-Kanal-Oberflächen-EKG

▮ 24-Stunden-Langzeit-EKG

▮ Looprekorder

▮ Eventrekorder

▮ Telemedizin (Tele-EKG, Telemetrie)

▮ Belastungs-EKG

▮ Signalmittelungs-EKG

▮ Herzfrequenzvariabilität

▮ Echokardiografie (transthorakal und transösophageal)

Invasive Untersuchungen

▮ Herzkatheteruntersuchung
  – Angiografie
  – Koronarangiografie

▮ Elektrophysiologische Untersuchung
  – Programmierte Stimulation
  – Kathetermapping

EKG Elektrokardiogramm

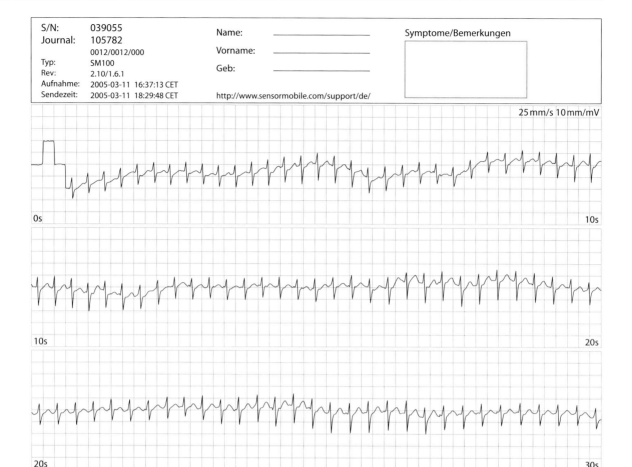

Abb. 4.1.1. Auszug aus dem telemetrisch übermittelten EKG bei einer 45-jährigen Patientin mit rezidivierenden Schwindelphasen. Eindeutiger Nachweis einer Tachykardie mit schmalen QRS-Komplexen (QRS-Breite < 0,12 s) und deutlich sichtbaren P-Wellen nach dem QRS-Komplex (Intervall RP < PR) als Zeichen einer schnell leitenden akzessorischen Leitungsbahn

trikulären Überleitungsstörungen und das „Bradykardie-Tachykardie-Syndrom", bei dem spontane atriale Tachyarrhythmien (Vorhofflimmern, Vorhofflattern, atriale Tachykardien) beobachtet werden [18]. Nach spontaner Terminierung kommt es zur „präautomatischen" Pause, bis primäre, sekundäre oder tertiäre Erregungsbildungszentren einsetzen. Pathologische Substrate dieser primären Ursachen bradykarder Arrhythmien sind Destruktionen des spezifischen Reizleitungssystems oder degenerative Erkrankungen mit Kalzifikationen des His-Purkinje-Systems [18]. Der angeborene totale AV-Block, der ebenfalls zu den primären Ursachen bradykarder Arrhythmien gerechnet wird, ist eine sehr seltene Erkrankung mit einer Häufigkeit von etwa 1:22 000 Geburten, dessen Prognose von der Frequenz des Ersatzrhythmus abhängig ist [1, 31].

4.1.4.2 Sekundäre Ursachen bradykarder Arrhythmien

Unter den sekundären Ursachen bradykarder Rhythmusstörungen kommt dem akuten Koronarsyndrom sicherlich die größte Bedeutung zu [15, 16]. Aber auch andere Ursachen wie pharmakologische bzw. toxische Effekte, reflexvermittelte Bradykardien, neurologische Ursachen, Infektionserkrankungen, rheumatische Erkrankungen oder Systemerkrankungen wie die Sarkoidose können mit bradykarden Rhythmusstörungen einhergehen [45].

▌ Akutes Koronarsyndrom

Sinusknotendysfunktionen können als Sinusbradykardie, sinuatriale Blockierungen oder Sinusknotenstillstand bei akutem Koronarsyndrom

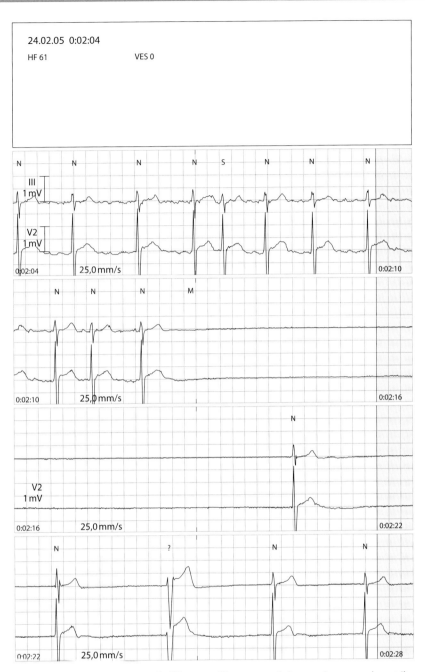

Abb. 4.1.2. Telemetrie-EKG-Auszug eines 69-jährigen Patienten mit Synkope. Nachweis eines Sinusknotensyndroms mit Vorhofflimmern, Sinusarrest mit langen Pausen und ventrikulärem Ersatzrhythmus

(ACS) imponieren. Besonders häufig finden sich diese Arrhythmien bei inferoposterioren Infarkten mit gesteigertem vagalen Tonus und sind nur in seltenen Fällen lebensbedrohlich [3]. *AV-Blockierungen* aller Schweregrade kommen beim akuten Koronarsyndrom häufiger vor und können beim kompletten AV-Block zur Asystolie, aber auch zu bradykardiebedingten ventrikulären Arrhythmien führen [46, 47]. AV-Blockierungen I° werden in einer Häufigkeit von 4–13% beobachtet und sind Ausdruck einer Leitungsverzögerung im Vorhof, AV-Knoten, His-Bündel oder Tawara-System. Sie werden vor allem bei inferoposteriorer Infarktlokalisation beobachtet. AV-Blockierungen II° sind entweder Ausdruck eines erhöhten vagalen Tonus oder Ergebnis einer myokardialen Ischämie/Nekrose im Bereich des AV-Knotens. Sie entwickeln sich vielfach aus einem AV-Block I° und können Zwischenstadium zum kompletten AV-Block sein, der bei 3–19% der Patienten mit akutem Infarkt beobachtet wird [13]. AV-Blockierungen I° und II° treten sehr häufig <24 h nach Infarkteintritt auf und dauern gewöhnlich nicht mehr als 72 h an [3, 11]. Komplette AV-Blockierungen (Grad III) sind bei vielen Patienten mit akutem Koronarsyndrom (2 Drittel der Patienten mit inferoposteriorer Ischämie) ebenfalls nur vorübergehend; bei den meisten Patienten kann nach 3–7 Tagen wieder eine unauffällige atrioventrikuläre Überleitung nachgewiesen werden (Abb. 4.1.3 a, b). *Distale Leitungsstörungen* des Erregungsleitungssystem sind als Schenkelblockierungen (Hemiblöcke oder komplette Blockierungen) bekannt [46, 47].

Ein linksanteriorer Hemiblock wird beim akuten Koronarsyndrom bei circa 5% der Patienten gesehen [3], ein linksposteriorer Hemiblock ist deutlich seltener (Häufigkeit <0,5%) [23]. Ein kompletter Schenkelblock (QRS-Breite≥0,12 s) entwickelt sich beim akuten Infarkt bei 10–15% der Patienten, wobei ein kompletter Rechtsschenkelblock bei 2 Drittel der Patienten und ein kompletter Linksschenkelblock bei einem Drittel der Patienten beobachtet wird. Bei etwa 66% der Patienten liegen diese Schenkelblockierungen bereits im Notarztwagen vor, obgleich es in Einzelfällen schwierig zu entscheiden ist, ob der Schenkelblock im Rahmen des Infarktes neu entstanden ist oder schon länger vorliegt, aber geraume Zeit kein EKG aufgezeichnet wurde [46, 47]. Ursache kompletter Schenkelblockierungen sind meistens ausgedehnte Infarzierungen im Ventri-

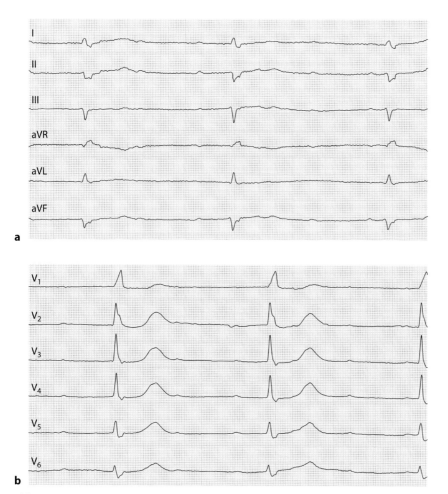

Abb. 4.1.3. a Extremitäten-EKG-Ableitungen eines 73-jährigen Patienten mit plötzlich einsetzender bradykarder Rhythmusstörung. Nachweis eines AV-Blocks III° und eines kompletten Rechtsschenkelblocks. **b** Brustwand-EKG-Ableitungen eines 73-jährigen Patienten mit plötzlich einsetzender bradykarder Rhythmusstörung. Nachweis eines AV-Blocks III° und eines kompletten Rechtsschenkelblocks

kelseptum, die vielfach Ausdruck eines kompletten proximalen Verschlusses des Ramus interventrikularis anterior sind [3].

▌ Pharmakologische und toxische Effekte

Verschiedene Medikamente können bereits in therapeutischer Dosierung, erst recht bei Überdosierung bradykarde Rhythmusstörungen verursachen. Zu diesen Medikamenten zählen Betarezeptorenblocker, Kalziumantagonisten vom Verapamil-Typ, Digitalis, alpha-2-adrenerge Agonisten (Clonidin, Methyldopa) und cholinerge Pharmaka [43]. In Überdosierungen oder gar toxischen Bereichen können alle diese Substanzen zu jeglichen Formen bradykarder Rhythmusstörungen bis hin zum totalen AV-Block und zur Asystolie führen. Neben den o. g. Medikamenten können auch spezifische Antiarrhythmika der Klassen I und III zu ausgeprägten Bradykardien und AV-Blockierungen führen, zusätzlich zu dem Risiko proarrhythmischer Effekte [39]. Viele andere Pharmaka, die sich bei Überdosierungen wie Klasse-Ia-Antiarrhythmika verhalten, können ähnliche Überleitungsstörungen verursachen [45]. Zu solchen Medikamenten gehören trizyklische Antidepressiva, Carbamazepin, Chinin, Chloroquine usw. Andere Pharmaka wie Opiate, Sedativa, Hypnotika und alpha-2-adrenerge Agonisten, Organophosphate, Cholinesteraseinhibitoren, Lithium, Pheothiazin und Kokain wirken über das Zentralnervensystem bradykardisierend und gehen mit Bildern einer Bradykardie und AV-Blockierungen einher [29].

▌ Reflexvermittelte Bradykardien

Häufige Ursachen bradykarder Rhythmusstörungen bis hin zu Synkopen sind reflexvermittelte Arrhythmien, die sich in klinischen Zeichen wie Übelkeit, Erbrechen, Bradykardie und Blutdruckabfall äußern. Auslöser solcher vagal vermittelter Reaktionen sind Erschrecken, Schmerz, Miktion, Husten, Lachen usw [5]. Ursache bradykarder Rhythmustörungen ist relativ häufig das Karotissinussyndrom, besonders bei älteren Menschen. Das Karotissinussyndrom kommt in 2 verschiedenen Formen vor, kann zu einem spontanen, vorübergehenden Ereignis einer Präsynkope oder Synkope führen und wird durch Stimulation des Karotissinus hervorgerufen. Beim kardioinhibitorischen Typ werden Bradykardie, AV-Blockierungen und Asystolie

beobachtet, während beim vasodepressorischen Typ Blutdruckabfälle von mehr als 50 mm Hg nachgewiesen wurden, ohne zusätzliche bradykarde Rhythmusstörungen [49]. Beide Formen können kombiniert auftreten. Andere Reflexe sind bedingt durch trigemino-vagale Mechanismen des fünften Hirnnerven, die klinisch als Miktionssynkope, Hustensynkope oder glossopharyngeale Neuralgie imponieren. Bei der neurokardiogenen Synkope konnte der zugrunde liegende Mechanismus aufgeklärt werden [14]. Über Barorezeptoren im rechten Vorhof und im linken Ventrikel führt ein reflektorisch erhöhter Sympathikotonus zu Vasokonstriktion, Tachykardie und verstärkter linksventrikulärer Kontraktilität. Mechanorezeptoren in den Vorhöfen, Ventrikeln und Pulmonalarterien erhöhen gegenregulatorisch den Vagotonus mit arterieller Hypotonie und Bradykardie. Die Kipptischuntersuchung kann als Provokation des orthostatischen Stresses diese Reaktion hervorrufen [17].

▌ Infektionserkrankungen

Von besonderer Bedeutung sind Patienten mit Infektionskrankheiten, die aus verschiedensten Gründen auf Intensivstationen behandelt werden, angefangen vom Patienten mit unklarem Fieber bis hin zum septischen Patienten nach chirurgischen Eingriffen. Praktisch bei allen viralen oder bakteriellen Infektionskrankheiten kann das Reizleitungsgewebe beteiligt sein [28]. Die Mechanismen bradykarder Rhythmusstörungen liegen bei diesen Erkrankungen in einer direkten Beteiligung des Myokards durch myokardialen Toxine oder immunologische Faktoren, wobei virale Erkrankungen häufiger zu bradykarden Rhythmusstörungen führen als Infektionserkrankungen durch Bakterien. Am häufigsten sind Coxsackie-B-Virus Infektionen, die zu unterschiedlichen AV-Blockierungen führen können. Andere virale Erkrankungen, bei denen bradykarde Rhythmusstörungen auftreten, sind infektiöse Mononukleose, Mumps, Rubella, Rubeola, Varizellen, RS-Virus-Infektionen oder Hepatitis. Bakterielle Infektionen führen deutlich weniger häufig zu Bradyarrhythmien, wobei solche Rhythmusstörungen auch bei Erkrankungen durch Streptokokken, Meningokokken und Mykoplasmen beschrieben wurden [45]. Bekannt, aber heute kaum noch beobachtet, sind Erregungsleitungsstörungen durch Corynebakterium dipheriae, die in etwa 25% der infizierten Patienten auftreten. Auch Rickettsien, Pilze, Würmer und Protozoen können zu einer myokardialen Beteiligung mit bradykarden Rhythmusstörungen führen, wobei besonders in Südamerika die Chagas-Krankheit durch myokardialen Befall mit unterschiedlichen Rhythmusstörungen bekannt ist [10]. Andere, ebenfalls heute kaum noch auftretende Infektionskrankheiten, die zu AV-Blockierungen führen können, sind die fortgeschrittene Syphillis und die Borreliose, bei der etwa 1–5 Monate nach dem Zeckenbiss bei etwa 10% der Betroffenen AV-Blockierungen auftreten [9, 35].

▌ Systemerkrankungen und andere Erkrankungen

Bradyarrhythmien können bei einer Reihe von Erkrankungen aus dem rheumatischen Formenkreis (rheumatoide Arthritis, systemischer Lupus erythematodes, Sklerodermie, Polymyositis, Morbus Reiter, Sjögren-Syndrom, Wegener'-Granulomatose, Behçet-Syndrom), bei endokrinologischen Erkrankungen (Hypothyreose, Hyperparathyreoidismus), bei Elektrolytstörungen (Hyperkaliämie, Hyperkalzämie, Hypermagnesiämie) oder systemischen Erkrankungen (Sarkoidose, Amyloidose) auftreten [5]. Die Sarkoidose führt in etwa 25% der betroffenen Patienten zu unterschiedlichen AV-Blockierungen und intraventrikulären Leitungsstörungen, während bei der Amyloidose bradykarde Rhythmusstörungen eher selten beobachtet werden [34].

▌ Neurologische Ursachen

Halsverletzungen im Rückenmarkbereich können über vagale Fasern zu schweren bradykarden Rhythmusstörungen führen. Diese Bradyarrhythmien werden vielfach in den ersten Tagen nach Verletzung beobachtet und bilden sich in den meisten Fällen innerhalb von 2–6 Wochen wieder zurück [5]. Besonders nach endotrachealem Absaugen, Aufstoßen oder Defäkation können lang andauernde Bradykardien beobachtet werden. Bei erhöhtem Hirndruck gilt der Cushing Reflex, der mit Bradykardie und Blutdruckanstieg verbunden ist, als prognostisch ungünstiges Zeichen. Auch nach Subarachnoidalblutungen muss mit bradykarden Rhythmusstörungen gerechnet werden [45]. Andere neurologische Erkran-

kungen, die mit Bradykardien/Bradyarrhythmien einhergehen können, sind Patienten mit Temporallappenepilepsie oder Guillan-Barré-Syndrom [5]. Bei Patienten mit Emery-Dreifus-Muskeldystrophie oder Kearns-Sayre-Syndrom kommt es regelhaft zur Ausbildung von AV-Leitungsstörungen [7, 37].

4.1.4.3 Bradykarde Arrhythmien bei Schrittmacherpatienten

Notfallsituationen des Herzschrittmacherträgers können akut auftreten oder sich durch „Warnsignale" ankündigen, die schon längere Zeit vorgelegen haben, in ihrer Bedeutung aber nicht oder nicht ausreichend erkannt wurden [8]. Klinische Hinweise für Fehlfunktionen eines Schrittmachersystems sind Synkopen, Schwindel, Palpitationen, Bradykardie, Tachykardie, Schmerzen im Bereich des Generators und auffällige Lokalbefunde wie Schwellung, Rötung, Abszessbildung, Fluktuation oder Überwärmung des Gewebes im Bereich von Generator und/oder Elektrodensystem. Bereits der Verdacht eines fehlerhaften Schrittmachersystems muss Anlass zur sofortigen Überprüfung und gegebenenfalls Korrektur von Schrittmacheraggregat oder Elektrode(n) sein [26, 30]. Der Verdacht einer Fehlfunktion eines implantierten Schrittmachersystems erfordert eine *umgehende* Klärung, da bei einer tatsächlich vorliegenden fehlerhaften Impulserkennung und/oder fehlenden bzw. fehlerhaften Stimulation das Leben eines Patienten bedroht sein kann. Von entscheidender Bedeutung ist neben der klinischen Untersuchung die exakte Erhebung der Anamnese und die Erfassung von Indikation, Implantation und bisheriger Nachsorge des Schrittmacherpatienten. Es ist selbstverständlich, dass eine Beurteilung des Schrittmachersystems und die Entscheidung darüber, ob ein System in Ordnung ist oder aber Fehlfunktionen vorliegen, nur möglich ist, wenn Art und Funktionsweise des implantierten Elektrodensystems und des Generators bekannt sind (Schrittmacherausweis des Patienten!) und wenn entsprechende Abfrage- und Programmiergeräte vorhanden sind, mit denen die einzelnen Parameter überprüft werden können [27, 42].

4.1.5 Phase der Intensivbehandlung

Die Behandlung einer bradykarden Rhythmusstörung richtet sich nach Ursache und Symptomatik, wobei in der Intensiv- und Notfallmedizin klare Strategien für das plötzliche Auftreten von Erregungsbildungs- oder Erregungsleitungsstörungen notwendig sind, da besonders bei Patienten mit akutem Koronarsyndrom eine höhergradige AV-Blockierung nicht nur zu Schwindel, Präsynkope und Synkope führen kann, sondern der Übergang eines kompletten AV-Blocks in eine Asystolie auch die Prognose maßgeblich beeinflusst [15, 16]. Das therapeutische Vorgehen in der Intensivmedizin reicht von der Überwachung bei asymptomatischen und hämodynamisch nicht relevanten Bradyarrhythmien bis hin zur Reanimation bei Asystolie [44]. In der Akut- und Intensivmedizin spielen vor allem 2 therapeutische Strategien zur Behandlung einer Bradyarrhythmie eine entscheidende Rolle, die medikamentösen Maßnahmen und die temporäre Schrittmacherstimulation [40, 41]. Überlegungen zur permanenten Schrittmachertherapie und zur Auswahl der verschiedenen Schrittmachertypen spielen in der Notfallsituation keine Rolle und sollen daher in diesem Kapitel auch nicht diskutiert werden [22].

4.1.5.1 Medikamentöse Therapie

Atropin und beta-adrenerge Substanzen kommen für die Intensiv- und Notfalltherapie bradykarder Rhythmusstörungen in Betracht, können aber nur als symptomatische und nicht als kurative Behandlungskonzepte angesehen werden. *Atropin* erhöht als Parasympatholytikum die Sinusknotenautomatie und die AV-Überleitung und kommt bei vagal bedingten Sinusbradykardien, AV-Blockierungen und Asystolien als Notfallmedikament in Betracht [2]. Bei bradykarden Rhythmusstörungen sollte Atropin in einer Dosierung von 0,5–1 mg i.v. bis zu einer Maximaldosis von 0,04 mg/kg injiziert werden. Bei Asystolie sollte Atropin in einer Dosierung von 1 mg i.v. alle 3–5 min appliziert werden [2]. Bei intubierten Patienten kann Atropin auch endotracheal verabreicht werden. Bei Patienten mit akutem Koronarsyndrom sollte Atropin vorsichtig eingesetzt werden, da es durch überschießenden Frequenzanstieg zu einer Verstärkung der myokardialen Ischämie kommen kann [21]. Bei aku-

tem Koronarsyndrom und infranodalen AV-Blockierungen II° (Typ Mobitz) und bei AV-Block III° mit breiten QRS-Komplexen (QRS-Breite ≥ 0,12 s) sollte Atropin nicht gegeben werden, da es zu einer paradoxen Bradykardisierung kommen kann [42]. Betaadrenerge Substanzen werden bei bradykarden Rhythmusstörungen nur als „Überbrückungsmassnahme" bis zur temporären Schrittmacherbehandlung verwendet [2]. Die Indikation zur Katecholamintherapie ist im Rahmen der Intensivbehandlung beim Versagen von Atropin gegeben und wenn keine Möglichkeit zur passageren transvenösen oder transkutanen Schrittmacherstimulation besteht [5]. In solchen Situationen sollte Orciprenalin in einer Dosierung von 0,25–0,5 mg i.v. als Bolus, gefolgt von einer Infusionstherapie von 10–30 µg/min verabreicht werden. Auch bei diesem Medikament ist zu berücksichtigen, dass bei akutem Koronarsyndrom der myokardiale Sauerstoffverbrauch erhöht werden kann, mit allen sich daraus ergebenden Konsequenzen (Infarktgröße, ventrikuläre Arrhythmien) [2]. Eine Katecholaminbehandlung mit dem ausschließlichen Ziel der Frequenzstabilisierung ist obsolet.

4.1.5.2 Temporäre Schrittmacherstimulation

Die elektrische Therapie besteht bei bradykarden Arrhythmien in der transkutanen, transösophagealen oder transvenösen Schrittmacherstimulation [42]. In der Prähospitalphase ist die *transkutane* elektrische Stimulation über großflächige Elektroden ein schnelles und technisch einfaches Verfahren, um die Herzfrequenz ausreichend anzuheben [32]. Über 2 niederohmige Flächenelektroden werden bei sehr langen Impulsbreiten von 20–40 ms über einen externen Schrittmacher Stromstärken bis 200 mA abgegeben, die effektiv die Ventrikel stimulieren [12]. Dabei auftretende schmerzhafte Sensationen müssen durch eine adäquate Analgesie behandelt werden; dadurch ist die transthorakale Stimulation nur als kurzfristiges Verfahren zur Überbrückung im Notfall anzusehen. Die *transösophageale* Stimulation ist als nichtinvasives Verfahren ebenfalls zur Stimulationstherapie bradykarder Rhythmusstörungen geeignet. Diese Methode kommt aber eher für die atriale Stimulation und weniger für die ventrikuläre Stimulation in Frage, da sie selbst bei höheren Energien nicht zu einer zuverlässigen Stimulati-

Tabelle 4.1.4. Indikationen zur temporären Schrittmacherstimulation (mod. n. Lemke und Mitarbeitern [22])

▌ ACS mit AV-Block II° Typ Mobitz II (2:1 oder höhergradig)
▌ ACS mit AV-Block III°
▌ ACS mit alternierendem Schenkelblock
▌ ACS mit progredientem bifaszikulären Block
▌ Symptomatische Patienten mit bradykarden Rhythmusstörungen bis zur Implantation eines permanenten Schrittmachersystems
▌ Während der Behandlung einer Septikämie
▌ Patienten mit voraussichtlich reversiblen Bradykardien bei Endo- oder Myokarditis
▌ Akute Intoxikationen mit konsekutiven Bradyarrhythmien
▌ Voraussichtlich bradykarde Rhythmusstörungen nach kardiochirurgischen Eingriffen
▌ Akute Notfälle unklarer Ursache mit Asystolie oder atropinrefraktärer symptomatischer Bradykardie

ACS akutes Koronarsyndrom

on der Ventrikel führt [4]. Im Gegensatz zu diesem Verfahren ist die *transvenöse* Elektrotherapie eine sichere Methode zur ventrikulären Stimulation. Für den Einsatz im Notarztwagen empfiehlt sich das Einführen einer Stimulationselektrode mit einem an der Spitze des Katheters platzierten Ballon, der ohne Durchleuchtungsmöglichkeit ein „blindes" Einführen über eine Vene erlaubt [12]. Der Vorteil solcher Ballonkatheter liegt außerdem darin, dass das zentrale Lumen benutzt werden kann, zuerst einen Führungskatheter einzuführen, um damit ein möglichst schonendes Platzieren der Elektrode in der Spitze des rechten Ventrikels unter schwierigen Bedingungen zu erreichen. Indikationen zur temporären Schrittmacherstimulation sind in Tabelle 4.1.4 zusammengefasst.

4.1.6 Monitoring und Messtechnik

Von entscheidender Bedeutung im Monitoring eines Patienten mit bradykarden Rhythmusstörungen ist die kontinuierliche EKG-Registrierung mit Beurteilung der Herzfrequenz [42]. Es lässt sich sofort nachweisen, ob therapeutische Maßnahmen erfolgreich sind oder nicht. Andere Parameter, die im Rahmen der Intensivbehandlung überwacht werden müssen, sind Blutdruck und periphere Sauerstoffsättigung über einen Puls-/Oxymeter-Detektor an den Fingern oder

am Ohrläppchen [4]. Der Verdacht einer Fehlfunktion eines Schrittmachersystems muss zur 12-Kanal-EKG-Registrierung und zur Röntgenthoraxaufnahme führen (eventuell mit Zielaufnahme der verdächtigen Region), bei manchen Patienten sind auch Belastungsuntersuchungen, 24-Stunden-Langzeit-EKG-Registrierungen oder transthorakale bzw. transösophageale echokardiografische Studien sinnvoll. Besonders EKG-Registrierungen geben wichtige Hinweise auf Schrittmacherdysfunktionen und in vielen Fällen sind Änderungen z.B. der Morphologie des QRS-Komplexes oder Änderungen der elektrischen Achse erste Anzeichen einer fehlerhaften Schrittmacherfunktion [27]. Die Zuordnung der Stimulationsartefakte zu den P-Wellen und QRS-Komplexen sollte immer auf „Logik" überprüft werden. Es ist selbstverständlich, dass zu den messtechnischen Untersuchungen die Abfrage des Schrittmachersystems mit einem speziellen Programmiergerät gehört. Auf andere Untersuchungstechniken, die im Rahmen von speziellen Komplikationen (z.B. Infektionen) Anwendung finden, soll in diesem Zusammenhang nicht weiter eingegangen werden. Die Behandlung mit einem temporären Schrittmachersystem muss mit einer Messung der Reizschwelle und der Wahrnehmungsschwelle verbunden sein, ebenso wie die klinische Beurteilung, ob die Stimulation zu schmerzhaften Sensationen durch Zwerchfellzucken führt oder nicht [4]. Eine transvenöse Stimulation sollte mit einer Impulsdauer unter 1 ms und einer Amplitude erfolgen, die dem Doppelten der Reizschwelle entspricht [12]. Bei Verwendung eines externen Schrittmachers muss nach 2–3 Tagen Betriebsdauer eine Überprüfung des Ladezustandes der Batterien erfolgen und die Batterien müssen gegebenenfalls gewechselt werden.

4.1.7 Diagnostikschema/ Behandlungsschema

Die Analyse von bradykarden Rhythmusstörungen sollte nach einem *Diagnostikschema* erfolgen, das zur Klärung von Bradykardietyp und -mechanismus führt (Abb. 4.1.4). Andere, relativ leicht zu erhebende Befunde wie niedriger Blutdruck, Kreislaufdepression bis hin zum kardiogenen Schock weisen auf das Vorliegen hämodynamisch signifikanter Bradyarrhythmien hin [40, 44]. Neben der Erhebung der Anamnese, der Erfassung von klinischen Parametern und

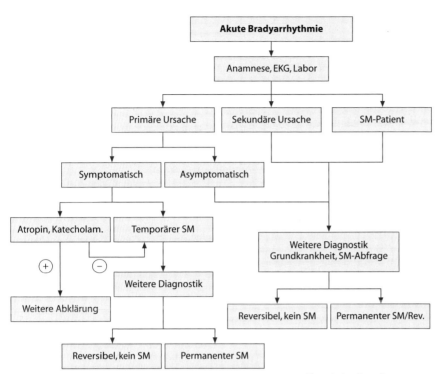

Abb. 4.1.4. Algorithmus zum diagnostischen Vorgehen bei akuter Bradyarrhythmie. *EKG* Elektrokardiogramm, *Katecholam* Katecholamine, *Perman* permanent, *Rev* Revision, *SM* Schrittmacher, + Verbesserung von Symptomen/Befunden, − keine

der Analyse des Elektrokardiogramms muss ein Diagnostikschema nichtinvasive und invasive Verfahren umfassen, die nach individuellen Parametern angewendet werden (Tabelle 4.1.3). Besonders die Frage der Ursache von bradykarden Rhythmusstörungen ist außerordentlich wichtig und für das Vorgehen und die Prognose entscheidend, wie bereits an anderer Stelle in diesem Kapitel besprochen. Von besonderer Bedeutung ist sicher das Auftreten bradykarder Arrhythmien bei Patienten mit akutem Koronarsyndrom und/oder Schrittmacherträgern [15, 16, 27]. Das *Behandlungsschema* muss sich natürlich nach der Ursache der Bradyarrhythmie richten, ebenso wie nach der klinischen Symptomatik (Abb. 4.1.4). Das therapeutische Vorgehen ist bei Patienten mit einer Indikation zur Behandlung relativ einfach und besteht entweder in der medikamentösen Behandlung mit Atropin und/oder Katecholaminen oder der temporären Schrittmachertherapie [42]. Je nach vorliegender Grundkrankheit, und der Reversibilität/Irreversibilität der Rhythmusstörungen wird entweder eine weitere Abklärung erfolgen müssen oder die Implantation eines permanenten Schrittmachersystems das therapeutische Verfahren der Wahl sein [22].

4.1.8 Erfolgskontrolle

Die Erfolgskontrolle ist insofern einfach, als das Ziel therapeutischer Strategien primär in der Herstellung einer Herzfrequenz von 60–100/min liegt. Der Erfolg lässt sich, unabhängig von der Art der therapeutischen Intervention, sofort am Monitor-EKG erfassen. Andere klinische Parameter wie Blutdruck, periphere Sauerstoffsättigung und gegebenenfalls hämodynamische Parameter lassen sich ebenfalls leicht kontrollieren. Bei permanenter Schrittmacherstimulation zeigt das Monitor-EKG oder das 12-Kanal-Oberflächen-EKG neben der Herzfrequenz an, ob Stimulationsartefakte von QRS-Komplexen, die immer linksschenkelblockartig deformiert sein müssen, gefolgt werden und die Herzfrequenz richtig programmiert ist oder nicht [42]. Ein Verlust der Schrittmacherstimulation, verbunden mit Zuckungen im Bereich der Interkostalräume oder des Zwerchfells kann Zeichen einer Perforation der Schrittmacherelektrode sein und erfordert umgehende diagnostische und therapeutische Maßnahmen [48].

4.1.9 Stellung im therapeutischen Gesamtkonzept

Bradykarde Rhythmusstörungen sind in der Intensiv- und Notfallmedizin nicht selten, treten aber meistens als „Komplikation" einer ernsten Grundkrankheit auf, deren Behandlung meistens im Vordergrund intensivmedizinischer Maßnahmen steht [43]. Dennoch können bradykarde Arrhythmien, besonders das plötzliche Auftreten einer Asystolie, zu einer lebensbedrohlichen Situation führen, deren therapeutische Intervention dann absolute Priorität hat [2, 41, 44]. Die Stellung der medikamentösen oder „elektrischen" Behandlung im therapeutischen Gesamtkonzept muss sich natürlich in das Konzept der Behandlung der Grunderkrankung einpassen und darf nicht die Primärtherapie stören [4]. Die Einschätzung der Ursache bradykarder Arrhythmien ist entscheidend für die Überlegung der Langzeitstrategie. Hier sind die Möglichkeiten der permanenten Schrittmachertherapie vielfältig und reichen von der „einfachen" VVI-Schrittmacher-Stimulation bis hin zur relativ komplexen Resynchronisationstherapie [22, 36]. Alle diagnostischen und therapeutischen Überlegungen müssen Grunderkrankung, Art und Mechanismus der bradykarden Rhythmusstörungen und die erhobenen klinischen, hämodynamischen, elektrophysiologischen und technischen Parameter berücksichtigen, um nicht nur in der Phase der intensivmedizinischen Behandlung, sondern auch für den Langzeitverlauf ein für den Patienten optimales Ergebnis zu erzielen.

▌ Literatur zu Kapitel 4.1

1. Agarwala B, Sheikh Z, Cibils LA (1996) Congenital complete heart block. J Natl Med Assoc 88:725–729
2. American Heart Association, International Liasion Committee on Resuscitation, ILCOR (2000) Guidelines 2000 for cardiopulmonary resuscitation and emergency cardiovascular care – an international consensus on science. Circulation 102 (suppl):1–384
3. Alpert JS (1997) Conduction disturbances: temporary and permanent pacing in patients with acute myocardial infarction. In: Gersh BJ, Rahimtoola SH (eds) Acute myocardial infarction. Chapman & Hall, New York, S 354–367
4. Alt E, Heinz S (1999) Bradykarde Herzrhythmusstörungen. In: Zerkoswki HR, Baumann G (Hrsg) HerzAkutMedizin. Steinkopff, Darmstadt, S 367–382
5. Brady WJ, Harrigan RA (1997) Evaluation and management of bradyarrhythmias in the emergency department. Emerg Med Clin North Am 16:361–388
6. Brignole M, Alboni P, Benditt D et al (2004) Guidelines on management (diagnosis and treatment) of syncope. Update 2004. Europace 6:467–537
7. Charles R, Holt S, Kay JM, Epstein EJ, Rees JR (1981) Myocardial ultrastructure and the development of atrioventricular block in Kearns-Sayre syndrome. Circulation 63:214–219
8. Chen LK, Teerlink JR, Goldschlager N (1998) Pacemaker emergencies. In: Brown DL (ed) Cardiac intensive care. WB Saunders Company, Philadelphia pp 405–426
9. Cox J, Krajden M (1991) Cardiovascular manifestations of lyme disease. Am Heart J 22:1449–1455
10. De Paola AA, Gondin AA, Hara V, Mendonca A (1995) Medical treatment of cardiac arrhythmias in Chagas' heart disease. Sao Paulo Med J 113:858–861
11. Feigl D, Ashkenazy J, Kishon Y (1984) Early and late atrioventricular block in acute inferior myocardial infarction. J Am Coll Cardiol 4:35–41
12. Fitzpatrick A, Sutton R (1992) A guide to temporary pacing. British Medicine Journal 304:365–369
13. Fujimura O, Yee R, Klein GJ, Sharma AD, Boahene KA (1989) The diagnostic sensitivity of electrophysiologic testing in patients with syncope caused by transient bradycardia. N Engl J Med 321:1703–1707
14. Grubb BP, Kosinski D (1996) Current trends in etiology, diagnosis, and management of neurocardiogenic syncope. Curr Op Cardiol 11:32–41
15. Hamm CW (2004) Leitlinien: Akutes Koronarsyndrom (ACS). Teil 1: ACS ohne persistierende ST-Hebung. Z Kardiol 93:72–90
16. Hamm CW (2004) Leitlinien: Akutes Koronarsyndrom (ACS). Teil 2: ACS mit ST-Hebung. Z Kardiol 93:324–341
17. Kenny RA, Ingram Bayless J, Sutton R (1989) Head up tilt: a useful test for investigating unexplained syncope. Lancet 1:352–355
18. Kerr CR, Grant AO, Wenger TL, Strauss HC (1983) Sinus node dysfunction. Cardiol Clin 1:187–207
19. Krahn AD, Klein GJ, Yee R (1997) Recurrent syncope: experience with an implantable loop recorder. In: Klein GH (Hrsg) Cardiology clinics – syncope. WB Saunders Company, Philadelphia, pp 313–326
20. Krahn AD, Klein GJ, Yee R, Takle-Newhouse T, Norris C for the Reveal Investigators (1999) Use of an extended monitoring strategy in patients with problematic syncope. Circulation 99:406–410
21. Kudenchuk P (2002) Advanced cardiac life support antiarrhythmic drugs. In: Kern KB (ed) Cardiology clinics – emergency cardiovascular care. WB Saunders Company, Philadelphia, pp 79–87
22. Lemke B, Nowak B, Pfeiffer D (2005) Leitlinien zur Herzschrittmachertherapie. Z Kardiol (im Druck)

23. Lewin RF, Sclarovsky S, Strasberg B (1984) Right axis deviation in acute myocardial infarction: clinical significance, hospital evolution, and long-term follow-up. Chest 85:489–496
24. Lie KI, Wellens HJJ, Schuilenburg RM (1974) Factors influencing prognosis of bundle branch block complicating acute antero-septal infarction. The value of His bundle recordings. Circulation 50:935–941
25. Linzer M, Yang EH, Estes NA III, Wang P, Vorperian VR, Kapoor WN (1997) Diagnosing syncope. Part 2: unexplained syncope. Ann Intern Med 127:76–86
26. Love CJ (2000) Current concepts in extraction of transvenous pacing and ICD leads. In: Ellenbogen KA (ed) Cardiology clinics – cardiac pacing. WB Saunders Company, Philadelphia, pp 193–217
27. Meine M, Pfitzner P, Voigt B, Trappe HJ (2001) Akute Herzrhythmusstörungen bei Schrittmacher- und Defibrillatorpatienten. In: Trappe HJ, Schuster HP (Hrsg) Die Notfalltherapie bei akuten Herzrhythmusstörungen. Steinkopff Darmstadt, S 51–68
28. Olinde KD, O'Conell JB (1994) Inflammatory heart disease: pathegenesis, clinical manifestations, and treatment of myocarditis. Annu Rev Med 45:481–490
29. Ornato JP, Peberdy MA (1996) The mystery of bradysystole during cardiac arrest. Ann Emerg Med 27:576–587
30. Pinksi SL, Trohman RG (2000) Interference with cardiac pacing. In: Ellenbogen KA (ed) Cardiology clinics – cardiac pacing. WB Saunders Company, Philadelphia, pp 219–239
31. Ross BA (1990) Congenital complete atrioventricular block. Pediatr Clin North Am 37:69–78
32. Ryan TJ (1996) Guidelines for the management of patients with acute myocardial infarction. J Am Coll Cardiol 28:1328–1428
33. Schuster HP, Trappe HJ (2005) EKG-Kurs für Isabel, 4. Aufl. Thieme, Stuttgart, S 1–384
34. Sharma OP, Maheshwari A, Thaker K (1993) Myocardial sarkoidosis. Chest 103:253–258
35. Singh SK, Girschick HJ (2004) Lyme borreliosis: from infection to automaticity. Clin Microbiol Infect 10:598–614
36. Stellbrink C, Auricchio A, Lemke B, von Scheidt W, Vogt I (2003) Positionspapier zur kardialen Resynchronisationstherapie. Z Kardiol 92:96–103
37. Stevenson WG, Perloff JK, Weiss JN, Anderson TL (1990) Fascioscaulohumoral muscular dystrophy: evidence for selective, genetic electrophysiologic cardiac involvement. J Am Coll Cardiol 15:292–299
38. Swart GS, Brady WJ, BeBehnke D (1995) The efficacy of atropine in the prehospital treatment of unstable atrioventricular block and bradycardia in patients with acute myocardial infarction. Acad Emerg Med 2:156 (abstrakt)
39. Trappe HJ (2001) Amiodaron. Intensivmed 38:169–178
40. Trappe HJ (2001) Bedrohliche Rhythmusstörungen des Intensiv- und Notfallpatienten. Intensivmed 38:287–298
41. Trappe HJ (2002) Antiarrhythmika in der Notfallsituation. Notfall & Rettungsmedizin 5:163–164
42. Trappe HJ (2002) Elektrische Therapie. In: Arntz HR, Gulba D, Tebbe U (Hrsg) Notfallbehandlung des akuten Koronarsyndroms. Springer, Berlin Heidelberg New York, S 240–255
43. Trappe HJ (2004) Herzrhythmusstörungen. In: Burchardi H, Larsen R, Schuster HP, Suter PM (Hrsg) Die Intensivmedizin. Springer, Berlin Heidelberg New York, S 557–571
44. Trappe HJ (2006) Neue Aspekte von Technik und Pharmakologie der Reanimation. Intensivmed (im Druck)
45. Weismüller P, Heinroth KM, Werdan K, Trappe HJ (2001) Die Notfalltherapie bradykarder Herzrhythmusstörungen. In: Trappe HJ, Schuster HP (Hrsg) Die Notfalltherapie bei akuten Herzrhythmusstörungen. Steinkopff, Darmstadt, S 40–50
46. Wellens HJJ, Conover B (1992) Slow atrial rhythms. In: Wellens HJJ, Conover B (eds) The ECG in emergency decision making. WB Saunders Company, Philadelphia, pp 105–113
47. Wellens HJJ, Conover B (1992) Atrioventricular block. In: Wellens HJJ, Conover B (eds) The ECG in emergency decision making. WB Saunders Company, Philadelphia, pp 115–128
48. Wellens HJJ, Conover B (1992) Pacing emergencies. In: Wellens HJJ, Conover B (eds) The ECG in emergency decision making. WB Saunders Company, Philadelphia, pp 177–188
49. Zipes DP (1997) Specific arrhythmias: diagnosis and treatment. In: Braunwald E (ed) Heart disease: a textbook of cardiovascular medicine, 5th edn. WB Saunders, Philadelphia, pp 640–704

4.2 | Tachykarde Herzrhythmusstörungen in der Intensivmedizin

H.-J. TRAPPE

4.2.1 Grundlagen

Als Mechanismen tachykarder Rhythmusstörungen sind 3 elektrophysiologische Phänomene bekannt:

▌ gesteigerte und abnorme Automatie,
▌ getriggerte Aktivität und
▌ kreisförmige Erregungen („reentry") entlang anatomischer Bahnen oder funktioneller Hindernisse [1].

Bei der gesteigerten und abnormen Automatie handelt es sich um eine Erregungsbildungsstörung, die durch Verlust eines stabilen Ruhemembranpotenzials mit Veränderung transmembranärer Ionenströme entsteht. Es kommt zu einer Abnahme des Ruhemembranpotenzials auf Werte um −50 mV und einer konsekutiven Inaktivierung des schnellen Natriumeinwärtsstroms. Die Depolarisation wird stattdessen durch den „slow calcium channel" getragen. Abnorme Automatiezentren können in jedem beliebigen Myokardareal entstehen [33]. Im Gegensatz zur abnormen Automatie besteht bei der getriggerten Aktivität keine Möglichkeit der spontanen Arrhythmieentwicklung, sondern die getriggerte Aktivität ist immer von der vorausgehenden Erregung abhängig [1]. Als eigentliche Auslöser der Erregungen wirken depolarisierende Nachpotenziale, die im Anschluss an ein Aktionspotenzial entstehen („afterdepolarizations"). Diese können bereits in der Repolarisationsphase eines Aktionspotenzials auftreten („early afterdepolarizations") oder einem Aktionspotenzial folgen („late afterdepolarizations"). Frühe Nachdepolarisationen entstehen vor allem aufgrund einer abnormen Verlängerung der Aktionspotenzialdauer, z. B. durch Medikamente oder durch Hypokaliämie. Fassbare Zeichen einer Verlängerung der Aktionspotenzialdauer ist eine Verlängerung der QT-Zeit. Späte Nachdepolarisationen schließen sich an ein Aktionspotenzial an und können, bedingt durch Erhöhung der intrazellulären Kalziumkonzentration, zu ektoper Aktivität führen, etwa bei Überdosierung von Herzglykosiden [25]. Die kreisende Erregung („reentry") ist sicher der häufigste Mechanismus tachykarder Rhythmusstörungen. Voraussetzung für einen Reentrymechanismus ist eine Leitungsverzögerung mit unidi-rektionaler Leitung und Wiedereintritt eines Impulses in das Gewebe. Für das Zustandekommen einer Tachykardie müssen beide Voraussetzungen, Verkürzung der Erregungswelle und inhomogene Erregbarkeit, erfüllt sein [33]. Klassische Beispiele für Reentrymechanismen sind Tachykardien aufgrund akzessorischer Leitungsbahnen (Wolff-Parkinson-White-Syndrom) oder AV-Knoten-reentry-Tachykardien. Nach heutiger Vorstellung liegen auch dem Vorhofflattern und Vorhofflimmern kreisförmige Erregungen zugrunde [6].

4.2.2 Problemstellung

Das Auftreten von tachykarden Herzrhythmusstörungen ist in der Intensivmedizin in der Regel immer ein schwerwiegender Befund, der rasche gezielte diagnostische und therapeutische Maßnahmen erfordert [32]. Die Behandlung von Patienten mit Herzrhythmusstörungen ist vielfach schwierig und stellt den Arzt häufig vor große Probleme. Neben der Frage, ob eine Arrhythmie überhaupt behandelt werden soll, muss entschieden werden, welches der zur Verfügung stehenden therapeutischen Verfahren für den Patienten am günstigsten ist, und Nutzen bzw. Risiken einer Therapie müssen sorgfältig gegeneinander abgewogen werden [4, 28]. Es ist gesichert, dass tachykarde Herzrhythmusstörungen nicht als eigenständige Erkrankungen aufzufassen sind, sondern bei zahlreichen kardialen und extrakardialen Erkrankungen sowie bei Elektrolytstörungen auftreten können (Tabelle 4.2.1). Arrhythmien sind bei Herzgesunden in der Regel prognostisch günstig, während lebensbedrohliche ventrikuläre Rhythmusstörungen besonders bei Patienten mit eingeschränkter linksventrikulärer Pumpfunktion beobachtet werden [11]. Vor allem dem Schweregrad der Herzinsuffizienz und dem Ausmaß der linksventrikulären Funktionsstörung kommen als prognostische Parameter entscheidende Bedeutung zu [25]. Der plötzliche Tod durch einen Herz-Kreislauf-Stillstand ist als schwerwiegendste Form einer Herzrhythmusstörung nicht durch einzelne Parameter bedingt, sondern vielmehr als multifaktorielles Geschehen aufzufassen [29] (Abb. 4.2.1).

Tabelle 4.2.1. Häufige Ursachen von tachykarden Herzrhythmusstörungen

▮ **Kardiale Ursachen**

- Koronare Herzkrankheit
- Akute Ischämie (Präinfarktsyndrom, stabile Angina pectoris)
- Chronisches Infarktstadium
- Kardiomyopathie (dilatativ, hypertroph-obstruktiv, restriktiv)
- Entzündliche Herzerkrankungen
- Myokarditis
- Perikarditis
- Angeborene Herzklappenfehler
- Erworbene Herzklappenfehler
- Tumoren des Herzens
- Hypertrophie des Herzens (arterielle Hypertonie)
- QT-Syndrom (angeboren oder erworben)

▮ **Extrakardiale Urachen**

- Elektrolytstörungen
- Toxisch (Alkohol)
- Lebererkrankungen (Hämochromatose)
- Nierenerkrankungen
- Hypo-, Hyperthyreose
- Phäochromozytom
- Autoimmunerkrankungen
- Neuromuskuläre Erkrankungen (Friedreich-Ataxie)
- Neoplastische Erkrankungen
- Entzündliche Erkrankungen (Sarkoidose, Amyloidose)

▮ **Medikamentös bedingte Ursachen**

- Antiarrhythmika
- Digitalis
- Psychopharmaka (trizyklische Antidepressiva)

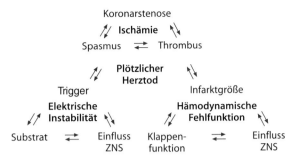

Abb. 4.2.1. Darstellung verschiedener Faktoren zur Genese eines plötzlichen Herztodes (mod. nach Wellens et al. [29]); *ZNS* Zentralnervensystem

Verfahren sind zur Beurteilung von Grund- oder Begleiterkrankungen notwendig. Es ist daher unumgänglich, bei Patienten mit Rhythmusstörungen aus anamnestischen, klinischen und nichtinvasiven Untersuchungsbefunden ein detailliertes Risikoprofil zu erstellen und bei speziellen Fragestellungen zusätzliche Maßnahmen wie linksventrikuläre Angiografie, Koronarangiografie und eine elektrophysiologische Untersuchung durchzuführen (Tabelle 4.2.2).

Tabelle 4.2.2. Diagnostikschema bei Patienten mit tachykarden Herzrhythmusstörungen

▮ **Erhebung der Vorgeschichte**

- Symptomatik vor und/oder während der Rhythmusstörung
- Häufigkeit der Arrhythmieepisoden
- Beginn der ersten Symptome (erstes Auftreten)

▮ **Körperliche Untersuchung**

▮ **Laboruntersuchungen**

▮ **Nichtinvasive Untersuchungen**

- 12-Kanal-Oberflächen-EKG
- 24-h-Langzeit-EKG
- Belastungs-EKG
- Signalmittelungs-EKG
- Herzfrequenzvariabilität
- Echokardiografie (transthorakal und transösophageal)

▮ **Invasive Untersuchungen**

- Herzkatheteruntersuchung
  - Angiografie
  - Koronarangiografie
- Elektrophysiologische Untersuchung
  - Programmierte Stimulation
  - Kathetermapping

4.2.3 Diagnostik

Von entscheidender Bedeutung in der Diagnostik tachykarder Rhythmusstörungen ist neben einer genauen Erhebung der Anamnese sowie des körperlichen Untersuchungsbefundes (Herz-Lungen-Auskultation, Pulsqualitäten, Blutdruck, Herzinsuffizienzzeichen, Pulsdefizit) vor allem das 12-Kanal-Oberflächen-Elektrokardiogramm, das bei systematischer Analyse und Interpretation in über 90% zur richtigen Diagnose führt [30]. Die tägliche Praxis zeigt jedoch, dass die Differenzialdiagnose von Tachykardien oft schwierig ist und relativ häufig Fehldiagnosen beobachtet werden [24]. Die falsche Diagnose und eine daraufhin eingeleitete inadäquate Therapie kann zu einer ernsten Gefährdung des Patienten bis hin zur Kreislaufdekompensation und Reanimationspflichtigkeit führen. Andere diagnostische

4.2.4 Erfordernisse und Voraussetzungen

Für die adäquate Behandlung von Patienten mit tachykarden Rhythmusstörungen sind einige Erfordernisse notwendig, die Anatomie, Elektrophysiologie und Klinik betreffen. So muss bei jeder Tachykardie geklärt werden, um welche Formen und Mechanismen es sich handelt, und supraventrikuläre und ventrikuläre Rhythmusstörungen müssen gegeneinander abgegrenzt werden (Abb. 4.2.2). Vor der Durchführung therapeutischer Interventionen ist neben der Festlegung von Arrhythmietyp und -mechanismus die genaue Beurteilung von Symptomatik und hämodynamischer Situation während der Rhythmusstörung notwendig. Die Symptome reichen vom asymptomatischen Patienten bis hin zum Patienten mit Herz-Kreislauf-Stillstand als schwerwiegendster Form einer malignen Herzrhythmusstörung [25]. Palpitationen sind zwar häufige Symptome einer Arrhythmie, in ihrer Wertigkeit aber sehr unspezifisch. Tachykardien werden in der Regel vom Patienten sofort registriert und meistens als bedrohlich empfunden. Sie können paroxysmal auftreten, wenige Sekunden bis zu Stunden anhalten oder als Dauertachykardie (unaufhörliche-„incessant"-Tachykardie mit mehr als 50% Tachykardiezyklen pro Tag) imponieren. Sie können plötzlich beginnen und plötzlich enden oder einen langsamen Anfang und ein langsames Ende haben [13]. Wichtige klinische Hinweise auf den vorliegenden Arrhythmietyp finden sich bei supraventrikulären und ventrikulären Tachykardien (Tabelle 4.2.3);

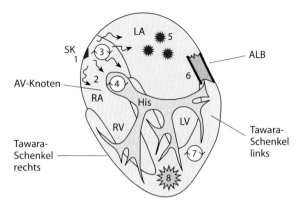

Abb. 4.2.2. Formen supraventrikulärer und ventrikulärer Tachyarrhythmien. *ALB* akzessorische Leitungsbahn; *AV* atrioventrikular; *His* His-Bündel; *LA* linker Vorhof; *LV* linker Ventrikel;, *RA* rechter Vorhof; *RV* rechter Ventrikel; *SK* Sinusknoten; *1* Sinusknotentachykardie; *2* Vorhofflimmern; *3* Vorhofflattern; *4* AV-Knoten-reentry-Tachykardien; *5* ektop atriale Tachykardien; *6* Circus-movement-Tachykardien; *7* ventrikuläre Tachykardien; *8* Kammerflattern/-flimmern

bei ventrikulären Tachykardien sind Zeichen einer AV-Dissoziation mit irregulären Vorhofwellen im Bereich der Halsvenen, unterschiedlichen Intensitäten des 1. Herztons und unterschiedlichen systolischen RR-Amplituden bei circa 50% der Patienten nachzuweisen. Die klinische Symptomatik wird neben der Herzfrequenz vor allem von der Grunderkrankung und der Pumpfunktion des Herzens bestimmt. Während supraventrikuläre Tachykardien überwiegend beim Herzgesunden vorkommen, in der Regel gut toleriert werden und meistens nicht mit schweren hämodynamischen Beeinträchtigungen einhergehen,

Tabelle 4.2.3. Klinische Zeichen zur Differenzialdiagnose supraventrikulärer und ventrikulärer Tachyarrhythmien (mod. nach [30])

Tachykardie	Puls	Halsvenen	Blutdruck	1. HT
▍ Sinustachykardie	regelmäßig	unauffällig	konstant	konstant
▍ Atriale Tachykardie	regelmäßig	unauffällig	konstant	konstant
▍ Vorhofflattern (2:1-Überleitung)	regelmäßig	Flatterwellen	konstant	konstant
▍ Vorhofflattern (unregelmäßige Überleitung)	unregelmäßig	unregelmäßige Pulsationen	wechselnd	wechselnd
▍ Vorhofflimmern	unregelmäßig	unregelmäßige Pulsationen	wechselnd	wechselnd
▍ AVNRT	regelmäßig	„Froschzeichen"	konstant	wechselnd
▍ CMT bei ALB	regelmäßig	„Froschzeichen"	konstant	wechselnd
▍ Ventrikuläre Tachykardie	regelmäßig	unregelmäßige Pulsationen	wechselnd	wechselnd

ALB akzessorische Leitungsbahn; *AVNRT* AV-Knoten-reentry-Tachykardien; *CMT* „circus movement tachycardia; *HT* Herzton

sind ventrikuläre Tachykardien häufiger bei Patienten mit kardialer Grunderkrankung zu beobachten, werden oft schlecht toleriert und gehen mit Zeichen eines verminderten Herzzeitvolumens (Angst, Unruhe, Schweißausbruch, Hypotonie) einher. Je länger eine Tachykardie anhält, je höher die Tachykardiefrequenz ist und je gravierender die linksventrikuläre Pumpstörung ist, desto ausgeprägter sind die hämodynamischen Auswirkungen mit den Zeichen der Linksherzinsuffizienz bis hin zum Lungenödem und kardiogenen Schock [25].

Voraussetzung einer adäquaten Behandlung ist, neben der richtigen Einschätzung der klinischen Situation, die exakte Beurteilung der Rhythmusstörungen im 12-Kanal-Oberflächen-Elektrokardiogramm. Es hat sich bewährt, Herzrhythmusstörungen im Oberflächen-EKG systematisch zu analysieren und Tachykardien mit schmalem QRS-Komplex (QRS-Dauer < 0,12 s) solchen mit breitem QRS-Komplex (Dauer ≥ 0,12 s) gegenüberzustellen: Bei Tachykardien mit schmalem QRS-Komplex ist anhand der Beziehung von Morphologie und Relation der P-Welle zum QRS-Komplex vielfach (in über 90% der Fälle) schon die sichere Diagnose der vorliegenden Rhythmusstörung möglich (Abb. 4.2.3). Tachykardien mit breitem QRS-Komplex werden sowohl bei supraventrikulären als auch bei ventrikulären Tachykardien beobachtet (Tabelle 4.2.4). Ebenso wie bei Tachykardien mit schmalem QRS-Komplex erlaubt das 12-Kanal-Oberflächen-EKG auch bei breiten QRS-Komplex-Tachykardien eine sichere Abgrenzung von supraventrikulären und ventrikulären Tachykardien und ermöglicht eine richtige und für den Patienten adäquate notfallmäßige Behandlung (Tabelle 4.2.5).

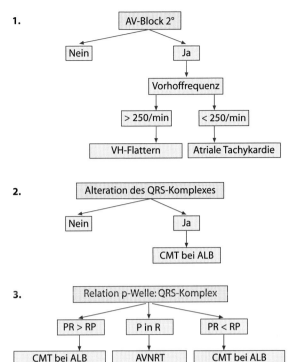

Abb. 4.2.3. Differenzialdiagnose mit schmalem QRS-Komplex (QRS-Dauer > 0,12 s)

4.2.5 Phase der Intensivbehandlung

▌ **Tachykardien mit schmalem QRS-Komplex**

Die therapeutischen Interventionen richten sich bei Tachykardien mit schmalem QRS-Komplex nach der zugrunde liegenden Rhythmusstörung und nach der hämodynamischen Situation [30].

Tabelle 4.2.4. Formen von Tachykardien mit breitem QRS-Komplex (QRS-Dauer ≥ 0,12 s)

▌ Ventrikuläre Tachykardie

▌ Supraventrikuläre Tachykardie bei vorbestehendem Schenkelblock oder intraventrikulärer Leitungsverzögerung

▌ Supraventrikuläre Tachykardie mit aberranter Überleitung

▌ „Circus-movement"-Tachykardie bei akzessorischer Leitungsbahn und vorbestehendem oder funktionellem Schenkelblock bei *orthodromer* Tachykardie (anterograde Leitung: Vorhof-AV-Knoten-His-Bündel-Ventrikel; retrograde Leitung: akzessorische Bahn)

▌ „Circus-movement"-Tachykardie bei akzessorischer Leitungsbahn und *antidromer* Tachykardie (anterograde Leitung: akzessorische Bahn; retrograde Leitung: Ventrikel-His-Bündel-AV-Knoten-Vorhof)

▌ Nodoventrikuläre Tachykardie bei Vorliegen von Mahaim-Fasern

▌ Ektop atriale Tachykardie mit anterograder Leitung über eine akzessorische Leitungsbahn oder über Mahaim-Fasern

▌ AV-Knoten-reentry-Tachykardie mit anterograder Leitung über einen „Bystander"-Bypasstrakt

Tabelle 4.2.5. Differenzialdiagnose von Tachykardien mit brietem QRS-Komplex (QRS Breite≥0,12 s) (mod. nach [31])

▌ AV-Dissoziation	ja	→ VT
▌ Breite QRS-Komplex	> 0, 14 s	→ VT
	Beachte a) SVT bei vorbestehendem SBB b) SVT mit anterograder Leitung über ALB	
▌ Linkstypische Achse des QRS-Komplexes		→ VT
	Beachte: a) SVT bei vorbestehendem SBB b) SVT mit anterograder Leitung über ALB	
▌ Morphologie des QRS-Komplexes		
RSBB	V_1: mono-/biphasisch	→ VT
	V_6: R/S < 1	→ VT
LSBB	V_1: R (Tachy) < R (Sinus)	→ SVT
	R (Tachy) > R (Sinus)	→ VT
	$V_{1/2}$: „Kerbe" (S-Zacke)	→ VT
	V_6: qR-Konfiguration	→ VT

ALB akzessorische Leitungsbahn; *AV* atroiventrikulär; *LSBB* Linksschenkelblockbild; *RSBB* Rechtsschenkelblockbild; *SBB* Schenkelblockbild; *SVT* supraventrikuläre Tachykardie; *Tachy* Tachykardie; *VT* ventrikuläre Tachykardie

Bei Patienten mit *instabiler hämodynamischer Situation* ist eine sofortige Kardioversion durchzuführen, um den Patienten nicht durch weiteres Zuwarten und/oder medikamentöse Polypragmasie zu gefährden. Nach erfolgter und erfolgreicher Kardioversion sollte eine genaue Erhebung der kardialen und der Arrhythmieanamnese erfolgen, und die EKG sollten vor und nach Terminierung der Tachykardie systematisch analysiert werden, um Art und Mechanismus der Rhythmusstörung festzulegen.

Bei *stabiler hämodynamischer Situation* sollte zunächst einmal eine genaue Untersuchung des Patienten erfolgen, um z.B. wegweisende Symptome wie das „Froschzeichen" zu erkennen (s. Tabelle 4.2.3). Therapeutische Maßnahmen der ersten Wahl sind vagale Manöver, die leicht durchzuführen sind und die durch parasympathische Stimulation zu einer Blockierung oder Leitungsverzögerung im AV-Knoten und so zur Terminierung von den Tachykardien führen, deren Impulsausbreitung den AV-Knoten miteinbezieht (AV-Knoten-Tachykardien, Circus-movement-Tachykardien). Klassische vagale Manöver sind die Karotissinusmassage, die nur nach vorheriger beidseitiger Auskultation der A. carotis und nicht länger als 5 s erfolgen sollte (Abb. 4.2.4). Weitere vagale Manöver sind Tren-delenburg-Lagerung, Divereflex (Gesicht in kaltes Wasser tauchen), Pressen gegen die geschlossene Glottis und die Reizung parasympathischer Fasern durch Einbringen eines Fingers in den Rachenraum. Der Augen- oder Bulbusdruck ist kein geeignetes Verfahren zur Terminierung von Tachykardien: Diese Art parasympathischer Stimulation ist für den Patienten nicht nur unangenehm, sondern kann zu schweren Netzhautablösungen führen und sollte daher nicht angewendet werden. Beim Versagen vagaler Manöver stehen eine Reihe von Medikamenten zur Verfügung, die intravenös appliziert werden können und die eine hohe Effektivität in der Terminierung von Tachykardien mit schmalem QRS-Komplex haben. Die kürzliche Einführung von Adenosin hat das Spektrum der bisher verfügbaren Medikamente nicht nur erweitert, sondern macht das Adenosin aufgrund seiner extrem kurzen Halbwertszeit von wenigen Sekunden zu einem Medikament der ersten Wahl bei Tachykardien mit schmalem QRS-Komplex [10, 20, 25]. Es konnte gezeigt werden, dass Adenosintriphosphat (6 mg i.v. als Bolus, schnelle Injektion, wenn nicht erfolgreich Steigerung der Dosis auf 9 mg oder 12 mg) eine Erfolgsrate von etwa 90% hat und dass der Mechanismus dieses Medikaments in einem tran-

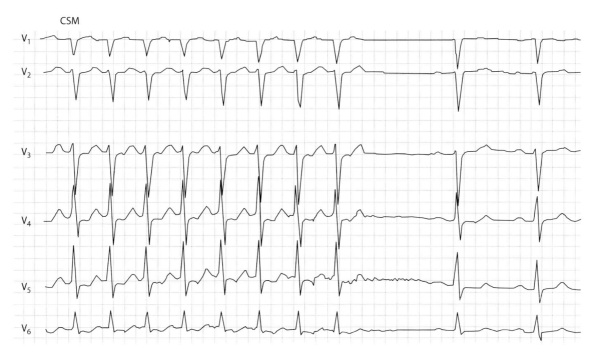

Abb. 4.2.4. Terminierung einer Tachykardie mit schmalem QRS-Komplex (Frequenz 180/min) durch Karotissinusmassage (CSM). Die CSM bedingt einen Block im AV-Knoten und terminiert die Tachykardie bei Vorliegen einer verborgenen ak- zessorischen Leitungsbahn. Deutliche Zeichen retrograder P-Wellen in den Ableitungen $V_2–V_6$ mit einem Intervall RP < PR als Hinweis einer schnell leitenden akzessorischen Bahn

sienten AV-Block zu sehen ist, sodass Adenosin bei Tachykardien, deren Impulsausbreitung den AV-Knoten miteinbezieht, ein geeignetes Medikament zur Terminierung der Rhythmusstörung ist (Abb. 4.2.5). Eine andere Alternative ist, besonders bei AV-Knoten-Tachykardien, die Applikation von Verapamil (10 mg i.v. über 3 min, Reduktion der Dosis auf 5 mg bei vorbestehender Betablockerbehandlung oder arterieller Hypotonie [RR_{syst} < 100 min Hg]), während die Intervention mit Ajmalin (50–100 mg i.v. über 5 min), vor allem bei Patienten mit Circus-movement-Tachykardien erfolgreich ist und als Mittel der Wahl bei diesen Tachykardien anzusehen ist [20]. Die Blockierung des AV-Knotens durch Verapamil und/oder Digitalis ist demgegenüber bei Patienten mit akzessorischen Leitungsbahnen, Auftreten von Vorhofflimmern und anterograder Leitung über eine akzessorische Bahn gefährlich und kann zur Reanimationssituation und zum Tod eines Patienten führen [30]. In jedem Fall ist bei der notfallmäßigen Versorgung von Patienten mit Tachykardien zu fordern, dass die intravenöse Gabe von Antiarrhythmika nur unter Monitorkontrolle erfolgen sollte, und dass alle Maßnahmen zur passageren Stimulation und zur Reanimation bei Auftreten eines kom-

pletten AV-Blocks oder der Degeneration einer Tachykardie in Kammerflimmern möglich sein müssen [32]. Führt auch die medikamentöse Therapie nicht zur Terminierung einer Tachykardie, sollte in Kliniken mit der Möglichkeit einer elektrophysiologischen Intervention eine Überstimulation mittels Elektrodenkatheters durchgeführt werden oder, falls eine solche Maßnahme nicht möglich ist, muss die elektrische Kardioversion R-Zacken-getriggert in Kurznarkose erfolgen [30].

▌ Tachykardien mit breitem QRS-Komplex

Beim Vorliegen von Tachykardien mit breitem QRS-Komplex ist in erster Linie der Mechanismus der Rhythmusstörung zu klären und die hämodynamische Situation ist besonders zu berücksichtigen (s. Tabelle 4.2.4). Das plötzliche Auftreten anhaltender ventrikulärer Tachykardien (Dauer > 30 s) oder von Kammerflimmern ist eine lebensbedrohliche Situation und erfordert sofortige therapeutische Maßnahmen, da diese Arrhythmien unbehandelt häufig zum kardiogenen Schock und zum Tod eines Patienten führen. Bei Patienten mit *instabiler hämodynamischer Situation* ist eine sofortige Kardiover-

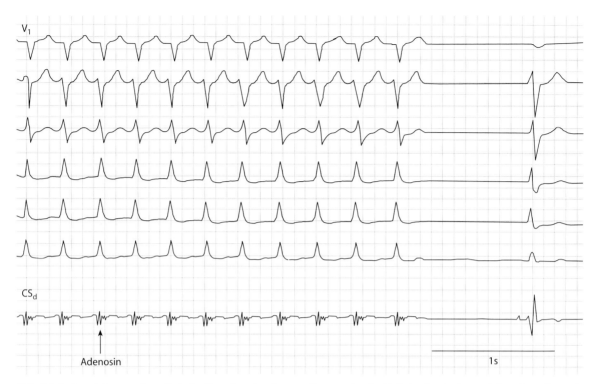

Abb. 4.2.5. Terminierung einer Tachykardie mit schmalem QRS-Komplex (Frequenz 170/min) durch die intravenöse Gabe von Adenosin (9 mg Bolus): Etwa 4 s nach Injektion von Adenosin kommt es zu einem anterograden Block im AV- Knoten, der die Tachykardie damit terminiert. Darstellung der EKG-Ableitungen V_1–V_6 und einer bipolaren Ableitung vom distalen Koronarsinus(CS_d) durch Einbringen eines Elektrodenkatheters während einer elektrophysiologischen Untersuchung

sion indiziert und danach sollten Grunderkrankung, kardiale und Arrhythmieanamnese und die Elektrokardiogramme vor und nach Kardioversion beurteilt werden (s. Tabelle 4.2.5). Bei stabiler *Hämodynamik* sollte zunächst die Untersuchung eines Patienten mit gezielter Suche nach einer AV-Dissoziation erfolgen. Die zusätzliche systematische Auswertung des Oberflächen-EKG erlaubt meistens die richtige Diagnose. Als Therapie der ersten Wahl sollte die Applikation von Ajmalin (50–100 mg i.v. über 5 min) oder von Procainamid (10 mg/kg Kg) bei Patienten erfolgen, bei denen keine Zeichen einer akuten myokardialen Ischämie vorliegen (Abb. 4.2.6). Besonders bei Patienten mit Kammertachykardien im chronischen Infarktstadium ist Ajmalin wesentlich effektiver als Lidocain [23], während bei Vorliegen ischämisch bedingter Kammertachykardien die intravenöse Gabe von Lidocain (100–150 mg i.v.) wirksam sein kann [12]. Andere spezifische Antiarrhythmika wie Sotalol, Propafenon oder Amiodaron spielen als Medikamente der ersten Wahl zur Akutterminierung ventrikulärer Tachykardien eher eine untergeordnete Rolle, wenngleich diese Medika-

mente im Einzelfall sehr erfolgreich sein können. Eine besondere Situation liegt bei Patienten mit polymorphen ventrikulären Tachykardien und/oder *Torsade-de-pointes-Tachykardien* vor, die durch angeborene (Romano-Ward-Syndrom, Jervell-Lange-Nielsen-Syndrom) oder (wesentlich häufiger) erworbene QT-Zeit-Verlängerungen hervorgerufen werden [3]. Bei diesen morphologisch typischen „Spitzenumkehrtachykardien" wird eine parenterale hochdosierte Therapie mit Magnesium (initial Magnesiumsulfat 2 g als Bolus i.v. über 5 min, bei Erfolglosigkeit weitere 2 g $MgSO_4$ über 15 min mit möglicher Infusion von 500 mg/h) empfohlen [22]. Zur Vermeidung häufiger Rezidive polymorpher ventrikulärer Tachykardien können eine Behandlung mit Isoproterenol (1–4 µg/min) oder eine temporäre Schrittmacherstimulation notwendig werden [3]. Die intravenöse Applikation oder Infusion jedes Antiarrhythmikums muss unter Monitorkontrolle erfolgen, da proarrhythmische Effekte bei jedem Antiarrhythmikum möglich sind, zur Degeneration einer Kammertachykardie in Kammerflimmern führen können und eine sofortige Defibrillation/Re-

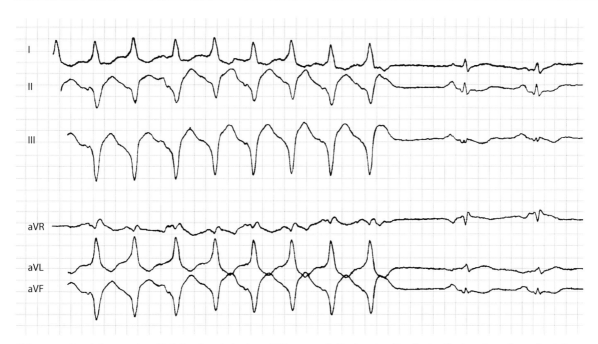

Abb. 4.2.6. Terminierung einer Tachykardie mit breitem QRS-Komplex (Frequenz 170/min) durch die intravenöse Injektion von 50 mg Ajmalin. Terminierung der Tachykardie 4 min nach Beginn der Ajmalin-Applikation. Darstellung der 6 Extremitäten-EKG-Ableitungen

animation notwendig machen. Führt die medikamentöse Therapie nicht zur Terminierung einer ventrikulären Tachykardie, sollte in Kliniken mit der Möglichkeit einer elektrophysiologischen Intervention eine Überstimulation mittels Elektrodenkatheter durchgeführt werden oder, falls eine solche Maßnahme nicht möglich oder nicht erfolgreich ist, muss die elektrische Kardioversion in Kurznarkose erfolgen. In wenigen Fällen liegen ventrikuläre Tachykardien vor, die durch Antiarrhythmika, Überstimulation und/oder elektrische Kardioversion nicht beeinflusst werden können, oft schon lange (Stunden – Wochen!) bestehen und deshalb als „unaufhörlich" („incessant") bezeichnet werden. Bei diesen Patienten sollte keine medikamentöse Polypragmasie erfolgen, sondern unmittelbar die Indikation zur notfallmäßigen Katheterablation gestellt werden [26].

4.2.6 Monitoring und Messtechnik

Das Monitoring eines Patienten mit tachykarden Herzrhythmusstörungen dient zur kontinuierlichen Erfassung von Vitalfunktionsparametern. Gerade bei Patienten mit ventrikulären Tachykardien, Kammerflattern oder Kammerflimmern kann es innerhalb von Sekunden zu einer signifikanten Verschlechterung der Vitalfunktion kommen, sodass bei jedem Patienten mit solchen Rhythmusstörungen ein standardisiertes Basismonitoring durchgeführt werden sollte, das in Abhängigkeit von Art und Schwere der Grundkrankheit erweitert werden kann. Für Patienten mit Rhythmusstörungen besteht das Basismonitoring in einer kontinuierlichen EKG-Überwachung und Blutdruckregistrierung, die bei Patienten mit häufigen und/oder „unaufhörlichen" ventrikulären Tachykardien in einer blutig gemessenen arteriellen Druckmessung bestehen sollte, während bei anderen Arrhythmien die konventionelle Blutdruckmessung nach Riva-Rocci (RR) ausreichend ist.

Die messtechnische apparative Ausstattung zur Behandlung von Patienten mit tachykarden Herzrhythmusstörungen beschränkt sich auf ein 12-Kanal-EKG-Gerät, Monitormessplatz mit kontinuierlicher EKG-Registrierung und akustischem Systolensignal, EKG-Kanal-Schreiber, Defibrillator und transthorakalem Schrittmacher. Gerade die EKG-Überwachung ist für Rhythmuspatienten eine Conditio sine qua non und es soll in diesem Zusammenhang darauf hingewiesen werden, dass sich die Standard-Extremitäten-EKG-Ableitung-II für die kontinuierliche EKG-Registrierung besonders bewährt hat, da diese Ableitung parallel zur elektrischen Herzachse liegt, und P-Wellen, QRS-Komplexe und T-Wellen am besten analysierbar sind. Bei jeder EKG-Aufzeichnung ist auf Störfaktoren zu achten, die zu einer fehlerhaften Interpretation des EKG führen können. Zur Vermeidung solcher Artefakte sollte die Haut unter den Elektroden daher trocken, schmutz- und fettfrei sein und Elektroden bzw. Kabelverbindungen müssen ausreichend befestigt sein. Der arterielle Blutdruck ist ein aussagekräftiger Kreislaufparameter, der für die frühstmögliche Erkennung diverser hämodynamischer Störungen von großem Nutzen ist. Während bei Patienten mit supraventrikulären Tachyarrhythmien (und oft unauffälliger Hämodynamik) in der Regel die Blutdruckmessung nach Riva-Rocci ausreichend ist, sollte bei Patienten mit malignen ventrikulären Tachyarrhythmien unter Intensivbedingungen eher eine kontinuierliche blutige arterielle Druckmessung erfolgen. Unabdingbare Voraussetzungen einer kontinuierlichen arteriellen Blutdrucküberwachung sind die notwendigen technischen Geräte und Monitore. Für die Betreuung von Rhythmuspatienten auf Intensivstationen sind Geräte zur Defibrillation, Reanimation und antibradykarden Stimulation unerlässlich. Bei Patienten, die notfallmäßig defibrilliert oder kardiovertiert werden müssen, sollten die Elektroden so platziert werden, dass das Herz möglichst optimal vom fließenden Strom getroffen wird. Zumeist wird eine Elektrode vorne unter der rechten Klavikula angesetzt, eine andere Elektrode wird in der mittleren Axillarlinie auf Mamillenhöhe (5. ICR links) aufgesetzt. Auf jeden Fall ist darauf zu achten, dass unter den Elektroden hinreichend Gel vorhanden ist, und dass kein Elektrodengel die beiden Elektroden verbindet, da sonst Energie auf der Oberfläche abgeleitet wird, ohne das Myokard zu erreichen. Die R-Zacken-synchronisierte Kardioversion bei Vorhofflimmern, Vorhofflattern, anderweitig nicht terminierbaren supraventrikulären oder ventrikulären Tachykardien reduziert die Wahrscheinlichkeit der Induktion von Kammerflimmern durch Abgabe eines DC-Schocks in die vulnerable Phase der elektrischen Herzaktion. Es ist bekannt, dass nach Terminierung tachykarder Rhythmusstörungen Bradykardien auftreten können, die medikamentös nicht hinreichend beeinflussbar sind, und daher eine (vorübergehende) elektrische Stimulation notwendig wird. In einer Notfallsituation findet die transkutane Stimulation aufgrund ihrer leichten, komplikationslosen Anwendung zunehmend Verbreitung, und immer mehr Defibrillatoren werden mit transkutanen Schrittmachern ausgerüstet. Sollte die transkutane Stimulation nicht ausreichend effektiv sein, muss eine transvenöse Schrittmachertherapie erfolgen, bei der ein Elektrodenkatheter im rechten Vorhof oder im rechten Ventrikel platziert wird.

4.2.7 Diagnostikschema/ Behandlungsschema

Die Analyse von tachykarden Rhythmusstörungen sollte nach einem Diagnostikschema erfolgen, das zur Klärung von Tachykardietyp und -mechanismus führt. Wichtige klinische Befunde wie Tachykardiefrequenz, Vorliegen eines regelmäßigen oder unregelmäßigen Pulses und ein charakteristischer Befund im Bereich der Halsvenen erlauben in vielen Fällen bereits eine klinische Diagnose der vorliegenden Tachyarrhythmie; charakteristische klinische Befunde wie „Froschzeichen", das als „Propfung" im Bereich der Halsvenen durch simultane Kontraktionen von Vorhof und Kammern beobachtet wird, sind z. B. wegweisend für die Diagnose einer AV-Knoten-reentry- bzw. Circus-movement-Tachykardie bei akzessorischer Leitungsbahn (s. Tabelle 4.2.3). Andere, relativ leicht zu erhebende Befunde wie niedriger Blutdruck, Kreislaufdepression bis hin zum kardiogenen Schock weisen auf das Vorliegen ventrikulärer Tachyarrhythmien hin.

Neben der Erhebung der Anamnese, der Erfassung von klinischen Parametern und der Analyse des Elektrokardiogramms muss ein Diagnostikschema nichtinvasive und invasive Verfahren umfassen, die nach individuellen Parametern angewendet werden (s. Tabelle 4.2.2).

Das *Behandlungsschema* muss für Patienten mit supraventrikulären und ventrikulären Tachykardien gesondert diskutiert werden, da bei Patienten mit supraventrikulären Arrhythmien vor allem die Beseitigung der Symptome im Vordergrund steht, während bei Patienten mit ventrikulären Tachyarrhythmien darüber hinaus prognostische Überlegungen eine besondere Rolle spielen [18, 19]. Für Patienten mit supraventrikulären Tachykardien ist für die Akuttherapie entscheidend, ob eine stabile oder instabile Hämodynamik vorliegt (Abb. 4.2.7). Die entsprechenden therapeutischen Überlegungen

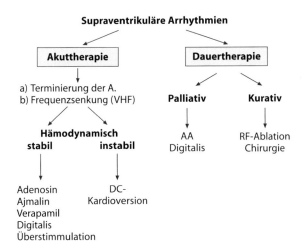

Abb. 4.2.7. Behandlungsschema bei Patienten mit supraventrikulären Arrhythmien. Gegenüberstellung der Konzepte von Akut- und Dauertherapie; *A* Arrhythmie; *AA* Antiarrhythmika; *RF* Radiofrequenzstrom; *VHF* Vorhofflimmern

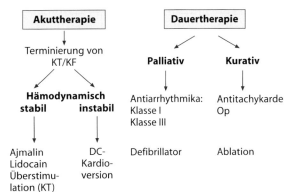

Abb. 4.2.8. Behandlungsschema bei Patienten mit ventrikulären Arrhythmien. Gegenüberstellung der Konzepte von Akut- und Dauertherapie; *KF* Kammerflimmern; *KT* Kammertachykardie

wurden schon vorgestellt. Bei der Dauertherapie supraventrikulärer Tachykardien steht in erster Linie die symptomatische Therapie im Vordergrund, sieht man einmal von Patienten mit schnell leitenden akzessorischen Leitungsbahnen ab, die durch Vorhofflimmern mit schneller atrioventrikulärer Überleitung hinsichtlich eines plötzlichen Todes gefährdet sind [8]. Bei der Überlegung des geeigneten therapeutischen Verfahrens sind neben dem Alter eines Patienten, Art, Häufigkeit und Symptomatik tachykarder Anfälle zu bedenken [12, 13]. Nach einer individuellen Beurteilung ist zu entscheiden, ob eine unter Umständen viele Jahre notwendige antiarrhythmische Therapie durchzuführen ist, oder ob nichtpharmakologische Therapieverfahren in Erwägung zu ziehen sind: Gerade die Katheterablation hat in den vergangenen Jahren zur Behandlung von AV-Knoten-reentry-Tachykardien und Circus-movement-Tachykardien bei akzessorischen Leitungsbahnen eine Erfolgsrate über 90% erreicht, sodass heute bei Patienten mit symptomatischen supraventrikulären Tachykardien die Katheterablation als Methode der Wahl anzusehen ist [19]. Während bei Patienten mit Vorhofflimmern zum jetzigen Zeitpunkt die kurative Behandlung durch Katheterablation noch im experimentellen Stadium ist, kommen für diese Patienten zur Rezidivprophylaxe Antiarrhythmika oder Medikamente (Digitalis, Kalziumantagonisten vom Verapamiltyp) zur Regulierung der Kammerfrequenz in Frage. Unbestritten ist jedoch der Erfolg der His-Bündel-

Ablation bei Patienten mit therapierefraktärem, tachykarden Vorhofflimmern [27]. Für wenige Patienten mit multifokalen ektop atrialen Tachykardien scheinen auch chirurgische Verfahren prinzipiell denkbar, wenngleich sie sonst zur Therapie supraventrikulärer Tachyarrhythmien keine Rolle mehr spielen und die Katheterablation unstrittig als *das* therapeutische Verfahren anzusehen ist [21].

Auch für Patienten mit ventrikulären Tachykardien ist die hämodynamische Situation für die Akuttherapie entscheidend; die entsprechenden therapeutischen Möglichkeiten wurden schon besprochen. Patienten mit ventrikulären Tachykardien sind im Vergleich zu Patienten mit supraventrikulären Rhythmusstörungen hinsichtlich eines plötzlichen Todes gefährdet und die Ergebnisse der medikamentösen antiarrhythmischen Langzeittherapie sind enttäuschend, sodass in den vergangenen Jahren nichtmedikamentöse Behandlungsverfahren in den Mittelpunkt des Interesses gerückt sind [16, 17, 28]. Hier sind als therapeutische Alternativen bei selektionierten Patienten die Katheterablation, die antitachykarde Operation mit chirurgischer Resektion arrhythmogener Areale und die Implantation eines automatischen Defibrillators zu nennen (Abb. 4.2.8). Patienten mit ventrikulären Tachykardien und/oder überlebtem Herz-Kreislauf-Stillstand durch tachykarde Rhythmusstörung sollten in jedem Fall eine invasive Abklärung von Grunderkrankung und arrhythmogenem Areal erfahren, da nur die Gesamtheit aller Befunde und eine individuell erstellte Risikostrategie zu dem für den Patienten idealen Therapieverfahren führen kann [2].

4.2.8 Erfolgskontrolle

Die Kontrolle einer erfolgreichen Akutbehandlung supraventrikulärer tachykarder Rhythmusstörungen ist einfach, da sich sofort feststellen lässt, ob sich eine Tachykardie terminieren ließ oder eine signifikante Frequenzsenkung (Kammerfrequenz <100/min) bei Patienten mit tachykardem Vorhofflimmern möglich war oder nicht. Bei Patienten mit ektop atrialen Tachykardien, AV-Knoten-reentry-Tachykardien, Circus-movement-Tachykardien oder Vorhofflattern, bei denen die Rhythmusstörung erfolgreich beendet wurde, ist eine weitere Intensivtherapie in der Regel nicht notwendig, die Frage des weiteren therapeutischen Vorgehens richtet sich nach individuellen Kriterien, die bereits vorgestellt wurden. Die Frage von Langzeitbehandlung und dementsprechender Erfolgskontrolle soll hier nicht weiter erläutert werden.

Auch bei Patienten mit ventrikulären Tachykardien, Kammerflattern und Kammerflimmern ist der Erfolg (Terminierung der Rhythmusstörung) der therapeutischen Maßnahmen sofort zu beurteilen. Im Gegensatz zu supraventrikulären Rhythmusstörungen ist nach der Terminierung der Arrhythmie jedoch eine weitere Überwachung notwendig, bis endgültige langzeittherapeutische Maßnahmen (Katheterablation, ICD-Implantation) getroffen werden, da Patienten mit ventrikulären Tachyarrhythmien in der Regel Risikopatienten für einen plötzlichen Herztod sind [25]. Die Überwachung muss entweder auf einer Intensivstation oder einer Allgemeinstation mit Telemetrie durchgeführt werden. Eine antiarrhythmisch medikamentöse Therapie muss gut überwacht werden, da bei jedem Antiarrhythmikum Proarrhythmien und unerwünschte Arrhythmien auftreten können [3]. Gefürchtet sind polymorphe ventrikuläre Tachykardien, die durch QT-Zeit-Verlängerungen bedingt sind. Diese gefährlichen Arrhythmien lassen sich durch regelmäßige EKG-Kontrollen, bei denen besonders auf die QT-Zeit geachtet wird, vermeiden.

4.2.9 Stellung im therapeutischen Gesamtkonzept

Intermittierendes oder permanentes Vorhofflimmern ist die häufigste Rhythmusstörung im Erwachsenenalter. Es hat eine Inzidenz von etwa 0,4% und ist wegen seiner hämodynamischen Auswirkungen und der Gefahr arterieller Embolien in der Regel behandlungsbedürftig [13]. Die therapeutischen Ziele liegen, neben der Behandlung der Grundkrankheit, in der Beendigung der Arrhythmie und Wiederherstellung eines Sinusrhythmus, in der Frequenzkontrolle bei chronischem Vorhofflimmern und in der Vermeidung thromboembolischer Komplikationen im Langzeitverlauf [14]. Bei Patienten mit neu aufgetretenem Vorhofflimmern und hämodynamisch stabiler Situation sollte eine Kardioversion entweder medikamentös oder mittels DC-Schock nach einer etwa 3-wöchigen Antikoagulation mit Warfarin erfolgen. Nach erfolgreicher Kardioversion müssen die Patienten für weitere 6 Wochen mit Warfarin antikoaguliert werden, bis sich die mechanische Aktivität der Vorhöfe wieder normalisiert hat [9]. Ob die Patienten dauerhaft antikoaguliert werden müssen, richtet sich besonders nach Alter und Grunderkrankung; es besteht jedoch heute Übereinstimmung, dass in der Regel alle Patienten mit Vorhofflimmern antikoaguliert werden sollten, sieht man einmal von Patienten mit Vorhofflimmern ohne kardiale Grundkrankheit („lone atrial fibrillation") ab [9, 14, 15]. Supraventrikuläre Tachykardien anderer Art (AV-Knoten-reentry-Tachykardien und Circus-movement-Tachykardien) kommen in der Regel bei Herzgesunden vor, sodass keine anderweitigen gesamttherapeutischen Maßnahmen notwendig sind [13]. Demgegenüber treten ektop atriale Tachykardie vor allem bei organischen Veränderungen der Vorhöfe oder durch pulmonale Erkrankungen auf, sodass hier entsprechende Maßnahmen zur Behandlung der Grundkrankheit notwendig sind [21].

Die Frage des therapeutischen Gesamtkonzeptes ergibt sich vor allem bei Patienten mit ventrikulären Tachyarrhythmien, die von mehreren Faktoren beeinflusst werden (s. Abb. 4.2.1). Es besteht Übereinstimmung, dass die Behandlung der Arrhythmien nur im Gesamtkonzept therapeutischer Interventionen von vorliegender Grundkrankheit, myokardialer Pumpfunktion und Koronarperfusion erfolgen kann. Patienten mit ventrikulären Tachykardien und/oder überlebtem Herz-Kreislauf-Stillstand durch tachykarde Rhythmusstörung sollten in jedem Fall eine invasive Abklärung von Grunderkrankung und arrhythmogenem Areal erfahren, da nur die Gesamtheit aller Befunde und eine individuell erstellte Risikostrategie zu dem für den Patienten idealen Therapieverfahren führen kann [29]. Die antiarrhythmische Therapie muss in das Konzept der Beseitigung der auslösenden Ursache eingebettet sein, wie z. B. in der adäquaten Behandlung einer akuten Koronarischämie durch Thrombolysetherapie oder PCI, oder einer Verbesserung der myokardialen Perfusion und Pumpfunktion durch medikamentöse oder interventionelle Verfahren (z. B. intraaortale Ballonpumpe) [5, 7]. Die richtige Einschätzung der pathophysiologischen Vorgänge und der hämodynamischen Situation ist ein mindestens ebenso wichtiger Bestandteil der therapieorientierten Stufendiagnostik wie die Diagnose und Therapie der Rhythmusstörung selbst.

▪ Literatur zu Kapitel 4.2

1. Antoni H, Weirich J (1996) Ursachen tachykarder Herzrhythmusstörungen. Internist 37:3–11
2. Breithardt G, Borggrefe M, Wietholt D, Isbruch F, Block M, Shenasa M, Hammel D, Scheld HH (1992) Role of ventricular tachycardia surgery and catheter ablation as complements or alternatives to the implantable cardioverter defibrillator in the 1990s. Pace 15:681–689
3. Grogien HR, Scheinman MM (1993) Evaluation and management of patients with polymorphic ventricular tachycardia. In: Akhtar M (eds) Cardiology Clinics – cardiac arrhythmias and related syndromes. WB Saunders Company, Philadelphia, pp 39–54
4. Hohnloser SH (1996) Medikamentöse Therapie supraventrikulärer und ventrikulärer Tachyarrhythmien. Internist 37:45–52
5. Horrigan MCG, Topol EL (1995) Direct angioplasty in acute myocardial infarction. State of the art and current controversies. In: Kleiman NS (ed) Cardiology Clinics – treatment of acute myocardial infarction. WB Saunders Company, Philadelphia, pp 321–338
6. Josephson ME, Wellens HJJ (1990) Differential diagnosis of supraventricular tachycardia. In: Scheinman MM (ed) Cardiology Clinics – supraventricular tachycardia. WB Saunders Company, Philadelphia, New York, pp 411–442
7. Moscucci M, Bates ER (1995) Cardiogenic shock. In: Kleiman NS (ed) Cardiology Clinics – treatment of acute myocardial infarction. WB Saunders Company, Philadelphia, pp 391–406
8. Oren JW, Beckman KJ, McClelland JH, Wang X, Lazzara R, Jackman WM (1993) A functional approach to the preexcitation syndromes. In: Akhtar M (ed) Cardiology Clinics – cardiac arrhythmias and related syndromes. WB Saunders Company, Philadelphia, pp 121–149
9. Podrid PL (1995) Atrial fibrillation. In: Parmley WB, Chatterjee K (eds) Cardiology. Lippincott-Raven, Philadelphia, pp 1–30
10. Rankin AC, Brooks R, Ruskin JN (1992) Adenosine and the treatment of supraventricular tachycardia. Am J Med 92:655–664
11. Roden DM (1993) Polymorphic ventricular tachycardia: mechanisms and therapeutic implications. In: Josephson ME, Wellens HJJ (eds) Tachycardias: mechanisms and management. Futura Publishing Company, Mount Kisco, New York, pp 273–282
12. Sager PT, Bhandari AK (1991) Wide complex tachycardias. Differential diagnosis and management. In: Shah PK (ed) Cardiology Clinics – acute cardiac care. WB Saunders Company, Philadelphia, pp 595–618
13. Sager PT, Bhandari AK (1991) Narrow complex tachycardias. Differential diagnosis and management. In: Shah PK (ed) Cardiology Clinics – acute cardiac care. WB Saunders Company, Philadelphia, pp 619–640
14. Stroke Prevention in Atrial Fibrillation Investigators: Predictors of thromboembolism in atrial fibrillation (1992) 1. Clinical features of patients at risk. Ann Intern Med 116:1–5
15. The Boston Area Anticoagulation Trial for Atrial Fibrillation Investigators (1990) The effect of low dose warfarin on the risk of stroke in patients with nonrheumatic atrial fibrillation. N Engl J Med 323:1505–1511
16. The Cardiac Arrhythmia Suppression Trial (CAST) Investigators (1989) Preliminary report: effect of encainide and flecainide on mortality in a randomized trial of arrhythmia suppression after myocardial infarction. N Engl J Med 321:406–412
17. The Cardiac Arrhythmia Suppression Trial II Investigators (1992) Effect of the antiarrhythmic agent morizinice on survival after myocardial infarction. N Engl J Med 327:227–233
18. Trappe HJ (1994) Implantierbarer Kardioverter-Defibrillator. Indikationen und Ergebnisse. In: Gerok W, Hartmann F, Pfreundschuh M, Philipp T, Schuster HP, Sybrecht GW (Hrsg) Klinik der Gegenwart. Urban & Schwarzenberg, München, S IX; 8:3–18
19. Trappe HJ (1996) Therapie von Herzrhythmusstörungen ohne Antiarrhythmika. Möglichkeiten und Indikationen. In: Gerok W, Hartmann F, Pfreundschuh M, Philipp T, Schuster HP, Sybrecht GW (Hrsg) Klinik der Gegenwart. Urban & Schwarzenberg, München, S IX; 14:1–25
20. Trappe HJ (1997) Akuttherapie supraventrikulärer Tachykardien: Adenosin oder Ajmalin? Intensivmed 34:452–461
21. Trappe HJ (1998) Atriale Tachykardien. Pathophysiologie – Klinik – Diagnostik – Therapie. In:

Gonska BD (Hrsg) Invasive Elektrophysiologie – Lehrbuch und Atlas. Thieme, Stuttgart 1999, S 94–107

22. Trappe HJ, Achtelik M (1996) Magnesium: Neue Wunderdroge für den kardialen Notfall? Notfallmedizin 22:614–618

23. Trappe HJ, Klein H, Lichtlen PR (1989) Akuttherapie der stabilen Kammertachykardie: Ajmalin oder andere spezifische Antiarrhythmika? In: Meinertz T, Antoni H (Hrsg) Aspekte der medikamentösen Behandlung von Herzrhythmusstörungen. Springer, Berlin Heidelberg New York, S 104–111

24. Trappe HJ, Klein H, Lichtlen PR (1992) Fehldiagnosen bei kardialen Arrhythmien. In: Kirch W (Hrsg) Fehldiagnosen in der Inneren Medizin. Gustav Fischer Verlag, Stuttgart Jena New York, S 91–111

25. Trappe HJ, Klein H, Lichtlen PR (1992) Ursachen des akuten Herz-Kreislauf-Stillstandes. Internist 33:289–294

26. Trappe HJ, Klein H, Wenzlaff P, Lichtlen PR (1992) Early and long-term results of catheter ablation in patients with incessant ventricular tachycardia. J Intervent Cardiol 5:163–170

27. Trappe HJ, Klein H, Wenzlaff P, Huang J, Lichtlen PR (1993) Comparison of catheter ablation using direct current energy versus radiofrequency: observations in 147 patients with supraventricular tachyarrhythmias. J Intervent Cardiol 6:137–147

28. Trappe HJ, Pfitzner P, Fieguth HG, Wenzlaff P, Kielblock B, Klein H (1994) Nonpharmacological therapy of ventricular tachyarrhythmias: observations in 554 patients. Pace 17:2172–2177

29. Wellens HJJ, Brugada P (1987) Sudden cardiac death: a multifactorial problem. In: Brugada P, Wellens HJJ (eds) Cardiac arrhythmias. Where to go from here? Futura Publishing Company, Mount Kisco, New York, pp 391–400

30. Wellens HJJ, Conover MB (2006) The ECG in emergency decision making. WB Saunders Company, Philadelphia, New York, 2nd edition

31. Wellens HJJ, Bär FW, Vanagt EJ, Brugada P, Farre J (1981) The differentiation between ventricular tachycardia and supraventricular tachycardia with aberrant conduction: the value of the 12-lead electrocardiogram. In: Wellens HJJ, Kulbertus (eds) What's new in electrocardiography. Nijhoff Publishers, The Hague, pp 184–199

32. Werdan K (1994) Rhythmusstabilisierung. In: Madler C, Jauch KW, Werdan K (Hrsg) Das NAW Buch. Urban & Schwarzenberg, München, S 205–214

33. Wit AL (1990) Cellular electrophysiologic mechanisms of cardiac arrhythmias. In: Scheinman MM (ed) Cardiology Clinics – supraventricular tachycardia. WB Saunders Company, Philadelphia, New York, pp 393–409

4.3 Elektrische Therapie und Katheterablation bei ventrikulären Tachykardien

T. Vogtmann, M. Antz, H. Theres

Tachykardien treten bei Patienten mit und ohne strukturelle Herzerkrankung auf. Ventrikuläre Tachykardien können je nach Begleitumständen und zu Grunde liegender Herzerkrankung Zeichen für eine akute Bedrohung durch den plötzlichen Herztod sein oder aber prognostisch unbedeutend. Die Beherrschung der Akutsituation ist ebenso wichtig wie die Einleitung geeigneter diagnostischer Maßnahmen und die Festlegung langfristiger Therapiestrategien.

4.3.1 Grundlagen

Der Ursprung von Ventrikulären Tachykardien (VT) liegt definitionsgemäß distal des Hisbündels.

VT werden eingeteilt in:
▮ nicht anhaltende VT (ab 4 VES mit einer Frequenz >100/min),
▮ anhaltende VT (ab 30 s oder hämodynamische Instabilität),
▮ unaufhörliche VT (>6 h VT pro 24 h)

und anhand elektrokardiografischer Morphologiekriterien weiter unterteilt in:
▮ monomorphe VT,
▮ polymorphe VT,
▮ Torsades de pointes.

Ab einer Frequenz von 250/min wird bei den meisten Autoren von Kammerflattern, ab 350/min von Kammerflimmern gesprochen. Eine Sonderform stellt der akzelerierte idioventrikuläre Rhythmus dar, ein von einem ventrikulären Rhythmuszentrum ausgehender Rhythmus mit breitem Kammerkomplex. Liegt die Frequenz des ventrikulären Schrittmacherzentrums über der des Sinusknotens, kommt es zu einem Überholen des Sinusrhythmus durch den idioventrikulären Rhythmus mit Fusionssystolen in der Übergangsphase, gefolgt von einem Rhythmus mit breitem Kammerkomplex. Zusätzlich ist ein „Hineinlaufen" der P-Welle in den QRS-Komplex des idioventrikulären Rhythmus im Oberflächen-EKG sichtbar.

Idiopathische ventrikuläre Rhythmen (f60–140/min) treten auch als Reperfusionsarrhythmien beim akuten Myokardinfarkt auf.

4.3.1.1 Pathophysiologie

Ventrikuläre Tachykardien treten am häufigsten bei Patienten mit koronarer Herzkrankheit nach Myokardinfarkt auf. Inhomogene Narbenareale und fibrotische Umbauprozesse mit veränderter Myokardstruktur bilden das Substrat für eine ungleichmäßige Erregungsausbreitung mit regional verzögerter Leitung. Es entstehen anatomisch oder funktionell präformierte Leitungswege, die die Grundlage für eine kreisende Erregung bilden.

VT nach Myokardinfarkt machen 80% der monomorphen VT aus. Es handelt sich um die klassische Form einer Makroreentrytachykardie (Abschn. 4.2.1). Um den Wiedereintritt der Erregung zu ermöglichen, bedarf es jedoch zusätzlich zu strukturell oder funktionell fixierten Leitungswegen einer Zone langsamer Leitung. In gesundem Myokard ohne Leitungsverzögerung wäre der Wiedereintritt der Erregung nicht möglich, da die absolute Refraktärzeit des Gewebes die „Laufzeit" des Reentrys übersteigen würde. Wird die Erregungswelle in einer Region abgebremst, gibt dies dem Rest des Ventrikelmyokards die Möglichkeit die Refraktärzeit zu überwinden, sich wieder zu erholen und somit den Wiedereintritt der Erregung zu erlauben. Die Zone langsamer Leitung ist meist isthmusartig beidseits von funktionellen oder anatomischen Leitungsblöcken begrenzt (s. Abb. 4.3.1). Da sie essenzieller Bestandteil des Reentrykreislaufs ist, stellt sie somit ein ideales Ablationsziel dar. Im Randbereich von Myokardinfarktnarben finden sich beide Bedingungen: präformierte Leitungswege in Folge des strukturellen Remodelings und überlebendes, aber geschädigtes und somit langsam leitendes Myokard. Im chronischen Infarktstadium liegen diese präformierten Bahnen unverändert über Jahre oder Jahrzehnte vor. Rezidivierende VT gleicher Morphologie sind die Folge.

Wenn zum arrhythmogenen myokardialen Substrat eine passagere Veränderung der Refraktärzeiten und Leitungsgeschwindigkeiten hinzutritt, kann nach unidirektionaler Blockierung eines Leitungsweges eine kreisende Erregung entstehen. Eine akute oder chronische

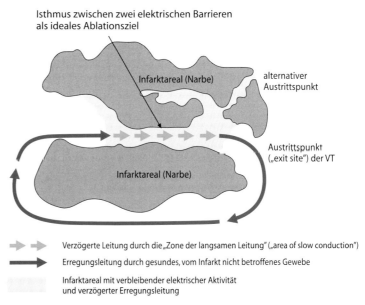

Abb. 4.3.1. Schema eines Makroreentrykreislaufs bei VT nach Myokardinfarkt (stark vereinfacht). Die Zone verzögerter Leitung, die den Reentryschluss erst möglich macht, liegt häufig in der Form eines schmalen Isthmus zwischen 2 elektrischen Barrieren und bildet somit ein ideales Ablationsziel. Wird nur der Austrittspunkt („exit site") der klinischen VT aus der Narbenzone abladiert, kann es zu Rezidiven kommen, die alternative Austrittspunkte nutzen

myokardiale Ischämie kann hier ebenso begünstigend wirken wie medikamentöse Einflüsse, Elektrolytstörungen oder vorzeitige Extrasystolen.

Von den auf einem narbigen Substrat basierenden monomorphen VT sind die meist polymorphen VT der akuten Infarktphase zu unterscheiden. Die Tachykardieursache ist diffus auf zellulärer Ebene zu suchen. So kann es in der Ischämie zu frühen oder späten Nachdepolarisationen kommen, die die VT auslösen. Andere diffuse Veränderungen des Aktionspotenzialverlaufs bei primär elektrischen Erkrankungen (Long-QT-Syndrom, Brugada-Syndrom) oder diffuse strukturelle Veränderungen (dilatative Kardiomyopathie, hypertrophe Kardiomyopathie) begründen ebenfalls eher polymorphe VT bzw. Torsades de pointes.

Ursachen einer ventrikulären Tachykardie:

mit struktureller Herzveränderung
▪ KHK, Myokardinfarktnarbe, Aneurysma,
▪ dilatative Kardiomyopathie,
▪ hypertrophe Kardiomyopathie,
▪ arrhythmogene rechtsventrikuläre Dysplasie,
▪ nach kardiochirurgischen Eingriffen mit Ventrikulotomie,
▪ Myokarditis,
▪ seltene: Chagas, Mitralklappenprolaps, Tumore, parasitäre Infiltrationen;

Systemische Erkrankungen mit kardialer Beteiligung
▪ Sarkoidose,
▪ Sklerodermie,
▪ Amyloidose,
▪ Skelettmuskelerkrankungen,
▪ rheumatische Erkrankungen;

idiopathische VT
▪ Ausflusstrakttachykardien,
▪ idiopathische linksventrikuläre Tachykardien;

Kanalerkrankungen
▪ angeborenes/erworbenes Long-QT-Syndrom,
▪ Brugada-Syndrom,
▪ Short-QT-Syndrom;

Elektrolyte, Ischämie, Hypoxie, Azidose.

4.3.1.2 Klinik

Die klinische Manifestation ventrikulärer Tachykardien variiert von praktisch fehlenden Symptomen bis zum plötzlichen Herztod. Auftreten können regelmäßiges Herzrasen, (Prä-)Synkope, kardiogener Schock ebenso wie Schweißausbruch, Übelkeit, Angina pectoris und Dyspnoe. Ein Übergang von zunächst hämodynamisch tolerierten VT in Kammerflimmern ist jederzeit möglich.

Die erste klinische Beurteilung eines Patienten mit Tachykardien konzentriert sich auf die Frage der hämodynamischen Stabilität. Frequenz, Dauer der Tachykardie und Ventrikelfunktion sind die entscheidenden Parameter. Gibt es Zeichen für eine Kreislaufinstabilität oder zunehmende kardiale Dekompensation ist schnelles Handeln, gegebenenfalls die umgehende Kardioversion gefordert.

4.3.2 Problemstellung

Das Verständnis für die Ursache und den Mechanismus einer Tachykardie mit breitem Kammerkomplex ist Grundvoraussetzung für eine individuelle Risikoeinschätzung und spezifische Therapie. Einerseits ist es unsere Aufgabe zu prüfen, ob eine kardiale Grunderkrankung, vielleicht auch in einem frühen Krankheitsstadium bisher unerkannt, ursächlich für die VT ist. Andererseits muss bei Patienten mit bekannter kardialer Grunderkrankung das Risiko hinsichtlich des plötzlichen Herztodes abgeschätzt werden.

Ein häufiger Fehler ist, dass die Akuttherapie vor einer 12-Kanal-Dokumentation der Rhythmusstörung eingeleitet wird. Fehlende Kenntnis der zu Grunde liegenden Tachykardiemorphologie erschwert jedoch im weiteren Verlauf das Stellen der korrekten Diagnose.

4.3.3 Diagnostik

Die Abklärung des Vorliegens einer strukturellen Herzerkrankung ist mittels Echokardiografie und Herzkatheter und gegebenenfalls weiterer bildgebender Diagnostik (MRT, CT) erforderlich. Je nach differenzialdiagnostisch in Erwägung gezogener Grunderkrankung kommen weitere Maßnahmen, wie RV-Angiografie (z. B. arrhythmogene RV-Dysplasie), Myokardbiopsie (z. B. systemische Grunderkrankung) oder das MRT mit „late enhancement" (z. B. Sarkoidose) zum Einsatz.

Zum Verständnis einer Tachykardie trägt die Klärung der individuellen Auslösesituation erheblich bei. Haben besondere Begleitumstände zur Initiierung geführt? Körperliche Belastung, Elektrolytverschiebungen oder die Applikation von Antiarrhythmika oder QT-Zeit-verlängernden Medikamenten können z. B. eine wichtige Rolle spielen. Im Vorfeld der Auslösung könnten Markerarrhythmien oder triggernde VES aufgetreten sein. Differenzialdiagnostisch wichtige Rückschlüsse ergeben sich bereits aus der Anamnese. Ist ein Myokardinfarkt bekannt und traten die Tachykardien erst danach auf, ist bei einer Tachykardie mit breitem Kammerkomplex die Diagnose VT hochwahrscheinlich.

4.3.3.1 Elektrokardiogramm

Die Diagnosekriterien einer VT im 12-Kanal-EKG sind in Tabelle 4.2.5 im Kapitel 4.2 zusammengefasst. Im Zweifelsfall sichert die elektrophysiologische Untersuchung die Diagnose.

Die Beschreibung der elektrokardiografisch erfassten VT und ihrer Morphologie beinhaltet neben der Frequenz der Tachykardie deren Dauer und Informationen zur elektrischen Achse sowie Schenkelblockmorphologie (beurteilt in V1). Aus der VT-Morphologie können insbesondere bei strukturell normalem Ventrikel Rückschlüsse auf ihren Ursprungsort gezogen werden. Ein RSB in V1 spricht für eine linksventrikuläre VT, ein LSB für einen rechtsventrikulären Ursprung. Ausnahmen sind septale Ursprungsorte, die trotz RSB rechts-septal bzw. beim LSB links-septal liegen können. Eine in der frontalen Ebene nach inferior gerichtete Herzachse (dominierendes R in II, III, aVF) spricht für einen superioren Ursprungsort (anteriorer LV, LVOT, RVOT), eine superiore Achse (dominierendes S in II, III, aVF) für einen inferioren Ursprungsort. Bei Reentrytachykardien weist die EKG-Morphologie auf den Austritts-

punkt („exit site") der VT aus der geschützten Zone der langsamen Leitung hin.

Kontinuierliches EKG-Monitoring von Patienten mit VT ist in der Akutphase obligat. Das 12-Kanal-LZ-EKG erweitert die diagnostischen Möglichkeiten und hilft gegebenenfalls Trigger zu erfassen.

4.3.3.2 Elektrophysiologische Untersuchung (EPU)

Die elektrophysiologische Untersuchung (EPU) erlaubt die Analyse des gesamten elektrischen Erregungsablaufes am Herzen. Sie beinhaltet die Überprüfung der Sinus- und AV-Knoten-Funktion, der intrakardialen Leitungszeiten sowie die Auslösbarkeit von VT wie auch SVT. Oft ist die Durchführung einer EPU nur in Ablationsbereitschaft, also an einer Klinik mit entsprechend geschultem Personal und der Ausrüstung für katheterablative Verfahren, sinnvoll. In der Regel werden Antiarrhythmika vor einer EPU für 5 Halbwertszeiten abgesetzt. In der Situation der akuten oder rezidivierenden VT sollten hier individuelle Lösungen mit dem Elektrophysiologen abgesprochen werden. Gleiches gilt für das Absetzen von Amiodaron, das wegen seiner extrem langen Halbwertszeit eine Sonderstellung einnimmt.

Die Bedeutung der rein diagnostischen elektrophysiologischen Untersuchung hat in den letzten Jahren abgenommen. Zur Klärung des Mechanismus einer unklaren Tachykardie mit breitem Kammerkomplex und Abgrenzung zu supraventrikulären Tachykardien mit Schenkelblockbild oder Bestätigung einer akzessorischen Leitungsbahn bleibt sie jedoch der Goldstandard und sollte in unklaren Fällen angewandt werden.

Eine weitere wichtige Aufgabe der EPU bleibt die Evaluation potenziell durch Katheterablation behandelbarer Ursachen von ventrikulären Rhythmusstörungen. In der Diagnostik der vermuteten rhythmogenen Synkope bzw. Synkope bei kardialer Grunderkrankung hat die EPU eine weitere Domäne.

Indikationen bestehen vor allem zur

▌ Differenzialdiagnose von Tachykardien mit breitem Kammerkomplex,
▌ Abklärung vermuteter akzessorischer Leitungsbahnen,

Tabelle 4.3.1. Hinweise zur Ursprungslokalisation linksventrikulärer VT aus dem Oberflächen-EKG

Ursprungsort	Ableitung
▌ anterior/superior	II, III, aVF (+)
▌ inferior/posterior	II, III, aVF (−)
▌ basal	aVR (−) und V4 (+)
▌ apikal	aVR (+) und V4 (−)
▌ septal	I, aVL (+)
▌ lateral	I, aVL (−)

(+ positiv, − negativ)

- Evaluation potenziell durch Ablation behandelbarer Rhythmusstörungen,
- Diagnostik bei V. a. rhythmogene Synkope,
- Diagnostik der Synkope bei struktureller Herzerkrankung,
- Diagnostik unklarer Fälle des überlebten plötzlichen Herztodes.

Routinemäßig ist sie jedoch heute vor ICD-Implantation bei Patienten mit relevanter struktureller Herzerkrankung nicht mehr indiziert.

Die Positionierung der meist multipolaren EPU-Katheter erfolgt venös von femoralen Zugängen oder der V. subclavia. Üblicherweise wird je ein Katheter in den hohen rechten Vorhof (HRA), in die Hisbündelregion und in den rechtsventrikulären Apex (RVA) gelegt. Insbesondere die Diagnostik bei SVT erfordert eine weitere Elektrode im Koronarvenensinus, um z. B. linksseitige Leitungsbahnen sicher erkennen zu können.

Die Stimulationsprotokolle der Ventrikelstimulation zur Auslösung einer VT variieren. Meist wird an 2 rechtsventrikulären Stellen (Apex und Ausflusstrakt) stimuliert. An die Basisstimulation (meist starrfrequente Stimulationsimpulse mit z. B. 500 oder 400 ms Kopplungsintervall) wird zunächst ein Extrastimulus angekoppelt. Das Kopplungsintervall wird dekremental bis zur absoluten Refraktärzeit in 10-ms-Schritten verkürzt. Ein zweiter und oft dritter Extrastimulus wird hinzugefügt. Mit diesem Protokoll lassen sich 90% der nach Myokardinfarkt aufgetretenen klinischen Tachykardien unter Laborbedingungen auslösen. Steigert man die Aggressivität der Stimulation weiter, steigt der Anteil der induzierbaren unspezifischen VT.

Eine Auslösbarkeit von polymorphem VT oder Kammerflimmern gilt, insbesondere bei aggressiver Stimulation, als unspezifisch. Nur bei Reproduzierbarkeit wird ihr diagnostischer Wert beigemessen. Die Induktion polymorpher VT, als Zeichen einer kontinuierlich wechselnden Ventrikelerregungssequenz, kann auf dem Boden einer akuten Ischämie, des Long-QT-Syndroms, und vor allem beim Brugada-Syndrom und bei der hypertrophen Kardiomyopathie beobachtet werden. Die prognostische Wertigkeit wird kontrovers diskutiert.

Die diagnostische EPU kann sediert oder unsediert durchgeführt werden. Komplikationen treten bei der rechtsatrialen/rechtsventrikulären EPU sehr selten auf:

Tabelle 4.3.2. Komplikationen der elektrophysiologischen Untersuchung

▌ Hypotonie	1–5%
▌ Thrombose der V. femoralis	0–2%
▌ Gefäßverletzung	< 2%
▌ Infektion	< 1%
▌ Passagerer AV-Block (mechanisch ausgelöst)	< 1%
▌ Lungenembolie	< 0,5%
▌ Perikardtamponade	< 0,5%

4.3.4 Akuttherapie

Ist die Diagnose einer anhaltenden ventrikulären Tachykardie (VT) gestellt, stehen elektrische wie medikamentöse Therapien zur Beendigung zur Verfügung. Bei hämodynamisch instabiler VT mit Bewusstseinsverlust ist die umgehende Kardioversion/Defibrillation zwingend indiziert. Hypotonie (oder grenzwertige Normotonie beim Hypertoniker), Bewusstseinseintrübung oder andere zerebrale wie auch kardiale Ischämiezeichen können klinische Hinweise sein, die zur umgehenden synchronisierten Kardioversion zwingen. Wenn immer möglich, sollte eine Dokumentation im 12-Kanal-EKG erfolgen. Dies ist die Voraussetzung für eine spätere Lokalisation des Tachykardieursprungs/Reentrykreises. Liegt eine 12-Kanal-Dokumentation vor, so kann sie als Referenz für eine später durchzuführende Ablation dienen.

4.3.4.1 Elektrische Kardioversion/Defibrillation

Die Kardioversion/Defibrillation stellt eine lebensrettende Maßnahme dar. Ist bereits ein Bewusstseinsverlust eingetreten, kann sie natürlich unmittelbar durchgeführt werden. Ist der Patient noch bei Bewusstsein, sollte, wenn vertretbar, vor Schockabgabe immer eine Sedierung erfolgen. Dies kann z. B. mit Etomidat (Einleitung mit 0,15–0,3 mg/kg Körpergewicht) oder Propofol (Einleitung mit 1,5–2,5 mg/kg Körpergewicht) erfolgen. Für die elektrische Kardioversion/Defibrillation stehen heute in den Intensiveinheiten moderne Systeme zur Verfügung, welche teilweise auch schon über die Möglichkeit der biphasischen Schockabgabe verfügen. Biphasische Schocks sind effektiver als monophasische Schocks gleicher Stärke. Des Weiteren ist die Verwendung von „Paddles" durch den höheren Anpressdruck effektiver als die Verwendung von geklebten Elektroden. Wenn eine Kardioversion von sternal nach apikal nicht gelingt, ist eine Positionierung von posterior nach anterior anzustreben.

Ist eine Kardioversion/Defibrillation nicht erfolgreich, müssen umgehend die Maßnahmen der Reanimation einsetzen. Ebenfalls sollte, wenn dies ohne weiteren Zeitverlust zu realisieren ist, umgehend ein Monitoring von Blutdruck und Gasaustausch (SO$_2$, Blutgase) etabliert werden.

An dieser Stelle ist noch darauf hinzuweisen, dass Patienten unter Antiarrhythmika (insbesondere Amiodaron) eine erhöhte Defibrillationsschwelle haben können. Andererseits kann auch die Gabe von Antiarrhythmika eine Kardioversion/Defibrillation erst ermöglichen.

4.3.4.2 Medikamentöse Optionen

Die medikamentöse Therapie der Wahl anhaltender VT ist in den meisten Fällen Amiodaron (1–2 Amp. a 150 mg über 10 min, gefolgt von der i.v.-Aufsättigung mit 1,2 g/Tag). Dies gilt insbesondere bei Patienten mit reduzierter Kammerfunktion. In der Akutsituation kann Amiodaron auch über eine periphere Vene appliziert werden, obwohl dies ansonsten wegen des Phlebitisrisikos nicht empfohlen wird. Relevante Nebenwirkungen sind ein Blutdruckabfall durch periphere Vasodilatation und Bradykardie.

Weitere medikamentöse Optionen in der Akuttherapie der VT bei normaler Kammerfunktion sind Ajmalin (1 mg/kg sehr langsam i.v.), Propafenon (1–2 mg/kg langsam i.v.) und Flecainid (1–2 mg/kg langsam i.v.).

Vor Verapamil mit seiner starken negativ-inotropen Wirkung ist bei unklarer Tachykardie mit breitem Kammerkomplex, auch bei vermuteter SVT mit Aberration, zu warnen. Die Ausnahme stellt hierbei die gesicherte idiopathische linksventrikuläre VT (ILVT s. Abschn. 4.3.6.6) dar. Sie spricht auf Verapamil (5–10 mg i.v.) häufig gut an.

Bei der Torsades-de-pointes-Tachykardie (TdP) empfiehlt sich als medikamentöse Therapie die Gabe von 1–2 g Magnesiumsulfat (langsam i.v.), welche bei Bedarf wiederholt werden kann. Bei durch Bradykardie ausgelösten TdP ist eine Frequenzanhebung medikamentös mit Orciprenalin (0,5–1,0 mg i.v.) oder mittels ventrikulärer Stimulation möglich.

Zur medikamentösen Rezidivprophylaxe bei wiederkehrenden VT gibt es kaum gesicherte Daten. Die Amiodaronaufsättigung mit 1000–1200 mg/Tag i.v. scheint jedoch die sinnvollste Option zu sein und wird vielfach angewandt.

Auch die Einstellung mit einem Betarezeptorenblocker kann hilfreich sein. Eine Sedierung der Patienten zur Stressabschirmung kann additiv sinnvoll sein.

Für das weitere Vorgehen entscheidend ist eine genaue Differenzialdiagnose der VT-Ursache. Sie erst ermöglicht es, eine abgestimmte, spezifische Therapie einzuleiten.

4.3.4.3 Ventrikuläre Überstimulation

Bei monomorphen VT ist in aller Regel eine Terminierung durch ventrikuläre Überstimulation möglich. Diese kann durch Positionierung einer passageren Stimulationselektrode im rechten Ventrikel und Überstimulation mittels externem Herzschrittmacher oder Stimulator erfolgen. Im Rahmen einer elektrophysiologischen Untersuchung ist die Überstimulation natürlich ebenfalls durchführbar. In Einzelfällen ist es bei rezidivierenden VT notwendig, die passageren Sonden für eine Übergangszeit von Stunden bis wenigen Tagen im Ventrikel zu belassen, um jederzeit erneut eingreifen zu können.

Generell ist eine Positionierung der rechtsventrikulären Elektrode unter Röntgenkontrolle anzustreben. Unter hämodynamischer Kontrolle gelegte „Einschwemmersonden" zeigen eine größere Tendenz zur Dislokation und zur mechanischen Induktion von Extrasystolen bis hin zu VT.

4.3.4.4 Antibradykarde Stimulation

Eine seltene Anwendung findet die antibradykarde Ventrikelstimulation bei eindeutig bradykard ausgelösten VT. In dieser Situation kann durch normofrequente Bedarfsstimulation oder bewusste Frequenzanhebung das Einfallen von triggernden VES verhindert werden. Hierbei wird die stimulierte Zykluslänge so weit verkürzt, dass sie kürzer als das Ankopplungsintervall der eine VT oder VF triggernden VES ist. Ziel ist es dabei auch den Patienten zu stabilisieren, um alternative Maßnahmen wie medikamentöse Interventionen oder die Katheterablation zu ermöglichen. Teilweise sind Stimulationsfrequenzen bis > 120/min notwendig.

Eine Overdrivestimulation kann durch eine deutlich überschwellige („capture" des Ventrikels im 12-Kanal-EKG), wenige Sekunden dauernde „Burststimulation" mit einer 20–50 ms unter der VT-Zyklus-Länge liegenden starren Stimulationsfrequenz versucht werden. Bei jeglicher ventrikulärer Stimulation ist Vorsicht geboten, da sie VT auslösen bzw. akzelerieren oder den Übergang in Kammerflimmern fördern kann.

4.3.5 Weiterführende Therapie

In der chronischen Therapie stellen die Verhinderung des plötzlichen Herztodes und die Reduktion der durch Herzrhythmusstörungen bedingten Symptomatik wesentliche Therapieziele dar. Während der ICD Tachykardien zuverlässig terminiert, verhindert er nicht das Wiederauftreten. Antiarrhythmika sind in der Langzeittherapie oft nicht ausreichend wirksam oder aufgrund von Nebenwirkungen nur begrenzt einsetzbar. Die Katheterablation kann hier in ausgewählten Fällen sowohl als potenziell kurative Therapie wie auch zur Reduktion der spontanen VT-Häufigkeit eine sinnvolle Maßnahme darstellen. Oft ist eine Kombination unterschiedlicher Therapiemodalitäten im Sinne der Hybridtherapie sinnvoll.

4.3.5.1 ICD: Technologie und Implantation

Eine antibradykarde und antitachykarde Stimulation sowie die Abgabe eines DC-Schocks zur Terminierung von VT/VF ist heute mit allen zur Verfügung stehenden ICD (implantierbarer Kardioverterdefibrillator) möglich.

Es zeigen sich jedoch erhebliche Unterschiede in der weiteren Ausgestaltung der Geräte. Als Beispiel ist hier die Art der antibradykarden Stimulation zu nennen. Diese kann als reine rechtsventrikuläre Stimulation, als Zweikammerstimulation oder als Dreikammerstimulation ausgelegt sein. Da ICD-Patienten oft auch an einer Herzinsuffizienz leiden, führt eine reine rechtsventrikuläre Stimulation durch die dyssynchrone Kammererregung unter Umständen zu einem weiteren Abfall der Auswurfleistung. Hier kann der Einsatz einer zusätzlichen linksventrikulären Stimulation, welche in aller Regel

über eine Elektrode in einer lateralen Herzvene des Koronarvenensinus ermöglicht wird, Abhilfe schaffen. Diese biventrikuläre Stimulation wird bei Patienten ohne Vorhofflimmern durch eine atriale Elektrode auch AV-synchron ausgelegt, um die bestmögliche Hämodynamik zu erreichen. Der Einsatz dieser Dreikammerstimulation setzt eine sorgfältige Evaluierung der Ausgangssituation durch entsprechend geschulte Spezialisten voraus.

Die Schockabgabe erfolgt bei der Mehrzahl der Implantate zwischen der rechtsventrikulären Elektrode und dem Gehäuse des ICD (Implantation linksseitig). Diese auch als „active can" bezeichnete Technologie hat bewirkt, dass heute nur noch in seltenen Fällen ein herzchirurgischer Eingriff mit Implantation von epikardialen Flächenelektroden erforderlich ist.

Moderne ICD bieten eine Fülle unterschiedlicher Detektionsalgorithmen und Therapieoptionen. Etabliert hat sich der „mode switch", welcher bei Vorhoftachykardien, insbesondere Vorhofflimmern, das Umschalten einer AV-synchronen Stimulation auf eine reine Kammerstimulation (rechtsventrikulär oder auch biventrikulär) bewirkt. Mit präventiven Algorithmen, z. B. der atrioventrikulären Frequenzglättung nach „Short-long-short"-Episoden, wird versucht auch das Auftreten ventrikulärer Herzrhythmusstörungen zu unterdrücken.

Auch die telemedizinische Anbindung an das betreuende Zentrum ist möglich. Insgesamt ist eine sehr dynamische Entwicklung der ICD-Technologie zu verzeichnen, welche bei weitem noch nicht abgeschlossen erscheint.

Für die Implantation muss ein Raum zur Verfügung stehen, welcher bezüglich der Sterilität einem Operationssaal entspricht. Dies kann auch ein speziell ausgestaltetes Herzkatheterlabor sein. Eine Röntgenanlage – mindestens ein C-Bogen – sowie ein Monitorsystem zur Überwachung der Vitalparameter sind zwingend erforderlich. Während der Implantation muss der Patient über Klebeelektroden mit einem Defibrillator (möglichst mit biphasischem Schock) verbunden sein. Der Eingriff kann zunächst in örtlicher Betäubung erfolgen, für die Defibrillationstestung muss der Patient jedoch sediert sein.

In aller Regel wird die Aggregatimplantation linksseitig durchgeführt, um die Einbeziehung des ICD-Gehäuses in die Schockabgabe zu ermöglichen. Die Einführung der Elektroden erfolgt über Punktion der V. subclavia oder nach

Präparation der V. cephalica. Die Sondenpositionierung erfolgt entsprechend im rechtsventrikulären Apex und im rechtsatrialen Herzohr bzw. an der lateralen Vorhofwand. Ist eine biventrikuläre Stimulation indiziert, so sind spezielle Einführsysteme notwendig, um eine Elektrodenplatzierung in der lateralen oder posterolateralen Herzvene zu erreichen. Auch die Anforderungen an die Röntgenanlage sind für diesen Eingriff deutlich höher anzusetzen. Im Rahmen der Sondenpositionierung erfolgt die übliche Testung der Wahrnehmungs- und Schrittmacherfunktion. Zusätzlich muss die Detektion von Kammerflimmern getestet und die Defibrillationsschwelle bestimmt werden. Hierzu wird über eine Hochfrequenzstimulation oder einen T-Wellen-Schock zunächst Kammerflimmern induziert. Gefordert wird, dass der ICD 2 Episoden erkennt und diese mit einer Energie von 10–15 J unterhalb der Maximalenergie des Gerätes terminiert. Perioperativ wird eine Antibiotikaprophylaxe durchgeführt, die Nachsorge erfolgt in einer spezialisierten Sprechstunde.

4.3.5.2 Katheterablation

Die Hochfrequenzstromkatheterablation ist heute ein etabliertes Verfahren zur Behandlung supraventrikulärer Rhythmusstörungen. Bei paroxysmalen supraventrikulären Tachykardien (Präexzitationssyndrom, AV-Knoten-Reentrytachykardie) und beim typischen Vorhofflattern kann sie, spätestens bei Rezidiven unter antiarrhythmischer Medikation, als Therapie der Wahl gelten. Aber auch als Methode zur Therapie ventrikulärer Tachykardien hat sich die Katheterablation in den letzten 10 Jahren etabliert. Dies wurde möglich durch immense Verbesserungen der Kathetertechnik (z. B. gekühlte Hochfrequenzstromablation zur Erzeugung tieferer Läsionen) und verbesserte Mappingtechniken (3-D-elektroanatomisches Mapping) sowie durch neue pathophysiologische Erkenntnisse (Tachykardiemechanismus, arrhythmogenes Substrat).

Basis für den Erfolg der Katheterablation ist das Verständnis für den Pathomechanismus und das sich daraus ergebende arrhythmogene Substrat als Ablationsziel. Beim Menschen liegt bei mehr als 80% der VT ein subendokardiales Substrat zugrunde, das somit für die Katheterablation gut zugänglich ist.

Das Mapping einer VT ist mittels normaler multipolarer steuerbarer Ablationskatheter allein möglich. Gerade bei der häufigsten Form der VT, der ischämischen VT, sind jedoch 3-D-Mapping-Systeme hilfreich (CARTO elektroanatomisches 3-D-Mapping, Biosense Webster; Ensite 3-D-non-contact-Mapping, Endocardial Solutions; RPM 3-D-Realtime-Position-Management-System, Boston Scientific). Sie ermöglichen eine Zusammenführung der elektrischen mit der 3-D-anatomischen Information und erleichtern das Verständnis für die Lokalisation eines Fokus oder Reentrykreislaufs sowie für das zugrunde liegende Substrat. So lassen sich z. B. im Amplitudenmapping eines Ventrikels nach Myokardinfarkt niedrigamplitudige erkrankte Regionen oder Narben vom elektrisch normalen Gewebe abgrenzen.

Als Zugangswege werden die venösen und arteriellen Femoralgefäße genutzt. Selten werden auch Punktionen der linken V. subclavia oder rechten V. jugularis gewählt. Der Zugang zum rechten Ventrikel ist transvenös, meist von femoral. Für den linken Ventrikel wird ein transaortaler, die Aortenklappe retrograd passierender Zugang gewählt. Alternativ muss eine transseptale Punktion durchgeführt werden.

Die übliche Energiequelle der Katheterablation ist der Hochfrequenzstrom (Radiofrequenzstrom). Der Generator gibt einen 500–600 kHz Wechselstrom ab. Die Stromabgabe erfolgt unipolar zwischen Katheterspitze mit kleiner Oberfläche (4–8 mm Elektrodenlänge → hohe Stromdichte) und einer am Rücken des Patienten befindlichen neutralen Dispersionselektrode mit großer Oberfläche. An der Katheterspitze herrscht die größte Stromdichte. Es kommt zur subendokardialen Temperaturerhöhung im Gewebe durch Erhitzung des Gewebswassers. Ab ca. 50 °C Gewebstemperatur wird das Gewebe irreversibel geschädigt, ab ca. 70 °C wird eine Koagulationsnekrose erzeugt. Die Katheterspitze wird sekundär (vom Gewebe aus) erwärmt und erreicht dabei eine Temperatur um ca. 50–60 °C (Kühlung durch Blutstrom). Diese Elektrodentemperatur wird durch Temperatursensoren gemessen und am Ablationsgenerator angezeigt. Die Energieabgabe erfolgt temperatur- oder impedanzkontrolliert, um eine Überhitzung des Gewebes oder des die Katheterspitze umgebenden Blutes mit Koagelbildung am Katheter zu verhindern. Die Größe der Läsion ist abhängig von der Applikationszeit (in der Regel 60–120 s), Gewebekontakt, Größe und Position der Katheterspitze und der abgegebenen Energie.

Gute Ergebnisse werden bei Patienten mit häufig rezidivierenden hämodynamisch tolerierten, monomorphen VT nach Myokardinfarkt erreicht. Dies gilt auch für Patienten mit ICD und wiederholten Schockabgaben. Die Prinzipien des Kathetermappings werden nachfolgend dargestellt. Bei der Therapie idiopathischer VT und von Bundle-Branch-Reentrytachykardien ist die Ablation Therapie der ersten Wahl. Bei unaufhörlichen VT oder der Situation eines sog. „electrical storm" mit ≥3 VT/h oder ≥20 VT/Tag ist die Katheterablation neben der erweiterten medikamentösen Therapie indiziert.

Ein trotz ausführlichen Kathetermappings nicht verstandener Tachykardiemechanismus, hämodynamische Instabilität der VT ohne fassbares arrhythmogenes Substrat im Sinusrhythmus, Progression der Grundkrankheit und fehlende Erreichbarkeit des Substrats (intramyokardial, subepikardial) limitieren die Möglichkeiten der Katheterablation.

▌ Prinzipien der Katheterablation bei VT

▌ **Aktivierungsmapping unter VT.** Das Aktivierungsmapping setzt die Auslösbarkeit und hämodynamische Stabilität während des Untersuchungszeitraums voraus. Das früheste lokale bipolar abgeleitete Signal kennzeichnet bei einer fokalen Tachykardie den Ursprungsort und somit das Ablationsziel. Bei einer Makroreentrytachykardie bei ischämischer VT liegt der Austrittspunkt („exit site") der Tachykardie aus der Zone der langsamen Leitung meist am Rande einer Infarktnarbe (s. auch Abb. 4.3.1). Bei der ischämischen VT ist die Zone der langsamen Erregungsleitung das primäre Ablationsziel, da sie, wie oben dargelegt, integrativer Bestandteil des Erregungskreises ist. Wird nur am „exit site" abladiert, sucht sich die Tachykardie häufig einen anderen Weg aus dem infarzierten Gewebe und ist mit geänderter Morphologie und Zykluslänge weiter induzierbar.

▌ **„Pacemapping" im SR.** Das durch lokale endokardiale Ventrikelstimulation mit der Frequenz der VT erhaltene 12-Kanal-EKG wird nach Morphologiekriterien mit der Dokumentation der klinischen oder in der EPU induzierten VT verglichen. Beurteilt werden die Morphologieübereinstimmungen in allen 12 Ableitungen, sodass ein „12/12-Pacemap" eine identische Morphologie kennzeichnet und somit nachweist, dass sich

der Katheter am Ursprungsort einer fokalen Tachykardie bzw. im Reentrykreislauf einer Reentrytachykardie befindet. Einschränkend ist festzustellen, dass das Pacemap in einer Region von mehreren Quadratzentimetern die Morphologiekriterien erfüllt. Pacemapping ist also nur ein grobes Maß für die Ermittlung der Ursprungsregion der VT und muss meist durch weitere Techniken ergänzt werden.

▌ **„Entrainment-Mapping" (Interventionsmapping).** Unter laufender VT wird durch eine Stimulation mit einer um 20–30 ms kürzeren Zykluslänge als die VT versucht diese „einzufangen" („capture") und zu beschleunigen. Fehlende Morphologieänderung der VT und die Messung der Leitungszeiten zwischen Stimulus und dem QRS-Beginn im Oberflächen-EKG geben Hinweise, ob sich der Katheter vor bzw. in der Zone der langsamen Leitung befindet oder außerhalb des Reentrykreislaufs liegt. Die Möglichkeit der Induktion einer VT anderer Morphologie oder Zykluslänge durch das „entrainment-Mapping" selbst ist eine der Limitationen.

▌ **Mapping bei hämodynamisch instabilen Patienten.** 90% der klinisch relevanten VT sind hämodynamisch instabil. Dies galt bis vor wenigen Jahren als relative Kontraindikation für die Katheterablation. Seit der Entwicklung des elektroanatomischen Mappings (Substratmap im Sinusrhythmus) bzw. Non-contact-Mappings (Einzelschlaganalyse möglich) gilt dies nicht mehr. Eine weitere Therapiestrategie kann das Aufsättigen mit Amiodaron sein, um die VT-Zyklus-Länge zu verlängern und die hämodynamisch instabile VT dadurch tolerabel und untersuchbar zu machen.

▌ **Elektroanatomisches 3-D-Mapping.** Das CARTO-System (Biosense Webster) beruht auf der Lokalisation der Katheterspitze mittels eines dort integrierten Sensors in einem von Elektromagneten unter dem Untersuchungstisch erzeugten Magnetfeldes. Es ermöglicht die Speicherung der 3-D-Position eines Kontaktpunktes des Katheters mit dem Endokard bei gleichzeitiger Erfassung des lokalen Elektrokardiogramms. Aus dem Punkt für Punkt aufgenommenen Datensatz lässt sich in der Computeranalyse ein 3-D-Modell der gemappten Herzkammer erstellen. Elektrische Erregungsvorgänge in ihrer zeitlichen Abfolge (Propagationmap) können in diesem Modell ebenso wie die Amplituden der lo-

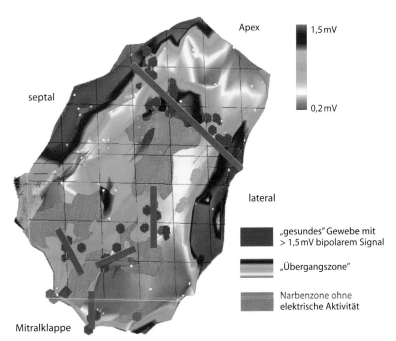

Abb. 4.3.2. Substratmap eines ausgedehnten Hinterwandinfarkts. Die Grafik zeigt den Blick von inferior auf das Infarktgebiet. Die bipolaren Signalamplituden im Sinusrhythmus sind farbkodiert dargestellt. Grau bedeutet fehlende elektrische Aktivität, violett steht für „normales Gewebe" mit einer Amplitude von >1,5 mV, das vom Infarkt verschont blieb. Die Farbübergänge von rot bis blau repräsentieren die Übergangszone (Randzone) der elektrisch inaktiven Narbenareale zum „gesunden Gewebe". Diese Übergangs-/Randzone des Infarktes ist in diesem Fall ausgeprägt. Aus dem Sinussubstratmap wurde ein lineares Ablationskonzept mit Verbindung von Narbenfeldern entwickelt, das in diesem Fall erfolgreich VT-Rezidive verhinderte. Die roten Linien zeigen den idealisierten Verlauf der Ablationsstraßen

kalen Elektrogramme farbkodiert dargestellt werden. Letzteres ermöglicht es im Sinusrhythmus ein Substratmap (s. Abb. 4.3.2) anzufertigen, in dem erkranktes von gesundem Myokard unterschieden werden kann.

▌ **Substratmapping im SR.** Im endokardialen Mapping zeigen sich fibrosierte, narbig oder anderweitig pathologisch veränderte Wandabschnitte als niederamplitudige, fraktionierte Potenziale. Mit den 3-D-Mapping-Systemen können somit Narbenfelder und deren Grenzen gegenüber normalem Myokard ermittelt werden. Aus dieser Information des Substratmaps kann eine lineare Ablationsstrategie entwickelt werden. Diese beinhaltet das Verbinden von Narbenfeldern untereinander oder von Narbenfeldern zu elektrisch nicht leitenden anatomischen Strukturen, wie z.B. den Klappenring. Der Kreiserregung soll somit sozusagen „der Weg abgeschnitten" werden.

▌ **Non-contact-Mapping.** Mittels der elektrischen Information, die ein 64-poliger Non-contact-Ballonkatheter sammelt, können im EnSite-System (Endocardial Solutions) 3360 virtuelle lokale endokardiale Elektrogramme berechnet werden. Diese werden als Map der Erregungsfortleitung (Propagation) oder Amplitudenmap auf die Oberfläche eines zuvor erstellten 3-D-Modells projiziert. Da die 3360 Elektrogramme gleichzeitig für jeden Moment eines Herzzyklus zur Verfügung stehen, reichen bereits wenige Tachykardieschläge, um eine Datenanalyse durchzuführen.

▌ **Epikardiales Mapping.** Bei endokardial nicht zu erreichenden arrhythmogenen Substraten können in Einzelfällen ein epikardiales Mapping und Ablation durchgeführt werden. Zugangswege an das Epikard können neben den ventrikulären Ästen des Koronarvenensinus die Koronararterien (dort nur Mapping mit Mikrokathetern) und die in den letzten Jahren entwickelte Technik der trockenen Perikardpunktion sein. Nach Schaffung eines Zugangs zum epiperikardialen Raum können dort konventionelle Mappingkriterien angewandt werden, wie auch das 3-D-elektroanatomische Mapping. Insgesamt handelt es sich hierbei jedoch um eine Nischenmethode mit kleinen Fallzahlen, die spezialisierten Zentren überlassen bleiben sollte. Sie kann dann jedoch bei endokardial fehlgeschlagenen Ablationen erfolgreich sein.

4.3.5.3 Rhythmuschirurgie

Scheitert die kathetergestützte Ablation (ggf. inkl. epikardialer Vorgehensweise), kann die Rhythmuschirurgie eine Alternative mit guten Langzeiterfolgsraten von >70% darstellen. Entscheidend für das perioperative Risiko ist die Ventrikelfunktion. Rezidivierende lebensbedrohliche Rhythmusstörungen können nach Ausnutzung aller anderen Therapieoptionen bei schwerer kardialer Grunderkrankung und Eignung des Patienten auch Grund für die Kontaktaufnahme zu einem Transplantationszentrum sein.

Besteht bei rhythmusinstabilen Patienten mit VT aus anderen Gründen eine Indikation zum herzchirurgischen Eingriff, z.B. revaskularisierende Eingriffe, Klappenersatz, Aneurysmektomie, sind in Einzelfällen kombinierte OP-Verfahren mit intraoperativem Mapping und Ablation möglich und sinnvoll. Bei koexistierendem Vorhofflimmern sollte die intraoperative Katheterablation bei herzchirurgischen Eingriffen zur Regel werden, da sie exzellente Langzeitergebnisse liefert.

4.3.6 Differenzialdiagnose und -therapie ventrikulärer Tachykardien

4.3.6.1 VT bei koronarer Herzerkrankung (ischämische VT)

Auf die Pathophysiologie der häufigsten VT wurde bereits in Abschn. 4.3.1.1 eingegangen. Die 12-Kanal-EKG-Morphologie der ischämischen VT variiert je nach Lokalisation des Reentrykreislaufs bzw. der Lokalisation des arrhythmogenen Substrats. Die QRS-Morphologie lässt hierbei nur Rückschlüsse auf den Austrittspunkt der VT aus der Infarktzone zu. Die Ausbreitung der Erregung entlang überlebender Myokardfasern in der Infarktzone bildet sich wegen der nur geringen erregten Muskelmasse nicht im Oberflächen-EKG ab.

Die Prävalenz von *nichtanhaltenden* VT bei ischämischer Kardiomyopathie mit reduzierter EF <40% liegt bei 30–90%. Von prognostischer Wertigkeit hinsichtlich des plötzlichen Herz-

todes ist in der multivariaten Analyse weniger das Auftreten von nichtanhaltenden VT als vielmehr die Reduktion der LV-Funktion. Nach den Ergebnissen der MADIT-II-Studie sollte bei einer EF≤30% unabhängig vom Auftreten von Arrhythmien ein ICD implantiert werden. Bei >1200 eingeschlossenen Patienten (randomisiert in ICD versus Plazebo) war über einen Nachverfolgungszeitraum von 20 Monaten das relative Mortalitätsrisiko in der ICD-Gruppe um 30% niedriger. Die amerikanischen ICD-Richtlinien aus dem Jahr 2002 nehmen entsprechend bei Patienten mit einem mindestens einen Monat zurückliegenden Myokardinfarkt und einer EF≤30% die ICD-Implantation als Klasse-IIa-Empfehlung auf. Die MADIT-II-Ergebnisse werden von der SCD-HeFT-Studie, die Patienten mit Herzinsuffizienz NYHA II und III und EF≤35% einschloss, eindrucksvoll bestätigt. Allerdings scheint eine Wartezeit nach dem Myokardinfarkt von mindestens 4 Wochen, möglicherweise sogar von mehreren Monaten vor der endgültigen Therapieentscheidung angezeigt zu sein. In dieser Zeit sollte die bestmögliche Herzinsuffizienztherapie eingeleitet und die Entwicklung der Ejektionsfraktion abgewartet werden.

In der Gruppe mit einer weitgehend erhaltenen EF über 40% ist bei VT neben dem Betablocker keine spezifische antiarrhythmische Therapie gefordert. Ausnahmen bestehen bei anhaltenden VT (ICD) und Synkopen (EPU-Testung und wenn auslösbar ICD). In der Gruppe der Patienten mit einer EF von 30–40% wird die EPU als therapeutische Entscheidungshilfe kontrovers diskutiert, aber im Sinne der „evidence-based medicine" meist empfohlen.

Durch die Akutintervention beim Myokardinfarkt (Akut-PTCA) sank die Inzidenz von *anhaltenden* VT während des poststationären Verlaufs von ca. 3 auf unter 1%, wobei lokale Ischämien ein Kofaktor für die Initiierung der VT sein können. Das EKG einer z.B. unter Monitorüberwachung aufgetretenen VT sollte gezielt auf Ischämiezeichen untersucht werden. Das zirkadian gehäufte Auftreten von Post-Infarkt-VT in den frühen Morgenstunden entspricht dem Auftreten von Myokardinfarkt und plötzlichem Herztod und belegt den Einfluss des neurohumoralen Systems.

Bei den meisten Patienten mit koronarer Herzerkrankung und anhaltenden VT besteht die Indikation zur Implantation eines ICD. Kommt es danach jedoch zu wiederholten Schocks, ist neben der Einstellung mit Amioda-

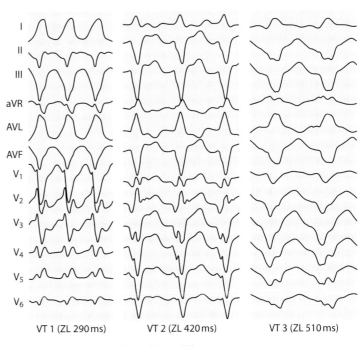

Abb. 4.3.3. Auslösbarkeit von 3 VT mit unterschiedlicher Morphologie und Zykluslänge (ZL)

ron die Hochfrequenzstromkatheterablation eine erfolgversprechende Option. Letztere hat zum Ziel die Zahl von adäquaten ICD-Entladungen deutlich zu reduzieren.

Häufig sind zum Zeitpunkt der Ablation mehrere VT auslösbar, verursacht durch
┃ multiple Ausgänge („exit sites") aus der Zone der langsamen Leitung im Infarktareal,
┃ multiple Reentrys, die einen gemeinsamen Isthmus nutzen,
┃ multiple Reentrykreisläufe.

In den meisten Zentren wird wegen der dann niedrigeren Rezidivrate versucht, neben der klinischen Tachykardie auch alle weiteren induzierbaren VT zu eliminieren. In Studien mit 15–136 eingeschlossenen Patienten, mit monomorphen mappbaren VT nach Myokardinfarkt, lag die Erfolgsrate bei 70–90%. Die Mortalität lag bei ca. 1%, wobei die mittlere EF der Patienten um 30% betrug. Allerdings traten bei 20–45% der Patienten während einer Beobachtungszeit von 9–24 Monaten erneut VT auf. Die Limitationen der Katheterablation liegen einerseits in der Schwierigkeit begründet, das kritische arrhythmogene Substrat (geschützter Isthmus, durch den die verzögerte Leitung läuft) zu identifizieren, andererseits in den physikalischen Beschränkungen, eine effektive tief-intra-

murale oder sogar transmurale Läsion im linken Ventrikel zu erzeugen.

Bei hämodynamisch instabilen Patienten erweitern das elektroanatomische und Non-contact-Mapping die therapeutischen Optionen. Erfolgsraten um 70–80% werden bei einem Nachverfolgungszeitraum von 8 Monaten berichtet. Eigene Untersuchungen an mehr als 40 Patienten verglichen unter Einsatz des CARTO-Systems (s. Abschn. 4.3.5.2) das Mapping während VT mit einer Ablationsstrategie, die auf dem Boden der Informationen eines im Sinusrhythmus erarbeiteten Substratmaps geplant wurden. Die Gruppen schnitten im Nachverfolgungszeitraum von fast 2 Jahren mit einer Erfolgsrate um 80% gleich ab. Bei der Ablation dieser häufig schwer erkrankten Patienten mit oft deutlich reduzierter EF treten in ca. 3% Komplikationen wie Insult, TIA, andere arterielle Thrombembolien, Perforation und kardiale Dekompensation während der Untersuchung auf. Die periprozedurale Mortalität liegt in großen Statistiken um 1–2,5%.

Trotz der hohen Erfolgsrate bleibt festzuhalten, dass es sich in diesen Fällen meist nicht um eine kurative Therapie handelt und wegen der relevanten Rezidivgefahr die ICD-Implantation im Sinne einer zusätzlichen Absicherung auch nach primär erfolgreicher Ablationstherapie indiziert ist.

4.3.6.2 VT bei dilatativer Kardiomyopathie (dCMP)

In der Regel sind die strukturellen Myokardveränderungen bei der dCMP diffus. Monomorphe anhaltende VT sind selten, während mit zunehmender Verschlechterung der Ventrikelfunktion nichtanhaltende VT auftreten, im Stadium NYHA III und IV bei über 50% der Patienten. Der Pathomechanismus ist meist eine gesteigerte Automatie oder getriggerte Aktivität, verstärkt durch neurohumorale Aktivierung und strukturelle myokardiale Veränderungen. Makro- und Mikroreentrys sind ebenso beschrieben wie epikardiale arrhythmogene Substrate.

Rezidivierende polymorphe VT treten insbesondere in Phasen der hämodynamischen Verschlechterung mit Erhöhung der linksventrikulären Wandspannung auf. Entsprechend sind eine medikamentöse Optimierung mit Vor- und Nachlastsenkung sowie eine sympathische Blockierung oft erfolgreich. Die Diskussion, in welchem Umfang nichtanhaltende VT als Risikomarker für den plötzlichen Herztod gelten, wird kontrovers geführt. Der EPU wird dabei keine entscheidende Rolle zugemessen. Dies bestätigte sich in einer großen Studie zur Risikostratifikation bei dCMP (MACAS), in der einzig die EF als unabhängiger Risikofaktor im Vergleich mit EPU, LZ-EKG, Spätpotenzialmessung, Herzfrequenzvariabilität, Baroreflexsensitivität und QT-Dispersion hervorging.

Dieser Tatsache trugen die beiden veröffentlichten Studien zur Frage der Primärprophylaxe bei dokumentierten nichtanhaltenden VT bei dCMP in den Einschlusskriterien bereits Rechnung. Die EF betrug in beiden Studien ≤35%. In DEFINITE wurde die medikamentöse Herzinsuffizienztherapie mit und ohne ICD (VVI-Stimulation), in AMIOVIRT der ICD mit Amiodaron verglichen. Aus den Studienergebnissen lässt sich ableiten, dass bei dCMP mit einer deutlich reduzierten Ventrikelfunktion und dokumentierten nichtanhaltenden VT der ICD wahrscheinlich einen Überlebensvorteil bietet, Amiodaron jedoch gleichwertig erscheint.

Wie DEFINITE zeigte eine weitere im Jahr 2005 veröffentlichte große Studie Vorteile für den ICD. In der SCD-HeFT-Studie hatten fast 50% der Studienteilnehmer eine dCMP. Bei dem Einschlusskriterium einer EF ≤35% lag die jähr-

liche Mortalität trotz optimierter medikamentöser Therapie inklusive ACE-Hemmer und Betablocker bei 7%, 30–40% dieser Patienten verstarben am plötzlichen Herztod. Die relative Reduktion der Gesamtmortalität lag bei 27% ($p = 0{,}06$). Dies gilt jedoch nur für den ICD, nicht für die Primärprophylaxe mit Amiodaron, die in einem weiteren Studienarm getestet wurde. Die neuesten Studienergebnisse haben noch keinen Eingang in die Leitlinien der Fachgesellschaften gefunden (Stand 2005), werden aber z. B. von den Versicherungsträgern des amerikanischen Gesundheitssystems bereits anerkannt.

Der Zeitpunkt der Therapieentscheidung zur ICD-Implantation scheint entscheidend zu sein. In der CAT-Studie zur Primärprophylaxe bei dCMP (ICD versus kein ICD) mit EF≤30% und einer Diagnosestellung weniger als 9 Monaten vor Randomisierung war die Mortalität im ICD-Arm nicht reduziert. Es wird somit heute nach der Erstdiagnosestellung zunächst zur optimierten medikamentösen Herzinsuffizienztherapie, inklusive der Gabe von ACE-Hemmern, Betablockern und Spironolacton geraten. Nach 3–9 Monaten kann dann im Rahmen einer Reevaluation inklusive der Bestimmung der echokardiografischen Ejektionsfraktion die Entscheidung Pro oder Contra ICD getroffen werden.

Unbestritten bleibt die Indikation zur ICD-Implantation für die Sekundärprophylaxe, also bei Patienten mit bereits stattgehabten Synkopen oder dokumentierten anhaltenden oder hämodynamisch instabilen VT, und zwar unabhängig von der Kammerfunktion.

Die Katheterablation bei dilatativer Kardiomyopathie und VT ist wegen des Fehlens eines umschriebenen endokardialen Substrats, das durch Katheterablation behandelt werden könnte, weniger erfolgreich. Dies führt zu einer deutlichen Zurückhaltung in der Indikationsstellung zur Katheterablation. Wahrscheinlich spielen intramyokardiale und subepikardiale Reentrys eine pathophysiologische Rolle.

Eine Sonderform der VT bei dilatativer Kardiomyopathie stellt die Bundle-branch-reentry-VT dar, die eine typische Schenkelblockmorphologie aufweist und mit einer Katheterablation behandelt werden sollte (s. Abschn. 4.3.6.7). Etwa ein Drittel der Fälle mit monomorpher anhaltender VT bei dCMP sind dieser Gruppe zuzuordnen.

4.3.6.3 Arrhythmogene rechtsventrikuläre Dysplasie (ARVD)

Die ARVD ist eine progrediente Myokarderkrankung, bei der es zum fibrolipomatösen Ersatz atrophierten Myokards kommt. Im erkrankten Gewebe eingebettete überlebende Myokardinseln bilden das Substrat für multiple Reentrytachykardien.

Weitere Diagnosekriterien beinhalten unter anderem strukturelle Veränderungen des rechten Ventrikels (RV), wie RV-Dilatation und reduzierte RV-EF, EKG-Kriterien, wie die Epsilonwelle und rechtspräkordiale QRS-Prolongation, wie auch Arrhythmiekriterien in der Form von VT oder gehäuften VES und eine positive Familienanamnese (Tabelle 4.3.3). Die geschätzte Prävalenz der Erkrankung liegt bei 1:5000.

Im Ruhe-EKG sind rechtsventrikuläre Repolarisationsstörungen mit negativer T-Welle rechtspräkordial typisch. In 20% der Fälle findet sich eine Epsilonwelle.

Entscheidend für die Prognose der ARVD ist das Auftreten von ventrikulären Tachykardien und Kammerflimmern. Die Ursprungsorte der typischen ARVD-VT sind die Prädilektionsstellen der Erkrankung, das sog. ARVD-Dreieck: RV-Apex, RV-Ausflusstrakt (abzugrenzen von idiopathischen RVOT-VT) und die basale trikuspidalklappennahe freie Wand des RV. Entsprechend des rechtsventrikulären Ursprungsortes zeigen ARVD-VT typischerweise einen Linksschenkelblock mit inferiorer (Ausflusstrakt) oder superiorer Achse (Apex, inferiore freie Wand) auf (Abb. 4.3.4). Die differenzialdiagnostische Unterscheidung zur RVOT-VT z. B. mittels Kardio-MRT und weiterer diagnostischer Marker ist bedeutsam, da die ARVD-VT im Gegensatz zur RVOT-VT mit einer schlechten Prognose vergesellschaftet ist. Eine linksventrikuläre Beteiligung kann bei der ARVD in Einzelfällen vorkommen und geht mit einer schlechten Prognose einher.

Die Therapie der Wahl in der Sekundärprophylaxe und bei Hochrisikopatienten mit symptomatischen ARVD-VT stellt der ICD dar. Als Risikoprädiktoren werden Synkopen, schwere RV-Dysfunktion, LV-Beteiligung oder eine positive Familienanamnese für ARVD oder für den plötzlichen Herztod diskutiert. Medikamentöse

Tabelle 4.3.3. Diagnosekriterien der ARVD (nach [13])

▮ **Globale und/oder regionale Dysfunktion und strukturelle Veränderungen**	
(Echokardiografie, RV-Angiografie, MRT, Szintigrafie)	
„major" Kriterien:	schwere RV-Dilatation und Hypokinesie
	RV-Aneurysma mit Dyskinesie
	schwere segmentale RV-Dilatation
„minor" Kriterien:	milde globale RV-Dilatation
	milde segmentale RV-Dilatation
	regionale RV-Hypokinesie
▮ **RV-Myokardium**	
„major" Kriterium:	fibrolipomatöser Ersatz des Myokards
▮ **Repolarisationsstörungen**	
„minor" Kriterium:	negatives T in V2–V3 ohne Rechtsschenkelblock
▮ **Depolarisations-/Erregungsausbreitungsstörungen**	
„major" Kriterium:	Epsilonwelle oder QRS > 110 ms in V1–V3
„minor" Kriterium:	Spätpotenziale
▮ **Arrhythmien**	
„minor" Kriterium:	anhaltende VT mit Linksschenkelblock oder
	nichthaltende VT mit LSB und > 1000 VES/24 h
▮ **Familienanamnese**	
„major" Kriterium:	Diagnose durch Chirurgie oder durch Obduktion bestätigt
„minor" Kriterium:	plötzlicher Herztod < 35 J. und V. a. ARVD
	positive Familienanamnese für ARVD

2 major oder 1 major und 2 minor oder 4 minor Kriterien erlauben die Diagnose ARVD

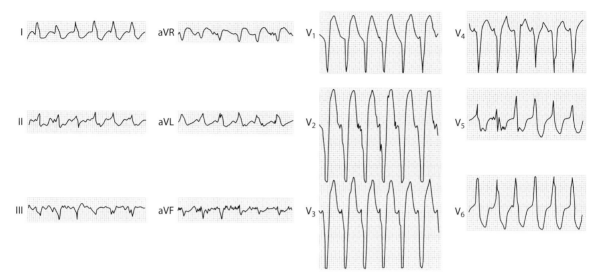

Abb. 4.3.4. ARVD-VT mit nach superior gerichteter Achse und Linksschenkelblock

Therapieansätze scheitern meist. Bei häufig rezidivierenden VT unter Medikation z. B. mit Sotalol oder wiederholten ICD-Schocks kann die Katheterablation als palliativer Eingriff in Erwägung gezogen werden. Als Mappingstrategie wird bei den pleomorphen VT (mehrere monomorphe VT induzierbar) der ARVD oft ein Substratmapping mit einem 3-D-Mapping-System im Sinusrhythmus durchgeführt. Primäre Ablationserfolge werden durch die fortschreitende strukturelle Veränderung und damit verbundenes Auftreten von VT-Rezidiven oder neuen VT häufig zunichte gemacht.

Eine kürzlich veröffentlichte Serie mit 22 Patienten bestätigt dies. Es wurden im Mittel 3 unterschiedliche VT pro Patient induziert, 82% der Patienten konnten primär erfolgreich abladiert werden. Es kam aber bei fast der Hälfte der Patienten zu einem VT-Rezidiv binnen 3 Jahre. Bei allen Patienten waren ICD implantiert worden.

4.3.6.4 VT bei hypertropher Kardiomyopathie (HCM)

Die HCM ist eine vererbte Kardiomyopathie mit einem hohen Arrhythmierisiko und Risiko für den plötzlichen Herztod. Die obstruktive Form ist mit einer signifikant schlechteren Prognose behaftet. Bis in das vierte und fünfte Lebensjahrzehnt kann der plötzliche Herztod als Erstsymptom einer Arrhythmie auftreten. Nichtanhaltende VT treten bei der HCM in 20–30%

der Fälle auf. Sie sind ein unabhängiger Risikofaktor für den plötzlichen Herztod mit einem 1,9fach erhöhten Risiko gegenüber der Gesamtgruppe der HCM-Patienten. Weder die Frequenz noch die Länge der nichtanhaltenden VT tragen zu einer weitergehenden Differenzierung des Risikos bei. Aufgrund des Fehlens eines regional eingrenzbaren Substrats ist keine HCM-typische Tachykardiemorphologie im 12-Kanal-EKG zu erwarten.

Neben den nichtanhaltenden VT sind Synkopen, ein überlebter plötzlicher Herztod und/oder ein plötzlicher Herztod in der Familie unabhängige Risikofaktoren. Anhaltende VT treten selten auf und die EPU hat keine risikostratifizierende Bedeutung. Die echokardiografisch erfasste Hypertrophie über 30 mm enddiastolische Wandstärke des linken Ventrikels hingegen und ein fehlender Blutdruckanstieg unter Belastung sind prognostisch ungünstige Zeichen. Fehlen alle diese Risikomarker, liegt die zu erwartende jährliche Mortalität < 1%.

Medikamentöse Therapieansätze zur Prophylaxe letaler Arrhythmien mit Betablockern und Amiodaron enttäuschten. Entsprechend stellt die ICD-Implantation die Therapie der ersten Wahl bei der Primär- und Sekundärprophylaxe des plötzlichen Herztodes bei HCM dar. In den 2005 gültigen amerikanischen Leitlinien wird die Indikation für die ICD-Implantation in der Primärprophylaxe als Klasse IIb eingruppiert. Ab 2 oder mehr der o. g. Risikofaktoren wird jedoch meist zur Implantation geraten. Bei einem einzigen Risikomarker sind individuelle Lösungen gefordert. Auch operative Myektomie oder die alternativ dazu durchgeführte transkoronare Ablation der Septumhypertrophie (TASH) mittels Alkoholinjektion in septale Koronargefäße reduzieren das Risiko des plötzlichen Herztodes nicht signifikant, sodass nach individueller Risikostratifizierung des Patienten die ICD-Implantation für die Primär- und Sekundärprävention gegebenenfalls empfohlen werden kann.

4.3.6.5 VT nach operativer Korrektur angeborener Vitien

Die operative Korrektur kongenitaler Vitien mit konsekutiven Inzisionsnarben und Einbringung von Patches hinterlassen multiple arrhythmogene Substrate für Reentrytachykardien. Inzisionale atriale Tachykardien und VT können in komplexen Mapping- und Ablationsprozeduren meist unter Nutzung von 3-D-Mapping-Systemen erfolgreich behandelt werden. Nach der Korrektur einer Fallot-Tetralogie treten im Verlauf in 17% der Fälle meist Jahre nach der Operation VT auf. Die operative Erweiterung des rechtsventrikulären Ausflusstrakts oder dort lokalisierte Inzisionsnarben stellen in >80% den Ursprung der Tachykardie dar, wobei jedoch meist multiple VT induzierbar sind. Die Langzeiterfolgsrate der Katheterablation liegt bei deutlich über 60%, weshalb ihr eine bedeutende Rolle eingeräumt wird. Wegen der Komplexizität der Prozeduren sollten diese jedoch nur an spezialisierten Zentren durchgeführt werden.

4.3.6.6 Idiopathische VT

Bei idiopathischen VT ist definitionsgemäß keine strukturelle Herzerkrankung nachweisbar. In 80% handelt es sich um fokale Tachykardien des Ausflusstraktes, gefolgt von Reentrytachykardien im Purkinje-System des linken Ventrikels.

∎ Ausflusstrakt-VT

Zu den idiopathischen VT zählen die Ausflusstrakt-VT mit ihrer rechtsventrikulären (RVOT-VT) und linksventrikulären Form (LVOT-VT) sowie die Aortenwurzel-VT (AoW-VT), ausgehend von Foci im Bereich des Sinus aortae, direkt oberhalb der Aortenklappentaschen.

Die 12-Kanal-EKG-Morphologie der Ausflusstrakt-VT ist charakteristisch (s. Abb. 4.3.5): in-

feriore Achse mit hochamplitudigem R in II, III und aVF als Zeichen eines superior gelegenen Ursprungsortes der Tachykardie und streng nach inferior gerichteter Erregungsausbreitung. Fehlendes R in V1 und teilweise in V2 und ein später RS-Umschlag bei LSB sind Hinweise auf einen rechtsventrikulären Ursprung. R > S in V3 hingegen spricht für die Differenzialdiagnose einer LVOT-VT oder AoW-VT. Anhaltende VT sind möglich, aber selten. Repetitiv auftretende VES und kurze nichtanhaltende VT gleicher Morphologie sind häufig und geben wichtige Hinweise auf die Diagnose. Meist ist der erste Tachykardieschlag mit einem Kopplungsintervall von >400 ms spät angekoppelt. Die Tachykardiefrequenz liegt um 110–150/min, unter Katecholaminstress auch höher.

Die Prognose hinsichtlich des plötzlichen Herztodes ist benigne, jedoch sind Einzelfälle z. B. im Zusammenhang mit VES-getriggertem Kammerflimmern (s. Abschn. 4.3.6.8) beschrieben. Aufgrund der prognostischen Relevanz sind VT bei ARVD von den Fällen der idiopathischen RVOT-VT streng zu trennen. Die EKG-Morphologien können sich gleichen. Suspekt für das Vorliegen einer ARVD-VT sind etwa das gleichzeitige Auftreten von VT anderer Morphologie oder rechtspräkordiale QRS-Verlängerung, T-Negativierung oder eine Epsilonwelle im Ruhe-EKG (s. Abschn. 4.3.6.3). Im Zweifelsfall sollte die Diagnostik durch RV-Angiografie und MRT erweitert werden, um nach Zeichen der ARVD zu suchen.

Für die Therapie asymptomatischer Fälle einer Ausflusstrakt-VT gibt es keinen gesicherten Grund. Bei Symptomen und bei arrhythmieinduzierter Kardiomyopathie kann ein medikamentöser Einstellungsversuch erfolgen. Die VT sind adenosinsensitiv und es wird daher eine cAMP-vermittelte getriggerte Aktivität mit Erhöhung des intrazellulären Kalziums als Pathomechanismus vermutet. Medikamentös kommen meist Klasse-Ia-Antiarrhythmika oder Betablocker, seltener auch Klasse-III-Antiarrhythmika zum Einsatz. Betablocker können jedoch eine bradykardieassoziierte Extrasystolie begünstigen und somit die klinische Symptomatik, selbst im Fall der erfolgreichen Unterdrückung von VT, verschlechtern. Neben symptomatischen VT kann auch eine fixierte Bigeminie mit peripherem Pulsdefizit ein Grund für eine Behandlung sein.

Die Ablationsergebnisse der RVOT-VT sind bei einer Erfolgsrate von 80–100% bei einer Re-

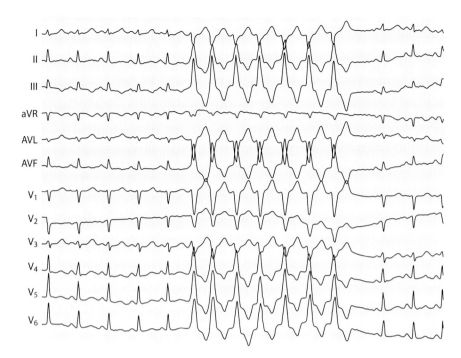

Abb. 4.3.5. Nichtanhaltende VT mit typischer RVOT-Morphologie: inferiore Achse und später RS-Umschlag

zidivrate von 0–20% sehr gut. Entsprechend frühzeitig kann die Indikation zur Katheterablation bei symptomatischer Ausflusstrakt-VT gestellt werden. Das periinterventionelle Risiko für eine RVOT-Ablation ist gering (<1%), beim LVOT-Eingriff bzw. bei der Ablation im Sinus aortae ergeben sich durch die Vorgehensweise mit arteriellem Zugang und gegebenenfalls auch Ablation nahe des Abgangs der Koronargefäße zusätzliche Risiken, sodass hier meist ein medikamentöser Einstellungsversuch der Ablation vorausgeht.

▊ Idiopathische linksventrikuläre VT

Es handelt sich um eine Reentrytachykardie unter Beteiligung des linksventrikulären Purkinje-Systems, meist des linksposterioren Schenkels. Die Tachykardie ist verapamilsensitiv, was neben der sehr erfolgreichen Katheterablation eine spezifische medikamentöse Therapieoption eröffnet. Häufig handelt es sich um eine über Stunden anhaltende stabile Tachykardie. Die für eine Ausflusstrakt-VT typischen repetitiven nichtanhaltenden VT fehlen.

Im EKG findet sich ein Rechtsschenkelblock-bild mit Links- oder Rechtsachsenabweichung. Die EKG-Morphologie ist variabel, da teilweise, ausgehend von einem umschriebenen Reentry im Bereich der Purkinje-Fasern, eine retrograde Erregung des linken Schenkels mit unterschiedlichen Austrittspunkten in das linksventrikuläre Arbeitsmyokard und somit unterschiedlichen EKG-Bildern vorliegen. Der septale Ursprungsort spiegelt sich in einem relativ schmalen QRS (<150 ms) wider. Der genaue Pathomechanismus ist jedoch nicht vollständig geklärt. Die Lokalisation von sog. späten Purkinje-Potenzialen im Sinusrhythmus kennzeichnet die Stelle der erfolgreichen Ablation, sodass Mapping und erfolgreiche fokale Ablation auch im Sinusrhythmus möglich sind. Patienten nach gescheitertem medikamentösen Einstellungsversuch oder mit ausgeprägter Symptomatik sollten einer Katheterablation zugeführt werden. Die linksventrikuläre Ablation birgt zwar in geringem Maße thrombembolische Risiken, die Erfolgsraten liegen jedoch bei 85–95%, bei einer Rezidivhäufigkeit von 0–25%.

4.3.6.7 Bundle-branch-reentry-VT (BB-VT)

Meist handelt es sich um Patienten mit dilatativer Kardiomyopathie, die im Sinusrhythmus eine verlängerte Hisventrikelzeit (HV-Zeit) aufweisen. In Einzelfällen liegt bei den BB-VT eine andere oder keine strukturelle Herzerkrankung zugrunde.

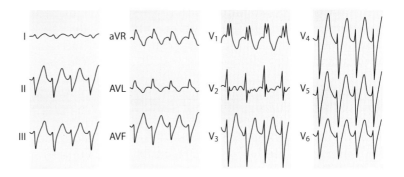

Abb. 4.3.6. EKG-Beispiel für eine ILVT-VT. Im Gegensatz zur Ausflusstrakt-VT (s. Abb. 4.3.5) liegt hier ein Rechtsschenkelblock mit superiorer Herzachse vor. Der QRS-Komplex ist relativ schmal

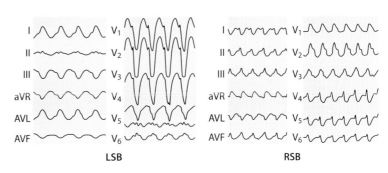

Abb. 4.3.7. Bundle-branch-reentry-VT: links mit Linksschenkelblock, rechts mit Rechtsschenkelblock

Der Reentry schließt beide Tawara-Schenkel mit ein. Die Erregung des Ventrikelmyokards während VT geschieht dabei entweder ausschließlich über den rechten oder den linken Schenkel. Das Korrelat im Oberflächen-EKG ist entsprechend ein typischer Links- oder Rechtsschenkelblock. Die Linksschenkelblockform mit antegrader Leitung über den rechten Schenkel, Überleitung nach links über septales Arbeitsmyokard und retrograder Leitung über einen der linken Schenkel ist häufiger.

Eine BB-VT sollte nicht übersehen werden, da sie mittels Katheterablation des rechten Schenkels mit einer Erfolgsrate von fast 100% behandelbar ist. Da es sich oft um Patienten mit deutlich reduzierter EF handelt, können neben der BB-VT weitere ventrikuläre Arrhythmien auftreten. Eine entsprechende Risikostratifikation und Therapie sollten unabhängig von der BB-VT stattfinden. Eine Sonderform ist die interfaszikuläre LV-VT, deren Erregungskreislauf nur den linksposterioren und linksanterioren Faszikel beinhaltet.

4.3.6.8 VES-getriggerte VT

In der frühen Postinfarktphase (Stunden bis wenige Tage nach dem Koronarverschluss) zeigen insbesondere überlebende Zellen des Purkinje-

Systems im Infarktbereich eine gesteigerte Automatizität, die zu vorzeitigen ventrikulären Extrasystolen (VES) führt. Diese können wiederholt VT bis hin zum VT-Sturm mit wiederholter Notwendigkeit der Kardioversion oder repetitiven ICD-Schocks auslösen. Gelingt keine Stabilisierung durch Amiodaron und Betablocker, haben diese Patienten oft eine sehr ungünstige Prognose. In jüngster Zeit wurde die Katheterablation der auslösenden VES als neues Therapieprinzip in die Diskussion gebracht. Erfahrungen über größere Patientenkollektive liegen bisher nicht vor. Die bewusste Frequenzanhebung durch passagere Stimulation und Verlegung an ein in der VT-Ablation erfahrenes Zentrum zum Ablationsversuch der auslösenden VES können jedoch eine Therapieoption sein.

Einzelfallberichte über die erfolgreiche Therapie von VES-getriggerten malignen Arrhythmien liegen auch zum idiopathischen Kammerflimmern, zur Postinfarkt-VT, beim Brugada- und zum Long-QT-Syndrom vor.

4.3.6.9 Primär elektrische Erkrankungen

▌ Long-QT-Syndrom (LQTS)

Die Torsades de pointes ist die für das Long-QT-Syndrom charakteristische Herzrhythmusstörung. Meist lösen spät angekoppelte VES (600–800 ms) eine polymorphe VT mit ständig wechselnder elektrischer Achse und einer Frequenz um 200–250/min aus.

▌ **Angeborenes LQTS.** Das angeborene Long-QT-Syndrom ist durch genetisch determinierte Kalium- oder Natriumkanaldefekte verursacht. Heute werden 7 Subtypen genetisch unterschieden, die zur Verlängerung des Aktionspotenzials führen. Dies spiegelt sich im Oberflächen-EKG als Verlängerung der QT-Zeit wider. Frühe Nachdepolarisationen können dann Torsades-de-pointes-Tachykardien initiieren. Hierunter treten bei symptomatischen Patienten rezidivierende Synkopen auf. Eine genetische Typisierung des LQTS in einem Speziallabor ist empfehlenswert.

Wiederholte Bewusstlosigkeiten, die in Phasen sympathischer Erregung auftreten, sind also neben den typischen Ruhe-EKG-Veränderungen verdächtig für das Vorliegen eines Long-QT-Syndroms. Ventrikuläre Tachykardien vom Typ der Spitzentorsade bestätigen die Diagnose. Die prognostische Bedeutung wird evident, betrachtet man die 10-Jahres-Überlebensrate in unbehandelten Hochrisikokollektiven: Sie liegt bei 50%. Es liegt eine 6%ige Mortalität bis zum 40.

Tabelle 4.3.4. Diagnostische Kriterien für das Long-QT-Syndrom

▌ Verlängerte QTc-Zeit
  >480 ms (3)
  >460 ms (2)
  >450 ms bei Männern (1)
▌ Torsades de pointes (2)
▌ T-Wellen-Alternans (1) = morphologische Änderungen der T-Welle über die Zeit
▌ Eingekerbte T-Wellen in ≥3 Ableitungen (1)
▌ Niedrige Herzfrequenz in Ruhe (0,5) = unterhalb der 2. Perzentile
▌ Stressbedingte Synkope (2)
▌ Nichtstressbedingte Synkope (1)
▌ Angeborene Taubheit (0,5) – Jervell- und Lange-Nielsen-Syndrom
▌ Familienmitglieder mit LQTS (1)
▌ Plötzlicher Herztod bei Familienmitgliedern <30 Jahren (0,5)

≤1 Punkt: LQTS unwahrscheinlich
2–3 Punkte: mittlere Wahrscheinlichkeit für ein LQTS
≥4 Punkte: LQTS sehr wahrscheinlich

Lebensjahr in unselektioniertem Patientengut vor. Zur Abschätzung des individuellen Risikos tragen neben der genotypischen Identifikation des Long-QT-Typs die Länge des QTc-Intervalls, das Geschlecht, Alter des Patienten und Alter bei der Manifestation von Symptomen und die Symptome selbst bei. Die Umfelduntersuchung naher Familienangehöriger gehört zur Behandlung und Risikostratifizierung bei Long-QT-Syndrom.

Eine Einstellung mit betablockierenden Substanzen ist die Therapie der Wahl und in ca. 70% der Fälle hinsichtlich rhythmogener Ereignisse effektiv. Sie ist bei symptomatischen Patienten indiziert. Am meisten Studienerfahrung besteht mit Propranolol (2–3 mg/kg KG). Betablocker mit intrinsischer sympathomimetischer Aktivität sind zu vermeiden. Treten trotz Betablocker weiterhin Synkopen auf, oder handelt es sich um einen Patienten mit überlebtem plötzlichen Herztod, wird die Zweikammer-ICD-Implantation empfohlen. Die Betablockertherapie muss fortgesetzt werden, um wiederholte Schockabgaben bei rezidivierenden Torsades de pointes zu vermeiden. Beim LQTS 3 kommt auch der Natriumkanalblocker Mexilitin zum Einsatz.

Die Therapie symptomloser Patienten mit nachgewiesenem Long-QT-Syndrom sollte nach individueller Risikoeinschätzung durch ein erfahrenes Zentrum geschehen.

Die atriale elektrische Stimulation über der Sinusfrequenz bei gleichzeitiger hochdosierter Betablockertherapie kann bei bradykardieassoziierten Fällen angewandt werden. Überzeugende Studienergebnisse, die eine Prognoseverbesserung belegen, stehen jedoch noch aus.

▌ **Erworbenes LQTS.** In der Regel wird die QT-Zeit-Verlängerung bei entsprechender genetischer Disposition durch Medikamente ausgelöst. Das Auftreten des erworbenen Long-QT-Syndroms wird durch Arzneimittelinteraktionen gefördert. Typische QT-Zeit-verlängernde Medikamente sind neben den Klasse-I- und -III-Antiarrhythmika Antibiotika, trizyklische Antidepressiva, Gastrokinetika, Antimykotika und Antihistaminika. Bradykardie und Hypokaliämie verstärken den Effekt. Listen von Long-QT-erzeugenden Medikamenten können im Internet unter *www.qtdrugs.org* abgerufen werden. Die Korrektur der auslösenden Ursache ist der Schlüssel zum Erfolg.

▮ Brugada-Syndrom

Die EKG-Kennzeichen des Brugada-Syndroms, eines autosomal dominant vererbten Natriumkanaldefekts, ist der inkomplette RSB mit angehobenem J-Punkt und rechtspräkordialen ST-Hebungen. Es werden gewölbte („coved type": Typ 1) und sattelförmige („saddleback type": Typ 2) ST-Strecken-Hebungen beschrieben. Sie verstärken sich unter Gabe eines Klasse-I-Antiarrhythmikums, bei Fieber oder Vagusaktivierung. Die typischen Ruhe-EKG-Zeichen können jedoch selbst bei symptomatischen Genträgern (z. B. mit Synkopen) fehlen.

Die Diagnose des Brugada-Syndroms kann beim Auftreten eines Coved-type-EKG gestellt werden (mit oder ohne medikamentöse Provokation). Assoziiert sind häufig:

▮ dokumentiertes Kammerflimmern,
▮ polymorphe VT,
▮ plötzlicher Herztod eines jünger als 45 Jahre alten Familienangehörigen,
▮ Coved-type-EKG eines Familienangehörigen,
▮ Induzierbarkeit von VT bei der EPU,
▮ Synkopen.

Die gewölbte („coved type" oder Typ 1) ST-Strecken-Hebung gilt als diagnostisch, wenn sie ≥0,2 mV beträgt, gefolgt von einer negativen T-Welle in mindestens 2 rechtspräkordialen Ableitungen. Das Typ-2-(„saddleback")-EKG ist gekennzeichnet durch einen hohen Abgang der ST-Strecke aus dem QRS-Komplex (≥0,2 mV) mit einer Persistenz der Hebung von ≥0,1 mV, bevor diese in eine positive oder biphasische T-Welle übergeht. Dieses EKG, wie auch der sog. Typ 3, der sich durch eine ST-Strecken-Hebung von ≤0,1 mV auszeichnet, werden nur diagnostisch verwandt, wenn sie sich unter der Provokation mit einem Natriumkanalblocker in eine für den Typ 1 typische Konfiguration überführen lassen.

Die Sensitivität der 12-Kanal-EKG-Diagnostik kann durch das Höhersetzen der Ableitungspunkte für V1–V3 um 1–2 Interkostalräume erhöht werden.

Die meist männlichen Patienten werden durch primäres Kammerflimmern oder Synkopen auffällig. Aber auch nichtanhaltende polymorphe Kammertachykardien sind diesem Krankheitsbild zuzuordnen. Bei einer geschätzten Prävalenz von 5/10000 ist das Brugada-Syndrom Ursache für ca. 4% aller plötzlichen Herztodesfälle und für ca. 20% der Fälle ohne nachgewiesene strukturelle Herzerkrankung.

Der Ajmalin-Test zur Demaskierung eines Brugada-Syndroms (1 mg/kg in 5 min unter kontinuierlicher Kontrolle des Oberflächen-EKG langsam i.v.) gehört zur Diagnostik nach über-

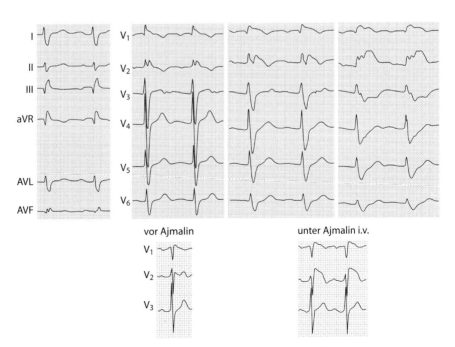

Abb. 4.3.8. Typische EKG bei Brugada-D-Syndrom. Oben: rechtspräkordiale ST-Hebung unter Ajmalin bei vorbestehendem Rechtsschenkelblock. Unten: Überführung eines Saddlebacktyps in einen diagnostischen Covedtyp unter Ajmalin i.v.

lebtem plötzlichen Herztod bei Patienten ohne strukturelle Herzerkrankung, falls ein suspektes 12-Kanal-EKG vorliegt. Er muss in Defibrillationsbereitschaft durchgeführt werden und es wird empfohlen, die Patienten anschließend für mehrere Stunden zu überwachen, da auch noch im Intervall maligne Arrhythmien auftreten können. Vorsicht ist bei vorbestehenden atrialen, atrioventrikulären oder ventrikulären Leitungsverzögerungen geboten, da sie sich verstärken können und z. B. ein kompletter AV-Block auftreten kann. Die Wertigkeit der EPU ist nach wie vor umstritten. Bei 30–70% der Patienten sind schnelle polymorphe VT induzierbar. In der bisher größten veröffentlichten Patientengruppe mit gesichertem Brugada-Syndrom ohne reanimationspflichtigem Ereignis wurde die Auslösbarkeit von VT in der EPU neben dem spontan auftretenden Typ-1- Brugada-EKG und männlichem Geschlecht als Hauptrisikomarker identifiziert. Dennoch bleiben hinsichtlich der prädiktiven Wertigkeit der EPU viele Fragen offen, da diese Ergebnisse von anderen Studien nicht bestätigt werden konnten.

Nach den Aussagen des 2005 veröffentlichten Berichts der zweiten Konsensuskonferenz der Heart Rhythm Society und European Heart Rhythm Association stellt der ICD zurzeit die einzige effektive Therapie des Brugada-Syndroms dar. Medikamentöse Therapieansätze enttäuschten bisher. In der Akutsituation können jedoch auf der Intensivstation Katecholamine und Chinidin als überbrückende Maßnahme bei wiederholten Tachykardien Einsatz finden. Die Ergebnisse neuester Therapieansätze mit dem Phosphodiesterase-III-Hemmer Cilostazol bleiben abzuwarten. Erfolgreiche Triggerelimination durch Katheterablation ist in Einzelfallberichten beschrieben.

In der Sekundärprophylaxe ist der ICD ebenso wenig umstritten wie bei symptomatischen Patienten mit spontanem Typ-1-EKG (Klasse I). Auch bei positivem Ajmalin-Test eines symptomatischen Patienten wird der ICD eher empfohlen (Klasse IIa).

∎ Short-QT-Syndrom

Eine verkürzte korrigierte QT-Zeit im Oberflächen-EKG kennzeichnet das Short-QT-Syndrom. Der Grenzwert liegt bei 320 ms. Es handelt sich um eine genetisch heterogene Erkrankung mit einem hohen Mortalitätsrisiko. Therapeutisch steht der ICD bei symptomatischen Patienten

im Vordergrund. Bei Verdachtsfällen sollte ein Studienzentrum für genetisch bedingte Herzrhythmusstörungen eingeschaltet werden.

4.3.7 Erfolgskontrolle nach Katheterablation

In der Regel stellt die Nichtauslösbarkeit einer VT, insbesondere der klinischen Tachykardie, den Endpunkt der Katheterablation dar, der nach Abschluss der Ablationsprozedur überprüft wird. Somit können bereits direkt nach Abschluss der Ablation Aussagen zum Primärerfolg der Intervention gemacht werden. Das weitere medikamentöse Vorgehen sollte bereits zu diesem Zeitpunkt im EPU-Labor festgelegt werden. Eine Fortführung der Überwachung am Monitor sollte über mindestens 24 h erfolgen. Dies kann, je nach Risikolage des Patienten, auf der Intensivstation oder einer Monitoreinheit einer Normalstation geschehen. In der weiteren Folge sollten Auslösesituationen, wie z. B. Belastungen (Ergometrie), als Provokationstests zur Erfolgskontrolle genutzt werden. Neben der Telemetrie stehen in der ambulanten Betreuung wiederholte Langzeit-EKG oder patientenaktivierte Eventrecordingsysteme wie die Rhythmuskarte zur Verfügung. Die Medikation der Grunderkrankung sollte ungeachtet der Katheterablation fortgeführt werden. Bei Rezidiven sollte der Patient im Ablationszentrum wieder vorgestellt werden.

Patienten, bei denen ein ICD implantiert wurde, besitzen in der Diagnostikfunktion des Aggregats mit den intrakardialen EKG-Aufzeichnungen ein ideales Monitoringgerät zur Erfolgskontrolle. In der Regel werden die Speicher vor Entlassung des Patienten aus dem stationären Aufenthalt überprüft und gegebenenfalls auch eine Monitoringzone unterhalb einer Interventionsfrequenz des ICD programmiert. Diese Daten können Hilfestellung für die weitere Erfolgskontrolle und gegebenenfalls medikamentöse Anpassung sein. Die Routinenachsorgekontrollen für ICD-Patienten sollten unverändert beibehalten werden. Eine regelmäßige Vorstellung in der ICD-Ambulanz, z. B. alle 6 Monate, mit Überprüfung der diagnostischen Speicher und – falls erforderlich – medikamentösen Anpassung bzw. Einleitung weiterer Maßnahmen ist essenziell. Die Möglichkeiten der Erfolgskontrolle werden bei implantierten Aggregaten durch die

Möglichkeit des Homemonitorings mit täglicher Übertragung von Informationen aus dem Schrittmacher oder ICD per SMS ergänzt.

4.3.8 Stellung im therapeutischen Gesamtkonzept

Bei einer akuten ventrikulären Tachykardie mit hämodynamischer Relevanz sind die o.g. Akutmaßnahmen notwendig. Wie in den vorhergehenden Kapiteln gezeigt, sollte dann jedoch frühzeitig eine definitive Therapiestrategie nach entsprechender Diagnostik und Abklärung einer eventuell vorliegenden Grunderkrankung eingeleitet werden. Hierbei kann es hilfreich sein, z.B. vor dem Einleiten einer Cordarexaufsättigung vorzeitig mit entsprechenden rhythmologischen Zentren Kontakt aufzunehmen und gegebenenfalls alternative Therapiestrategien zu diskutieren. In der Langzeittherapie haben interventionelle Verfahren wie die Katheterablation sowie die ICD-Implantation heute zunehmende Bedeutung erlangt. Bei den Hochrisikopatienten hinsichtlich des plötzlichen Herztodes (z.B. dilatative Kardiomyopathie oder ischämische Kardiomyopathie mit deutlich reduzierter Ejektionsfraktion) stellt die ICD-Implantation die heute gängige Therapieform dar. Bei ventrikulären Tachykardien, die mittels Katheterablation sicher kurativ behandelt werden können oder ein niedriges plötzliches Herztodrisiko haben (idiopathische VT, Bundle-branch-reentry-Tachykardie), ist die Katheterablation einer dauerhaften medikamentösen Therapie meist vorzuziehen. Gleiches gilt für rezidivierende ventrikuläre Tachykardien, die medikamentös nicht eingegrenzt werden können bzw. wiederholt zu ICD-Entladungen führen, egal bei welcher Grunderkrankung. Bei primär elektrischen Erkrankungen sollte nach individueller Risikoabschätzung und entsprechender Abwägung des Nutzen-Risiko-Verhältnisses eine ICD-Implantation im Hochrisikokollektiv durchgeführt werden. Dies erfordert meist die Einschätzung eines spezialisierten Zentrums.

Zusammenfassend haben sich in der elektrischen Therapie und Katheterablation der ventrikulären Tachykardie im letzten Jahrzehnt grundlegende therapeutische Veränderungen ergeben. Der symptomatische und häufig auch prognostische Nutzen der geschilderten Thera-

pieformen ist weitgehend belegt. In den nächsten Jahren wird durch Subgruppenanalysen bzw. umfassendere Studien wie auch genetische Identifizierung von Risikopatienten eine individualisiertere Therapie möglich werden.

▌ Literatur

1. Antz M, Bänsch D (2005) Dilatative Kardiomyopathie – wohin schlägt das Pendel aus? Herz 30(2):87–90
2. Antzelevitch C, Brugada P, Borggrefe M, Brugada J, Brugada R, Corrado D et al (2005) Brugada syndrome: report of the second consensus conference: endorsed by the Heart Rhythm Society and the European Heart Rhythm Association. Circulation 111(5):659–670
3. Bardy GH, Lee KL, Mark DB, Poole JE, Packer DL, Boineau R et al (2005) Amiodarone or an implantable cardioverter-defibrillator for congestive heart failure. N Engl J Med 352(3):225–237
4. Bänsch D, Oyang F, Antz M, Arentz T, Weber R, Val-Mejias JE et al (2003) Successful catheter ablation of electrical storm after myocardial infarction. Circulation 108(24):3011–3016
5. Blanck Z, Dhala A, Deshpande S, Sra J, Jazayeri M, Akhtar M (1993) Bundle branch reentrant ventricular tachycardia: cumulative experience in 48 patients. J Cardiovasc Electrophysiol 4(3):253–262
6. Blomstrom-Lundqvist C, Scheinman MM, Aliot EM, Alpert JS, Calkins H, Camm AJ et al (2003) ACC/AHA/ESC guidelines for the management of patients with supraventricular arrhythmias – executive summary: a report of the American College of Cardiology/American Heart Association Task Force on Practice Guidelines and the European Society of Cardiology Committee for Practice Guidelines (Writing Committee to Develop Guidelines for the Management of Patients With Supraventricular Arrhythmias). Circulation 108(15):1871–1909
7. Brugada P, Brugada J, Mont L, Smeets J, Andries EW (1991) A new approach to the differential diagnosis of a regular tachycardia with a wide QRS complex. Circulation 83(5):1649–1659
8. Bruguda J, Brugada R, Brugada P (2003) Determinants of sudden cardiac death in individuals with the electrocardiographic pattern of Brugada syndrome and no previous cardiac arrest. Circulation 108(25):3092–3096
9. Chiang CE (2005) Congenital and acquired long QT syndrome. Current concepts and management. Cardiol Rev 12(4):222–234
10. Gonska BD (2005) Ventrikuläre Tachykardien. In: Gonska BD (Hrsg) Interventionelle Therapie von Herzrhythmusstörungen. Thieme, Stuttgart New York, S 177–202
11. Grönefeld G, Manegold J, Israel CW, Hohnloser SH (2005) ICD therapy in coronary artery disease a reappraisal in 2005. Herz 30(2):82–86

12. Haverkamp W, Rolf S, Eckardt L, Mönnig G (2005) Long QT syndrome and Brugada Syndrome. Drugs, Ablation or ICD? Herz 30(2):111–118

13. McKenna WJ, Thiene G, Nava A, Fontaliran F, Blomstrom-Lundqvist C, Fontaine G, Camerini F (1994) Diagnosis of arrhythmogenic right ventricular dysplasia/cardiomyopathy. Task Force of the Working Group Myocardial and Pericardial Disease of the European Society of Cardiology and of the Scientific Council on Cardiomyopathies of the International Society and Fedration of Cardiology. Br Heart J 71(3):215–218

14. Marchlinski FE, Callans DJ, Gottlieb CD, Zado E (2000) Linear ablation lesions for control of unmappable ventricular tachycardia in patients with ischemic and nonischemic cardiomyopathy. Circulation 101(11):1288–1296

15. Miller JM, Marchlinski FE, Buxton AE, Josephson ME (1988) Relationship between the 12-lead electrocardiogram during ventricular tachycardia and endocardial site of origin in patients with coronary artery disease. Circulation 77(4):759–766

16. Moss AJ, Zareba W, Hall WJ, Klein H, Wilber DJ, Cannom DS et al (2002) Prophylactic implantation of a defibrillator in patients with myocardial infarction and reduced ejection fraction. N Engl J Med 346(12):877–883

17. Ouyang F, Cappato R, Ernst S, Goya M, Volkmer M, Hebe J, Antz M, Vogtmann T (2002) Electroanatomic substrate of idiopathic left ventricular tachycardia: unidirectional block and macroreentry within the purkinje network. Circulation 105(4):462–469

18. Ouyang F, Fotuhi P, Ho SY, Hebe J, Volkmer M, Goya M et al (2002) Repetitive monomorphic ventricular tachycardia originating from the aortic sinus cusp: electrocardiographic characterization for guiding catheter ablation. J Am Coll Cardiol 39(3):500–508

19. Priori SG, Aliot E, Blomstrom-Lundqvist C, Bossaert L, Breithardt G, Brugada P et al (2001) Task Force on Sudden Cardiac Death of the European Society of Cardiology. Eur Heart J 22(16):1374–1450

20. Priori SG, Aliot E, Blomstrom-Lundqvist C, Bossaert L, Breithardt G, Brugada P et al (2003) Update of the guidelines on sudden cardiac death of the European Society of Cardiology. Eur Heart J 24(1):13–15

21. Reddy VY, Neuzil P, Taborsky M, Ruskin JN (2003) Short-term results of substrate mapping and radiofrequency ablation of ischemic ventricular tachycardia using a saline-irrigated catheter. J Am Coll Cardiol 41(12):2228–2236

22. Saksena S, Camm AJ (eds) (2005) Electrophysiological disorders of the heart. Elsevier Churchill Livingston, Philadelphia

23. Schimpf R, Wolpert C, Gaita F, Giustetto C, Borggrefe M (2005) Short QT syndrome. Cardiovasc Res 67(3):357–366

24. Stellbrink C (2005) Therapie bedrohlicher Herzrhythmusstörungen. Internist (Berl) 46(3):275–284

25. Takemoto M, Yoshimura H, Ohba Y, Matsumoto Y, Yamamoto U, Mohri M et al (2005) Radiofrequency catheter ablation of premature ventricular complexes from right ventricular outflow tract improves left ventricular dilation and clinical status in patients without structural heart disease. J Am Coll Cardiol 45(8):1259–1265

26. The American Heart Association in collaboration with the International Liaison Committee on Resuscitation (2000) Guidelines 2000 for cardiopulmonary resuscitation and emergency cardiovascular care. Part 6: advanced cardiovascular life support: section 1: Introduction to ACLS 2000: overview of recommended changes in ACLS from the guidelines 2000 conference. Circulation 102(Suppl 8):I86–I171

27. Thiene G, Nava A, Corrado D, Rossi L, Pennelli N (1988) Right ventricular cardiomyopathy and sudden death in young people. N Engl J Med 318(3):129–133

28. Trappe HJ, Brandts B, Weismueller P (2003) Arrhythmias in the intensive care patient. Curr Opin Crit Care 9(5):345–355

29. Verma A, Kilicaslan F, Schweikert RA, Tomassoni G, Rossillo A, Marrouche NF et al (2005) Short- and long-term success of substrate-based mapping and ablation of ventricular tachycardia in arrhythmogenic right ventricular dysplasia. Circulation 111(24):3209–3216

30. Wellens HJ, Bar FW, Lie KI (1978) The value of the electrocardiogram in the differential diagnosis of a tachycardia with a widened QRS complex. Am J Med 64(1):27–33

31. Wichter T, Paul TM, Eckardt L, Gerdes P, Kirchhof P, Bocker D et al (2005) Arrhythmogenic right ventricular cardiomyopathy antiarrhythmic drugs, Catheter Ablation, or ICD? Herz 30(2):91–101

4.4 Erkennung, Identifikation und Akutbehandlung von Patienten mit implantierten Kardioverter-/Defibrillator-Systemen (ICD)

U. Wolfhard, J. C. Reidemeister

4.4.1 Einleitung

Der implantierbare Kardioverter/Defibrillator (ICD) stellt ein leitlinienbasiertes Verfahren in der Therapie tachykarder ventrikulärer Herzrhythmusstörungen dar. Die Indikation zur Implantation wird bei Patienten nach Überleben eines plötzlichen Herztodes, nach Reanimation bei dokumentiertem Kammerflimmern und bei rezidivierenden hämodynamisch wirksamen Kammertachykardien gestellt (sog. Sekundärprävention). Aufgrund neuer Leitlinien (ACCIAHA, ESC, DGK) werden Defibrillatoren auch bei Risikopatienten nach Myokardinfarkt und schlechter linksventrikulärer Funktion auch ohne vorausgegangenes ventrikuläres Rhythmusereignis implantiert (sog. Primärprävention). Zunehmende Bedeutung hat die Kombinationstherapie mit einem Defibrillator und einem biventrikulären Herzschrittmacher zur kardialen Resynchronisation bei therapierefraktärer Herzinsuffizienz und Linksschenkelblock bzw. linksventrikulärer Dyssynchronie. Es erfolgt dann die (DDD-)Defibrillatorimplantation mit einer zusätzlichen linksventrikulären Sonde, die heutzutage meist in einer lateralen Herzvene platziert wird (früher epimyokardial). Mit Zunahme der Implantationszahlen steigt die Wahrscheinlichkeit, dass mit diesen Aggregaten versorgte Patienten, sei es wegen ihrer kardialen Grunderkrankung oder aus anderen Indikationen, intensivmedizinisch betreut werden müssen.

Der nachfolgende Beitrag soll die prinzipielle Erkennung dieser Patienten veranschaulichen und erleichtern sowie Richtlinien für das Akutmanagement bei der intensivmedizinischen Versorgung und einer eventuellen Notfalloperation geben.

Mit den steigenden Implantationszahlen in den letzten Jahren (Abb. 4.4.1) ist in der Intensivmedizin zunehmend mit Patienten nach ICD-Implantation zu rechnen. Berücksichtigt man die Sterberate der Patienten, so ist abzuschätzen, dass derzeit über 30 000 Patienten in der Bundesrepublik Deutschland mit ICD-Systemen versorgt sind. Zudem gehören naturgemäß ICD-Träger einer kardialen Risikogruppe an, mit Neigung nicht nur zu Herzrhythmusstörungen, sondern auch zur

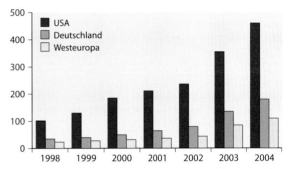

Abb. 4.4.1. Entwicklung der Implantationszahlen von ICD-Systemen (inkl. CRT-ICD) im Vergleich von USA, Westeuropa und Deutschland (jeweils Implantationen pro 1 Million Einwohner). Die Zahlen für 1998–2002 basieren auf Literaturangaben [14], die Zahlen für 2003 und 2004 auf Angaben der EUCOMED

Herzdekompensation im Rahmen ihrer Grunderkrankung.

Zusätzlich sind die Patienten während oder unmittelbar nach der Schockabgabe, die prinzipiell in jeder Lebenssituation und meist ohne Prodromi auftreten kann, unfallgefährdet. Nach dem Grundprinzip des ICD wird die maligne Rhythmusstörung bei störungsfreier Systemfunktion zwar beseitigt, der Patient bedarf jedoch nach der Terminierung unter Umständen einer Betreuung durch geschulte Angehörige oder medizinisches Personal (Prinzip des Defibrillators: „Rescue, but not care"). Viele ICD-Patienten werden deshalb auch nach einer Schockabgabe notärztlich betreut und stationär eingewiesen.

4.4.2 Entwicklung der Therapie mit implantierbaren Defibrillatoren

In den ersten Jahren des klinischen Einsatzes der implantierbaren Defibrillatoren wurde die Platzierung der Erkennungs- und Defibrillationselektroden epikardial, entweder durch Thorakotomie (via Sternotomie oder lateralen transthorakalen Zugang) oder durch einen subxyphoidalen Zugangsweg (via inferiore Perikardiotomie) durchgeführt (s. Abb. 4.4.2). Die entscheidende Neuerung in der Therapie mit im-

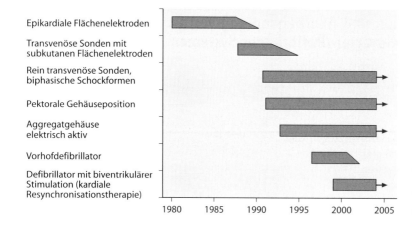

Abb. 4.4.2. Historische Entwicklung der ICD-Therapie nach chirurgischen Aspekten (Die Zeitachse soll nur ungefähre Zeitangaben geben)

plantierbaren Defibrillatoren bestand in der Einführung von transvenösen Elektroden Ende der 80er Jahre. Diese prinzipiell den heutzutage gebräuchlichen Schrittmacherelektroden vergleichbaren Sonden wurden häufig mit subkutanen bzw. submuskulären linksthorakalen Finger- („Array"-) oder Flickenelektroden („Patchelektroden") kombiniert. Nach der Entwicklung von sog. biphasischen Schockformen konnte bei über 95% der Patienten eine rein transvenöse Implantationstechnik angewendet werden.

Heutzutage kommt überwiegend nur eine Sonde zum Einsatz, die entweder neben Erkennungs- und Stimulationselektroden (an der Spitze) zwei Defibrillationsspulen beinhaltet oder nur einen Defibrillationspol, wobei das Gerätegehäuse in pektoraler Position als Gegenpol elektrisch aktiv ist (je nach Hersteller sog. „active-can", „hot-can" oder „Active-housing-Prinzip").

Die in den letzten Jahren immer kleiner werdenden ICD-Aggregate wurden anfangs abdominell (hinter den M. rectus abdominis), seit ca. 1990 fast ausschließlich linkspektoral submuskulär oder neuerdings subkutan implantiert.

4.4.3 Erkennung von Patienten mit ICD-Systemen

▌ Anamnese und Untersuchung

Bei der prinzipiellen Erkennung von ICD-Patienten helfen meist (fremd-)anamnestische Angaben („besonderer Herzschrittmacher", „eingebauter Defibrillator", „mein Defi"). Die meisten Patienten oder deren Angehörige nennen dem Arzt den Sachverhalt einer erfolgten ICD-

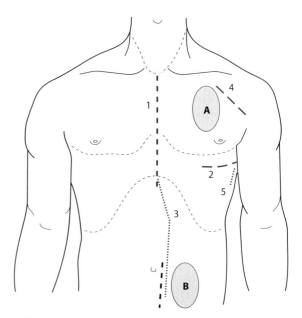

Abb. 4.4.3. Schnittführung bzw. typischer Narbenverlauf bei den verschiedenen Implantationstechniken zur Identifikation von ICD-Trägern. **1.** transthorakaler Zugang, evtl. in Verbindung mit aortokoronarer Bypassoperation; **2.** seitlicher, transthorakaler Zugang; **3.** subxyphoidaler Zugang; **4.** Zugang zur transvenösen Elektrodenapplikation (Mohrenheim-Grube) und subpektoraler Implantation des Aggregats (A); **5.** linksepithorakale Flächenelektrode, Implantationsstelle des Aggregates in der hinteren Rektusscheide (B) (aus [18])

Implantation. Fehlen diese Angaben, kann sich der Notarzt an typischer Narbenkonstellation (Abb. 4.4.3) orientieren oder das Aggregat durch die Haut palpieren (links-epigastrisch in der Rektusmuskulatur oder links (seltener rechts) subpektoral). Sicherheit gibt das Vorhandensein eines ICD-Ausweises, ähnlich dem Schrittmacherausweis (Abb. 4.4.4).

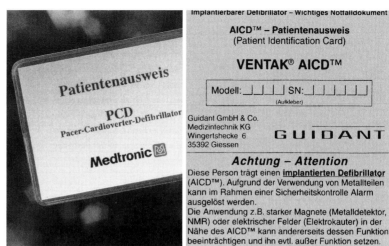

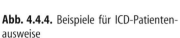

Abb. 4.4.4. Beispiele für ICD-Patienten-ausweise

▎ Röntgenbild

Weitere Informationen ergibt das Röntgenbild (Abb. 4.4.5), wobei aufgrund der typischen Form und der Röntgenidentifikationsnummer (s. Tabelle 4.4.1 und Abb. 4.4.6) des Aggregats der Hersteller des Systems ermittelt werden kann. Zur weiteren Spezifizierung und Kontaktaufnahme mit dem Hersteller bei technischen Problemen sind am Ende des Beitrages die Firmenadressen aufgelistet (Abb. 4.4.5). Aufgrund der Elektrodenart und der Elektrodenkonstellation können auch Rückschlüsse auf den ungefähren Implantationszeitraum gezogen werden und Begleitumstände (wie z.B. simultane aortokoronare Bypassoperation) beim transthorakalen Vorgehen vermutet werden. Bei Patienten mit abdominell implantierten Aggregaten muss zur Identifikation auch eine Abdomenübersichtsaufnahme durchgeführt werden.

4.4.4 Akutbehandlung von Patienten mit ICD

▎ Notwendigkeit der Behandlung einer malignen Herzrhythmusstörung (Reanimationspflicht trotz implantiertem ICD)

Hier liegt entweder ein Leitungsfehler der Elektroden (Sensingdefekt), eine unzureichende Erkennung der Rhythmusstörung durch Gerätedefekt oder eine elektrodenbedingte erfolglose Schockabgabe vor, z.B. durch Dislokation (Abb. 4.4.7) oder durch Bruch der Schockelektroden (Abb. 4.4.8). Damit kann die Funktionsfähig-

keit des Systems nicht gegeben sein und der Patient wird behandelt, „als hätte er keinen ICD".

An dieser Stelle sei darauf hingewiesen, dass bei Patienten mit epikardial positionierten Schockelektroden („ältere Technik", s.o.) durch die Abschirmung des Herzens durch eben diese Gitterelektroden (=„Faradayscher Käfig", s. Abb. 4.4.9) ein von außen applizierter Schock frustran sein kann. Wir empfehlen in diesem Fall die Variation der Lokalisation der externen Schockelektroden auf dem Thorax. Dieser Hinweis hat auch für die Patienten Gültigkeit, die vor Jahren mit epikardialen Elektroden versorgt wurden, die mittlerweile „stillgelegt" und durch eine epikardiale Elektrode ersetzt wurden.

Nach einem stumpfen Thorax- oder Abdominaltrauma kann bei entsprechendem Verletzungsmuster ein Elektrodenbruch entstehen und muss bei fehlerhafter Funktionsweise stets in die Überlegungen mit einbezogen werden.

▎ Schockabgabe des Gerätes ohne Reanimationspflicht oder therapiebedürftiges Rhythmusereignis

Diese Komplikation kann trotz Verfeinerung des Erkennungs- und Detektionsverhaltens der Systeme auftreten. Nicht selten werden supraventrikuläre Herzrhythmusstörungen (supraventrikuläre Tachykardie oder Tachyarrhythmia absoluta) als ventrikuläre Tachykardie erkannt und mit Schockabgaben vom System behandelt.

Im Falle einer Dislokation der für die Erkennung des intrakardialen Signals entscheidenden Elektrodenspitze, eines Bruches oder Isolationsdefektes dieses Elektrodenanteils (sog. „Pace-/Sense-Elektrode") können Signale (z.B. Myo-

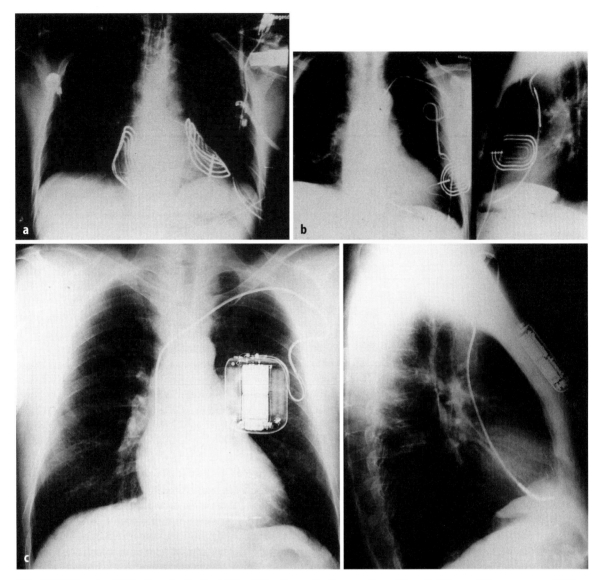

Abb. 4.4.5. Typische ICD-Systeme im Röntgenbild: **a** Epikardial applizierte Flächenelektroden zur Schockabgabe (in früheren Jahren häufig, heute nicht mehr angewendet). **b** Transvenös implantiertes System mit epithorakaler Flächenelektrode (Sonden im rechten Ventrikel und in der oberen Hohlvene). **c** Rein transvenös implantiertes System mit nur einer Elektrode und pektoralem Aggregat (elektrisch aktives Gehäuse, heutzutage die häufigste Implantationsform)

potenziale) fälschlicherweise vom ICD als Kammerflimmern erkannt werden (Artefakte) und zur Schockabgabe führen. Außerdem können als mögliche Ursachen andere Störsignale von außen (z. B. Diathermie, elektrophysikalische Therapie, Felder von Hochspannungsleitungen), wie sie auch intraoperativ bei der Anwendung des Elektrokauters auftreten können, für inadäquate Schockabgaben in Frage kommen. Zur Terminierung der (oftmals häufigen und für die Patienten lästigen, weil schmerzhaften) Schockab-

gaben muss unter (intensivmedizinischer) Überwachung (EKG-Monitoring mit externer Defibrillatorbereitschaft) das Gerät ausgeschaltet werden. Hierzu wird das System durch einen Kardiologen oder Mitarbeiter der Herstellerfirma telemetrisch mittels eines herstellerspezifischen Programmiergerätes inaktiviert. Zur Identifikation des ICD-Gerätetyps steht in erster Linie der ICD-Ausweis (Abb. 4.4.4) zur Verfügung. Ist dieser nicht greifbar, kann aufgrund der Röntgenaufnahme der Implantationsregion die

Tabelle 4.4.1. Übersicht über gängige implantierbare Defibrillatoren (Stand 2004)

Hersteller	Modell Nummer	Modell Name	Röntgen ID
▌ **Biotronik**	114871	Phylax 03	PE
	118748	Phylax 06	CS
	118862	Phylax 06	CS
	121001	Phylax AV	PF
	121162	Phylax XM	CR
	121491	Phylax XM	CR
	121492	Phylax XM	CR
	121493	MycroPhylax	CZ
	121737	Phylax 06	CS
	122331	MycroPhylax	CZ
	122382	Phylax AV	PF
	122499	Tachos DR	EV
	330437	Tachos MSA (biA)	EV
	330444	Belos VR	FA
	331155	Tachos MSV (biV)	EV
	334341	Deikos A+	EV
	334342	Tachos ATx	EV
	334344	Tachos Atx	EV
	335868	Tupos LA	EV
	335870	Tupos LV	EV
	336243	Tupos LV/A+	EV
	338170	Belos DR-T	FA
	338171	Belos DR-T	FA
	338172	Belos A+	FA
	338173	Belos A+/T	FA
	341517	Cardiac Airbag-T	EI
	342873	Belos VR (4085)	FA
	345424	Cardiac Airbag	EI
	3	MycroPhylax XM HC	3
▌ **CPI**	1753	Ventak Mini II+	CPI1753
	1762	Ventak Mini II	CPI1762
	1763	Ventak Mini II+	CPI1763
	1772	Ventak Mini III	CPI1772
	1773	Ventak Mini III+	CPI1773
	1774	Ventak VR	CPI 105
	1775	Ventak VR	CPI 105
	1776	Ventak Mini III+	CPI1776
	1782	Ventak Mini III	CPI101
	1783	Ventak Mini III+	CPI101
	1786	Ventak Mini III+	CPI101
	1788	Ventak Mini III+HE	CPI101
	1789	Ventak Mini III+HE	CPI101
	1790	Ventak Mini IV	CPI106
	1792	Ventak Mini IV	CPI106
	1793	Ventak Mini IV+	CPI106
	1796	Ventak Mini IV+	CPI106
	1810	Ventak AV	CPI1810
	1815	Ventak AV	CPI1815
	1820	Ventak AV II DDD	CPI1820
	1821	Ventak AV II DR	CPI03
	1825	Ventak AV II DDD	CPI1825
	1826	Ventak AV II DDD	CPI03
	1831	Ventak AV III DR	CPI103
	1836	Ventak AV III DR	CPI103

Tabelle 4.4.1 (Fortsetzung)

Hersteller	Modell Nummer	Modell Name	Röntgen ID
▌ **Guidant**	1850	Ventak Prizm VR	GDT 104
	1851	Ventak Prizm DR	GDT 104
	1852	Ventak Prizm VR HE	GDT 104
	1853	Ventak Prizm DR HE	GDT 104
	1855	Ventak Prizm VR	GDT 104
	1856	Ventak Prizm DR	GDT 104
	1857	Ventak Prizm VR HE	GDT 104
	1858	Ventak Prizm DR HE	GDT 104
	1860	Ventak Prizm 2 VR	GDT 104
	1861	Ventak Prizm 2 DR	GDT 104
	1870	Vitality VR	GDT 109
	1871	Vitality DR	GDT 109
	1872	Vitality DR+	GDT 109
	1900	Ventak Prizm AVT	GDT 108
	A135	Vitality AVT	GDT 114
	A155	Vitality AVT	GDT 114
	H115	Contak CD2	GDT 104
	H119	Contak CD 2HE	GDT 104
	H135	Contak Reneval	GDT 202
	H155	Contak Reneval 2	GDT 202
	H170	Contak Reneval 3	GDT 202
	H175	Contak Reneval 3	GDT 202
	H177	Contak Reneval 3 HE	GDT 202
	H179	Contak Reneval 3 HE	GDT 202
	H190	Contak Reneval 4	GDT 202
	H195	Contak Reneval 4	GDT 202
	H197	Contak Reneval 4 HE	GDT 202
	H199	Contak Reneval 4 HE	GDT 202
	T125	Vitality DS DR	GDT 104
	T127	Vitality EL DR	GDT 104
	T135	Vitality DS VR	GDT 104
▌ **Intermedics**	101-07	Res-Q II	IFX
	101-09	Res-Q Micron	IGN
	101-10	Res-Q Micron Advantag	IKC
▌ **Medtronic**	7219B	Jewel PCD	PCB
	7219C	Jewel PCD	TBL
	7219D	Jewel PCD	PAE
	7219E	Jewel PCD	PCE
	7220B	Jewel Plus	PCV
	7220C	Jewel Plus	PDA
	7220C	Jewel Plus Active Ca	PCW
	7220D	Jewel Plus	PCY
	7221B	Micro Jewel	PFL
	7221Cx	Micro Jewel	PFK
	7221D	Micro Jewel	PFK
	7221E	Micro Jewel	PFM
	7223Cx	Micro Jewel II	PFR
	7227/5227B	Gem SR	PIR/B01
	7227/5227D	Gem SR	PIR/D01
	7227/5227E	Gem SR	PIR/E01
	7227C	Gem SR	PIP
	7227Cx	Gem SR	PIP
	7229Cx	Gem II VR	PJJ
	7230Cx	Marquis VR	PKD
	7231Cx	Gem III VR	PJL

Tabelle 4.4.1 (Fortsetzung)

Hersteller	Modell Nummer	Modell Name	Röntgen ID
	7250G	Jewel AF	PIC
	7250H	Jewel AF	PID
	7271	Gem DR (DC)	PIM
	7272	InsyncICD	PJP
	7273	Gem II DR	PJK
	7274	Marquis DR	PKC
	7275	Gem III DR	PJM
	7276	Gem III AT	PKE
	7277	Insync Marquis	PLT
	7278	Maximo DR	PRM
	7279	Insync III Marquis	PLU
	7289	Insync II Marquis	PRJ
▌ St. Jude Medical	V-193	Atlas Plus VR	SJM JX
	V-193C	Atlas Plus VR	SJM JX
	V-194	Photon μ VR	SJM JF
	V-196	Epic Plus VR	SJM JT
	V-196T	Epic Plus VR	SJM JT
	V-197	Epic VR	SJM JJ
	V-199	Atlas VR	SJM JF
	V-230HV	Photon DR	V230HV
	V-232	Photon μ DR	SJM JC
	V-233	Epic DR	SJM JT
	V-235	Epic DR	SJM JJ
	V-236	Epic Plus DR	SJM JT
	V-239	Epic Plus DR	SJM JT
	V-239T	Epic Plus DR	SJM JT
	V-240	Atlas DR	SJM JC
	V-242	Atlas DR	SJM JX
	V-243	Atlas Plus DR	SJM JX
	V-337	Epic HF	SJM JY
	V-338	Epic HF	SJM JY
	V-339	Epic HF (OUS)	SJM JY
	V-340	Atlas Plus HF*	SJM JX
	V-341	Atlas Plus HF (OUS)	
	V-343	Atlas Plus HF*	SJM JX
	V-350	Epic Plus HF (OUS)	SJM JY
▌ Ventritex	V-135	Contour LT	V-135
	V-135AC	Contour LT	V-135AC
	V-135R	Contour LT	V-135
	V-135C	Contour LT	V-135
	V-135D	Contour LT	V-135
	V-145	Contour	V-145
	V-145AC	Contour	V-145AC
	V-145B	Contour	V-145
	V-145C	Contour	V-145
	V-145D	Contour	V-145
	V-175	Contour MD	V-175
	V-175AC	Contour MD	V-175AC
	V-175B	Contour MD	V-175
	V-175C	Contour MD	V-175
	V-175D	Contour MD	V-175
	V-180F	Angstrom II	V-180
	V-180HV3	Angstrom II	V-180HVC
	V-185	Contour II	V-185

Tabelle 4.4.1 (Fortsetzung)

Hersteller	Modell Nummer	Modell Name	Röntgen ID
	V-185AC	Contour II	V-185AC
	V-185B	Contour II	V-185
	V-185C	Contour II	V-185
	V-185D	Contour II	V-185
	V-186F	Profile MD	V-186
	V-186HV3	Profile MD	V-186HVC
	V-190F	Angstrom MD	V-190
	V-190HV3	Angstrom MD	V-190HVC

[1] Firmenkontakt s. Abschn. 4.4.5; [2] Röntgenidentifikation: Identifikationszeichen des Aggregates im Röntgenbild (s. Abb. 4.4.6); [3] keine Angaben

sog. Röntgenidentifikationsnummer festgestellt (Tabelle 4.4.1) und der ICD hierüber identifiziert werden.

Steht in der Notfallsituation kein spezielles Programmiergerät zur Verfügung, kann die Inaktivierung durch Auflegen eines starken Permanentmagneten (Ringmagnet) auf die Haut über dem implantierten Aggregat erfolgen. Bezüglich dieser deaktivierenden Magnetfunktion unterscheidet man:
∎ die temporäre Magnetfunktion,
∎ die permanente Magnetfunktion,
∎ die programmierbare Magnetfunktion („permanent", „temporär" oder „Magnetfunktion ausgeschaltet" programmierbar).

∎ **Temporäre Magnetfunktion.** Nach Auflegen des Magneten auf das Gerät kann keine Elektrotherapie (Schock oder antitachykarde Stimulation) abgegeben werden. Das Gerät arbeitet in seinen sonstigen Funktionen normal weiter.

Im Gegensatz zu antibradykarden Schrittmachern bleibt die Stimulationsfunktion des Gerätes erhalten und geht bei den in der Tabelle aufgelisteten Geräten mit Magnetfunktion nicht auf V00-Stimulation (starrfrequente Stimulation) über (Ausnahme: Biotronik Phylax 03, hier V00-Mode nach Magnetauflage). Bei den Aggregaten mit temporärer Magnetfunktion kehren nach Entfernen des Magneten die Systeme wieder in den ursprünglichen Betriebszustand zurück. Da Unterschiede bei der Deaktivierung durch Magnetauflage der Geräte verschiedener Hersteller bestehen, sollte aus Sicherheitsgründen nach Magnetauflage immer das implantierende oder betreuende Zentrum kontaktiert werden (Adresse im Patientenausweis).

∎ **Permanente Magnetfunktion.** Bei Systemen mit permanenter Magnetfunktion bleibt nach Auflegen des Magneten (z. B. für 30 s) das Gerät dauernd ausgeschaltet und der Magnet kann entfernt werden, die Schrittmacherfunktion bleibt jedoch im Gegensatz zu antibradykarden Schrittmachern erhalten.

Das Gerät gibt für 30 s nach Magnetauflage ein R-Zacken-synchrones akustisches „Piepssignal" von sich, danach einen Dauerton, als Zeichen der Inaktivierung.

Wird der Magnet später wieder für 30 s aufgelegt, wird die Funktion wieder aktiviert und der Dauerton geht wieder in den EKG-synchronen „Piepston" über, solange der Magnet aufgelegt ist.

∎ **Programmierbare Magnetfunktion.** Viele Systeme besitzen eine telemetrisch programmierbare „temporäre" oder „permanente" Wahlfunktion (Tabelle 4.4.1). Auskünfte über die aktuelle Programmierung sind dann dem ICD-Ausweis zu entnehmen. Ist die Magnetfunktion programmierbar und völlig ausgeschaltet, hat der Magnet keinen Einfluss auf das Aggregat; es kann nur vom entsprechenden Programmiergerät telemetrisch beeinflusst werden.

In diesem Zusammenhang sei darauf hingewiesen, dass während der Schockabgabe für den Betreuenden keine Gefahr bei Berührung des Patienten ausgeht. Diese Hinweise werden durch Beobachtungen von Angehörigen von ICD-Patienten bei Schocktherapie bestätigt. Allerdings sollten sicherheitshalber Handschuhe getragen werden. Außerdem sollten diese Hinweise bei der Behandlung dieser Patienten an das Personal weitergegeben werden.

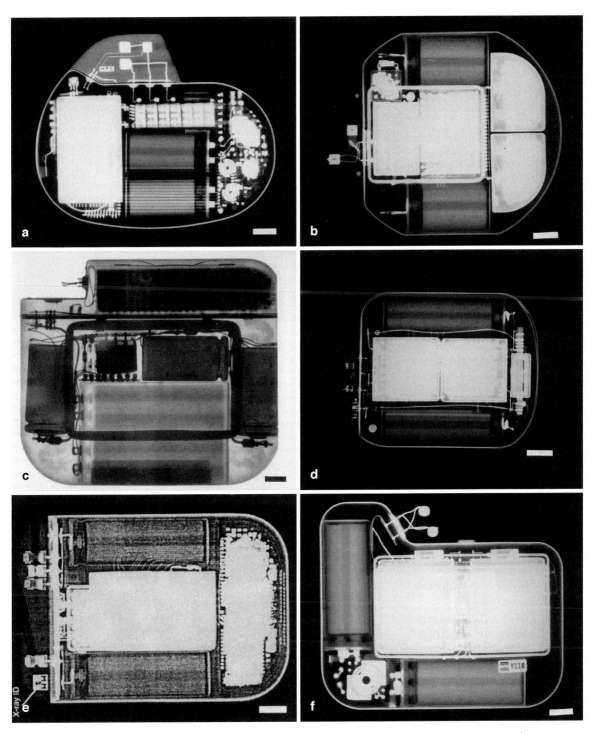

Abb. 4.4.6. Röntgenbilder historischer, derzeit aber noch vorkommender Defibrillatorsysteme mit Angaben zum Gewicht und Volumen sowie der Röntgenidentifikation. Der Maßstabsbalken entspricht 1 cm. Heutzutage werden kleinere Aggregate implantiert (z. B. Medtronic GEM-DR Model 7273 mit 77 g und 39 cm^3). **a** Biotronik Phylax 03 (169 g, 121 cm^3), **b** CPI 1720 (179 g, 97 cm^3), **c** Intermedics ResQ I 101-01 (220 g, 140 cm^3), **d** Medtronic 7219D (129 g, 80 cm^3), **e** Telectronics Typ 4215 (169 g), **f** Ventitex Cadence V110 (198 g, 132 cm^3)

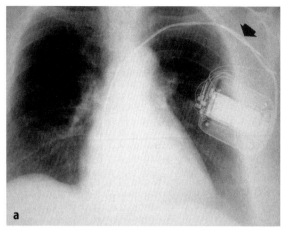

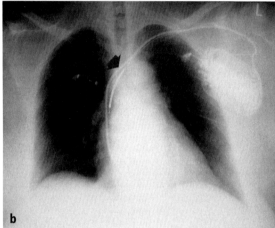

Abb. 4.4.7. a Dislokation der „Cava-superior-Sonde" (Anode) in die linke Axilla (Pfeil). **b** Dislokation bei einem ICD-System mit 2 transvenösen Sonden und pektoralem Aggregat (nach Revision)

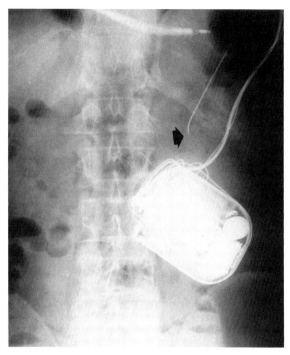

Abb. 4.4.8. Ein Elektrodenbruch (Pfeil) der subkutanen Patchelektrode (im Beispiel hier nahe des abdominell implantierten Aggregates) kann zu einem Verlust der Defibrillationsfunktion des Systems führen

Im terminalen Verlauf einer Erkrankung sollte nach Entschluss zur Einstellung der therapeutischen Maßnahmen aus humanitären Gründen der ICD ausgestellt werden.

▌ Notwendigkeit der Weiterführung der Reanimation nach erfolgreicher Defibrillation mit konsekutiver Asystolie oder elektromechanischer Entkoppelung

Die derzeit zur Verfügung stehenden Systeme haben pro Ereignis eine limitierte Anzahl von maximalen Therapien. Durch eine in das Aggregat integrierte Schrittmachereinheit kann eine Asystolie nach erfolgreicher Defibrillation behoben werden (sog. „back-up-pacing").

Im Falle einer postdefibrillatorischen elektromechanischen Entkoppelung muss jedoch auch bei einwandfreier Funktion des ICD (nach dem Prinzip: „rescue, but not care") wie bei üblicher Reanimation nach erfolgreicher externer Defibrillation vorgegangen werden.

▌ Traumatisches Ereignis bei oder nach Schockabgabe

Im Zusammenhang mit einer Schockabgabe, die unvermittelt, meist ohne Prodromi und in jeder Lebenssituation auftreten kann, ist eine erhebliche Unfallgefahr gegeben. Im Einzelfall ist durch eine spätere telemetrische Abfrage des Gerätes durch den betreuenden Kardiologen zu klären, ob ein traumatisches Ereignis im Zusammenhang mit einer Synkope bei tachykarder Rhythmusstörung, die durch die Schockabgabe terminiert wurde, in Zusammenhang stand.

Nach jedem stumpfen Trauma der Implantationsregion oder prinzipiell nach schweren Traumata sollte sich ein ICD-Träger einer Funktionsuntersuchung des Systems unterziehen, die auch durch eine Röntgenuntersuchung zur Erkennung eines evtl. Elektrodenbruches (Abb. 4.4.8) ergänzt werden sollte.

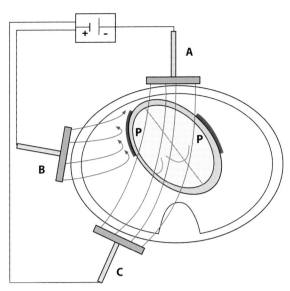

Abb. 4.4.9. Wirkung von epikardialen Patchelektroden (P) als Abschirmung gegenüber externer Defibrillation (Faraday'scher Käfig). Notwendigkeit der Variation der externen Defibrillationspole (A, B, C) je nach Lage der internen Patchelektroden (Röntgenbild!)

▮ Notwendigkeit der intensivmedizinischen oder operativen Versorgung unabhängig vom ICD

Aufgrund der oft starken Beeinträchtigung der kardialen Funktion bei ICD-Patienten neigen diese Patienten häufig zur kardialen Dekompensation mit intensivmedizinischer Behandlungspflichtigkeit.

Hierbei sei noch einmal auf die Notwendigkeit verwiesen, vor einer geplanten Operation mit Einsatz des Elektrokauters das Gerät für den gesamten Zeitraum der Operation durch Magnetauflage (gemäß Tabelle 4.4.1) oder besser durch telemetrische Inaktivierung durch den Kardiologen oder durch einen Mitarbeiter der Herstellerfirma, für eine antitachykarde Therapie auszuschalten, um eine fälschliche Schockabgabe durch Störsignale zu verhindern.

▮ Tod von ICD-Patienten

Analog der Todesfeststellung bei Schrittmacherpatienten wird der Tod bei ICD-Patienten nicht nach der EKG-Ableitung (cave: Stimulationsspikes des ICD) bestimmt, sondern nach klinischen Regeln.

Auf der Todesbescheinigung sollte unabhängig von landesunterschiedlichen Regelungen der Bestattungsmodalitäten der Hinweis auf die erfolgte ICD-Implantation erscheinen, da im Falle einer Feuerbestattung durch Explosion des Implantates Beschädigungen des Krematoriums nicht völlig auszuschließen sind.

Nach dem Ableben eines Patienten mit ICD sollte das implantierende kardiochirurgische oder betreuende kardiologische Zentrum baldmöglichst informiert werden. Aus forensischen, nicht zuletzt aber auch aus wissenschaftlichen Gründen sollten Wege zur Explantation (z.B. in einem pathologischen Institut) zur späteren Geräteabfrage gefunden werden. Die Systeme sollten vor der Explantation, zur Vermeidung von unter Umständen den Explantierenden gefährdenden Schockabgaben, inaktiviert werden.

Ist dies nicht möglich, sollte auf jeden Fall beachtet werden, dass zuerst die Schockelektroden (meist aggregatsnah) und erst dann die Erkennungselektroden vom Aggregat dekonnektiert oder durchgeschnitten werden dürfen, da über den „offenen" Erkennungseingang hochfrequente Signale (Antennenwirkung) zum System übermittelt werden können, die beim aktivierten Gerät zur Schockabgabe führen.

4.4.5 Firmenkontakt (Stand 30. 11. 2005)

Aufgrund der zahlreichen Firmenzusammenschlüsse in den letzten Jahren werden hier auch Möglichkeiten zur Kontaktaufnahme über die entsprechenden Nachfolgefirmen angezeigt:

Biotronik
Woermannkehre 1
12359 Berlin
Tel.: 030/689 05-0
www.biotronik.com

Für ELA und Angeion:
ELA Medical GmbH
Lindberghstraße 25
80939 München
Tel.: 089/32 301 0
www.elamedical.com

für Guidant, CPI
Incontrol und Intermedics:
Guidant GmbH & Co.
Wingertshecke 6
35392 Gießen
Tel.: 0641/9 22 21 0
www.guidant.de

Medtronic GmbH
Emanuel-Leutze-Str. 20
40547 Düsseldorf
Tel.: 02 11/52 93 0
www.medtronic.de
www.medtronic.com

für Siemens, Pacesetter, Telectronics,
Ventritex and St. Jude:
St. Jude Medical GmbH
Helfmann-Park 1
65760 Eschborn
Tel.: 061 96/77 11 0
www.stj.com

Den aufgeführten Firmen sei Dank gesagt für die
Unterstützung mit Informationen, Hinweisen und
Gesprächen zur Vorbereitung dieses Kapitels.

▌ Literatur zu Kapitel 4.4

1. Alt E, Klein H, Griffin JC (eds) (1992) The implantable cardioverter/defibrillator. Springer, Berlin Heidelberg New York
2. Chapman PD, Veseth-Rogers JL, Duquette SE (1989) The implantable defibrillator and the emergency physician. Ann Emerg Med 18:579–585
3. Craig SA, Hudson AD (1990) Emergency department management of patients with automatic implantable cardioverter-defibrillators. Ann Emerg Med 19:421–424
4. DiMarco JP (2003) Implantable cardioverter-defibrillators. New Engl J Med 249:1836–1847
5. Estes M, Manolis AS, Wang PJ (eds) (1994) Implantable cardioverter-defibrillators. Marcel Dekker, New York Basel Hong Kong
6. Hohnloser SH, Andresen D, Block M, Breithardt G, Jung W, Klein H, Kuck KH, Lüderitz B, Steinbeck G (2000) Leitlinien zur Implantation von Defibrillatoren. Z Kardiol 89:126–135
7. Jaaks H (1986) Der Schrittmacherpatient in der Notfallmedizin. Notarzt 2:32–36
8. Jung W (1995) Elektrotherapie mit implantierbaren Kardioverter/Defibrillatoren bei malignen Herzrhythmusstörungen. Steinkopff, Darmstadt
9. Leppert A, Nolte C, Trappe HJ, Galanski M (1992) Röntgenologische Erscheinungsbilder und Beurteilungskriterien von implantierbaren Kardioverter-Defibrillatorsysteme. Radiologe 32:541–545
10. Linde C (2004) Implantable cardioverter-defibrillator treatment and resynchronisation in heart failure. Heart 90:231–234
11. Lüderitz B, Jung W, Deister A, Marneros A, Manz M (1993) Lebensqualität nach Implantation eines Kardioverters/Defibrillators bei malignen Herzrhythmusstörungen. Dtsch Med Wschr 118:285–289
12. Manz M, Jung W, Lüderitz B (1994) Implantierbarer Kardioverter-Defibrillator (ICD). Deutsches Ärzteblatt 91:B1919–B1925
13. Schuchert A (2003) Akut bedrohliche Herzrhythmusstörungen bei Schrittmacher/Defibrillator-Patienten. Herzschr Elektrophys 14:138–146
14. Seidl K, Senges J (2003) Worldwide utilization of implantable cardioverter/defibrillators now and in the future. Cardiac Electrophysiology Review 7:5–13
15. Stellbrink C, Breithardt OA (2003) Kardiale Resynchronisationstherapie – aktueller Stand und zukünftige Perspektiven. Herz 28:607–614
16. Trappe H, Klein H, Fieguth H, Wenzlaff P, Lichtlen P (1993) Probleme und Komplikationen nach Implantation automatischer Defibrillatoren. Med Klinik 88:619–628
17. Wietholt D, Ulbricht LJ, Gülker H (Hrsg) (1997) Implantierbare Klardioverter-Defibrillatoren. Georg Thieme, Stuttgart New York
18. Wolfhard U, Jäger HP, Obertacke U, Doetsch N, Zerkowski HR (1995) Erkennung und Akut-Management von implantierbaren Cardioverter/Defibrillator-Systemen durch Notarzt und Unfallchirurg. Notarzt 11:3–8
19. Wolfhard U (1999) Der transvenös implantierbare Defibrillator. S Roderer, Regensburg
20. Wolpert C, Veltmann C, Kuschyk J, Spehl S, Schimpf R, Borggrefe M (2003) Reanimation bei Schrittmacher- und Defibrillatorträgern. Herzschr Elektrophys 14:130–137

5 Herzklappenfehler

5.1 Dekompensierte Herzklappenerkrankungen

G. Baumann, H. Theres

Die hämodynamische Dekompensation aufgrund eines Herzklappenvitiums stellt eine besondere Herausforderung in der Diagnostik und Therapie dar. Um bei den vielfältigen Formen einen Überblick zu geben, werden in den folgenden Kapiteln die häufigsten und wichtigsten erworbenen Herzklappenerkrankungen im Erwachsenenalter abgehandelt. Beim Vorliegen kombinierter Vitien – welche aus Platzgründen hier nicht erwähnt werden – sollte man sich an dem hämodynamisch dominierenden Vitium orientieren und die Therapiestrategie entsprechend ausrichten.

5.1.1 Mitralklappenstenose

5.1.1.1 Grundlagen

Die rheumatische Endokarditis befällt bevorzugt die Mitralklappe und ist zugleich auch die häufigste Ursache erworbener Mitralklappenfehler. In ihrer Folge kommt es zu einer Schrumpfung des Klappen-, Sehnenfadenapparates, welche überwiegend zu einer Stenosierung, weniger häufig zu einer Schlussunfähigkeit der Klappen führt.

Die hämodynamischen Veränderungen bei der Mitralstenose (Abb. 5.1.1 und 5.1.2) sind in erster Linie durch die Verkleinerung der diastolischen Mitralklappenöffnungsfläche bedingt. Die Dynamik der Kammern und Vorhöfe kann durch eine myokarditische Schädigung zusätzlich ungünstig beeinflusst werden.

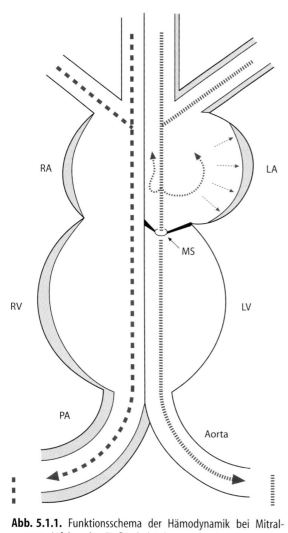

Abb. 5.1.1. Funktionsschema der Hämodynamik bei Mitralstenose. Infolge der Einflussbehinderung an der stenosierten Klappe (*MS*) kommt es zu einem Rückstau des Blutes in den linken Vorhof, in die Lungenvenen und ins Lungenkapillargebiet mit dem Bild einer chronischen Lungenstauung (passive pulmonale Hypertonie). Die Folge davon ist zunächst eine Dilatation des linken Vorhofs (*LA*) und der Lungenvenen. Kommt es zu einer Engstellung im Lungenarteriolengebiet, so führt dies zu einer erheblichen Drucksteigerung im kleinen Kreislauf mit Druckbelastung des rechten Ventrikels (*RV*), des rechten Vorhofs (*RA*) und der A. pulmonalis (*PA*) (reaktive pulmonale Hypertonie); (*LV* linker Ventrikel). Mit freundlicher Genehmigung entnommen aus: Blömer H [1]

Abb. 5.1.2. Druckkurven und Auskultationsphänomene bei Mitralstenose. Schematische Darstellung der Druck- und Strömungsverhältnisse an der Mitralklappe bei verschiedenen Schweregraden der Stenose sowie der sich daraus ergebenden Herzschallphänomene. Normalerweise (1) ist während der Diastole der Druck im linken Ventrikel (*LV*) und im linken Vorhof (*LA*) identisch (gestrichelte Druckkurve). Es findet sich lediglich zu Beginn und am Ende der Diastole ein kleiner Druckgradient, der für die früh- und spätdiastolische Füllung verantwortlich ist (gestrichelte Strömungskurve). Der Hauptbluteinstrom findet normalerweise während der früh- und spätdiastolischen Füllungsphase statt. Bei der leichten Mitralstenose (2) kommt es zunächst durch die Hypertrophie der Vorhofmuskulatur zu einer verstärkten Kontraktion und einer dadurch hervorgerufenen, verstärkten Drucksteigerung während der Präsystole im Vorhof, wodurch die Stenose kompensiert wird (blaue Druckkurve). Dadurch verschiebt sich das Schwergewicht der diastolischen Füllung in die aktive Phase der Diastole, der Präsystole (blaue Strömungskurve). Es kommt zum Auftreten des präsystolischen Geräusches. Beim weiteren Fortschreiten der Stenosierung (3) reicht schließlich auch die verstärkte Vorhofkontraktion nicht mehr aus, die Stenose zu kompensieren. Der Vorhof dekompensiert und dilatiert, wodurch der mittlere Vorhofdruck ansteigt und damit auch der frühdiastolische Druckgradient zunimmt (rote Druckkurve). Die Füllung verschiebt sich mehr und mehr von der Präsystole auf die frühdiastolische Einstromphase (rote Strömungskurve). Das Präsystolikum wird zunehmend leiser, es kommt zum Auftreten eines diastolischen Decrescendogeräusches. Bei der hochgradigen Stenose (4) findet sich nur noch ein diastolischer Druckgradient (schwarze Druck- bzw. Strömungskurve) entweder, weil die Vorhofkontraktion infolge der erheblichen Dilatation keinen mechanischen Effekt mehr hat oder weil Vorhofflimmern besteht. Es findet sich nur noch ein langgezogenes, diastolisches Decrescendogeräusch. Mit zunehmender Drucksteigerung im linken Vorhof, die etwa dem Schweregrad der Stenose entspricht, kommt es zu einer zunehmenden Verspätung des ersten Herztones, zu einer zunehmenden Verkürzung des II-MÖT-Intervalls und zu einer zunehmenden Verlängerung des diastolischen Decrescendogeräusches. Mit freundlicher Genehmigung entnommen aus: Blömer H [1]

Bis zu einer Verminderung der normalen Mitralklappenöffnungsfläche (normal 4–6 cm^2) auf 2,5 cm^2 bleibt die Hämodynamik weitgehend ungestört. Bei einer Öffnungsfläche von 1,5–2,5 cm^2 ist die Ruhehämodynamik zwar noch normal, unter Belastung tritt aber eine mittelschwere Erhöhung des Druckes im linken Vorhof und damit auch in der Arteria pulmonalis auf. In dieser Phase kann der Patient bei besonders starker Belastung Dyspnoe verspüren und ist damit in die NYHA-(New York Heart Association) Klasse-II einzureihen. Bei weiterer Verminderung der Öffnungsfläche auf ca. 1 cm^2 kommt es bereits in Ruhe zu einer Erhöhung der Drücke proximal der Stenose, das Herzminutenvolumen liegt im unteren Normbereich. Bei geringsten Belastungen steigen die Drücke stark an, dennoch bleiben die meisten Patienten in der NYHA-Klasse-II oder -III. Sinkt die Klappenöffnungsfläche unter 1 cm^2, sind die Ruhedruckwerte oberhalb der Stenose stark gesteigert und das Herzminutenvolumen in der Regel

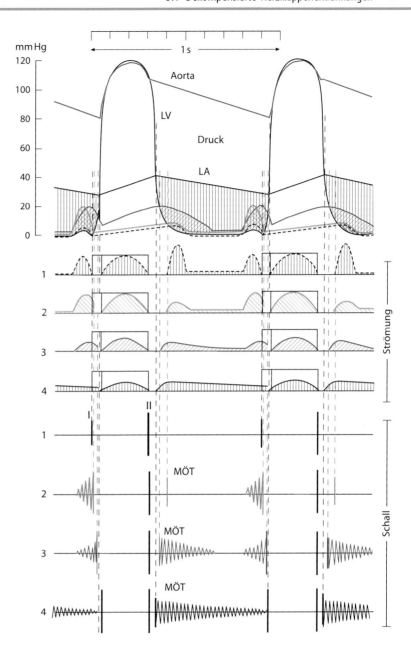

unter 2,5 l/min pro m². Der Patient verspürt bereits bei leichter Belastung Beschwerden oder klagt sogar schon über Ruhebeschwerden.

Als Folge der chronischen Drucksteigerungen kommt es zu einer Dilatation des linken Vorhofs, die das Auftreten von chronischem Vorhofflimmern fördert.

Die Drucksteigerung in der Arteria pulmonalis bei leichter und mittelschwerer Mitralstenose geht weitgehend parallel mit der Erhöhung des Drucks im linken Vorhof. Der arterielle Lungengefäßwiderstand ist in diesen Fällen normal. Erreicht jedoch die Lungenstauung einen größeren Schweregrad mit Transsudation und Hypoxämie, kommt es zu einer überproportionalen Drucksteigerung in der Arteria pulmonalis. In diesen Fällen ist der arterioläre Lungengefäßwiderstand erhöht.

Als Folge der chronischen Druckbelastung hypertrophiert und dilatiert schließlich der rechte Ventrikel. Es kommt zu einer Trikuspidalinsuffizienz, zunächst nur inspiratorisch, später, im Stadium der manifesten Herzinsuffizienz mit Halsvenen- und Leberstauung, ist die Trikuspidalinsuffizienz sowohl in- als auch expiratorisch konstant nachweisbar.

Unter den Intensivpatienten, die mit einem schweren Linksherzversagen auf dem Boden einer Mitralstenose als kardialer Notfall eingeliefert werden, ist der Anteil derer mit Klappenöffnungsflächen unterhalb 1 cm² naturgemäß besonders hoch. Es ist aber darauf hinzuweisen, dass auch bei größeren Klappenöffnungsflächen das Bild einer schweren Linksinsuffizienz durch das plötzliche Umspringen in eine absolute Arrhythmie mit Vorhofflimmern und konsekutiver Tachyarrhythmie absoluta hervorgerufen werden kann. Durch die schnelle Schlagfolge und mangelnde enddiastolische Füllung bei der Tachyarrhythmie steigt der Druckgradient über der Mitralklappe exponentiell und eine schwere kongestive Stauung der Lungen wird hervorgerufen.

Das akute Lungenödem tritt bei Patienten mit Mitralstenose häufig als Frühkomplikation auf, so lange sich das Lungengefäßbett noch nicht an die erhöhten pulmonalvenösen Druckwerte adaptiert hat. Im späteren Krankheitsverlauf ist es bedingt durch eine akute, hämodynamische Verschlechterung. Als auslösende Momente kommen Bronchopneumonien, hohes Fieber, Schwangerschaft, Anämie, Rhythmuswechsel mit Tachyarrhythmia absoluta und andere Formen der Kreislaufbelastungen in Betracht.

5.1.1.2 Problemstellung

Die Kenntnis der speziellen Hämodynamik bei schwerer Linksinsuffizienz in Folge einer Mitralstenose ist entscheidend für die primären therapeutischen Maßnahmen. Prinzipiell besteht eine andere Reihenfolge und Gewichtung dieser Interventionen im Vergleich zur myogenen Linksherzinsuffizienz anderer Ätiologie. So kann beispielsweise die Wiederherstellung eines Sinusrhythmus durch gezielte elektrische Kardioversion ausreichen, um einen Patienten ohne weitere medikamentöse Maßnahmen aus dem Lungenödem bzw. kardiogenen Schock zu befreien. Auch die Frequenzsenkung durch bradykardisierende Medikamente (Digitalis, Kalziumantagonisten vom Verapamil-Typ, Betablocker) als alleinige Maßnahme kann den Patienten in kürzester Zeit aus der bedrohlichen Situation befreien. Durch diese, für die Mitralstenose spezifischen Maßnahmen werden flankierende allgemeine Therapieprinzipien, wie z.B. Diuretikatherapie, Verabreichung von Nitraten zur Vor-

lastsenkung und der Einsatz der CVVH unter intensivmedizinischen Bedingungen, um so effektiver.

5.1.1.3 Diagnostik

▌ Klinische Befunde

Obschon nur bei schwerer Mitralstenose vorkommend und auch hier nicht obligat vorhanden, ist die Facies mitralis so typisch, dass sie eine Prima-vista-Diagnose gestattet. Die Wangen sind bläulich-rötlich verfärbt (Ausschöpfungszyanose) und weisen meist auch Teleangiektasien auf. Die Lippen sind entsprechend einem deutlich reduzierten Herzminutenvolumen zyanotisch.

Wegweisend für die Diagnostik ist nach wie vor die klinisch-physikalische Untersuchung des Patienten. Der wichtigste Befund bei der Herzpalpation ist ein diastolisches Schwirren, hervorgerufen durch den behinderten Bluteinstrom in den linken Ventrikel.

Fundamentale Bedeutung kommt der Herzauskultation zu. In Abhängigkeit vom Schweregrad ist der hochfrequente Mitralöffnungston ca. 0,94–0,140 s nach der aortalen Komponente des 2. Herztons auskultierbar. Er hat einen hohen diagnostischen Stellenwert, da er praktisch nur bei verdickten, stenotischen Klappen vorhanden ist. Er tritt auf, wenn in der frühen Diastole der Mitraltrichter den tiefsten Punkt gegen das Kavum des linken Ventrikels hin erreicht hat und die Mitralklappen die maximale Separationsbewegung durchgeführt haben. Das brüske Stoppen der Mitralöffnungsbewegung führt zu den hörbaren Schwingungen (Mitralöffnungston, MÖT).

Der erste Herzton ist laut und paukend. Er tritt auf, wenn während der isovolumetrischen Kontraktionsphase die Mitralsegel den höchsten Punkt gegen das Kavum des linken Vorhofs hin erreicht haben und die Schließbewegung bei der Apposition der Segel plötzlich abgestoppt wird.

Der zweite Herzton ist normal, d.h. respiratorisch variabel, gespalten. Kommt es zu einer pulmonalen Hypertonie, ist die pulmonale Komponente des zweiten Herztons akzentuiert; die Spaltung nimmt ab.

Das diastolische Füllungsgeräusch, das typischerweise einen rollenden Charakter hat, ist stark vom aktuellen mitralen Durchfluss abhängig (Abb. 5.1.2). Es wird am besten an der Herzspitze in Linksseitenlage gehört. Nach Belastung nimmt es an Intensität stark zu. Mittelschwere Mitralstenosen mit normalem Herzminutenvolumen zeigen in der Regel ein lautes Rollen, während bei schwersten Mitralstenosen mit vermindertem Ruheherzminutenvolumen ein Rollen oft kaum hörbar ist, insbesondere bei gleichzeitiger Frequenzsteigerung und dadurch bedingt kurzer Diastolendauer.

In der Präsystole, d.h. zwischen Beginn des QRS-Komplexes und dem ersten Herzton erfährt das diastolische Rollen häufig eine crescendoartige Akzentuierung (Abb. 5.1.2). Ursache ist die Schließbewegung der Klappe mit entsprechender Zunahme der transvalvulären Flussgeschwindigkeit.

Bei kombinierten Mitralvitien sind neben den erwähnten für Mitralstenose typischen auskultatorischen Befunden ein bandförmiges Systolikum über der Herzspitze und gelegentlich ein dritter Herzton vorhanden.

▌ Elektrokardiogramm

Der wichtigste pathologische Befund bei Vorliegen von Sinusrhythmus ist die Verbreiterung der P-Welle ($> 0,1$ s) als Zeichen der linksatrialen Drucküberlastung (Abb. 5.1.3). Die P-Welle zeigt einen typischen Doppelgipfel in den Ableitungen I und II (P-Mitrale) sowie in V5 und V6.

Die elektrische Herzachse steht steil (plus 60 Grad und mehr). Kommt es zu einer Drucküberlastung des rechten Ventrikels, können Zeichen der Rechtsherzhypertrophie mit positiven R-Ausschlägen in V1 auftreten.

Bei Vorhofflimmern sollte differenzialdiagnostisch immer auch an eine Mitralstenose gedacht werden.

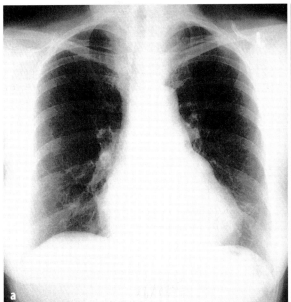
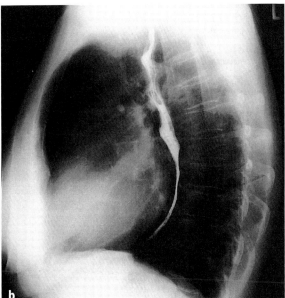
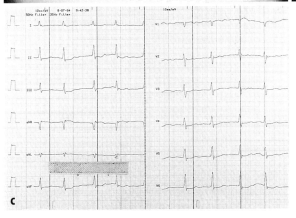

Abb. 5.1.3 a–c. Röntgenbild (p.-a.+seitlich) und EKG. In der Röntgenthoraxaufnahme ist die Vergrößerung des linken Vorhofs der Leitbefund. **a** In der p.-a. Aufnahmetechnik ist der linke Vorhof als Kernschatten erkennbar. Die Aufzweigung der Trachea in den linken und rechten Hauptbronchus ist durch den vergrößerten linken Vorhof aufgeweitet. **b** In der linksanliegenden seitlichen Aufnahme zeigt sich eine Verdrängung des Ösophagus (hier durch Breischluck dargestellt) nach dorsal. **c** Im Elektrokardiogramm ist insbesondere das Auftreten von Vorhofflimmern hinweisend auf eine Mitralstenose

∎ Röntgen

In p.a. Röntgenthoraxbild (Abb. 5.1.3) ist in der Regel eine Vergrößerung des linken Vorhofs (Kernschatten) nachweisbar, welcher an der rechten Herzkontur randbildend wird. Links füllt der vergrößerte linke Vorhof mit dem Herzohr und der erweiterten Arteria pulmonalis zusammen die Herztaille auf. Nach oben spreizt er die beiden Hauptbronchien. Mitralklappenkalk ist im Zentrum der Herzsilhouette unmittelbar links der Wirbelsäule zu suchen. Der linke Ventrikel ist bei Fehlen einer wesentlichen Mitralinsuffizienz meistens klein, der Herz-Thorax-Quotient in der Regel normal.

Die Lungenfelder zeigen bei Vorliegen einer chronischen Druckerhöhung im linken Ventrikel eine charakteristische Umverteilung der Gefäßzeichnung mit Dilatation der Arterien und Venen in den Oberfeldern und Verminderung des Gefäßkalibers in den Unterfeldern (kaudokraniale Umverteilung). Typische Zeichen der interstitiellen Stauung mit Überlastung des pulmonalen Lymphgefäßsystems sind außerdem die sog. Curly-B-Linien.

Im seitlichen Thoraxbild ist der linke Vorhof stark nach hinten ausladend. Mittels Bariumbreischluck kann häufig eine charakteristische Eindellung des Ösophagus nach dorsal durch die Einengung des retrokardialen Raums nachgewiesen werden. In fortgeschrittenen Fällen mit chronischer Rechtsüberlastung ist eine Vergrößerung des rechten Ventrikels mit Anhebung der anterioren Herzkontur und Verkleinerung des retrosternalen Raums nachweisbar.

∎ Echokardiografie

Diagnostische Hauptpunkte sind der Nachweis einer Verdickung der Mitralklappe (Abb. 5.1.4) und die Abnahme des sog. EF-Slope (M-mode). Kommt eine diastolische Vorwärtsbewegung des hinteren Mitralsegels dazu, ist an der Diagnose einer Mitralstenose nicht zu zweifeln.

Eine planimetrische Bestimmung der Mitralklappenöffnungsfläche ermöglicht dann die Darstellung in der parasternalen kurzen Achse. Die zusätzliche Messung der Flussgeschwindigkeiten mittels Continuous-wave-Doppler (CW-Doppler) erlaubt eine sehr genaue Abschätzung des transvalvulären Gradienten.

Das Echokardiogramm zeigt aber nicht nur das Ausmaß der Klappenverkalkung und damit die Eignung beziehungsweise Nichteignung des

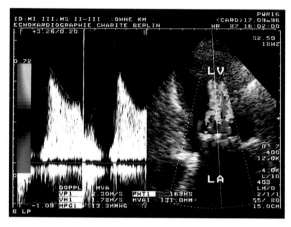

Abb. 5.1.4. Echokardiografie. Apikaler Vierkammerblick und Dopplerprofil über der Mitralklappe. Echokardiografisch zeigt sich eine verdickte und in der Beweglichkeit eingeschränkte Mitralklappe. Im Farbdoppler findet sich ein turbulenter Einstrom vom linken Vorhof (*LA*) in den linken Ventrikel (*LV*), erkenntlich am Farbumschlag innerhalb der Flusssignals. Das parallel abgeleitet CW-Doppler-Signal zeigt ein verändertes Flussprofil. Der Druckgradient zwischen dem linken Vorhof und dem linken Ventrikel, errechnet aus dem Dopplersignal, beträgt im Mittel 13 mmHg und ist damit deutlich erhöht

Patienten für eine Valvuloplastie. Es gibt auch Auskunft über die Größe des linken Vorhofs.

Die Anschallung des linken Vorhofs und der Mitralklappe über den transösophagealen Zugang (TEE) erlaubt eine zuverlässige Einsichtnahme in das linke Herzohr, die von transthorakal nicht möglich ist. Der Ausschluss von thrombotischem Material im linken Herzohr ist wesentlich für die Durchführung einer elektrischen Kardioversion und ebenso erforderlich für die Mitralklappenvalvuloplastie. Unter Verwendung einer multiplanen transösophagealen Sonde gelingt in der Regel eine beeindruckende plastische Darstellung des gesamten linken Vorhofs inklusive des linken Herzohrs, der Mitralklappe sowie des Mitralklappenhalteapparates.

∎ Invasive Diagnostik

Durch simultane Ableitung der Druckkurven im rechten Vorhof und in der Arteria pulmonalis gelingt eine zuverlässige Quantifizierung der Drücke in den verschiedenen Abschnitten des kleinen Kreislaufs. Die zusätzliche Messung des Pulmonalkapillarverschlussdruckes (PCWP) erlaubt eine Differenzierung in passive (sekundäre) sowie fixierte (primäre) pulmonale Hypertonie durch die Erfassung des prä-/postkapillären Gradienten (diastolischer PA-Druck versus PCWP).

Das Herzminutenvolumen (HMV) kann bei der invasiven Swan-Ganz-Katheter-Diagnostik durch die Thermodilutionsmethode erfasst werden. Das HMV ist vor allem bei tachykarden, aber auch bei bradykarden Phasen vermindert. Bei Kenntnis der Druckwerte und des Herzminutenvolumens lassen sich zuverlässig die Widerstände im kleinen und großen Kreislauf bestimmen, was wertvolle diagnostische Hinweise auf den Schweregrad der Linksherzinsuffizienz beim dekompensierten Intensivpatienten liefert.

Die zusätzliche angiokardiografische Darstellung des Herzens mit simultaner Messung des diastolischen Druckes im linken Ventrikel, des Pulmonalkapillarverschlussdruckes und/oder des Druckes im linken Vorhof (transseptal) erlaubt die direkte Bestimmung des transvalvulären Gradienten über der Mitralklappe.

Durch die Kontrastmittelinjektion in den linken Ventrikel erhält man zusätzlich wertvolle Informationen über dessen Morphologie, insbesondere auch über den subvalvulären Klappenhalteapparat.

Bei der Sondierung des arteriellen Schenkels während der Linksherzkatheteruntersuchung sollte in jedem Falle eine selektive Koronarangiografie durchgeführt werden, um eine koronare Herzerkrankung nachzuweisen bzw. auszuschließen. Auf der Basis dieser Befunde fällt die Entscheidung, ob die zugrunde liegende Mitralstenose interventionell, mittels transkutaner Valvuloplastie oder operativ, durch Mitralklappenersatz angegangen werden sollte bzw. muss. Die Kenntnis der Koronarmorphologie ist für den Herzchirurgen präoperativ entscheidend und für die direkte peri- und postoperative Prognose des Patienten von extremer Bedeutung.

▌ Sonderformen der Mitralklappenstenose

Von der reinen Mitralstenose und der Mitralstenose mit unwesentlicher Regurgitation ist das kombinierte Mitralvitium mit deutlicher Stenose und ausgeprägter Mitralinsuffizienz abzugrenzen. Diese Differenzierung ist aufgrund der klinischen Zeichen sowie des radiologischen und elektrokardiografischen Befundes oftmals schwierig. Wegen der deutlich ungünstigeren Prognose des kombinierten Mitralvitiums gegenüber der reinen oder überwiegenden Mitralstenose ist die Unterscheidung aber von großer praktischer Bedeutung. Auch im Hinblick

auf die chirurgische und/oder interventionelle Behandlung ist zu bedenken, dass beim kombinierten Mitralklappenfehler mit nennenswerter Insuffizienzkomponente niemals eine einfache Mitralkommissurotomie oder Mitralklappenvalvuloplastie in Frage kommt.

Die Mitralstenose mit gleichzeitiger linksventrikulärer myokardialer Funktionsstörung in Folge rheumatischer Schädigung des Myokards ist als Sonderform lange bekannt. Bei diesen Patienten tritt trotz erfolgreicher Mitralkommissurotomie und/oder Mitralklappenersatz nicht die erwartete Besserung der subjektiven Beschwerden ein. Diagnostisch wird die linksventrikuläre Funktionsstörung am besten durch eine Rechtsherzkatheteruntersuchung unter Belastungsbedingungen (nach Rekompensation des Intensivpatienten) sowie durch eine linksventrikuläre Cineangiografie erfasst.

Sonderformen einer Mitralstenose (funktionelle Mitralstenosen) stellen des Weiteren Obstruktionen des Mitralklappenrings durch linksatriale Vorhofmyxome und/oder ausgedehnte linksatriale Thromben dar. Ein charakteristischer Auskultationsbefund (Tumorplopp), die Echokardiografie, die Linksherzkatheterisation (Kontrastmitteldarstellung des linken Vorhofs entweder direkt oder über die Arteria pulmonalis) sowie CT und MR stellen zuverlässige diagnostische Verfahren dar.

5.1.1.4 Erfordernisse und Voraussetzungen

Die Diagnose einer schweren Linksherzinsuffizienz auf dem Boden einer hochgradigen Mitralstenose ist bei entsprechender Erfahrung des Diagnostikers einfach. Oftmals ist eine bereits seit Jahren und Jahrzehnten bestehende Mitralstenose bekannt. Die klinische Untersuchung, insbesondere die Auskultation, zusammen mit dem elektrokardiografischen und dem röntgenologischen Befund liefert weitere Hinweise. In jedem Falle hilfreich sind gerade bei komplizierten hämodynamischen Bedingungen (schwere Linksinsuffizienz, kardiogener Schock) bildgebende Verfahren, insbesondere die Echokardiografie. Durch die Erfassung der linksventrikulären Funktion, der Mitralklappenmorphologie sowie Mitralklappenöffnungsfläche gibt die Echokardiografie entscheidende Hinweise. Mittels CW-Doppler gelingt des Weiteren eine relativ genaue Charakterisierung des transvalvulären Mitralklappengradienten. Zusätzliche Mitralinsuffizienzkomponenten können in Form von Jets farbkodiert sichtbar gemacht werden. Dazu eignet sich besonders die transösophageale Darstellung mittels multiplaner TEE-Sonde. Gerade bei Patienten mit schwerer Dekompensation ist die invasive Diagnostik nicht nur zur Diagnosestellung, sondern auch für das weitere therapeutische Prozedere sehr nützlich. Das Vorhandensein eines hämodynamischen Messplatzes mit der Möglichkeit der dreifachen Druckregistrierung (rechter Vorhof, Pulmonalarterie, systemvaskulär mittels intraarterieller Kanüle) in fortlaufender Registrierung und Speicherung ist bei dekompensierten Patienten, vor allem im kardiogenen Schock, von äußerster Nützlichkeit. Die zusätzliche Verfügbarkeit eines HZV-Computers (Thermodilutionsmethode) ist beim Intensivpatienten ebenfalls äußerst hilfreich. Ein C-Bogen zur Platzierung des Swan-Ganz-Katheters stellt heutzutage eine Selbstverständlichkeit in den entsprechend spezialisierten Intensivstationen dar.

Ein R-Zacken-getriggerter Kardioverter ist erforderlich, um schnell eine Kardioversion von Vorhofflimmern in einen regelmäßigen Sinusrhythmus herbeiführen zu können.

Weiterhin hilfreich erscheint ein Oxymetriegerät zur diskontinuierlichen Messung der Sauerstoffsättigung in den verschiedenen Sondierungsabschnitten (Berechnung des Herzminutenvolumens nach dem Fick-Prinzip) sowie die Verfügbarkeit eines Blutgasanalysators. Eine gezielte im Verlaufe der Therapie durchgeführte Blutgasanalyse gibt Aufschluss über die Effektivität der getroffenen medikamentösen und interventionellen Therapiemaßnahmen.

5.1.1.5 Phase der Intensivbehandlung

Kommt ein Patient mit schwerer Lungenstauung oder sogar einem Lungenödem auf die Intensivstation, ist stets auch an das mögliche Vorliegen einer Mitralklappenstenose zu denken. Der Verdacht sollte vor allem dann gehegt werden, wenn gleichzeitig eine absolute Arrhythmie mit Vorhofflimmern bzw. eine Tachyarrhythmia absoluta vorliegt. Die Auskultation stellt auch unter intensivmedizinischen Bedingungen die entscheidende diagnostischen Maßnahme dar. Ein rumpelndes, diastolisches Decrescendogeräusch im unmittelbaren Anschluss an den hochfrequenten Mitralöffnungston sowie ein präsystolisches Crescendogeräusch (bei erhaltenem Si-

nusrhythmus) bei wechselnd lautem, zum Teil paukendem ersten Herzton bilden die klassischen auskultatorischen Merkmale bei der Diagnosestellung mit dem Stethoskop. Hilfreich für eine weitergehende Notfalldiagnostik sind ein Röntgenthoraxbild, ein EKG sowie eine transthorakale, gegebenenfalls transösophageale Echokardiografie zur Beurteilung der Morphologie der Mitralklappe sowie zur Quantifizierung der Mitralöffnungsfläche mittels Planimetrie und/oder CW-Doppler. Mittels farbkodiertem Doppler kann im gleichen Arbeitsgang eine begleitende Mitralklappeninsuffizienz zuverlässig identifiziert werden.

Entsprechend den der Mitralstenose eigenen hämodynamischen Gesetzmäßigkeiten kann eine nicht erkannte Mitralstenose fatale Folgen für den Patienten haben, da die Akuttherapie in wesentlichen Punkten von denen einer myogenen Herzinsuffizienz abweicht.

Oberstes therapeutisches Ziel ist eine Bradykardisierung und damit eine Verlängerung der enddiastolischen linksventrikulären Füllungszeit über die stenosierte Mitralklappe. Als Erstmaßnahme ist stets zu erwägen, ob unter Berücksichtigung von Anamnese und Vorhofgröße (Echo, Röntgenbild) eine Regularisierung mittels elektrischer Kardioversion in Kurznarkose durchgeführt werden soll. Die Effektivität der Pharmakotherapie erweist sich als erheblich größer, wenn ein Sinusrhythmus herstellbar ist. Dies gilt insbesondere für die in der Regel hartnäckige Tachykardie.

Zur Frequenzverlangsamung kann ein Digitalisglykosid in Kombination mit einem Kalziumantagonisten vom Verapamiltyp gegeben werden. Wir bevorzugen wegen der besseren Steuerbarkeit den Einsatz von Betablockern in Verbindung mit Digitalis. Die Mitralstenose mit schwerer Linksherzinsuffizienz bis hin zum Beschwerdebild des kompletten Lungenödems stellen eine der wenigen Formen eines Linksherzversagen dar, bei dem Betablocker (Tabelle 5.1.1) absolut indiziert sind und unter Umständen in Form einer Monotherapie ein sehr erfolgversprechendes Management darstellen. Dabei sollte das Ziel verfolgt werden, die Frequenz auf 60–70 Schläge/min zu senken. Erreicht wird dies in der Regel durch die intravenöse Gabe von z. B. 10–30 mg Metoprolol i.v. (Dosis sehr variabel in Abhängigkeit von den zirkulierenden, endogenen Katecholaminen). Alternativ kommt auch die Gabe des ultrakurz wirkenden Betablockers Esmolol in Frage. Initial empfiehlt

Tabelle 5.1.1. Hämodynamik vor und unter Betablockade. Zusammenstellung der hämodynamischen Daten von 31 Patienten mit Mitralstenose vor und unter Betablockertherapie. Durch die erzielte Frequenzsenkung kommt es zu einer deutlichen Steigerung des Schlagvolumens sowie einer ausgeprägten Abnahme des Druckgradienten zwischen linkem Vorhof und linkem Ventrikel

Dekompensierte Mitralklappenstenose		Vor Betablockade	Unter Betablockade
HF	**[1/min]**	**124±15**	**68±9**
RAP	[mmHg]	22±9	13±6
PAPm	[mmHg]	46±8	26±11
PCWP	[mmHg]	40±12	17±9
HMV	[l/min]	2,2±0,5	4,9±0,8
SV	**[ml]**	**18±6**	**72±12**
APsyst	[mmHg]	89±11	122±14
APdiast	[mmHg]	61±7	75±13
SVR	[dyn×s×cm^{-5}]	1758±237	1268±202
ΔP	**[mmHg]**	**16±5**	**5±3**
N = 31; Mittelwerte ± SEM			

HF Herzfrequenz; *RAP* rechtsatrialer Druck; *PAPm* pulmonalarterieller Mitteldruck; *PCWP* pulmonalkapillärer Verschlussdruck; *HMV* Herzminutenvolumen; *SV* Schlagvolumen; *APsyst* systolischer arterieller Druck; *APdiast* diastolischer arterieller Druck; *SVR* systemvaskulärer Widerstand; *DeltaP* Druckgradient zwischen linkem Vorhof und linkem Ventrikel

sich die Gabe eines Bolus von 50–100 μg/kg mit anschließender Dauerinfusion, die bis zu 1 mg/kg/min gesteigert werden kann. Wie die Tabelle 5.1.1 am Beispiel von 31 Patienten mit schwerer Mitralstenose und kardiogenem Schock erkennen lässt, kann durch die Betablockade eine nachhaltige Rekompensation der Linksherzinsuffizienz herbeigeführt werden. Bei sinkender Frequenz steigen das Herzminutenvolumen und das Schlagvolumen deutlich an. Durch die somit erhöhte Auswurfleistung des linken Ventrikels kommt es zu einer Stabilisierung der Hämodynamik und in der Regel zu einem deutlichen Anstieg des arteriellen Blutdruckes. Da durch den frequenzsenkenden Effekt der Betablocker die enddiastolische Füllung des linken Ventrikels zunimmt, nimmt auch mit zunehmender Bradykardisierung der transvalvuläre Gradient ab. Durch den verbesserten transvalvulären Fluss kommt es dann zu einem Absinken der

Druckwerte im kleinen Kreislauf, insbesondere im linken Vorhof und Pulmonalkapillarstromgebiet. Daraus resultiert in der Regel schnell eine Verbesserung der Blutgase, die einen exzellenten Parameter für die Überwachung der Therapieeffektivität darstellen.

Besonders beeindruckend kann der Effekt einer Betablockade beim anurischen Schockpatienten, dessen renale Perfusionsschwelle unterschritten ist, sein. Nach Einleitung der i.v. Betablockertherapie kann es bei diesen Patienten in sehr vielen Fällen zu einer schnell wieder einsetzenden Diurese kommen.

Sobald die Frequenz kontrolliert ist und die Diurese wieder in Gang gekommen ist, können weitere unterstützende Maßnahmen bei Druckstabilität im arteriellen Schenkel eingeleitet werden, wie z.B. die vorsichtige Applikation von Nitratkörpern (Glyzeroltrinitrat, Isosorbitdinitrat) in Dosierungen von 1–6 mg/h. Die Applikation von Nitroglyzerin sollte jedoch vorsichtig und nur unter fortlaufender (möglichst invasiver) Blutdruckkontrolle erfolgen.

Sollte durch oben genannte Maßnahmen insbesondere bei niedrigen arteriellen Blutdruckwerten eine Diurese nicht in Gang zu bringen sein, ist bei Vorliegen einer schweren Lungenstauung, auf jeden Fall aber beim Lungenödem, an den schnellen Einsatz der kontinuierlichen venovenösen – oder kontinuierlichen arteriovenösen-Hämofiltration (CVVH/CAVH) zu denken.

Die vielfach praktizierte primäre Gabe von positiv-inotropen Substanzen, insbesondere die Gabe von i.v. Katecholaminen, ist gefährlich, da sie den initialen Therapiezielen entgegenwirkt. Da die Spiegel körpereigener endogener Katecholamine in dieser Situation exzessiv erhöht sind, führt die Gabe zusätzlicher exogener Katecholamine zu einer Agravierung der ohnehin hartnäckigen Tachykardie. In der Folge tritt eine weitere Steigerung des transmitralen Druckgradienten und ein weiteres Absinken des Herzminutenvolumens und des arteriellen Blutdruckes ein. Auch der Einsatz von Vasokonstriktoren zur „Anhebung des Blutdruckes" stellt eine äußerst zweifelhafte Maßnahme dar. Wenn auch der Blutdruck vorübergehend angehoben wird, so geschieht dies auf Kosten des Blutflusses, der exponentiell absinkt und somit insbesondere den renalen Blutfluss herabsetzt.

Hilfreich hingegen kann der Einsatz von Dopamin in der renalen Dosierung (bis 150 μg/min) oder der Einsatz von Dopexaminhydrochlorid sein (1–4 µg/kg/min). Beide Substanzen besitzen eine mehr oder minder starke Affinität zu den DA1-Rezeptoren im mesenterialen und renalen Gefäßstrombett. Durch selektive Dilatation kommt es somit zu einer Umverteilung des Herzminutenvolumens zugunsten der renalen Perfusion und konsekutiv zu einer Verbesserung der Diurese und Nierenfunktion.

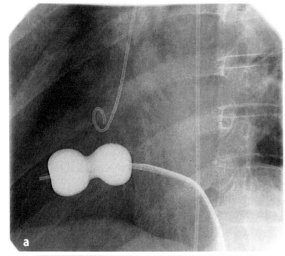

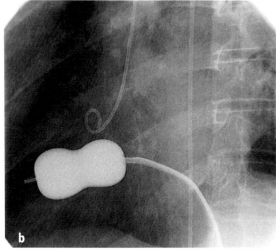

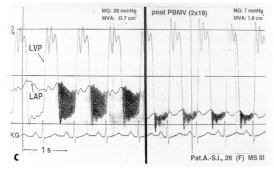

Sobald es gelungen ist, den Patienten hämodynamisch zu stabilisieren, sollte an eine kausale Therapie gedacht werden, die in der Mitralklappenvalvuloplastie, dem Mitralklappenersatz oder in einer Mitralklappenrekonstruktion zu sehen ist. Gegebenenfalls ist der Patient in ein entsprechendes Zentrum zu verlegen. Die Mitralklappenvalvuloplastie hat sich als akute Notfallmaßnahme in den Händen entsprechend Geübter absolut bewährt. Dabei können alle oben genannten maschinellen und medikamentösen Maßnahmen parallel laufen. Nach erfolgreicher transkutaner Valvuloplastie (Abb. 5.1.5) mit nachhaltiger Vergrößerung der Mitralklappenöffnungsfläche bessert sich die Schocksituation schlagartig. In vielen Fällen wird der Patient rasch wieder ansprechbar, und es kann noch auf dem Kathetertisch zum Wiedereinsetzen der renalen Diurese kommen.

Nach erfolgreicher Mitralklappenvalvuloplastie (ebenso nach erfolgreichem Mitralklappenersatz) muss die Therapiestrategie sofort geändert werden. Entsprechend der jetzt wesentlich geänderten Hämodynamik ist die Betablockade abzusetzen. Durch den in der Regel langjährigen Krankheitsverlauf bei Mitralstenose ist der linke Ventrikel muskelschwach und in seiner Funktion gemindert. Zum ersten Mal seit Jahrzehnten sieht nach erfolgreicher Valvuloplastie der linke Ventrikel jetzt „normale" Füllungsdrücke. Diese bedeuten eine akute linksventrikuläre Volumenbelastung. In dieser Situation kann es sinnvoll sein, positiv-inotrope Substanzen zum Einsatz zu bringen. Diese schließen nun auch Katecholamine (Dobutamin 2,5–10 µg/kg/min) oder auch Phosphordiesteraseinhibitoren vom Typ des Amrinons, Milrinons oder Enoximons (Dosierung

Abb. 5.1.5 a–c. Mitralklappenvalvuloplastie. Darstellung der Ballonposition in der Mitralklappe in desufliertem und insuffliertem Zustand sowie die Druckkurven vor und nach Mitralklappenvalvuloplastie. **a** Deutlich erkennbar ist die Einschnürung des noch nicht komplett entfalteten Ballons durch die stenosierte Mitralklappe am Beginn der Prozedur. **b** Durch Füllung des in der Mitralklappe gelegenen Ballons kommt es zu einer Aufdehnung der Mitralklappe entlang den zusammenhängenden Kommissuren und damit zu einer Vergrößerung der Mitralklappenöffnungsfläche. **c** In der Folge kommt es zu einer Verminderung des Druckgradienten zwischen linkem Vorhof und linkem Ventrikel, wie an den simultan abgeleiteten Druckkurven erkenntlich ist (mittlerer Druckgradient vorher 28, nachher 7 mmHg). Durch die Mitralklappenvalvuloplastie ist eine sofortige Verbesserung der hämodynamischen Situation möglich

0,5–1 µg/kg/min) ein. Auch die Gabe von Dopexaminhydrochlorid (1–4 µg/kg/min) kann vorteilhafte Effekte zeigen.

In dieser Situation kann auch die zusätzlich Gabe venöser und arterieller Vasodilatatoren indiziert sein, die bei fortlaufendem hämodynamischen Monitoring mittels Swan-Ganz-Katheter individuell nach Blutdruck (systemisch und pulmonalarteriell) und Herzminutenvolumen der neuen speziellen hämodynamischen Situation des Patienten angepasst werden müssen.

Von enormer Wichtigkeit beim akuten Management einer dekompensierten Mitralstenose ist die ausreichende Therapie einer begleitenden Anämie. Damit kann eine entscheidende Verbesserung der Sauerstofftransportkapazität erzielt werden. Es sollte darauf geachtet werden, dass der Hb-Wert bei solchen Patienten im Normalbereich liegt und Erythrozytenkonzentrate entsprechend substituiert werden.

In Fällen schweren Lungenödems kann eine kurzfristige endotracheale Intubation und Beatmung mit positivem endexpiratorischen Druck (PEEP-Beatmung) erforderlich sein. Durch die Erhöhung des endexpiratorischen, intraalveolären Druckes (bis 14 cm H_2O) kann die stauungsbedingte Ansammlung von Flüssigkeit in die Lungenalveolen rückgängig gemacht werden. Darüber hinaus erlaubt die PEEP-Beatmung durch Drosselung des venösen Rückflusses eine wirksame Kontrolle der kardialen Vorlast. Zusammen mit einer dann erfolgenden verbesserten Oxygenierung des Blutes kommt es in vielen Fällen zu einer deutlichen Abnahme der Herzfrequenz, was wiederum das hämodynamische Management interventionell und pharmakotherapeutisch erleichtert.

Der durch eine Mitralstenose dekompensierte Intensivpatient ist besonders gefährdet durch arterielle Embolien, insbesondere bei Vorhofflimmern oder intermittierendem Wechsel von Sinusrhythmus und Vorhofflimmern. Ausgangspunkt der Embolien sind in der Mehrzahl die Vorhöfe, in denen sich wandständig Thromben bilden und in die Zirkulation embolisieren können. Die Gefahr venöser und systemischer Embolien erhöht sich darüber hinaus, wenn – wie es oft bei diesen Patienten unumgänglich ist – eine forcierte Diurese eingeleitet werden muss. Es empfiehlt sich die initiale Gabe von 5000 Einheiten Heparin i.v., gefolgt von einer Dauerinfusion, wobei eine Verlängerung der partiellen Thromboplastinzeit (PTT) um das 2- bis 3fache angestrebt wird.

5.1.1.6 Monitoring und Messtechnik

Für die erfolgreiche Behandlung eines Patienten mit dekompensierter Mitralstenose ist eine modern eingerichtete Intensivstation unabdinglich. Bei der schweren Lungenstauung und beim manifesten Lungenödem ist eine bettseitige Hämodynamikmesseinheit, zweckmäßigerweise mit der Möglichkeit einer 3fachen simultanen Druckregistrierung (Pulmonalisdruck, rechtsatrialer Mitteldruck, systemarterieller Blutdruck) wünschenswert und erforderlich. Zu einer solchen Messeinheit gehört auch ein Thermodilutionscomputer, der schnell, einfach und zuverlässig die Quantifizierung des Herzminutenvolumens ermöglicht. Die Einheit sollte ebenfalls mit einem adäquaten Dokumentationssystem ausgerüstet sein, um retrospektiv das therapeutische Management nachvollziehen zu können und die Reaktion des Organismus auf die verschiedenen Therapieschritte und Interventionen zu beurteilen.

Das fortlaufende invasive Therapiemonitoring mit einem in der Pulmonalis platzierten Swan-Ganz-Katheter ist bei instabiler hämodynamischer Situation zwingend und für ein erfolgreiches Management unabdinglich. Mit ihm gelingt die gezielte Beeinflussung der Hämodynamik, da es ein rechtzeitiges Erkennen von hämodynamischen Änderungen erlaubt.

Ein auf der Intensivstation fest installiertes Echokardiografiegerät stellt einen großen Vorteil bei der Behandlung dekompensierter Vitien dar. Mit der M-mode und 2D-Darstellung ermöglicht die Echokardiografie sowohl in der transösophagealen als auch in der transthorakalen Anschalttechnik eine Beurteilung der Mitralklappenmorphologie und der Größe des linken Vorhofs. Die Verfügbarkeit eines Echokardiografiegerätes stellt somit gerade im Notfall eine unverzichtbare Hilfe bezüglich Diagnostik, Risikostratifizierung, Festlegung der Therapiestrategie und letztendlich Erfolgsbeurteilung und Qualitätskontrolle dar.

Einen Blutgasanalysator zur diskontinuierlichen Bestimmung der Sauerstoff- und Kohlendioxdpartialdrücke sowie des Säure-Basen-Status gehören ebenso zur Standardausrüstung einer modernen Intensivstation, wie ein R-Zacken getriggerter Kardioverter und ein Gerät zur extrakorporalen Flüssigkeitselimination (kontinuierlich venovenöse oder venoarterielle Hämofiltration).

Die Durchführung einer perkutanen transvalvulären Ballonvalvuloplastie ist an einen Linksherzkathetermessplatz, vorzugsweise in biplaner Ausführung, gebunden. Diese kostenaufwändigen Anlagen sind vergleichsweise wenigen Zentren vorbehalten, und gegebenenfalls muss nach Erreichen einer stabilen Hämodynamik ein solcher Patient in ein entsprechendes Zentrum überführt werden.

Die Verfügbarkeit eines Beatmungsgerätes ist selbstverständlich. Die Indikation für eine rechtzeitige endotracheale Intubation mit konsekutiver PEEP-Beatmung sollte großzügig und nicht zu spät gestellt werden.

5.1.1.7 Diagnostik- und Therapieschema

Das in Abb. 5.1.6 und Abb. 5.1.7 wiedergegebene diagnostische und therapeutische Schema stellt den groben Handlungsablauf bei Eintreten eines Notfalls infolge Dekompensation einer schweren Mitralstenose mit Ausbildung einer schweren Lungenstauung bzw. eines Lungenödems dar.

5.1.1.8 Erfolgskontrolle

Wesentliches Kriterium für den Erfolg der medikamentösen oder interventionellen Therapie bei der Mitralstenose ist die Besserung der klinischen Symptomatik. So kommt es in der Regel bereits unter einer alleinigen frequenzsenkenden Therapie zu einer Abnahme der gravierenden Dyspnoe. Insbesondere durch die Konversion von Vorhofflimmern in Sinusrhythmus ist häufig eine schlagartige Besserung der Beschwerdesymptomatik zu erzielen. Auch die sekundär bedingte Einschränkung der Nierenfunktion kann sich rasch stabilisieren: durch die Verbesserung des Herzminutenvolumens kommt es wieder zu einer ausreichenden renalen Perfusion und damit auch zu einer entsprechenden renalen Ausscheidung.

Neben der klinischen Symptomatik steht der körperliche Untersuchungsbefund. Die Abnahme der Stauungs-RG geht einher mit einer entsprechenden Verminderung der Stauungszeichen im

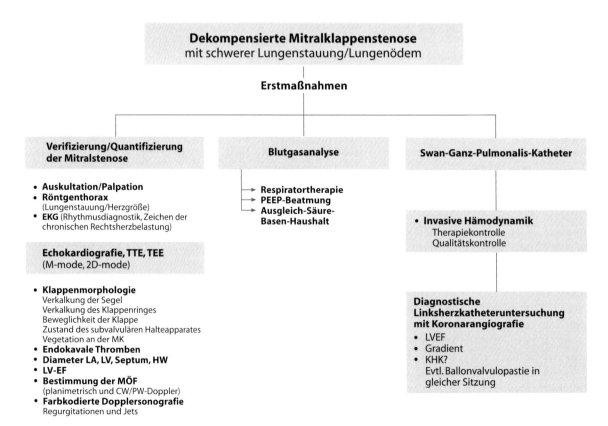

Abb. 5.1.6. Diagnostikschema bei dekompensierten Mitralklappenstenosen

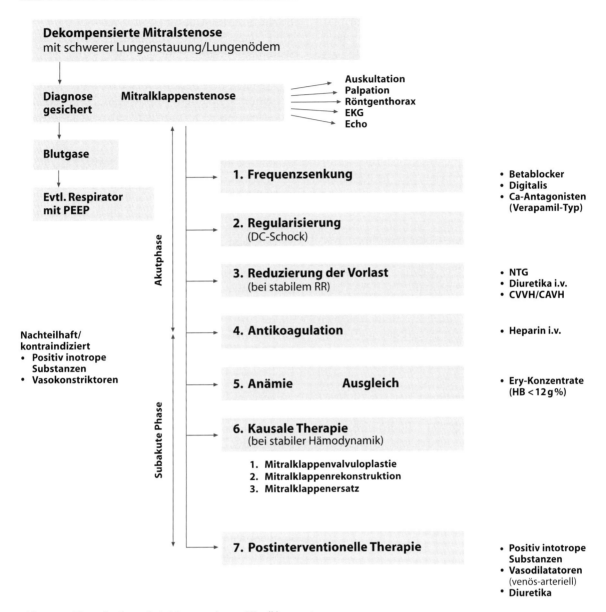

Abb. 5.1.7. Therapieschema bei dekompensierten Mitralklappenstenosen

Röntgenthorax. Auch Pleuraergüsse bilden sich bei erfolgreicher Therapie rasch zurück.

Ein entsprechender therapeutischer Erfolg sollte bei schwerer Dekompensation natürlich auch durch die Überprüfung der invasiven Hämodynamik verifiziert werden. Hier ist insbesondere der Anstieg des Herzminutenvolumens und des Schlagvolumens ein zentrales Kriterium. Beide Parameter können mittels eines Swan-Ganz-Pulmonalis-Katheters bettseitig bestimmt werden.

Der Druckgradient zwischen linkem Vorhof und linkem Ventrikel kann echokardiografisch hinreichend genau bestimmt werden. Nach entsprechenden therapeutischen Maßnahmen wie z. B. einer Valvuloplastie ist mittels dopplersonografischer Bestimmung des Druckgradienten eine Erfolgskontrolle möglich.

5.1.1.9 Stellung im therapeutischen Gesamtkonzept

Die Mitralklappenstenose stellt den Prototyp einer rhythmogenen Herzinsuffizienz dar. Die Frequenzerhöhung ist das auslösende Agens der hämodynamischen Dekompensation. Das primäre Therapieziel besteht somit in einer Frequenzsenkung, um die linksventrikuläre enddiastolische Füllung zu verbessern und den transvalvulären Gradienten zu mindern. Hierfür kommen Betablocker, Digitalispräparate sowie Kalziumantagonisten vom Verapamil-Typ in Frage. Der Einsatz von Betablockern (in Kombination mit Digitalis), z.B. Metoprolol oder Esmolol, ist zu bevorzugen, da ihre Wirkung bei einer Überdosierung sofort durch Gabe der entsprechenden β_1-Agonisten aufgehoben werden kann.

Gleichzeitig ist bei Vorliegen einer Tachyarrhythmia absoluta an eine Regularisierung des Herzrhythmus durch eine elektrische Kardioversion zu denken. Alle nachfolgenden physikalischen und pharmakotherapeutischen Maßnahmen sind effektiver bei regelmäßigem Herzschlag. Nach Erreichen stabiler hämodynamischer Bedingungen sollte zügig die Frage einer kausalen Therapie diskutiert werden. Gegebenenfalls sollte die schnelle Verlegung des Patienten in ein dementsprechendes Zentrum durchgeführt werden. Als kausale Therapie bietet sich zum einen die Mitralklappenvalvuloplastie an. Der Vorteil dieser interventionellen Methode liegt in der Schnelligkeit und Zuverlässigkeit der Durchführbarkeit. Alternativ kommt eine chirurgische Mitralklappenrekonstruktion oder ein schnellstmöglich vorgenommener Mitralklappenersatz in Frage.

5.1.1.10 Datenblatt s. S. 541

5.1.2 Mitralklappeninsuffizienz

5.1.2.1 Grundlagen

Eine Mitralklappeninsuffizienz kann durch vielfältige Ursachen zustande kommen. Das gemeinsame hämodynamische Problem besteht in dem systolisch-retrograden Fluss vom linken Ventrikel durch die inkompetente Mitralklappe in den linken Vorhof. Die nichtrheumatische Mitralinsuffizienz ist insgesamt wesentlich häufiger als die rheumatische Form. Gerade unter intensivmedizinischen Aspekten erscheint es sinnvoll, zwischen einer akuten Mitralklappeninsuffizienz und der chronischen Mitralklappeninsuffizienz zu unterscheiden.

Als kausale Faktoren für eine akute Mitralinsuffizienz kommen mehrere Ursachen in Betracht, z.B. die Ruptur der Cordae tendineae infolge eines akuten Myokardinfarktes oder eines stumpfen Thoraxtraumas. Auch beim Mitralklappenprolapssyndrom, wo die Cordae häufig myxomatös-degenerativ verändert sind, kann es zu einer spontanen Ruptur kommen. Weitere Ursachen für eine plötzlich auftretende Mitralklappeninsuffizienz können die Perforation eines Mitralklappensegels oder das plötzliche Ausreißen einer Mitralklappenprothese bei florider Endokarditis sein. Nach einem akuten Myokardinfarkt kann es auch durch eine Ruptur oder Insuffizienz des Papillarmuskels zum Auftreten einer akuten Mitralinsuffizienz kommen.

In jedem Falle ist die akute Mitralklappeninsuffizienz ein hochdramatisches intensivmedizinisches Krankheitsbild, da sich innerhalb weniger Minuten ein akutes Lungenödem entwickeln kann.

Bei der chronischen Mitralklappeninsuffizienz handelt es sich um eine ätiologisch sehr heterogene Gruppe von Erkrankungen. Die häufigsten Ursachen umfassen eine rheumatische Herzerkrankung (wie Fibrosierung des Papillarmuskels mit Papillarmuskeldysfunktion nach altem Herzinfarkt), eine Dilatation des linken Ventrikels (z.B. bei der kongestiven Kardiomyopathie) mit „relativer Mitralklappeninsuffizienz" durch Dilatation des Mitralklappenrings sowie bei einer langsam fortschreitenden bakteriellen Endokarditis mit Schlussunfähigkeit der Mitralklappe und des Mitralklappenprolaps.

Selten hingegen sind Mitralinsuffizienzen bei kongenitalen Vitien (partieller oder totaler AV-Kanal, korrigierte Transposition der großen Gefäße) und die Mitralinsuffizienz bei hypertropher obstruktiver Kardiomyopathie. Sehr seltene Ursache für eine chronische Mitralklappeninsuffizienz stellen die Endomyokardfibrosen dar, wie z.B. beim Morbus-Löffler oder die Endokarditis Libmann-Sacks beim Lupus erythematodes.

Die hämodynamische Problematik bei der Mitralklappeninsuffizienz ist in Abb. 5.1.8, die schematische Darstellung der Druckkurvenverläufe in der Abb. 5.1.9 dargestellt.

Hämodynamisch im Mittelpunkt stehend ist die Regurgitation während der Systole mit retrogradem Fluss vom linken Ventrikel über die Mitralklappe in den linken Vorhof, daraus resultierend eine massiv erhöhte V-Welle in der linksatrialen bzw. pulmonalkapillären Druckkurve.

Patient: _____ Datum: _____

Zeit	Dosis	Zeit vom Start	HF	Systemischer Blutdruck			Pulmonalart. Druck			RA Druck	LA PCWP	CO/CI	SV/ SVI	SVR	PVR
				syst.	diast.	Mittel.	syst.	diast.	Mittel.						

Unterschrift: _____

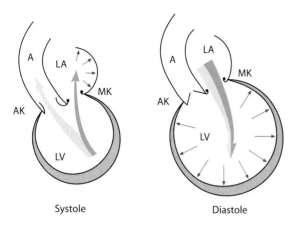

Abb. 5.1.8. Funktionsschema der Hämodynamik bei Mitralinsuffizienz. Während der Systole wird das Blut auf 2 Wegen aus dem linken Ventrikel ausgetrieben: zum einen auf dem normalen Weg durch die Aortenklappe in den großen Kreislauf, zum anderen durch die insuffiziente Mitralklappe zurück in den linken Vorhof. Dadurch kommt es zu einer systolischen Auffüllung des Vorhofs mit einer dem Schweregrad der Insuffizienz entsprechenden systolischen Expansion. Während der Diastole strömt die gesamte Blutmenge vom linken Vorhof in den linken Ventrikel ein; sie setzt sich aus den beiden Anteilen des links-ventrikulären Schlagvolumens zusammen: zum einen aus dem in die Aorta ausgeworfenen, über den großen und kleinen Kreislauf zum linken Vorhof zurückgeflossenen Blutvolumen, dem sog. effektiven Schlagvolumen, zum anderen aus dem während der Systole durch die insuffiziente Mitralklappe in den linken Vorhof zurück ausgetribenen Blutvolumen, dem sog. Regurgitationsvolumen. Da das effektive Schlagvolumen in kompensiertem Zustand weitgehend auf normaler Größe gehalten wird, stellt das Regurgitationsvolumen eine zusätzliche Volumenarbeit für den linken Ventrikel dar: Er hat bei der Mitralinsuffizienz ein größeres Blutvolumen diastolisch aufzunehmen und systolisch auszuwerfen, als dies normalerweise der Fall ist. Wir sprechen von einer Volumenbelastung der linken Kammer, die stets mit einer Dilatation und Hypertrophie, der sog. exzentrischen Hypertrophie einhergeht. *A* Aorta, *LA* linker Vorhof; *LV* linker Ventrikel; *AK* Aortenklappe, *MK* Mitralklappe. Mit freundlicher Genehmigung entnommen aus: Blömer H [1]

5.1.2.2 Problemstellung

Mit zunehmender Schlussunfähigkeit der Mitralklappe kommt es zu einer Vergrößerung des Regurgitationsvolumens und dadurch zu einer Lungenstauung bis hin zum Lungenödem. Wird die Mitralklappeninsuffizienz als zugrunde liegender Mechanismus für die Lungenstauung nicht erkannt, können falsche therapeutische Interventionen eine weitere dramatische Verschlechterung des Zustandes des Patienten hervorrufen. So sind z.B. Vasokonstriktoren zur „Anhebung des arteriellen Blutdruckes" absolut kontraindi-

ziert, sie vergrößern exponentiell die Regurgitationsfraktion und damit die Lungenstauung.

Tritt bei einem Patienten mit dekompensierter Mitralinsuffizienz plötzlich Vorhofflimmern auf, kann dies eine weitere hämodynamische Verschlechterung für den Patienten bedeuten. Einen weiteren Problemkreis stellt die Antikoagulanzientherapie dar, insbesondere bei Vegetationen an den Klappensegeln und bereits abgelaufener zerebraler Embolie. Besteht gleichzeitig eine hämodynamisch bedeutsame koronare Herzerkrankung, muss der Einsatz von Vasodilatatoren (gerade bei Hypotensionen) sehr vorsichtig erfolgen, möglichst unter fortlaufender invasiver Registrierung des arteriellen Druckes. Zudem muss man sich gerade bei solchen Patienten die Frage stellen, ob die Mitralklappeninsuffizienz Ausdruck einer Papillarmuskelischämie und damit direkt durch die koronare Herzkrankheit bedingt ist oder ob beide Krankheitsbilder parallel vorliegen. In diesem Zusammenhang ist auch stets daran zu denken, dass Teilembolisationen von Mitralklappenvegetationen zu einem embolischen Myokardinfarkt führen können.

5.1.2.3 Diagnostik

▌ Klinische Befunde

Wie bereits ausgeführt, sollte prinzipiell zwischen einer chronischen und einer akuten Mitralklappeninsuffizienz unterschieden werden. Kennzeichnend für die chronische Mitralklappeninsuffizienz ist die über Jahre und Jahrzehnte bestehende Beschwerdefreiheit des Patienten infolge Adaptation an die veränderte Hämodynamik. Die akute Mitralklappeninsuffizienz bei fehlender hämodynamischer Adaptation ist stets gekennzeichnet durch ein akutes, symptomreiches Krankheitsbild bei den meist schwerkranken Patienten. Ist die Mitralklappeninsuffizienz schwer, kann der hohe Druck im linken Vorhof eine Dyspnoe verursachen (Rückwärtsversagen), die aufgrund der starken Regurgitationswelle (V-Welle) entsteht, bevor die Symptome einer Herzinsuffizienz infolge eines niedrigen Herzminutenvolumens (Vorwärtsversagen) auftreten. Nicht selten tritt eine Heiserkeit aufgrund des Ortner-Syndroms wie bei der Mitralklappenstenose auf.

Bei der körperlichen Untersuchung finden sich eine steile Pulswelle, ein hebender linker Ventrikel (Palpation) sowie ein verbreiterter

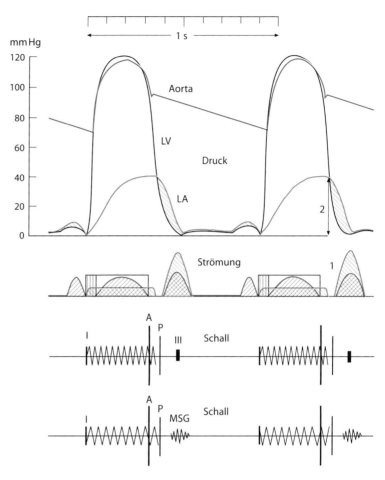

Abb. 5.1.9. Druckkurven und Auskultationsphänomene bei Mitralinsuffizienz. Schematische Darstellung der Druck- und Strömungsverhältnisse im linken Herzen und der sich daraus ergebenden Herzschallphänomene. Während der Systole wird das Blut auf 2 verschiedenen Wegen vom linken Ventrikel ausgetrieben: zum einen auf dem normalen Weg durch die Aortenklappe in den großen Kreislauf (rote Strömungskurve). Wie dies normalerweise der Fall ist, findet der Blutausstrom in die Aorta während der Austreibungsphase statt, setzt also erst nach der Anspannungsphase ein, wenn der Druck im linken Ventrikel den Druck in der Aorta übersteigt und dadurch die Aortenklappe geöffnet wird. Die Blutströmung ist also vom Beginn der Systole, kenntlich am ersten Herzton, deutlich abgesetzt, sie schwillt an, erreicht ihr Maximum etwa in der Mitte der Austreibungsphase und schwillt gegen Ende der Systole wieder ab. Im Gegensatz dazu setzt die Regurgitationsströmung sofort ein, da bereits mit Beginn der Systole der Druck im linken Ventrikel über den Druck im linken Vorhof ansteigt und damit vom Beginn der Systole an ein Druckgefälle vom linken Ventrikel zum linken Vorhof besteht, das für die Regurgitationsströmung verantwortlich ist. Sie hält die ganze Systole über an, reicht über den Aortenklappenschluss hinaus und bleibt solange bestehen, bis der Druck im linken Ventrikel unter den Druck im linken Vorhof absinkt.

Die Blutregurgitation führt zu einem zunehmenden Druckanstieg im linken Vorhof während der Systole. Infolge der Austreibungsmöglichkeit nach 2 Seiten, insbesondere bei einem geringen Widerstand an der insuffizienten Mitralklappe, kommt es zum vorzeitigen Abbruch der linksventrikulären Systole, wodurch die Aortenklappe früher als die Pulmonalklappe geschlossen wird. Daraus resultiert eine meist breitere Spaltung des zweiten Herztones in normaler Reihenfolge seiner Komponenten (Aortenton(A)-Pulmonalton (P)). Während der Diastole strömt ein großes Blutvolumen, das sich aus einem effektiven Schlagvolumen (rote Strömungskurve) und dem Regurgitationsvolumen (blaue Strömungskurve) zusammensetzt (1), unter einem hohen Füllungsdruck (2) in den linken Ventrikel ein. Die Blutströmungsgechwindigkeit ist deshalb sehr groß, weshalb es während der frühdiastolischen Füllungsphase zu einer brüsken und starken Dilatation des linken Ventrikels kommt. Das Ergebnis ist ein hörbarer Füllungston (3. Herzton [III] bzw. bei sehr großem Einstromvolumen ein kurzes, vom zweiten Herzton abgesetztes, diastolisches Intervallgeräusch, das sog. Mitralströmungsgeräusch (MSG). Infolge der Klappenschlussunfähigkeit ist der erste Herzton, der ja in erster Linie der Mitralklappenschlusston ist, leise oder fehlt gänzlich; *LV* linker Ventrikel, *LA* linker Vorhof. Mit freundlicher Genehmigung entnommen aus: Blömer H [1]

Herzspitzenstoß, der als Folge der linksventrikulären Dilatation nach links außen verlagert ist.

Bei der Auskultation ist der 2. Herzton meist gespalten, bei noch erhaltener Atemabhängigkeit. Das holosystolische, bandförmige Geräusch ist am lautesten an der Herzspitze zu hören. Ist die Mitralklappeninsuffizienz Folge eines Mitralklappenprolapses, so kann das Geräusch verzögert sein, und ein Klick in der Mitte der Systole kann ihm vorangehen. Ein 5. Herzton ist bei der schweren Mitralklappeninsuffizienz für gerissene Sehnenfäden charakteristisch. Bei schwerer linksventrikulärer Insuffizienz ist ein 3. Herzton regelhaft. Ist die Mitralklappeninsuffizienz minimal, so ist das systolische Geräusch rein hochfrequent und gießend. Nimmt die Regurgitation zu, so entwickelt das Geräusch mehr tiefe und mittlere Frequenzen.

▌ Elektrokardiogramm

Im EKG (Abb. 5.1.10) finden sich bei chronischem Verlauf das charakteristische P-Mitrale sowie Zeichen der Hypertrophie und Volumenbelastung des linken Ventrikels. Im fortgeschrittenen Stadium ist in Abhängigkeit von der Dilatation des linken Vorhofs intermittierendes oder permanentes Vorhofflimmern nachweisbar. Infolge der Dilatation des linken Ventrikels kann ein Linksschenkelblock bestehen.

▌ Röntgen

Die Röntgenthoraxaufnahmen (Abb. 5.1.10) einer mittleren bis schweren Mitralklappeninsuffizienz zeigen eine Vergrößerung des linken Vorhofs und des linken Ventrikels. Eine Dilatation der oberen rechten Pulmonalvenen kann man auf den Röntgenthoraxaufnahmen ebenfalls sehen. Bei chronischer Mitralinsuffizienz kann

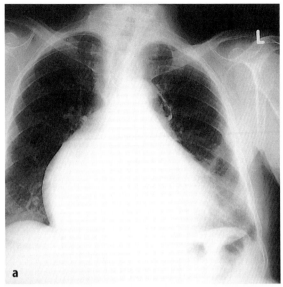

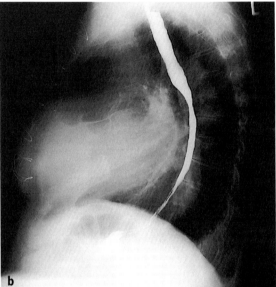

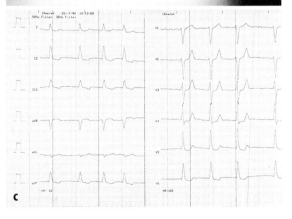

Abb. 5.1.10 a–c. Röntgenbild (p.-a.+seitlich) und EKG. In der p.-a. Aufnahme sowie in der linksanliegenden Aufnahme ist die Vergrößerung des linken Vorhofs der Leitbefund. Darüber hinaus ist eine deutliche Vergrößerung des linken Ventrikel (Volumenbelastung) erkennbar. Im fortgeschrittenen Stadium liegt – wie in diesem Fall – eine globale Herzvergrößerung vor. Elektrokardiografisch sind das Auftreten von Vorhofflimmern sowie die Linksbelastungszeichen wegweisend

der linke Ventrikel bis zur linken Thoraxwand reichen. Die Herztaille ist verstrichen. Im seitlichen Strahlengang (Breischluck) wird der Ösophagus durch den linken Vorhof nach dorsal verdrängt und der Retrokardialraum durch den dilatierten linken Ventrikel eingeengt. Charakteristisch für die Mitralinsuffizienz mit starker Erweiterung des linken Vorhofs ist die Aufspreizung der Trachealbifurkation durch Anhebung des linken Hauptbronchus. Bei der akuten Mitralklappeninsuffizienz können diese Zeichen fehlen, der linke Vorhof, der linke Ventrikel sowie die Pulmonalvenen erscheinen normal, Vorhofflimmern ist selten. Die akute Mitralklappeninsuffizienz ist jedoch so gut wie immer verbunden mit einer schweren pulmonalen Kongestion bis hin zum radiologischen Vollbild des alveolären Ödems. Zeichen der chronischen pulmonalen Stauung mit Curly-B-Linien sowie eine kaudokraniale Umverteilung der pulmonalen Zirkulation, wie sie für die chronische Mitralklappeninsuffizienz typisch sind, fehlen bei der akuten Form.

▐ Echokardiografie

Die Echokardiografie stellt die wichtigste diagnostische Methode bei der Mitralklappeninsuffizienz dar (Abb. 5.1.11). In der orientierenden Untersuchung mit der M-mode- sowie 2D-Echokardiografie können in der Regel die globale Funktion des linken Ventrikels sowie die enddiastolischen und endsystolischen Diameter des linken Ventrikels und die Größe des linken Vorhofs zuverlässig bestimmt werden. Die farbkodierte Doppler-Echokardiografie liefert zusätzlich semiquantitative, indirekte Hinweise für die Schwere der Mitralinsuffizienz durch die Vermessung der Jetbreite (an der Basis), der Ausdehnung des Jets in Richtung der Pulmonalvenen sowie der Jetfläche. Diese vorgenannten Parameter sind jedoch nur mit Vorsicht für die Quantifizierung zu verwerten, entscheidend ist in jedem Falle die Klinik der Patienten. Eine Mitralklappenringverkalkung ist in der Regel gut erkennbar. Des Weiteren ist bei der rheumatischen Mitralklappeninsuffizienz die Mitralklappe deutlich verdickt und/oder verkalkt.

Bei weitem sensitiver und spezifischer ist die transösophageale Echokardiografie, mit der es besonders gut gelingt, zwischen akuter und chronischer Mitralklappeninsuffizienz zu differenzieren. So lassen sich in der Regel Vegetationen mit einer sehr hohen Treffsicherheit aufdecken. Zusätzlich gelingt transösophageal eine sehr gute Beurteilung des gesamten Mitralklappenapparates (dorsale und ventrale Cordae tendineae), der Papillarmuskeln, der Segel sowie

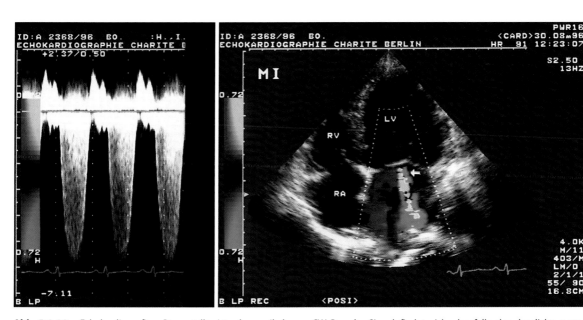

Abb. 5.1.11. Echokardiografie. Dargestellt ist der apikale Vierkammerblick. Systolisch kommt es zu einem Rückfluss über die schlussunfähige Mitralklappe in den linken Vorhof, erkennbar an dem systolischen, blauen Regurgitationsjet. Im CW-Doppler-Signal findet sich ebenfalls der deutliche systolische (EKG!) Rückfluss in den linken Vorhof; *LV* linker Ventrikel; *RV* rechter Ventrikel; *RA* rechter Vorhof

des Mitralklappenrings (inklusive Abszesshöhlen). Bei akuter Mitralinsuffizienz finden sich im Doppler-Signal zudem extrem hohe Flussgeschwindigkeiten im Regurgitationsjet.

Mit der neuerdings verfügbaren multiplanen Sonde gelingt gerade bei der schweren, akuten Mitralklappeninsuffizienz häufig die Darstellung mehrerer Regurgitationsjets. Die transösophageale Echokardiografie ist eine Condicio sine qua non zum Nachweis bzw. Ausschluss (Sensitivität/Spezifität: 98–99%) von linksatrialen Thromben, insbesondere des linken Herzohrs. Besonders wichtig ist dies bei Patienten mit Vorhofflimmern vor einer Kardioversion. Bei fehlendem Nachweis linksatrialer Thromben in der TEE kann eine Kardioversion ohne vorherige Antikoagulation durchgeführt werden.

▌ Invasive Befunde

Auch die invasive Diagnostik liefert neben der Echokardiografie relativ zuverlässige Kriterien zur Unterscheidung der Mitralklappeninsuffizienz in ihrer akuten oder chronischen Form. Für die chronische Mitralklappeninsuffizienz ist die Erhöhung der V-Welle in der linksatrialen oder pulmonalkapillären Druckkurve charakteristisch. Zwischen linksatrialem und linksventrikulärem Druck besteht in der Phase der raschen frühdiastolischen Füllung meist ein leichter Gradient, auch wenn eine organische Mitralstenose fehlt. Dieser Druckgradient ist flussbedingt. Die linksventrikuläre Druckkurve zeigt bei schwerer Mitralinsuffizienz eine typische Veränderung in der späten Austreibungsphase, während welcher der Druck abnorm rasch abfällt und es zu einem verfrühten Schluss der Aortenklappe kommt. Die abnorm frühe Dekompression des linken Ventrikels hat ihre Ursache in der raschen Entleerung des linken Ventrikels mit entsprechend raschem Abfall der Wandspannung. Der linksventrikuläre enddiastolische Druck ist auch bei schwerer Mitralklappeninsuffizienz nur mäßig erhöht. Bei akuter Erhöhung der Nachlast (isometrische Belastung) mit Zunahme der Mitralregurgitation kann er jedoch sehr stark ansteigen. Das Herzzeitvolumen liegt im Stadium der Kompensation des linken Ventrikels im Normbereich. Bei Auftreten einer Lungenstauung ist es in der Regel deutlich vermindert. Die Quantifizierung der mitralen Regurgitation erfolgt zweckmäßigerweise durch die linksventri-

kuläre Angiografie. Dabei erfolgt die Darstellung der Mitralklappe am besten durch eine Kontrastmittelinjektion in den linken Ventrikel in RAO-Projektion. Die anatomischen Details der Klappenveränderung bei der symptomatischen Mitralinsuffizienz sind im Gegensatz zur transösophagealen Echokardiografie mit der multiplanen Sonde in der Regel nicht zuverlässig erfassbar.

Mittels visueller Auswertung des linksventrikulären Angiogramms kann eine für Routinezwecke genügende Beurteilung des Schweregrades einer Mitralinsuffizienz vorgenommen werden. Wir ziehen jedoch die Quantifizierung der Mitralinsuffizienz durch Berechnung der mitralen Regurgitationsfraktion (angiografisches Schlagvolumen minus Vorwärtsschlagvolumen, dividiert durch angiografisches Schlagvolumen) vor. Eine Regurgitationsfraktion von 0,3–0,5 entspricht einer mittelschweren, eine von mehr als 0,5 einer schweren Mitralinsuffizienz. Rund 40% der regurgitierenden Blutmenge strömt vor der Öffnung der Aortenklappen in den linken Vorhof zurück.

Bei der akuten Mitralklappeninsuffizienz, z. B. auf dem Boden einer akuten bakteriellen Endokarditis mit Klappeneinriss oder einer Papillarmuskelnekrose nach akutem Herzinfarkt tritt im Gegensatz zur chronischen Form als Hauptbefund eine massiv erhöhte V-Welle in der linksatrialen Druckkurve auf, welche 70–80 mmHg erreichen kann. Die V-Welle pflanzt sich oft retrograd durch das Pulmonalkapillarbett hindurch in die Arteria pulmonalis fort. Der Druck in der Arteria pulmonalis zeigt in solchen Fällen kurz nach Erreichen des systolischen Spitzenwertes einen verspäteten hohen zweiten Gipfel, welcher der Spitze der V-Welle entspricht. Durch die V-Welle wird zusätzlich aufgesättigtes Pulmonalkapillarblut in die peripheren Äste der Arteria pulmonalis zurückgepresst, sodass bei der Herzkatheteruntersuchung die O_2-Sättigung in den peripheren Pulmonalarterienästen eindeutig höher liegt als in der Aufzweigung der Arteria pulmonalis. Der Anstieg der O_2-Sättigung in der pulmonalarteriellen Strombahn kann zu gravierenden Fehldiagnosen, z. B. der Annahme von Shuntvitien führen. Zur Bestimmung der O_2-Sättigung sollte daher bei Vorliegen einer akuten Mitralinsuffizienz mit hoher V-Welle periphere Katheterpositionen oder sogar Wedgepositionen unbedingt vermieden werden.

5.1.2.4 Erfordernisse und Voraussetzungen

Kommt ein Patient mit einem Lungenödem auf eine kardiologische Intensiveinheit, ist es wichtig, dass als Ursache überhaupt an eine Mitralinsuffizienz gedacht wird, vor allen Dingen bei Patienten mit einer koronaren Herzerkrankung bzw. bei Patienten mit akutem Myokardinfarkt. Die Auskultation ist richtungsweisend.

Die Echokardiografie liefert wertvolle, zumindest semiquantitative Hinweise zur Beurteilung des Schweregrades der Mitralklappeninsuffizienz sowie zur Differenzierung einer akuten und einer chronischen Mitralinsuffizienz.

Der farbkodierte Doppler ermöglicht die Visualisierung des Regurgitationsjets sowohl in tranthorakaler als auch in transösophagealer Technik und somit eine Semiquantifizierung des Schweregrades der Mitralklappeninsuffizienz.

Die transösophageale Echokardiografie hat jüngst durch die Einführung der multiplanen Sonde eine revolutionäre Verbesserung der diagnostischen Möglichkeiten erfahren: Neben einer hochqualitativen Bildauflösung, die technisch kaum noch zu verbessern ist, gelingt eine zuverlässige Erfassung der Mitralklappenmorphologie und des Mitralklappenrings inklusive Mitralklappenringverkalkungen. Auch Abszesse und Vegetationen sowie Papillarmuskel und die Cordae tendineae werden hervorragend dargestellt. Darüber hinaus gelingt aber auch ein sehr zuverlässiger Ausschluss oder Nachweis von Thromben im linken Vorhof, besonders im Bereich des transthorakal, nicht beurteilbaren linken Herzohrs.

Die Möglichkeit eines hämodynamischen Swan-Ganz-Katheter-Monitorings mit der fortlaufenden Registrierung bzw. Darstellung von 3 Druckkurven, nämlich des rechtsatrialen Druckes, des pulmonalarteriellen Druckes (inklusive der Möglichkeit der diskontinuierlichen Messung des Pulmonalkapillardruckes) sowie die fortlaufende Registrierung des systemarteriellen Druckes stellen eine enorme Hilfe für das Therapiemanagement dar. Dies wird durch eine exakte Erfassung des Herzminutenvolumens mittels Thermodilution ergänzt. Mit Hilfe der Reflektionsoxymetrie kann durch neuere Rechtsherzkatheter mit integriertem Lichtleiter die zentralvenöse Sauerstoffsättigung kontinuierlich erfasst werden. Da die zentralvenöse Sättigung direkt mit dem Herzminutenvolumen in enger Weise korreliert, entfallen so die häufig notwendigen Messungen mittels der Thermo-dilutionsmethode während der Phase der Therapieeinstellungen bzw. der Verlaufsbeobachtung. Auch die zusätzliche kontinuierliche Erfassung der arteriellen O_2-Sättigung mittels transkutaner Pulsoxymetrie stellt eine Hilfe für die Therapieeinstellung und -überwachung dar. Mandatorisch ist eine fortlaufende Arrhythmieüberwachung sowie Speicherung inklusive Ereigniserkennung sowie eine fortlaufende, kontinuierliche Anzeige der EKG-Stromkurve. Hilfreich ist ein computerisiertes Hämodynamikprogramm, welches aus den fortlaufend registrierten bzw. direkt gemessenen Rohdaten die indirekten, berechneten hämodynamischen Parameter anzeigt.

Eine wichtige Voraussetzung für die adäquate Versorgung solcher schwerkranker Patienten ist eine Durchleuchtungsmöglichkeit (C-Bogen), zweckmäßigerweise in einer mobilen Anordnung. Damit ist es möglich, dieses Gerät je nach Bedarf bettseitig zur Platzierung von Pulmonaliskathetern, Schrittmachersonden sowie notfalls auch zur Koronarangiografie bei Schockpatienten zu verwenden. Des Weiteren ermöglicht ein solches Durchleuchtungsgerät die Beurteilung von Klappenprothesen: Oft kann ein „Kippen" von Prothesen bei Nahtdehiszenzen als Ursache für eine Mitralinsuffizienz erkannt werden.

Nach medikamentöser Rekompensation und Stabilisierung sollte bei Verdacht auf das Vorliegen einer gleichzeitigen koronaren Herzerkrankung oder generell beim älteren Patienten eine invasive Diagnostik unmittelbar präoperativ durchgeführt werden.

Auf der Intensivstation sollte zweckmäßigerweise ein Raum für invasive Maßnahmen inklusive der Durchleuchtungsmöglichkeit eingerichtet werden. In diesem Raum sollte auch die Möglichkeit der maschinellen Beatmung gegeben sein.

5.1.2.5 Phase der Intensivbehandlung

Wichtig ist in jedem Falle, dass an das Vorliegen eines Mitralvitiums gleich bei Einlieferung des Patienten gedacht wird. Bei klinischem bzw. auskultatorischem Verdacht erfolgt die Verifizierung der Mitralinsuffizienz mittels Echokardiografie, begleitend ist ein EKG sowie eine Herzfernaufnahme p.-a. und linksseitig anliegend erforderlich.

Ziel der intensivmedizinischen Behandlung ist die Senkung der kardialen Nachlast. Dabei hat sich in unseren Händen die individuelle Titration mit Nitroprussidnatrium (NPN) (Tabelle

Tabelle 5.1.2. Hämodynamik vor und unter Nitroprussidnatrium (NPN). Zusammenstellung der hämodynamischen Daten von 38 Patienten mit Mitralinsuffizienz vor und unter Therapie mit NPN. Durch die erzielte Nachlastsenkung kommt es zu einer deutlichen Steigerung des Schlagvolumens und Herzminutenvolumens sowie einer ausgeprägten Abnahme des pulmonalkapillären Verschlussdruckes

Dekompensierte Mitralklappeninsuffizienz		Vor NPN	Unter NPN
HF	[1/min]	105 ± 10	99 ± 8
RAP	[mmHg]	18 ± 5	11 ± 7
PAPm	[mmHg]	36 ± 7	24 ± 8
PCWP	[mmHg]	31 ± 6	15 ± 7
HMV	[l/min]	$2,5 \pm 0,4$	$5,1 \pm 0,8$
SV	**[ml]**	**24 ± 7**	**52 ± 11**
APsyst	[mmHg]	115 ± 17	102 ± 19
APdiast	[mmHg]	85 ± 11	69 ± 13
SVR	**[dyn$\times$s$\times$cm^{-5}]**	**2464 ± 285**	**1062 ± 168**
N = 38; Mittelwerte ± SEM			

HF Herzfrequenz; *RAP* rechtsatrialer Druck; *PAPm* pulmonalarterieller Mitteldruck; *PCWP* pulmonalkapillärer Verschlussdruck; *HMV* Herzminutenvolumen; *SV* Schlagvolumen; *APsyst* systolischer arterieller Druck; *APdiast* diastolischer arterieller Druck; *SVR* systemvaskulärer Widerstand

5.1.2) bewährt, wobei die Infusion mit einer Dosis von 0,5 µg/kg/min begonnen wird. In jeweils 2- bis 3-minütigen Abständen wird die Dosis verdoppelt, bis (bei fortlaufendem Hämodynamikmonitoring) eine Optimierung des Schlagvolumens und des systemvaskulären Gefäßwiderstands eintritt. Die Herzfrequenz bleibt in der Regel gleich oder sinkt sogar ab, da infolge der verbesserten Hämodynamik die endogene Freisetzung von Katecholaminen aus dem Nebennierenmark sowie aus den peripheren Katecholaminspeichern absinkt. Ein guter Leitparameter für die effiziente Einstellung mit Nitroprussidnatrium stellt die Höhe der V-Welle sowie der Pulmonalkapillardruck dar. Die V-Welle sollte optimalerweise zum vollständigen Verschwinden gebracht werden.

Die begleitende Therapie sollte unbedingt Schleifendiuretika (Furosemid i.v., Etacrynsäure i.v.) beinhalten, falls der systemarterielle Blutdruck noch ausreichend für die renale Perfusion ist. Als Testdosis bietet sich die Gabe von Furosemid 20–40 mg i.v. bzw. 50 mg Etacrynsäure an. Diese Gabe kann (ausreichender arterieller Druck vorausgesetzt) nach 30–60 Minuten wiederholt werden.

Bei Vorliegen einer schweren Lungenstauung bzw. eines Lungenödems stellen kurzfristige Intubation und maschinelle Beatmung mit PEEP (6–16 cm H_2O) wertvolle Hilfsmittel für eine schnelle Rekompensation dar. Durch die Erhöhung des endexpiratorischen Druckes kommt es einmal zu einer Verminderung venösen Rückflusses (nitratartiger Effekt) und damit zu einer Vorlastsenkung, zum anderen führt die Erhöhung des endexpiratorischen Druckes in den Alveolen zu einer Umkehr des Druckgradienten zwischen Alveolen und dem interstitiellen bzw. kapillaren Raum. In vielen Fällen erweist sich ein Lungenödem innerhalb von weniger als 60 min komplett reversibel, sodass bereits nach relativ kurzer Zeit eine Extubation erfolgen kann.

Bei begleitender, symptomatischer und/oder angiografisch gesicherter hämodynamisch wirksamer koronarer Herzerkrankung ist der Einsatz der intraaortalen Gegenpulsationspumpe (IABP) eine sehr gute unterstützende Maßnahme, die durch Verbesserung der myokardialen Perfusion eine schnellere Rekompensation ermöglicht. Dies gilt auch oder gerade bei einer akuten Mitralklappeninsuffizienz auf dem Boden eines akuten Myokardinfarktes oder bei hämodynamisch wirksamer, stenosierender koronarer Herzkrankheit.

Im Falle eines akuten sekundären Nierenversagens mit einer Oligoanurie muss bei gleichzeitigem Vorliegen einer Lungenstauung für eine schnelle Reduktion des intravaskulären Volumens gesorgt werden. Dies ist insbesondere dann schwierig, wenn Diuretika bei ausgeprägter Hypotension wegen Unterschreitung des renalen Perfusionsdruckes unwirksam sind. Hier bietet sich das Verfahren der chronisch venovenösen Hämofiltration (CVVH) bzw. der chronisch arteriovenösen Hämofiltration (CAVH) im Akutstadium an. Mit dem Einsatz dieser technisch relativ einfachen Verfahren sollte bei mangelhafter oder fehlender Ausscheidung frühzeitig begonnen werden. Dabei sollte jedoch beachtet werden, dass eine zu drastische Filtration und somit massive Flüssigkeitselimination eine zu schnelle intravasale Dehydratation herbeiführen kann. Es ist stets zu bedenken, dass interstitielle oder intraalveoläre Flüssigkeit eine gewisse Zeit braucht, um durch Rückdiffusion in den intravasalen Raum zu gelangen. Durch eine zu drastische Filtration kann es zu einem Abfall des systemischen Blutdruckes kommen.

Erfahrungsgemäß ist es so, dass bei einer akuten Mitralinsuffizienz der Einsatz eines extrakorporalen Hämofiltrationsverfahrens sehr oft nötig ist, während bei einer kardialen Dekompensation auf dem Boden einer chronischen Mitralinsuffizienz die Notwendigkeit einer CVVH selten gegeben ist, da die renale Gefäßstrecke bei diesen Patienten an einen niedrigen systemarteriellen Blutdruck adaptiert ist.

In jedem Falle gilt, dass nach erfolgter Rekompensation eine schnelle operative Lösung herbeigeführt werden muss, die entweder eine Mitralklappenrekonstruktion oder einen Mitralklappenersatz beinhaltet. Sollte sich die Mitralinsuffizienz als hämodynamisch problemlos mit Nitroprussidnatrium einstellbar erweisen, kann im Falle einer erstmaligen Dekompensation zunächst mit einer oralen Anschlussmedikation mit ACE-Hemmern, Nitraten, Betarezeptorenblockern ein Versuch zur Stabilisierung unternommen werden. In der Regel stellt jedoch die Operation die endgültige Problemlösung bei diesem Krankheitsbild dar.

In jedem Falle sollte versucht werden, den Patienten präoperativ zu rekompensieren und erst dann die Mitralklappenrekonstruktion oder den Mitralklappenersatz, evtl. in Kombination mit einer Bypassoperation vorzunehmen, da eine notfallmäßig vorgenommene Operation an der Herz-Lungen-Maschine im Akutstadium das peri- und postoperative Risiko deutlich erhöht.

Die Applikation von positiv-inotropen Substanzen sollte mit äußerster Vorsicht erfolgen, da eine inotrope Stimulation des linken Ventrikels nicht nur das transaortale Vorwärtsvolumen, sondern in Abhängigkeit vom systemvaskulären Gefäßwiderstand vor allem die Regurgitationsfraktion an der insuffizienten Mitralklappe erhöht und somit zu einer deutlichen Verstärkung der Lungenstauung führen kann. Je nach Inodilatator sollte in Abhängigkeit von seiner vasodilatatorischen Potenz zusätzlich Nitroprussidnatrium gegeben werden, um den systemvaskulären Gefäßwiderstand unter 1 000 $dyn \times s \times cm^{-5}$ zu halten. So entsteht eine hämodynamische Konstellation, bei der das unter inotroper Stimulation stehende Herz sein Herzminutenvolumen gegen einen optimal niedrigen Widerstand auswirft. Dadurch wird die Regurgitation an der Mitralklappe vermindert und unter Umständen sogar beseitigt.

Erst im zweiten Schritt empfiehlt sich die Gabe von Glyzeroltrinitrat (Nitroglyzerin, NTG) zur Senkung der Vorlast und damit Reduktion der rechtsventrikulären Füllung. Wird ein solcher Schritt der Vorlastsenkung zuerst gemacht, ohne zuvor die Nachlast zu optimieren, besteht die Gefahr eines dramatischen Blutdruckabfalls bis hin zum Vollbild des kardiogenen Schocks.

Für eine positiv-inotrope Stimulation eignen sich von den bislang zugelassenen bzw. zur Verfügung stehenden Mitteln sowohl Katecholamine als auch PDE-III-Inhibitoren.

Katecholamine haben insbesondere bei der akuten Mitralinsuffizienz den Vorteil der kurzen Halbwertszeit. Ein ganz wesentlicher Nachteil besteht in der Intensivierung der β_1-Rezeptor-Downregulation, die infolge der Einwirkung stark erhöhter endogener Katecholamine bei der chronischen Mitralinsuffizienz bereits weit fortgeschritten sein kann. Die zusätzliche Gabe exogener Katecholamine führt generell zu einer Beschleunigung dieses Prozesses, sodass ein katecholaminrefraktäres Herzversagen resultieren kann. Ein weiterer Nachteil besteht in der mangelnden Selektivität für das myokardiale β_1-Rezeptor-System. So haben die meisten Katecholamine neben β_1-stimulierenden Eigenschaften auch agonistische Aktivitäten an den Alpharezeptoren und führen dosisabhängig zu einer zunehmenden Vasokonstriktion, die bei der Herzinsuffizienz, gerade besonders auf dem Boden einer Mitralklappen- und Aortenklappeninsuffizienz, unerwünscht und nachteilhaft ist. Dies gilt insbesondere für Adrenalin und Dopamin. Aus diesem Grunde sollte Dopamin nur in der sog. „renalen Dosierung" angewendet werden, nicht jedoch zur kreislaufwirksamen Behandlung der Herzinsuffizienz in höheren Dosen als 3 µg/kg/min. Wird die Dosis von Dopamin darüber hinaus erhöht, resultieren gleichermaßen α_1- und β_1-stimulierende Wirkungen, die sich in zunehmenden Maße gegenseitig aufheben und durch die Nachlasterhöhung für das Myokard schädlich sind. Gewisse Vorteile bietet hier der β_1-selektive Rezeptoragonist Dobutamin. Bis zu einer Dosis von 7,5 µg/kg/min erfolgt eine reine β_1-Stimulation, bei höheren Dosierungen (über 10 µg/kg/min) dann ebenfalls eine zunehmende Aktivierung von Alpharezeptoren mit der Folge einer unerwünschten Nachlasterhöhung. Darüber hinaus ist zu bedenken, dass durch längere Applikation von Dobutamin (über 6 h) eine rapide Downregulation an den β_1-Rezeptoren induziert wird.

Diesbezüglich günstiger erweist sich das kardiovaskuläre und pharmakologische Wirkprofil der Phosphodiesterase-III-Inhibitoren. Diese

Substanzen haben den Vorteil, dass sie rezeptorunabhängig wirken und zu einer Abbauhemmung des zyklischen AMP führen. Somit ergibt sich bei den PDE-III-Inhibitoren nicht die Problematik einer Betarezeptordownregulation und eines Wirkverlustes unter der Therapie. Zusätzlich haben diese Substanzen eine zum Teil erhebliche vasodilatatorische Potenz, die gerade bei der dekompensierten Mitralinsuffizienz von großem Vorteil ist.

Die vasodilatatorische Potenz ist bei Amrinon am ausgeprägtesten. Enoximon hat von den bislang verfügbaren PDE-III-Inhibitoren eine vergleichsweise geringe vasodilatatorische Potenz. Vorteilhaft bei der Anwendung von Amrinon ist der zusätzliche, oft zu beobachtende renale Effekt, der durch eine vergleichsweise starke Dilatation des renalen Gefäßstrombettes resultiert und in einer Verbesserung der Urinausscheidung und renalen Funktion mündet. Die Frage nach dem Wirkmechanismus dieser renalen Dilatation muss zum gegenwärtigen Zeitpunkt offen bleiben.

Unter den Katecholaminen stellt das neuentwickelte, synthetische Dopexaminhydrochlorid in gewisser Weise eine Ausnahme dar. Dieser β_2-Agonist mit ausgeprägten DA1-agonistischen Effekten führt neben einer milden β_2-Rezeptor-vermittelten Inotropiesteigerung zusätzlich über die peripheren β_2-Rezeptoren der glatten Gefäßmuskulatur zu einer dosisabhängigen Vasodilatation vor allen Dingen im arteriellen Schenkel des Kreislaufs. Für die schwere Herzinsuffizienz unter intensivmedizinischen Aspekten günstig ist die relativ starke DA1-Rezeptor-agonistische Wirkung dieser Substanz, die zu einer ausgeprägten renalen Vasodilatation führt. Durch die verbesserte Nierenperfusion, insbesondere bei kardial bedingtem sekundärem Nierenversagen, kommt es zu einer Erhöhung der Urinausscheidung. Des Weiteren scheint bei dieser Substanz eine völlig fehlende α-agonistische Wirkung günstig, sodass auch in höchsten Dosierungen keinerlei periphere Vasokonstriktion resultiert. In mehreren, ausgedehnten Untersuchungen fand sich keine Induktion von Rhythmusstörungen. Zusätzlich konnte gezeigt werden, dass – im Gegensatz zum β_1-Rezeptor-agonisten Dobutamin – durch die Gabe von Dopexamin auch über einen längeren Zeitraum (48 h) keine Downregulation der sarkolemalen β_1-Rezeptoren resultiert. In entsprechenden Untersuchungen blieb der initiale hämodynamische Effekt über den gesamten Unter-

suchungszeitraum erhalten, während der Effekt von Dobutamin um mehr als 70% abnahm. Dieses vorteilhafte kardiovaskuläre Wirkprofil sowie die weitgehend fehlende Toleranzentwicklung begründen für Dopexaminhydrochlorid eine absolute Ausnahmestellung innerhalb der Katecholamine.

Weitere Neuentwicklungen, die unabhängig vom β_1-Adenylatzyklase-System einen positiv-inotropen Effekt an katecholaminrefraktären, insuffizienten Myokard entfalten können, stellen H_2-Rezeptor-Agonisten sowie Ca^{++}-Sensitizer (Pimobendan) dar. Da diese Substanzen jedoch noch nicht im Handel sind, sollen sie an dieser Stelle nicht weiter diskutiert werden. Auf die weiterführende Literatur wird verwiesen.

Bei allen akuten Formen der Mitralinsuffizienz, vor allen Dingen bei akutem Myokardinfarkt – aber auch bei allen chronischen Formen – kann kurzfristig eine medikamentöse Stabilisation herbeigeführt werden. Die endgültige Therapie kann nur aus einer schnellstmöglichen Operation in Form einer Mitralklappenrekonstruktion oder eines Mitralklappenersatzes bestehen.

5.1.2.6 Monitoring und Messtechnik

Eine engmaschige Auskultation ist in den Händen des geübten und erfahrenen Intensivmediziners die einfachste Art, den Therapieerfolg zu beurteilen. Mit zunehmender Rekompensation durch eine Vasodilatatorentherapie nimmt die Lautstärke und die Dauer des Systolikums über dem Mitralareal ab. Der in der Regel bei schwerer Dekompensation hörbare laute 3. Herzton verschwindet nach Erreichen der Rekompensation weitgehend.

Bei Vorliegen eines Lungenödems sind engmaschige Kontrollen der arteriellen Blutgase die wichtigste Maßnahme. Mit zunehmender Wirksamkeit der eingeleiteten therapeutischen Maßnahmen kommt es innerhalb von Minuten bis wenigen Stunden zu einer deutlichen Verbesserung der Blutgase mit einem Anstieg des PO_2 sowie einer Normalisierung des gesamten Säure-Basen-Status. Dies geschieht besonders schnell, wenn frühzeitig intubiert und maschinell mit PEEP beatmet wird (s. o.).

Besonders hilfreich und beim heutigen Stand der Technik mandatorisch ist bei diesen schwerkranken Patienten ein invasives Swan-Ganz-Monitoring zur gezielten therapeutischen Einstellung. Zielparameter sind dabei das Schlagvolumen (SV) und der systemvaskuläre Gefäßwiderstand (SVR). Letzterer sollte auf jeden Fall unter 1000 dyn gesenkt werden. Bei der Titration der Nachlast mit NPN sind dabei der systolische und diastolische Blutdruck sowie der systolische und diastolische pulmonalarterielle Druck und intermittierend der Pulmonalkapillardruck im Auge zu behalten. Ein sehr hilfreicher Leitparameter bei der therapeutischen Titration mit Nitroprussidnatrium stellt die Höhe der V-Welle dar. Bei abfallendem systemarteriellem Gefäßwiderstand und zunehmendem Vorwärtsvolumen ist ihre Größe deutlich vermindert bzw. bei optimaler therapeutischer Einstellung ist keine pathologisch erhöhte V-Welle mehr nachweisbar. Liegt eine schwere Lungenstauung oder sogar ein Lungenödem vor, empfiehlt sich die Applikation eines Infrarotkatheters anstelle eines konventionellen Swan-Ganz-Katheters. Infolge der kontinuierlich angezeigten zentralvenösen Sättigung (SVO$_2$) entfällt die Notwendigkeit einer engmaschigen Kontrolle der Blutgase sowie der wiederholten Injektion von Kältelösung zur Bestimmung des Herzminutenvolumens, welche gerade bei schwerstkranken Patienten zu einer

zusätzlichen Volumenbelastung des linken Ventrikels führen können.

Die transkutane Pulsoxymetrie eignet sich hervorragend als zusätzliches intensivmedizinisches Überwachungsinstrument. Ergänzend zur fortlaufenden Registrierung der zentralvenösen Sättigung über den Infrarotkatheter (SVO$_2$) liefert die Pulsoxymetrie Informationen über den peripheren Blutfluss und den Grad der Zentralisation bzw. peripheren Vasokonstriktion.

Die Echokardiografie kann als bildgebendes Verfahren ebenfalls sehr sinnvoll für das Therapiemonitoring eingesetzt werden. Besonders beim beatmeten Patienten sollte die transösophageale Anschallungstechnik gegenüber der transthorakalen wegen der unvergleichlich besseren Bildqualität und dem überlegenen Auflösungsvermögen eingesetzt werden. Dabei stellen bei der farbkodierten Dopplersonografie die Jetbreite, die Höhe sowie die Fläche des Jets semiquantitative Parameter für den Schweregrad und die Therapieeffektivität dar. Vergleichsweise genau und hilfreich ist die Bestimmung der Strömungsgeschwindigkeit mit der Doppler-Echokardiografie, die mit zunehmender Reduktion der Nachlast abnimmt.

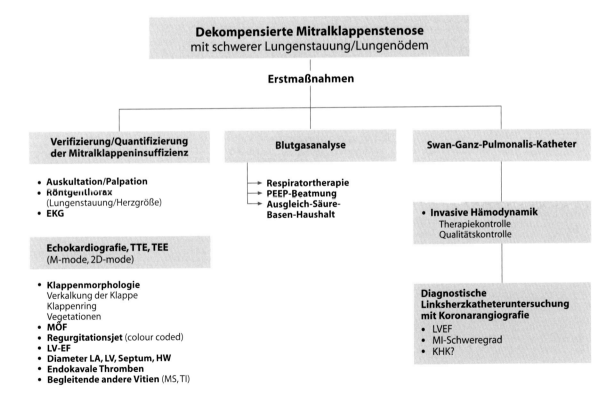

Abb. 5.1.12. Diagnostikschema bei dekompensierter Mitralklappeninsuffizienz

Die Röntgenthoraxaufnahme gewinnt vor allem dann an Bedeutung, wenn in der entsprechenden Intensiveinheit nicht die Möglichkeit eines invasiven Swan-Ganz-Monitorings bzw. einer entsprechenden echokardiografischen Diagnostik besteht. Hierbei kann die Abnahme des alveolären Ödems sowie die Regredienz der zentralen pulmonalen Stauungszeichen beurteilt und dokumentiert werden. Ansonsten reicht je nach klinischem Bild die Anfertigung einer zweiten Aufnahme nach Erreichen der Rekompensation aus.

Auf vielen Überwachungsmonitoren der neuen Generation wird die Atemfrequenz – mittels Impedanzmessung über die EKG-Elektroden fortlaufend bestimmt – angezeigt. Ein Absinken der Atemfrequenz beim nichtbeatmeten oder as-

sistiert maschinell beatmeten Patienten zeigt eine Verbesserung der kardiopulmonalen Situation sehr empfindlich an und kann bei anhaltendem sinkenden Trend engmaschige Blutgasanalysen ebenfalls überflüssig machen.

5.1.2.7 Diagnostik- und Therapieschema

Das in Abb. 5.1.12 und Abb. 5.1.13 unten wiedergegebene diagnostische und therapeutische Schema stellt den groben Handlungsablauf bei Eintreten eines Notfalls infolge Dekompensation einer schweren Mitralinsuffizienz mit Ausbildung einer schweren Lungenstauung bzw. eines Lungenödems dar.

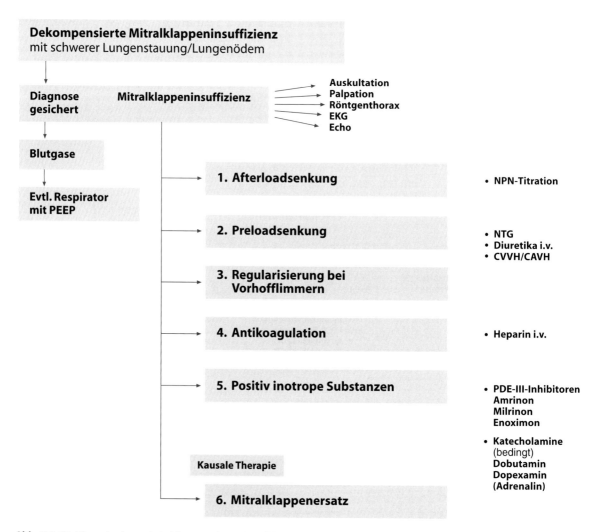

Abb. 5.1.13. Therapieschema bei dekompensierter Mitralklappeninsuffizienz

5.1.2.8 Erfolgskontrolle

Die beste Erfolgskontrolle stellt das klinische Bild des Patienten dar. Auskultatorisch findet sich nach entsprechendem erfolgreichen Management eine deutliche Verminderung der pulmonalen Rasselgeräusche, relativ schnell stellt sich auch eine Veränderung des Mitralklappenholosystolikums im Sinne einer Verkürzung und Lautstärkenminderung ein. Der initial deutlich hörbare dritte Herzton wird leiser und verschwindet oft innerhalb von 24 h.

Die arteriellen Blutgase zeigen einen ansteigenden PO_2 und sinkenden PCO_2. Für den Fall, dass ein Infrarot-Swan-Ganz-Katheter gelegt wurde, zeigt die fortlaufende digitale Anzeige des SVO_2 auf dem Überwachungsmonitor einen zügig steigenden Wert an, ebenso der mittels Pulsoxymetrie fortlaufend registrierte SO_2, der über 90% liegen sollte. Die Besserung des klinischen Bildes geht Hand in Hand mit einer Verminderung der Atemfrequenz. Die invasiven Parameter, speziell das Schlagvolumen (Anstieg), sowie der systemvaskuläre Gefäßwiderstand (Senkung) als primäre Therapieparameter zeigen den richtigen Weg einer erfolgreichen Therapie schon in den ersten Minuten nach Einleitung der Behandlung an. Hilfreich sind ferner die Beobachtung des Pulmonalkapillardruckes (Abfall) sowie als leitenden Therapieparameter, die V-Welle in der Wedge- bzw. pulmonalarteriellen Druckkurve, die mit Senkung des SVR kleiner wird und bei optimaler Therapieeinstellung ganz aus dem Druckkurvenverlauf verschwindet. Eine Röntgenthoraxaufnahme ist hilfreich in Situationen, wo die vorgenannten Techniken der Therapieüberwachung nicht oder nur zum Teil gegeben sind. Bei der Bewertung des Röntgenthoraxbildes sollte aber stets bedacht werden, dass dieses der akuten Entwicklung nachhinkt. Deshalb empfiehlt sich eine Wiederholung erst nach 12–24 h. Stets zu achten ist auf den Erhalt eines Sinusrhythmus. Bei Auftreten von Vorhofflimmern sollte unmittelbar eine Regularisierung durch eine elektrische Kardioversion erfolgen, um die Vorhofaktionen für die ventrikuläre Füllung zusätzlich zu nutzen, die ca. 30% des Herzminutenvolumens ausmacht. Eine medikamentöse Kardioversion mit Klasse-I-Antiarrhythmika (z. B. Chinidin) ist wegen des negativ-inotropen und der potenziell proarrhythmischen Effekte mit äußerster Zurückhaltung zu begegnen. Die elektrische Kardioversion in Kurznarkose ist in jedem Falle schonender, schneller, risikoärmer und insgesamt erfolgreicher anwendbar.

5.1.2.9 Stellung im therapeutischen Gesamtkonzept

Sowohl die chronische, vor allem aber die akute Mitralklappeninsuffizienz stellt das klassische Krankheitsbild für den primären Einsatz von arteriellen Vasodilatatoren dar. In dem Maße, in dem es gelingt, den systemvaskulären Gefäßwiderstand zu senken, sinkt auch die systolische transvalvuläre Regurgitation und dadurch sinken die pulmonalarteriellen und venösen Drücke.

Der Einsatz weiterer Substanzklassen, die üblicherweise bei einer Myokardinsuffizienz indiziert sind, ist in diesem Falle von sekundärer Bedeutung.

Wenn nach Senkung des SVR – und das ist die Regel – das Vorwärtsvolumen ausreichend zugenommen hat, kann die zusätzliche Gabe von konventionellen Nitraten sowie die Gabe von Schleifendiuretika erwogen werden, falls der mittlere arterielle Blutdruck oberhalb der renalen Schwelle liegt.

Inotrope Substanzen sind primär nur einzusetzen, wenn eine ausreichende Vasodilatation (SVR < 1000 dyn) garantiert ist. In Abhängigkeit von der vasokonstriktorischen Potenz des eingesetzten Inotropikums muss die Dosis von Nitroprussidnatrium gegebenenfalls erhöht werden, um den systemvaskulären Widerstand unter 1000 dyn zu halten. Dies gilt insbesondere beim Einsatz von Katecholaminen.

Das Gesamtkonzept erfordert die möglichst schnelle operative Korrektur der Mitralklappeninsuffizienz (Rekonstruktion, Mitralklappenersatz), wenn möglich aber erst nach intensivmedizinischer Rekompensation. Dabei ist eine vorübergehende Intubation mit PEEP-Beatmung (u.U. für wenige Stunden) bei schweren Akutfällen oft hilfreich. In dieser Situation ist der niedrigste vom Patienten tolerierte Blutdruck bei fortlaufender Urinausscheidung und ohne Schwindelsymptomatik der für das Herz des Patienten beste Blutdruck, selbst wenn er systolische Werte von 90 mmHg unterschreitet. Die Niere sowie das Gehirn und das Koronargefäßsystem sind die Organgebiete mit der höchsten Adaptationsfähigkeit an niedrige Perfusionsdrücke (organbezogene Autoregulationsmechanismen).

Das Gesamtkonzept muss ein gezieltes, maximales Hinarbeiten zur schnellstmöglichen Herstellung eines operationsfähigen Zustandes des Patienten beinhalten. Nur durch eine schnelle Diagnosestellung, eine gezielte intensivmedizinische Therapie und möglichst schnelle Operation ist die schlechte Prognose bei der akuten Myokardinsuffizienz auf dem Boden einer Mitralklappeninsuffizienz zu verbessern. Dies gilt im Großen und Ganzen auch für die akut dekompensierte chronische Mitralklappeninsuffizienz.

Gelingt es nicht, mit pharmakotherapeutischen Maßnahmen das gesamte akute Krankheitsbild in den Griff zu bekommen, ist der rechtzeitige und schnell durchführbare Einsatz von Linksherzassistsystemen sinnvoll.

▌ **Datenblatt** (s. S. 541)

5.1.3 Aortenklappenstenose

5.1.3.1 Grundlagen

Die Aortenklappenstenose ist zunehmend eine Erkrankung der älteren Patienten geworden. Vor Einführung der Antibiose kam es vielfach infolge einer Endokarditis mit Beteiligung der Aortenklappe zu einer Schädigung der Taschenklappen auch in jungen Jahren. Seit eine gezielte und hochwirksame Antibiose flächendeckend zur Verfügung steht, ist dies jedoch eine Seltenheit geworden.

Überwiegend beginnt die Verkalkung und Schrumpfung der Aortenklappe jenseits des 65sten Lebensjahres. Nur bei anatomisch prädisponierten Klappen – wie z.B. einer bikuspiden Aortenklappe – kann es auch in jüngeren Jahren zu einer Verkalkung und Schrumpfung der Taschenklappen mit der Folge einer verminderten Öffnungsbewegung kommen.

Der Schweregrad einer Aortenklappenstenose wird optimalerweise anhand der verbliebenen Öffnungsfläche beurteilt. Diese kann direkt jedoch nur mit Hilfe der Echokardiografie bestimmt werden. Bei den übrigen Quantifizierungsmethoden wird mittels hämodynamischer Größen, wie dem Druckgradienten zwischen Aorta und linkem Ventrikel oder der dopplersonografisch abgeleiteten Flussbeschleunigung in der verengten Aortenklappe, indirekt auf den Stenosierungsgrad geschlossen. Diese hämodynamischen Methoden sind jedoch von der linksventrikulären Funktion abhängig und somit fehleranfällig.

Als schwerwiegende Aortenklappenstenose wird eine Verminderung der Aortenklappenöffnungsfläche (normal 3,5–5 cm^2) unter 0,7 cm^2 oder ein mittlerer Druckgradient von mehr als 50 mmHg bezeichnet.

Unbehandelt hat die Aortenklappenstenose wegen der vielfältigen Komplikationen (Synkopen, maligne ventrikuläre Herzrhythmusstörungen, myokardiale Dekompensation etc.) die schlechteste Prognose aller Herzklappenerkrankungen (Abb. 5.1.14). Eine Operationsindikation ist beim erstmaligen Auftreten einer Belastungs-

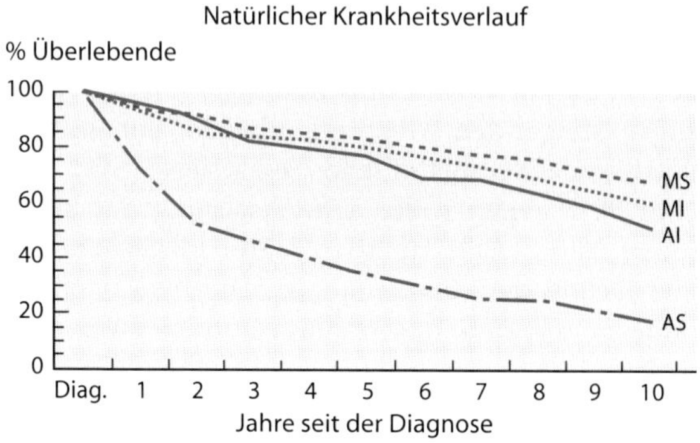

Abb. 5.1.14. Überlebensrate bei Herzklappenerkrankungen. Darstellung des natürlichen Krankheitsverlaufes verschiedener Herzklappenerkrankungen vor der flächendeckenden Einführung des Herzklappenersatzes. Die Aortenklappenstenose hat nach Diagnosestellung die bei weitem schlechteste Prognose dieser 4 Vitien (nach [2, 5]); (*AI* Aorteninsuffizienz; *MI* Mitralinsuffizienz; *MS* Mitralstenose, *AS* Aortenstenose)

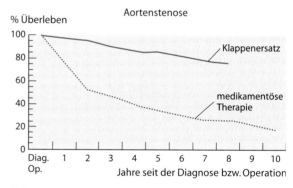

Abb. 5.1.15. Konservative Therapie vs. Klappenersatz. Vergleich der Überlebensraten von Patienten mit Aortenstenose vor und nach Einführung der Aortenklappenersatzes. Es handelt sich dabei nicht um eine prospektive, randomisierte Vergleichsuntersuchung, sondern um den Vergleich zweier Patientenkollektive aus verschiedenen Untersuchungen. Die beiden Kollektive veranschaulichen trotz dieser methodischen Unzulänglichkeit jedoch sehr eindrucksvoll den Erfolg des Klappenersatzes bei Aortenstenosen (nach [5])

synkope oder einer Synkope, hervorgerufen durch maligne Herzrhythmusstörungen (Lebenserwartung unbehandelt < 2 Jahre) gegeben. Auch beim erstmaligen Auftreten einer myokardialen Dekompensation (Lebenserwartung unbehandelt < 3 Jahre) auf dem Boden einer Aortenstenose besteht eine Operationsindikation, ebenso wie bei Belastungsschwindel mit oder ohne Dyspnoe.

Wird ein Klappenersatz durchgeführt, was auch im höheren Lebensalter möglich ist, so kann eine deutlich Verbesserung der Lebenserwartung erzielt werden (Abb. 5.1.15). Entscheidend hierfür ist ein optimaler Operationszeitpunkt: nicht zu früh, um den Patienten nicht unnötig dem Risiko einer Operation unter Einsatz der Herz-Lungen-Maschine sowie dem Blutungsrisiko bei lebenslanger Antikoagulation auszusetzen; nicht zu spät, damit es nicht bereits zu einer irreversiblen Schädigung der linksventrikulären

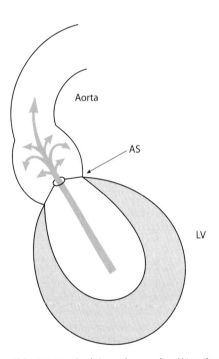

Abb. 5.1.16. Funktionsschema der Hämodynamik bei Aortenstenose, schematische Darstellung. Vor der Stenose: Die Druckbelastung des linken Ventrikels führt zu einer meist massiven Hypertrophie dieser Kammer, ohne dass im Kompensationsstadium eine Dilatation vorliegt (konzentrische Linkshypertrophie). Hinter der Stenose: Durch die Wirbelbildung jenseits der Stenose kommt es zu einer – meist umschriebenen – Dilatation der Aorta (poststenotische Dilatation), die man im Allgemeinen nur bei der valvulären Form findet. Mit freundlicher Genehmigung entnommen aus: Blömer H [1]; *AS* Aortenstenose; *LV* linker Ventrikel

Funktion gekommen ist. Die grundlegenden hämodynamischen Veränderungen und die Druckkurven sowie Auskultationsphänomene sind in den Abb. 5.1.16 und 5.1.17 wiedergegeben.

5.1.3.2 Problemstellung

Die Aortenstenose stellt bei myokardialer Dekompensation das mit Abstand problematischste Herzvitium dar. Ohne Operation (prothetischer Aortenklappenersatz) hat die Aortenklappenstenose mit Abstand die schlechteste Prognose aller Herzvitien.

Im Zentrum der pathophysiologischen Problematik steht wie bei keinem anderen Vitium die über mehrere Mechanismen relevant bedrohte Koronarperfusion.

Die klassischen Symptome (Synkopen, ventrikuläre Herzrhythmusstörungen, Angina pectoris und Belastungsdyspnoe) der Aortenstenose sind überwiegend auf eine inadäquate Koronarperfusion zurückzuführen.

Die Mechanismen, die zu einer Gefährdung der Koronarperfusion führen, beinhalten ein „fixiertes Herzminutenvolumen", das bei körperlicher Anstrengung nicht adäquat ansteigt und somit Schwindel und Belastungssynkopen auslösen kann. Synkopen können jedoch auch in Ruhe infolge Bradykardien oder maligner ventrikulärer Tachykardien auftreten. Die linksventrikuläre Hypertrophie, die in zunehmendem Maße das Kavum verkleinert, bedingt ein verkleinertes Schlagvolumen, das bei Überschreiten einer bestimmten Grenzfrequenz (körperliche Anstrengung, Aufregung) dramatisch absinkt. Eine Erhöhung des linksventrikulären enddiastolischen Druckes, in der Regel bedingt durch die erhebliche Hypertrophie, kann durch eine zusätzlich auftretende Ischämie verstärkt werden und so durch einen Abfall des transmuralen Perfusionsgradienten die Koronardurchblutung zusätzlich beeinträchtigen. Besonders problematisch sind tachykarde Herzrhythmusstörungen (ventrikuläre Tachykardien, Kammerflattern), da sie zu einem drastischen Absinken des Herzminutenvolumens und damit zu einer Abnahme des koronaren Blutflusses führen. Des Weiteren wirken ein Absinken des systemvaskulären Gefäßwiderstandes (medikamentös, Vasodilatatoren), ein Absinken der kardialen Vorlast (Diuretika, Nitrate), sowie das Auftreten von Bradykardien kompromittierend auf die koronare Zirkulation.

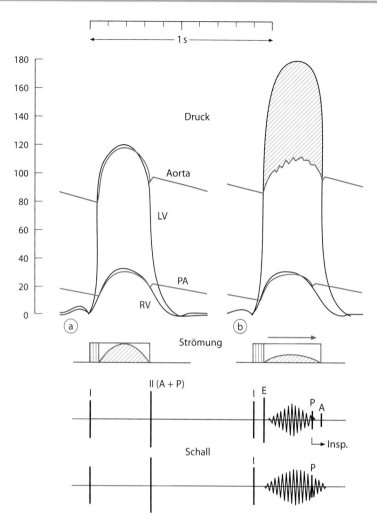

Abb. 5.1.17. Druckkurven und Auskultationsphänomene bei Aortenstenose. Schematische Darstellung der Druck- und Strömungsverhältnisse sowie der Schallphänomene beim Normalfall (a) und bei der Aortenstenose (b). Normalerweise ist der Druck im linken Ventrikel und in der Aorta während der Systole (Austreibungsphase) gleich groß. Im Gegensatz dazu kommt es bei der Aortenstenose während der Austreibungsphase zum Auftreten eines Druckgradienten, d.h. einer Druckdifferenz zwischen linkem Ventrikel und Aorta (rot schraffiert). So ist der Druck vor der stenosierten Klappe, also im linken Ventrikel, erhöht, hinter der stenosierten Klappe, also in der Aorta, erniedrigt. Es liegt eine Druckbelastung des linken Ventrikels vor, die je nach Schweregrad zu einer entsprechenden Verlängerung der linksventrikulären Austreibungszeit führt. In schweren Fällen findet deshalb der Aortenklappenschluss (A) später statt als der Pulmonalklappenschluss (P) umgekehrte Spaltung des zweiten Herztones). Die Strömung durch die verengte Klappe führt zu einer Wirbelbildung, die die Ursache eines entsprechenden systolischen Austreibungsgeräusches mit Spindelform darstellt. In leichten bis mittelschweren Formen von valvulärer Aortenstenose kann es zum Auftreten eines frühsystolischen Auswurftones Ejektionclick kommen; In schweren Fällen fehlen Ejektionclick und Aortenton. Mit freundlicher Genehmigung entnommen aus: Blömer H [1]; *RV* rechter Ventrikel; *PA A. pulmonalis; LV* linker Ventrikel

5.1.3.3 Diagnostik

▌ Klinische Befunde

Angina pectoris ist mit 50–70% das häufigste Symptom. Es handelt sich dabei um typische, von Belastung abhängige Beschwerden. Von den Patienten mit Angina pectoris haben ca. die Hälfte auch signifikante stenotische Veränderungen der Koronararterien. Bei mittelschweren bis schweren Aortenstenosen kann Angina pectoris jedoch auch ohne signifikante Koronarstenosen vorhanden sein.

Synkopen treten bei rund einem Viertel der Patienten mit mittelschwerer bis schwerer Aortenklappenstenose auf. Häufiger noch als Synkopen sind Präsynkopen, welche von den Patienten als Schwindel, Schwarzwerden vor den Augen oder als Bewusstseinseintrübung beschrieben werden. Typischerweise treten Synkopen meist bei körperlichen Belastungen auf und sind Ausdruck einer verminderten zerebralen Perfusion. Bei Anstrengungen kommt es zu einem Abfall des arteriellen Blutdruckes infolge einer peripheren Vasodilatation bei gleichzeitig fixiertem Herzminutenvolumen. Im Rahmen der Synkopen kann es zu ventrikulären Rhythmusstörungen kommen. Eine unter körperlichen Ruhebedingungen auftretende Synkope ist meist Ausdruck einer Kammertachykardie, die sich in der Regel spontan terminiert. Auch intermittierend auftretendes Vorhofflimmern mit schneller AV-Überleitung kann zu präsynkopalen Zuständen führen.

Während eine leichte Dyspnoe bei schwerer Belastung ein uncharakteristisches Symptom ist, welches über Jahre bestehen kann, ist das Auftreten von Dyspnoe bei leichter Belastung und nächtlicher paroxysmaler Dyspnoe prognostisch ernstzunehmen. Zu einer plötzlichen Linksdekompensation mit Lungenödem kommt es nicht selten durch Vorhofflimmern oder einen Frequenzanstieg bei Sinustachykardie. Im fortgeschrittenen Stadium haben die Patienten mit Aortenstenose typischerweise einen niedrigen Blutdruck mit geringer Blutdruckamplitude (Pulsus parvus et tardus).

Von entscheidender diagnostischer Bedeutung ist die Palpation eines systolischen Schwirrens über der Herzbasis, im Jugulum und über den Karotiden. Das Schwirren kann bei älteren Patienten mit Linksdekompensation und kleinem Schlagvolumen fehlen. Der Herzspitzenstoß ist in der Regel verbreitert und hebend. Bei Dekompensation ist er nach links außen verlagert. Der Puls imponiert als Pulsus parvus et tardus, bei älteren Patienten kann jedoch wegen des Elastizitätsverlustes der großen Gefäße der periphere Puls trotz schwerer Aortenstenose weitgehend unauffällig sein.

Der systolische Blutdruck liegt meistens zwischen 100 und 130 mmHg. Die Amplitude beträgt in der Regel 50 mmHg und weniger. Bei älteren Patienten kann jedoch der systolische Blutdruck 150 mmHg übersteigen. In diesen Fällen ist auch die Blutdruckamplitude erhöht. Ein Blutdruck von 160 mmHg systolisch und 80 mmHg diastolisch kann beim älteren Patienten

beispielsweise nicht als Argument gegen das Vorhandensein einer schweren Aortenstenose verwendet werden.

Bei der schweren Aortenstenose mit starren, verkalkten Klappen ist der 2. Herzton abgeschwächt, und der für leichte Aortenstenosen typische Austreibungsklick fehlt in der Regel. Ein Intensitätsabfall des 1. Herztons tritt auf, wenn die Druckanstiegsgeschwindigkeit im linken Ventrikel infolge Linksschenkelblocks oder Linksdekompensation vermindert ist. Auskultatorischer Hauptbefund ist das spindelförmige systolische Austreibungsgeräusch mit Punctum maximum am Erb-Punkt und im 2. ICR rechts parasternal. Das Geräusch strahlt in die Karotiden aus. Ein leises diastolisches Decrescendogeräusch deutet auf ein kombiniertes Aortenvitium mit überwiegender Stenosekomponente hin.

▌ Elektrokardiogramm

Meistens besteht Sinusrhythmus. Liegt Vorhofflimmern vor, muss immer nach einem zusätzlichen Mitralvitium gesucht werden. Bei Patienten über 65 Jahren mit degenerativer, verkalkter Aortenklappenstenose tritt Vorhofflimmern gehäuft auf.

Typische, aber unspezifische EKG-Veränderungen (Abb. 5.1.18) bei schwerer Aortenstenose sind Linkslagetyp, Linkshypertrophie und linkspräkordiale Repolarisationsstörungen sowie eine Hypervoltage und ein positiver Sokolow-Index. Die ST-Strecke verläuft descendierend mit präterminal negativer T-Welle vor allem in I, aVL, V5 und V6. Das Fehlen von linkspräkordialen Repolarisationsstörungen schließt aber eine schwere Aortenstenose nicht aus. Das Auftreten von Vorhofflimmern ist prognostisch ungünstig, da es bei Fehlen eines Mitralvitiums auf eine Dilatation des linken Vorhofs infolge linksventrikulärer Dekompensation hinweist. Chronische Reizleitungsstörungen (AV-Block 1. Grades, Linksschenkelblock) treten mit zunehmender Verkalkung gehäuft auf. Untersuchungen mittels 24-h-Langzeit-EKG bei Patienten mit schweren Aortenstenosen konnten in rund 30% der Fälle schwerwiegende episodische Rhythmusstörungen (AV-Block höheren Grades, Asystolie, Kammertachykardien, Kammerflimmern) dokumentieren.

Bei den kombinierten Aortenvitien sind die Zeichen der Linkshypertrophie und Drehung der Herzachse nach links in der Regel stärker ausgeprägt als bei den reinen Aortenstenosen.

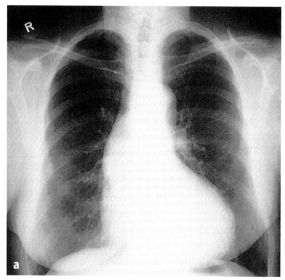

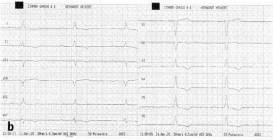

Abb. 5.1.18 a, b. Röntgenbild und EKG. **a** In der p.-a. Aufnahme fällt die Anhebung der Herzspitze und die Elongation-Aorta auf. Aufgrund des Stenosejets wird die aszendierende Aorta aufgeweitet und im Thoraxbild rechts randbildend. **b** Im EKG ist die Linkshypertrophie der dominierende pathologische Befund

▐ Röntgen

Bei der kompensierten Aortenstenose ist das Herz nicht verbreitert, da sich die konzentrische Hypertrophie nach innen entwickelt. Die Herzspitze ist jedoch in der Regel abgerundet, der Quotient aus Herzdurchmesser und Thoraxdurchmesser liegt unter 0,50. Die Aorta ascendens ist jedoch durch das Auftreffen eines meist exzentrischen Jets ektatisch dilatiert und wird oft rechts randbildend. Bei rotierender Durchleuchtung ist Klappenkalk in der Regel nachweisbar.

Im Stadium der Dekompensation ist die Herzsilhouette verbreitert (Abb. 5.1.18). Eine Lungenstauung kann infolge der Linksherzhypertrophie und der dadurch bedingten Compliancestörung auch gelegentlich ohne wesentliche Verbreiterung der Herzsilhouette beobachtet

werden. Bei schwerer Aortenstenose mit Linksdekompensation oder wenn zusätzlich ein Mitralvitium vorliegt, ist der linke Vorhof vergrößert. Bei kombinierten Aortenvitien ist der linke Ventrikel im Stadium der Kompensation bereits vergrößert. In der Regel ist auch die Aorta ascendens stärker dilatiert als bei reiner Aortenstenose.

▐ Echokardiografie

Echokardiografisch zeigen sich eine verdickte und öffnungsbehinderte Aortenklappe sowie eine Hypertrophie des linken Ventrikels (Abb. 5.1.19). Die Doppler-Echokardiografie, transthorakal und transösophageal durchgeführt, erlaubt eine exakte nichtinvasive Messung der Flussgeschwindigkeit über die stenosierte Klappe und eine Berechnung des transvalvulären Gradienten. Durch die farbkodierte Doppler-Echokardiografie kann der Stenosejet sowie sein Auftreffen auf die dilatierte Aortenwurzel sichtbar gemacht werden.

Gelegentlich ist bei schwerer valvulärer Aortenstenose zusätzlich eine subvalvuläre muskuläre Stenose mit asymmetrischer Septumhypertrophie und dem sog. SAM („systolic anterior movement") vorhanden. Ihre Erkennung ist im Hinblick auf eine chirurgische Intervention von großer Bedeutung.

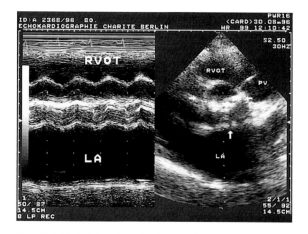

Abb. 5.1.19. Echokardiografie. Dargestellt ist die kurze, quere Achse in Höhe der Klappenebene und der parallel abgeleitete N-mode-Strahl. Erkennbar ist die hochgradig verkalkte und stenosierte Aortenklappe. Im M-mode ist nur noch eine geringe Öffnungsbewegung der nonkoronaren Taschenklappe erkennbar; (*RVOT* rechtsventrikulärer Ausflusstrakt; *LA* linker Vorhof; Pfeile stenosierte Aortenklappe)

Bei kombinierten Aortenvitien sind die Dimensionen des linken Ventrikels vergrößert, und das vordere Mitralsegel zeigt in der Regel feine diastolische Flatterbewegungen.

Mit der Verwendung der multiplanen Sonden kann bei transösophagealer Anschallungstechnik in der Regel sehr exakt die Klappenöffnungsfläche planimetrisch quantifiziert werden, des Weiteren lässt sich eine sehr exakte Aussage über die Morphologie bzw. den Verkalkungsgrad der Aortenklappe machen. Auch können Abszesshöhlen im Klappenring bei aufgesetzten Endokarditiden relativ sicher ausgemacht werden.

▪ **Invasive Befunde**

Die Herzkatheteruntersuchung erlaubt die exakte Erfassung des transstenotischen Gradienten durch simultane Messung des Druckes in der Aorta ascendens sowie im linken Ventrikel mittels eines transseptal über die Vena cava inferior, rechten Vorhof, linken Vorhof und die Mitralklappe vorgeführten Katheters (Brockenbrough-Technik). Für die Diagnose entscheidend ist der systolische Druckgradient zwischen dem linken Ventrikel und der Aorta ascendens. Der linksventrikuläre Spitzendruck ist erhöht und kann in Extremfällen Werte von 300 mmHg erreichen. Eine Einteilung des Schweregrades kann aufgrund des Spitzengradienten nur bei normalem Herzminutenvolumen erfolgen. Vorzuziehen ist jedoch eine Einteilung aufgrund des mittleren Druckgradienten. Unter 30 mmHg liegt eine leichte, bei einem Gradienten zwischen 30 und 50 mmHg eine mittelschwere und bei einem Gradienten von mehr als 50 mmHg eine schwere Aortenklappenstenose vor. In der Regel ist bei normalem Herzminutenvolumen ein Gradient von 40 mmHg auch ein brauchbarer Parameter für die Indikation zum Aortenklappenersatz. Üblich ist auch die Einstufung des Schweregrades aufgrund der aortalen Klappenöffnungsfläche, dabei entspricht eine Fläche von mehr als 1 cm^2 einer leichten, eine Fläche von 0,7–1 cm^2 einer mittelschweren und eine Fläche von weniger als 0,7 cm^2 einer schweren Aortenstenose. Der linksventrikuläre enddiastolische Druck ist bei mäßiger Erhöhung kein Hinweis für eine linksventrikuläre Funktionsstörung. Eine Erhöhung des linksatrialen Mitteldruckes bzw. des Pulmonalkapillardruckes hingegen ist ein zuverlässiger Indikator für eine drohende Linksdekompensation. Typisch für eine fortgeschrittene, erheblich gestörte Myokardfunktion ist der Pulsus alternans.

Bei der Angiokardiografie liegt die Hauptbedeutung in der Erfassung der Kammergröße, -geometrie und -auswurffraktion. In diagnostischer Hinsicht ist die Darstellung in LAO-Projektion zum Nachweis eventuell gleichzeitig vorliegender nichtvalvulärer Stenosen (subvalvuläre muskuläre, subvalvuläre membranöse, subvalvuläre tunnelförmige, supravalvuläre Stenose) wichtig. Durch die supraaortale Kontrastmittelinjektion lässt sich das Ausmaß einer eventuell vorhandenen aortalen Regurgitation abschätzen.

Bei kombinierten Aortenvitien sind linksventrikuläres enddiastolisches Volumen und Muskelmasse stark erhöht, die Austreibungsfraktion liegt eher tiefer als bei Aortenstenose. Während bei der reinen Aortenstenose die klinische Leistungseinbuße mit der objektiv fassbaren linksventrikulären Funktionsstörung einigermaßen parallel einhergeht, besteht bei den kombinierten Vitien nicht selten eine ausgesprochene Diskrepanz zwischen der klinisch auffallend geringen Leistungseinbuße und der schon wesentlich verminderten linksventrikulären Funktion.

Die Koronarangiografie dient zum Ausschluss einer Koronarsklerose. Sie sollte bei Patienten über 35 Jahren immer durchgeführt werden, um eine koronare Herzerkrankung vor einem operativen Klappenersatz auszuschließen.

5.1.3.4 Erfordernisse und Voraussetzungen

Patienten mit einer myokardialen Funktionseinschränkung und entsprechenden Symptomen einer Linksherzinsuffizienz auf dem Boden einer Aortenklappenstenose müssen intensivmedizinisch betreut werden, da zusätzlich zur Linksherzinsuffizienz häufig bradykarde oder tachykarde Herzrhythmusstörungen auftreten.

Wie kein anderes Vitium erfordert die Therapie eine subtile hämodynamische Einstellung. Ein Swan-Ganz-Katheter-Monitoring ist daher wegen der Komplexität des Vitiums mandatorisch. Die Stellung der Diagnose einer schweren Aortenklappenstenose ist in der Regel einfach und erfordert neben der Erfahrung des Untersuchers keinen großen apparativen Aufwand. Die Anamnese ist richtungsweisend. Die klinische Untersuchung, insbesondere die Auskultation, die Palpation, zusammen mit den elektrokardiografischen und den röntgenologischen Befunden der Röntgenthoraxaufnahme liefern weitere Hinweise. In jedem Falle hilfreich ist auch hier wie bei den anderen Herzvitien die Verfügbarkeit bildgebender Verfahren, insbesondere der Echokardiografie. Durch die echokardiografische Erfassung der linksventrikulären Funktion, der Aortenklappenmorphologie in der M-mode- und 2D-Echokardiografie gelingt auch die exakte Vermessung der Dicke des Septums sowie der Hinterwand und darüber hinaus des Diameters des linken Ventrikels. Mittels CW-Doppler gelingt es relativ genau den transvalvulären Druckgradienten zu bestimmen. Die farbkodierte Echokardiografie kann exzentrische Jets durch die stenosierte Aortenklappe sichtbar machen, ebenso bei Vorliegen eines kombinierten Vitiums diastolische Regurgitationsjets. Dazu eignet sich auch hier besonders die transösophageale Darstellung mittels multiplaner Sonde. Ein bettseitiger hämodynamischer Messplatz mit der Möglichkeit der 3fachen Druckregistrierung (rechtsatrial, pulmonalarteriell, systemisch-arterieller Blutdruck) ist bei dekompensierten Patienten mit Aortenklappenstenose, vor allem im kardiogenen Schock, eine Conditio sine qua non. Ein HZV-Computer ist auch bei solchen Patienten äußerst hilfreich. Eine Durchleuchtungsmöglichkeit mittels C-Bogen zur Plazierung des Swan-Ganz-Katheters stellt heutzutage eine absolute Selbstverständlichkeit in entsprechenden Intensivstationen dar.

Patienten mit Aortenklappenstenose sind besonders im Zustand der myokardialen Dekompensation extrem gefährdet bezüglich maligner ventrikulärer, tachykarder Herzrhythmusstörungen. Deshalb ist ein R-Zacken-getriggerter Kardioverter/Defibrillator unbedingt erforderlich, um schnell eine Regularisierung des Herzrhythmus in einen regelmäßigen Sinusrhythmus zu ermöglichen. Sehr hilfreich erscheint auch bei diesen Patienten eine transkutane, kontinuierliche Oxymetrie zur fortlaufenden Messung der Sauerstoffsättigung sowie die Verfügbarkeit eines Blutgasanalysators. Eine gezielte, im Verlaufe der Therapie durchgeführte Blutgasanalyse gibt richtungsweisenden Aufschluss über die Effektivität der betroffenen medikamentösen und interventionellen Therapiemaßnahmen.

5.1.3.5 Phase der Intensivbehandlung

Wichtig ist die Stellung der Diagnose einer Aortenstenose. Sie wird gerade bei älteren Patienten mit Herzinsuffizienz und „low output" mit und

ohne Lungenstauung übersehen. Da die überwiegende Mehrzahl der Patienten mit schwerer Aortenklappenstenose infolge eines erhöhten Sympathikotonus (körperliche Anstrengung, Aufregung) über die Frequenz myokardial dekompensieren, kommt der Frequenzkontrolle eine primäre Bedeutung zu. Hierzu eignen sich besonders Betablocker (Tabelle 5.1.3) wie der β_1-selektive Betarezeptorenblocker Metoprolol. Wenn mit niedrigen Dosierungen begonnen wird, sind Betarezeptorenblocker auch bei Vorliegen einer erheblichen Lungenstauung sichere Substanzen. Durch die Senkung der Herzfrequenz kommt es zu einer Verbesserung der diastolischen Koronarperfusion, zu einem Anstieg des Schlagvolumens, der transvalvuläre Gradient sowie der Pulmonalkapillardruck sinken. Die initiale Dosierung beträgt für Metoprolol 1–2 mg i.v. Dosiserhöhungen können langsam kontinuierlich in 5-minütigen Abständen vorgenommen werden, wenn der Patient auf die initiale bzw. vorherige Dosis gut angesprochen hat und das Schlagvolumen steigt.

Tabelle 5.1.3. Hämodynamik vor und unter Betablockade. Zusammenstellung der hämodynamischen Daten von 18 Patienten mit Aortenstenose vor und unter Betablockertherapie. Durch die erzielte Frequenzsenkung kommt es zu einer deutlichen Steigerung des Schlagvolumens und Herzminutenvolumens sowie zu einer ausgeprägten Abnahme des pulmonalkapillären Verschlussdruckes

Dekompensierte Aortenklappenstenose		Vor Betablockade	Unter Betablockade
HF	**[1/min]**	**130 ± 19**	**88 ± 15**
RAP	[mmHg]	21 ± 5	15 ± 6
PAPm	[mmHg]	44 ± 9	27 ± 7
PCWP	[mmHg]	36 ± 8	18 ± 8
HMV	[l/min]	2,2 ± 0,5	3,5 ± 0,7
SV	**[ml]**	**17 ± 4**	**39 ± 8**
APsyst	[mmHg]	94 ± 9	118 ± 12
APdiast	[mmHg]	82 ± 7	85 ± 7
N = 18; Mittelwerte ± SEM			

HF Herzfrequenz; *RAP* rechtsatrialer Druck; *PAPm* pulmonalarterieller Mitteldruck; *PCWP* pulmonalkapillärer Verschlussdruck; *HMV* Herzminutenvolumen; *SV* Schlagvolumen; *APsyst* systolischer arterieller Druck; *APdiast* diastolischer arterieller Druck

Ist dieses Therapieziel erreicht und eine Frequenzstabilisierung gelungen, kann dann vorsichtig mit der Gabe von Nitraten begonnen werden, um zusätzlich die Vorlast und den Pulmonalkapillardruck weiter zu senken. Diuretika können bei hydropischer Dekompensation gegeben werden (Furosemid 40–80 mg, Etacrynsäure 50 mg), sobald der arterielle Druck oberhalb der renalen Perfusionsschwelle stabilisiert ist. Ansonsten ist ein kontrollierter Volumenentzug mittels Hämofiltration (CVVH, CAVH) hilfreich.

Positiv-inotrope Substanzen dürfen bei Vorliegen einer schweren Aortenklappenstenose nur mit größter Vorsicht und Zurückhaltung gegeben werden. Die Indikation für Digitalis ist bei Vorhofflimmern in jedem Fall gegeben. PDE-III-Inhibitoren (Amrinon, Enoximon, Milrinon) sind gefährlich, da sie zum einen durch ihre positiv-inotrope Wirkung den transvalvulären Druckgradienten erhöhen, zum anderen wirken sie zum Teil stark vasodilatatorisch im arteriellen Schenkel des Gefäßbettes und können so zu einer kritischen Senkung des systemvaskulären Gefäßwiderstandes und damit zur Gefährdung der Koronarperfusion führen. Außerdem kommt es oft durch diese Substanzen zu einer Frequenzerhöhung, was wiederum die diastolische Koronarperfusion verschlechtert. Bei Vorliegen einer signifikanten Myokardhypertrophie werden oft maligne ventrikuläre Rhythmusstörungen induziert.

Die Indikation für die Anwendung einer intraaortalen Ballonpumpe sollte großzügig gestellt werden, besonders wenn eine begleitende koronare Herzerkrankung mit kritischen Stenosen vorliegt. Durch das diastolische Aufblasen des in der Aorta platzierten Ballons kommt es zu einer nachhaltigen Steigerung des koronaren Perfusionsdruckes und Koronarflusses.

In jedem Falle ist ein schnellstmöglicher operativer Aortenklappenersatz anzustreben. Sollte eine Stabilisierung des dekompensierten Patienten mit allen oben genannten Maßnahmen nicht möglich sein, andererseits aber von den Herzchirurgen wegen der schlechten linksventrikulären Funktion das perioperative Risiko als zu hoch eingestuft werden, besteht noch die Möglichkeit einer Aortenklappenvalvuloplastie, welche beim Erwachsenen mit niedrigem Herzminutenvolumen eine dramatische Verminderung des Druckgradienten und somit wirksame Entlastung des linken Ventrikels herbeiführen kann. Gelingt eine solche Klappensprengung und damit weitgehende Beseitigung

des Druckgradienten, können dann Vasodilatatoren und positiv-inotrope Substanzen, insbesondere die PDE-III-Inhibitoren, zum Einsatz gebracht werden. Eine Rekompensation gelingt dann bei vielen dieser Patienten, sodass zu einem späteren Zeitpunkt (z. B. nach 2–4 Wochen) in deutlich gebessertem klinischen Zustand ein operativer Aortenklappenersatz vorgenommen werden kann. Des Weiteren erlaubt ein solches Prozedere eine Aussage über die postoperative Prognose solcher Patienten. Eine Verbesserung der Hämodynamik, eine Abnahme der Lungenstauung sowie eine Abnahme der Herzgröße in den ersten 14 Tagen nach erfolgreicher Valvuloplastie lassen erhoffen, dass ein operativer Aortenklappenersatz zu einer nachhaltigen Verbesserung der linksventrikulären Funktion und somit der Klinik sowie der Prognose des Patienten führen wird.

5.1.3.6 Monitoring und Messtechnik

Die erfolgreiche Behandlung einer dekompensierten Aortenklappenstenose stellt höchste Anforderungen an Ärzte und Technik der Intensivstation. Das Vorhandensein einer bettseitigen Hämodynamikeinheit vorzugsweise mit der Möglichkeit einer 3fachen simultanen Druckregistrierung für den Pulmonalisdruck, den rechtsatrialen Druck sowie den systemarteriellen Blutdruck und eine fortlaufende EKG-Aufzeichnung sind dringend erforderlich. Eine solche Einheit sollte auch einen Thermodilutionscomputer enthalten, der schnell und zuverlässig die Quantifizierung des Herzminutenvolumens ermöglicht. Die Einheit sollte zweckmäßigerweise mit einem adäquaten Dokumentationssystem ausgerüstet sein, um retrospektiv das therapeutische Management nachvollziehen zu können und die Reaktionen auf die verschiedenen Therapieschritte und Interventionen schnell beurteilen zu können.

Das fortlaufende invasive Therapiemonitoring mit einem in der Arteria pulmonalis platzierten Swan-Ganz-Katheter ist somit bei instabilen hämodynamischen Verhältnissen zwingend erforderlich für die gezielte medikamentöse Therapie. Eine solche Einheit erleichtert die Therapiekontrolle, Überwachung und gezielte Therapiesteuerung zu jedem Zeitpunkt bei diesen schwerstkranken Patienten. Eine transkutane Pulsoxymetrie ist hilfreich, um durch die fortlaufende Anzeige des transkutanen Sauerstoffgehalts Rückschlüsse auf den Blutfluss der Peripherie ziehen zu können. Die fortlaufende Anzeige der Körperkerntemperatur, gemessen über den in der Spitze des Katheters befindlichen Thermistor, ermöglicht das rechtzeitige Erkennen infektiöser Konstellationen, insbesondere bei längerer Verweildauer des Katheters.

Ein Echokardiografiegerät stellt einen enormen Vorteil für die Diagnosestellung und die Beurteilung der Therapieeffektivität bei dekompensierter Aortenklappenstenose dar. Mit der M-mode-und 2D-Darstellung gibt die Echokardiografie sowohl in der transthorakalen als auch in der transösophagealen Anschalltechnik einen schnellen Überblick über die Klappenmorphologie (Verkalkungsgrad, Beweglichkeit, Klappenringverkalkungen, Beschaffenheit des linksventrikulären Ausflusstraktes) und ermöglicht die gleichzeitige exakte Vermessung des linken Ventrikels, des linken Vorhofs, der Dicke von Septum und Hinterwand. In transösophagealer Anschalltechnik lässt sich die Aortenklappe sehr gut darstellen mit der Möglichkeit einer planimetrischen Bestimmung der Aortenklappenöffnungsfläche. Mit der farbkodierten Doppler-Echokardiografie gelingt darüber hinaus eine Visualisierung des systolischen Jets sowie eventueller Regurgitationen an der Aortenklappe, was für den Einsatz der intraaortalen Gegenpulsationspumpe von enormer Bedeutung ist. Der transvalvuläre Druckgradient kann zuverlässig quantifiziert werden und stellt einen Eckpfeiler für den Therapieverlauf dar. Die mittlerweile eingeführten multiplanen transösophagealen Sonden liefern eine unvergleichliche Qualität der Bildwiedergabe, vor allem während intensivmedizinischer Maßnahmen oder interventioneller Verfahren (Valvuloplastie).

Ein Blutgasanalysator zur diskontinuierlichen Bestimmung der Sauerstoff- und Kohlendioxydpartialdrücke sowie des Säure-Basen-Status gehören ebenso zum Standard wie ein R-Zacken-getriggerter Kardioverter/Defibrillator sowie ein Gerät zur extrakorporalen Flüssigkeitselimination (CVVH, CAVH).

Eine intraaortale Gegenpulsationspumpe (IABP) bietet gerade den Patienten mit dekompensierter Aortenklappenstenose einen besonderen Vorteil und kann lebensrettend sein, wenn zusätzlich noch eine stenosierende koronare Herzerkrankung das schwere Krankheitsbild kompliziert. Die transkutane Platzierung des Ballonkatheters gelingt schnell und zuverlässig mit Hilfe eines C-Bogens oder mittels fortlaufender Druckregistrierung am bettseitigen Monitor.

Die Durchführung einer perkutanen transvalvulären Ballonvalvuloplastie ist gebunden an das Vorhandensein eines Linksherzkatheterplatzes, vorzugsweise in biplaner Ausführung. Diese kostenaufwändigen Anlagen sind jedoch vergleichsweise wenigen Zentren vorbehalten, gegebenenfalls muss nach Erreichen einer stabilen Hämodynamik ein solcher Patient in ein entsprechendes Zentrum möglichst schnell überführt werden. Das Instrumentarium für die Ballonvalvuloplastie ist käuflich erhältlich und enthält sämtliche notwendigen Instrumentarien in Form eines Fertigsets inklusive des Valvuloplastiekatheters.

Die Verfügbarkeit eines Beatmungsgerätes ist selbstverständlich. Gerade bei der dekompensierten Aortenklappenstenose mit Lungenstauung sollte die Indikation für eine rechtzeitige endotracheale Intubation mit konsekutiver PEEP-Beatmung großzügig und nicht zu spät gestellt werden.

5.1.3.7 Diagnostik- und Therapieschema

Das in Abb. 5.1.20 und Abb. 5.1.21 unten wiedergegebene diagnostische und therapeutische Schema stellt den groben Handlungsablauf bei Eintreten eines Notfalls infolge Dekompensation einer schweren Aortenstenose mit Ausbildung einer schweren Lungenstauung bzw. eines Lungenödems dar.

5.1.3.8 Erfolgskontrolle

Die Effektivität aller zum Einsatz gebrachten Maßnahmen, seien es nun pharmakotherapeutische, maschinelle oder interventionell-operative Therapieverfahren bemessen sich ausschließlich am klinischen Zustand des Patienten. Ist beim akut dekompensierten Patienten mit einer Aortenklappenstenose eine klinische Besserung durch pharmakotherapeutische Maßnahmen erreicht worden, sodass eine Operation möglich wird, ist dies primär als Erfolg zu werten. In der Regel korreliert das klinische Bild sehr eng mit den fortlaufend gemessenen hämodynamischen Parametern (Swan-Ganz-Katheter) sowie den echokardiografischen Daten. Des Weiteren besteht eine enge Korrelation zu den Blutgasanalysen und dem Säure-Basen-Status. Von

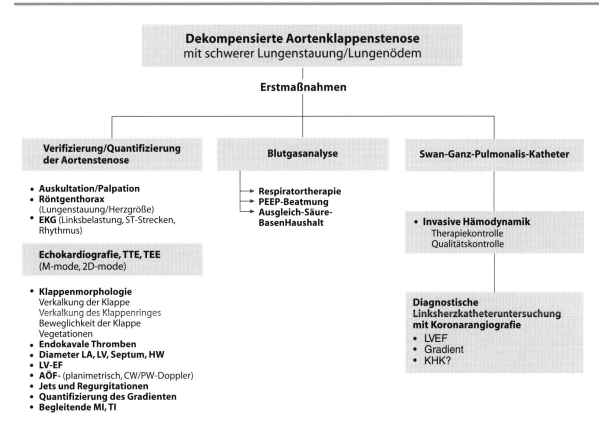

Abb. 5.1.20. Diagnostikschema bei dekompensierter Aortenklappenstenose

den invasiv gemessenen hämodynamischen Daten sind der Pulmonalkapillardruck, die Herzfrequenz und das Schlagvolumen als primäre therapeutische Zielparameter zu betrachten. Der letztendlich angestrebte Erfolg aller therapeutischer Maßnahmen besteht in der Realisierung eines operativen Aortenklappenersatzes als Kausaltherapie. Die einzelnen, sicherlich individuell sehr unterschiedlichen Maßnahmen zum Erreichen dieses Ziels müssen individuell erwogen und bewertet werden.

5.1.3.9 Stellung im therapeutischen Gesamtkonzept

Die dekompensierte Aortenklappenstenose stellt die komplizierteste hämodynamische Konstellation für die Therapie der Herzinsuffizienz dar. In mehrerlei Hinsicht gebührt der Aortenstenose als Ursache für eine Herzinsuffizienz eine absolute Ausnahmestellung. Die wirksamsten pharmakotherapeutischen Maßnahmen der Standardtherapie bei Herzinsuffizienz (Vasodila-

tatoren, positiv inotrope Substanzen) sind bei der Aortenklappenstenose kontraindiziert, venöse Vasodilatatoren (Nitrate) nur mit äußerster Vorsicht anwendbar. Kompliziert wird das gesamte therapeutische Management auch dadurch, dass Aortenklappenstenosen bei über 65-Jährigen in über der Hälfte der Fälle mit einer stenosierenden koronaren Herzerkrankung vergesellschaftet sind. Die größten Schwierigkeiten bereiten diese Patienten, wenn ihre Diagnose bislang unbekannt ist und sie unter dem Bild einer schweren, hydropisch dekompensierten Herzinsuffizienz in die Klinik eingeliefert werden. Wird die Ätiologie der Herzinsuffizienz bei diesen Patienten als Aortenstenose nicht erkannt, sind die üblichen therapeutischen Maßnahmen wenig effektiv bzw. können den Zustand des Patienten weiter verschlechtern. Deshalb sollte immer an die Diagnose eines Aortenvitiums als zugrunde liegende Ursache einer myokardialen Dekompensation gedacht werden und durch eine schnelle, sorgfältige Diagnostik eine Aortenklappenstenose ausgeschlossen werden.

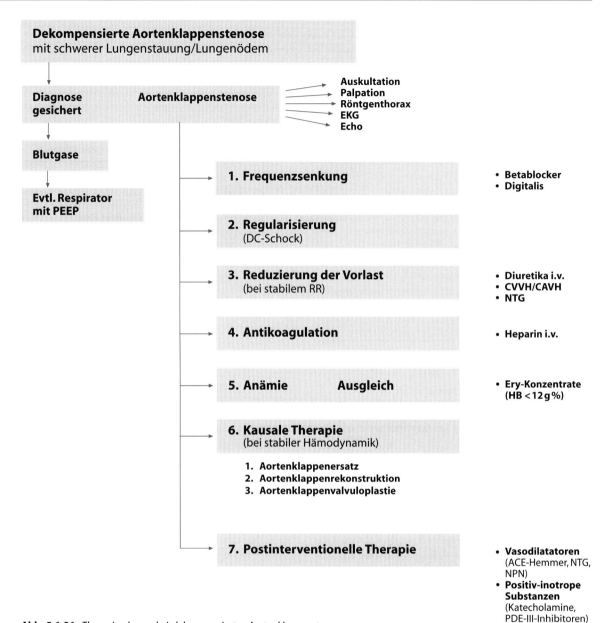

Abb. 5.1.21. Therapieschema bei dekompensierter Aortenklappenstenose

▮ **Datenblatt** (s. S. 541)

5.1.4 Aortenklappeninsuffizienz

5.1.4.1 Grundlagen

Unter einer Aortenklappeninsuffizienz versteht man einen retrograden Fluss von der Aorta in den linken Ventrikel durch die schlussunfähige Aortenklappe. Das Vitium kann sich bei einer akuten Endokarditis innerhalb von Tagen entwickeln und somit zu einer akuten Volumenbelastung des linken Ventrikels führen. Bei der chronischen Aorteninsuffizienz kommen viele Ätiologien in Frage, so die idiopatische Degeneration der Aortenklappen oder Aortenwurzel, eine rheumatische Herzerkrankung, eine in Schüben verlaufende rezidivierende infektiöse Endokarditis, eine myxomatöse Degeneration sowie ein Trauma. Als weitere Ätiologie einer akut auftretenden Aortenklappeninsuffizienz ist das retrograd dissezierende Aortenaneurysma mit konsekutivem Klappeneinriss (Dissektionstyp A) zu erwähnen. Es kommt vor allem bei Hypertonikern und bei selteneren anderen Grunderkrankungen vor wie beim Reiter-Syndrom, bei einer rheumatischen oder psoriatischen Arthritis, einem systemischen Lupus erythematodes, einer Arthritis sowie sehr selten auch bei der Colitis ulcerosa vor. Weitere seltene Ursachen sind die luetische Aortitis, das Marfan-Syndrom, das Aortenbogensyndrom (Takayasu-Syndrom), Ruptur des Sinus valsalvae, Riesenzellarteriitis sowie das Ehlers-Danlos-Syndrom. Bei der chronischen Aorteninsuffizienz sind das linksventrikuläre Volumen und das linksventrikuläre Schlagvolumen erhöht, weil der linke Ventrikel zusätzlich zu dem normalen Volumen, das aus den Lungenvenen kommt, in der Diastole zurückfließendes Blut aus der Aorta erhält (Abb. 5.1.22 und 5.1.23). Mit der Dilatation geht immer eine konzentrische Hypertrophie des linken Ventrikels einher. Im Endstadium liegt ein Cor bovinum vor, dieses ist das größte und schwerste Herz in der Herzpathologie. Viele Patienten mit chronischer Aorteninsuffizienz bleiben über Jahrzehnte asymptomatisch. Mit Abnahme der Dehnbarkeit des linken Ventrikels infolge Fibrosebildung kommt es zur Kontraktionseinschränkung. Folgen sind eine Abnahme der Auswurffraktion und das Auftreten klinischer Symptome im Sinne eines Vorwärts- und Rückwärtsversagens.

Bei der chronischen schweren Aorteninsuffizienz ist die linke Kammer massiv vergrößert und die Wanddicke liegt im obersten Normbereich oder sie ist leicht verdickt. Die Muskelmasse ist insgesamt stark gesteigert.

Die Schlussunfähigkeit der Aortenklappen führt zu einem diastolischen Blutrückstrom und damit zu einer Volumenbelastung der linken Kammer. Das Ausmaß des diastolischen Rückstroms hängt ab von der diastolischen aortalen Klappenöffnungsfläche, vom diastolischen Gradienten zwischen Aortendruck und linksventrikulärem enddiastolischen Druck sowie von der Dauer der Diastole. Dass eine Senkung des peripheren Widerstandes (z. B. mit Nitroprussidnatrium) die aortale Regurgitation vermindert, ist unbestritten. Bezüglich des Einflusses der Herzfrequenzerhöhung auf die aortale Regurgitationsfraktion, welche die Gesamtdiastolendauer pro Minute auf Kosten der Gesamtsystolendauer vermindert, sind die Ansichten nicht einheitlich. Erfolgt die Frequenzerhöhung nicht durch elektrische Stimulation, sondern im Rahmen dynamischer Belastung, bei welcher aber gleichzeitig der periphere arterielle Gefäßwiderstand abnimmt, nimmt die aortale Regurgitationsfraktion ab. Bei mittlerer Belastung halten sich die Abnahme des Regurgitationsvolumens und die Zunahme des Vorwärtsvolumens ungefähr die Waage. Die Abnahme des aortalen Regurgitationsvolumens unter Belastung ist, sofern die Myokardfunktion normal ist, von einer Abnahme des linksventrikulären enddiastolischen Druckes begleitet. Beide Mechanismen (Abnahme des Regurgitationsvolumens zugunsten des Vorwärtsvolumens und Abfall des linksventrikulären enddiastolischen Druckes unter Belastung) sind dafür verantwortlich, dass Patienten mit

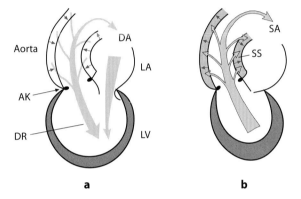

Abb. 5.1.22 a–b. Funktionsschema der Hämodynamik bei Aorteninsuffizienz. Schematische Darstellung: **a** Während der Diastole wird der linke Ventrikel bei der Aorteninsuffizienz von 2 Seiten her aufgefüllt; zum einen auf dem normalen Weg durch die Mitralklappe, zum anderen durch die Blutregurgitation aus der Aorta. Der linke Ventrikel hat damit ein größeres Blutvolumen diastolisch aufzunehmen, als dies normalerweise der Fall ist; er ist volumenbelastet. **b** Während der Systole hat der linke Ventrikel ein ebenfalls gegenüber der Norm vergrößertes Schlagvolumen auszuwerfen. Während sich der diastolische Bluteinstrom auf 2 Klappen, die Aorten- und Mitralklappe, verteilt, geht der vergrößerte systolische Blutausstrom durch eine einzige Klappe, die Aortenklappe, vor sich, die deshalb ebenfalls volumenbelastet ist. Durch die insuffiziente Aortenklappe wird die Windkesselfunktion weitgehend aufgehoben: Das während der Systole von der sich erweiternden Aorta aufgenommene Blutvolumen (systolisches Speichervolumen, *SS*) fließt hier nicht, wie dies normalerweise der Fall ist, als diastolisches Abflussvolumen zur Peripherie (*DA*) sondern größtenteils durch die insuffiziente Aortenklappe zurück in den linken Ventrikel (Regurgitationsvolumen, *DR*). Die Durchblutung der Körperperipherie geht deshalb bei der Aorteninsuffizienz mehr oder weniger stoßweise vor sich, die Kontinuität der Blutströmung ist weitgehend aufgehoben; *AK* Aortenklappe; *LA* linker Vorhof; *LV* linker Ventrikel; *SA* systolische Abschlussvolumen. Mit freundlicher Genehmigung entnommen aus: Blömer H [1]

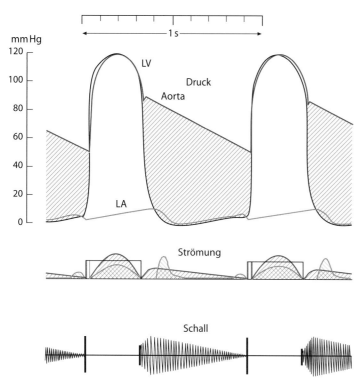

Abb. 5.1.23. Druckkurven und Auskultationsphänomene bei Aorteninsuffizienz. Schematische Darstellung der Druck- und Strömungsverhältnisse sowie der sich daraus ergebenden Schallphänomene bei der Aorteninsuffizienz. Infolge der Schlussunfähigkeit der Aortenklappe kommt es vom Beginn der Diastole an zu einer Blutregurgitation aus der Aorta als dem Ort höheren Druckes in den linken Ventrikel als dem Ort niedrigeren Druckes (rot schraffiert). Das Druckgefälle steigt mit dem diastolisch absinkenden Ventrikeldruck zunächst an, es erreicht sein Maximum am Fußpunkt der Ventrikeldruckkurve, der etwa der frühdiastolischen Füllungsphase zeitlich entspricht und wird mit zunehmender Diastole wieder kleiner (rot schraffiert). Dementsprechend setzt auch das Geräusch analog der Regurgitationsströmung sofort nach dem zweiten Herzton ein, es schwillt zunächst noch etwas an und klingt dann decrescendoartig während der Diastole wieder ab. In Fällen von hochgradiger Aorteninsuffizienz kann es infolge der starken Blutregurgitation zu einem zunehmenden Anstieg des Ventrikeldruckes kommen, der gegen Ende der Diastole sogar den Vorhofdruck übersteigen kann. In derartigen Fällen kommt es gegen Ende der Diastole zum Auftreten eines umgekehrten Druckgradienten, der zum vorzeitigen Schluss der Mitralklappe führt, wodurch der erste Herzton leise wird. Die Drucksteigerung im linken Ventrikel kann dabei so ausgeprägt sein, dass es gegen Ende der Diastole sogar zum Druckausgleich zwischen Aorta und linkem Ventrikel kommen kann. Der diastolische Blutdruck entspricht in diesen Fällen dann etwa dem enddiastolischen Ventrikeldruck; *LV* linker Ventrikel; *LA* linker Vorhof
Mit freundlicher Genehmigung entnommen aus: Blömer H [1]

schwerer Aorteninsuffizienz oft über Jahre hinweg beschwerdefrei bleiben und normal leistungsfähig sind.

Das erhöhte linksventrikuläre Schlagvolumen und der diastolische Blutrückstrom in den linken Ventrikel führen zu einer Erhöhung der Blutdruckamplitude (Pulsus celer et altus, homo pulsans). Der systolische Spitzendruck ist dabei meist erhöht und der diastolische Aortendruck erniedrigt (Abb. 5.1.23). Mit zunehmender Dauer der Erkrankung steigt der linksventrikuläre enddiastolische Druck zunächst unter Belastung, in fortgeschrittenem Stadium auch unter Ruhebedingungen an. Bei progredienter Klappende-

struktion (z. B. rezidivierende Schübe einer Endokarditis) fällt der diastolische Blutdruck weiter ab. Damit wird in zunehmendem Maße auch der diastolische Koronarperfusionsdruck und der Blutfluss in den Koronararterien vermindert, da der diastolische Koronarfluss determiniert ist durch den Druckgradienten zwischen dem diastolischen Aortendruck und dem diastolischen linksventrikulären Druck. Dadurch kann es in fortgeschrittenen Stadien zu typischer Angina pectoris kommen, ohne dass signifikante Koronararterienstenosen vorhanden sind.

Kommt es bei einer chronischen Aortenklappeninsuffizienz zu einer deutlichen Erhöhung des linksatrialen Mitteldruckes, liegt bereits ein weit fortgeschrittenes Stadium vor. Bei den schwersten Regurgitationen (namentlich bei der akuten Endokarditis, dem akutem Prothesenausriss mit Embolisation der Prothese) steigt diastolisch der linksventrikuläre Druck so stark an, dass die Mitralklappe vorzeitig geschlossen wird und der koronare Blutfluss bereits im ersten Drittel der Diastole sistiert. Diese Veränderungen der Hämodynamik haben allergrößte Konsequenzen für das therapeutische Vorgehen bei Patienten mit schwerer dekompensierter Herzinsuffizienz auf dem Boden einer Aortenklappeninsuffizienz.

Schließlich gibt es noch verschiedene Formen von postoperativen Aortenklappeninsuffizienzen. Nach prothetischem Aortenklappenersatz kann ein paravalvuläres Leck auftreten, des Weiteren können sowohl künstliche Ventile als auch Bioprothesen durch verschiedene Funktionsstörungen (Klappenthrombosen) schlussunfähig werden und so eine Aortenklappeninsuffizienz bedingen.

5.1.4.2 Problemstellung

Wenn Patienten mit Aortenklappeninsuffizienz in einem Zustand schwerer linksventrikulärer Dekompensation als Notfall in die Klinik eingeliefert werden, handelt es sich entweder um eine mittelschwere bis schwere chronische Verlaufsform mit erstmaliger oder bereits mehrmaliger akuter Dekompensation oder um ein hochakutes Geschehen mit Neuausbildung bzw. Erstmanifestation einer Aortenklappeninsuffizienz (akute Endokarditis, dissezierendes Aortenaneurysma etc.). Obwohl die Therapie (s. u.) gleichgerichtet in beiden Fällen erfolgt, ist eine Differenzierung mittels Elektrokardiografie, Röntgenthorax und Echokardiografie möglich und sinnvoll. Das Fehlen linksventrikulärer Zeichen für eine Druck- und Volumenbelastung im Elektrokardiogramm, eine weitgehend normale Herzgröße und eine unauffällige Herzkonfiguration trotz eindeutiger Zeichen einer Lungenstauung im Röntgenthorax lassen eine akute Genese der Aortenklappeninsuffizienz als äußerst wahrscheinlich erscheinen. Zusätzlich hilfreich ist der Nachweis von echokardiografisch sichtbaren Vegetationen an der Aortenklappe, die neben dem klinischen Bild die Diagnose einer akuten Endokarditis wahrscheinlich machen. Neben einer rasch progredienten myokardialen Dekom-

pensation kann bei der akuten Aortenklappeninsuffizienz sehr schnell eine Limitierung dahingehend entstehen, dass bei rasch ansteigendem linksventrikulären enddiastolischen Druck und gleichzeitig fallendem diastolischen Aortendruck der koronare Perfusionsgradient rapide abnimmt und Ischämien mit pektanginöser Symptomatik sowie ebenfalls ischämiebedingte Herzrhythmusstörungen auftreten können. Ein solcher Ablauf ist zu beobachten bei Patienten nach postoperativem Aortenklappenersatz, bei denen die Prothesen infolge eines entzündlich-infiltrativ aufgeweichten Klappenrings ausreißen und unter Umständen in die Peripherie embolisieren. Der koronare Perfusionsgradient (diastolischer Aortendruck minus linksventrikulärer enddiastolischer Druck) kann hier rasch limitierend werden und das Bild einer akuten Linksdekompensation bezüglich des fulminanten Verlaufs aggravieren.

5.1.4.3 Diagnostik

▌ Klinische Befunde

Gerade bei der akut aufgetretenen Aorteninsuffizienz ist die Diagnose häufig durch die Inspektion zu stellen. Es finden sich ausgeprägte Pulsationen im Jugulum und im Bereich der Karotiden. Die arteriellen Pulsationen können den umgebenden Geweben mitgeteilt werden, sodass bei schweren Aorteninsuffizienzen pulssynchrone Bewegungen des Kopfes (Musset-Zeichen) und des gesamten Epigastriums beobachtet werden können. Bei leichter Kompression des Nagelfalzes lässt sich der systolisch-diastolische Füllungsunterschied der präkapillären Arteriolen als pulsierende Demarkationslinie darstellen. Der Gesamtaspekt bietet typischerweise das Bild eines „homo pulsans".

Typisch ist der Pulsus celer et altus. Über der Herzbasis und im Jugulum kann ein Schwirren palpiert werden. Der Herzspitzenstoß ist verbreitert, bei der chronischen Aorteninsuffizienz verlagert und hebend.

Da bei schwerer Aorteninsuffizienz häufig spontane Arterientöne vorhanden sind, muss der diastolische Blutdruck beim Leiserwerden der Korotkoff-Töne bestimmt werden. Typisch ist die hohe Blutdruckamplitude (90 mmHg und mehr), die durch eine leichte Erhöhung des systolischen Druckes und besonders deutlich durch eine drastische Verminderung des diastolischen

Blutdruckes zustande kommt. Bei Patienten unter 40 Jahren schließt ein diastolischer Blutdruck von mehr als 70 mmHg eine schwere chronische Aorteninsuffizienz aus. Im Alter kann jedoch bei einem diastolischen Blutdruck von 70–90 mmHg und einer Blutdruckamplitude von mehr als 100 mmHg eine schwere Aorteninsuffizienz vorliegen bzw. schließen eine solche nicht aus, da infolge Verkalkung der großen Gefäße die Windkesselfunktion insbesondere der Aorta nachhaltig beeinträchtigt ist und zusätzlich oftmals eine Tachykardie vorliegt.

Richtungsweisend ist der Auskultationsbefund: Die aortale Komponente des 2. Herztons ist in der Regel akzentuiert, bei schweren Formen mit chronischem Verlauf kann der 2. Herzton fehlen. In der frühen Systole ist ein lauter Austreibungston hörbar, häufig auch ein aortaler „ejection click". Typisch für die Aortenklappeninsuffizienz ist das gießende diastolische Decrescendogeräusch mit Punctum maximum im 2. ICR rechts parasternal sowie am Erb-Punkt. Es ist am besten in sitzender Position bei vornüber geneigtem Oberkörper auskultierbar. Dieses Geräusch, zusammen mit dem aortalen Austreibungsgeräusch hat oft die Intensität eines Knalles („pistol shot") und ist noch über den Femoralarterien sowie über den Arteriae brachiales auskultierbar in Form eines systolisch-diastolischen Geräusches (Abb. 5.1.22 und 5.1.23). Je schwerer der Grad der Insuffizienz ist, desto kürzer imponiert das Refluxdiastolikum.

Bei schwerer Aortenklappeninsuffizienz ist an der Herzspitze ein diastolisches Füllungsgeräusch von rollendem Charakter (Austin-Flint-Geräusch) auskultierbar. Dieses Geräusch kommt durch turbulente Strömung infolge hoher Bluteinstromgeschwindigkeit aus dem linken Vorhof bei bereits partiellem diastolischen Schluss der Mitralklappen zustande („begleitende, relative Mitralstenose"). Diese muss unbedingt gegenüber einer begleitenden organischen Mitralstenose abgegrenzt werden.

█ Elektrokardiogramm

In der Regel liegt Sinusrhythmus (Abb. 5.1.24) vor. In fortgeschrittenen Fällen kann Vorhofflimmern auftreten, dies ist jedoch insgesamt sehr selten. Das PQ-Intervall ist bei einem Drittel der Patienten verlängert. Zeichen einer Linkshypertrophie ohne Repolarisationsstörungen werden als typisch für die diastolische Volu-

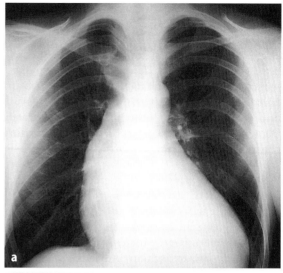

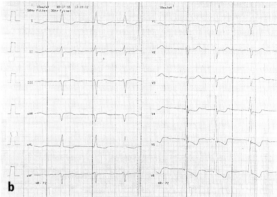

Abb. 5.1.24 a–b. Röntgenbild und EKG. **a** Im p.-a. Bild ist die deutliche linksventrikuläre Vergrößerung und die Elongation der Aorta ascendens erkennbar. **b** Elektrokardiografisch sind die Linksbelastungszeichen wegweisend

menbelastung betrachtet. Bei Patienten mit schwerer Aorteninsuffizienz über 45 Jahren liegt aber in mehr als der Hälfte der Fälle auch eine Repolarisationsstörung vor, hier muss nach einer begleitenden koronaren Herzerkrankung mit hämodynamisch wirksamen Koronarstenosen gefahndet werden. Bei der akuten Aortenklappeninsuffizienz fehlen elektrokardiografisch wegweisende Veränderungen, insbesondere für eine ausgeprägte Linkshypertrophie.

█ Röntgen

Im p.-a. Thoraxbild ist der linke Ventrikel entsprechend dem Schweregrad der chronischen Aorteninsuffizienz vergrößert (Abb. 5.1.24). Die Aorta ascendens ist in der Regel nur mäßiggradig erweitert. Eine massive Dilatation der Aorta

ascendens findet sich bei der zystischen Media-
degeneration, beim Aneurysma dissecans sowie
bei der luetischen Aorteninsuffizienz. Zur Beurteilung des Schweregrades und der Prognose einer Aorteninsuffizienz ist der Quotient aus
Herzdurchmesser/Thoraxdurchmesser von her-
vorragender Bedeutung. Ist dieser Quotient über
0,56 erhöht, liegt in der Regel eine Linksinsuffizienz vor, meist bereits verbunden mit deutlichen Zeichen der pulmonalen Stauung.

Im lateralen Thoraxbild ist der retrokardiale
Raum durch den vergrößerten linken Ventrikel
teilweise oder ganz ausgefüllt, Klappenkalk fehlt
in der Regel.

Bei der akuten Aortenklappeninsuffizienz besteht keine oder nur eine unwesentliche Vergrößerung der Herzsilhouette im p.-a. Thoraxbild, obwohl deutliche Zeichen einer pulmonalen Stauung mit prominenten Hili und Zeichen
der kaudo kranialen Blutumverteilung nachweisbar sind.

▮ Echokardiografie

Diagnostisch wegweisend ist der Nachweis einer
feinen, durch den diastolischen Blutrückstrom
aus der Aorta hervorgerufenen Flatterbewegung
des vorderen Mitralsegels, der Cordae tendineae
und des linksventrikulären, septalen Endokards.
Bei leichten Aorteninsuffizienzen sind die Flatterbewegungen des vorderen Mitralsegels allerdings nur in 60%, solche des Septums nur in
40% der Fälle nachweisbar. Bei schwerster aortaler Regurgitation kommt es infolge des Anstiegs des linksventrikulären enddiastolischen
Druckes zum vorzeitigen Mitralklappenschluss.
Zusätzlich findet sich eine hyperdyname Ventri-
kelkontraktion als Ausdruck des erhöhten
Schlagvolumens und eine Wandverdickung im
Bereich des Septums und der Hinterwand bei
gleichzeitiger Zunahme des enddiastolischen
Diameters. Die Aortenwurzel ist in der Regel dilatiert. Eine Verdickung der Aortenklappe findet
sich bei rheumatischer Genese. Endokarditische
Wucherungen von über 2 mm Durchmesser
sind bereits transthorakal nachweisbar. In
transösophagealer Schalltechnik mit der multiplanen Sonde ist das Auflösungsvermögen noch
bedeutend größer.

Bei der farbkodierten Doppler-Echokardiografie (Abb. 5.1.25) wird der Nachweis des diastolischen Rückstromes vom apikalen Schallfenster aus sowie starker Turbulenzen im linksventrikulären Ausflusstrakt geführt. Bei gleichzeiti-

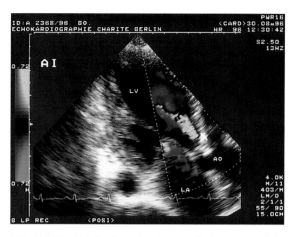

Abb. 5.1.25. Echokardiografie. Dargestellt ist der apikale
Dreikammerblick in der Diastole. Es findet sich ein deutlicher
diastolischer Regurgitationsjet ausgehend von der Aortenwurzel. Der linke Ventrikel ist aufgrund der Volumenbelastung dilatiert; *LV* linker Ventrikel; *LA* linker Vorhof; *AO* Aortenwurzel

ger Mitralstenose kann der Nachweis einer Aorteninsuffizienz schwierig werden, da beide Jets
Turbulenzen erzeugen und aufeinander treffen
können.

▮ Invasive Befunde

Beträgt im Thoraxröntgenbild der Herz-Thorax-
Quotient 0,56 oder mehr oder sind im EKG Repolarisationsstörungen vorhanden, besteht eine
absolute Indikation für eine invasive Abklärung,
ebenso nach der erstmaligen myokardialen Dekompensation.

Bei der Druckmessung sind der tiefe diastolische Aortendruck und die hohe Blutdruckamplitude die Hauptbefunde. Kommt es während einer postextrasystolischen Pause zu einem
Druckausgleich zwischen linksventrikulärem
enddiastolischem Druck und diastolischem Aortendruck, liegt eine schwere Aortenklappeninsuffizienz vor. Dies geht auch immer mit einem
vorzeitigen Mitralklappenschluss einher, was
Folge des deutlich erhöhten linksventrikulären
enddiastolischen Druckes ist. Maligne, tachykarde Herzrhythmusstörungen sind häufig.

Da der linksventrikuläre Füllungsdruck
(linksatrialer Druck) und das Vorwärtsherz-
minutenvolumen (respektive Schlagvolumen)
auch bei mittelschwerer und schwerer Aorteninsuffizienz in Ruhe häufig normal sind oder
nach Rekompensation wieder normal werden,
haben Belastungsuntersuchungen zur Bestimmung der myokardialen Reserve besondere Be-

deutung erlangt. Bei suffizientem linken Ventrikel kommt es zu einem Anstieg des Vorwärtsschlagvolumens und zu einem Absinken des Füllungsdruckes bei gleichzeitig sinkendem systemvaskulären Gefäßwiderstand. Ein unverändertes oder kleineres Vorwärtsschlagvolumen unter Belastung als in Ruhe zusammen mit einem Ansteigen des Füllungsdruckes zeigt eine bereits drastisch verminderte myokardiale Funktion an.

Zur Beurteilung der Myokardfunktion ist die Austreibungsfraktion von entscheidender Bedeutung. Bei vorwiegend leicht symptomatischen Patienten (NYHA-Klasse II–III) wurde sie bereits deutlich eingeschränkt gefunden. Bei einer Austreibungsfraktion von <50% ist nach aortalem Klappenersatz mit einer deutlich erhöhten Spätmortalität und Spätmorbidität zu rechnen. Bei einer Austreibungsfraktion <40% sind die Spätresultate bei 75% der Patienten schlecht.

Als Besonderheit bei der akuten Aortenklappeninsuffizienz ist die nur allenfalls geringgradige Erhöhung des linksventrikulären enddiastolischen Volumens zu erwähnen. Die Austreibungsfraktion kann noch normal sein.

Obwohl die Inzidenz von Koronarsklerose bei Aorteninsuffizienz wahrscheinlich wegen des durchschnittlich jüngeren Alters geringer ist als bei der Aortenstenose, besteht bei Patienten älter als 45 Jahren eine Indikation zur Koronarangiografie vor Durchführung eines Aortenklappenersatzes. Zuvor sollte jedoch durch eine subtile echokardiografische Untersuchung sichergestellt sein, dass sich keine Vegetationen an der Aortenklappe befinden.

5.1.4.4 Erfordernisse und Voraussetzungen

Bei einem hydropisch dekompensierten Patienten mit Myokardinsuffizienz ist die primäre Stellung der Diagnose einfach und erfordert außer der Erfahrung des Diagnostikers keinen großen apparativen Aufwand. Die Erhebung der Anamnese hilft bereits zuverlässig bei der Unterscheidung einer neu aufgetretenen, akuten Aortenklappeninsuffizienz gegenüber chronischen Formen. Die akute Aortenklappeninsuffizienz ist ein dramatisches Krankheitsbild, wo sich innerhalb von Stunden bzw. weniger Tage eine schwere Dyspnoe bis hin zum Lungenödem entwickelt. Meist besteht hier eine Tachykardie, während die Pulsqualität kaum auffällt. Die klinische Untersuchung, insbesondere die Auskultation zusammen mit dem elektrokardiografischen und dem röntgenologischen Befund der Röntgenthoraxaufnahme liefern weitere Hinweise zur Differenzierung zwischen beiden Formen. Standard und absolute Voraussetzung ist die Verfügbarkeit eines Echokardiografiegerätes auf der Intensivstation. Durch die echokardiografische Erfassung der linksventrikulären Funktion und der Aortenklappenmorphologie im M-mode- und 2D-Verfahren finden sich wertvolle zusätzliche Hinweise. Vegetationen können gerade bei transösophagealer Anschallungstechnik mit der multiplanen Sonde zuverlässig diagnostiziert werden. Von besonderer Bedeutung ist die Darstellung des Aortenklappenrings, hier können oft Abszesse diagnostiziert werden. Die farbkodierte Echokardiografie erlaubt die Visualisierung des Regurgitationsjets und die semiquantitative Abschätzung des Schweregrades des Vitiums.

Das Vorhandensein eines hämodynamischen Messplatzes mit der Möglichkeit einer simultanen kontinuierlichen, 3fachen Druckregistrierung (rechtsatrialer, pulmonalarterieller und systemarterieller Druck) für ein invasives Swan-Ganz-Kathetermonitoring der Hämodynamik ist für diese schwer dekompensierten Intensivpatienten zur Therapiesteuerung und -kontrolle dringend erforderlich. Insbesondere gilt dies bei einer dekompensierten akuten Aortenklappeninsuffizienz, da viele Patienten zum Zeitpunkt der Einlieferung im kardiogenen Schock sind. Selbstverständlich stellt die Verfügbarkeit eines HZV-Computers (Thermodilutionsmethode) eine unabdingbare Voraussetzung für eine erfolgreiche Therapie dar, ebenso die Verfügbarkeit eines C-Bogens zur korrekten Platzierung des Swan-Ganz-Katheters.

Wie für die Behandlung von anderen dekompensierten Vitien ist auch für Patienten mit dekompensierter Herzinsuffizienz auf dem Boden einer Aortenklappeninsuffizienz eine Messvorrichtung für die transkutane Pulsoxymetrie außerordentlich hilfreich. Des Weiteren sollte die Station über einen R-Zacken-getriggerten Kardioverter/Defibrillator verfügen, um schnell einer Regularisierung des Herzrhythmus herbeiführen zu können. Des Weiteren gehört ein Blutgasanalysator zum Ausrüstungsstandard, ohne den bei beatmungspflichtigen Intensivpatienten eine differenzierte Therapie der maschinellen Beatmung nicht suffizient durchgeführt werden kann.

5.1.4.5 Phase der Intensivbehandlung

Für eine gezielte und adäquate Intensivbehandlung bei der hydropisch dekompensierten Aortenklappeninsuffizienz ist eine zuverlässige und schnelle Diagnosestellung wichtig. Dies gilt insbesondere für Patienten mit akuter Aortenklappeninsuffizienz, die häufig mit einer schweren Lungenstauung bzw. einem Lungenödem als Notfall in die Klinik eingeliefert werden. Bei klinischem bzw. auskultatorischem Verdacht einer Aorteninsuffizienz erfolgt die Diagnosesicherung sofort mittels Echokardiografie; begleitend ist ein EKG sowie eine Röntgenthoraxaufnahme durchzuführen.

Der Einsatz von Vasokonstriktoren zur Anhebung des diastolischen Blutdruckes ist in dieser Situation absolut kontraindiziert. Die Auswirkungen von Vasokonstriktoren sind in dieser Situation katastrophal, da durch eine Vasokonstriktion im arteriellen Schenkel des Kreislaufs eine extreme Nachlasterhöhung für den linken Ventrikel erzeugt wird, mit der Folge, dass der

diastolische Druck im linken Ventrikel rapide ansteigt und sich sehr schnell an den diastolischen Aortendruck angleicht. Dies hat zur Folge, dass die diastolische Koronarperfusion rasch sistiert und Rhythmusstörungen sowie eine weitere Verschlimmerung der linksventrikulären myokardialen Dysfunktion resultieren.

Ziel der intensivmedizinischen Behandlung ist die Senkung der kardialen Nachlast. Dabei hat sich in unseren Händen die individuelle Titration mit Nitroprussidnatrium (NPN) bewährt, einem reinen arteriellen Vasodilatator ohne myokardialen Eigeneffekt. Die Infusion wird mit einer Dosis von 0,5 µg/kg/min begonnen und wird in jeweils 2-minütigen Abständen verdoppelt, bis (bei fortlaufendem Hämodynamikmonitoring) eine Änderung von jeweils ±5% im pulmonalarteriellen Mitteldruck, dem systemarteriellen Druck bzw. dem Herzminutenvolumen/Schlagvolumen auftritt.

Bei der Titration mit NPN stellen das Schlagvolumen sowie der systemvaskuläre Gefäßwiderstand die primären therapeutischen Zielparameter zur optimalen hämodynamischen Einstellung bei diesen Patienten dar. Auch der Pulmonalkapillardruck (=linksventrikulärer enddiastolischer Druck) ist ein wichtiger Zielparameter. Die Herzfrequenz bleibt in der Regel gleich oder sinkt sogar ab, da infolge der verbesserten Hämodynamik die Notwendigkeit einer endogenen sympathischen Aktivierung entfällt und somit eine Abnahme der Katecholaminausschüttung aus dem Nebennierenmark sowie aus den peripheren Katecholaminspeichern, insbesondere im Myokard selbst, resultiert.

Die begleitende Therapie sollte unbedingt Schleifendiuretika (Furosemid 40–80 mg i.v., Etacrynsäure 50 mg i.v.) beinhalten, falls der systemarterielle Druck noch ausreichend für die renale Perfusion ist.

Bei Vorliegen einer schweren Lungenstauung bzw. eines Lungenödems stellt die kurzfristige Intubation und maschinelle Beatmung mit PEEP (6–16 cm H_2O) ein wertvolles Hilfsmittel für die schnelle Rekompensation dar. Durch die Erhöhung des endexspiratorischen Druckes kommt es einmal zu einer Verminderung des venösen Rückflusses (nitratartiger Effekt) und damit zu einer effektiven Vorlastsenkung, zum anderen resultiert eine Erhöhung des endexspiratorischen Druckes in den Alveolen in einer Umkehr des Druckgradienten transalveolär in Richtung Interstitium bzw. intravasal-kapillären Raum. In vielen Fällen erweist sich ein Lungenödem in-

Tabelle 5.1.4. Hämodynamik vor und unter NPN. Zusammenstellung der hämodynamischen Daten von 25 Patienten mit Aorteninsuffizienz vor und unter Therapie mit Nitroprussidnatrium (NPN). Durch die erzielte Nachlastsenkung kommt es zu einer deutlichen Steigerung des Schlagvolumens und des Herzminutenvolumens sowie zu einer ausgeprägten Abnahme des PCWP

Dekompensierte Aortenklappeninsuffizienz			
		Vor NPN	Unter NPN
HF	[1/min]	114±11	106±9
RAP	[mmHg]	14±4	13±7
PAPm	[mmHg]	39±7	27±9
PCWP	[mmHg]	32±8	17±7
HMV	[l/min]	2,1±0,5	5,6±0,8
SV	**[ml]**	**18±5**	**53±12**
APsyst	[mmHg]	114±17	105±12
APdiast	[mmHg]	34±12	48±15
SVR	**[dyn×s×cm^{-5}]**	**1778±223**	**771±128**
N=25; Mittelwerte ± SEM			

HF Herzfrequenz; *RAP* rechtsatrialer Druck; *PAPm* pulmonalarterieller Mitteldruck; *PCWP* pulmonalkapillärer Verschlussdruck; *HMV* Herzminutenvolumen; *SV* Schlagvolumen; *APsyst* systolischer arterieller Druck; *APdiast* diastolischer arterieller Druck; *SVR* systemvaskulärer Widerstand

nerhalb von wenigen Stunden komplett reversibel, sodass bereits nach relativ kurzer Zeit wieder die Extubation erfolgen kann.

Im Falle eines akuten sekundären Nierenversagens mit einer Oligoanurie muss bei gleichzeitigem Vorliegen einer Lungenstauung bzw. eines Lungenödems für eine schnelle Reduktion des intravaskulären Volumens gesorgt werden. Hierzu bietet sich das Verfahren der chronisch venovenösen Hämofiltration (CVVH) bzw. der chronisch arteriovenösen Hämofiltration (CAVH) im Akutstadium an. Mit dem Einsatz solcher technisch relativ einfachen Verfahren sollte bei mangelhafter oder fehlender Ausscheidung schnell und frühzeitig begonnen werden. Dabei muss jedoch beachtet werden, dass eine zu drastische Filtration und somit massive Flüssigkeitselimination zu einer schnellen intravasalen Dehydratation führen kann. Es ist stets zu bedenken, dass das interstitielle, im Falle des akuten Lungenödems speziell das intraalveoläre Flüssigkeitsvolumen immer eine gewisse Zeit braucht, um durch Rückdiffusion in den intravasalen Raum zu gelangen. Durch eine zu drastische Filtration „an der Niere vorbei" kann es zu einem Abfall des systemischen Blutdruckes kommen. Darüber hinaus resultiert zusätzlich eine unerwünschte Verminderung der renalen Perfusion mit weiterer Abnahme der Nierenfunktion. In der Regel gilt, ein akut entstandenes Lungenödem bzw. eine Lungenstauung schnell, eine chronisch über mehrere Tage entstandene Lungenstauung behutsam und eher langsam mit Volumenentzug zu therapieren, immer orientiert am Zustand des Patienten. In dieser Phase spielt das engmaschige Blutgasmonitoring eine wichtige Rolle.

Erfahrungsgemäß ist bei der akuten Aortenklappeninsuffizienz der Einsatz eines extrakorporalen Hämofiltrationsverfahrens oft nötig und kann bisweilen lebensrettend sein. Bei einer kardialen Dekompensation auf dem Boden einer chronischen Aortenklappeninsuffizienz ist die Notwendigkeit des Einsatzes der Hämofiltration selten vonnöten, da die renale Gefäßstrecke bei diesen Patienten an einen niedrigen systemarteriellen Blutdruck adaptiert ist. Besonders bei der akuten, aber auch bei der chronischen, akut dekompensierten Aortenklappeninsuffizienz muss in jedem Falle nach erfolgter Rekompensation eine schnelle operative Lösung herbeigeführt werden. Ein Zuwarten ist auch bei der chronischen Aorteninsuffizienz nach erstmaliger myokardialer Dekompensation nicht vertretbar.

Andererseits sollte in jedem Falle versucht werden, den Patienten präoperativ zu rekompensieren und erst dann einen Aortenklappenersatz vorzunehmen. Auch sollte bei Patienten über 45 Jahren nach erfolgter Rekompensation eine Koronarangiografie inklusive Aortografie durchgeführt werden, um bei Vorliegen einer stenosierenden Herzerkrankung gleichzeitig mit dem Aortenklappenersatz auch eine Bypassoperation vornehmen zu können.

Sollte das klinische Bild der dekompensierten Linksinsuffizienz nicht mit Nitroprussidnatrium, Diuretika und gegebenenfalls zusätzlich Nitroglyzerin zu beherrschen sein, ist die Applikation von positiv-inotropen Substanzen zu erwägen. Hierbei haben sich in unseren Händen besonders Phosphodiesterase-III-Inhibitoren (z. B. Amrinon) bewährt, da diese Substanzen neben einer potenten Steigerung des Herzminutenvolumens durch einen direkt positiv-inotropen Effekt gleichzeitig auch vasodilatatorisch wirken. In jedem Falle ist sicherzustellen, dass der systemvaskuläre Gefäßwiderstand unter 1000 dyn$\times$ s$\times$cm^{-5} gehalten wird. So entsteht – wie bei der Mitralinsuffizienz – eine hämodynamische Konstellation, bei der das unter inotroper Stimulation erhöhte Herzminutenvolumen gegen einen optimal niedrigen Widerstand ausgeworfen wird. Dadurch wird die Regurgitation an der Aortenklappe gleichzeitig vermindert und der linksventrikuläre enddiastolische Druck gesenkt. Durch die vorwiegende Steigerung des Vorwärtsschlagvolumens gelingt dann in der Regel eine schnelle Rekompensation bei gleichzeitiger Reduktion der Lungenstauung.

Katecholamine stellen dagegen Mittel der 2. Wahl dar, da sie den Prozess der Betarezeptordownregulation intensivieren und akzelerieren, andererseits durch Vasokonstriktion (Alpharezeptorantagonismus) die Nachlast erhöhen. Katecholamine sind allenfalls zum Akutmanagement, möglichst in niedriger Dosierung und nur für wenige Stunden indiziert, bis eine hämodynamische Stabilisation erreicht ist. Danach empfiehlt sich schnellstmöglich eine Umstellung auf PDE-III-Inhibitoren, was in der Regel das schnelle Ausschleichen mit Katecholaminen ermöglicht.

Bei der chronischen, akut dekompensierten sowie bei der akuten Aortenklappeninsuffizienz sollte kurzfristig eine medikamentöse Stabilisation herbeigeführt werden und dann die endgültige Therapie mit einem schnellstmöglichen Aortenklappenersatz erfolgen.

5.1.4.6 Monitoring und Messtechnik

Für das Therapiemonitoring eignen sich gleich mehrere Techniken in ergänzender Weise:

Die engmaschige Auskultation ist in den Händen des geübten und erfahrenen Intensivmediziners die einfachste Art, den Therapieerfolg zu beurteilen. Mit zunehmender Rekompensation durch eine Vasodilatatorentherapie nehmen die Lautstärke und die Dauer des Diastolikums über dem Aortenareal sowie dem 3. ICR links parasternal und der Herzspitze ab.

Bei Vorliegen eines Lungenödems sind engmaschige Kontrollen der arteriellen Blutgase die wichtigste Maßnahme. Mit zunehmender Wirksamkeit der therapeutischen Maßnahmen kommt es rasch zu einer deutlichen Verbesserung der Blutgase mit einem Anstieg des PO_2 sowie einer Normalisierung des gesamten Säure-Basen-Status und des pH-Wertes. Dies geschieht besonders effektiv, wenn frühzeitig intubiert und maschinell mit PEEP beatmet wird (s. o.).

Besonders hilfreich und beim heutigen Stand der Technik mandatorisch ist bei diesen Patienten ein invasives Swan-Ganz-Hämodynamik-Monitoring zur gezielten therapeutischen Einstellung. Zielparameter sind dabei das Schlagvolumen, der Pulmonalkapillardruck sowie der systemvaskuläre Gefäßwiderstand. Letzterer sollte auf jeden Fall unter 1000 $dyn \times s \times cm^{-5}$ gesenkt werden. Bei der Titration des Afterloads mit NPN sind dabei der systolische und diastolische Blutdruck sowie der systolische und diastolische Pulmonalarteriendruck und intermittierend der Pulmonalkapillardruck im Auge zu behalten. Liegt eine schwere Lungenstauung oder sogar ein Lungenödem vor, empfiehlt sich die Applikation eines Infrarotkatheters anstelle eines konventionellen Swan-Ganz-Katheters. Infolge der kontinuierlich digital auf dem Überwachungsmonitor angezeigten zentralvenösen Sättigung (SVO_2) entfällt die Notwendigkeit einer engmaschigen Kontrolle der Blutgase. Des Weiteren können die wiederholten Injektionen im Rahmen der Thermodilutionsmessungen, welche gerade im Akutstadium bei schwerstkranken Patienten zu einer ernst zu nehmenden zusätzlichen Volumenbelastung des linken Ventrikels führen, vermindert werden.

Die transkutane Pulsoxymetrie eignet sich besonders als zusätzliches intensivmedizinisches Überwachungsinstrument. Ergänzend zur fortlaufenden Registrierung der zentralvenösen Sättigung über den Infrarotkatheter (SVO_2) liefert die Pulsoxymetrie zusätzlich Informationen über die Größe des peripheren Blutflusses und den Grad der Zentralisation bzw. peripheren Vasokonstriktion.

Die Echokardiografie kann als bildgebendes Verfahren ebenfalls sehr sinnvoll für das Therapiemonitoring eingesetzt werden. Besonders beim beatmeten Patienten sollte die transösophageale Anschallungstechnik gegenüber der transthorakalen wegen der besseren Bildqualität und des höheren Auflösungsvermögens eingesetzt werden. Dabei stellen bei der farbkodierten Dopplersonografie die Jetbreite, die Höhe sowie die Fläche des Jets semiquantitative Parameter für den Schweregrad und somit für die Therapieeffektivität dar.

Eine Röntgenthoraxaufnahme, in 24-stündigem Abstand angefertigt, gewinnt vor allem dann an Bedeutung, wenn in der entsprechenden Intensiveinheit nicht die Möglichkeit eines invasiven Swan-Ganz-Monitorings bzw. einer entsprechenden echokardiografischen Diagnostik besteht. Hierbei kann die Abnahme des alveolären Ödems sowie die Regredienz der zentralen pulmonalen Stauungszeichen beurteilt und dokumentiert werden. Ansonsten reicht je nach klinischem Bild die Anfertigung einer zweiten Aufnahme nach Erreichen der Rekompensation aus.

5.1.4.7 Diagnostikschema/Therapieschema

Das in Abb. 5.1.26 und Abb. 5.1.27 wiedergegebene diagnostische und therapeutische Schema gibt den groben Handlungsablauf bei Eintreffen eines Patienten mit Dekompensation einer schweren Aortenklappeninsuffizienz und begleitender schwerer pulmonaler Stauung bzw. Lungenödem wieder.

5.1.4.8 Erfolgskontrolle

Primäres Ziel ist die Besserung der klinischen Symptomatik, insbesondere der ausgeprägten Dyspnoe dieser Patienten. Dazu ist bei schwer dekompensierten Patienten ein invasives hämodynamisches Monitoring erforderlich. Als Zielgröße sind dabei der systemvaskuläre Widerstand – er sollte unter 1000 $dyn \times s \times cm^{-5}$ gesenkt werden – und der linksventrikuläre enddiastolische Druck besonderes wichtig.

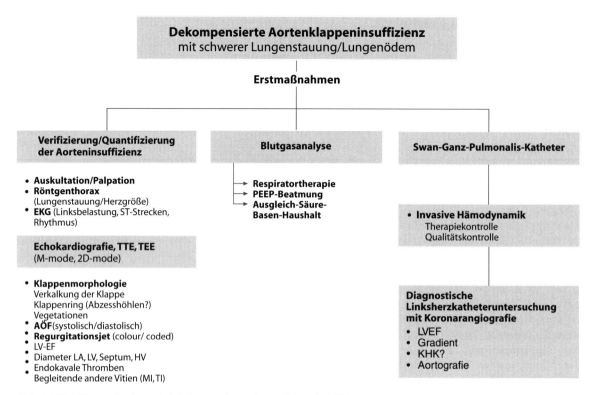

Abb. 5.1.26. Diagnostikschema bei dekompensierter Aortenklappeninsuffizienz

Unter einer Optimierung dieser Parameter kommt es zu einer Zunahme des Schlagvolumens und damit Verbesserung der zentralen und peripheren Durchblutung.

Neben der Klinik und dem hämodynamischen Monitoring kann der Therapieerfolg auch durch die Abnahme der pulmonalvenösen Stauung und der Herzgröße im Röntgenthoraxbild überprüft bzw. dokumentiert werden.

Mit Stabilisierung der Hämodynamik tritt auch eine Besserung der Oxygenierung (Anstieg des PO_2 in der Blutgasanalyse) ein.

Ziel ist in jedem Fall die Schaffung einer möglichst optimalen hämodynamischen Ausgangssituation für den baldigen operativen Ersatz der Aortenklappe.

5.1.4.9 Stellung im therapeutischen Gesamtkonzept

Sowohl die chronische, vor allem aber die akute Aortenklappeninsuffizienz stellt – wie die Mitralklappeninsuffizienz – das klassische Krankheitsbild für den primären Einsatz von arteriellen Vasodilatatoren dar. In dem Maße, in dem es gelingt, den systemvaskulären Gefäßwider-

stand zu senken, sinkt auch die systolische transvalvuläre Regurgitation und dadurch die pulmonalarteriellen und -venösen Drücke. In der Regel gelingt mit einer Monotherapie von Nitroprussidnatrium, gegebenenfalls unter Zuhilfenahme von Schleifendiuretika, die rasche Rekompensation zumindest bei der chronischen Aortenklappeninsuffizienz.

Bei der akuten Aortenklappeninsuffizienz kann auch der zusätzliche Einsatz positiv-inotroper Substanzen erforderlich sein. Hierbei sind PDE-III-Inhibitoren generell zu bevorzugen, Katecholamine kommen für das Akutmanagement und eine kurzfristige Anwendung in Betracht. In der subakuten Phase, in der eine Stabilisation der Hämodynamik erreicht wird, ist schnellstmöglich die überlappende Therapie mit PDE-III-Inhibitoren indiziert, was ein zügiges Ausschleichen bzw. Reduzieren der Katecholamintherapie in der Regel problemlos ermöglicht. Wichtig und als primäres therapeutisches Ziel anzusehen ist die Senkung des systemvaskulären Gefäßwiderstandes unter 1000 dyn×s× cm^{-5}. Das Gesamtkonzept verfolgt die möglichst schnelle operative Korrektur des Vitiums mittels Aortenklappenersatz. Dazu sollte der Patient zur Minimierung des peri- und postoperativen Risi-

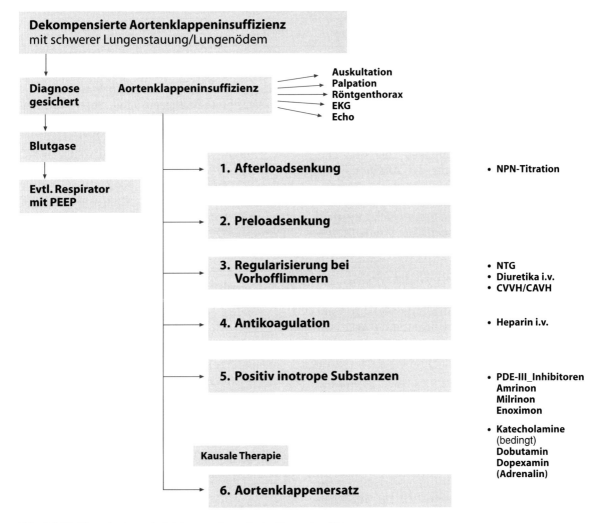

Dekompensierte Aortenklappeninsuffizienz
mit schwerer Lungenstauung/Lungenödem

Diagnose gesichert — **Aortenklappeninsuffizienz**
- Auskultation
- Palpation
- Röntgenthorax
- EKG
- Echo

Blutgase

Evtl. Respirator mit PEEP

1. Afterloadsenkung
- NPN-Titration

2. Preloadsenkung

3. Regularisierung bei Vorhofflimmern
- NTG
- Diuretika i.v.
- CVVH/CAVH

4. Antikoagulation
- Heparin i.v.

5. Positiv inotrope Substanzen
- PDE-III_Inhibitoren
  Amrinon
  Milrinon
  Enoximon
- Katecholamine
  (bedingt)
  Dobutamin
  Dopexamin
  (Adrenalin)

Kausale Therapie

6. Aortenklappenersatz

Abb. 5.1.27. Therapieschema bei dekompensierter Aortenklappeninsuffizienz

kos möglichst weitgehend rekompensiert werden. Dabei ist oft eine vorübergehende Intubation mit PEEP-Beatmung bei schweren Akutfällen sehr hilfreich. In dieser Situation ist der niedrigste, vom Patienten tolerierte Blutdruck bei weiterlaufender Urinausscheidung (renale Perfusionsschwelle) und ausbleibender Schwindelsymptomatik der für das Herz des Patienten beste Blutdruck, selbst wenn er systolische Werte von 90 mmHg unterschreitet.

▌ Literatur zu Kapitel 5.1

1. Blömer H (Hrsg) (1967) Auskultation des Herzens und ihre hämodynamischen Grundlagen. Urban & Schwarzenberg, München Berlin Wien
2. Hurst JW (ed) (1989) The "heart – arteries and veins, 7th edn. McGraw-Hill Book Company, New York
3. Netter FH (Hrsg) (1990) Farbatlanten der Medizin, Bd 1: Herz. Georg Thieme Verlag, Stuttgart New York
4. Rapaport E (1975) Natural history of aortic and mitral valve disease. Am J Cardiol 35(2):221–227
5. di Segni E, Agranat O, Zahav YH, Battler A, Rath S, Barasch E, Kaplinsky E, Bakst A, Klein HO (1993) Balloon aortic valvuloplasty in the elderly: useful when there is no alternative. Isr J Med Sci 29:692–696
6. Smedira NG, Ports TA, Merrick SH, Rankin JS (1993) Balloon aortic valvuloplasty as a bridge to aortic valve replacement in critically ill patients. Ann Thorac Surg 55:914–916
7. Stobbe H, Baumann G (Hrsg) (1996) Innere Medizin. Ullstein Mosby, Berlin Wiesbaden
8. Vaitkus PT, Mancini D, Herrmann HC (1993) Percutaneous balloon aortic valvuloplasty as a bridge to heart transplantation. J Heart Lung Transplant 12:1062–1064

5.2 ▏ Infektiöse Endokarditis

O. Reinhartz

5.2.1 Grundlagen

Vor gut 100 Jahren teilte Osler die Endokarditiden in akut, subakut oder chronisch ein, was dem Verlauf der unbehandelten Infektion entsprach. Seit der Einführung der Antibiotika erscheint vor allem eine Klassifikation in infektiöse, d. h. durch Mikroorganismen bedingte, und aseptische Endokarditiden sinnvoll. Letztere sind vor allem die rheumatische (Endo-)Karditis und die Lupus-erythematodes-assoziierte Endokarditis Libman-Sacks. Im Folgenden soll nur auf die infektiösen Endokarditiden eingegangen werden. Infektionen prothetischer Herzklappen und mit intravenösem Drogenmissbrauch assoziierte (in der Regel Rechtsherz-)Endokarditiden stellen Sonderfälle der infektiösen Endokarditiden dar und werden in eigenen Kapiteln behandelt.

▌ Definition und Pathogenese

Die infektiöse Endokarditis wird definiert als Infektion der endothelialen Seite des Herzens, üblicherweise einer Herzklappe, mit Beteiligung von Mikroorganismen. Der erste Schritt in der Pathogenese der Endokarditis ist ein Endothelschaden. Freiliegende Kollagenfasern führen zur Aggregation von Thrombozyten. Dieser Prozess findet gelegentlich an normalen Klappen statt. Häufiger ist er jedoch auf der Oberfläche von kongenital defekten oder durch rheumatische Entzündungen geschädigten Klappen. Solche Thromben können durch Fibrinablagerung zu knötchenartigen Veränderungen heranwachsen, ein Prozess, der im Tierexperiment durch mechanische Schädigung nachvollzogen werden kann.

Kurzfristige endogene oder exogene Bakteriämien können dann eine bakterielle Besiedlung dieser Läsionen hervorrufen. Endogene Bakteriämien treten im Rahmen mehr oder weniger banaler Infektionen auf, z. B. bei Bronchitiden oder aufsteigenden Harnwegsinfekten. Exogene Auslöser können zahnärztliche, chirurgische oder andere medizinische Interventionen (diverse Katheter) sein.

Die Vermehrung abgesiedelter Erreger stimuliert wiederum die weitere Thrombozytenabla-gerung, was zu einem schnellen Wachstum solcher Vegetationen führen kann. Ihre Beschichtung mit Fibrin erschwert die Phagozytose, und auch wenig virulente Bakterien haben unter diesen Bedingungen gute Überlebenschancen. Ein Fortschreiten des Prozesses kann zur Zerstörung und Schlussunfähigkeit der Klappe und zur Beteiligung der umgebenden Strukturen im Sinne von annulären und myokardialen Abszessen und septischer Streuung der Vegetationen führen.

> ▌ Endokarditiden entstehen üblicherweise dort, wo Blut aus einem Areal hohen Drucks durch eine relativ kleine Öffnung in ein Areal niedrigen Drucks gepresst wird (z. B. Ventrikelseptumdefekt, Mitralinsuffizienz, Aortenstenose, persistierender Ductus arteriosus, Coarctatio aortae). Dabei bilden sich Vegetationen in der Regel „flusswärts", hinter dem anatomischen „Hindernis" wo Turbulenzen und Druckeffekte eine Besiedlung begünstigen. Sie können aber auch an Orten mit maximaler Strömung und daher größter Endothelschädigung (sog. „jet-lesions") entstehen. Höhere Drücke prädisponieren zur infektiösen Endokarditis, dabei ist der überwiegende Teil der Läsionen im linken Herzen gelegen.

5.2.2 Problemstellung

Die infektiöse Endokarditis verlief in der Vor-Penicillinära regelhaft letal. Sie war eine Erkrankung, die vorwiegend junge Patienten nach rheumatischen Endokarditiden betraf. Diese klassische Ätiologie ist heute sehr viel seltener geworden zugunsten von Risikofaktoren wie atherosklerotischen Klappenveränderungen, nosokomialen Erkrankungen und intravenösem Drogenmissbrauch. Vorwiegend ältere Patienten zwischen 45 und 60 Jahren sind heute betroffen, Männer 3-mal so häufig wie Frauen. Die Inzidenz in den Industriestaaten jedoch liegt unverändert bei 1,7–6,2 pro 100 000 Patientenjahren [12].

▮ Mikrobiologie

Orale Streptokokken sind zwar noch immer für die meisten außerhalb des Krankenhauses erworbenen Infektionen verantwortlich, sind aber insgesamt im Rückgang begriffen und machen nur noch etwa ein Drittel aller Fälle aus [5]. Die Erkrankungen nehmen häufig einen eher „subakuten" Verlauf, im Gegensatz zu den durch Staphylokokken ausgelösten, die bis zu 40% aller infektiösen Endokarditiden ausmachen. Meist handelt es sich um Staphylococcus aureus, den aggressivsten Erreger, mit ansteigender Häufigkeit jedoch auch um koagulase-negative Staphylokokken, von denen einige Stämme einen ähnlich akuten Krankheitsverlauf verursachen können. Enterokokken (nach ehemaliger Nomenklatur Streptococcus faecalis, jetzt ein eigener Genus) sind die nächsthäufigsten Keime. Für den Rest der Fälle ist eine bunte Mischung von Erregern verantwortlich, praktisch jeder Mikroorganismus kann die Herzklappen befallen. Zu den relativ häufigeren Mikroorganismen gehören eine Reihe von Bakterien, die in der sog. HACEK-Gruppe zusammengefasst werden (Haemophilus parainfluenzae, Haemophilus aphrophilus, Actinobacillus actinomycetemcomitans, Cardiobacterium hominis, Eikenella corrodens und Kingella kingae). Ihr Nachweis in einer Blutkultur ist hochverdächtig für eine infektiöse Endokarditis.

▮ Prädisponierende Faktoren

Prothetisches Material im Herzen, bestimmte vorbestehende Klappenerkrankungen und bestimmte kongenitale Vitien vervielfachen das Risiko für eine infektiöse Endokarditis und stellen daher auch eine Indikation für die Endokarditisprophylaxe im Zusammenhang mit bestimmten Interventionen dar. Tabelle 5.2.1 fasst diese Risikogruppen zusammen. Weitere Prädispositionen sind Immuninkompetenz und der Gebrauch von intravenösen Drogen.

5.2.3 Diagnostik

▮ Klinische Symptome

Die wesentlichen klinischen Manifestationen der infektiösen Endokarditis sind Fieber, Herzgeräusch, septische Embolien und eine Reihe von Hautläsionen.

Tabelle 5.2.1. Herzerkrankungen, in denen Endokarditisprophylaxe indiziert ist (nach den Richtlinien der European Society of Cardiology [11])

▮ Prothetische Herzklappe*
▮ Komplexe zyanotische angeborene Herzfehler*
▮ Bakterielle Endokarditis in der Anamnese*
▮ Chirurgische systemische oder pulmonale Konduits*
▮ Erworbene Herzklappenerkrankungen
▮ Mitralklappenprolaps mit Regurgitation oder ausgeprägter Klappenverdickung
▮ Nichtzyanotische angeborene Herzfehler (Ausnahme: Secundumvorhofseptumdefekt) einschließlich bikuspidale Aortenklappe)
▮ Hypertrophe Kardiomyopathie

* Hochrisikogruppe

Fieber ist das häufigste klinische Zeichen der infektiösen Endokarditis. Bei einigen wenigen Patienten, vor allem bei den bereits antibiotisch behandelten, mag es allerdings fehlen. Gelegentlich kommt dies auch bei Patienten mit schwerer Herzinsuffizienz, Immuninkompetenz oder Nierenversagen vor.

Neu auftretende oder sich wesentlich verändernde *Herzgeräusche* sind Ausdruck des destruktiven Prozesses an der Herzklappe und daher ebenfalls häufig. Mögliche kardiale Komplikationen sind:

▮ zunehmende Herzinsuffizienz durch aortale oder mitrale Regurgitation,
▮ AV-Block durch Beteiligung des Reizleitungssystems bei annulären Abszessen und, selten,
▮ Myokardinfarkt durch septische Emboli in den Koronarien.

Fokale neurologische Symptome durch Streuung septischer Emboli treten in bis zu 10% aller Patienten auf. Mögliche klinische Symptome sind:
▮ Apoplexie,
▮ Krampfanfälle oder
▮ Kopfschmerzen.

In der Regel liegen Ischämien zugrunde, seltener sekundäre Hämorrhagien, zerebrale Abszesse oder Meningitis. 1–12% aller Patienten mit infektiöser Endokarditis entwickeln mykotische Aneurysmen der Hirngefäße, die in der Regel mit lokalisierten Kopfschmerzen einhergehen. Mykotische Aneurysmen können prinzipiell in allen Gefäßen auftreten, sind jedoch häufiger in den zerebralen Arterien. Sie entstehen durch Streuung in die Vasa vasorum oder durch direkte Infektion der Arterienwand.

Tabelle 5.2.2. Periphere Manifestationen der infektiösen Endokarditis

Symptom	Erscheinungsform	Pathogenese	Bedeutung
▮ Petechien	Kleine, rote, nichtschmerzhafte Punkte, vorwiegend Schulterbereich und Hals	Mikroemboli, erhöhte Gefäßpermeabilität	Häufig; unspezifisch
▮ „Splitter- blutungen"	Kleine Einblutung im distalen Drittel des Nagels	Mikroemboli, erhöhte Gefäßpermeabilität	Häufig; unspezifisch
▮ Osler-Knötchen	Erbsengroße rot-violette Knötchen an Fingern, Zehen	Intrakutane Vaskulitis	Selten; fast pathognomonisch
▮ Janeway-Läsionen	Rote Maculae an Handflächen und Fußsohlen, selten an Unterarmen, Füßen, Ohren	Unbekannt	Selten; untypisch für Bakteriämie ohne Endokarditis
▮ Roth-Flecken	Kleine hellrote Flecken mit weißem Zentrum auf der Retina	Entzündlich (Immunreaktion)	Selten; typisch für infektiöse Endo- karditis, aber nicht pathognomonisch

> Bei jedem Verdacht auf Komplikationen im Bereich des ZNS ist eines Computertomo- grafie und/oder eine Kernspintomografie dringend angezeigt. Bei einem Verdacht auf intrakranielle Blutung oder einem mykoti- schen Aneurysma ist außerdem eine zere- brale Angiografie indiziert [9].

Manifestationen der *Haut, Schleimhäute und Netzhaut* sind in Tabelle 5.2.2 aufgeführt. In neuerer Literatur wird diesen Zeichen allerdings nur noch wenig diagnostische Bedeutung zuge- messen; bei Prothesenendokarditiden fehlen diese Zeichen in der Regel.

Sonstige Symptome: Absiedlungen in den *Nieren* können mit Hämaturie und Flankenschmerzen einhergehen, selten auch Abszessen; außerdem kann die infektiöse Endokarditis durch fokale oder diffuse Glomerulonephritiden kompliziert werden. *Pulmonale* Infiltrate und Pleuraergüsse treten häufig im Rahmen von Rechtsherzendo- karditiden auf. Weitere seltene Symptome sind *Splenomegalie, Osteomyelitis* oder septische *Ar- thritis.*

▮ Laboruntersuchungen

> Die Blutkultur ist der wichtigste diagnos- tischte Test bei Verdacht auf infektiöse En- dokarditis. Es sollten bei Verdacht mindes- tens 3 Blutkulturen im Abstand von min- destens 1 h abgenommen werden. Da bei dieser Infektion eine hochgradige, persistie- rende Bakteriämie vorliegt, sind Blutkultu- ren in etwa 95% der Fälle positiv.

In den verbleibenden 5% wurde häufig schon zu- vor eine antibiotische Therapie eingeleitet, die zwar nicht die Klappe, aber zumindest die Blut- kulturen sterilisiert hat. Die diagnostische Bedeu- tung einer positiven Blutkultur hängt natürlich nicht nur vom isolierten Erreger, sondern von der Zusammenschau aller Symptome ab (s. u.).

Häufige, jedoch unspezifische Laborzeichen der infektiösen Endokarditis sind außerdem *Leukozytose*, erhöhte *Blutsenkungsgeschwindig- keit*, *CRP*, unter Umständen *Mikrohämaturie* und *Proteinurie* und *positiver Rheumafaktor*.

▮ Echokardiografie

> Das zweite Standbein der Diagnose der in- fektiösen Endokarditis ist heute die Echo- kardiografie. Jeder Patient mit Verdacht auf infektiöse Endokarditis sollte mindestens eine transthorakale Echokardiografie (TTE) erhalten. Aussagekräftiger und sensitiver in der Detektion von Klappenvegetationen, Abszessen und Klappenperforationen ist die transösophageale Untersuchung (TEE).

Generell sollte zunächst aus Gründen der Ein- fachheit und des Patientenkomforts eine trans- thorakale Untersuchung durchgeführt werden. Besteht der dringende Verdacht auf eine infek- tiöse Endokarditis und sind die Ergebnisse der transthorakalen Echokardiografie negativ oder zweifelhaft, wird eine transösophageale Unter- suchung angeschlossen. Vegetationen werden bei Patienten mit klinischer infektiöser Endo- karditis in etwa 50% nachgewiesen [8].

Tabelle 5.2.3. DUKE-Kriterien zur Diagnose der infektiösen Endokarditis (IE) (nach [7])

Infektiöse Endokarditis gesichert

Pathologische Kriterien

▌ Mikroorganismen nachgewiesen durch Kultur oder Histologie in einer Vegetation oder in einer embolisierten Vegetation oder in einem intrakardialen Abszess oder

▌ pathologische Läsion (Vegetation oder intrakardialer Abszess) mit aktiver Endokarditis, nachgewiesen durch Histologie

Klinische Kriterien (s.u.)

▌ 2 Hauptkriterien oder

▌ 1 Hauptkriterium und 3 Nebenkriterien oder

▌ 5 Nebenkriterien

Infektiöse Endokarditis möglich

▌ Symptome sprechen für eine infektiöse Endokarditis, entsprechen aber nicht den oben oder unten genannten Kriterien

Infektiöse Endokarditis ausgeschlossen

▌ Sichere alternative Diagnose oder

▌ keine Manifestationen der infektiösen Endokarditis mehr nachzuweisen nach max. 4 Tagen antibiotischer Therapie oder

▌ keine mit infektiöser Endokarditis übereinstimmende Pathologie nachzuweisen in Chirurgie oder Autopsie nach max. 4 Tagen antibiotischer Therapie

Hauptkriterien

Positive Blutkultur

▌ Typischer Erreger für infektiöse Endokarditis in 2 separaten Blutkulturen (Streptococcus viridans, Streptococcus bovis, HACEK-Gruppe*) oder

▌ außerhalb des Krankenhauses erworbener Staphylococcus aureus oder Enterococcus ohne primären Fokus oder

▌ persistierend positive Blutkulturen, d.h. Nachweis eines Mikroorganismus in:
  – 2 Blutkulturen im Abstand von mindestens 12 h oder
  – alle von 3 oder der überwiegende Teil von mindestens 4 separaten Blutkulturen, von denen die erste und die letzte mindestens im Abstand von 1 h abgenommen worden sind

Nachweis endokardialer Schädigung

▌ Echokardiografischer Nachweis der infektiösen Endokarditis

▌ Flottierende intrakardiale Struktur an der Klappe oder am Klappenapparat oder im Stromgebiet von Regurgitationen oder an implantiertem Material oder ohne sonstige anatomische Zuordnung oder

▌ Abszess oder

▌ neue teilweise Dehiszenz einer prothetischen Klappe oder

▌ neue Klappenregurgitation (Änderung oder Verstärkung eines vorbestehenden Herzgeräusches nicht ausreichend)

Nebentätigkeit

▌ Prädisposition: vorbestehendes Vitium oder intravenöser Drogenmissbrauch

▌ Fieber min. 38 Grad Celsius

▌ *Vaskuläre Symptome:* arterielle Embolie, septischer pulmonaler Infarkt, mykotisches Aneurysma, intrakranielle Blutung, konjunktivale Einblutung, Janeway-Läsion

▌ *Immunologische Symptome:* Glomerulonephritis, Osler-Knötchen, Roth-Flecken, Rheumafaktor

▌ Mikrobiologischer Nachweis eines Erregers in der Blutkultur, der die o.g. Kriterien nicht erfüllt

▌ Echokardiogramm verdächtig auf infektiöse Endokarditis, erfüllt aber nicht die o.g. Kriterien

* HACEK-Gruppe: Haemophilus parainfluencae, Haemophilus aphrophilus, Actinobacillus actinomycetemcomitans, Cardiobacterium hominis, Eikenella corrodens und Kingella kingae

▌ DUKE-Kriterien

Um die Diagnosestellung der infektiösen Endokarditis zu optimieren und objektivieren, wurden von verschiedenen Gruppen Diagnoseschemata und -kriterien aufgestellt. Die 1981 von von Reyn [15] aufgestellten Kriterien wurden zunächst vielfach verwendet, sind jedoch in den letzten Jahren weitgehend durch die Kriterien der Duke University, Durham, NC abgelöst worden [7], die spezifische echokardiografische Befunde einschließt (Tabelle 5.2.3). In nachfolgenden Arbeiten erwiesen sich diese Kriterien als sehr spezifisch für die infektiöse Endokarditis, sie erhöhten die Anzahl korrekt diagnostizierter Fälle von 50% auf 80–100% [6, 10, 14].

5.2.4 Komplikationen, Intensivbehandlung und chirurgische Therapie

Die Therapie der unkomplizierten infektiösen Endokarditis erfolgt mit Antibiotika und erfordert in der Regel keine Intensivbehandlung. Sie kann unter besonderen Umständen sogar ambulant erfolgen. Sie sollte jedoch durch einen Kardiologen überwacht werden, der die erforderliche echokardiografische Diagnostik durchführen und im gegebenen Fall den Patienten auch an einen Kardiochirurgen überweisen kann. Im Falle von relevanten Komplikationen allerdings ist ein engmaschiges Monitoring erforderlich. Auf die Indikationen zur chirurgischen Therapie wird im Folgenden eingegangen, sie sind in Tabelle 5.2.4 kurz zusammengefasst.

▌ Herzinsuffizienz

Die häufigste Todesursache von Patienten mit infektiöser Endokarditis ist Herzinsuffizienz. In der Regel liegt eine progressive Zerstörung und Insuffizienz der betroffenen Klappe zugrunde. Weitere mögliche Gründe sind AV-Block durch Beteiligung des Reizleitungssystems, Myokardischämie durch koronare Embolisation von Vegetationen und immunologisch vermittelte Myokarditis. Durch die rasch zunehmende Regurgitation bleibt wenig Zeit für Kompensationsmechanismen. Die kardiale Dekompensation kann extrem rasch fortschreiten. Sie kann sowohl bei Erkrankung der Aorten- wie der Mitralklappe auftreten, ist jedoch von höherer Letalität bei Befall der Aortenklappe. Die Therapie der moderaten Herzinsuffizienz durch eine infektiöse Endokarditis (NewYork Heart Association, NYHA, Stadium II–III) unterscheidet sich nicht prinzipiell von der durch chronische Klappeninsuffizienz ausgelösten. Je nach Ausprägung können ACE-Hemmer, Diuretika, Nitrate, Inotropika und Sauerstoff eingesetzt werden.

Die Mortalität der schweren Herzinsuffizienz bei infektiöser Endokarditis kann durch Ersatz der Herzklappe von praktisch 100% auf 10–20% reduziert werden. Die Indikationsstellung zur chirurgischen Therapie, spätestens vor dem Einsetzen eines NYHA-IV-Stadiums, ist dabei von entscheidender Bedeutung [4, 13]. Mit der kardialen Dekompensation erhöht sich das Mortalitätsrisiko erheblich, daher sollte die chirurgische Therapie erwogen werden, wenn die konservative Therapie im Stadium II–III den Patienten nicht mit vertretbarem medikamentösen Einsatz in ein Stadium I–II zurückführen kann, der Patient sich kontinuierlich verschlechtert oder mehrfache Rückfälle eintreten. Liegt bereits ein Stadium IV nach NYHA vor, so sollte ebenfalls eine sofortige Indikation zum Klappenersatz gestellt werden, da die Mortalität dieser Patienten der von Patienten mit chronischen Vitien desselben Funktionsstadiums entspricht und eine weitere Verzögerung somit keinen Vorteil erbringt.

Tabelle 5.2.4. Indikationen zur chirurgischen Intervention (Einzelheiten s. Text)

Absolute, dringliche Indikationen	Relative Indikationen, relative Dringlichkeit
▌ Herzinsuffizienz NYHA IV ▌ (echokardiografischer) Nachweis extravalvulärer Manifestationen (z. B. Anulusabszess mit/ohne AV-Block, Sinus-Valsalva-Aneurysma) ▌ Systemische Embolisierung ▌ Persistierende Sepsis >1 Woche ▌ Bei prothetischen Klappen, relevante Dehiszenz, obstruierende Vegetation	▌ Moderate Herzinsuffizienz NYHA II–III mit erheblicher aortaler oder mitraler Regurgitation ▌ Pulmonale Hypertonie ▌ (echokardiografischer) Nachweis einer relevanten Segelperforation, großen Vegetation ▌ Progressives Nierenversagen durch Immunkomplexnephritis

* Infektionen mit Candida oder Aspergillus

5.2.4.2 Echokardiografisches „follow-up"

Die Echokardiografie hat Ihren Platz nicht nur in der initialen Diagnosestellung, sondern ist auch in der Lage, relevante Veränderungen der Klappenmorphologie aufzuzeigen. Eine echokardiografisch nachgewiesene Klappenperforation ist mit einem hohem Risiko einer nachfolgenden schweren Herzinsuffizienz verbunden. Der Nachweis einer progressiven intrakardialen Ausbreitung der Infektion (Anulusabszess, Ruptur des Sinus Valsalva) sowie großer, flottierender Vegetationen stellt eine Operationsindikation dar [4].

▪ Akute neurologische Defizite

Symptomatische neurologische Komplikationen treten in 10–40% aller Fälle von infektiöser Endokarditis auf. Für die meisten Autoren ist eine einzelne systemische Embolisierung, für alle Autoren jedoch die wiederholte Embolisierung eine Indikation zum Klappenersatz. Dabei ist der Zeitpunkt der Klappenoperation in Relation zum neurologischen Ereignis noch Gegenstand der Diskussion [9]. Antikoagulation, erste mögliche peri- und intraoperative Hypotension und durch die extrakorporale Zirkulation verursachtes oder verstärktes Hirnödem lassen, wenn möglich, eine Verzögerung der Herzoperation sinnvoll erscheinen. Auf der anderen Seite muss das Risiko einer erneuten Embolisierung und somit weiterer neurologischer Schäden abgeschätzt werden, in der Regel mit Hilfe der Echokardiografie. Sind weitere große und/oder gestielte Vegetationen nachweisbar und ist das mit dem ersten Insult verbundene Hirnödem relativ gering, ist eine dringende chirurgische Intervention indiziert.

Im Falle von ischämischen Infarkten scheint ein Intervall von 10–14 Tagen bis zur Klappenoperation ein jedenfalls ausreichender Sicherheitsabstand zu sein. Nach hämorrhagischen Infarkten kann bei ausreichender hämodynamischer Stabilität ein längeres Intervall von ca. 4 Wochen nach dem Ereignis abgewartet werden, wenn das Risiko einer Reembolisierung vertretbar erscheint. Im Falle von mykotischen Aneurysmen kann wahrscheinlich mit ausreichender Sicherheit zunächst die kardiale Operation durchgeführt werden, danach ist möglicherweise ein „clipping" oder eine Resektion des Aneurysmas indiziert. Zu dieser selteneren Komplikation liegen für gesicherte Empfehlungen nicht genügend Daten vor. Das Risiko der Ruptur eines mykotischen Aneurysmas liegt etwa bei 10%, allerdings sind 50% dieser Aneurysmen mit suffizienter antibiotischer Therapie allein bereits ausreichend behandelt [1].

▪ Persistierende Sepsis

Die meisten Patienten mit einer infektiösen Endokarditis entfiebern unter antibiotischer Therapie innerhalb weniger Tage. Persistierendes Fieber nach 1–2 Wochen Behandlung unter Ausschluss anderer Foci weist auf eine Ausbreitung der Infektion auf für Chemotherapeutika schlecht zugängliche Areale hin und ist eine Indikation zur chirurgischen Intervention. Die chirurgische Indikation ist ebenfalls bei persistierend positiven Blutkulturen nach einer Woche Therapie sowie bei Wiederauftreten der Symptomatik nach völliger Remission indiziert.

5.2.5 Antibiotische Behandlungsschemata

Richtlinien zur Behandlung mit Antibiotika sind immer abhängig von lokalen Häufigkeiten resistenter Erreger, insbesondere bei nosokomialen Infektionen. Sie können daher niemals universell sein. Im Folgenden wird auf die neuesten Empfehlungen der European Society of Cardiology eingegangen. Sie sind in Tabelle 5.2.5 zusammengefasst.

5.2.6 Erfolgskontrolle

Während der antibiotischen Therapie müssen Patienten mit infektiöser Endokarditis regelmäßig klinisch auf das Auftreten von kardialen oder neurologischen Komplikationen untersucht werden. Zur morphologischen Kontrolle sollte die Echokardiografie eingesetzt werden.

Persistierendes Fieber ist in der Regel Zeichen einer insuffizienten Chemotherapie, unter Umständen aber auch eine Hypersensitivitätsreaktion auf eingesetzte Substanzen. Blutkulturen sollten, vor allem bei Staphylokokkeninfektionen, die Eradizierung des Erregers dokumentieren, vor allem bei persistierendem Fieber, aber auch 1- bis 2-mal 1–2 Monate nach Beendigung der Therapie. Führt eine mikrobiologisch nachgewiesen „richtige" Behandlung nicht in der empfohlenen Zeit (s. o.) zum Erfolg, sollte der Chirurg eingeschaltet werden.

Tabelle 5.2.5. Richtlinien der European Society of Cardiology zur antibiotischen Therapie der infektioesen Endokarditis (nach [11]) (nur Nativklappenendokarditis)

Streptokokken

Regime A: Penicillin-empfindlich (MIC ≤ 0,1 mg/l)

▌ Patienten ≤ 65 Jahre, normaler Kreatininspiegel	Penicillin G 12–20 Mio. U/Tag i.v., 4×/Tag, über 4 Wochen *und* Gentamicin 3 mg/kg/Tag i.v. (max. 240 mg/Tag), 2–3×/Tag, über 2 Wochen
▌ dto. mit unkompliziertem Verlauf und gutem Therapieansprechen	Penicillin G 12–20 Mio. U/Tag i.v., 4–6×/Tag, über 2–4 Wochen (7 Tage stationär, danach ambulant)
▌ Patienten ≥ 65 Jahre und/oder Kreatinin oder Penicillinallergie	Penicillin G je nach Nierenfunktion *oder* Ceftriaxon 2 g/Tag als Einzeldosis über 4 Wochen
▌ Patienten allergisch gegen Penicillin und Cephalosporine	Vancomycin 30 mg/kg/Tag, 2×/Tag, über 4 Wochen

Regime B: Moderate Empfindlichkeit gegenüber Penicillin (MIC 0,1 mg/l–0,5 mg/l)

▌ Penicillin G 20–24 Mio. U/Tag i.v., 4–6×/Tag, oder Ceftriaxon 2 g/Tag i.v. als Einzeldosis über 4 Wochen *und* Gentamicin 3 mg/kg/Tag i.v., 2–3×/Tag, über 2 Wochen, *anschließend* Ceftriaxon 2 g/Tag i.v. über weitere 4 Wochen

Regime C: Resistent gegenüber Penicillin (MIC > 0,5 mg/l)

▌ Vancomycin 30 mg/kg/Tag, 2×/Tag, über 4 Wochen

Enterokokken und penicillinresistente Streptokokken

▌ Penicillin MIC ≤ 8 mg/l und Gentamicin MIC < 500 mg/l	Penicillin G 16–20 Mio. U i.v., 4–6×/Tag *und* Gentamicin 3 mg/kg/Tag i.v., 2×/Tag, über 4 Wochen
▌ Penicillinallergische Patienten mit Penicillin/gentamicin-resistenten Erregern	Vancomycin 30 mg/kg/Tag, 2×/Tag *und* Gentamicin 3 mg/kg/Tag i.v., 2×Tag, über 6 Wochen
▌ Penicillinresistente Erreger (MIC > 8 mg/l)	Vancomycin 30 mg/kg/Tag, 2×/Tag *und* Gentamicin 3 mg/kg/Tag i.v., 2×/Tag, über 6 Wochen
▌ Vancomycinresistente Erreger, inkl. Erreger mit hoher Resistenz gegenüber Vancomycin (MIC 4–16 mg/l) oder hoher Resistenz gegenüber Gentamicin	Konsultation mit einem erfahrenen Mikrobiologen ist angezeigt. Bei Nichtansprechen auf antibiotische Therapie sollte Klappenersatz erwogen werden

Staphylokokken

▌ Methicillinsensitive S. aureus (MSSA) (keine Penicillinallergie)	Oxacillin 8–12 g/Tag, 3–4/Tag, über mind. 4 Wochen *und* Gentamicin 3 mg/kg/Tag (max. 240 mg/Tag), 2–3×/Tag, für die ersten 3–5 Behandlungstage
▌ Methicillinsensitive S. aureus (MSSA) bei Patienten mit Penicillinallergie	Vancomycin 30 mg/kg/Tag i.v., 2×/Tag, über 4–6 Wochen *und* Gentamicin 3 mg/kg/Tag (max. 240 mg/Tag), 2–3×/Tag, für die ersten 3–5 Behandlungstage
▌ Methicillinresistente S. aureus	Vancomycin 30 mg/kg/Tag i.v., 2×/Tag, über 6 Wochen

Endokarditis mit negativen Blutkulturen oder wenn Therapie dringlich und Erreger noch nicht identifiziert

▌ Vancomycin 30 mg/kg/Tag i.v., 2×/Tag, über 4–6 Wochen
und Gentamicin 3 mg/kg/Tag (max. 240 mg/Tag), 3×/Tag über 2 Wochen

5.2.7 Prophylaxe

Auch wenn die meisten Fälle von infektiöser Endokarditis wahrscheinlich nicht im Gefolge einer invasiven Prozedur entstehen, kann die Notwendigkeit der Endokarditisprophylaxe nicht genügend betont werden. In einem Buch über Herzakutmedizin kann jedoch auf dieses Thema nicht im Detail eingegangen werden. Empfehlungen zur Prophylaxe der infektiösen Endokarditis werden regelmäßig von verschiedenen Fachgesellschaften veröffentlicht. Welche Patienten einer Prophylaxe zugeführt werden sollten, ist in Tabelle 5.2.1 integriert. Das Standardregime für zahnärztliche Maßnahmen und solche im Respirationstrakt und Ösophagus sieht Amoxicillin, Ampicillin oder im Falle von Penicillinallergie Clindamycin vor. Vor Interventionen im sonstigen Gastrointestinaltrakt und urologischen sowie gynäkologischen Eingriffen bei Patienten mit moderatem Risiko sollte ebenfalls Amoxicillin oder Ampicillin (bei Allergie Vancomycin) eingesetzt werden. Bei Hochrisikopatienten sollte zusätzlich Gentamicin gegeben werden [2].

5.2.8 Stellung im therapeutischen Gesamtkonzept

Die Mortalität der infektiösen Endokarditis ist initial immer noch hoch. Haupttodesursache ist die Herzinsuffizienz. Bis zu 60% aller Patienten werden im Verlauf der Erkrankung einer Operation zugeführt, 20–30% im Rahmen der ersten Hospitalisation, der Rest in den darauf folgenden 5–8 Jahren. Die Rate rekurrenter Infektionen liegt bei 0,3–2,5/100 Patientenjahre. Die Fünf-Jahresüberlebensrate liegt bei 75–85% [3]. Diese Daten demonstrieren, dass initial hohe Remissionsraten durch Antibiotika nicht immer die Tragweite dieser gefährlichen Erkrankung widerspiegeln. Die Mortalität der kombinierten internistisch-chirurgischen Behandlung ist niedriger als die der alleinigen konservativen [4]. Die Therapie der infektiösen Endokarditis gehört in die Hände des Kardiologen, und die Schwelle zur Konsultation des Herzchirurgen darf nicht zu hoch gesetzt werden.

▪ Literatur zu Kapitel 5.2

1. Brust JCM, Dickinson PCT, Hughes JEO, Holtzmann RNN (1990) The diagnosis and treatment of cerebral mycotic aneurysms. Ann Neurol 27:238–246
2. Dajani AS, Taubert KA, Wilson W, Bolger AF, Bayer A, Ferrieri P, Gewitz MH, Shulman ST, Nouri S, Newburger JW, Hutto C, Pallasch TJ, Gage TW, Levison ME, Peter G, Zuccaro G (1997) Prevention of bacterial endocarditis. Recommendations by the American Heart Association. JAMA 277(22):1794–1801
3. Delahaye F, Ecochard R, de Gevigney G, Barjhoux C, Malquarti V, Saradarian W, Delaye J (1995) The long term prognosis of infective endocarditis. Eur Heart J 16 Suppl B:48–53
4. Delahaye F, Celard M, Roth O, de Gevigney G (2004) Indications and optimal timing for surgery in infective endocarditis. Eur Heart J 90(6):618–620
5. Devlin RK, Andrews MM, von Reyn CF (2004) Recent trends in infective endocarditis: influence of case definitions. Curr Opin Cardiol 19(2):134–139
6. Dodds GA, Sexton DJ, Durack DT, Bashore TM, Corey GR, Kisslo J (1996) Negative predictive value of the Duke criteria for infective endocarditis. Am J Cardiol 77(5):403–407
7. Durack DT, Lukes AS, Bright DK, Duke Endocarditis Service (1994) New criteria for diagnosis of infective endocarditis: utilization of specific echocardiographic findings. Am J Med 96(3):200–209
8. Evangelista A, Gonzalez-Alujas MT (2004) Echocardiography in infective endocarditis. Eur Heart J 90(6):614–617
9. Gillinov AM, Shah RV, Curtis WE, Stuart RS, Cameron DE, Baumgartner WA, Greene PS (1996) Valve replacement in patients with endocarditis and acute neurologic deficit. Ann Thorac Surg 61(4):1125–1130
10. Hoen B, Beguinot I, Rabaud C, Jassaud R, Selton-Suty C, May T, Canton P (1996) The Duke criteria for diagnosing infective endocarditis are specific: analysis of 100 patients with acute fever or fever of unknown origin [see comments]. Clin Infect Dis 23(2):298–302
11. Horstkotte D, Follath F, Gutschik E, Lengyel M, Oto A, Pavie A, Soler-Soler J, Thiene G, von Graevenitz A, Priori SG, Garcia MA, Blanc JJ, Budaj A, Cowie M, Dean V, Deckers J, Fernandez Burgos E, Lekakis J, Lindahl B, Mazzotta G, Morais J, Oto A, Smiseth OA, Lekakis J, Vahanian A, Delahaye F, Parkhomenko A, Filipatos G, Aldershvile J, Vardas P; Task Force Members on Infective Endocarditis of the European Society of Cardiology; ESC Committee for Practice Guidelines (CPG); Document Reviewers (2004) Guidelines on prevention, diagnosis and treatment of infective endocarditis executive summary; the task force on infective endocarditis of the European society of cardiology. Eur Heart J 25(3):267–276
12. Prendergast BD (2004) Diagnostic criteria and problems in infective endocarditis. Eur Heart J 90(6):611–613
13. Reinhartz O, Herrmann M, Redling F, Zerkowski HR (1996) Timing of surgery in patients with acute infective endocarditis. J Cardiovasc Surg (Torino) 37(4):397–400
14. Sekeres MA, Abrutyn E, Berlin JA, Kaye D, Kinman JL, Korzeniowski OM, Levison ME, Feldman RS, Strom BL (1997) An assessment of the usefulness of the Duke criteria for diagnosing active infective endocarditis. Clin Infect Dis 24(6):1185–1190
15. von Reyn CF, Levy BS, Arbeit RD, Friedland G, Crumpacker CS (1981) Infective endocarditis: an analysis based on strict case definitions. Ann Intern Med 94:505–517

5.3 ▎ **Drogenendokarditits**

M. Backmund, D. Eichenlaub

5.3.1 Grundlagen

Als Drogenendokarditiden werden infektiöse Endokarditiden (IE) bezeichnet, an denen Drogenabhängige/Drogengebraucher aufgrund der intravenösen Injektionen der Drogen erkranken. Unter Drogen werden hauptsächlich illegale Substanzen, z.B. Heroin (Diamorphin), Kokain, in den letzten Jahren zunehmend auch Amphetamine und deren Derivate, verstanden.

Entscheidend für die diagnostische Zuordnung Drogenendokarditis ist die intravenöse Applikationsart. Durch wiederholte Benutzung unsteriler Nadeln und Spritzentausch zwischen unterschiedlichen Personen ohne Desinfektion der Haut werden Keime direkt in den venösen Kreislauf eingebracht. Daher sind bei Drogenabhängigen häufig die rechten Herzklappen betroffen (Tabellen 5.3.1 und 5.3.2).

Physiologie und Pathophysiologie unterscheiden sich nicht von einer akuten Endokarditis (s. Kap. 5.2).

5.3.2 Problemstellung

In Deutschland wird die Zahl der intravenös Drogenabhängigen (IVDA) auf 200000–300000 geschätzt [10]. 1,3–5% erkranken pro Jahr an einer Endokarditis [11]. Für Kokainabhängige scheint das Risiko besonders hoch zu sein [3]. Die IVDA suchen unter Umständen sehr spät den Arzt auf, einerseits aus Angst vor einem Entzugssyndrom bei stationärer Behandlung, andererseits weil aufgrund der Drogenwirkung wichtige Krankheitssymptome wie Fieber, Tachykardie und Dyspnoe fehlen bzw. nicht wahrgenommen werden (s.u.).

> Die Behandlung einer Endokarditis muss immer auch eine Behandlung der Drogenabhängigkeit implizieren. Gelingt es nicht, eine Vertrauensbasis herzustellen, können sich viele IVDA trotz lebensbedrohlicher Erkrankung nicht zu einer stationären bzw. intensivmedizinischen Behandlung entschließen.

Als Erreger werden bei Drogenendokarditiden zwischen 60 und 90% Staphylokokken (Staphylococcus aureus) gefunden [5]. Die bei IVDA relativ häufige Rechtsherzendokarditis [4, 7] kann in der Regel gut behandelt werden, wird jedoch häufig wegen fehlender Klappengeräusche und Emboliezeichen als Pneumonie fehlgedeutet. Die Letalität bei Linksherzendokarditiden durch Staphylokokken beträgt trotz intensivmedizinischer Behandlung 40% [8].

5.3.3 Diagnostik

Bei IVDA, die sich krank fühlen oder die eines der unten aufgeführten Symptome angeben, sollte immer die Verdachtsdiagnose einer infektiösen Endokarditis geäußert werden.

Tabelle 5.3.1. Betroffene Herzklappen bei Endokarditits (n = 550)

Herzklappen des rechten Herzens	62,9%
Erreger	
▌ Staphylokokken	77%
▌ Streptokokken	5%
▌ Enterokokken	2%
▌ HACEK-Gruppe	5%
▌ Pilze	–%
▌ Mehrere Erreger	6%
▌ Ohne Nachweis	3%
▌ Andere	2%
Herzklappen des linken Herzens	**37,1%**
Erreger	
▌ Staphylokokken	23%
▌ Streptokokken	15%
▌ Enterokokken	24%
▌ HACEK-Gruppe	12%
▌ Pilze	12%
▌ Mehrere Erreger	7%
▌ Ohne Nachweis	3%
▌ Andere	3%

Tabelle 5.3.2. Häufigkeit der betroffenen Herzklappe

Herzklappe	Häufigkeit bei IVDA-Endokarditits (n = 80) *	Häufigkeit am Krankenhaus München Schwabing (n = 54) **
▮ Trikuspidalklappe	44%	5%
▮ Pulmonalklappe	3%	2%
▮ Mitralklappe	43%	48%
▮ Aortenklappe	3%	35%

* Nach [4]
** Von 778 Patienten, die wegen eines Verdachts auf Endokarditis transösophageal echokardiografisch untersucht worden waren, wurden bei 54 Patietnen (6,9%) Veränderungen an den Herzklappen im Sinne einer Endokarditis gesehen (nicht publiziert); *IVDA* intravenös Drogenabhängige

5.3.3.1 Anamnese

Intravenöse Injektionen sind ursächlich für eine Drogenendokarditis. Aus Angst vor Ablehnung oder einem ungewollten Entzugssyndrom verheimlichen Drogenabhängige ihre Sucht [1]. Beim Erstkontakt kann in der Anamnese oft nur eine Verschlechterung des Allgemeinbefindens erfragt werden.

5.3.3.2 Symptomatik

Zahlreiche Symptome können bei einer infektiösen Endokarditis mit unterschiedlicher Häufigkeit auftreten:
- ▮ Fieber (> 90%),
- ▮ Tachykardie (> 90%),
- ▮ Schüttelfrost (42–75%),
- ▮ Schweißausbrüche (25%),
- ▮ Appetitlosigkeit (25–55%),
- ▮ Gewichtsverlust (25–35%),
- ▮ Unwohlsein (25–40%),
- ▮ Dyspnoe (20–40%),
- ▮ Husten (25%),
- ▮ Kopfschmerzen (15–40%),
- ▮ Übelkeit und Erbrechen (15–20%),
- ▮ Gliederschmerzen (15–30%),
- ▮ Thoraxschmerzen (8–35%),
- ▮ abdominelle Beschwerden (5–15%),
- ▮ Splenomegalie (15–50%),
- ▮ kleine schmerzempfindliche Knötchen an Zehen- und Fingerkuppen (Osler-Knötchen),
- ▮ Klappengeräusche.

Aufgrund der direkten Drogenwirkung können viele der o.g. Symptome verschleiert sein: Durch die analgetische Wirkung der Opioide werden alle Schmerzsymptome geringer oder gar nicht wahrgenommen bzw. frühzeitig durch Dosissteigerung der Droge selbst behandelt. Eine Dyspnoe wird subjektiv nicht empfunden, da Opioide die Reizschwelle des Atemzentrums erhöhen und dadurch atemdepressiv wirken. Die respiratorische Situation kann somit wesentlich schlechter sein als sie sich auf den ersten Blick darstellt. Übelkeit und Erbrechen können durch die antiemetische Wirkung der Opioide ebenso fehlen wie Husten durch die antitussive Wirkung. Hohe Opioiddosierungen bewirken eine Bradykardie. Bei einer bei IVDA relativ häufigen Rechtsherzendokarditis können auch keine Klappengeräusche auskultiert oder Emboliezeichen gesehen werden. Laborchemisch fallen eine erhöhte Blutsenkungsgeschwindigkeit und ein erhöhtes C-reaktives Protein auf. Bei 80% wird eine Anämie festgestellt, evtl. auch eine Leukozytose. Rheumafaktoren und zirkulierende Immunkomplexe werden vor allem bei subakutem Verlauf nachgewiesen. Die Diagnose wird durch Anzüchten von Erregern im Blut durch Blutkulturen, die bei infektiöser Endokarditis zu 95% positiv sind [8] und den Nachweis von Klappenvegetationen in der transthorakalen und bei IVDA obligat auch transösophagealen Herzechokardiografie gesichert.

> ▮ Bei IVDA sollte immer auch an seltene Erreger, insbesondere auch Pilze, v.a. Candida, gedacht werden.

Die Verdachtsdiagnose einer Drogenabhängigkeit zu stellen, bereitet in der Regel wegen der sichtbaren multiplen Einstichstellen keine Schwierigkeiten. Durch einfache Drogenscreeningtests im

Urin kann eine Drogeneinnahme innerhalb von 10 min bestätigt oder ausgeschlossen werden. Um zu erreichen, dass sich die Patienten stationär intensivmedizinisch behandeln lassen, ist es sehr wichtig, empathisch auf die Patienten zuzugehen. So kann eine Vertrauensbasis geschaffen werden. Wenn den Patienten die Angst vor einem möglichen Entzugssyndrom genommen werden kann, indem ihnen z. B. eine Überbrückungssubstitutionsbehandlung mit Levomethadon angeboten wird, berichten sie meist genau von ihrer Drogenabhängigkeit. Im Urin können die eingenommenen Drogen in einfachen qualitativen oder semiquantitativen Tests teilweise in wenigen Minuten festgestellt werden.

Zusammenfassend sind für die Diagnose folgende Kriterien und Überlegungen wichtig:

▮ Die Drogenabhängigkeit sollte durch Anamnese, Einstiche und Drogenscreening verifiziert werden;
▮ typische Symptome einer infektiösen Endokarditis können bei Drogenabhängigkeit fehlen;
▮ Anlegen von Blutkulturen, auch spezifisch für Pilze;
▮ transthorakale Herzechokardiografie;
▮ transösophageale Herzechokardiografie;
▮ Labor: CRP, BSG, Hämoglobin, Erythrozyten, Leukozyten, HIV-Test, Hepatitisscreening.

5.3.4 Erfordernisse und Voraussetzungen

Um Patienten mit der Verdachtsdiagnose einer Drogenendokarditis optimal behandeln zu können, sollten Wärmeschränke zur Aufbewahrung der Blutkulturflaschen nachts und feiertags bis zur mikrobiologischen Untersuchung vorhanden sein. Die Möglichkeit, die Patienten transthorakal und transösophageal herzechokardiografisch zu untersuchen, sollte gegeben sein. Drogenscreeningtests, es reichen einfache qualitative Urintests, die in 10 min ablesbar sind, sollten ebenso vorrätig sein wie eine ausreichende Menge an Substitutionsmitteln, da ein Entzugssyndrom bei einer schweren Erkrankung wie der Drogenendokarditis die Letalität erhöht. Nach dem 15. Betäubungsmitteländerungsgesetz (BtMÄndG) vom 19. 1. 2001 stehen als Mittel erster Wahl Levomethadon, D-, L-Methadon (als Methdaonhydrochloridlösung oder in Tablettenform) und Buprenorphin zur Verfügung. Mittlerweile befinden sich 56 000 Heroinabhängige in Substitutionsbehandlung. 71% erhalten D-, L-

Methadon, 15% Levomethadon, 13% Buprenorphin und 1% andere Opioide (Tabelle 5.3.3).

5.3.5 Intensivbehandlung

Die Prognose der Endokarditis hängt von der/ den befallenen Herzklappen und den Erregern ab. 90% einer Trikuspidalklappenendokarditis durch Streptokokken und Staphylokokken werden geheilt, während 40% der Patienten mit durch Staphylokokken bedingter Linksherzendokarditis sterben [8].

Bei Drogenabhängigen mit Verdacht auf Endokarditis soll neben den Behandlungszielen bei akuter Endokarditis (s. Kap. 5.2) ein Entzugssyndrom durch Substitutionsbehandlung vermieden werden. Eine Mehrfachabhängigkeit muss beachtet werden.

Daher werden als Basistherapie die Drogen und psychotropen Substanzen, von denen der Patient abhängig ist, substituiert und zu erwartende Entzugssyndrome prophylaktisch behandelt (Tabelle 5.3.3). Meistens reichen bei Heroinabhängigen 30–40 mg Levomethadon/Tag auf 2 Dosen verteilt, um ein Entzugssyndrom zu vermeiden. Patienten, die sich in einer Substitutionsbehandlung befinden, sollten mit der gleichen Dosis und dem gleichen Substitut weiterbehandelt werden. Wenn operiert werden muss, opioidpflichtige Schmerzen vorliegen oder eine Beatmung mit Analgosedierung notwendig wird, muss eine Buprenorphinsubstitution auf eine Levomethadon- oder D-, L-Methadonbehandlung umgestellt werden, da Buprenorphin als partieller Agonist nicht mit reinen μ-Agonisten kombiniert werden darf. Bei einer Abhängigkeit von Benzodiazepinen, z. B. 60–100 mg Diazepam täglich, reichen 30 mg Diazepam/Tag. Zusätzlich kann Carbamazepin bis zu 800 mg oral verabreicht werden. Ein Alkoholentzugssyndrom kann durch Clomethiazol bis zu 2 Kapseln alle 2 h gut verhindert bzw. behandelt werden. Reicht diese Dosis nicht aus, kann unter intensivmedizinischen Bedingungen zusätzlich Clonidin und Haloperidol verabreicht bzw. alternativ zur Clomethiazolgabe Flunitrazepam 0,25 mg intravenös (6 µg/kg/h) infundiert und mit Clonidin und Haloperidol kombiniert werden (Tabelle 5.3.3). Ein Barbituratentzugssyndrom kann wie ein Alkoholentzugssyndrom behandelt werden.

Die Antibiotika werden zunächst entsprechend dem wahrscheinlichsten Erreger ausgewählt: Bei

Tabelle 5.3.3. Substitution psychotroper Substanzen zur Verhinderung eines unerwünschten Entzugssyndroms

Abhängigkeit	Substitution mit	Durchschnittliche Dosis
▌ Opioide	Levomethadon oder D-, L-Methadon oder Buprenorphin	2×15 mg/Tag 2×30 mg/Tag 1×08 mg/Tag
▌ Benzodiazepine	Diazepam	10–30 mg/Tag
▌ Alkohol	Clomethiazol oder	Bis zu 2-stündlich 2×192 mg (=2 Kps)
	Flunitrazepam	Bolus 0,25 mg i.v., dann 6 µg/kg/h infundieren
	plus evtl. Haloperidol plus evtl. Clonidin	30–60 mg/Tag 0,018 mg/ml/2–6 ml/h

Tabelle 5.3.4. Behandlungsbeginn einer infektiösen Endokarditis bei IVDA bei noch nicht bekanntem Erreger

Verlauf	Anzunehmender Erreger	Antibiotika	Dosis
▌ Akut	Staphylokokken (Enterokokken)	Vancomycin plus Gentamicin plus Ceftriaxon plus Cefotaxim	4×0,5 g/Tag i.v. 240 mg/Tag i.v. 1×2(–4) g/Tag i.v. 3×2 g/Tag i.v.
▌ Subakut	Streptokokken	Penicillin G plus Gentamicin	4–6×5 Mio. E/Tag i.v. 240 mg/Tag i.v.

akutem Verlauf wird eine Kombinationsbehandlung – Staphylokokken oder Enterokokken annehmend – bestehend aus Vancomycin 4×0,5 g/Tag i.v., Gentamicin 240 mg/Tag i.v. und Ceftriaxon 1×2 g/Tag (oder Cefotaxim 3×2 g/Tag i.v.) begonnen (Tabelle 5.3.4). Ein subakuter Verlauf deutet auf Streptokokken als Erreger hin. Daher werden Penicillin G 4–6 Mio E/Tag i.v. und Gentamicin 240 mg/Tag i.v. gegeben. Alle Antibiotika werden als Kurzinfusionen verabreicht. Wenn der Erreger isoliert werden kann, wird die Therapie aufgrund der im Agrardiffussionstest gefundenen minimalen Hemmkonzentration (MHK) und minimalen bakteriziden Konzentration (MBK) umgestellt (Tabelle 5.3.5). Kann kein Erreger gefunden werden, wird die Therapie je nach Wirkung beibehalten oder geändert. Entfiebern die Patienten nicht nach 3–7 Tagen, muss die antibiotische Therapie umgestellt werden und evtl. ein Antimykotikum zusätzlich gegeben werden. Bei Pilzendokarditis wird Amphothericin B in ansteigender Dosierung von 0,1 mg/kg KG/Tag bis zu 1 mg/kg KG/Tag in Kombination mit Flucytosin 150 mg/kg KG/Tag verabreicht. Aber auch seltene Keime müssen in Betracht gezogen werden, wie

z.B. Corynebacterium diphtheriae [6]. IVDA, die eine prothetische Klappe oder anderes prothetisches Material in sich tragen, sollten bei nachgewiesenen Staphylokokken als dritte Substanz Rifampicin 900 mg per os erhalten [12]. Die Antibiotikabehandlung der Endokarditis dauert in der Regel mindestens 4–6 Wochen. Eine Trikuspidalklappenendokarditis durch Staphylokokken kann jedoch kürzer als 4 Wochen behandelt werden [13]. Auch wenn der Erreger gefunden worden ist und die Therapie anzusprechen scheint, müssen Herzleistung, Klappenfunktion, neurologischer Status (Emboli) und die Herzklappenvegetationen im Verlauf regelmäßig überprüft werden. Diese sind unter anderem Kriterien für eine chirurgische Intervention [12] (Tabelle 5.3.6). Bei den Medikamentengaben ist auf Interaktionen zu achten. Im Besonderen sollte berücksichtigt werden, dass Opioide über P-Cytochrom 450 abgebaut werden. Damit kann es bei gleichzeitiger Gabe von Cimetidin, Antimykotika, Antiarrhythmika, Kontrazeptiva u.a. (Medikamente, die P 450 hemmen) zu einer Verstärkung der Opioidwirkung kommen. Andererseits können z.B. Carbamazepin, besonders aber der nicht-

Tabelle 5.3.5. Antibiotikatherapie bei IVDA mit Endokarditis und gesichertem Erreger

Erreger	Antibiotika	Dosis	Dauer
▌ Oxacillinsensible Staphylokokken, MHK ≤1 µg/ml	Flucloxacillin + Gentamicin	4×2 g/Tag i.v. 240 mg/Tag i.v.	4–6 Wochen* 5 Tage
▌ Oxacillinresistente Staphylokokken, MHK >1 µg/ml	Vancomycin + Gentamicin**	4×0,5 g/Tag i.v. 240 mg/Tag i.v.	4–6 Wochen 5 Tage
▌ Streptokokken, MHK ≤1 µg/ml	Penizillin G alleine oder plus Gentamicin	4–6 Mio. E/Tag i.v. 240 mg/Tag i.v.	4 Wochen 2 Wochen
▌ Streptokokken, MHK >1 µg/ml	Penizillin G + Gentamicin oder Vancomycin + Gemtamicin	4–6 Mio. E/Tag i.v. 240 mg/Tag i.v. 4×0,5 g/Tag i.v. 240 mg/Tag i.v.	4 Wochen 2 Wochen 4 Wochen 2 Wochen
▌ Streptokokken bei Penizillinunverträglichkeit	Vancomycin + Gentamicin	4×0,5 g/Tag i.v. 240 mg/Tag i.v.	4 Wochen 2 Wochen
▌ Enterokokken	Mezlocillin + Gentamicin	3×5 g/Tag i.v. 240 mg/Tag i.v.	4–6 Wochen 4–6 Wochen
▌ Enterokokken bei Penizillinunverträglichkeit	Vancomycin + Gentamicin	4×0,5 g/Tag i.v. 240 mg/Tag i.v.	4 Wochen 4 Wochen
▌ Pseudomonas aeruginose	Piperacillin oder Azlocillin oder Ceftazidim oder Imipenem plus jeweils Tobramycin	3×6 g/Tag i.v. 4×5 g/Tag i.v. 3×2 g/Tag i.v. 4×1 g/Tag i.v. 240 mg/Tag i.v.	6 Wochen 6 Wochen 6 Wochen 6 Wochen 4 Wochen
▌ HACEK-Gruppe	Ampicillin oder Ceftriaxon plus jeweils Gentamicin	3×4 g/Tag i.v. 1×2 g/Tag i.v. 240 mg/Tag i.v.	4 Wochen 4 Wochen 4 Wochen

* Bei ausschließlichem Befall der Trikuspidalklappe evtl. nur 2–4 Wochen
** Antibiotikatherapie bei IVDA mit Endokarditis, gesichertem Erreger und prothetischer Klappe zusätzlich Rifampicin 900 mg per os über 6 Wochen

Tabelle 5.3.6. Indikationen zur chirurgischen Intervention zum Klappenersatz

▌ Anhaltendes Fieber und anhaltende Infektionszeichen unter Antibiotikatherapie
▌ Klappendysfunktion
▌ Herzinsuffizienz
▌ Rezidivierende Embolien
▌ Myokardialer Abszess oder Ringabszess
▌ Pilzendokarditis
▌ Staphylokokkenendokarditis der Mitral- und Aortenklappen (relative Indikation)
▌ Große Klappenvegetationen

nukleosidische Reverse-Transkriptase-Inhibitor (NNRTI) Nevirapin den Opioidabbau derartig beschleunigen, dass ohne Dosisanpassung ein Entzugssyndrom auftreten kann. Bei Nevirapin muss von einer Dosissteigerung z.B. von Methadon um 30% ausgegangen werden. Ein abruptes Absetzen von Nevirapin wiederum kann zu einer lebensgefährlichen Intoxikation führen. Weiterhin ist zu beachten, dass Opioide zu einer Verlängerung des QT-Intervalls und dem Auftreten von Torsades-de-pointes-Tachykardien führen können [2, 9] (Tabelle 5.3.7). Schließlich sollte bei

Tabelle 5.3.7. Medikamente, die ein verlängertes QT-Intervall verursachen können

▍ **Antiarrhythmika**

▍ **Antiarrhythmika Klasse Ia (nach V. Williams)**
- Ajmalin
- Prajmalin
- Chinidin
- Disopyramid
- Dofetilide
- Procainamid

▍ **Antiarrhythmika Klasse Ic**
- Flecainid
- Propafeneon

▍ **Antiarrhythmika Klasse III**
- Amiodaron
- Sotalol

▍ **Antibiotika/Virostatika**
- Amantadin
- Chlarithromycin
- Erythromycin
- Foscavir
- Grepafloxacin
- Moxifloxacin
- Pentamidin
- Spiramycin
- Sparfloxacin
- Trimethoprim/Sulfamethoxazol

▍ **Anticholinergika**
- Atropin

▍ **Antidementium**
- Vincamin

▍ **Antidepressiva**
- Amitryprilin
- Clomipramin
- Doxepin
- Desipramin
- Fluoxetin
- Imipramin
- Maprotilin
- Sertindol
- Sertralin
- Venlafaxin

▍ **Antihistaminika**
- Astemizol
- Azelastin
- Dipohenhydramin
- Ebastine
- Hydroxyzine
- Mizolastin
- Terfandin

▍ **Antihypertensiva**
- Indapamid
- Isradipin
- Moexipril
- Nicardipin

▍ **Antikonvulsiva**
- Felbamat

▍ **Malariamittel**
- Chinin
- Chloroquin
- Halofantrin
- Mefloquin

▍ **Antimykotika**
- Flucaonazol
- Itraconazol
- Ketokonazol

▍ **Parkinsonmittel**
- Amantadin
- Budipin

▍ **Appetitzügler**
- Amfepramon

▍ **Kontrastmittel**
- Iopamidol
- Ioxaglinsäure

▍ **Zytostatika**
- Tamoxifen

▍ **Diuretika**
- Indapamid

▍ **Magen-Darm-Mittel**
- Cisaprid

▍ **Hypnotika**
- Chloralhydrat

▍ **Immunosuppressiva**
- Tacrolimus

▍ **Lipidsenker**
- Probucol

▍ **Migränemittel**
- Naratriptan
- Sumatriptan
- Zolmitriptan
- Muskelrelaxans
- Tizanidin

▍ **Neuroleptika**
- Chlorpromazin
- Droperidol
- Haloperidol
- Pimozid
- Risperidon
- Thioridazin

▍ **Ophthalmika**
- Acetylcholin

▍ **Hypophysenhinterlappenhormone**
- Octreotid
- Lypressin

▍ **Sympathomimetika**
- Adrenalin/Epinephrin
- Etilefrin
- Isoprenalin
- Orciprenalin
- Salmeterol

intravenösen Kokain- und Heroingebrauchern daran gedacht werden, dass gehäuft Rhabdomyolysen auftreten können [14]. Der Einsatz von Medikamenten, wie z.B. CSE-Hemmer, die eine Rhabdomyolyse mitverursachen können, sollte genau abgewogen werden.

5.3.6 Monitoring

Das intensivmedizinische Monitoring besteht aus:

▌ kontinuierlichem Elektrokardiogramm,
▌ kontinuierlicher pulsoxymetrischer Überwachung,
▌ kontinuierlicher Blutdruckmessung,
▌ Überwachung der Körpertemperatur,
▌ bei beatmeten Patienten Beatmungsmonitoring,
▌ arterieller kontinuierlicher Blutdruckmessung,
▌ arterieller Blutgasanalyse.

5.3.7 Erfolgskontrolle

Hinsichtlich der Endokarditis kann der Erfolg der Therapie am Rückgang des Fiebers nach 3–7 Tagen und an einer Verbesserung der Herzleistung abgelesen werden, zumal wenn es nicht zu neurologischen Komplikationen durch Emboli oder dem Auftreten einer Verbrauchskoagulopathie und einem septischem Schock kommt. Hinsichtlich der Abhängigkeit wird ein Erfolg an dem Nichtauftreten von Entzugssymptomen, insbesondere Blutdruckkrisen, Pulsfrequenzanstieg, zerebralen Krampfanfällen, Erbrechen, Durchfällen, extremer innerer und motorischer Unruhe und psychopathologischen Befunden wie optische oder akustische Halluzinationen, gemessen.

5.3.8 Stellung im therapeutischen Gesamtkonzept

Die Drogenendokarditis hat in Großstädten aufgrund der hohen Zahl zu behandelnder drogenabhängiger Patienten in Akutkrankenhäusern eine nicht zu unterschätzende Bedeutung. Immer müssen sowohl die Endokarditis als auch die Abhängigkeitserkrankung behandelt werden. Um die primär meist aus Angst vor dem Entzug nichtkrankheitseinsichtigen Patienten nicht vital zu gefährden und eine Behandlung zu ermöglichen, sind neben intensivmedizinischem Können empathische ärztliche Zuwendung und psychotherapeutisches Geschick wichtige Voraussetzungen. Ein Entzugssyndrom muss verhindert werden. Nach Abnahme von Blutkulturen muss rasch antibiotisch entsprechend der wahrscheinlichsten Erreger behandelt werden.

▌ Literatur zu Kapitel 5.3

1. Backmund M, Meyer K, Sigl H, Eichenlaub D (1997) Windpocken im Erwachsenenalter mit beatmungspflichtiger Varizellenpneumonie bei primär unerkannter Opiatabhängigkeit. Immun Infekt 2: 164–166
2. Backmund M, Henkel C, Jordan F, Habsch J, Meyer K, Kääb S (2005) Das QT-Intervall während der Substitutionsbehandlung Heroinabhängiger: Suchtmed 7:161–164
3. Chambers HF (1993) Short-course combination and oral therapies of staphylococcus aureus endocarditis. Med Clin North Am 7:69–80
4. Dressler FA, Roberts WC (1989) Infective endocarditis in opiate addicts: analysis of 80 cases studied at necropsy. Am J Cardiol 63:1240
5. Friedland HJ, Selwyn PA (1995) Infektionen bei Anwendung intravenöser Drogen. In: Schmailzl KJG (Hrsg) Harrison's Innere Medizin. Blackwell Wiss.-Verlag, Berlin Wien, S 670–676
6. Huber-Schneider C, Gubler J, Knoblauch M (1994) Endokarditis durch Corynebacterium diphteriae bei Kontakt mit intravenösen Drogen: Bericht über 5 Fälle. Schweiz Med Wochenschr 124:2173–2180
7. Karchmer AW (1997) Infective endocarditis. In: Braunwald E (ed) Heart disease. A textbook of cardiovascular medcine, Vol 2. WB Saunders Company, Philadelphia, pp 1078–1104
8. Kaye D (1995) Infektiöse Endokarditis. In: Schmailzl KJG (Hrsg) Harrison's Innere Medizin. Blackwell Wiss-Verlag, Berlin Wien, S 619–625
9. Krantz MJ, Lewkowiez L, Hays H, Woodroffe MA, Robertson AD, Mehler PS (2002) Torsade de pointes associated with very-high-dose methadone. Ann Intern Med 137:501–504
10. Peterson R (1996) Rauschgifttlage 1995. In: Deutsche Hauptstelle gegen die Suchtgefahren (Hrsg) Jahrbuch Sucht 1997. Neuland-Verlag, Geesthacht, S 55–72
11. Sande MA, Lee BL, Mills J et al (1992) Endocarditis in intravenous drug users. In: Kaye D (ed) Infective endocarditis. Raven Press, New York, p 345
12. Schuler G (1994) Antibiotische Therapie der infektiösen Endokarditis (wann, womit, wie lange?) Z Kardiol 83:2–8
13. Torres-Tortosa M, de Cueto M, Vergara A et al (1994) Prospective evaluation of a two-week course of intravenous antibiotics intravenous drug addicts with infective endocarditis. Eur J Clin Microbiol Infect Dis 13:559–564

14. Vilalba-Garcia MV, Lopez-Glez-Cobos C, Garcia-Castano J, Pinilla-Llorente B, Gonzales, Ramallo VJ, Muino-Miguez A (1994) Rhabdomyolysis in acute intoxications. An Med Interna 11:119–122

15. Wilson WR, Karchmer AW, Dajani AS, Taubert KA, Bayer A, Kaye D, Bisno AL, Ferrieri P, Shulman ST, Durack DT (1995) Antibiotic treatment of adults with infective endocarditis due to streptococci, enterococci, staphylococci, and HACEK Microorganisms. Jama 274:1706–1713

5.4 Drogennotfälle

M. Backmund, D. Eichenlaub

5.4.1 Grundlagen

Unter Drogennotfällen werden alle lebensbedrohenden Zustände verstanden, die nach Drogeneinnahme auftreten [6]. Zusätzlich können auch schwere, lebensbedrohende Entzugssyndrome als Drogennotfälle bezeichnet werden. Häufig werden mehrere psychotrope Substanzen gleichzeitig konsumiert, sodass die für bestimmte Drogen typischen klinischen Syndrome nicht erkennbar sind: Bei 1160 drogenabhängigen Patienten wurde im Krankenhaus München Schwabing bei 48% eine Polytoxikomanie einschließlich des Morphintyps, bei 25% eine Abhängigkeit von 2 Substanzklassen und bei 32% eine Drogenabhängigkeit vom Morphintyp nach ICD-9-Kriterien diagnostiziert [1]. Im Folgenden wird jeweils speziell auf die häufigsten illegalen Substanzgruppen eingegangen: Opioide, Kokain und Amphetamine. Alkohol, Benzodiazepine und Barbiturate werden zusätzlich erwähnt, da sie sehr oft zusammen mit den illegalen Drogen konsumiert werden. Alle genannten Substanzen wirken auf das zentrale Nervensystem (ZNS).

Die Opioide beeinflussen verschiedene Opiatrezeptoren: Myrezeptor, Kappa-, Sigma- und Deltarezeptor. Alkohol und Opioide interagieren komplex mit Endorphinen und den Opiatrezeptoren [10]. Unterschieden werden zentral dämpfende, zentral erregende und periphere Wirkungen der Opioide. Intoxikationen werden lebensbedrohlich aufgrund der zentral dämpfenden Wirkung direkt auf das Atemzentrum in der Medulla oblongata und die sedativ-hypnotische Wirkung auf das Stammhirn. Die Empfindlichkeit des Atemzentrums gegenüber der Kohlendioxidspannung bzw. der H^+-Ionen-Konzentration im Blut wird herabgesetzt und somit die Reizschwelle des Atemzentrums erhöht [5]. Hinsichtlich der zentral dämpfenden Wirkung entwickelt sich bei regelmäßiger Zufuhr eine Toleranz, sodass Dosierungen überlebt werden, die bei erstmaliger Anwendung tödlich sind. Gegenüber den zentral erregenden Wirkungen, z.B. Miosis durch Wirkung auf den Okulomotoriuskern, entsteht keine Toleranz. Bei Überdosierung kommt es infolge der Atemlähmung zu hypoxischen Schäden der Gefäße und zum Kreislaufschock.

Kokain wird durch wenige chemische Schritte aus den Blättern des Kokastrauchs (Erythroxylum coca) gewonnen. Kokain stimuliert periphere und zentrale adrenerge, dopaminerge und serotonerge Neuronen und setzt dadurch vor allem Noradrenalin und Dopamin aus den Vesikeln frei. Die Wirkung endogener Katecholamine wird durch eine Hemmung der Wiederaufnahme von Noradrenalin und Dopamin in die präganglionären sympathischen Nervenendigungen potenziert.

Amphetamin ist ein Derivat von Phenylethylamin, von dessen chemischer Grundstruktur sich fast alle Sympathomimetika ableiten. Amphetamin setzt Adrenalin, Noradrenalin und Dopamin frei und hemmt deren Wiederaufnahme [5]. Amphetamine und deren Derivate können ähnlich dem Lysergsäurediäthylamid (LSD) Halluzinationen, illusionäre Verkennungen und Synästhesien hervorrufen. Amphetamine und Kokain können aufgrund ähnlicher Symptomatik klinisch nicht unterschieden werden.

Alkohol wird bereits im Mund resorbiert, zu 80% jedoch im oberen Dünndarm. Ein nüchterner Magen beschleunigt die Aufnahme. Der Alkohol verteilt sich rasch im gesamten Organismus. Nach ca. 40 min ist die höchste Konzentration im Blut erreicht. Alkohol wirkt toxisch auf die Zellen des zentralen Nervensystems. 90%

des Alkohols werden in der Leber durch die Alkoholdehydrogenase metabolisiert. Pro Stunde werden zwischen 0,1 und 0,2 Promille abgebaut. Ab Stadium 4 (durchschnittlich 3,5 Promille) treten Atemlähmungen, Cheyne-Stokes-Atmung und Herzkreislauf-Versagen auf.

5.4.2 Problemstellung

Eine Intoxikation, auch Überdosierung genannt, kann akzidentiell entstehen, aber auch suizidal beabsichtigt sein. Besondere Risiken für die intravenös Drogenabhängigen (IVDA) liegen in den unterschiedlichen Reinheitsgraden des Heroins auf dem Schwarzmarkt. Dieser schwankt in den Großstädten zwischen 5 und 70% Reinheitsgrad. Muss ein Süchtiger, der z.B. 10%iges Heroin gewöhnt ist, seine Connection wechseln, weil sein Dealer verhaftet worden ist, und erwirbt nun 60%iges Heroin, droht auch bei gleicher Dosierung Todesgefahr. Häufig unterschätzen IVDA auch die nicht mehr vorhandene Toleranz gegenüber den Opioiden nach längerer drogenfreier Zeit: Sie erinnern sich an die Dosierungen vor der Entzugs- und Entwöhnungsbehandlung, und „dass sie nichts mehr gespürt haben" und injizieren sich versehentlich eine tödliche Heroindosis [6]. Auch die erste Injektion überhaupt kann eine lebensgefährliche Intoxikation hervorrufen. Schließlich setzen sich viele IVDA aus Verzweiflung in suizidaler Absicht den goldenen Schuss.

In Deutschland sterben 1400–2000 IVDA pro Jahr an einer Überdosierung [8]. Drogennotfälle kommen weit häufiger vor: 1996 wurden von 2880 Patienten auf den Intensivstationen des Krankenhauses München Schwabing 560 (19,4%) wegen Drogen- und Alkoholintoxikationen aufgenommen. Zusätzlich waren 78 (6,7%) von 1160 Patienten, die freiwillig zur Entzugsbehandlung kamen, vital gefährdet. 18 mussten intubiert und maschinell beatmet werden. Bei 74 (95%) der 78 Patienten wurde eine Mischintoxikation, meist aus Opioiden und Benzodiazepinen, diagnostiziert. Werden die Drogen nicht intravenös konsumiert, häufig z.B. Amphetamin und Kokain, so können durch das Fehlen typischer Merkmale wie der Kleidung und Einstichstellen, die auf eine Zugehörigkeit zur Drogenszene hinweisen könnten, diagnostische Schwierigkeiten auftreten. Im Jahre 2003 wurde ein Anstieg bis zu 30% von jungen Patientinnen und Patienten beobachtet, die wegen einer

schweren Alkoholintoxikation intensivmedizinisch behandelt werden mussten.

Mode- und Designerdrogen, auch Clubdrugs genannt, werden von jungen Menschen oft am Wochenende eingenommen in dem Irrglauben, dass sie nicht gefährlich seien. Dabei können gerade bei diesen Drogen auch dosisunabhängig tödliche Komplikationen entstehen.

Jugendliche und junge Erwachsene praktizieren in Gruppen das „Komatrinken", indem sie Alkohol in großen Mengen in kurzer Zeit bis zur Bewusstlosigkeit trinken. Von Suchtexperten wird auch eine zusätzliche Gefährdung durch die sich großer Beliebtheit erfreuenden alkohlhaltigen Limonadengetränke (Alkopops) gesehen.

Die Suchtkranken stellen eine große Patientengruppe einer Intensivstation dar. Spezielle Kenntnisse über Drogenintoxikationen und Komplikationen durch Einnahme psychotroper Substanzen sind daher für jeden Intensivmediziner hilfreich.

> ▮ Bei jungen Patienten sollte bei der Ursachensuche intensivmedizinischer Diagnosen wie der eines Myokardinfarkts, eines Status epilepticus, einer hypertensiven Krise, eines Nierenversagens infolge Rhabdomyolyse oder einer zerebralen Ischämie an Drogen gedacht werden (s.u.) [2].

5.4.3 Diagnostik

Bei jedem Patienten, der komatös, atem- und herzkreislaufinsuffizient zur intensivmedizinischen Behandlung gebracht wird, sollte an eine Intoxikation durch psychotrope Substanzen gedacht werden, vor allem dann, wenn die Patienten zwischen 12 und 50 Jahre alt sind. 54% der Drogennotfallpatienten erzielen auf der Glasgow-Coma-Scale (GCS) 3–5 Punkte, wenn der Notarzt bei ihnen eintrifft, 18% 6–10 Punkte, 28% > 10 Punkte [6]. Eine Miosis deutet auf eine Opioidintoxikation hin, eine Mydriasis kommt bei Kokain-, Amphetamin- und Cannabisintoxikation vor, jedoch auch im Opiatentzug. Hinweis für eine Barbituratvergiftung ist das frühe Erlöschen der Reflexe. Tabelle 5.4.1 zeigt Intoxikationssymptome verschiedener psychotroper Substanzen. Ebenfalls sollte bei den im Folgenden aufgeführten Symptomen und Syndromen daran gedacht werden, dass diese durch Intoxikationen und Komplikationen durch Drogen verursacht worden sein könnten:

Tabelle 5.4.1. Symptome bei Intoxikation mit verschiedenen psychotropen Substanzen

	Opioide	Kokain Amphetamine	Benzodiazepine	Barbiturate	Alkohol
▌ **Atmung**	Cheyne-Stokes, Atemstillstand	Tachypnoe bis Atemstillstand	6–8 Atemzüge/min, selten Atemstillstand	Cheyne-Stokes, Atemstillstand	Cheyne-Stokes, Atemstillstand
▌ **Herz**	Bradykardie, Asystolie	Tachykardie, Rhythmusstörungen, Kammerflimmern	Bradykardie	Bradykardie, Asystolie	Bradykardie, Asystolie
▌ **Kreislauf**	Hypotonie	Hypertonie	Hypotonie	Hypotonie	Hypotonie
▌ **Pupillen**	Miosis	Mydriasis		Miosis	Miosis
▌ **Neurologie**	Reflexe abgeschwächt	Hyperreflexie	Reflexe erhalten	Reflexe erloschen	Reflexe erloschen

▌ Status epilepticus,
▌ Angina pectoris und Myokardinfarkt,
▌ zerebrale Ischämie,
▌ Nierenversagen,
▌ Leberversagen,
▌ hypertensive Krise,
▌ Hirnmassenblutung,
▌ Hyperthermie,
▌ Tachykardie, Herzrhythmusstörungen, Herzstillstand,
▌ Lungenödem,
▌ Pneumonie, insbesondere Aspirationspneumonie,
▌ ARDS,
▌ Schock,
▌ manisches Syndrom und
▌ delirantes Syndrom.

In Tabelle 5.4.2 wird dargestellt, welche allgemein internistisch-neurologischen Notfälle durch Drogen ausgelöst sein können. Bei das Herz betreffenden Notfällen muss auch an HIV-assoziierte Erkrankungen gedacht werden (Tabelle 5.4.3). Wird der Verdacht eines Drogennotfalls geäußert, so können mit qualitativen und semiquantitativen Urintests rasch die häufigsten psychotropen Substanzen identifiziert werden. 1–3 ml Urin reichen aus, um 8 Substanzen innerhalb von 10 min zu identifizieren:
▌ Methadon,
▌ Opiate,
▌ Benzodiazepine,
▌ Barbiturate,
▌ Kokain,
▌ Amphetamine,
▌ Tetrahydrocannabinol (THC) und
▌ trizyklische Antidepressiva.

Alkohol wird besser im Blut nachgewiesen. Auch Benzodiazepine, Barbiturate und trizyklische Antidepressiva können im Blut bestimmt werden. Utensilien, wie z.B. Fixerbesteck, Dihydrokodeinflaschen, die in der Umgebung oder direkt am Körper des Patienten gefunden werden, können wichtige Hinweise geben.

Notfallmäßig sollten folgende Laborwerte bestimmt werden:
▌ Kreatininkinase: Myokardinfarkt, Rhabdomyolyse, Kokaininjektionen, Krampfanfall,
▌ Glutamat-Oxalacetat-Transaminase: Hepatitis, Myokardinfarkt,
▌ Glutamat-Pyruvat-Transaminase: Hepatitis,
▌ LDH: Rhabdomyolyse,
▌ Kreatinin: Nierenversagen, Rhabdomyolyse,
▌ Blutbild und Leukozyten,
▌ Gerinnungsfaktoren Quick, PTT, Fibrinogen, ATIII: Verbrauchskoagulopathie bei Schock, Leberversagen,
▌ Kalium, Natrium: Elektrolytentgleisung, Exsikkose und
▌ Glukose.

Eine Antidotgabe kann im Zweifelsfall diagnostisch hilfreich sein (s. u.). Spezifische Antidote sind Naloxon für Opioide und Flumazenil für Benzodiazepine. Für Kokain, Amphetamine, Barbiturate und Alkohol existieren keine spezifischen Antidote.

Jeder intoxikierte Patient kann zusätzlich ein Schädel-Hirn-Trauma erlitten haben bzw. dieses muss differenzialdiagnostisch bei komatösen Patienten immer ausgeschlossen werden. Außerdem soll eine Pneumonie oder Aspirationspneumonie erkannt werden.

Tabelle 5.4.2. Vorkommen von Notfallsituationen im Zusammenhang mit häufig konsumierten psychotropen Substanzen

Notfall	Vorkommen	Therapie
▍ Atemstillstand* Ateminsuffizienz*	Kokainintoxikation Amphetaminintoxikation Barbituratintoxikation Alkoholintoxikation Benzodiazepinintoxikation (selten)	Intubation und Beatmung
▍ Status epilepticus	Kokainintoxikation Amphetaminintoxikation Benzodiazepinentzug Barbituratentzug Alkoholentzug	Diazepam 10–40 mg i.v., bei ausbleibendem Erfolg Phenytoin 250–500 mg, oder gleich bzw. bei Erfolglosigkeit Barbituratnarkose mit Thiopental, Intubation und maschinelle Beatmung
▍ Angina pectoris	Kokainintoxikation Amphetaminintoxikation	Behandlung wie in Kap. 1 beschrieben
▍ Myokardinfarkt	Kokainintoxikation Amphetaminintoxikation	Behandlung wie in Kap. 1 beschrieben; Ausnahme: keine Betablocker
▍ Zerebrale Ischämie	Kokainintoxikation Amphetaminintoxikation	Evtl. Sedierung, Intubation und Beatmung; je nach Ursache: Therapie von Rhythmusstörungen, Therapie einer Endokarditis
▍ Nierenversagen	Kokainintoxikation Amphetaminintoxikation Opioidintoxikation	Furosemid i.v., Peritoneal- oder Hämodialyse
▍ Leberversagen	Ecstasyeinnahme (wahrscheinlich auch andere Amphetaminderivate)	Symptomatische, intensivmedizinische Therapie, bei isoliertem Leberversagen Lebertransplantation
▍ Hypertensive Krise	Kokainintoxikation Amphetaminintoxikation Cannabisintoxikation Opioidentzug**	Urapidil i.v., Clonidin i.v., jedoch nicht unter systolisch 200 mmHg außer bei kardialer Dekompensation
▍ Hirnmassenblutung	Kokainintoxikation Amphetaminintoxikation	Intubation und Beatmung
▍ Hyperthermie	Kokainintoxikation Amphetaminintoxikation	Physikalische Kühlung, evtl. Antipyretika
▍ Tachykardie	Kokainintoxikation Amphetaminintoxikation Opioidentzug**	Kalziumantagonisten u.a. außer Xylocain***
▍ Herzrhythmusstörungen	Kokainintoxikation Amphetaminintoxikation	S. Kap. 4.1 und 4.2 außer Xylocain*** und keine Betablocker
▍ Herzstillstand	Kokainintoxikation Amphetaminintoxikation Opioidintoxikation* Barbituratintoxikation	Kardiopulmonale Reanimation
▍ Manisches Syndrom und psychomotorische Erregungszustände	Kokainintoxikation Amphetaminintoxikation	„talk down", Haloperidol i.v., Levomepromazin i.m. oder i.v., Diazepam i.v.
▍ Delirantes Syndrom	Kokainintoxikation Amphetaminintoxikation Benzodiazepinentzug Barbituratentzug Alkoholentzug	Clomethiazol per os (plus Haloperidol i.v. plus Clonidin i.v.)

Tabelle 5.4.2 (Fortsetzung)

Notfall	Vorkommen	Therapie
▌ Depressives Syndrom mit akuter Suizidalität	Kokainentzug Amphetaminentzug Opioidentzug Barbituratentzug Benzodiazepinentzug Alkoholentzug	Kontaktaufnahme und Gespräch, Lorazepam per os oder Diazepam i.v. evtl. zusätzlich Levomepromazin i.m. oder i.v.
▌ Nach Abklingen jeder Intoxikation muss geprüft werden, ob die Überdosierung in suizidaler Absicht oder versehentlich geschah. Ob der Patient aktuell suizidal ist, muss psychiatrisch geklärt werden		

    * Häufig kann ein Herzstillstand durch rasche Beatmung verhindert werden, da die intoxikierten Patienten meist primär ateminsuffizient werden
  ** Ein Opioidentzugssymptom oder -syndrom wird am besten durch die Gabe eines Opioids, z.B. Levomethadon, gelindert
*** Xylocain sollte wegen der Strukturverwandtschaft mit Kokain nicht gegeben werden

Tabelle 5.4.3. Herz und HIV-Infektionen. Nach [3]

	Erreger	Therapie
▌ **Myokarditis**	Toxoplasma gondii	– Pyrimethamin 50–150 mg/Tag, nach 3 Tagen 25–50 mg, plus – Clindamycin 2,4 g/Tag plus – Folinsäure 15–14 mg plus – Carbamazepin als Krampfschutzmittel 600–800 mg/Tag über 3 Wochen
	Cryptococcus neoformans	– Fluconazol 2×200 mg/Tag plus – Amphotericin B 0,1 mg/kg KG bis 0,5 mg/kg KG plus – Flucytosin 150 mg/kg KG über 4–6 Wochen
	Zytomegalievirus	– Ganciclovir 10 mg/kg KG für 2–3 Wochen, dann Erhaltungstherapie 5 Tage/Woche 6 mg/kg KG Alternativ: – Foscarnet 3×60 mg/kg KG/Tag über 14 Tage, dann 60–90 mg/kg KG/Tag
▌ **Perikarditis**	Mycobacterium tuberculosis	Viererkombination über 6 Monate: – Isoniazid 5 mg/kg p.o. oder i.v./Tag plus – Rifampicin 10 mg/kg p.o. oder i.v./Tag jeweils über 6 Monate plus – Pyrazinamid 30–35 mg/kg p.o./Tag plus – Ethambutol* 20–25 mg/kg p.o. oder i.v. jeweils über die ersten 2–3 Monate Ein großer Perikarderguss muss durch Punktion entlastet werden. 30% aller chronisch-konstriktiven Perikarditiden werden durch M. tuberculosis verursacht. Die operative Entfernung des Kalks und der Schwielen verbessern die Herzinsuffizienz vorübergehend. Medikamentös wirken lediglich Diuretika
▌ **Sarkombefall des Herzens und der Lunge**	Kaposisarkom	Bei 30% aller AIDS-Kranken mit meist multiplen Manifestationen an Haut und Schleimhaut, später Befall der Lunge und selten des Myokards möglich. Symptomatische Therapie bei Dyspnoe: 20–100 mg Prednisolon. Eine Verzögerung der Progression durch Zytostase mit Vinblastin, Vincristin, Vindesin und evtl. mit Bleomycin ist möglich. Wirksam und gut verträglich scheinen Doxorubicin und Daunorubicin zu sein. Bei Perikarderguss Entlastung durch Punktion

* Alternativ zu Ethambutol kann Streptomycin 15 mg/kg i.m./Tag gegeben werden

Notwendige technische Untersuchungen sind daher:

▌ zerebrale Computertomografie (CCT),
▌ Elektroenzephalogramm und
▌ Röntgenthorax.

5.4.4 Erfordernisse und Voraussetzungen

Urintests für Drogenscreening und ein Labor mit der Möglichkeit der Alkoholbestimmung im Blut sind die einzigen zusätzlichen Voraussetzungen neben einer den Standards entsprechenden Einrichtung einer internistischen Intensivstation (s. Kap. 1.1).

5.4.5 Intensivbehandlung

5.4.5.1 Allgemeine Behandlung intoxikierter Patienten

Falls nicht schon präklinisch geschehen, müssen bei allen intoxikierten Patienten primär Atmung und Herzkreislauffunktion sichergestellt und überwacht werden. Die Indikation zur Intubation sollte großzügig gestellt werden, da die Patienten häufig aspiriert haben und eine Aspirationspneumonie entwickeln (s. Kap. 8.3). Bei Aspirationspneumonie muss sofort antibiotisch behandelt werden. Mittel der ersten Wahl sind Imipenem $3-4\times0,5$ g/Tag intravenös oder eine Kombination aus Cefotaxim 3×2 g/Tag plus Clindamycin 4×400 mg/Tag. Möglicherweise lässt sich die schwere Komplikation eines ARDS bei bewusstlosen intoxikierten Patienten durch frühzeitige Beatmung mit PEEP („positive endexspiratory pressure") verhindern [7]. Die Behandlung eines ARDS ist in Kapitel 8.1 beschrieben. Bei hypotoner Kreislaufsituation bzw. im Schock müssen, wie sonst auch üblich, Katecholamine gegeben werden. Ebenso werden bradykarde (s. Kap. 4.1) oder tachykarde Herzrhythmusstörungen (s. Kap. 4.2) mit den bekannten Medikamenten bzw. Maßnahmen behandelt. Flüssigkeitsbilanzierung und Ausgleich des Säure-Basen-Haushalts sind weitere wichtige Maßnahmen. Durch eine forcierte Diurese von 200–300 ml/h lässt sich ein akutes Nierenversagen evtl. verhindern [12]. Die Behandlung eines ARDS mit restriktiver Flüssigkeitszufuhr hat jedoch Vorrang (s. Kap. 8.1). Bei Nierenversagen muss vorübergehend peritoneal dialysiert

oder hämodialysiert werden (s. Kap. 1.6). Das akute Nierenversagen (ANV) kann durch eine Rhabdomyolyse, eine Exsikkose oder eine hypotone Kreislaufsituation verursacht sein. Die Rhabdomyolyse wird meist durch langes Liegen der bewusstlosen Patienten ausgelöst. In einer prospektiven Studie betrug die Inzidenz einer Rhabdomyolyse bei akuten Intoxikationen 7,7%. Ursache der Intoxikationen mit Rhabdomyolyse waren zu 30% Heroin und zu 24% Kokain [11]. Häufig kommt sie auch bei Barbituratintoxikationen [12] und Amphetaminintoxikationen vor [9]. Das massiv anfallende Myoglobin verstopft die Nierentubuli, sodass die Nieren akut versagen (s. o.). Patienten mit leichterer Intoxikationssymptomatik, die noch ansprechbar und erweckbar sind, müssen intensivmedizinisch überwacht werden, vor allem dann, wenn sie Substanzen mit langer Halbwertszeit (HWZ) eingenommen haben, da sich der Zustand noch nach Stunden sehr stark verschlechtern kann. In Betracht kommen von den Opioiden vor allem Dihydrokodein (HWZ 12 h) und Levomethadon (HWZ 24 h), von den Benzodiazepinen Diazepam (HWZ 20–50 h) und Flurazepam (HWZ 50–100 h) und von den Barbituraten Phenobarbital (HWZ 48–140 h). Barbiturate wurden in den letzten 5 Jahren immer weniger gebraucht. Sobald die Patienten wieder ansprechbar sind, muss geklärt werden, ob die Intoxikation versehentlich passierte oder beabsichtigt war. Die Patienten sind meist agitiert, desorientiert und aggressiv, wenn sie ihr Bewusstsein wieder erlangen. Dies wird verständlich, wenn man sich vergegenwärtigt, dass sie nicht wissen, wo sie sind und wie sie dort hingekommen sind und sofort Angst vor einem körperlichen Entzug haben. Sie befürchten, dass ihnen nicht geholfen wird, dass sie „nichts" bekommen. Um mit den Patienten in Kontakt zu kommen, bedarf es eines großen Einfühlungsvermögens seitens der Ärzte. Gelingt es, eine Vertrauensbasis zu schaffen, kann Hilfe angeboten werden. Häufig ist dies ein Anstoß für die Patienten, den ersten Schritt auf dem langen Weg aus der Sucht zu gehen.

5.4.5.2 Spezifische Behandlung der Intoxikationen

Patienten mit reiner Opioidvergiftung benötigen neben der Intubation und Beatmung meist keine spezifische Therapie. Eine vorsichtige Gabe des Antidots Naloxon 0,4 mg in NaCl (0,9%, 1:10 verdünnt, langsam fraktioniert, intravenös) kann hilfreich sein. Bei bestehender Abhängigkeitserkrankung kann dadurch jedoch seinerseits ein vital bedrohendes Entzugssyndrom ausgelöst werden. Häufig verschlechtert sich dann die Situation für die Patienten, insbesondere, wenn akutes Erbrechen mit Aspiration eine schwere Aspirationspneumonie und ein „adult respiratory distress syndrome (ARDS)" verursachen [8]. Personal und Mitpatienten können durch einen Patienten mit durch Antidotgabe ausgelöstem Entzugssyndrom mit akutem Erregungszustand extrem gefährdet werden. In München sind 69% der IVDA mit dem Hepatitis-C-Virus und ca. 10% mit dem HI-Virus infiziert [2]. Ebenso sollte bei einer reinen Benzodiazepinintoxikation kein Antidot (Flumazenil) gegeben werden. Bei bestehender Benzodiazepinabhängigkeit sind die Patienten durch die möglichen Komplikationen der Antidotgabe, nämlich Auslösen eines Status epilepticus oder eines Delirs, oft mehr gefährdet als durch die Intoxikation selbst. Bei einer mittelschweren (Reflexe noch erhalten) Barbituratvergiftung wird forciert alkalisch diuretisch behandelt. Ein Urin-ph-Wert größer 8 sollte erreicht werden. Pro Stunde sollten 200–300 ml ausgeschieden werden. Liegt eine schwerere Barbituratvergiftung mit fehlenden Reflexen vor, muss hämoperfundiert und evtl. auch hämodialysiert werden [12] (s. Kap. 1.6). Eine spezifische Behandlung bei Kokain- und Amphetaminintoxikation existiert nicht. Die Komplikationen müssen symptomatisch therapiert werden.

5.4.5.3 Symptomatische Behandlung der Komplikationen

Bei Opioidintoxikationen, insbesondere durch Heroin, kann ein toxisches Lungenödem entstehen. Die Patienten müssen, falls noch nicht geschehen, intubiert und maschinell mit PEEP beatmet werden. Außerdem wird Furosemid intravenös gegeben. Im Zusammenhang mit einer Kokain- oder Amphetaminintoxikation kann durch Vasospasmus der Herzkranzgefäße ein Angina-pectoris-Anfall und im Extremfall ein Myokardinfarkt auftreten [4]. Die Therapie unterscheidet sich kaum von der bei Angina pectoris und Myokardinfarkt üblichen (s. Kap. 2.1). Nach neueren Erkenntnissen sollten Betablocker vermieden werden. Bei der Opiatgabe zur Schmerz-

bekämpfung muss bei bestehender Opioidabhängigkeit wegen ausgebildeter Toleranz mit höheren Dosierungen gerechnet werden. Regelmäßig führen Kokain- und Amphetaminintoxikationen zu hypertensiven Krisen, die primär mit Nitrospray behandelt werden können. Reicht diese Therapie nicht aus, wird Urapidil 25–100 mg intravenös injiziert. Bei gleichzeitiger Tachykardie wird die Gabe von Kalziumagonisten bevorzugt. Hirnmassenblutungen infolge einer hypertensiven Krise werden als schwere Komplikationen [7] und Todesursachen beschrieben. Patienten im Status epilepticus werden primär mit Diazepam 10–40 mg, alternativ mit Clonazepam 3–4×2 mg intravenös behandelt. Kann der Status damit nicht durchbrochen werden, wird eine Barbituratnarkose mit Thiopental 125 mg eingeleitet und intubiert und maschinell beatmet. Eventuell kann vorher noch ein Versuch mit 250 mg Phenytoin intravenös unternommen werden. Sollte der Versuch erfolgreich sein, wird Phenytoin nach 30 min erneut in einer Dosis von 250–500 mg verabreicht. Eine maligne Hyperthermie ist bei Amphetamin- und Kokainintoxikationen eine schwere Komplikation, die unbehandelt letal endet. Die Patienten müssen physikalisch am besten mit feuchten Tüchern gekühlt werden, zusätzlich können Antipyretika gegeben werden. Eventuell kann Dantrolen intravenös verabreicht werden. Bei einem Kompartmentsyndrom, das bei allen Intoxikationen vorkommen kann, muss chirurgisch interveniert werden. Wenn sich der Zustand einer schweren Intoxikation verbessert, müssen die Patienten häufig wegen der Komplikationen länger behandelt werden, sodass die Gefahr besteht, dass sich ein Entzugssyndrom entwickelt. Dieses muss durch Substitutionsbehandlung verhindert werden (s. Kap. 5.3).

5.4.6 Monitoring

Intoxikierte Patienten mit erhaltenen Schutzreflexen, die erweckbar und nicht ateminsuffizient sind, müssen intensivmedizinisch überwacht werden durch:
▐ kontinuierliches EKG,
▐ kontinuierliche Blutdruckmessung,
▐ pulsoxymetrische Messung und
▐ häufige Körpertemperaturmessung.

Bei intubierten und beatmeten Patienten sollte das intensivmedizinische Monitoring zusätzlich umfassen:

▮ kontinuierliche arterielle Blutdruckmessung,
▮ Beatmungsmonitoring und arterielle Blutgasanalyse.

5.4.7 Erfolgskontrolle

Werden bei intoxikierten Patienten ein akutes Nierenversagen und ein ARDS vermieden, so ist dies als erster Erfolg zu werten. Die Pupillenweite und -reagibilität liefern wichtige Informationen. Das Wiederkehren der erloschenen Reflexe, das langsame Erwachen und Wiedererlangen des Bewusstseins können im Verlauf beobachtet werden und in Bezug zur vermutlich eingenommenen Dosis und Halbwertszeit der Substanz gesetzt werden. Dies ist allerdings bei Mischintoxikationen und fehlender Anamnese nur bedingt möglich. So bleibt häufig nur das Warten, bis die Patienten wieder aufwachen und das Hoffen, dass keine Schäden bleiben.

5.4.8 Stellung im therapeutischen Gesamtkonzept

Die Häufigkeit der Intoxikationen, die Vielfalt der Komplikationen und differenzialdiagnostischen Möglichkeiten stellen hohe Anforderungen an die behandelnden Ärztinnen und Ärzte. Der Kontakt zwischen Arzt und Patient nach einer lebensbedrohenden Intoxikation kann ein Schlüsselerlebnis für die Patienten sein und ihnen einen therapeutischen Weg aus der Sucht zeigen. Empathie, Gesprächsführung und psychotherapeutisches Geschick sind dabei sehr hilfreich.

▮ Literatur zu Kapitel 5.4

1. Backmund M (1995) Möglichkeiten und Grenzen der Differenzierung im Drogenentzug. In: Behrendt K, Degwitz P, Trüg E (Hrsg) Schnittstelle Drogenentzug. Lambertus, Freiburg, S 57–73
2. Backmund M (1998) Somatische und neurologische Folgestörungen bei Drogenabhängigen. In: Soyka M (Hrsg) Drogen- und Medikamentenabhängigkeit. Wissenschaftliche Verlagsgesellschaft, Stuttgart, S 115–155
3. Emminger Ch, Eichenlaub D (1995) AIDS und HIV-Infektionen. In: Brandt T, Koch KM, Lode H, van de Loo J, Schattenkirchner M, Seeger W, Siegenthaler W, Steinbeck G, Ziegler R (Hrsg) Therapie Innerer Krankheiten. Berlin, Springer, S 1196–1209
4. Evequoz D (1996) Treatment of myocardial ischemia induced by cocaine. Schweiz Rundsch Med Prax 85: 921–922
5. Forth W, Henschel D, Rummel W, Starke K (1993) Pharmakologie und Toxikologie. BI-Wissenschaftsverlag, Mannheim, S 205
6. Heckmann W, Püschel K, Schmoldt A, Schneider V, Schulz-Schaeffer W, Soellner R, Zenker Ch, Zenker J (1993) Drogennotfallstudie. In: Das Bundesministerium für Gesundheit (Hrsg) Drogennot- und -todesfälle. Nomos, Baden-Baden, S 132–149
7. Hibler A, Zilker T (1994) Der Drogennotfall. In: Tretter F, Busello-Spieth S, Bender W (Hrsg) Therapie von Entzugssyndromen. Springer, Berlin, S 257–265
8. Peterson R (1996) Rauschgiftlage 1995. In: Deutsche Hauptstelle gegen die Suchtgefahren (Hrsg) Jahrbuch Sucht 1997. Geesthacht, Neuland, S 55–72
9. Screaton GR, Singer M, Cairns HS, Thrasher A, Sarner M, Cohen SL (1992) Hyperpyrexia and rhabdomyolysis after MDMA (Ecstasy) abuse. Lancet 339:677–678
10. Soyka M (1995) Die Alkoholkrankheit – Diagnose und Therapie. Chapman & Hall, Weinheim
11. Vilalba-Garcia MV, Lopez-Glez-Cobos C, Garcia-Castano J, Pinilla-Llorente B, Gonzalez-Ramallo VJ, Muino-Miguez A (1994) Rhabdomyolysis in acute intoxications. An Med Interna 11(3):119–122
12. Zilker T (1994) Vergiftungen. In: Classen M, Diehl V, Kochsiek K (Hrsg) Innere Medizin. Urban & Schwarzenberg, München, S 981–1003

Denkanstoß: Drogen in der Kardiologie und Intensivmedizin

M. Böhm, G. Vietzke, G. Baumann

▌ Kokain

▌ Allgemeines

Kokain wird aus den Blättern des Kokastrauches (Erythroxylon coca) gewonnen. Mittlerweile kann es auch synthetisch hergestellt werden. Das Kokain aus den Blättern des Kokastrauches ist als Alkaloid schwach basisch. Das Rohalkaloid wird durch die Reaktion mit HCL zu Kokainhydrochlorid umgewandelt. Dieses ist gut wasserlöslich und kann oral, nasal und intravenös zugeführt werden. Zum Rauchen ist diese Form wegen der Hitzeinstabilität nicht geeignet. Aus 100 kg Kokablättern kann man ca. 1 kg Kokain herstellen. In Deutschland geht man derzeit von ca. 50 000 Menschen aus, die Kokain konsumieren.

▌ Wirkung

Die Wirkung des Kokains ist sehr vielseitig. Im Rausch berichtet der Kokainist über Tatendrang, euphorische Stimmung, erhöhte Vigilanz, fehlendes Hungergefühl, erhöhtes sexuelles Verlangen und eine Steigerung der körperlichen Fähigkeiten. Durch einen starken Redefluss, Selbstüberschätzung, verminderte Impulskontrolle und fehlende Selbstkritik besteht eine gewisse Ähnlichkeit zur Wirkung von Alkohol.

Die Halbwertszeit der psychischen Wirkung beträgt etwa 1 h, die der somatischen Nebenwirkung (s. Abschnitt: Intoxikation) ungefähr 5–6 h. Bei der intravenösen Gabe und beim Inhalieren tritt die Wirkung innerhalb von Sekunden ein. Im Urin ist Kokain zwischen 2–4 Tagen nachweisbar. In den Haaren ist es deutlich länger auffindbar.

▌ Kokainintoxikation

Üblicherweise tritt die Kokainintoxikation im Rahmen eines Suizidversuches durch permanente Steigerung der Dosis oder durch einen zu hohen Reinheitsgrad der Dealerware auf. Der prozentuale Anteil des reinen Kokains kann vom Benutzer nur sehr schwer überprüft werden. Für die gewünschte psychische Wirkung ist eine immer höhere Dosierung notwendig, für die somatischen Nebenwirkungen hingegen bleibt die Schwelle gleich. Die geschätzte letale Dosis für die orale Einnahme liegt bei 1 g, für die intra-

venöse Zufuhr bei 200 mg. Üblicherweise werden ca. 15–20 mg i.v. oder 10–30 mg geschnupft aufgenommen. Die ersten Zeichen einer Intoxikation sind Kopfschmerzen, Hypertonie, Tachykardien und weite Pupillen [44]. Zugrunde liegt ein massiv gesteigerter Sympathikotonus durch eine Verhinderung der Wiederaufnahme von Noradrenalin, Dopamin und Serotonin am synaptischen Spalt. In Einzelfällen können intrazerebrale Blutungen und Aortendissektionen auftreten [13, 45].

Neben dem exzessiven Hypertonus, den Tachykardien und den Koronarspasmen wirkt Kokain über die Blockade der Natriumkanäle als Klasse-1-Antiarrhythmikum und somit negativinotrop [65, 77]. Dadurch entsteht, zusammen mit dem durch eine zentrale Erregung hervorgerufenen generalisierten Vasospasmus, eine Minderdurchblutung aller Organe. Besonders gefürchtet ist die Ischämie am Myokard, Magen-Darm-Trakt und den Nieren [28, 44]. Es treten Myokardischämien bis hin zu Infarkten auf. Die Koronarspasmen werden, neben der zentralen Stimulation, durch eine Aktivierung der koronaren Alpharezeptoren hervorgerufen und sind durch Phentolamin reversibel [40]. Die bei Myokardischämien sonst sinnvolle und empfohlene Gabe von Betablockern, wie z.B. Propranolol, verstärkt bei Kokaingebrauch den Vasospasmus [41]. Ausreichende Erfahrungen für den Einsatz von selektiven Blockern liegen derzeit noch nicht vor. Weiterhin steigert Kokain die Produktion von Endothelin [76], vermindert die NO-Produktion [49] und führt somit zu einer weiteren Vasokonstriktion. In den ersten 60 min nach Einnahme von Kokain besteht gegenüber Normalpersonen ein 24fach erhöhtes Risiko, einen Myokardinfarkt zu erleiden [48]. Dabei spielen Dosierung und Applikationsart keine Rolle. Jedoch treten auch deutlich später noch Ischämien oder Infarkte auf, diese werden durch die vasokonstriktorische Wirkung der stabilen Metabolite Benzylecgonin und Methylecgoninester hervorgerufen [11]. Ungefähr 6% der Patienten mit kokainmissbrauchsassoziierten Thoraxschmerzen weisen in den Laboruntersuchungen infarktypische Veränderungen auf [33]. Die Ischämie bzw. der Infarkt resultiert aus einem massiv gesteigerten Sauerstoffbedarf durch Tachykardie und Hypertonus. Demgegenüber steht jedoch eine verminderte Koronarperfusion, hervorgerufen durch Koronarspasmen und negativer Inotropie mit reduziertem Herzminutenvolumen. Erschwerend kommt eine unter Kokain beobachtete vermehrte Thrombozytenaggregation [13, 44, 65] und ein Konzentrationsanstieg des Plasminogeninhibitors hinzu [50]. Folge ist eine vermehrte koronare Thrombusbildung. In-vitro-Versuche konnten kokaininduzierte Defekte der Endothelzellen mit gesteigerter Permeabilität für Low-density-Lipoproteine und einer vermehrten Expression von endothelialen Adhäsionsmolekülen [39] sowie einer erhöhten Leukozytenmigration [22] nachweisen. Daraus resultiert eine Progression der Arteriosklerose. Ein weiterer Risikofaktor ist der gleichzeitige Genuss von Nikotin, der zu einer deutlichen Erhöhung der Infarktrate durch eine zusätzliche Vasokonstriktion führt [51]. In einer Untersuchung mit einer Post-Mortem-Diagnose der koronaren Herzkrankheit wurde festgestellt, dass die Kombination Alkohol und Kokain im Vergleich zu alleinigem Kokaingenuss zu einem über 20fach erhöhten Risiko des plötzlichen Todes führt [60]. Das heißt, die übliche Einnahme des Kokains in Gesellschaft oder auf Partys mit gleichzeitigem Alkohol- und Nikotingenuss birgt ein deutlich erhöhtes Risiko in sich, an einem plötzlichen Herztod zu versterben. Die kardiale Diagnostik ist bei chronischem Kokainabusus häufig schwierig, da bereits EKG und Echokardiografie keine Normalbefunde mehr aufweisen. Die Sensivität des EKG liegt bei 36%, die Spezifität bei 90%, der positiv-prädiktive Wert bei 18% und der negativ-prädiktive Wert bei 96% [33]. Somit ist der Enzymverlauf ausschlaggebend. Jedoch ist die sonst in der Diagnostik sehr hilfreiche Kreatininkinase bei den häufig begleitend auftretenden Rhabdomyolysen im Vergleich zum Troponin von untergeordneter Bedeutung [23, 35]. Die Koronarografie zeigt in Abhängigkeit von der Zeit nach der Einnahme einen Vasospasmus. Die Gruppe der Patienten mit kokainassoziierten Myokardinfarkten ist durchschnittlich 15 Jahre jünger (43,5 ± 8,4 vs. 58,5 ± 11,0) [75]. Man muss daher bei jüngeren Patienten mit koronarem Syndrom oder einem Infarkt stets an eine zusätzliche Kokainintoxikation oder an einen Kokaingebrauch denken. In diesem Fall ist der sonst übliche Einsatz von Betablockern mit einem weiteren Blutdruckanstieg oder zusätzlichen Vasospasmen verbunden. Eine Lyseindi-

kation ist unter der Berücksichtigung der häufig auftretenden koronaren Vasospasmen und des Risikos von intrazerebralen Blutungen nur nach sorgfältiger Abwägung zu stellen.

Ebenso gefürchtet sind Herzrhythmusstörungen, die in ca. 4–17% aller wegen Infarktverdachtes hospitalisierten Patienten auftreten [34]. Durch die erhöhten Katecholaminspiegel und die auftretenden Myokardischämien finden sich besonders häufig supraventrikuläre Tachykardien, AV-Dissoziationen und Reentrytachykardien. Kokain wirkt zusätzlich blockierend auf die Natriumkanäle und erzeugt damit Blockbilder und ventrikuläre Herzrhythmusstörungen. Begünstigt werden sie durch die begleitende Lactazidose und eine erhöhte intrazelluläre Kalziumkonzentration [78]. Die Therapie ist ebenfalls schwierig, da – wie oben bereits erwähnt – Kokain blockierend auf die Natriumkanäle wirkt und eine Gabe von Klasse-1-Antiarrhythmika diesen Effekt nur verstärken würde. Ebenso ist die eventuelle Verunreinigung bzw. Streckung mit Lidocain zu bedenken.

Eine weitere häufige Gruppe der Vergiftungen tritt beim Schmuggel der Droge auf. Als „Bodypacker" bezeichnet man die Drogenkuriere, die Kokain in Kondomen oder Ähnlichem verpacken und schlucken. „Bodystuffer" sind Drogendealer, die auf der Flucht vor der Polizei ihre meist in Zellophan verpackten Drogen verschlucken. Eher noch bei den Letzteren kann aufgrund der geringen Reißfestigkeit des Zellophans eine Ruptur der Schutzhülle auftreten. Der Schmuggler oder Dealer nimmt dadurch innerhalb einer kurzen Zeit erhebliche Mengen der Droge auf. Die Kondompäckchen sind durchschnittlich 2–4 cm groß und lassen sich in ca. 80% in einer Abdomenleeraufnahme nachweisen. Bei dringendem klinischem Verdacht bietet sich eine Röntgenkontrast- oder CT-Untersuchung an. Zur Entfernung der Päckchen eignen sich bei fehlender Klinik milde Laxanzien. Bei drohender (Lufthalo im Röntgen) oder erfolgter Ruptur ist eine chirurgische Entfernung notwendig. Häufig ist Kokain mit Beimengungen oder Streckmitteln wie Koffein, Ephedrin, Theophyllin, Amphetam, LSD, Heroin, Kodein, Lokalanästhetika, Paracetamol und Ketamin versehen.

❚ Behandlung der Kokainintoxikation

An erster Stelle steht die klinische Überwachung mittels Pulsoxymetrie, EKG und Blutdruck. Eventuell ist auch eine invasive Blutdruckmessung notwendig. Dies ermöglicht gleichzeitig eine engmaschige Blutgasanalyse. Bei geringfügiger klinischer Symptomatik stehen Sedierung und „talk down" im Vordergrund (s. Tabelle 5.4.4). Auf die Gabe von Haldol und Chlorpromazin sollte verzichtet werden. Sie erniedrigen die Krampfschwelle, wirken arrhythmogen und können eine Hyperthermie auslösen. Alternativ können Benzodiazepine eingesetzt werden. Bei der peroralen Intoxikation ist eine Magenspülung und die Gabe von Aktivkohle zur Verhinderung der weiteren Kokainresorption sinnvoll [44].

Bei schwerwiegenden Intoxikationen steht die Behandlung der Azidose an erster Stelle. Sie sollte mit Natriumbikarbonat zur Korrektur des pH-Wertes und der Elektrolytverschiebungen durchgeführt werden. Zusätzlich geht man von einer vermehrten Bindung des Kokains an Plasmaproteine und einer agonistischen Wirkung des Natriums auf die kokaininduzierte Blockade der Natriumkanäle aus. Eine Behandlung der ventrikulären Herzrhythmusstörungen wird trotz der zusätzlichen negativen Inotropie derzeit mit Verapamil empfohlen. Lidocain ist wegen der Ausbildung möglicher Epilepsien nur bei anhaltenden ventrikulären Tachykardien und Kammerflimmern einzusetzen [69]. Auf den Einsatz von Klasse-1-Antiarrhythmika sollte aufgrund der zusätzlichen QT-Verlängerung und Verzögerung des Kokainabbaus verzichtet wer-

den [5–7]. Ebenso ist eine Therapie mit Propranolol [41] nicht sinnvoll, da dadurch die überschießende Alphawirkung der Katecholamine weitere Koronarspasmen auslösen könnte. Alternativ kann der Alphablocker Phentolamin eingesetzt werden. Beim Vorliegen einer Myokardischämie sollten Kalziumantagonisten (Verapamil), Nitrate und Azetylsalizylsäure eingesetzt werden. Ebenso ist die Gabe von Benzodiazepinen zur Beruhigung und der damit verbundenen Blutdruck- und Herzfrequenzsenkung anzuraten. Die Indikation zur Lyse ist wegen der Gefahr von zerebralen Blutungen mit Vorsicht zu stellen [32]. Es gibt jedoch Einzelfallberichte über erfolgreiche Lysetherapie [74]. Weniger risikoreich ist beim Verdacht von thromboembolischen Verschlüssen eine perkutane transluminale koronare Angioplastie.

Kokain kann durch die direkte Schädigung der Alveolarmembran, durch Erhöhung der mikrovaskulären Permeabilität und durch ein Linksherzversagen zu einem akuten Lungenödem führen. Die Therapie besteht in der zusätzlichen Gabe von Diuretika und gegebenenfalls einer maschinellen Beatmung.

▌ Crack

Crack ist lediglich eine Verarbeitungsform von Kokain. Da Kokain in der hydrochlorierten

Tabelle 5.4.4. Therapie der Kokainintoxikation

Symptome	Empfohlene Therapie	Unklarer Nutzen	Kontraindiziert
Erregung	▌Benzodiazepine ▌„talk down"		▌Haloperidol ▌Chlorpromazin
Hypertonus	▌Phentolamin ▌Benzodiazepine ▌Verapamil ▌„talk down"	▌Betablocker	
Tachykardien	▌Verapamil	▌Betablocker	▌Klasse-I-Antiarrhythmika
Ventrikuläre Herzrhythmusstörungen	▌Verapamil		▌Klasse-I-Antiarrhythmika
Kammerflimmern	▌Licocain		
Myokardinfarkt	▌Azetylsalizylsäure ▌Verapamil ▌Perkutane ▌transluminale Korangioplastie	▌Lyse	
Koronarspasmen	▌Verapamil ▌Nitroglyzerin		
Azidose	▌Natriumbikarbonat		

Form hitzelabil ist, wird es mit einer alkalischen Lösung, meist Backpulver, versetzt. Das entstandene schmutzigweiße Pulver ist hitzestabil und wird nach Erhitzen, z. B. in einer sog. Crackpfeife, inhaliert. Beim Erwärmen entsteht ein krachend-knisterndes Geräusch, das der Droge auch den Namen verlieh. In der Drogenszene in Deutschland ist, nach eindringlichen Warnungen aus den USA, derzeit der Respekt vor Crack noch sehr groß. Die Wirkung tritt durch das schnelle Überwinden der Blut-Hirn-Schranke der freien Base schlagartig ein. Konsumenten schilderten den Wirkungseintritt „als ob sie vom Zug überrollt wurden". Schon einmaliger Gebrauch kann abhängig machen. Die Wirkung hält für 3–5 Minuten an. Rasch und hart sind die Entzugserscheinungen, durch sie entsteht ein unbändiger Drang nach einer Fortsetzung des Rausches. Die Konsumenten neigen daher zu ausgeprägter Aggressivität. Außer den bereits unter Kokain genannten Intoxikationserscheinungen und Behandlungsmöglichkeiten tritt bei Crackrauchern noch zusätzlich schwarzes Sputum auf. Längerfristig finden sich gehäuft interstitielle Pneumonien oder Pleuritiden mit nachfolgenden fibrotischen Veränderungen der Lunge [2].

▪ Opiate

▪ Allgemeines

Durch die Veresterung des Morphins entsteht Heroin. Dadurch wird eine deutlich höhere Lipophilie und somit ein rascherer Wirkspiegelanstieg erreicht. Heroin wird rasch zu Morphium abgebaut. Herstellungsbedingt können als Verunreinigung Codein, Noscapin, Papaverin und Thebain auftreten. Zusätzlich werden häufig Streckmittel wie Koffein, Talkum, Barbiturate, Zucker, Chinin und Procain zugesetzt [58]. Der Reinheitsgrad von Straßenheroin liegt zwischen 20 und 70% [58]. Die Halbwertszeit von Heroin beträgt 3–20 min, die von Morphin 3–6 h. Im Urin lassen sich die Metabolite bis zu 40 h nachweisen [63].

In Deutschland werden am häufigsten Heroin, Methadon und Dihydrocodein konsumiert. Relativ wenig verbreitet sind dahingegen Tilidin, Tramadol, Fentanyl, Pethidin und Pentazocin. Derzeit geht man in Deutschland von ca. 160 000 opiatabhängigen Personen aus.

Aktuell spielt Heroin neben Kokain auf dem Drogenmarkt sicherlich die wesentlichste Rolle.

▪ Wirkungen

▪ Dihydrocodein.
Bevorzugt wird Dihydrocodein auf nüchternen Magen mit Alkohol konsumiert. Damit lässt sich der von den Abhängigen gewünschte Kick am ehesten erreichen.

▪ Methadon.
Das ursprünglich als Analgetikum entwickelte Opiod ist seit 1998 in Deutschland zur Substitution von Drogenabhängigen zugelassen. Gebräuchlich sind Methadon und L-Polamidon. Die tödliche Dosis für nichtabhängige Personen liegt bei ca. 50 mg (Kinder 10 mg) [17]. Zur Wirkverstärkung wird es gerne mit Alkohol eingenommen. Bei Niereninsuffizienz ist eine Akkumulation zu befürchten. In letzter Zeit wird es zunehmend entsprechend seines beabsichtigten Einsatzes als Analgetikum genutzt. Die analgetische Wirkung lässt aber nach ca. 12 h nach, jedoch liegt die Plasmahalbwertszeit bei ungefähr 72 h. Durch die Nachdosierungen kann es schnell zu tödlichen Überdosierungen kommen [4].

▪ Buprenorphin, Tilidin, Tramadol.
Buprenorphin unterliegt ebenfalls einem starken „First-pass-Effekt" und wird daher sublingual eingenommen. Es ist in der Drogenszene in geringem Umfang vertreten [72]. Tramadol ist wegen des gehäuften Auftretens von epileptischen Anfällen [37, 73] eher ungebräuchlich, das gleiche gilt für Tilidin, da es mit Naloxon versetzt ist. Jedoch ist zu beachten, dass bei einer massiven Überdosierung von Tilidin der antagonisierende Effekt des Naloxons nicht ausreicht und somit trotzdem eine Atemdepression auftreten kann [61].

▪ Heroin.
Heroin dockt im Körper an die unterschiedlichen Opiatrezeptoren an. Ebenso wird aber auch eine Wirkung über Dopamin- und Adrenalinrezeptoren vermittelt. Die Wirkung setzt bei der intravenösen Verabreichung sofort ein. Schnupfen und Rauchen sind ebenfalls gebräuchlich, der Wirkeintritt ist entsprechend verzögert. Heroin wird auch gastrointestinal resorbiert, aber unterliegt einem hohen „First-pass-Effekt" und wird deshalb selten in dieser Form eingenommen. Am ehesten tritt eine Intoxikation über den parenteralen Weg bei „Bodystuffern" auf [42]. Vom Konsumenten wird der rasche Wirkeintritt als sog. „Kick" im Sinne einer kurzfristigen Euphorie empfunden. Hinzu

kommen Entspanntheit, verminderte Angst und Schmerzlinderung.

Die Zahl der Heroinkonsumenten dürfte bei ca. 300 000 und die Zahl der Abhängigen bei 150 000 liegen. Nur 0,07% der chronischen Schmerzpatienten entwickeln in Folge der Therapie mit Opiaten eine Abhängigkeit.

Die tödliche Dosis liegt bei oraler Einnahme bei Nichtabhängigen bei 0,3–1,4 g und intravenös ab 0,1 g. Durch regelmäßigen Drogenkonsum können diese Grenzen deutlich nach oben verschoben sein. Drogenabhängige konsumieren täglich in der Regel 1–5 g Straßenheroin [58].

Die klassische Symptomatik einer Opiatintoxikation (s. Tabelle 5.4.5) ist durch die Trias eingeschränktes Bewusstsein bis Bewusstlosigkeit, Hypoventilation und Miosis gekennzeichnet. In fast 50% aller Fälle liegt ein gleichzeitiger Gebrauch von Alkohol und Benzodiazepinen (niedrigerer Opiatbedarf), selten auch von Kokain vor. Als Folge der zentral bedingten Hypoxie tritt eine Zyanose, Bradykardie und Hypotonie auf. Durch die initiale Gabe von 0,2–0,4 mg Naloxon kann die Symptomatik rasch gebessert werden. Bei Mischintoxikationen ist der Erfolg verständlicherweise geringer ausgeprägt. Es gilt auch die geringere Halbwertszeit (70 min) des Naloxons im Vergleich zu Opiaten zu beachten. Eine Nachinjektion ist also häufig vonnöten. Wichtig ist aber auch die vorsichtige Dosierung des Naloxons, es sollte der lebensbedrohliche Zustand verbessert werden, ohne eine Entzugssymptomatik auszulösen. Diese führt häufig zu einer raschen Verweigerung der weiteren Therapie durch den Süchtigen. Klingt das verabreichte Naloxon ohne ärztliche Betreuung ab oder werden wegen der einsetzenden Entzugssympto-

matik weitere Opiate aufgenommen, besteht eine große Gefahr der Intoxikation.

Bei Vorliegen eines opiatinduzierten Lungenödems kann man meist von Heroin- oder Methadonüberdosierung ausgehen [15, 59]. Der Patient fällt durch eine Zyanose auf, dabei werden feuchte Rasselgeräusche über der Lunge auskultiert. Im Röntgenthorax zeigt sich bei normaler Herzkontur und Größe das Bild eines Lungenödems. Der pulmonalkapilläre Verschlussdruck ist im Normbereich und die Ödemflüssigkeit ist eiweißreich [58]. Eine zusätzliche bakterielle Pneumonie ist in über 75% nachzuweisen [64, 71]. Über die Genese des Lungenödems ist bisher nichts bekannt. Derzeit wird eine Entstehung durch einen hypoxischen Kapillarschaden, kombiniert mit einem erhöhten pulmonalarteriellen Druck favorisiert. Weiter werden neurogene Ursachen, eine Histaminfreisetzung und eine Hypersensivität diskutiert [27, 36, 59, 64]. Darüber hinaus kann man der Literatur auch Berichte über das Auftreten von vermutlich naloxoninduzierten Lungenödemen entnehmen [10, 53, 68, 79], dabei ist eine vorangegangene Opiatintoxikation keine zwingende Voraussetzung [79]. Die Therapie des Lungenödems folgt den normalen klinischen Standards. Beachtenswert ist hierbei die gelegentlich auftretende Aspirationspneumonie infolge der tiefen Sedierung bei Intoxikationen.

Nicht unerwähnt bleiben soll auch die Injektion von Verunreinigungen und Fremdkörpern wie Talkum oder Ähnlichem. Diese können zu Granulomen und nachfolgend zu einer pulmonalen Hypertonie führen. Pulmonale Abszesse haben ihre Ursache in septischen Embolien bei dem häufig verunreinigten Injektionszubehör [64].

Tabelle 5.4.5. Heroinintoxikation

	Symptome	Therapie
Kreislaufsystem	▌Hypotonie, Bradykardie, Asystolie	▌Katecholamine
Atmung	▌Lungenödem	▌Diuretika, eventuell Beatmung
	▌Cheyne-Stokes-Atmung	▌Aspirationsschutz, Beatmung
	▌Atemstillstand	▌Beatmung
	▌Hypoventilation	▌Sauerstoff
ZNS	▌Bewusstseinstrübung bis Koma,	▌Naloxon
	▌Miosis, abgeschwächte Reflexe	▌Sauerstoff, Überwachung
Skelettmuskulatur	▌Rhabdomyolyse	▌Diuretika, Volumengabe
Nieren	▌akutes Nierenversagen	▌Dialyse

Schwere, teilweise tödlich verlaufende Asthmaanfälle können beim sog. „Folierauchen" auftreten [1]. Dabei wird das Heroin auf einer Alufolie
von unten erhitzt. Die aufsteigenden Dämpfe werden durch ein Röhrchen inhaliert.

Als Ursache für die Asthmaanfälle kann eine
intrinsische Histaminfreisetzung oder eine bestehende Sensibilisierung mit Morphinan-
tikörper (IgG) angenommen werden [9, 64]. Neben der üblichen Therapie kann eine Gabe von
Naloxon hilfreich sein [54].

Bei zusätzlich auftretenden Herzrhythmusstörungen handelt es sich häufig um eine Mischintoxikation mit Kokain.

Durch eine länger andauernde Bewusstlosigkeit und daraus resultierenden Lagerungsschäden sowie anhaltender Hypoxie kann eine
Rhabdomyolyse entstehen. Diese führt wiederum zu Schäden an anderen, bereits meist
schon hypoxisch vorgeschädigten Organen, bevorzugt an Herz und Nieren. Infektiöser Genese
sind die Glomerulonephritiden und die Amyloi-
dosen [3, 16]. Ein während einer Opiatintoxikation auftretendes Nierenversagen kann durch
Naloxon wieder gebessert werden, da man von
die Mikrozirkulation regulierenden Opiatrezeptoren in der Niere ausgeht [55]. Ebenso können
eine Hyperkaliämie und ein Kompartmentsyndrom auftreten. Die Behandlung erfolgt in üblicher Weise.

In der Tendenz zunehmend sind die auch infolge der intravenösen Applikation auftretenden
Endokarditiden. Die typische Erkrankung des
Drogenabhängigen ist die Trikuspidalklappenendokarditis [56]. Als Erreger sind am häufigsten Staphylokokken vertreten. Infektionen der
anderen Herzklappen werden häufiger durch
Enterokokken hervorgerufen [62]. Ihre Behandlung mit Antibiotika ist schwierig, sehr langwie-
rig und mündet häufig im operativen Klappenersatz. Die Betreuung eines weiterhin heroin-
süchtigen Klappenpatienten ist aufgrund der
fehlenden Compliance und des i.v. Drogenabusus mit der damit verbundenen Infektionsgefahr
nahezu unmöglich.

Weitere hämatogene Streuungen erfolgen in
Milz und Knochen [21]. Die entsprechenden
Schmerzen empfindet der Patient erst im Entzug. Die Differenzierung ist oft schwierig, da
auch ein Entzug Schmerzen, subfebrile Temperaturen und Leukozytose hervorrufen kann.
Bei begründetem klinischem Verdacht ist daher
eine bildgebende Diagnostik unerlässlich.

▪ Opiatentzug

Typische Entzugserscheinungen sind Unruhe,
Schlafstörungen, Gliederschmerzen, Gänsehaut,
Erbrechen, Durchfall, Appetitlosigkeit, Hypertonie, Tachykardie, Mydriasis, Naselaufen, subfebrile Temperaturen und Muskelzuckungen
[58]. Die Behandlung beim Entzugswilligen ist
symptomatisch. Zusätzlich hat sich der Einsatz
von Clonidin bewährt (max. 1,5 mg/Tag). Hierbei sollten jedoch Blutdruck und Herzfrequenz
regelmäßig kontrolliert werden. Ein Entzug ist
unter symptomatischer, opiatfreier Behandlung
nicht lebens- oder gesundheitsbedrohend [58].

Die Substitution heroinabhängiger Patienten
erfolgt in Deutschland mit Methadon und L-
Polamidon. Dabei ist die Vorgehensweise durch
die Leitlinien der „Deutschen Gesellschaft für
Suchtmedizin" vorgegeben. Die Startdosis liegt
bei maximal 40 mg Methadon, es kann am gleichen Tag oder am nächsten Morgen die 2. Dosis
gereicht werden. Alle 3 Tage sollte anfänglich eine Anpassung vorgenommen werden. Die erforderliche Tagesdosis liegt meist bei ungefähr
80–120 mg Methadon. Im Bedarfsfall können
10 mg nachdosiert werden.

▪ Amphetamine

▪ Allgemeines

Der heute am meisten bekannte Amphetaminab-
kömmling Methyldioxymethamphetamin MDMA
(„Ecstasy") erhielt 1912 als Appetitzügler sein Patent. Für die auf der Suche nach neuen halluzina-
torisch wirksamen Substanzen hergestellten, nur
wenig veränderten Derivate Methyldioxyethamp-
hetamin MDEA („Eve") und N-methyl-1-(1,3-
benzodioxo-5-yl)-2-butylamin MBDB folgte 1991
bzw. 1996 die Einordnung in den Drogenbereich.

Die Gruppe der Amphetamine umfasst eine
große Anzahl von verschiedenen Substanzen.
Allesamt sind sie jedoch Derivate des Phenyl-
ethylamins. Aus ihm leiten sich die beiden
Grundsubstanzen Amphetamin und Methamphetamin ab. Die weiteren Derivate und ihre
Zuordnung ist relativ uneinheitlich, man unterscheidet unter anderem zwischen Amphetaminstimulanzien, Psychostimulanzien, Weck-
aminen, Appetitzüglern, Entaktogenen, Designerdrogen, halluzinogenen Amphetaminen und
synthetischen Amphetaminen.

In Deutschland geht man davon aus, dass ca.
1 Mio., eher junge Menschen, diese Drogen
mehr oder weniger regelmäßig konsumieren.

Die Zahl der Abhängigen wird auf über 100 000 geschätzt.

▌ Wirkungen

Amphetamin und Methamphetamin gehören zur Gruppe der Sympathomimetika und sind ebenfalls Prototypen der Psychostimulanzien. Nach der Einnahme wird Noradrenalin und Dopamin freigesetzt, hinzu kommt eine Re-uptake-Hemmung. Folge ist beschleunigtes Denken, Wachheit, erhöhter Blutdruck und Herzfrequenz. Die klassisch-halluzinogenen Amphetaminderivate, wie z.B. Mescalin, führen zu einer vermehrten Freisetzung von Serotonin, das wiederum eine Verbesserung der Stimmungslage und einen Rauschzustand mit einer breiten Palette an psychischen Störungen zur Folge hat. Die Kontaktfreudigkeit wird gesteigert, Hemmungen werden abgebaut und der Benutzer empfindet eine unerschöpfliche Energie. Am weitesten verbreitet sind jedoch die sog. Entaktogene. Sie nehmen eine Zwischenstellung bezüglich der oben genannten Substanzen ein und vereinen serotonerge sowie dopaminerge Eigenschaften. Zu ihnen gehören Ecstasy und Eve. Der serotonerge Effekt mit seiner direkten agonistischen Wirkung am 5-HT$_1$- und 5-HT$_2$-Rezeptor steht deutlich im Vordergrund. Der Benutzer berichtet über gesteigertes Selbstbewusstsein, erhöhte Vigilanz, Kommunikationsbereitschaft, Antriebsteigerung, Euphorie, Entspannung und eine Intensivierung der optischen und akustischen Wahrnehmung [57]. Fällt die Aktivierung der serotonergen Synapsen weg, kommt es zu einem anhaltenden Absinken der Serotoninkonzentration mit Nervosität, Panikattacken und emotionaler Instabilität. Eine Erschöpfung des Serotoninsystems hatte im Tierexperiment Langzeitschäden mit degenerativen Veränderungen an den entsprechenden Neuronen zur Folge. Neben den ausgedehnten psychischen Veränderungen ist die hypertherme Temperaturentgleisung problematisch.

Nach oraler Einnahme setzt die Wirkung nach etwa 30 min ein und hält etwa 4–6 h an [18]. Der maximale Plasmaspiegel wird nach 1–2 h erreicht. Die Plasmahalbwertszeit ist stark vom Urin-pH abhängig. Amphetamin ist eine schwache Base. Es wird in 24 h ca. 30% unverändert über die Niere ausgeschieden. Liegt der pH-Wert des Urins zwischen 5,5 und 6,0, können bis zu 80% ausgeschieden werden. MDMA wird zu 65% unverändert über die Niere ausgeschieden.

▌ Intoxikation

Die übliche Einzeldosis für Amphetamin und Methamphetamin liegt bei 5–20 mg [18]. Jedoch werden bei chronischem Abusus bis zu 1000 mg erreicht [18]. Nach tierexperimentellen Untersuchungen ist Methamphetamin ungefähr doppelt so toxisch wie Amphetamin [18]. Für MDMA und MDEA beträgt die übliche Einzeldosis 100–150 mg [24]. Für die Toxizität sind auch ganz entscheidend die Umgebungsbedingungen ausschlaggebend. Enge, laute Umgebung, hohe Umgebungstemperatur und nachfolgende Dehydratation steigern die Toxizität erheblich [14, 25]. Die letale Dosis ist nach Ein-

Tabelle 5.4.6. Symptome der akuten Intoxikation [20]

	Amphetaminstimulanzien	Halluzinogene Amphetamine
Leichte Vergiftung	Psychomotorische Unruhe, Reizbarkeit, Schlaflosigkeit, Tremor, Hyperreflexie, Mydriasis, Hyperhidrosis, Hypertonie, Tachykardie, Erbrechen	Koordinationsstörungen, Hyperreflexie, Ataxie, Tremor, Nystagmus, psychomotorische Unruhe, Tachykardie, Hypertonie, Fieber, Dehydratation, Synkope
Schwere Vergiftung	Panikattacken, Verwirrtheit, Halluzinationen, Koma, zerebrale Krampfanfälle, Hyperthermie, Herzrhythmusstörungen, Herz-Kreislauf-Insuffizienz	Serotoninsyndrom: Verwirrtheit, Halluzinationen, Koma, exzessiv hohes Fieber, Hyperhidrosis, Diarrhö, Tachykardie, Blutdruckschwankungen, Rigor, Muskelfaszikulieren, Myoklonien
Komplikationen	Hypertensive intrazerebrale Blutung, Subarachnoidalblutung, Multiorganversagen, Unfälle, Gewaltdelikte, Suizid	Rhabdomyolyse, akutes Nierenversagen, Verbrauchskoagulopathie, intrazerebrale/subarachnoidale Blutungen, Multiorganversagen, fulminantes Leberversagen, chronische Angststörungen, Depressionen, chronisch paranoide Psychosen, Unfälle, Gewaltdelikte, Suizid

Tabelle 5.4.7. Therapie der Amphetaminvergiftung [20]

Symptome	Behandlung
Dehydratation	▌ Flüssigkeits- und Elektrolytsubstitution
Erregungszustände	▌ Benzodiazepine, Clomethiazol, Butyrophenonderivate
Zerebrale Krampfanfälle	▌ Benzodiazepine
Rhabdomyolyse	▌ alkalische Diurese
Akutes Nierenversagen	▌ Hämodialyse
Serotoninsyndrom	▌ Serotoninantagonisten (spezifisch: Methysergid, Cyproheptadin; unspezifisch: Propranolol) ▌ Externe Kühlung, Muskelrelaxanzien (Dantrolen)?
Hypertonie	▌ Nifedipin, Urapidil, Clonidin

zelfallberichten für Methamphetamin schon bei 1,5 mg/kg KG anzusetzen [80]. Andere Quellen berichten jedoch über Amphetamindosen von 28 mg/kg KG, die noch überlebt worden sind [38]. Die Blutkonzentration von Methamphetaminopfern zeigt meist Werte von über 0,05 mg/l [43]. Für MDMA gibt es keine konkreten Angaben. Es sind aber schon Vergiftungssymptome ab einer Dosis von 100 mg beschrieben worden [29]. Eine deutliche Erhöhung der Toxizität der halluzinogenen Amphetamine wird durch die gleichzeitige Einnahme anderer serotonerger Substanzen hervorgerufen. Dazu zählt LSD (Lysergsäurediäthylamid) als Serotoninagonisten, Serotoninvorläufer wie Tryptophan, Kokain und MAO-Hemmer als Inhibitoren des Serotoninabbaus, und Stimulanzien der Serotoninfreisetzung wie Lithium. Bei den Amphetaminstimulanzien stehen die sympathomimetischen Effekte im Vordergrund (s. Tabelle 5.4.6). Die halluzinogenen Amphetamine haben eine ausgeprägte Wirkung auf Psyche und vegetatives Nervensystem [25, 29, 46, 52, 67, 70]. In einzelnen Fällen kann auch schon die einmalige Einnahme von MDMA zu chronischen Angststörungen, Panikattacken, Depressionen und paranoiden Psychosen führen [8, 47]. Meist sind diese Veränderungen aber auf den chronischen Missbrauch beschränkt. Sehr selten ist auch ein fulminantes Leberversagen, das sich schon bei normalen Dosierungen entwickeln kann [19, 29].

Schon bei Einnahme geringer MDMA-Dosen kommt es zu einer Aktivierung der Vasopressinsekretion, kombiniert mit einer vermehrten Aufnahme von hypotoner Flüssigkeit kann eine Wasserintoxikation mit Hyponatriämie die Folge sein [30].

▌ Behandlung

Spezifische Antidote stehen für die Behandlung nicht zur Verfügung, eine symptomorientierte Therapie steht daher im Vordergrund (s. Tabelle 5.4.7). Bei Vergiftungserscheinungen ist eine klinische Überwachung angezeigt. Maßnahmen zur Giftentfernung sind nur innerhalb der ersten Stunde sinnvoll, meist liegt die Aufnahme der Substanzen jedoch deutlich länger zurück. Für die Wirksamkeit von Dialyseverfahren stehen keine ausreichenden Erfahrungen zur Verfügung. Unter Berücksichtigung des großen Verteilungsvolumens der Amphetamine erscheint ihre Effizienz fragwürdig. Der Einsatz von Serotoninantagonisten ist bisher nur in Tierexperimenten und einzelnen klinischen Erfahrungsberichten untersucht [12, 26, 66]. Eine günstige Beeinflussung der MDMA-Spätschäden lässt sich laut tierexperimentellen Untersuchungen durch den Einsatz von Clomethiazol und Haloperidol erwarten [31].

▌ Literatur

1. Agius R (1989) Opiate inhalation and occupational asthma. Brit Med J 289:323
2. Albertson TE, Walby WF, Derlet RW (1995) Stimulant-induced pulmonary toxicity. Chest 108:1140–1149
3. Arruda J, Kurtzman N (1977) Heroin addiction and renal disease. Contr Nephrol 7:69–78
4. Ballesteros MF et al (2003) Increase in death due to methadone in North Carolina. JAMA 290/1:40
5. Bailey DN (1999) Amitriptyline and procainamide inhibition of cocaine and cocaethylene degradation in human serum in vitro. J Anal Toxicol 23:99–102
6. Bailey DN (1999) Quinidine inhibition of cocaethylene degradation in human serum in vitro: a preliminary study. Ther Drug Monit 21:301–303

7. Bailey DN (1999) Procainamide inhibition of human hepatic degradation of cocaine and cocaethylene in vitro. J Anal Toxicol 23:173–176

8. Benazzi F, Mazzoli M (1991) Psychiatric illness associated with „ecstasy". Lancet 338:1520

9. Biagini R, Klincewicz, Henningsen G, Mc Kenzie B, Gallagher J, Bernstein D, Bernstein I (1990) Antibodies to morphine in workers exposed to opiates at a narcotics manufacturing facility and evidence for similar antibodies in heroin abusers life sciences 47:897–908

10. Brisbe J, Miro J, Latore X, Moreno A, Mallolas J, Gatell J, de la Bellacasa J, Soriano E (1992) Disseminated candidiasis in addicts who use brown heroin. Report of 83 cases and review. Clin Infect Dis 15:910–923

11. Brogan WC, Lange RA, Glamann DB, Hillis LD (1992) Recurrent coronary vasoconstriction caused by intranasal cocaine: possible role for metabolites. Ann Intern Med 116:556–561

12. Callaway CW, Rempel N, Peng RY, Geyer MA (1992) Serotonin 5-HT1 like receptors mediate hyperactivity in rats induced by 3,4-methylenedioxymethamphetamine. Neuropsychopharmacology 7:113–127

13. Chakko S, Myerburg RJ (1995) Cardiac complications of cocain abuse. Clin Cardiol 18:67–72

14. Chance MRA (1962) Factors influencing the toxicity of sympathomimetic amines to solitary mice. J Pharmacol Exp Ther 89:289–296

15. Duberstein J, Kaufman D (1971) A clinical study of an epidemic of heroin intoxication and heroin induced pulmonary edema. Am J Med 51:704–714

16. Dubrow A, Mittman N, Ghali V, Flanenbaum W (1985) The changing spectrum of heroin associated nephropathy. Am J Kidney Dis 5:36–41

17. Ellenhorn M, Barceloux D (1988) Medical toxicology. Elsevier, New York, pp 687–759

18. Ellenhorn MJ, Barceloux DG (1988) Amphetamines. In: Ellenhorn MJ, Barceloux DG (eds) Medical toxicology: diagnosis and treatment of human poisoning. Elsevier, New York Amsterdam London, pp 625–641

19. Ellis AJ, Wendon JA, Portmann B, Williams R (1996) Acute liver damage and ecstasy ingestion. Gut 38:454–458

20. Felgenhauer N, Zilker T (1999) Intoxikation mit Amphetaminen und Designerdrogen. Internist 40:617–623

21. Fry D, Richardson D, Flint L (1978) Occult splenic abscess: an recognized complication of heroin abuse. Surgery 87:650–654

22. Gan X, Zhang L, Berger O et al (1999) Cocaine enhances brain endothelial adhesion molecules and leukocyte migration. Clin Immunol 91:68–76

23. Gitter MJ, Goldsmith SR, Dunbar DN, Sharkey SW (1991) Cocaine and chest pain: clinical features and outcome of patients hospitalized to rule out myocardial infarction. Ann Intern Med 115:277–282

24. Gouzoulis-Mayfrank E, Hermle L,Kovar KA, Saß H (1996) Die Entaktogene „Ecstasy" (MDMA) „Eve" (MDE) und andere ringsubstituierte Methamphetaminderivate. Nervenarzt 67:369–380

25. Green AR, Cross AJ, Goodwin GM (1995) Review of the pharmacology and clinical pharmacology of 3,4-methylenedioxymethamphetamine (MDMA or „Ecstasy"). Psychopharmacology 119:247–260

26. Guze BH, Baster LR (1986) Serotonin syndrome: case responsive to propranolol (letter). J Clin Psychopharmacol 6:119–120 35:711–719

27. Gyrtrup H (1989) Fixing into intercostals vessels. Brit J Addiction 84:945–947

28. Hassan TB, Pickett JA, Durham S, Barker P (1996) Diagnostic indicators in the early recognition of severe cocaine intoxication. J Accid Emerg Med 13:261–263

29. Henry JA, Jeffreys KJ, Dawling S (1992) Toxicity and deaths from 3,4-methylenedioxymethamphetamine („ecstasy"). Lancet 340:384–387

30. Henry JA, Fallon JK, Kicman AT, Hutt AJ, Cowan DA, Fosling M (1998) Low-dose MDMA („ecstasy") induces vasopressin secretion. Lancet 351:1784

31. Hewitt KE, GreenAR (1994) Clomethiazole, dizocilpine and haloperidol prevent the degeneration of serotonergic nerve terminals induced by administration of MDMA („Ecstasy"). Neuropharmacology

32. Hoffman RS, Hollander JE (1996) Thrombolytic therapy and cocaine induced myocardial infarction. Am J Emerg Med 14:693–695

33. Hollander JE, Hoffman RS, Gennis P et al (1994) Prospective multicenter evaluation of cocaine-associated chest pain. Acad Emerg Med 1:330–339

34. Hollander JE, Hoffman RS, Burstein JL, Shih RD, Thode HC Jr (1995) Cocaine- associated myocardial infarction: mortality and complications. Arch Intern Med 155:1081–1086

35. Hollander JE, Levitt MA, Young GP, Briglia E, Wetli CV, Gawad Y (1998) Effect of recent cocaine use on the specificity of cardiac markers for diagnosis of acute myocardial infarction. Am Heart J 135:245–252

36. Hughes S, Calvary P (1988) Heroin inhalation and asthma. Brit Med J 297:1511–1512

37. Kahn L, Alderfer J, Graham D (1997) Seizures reported with tramadol. J Am Med Ass 278:1661

38. Kendrick WC, Hull AR, Knochel JP (1977) Rhabdomyolysis and shock after intravenous amphetamine administration. Ann Intern Med 86:381–387

39. Kolodgie FD, Wilson PS, Mergner WJ, Virmani R (1999) Cocaine-induced increase in the permeability function of human vascular endothelial cell monolayers. Exp Mol Pathol 66:109–122

40. Lange RA, Cigarroa RG, Yancy CW Jr et al (1989) Cocaine-induced coronary-artery vasoconstriction. N Engl J Med 321:1557–1562

41. Lange RA, Cigarroa RG, Flores ED et al (1990) Potentiation of cocaineinduced coronary vasoconstriction by beta-adrenergic blockade. Ann Intern Med 112:897–903

42. Leo P, Sachter J, Melrose M (1995) Heroin bodypacking. J Accid Emerg Med 12:43–48

43. Logan BK, Fligner CL, Haddix T (1998) Cause and manner of death in fatalities involving methamphetamine. J Forensic Sci 43:28–34
44. Loper KA (1989) Clinical toxicology of cocaine. Med Toxicol Adverse Drug Exp 4:174–185
45. Lowenstein DH, Massa StM, Rowbotham MC, Collins HE, McKinney HE, Simon RP (1987) Acute neurologic and psychatric complications associated with cocaine abuse. Am J med 83:841–846
46. Martin TG (1996) Serotonin syndrome. Ann Emerg Med 28:520–526
47. McGuire PK, Cope H, Fahy TA (1994) Diversity of psychopathology associated with use of 3,4-methylenedioxymethamphetamin („Ecstasy"). Br J Psychiatry 165:391–395
48. Mittleman MA, Mintzer D, Maclure M, Tofler GH, Sherwood JB, Muller JE (1999) Triggering of myocardial infarction by cocaine. Circulation 99:2737–2741
49. Mo W, Singh AK, Arruda JA, Dunea G (1998) Role of nitric oxide in cocaine-induced acute hypertension. Am J Hypertens 11:708–714
50. Moliterno DJ, Lange RA, Gerard RD, Willard JE, Lackner C, Hillis LD (1994) Influence of intranasal cocaine on plasma constituents associated with endogenous thrombosis and thrombolysis. Am J Med 96:492–496
51. Moliterno DJ, Willard JE, Lange RA et al (1994) Coronary-artery vasoconstriction induced by cocaine, cigarette smoking, or both. N Engl J Med 330:454–459
52. Mueller PD, Korey WS (1998) Death by „ecstasy": the serotonin syndrom? Ann Emerg Med 32:377–380
53. Olsen K (1990) Naloxone administration and laryngospasm followed by pulmonary edema. Intensive Care Med 16:340–341
54. Panos M, Burnett S, Gazzard B (1988) Use of naloxone in opioid-induced anaphylactoid reaction. Brit J Anaesth 61:371
55. Park G, Shelly M, Quinn K, Roberts P (1989) Dihydrocodeine – a reversible cause of renal failure? Eur J Anaesthesiol 6:303–314
56. Pauker S, Kopelman R (1992) Risky business. New Engl J Med 326:1546–1549
57. Peroutka SJ, Newman H, Harris H (1988) Subjective effects of 3,4-ethylenedioxymethamphetamin in recreational users. Neuropsychopharmacology 1:273–277
58. Pfab R, Zilker T (1999) Drogennotfälle mit Opiaten. Internist 40:611–616
59. Presant S, Knight L, Klassen G (1975) Methadone induced pulmonary edema. Can Med Ass J 113:966–967
60. Randall T (1992) Cocaine, alcohol mix in body to form even longer lasting, more lethal drug. JAMA 267:1043–1044
61. Regental R, Kruger M, Richter M, Preiss R (1998) Poisoning with tilidine and naloxone: toxicokinetik and clinical observations. Hum Exp Toxicol 11:593–597
62. Reiner N, Gopalakrishna K, Lerner P (1976) Enterococcal endocarditis in heroin addicts. J Am Med Ass 295:1861–1863
63. Roche Diagnostics Division Schweiz (1996) Wissenswertes über Suchtmittel 3:1
64. Rosenow E (1972) The spectrum of drug induced pulmonary disease. Ann Int Med 77:977–991
65. Rump AFE, Theisohn M, Klaus W (1995) The pathophysiology of cocaine cardiotoxicity. Forensic Sci Int 71:103–115
66. Sandyk R (1986) L-Dopa induced „serotonin syndrome" in a parkinsonian patient on bromocriptine. J Clin Psychopharmacol 6:194–195
67. Sauer O, Weilemann LS (1997) Psychogene Amphetamine („Ecstasy"). Intensivmed 34:5–13
68. Schwartz J, Koenigsberg M (1987) Naloxone induced pulmonary edema. Ann Emerg Med 16:1294–1296
69. Shih RD, Hollander JE, Burstein JL, Nelson LS, Hoffman RS, Quick AM (1995) Clinical safety of lidocaine in patients with cocaine-associated myocardial infarction. Ann Emerg Med 26:702–706
70. Sporer KA (1995) The serotonin syndrome: implicated drugs, pathophysiology and management. Drug safety 13:94–104 (compounds: anatomic studies. Ann NY Acad Sci 600:640–661)
71. Stern W, Subbaro K (1983) Pulmonary complications of drug addiction. Seminars in Radiology 18:183–197
72. Strong J (1991) Abuse of buprenarphine (tenngesic) by snorting. Brit Med J 302:969
73. Tobias J (1997) Seizure after overdose of tramadol. South Med J 90:826–827
74. Villota JN, Rubio LF, Escorihuela AL (2004) Cocaine induced coronary thrombosis and acute myocardial infarction. Int J of Card 96:481–482
75. Weber JE, Hollander JE et al (2002) Quantitative comparison of coronary arterie flow and myocardial perfusion in patients with acute myocardial infarction in the presence and absence of recent cocaine use. Journal of Thrombosis and Thrombolysis 14(3):239–245
76. Wilbert-Lampen U, Seliger C, Zilker T, Arendt RM (1998) Cocaine increases the endothelial release of immunoreactive endothelin and its concentrations in human plasma and urine: reversal by coincubation with sigmareceptor antagonists. Circulation 98:385–390
77. Williams RW, Kavanagh KM, Teo KK (1996) Pathophysiology and treatment of cocaine toxicity: implications for the heart and cardiovascular system. Can J Cardiol 12:1295–1301
78. Wit AL, Rosen MR (1986) After depolarizations and triggered activity. In: Fozzard HA, Haber E, Jennings RB, Katz AM, Morgan HE (eds) The heart and cardiovascular system: scientific foundations, Vol 2. Raven Press, New York, pp 1449–1490
79. Wride S, Smith R, Courtney P (1989) A fatal case of pulmonary oedema in a healthy young male following naloxone administration. Anaestesia and Intensive Care 17:374–377
80. Zalis EG, Parmley LF (1963) Fatal amphetamine poisoning. Arch Intern Med 101:822–826

5.5 Akute Herzklappenfehler

D. Horstkotte, C. Piper

Sieht man von den sehr seltenen, plötzlichen Obstruktionen nativer und prothetischer Herzklappen durch Thrombenmassen, Tumoren (z. B. Vorhofmyxom) oder endokarditischen Vegetationen ab, so handelt es sich bei den akut entstehenden Klappenfehlern nahezu ausnahmslos um Insuffizienzen der Mitral- und Aortenklappe, seltener der Trikuspidalklappe. Akute Regurgitationen stellen eigene Krankheitsbilder dar und haben mit den chronisch entstandenen Klappeninsuffizienzen nur wenige pathophysiologische, klinische und prognostische Gemeinsamkeiten. Die plötzlich auftretende Volumenbelastung führt zum abrupten Anstieg der myokardialen Wandspannung und zur Dilatation des Ventrikelmyokards, sobald das Perikard dem akut ansteigenden diastolischen Druck nachgibt. Einer unmittelbaren Überdehnung der Myokardsubstrukturen mit konsekutivem Pumpversagen wirkt anfangs somit nur die Steifigkeit des Perikards mechanisch entgegen, welche die ventrikuläre Füllung und bei der Aorteninsuffizienz das Ausmaß der Regurgitation akut begrenzt. Ohne Intervention tritt dennoch rasch eine Dilatation des betroffenen Ventrikels ein, bevor sich die bei chronisch-progredienter Volumenbelastung einsetzende kompensatorische Hypertrophie oder eine erhöhte myokardiale Compliance ausbilden können. Aufgrund des massiven Anstiegs der myokardialen Wandspannung muss die einzelne Myokardfaser bei akuter Volumenbelastung eine weitaus höhere Leistung als bei chronischer Volumenbelastung erbringen, sodass meist eine Abnahme des effektiven Auswurfvolumens und ein Abfall des mittleren arteriellen Perfusionsdrucks resultieren. Letzterer kann durch eine konsekutive periphere Vasokonstriktion teilweise kompensiert werden. In weniger schweren Fällen kann die Abnahme des effektiven Auswurfvolumens durch eine Frequenzsteigerung ausgeglichen und das Herzzeitvolumen aufrechterhalten werden.

5.5.1 Ätiologie

Häufigste Ursache akut auftretender Aorteninsuffizienzen sind bakterielle Endokarditiden. Die mit plötzlich einsetzenden heftigen thorakalen Schmerzen verbundene Dissektion im Bereich der aszendierenden Aorta kann im Gefolge der Dilatation der Aortenwurzel oder durch retrogrades Fortschreiten der Intimaläsion über den Aortenklappenring hinaus zur Ablösung einer Taschenklappe und damit zur akuten Aorteninsuffizienz führen. Bei 2 Dritteln der wegen einer Dissektion der Aorta aszendens operierten Patienten wird zusätzlich ein Aortenklappenersatz erforderlich. Traumatische Aortenklappeninsuffizienzen als Folge einer Aortenklappenruptur werden mit begleitender und ohne begleitender Aortendissektion gelegentlich bei stumpfem Thoraxtraumata beobachtet. Bei diesen oft polytraumatisierten Patienten mit Einschränkung der kardialen und respiratorischen Funktion wird bei einer Verschlechterung des Allgemeinzustandes nur selten an eine konkomittierende Aorteninsuffizienz gedacht. Eine sorgfältige Verlaufsbeobachtung mit regelmäßiger Auskultation ist unerlässlich. Auch ohne äußere Gewalteinwirkung oder entzündliche Prozesse kann eine Aortenklappenruptur beim Marfan-Syndrom, selten auch bei erworbenen Aortenklappendegenerationen auftreten (Tabelle 5.5.1).

Aufgrund der komplexen Anatomie ist die Genese von Funktionsstörungen der Atrioventrikularklappen vielfältiger (Tabelle 5.5.1). Akute Klappeninsuffizienzen sind meist Folge einer infektiösen Endokarditis, die sowohl Funktionsstörungen der Segelklappen als auch des subvalvulären Klappenapparates verursachen können. Die zweithäufigste Ätiologie sind Dysfunktionen oder Rupturen eines Papillarmuskels oder einzelner Sehnenfädengruppen im Rahmen ischämischer Ereignisse. Der vom Ramus circumflexus der linken Kranzarterie oder der rechten Kranzarterie alternativ versorgte posteriore Papillarmuskel ist häufiger als der anteriore betroffen, da er im Gegensatz zu diesem über keine Kollateralversorgung verfügt. Eine Ruptur von Papillarmuskeln kann außerdem traumatisch, eine Papillarmuskeldysfunktion ischä-

Tabelle 5.5.1. Häufige und seltene akut auftretende Herzklappeninsuffizienzen

Pathomechanismen	Ätiologie
Akute Aortenklappeninsuffizienz	
▌ Funktionsstörung des Klappenanulus/anuloaortale Ektasie	– Dissektion der thorakalen Aorta (DeBakey-Typ I und II) – Aneurysmata von Aorta aszendens oder Sinus Valsalvae* – Stumpfes Thoraxtrauma* – Anuloaortale Ektasie (z.B. „degenerativ", bei Marfan-Syndrom, Ehlers-Danlos-Syndrom*, Pseudoxanthoma elasticum*, Ostegenesis imperfecta*) – Aortitis* (z.B. bei Lues, Riesenzellarteriitis, Takayasu-Arteriitis, ankylosierende Spondylitis, Sklerodermie, rheumatoide Arthritis)
▌ Funktionsstörungen der Taschenklappen	– Mikrobiell verursachte Aortenklappenendokarditis – Abakterielle primäre Endokarditis* (z.B. rheumatische Endokarditis, Löffler-Endokarditis, Endomyokardfibrose) – Abakterielle, sekundäre Endokarditis* (z.B. Lupus erythematodes, Karzinoid nach pulmonaler Metastasierung, rheumatoide Arthritis) – Aortenklappenprolaps* – Nach Korrekturoperation angeborener Aortenklappenstenosen* – Nach Ballonvalvotomie*
Akute Mitralklappeninsuffizienz	
▌ Funktionsstörungen der Papillarmuskeln und/oder der LV-Wand	– Chronisch-ischämische Herzerkrankung – Akuter inferiorer/posterolateraler Myokardinfarkt – Bland-White-Garland-Syndrom* – LV-Dilatationen* (z.B. bei Kardiomyopathien) – Akute Myokarditis* – Sarkoidose* – Myokardiale Speichererkrankungen* (z.B. Amyloidose, M. Pompe Mucopolysaccharidosen)
▌ Papillarmuskelruptur	– Akuter inferiorer/posterolateraler Myokardinfarkt – Stumpfes Thoraxtrauma – Myokardabszesse* – Koronare Beteiligung bei Arteriitis* (z.B. Riesenzellarteriitis)
▌ Funktionsstörungen des Sehnenfadenapparates	– Mikrobiell verursachte Mitralklappenendokarditis – Stumpfes Thoraxtrauma – Myxomatöse Degeneration – Akutes rheumatisches Fieber* – Marfan-Syndrom* – Abakterielle, primäre und sekundäre Endokarditiden (vgl. oben)
▌ Funktionsstörungen des Klappenanulus	– Ringverkalkungen – Primäre Bindegewebserkrankung* (z.B. Marfan-Syndrom, Ehlers-Danlos-Syndrom, Osteogenesis imperfecta)
▌ Funktionsstörungen der Segel	– Mikrobiell verursachte Mitralklappenendokarditis – Abklatschvegetationen auf das vordere Mitralsegel bei primärer Aortenklappenendokarditis – Traumata (einschl. Valvotomie) – Myxomatöse Degeneration (Mitralklappenprolapssyndrom) – Linksatriale Tumoren* (z.B. Myxome, gestielte Thromben) – Ankylosierende Spondylitis*
Akute Trikuspidalklappeninsuffizienz[1,2]	

▌ Mikrobiell verursachte Endokarditis, insbesondere im Gefolge eines i.v. Drogenabusus oder einer polymerassoziierten Infektion (z.B. Elektroden, Verweilkatheter)

▌ Mechanische (durch Katheter bedingte) Sehnenfadenrupturen*

▌ Akutes Cor pulmonale*

Tabelle 5.5.1 (Fortsetzung)

Pathomechanismen	Ätiologie
Akute Prothesenmalfunktionen	
▮ Primäre oder sekundäre periprothetische Regurgitationen	– Nahtdehiszenzen – Prothesenendokarditis
▮ Intraprothetische Regurgitationen	– Degeneration biologischer Herzklappenprothesen – Okkluderdestruktionen * oder Okkluderembolisationen * mechanischer Prothesen

* Selten akut auftretende Herzklappeninsuffizienzen
[1] Bezüglich der Pathomechanismen vergleiche: „Akute Mitralinsuffizienz"
[2] Hier sind nur Ätiologien aufgeführt, die sich wesentlich von denen der akuten Mitralinsuffizienz unterscheiden

misch bedingt sein oder im Gefolge einer Sarkoidose auftreten. Degenerativ bedingte Abrisse von Sehnenfäden sind häufig, betreffen jedoch meist nur einzelne Sehnenfäden, sodass nur mittelgradige, konservativ beherrschbare Mitralinsuffizienzen resultieren. Bei Abriss ganzer Sehnenfadengruppen, wie dies bei infektiösen Endokarditiden, seltener auch beim Mitralklappenprolapssyndrom und während eines akuten rheumatischen Fiebers beobachtet wird, resultieren hochgradige Mitralinsuffizienzen.

5.5.2 Akute Aortenklappeninsuffizienz

▮ Pathophysiologie

Bei der akuten, hämodynamisch bedeutsamen Aorteninsuffizienz steigen der linksventrikuläre enddiastolische Druck und die linksventrikuläre Wandspannung massiv an, das effektive Auswurfvolumen fällt ab und reflektorisch kommt es zu einer Steigerung der Herzfrequenz, sodass eine verkürzte Diastolendauer resultiert. Bei hochgradigen Aorteninsuffizienzen ist die erhöhte Herzfrequenz nicht mehr in der Lage, den Abfall des Herzminutenvolumens zu kompensieren. Durch Zunahme des peripheren Gefäßwiderstandes ist dennoch der mittlere Systemdruck meist nicht wesentlich erniedrigt. Der diastolische periphere Druck sinkt weniger stark ab als bei hochgradiger chronischer Aorteninsuffizienz, sodass die Blutdruckamplitude zunächst unverändert und damit differenzialdiagnostisch missleitend sein kann. Der abrupte, massive Anstieg des linksventrikulären enddiastolischen Drucks hat häufig eine diastolische Annäherung von Aortendruck und dem stets erhöhten linksventrikulären Druck oder

sogar einen Druckangleich zur Folge. Das sich dann verkürzende, gelegentlich bei der Auskultation unentdeckte diastolische Geräusch zeigt stets eine hochgradige Aorteninsuffizienz an. Durch den mesodiastolischen Anstieg des linksventrikulären enddiastolischen Drucks über den linksatrialen (paradoxes Druckverhalten) kommt es bei funktionsfähigen Mitralklappen zu deren Schluss vor Beginn der Systole (vorzeitiger Mitralklappenschluss). Ist zudem die linksventrikuläre Ejektionszeit verlängert, öffnet die Mitralklappe zusätzlich verspätet. Diese, z. B. in der M-mode-Echokardiografie abbildbaren pathophysiologischen Mechanismen führen über die Steigerung der Herzfrequenz hinaus zu einer Verkürzung der Diastolendauer. Sie beschränken damit das Ausmaß der transaortalen Regurgitation und verhindern einen weiteren Anstieg der linksatrialen und pulmonal-kapillären Drücke. Jede medikamentöse Frequenzverlangsamung kann diese Kompensationsmechanismen aufheben und die Gesamtsituation dramatisch verschlechtern.

▮ Diagnostik und Differenzialdiagnostik

Die akute Aorteninsuffizienz wird klinisch diagnostiziert (akut oder perakut einsetzende Dyspnoe oder Orthopnoe, Lungenstauung, diastolisches Refluxgeräusch, abgeschwächter oder fehlender erster Herzton, Tachykardie, oft Pulsus alternans). Anamnestische Angaben (Fieber, Thoraxtraumata, thorakale Schmerzen etc.) sind diagnostisch oft wegweisend, während das Elektrokardiogramm und das Röntgenbild meist keinen wesentlichen diagnostischen Beitrag liefern. Eine semiquantitative Beurteilung der Schwere der Aorteninsuffizienz kann farbdopplerechokardiografisch oder angiokardiografisch erfolgen. Zur Diagnosesicherung, ätiologischen Abklärung und Therapieplanung ist die transösophageale Echokardiografie (TEE), wenn möglich unter Verwendung omniplaner Schallköpfe, die Untersuchungsmethode der Wahl, da die transaortale Regurgitation mittels der farbkodierten Echokardiografie gesichert und semiquantitativ beurteilt werden kann und wesentliche differenzialätiologische Fragen ohne Zeitverlust beantwortet werden können (flottierende Vegetationen bei Endokarditis, Dissektionsmembranen, aortale Ektasie, Sinus Valsalva Aneurysma, Prothesenfehlfunktionen etc.). Zur Diagnosesicherung einer Aortendissektion und Beurteilung für die Planung der chirurgischen Intervention wesentlicher Fragen (Lokalisation des „entry", Schwere der Aorteninsuffizienz, Beurteilung der Aortenbogengefäße und der deszendierenden thorakalen Aorta) ist die TEE anderen bildgebenden Verfahren überlegen (Angiografie, Computertomografie) oder mindestens ebenbürtig (MRT, Spiral-CT), in jedem Fall aber zeitsparender, da bettseitig durchführbar.

Bei infektiöser Endokarditis als Ursache einer akuten Aorteninsuffizienz dient die TEE außer zur Sicherung der Diagnose und Quantifizierung des Ausmaßes der Aorteninsuffizienz dazu, die Ausbreitung der Infektion im Bereich der Aortenwurzel zu erfassen (z. B. Abszesse, Destruktionen der Aortenwurzel, Abklatschvegetationen auf das vordere Mitralsegel), um eine optimale Operationsplanung zu ermöglichen. Abklatschvegetationen auf das vordere Mitralsegel stellen eine eigenständige Indikation zur klappenchirurgischen Intervention dar, da bei rechtzeitiger Intervention die Mitralklappe in aller Regel rekonstruiert werden kann.

▌ Weiterführende Untersuchungen

Bei Aortendissektionen mit konkommitierender Aorteninsuffizienz ist für die Indikationsstellung zur Operation das Ausmaß der Dissektion nicht maßgebend, da stets eine dringliche chirurgische Interventionsindikation besteht. Für die Operationsplanung kann es dennoch sinnvoll sein, mittels anderer bildgebender Verfahren das Ausmaß der peripheren Dissektionsstrecke zu klären und gegebenenfalls das „reentry" zu lokalisieren.

Bei mikrobiell verursachten Endokarditiden sind der Erregernachweis und die Bestimmung der minimalen bakteriziden Konzentrationen (MBK) in quantitativen Reihenverdünnungstests

(Agardiffusionsteste sind obsolet!) für die Optimierung der antimikrobiellen Therapie unerlässlich. Patienten mit kulturnegativen Endokarditiden haben auch nach dringlicher chirurgischer Intervention eine schlechtere Prognose als akut operierte Patienten mit Aortenklappenendokarditiden und bekanntem Erreger [7]. Die mittels TEE bestimmte Größe der Vegetation und die MBK der günstigsten, einsetzbaren Antibiotikakombination erlauben eine Abschätzung, ob eine medikamentöse Sanierung der Endokarditis mutmaßlich gelingt. Bei großen Vegetationen (>10 mm) und einer MBK von >2 mg/ml sind Endokarditiden auch bei unkompliziertem Verlauf durch eine antibiotische Therapie allein oft nicht zu sanieren [8, 15].

Akut im spätpostoperativen Verlauf auftretende periprothetische Regurgitationen erfordern den differenzialdiagnostischen Ausschluss einer Prothesenendokarditis, eine intraprothetische Regurgitation den Ausschluss von Interferenzen des Okkluders mit kardialen Strukturen oder Thromben. Häufig werden konstruktionstechnisch bedingte intraprothetische Regurgitationen als Malfunktionen fehldiagnostiziert oder mittels der Farbdopplerechokardiografie überschätzt.

Jede akut auftretende, primär nicht reinterventionspflichtige Regurgitation nach Kunstklappenersatz erfordert neben der genannten dringlichen ätiologischen Abklärungen eine sorgfältige Verlaufskontrolle, zu der auch die Bestimmung des prototypischen Hämolyseparameters LDH (bzw. α-HBDH) und des Hb-Gehaltes zählen. Dekompensierte, d. h. wiederholt transfusionsbedürftige Hämolysen stellen unabhängig von der hämodynamischen Schwere der peri- oder intraprothetischen Regurgitation eine eigenständige Reoperationsindikation dar.

▌ Therapeutische Strategien

Die hämodynamischen Auswirkungen einer akut entstandenen Aorteninsuffizienz sind medikamentös-konservativ nur selten nachhaltig zu beeinflussen. Ohne baldige, meist dringliche Operation ist die Prognose schlecht. Der Tod bei therapieresistenter Herzinsuffizienz tritt in Abhängigkeit vom Ausmaß der Aorteninsuffizienz und der vorbestehenden Myokardfunktion innerhalb einer Stunde bis zu wenigen Tagen ein. Bei hämodynamisch leicht- oder mittelgradigen Aorteninsuffizienzen kann dagegen eine myokardiale Adaptation an die akut aufgetrete ne Volumenbelastung erfolgen. Diese Patienten werden in aller Regel aber nicht intubationspflichtig, benötigen keine vasodilatierenden und/oder positiv inotropen Substanzen und zeigen keine signifikante Erniedrigung des Herzindex.

▌ **Nichtchirurgische Intensivtherapie.** Die Soforttherapie umfasst die Behandlung der pulmonalvenösen Stauung bzw. des Lungenödems und die Wiederherstellung ausreichender O_2-Partialdrücke. Ein Lungenödem erfordert eine unverzügliche Intubation und kontrollierte maschinelle Beatmung mit einem an die mittleren pulmonalkapillären Drücke adaptierten PEEP [5]. Bei Patienten ohne manifestes Lungenödem ist eine maschinelle Ventilation angezeigt, wenn unter Insufflation von 5 l/min O_2 mittels Nasensonde die periphere O_2-Sättigung nicht über 95% bzw. der arterielle O_2-Partialdruck nicht über 85 mmHg ansteigen. Engmaschige Kontrollen und Korrekturen des Säure-Basen-Haushalts und der oft erheblich schwankenden Elektrolyte sind auch zur Prävention supraventrikulärer und ventrikulärer Arrhythmien und für den effizienten Einsatz vasoaktiver Substanzen erforderlich. Zur Nach- bzw. Vorlast-Senkung ist die Therapie mit β_1-prävalenten Sympatikomimetika (Dobutamin), Nitroprussidnatrium, Furosemid sowie bei intubierten Patienten mit ausgeprägtem Lungenödem mit Morphin etabliert. Bei sistierender Urinproduktion ist der Einsatz der venovenösen Hämofiltration (CVVH) frühzeitig indiziert. Zur Verkürzung der Diastolendauer mit konsekutiver Senkung der Regurgitationsfraktion ist eine Herzfrequenz von ca. 120/min optimal. Wird diese reflektorisch nicht erreicht, weil z.B. im Gefolge einer Endokarditis ein AV-Block auftritt, ist eine passagere Schrittmacherstimulation sinnvoll.

▌ **Indikationen zur dringlichen chirurgischen Intervention.** Ein Klappenersatz ist bei allen Patienten erforderlich, bei denen sich im Gefolge einer akuten Aorteninsuffizienz ein Lungenödem ausbildet, eine akute pulmonalvenöse Stauung mit konservativ-medikamentösen Maßnahmen nicht rasch zu beseitigen ist, der Cardiac Index (CI) ohne Einsatz vasoaktiver Substanzen erheblich erniedrigt ist (CI $<2,2$ l/min/m^2) oder positivinotrope Substanzen bzw. Vasodilatatoren eingesetzt werden müssen.

Unabhängig von diesen Kriterien besteht eine Operationsindikation, wenn der natürliche Ver-

lauf aufgrund empirischer Erfahrungen eine schlechte Prognose erwarten lässt. Dies ist für Aortendissektionen mit begleitender Aorteninsuffizienz und für kompliziert verlaufende Aortenklappenendokarditiden (Thromboembolien, persistierende Sepsis, akutes Nierenversagen etc.) hinreichend belegt.

5.5.3 Akute Mitralklappeninsuffizienz

▌ **Pathophysiologie**

Die Mitralinsuffizienz ermöglicht es dem linken Ventrikel, retrograd Volumen gegen geringen Widerstand auszuwerfen („low impedance leak"). Eine isovolumetrische Kontraktion findet nicht mehr statt (systolisches Sofortgeräusch), sodass bereits vor der antegraden Ejektion von Volumen (d.h. vor Öffnung der Aortenklappe) eine beträchtliche Blutmenge regurgitiert wird. Neben der fehlenden myokardialen Adaptation an die akute Volumenmehrbelastung besteht der wesentliche pathophysiologische Unterschied zur chronischen Mitralinsuffizienz in der fehlenden Vergrößerung des linken Vorhofs. Damit steht eine weitaus geringere Kapazität zur Aufnahme des regurgitierten Blutvolumens als bei der chronischen Mitralinsuffizienz zur Verfügung. Dies führt – anders als bei der chronischen Mitralinsuffizienz mit erheblicher Zunahme von Volumen und Compliance des linken Vorhofs – zu einer prominenten V-Welle der linksatrialen Druckkurve und einer deutlichen Erhöhung der linksatrialen Mitteldrücke mit konsekutiver Erhöhung auch der Drücke in der Lungenstrombahn. Diese Hämodynamik fehlt nur bei einem ausgeprägten kardiogenen Schock. Da die Gefäße der Lungenstrombahn an erhöhte Drücke nicht adaptiert sind, tritt bei Überschreiten des onkotischen Drucks im Lungenparenchym ein Lungenödem auf, da die Extravasatmenge die pulmonale Lymphtransportkapazität übersteigt. Trotz Anstiegs der Ejektionsfraktion fällt bei der akuten Mitralinsuffizienz das antegrade Schlagvolumen ab, da das enddiastolische linksventrikuläre Volumen aufgrund der Steifigkeit des Perikards akut nicht wesentlich gesteigert werden kann. Der konsekutive Abfall der mittleren systemarteriellen Drücke wird durch Anstieg des peripheren Gefäßwiderstandes zumindestens partiell kompensiert; dies resultiert aber in einer ungünstigen Veränderung der linksventrikulären Impedanz zuungunsten des antegraden Blutauswurfvolumens, d. h. in einer weiteren Zunahme der Regurgitationsfraktion. Das die hämodynamisch bedeutsame, akut entstandene Mitralinsuffizienz stets begleitende Lungenödem ist folglich Ausdruck der in dieser Situation unzureichenden linksatrialen Compliance und der linksventrikulären Impendanzverhältnisse und nicht notwendigerweise Ausdruck einer myokardialen Pumpinsuffizienz. Besteht die akute Mitralinsuffizienz einige Tage fort, beginnt eine von der Compliancezunahme des Perikards bestimmte linksventrikuläre Dilatation, die die linksventrikuläre systolische Wandspannung weiter ansteigen lässt, da eine kompensatorische Hypertrophie in der Kürze der Zeit noch nicht eingetreten ist. Hierdurch verschlechtert sich die Sauerstoffversorgung des Myokards weiter. Die Hypoxie bei steigender Arbeitsleistung des linksventrikulären Myokards resultiert in einem metabolisch-energetischen Defizit, das in einem irreversiblen myokardialen Pumpversagen mündet, wenn die Mitralinsuffizienz nicht rasch operativ beseitigt wird.

▌ Diagnostik und Differenzialdiagnostik

Patienten mit akuter Mitralinsuffizienz berichten über eine plötzlich einsetzende oder über wenige Tage progrediente Dyspnoe/Orthopnoe. Abhängig von der Genese sind weitere wegweisende anamnestische Angaben (Fieber, Angina pectoris, Traumen, Zustand nach Klappenersatz etc.) zu erfragen. Der Auskultationsbefund ist solange charakteristisch, wie kein kardiogener Schock besteht, bei pulmonaler Stauung und Tachykardie vom Ungeübten aber oft nicht zuverlässig zu erheben: Das über der Herzspitze mit Fortbildung in die Axilla am deutlichsten zu hörende bandförmige oder – bei sehr hoher V-Welle mit mesosystolischer Abnahme des Druckgradienten zwischen linkem Ventrikel und linkem Vorhof – decrescendoförmige Systolikum, beginnt mit dem ersten Herzton und dauert über das aortale Segment des zweiten Herztones hinaus an. Der frühzeitige Aortenklappenschlusston resultiert zudem in einer breiten Spaltung des zweiten Herztons mit Betonung des Pulmonalklappensegments aufgrund der akuten pulmonalen Hypertonie.

Für die bettseitige Diagnostik auf der Intensivstation ist die Analyse der Pulmonalkapillardruckkurve (hohe V-Welle) hilfreich. Mittels bettseitiger Echokardiografie kann die Diagnose gesichert, die Schwere der Mitralinsuffizienz semiquantitativ beurteilt und ein Beitrag zur ätiologischen Differenzierung geleistet werden.

Differenzialdiagnostisch sind bei der Trias Lungenödem, systolisches Geräusch und Tachykardie die akut dekompensierte, chronische Aortenstenose und der Ventrikelseptumdefekt von einer akuten Mitralinsuffizienz abzugrenzen. Aortenstenosen können zweifelsfrei durch eine bettseitige Echokardiografie ausgeschlossen werden. Das Vorliegen eines Ventrikelseptumdefekts ist unwahrscheinlich, wenn nicht unmittelbar zuvor (3–10 Tage) ein akuter Myokardinfarkt abgelaufen ist. In Zweifelsfällen kann eine Oxymetrie mit Vergleich der O_2-Sättigung im rechten Ventrikel bzw. in der Pulmonalarterie und in den Hohlvenen eine differenzialdiagnostische Klärung herbeiführen.

▌ Weiterführende Diagnostik

Sie dient der Abklärung der für die akute Mitralinsuffizienz ursächlichen Erkrankungen. Für entzündliche Prozesse und Prothesenmalfunktionen wird identisch verfahren, wie für die akute Aorteninsuffizienz angegeben (vergleiche Abschn. 5.5.2). Bei einer akuten ischämischen Genese ist eine dringliche Koronardiagnostik mit dem Ziel einer frühzeitigen Wiedereröffnung des Infarktgefäßes während des gleichen Eingriffs angezeigt. Auch bei abgelaufenem Myokardinfarkt ist die Rekanalisation des Infarktgefäßes sinnvoll, da die sekundären Veränderungen der von der Nekrose primär nicht betroffenen Myokardareale (Remodeling) bei offenem Infarktgefäß weniger gravierende Störungen zur Folge haben. Die Wiedereröffnung eines akut verschlossenen, den posterioren Papillarmuskel des Mitralklappenapparates versorgenden Gefäßes kann in einer vollständigen Rückbildung einer ischämischen Mitralinsuffizienz resultieren.

Nach Rekompensation einer akuten Mitralinsuffizienz durch Vasodilatanzientherapie, Diuretika, chronisch venovenöse Hämofiltration und Bettruhe kann eine sich anschließende invasive Diagnostik missleiten. Die durch die medikamentöse Therapie bedingte linksventrikuläre Impedanzänderung führt unter Umständen dazu, dass die linksatrialen Drücke und auch die V-Welle der atrialen Druckkurve nicht wesentlich erhöht sind. Zur Demaskierung einer dennoch hämodynamisch bedeutsamen Mitralinsuffizienz kann die linksventrikuläre Impedanz durch kurzfristige Infusion von 2 µmg/kg/min Norepinephrin verändert werden. Die dann ansteigenden linksatrialen Drücke und die Elevation der linksatrialen Druckkurve spiegeln das wahre Maß der Mitralinsuffizienz wieder [11, 20].

▌ Therapeutische Strategien

Das klinisch bestimmende Bild eines Lungenödems bei einer akut entstandenen, hämodynamisch bedeutsamen Mitralinsuffizienz ist nicht notwendigerweise Ausdruck einer myokardialen Pumpinsuffizienz, sondern Ausdruck der passiv in die Lungenstrombahn transmittierten linksatrialen Drücke. Selbst leicht- bis mittelgradige, akut entstandene Mitralinsuffizienzen können unter ungünstigen hämodynamischen Begleitumständen ausgeprägte Lungenödeme zur Folge haben. Im Rahmen der Notfallbehandlung ist deshalb aus prognostischen Gründen frühzeitig eine Abschätzung erforderlich, ob die Situation mutmaßlich konservativ beherrschbar ist oder eine dringliche chirurgische Intervention erforderlich wird (vergleiche Abschn. „Indikationen zur dringlichen chirurgischen Intervention.

▌ Nichtchirurgische Intensivtherapie.
Wie bei der akuten Aorteninsuffizienz besteht die erste Maßnahme in einer Intubation und kontrollierten maschinellen Ventilation. Ein hämodynamisches Monitoring mittels Swan-Ganz-Katheter und Thermodilution ist zur Steuerung der Therapie mit vasoaktiven Substanzen unverzichtbar. Die Höhe des bei dem hämodynamischen Monitoring gemessenen PC-Drucks ist für die Wahl des positiven endexpiratorischen Beatmungsdrucks (PEEP) zur Therapie des Lungenödems mitentscheidend. Insbesondere bei ischämisch bedingter Mitralinsuffizienz ist ein arterieller O_2-Partialdruck von 100–110 mmHg wünschenswert.

Die medikamentöse Therapie der akuten Mitralinsuffizienz sollte primär mit Natriumnitroprussid durchgeführt werden. Die Substanz hat einen direkten Effekt auf glatte Muskelzellen sowohl der arteriellen als auch der venösen Gefäßwände und reduziert sowohl die linksventrikuläre Nachlast als auch das enddiastolische Volumen. Als Folge der Nachlastreduktion und der Abnahme der linksventrikulären Volumina werden die akute Dilatation des Mitralklappenanulus und damit die Regurgitationsfläche günstig beeinflusst. Zudem sind günstige Effekte auf die linksventrikuläre und die linksatriale Compliance nachgewiesen, aufgrund derer in Kombination mit einer abnehmenden Herzfrequenz und einem Anstieg der antegraden Auswurffraktion eine messbare Abnahme der transmitralen Regurgitationsfraktion und des Regurgitationsvolumens resultiert, ohne dass die linskventrikuläre Ejektionsfraktion wesentlich verändert wird.

Die Therapie mit Natriumnitroprussid muss vorsichtig eingeleitet werden. Die Anfangsdosierung beträgt in der Regel 5 µg/kg/min i.v. mit schrittweiser Erhöhung, bis der systolische Blutdruck auf 90–95 mmHg herabgesenkt worden ist. Die kurze Halbwertszeit der Substanz erleichtert die Titrierung bei intravenöser Applikation über Druckpumpen.

Normalerweise wird der anzustrebende systolische Blutdruck bei Nitroprussiddosen von $5,3 \pm 2,4$ (3,7–10,4) µg/kg/min erreicht. Aufgrund eigener Erfahrungen kann mit dieser Therapie der systemarterielle Widerstand von 1500 auf ca. 700 $dyn \times s \times cm^{-5}$ mehr als halbiert werden.

Bei unzureichendem Effekt von Natriumnitroprussid oder zusätzlicher Notwendigkeit der Gabe einer positiv-inotropen Substanz bietet sich Dobutamin an. Die Therapie ist immer angezeigt, wenn der Herzindex unter Natriumnitroprussidgabe nicht über 1,8 l/min/m^2 ansteigt.

Darüber hinaus bietet sich die Möglichkeit, durch den Einsatz der intraaortalen Gegenpulsation (IABP) das antegrade Auswurfvolumen zu steigern und die Regurgitationsfraktion zu reduzieren. Dazu ist allerdings eine exakte Einstellung der Ballondeflation Voraussetzung. Wird die Deflation zeitlich so eingestellt, dass sie mit der Öffnung der Aortenklappe zusammenfällt, resultiert in der frühen Systole eine maximale Senkung des antegraden Auswurfwiderstandes.

▌ Indikationen zur dringlichen chirurgischen Intervention.
Wesentliche Entscheidungskriterien für eine dringliche chirurgische Intervention sind:
- die hämodynamische Schwere der Klappeninsuffizienz,
- der funktionelle Status des linksventrikulären Myokards vor Manifestation des Klappenfehlers,
- die Zeit seit Eintritt der akuten Mitralinsuffizienz und deren Ätiologie.

Die hämodynamische Schwere der Mitralinsuffizienz kann durch eine Herzkatheteruntersuchung zuverlässig beurteilt werden. Invasive Techniken (die Echokardiografie zur Bestimmung der linksventrikulären Pumpfunktion und die Farbdopplerechokardiografie zur Beurteilung der Regurgitationsfraktion) können semiquantitativ ebenfalls hilfreich sein.

Im Einzelfall reichen nichtinvasive Untersuchungstechniken oft jedoch nicht aus, um eine Entscheidung für oder gegen eine Operation zu treffen, da die linksventrikuläre Impedanz und das Verhältnis von totaler zur effektiven linksventrikulären Ejektionsfraktion nicht hinreichend beurteilt werden können. Dennoch sind die nichtinvasiven Untersuchungstechniken Methoden der Wahl im Falle schwerer Mitralinsuffizienzen sowohl mit gutem Ansprechen auf eine konservative Therapie als auch bei ausbleibendem Erfolg im Gefolge einer massiven Mitralinsuffizienz, wenn eine dringliche Operationsindikation gegeben ist. Eine angiokardiografisch schwere Mitralinsuffizienz (Grad III und IV) stellt eine Operationsindikation dar, wenn der Herzindex $> 1,5$ l/min/m^2 und die Ejektionsfraktion größer als 35% sind. In weniger schweren Fällen einer akuten Mitralinsuffizienz kann eine Operation dennoch indiziert sein, wenn sich sekundäre Organmanifestationen wie akutes Nieren- oder Lungenversagen einstellen. Akute Mitralinsuffizienzen mit einem Herzindex von weniger als $> 1,5$ l/min/m^2 bzw. einer Ejektionsfraktion $< 35\%$ profitieren in aller Regel prognostisch nicht von einer akuten chirurgischen Intervention.

Eine medikamentöse Therapie und ein Aufschieben der chirurgischen Intervention ist sinnvoll, wenn die Mitralinsuffizienz eine Regurgitationsfraktion von 35–40% nicht überschreitet (angiokardiografischer Schweregrad II oder III), bei denen angenommen werden kann, dass die myokardiale Adaptation zur Bewältigung der Volumenlast ausreicht und die pulmonale Stauung/das Lungenödem im wesentlichen Folge der eingeschränkten linksatrialen Compliance sind. Andererseits ist eine dringliche chirurgische Intervention auch bei Mitralinsuffizienzen geringerer Schwergerade (angiokardiografischer Schweregrad II) in aller Regel dann erforderlich, wenn die Mitralinsuffizienz von einer konkomittierenden Aortenstenose, einer hypertroph-obstruktiven Kardiomyopathie oder einer primär vorbestehenden myokardialen Pumpinsuffizienz begleitet ist. Die Kombination einer Sepsis und einer akut auftretenden Mitralinsuffizienz nimmt ohne Operation einen besonders ungünstigen Verlauf.

5.5.4 Prothesenobstruktionen

Obstruktionen von Herzklappenprothesen werden in der großen Mehrzahl durch Thrombosierung oder überschießende Endothelbildung im Bereich des Nahtringes verursacht. Eine Prothesenthrombose kann klinisch vorgetäuscht werden durch überhängende Nähte bzw. Interferenz des Prothesenschließkörpers mit kardialen oder nichtkardialen Strukturen. Die Thrombenbildung kann prothesennah oder direkt an Teilen der Prothese beginnen. Ursache der Entstehung prothesennaher Thromben, die durch apositionelles Wachstum häufig rasch die beweglichen Teile der Kunstklappe erreichen, sind abnorme Strömungsbedingungen im Bereich der Implantate mit hoher Beschleunigung des Blutflusses, Übergang in turbulente Strömungen und Ausbildung von Arealen mit Blutstase.

▌ Diagnostik und Differenzialdiagnose

Symptomatik und klinische Befunde sind davon abhängig, wie rasch sich die Obstruktion ausbildet. Bei akutem Verlauf stehen die plötzlich einsetzende Dyspnoe/Orthopnoe und das Lungenödem im Vordergrund. Zerebrale, koronare oder periphere Embolien treten bis zur Diagnosesicherung bei 20–25% der Patienten auf und sind gelegentlich ein erster diagnostischer Hinweis. Der wegweisende klinische Untersuchungsbefund sowohl bei sich plötzlich manifestierenden Prothesenthrombosen als auch bei langsam-progredienten Verläufen ist die Abschwächung oder der Verlust der typischen Prothesenklicks. Er ist häufig mit Veränderungen der Herzgeräusche verbunden, wobei Stenose-, Insuffizienz- und kombinierte Geräusche vorkommen können. Veränderte Prothesenklicks werden bei mehr als 95% aller Patienten mit Thrombosen der Kunstklappe gefunden. Daneben stellen sich meist charakteristische Veränderungen der mechanokardiografischen Kurven, eine vermehrte Hämolyse und auffällige echokardiografische und röntgenologische Befunde ein.

Eingeschränkte Exkursionen des Schließkörpers lassen sich hinreichend zuverlässig und zeitsparend röntgenologisch nachweisen. Dabei ist zu berücksichtigen, dass in Abhängigkeit von den hydrodynamischen Eigenschaften der Prothese, der intrakardialen Drücke und der transprothetischen Flussvolumina Kippscheiben nicht immer ihren technischen Öffnungswinkel erreichen, ohne dass deshalb eine Dysfunktion vorliegen muss.

▌ Therapie von Prothesenobstruktionen

Die Therapie der Wahl ist umstritten. Als alternative Therapiemöglichkeit zur Reoperation steht die Fibrinolyse zur Verfügung, über deren Anwendung erstmals 1974 berichtet wurde. Wesentlicher Grund für die von einigen Arbeitsgruppen favorisierte Thrombolysetherapie war die in älteren Serien berichtete hohe perioperative Sterblichkeit von 40–70%. In jüngeren Serien wurde die perioperative Mortalität mit 17–54% [6, 12, 18, 22] angegeben. Die große Streubreite weist darauf hin, dass die perioperative Mortalität bei Prothesenthrombosen in erheblichem Umfang vom chirurgischen Management und den Erfahrungen in der Behandlung dieses speziellen Krankheitsbildes abhängen. Da bei der Thrombolysetherapie stets die Gefahr der Embolisation lysierten Materials besteht, ist die Indikation zur Thrombolysetherapie bei linksseitigen Prothesenthrombosen mit größerer Zurückhaltung als bei Trikuspidalklappenthrom-

bosierungen zu stellen. Die Indikationsstellung zur Thrombolyse bedarf einer sorgfältigen differenzialtherapeutischen Abwägung, in die unter anderem folgende Gesichtspunkte einbezogen werden sollten: Ein Prothesentausch ist außer bei den Patienten, bei denen eine Thrombolysetherapie kontraindiziert ist, auch bei allen Patienten primär in Erwägung zu ziehen, bei denen sich die klinische Symptomatik über Wochen oder Monate langsam-progredient entwickelt hat, sodass in einem hohen Prozentsatz mit bereits bindegewebig umgewandelten Thrombenanteilen zu rechnen ist, bei sehr großen Thromben und bei vermuteten Strukturdefekten der Prothese. Dringlich operiert werden sollten alle Patienten im kardiogenem Schock oder im therapieresistenten Lungenödem, bei denen eine akzelerierte Thrombolysetherapie (10 mg rtPA als intravenöser Bolus, gefolgt von einer 90-minütigen Infusion von 90 mg rtPA [Klasse IIa, Evidenz C]) erfolglos blieb. Zur Normalisierung der Gerinnungssituation emp-

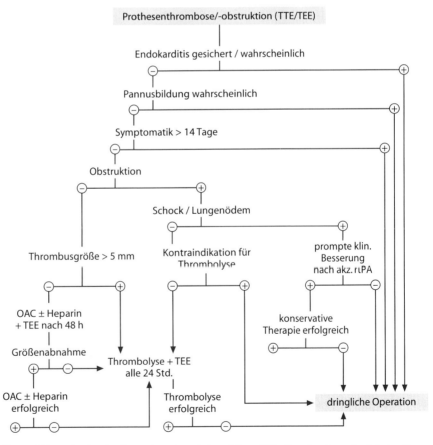

Abb. 5.5.1. Algorithmus für Differenzialtherapie der Prothesenthrombose/-obstruktion. *TEE* = Transösophageale Echokardiographie; *TTE* = Transthorakale Echokardiographie; *OAC* = Orale Antikoagulation; *rtPA* = recombinant tissue plasminogen activato

fiehlt sich in diesen Fällen die präoperative Gabe von Frischplasma. Bei allen übrigen Patienten mit obstruktiver Prothesenthrombosierung empfiehlt sich unabhängig von der klinischen NYHA-Klasse primär die Durchführung einer Thrombolyse, solange keine Kontraindikationen bestehen (Klasse I, Evidenz B).

Der Erfolg der Lysetherapie sollte bei allen Patienten alle 24 h mittels transoesophagealer Echokardiografie überprüft werden (Klasse I, Evidenz C). Patienten mit subtherapeutischer oraler Antikoagulation mit nichtobstruktiver Prothesenthrombose und einer Thrombusgröße < 5 mm können mit unfraktioniertem Heparin behandelt werden, mit dem Ziel, die partielle Thromboplastinzeit um das 2,5- bis 3fache der Norm zu verlängern (Klasse II a, Evidenz C). Führt die Heparintherapie binnen 48 h zu keiner Rückbildung des Thrombus, sollte mit einer Lysebehandlung begonnen werden. Andernfalls wird die Heparintherapie in Kombination mit einer oralen Antikoagulation mittels Cumarinderivat fortgeführt (Klasse II a, Evidenz C). Patienten mit nichtobstruktiver Prothesenthrombose und Thromben > 5 mm sollten primär einer Thrombolysetherapie zugeführt werden (Klasse II a, Evidenz C). Bei kreislaufstabilen Patienten ohne Lungenödem wird empfohlen, entweder mit niedrigdosierter Streptokinase, d. h. 250 000 IU über 30 min, gefolgt von 100 000 IU pro h für nicht länger als 72 h oder bis zum Verschwinden der Prothesenthrombose (Kontrolle mittels TEE) bzw. nicht mehr nachweisbarem Fibrinogen zu behandeln. Die Kontrolle der Fibrinolysetherapie erfolgt alle 4 h mittels der Thrombinzeit, Fibrinogenspaltprodukte und Fibrinkonzentrationen nach CLAUSS (75–100 mg/dl). Alternativ dazu können diese Patienten auch mit hochdosierter Streptokinase (500 000 IU über 20 min), gefolgt von einer Infusion mit 1,5 Mio. Einheiten über 10 h therapiert werden. Serielle Thrombolyseprotokolle können bei Patienten mit geringem Risiko angewendet werden, wenn die erste und zweite Thrombolysesubstanz nicht zur Auflösung des Thrombus führen. Bei einer rtPA-Therapie sollte der Patient intravenös unfraktioniertes Heparin erhalten, mit dem Ziel, die partielle Thromboplastinzeit gegenüber der Norm um das 1,5- bis 2fache zu verlängern (Klasse II a, Evidenz C). Im Anschluss an eine erfolgreiche Lysetherapie wird die gleichzeitige Gabe von unfraktioniertem Heparin und Marcumar empfohlen, bis ein therapeutischer INR-Wert von 2,5–3,5 erreicht ist

(Klasse II a, Evidenz C) [18]. Der Einsatz niedermolekularer Heparine ist in dieser Situation nur mit einer Klasse-II b-Evidenz-C-Empfehlung versehen. Auch die zusätzliche Gabe von 100 mg Aspirin ist eine Klasse-II b-Empfehlung.

▮ Literatur zu Kapitel 5.5

1. Bachet J, Guilmet D (1995) Surgical management of aortic regurgitation associated with aortic dissection. In: Acar J, Bodnar E (eds) Textbook of acquired heart valve disease. ICR Publishers, London, pp 529–541
2. Benotti JR (1987) Acute aortic insufficiency. In: Dalen JE, Alpert JS (eds) Valvular heart disease. Little, Brown & Co, Boston Toronto, pp 319–351
3. Bortolotti U, Milano A, Mossuto E, Mazzaro E, Thiene G, Casarotto D (1994) Early and late outcome after reoperation for prosthetic valve dysfunction: analysis of 549 patients during a 26-year period. J Heart Valve Dis 3:81–87
4. Braunwald E (1969) Mitral regurgitation: physiological, clinical and surgical considerations. N Engl J Med 281:425–429
5. Dervan J, Goldberg S (1986) Acute arotic regurgitation: pathophysiology and management. Cardiovasc Clin 16:281–288
6. Deviri E, Sareli P, Wisenbaugh T, Cronje SL (1991) Obstruction of mechanical heart valve prostheses: clinical aspects and surgical mangement. J Am Coll Cardiol 17:646–650
7. Hoen B, Selton-Suty C, Lacassin F (1995) Infective endocarditis in patients with negative blood cultures: analysis of 88 cases from a one-year nation wide survey in france. Clin Infect Dis 20:501–506
8. Horstkotte D (1995) Mikrobiell verursachte Endokarditis: Klinische und tierexperimentelle Untersuchungen. Steinkopff, Darmstadt
9. Horstkotte D, Loogen F (1987) Erworbene Herzklappenfehler. Urban & Schwarzenberg, München Wien Baltimore, S 5–24
10. Horstkotte D, Bodnar E (eds) (1991) Infective endocarditis. ICR Publishers, London
11. Horstkotte D, Schulte HD, Niehues R, Klein M, Piper C, Strauer BE (1993) Diagnostic and therapeutic considerations in acute severe mitral regurgitation: experience in 42 consecutive patients entering the intensive care unit with pulmonary edema. J Heart Valve Dis 2:512–522
12. Horstkotte D, Burckhard D (1995) Prosthetic valve thrombosis. J Heart Valve Dis 4:141–153
13. Horstkotte D, Piper C, Niehues R, Wiemer M, Schultheiß HP (1995) Late prosthetic valve endocarditis. Europ Heart J 16 (Suppl B):39–47
14. Horstkotte D, Piper C, Wiemer M, Schultheiß HP (1997) ZNS-Beteiligung bei akuter Endokarditis. In: Prange H, Bitsch A (Hrsg) Bakterielle ZNS-Erkrankungen bei systemischen Infektionen. Steinkopff, Darmstadt, S 45–63
15. Horstkotte D, Follath F, Gutschik E, Lengyel M, Oto A, Pavie A, Soler-Soler J, Thiene G (on behalf

for the Task Force on Infective Endocarditis of the European Society of Cardiology) (2004) Guidelines on Prevention, Diagnosis and Treatment of Infective Endocarditis. Eur Heart J 25:267–276

16. Jeresaty RM (1991) Left ventricular function in acute non-ischemic mitral regurgitation. Eur Heart J 12 (suppl):19–21

17. Lavine SJ, Campbell CA, Kloner RA, Gunther SJ (1988) Diastolic filling in acute left ventricular dysfunction: role of the pericardium. JACC 12: 1326–1330

18. Lengyel M, Horstkotte D, Völler H, Mistiaen WP (on behalf of the Working Group Infection Thrombosis, Embolism and Bleeding of the Society of Heart Valve Disease) (2005) Recommendations for the management of prosthetic valve thrombosis. J Heart Valve Dis 14:567–575

19. Mohr-Kahaly S, Erbel R, Meyer J (1995) Involvement of the aortic valve in aortic dissection. In: Acar J, Bodnar E (eds) Textbook of acquired heart valve disease. ICR Publishers London, pp 520–528

20. Piper C, Wiemer M, Schultheiss HP, Horstkotte D (1998) Sinnvolle Diagnostik und Therapieplanung bei organischer und relativer Mitralklappeninsuffizienz. Herz 23:429–433

21. Rippe JM, Howe JP (1987) Acute mitral regurgitation. In: Dalen JE, Alpert JS (eds) Valvular heart disease. Little, Brown & Co, Boston Toronto, pp 151–176

22. Rizzoli G, Guglielmi C, Toscano G, Pistorio V, Vendramin I, Bottio T, Thiene G, Casarotto D (1999) Reoperations for acute prosthetic thrombosis and pannus: an assessment of rates, relationship and risk. Eur J Cardio Thorac Surg 16:74–80

23. Yoran C, Yellen EL, Becker RM (1979) Mechanism of reduction of mitral regurgitation with vasodilation therapy. Am J Cardiol 43:773–779

Denkanstoß

G. Baumann

Als Ergänzung zur Beurteilung einer Klappenprothesendysfunktion soll dieser Denkanstoß den Leser erinnern, eine diagnostisch sehr effiziente und preiswerte Methode zur Beurteilung der Prothesenfunktion in Zukunft wieder mehr zu nutzen: die Durchleuchtung.

In Anbetracht der Tatsache, dass die überwiegende Mehrzahl der implantierten Klappenprothesen in Mitteleuropa und Nordamerika mechanische Herzklappen sind, sollte zur Beurteilung der Funktion nach Möglichkeit immer auch die Durchleuchtung herangezogen werden. Die Echokardiografie stellt hier zwar den Goldstandard dar, es muss aber hervorgehoben werden, dass diese aus methodischen Gründen viele Informationen nicht liefern kann, die das komplexe Verständnis der Funktion einer künstlichen mechanischen Klappe erfordert. So ist es in vielen Fällen nicht möglich, den Klappentyp zu identifizieren. Infolgedessen ist es auch schwierig, mittels der Echokardiografie Klappencharakteristika exakt zu definieren bzw. zu überprüfen. So können z. B. Öffnungswinkel von Kippscheibenprothesen oder Doppelflügelklappen weder qualitativ noch quantitativ zufriedenstellend gemessen werden. Auch können durch die Echokardiografie ausgerissene Nähte oder deren Anteile nur indirekt mit der farbkodierten Dopplerechokardiografie orientierend erfasst werden.

Bei der Durchleuchtung sieht man bei perivalvulären Lecks infolge dehiszenter Nähte in der Regel ein Kippen des Prothesenrings aus der Ventilebene. Sowohl in Mitral- als auch in Aortenposition können anhand der Durchleuchtung der Öffnungswinkel (Prothesenstenose), aber auch der Prothesenschlusswinkel (Protheseninsuffizienz) exakt bestimmt werden und liefern somit wertvolle Zusatzinformationen zur Echokardiografie.

Die Echokardiografie hingegen liefert wertvolle funktionelle Informationen bezüglich der Funktion einer Herzklappenprothese. So kann mittels der Pressure-half-time-Methode die effektive Klappenöffnungsfläche kalkuliert und vom apikalen 4-Kammer-Blick mittels cw-Doppler der mittlere Gradient an der Aortenklappenprothese bestimmt werden, ebenso wie mittels eines apikalen 5-Kammer-Blicks die Messung des „peak" und mittleren Gradienten einer Aortenprothese erfolgen kann. Die echokardiografische Visualisierung von Pannus kann in vielen Fällen eine eingeschränkte Öffnung, aber auch eine in der Durchleuchtung gesicherte Schlussunfähigkeit sowohl von Kippscheiben als auch von Doppelflügelklappen erklären und somit plausibel machen.

Ebenso unabdingbar ist die Durchleuchtung einer Klappenprothese für die Diagnose eines „Prothesenmissmatches". Hierbei handelt es sich um eine Situation, wo eine voll funktionstüchtige Kippscheibe oder Doppelflügelprothese mit fluoroskopisch völlig normalen Öffnungs- und Schließwinkeln in der Echokardiografie einen pathologischen Gradienten ergibt (z. B. >40 mmHg bei Aortenklappenprothesen). In

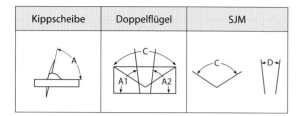

Kippscheibe	Doppelflügel	SJM

Abb. 5.5.2. Erfassung des Öffnungswinkels einer mechanischen Prothese. Links: Kippscheibenprothese; A: Öffnungswinkel; Mitte: Doppelflügelprothese mit durchleuchtungsdichtem Ring; C: Schließwinkel; A1: Öffnungswinkel des linken Flügels; A2: Öffnungswinkel des rechten Flügels. Öffnungswinkel der Doppelflügelprothese = [(A1+A2)/2]. Rechts: Prothese mit strahlendurchlässigem Ring (SJM); C: Schließwinkel; D: Winkel zwischen beiden Flügeln in maximaler Öffnung. Öffnungswinkel einer SJM-Prothese = [90–(D/2)] [1]

diesem Falle ist die eingesetzte Prothese per se zwar voll funktionstüchtig, sie ist aber im Verhältnis zum linksventrikulären Ausflusstrakt bzw. zum nativen Aortenklappenring zu klein und verursacht somit eine „relative Stenose".

Diese Szenarien verdeutlichen, dass zur Beurteilung der Funktion einer mechanischen Prothese – sowohl in Aorten- als auch in Mitralposition – die Kombination echokardiografischer Messparameter mit den quantifizierbaren Daten der Durchleuchtung eine sinnvolle Ergänzung darstellt und eine Fülle von Mehrinformationen liefert.

Eine diesbezüglich hochinteressante Publikation wurde unlängst von einer argentinischen Arbeitsgruppe aus Buenos Aires publiziert. Es gelang den Autoren, durch die Kombination von Echokardiografie und radiologischer Durchleuchtung bei 221 mechanischen Prothesen (146 in Aortenposition, 75 in Mitralposition) eine Prothesendysfunktion mit einer Sensitivität und Spezifität von 83 bzw. 80% sowie einen positiv-prädiktiven oder negativ-prädiktiven Wert von 89 bzw. 71% mit beiden Methoden zu erzielen [1].

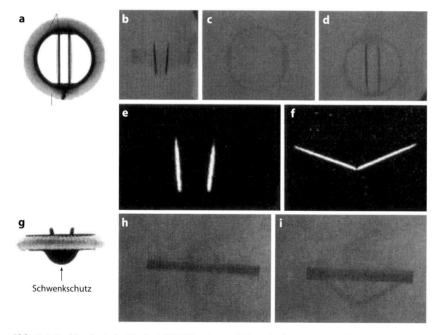

Abb. 5.5.3. Die St.-Jude-Medical-(SJM-)Prothese. A Standard SJM-Prothese, a.-p.-Ansicht. B–D Durchleuchtungsbild einer explantierten Standard-SJM-Prothese. Die seitliche Ansicht zeigt den Ring und die Öffnung der röntgendichten Flügel (B). A.-p.-Blick mit geschlossenen (C) und geöffneten (D) Flügeln. Nach der Implantation ist der Ring nicht sichtbar (nicht röntgendicht); Flügel sind röntgendichter als der Ring. E Seitliche Durchleuchtungsansicht eines Patienten mit einer SJM-Prothese in Aortenposition mit strahlendurchlässigem Ring und offenen (E) sowie geschlossenen (F) röntgendichten Flügeln. G Seitlicher Anblick einer SJM-Prothese „masters series". H, I Laterales Durchleuchtungsbild eines Patienten mit einer SJM-Prothese „masters series", implantiert in Aortenposition. Der röntgendichte Ring, die geöffneten (H) und geschlossenen (I) Flügel sind gut sichtbar [1]

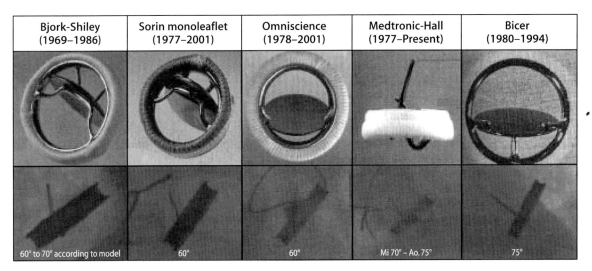

Abb. 5.5.4. Überblick über die Identifikation von Kippscheibenprothesen mittels Durchleuchtung. Oberer Abschnitt: Jahr der Erstimplantation bis zum Jahr des Herstellungsstopps. Untere Hälfte: Normale Öffnungswinkel entsprechend den Herstellerinformationen [1]

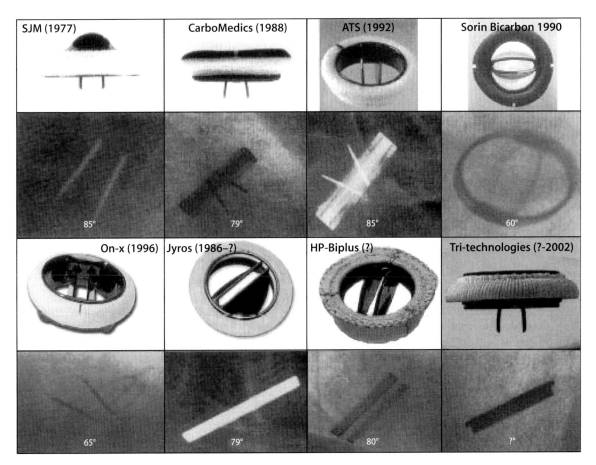

Abb. 5.5.5. Überblick über die fluoroskopische Identifikation von Doppelflügelprothesen. Oben: Über jeder Prothese (und in Klammern) ist das Jahr der Erstimplantation angegeben sowie das Jahr, wo die Produktion eingestellt wurde. Unten: normale Öffnungswinkel nach Angaben der Hersteller. Flügel der HP-Biplus und Tri-technologies röntgendurchlässig und somit in lateraler Ansicht nicht sichtbar. (Beide Klappentypen wurden in Mitteleuropa nur selten implantiert) [1]

Zusammenfassend kann festgestellt werden, dass mittels radiologischer Durchleuchtung nahezu jeder Prothesentyp aufgrund seiner radioskopischen Charakteristika auch dessen Identifikation erlaubt. Desgleichen gelingt mittels Durchleuchtung in der überwiegenden Mehrzahl der Fälle eine Differenzierung zwischen normaler und dysfunktionaler mechanischer Prothesenfunktion. Die Kombination von Echokardiografie und radiologischer Durchleuchtung ermöglicht die Diagnose eines „Prothesenmissmatches", wenn echokardiografisch Zeichen von Pannusbildung fehlen. Die Durchleuchtung ist der Echokardiografie ebenfalls überlegen in der Charakterisierung von Flügel- und Kippscheibenbewegung, während hier die Dopplerechokardiografie die Erfassung von Gradienten und Öffnungsflächen und semiquantitativ auch Regurgitationen erlaubt. Somit sollte jeder Träger einer mechanischen Klappenprothese sowohl echokardiografisch als auch per radiologischer Durchleuchtung genauestens untersucht werden, um die maximale Information von beiden Methoden zu nutzen.

Die Abbildungen 5.5.2–5.5.5 sind der Publikation von T. F. Cianciulli et al. entnommen. Weitere Details der Studie sind der Originalpublikation zu entnehmen [1].

▌ Literatur

1. Cianciulli TE, Lax JA, Beck MA, Cerruti FE, Gigena GE, Sacceri MC, Fernández E, Dorelle AN, Leguizamón JH, Prezioso HA (2005) Cinefluoroscopic assessment of mechanical disc prostheses: its value as a complementary method to echocardiography. J Heart Valve Dis 14(5):664–673

5.6 | Akute Aortendissektion – Diagnostik und Therapie

A.C. Borges, F. Redling, H.-R. Zerkowski, G. Baumann

5.6.1 Grundlagen

Die Atherosklerose stellt in den meisten Fällen die Basis für die Entstehung von Erkrankungen der thorakalen Aorta wie intramurale Hämatome, Dissektion, Aneurysma und Thrombenbildung dar. Mittels transösophagealer Echokardiografie können atherosklerotische Veränderungen bereits im subklinischen Stadium erfasst werden. Die Extravasatbildung (Hämatombildung) von Blut in und entlang der Aortenwand kann zu einer Aortendissektion führen [20]. Intramurale Hämatome werden in ca. 10% von Dissektionen nachgewiesen und können als Frühzeichen einer entstehenden Aortendissektion gewertet werden. Die Dissektion beginnt meist in der proximalen Aorta entweder direkt oberhalb der Klappenebene oder unmittelbar nach Abgang der linken A. subclavia. In seltenen Fällen entstehen Dissektionen ohne Intimaeinriss aufgrund eines pathologischen Wandaufbaus im Bereich der Media. Proximale Dissektionen entstehen eher bei Patienten mit pathologischen Veränderungen der glatten Muskelzellen, des Kollagens oder der elastischen Fasern, wohingegen distale Dissektionen sich meist bei Patienten mit lang bestehendem arteriellen Hypertonus herausbilden. Schwangerschaft, eine bikuspide Aortenklappe und Aortenkoarktation sind mit einem erhöhten Dissektionsrisiko für Typ A und Typ B verbunden, während das Marfan-Syndrom eher mit einer Typ-A-Dissektion assoziiert ist. Die Klassifizierung der Aortendissektion basiert auf der anatomischen Lokalisation der Dissektion, unabhängig vom Auftreten der intimalen Läsionsstelle.

Bei Einbeziehung der Aorta ascendens handelt es sich um eine Typ-A- und bei ihrer Aussparung um eine Typ-B-Dissektion nach Stanford. Die Einteilung der Dissektion nach DeBakey bezeichnet Typ I als eine Dissektion der Aorta ascendens und descendens, Typ II ist beschränkt auf die ascendierende Aorta und den Aortenbogen, und der Typ III beschreibt die Dissektion der Aorta descendens allein (IIIa) bzw. mit Ausdehnung auf die abdominale Aorta (IIIb) (Abb. 5.6.1). Bei Typ-A-Dissektionen findet sich die Rupturstelle meist dorsal unmittelbar oberhalb des Klappenrings. Die Typ-B-Dissektion beginnt meist im Isthmusbereich.

Der fortbestehende hohe Blutdruck und eine hohe Blutdruckamplitude sind für die Progression einer Dissektion entscheidende Parameter. Die Dissektion kann sich sowohl nach distal als auch nach proximal weiterentwickeln.

Der natürliche Verlauf ist sehr variabel aufgrund der unterschiedlichen Dissektionstypen

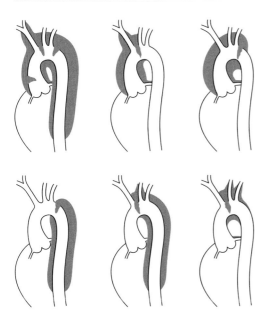

Abb. 5.6.1. Schematische Darstellung der Dissektionstypen. *STANFORD-Klassifikation:* Typ A (obere Reihe) mit Einbeziehung der Aorta ascendens und Typ B (untere Reihe) ohne Beteiligung der Aorta ascendens; *DeBAKEY-Klassifikation:* Typ-I-Dissektion mit Beteiligung der Aorta ascendens und descendens (oben links); Typ-II-Dissektion ohne Einbeziehung der Aorta descendens (oben Mitte und oben rechts); Typ-III-Dissektion mit alleiniger Beteiligung der Aorta descendens (unten links)

und -ausdehnungen sowie der damit verbundenen Komplikationen. Der Tod kann innerhalb von Stunden bis Tagen auftreten, meist durch eine Ruptur in den Perikardraum hinein mit nachfolgender Tamponade, durch Ruptur in die linke Pleurahöhle oder in den retroperitonealen Raum. Die Dissektion kann wieder zurück ins wahre Lumen eintreten (Re-entry) mit Blutfluss im wahren und falschen Lumen; auf diese Weise kann es Langzeitverläufe ohne chirurgische Intervention geben. Die Mortalität für die Aortendissektion beträgt in den ersten 3 Monaten 90%, davon versterben 20% innerhalb der ersten 24 h und 60% innerhalb der ersten Woche [15].

Die Prognose der Typ-A-Dissektion ist insgesamt schlechter und mit einer Spontanletalität von etwa 2% pro Stunde eine der dringlichsten Operationsindikationen der kardiovaskulären Chirurgie überhaupt [1].

Die chirurgische Mortalitätsrate ist für die Gruppe B höher aufgrund begleitender Komplikationen. Die alleinige medikamentöse Therapie der Typ-A-Dissektion ist mit einer hohen Mor-

talitätsrate verbunden (über 30% in den ersten 24 h und bis zu 75% innerhalb von einer Woche). Eine intensivierte pharmakologische Therapie mit dem Ziel der Reduktion der Pulsamplitude und der Blutdrucksenkung kann die akute Phase überbrücken und zu einer chronischen Verlaufsform führen, die dann einer chirurgischen Therapie unterzogen werden muss [8, 10].

Prinzipiell stehen für die akute Diagnostik einer Aortendissektion die Echokardiografie, die Computertomografie, die Magnetresonanztomographie und die Angiografie zur Verfügung [5, 11, 16, 17].

In den letzten Jahren hat die Echokardiografie durch die technische Weiterentwicklung, insbesondere mit Einführung der transösophagealen Untersuchungstechnik, als schnell verfügbares Verfahren mit hoher diagnostischer Sicherheit, Nichtinvasivität oder Semiinvasivität, mit der Durchführbarkeit am Krankenbett oder im Operationssaal und der Möglichkeit des intraoperativen Monitoring immer mehr an Bedeutung zugenommen [9].

Die Aorta ist durch die multiplane transösophageale Untersuchungstechnik exzellent darstellbar. Aufgrund der Interposition durch die Trachea und den linken Hauptbronchus ist ein kleiner Abschnitt des Aortenbogens auch bei multiplaner Technik schwierig in der Beurteilung. Der proximale Abschnitt des Aortenbogens ist durch die Überlagerung vom linken Hauptbronchus meist nicht einsehbar. Aortale Dilatation, Aneurysmata, Aortendissektion, falsche Aneurysmata, Sinus-Vasalvae-Aneurysmata und Perforationen, intraaortale Thromben, Plaquerupturen, Wandhämatome, Tumorinfiltration der Aortenwand und paravalvuläre Abszesse können oft nur transösophageal diagnostiziert werden.

Die Koronargefäße können in ihren proximalen Abschnitten transösophageal dargestellt werden, das gilt für die linke Koronararterie bis zur Aufzweigung des Hauptstammes in den R. circumflexus und R. interventricularis anterior in 70–80% und für die rechte Koronararterie in etwa 30–40% der untersuchten Patienten. Stenosen, Verkalkungen, Plaques und Dissektionen werden in diesem Bereich dargestellt. Die PW-Doppler-Echokardiografie erlaubt Messungen der systolischen und diastolischen Geschwindigkeiten unter pharmakologischer Testung mittels Adenosin, Dipyridamol im proximalen Abschnitt des R. interventricularis anterior.

5.6.2 Problemstellung

Die akute Aortendissektion ist neben der Koronarinsuffizienz eine der wichtigsten Differenzialdiagnosen des akuten Thoraxschmerzes. Bei vielen Patienten sind die klinische Symptomatik, das EKG und die laborchemischen Ergebnisse allein nicht immer typisch und lassen keine eindeutige Diagnose erkennen, sodass beim akuten Myokardinfarkt die differenzialdiagnostische Abgrenzung zur Aortendissektion besonders wichtig erscheint, insbesondere hinsichtlich der therapeutischen Entscheidung zur Lysetherapie versus sofortiger kardiochirurgischer Versorgung der Aortendissektion. Bei Einbeziehung der Koronargefäße in die akute Aortendissektion ergeben sich bereits in der Diagnostik Probleme in der Abgrenzung zum Myokardinfarkt. EKG, Klinik und Laborwerte allein sind dann nicht mehr ausreichend.

Es besteht die klinische Notwendigkeit in dieser akuten, lebensbedrohlichen Situation – bei in vielen Fällen instabilen Patienten – eine schnellstmögliche und sichere Diagnose zu stellen. Dabei stellt die Echokardiografie mit ihrer hohen diagnostischen Zuverlässigkeit und raschen Verfügbarkeit die ideale Untersuchungsmethode dar. Die transösophageale Echokardiografie ist das Verfahren der Wahl bei Patienten mit vermuteter Aortendissektion. Selbst bei Verwendung monoplaner Sonden wird eine diagnostische Genauigkeit von 90% angegeben. Bei Verwendung von biplanen und multiplanen Sonden sind Sensitivität und Spezifität der Computertomografie und der Cineangiografie überlegen und nur mit der Magnetresonanztomografie vergleichbar [11, 17].

Die Diagnose einer Aortendissektion muss aufgrund der hohen Frühmortalität sehr schnell erfolgen und umfasst die:

▌ Diagnosesicherung,
▌ Differenzierung des Dissektionstyps,
▌ Feststellung des Ausmaßes, Lokalisation des Intimaeinrisses mit Entry- und Reentrylokalisation,
▌ Differenzierung des falschen und wahren Lumens und die
▌ Diagnostik der Komplikationen, wie Perikarderguss, Pleuraerguss, Aorteninsuffizienz, Koronardissektion [6, 18, 19].

5.6.3 Diagnostik

In der Krankengeschichte des Patienten sind die arterielle Hypertonie und das Marfan-Syndrom besonders häufig. Die klinische Symptomatik ist durch einen akut einsetzenden Thoraxschmerz, oft schneidenden Charakters mit möglicher Ausstrahlung in Rücken, Hals, Arme, Abdomen und Leistenregion, in Abhängigkeit von der primären Eintrittsstelle, gekennzeichnet. Durch Verschluss von großen Ästen der Aorta können Synkope, Hemiplegie oder Paralyse der unteren Extremitäten auftreten. Eine zusätzliche Koronarischämie, eine akute Aorteninsuffizienz und ein hämorrhagischer Perikarderguss mit Tamponade können die Aortendissektion komplizieren. Die akute klinische Symptomatik ähnelt der eines Schocks, obwohl der Blutdruck deutlich erhöht sein kann, eine Pulsdiskrepanz ist oft zu verzeichnen. Das Auftreten einer Aortenklappeninsuffizienz lässt sich als typisches bandförmiges diastolisches Geräusch bei der Auskultation nachweisen; sie kann zu akuter Linksherzdekompensation führen. Ein die Dissektion begleitender hämorrhagischer Perikarderguss kann mit den klinischen Zeichen einer Herztamponade verbunden sein.

Das *Elektrokardiogramm* ist oft normal oder weist lediglich Zeichen der Linksherzhypertrophie bei lang bestehendem arteriellen Hypertonus auf. Hinterwandischämiezeichen können auftreten, da die rechte Koronararterie häufiger durch die Dissektion kompromittiert wird.

Die *Röntgenthoraxaufnahmen* zeigen oft Veränderungen der Aortenkontur, Verbreiterungen des oberen Mediastinums, Zeichen des Perikardergusses und Veränderungen der Aortenkonfiguration und der Wanddicke im Vergleich zu den Voraufnahmen; sie sind in der Regel aber nicht richtungweisend und von eingeschränktem diagnostischen Wert (Abb. 5.6.2).

Die *Computertomografie* und die *Magnetresonanztomografie* sind diagnostische Verfahren, die mit hoher Genauigkeit die Aortendissektion diagnostizieren und Stellung zur Ausdehnung, Lokalisation und Einbeziehung weiterer Gefäßregionen nehmen können. In der akuten Situation ist allerdings der Einsatz dieser beiden Methoden durch die örtliche Gebundenheit, den technischen und personellen Aufwand und den hohen Zeitaufwand limitiert. Diese Verfahren sollten dann angewandt werden, wenn die Dissektion möglich, aber unwahrscheinlich erscheint, ein negatives Ergebnis spricht dann mit

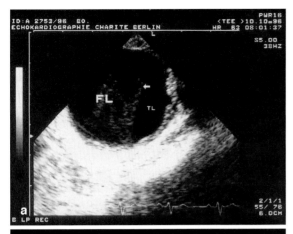

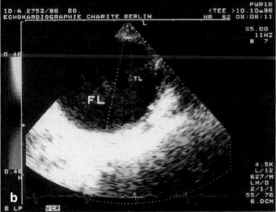

Abb. 5.6.2. *Transösophageale Echokardiografie:* Die Abbildung zeigt in der Transversalebene eine Dissektion der Aorta descendens mit Darstellung der Dissektionsmembran, des falschen Lumens (FL) mit Spotankontrast **a** und mittels Farbdoppler **b** einen fehlenden Fluss in der Farbkodierung, wohingegen das kleinere wahre Lumen (TL) einen laminaren Fluss zeigt und kein Spontankontrast sichtbar ist (→)

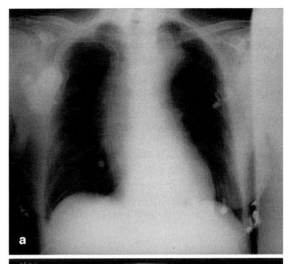

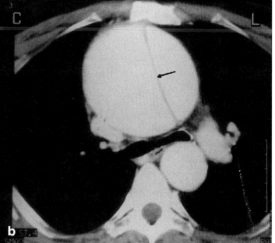

Abb. 5.6.3. Akute Dissektion der Aorta acsendens. **a** Im *Röntgenthoraxbild* stellt sich die Dissektion als rechtsrandbildender und deutlich verbreiterter Aortenschatten dar, zusätzlich rechtspektoral liegender Schrittmacher mit Elektrode; **b** Darstellung der Dissektion im Bereich der Aorta ascendens im *Computertomogramm*, es zeigt sich die massiv dilatierte Aorta ascendens mit Dissektionsmembran (→)

hoher Wahrscheinlichkeit gegen eine Dissektion, da beide Methoden hoch sensitiv und spezifisch sind (Abb. 5.6.3).

Eine akute *Angiografie* und *Koronarangiografie* sollte erst nach Absprache mit dem Chirurgen erfolgen, wenn dies für die präoperative Planung und weitere Therapie von wirklicher Relevanz ist. Grundsätzlich sollte eine Verzögerung der Therapie durch unnötige Untersuchungen vermieden werden. Durch die Durchführung einer schnell verfügbaren, nichtinvasiven diagnostischen Methode, wie der Echokardiografie kann die Diagnostik beschleunigt und damit die Prognose verbessert werden [18].

Die Diagnostik einer Aortendissektion mittels Echokardiografie basiert auf dem Nachweis ei-

ner Dissektionsmembran und verschiedenen Lumina. Die echokardiografische Diagnostik ist schnell durchführbar mit relativ geringem technischen und personellen Aufwand. Die Dissektionsmembran, die das falsche Lumen vom wahren abtrennt, das sog. Entry und Reentry, und die Einbeziehung der Koronararterien lassen sich in Kombination mit der farbkodierten Doppler-Echokardiografie darstellen. Die Komplikationen der Aortendissektion in Form von Aortenklappeninsuffizienz, Hämoperikard mit Tamponade, in sehr seltenen Fällen auch die Dissektion in den rechten Ventrikel oder die aortorechtsatriale Fistelbildung kann echokardiografisch gesehen werden.

Die diagnostische Genauigkeit wird in wenigen Fällen durch reverberationsbedingte Artefakte (durch überlagernde Lunge oder Wandsklerosierung bedingt) eingeschränkt, die in einigen Fällen eine Dissektionsmembran vortäuschen. Die Einrissstellen der Intima flottieren im Blutstrom und können dadurch von Echolücken („drop outs") abgegrenzt werden. Die exakte Lokalisation der Eintrittsstellen (Entry) und der Wiedereintrittsstellen (Reentry) in das wahre Lumen ist im zweidimensionalen Bild (als Intimadiskontinuität), mit der farbkodierten

Technik oder mittels PW-Doppler-Technik darstellbar und bildet eine wichtige Information für die weitere Planung einer operativen Therapie. Der Nachweis eines Flussphänomens im falschen Lumen mittels farbkodierter Echokardiografie lässt die Unterscheidung in kommunizierende und nichtkommunizierende Dissektion zu (Abb. 5.6.4). Oft werden mehr als nur ein Entry nachgewiesen. Eine Dissektion proximal der Eintrittspforte lässt auf eine retrograde Dissektion schließen, dann meist ohne Fluss; eine distale Dissektion ist Ausdruck einer antegraden Dissektion. In etwa 20–25% entwickelt sich eine Typ-I-Dissektion aus einer Typ-III-Dissektion.

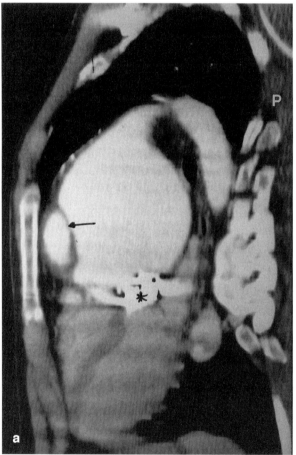

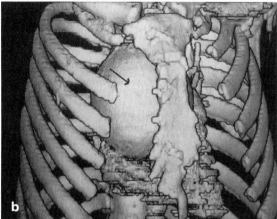

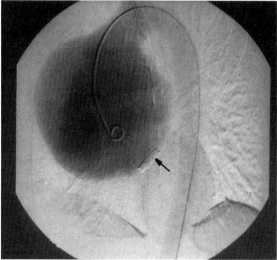

Abb. 5.6.4. Akute Dissektion der Aorta ascendens nach prothetischem Aortenklappenersatz. **a** Die *computertomografische* Rekonstruktion in der Longitudinalebene und Seitenansicht zeigt die unmittelbar oberhalb der Klappenprothese (Stern) beginnende massive Dilatation der Aorta ascendens mit Dissektionsmembran (→). **b** In der dreidimensionalen Rekonstruktion wird die Ausdehnung des großen Aneurysmas der Aorta ascendens (→) und die topografische Beziehung zum knöchernen Thorax besonders übersichtlich dargestellt. **c** Die angiographische Diagnostik bestätigt die Diagnose und zeigt ebenfalls das dissezierte Aneurysma der Aorta ascendens kurz oberhalb der Aortenklappenprothese (→) beginnend

> Das wahre Lumen ist in der Regel kleiner, mit systolischem, höheren Fluss in der farbkodierten Echokardiografie und mit systolischer Weitung, wohingegeben das falsche Lumen größer ist, einen verzögerten Fluss aufweise und dadurch eine fehlende Farbkodierung und meist auch durch Spontankontrast gekennzeichet ist.

Das wahre Lumen ist im Vergleich zum falschen Lumen durch einen geringeren Durchmesser und höheren systolischen Fluss gekennzeichnet. Aufgrund der Flussreduktion des Blutes und der Bildung von Mikroaggregaten kann im B-Bild häufig Spontankontrast im falschen Lumen dargestellt werden. Im wahren Lumen ist eine solche Flussreduktion nicht vorhanden, es zeigt eine systolische Pulsation und kollabiert oft während der Diastole. Inverse Strömungen werden ebenfalls beobachtet. Diese Flussverlangsamung kann dann im weiteren Verlauf zur Thrombusbildung und zur vollständigen Thrombosierung des falschen Lumens führen, was bei Verlaufsbeobachtungen von chronischen Dissektionen der Aorta descendens mittels transösophagealer Echokardiografie beobachtet wird.

Ein Perikarderguss wird in etwa 5–20% der Dissektionen nachgewiesen und ist Ausdruck einer instabilen Situation, denn die Perikardtamponade ist eine häufige Todesursache bei der Dissektion. Ein Pleuraerguss lässt sich in vielen Fällen nachweisen, ohne dass dies als Ausdruck einer akuten Ruptur gewertet werden kann. Hier kann eine sonografisch gestützte Probepunktion hilfreich sein.

> Bei blutigem Erguss bei Typ-B-Dissektion liegt der Verdacht auf Ruptur und damit die notfallmäßige operative Versorgung nahe!

Regionale Kinetikstörungen lassen sich in 1–6% nachweisen und können Ausdruck einer zusätzlichen Infarzierung durch die Einbeziehung der Koronararterien in die Dissektion sein. In der Regel ist bei stabiler hämodynamischer Situation eine Koronarangiografie erforderlich, in Notfallsituationen kann auch mittels transösophagealer Echokardiografie – zur Einbeziehung der Koronararterien in die Dissektion – Stellung genommen werden.

Eine Aortenklappeninsuffizienz wird in bis zu 75% der Typ-I- und Typ-II-Dissektionen gefunden und bei 10% der Patienten mit Typ III.

Bereits mit der transthorakalen Echokardiografie kann mit einer Sensitivität von 77–80% und einer Spezifität von 93–96% die Diagnose gestellt werden. Mittels transösophagealer Echokardiografie erhöht sich die diagnostische Genauigkeit, die Sensitivität und Spezifität betragen 98 bzw. 99% für alle Dissektionstypen. Der negative prädiktive Wert liegt bei 99% [11]. Die Echokardiografie hat im Vergleich zu den anderen Verfahren den Vorteil des Nachweises der Eintritts- und Austrittsstellen (nicht mittels CT oder Angiografie nachweisbar) und des Nachweises von Aortenwandhämatomen (nicht durch die Angiografie nachweisbar).

Nachteile der Echokardiografie bestehen:

▌ in der Notwendigkeit eines erfahrenen Untersuchers,
▌ im Auftreten von Artefakten, die zu falschpositiven Befunden führen können.
▌ Die Typ-II-Dissektion kann in einigen Fällen zu schwierigen Interpretationen führen, da ein Teil der aszendierenden Aorta schwer oder unvollständig einsehbar ist.

In großen Studien wurde jedoch bei keinem Patienten eine Dissektion echokardiografisch übersehen, die im CT oder mittels Angiografie diagnostiziert werden konnte.

5.6.4 Erfordernisse und Voraussetzungen

Die akute Aortendissektion ist eine potenziell lebensbedrohliche Situation, die zu einer plötzlichen hämodynamischen Instabilität des Patienten führen kann. Deshalb sollten alle diagnostischen Maßnahmen unter intensivmedizinischen Monitoring und möglichst schnell, ohne unnötige Transportwege und Belastung für den Patienten erfolgen. Deshalb erscheint die Echokardiografie als das geeignete diagnostische Verfahren in dieser Situation. Die transösophageale Echokardiografie sollte möglichst schonend unter Sedierung und fortlaufender Blutdruckkontrolle erfolgen, um Blutdruckanstiege zu vermeiden und damit das Risiko einer weiteren Dissektion zu reduzieren. Die Untersuchung kann entweder gleich am Krankenbett oder schon im Operationssaal ohne eine Kontrastmittelbelastung erfolgen.

Aufgrund der unmittelbaren Nachbarschaft von Speiseröhre und Herz kann bei der transösophagealen Echokardiografie durch die geringe notwendige Eindringtiefe ein relativ hochfrequenter Schallkopf gewählt werden (5–7,5 MHz). Dadurch ist eine höhere Abbildungsqualität möglich. Als moderner Untersuchungsstandard sollte eine transösophageale Untersuchung mittels multiplaner Sonde erfolgen. Die vorangehende transthorakale Untersuchung kann schon in einigen Fällen eine dilatierte Aorta ascendens und auch eine Dissektionsmembran zeigen. Dabei empfiehlt es sich, alle Anschallpositionen zu wählen, insbesondere von suprasternal, um den Aortenbogen mit den abzweigenden Halsgefäßen zu betrachten. Eine Untersuchung der Halsgefäße mit einem Linearschallkopf von 5 oder 7,5 MHz und die Untersuchung der Aorta abdominalis mit Untersuchung der Gefäßabgänge, insbesondere der Darmgefäße und der Nierenarterien, und die Untersuchung der Iliakalarterien mit einem 2,5–4,5-MHz-Curved-array-Schallkopf und der Beinarterien mit einem hochauflösenden Linearschallkopf komplettieren die Diagnostik und lassen eine Aussage zur Ausdehnung einer Dissektion zu. Dies kann für die weitere Planung der chirurgischen Therapie von großer Bedeutung sein und auch bei der invasiven Diagnostik. So ist es z.B. sehr wichtig zu wissen, ob eine Dissektion die Femoralarterien involviert. Bei entsprechender Geräteausstattung und personellen Voraussetzungen kann diese komplexe Diagnostik mit einem Ultraschallgerät von einem erfahrenen Untersucher durchgeführt werden.

5.6.5 Phase der Intensivbehandlung

Diese Phase umfasst den Zeitraum bis zur definitiven Diagnosestellung und die Zeit der Vorbereitung auf eine operative Therapie. Bei Entscheidung zur konservativen Therapie einer z.B. Typ-III-Dissektion sollte die akute Phase der Dissektion unter konservativer Therapie mit dem Ziel der klinischen Stabilisierung intensivmedizinisch überwacht werden; in dieser Phase sind echokardiografische Verlaufskontrollen erforderlich.

Das Ziel der intensivmedizinischen Therapie besteht in der Stabilisierung der hämodynamischen Situation und im Verhindern des Fortschreitens der Dissektion und der Ausbildung von Komplikationen. Deshalb muss eine Norma-

lisierung erhöhter Blutdruckwerte und eine Reduktion der Wandspannung der Aorta sowie eine Reduktion der Scherkräfte an der Aortenwand erreicht werden. In der Blutdruckeinstellung sollte der minimale Druck gewählt werden, der noch eine adäquate Organperfusion zulässt. Hierfür am besten geeignet erscheint das Natriumnitroprussid aufgrund seiner hämodynamischen Eigenschaften mit Reduktion der Nachlast, schnellem Wirkeintritt, kurzer Wirkdauer und damit guter Steuerbarkeit. Diazoxid, Hydralazin und Kalziumantagonisten sind als Monotherapie nicht geeignet, da sie durch reflektorische Erhöhung des Sympathikotonus die Wandspannung und Scherkräfte der Aortenwand durch die Steigerung der kardialen Ejektionsgeschwindigkeit erhöhen. Es sollte eine Kombination von Natriumnitroprussid und einem Betablocker angewendet werden, wobei hier ein kurz wirksames Medikament bevorzugt werden sollte (z.B. Esmolol), aber auch Propanolol kommt noch zur Anwendung. Bei Kontraindikationen einer Betablockade, z.B. bei schwerer obstruktiver Lungenerkrankung, bei dekompensierter Herzinsuffizienz oder bei Erregungsleitungsstörungen mit Bradykardie, kann alternativ Uradipil zur Anwendung kommen.

Eine prinzipielle Indikation zur operativen Therapie und damit zur Vorstellung besteht bei:
▪ Typ-A-Dissektion,
▪ bei anhaltendem therapierefraktären Thoraxschmerz,
▪ bei Kompression oder Verschluss eines der aortalen Hauptäste,
▪ bei Progression der aortalen Dilatation, die eine Aortenruptur befürchten lassen und
▪ bei Typ-B-Dissektion mit peripheren Ischämiezeichen (Rückenmark!).

Auch in der postoperativen intensivmedizinischen Phase nimmt die Reduktion der Wandspannung und Scherkräfte an der Aortenwand eine wichtige Stellung ein. Die echokardiografische Untersuchung dient zur:
▪ Kontrolle der Klappenfunktion,
▪ Messung der Aortendimensionen,
▪ Überwachung der Herzfunktion,
▪ Feststellung regionaler Kinetikstörungen, als Ausdruck von Ischämiereaktionen und von
▪ postoperativen Komplikationen.

Ein Echokardiografiegerät mit multiplaner Sonde sollte auf jeder kardiologischen Intensivstation zum Ausrüstungsstandard gehören.

5.6.6 Monitoring und Messtechnik

Der Patient muss bei Verdachtsdiagnose einer akuten Aortendissektion unter intensivmedizinischen Bedingungen überwacht werden. Die Überwachung umfasst die Kontrolle der Klinik mit Registrierung der aktuellen Schmerzsituation. Besonders wichtig sind die Kontrolle der Urinausscheidung und des neurologischen Status. Aufgrund der großen Bedeutung des arteriellen Blutdrucks für den weiteren Verlauf sollte dieser Parameter auch besonders zuverlässig und möglichst kontinuierlich gemessen werden. Hierzu eignet sich heute noch am besten die direkte arterielle Blutdruckmessung über einen arteriellen Katheter der A. radialis, der A. brachialis oder A. femoralis. Diese Methode hat den großen Vorteil der Lieferung zuverlässiger Messwerte, auch wenn der Patient schon zentralisiert sein sollte.

Außerdem sollten EKG, Herzfrequenz und Sauerstoffsättigung kontinuierlich gemessen bzw. überwacht werden. EKG-Veränderungen, neu auftretende regionale Kinetikstörungen können einen wichtigen Hinweis für eine Einbeziehung der Koronararterien sein. Ein neu aufgetretener Perikarderguss, die Zunahme der Klappeninsuffizienz oder die Zunahme der Aortendilatation können wichtige therapeutische Konsequenzen haben und werden am besten mittels Echokardiografie diagnostiziert (Abb. 5.6.5).

5.6.7 Grundprinzipien chirurgischer Therapie

Ziel der chirurgischen Intervention ist die Abwendung der Aortenruptur, die Beseitigung einer Aortenklappeninsuffizienz und die Behebung eventueller ischämischer Komplikationen an peripheren Organen.

5.6.7.1 Akute Typ-A-Dissektion

Zugangsweg via Sternotomie, Einsatz der extrakorporalen Zirkulation, Myokardprotektion mittels kardioplegischer Lösung und (Vent-) Entlastung des linken Ventrikels entsprechen der herkömmlichen kardiochirurgischen Vorgehensweise, z. B. beim Aortenklappenersatz. Zusätzlich erfolgt die arterielle Kanülierung einer der beiden Femoralarterien (cave: Ausdehnung der Dissektion/falsches Lumen) [13].

Grundprinzip der chirurgischen Versorgung ist die Wiedervereinigung der dissezierten Wandschichten proximal und distal durch Übernähung/Überklebung und nachfolgend der Ersatz der Aorta ascendens durch eine Gefäßprothese. Bei Vorliegen einer Aortenklappeninsuffizienz durch Abscherung der Aufhängung von Kommissuren (meist der akoronaren Tasche) wird diese entweder durch plastische Rekonstruktion oder Klappenersatz behoben [3]. In letzterem Fall wird in der Regel eine Compositeprothese (Aortenklappe plus Gefäßprothese) verwendet [2]. Hier wird dann allerdings die Rekonstruktion der Koronarostien durch Verlegung in die Gefäßprothese oder seltener die Bypassversorgung von rechtem und linken Koronarhauptstamm notwendig. Da die pathologisch veränderten Wandschichten fast nie kurz vor dem Aortenbogen „normal" werden, hat sich zur Vermeidung von Klemmschäden die Anlage der distalen Anastomose im Kreislaufstillstand bewährt. Wir kanülieren dann von femoral auf Prothese um, um eine Redissektion durch stattgehabten Verschluss des Entry zu vermeiden.

Diagnostikschema

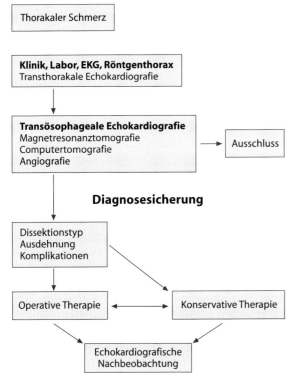

Abb. 5.6.5. Diagnostikschema bei Aortendissektion

5.6.7.2 Aortenbogenersatz bei Typ-A-Dissektion

Eine Revision des Aortenbogens oder dessen Ersatz wird möglichst vermieden, der Eingriff sollte sich auf Aortenfundament und Aorta ascendens beschränken. Die Indikation zur Rekonstruktion oder zum Ersatz des Aortenbogens ergibt sich allerdings bei aneurysmatischer Erweiterung des Bogens oder wenn eine suffiziente Rekonstruktion der dissezierten Wandschichten auf dem Niveau der distalen Aorta ascendens nicht möglich erscheint sowie bei Ischämiezeichen im Versorgungsgebiet der Kopf- und Armgefäße.

Der Aortenbogenersatz mit Gefäßprothese wird orthotop durchgeführt, unter Kreislaufstillstand in tiefer Hypothermie oder in mäßiger Hypothermie mit selektiver antegrader Perfusion mindestens einer der hirnversorgenden Arterien. Die Gefäßabgänge des Bogens werden als ovaläres Fenster ausgeschnitten und in die Gefäßprothese implantiert. Reicht die Dissektion in die Kopf- und Armgefäße hinein, müssen auch hier die Wandschichten mit Nähten wiedervereinigt werden [4].

5.6.7.3 Aortenbogenersatz und Beteiligung der Aorta descendens (Typ B)

Setzt sich die Dissektion über den Aortenbogen hinaus in die Aorta descendens fort, kann eine sog. Elefantenrüsselprothese zum Einsatz kommen. Diese wird für den sukzessiven Ersatz von Aortenbogen und Aorta descendens verwendet. Nach Ersatz des Bogens wird das freie Prothesenende in die Aorta descendens vorgeschoben, wo es frei flottiert. In einem Zweiteingriff via linksseitiger Thorakotomie kann dann das freie Ende nach Überbrückung der Dissektion mit der distalen Aorta anastomosiert werden [4].

5.6.7.4 Dissektion der Aorta descendens

Im Falle der von oder nach Abgang der linken A. subclavia ausgehenden Dissektion der Aorta descendens sind blutiger Pleuraerguss und fortbestehender medikamentös-therapieresistenter Schmerz-Indikationen zur (notfallmäßigen) Operation. Ebenso wird der dringliche Eingriff bei fortbestehenden Schmerzen und Ischämiezeichen bei eingeschränkter peripherer Durch-

blutung (Rückenmark!) erforderlich. Hierzu wird via linksseitiger Thorakotomie mit Unterstützung eines femorofemoralen oder linksatrialenfemoralen Bypass der Dissektionsursprung übernäht und eine Gefäßprothese interponiert. Sind die hämodynamischen Verhältnisse primär stabil und spricht der Patient gut auf die medikamentöse Therapie an, so kann – falls sich keine weitergehenden Gefäßkomplikationen oder Kontraindikationen ergeben – nach 6–8 Wochen der operative Eingriff elektiv durchgeführt werden [7], wobei sich allerdings in der großen Stanford-Duke-Studie an 166 Patienten kein signifikanter Unterschied zwischen medikamentöser und chirurgischer Therapie fand [12].

5.6.8 Verlaufs- und Erfolgskontrolle

Epikardiale und transösophageale Echokardiografie finden als intraoperative diagnostische Verfahren sowohl unmittelbar präoperativ als auch nach Abschluss der Operation ihre breite Anwendung. Dies hat auf die Notwendigkeit einer Rethorakotomie einen wesentlichen Einfluss, da bei etwa 10% noch eine Leakage nachweisbar ist, die bei 30% eine erneute operative Korrektur erforderlich macht [14]. Die Echokardiografie ist auch in der postoperativen Phase die Methode der Wahl. So können nach operativer Therapie von Typ-A-Dissektionen die Ergebnisse kontrolliert und Komplikationen in der postoperativen Phase oder unzureichende Ergebnisse rechtzeitig erkannt werden. Dacronmaterial kann echokardiografisch gut dargestellt und von der nativen Aortenwand abgegrenzt werden. Postoperativ lässt sich um die Klappenprothese herum noch ein Hämatom oder eine Thrombusbildung nachweisen. In einigen Fällen lässt sich Thrombusmaterial innerhalb der Prothese oder der rekonstruierten Aorta nachweisen, was zu embolischen Komplikationen führen kann. Ein falsches Lumen bzw. ein um die Prothesenaußenwand postoperativ nachweisbarer Fluss, deuten auf noch offene Eintrittspforten bzw. eine Insuffizienz der Anastomose hin. In etwa 20% der untersuchten Patienten sind Reoperationen oder Komplikationen innerhalb von einem Jahr zu erwarten [9]. Deswegen werden routinemäßige echokardiografische Nachuntersuchungen nach 4 Wochen, 3 Monaten, 6 Monaten und nach einem Jahr empfohlen.

Aber auch in der Verlaufsbeobachtung ist die Thrombosierung des falschen Lumens bei Typ-

III-Dissektionen in 30–40% der Patienten nachweisbar, insbesondere wenn im falschen Lumen ein deutlich reduzierter Fluss und ausgeprägter Spontankontrast nachweisbar sind. Komplikationen wie z. B. Zunahme des Schweregrades einer Aorteninsuffizienz, weitere Ausdehnung der Dissektion nach distal, Zunahme der Dilatation der Aorta oder die Formation von sackförmigen Aneurysmata können echokardiografisch demonstriert werden.

5.6.9 Stellung im therapeutischen Gesamtkonzept

Die echokardiografische Diagnostik bildet die Grundlage der Diagnosesicherung, der Einschätzung der Ausdehnung und der Klassifikation sowie für die Feststellung der Komplikationen. Die Diagnosestellung mittels Echokardiografie gelingt dabei mit hoher Sensitivität und Spezifität direkt am Patientenbett oder im Operationssaal in einem für dieses akute Krankheitsbild notwendigen kurzen Zeitraum. Die Vorteile der Echokardiografie bestehen in der schnellen Verfügbarkeit, in der raschen Diagnosestellung und der Nichtinvasivität bei hoher diagnostischer Genauigkeit, die gleichwertig mit den anderen in Frage kommenden diagnostischen Verfahren (CT, MRT, Angiografie) ist. Limitiert wird das Verfahren durch die eingeschränkte Aussage über die Einbeziehung der Koronararterien, über das Vorhandensein relevanter Koronarstenosen und die Notwendigkeit eines erfahrenen Untersuchers.

Diese entscheidenden Informationen über das Vorliegen einer Aortendissektion bilden die Grundlage für die therapeutischen Prinzipien mit dem Ziel der Vermeidung einer Progression der Ausdehnung, der Verhinderung lebensbedrohlicher Komplikationen und die Vermeidung der Kompromittierung wichtiger Organfunktionen. Dies wird entweder durch eine sofortige chirurgische Therapie und/oder durch eine medikamentöse Therapie mit dem Ziel der Reduktion der aortalen Scherkräfte erreicht. Mit dem Einsatz von Natriumnitroprussid – als kurz wirksames Medikament besonders gut steuerbar – lassen sich Nachlast und Scherkräfte reduzieren und in der Kombination mit einem Betablocker der Druckanstieg (dp/dt) in der Aorta reduzieren. Damit werden Wandspannung, Turbulenzen und Scherkräfte als wichtigste Einflussgrößen der Progression reduziert.

In vielen Zentren ist die transösophageale Echokardiografie die Methode der Wahl beim Verdacht auf eine akute Aortendissektion. Sie ist ebenfalls für Verlaufsbeobachtungen und zur postoperativen Untersuchung geeignet.

▮ Literatur zu Kapitel 5.6

1. Aganostopoulos CE (1975) Acute aortic dissection. University Park Press, Baltimore, pp 104–107
2. Bentall H, de Bono A (1968) A technique for complete replacement of the ascending aorta. Thorax 23:338–339
3. Borst HG (1981) Replacement of ascending aorta and aortic valve. How to do it. Ann Thorac Surg 32:613–617
4. Borst HG (1991) Aneurysma und Dissektion der Aorta ascendens und des Aortenbogens. In: Borst HG, Klinner W, Oelert H (Hrsg) Herzchirurgie. Die Eingriffe am Herzen und an den herznahen Gefäßen. Kirschnersche allgemeine und spezielle Operationslehre. Heberer G, Pichlmayr R (Hrsg) Springer, Berlin Heidelberg New York. 2. Aufl. S 433–462
5. Cigarroa JE (1993) Diagnostic imaging in the evaluation of suspected aortic dissection: old standards and new directions. N Engl J Med 328:35–39
6. Cohn LH (1994) Aortic dissection: new aspects of diagnosis and treatment. Hosp Praet 29:47–51
7. Cohn LH, Doty DB, MeElvein RB (1993) Decision making in cardiothoracic surgery 2nd edn. Mosby-Year Book, Inc. St. Louis, Missouri, pp 62–70
8. Crawford ES (1990) The diagnosis and management of aortic dissection. JANLA 264:2537–2542
9. Erbel R (1987) Detection of aortie dissection by transesophageal echocardiography. Br Heart J 58: 45–51
10. Erbel R, Engberding R, Daniel W, Mohr-Kahaly S, Rennollet H, Koolen J (1989) Follow-up of aortic dissection by TEE – a cooperative study. Circulation 80:II-2
11. Erbel R, Engberding R, Daniel W, Roelandt W, Visser J, Rennollet H (1989) Echocardiography in diagnosis of aortic dissection. Lancet 45:457–461
12. Glower DG, Fann JI, Speier RH, Morrison L, White WD, Smith R, Rankin JS, Miller DC, Wolfe WG (1990) Comparison of medical and surgical therapy for uncomplicated descending aortic dissection. Circulation 82 (suppl IV):39–46
13. Kirklin JW, Barrat-Boyes BG (eds) (1993) Cardiac surgery 2nd edn. Churchill Livingstone Inc. New York, NY, pp 1721–1747
14. Kyo S (1989) Intraoperative evaluation of repair of aortic dissection: surgical decision making. Intern J Card Imag 4:49–50
15. Lindsay J, Hurst JW (1967) Clinical features and prognosis in dissecting aneurysms of the aorta. Circulation 35:880–886
16. Mohr-Kahaly S (1989) Ambulatory follow-up of aortic dissection by transesophageal two-dimensional and color-coded Doppler echocardiography. Circulation 80:24–33

17. Nienaber CA (1992) Diagnosis of thoracic aortic dissection: Magnetic resonance imaging versus transesophageal echocardiography. Circulation 85:434–439

18. Rizzo RJ, Aranki SF, Aklog L, Couper GS, Adams DH, Collins JJ, Kinehla NM, Allred EN, Cohn LH (1994) Rapid noninvasive diagnosis and surgical repair of acute ascending aortic dissection. J Thorac Cardiovasc Surg 108:567–575

19. Spittell PC (1993) Clinical features and differential diagnosis of aortic dissection. Mayo Clin Proc 68:642–648

20. Westaby S (1995) Management of aortic dissection. Curr Opinion Cardiol 10:505–510

Denkanstoß: Endovaskuläre Therapie bei Aortendissektion

T. C. REHDERS, C. A. NIENABER

∎ Hintergrund

Seit einigen Jahren, befördert durch die Erfahrungen von Expertenteams, hat die Verwendung von endovaskulären Stentgraftprothesen bei verschiedenen akuten und chronischen Erkrankungen der Aorta wachsendes Interesse geweckt. Allerdings erfordert die Beschäftigung mit akuten und chronischen Aortenerkrankungen eine gewisse Erfahrung und Expertise in der Diagnosestellung und Akutbehandlung von Aortenerkrankungen und darüber hinaus Kenntnisse in der Auswahl geeigneter Patienten für eine Stentgraftimplantation (Tabelle 5.6.1). Die besten Erfahrungen resultieren aus einem multidisziplinären Ansatz unter kardiologischer Führung. Das Stichwort „Multidisziplinarität" deutet bereits an, dass verschiedene Disziplinen (Kardiologen, Radiologen, Gefäßchirurgen und Anästhesisten) der vaskulären Medizin bei der Realisierung dieser Therapieoption beteiligt sein sollten. Dieses Teammodell erscheint den Autoren optimal für die Selektion und Vorbereitung geeigneter Patienten und für die Durchführung der relativ komplexen Prozedur.

Dissektionen mit Beteiligung der Aorta ascendens (Typ A nach der Stanford-Klassifikation) sind mit einer hohen Mortalität und Morbidität assoziiert und erfordern daher unverzüglich kardiochirurgische Maßnahmen [2]. Die distale oder Typ-B-Dissektion spart definitionsgemäß die Aorta ascendens aus, womit chirurgische Maßnahmen zunächst nicht erforderlich sind und bisher initial ein konservatives Vorgehen mit antihypertensiver Pharmakotherapie favorisiert wird. Obwohl bei der chirurgischen Behandlung von Patienten mit proximalen Aortendissektionen in den letzten Jahrzehnten Fort-

schritte erzielt werden konnten, insbesondere mit neuen chirurgischen Techniken, ist die Prognose nicht unbedingt besser geworden und die 30-Tage-Mortalität liegt weiter bei bis zu

Tabelle 5.6.1. Anwendungsmöglichkeiten für thorakale Stentgrafts

Geeignete Konstellationen für thorakale Stentgrafts

∎ Umschriebenes Aneurysma verum der thorakalen Aorta descendens
  - Aneurysmadurchmesser >5,5 cm
  - Noch relativ gute Prognose des Patienten quoad vitam
  - Geeignete Aortensegmente zur Fixierung des Stentgraft

∎ Drohende Ruptur eines Aneurysma verum im Bereich der Aorta descendens
  - Schmerzsymptomatik, rasche Expansion, periaortales Hämatom

∎ Komplizierte Typ-B-Dissektion
  - mit peripherem Malperfusionssyndrom
  - mit periaortalem Hämatom (drohende Perforation)
  - mit rascher Expansion des falschen Lumen (>1 cm/Jahr)

∎ Perforierendes Aortenulkus (PAU)
  - Umschriebenes penetrierendes Ulkus/ Pseudoaneurysma

∎ Aortentrauma
  - Partielle oder komplette aortale Transsektion (drohende Ruptur)

Experimentelle „Anwendungsmöglichkeiten" für thorakale Stentgrafts

- Unkomplizierte Typ-B-Dissektion (derzeit Untersuchungsgegenstand der INSTEAD-Studie) [11]
- Anastomosenaneurysmata nach Aortenchirurgie (z. B. Postpatchplastikaneurysma)
- IMH mit periaortalem Hämatom

IMH intramurales Hämatom

26% [4]. Die chirurgische Versorgung von Patienten mit Typ-B-Dissektionen ist wegen der hohen perioperativen Komplikationsrate im Prinzip verlassen worden [2, 4, 8, 10]. Patienten mit akuten Aortendissektionen haben häufig ein Spektrum von Begleiterkrankungen, wie maligne Hypertonie, chronische Lungenerkrankungen oder eine koronare Herzerkrankung, wodurch die Prognose bei klassischer Aortenchirurgie ungünstig beeinflusst wird. Perioperative Komplikationen wie Paraplegie, Nierenversagen oder Lungenfunktionsstörungen tragen zu verlängertem Krankenhausaufenthalt und erheblichen Mehrkosten bei.

Die endovaskuläre Stentgraftimplantation (ESGI) stellt eine vielversprechende Therapieoption bei *komplizierter* Dissektion der thorakalen Aorta descendens dar (Abb. 5.6.6), wenngleich die Anwendung nur dann sinnvoll ist, wenn ein perfundiertes falsches Lumen existiert und mindestens ein Entry distal des Ostiums der linken A. subclavia (LSA) identifiziert ist.

Eine *komplizierte* Dissektion liegt vor bei Progression der Dissektion, bei drohender Ruptur, therapierefraktärem Bluthochdruck, Expansion des falschen Lumens mit einem Gesamtdurchmesser des Segmentes ≥5,5 cm, anhaltenden Schmerzen oder Malperfusionssyndrom. Bei frühzeitigem Einsatz endovaskulärer Gefäßprothesen (sog. Stentgrafts) kann die Frühmortalität günstig beeinflusst werden, da drohende Aortenrupturen und Malperfusion als Zeichen ungünstiger Prognose verhindert und beseitigt werden können [1, 3, 7, 9]. Die wesentlichen Ziele der endovaskulären Stentgraftimplantation

bestehen darin, die Obstruktion des wahren Lumens durch das unter Systemdruck stehende falsche Lumen (sog. Pseudocoarctation) zu beseitigen, die proximalen Entries zu verschließen und hierdurch eine Thrombosierung im falschen Lumen zu induzieren (Abb. 5.6.7), um nach fibrotischem Umbau die dissezierte Aorta zu rekonstruieren (sog. „stent-induced aortic remodelling").

Für die stabilen (*un*komplizierten) Typ-B-Aortendissektionen gibt es noch keine überzeugenden Daten im Sinne einer Prognoseverbesserung durch Stentgrafts. Obwohl die klassische Behandlung in der Verwendung von blutdrucksenkenden Substanzen (z.B. Betablocker) besteht, gibt es zunehmend Fallberichte, die einen Nutzen der endovaskulären Therapieoption auch bei unkomplizierten Fällen unterstreichen. Die Berichte zeigen, dass Spätkomplikationen wie Expansion, Ruptur und späte Malperfusion durch frühzeitige Aortenrekonstruktion zu verhindern sind. Zur Verifizierung dieser retrospektiven Analysen wurde die INSTEAD-Studie (**IN**vestigation of **STE**nt-Grafts in patients with type B **A**ortic **D**issection) als eine randomisierte, multizentrische, prospektive Studie zum Einsatz der endovaskulären Therapieoption bei stabilen Typ-B-Aortendissektionen initiiert [11]. In INSTEAD wurden Patienten eingeschlossen, deren Dissektionsereignis wenigstens 2 Wochen zurückliegt. Nach Randomisierung in den konservativen oder interventionellen Therapiearm (Stentgraft Implantation plus optimale medikamentöse Blutdruckeinstellung versus ausschließliche Pharmakotherapie) werden die Patienten

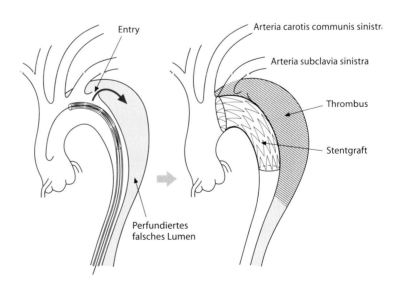

Abb. 5.6.6. Schema der endovaskulären Stentgraftimplantation (ESGI) bei Typ-B-Aortendissektion

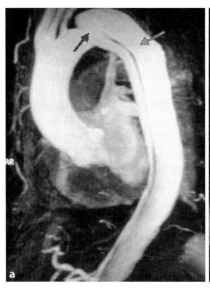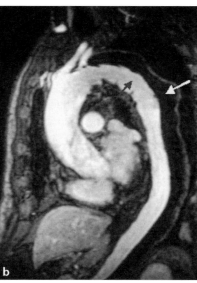

Abb. 5.6.7. Magnetresonanztomografie vor und nach Implantation einer Stentgraftprothese bei Typ-B-Aortendissektion. **a** Befund vor Prothesenimplantation. Unter Einsatz von Kontrastmittel zeigt sich nach Abgang der linken A. subclavia das Entry (schwarzer Pfeil) in das neu entstandene falsche Lumen (weißer Pfeil). Das falsche Lumen zeigt über die gesamte Strecke einen deutlich größeren Durchmesser als das wahre Lumen und verursacht hierdurch eine erhebliche Komprimierung des wahren Lumens. **b** Befund desselben Patienten 3 Monate nach Prothesen-Implantation. Das Entry ist durch die Prothese komplett abgedeckt, das falsche Lumen (weißer Pfeil) ist bis in die Aorta abdominalis vollständig austhrombosiert und der Querdurchmesser des wahren Lumens hat deutlich zugenommen („stent-induced aortic remodelling")

über 24 Monate nachbeobachtet und nach definierten Endpunkten derzeit noch analysiert.

Gegenwärtig nicht etabliert ist die thorakale Stentgraftversorgung bei Patienten mit einer Typ-A-Dissektion; auch bei Patienten mit Marfan-Syndrom sollte die endovaskuläre Stentgraftimplantation nicht zwingend als „Firstline-Therapie" zum Einsatz kommen [5]. In der Mehrzahl dieser Fälle sollten daher die etablierten kardiochirurgischen Verfahren in erfahrenen Zentren angewendet werden.

▌ Diagnostische Verfahren und Gefäßstaging vor ESGI

Für die Beurteilung der Aortenpathologie ist eine umfassende und genaue Bildgebung erforderlich. Nach eigenen Erfahrungen empfiehlt sich eine Darstellung der gesamten Aorta im Rahmen einer CT- oder MR-Untersuchung mit Darstellung der anatomischen Strukturen in transversaler Schnittführung und mit einer dreidimensionalen Rekonstruktion des aortalen Angiogramms. Auf diese Weise wird einerseits das anatomische Substrat gut beschrieben, andererseits die Beziehung zu Seitenästen und Nachbarorganen klar. Des Weiteren lassen sich auf der

Basis von Kurzachsenschnitten der Aorta exakte Messungen für die Größendimensionierung bzw. Auswahl der Endoprothese treffen. Aus Sicht der Autoren ist neben der Darstellung der Aorta ein umfangreiches vaskuläres Staging (Tabelle 5.6.2) der Patienten vor endovaskulärer Therapie dringend erforderlich. Dies beinhaltet bei Elektivpatienten nicht nur die angiografische Darstellung des Koronarsystems, sondern auch der für die Aortenintervention relevanten Zugangsgefäße, wie Aa. femorales et iliacae beidseits. Alle relevanten erwähnten Arterien sollten im Rahmen der invasiven angiografischen Vordiagnostik dargestellt werden. Daneben benötigen alle Patienten, die für eine Stentgraftversorgung in Frage kommen, eine dopplersonografische Abklärung der hirnversorgenden Gefäße, wobei auf eine antegrade Flussrichtung in den Aa. carotides et vertebrales beidseits geachtet werden muss. Im Falle einer kritischen Stenosierung bzw. eines Verschlusses eines hirnversorgenden Gefäßes oder bei Strömungsumkehr in einer der hirnversorgenden Gefäße ist Vorsicht geboten und liegt unter Umständen sogar eine Kontraindikation für eine Stentgraftplatzierung vor. Dies gilt besonders für den Fall, dass das Ostium der linken A. subclavia (LSA) im Rahmen

Tabelle 5.6.2. Präinterventionelle Patientenvorbereitung

Diagnostisches Gefäßstaging

▮ Koronarangiografie: KHK mit hämodynamisch signifikanten Stenosen?

▮ Konventionelle Aortografie: Lokalisation der Entries? Distanz zwischen proximalstem Entry und Ostium der linken A. subclavia? Blutstromzufuhr von aortalen Seitästen aus dem falschen Lumen?

▮ Angiografie der Iliakal-/Femoralarterien beidseits: Ausreichendes Kaliber der Zugangsgefäße?

▮ Spiral-CT/MR-Angiografie mit jeweils dreidimensionaler Rekonstruktion:
Zur Quantifizierung der Aortendiameter in den Segmenten, wo die Enden der Stentgraftprothese fixiert werden sollen. Zum Ausschluss von Normvarianten der supraaortalen Äste (z. B. A. lusoria; direkter Abgang der linken A. vertebralis aus dem Aortenbogen) bzw. Stenosen im Bereich der hirnversorgenden Arterien (bei Notwendigkeit des Überstentens des Ostiums der linken A. subclavia: Anschluss beider Vertebralarterien an die A. basiliaris? Existenz eines intakten Circulus arteriosus Willisii mit Anschluss an die A. basiliaris?)

▮ Duplexsonografie der extrakraniellen, hirnversorgenden Arterien: Zum Ausschluss von hämodynamisch signifikanten Stenosen sowie Flussumkehrungen in den Vertebralarterien

▮ Transösophageale Echokardiografie: Sensitivste Bildgebung zum Nachweis von Entries in der Dissektionslamelle

Therapeutische Interventionen vor elektiver Aortenintervention

▮ Optimierte Pharmakotherapie zur nachhaltigen Blutdrucksenkung; ggf. kausale Therapie bei Aortitiden (Antibiotika, Immunsupressiva)

▮ PCI zur myokardialen Revaskularisation

▮ PTA bei zerebro-, reno- oder periphervaskulären Stenosen

KHK koronare Herzkrankheit; *PCI* perkutane Koronarintervention; *PTA* perkutane transluminale Angioplastie

---

der endovaskulären Behandlung überdeckt werden muss [12]; Notabene: Die A. vertebralis sinistra entspringt der LSA. Sowohl im Falle eines pathologischen Dopplerflussprofils in einer der hirnversorgenden Arterien als auch bei geplantem Überstenten der LSA empfiehlt es sich, eine MR-angiografische Abklärung der supraaortalen Aortenäste mit Darstellung des Circulus arteriosus Willisii in dreidimensionaler Rekonstruktion durchzuführen. Die Gefahr für einen zerebellären Insult besteht, wenn bei geplanter Über-

deckung der LSA eine der Aa. vertebrales eine Endarterie ist (also nicht in die A. basiliaris mündet) oder der Circulus arteriosus Willisii inkomplett ausgebildet ist. Wenn auf eine angiografische Abklärung der Beckenachse verzichtet werden muss (z. B. bei traumatischen Aortenverletzungen etc.), sollte unbedingt im Rahmen einer sonografischen Untersuchung der Iliakal- und Femoralarterien eine höhergradige Atherosklerose oder Stenosierung dieser Zugangsgefäße ausgeschlossen werden.

Im Rahmen der Vorbereitung für eine elektive endoprothetische Versorgung der thorakalen Aorta empfiehlt es sich, vor dem Eingriff eine transösophageale Ultraschalluntersuchung der Aorta von einem kundigen, echokardiografisch ausgebildeten Kollegen durchführen zu lassen, um bei Dissektionen die exakte Anzahl der Entries im thorakalen Segment und deren genaue Lokalisation zu bestimmen und eine genaue Analyse der Strömungsverhältnisse im wahren und falschen Lumen zu erhalten. Die vor der Stentgraftimplantation angewandten bildgebenden Verfahren sind natürlich Grundlage für Verlaufsbeurteilungen im Rahmen der postinterventionellen Nachsorge.

▮ Praktische Durchführung der ESGI

Nach eigenen Erfahrungen und nach Analyse der bisherigen Literaturangaben empfiehlt sich für die Implantation von thorakalen Stentgrafts ein Katheterlabor mit der Möglichkeit, ein steriles Feld für gefäßchirurgische Maßnahmen zu schaffen. Die wesentliche Voraussetzung sind digitale Durchleuchtungsanlagen, mit denen die Bilddokumentation und intraprozedurale Diagnostik optimal erfolgen kann. Diese Geräte sind in typischer Weise in kardiologischen oder radiologischen Interventionslabors vorhanden. Von besonderer Bedeutung sind hierbei die Möglichkeit der Filmdokumentation und der Durchleuchtung sowie der Parallelbeurteilung von Stand- und Livebildern. Die Option einer Subtraktionsangiografie ist nicht erforderlich. Darüber hinaus sollten die Räumlichkeiten ausreichen für den Platzbedarf der Anästhesisten und die simultane Benutzung eines Ultraschallgerätes für die TEE (Abb. 5.6.8).

Die Narkose sollte in sog. TIVA (totale intravenöse Anästhesie) von einem erfahrenen Anästhesisten durchgeführt werden, der auch mit kurz wirksamen Antihypertensiva bzw. vasodilatatorischen Substanzen vertraut ist (z. B. Nitroprussid-

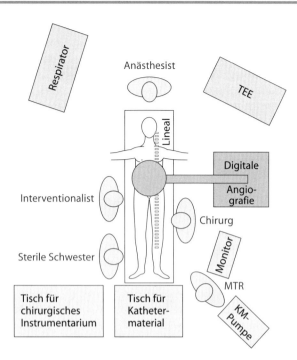

Abb. 5.6.8. Aufstellung von Personal und Gerätschaften im Interventionslabor bei Implantation eines Stentgraft in die thorakale Aorta descendens. *TEE* transösophageale Echokardiographie, *MTR* medizinisch-technische Radiologie-Assistentin

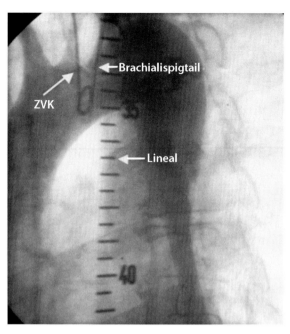

Abb. 5.6.9. Aortografie in LAO-50°-Position (ohne kraniale/kaudale Angulierung) mit Verwendung eines unter dem liegenden Patienten, rechts paravertebral positionierten röntgendichten Lineals. *ZVK* zentraler Venenkatheter

natrium oder Esmolol zur i.v. Applikation). In Narkose sollte zunächst die A. brachialis links nach Seldinger punktiert werden und über eine 6-F-Schleuse ein Pigtailkatheter via A. subclavia sinistra in der Aorta ascendens platziert werden. Im Anschluss empfiehlt sich die Durchführung einer Aortografie in LAO-50°-Position (ohne kraniale/kaudale Angulierung) zur Erhebung des aktuellen angiografischen Ausgangsbefundes mit Verwendung eines paravertebral positionierten, röntgen-dichten Lineals (Abb. 5.6.9). Die Skalierungen des Lineals können gut als „landmarks" fungieren und von großer Bedeutung für die exakte Stentpositionierung sein; man muss allerdings intraprozedural den Paralaxeneffekt berücksichtigen. Parallel kann die rechte A. radialis für die Blutdrucküberwachung sondiert werden und im Bereich der rechten oder linken A. femoralis communis nach gefäßchirurgischer Freilegung (22–24-F-Katheter) die Punktion nach Seldinger durchgeführt und nachfolgend eine weitere 6-F-Schleuse platziert werden. Über diese Schleuse wird ein zweiter Pigtailkatheter eingeführt und unter Benutzung eines flexiblen, hydrophilen Drahtes in die Aorta ascendens vorgeführt. Dies bereitet in aller Regel bei wahren Aneurysmen der thorakalen Aorta keine Schwie-

rigkeiten. Bei Patienten mit Typ-B-Aortendissektion kann sich die definitive Sondierung des *wahren* Lumens jedoch manchmal schwierig gestalten. Es empfiehlt sich hier eine genaue angiografische Orientierung mit intermittierenden Kontrastmittelinjektionen, die durch parallele Ultraschalldiagnostik mit Einsatz einer transösophagealen Sonde im thorakalen Segment optimiert werden kann. Hilfreich hierbei sind auch Detailkenntnisse zur Dissektionsmorphologie, welche meist am besten aus den transversalen CT- oder MR-Schnittbildern gewonnen werden können (Liegt das wahre Lumen am Übergang Aortenbogen/Aorta descendens ventral- oder dorsalwärts? Dreht sich das wahre Lumen bei spiralförmiger Dissektion im kraniokaudalen Verlauf von ventral nach dorsal oder umgekehrt?). Absolut elementar ist die Sondierung des *wahren* Lumens mit dem über die A. femoralis eingeführten Pigtailkatheter, da über diesen der steife Führungsdraht für den Stentgraft ohne Verletzung der Aortenintima eingeführt wird. In Einzelfällen muss gelegentlich im abdominellen Segment der Aorta eine intravaskuläre Ultraschallsonde zur Hilfe genommen werden, die ihrerseits auf einen Katheter montiert ist und ebenfalls über einen Draht geführt wird. Bei Schwierigkeiten empfiehlt sich folgendes Vorgehen: Der Pigtailkatheter aus der linken A. subclavia kann fast immer problemlos von kranial kommend im wahren Lumen nach kaudal geführt werden und in Höhe des Abdomens mit dem über die A. femoralis eingebrachten Pigtailkatheter verhakt werden („embracing procedure"; Abb. 5.6.10). Wenn dies gelungen ist, kann bei simultanem Ziehen und Schieben beider Pigtailkatheter die Spitze des Femoraliskatheters relativ sicher im wahren Lumen nach kranial in die Aorta ascendens vorgeführt werden. Sobald der Pigtailkatheter im Bereich der Aorta ascendens liegt, wird der steife Führungsdraht für den Stentgraft eingebracht und nachfolgend der Pigtailkatheter gezogen. Schließlich wird die Schleuse aus der A. femoralis entfernt und der Spitzenkonus des aufgefädelten Stentgraftsystems an die Punktionsstelle der Zugangsarterie herangeführt. Die Einführung des Systems sollte aber erst nach Schnitterweiterung der Gefäßöffnung durch den Gefäßchirurgen erfolgen. Ziel ist es, den Stentgraft mit seiner Hülle möglichst atraumatisch und reibungsfrei durch die inzidierte A. femoralis vorzuschieben. Sollte hoher Reibungs-

widerstand auftreten, muss unbedingt zunächst die Ursache geklärt werden. In keinem Fall sollte das Risiko eines Abrisses der A. femoralis in Kauf genommen werden. In aller Regel gelingt es, den Stentgraft unter Röntgendurchleuchtung vorzuschieben und nach Maßgabe des Ausgangsbefundes optimal zu platzieren. Dabei ist sowohl das fixierte Vergleichsbild der Ausgangsangiografie mit eingeblendeter Linealskala als auch die Ultraschallorientierung mittels simultaner TEE von maßgeblicher Bedeutung [6]. Ist die optimale Positionierung des Stentgrafts erreicht, sollte der Anästhesist den Blutdruck möglichst zügig auf Mittelwerte von etwa 40 mmHg absenken (systolischer Blutdruck 50–60 mmHg; spezielle Kontraindikationen wie z. B. hämodynamisch relevante Stenosen im Verlauf der Koronararterien bzw. hirnversorgenden Arterien dürfen selbstverständlich nicht vorliegen), um während kurzfristiger Hypotonie den Stent freizusetzen. Das Freisetzen des Stentgrafts in Hypotonie ist sinnvoll, um eine pulsdruckbedingte Dislokation der Prothese beim Freisetzen zu verhindern und um Blutdruckspitzen insbesondere für die Hirnarte-

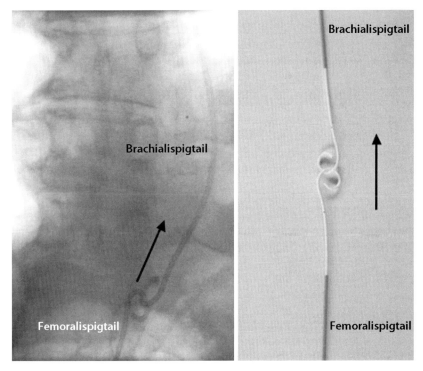

Abb. 5.6.10. „Embracing procedure": Der via A. brachialis sinistra eingeführte Pigtailkatheter wird von kranial im wahren Lumen nach kaudal vorgeschoben und in Höhe des Abdomens mit dem über die A. femoralis eingebrachten Pigtailkatheter verhakt. Wenn dies gelungen ist, kann durch simultanes Ziehen und Schieben der Pigtailkatheter nach kranial (schwarzer Pfeil) die Spitze des Femoraliskatheters relativ sicher im wahren Lumen bis in den Aortenbogen vorgeschoben werden

rien zu vermeiden. In Abhängigkeit von dem Ergebnis kann eine Nachmodellierung des freigesetzten Stentgrafts durch einen separaten Latexballon erfolgen. Dies empfiehlt sich in aller Regel dann, wenn keine optimale Apposition des proximalen Stentendes an die Aortenwand erzielt werden konnte. Die Füllung erfolgt unter Röntgendurchleuchtung bei exakter Platzierung des Ballons in engem Abgleich mit der Bildinformation vom Ultraschall. Bei der Behandlung von Aortendissektionen sollte möglichst auf eine Balloninflation des distalen Stentendes verzichtet werden (um die Dissektionslamelle nicht versehentlich einzureißen), zumal sich das Nitinolgerüst des Stents auch nach Abschluss der Prozedur aufgrund seiner spezifischen Materialeigenschaften noch weiter ausdehnt. Nach Beendigung der letzten Balloninflation sollte zuerst der deflatierte Ballon entfernt, dann der Führungsdraht herausgezogen werden und abschließend eine Kontrollaortografie über den Pigtailkatheter erfolgen, der via A. brachialis sinistra eingeführt wurde.

Postprozedurales Management

Patienten sollten in aller Regel die erste Nacht bzw. die ersten 24 h auf einer Intensivstation verbringen, dort extubiert und optimal antihypertensiv behandelt werden. Bei unkompliziertem Verlauf kann der Patient in aller Regel am Folgetag auf eine kardiologische Normalstation verlegt werden. Die Mobilisation kann in Abhängigkeit vom Allgemeinzustand bereits am 1. postinterventionellen Tag erfolgen.

Die bildgebende Nachsorge (CT- oder MR-angiografische Untersuchung) bei unkompliziertem Verlauf sollte bereits vor Entlassung, also am 4.–7. Tag, erfolgen, damit noch vor Entlassung des Patienten der aktuelle Befund mit dem Ausgangsbefund verglichen werden kann. Gute Erfahrungen wurden mit klinischen und bildgebenden Kontrolluntersuchungen nach 3 und 12 Monaten gesammelt, innerhalb derer entweder ein gutes Ergebnis nach Stentgraftimplantation dokumentiert werden konnte oder aber Befunde entdeckt wurden, die Anlass für adjuvante Interventionen waren (z.B. erneute partielle Rekanalisation eines zuvor bereits thrombosierten Lumens). Die genannten Intervalle haben sich auch bewährt, um relativ engmaschig den Thrombosierungsprozess im falschen Lumen bzw. das Verhalten von Endoleaks beurteilen zu können. Essenziell ist vor Entlassung die Einstellung des

Patienten auf niedrig normotone Blutdruckwerte (preferenziell unter Verwendung eines Betablockers in angepasster Dosierung), wobei systolische Zielblutdruckwerte ≤120 mmHg erreicht werden sollten.

▪ Literatur

1. Dake MD, Kato N, Mitchell RS et al (1999) Endovascular stent-graft placement for the treatment of acute aortic dissection. N Engl J Med 340:1546–1552
2. Erbel R, Alfonso F, Boileau C et al (2001) Diagnosis and management of aortic dissection. Recommendations of the Task Force on aortic dissection, European Society of Cardiology. Eur H J 22:1642–1681
3. Glade GJ, Vahl AC, Wisselink et al (2005) Midterm survival and costs of treatment of patients with descending thoracic aortic aneurysms; endovascular vs. open repair: a case-control study. Eur J Vasc Endovasc Surg 29:28–34
4. Hagan PG, Nienaber CA, Isselbacher EM et al (2000) The international registry of acute aortic dissection (IRAD) – New insights into an old disease. JAMA 283:897–903
5. Ince H, Rehders TC, Kische S et al (2005) Stentgrafts in patients with marfan syndrome. J Endovasc Ther 12:82–88
6. Koschyk DH, Nienaber CA, Knap M et al (2005) How to guide stent-graft implantation in type B aortic dissection? Comparison of angiography, transesophageal echocardiography and intravascular ultrasound. Circulation 112 (9 Suppl):I73–80
7. Kusagawa H, Shimono T, Ishida M et al (2005) Changes in false lumen after transluminal stent-graft placement in aortic dissections: six years' experience. Circulation 111:2951–2957
8. Miller DC (1993) The continuing dilemma concerning medical versus surgical management of patients with acute type B dissection. Semin Thorac Cardiovasc Surg 5:33-46
9. Nienaber CA, Fattori R, Lund G et al (1999) Nonsurgical reconstruction of thoracic aortic dissection by stent-graft placement. N Engl J Med 340:1539–1545
10. Nienaber CA, Eagle KA (2003) Aortic dissection: new frontiers in diagnosis and management. Part II: Therapeutic management and follow-up. Circulation 108:772–778
11. Nienaber CA, Zannetti S, Barbieri B et al (2005) Investigation of stent grafts in patients with type B aortic dissection: design of the INSTEAD trial – a prospective, multicenter, European randomized trial. Am Heart J 149:592–599
12. Rehders TC, Petzsch M, Ince H et al (2004) Intentional occlusion of the left subclavian artery during stent-graft implantation in the thoracic aorta: risk and relevance. J Endovasc Ther 11:659–666

6 Die Frau
in der kardiovaskulären Intensivmedizin

6.1 Problemstellung

V. STANGL

Kardiovaskuläre Erkrankungen stellen auch bei Frauen die führende Todesursache in westlichen Industrienationen dar. Mit wachsendem Kenntnisstand um die Relevanz geschlechtsspezifischer Unterschiede kardiovaskulärer Erkrankungen gewinnt die geschlechtsadaptierte Diagnostik und Therapie in den letzten Jahren zunehmend an Bedeutung. Relevante Unterschiede hinsichtlich Entstehung, Klinik, Verlauf und Prognose von kardiovaskulären Erkrankungen rasch zu erkennen und eine adäquate geschlechtsadaptierte Versorgung einzuleiten, ist bei akuten Notfällen und in der Intensivmedizin von besonderer Bedeutung. Ein klassisches Beispiel stellt die höhere Infarktsterblichkeit der Frau dar, die unter anderem darauf zurückzuführen ist, dass die Diagnose verzögert gestellt wird und therapeutische Maßnahmen später und weniger häufig zum Einsatz kommen.

Eine besondere frauenspezifische intensivmedizinische Herausforderung ist die Betreuung herzkranker Frauen während der Schwangerschaft. Die schwangerschafts-assoziierten Veränderungen des Hormon- oder Flüssigkeitshaushaltes, der Gerinnung und der maternalen Hämodynamik stellen schon für gesunde Frauen eine deutliche Belastung dar. Bei vorbestehender Herzerkrankung jedoch können kardiale Dekompensation und weitere lebensbedrohliche Komplikationen folgen. Kenntnis der zugrunde liegenden hämodynamischen Konstellation in Abhängigkeit von der Herzerkrankung ist Voraussetzung für die adäquate Therapie in der Schwangerschaft. Besonders problematisch ist, dass sowohl diagnostische (Strahlenexposition) als auch therapeutische Maßnahmen (Teratogenität) nur begrenzt eingesetzt werden können.

6.2 Akute koronare Syndrome bei Frauen

V. Stangl, N. Jochmann

6.2.1 Grundlagen und Problemstellung

Die Prävalenz der koronaren Herzkrankheit ist bei Frauen bis zum siebten Dezenium niedriger als bei Männern. Erst danach gleicht sich dieser Unterschied aus. Während bei Männern in den letzten Jahren ein Rückgang der Morbidität und Mortalität der koronaren Herzkrankheit zu beobachten ist, zeigt sich bei Frauen dieser günstige Trend nicht. Darüber hinaus ist die Mortalität am akuten Myokardinfarkt bei Frauen altersadjustiert höher als bei Männern [184]. Dieses Phänomen wird im angloamerikanischen Sprachraum als „gender paradox" bezeichnet: Obwohl Frauen seltener einen Myokardinfarkt erleiden als Männer, versterben sie häufiger daran. Auch im weiteren Verlauf nach Myokardinfarkt entwickeln Frauen mehr Komplikationen wie Reinfarkte, Herzinsuffizienz oder Schlaganfall. Die Gründe hierfür sind vielfältig: Wegen der im Durchschnitt um 8–10 Jahre späteren Manifestation der koronaren Herzkrankheit sind Frauen mit Herzinfarkt meist älter und haben häufiger bedeutsame Komorbiditäten [194]. Sie leiden mehr an Diabetes mellitus, arterieller Hypertonie, Herzinsuffizienz und chronisch obstruktiver Lungenerkrankung [133].

Über das unterschiedliche Risikoprofil hinaus bestehen weitere geschlechtsspezifische Unterschiede. So zeigen Frauen etwa eine andere Koronaranatomie. Durchmesser und Fläche der Koronararterien sind bei Frauen kleiner, diese verlaufen häufiger geschlängelt und neigen vermehrt zu Dissektionen. Außerdem verfügen Frauen über weniger Kollateralgefäße. Auch in der Plaquekomposition finden sich Unterschiede. Eine Post-mortem-Studie zeigte, dass Frauen im Vergleich zu Männern doppelt so häufig Plaqueerosionen wie Plaquerupturen aufweisen [18, 152, 195]. Dies mag ursächlich dafür sein, dass Frauen öfter eine instabile Angina pectoris und seltener Myokardinfarkte als Männer erleiden. Eine höhere prokoagulatorische Aktivierung des Blutgerinnungssystems ist ein weiterer geschlechtsspezifischer Unterschied mit Bedeutung als prozeduraler Risikofaktor für Katheterinterventionen.

Aufgrund dieser relevanten Unterschiede werden unter Bezug auf die Kapitel 2.1–2.4 frauenspezifische Aspekte in Diagnostik und Therapie bei akuten koronaren Syndromen dargestellt.

6.2.2 Klinik und Diagnostik akuter koronarer Syndrome

Die Diagnostik des akuten Koronarsyndroms basiert auf klinischer Symptomatik, klinisch-chemischer Diagnostik und EKG-Veränderungen. Die klinische Symptomatik ist bei Frauen weniger wegweisend als bei Männern [113]. Das Leitsymptom thorakaler Schmerz findet sich zu 70–80% bei Frauen und Männern. Frauen klagen beim akuten koronaren Syndrom im Vergleich zu Männern mehr unter Rücken- und Kieferschmerzen (12–50 vs. 2–17%). Auch epigastrale Schmerzen oder Übelkeit finden sich häufiger bei Frauen mit akutem Infarkt. Neben der „klassischen" Schmerzausstrahlung in den linken Arm werden bei Frauen, öfter als bei Männern, Ausstrahlung in Rücken, Hals, Kiefer und beide Arme beobachtet. Auch die Symptome Müdigkeit (20%) und Luftnot (50%) treten bei Frauen häufiger auf [113]. Hinsichtlich der Sensitivität und Spezifität kardialer Nekrosemarker in der Diagnostik akuter koronarer Syndrome sind keine relevanten geschlechtsspezifischen Unterschiede bekannt, allerdings weisen Männer mit akutem koronaren Syndrom häufiger positive Nekrosemarker auf als Frauen. Elektrokardiografisch finden sich bei Frauen mit akuten koronaren Syndromen mehr ST-Strecken-Senkungen, bei Männern eher Zeichen eines akuten ST-Strecken-Hebungsinfarktes [12].

6.2.3 Medikamentöse und invasive Therapie

Im Vergleich zu Männern werden Frauen mit akuten koronaren Syndromen insgesamt weniger aggressiv diagnostiziert und behandelt. So wird die medikamentöse Infarkttherapie bei Frauen später, aber auch seltener begonnen. Aktuelle Ergebnisse der amerikanischen CRUSA-

DE-("Can Rapid Risk Stratification of Unstable Angina Patients Suppress Adverse Outcomes with Early Implementation of the ACC/AHA Guidelines") Initiative, die 40 000 Patientinnen und Patienten mit akutem koronaren Syndrom analysierte, zeigte, dass Frauen signifikant seltener Heparin und ACE-Hemmer und – unabhängig vom Troponinwert – auch weniger häufig GP-IIb-/IIIa-Antagonisten (29 vs. 39% der Männer) erhielten [12]. Obwohl Frauen mit akuten koronaren Syndromen neben einer erweiterten antithrombozytären Begleittherapie [29, 51] von einem möglichst frühinvasiven Vorgehen profitieren [62, 122] werden interventionelle Prozeduren wie PTCA/Stenting und Bypassoperationen bei Frauen weniger oder später durchgeführt [12, 26]. Als ursächlich für den selteneren Einsatz einer empfohlenen Therapie ("underuse of recommended therapy") wird unter anderem diskutiert, dass bei Frauen mit dem klinischen Bild eines akuten koronaren Syndroms eine geringere Wahrscheinlichkeit für das Vorliegen einer KHK vorliegt: So ist das Koronarangiogramm bei Frauen mit akutem koronaren Syndrom in 10–25% unauffällig, bei Männern nur in 6–10% [17]. Darüber hinaus ist die Diagnosestellung bei Frauen schwieriger, da sie häufiger über untypische Symptome klagen, die Nekrosemarker öfter negativ sind und elektrokardiografisch eher ST-Strecken-Senkungen als -hebungen zu finden sind (s. o.).

Das Risiko von Komplikationen und Todesfällen während der Hospitalphase liegt bei Frauen 20–50% über dem der Männer, zum Teil wegen der höheren Komorbidität. Auch die Rate an Akutkomplikationen und die prozedurassoziierte Mortalität nach Katheterinterventionen ist bei Frauen insgesamt höher als bei Männern. So fand das *Nationwide Inpatient Sample* bei der Analyse von 118 548 Prozeduren, dass sowohl bei elektiven wie auch bei akuten Interventionen die Hospitalsterblichkeit von Frauen 2fach erhöht ist [193].

Auch eine thrombolytische Therapie wird bei Frauen seltener oder später durchgeführt als bei Männern, wenngleich die Fibrinolytic Therapy Trialists Collaboration Group [52] in einer großen Metaanalyse eindeutig den Vorteil einer fibrinolytischen Therapie für Frauen mit einer absoluten Mortalitätsreduktion um 1,9%. belegte. Obwohl dieser günstige Therapieeffekt in beiden Geschlechtern vergleichbar ist, weisen Frauen eine höhere Mortalität als Männer auf (12,5 vs. 6,7%). Die Reperfusionsrate scheint in beiden Geschlechtern gleich zu sein, Reinfarkte sind allerdings bei Frauen häufiger. Darüber hinaus ist das Risiko eines hämorrhagischen Schlaganfalls unter thrombolytischer Therapie bei Frauen höher als bei Männern [68, 80, 167]. Zum Teil ist dieses Exzessrisiko durch das höhere Alter der Frauen, die höhere Prävalenz von Komorbiditäten und eine relative Überdosierung der Thrombolytika bei niedrigerem Körpergewicht der Frauen zu erklären. Trotzdem bleibt nach Adjustierung aller Risikofaktoren das weibliche Geschlecht weiterhin ein signifikanter unabhängiger Prädiktor für einen hämorrhagischen Schlaganfall unter Thrombolytika. Dieses höhere Risiko besteht vor allem bei jüngeren Frauen (<65 Jahre) [69, 108] und unterstreicht eindrücklich die Notwendigkeit einer engmaschigen Überwachung von Frauen unter thrombolytischer Therapie.

6.2.4 Operative Revaskularisation

Analog zur Situation bei katheterinterventionellen Eingriffen gibt es Hinweise auf ein höheres perioperatives Risiko von Frauen im Rahmen koronarchirurgischer Revaskularisationen: Die 30-Tage-Mortalität liegt bei Frauen um den Faktor 1,5-2 erhöht [47, 195]. Im Langzeitverlauf finden sich keine geschlechtsspezifischen Unterschiede. Ein Großteil des Exzessrisikos geht zu Lasten des höheren Risikoprofils bei Frauen zum Zeitpunkt der Operation: Sie sind meist älter, haben mehr kardiovaskuläre Risikofaktoren und Komorbiditäten [47]. Insbesondere das Vorhandensein eines Diabetes mellitus geht mit einer schlechteren Prognose nach Bypasschirurgie einher. Die Tatsache, dass auch bei jungen Frauen (<50 Jahre) das postoperative Risiko über dem der Männer liegt [184], spricht allerdings dafür, dass das weibliche Geschlecht per se einen Risikofaktor für die Exzessmortalität nach Bypassoperationen darstellt. Ein weiterer Grund für die erhöhte Mortalität bei Frauen könnte die seltenere Verwendung der Arteria mammaria interna sein. Nur 60–75% der bypassoperierten Frauen erhalten eine Arteria-mammaria-interna-Anastomose im Vergleich zu 86% der Männer [47].

Ansatzpunkte zur Verbesserung der postoperativen Prognose für Frauen sind konsequenter Ausgleich einer relevanten Anämie sowie kürzere postoperative Beatmungszeit durch optimales körpergewichtsbezogenes anästhesiologisches Management. Darüber hinaus wird empfohlen, eine postoperative Hyperglykämie mit ihren ungünstigen Auswirkungen auf Immunsystem und Wundheilung zu vermeiden und mittels kontinuierlicher Insulininfusionen eine möglichst normoglykämische Stoffwechselsituation anzustreben.

6.3 Herzinsuffizienz bei Frauen

V. STANGL

6.3.1 Grundlagen

Die Prävalenz der Herzinsuffizienz in Deutschland liegt bei Frauen und Männern vergleichbar bei 2–3%. Altersadjustiert finden sich geschlechtsspezifische Unterschiede hinsichtlich der Prävalenz: Sie ist bis zum 75. Lebensjahr bei Männern höher, ab dem 75. Lebensjahr bei Frauen. Im höheren Alter ist bei beiden Geschlechtern die koronare Herzerkankung ätiologisch führend, eine äthyltoxische Genese findet sich häufiger bei Männern. Bei jüngeren Frauen ist die arterielle Hypertonie die häufigste Ursache der Herzinsuffizienz, auch spielen Herzklappenerkrankungen eine größere Rolle. Die unterschiedliche Bedeutung des arteriellen Hypertonus in der Pathogenese der Herzinsuffizienz zeigt die Framingham Studie: Arterieller Hypertonus ist bei Männern mit einem 2fachen, bei Frauen jedoch mit einem 3fachen Herzinsuffizienzrisiko assoziiert [100]. Darüber hinaus entwickeln Frauen häufiger als Männer eine Herzinsuffizienz nach Myokardinfarkt oder Bypassoperation. Auch Diabetes mellitus ist bei Frauen als Risikofaktor stärker zu gewichten [137]. Die Tatsache, dass arterieller Hypertonus und Diabetes mellitus bedeutendere Risikofaktoren für Frauen sind, kann zum Teil erklären, dass Frauen häufiger eine diastolische Dysfunktion entwickeln, deren Prävalenz mit zunehmendem Alter kontinuierlich ansteigt.

Die Prognose für Frauen mit Herzinsuffizienz ist besser als bei Männern. In Framingham überlebten 38% der herzinsuffizienten Frauen 5 Jahre, dagegen nur 25% der Männer. Die Ursachen für den prognostischen Vorteil könnten darin zu sehen sein, dass Frauen in den Studien meist eine bessere linksventrikuläre Funktion haben, häufiger eine diastolische als eine systolische Dysfunktion aufweisen und der Herzinsuffizienz seltener eine ischämische Genese

zugrunde liegt [169]. Die prognostische Bedeutung einer ischämischen Genese der Herzinsuffizienz bei Frauen unterstreichen die SOLVD-Studien: Darin hatten Frauen häufiger eine ischämische Ätiologie ihrer Herzinsuffizienz mit der Folge, dass die 1-Jahr-Überlebensrate mit 78% sogar schlechter als die der Männer (83%) war [14]. Somit müssen bezüglich geschlechtsspezifischer prognostischer Aussagen sowohl die Ätiologie als auch der Schweregrad der linksventrikulären Funktionseinschränkung in Betracht gezogen werden.

Die Ursachen für die ätiologischen und prognostischen Unterschiede bei Herzinsuffizienz werden in der myokardialen Adaptation auf Druckbelastung vermutet. So geht chronische Druckbelastung bei Frauen mit einer stärkeren linksventrikulären Hypertrophie einher als bei Männern. Demzufolge sind weibliche Herzen entsprechend dem Laplace-Gesetz in gewissem Umfang besser in der Lage, die linksventrikuläre Wandspannung konstant und die LV-Funktion aufrecht zu halten. Allerdings tritt in fortgeschrittenen Stadien mit ausgeprägter Hypertrophie die linksventrikuläre Füllungsbehinderung in den Vordergrund, im Sinne eines „backward failure" infolge diastolischer Dysfunktion [173]. Bei Aortenstenosen zeigte sich, dass Frauen im Vergleich zu Männern eine besser erhaltene linksventrikuläre Funktion und eine geringere Dilatation haben [24].

6.3.2 Klinik und Diagnostik

In den meisten Herzinsuffizienzstudien weisen Frauen mehr Symptome auf als Männer, obwohl die LV-Funktion besser ist. Auch der Anteil von Frauen mit klinischen Zeichen einer Herzinsuffizienz ohne vorliegende linksventrikuläre Dysfunktion ist höher als bei Männern [169].

Ursächlich scheinen diesem Phänomen geschlechtsspezifische Unterschiede im linksventrikulären Remodeling bei chronischer Druckbelastung zugrunde zu liegen. So ist bei vergleichbarem enddiastolischen Druck der linksventrikuläre enddiastolische Volumenindex bei Frauen kleiner als bei Männern. Dieses unterschiedliche Druck-Volumen-Verhältnis könnte das Überwiegen einer diastolischen Dysfunktion und die ausgeprägtere Herzinsuffizienzsymptomatik trotz erhaltener systolischer Funktion erklären.

Auch in praktischen Gesichtspunkten der Patientenbetreuung zeigen sich Unterschiede; bei herzinsuffizienten Frauen werden Diagnostik und Therapie eher vom Allgemeinmediziner, bei Männern mehr von Kardiologen veranlasst. Insgesamt werden diagnostische Prozeduren wie Echokardiografie, nuklearmedizinische Verfahren und Belastungstests bei Frauen weniger oft durchgeführt.

6.3.3 Therapie

Obwohl Frauen im höheren Alter den Hauptanteil der Patientenpopulation mit Herzinsuffizienz ausmachen, ist ihr Anteil in den großen Herzinsuffizienzstudien mit 30% oder weniger relativ gering. Es liegen einige Subgruppenanalysen vor, aber die Studien waren nicht angelegt, geschlechtsspezische Fragestellungen zu beantworten. Demzufolge ist die Datenlage für Frauen weniger gut. Die aktuellen Leitlinien zur pharmakologischen Herzinsuffizienztherapie unterscheiden nicht zwischen Frauen und Männern; dennoch ist derzeit nicht eindeutig geklärt, ob Frauen im gleichem Maße von der Therapie profitieren, und ob sie die gleichen medikamentösen Therapiekombinationen in gleicher Dosierung wie Männer erhalten sollten.

6.3.3.1 ACE-Hemmer

ACE-Hemmer gehören zur evidenzbasierten medikamentösen Herzinsuffizienztherapie, ein prognostischer Vorteil wurde in vielen Endpunktstudien belegt. Allerdings ist diese Aussage für Frauen weniger gesichert, da Frauen in den Studien unterrepräsentiert waren. Metaanalysen, die Studien zu ACE-Hemmer-Therapie bei chronischer Herzinsuffizienz gepoolt haben, beschrieben Trends hin zu einem geringeren

Nutzen der ACE-Hemmer-Therapie bei Frauen im Vergleich zu Männern [56, 160]. So fand die kombinierte Analyse von 30 Studien zur ACE-Hemmer-Therapie bei Herzinsuffizienz eine Reduktion der herzinsuffizienzbedingten Mortalität und/oder Hospitalisation bei Männern um 37%, bei Frauen hingegen nur um 22% [56]. Andererseits zeigte eine weitere Metaanalyse, die die Effekte einer ACE-Hemmer-Therapie bei frühzeitiger Gabe nach Infarkt mit begleitender Herzinsuffizienz auf dem Boden einer linksventrikulären Dysfunktion untersuchte (SAVE, AIRE, TRACE), für beide Geschlechter vergleichbar günstige Effekte hinsichtlich Prognose und Hospitalisationsrate [54]. Bei Frauen mit asymptomatischer linksventrikulärer Dysfunktion hingegen scheint eine ACE-Hemmer-Therapie hinsichtlich Mortalität und Morbidität keinen Vorteil zu bringen [160]. Insgesamt ist die Frage, ob Frauen weniger von einer ACE-Hemmer-Therapie profitieren, nicht eindeutig geklärt.

Die häufigste Nebenwirkung einer ACE-Hemmer-Therapie – der Husten – findet sich bei Frauen etwa 1.5- bis 2fach häufiger als bei Männern [104, 168]. Hingegen wurden keine sexspezifischen Unterschiede hinsichtlich des Auftretens von Angioödemen und Urtikaria unter einer ACE-Hemmer-Therapie beschrieben [136].

6.3.3.2 Angiotensin-II-Typ-1-(AT1-) Antagonisten

Neben ACE-Hemmern sind Blocker des Angiotensin-II-Typ-1-(AT1-) Rezeptors eine wesentliche Säule in der Herzinsuffizienztherapie. Relevante pharmakokinetische geschlechtsspezifische Unterschiede wurden für die meisten Angiotensinrezeptorantagonisten nicht beobachtet [63, 81, 185]. Für Losartan und Telmisartan wurde eine 2fach erhöhte maximale Plasmakonzentration bei Frauen im Vergleich zu Männern beobachtet, ohne dass Dosismodifikationen für Frauen empfohlen wurden [81].

In den großen neueren Studien, die die Effekte von AT1-Rezeptor-Antagonisten bei Hypertonie (LIFE: „Losartan Intervention for Endpoint Reduction in Hypertension"; VALUE: „Valsartan Antihypertensive Long-term Use Evaluation"), Herzinsuffizienz (ELITE II: „Evaluation of Losartan In The Elderly"; Val-HeFT: Valsartan Heart Failure Trial", CHARM: „Candesartan in Heart failure: Assessment of Reduction in Mortality and morbidity") und nach Myokardinfarkt (VALIANT: „VALsartan In Acute myo-cardial iNfarcTion"; OPTIMAAL: „Optimal Trial in Myocardial Infarction with Angiotensin II Antagonist Losartan") prüften, werden über keine geschlechtsspezifischen Unterschiede berichtet. Insgesamt sind allerdings mit Ausnahme von LIFE mit einem Frauenanteil von 54% in allen Studien deutlich weniger Frauen eingeschlossen worden: VALUE 42%, ELITE II 30%, Val-HeFT 20%, CHARM overall 31%, VALIANT 31%, OPTIMAAL 29% [32, 37, 42, 86, 134, 135, 141].

6.3.3.3 Betablocker

Untersuchungen zur Bedeutung von Betablockern bei Herzinsuffizienz lassen vermuten, dass sie sich bei Männern im Trend prognostisch günstiger auswirken als bei Frauen. Sowohl in der MERIT-HF (Metoprolol), als auch in der Copernicus-Studie (Carvedilol) war in der Subgruppenanalyse die Mortalitätsreduktion für Frauen nicht signifikant. Nur in der Post-hoc-Analyse von CIBIS II (Bisoprolol) war der prognostische Vorteil für Frauen signifikant; er lag sogar über dem der Männer. Die insgesamt wohl weniger günstigen Daten für Frauen werden darauf zurückgeführt, dass neben dem geringeren prozentualen Anteil diese Frauen älter und kränker als das männliche Vergleichskollektiv waren. Poolt man die Ergebnisse dieser 3 großen Betablockerstudien bei Herzinsuffizienz in einer Metaanalyse (>8900 Patientinnen), findet sich auch bei Frauen eine signifikante Reduktion der Mortalität [60].

6.3.3.4 Aldosteronantagonisten

Klinische Studien geben keine Hinweise auf sexspezifische Unterschiede für Aldosteronantagonisten: Sowohl RALES („Randomized Aldactone Evaluation Study"), die den prognostischen Vorteil einer unspezifischen Aldosteronrezeptorblockade mit Aldactone bei 822 Patienten mit schwerer ischämischer und nichtischämischer Herzinsuffizienz (NYHA III–IV) zeigte, als auch EPHESUS („Eplerenone Post-Acute Myocardial Infarction Heart Filure Efficacy and Survival Study"), mit dem selektiven Aldosteronrezeptorantagonisten Eplerenon bei linksventrikulärer Dys-

funktion (EF < 40%) nach Myokardinfarkt, fanden in Subgruppenanalysen bei 27% (RALES) bzw. 28% (EPHESUS) eingeschlossenen Frauen keine sexspezifischen Unterschiede [141, 142].

6.3.3.5 Digitalis

Eine Post-hoc-Analyse der DIG-Studie, die die Effekte von Digoxin bei Herzinsuffizienz untersuchte, fand deutliche sexspezifische Unterschiede [148]. Anders als bei Männern war bei Frauen die Mortalität unter Digoxin im Vergleich zu Plazebo signifikant erhöht (33,1 vs. 28,9%) [148]. Ursächlich wird eine relative Überdosierung bei Frauen angeschuldigt; trotz niedrigerer verabreichter Dosierungen fanden sich höhere Digoxinserumspiegel als bei Männern. Eine weitere retrospektive Analyse der DIG-Studie unterstreicht die Bedeutung der Digitalisserumspiegel in diesem Kontext, da höhere Spiegel auch bei Männern mit einem Anstieg der Mortalität einhergehen, wohingegen niedrige Spiegel sich prognostisch eher günstig auszuwirken scheinen [149]. Es wird diskutiert, dass die erhöhte Mortalität unter hohen Digitalisspiegeln in beiden Geschlechtern auf arrhythmogene Ereignisse zurückzuführen ist.

Ein weiterer wichtiger Punkt ist die Hormonersatztherapie. Eine Analyse von HERS („Heart and Estrogen/Progestin Replacement Study") zeigte, dass Frauen unter Hormonersatztherapie, die zusätzlich noch eine Digitalistherapie einnahmen, eine erhöhte Inzidenz koronarer Ereignisse (nichttödlicher Myokardinfarkt, koronarer Tod) im ersten Jahr der Studie aufwiesen. Bei den Frauen ohne Digitalis fand sich dieser prognostisch ungünstige Effekt der Hormonersatztherapie nicht. Da die Digitalistherapie in dieser Studie nicht randomisiert wurde, bleibt unklar, ob die Frauen unter Digitalis kränker waren und dies die höhere Inzidenz koronarer Ereignisse erklärt [11]. In der DIG-Studie lag das mittlere Alter der Frauen bei 66 Jahren; die meisten Frauen waren somit postmenopausal. Die Einnahme einer Hormonersatztherapie wurde leider nicht erfasst, sodass keine Aussage darüber getroffen werden kann, ob eine Hormontherapie möglicherweise die sexspezifischen prognostisch ungünstigeren Effekte von Digitalis erklären kann.

6.4 | Frauenspezifische Aspekte tachykarder Herzrhythmusstörungen

N. Jochmann, V. Stangl

6.4.1 Grundlagen und Problemstellung

Mit zunehmendem Verständnis der pathophysiologischen Grundlagen von Arrhythmien gewinnen auch Erkenntnisse zu geschlechtsspezifischen Unterschieden an Bedeutung, die Einfluss auf das akute Management von Herzrhythmusstörungen haben können. Unterschiede in Anatomie und Physiologie, aber auch genetische und hormonelle Faktoren beeinflussen Inzidenz und Manifestation verschiedener Arrhythmien.

Die Ruheherzfrequenz ist bei Frauen im Mittel 3–5 Schläge höher als bei Männern [18, 102]. Dies wird einer veränderten intrinsischen Sinusknotenfrequenz, Unterschieden in der autonomen Innervation und einem zum Teil geringeren Trainingszustand zugeordnet [151]. Der Einfluss des Parasympathikus auf die Herzfrequenzvariabilität ist bei Frauen ausgeprägter, der Herzzyklus ist bei Männern länger [18, 101]. Bei Frauen schwankt die Länge des Herzzyklus während des physiologischen Menstruationszyklus und ist während der Menstruation am längsten. Nach autonomer Blockade finden sich keine zyklischen Schwankungen mehr [18]. Auffälligster Parameter im Ruhe-EKG ist die bereits 1920 erstmalig von Bazett beschriebene längere korrigierte QT-(QTc-)Zeit bei Frauen [7]. Die QTc-Zeit ist in der Kindheit bei beiden Geschlechtern gleich lang. Während der Pubertät kommt es bei Männern zu einer Verkürzung der QTc-Zeit, die mit ansteigenden Testosteronkonzentrationen in Zusammenhang gebracht

wird. Bei Frauen bleibt diese Verkürzung aus, sie haben ab der Adoleszens eine längere QTc-Zeit als Männer [116, 150]. Menstruationszyklus, Menopause und Schwangerschaft führen durch Konzentrationsschwankungen der Sexualsteroide zu unterschiedlicher Vulnerabilität des Myokards gegenüber Herzrhythmusstörungen; so zeigt sich z.B. ein gehäuftes Auftreten supraventrikulärer Tachykardien während der Lutealphase [117].

Bei Frauen finden sich häufiger Sinustachykardien, AV-Knoten-Reentrytachykardien sowie kongenitale und erworbene Long-QT-Syndrome. Bei Männern kommen AV-Blockierungen, Karotissinussyndrom, Vorhofflimmern, Wolff-Parkinson White-(WPW-)Syndrom, ventrikuläre Tachykardien und plötzlicher Herztod häufiger vor (Tabelle 6.4.1) [132].

Prinzipiell unterscheiden sich die diagnostischen und therapeutischen Ansätze bei Frauen und Männern nicht. Der Fokus soll in diesem Kapitel auf relevante frauenspezifische Aspekte einzelner Arrhythmien gelegt werden.

6.4.2 Supraventrikuläre Tachykardien

6.4.2.1 Paroxysmale supraventrikuläre Tachykardien

Unter paroxysmalen supraventrikulären Tachykardien werden Herzrhythmusstörungen zusammengefasst, die durch regelmäßige Vorhofde-

Tabelle 6.4.1. Geschlechtsspezifische Inzidenz kardialer Arrhythmien

Art der Arrhythmie	Weibliche Prädominanz	Männliche Prädominanz
▌ Bradykarde Rhythmusstörungen	– Sinusknotenerkrankung	– AV-Blockierungen – Karotissinussyndrom
▌ Supraventrikuläre Arrhythmien	– Sinustachykardie – AV-Knoten-Reentrytachykardie	– AV-Knoten-Reentrytachykardie (WPW-Syndrom) – Vorhofflimmern – Vorhofflattern
▌ Ventrikuläre Arrhythmien	– kongenitales/erworbenes Long-QT-Syndrom	– ventrikuläre Tachykardien – plötzlicher Herztod – Brugada-Syndrom

WPW Wolff Parkinson White

polarisationen und schmale QRS-Komplexe charakterisiert sind. Die AV-Knoten-Reentrytachykardie und die AV-Reentrytachykardie via akzessorische Leitungsbahnen machen den Großteil der paroxysmalen supraventrikulären Tachykardien aus.

Während die häufigste Form der paroxysmalen supraventrikulären Tachykardie, die AV-Knoten-Reentrytachykardie, bei Frauen doppelt so häufig wie bei Männern auftritt, besteht für die AV-Reentrytachykardie via akzessorische Leitungsbahnen eine männliche Prädominanz mit einem 2:1-Verhältnis. Dies gilt für das WPW-Syndrom, aber auch für weitere AV-Reentrytachykardien. Beim Vorliegen eines WPW-Syndroms ist das männliche Geschlecht ein Risikofaktor für das Auftreten von Vorhofflimmern und/oder Kammerflimmern [103, 132]. Für paroxysmale supraventrikuläre Tachykardien ist bei Frauen eine Abhängigkeit der Anfälle vom physiologischen Menstruationszyklus bekannt; in der Lutealphase, unter dem Einfluss relativ hoher Progesteronkonzentrationen, ist die Inzidenz am höchsten. Hohe Estradiolspiegel hemmen das Auftreten supraventrikulärer Tachykardien [132]. Bei Frauen mit einer prämenstruellen Häufung paroxysmaler supraventrikulärer Tachykardien in der Anamnese kann durch eine gezielte Durchführung einer elektrophysiologischen Untersuchung bzw. Katheterablation in der vulnerablen Zyklusphase die Wahrscheinlichkeit der Tachykardieinduzierbarkeit erhöht und gegebenenfalls der Erfolg der Behandlung günstig beeinflusst werden [117]. Bei rezidivierenden AV-Knoten-Tachykardien stellt die Katheterablation die Therapie der Wahl dar. Hinsichtlich Therapieerfolg und Komplikationen sind keine geschlechtsspezifischen Unterschiede bekannt [132].

6.4.2.2 Vorhofflimmern

Vorhofflimmern ist die häufigste Herzrhythmusstörung, allein in den USA sind 2,2 Millionen Menschen daran erkrankt. Zu den Risikofaktoren für Vorhofflimmern gehören Alter, Diabetes, Hyperthyreose, arterieller Hypertonus, Herzklappenerkrankungen, linksventrikuläre Dysfunktion und männliches Geschlecht.

Die Inzidenz von Vorhofflimmern ist bei Männern doppelt so hoch wie bei Frauen, Vorhofflattern tritt bei Männern 2,5fach häufiger auf. Die Gründe dafür sind weitgehend unklar

[132]. Eine zugrunde liegende koronare Herzerkrankung ist bei Frauen seltener, Herzklappenerkrankungen, arterieller Hypertonus und Hyperthyreose dagegen häufiger [10]. Frauen sind bei neu aufgetretenem Vorhofflimmern öfter symptomatisch, die Vorhofflimmerepisoden haben ein höhere Kammerfrequenz und dauern länger an als bei Männern [77, 132]. Arterielle Embolien als Komplikation von Vorhofflimmern werden bei Frauen häufiger beobachtet [21]. Insbesondere bei älteren Frauen (>70 Jahre) mit einem ischämischen Schlaganfall liegt häufiger als bei Männern eine kardioembolische Genese durch Vorhofflimmern vor [109]. Nach medikamentöser oder elektrischer Kardioversion scheint das Rezidivrisiko bei Frauen höher zu sein [170]. Für Proarrhythmien im Rahmen einer medikamentösen Rezidivprophylaxe durch Klasse-I- und III-Antiarrhythmika ist das weibliche Geschlecht ein eigenständiger Risikofaktor (s. 6.4.6). Vorhofflimmern ist bei Frauen mit einer 1,9fach erhöhten und bei Männern mit einer 1,5fach erhöhten Mortalität assoziiert [10]. Es wird postuliert, dass dieses frauenspezifische Exzessrisiko mit der insgesamt höheren Komplikationsrate unter der gängigen Therapie zusammenhängt [132].

6.4.3 Ventrikuläre Tachykardien

In 90% liegen ventrikulären Tachykardien strukturelle kardiale Erkrankungen, meist eine koronare Herzerkrankung, zugrunde. Aufgrund der niedrigeren Prävalenz der koronaren Herzerkrankung treten Kammertachykardien bei Frauen dementsprechend seltener auf [73]. Auch bei Vorliegen einer koronaren Herzerkrankung haben Männern im Vergleich zu Frauen ein 2,5fach erhöhtes Risiko für ventrikuläre Tachykardien. Als relevante Kofaktoren für das Auftreten von ventrikulären Tachykardien bei Frauen gelten Diuretikaeinnahme und QTc-Zeit-Verlängerung, bei Männern insbesondere die linksventrikuläre Auswurffraktion [151].

Idiopathische ventrikuläre Tachykardien treten ohne nachweisbare strukturelle kardiale Grunderkrankung auf. Sie können hinsichtlich ihres Ursprungsortes dem rechts- oder linksventrikulären Ausflusstrakt, oder dem linksventrikulären Septum zugeordnet werden. Die häufigste Form sind ventrikuläre Tachykardien der rechtsventrikulären Ausflussbahn, sie finden sich doppelt so oft bei Frauen, hingegen treten septale ventrikuläre

Tachykardien häufiger bei Männern auf, für ventrikuläre Tachykardien aus dem linksventrikulären Ausflusstrakt besteht keine geschlechtsspezifische Prädominanz [125].

6.4.4 Brugada-Syndrom

Das Brugada-Syndrom manifestiert sich mit polymorphen ventrikulären Tachykardien, die für circa die Hälfte aller plötzlichen Herztodesfälle ohne Vorliegen einer strukturellen Herzerkrankung verantwortlich sind. Der plötzliche Herztod bei Brugada-Patienten tritt typischerweise während des Schlafs in den frühen Morgenstunden auf. Das mittlere Manifestationsalter ist die dritte und vierte Lebensdekade. Das Brugada-Syndrom ist assoziiert mit einem rechtsschenkelblockartigen EKG-Bild und ST-Elevationen in den Brustwandableitungen V1–V3, kann aber auch völlig normal sein. Ein pathologischer kardialer Phänotyp liegt nicht vor. Der Erkrankung zugrunde liegend sind „Loss-of-Function-Mutationen" im Gen für den kardialen spannungsabhängigen Natriumkanal (SCN5A). Sie werden autosomal-dominant vererbt. Hinsichtlich des Auftretens der Mutationen bestehen keine geschlechtsspezifischen Unterschiede. Bekannt ist jedoch eine klare männliche Prädominanz bezüglich des Auftretens kardialer Symptome, die in einigen asiatischen Regionen mit einer 8fach höheren Penetranz des Syndroms bei Männern beschrieben wird. Die Gründe für diese deutliche männliche Prädominanz sind letztendlich unklar. Vermutet werden Einflüsse des Testosterons [82]. Passend zu dieser These zeigte sich bei 2 Männern mit typischen EKG-Veränderungen, die sich aufgrund eines Prostatakarzinoms einer chirurgischen Kastration unterziehen mussten, eine Normalisierung des Ruhe-EKG postoperativ [110].

6.4.5 Long-QT-Syndrome

Die Prävalenz von Long-QT-Syndromen ist bei Frauen höher als bei Männern. Pathogenetisch liegt den Long-QT-Syndromen eine Verlängerung der ventrikulären Repolarisation zugrunde, die sich im Ruhe-EKG mit einer Verlängerung der QTc-Zeit (über 460 ms) diagnostizieren lässt. Auf dem Boden der verlängerten Repolarisation können sich typischerweise Torsa-

de-de-Pointe-Tachykardien entwickeln, die Ursache von Synkopen und/oder dem plötzlichem Herztod sein können [27].

Unterschiede der elektrischen Repolarisation der Kardiomyozyten beider Geschlechter sind schon lange bekannt. Die bereits basal verlängerte QTc-Zeit bei Frauen wird mit für die höhere Inzidenz von Long-QT-Syndromen angeschuldigt. In diesem Kontext können auch funktionelle Modifikationen von Ionenkanälen durch Sexualsteroide eine Rolle spielen.

Angeborene Long-QT-Syndrome sind seltene, aber potenziell tödliche Erkrankungen. Zugrunde liegen Mutationen in myokardialen Ionenkanälen: „Loss-of-function-Mutationen" der Gene des langsamen und schnellen Kaliumkanals, „Gain-of-function-Mutationen" des Natriumkanals. Mittlerweile sind 300 Mutationen in 7 Genen (LQT-Gen 1–7) bekannt, welche für 60% der angeborenen Long-QT-Syndrome verantwortlich sind. Die Diagnostik umfasst Anamnese, Klinik und Verlängerung der QTc-Zeit im EKG. Eine normale QTc-Zeit im EKG schließt jedoch ein Long-QT-Syndrom nicht aus. Bei weiblichen Betroffenen mit Long-QT-Syndrom findet sich eine längere QTc-Zeit als bei Männern. 90% der Patienten werden bis zum 40. Lebensjahr symptomatisch. In Abhängigkeit vom Genotyp sind auslösende Faktoren wie körperliche Belastung, aber auch Schlaf oder plötzlich auftretende akustische Reize wie z. B. das Klingeln eines Weckers typisch [27]. Das 1979 initiierte internationale Long-QT-Syndrom-Register deckte geschlechtsspezifische Unterschiede im klinischen Verlauf auf: Das Risiko für das Auftreten eines kardialen Ereignisses ist vor der Pubertät bei Männern höher, sinkt aber nach der Pubertät ab. Bei Frauen verändert sich das Risiko für kardiale Ereignisse nach der Pubertät nicht. Beim LQT-1-Genotyp ist das Risiko eines rhythmogenen Ereignisses vor dem 15. Lebensjahr bei Männern höher. Zwischen dem 16. und dem 40. Lebensjahr dagegen ist das Risiko bei LQT-1- und 2-Trägerinnen erhöht. Die ereignisbezogene Letalität bei Vorliegen einer LQT-1- oder LQT-2-Mutation ist jedoch wiederum bei Männern höher [4]. Bei Frauen ist insbesondere die Postpartalperiode mit einem signifikant erhöhten Risiko für rhythmogene Ereignisse assoziiert. In der Therapie kommen Betablocker ohne intrinsische Aktivität und implantierbare Kardioverterdefibrillatoren zum Einsatz. Geschlechtsspezifische Unterschiede hinsichtlich der Effektivität dieser Therapien sind nicht bekannt [27].

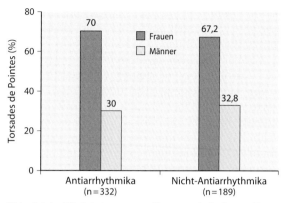

Abb. 6.4.1. Häufigkeit von medikamenteninduzierten Torsades-de-Pointes-Tachykardien in Abhängigkeit vom Geschlecht (mod. n. Bednar [8])

Auch die Inzidenz des *erworbenen Long-QT-Syndroms*, welches durch eine Vielzahl von Medikamenten, z.B. Antibiotika (z.B. Erythromycin), Psychopharmaka sowie Antiarrhythmika der Klasse I und III induziert werden kann, ist bei Frauen deutlich höher (Abb. 6.4.1) [8, 46, 99, 107]. Insbesondere Medikamente, welche über eine Blockade des schnellen Kaliumkanals ihre Wirkung entfalten, scheinen bei Frauen das Risiko für Torsade-de-Pointe-Tachykardien zu erhöhen [46]. Im Hundemodell findet sich nach Blockade des schnellen Kaliumkanals eine um 90% längere Repolarisation in weiblichen Purkinjefasern als in männlichen [1]. Weiter wird die Frage diskutiert, ob geschlechtsspezifische Unterschiede in Aktivität und/oder Dichte der Kaliumkanäle des weiblichen Herzens zu einer erhöhten Vulnerabilität unter Therapie mit den oben genannten Substanzen führen [98].

6.4.6 Medikamentöse antiarrhythmische Therapie

Man geht davon aus, dass Frauen ein um den Faktor 1,5–1,7 erhöhtes Risiko haben, unerwünschte Wirkungen auf ein verabreichtes Medikament zu erleiden [145]. Neben Unterschieden in der Physiologie kommen hierbei auch Unterschiede in Pharmakokinetik und Pharmakodynamik zum Tragen. Dies gewinnt insbesondere bei der Therapie mit Antiarrhythmika Bedeutung, da es sich hierbei um Substanzen mit einer engen therapeutischen Breite und potenziell lebensbedrohlichen Nebenwirkungen wie Torsade-de-Pointe-Tachykardien handelt.

Torsade-de-Pointe-Tachykardien als unerwünschte Wirkung einer antiarrhythmischen Therapie finden sich bei Frauen mindestens doppelt so häufig wie bei Männern [151]. Im Folgenden soll die Studienlage bezüglich einer Therapie mit Klasse-I- und -III-Antiarrhythmika hinsichtlich frauenspezifischer Aspekte dargestellt werden.

1991 stellte der „Cardiac Arrhythmia Suppression Trial" (CAST) die Therapie mit den Klasse-IC-Antiarrhythmika Encainid und Flecainid zur Suppression ventrikulärer Herzrhythmusstörungen in der Postinfarktphase in Frage. Obwohl in dieser Studie 19% Frauen eingeschlossen wurden, wurden keine geschlechtsspezifischen Analysen durchgeführt [177]. Eine Datenbankanalyse von über 3000 Patientinnen und Patienten, die Sotalol zur Therapie von supraventrikulären oder ventrikulären Herzrhythmusstörungen erhalten hatten, zeigte ein deutlich erhöhtes Risiko für Frauen (4,1%) verglichen mit Männern (1%), Torsade-de-Pointe-Tachykardien zu entwickeln [99]. Dieser geschlechtsspezifische Unterschied war unabhängig von der Dosierung und der basalen QTc-Zeit. Die Survival-With-Oral-D-Sotalol (SWORD)-Studie zur Wirkung von d-Sotalol bei Patienten mit vorangegangenem Myokardinfarkt wurde aufgrund einer erhöhten Exzessmortalität in der Verumgruppe abgebrochen. Weibliches Geschlecht war hierbei ein eigenständiger Risikofaktor [144]. Auch in der DIAMOND-(„Danish Investigations of Arrhythmia and Mortality on Dofetilide") Studie war weibliches Geschlecht ein Risikofaktor mit einer Odds Ratio von immerhin 3,2 für das Auftreten von Torsade-de-Pointe-Tachykardien [178]. Obwohl unter Amiodaron im Vergleich zu anderen Antiarrhythmika weniger Proarrhythmien auftreten, entwickeln Frauen auch bei diesem Klasse-III-Antiarrhythmikum doppelt so häufig Torsade-de-Pointe-Tachykardien wie Männer [107]. Anhand der aktuellen Studienlage lässt sich jedoch keine valide Aussage treffen, ob eine Therapie mit Amiodaron bei Frauen hinsichtlich der Prognose ungünstiger zu bewerten ist als bei Männern. Dies ist wiederum auf den geringen Anteil untersuchter Frauen und das häufige Fehlen von geschlechtsspezifischen Analysen zurückzuführen. Die CHF-Stat-Studie („Congestive Heart Failure Survival Trial of Antiarrhythmic Therapy"), welche die Therapie mit Amiodaron bei Patienten mit Herzinsuffizienz und asymptomatischen ventrikulären Herzrhythmusstörungen untersuchte, schloss z.B. nur 1% Frauen ein [162]. EMIAT („European Myocardial Infarct Amiodarone Trial") und CAMIAT („Canadian Amiodarone Myocardial Infarction Arrhythmia Trial"), die die Effekte von Amiodaron nach Myokardinfarkt untersuchten, hatten ebenfalls nur einen verhältnismäßig geringen Anteil von Frauen: 16 und 18%; in diesen Studien wurden keine geschlechtsspezifischen Analysen durchgeführt [22, 85]. GESICA („Grupe de estudio de la Sobrevida en la Insuficiencia Cardiaca en Argentina") evaluierte die Effekte einer niedrig dosierten Amiodarontherapie auf die Mortalität bei Patienten mit chronischer Herzinsuffizienz (EF≤35%) ohne symptomatische ventrikuläre Herzrhythmusstörungen. Obwohl nur 19% Frauen untersucht wurden, erbrachte die Subgruppenanalyse eine vergleichbare Reduktion von Mortalität und Hospitalisierung beider Geschlechter [45]. Auch eine retrospektive Analyse des „Multicenter UnSustained Tachykardia Trial" (MUSTT) mit 14% eingeschlossener Frauen zeigte keine geschlechtsspezifischen Unterschiede hinsichtlich rhythmogenem Tod, Herzstillstand und Gesamtmortalität bei Patientinnen und Patienten mit koronarer Herzkrankheit, einer eingeschränkten linksventrikulären Ejektionsfraktion und spontanen nichtanhaltenden VT [154].

Zusammenfassend lässt sich sagen, dass Frauen unter antiarrhythmischer Therapie mehr Proarrhythmien erleiden als Männer. Ob dies jedoch Einfluss auf die Prognose bei Frauen unter antiarrhythmischer Therapie nimmt, ist anhand der aktuellen Studienlage nicht klar. In der Initialphase einer medikamentösen Therapie mit Antiarrhythmika der Klasse I und III sollte bei Frauen unter Berücksichtigung des erhöhten Risikos für Torsade-de-Pointe-Tachykardien ein kontinuierliches Rhythmusmonitoring und eine engmaschige Kontrolle der Serumspiegel der verabreichten Substanzen sowie der QTc-Zeit erfolgen.

6.4.7 Plötzlicher Herztod

Für das Auftreten eines plötzlichen Herztodes, dem in Deutschland jährlich etwa 80000 Menschen zum Opfer fallen, gibt es eine deutliche Abhängigkeit von Alter, Geschlecht und Vorliegen einer kardialen Grunderkrankung. Der plötzliche Herztod ist definiert als Tod innerhalb einer Stunde nach dem akuten Einsetzen klinischer Symptome. Bei Männern wie bei Frauen lassen sich in einem ähnlich hohen Prozentsatz (92 vs. 88%) Arrhythmien als Ursache

des plötzlichen Herztodes identifizieren. Kammerflimmern und ventrikuläre Tachykardien sind hierbei die mit Abstand führenden Herzrhythmusstörungen. Eine Asystolie ist bei Frauen im Vergleich zu Männern häufiger die initiale Arrhythmie [2, 151]. In Autopsiestudien findet sich bei Männern in 80–90% eine koronare Herzkrankheit. Bei weiblichen Opfern des plötzlichen Herztodes liegen in einem deutlich geringeren Anteil atherosklerotische Herzerkrankungen vor [84]. Andere strukturelle Herzerkrankungen wie eine dilatative Kardiomyopathie oder Herzklappenerkrankungen sind bei weiblichen Überlebenden eines Herztodes häufiger; bei 10% lässt sich keine strukturelle Herzerkrankung diagnostizieren [132].

Bei beiden Geschlechtern zeigt sich in den letzten Jahren ein Rückgang der Inzidenz des plötzlichen Herztods. Diese Abnahme ist bei Frauen allerdings geringer ausgeprägt. Die Inzidenz steigt bei prämenopausalen Frauen sogar tendenziell an [151]. Das Risiko für einen plötzlichen Herztod nimmt mit dem Alter zu, wobei das Maximum bei Frauen 20 Jahre später als bei Männern beobachtet wird; dennoch haben Frauen in jeder Altersgruppe ein wesentlich niedrigeres Risiko, an einem plötzlichen Herztod zu versterben. Eine Erklärung hierfür ist die geringere Prävalenz der koronaren Herzerkrankung bei Frauen; männliches Geschlecht ist allerdings auch bei Vorliegen einer koronaren Herzerkrankung ein Risikoprädiktor für einen plötzlichen Herztod [2].

Die Risikofaktoren eines plötzlichen Herztods unterscheiden sich bei Frauen und Männern. Daten hierzu liefert die *Nurses-Health-Studie*, eine prospektive Kohortenstudie aus den USA mit 121701 Frauen und einem Beobachtungszeitraum über 20 Jahre [2]. Ein früherer Myokardinfarkt erhöht bei Frauen das Risiko für einen plötzlichen Herztod um den Faktor 4,4. 94% der Frauen, die an einem plötzlichen Herztod versterben, haben zumindest einen kardiovaskulären Risikofaktor. Starker Nikotinkonsum (>25 Zigaretten/Tag) ist hierbei mit einem relativen Risiko von 4,0 der stärkste Risikofaktor. Arterieller Hypertonus und Diabetes verdoppeln jeweils das Risiko. Übergewicht und eine positive Familienanamnese für einen Myokardinfarkt eines Elternteils in jungen Jahren (<60 Jahre) sind moderate Risikofaktoren. Im Gegensatz zu Männern stellt eine Hyperlipoproteinämie keinen eigenständigen Risikofaktor dar [2]. Psychosoziale Aspekte scheinen bei Frauen deutlichen Einfluss auf das Risiko für einen plötzlichen Herztod zu nehmen. In einer Studie, die retrospektiv 64 weibliche Opfer des plötzlichen Herztodes untersuchte, erbrachte die multivariate Analyse eine Risikoerhöhung bei psychiatrischen Erkrankungen, starkem Alkoholkonsum, Rauchen, niedrigem Bildungsstatus und Kinderlosigkeit [171].

Diese Unterschiede in Epidemiologie und Risikofaktorenprofil legen nahe, dass es sich beim plötzlichen Herztod bei Frauen um ein heterogenes Phänomen handelt, welches schwieriger als bei Männern vorherzusagen und somit zu verhindern ist. 65–70% der plötzlichen Herztodesfälle bei Frauen – verglichen mit 50% bei Männern – treten ohne eine bekannte kardiale Grunderkrankung auf und sind somit präventiven Maßnahmen weitgehend entzogen. Die Überlebenswahrscheinlichkeit eines plötzlichen Herztodes wird bei Männern mit 15%, bei Frauen mit 11% angegeben [151].

Eine Risikostratifizierung mittels elektrophysiologischer Testung scheint bei Frauen von geringerem Nutzen zu sein: Männliches Geschlecht ist ein unabhängiger Prädiktor für die Induzierbarkeit einer ventrikulären Tachykardie [151, 154]. Die linksventrikuläre Auswurffraktion, deren Einschränkung ein gewichtiger Risikofaktor für einen plötzlichen Herztod ist, ist bei Frauen mit überlebtem Herzstillstand im Mittel höher. Auch weitere, bei Männern anerkannte prädiktive Marker, wie eine linksventrikuläre Hypertrophie, sind bei Frauen nicht von gleicher Wertigkeit [151].

Unabhängig von möglichen geschlechtsspezifischen Unterschieden hinsichtlich der Grunderkrankung, lässt sich hinsichtlich des prognostischen Vorteils von Patienten, die nach stattgehabtem Reanimationsereignis mit einem implantierbaren Cardioverterdefibrillatorsystem (ICD) versorgt wurden, aufgrund der vorliegenden Daten kein Unterschied erkennen [34, 65]. Frauen profitieren ebenso wie Männer von einer prophylaktischen ICD-Implantation bei Vorliegen einer ischämischen Kardiomyopathie ohne symptomatische ventrikuläre Tachykardie [65]. Die Komplikationsraten einer ICD-Implantation sind bei beiden Geschlechtern vergleichbar [139].

6.5 ▍ Die Frau in der Schwangerschaft in der Intensivmedizin

V. Stangl, H.-J. Trappe

6.5.1 Grundlagen und Problemstellung

Schwangerschaften werden in 1% der Fälle durch maternale kardiovaskuläre Erkrankungen kompliziert. Zum einen können vorbestehende Erkrankungen wie Klappenvitien in der Schwangerschaft dekompensieren, zum anderen können sich kardiovaskuläre Erkrankungen erstmals während der Schwangerschaft manifestieren und die Schwangerschaft durch Erhöhung des maternalen sowie des fetalen Risikos komplizieren.

Um den metabolischen Erfordernissen des Fetus gerecht zu werden, kommt es während der Schwangerschaft zu komplexen Adaptationsvorgängen des kardiovaskulären Systems [90, 120]. Durch hormonelle Umstellungen sowie Salz- und Wasserretention nimmt im Verlauf der Schwangerschaft das Blutvolumen um 40% zu,

was einer ausgeprägten Vorlasterhöhung gleichkommt. Darüber hinaus steigt die Herzfrequenz um 10–20%, das Herzzeitvolumen (HZV) um 40% an. Bei Zwillingsschwangerschaften kann die HZV-Zunahme sogar bis zu 65% betragen. Diese komplexen schwangerschaftsbedingten hämodynamischen Veränderungen beginnen mit der 6. Woche und erreichen ihr Maximum zwischen der 28. und 32. Schwangerschaftswoche. Neben der chronischen Belastung durch die Schwangerschaft gibt es weitere spezifische Gefährdungsmomente, die mit dem Geburtsvorgang sowie der postpartalen Phase assoziiert sind: Schmerzen, Wehen und psychischer Stress führen zu einem zusätzlichen Herzfrequenz- und HZV-Anstieg und erhöhen weiter das Risiko einer kardialen Dekompensation. So steigt das HZV während der Wehentätigkeit um 50% an, der Sauerstoffverbrauch ist um den Faktor 3 erhöht. Auch die frühe postpartale Phase birgt spezifische Risiken: Nach Aufhebung der Cavakompression durch den Fetus sowie durch die postpartale Uteruskompression kommt es zu einer plötzlichen Erhöhung des venösen Rückstroms im Sinne einer deutlichen Vorlasterhöhung. Entsprechend nimmt der pulmonalkapilläre Verschlussdruck unmittelbar postpartal zwischen 20 und 40% zu. Diese Vorlasterhöhung kann in den nächsten Tagen durch Mobilisation und verstärkte intravasale Wiederaufnahme extravasaler Flüssigkeit weiter verstärkt werden. Das nichtgravide Blutvolumen wird erst nach 4–6 Wochen wieder erreicht [120].

Die genaue Kenntnis kardialer Adaptationsvorgänge und die daraus resultierenden krankheitsspezifischen Belastungen des maternalen Kreislaufs sind Vorraussetzung für die Risikoabschätzung bei herzkranken Patientinnen vor geplanter Schwangerschaft und für die adäquate Betreuung der herzkranken Frau während der Schwangerschaft.

Das intensivmedizinische Management während der Schwangerschaft ist erschwert, da sowohl diagnostische Verfahren (z. B. Vermeidung von Strahlenbelastung) als auch medikamentöse und interventionelle Therapieformen (teratogenes Risiko) nur begrenzt eingesetzt werden können. Bei Therapieentscheidungen müssen sowohl das mütterliche Risiko im Sinne einer Verschlechterung der kardialen Situation bis hin zu lebensbedrohlichen Zuständen als auch das fetale Risiko wie Abort, Frühgeburt oder Malformationen in Betracht gezogen werden.

6.5.2 Mütterliche und kindliche Herzrhythmusstörungen

H.-J. Trappe

6.5.2.1 Grundlagen

Herzrhythmusstörungen während einer Schwangerschaft sind nicht selten und können Mutter und Fetus betreffen. Als Mechanismen tachykarder Rhythmusstörungen kommen gesteigerte und abnorme Automatie, getriggerte Aktivität und kreisförmige Erregungen („reentry") entlang anatomischer Bahnen oder funktioneller Hindernisse in Betracht [194]. Bei der gesteigerten und abnormen Automatie handelt es sich um eine Erregungsbildungsstörung, die durch Verlust eines stabilen Ruhemembranpotenzials mit Veränderung transmembranärer Ionenströme entsteht. Bei der getriggerten Aktivität besteht keine Möglichkeit der spontanen Arrhythmieentwicklung, sondern Auslöser der Erregungen sind depolarisierende Nachpotenziale, die im Anschluss an ein Aktionspotenzial entstehen („afterdepolarizations"). Bei der kreisenden Erregung („reentry") kommt es zu einer Leitungsverzögerung mit unidirektionaler Leitung und Wiedereintritt eines Impulses in das Gewebe [179]. Klassische Beispiele für Reentrymechanismen sind Tachykardien aufgrund akzessorischer Leitungsbahnen (Wolff-Parkinson-White-Syndrom) oder AV-Knoten-Reentrytachykardien. Nach heutiger Vorstellung liegen auch dem Vorhofflattern und Vorhofflimmern kreisförmige Erregungen zugrunde [180].

6.5.2.2 Problemstellung

Herzrhythmusstörungen sind während einer Schwangerschaft nicht ungewöhnlich, führen aber bei Patientinnen, Angehörigen und behandelnden Ärzten oft zu großen Problemen [5, 176]. Auf der einen Seite ist unklar, ob und wie die entsprechenden Arrhythmien behandelt werden sollen und auf der anderen Seite werden mögliche Risiken für Mutter und Kind durch Rhythmusstörungen und/oder eine medikamentös-antiarrhythmische Behandlung befürchtet [49, 131]. Besonders problematisch sind Diagnostik und Behandlung von fetalen Rhythmusstörungen, da neben Überlegungen zum geeignetsten Vorgehen auch Fragen zur bestmöglichen Applikation von Medikamenten bei bedrohlichen fetalen Tachyarrhythmien offen sind [15, 48, 72]. In diesem Kapitel sollen daher klinische Aspekte der Akuttherapie tachykarder oder bradykarder Herzrhythmusstörungen während einer Schwangerschaft besprochen und auch das Management fetaler Arrhythmien berücksichtigt werden.

6.5.2.3 Diagnostik

■ Diagnostik bei der Mutter

Von entscheidender Bedeutung in der Diagnostik von Herzrhythmusstörungen sind neben einer genauen Erhebung der Anamnese sowie des körperlichen Untersuchungsbefundes (Herz-

Lungen-Auskultation, Pulsqualitäten, Blutdruck, Herzinsuffizienzzeichen, Pulsdefizit) vor allem das 12-Kanal-Oberflächen-Elektrokardiogramm und das 24-Stunden-Langzeit-EKG, die bei systematischer Analyse und Interpretation in den meisten Fällen zu einer richtigen Diagnose führen [158]. In Einzelfällen können auch neuere technische Methoden wie Eventrekorder oder transtelefonische EKG-Übermittlung zum Nachweis von Herzrhythmusstörungen beitragen. Andere diagnostische nichtinvasive Verfahren sind zur Beurteilung von Grund- oder Begleiterkrankungen notwendig. Hier kommt besonders der transthorakalen und transösophagealen Echokardiografie eine große Bedeutung zu, da angiografische oder röntgenologische Verfahren während einer Schwangerschaft nicht oder nur eingeschränkt zur Verfügung stehen [50, 161]. Es ist daher unumgänglich, bei Schwangeren mit Rhythmusstörungen allein aus anamnestischen, klinischen und nichtinvasiven Untersuchungsbefunden ein detailliertes Risikoprofil zu erstellen [191].

▌ Diagnostik beim Fetus

Manchmal gelingt die Differenzierung von Rhythmusstörungen in der Echokardiografie, mittels M-mode- oder Doppleruntersuchung [35, 50]. Es besteht kein Zweifel, dass die nichtinvasive Doppleruntersuchung der venösen Flussgeschwindigkeiten im Fetus wertvollen klinischen Aufschluss über den Zustand des Feten geben kann [55]. Da die Flussgeschwindigkeitskurven ein Spiegelbild der fetalen Herzfunktion sind, können sie Hinweise auf pathophysiologische Veränderungen geben, welche im fetalen Herzen während verschiedener klinischer Situationen auftreten. Die Analyse der Vena-cava-inferior-Druckkurve erlaubt in den meisten Fällen eine Differenzierung von supraventrikulären oder ventrikulären Extrasystolen bzw. der verschiedenen Tachykardieformen [55, 79, 111].

6.5.2.4 Erfordernisse und Voraussetzungen

Für die adäquate Behandlung von Patientinnen mit tachykarden Rhythmusstörungen sind einige *Erfordernisse* notwendig, die Anatomie, Elektrophysiologie und Klinik betreffen. So muss bei jeder Tachykardie geklärt werden, um welche Formen und Mechanismen es sich handelt. Neben der Festlegung von Arrhythmietyp und -mecha-

nismus ist die genaue Beurteilung von Symptomatik und hämodynamischer Situation während der Rhythmusstörung notwendig. Palpitationen sind zwar häufige Symptome einer Arrhythmie, in ihrer Wertigkeit aber sehr unspezifisch [179]. Tachykardien werden in der Regel vom Patienten sofort registriert und meistens als bedrohlich empfunden. Sie können paroxysmal auftreten, wenige Sekunden bis zu Stunden anhalten oder als Dauertachykardie („unaufhörliche" – „incessant" Tachykardie mit mehr als 50% Tachykardiezyklen pro Tag) imponieren. Sie können plötzlich beginnen und plötzlich enden oder einen langsamen Anfang und ein langsames Ende haben [194]. Die klinische Symptomatik wird neben der Herzfrequenz vor allem von der Grunderkrankung und der Pumpfunktion des Herzens bestimmt. Während supraventrikuläre Tachykardien überwiegend beim Herzgesunden vorkommen, in der Regel gut toleriert werden und meistens nicht mit schweren hämodynamischen Beeinträchtigungen einhergehen, sind ventrikuläre Tachykardien häufiger bei Patienten mit kardialer Grunderkrankung zu beobachten, werden oft schlecht toleriert und gehen mit Zeichen eines verminderten Herzzeitvolumens (Angst, Unruhe, Schweißausbruch, Hypotonie) einher [179–181].

Voraussetzung einer adäquaten Behandlung ist, neben der richtigen Einschätzung der klinischen Situation, die exakte Beurteilung der Rhythmusstörungen im 12-Kanal-Oberflächenelektrokardiogramm [158, 194]. Bei adäquater und genauer EKG-Analyse ist eine richtige Diagnose sicher in >90% der Fälle möglich. Weitere Voraussetzungen zur adäquaten Behandlung von Rhythmusstörungen während einer Schwangerschaft liegen jedoch in der richtigen Auswahl der Medikamente, vor allem in der Abschätzung hämodynamischer Wirkungen bei der Mutter und teratogener Wirkungen beim Kind [197].

6.5.2.5 Arzneimittelwirkungen in der Schwangerschaft

Arzneimittelrisiken in der Schwangerschaft können heute vor der Marktzulassung prinzipiell im Tierexperiment beurteilt werden. Die tatsächliche schädigende Potenz eines Medikamentes lässt sich dagegen erst nach Markteinführung durch epidemiologische Untersuchungen abschätzen. Es hat sich gezeigt, dass die Empfindlichkeit des Embryos gegenüber toxischen Einflüssen von seinem Genotyp abhängt, d.h.

die Wirkung von Pharmaka beim Menschen und verschiedenen Tierarten werden durch eine spezifische hereditäre Suszeptibilität verständlich [197]. Auch von Mensch zu Mensch kann die genetisch determinierte Empfindlichkeit gegenüber Teratogenen variieren. Die Empfindlichkeit des Embryos gegenüber toxischen Einflüssen hängt von seinem Entwicklungsstadium ab: In der Präimplantationsphase (vor der Einnistung im Uterus) ist der Embryo weitgehend unempfindlich gegen toxische Einflüsse (Abb. 6.5.1). In der anschließenden Organogenese (Embryonalentwicklungsphase) ist er dagegen besonders empfindlich gegen toxische Einflüsse verschiedenster Art. Besonders in den Tagen 15–60 nach der Befruchtung werden beim Menschen Fehlbildungen am ehesten ausgelöst. Während der Entwicklung der Gewebe (Histiogenese) und der anschließenden Reifung der Organfunktionen nimmt der Grad der Empfindlichkeit gegenüber toxischen Einflüssen wieder ab [156, 197]. Obgleich das teratogene Risiko während der ersten 8 Wochen nach Befruchtung am größten ist, können medikamentöse Neben-

wirkungen für den Fetus auch im weiteren Verlauf der Schwangerschaft auftreten. In jedem Fall soll eine Verabreichung von Medikamenten, insbesondere im ersten Trimenon, wenn irgendwie möglich, vermieden werden [48].

6.5.2.6 Klassifikation, Nebenwirkungen und Toxizität von Antiarrhythmika

Für die medikamentöse Therapie von Herzrhythmusstörungen stehen Antiarrhythmika der Klassen I–IV nach der Vaughan-Williams-Klassifikation zur Verfügung [187]. Diese Medikamente sind seit langem bekannt und für die meisten liegen ausreichende Erfahrungen über den Einsatz während einer Schwangerschaft und deren Auswirkungen auf den Feten vor [153]. Von der amerikanischen „Food and Drug Administration" (FDA) wurden die antiarrhythmisch wirksamen Medikamente in Kategorien A–D unterteilt, je nach Risiko für Schwangere und/ oder Fetus (Tabelle 6.5.1). Für die meisten antiarrhythmisch wirksamen Medikamente ist eine

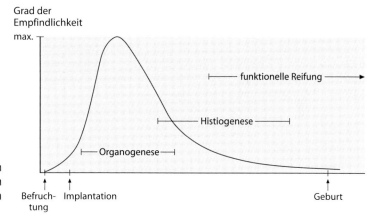

Abb. 6.5.1. Änderung der embryonalen Empfindlichkeit gegen toxische Einflüsse im Verlauf der Schwangerschaft (mod. n. Wilson [197])

Tabelle 6.5.1. Risikoeinteilung antiarrhythmisch wirksamer Medikamente hinsichtlich ihrer Teratotoxizität und Embryotoxizität in der Schwangerschaft (mod. n. Chow [28])

Kategorie	Kontrollierte Studien vorhanden	Tierexperimentelle Studien	Klinische Studien	Beurteilung
A	+	kein Risiko	kein Risiko	kein Risiko
B	–	Risiko	kein Risiko	kein Risiko
		kein Risiko	–	kein Risiko
C		Risiko	–	Risiko möglich
		–	–	Risiko möglich
D	–	Risiko	Risiko	Risiko

+ vorhanden, – nicht vorhanden

Tabelle 6.5.2. Wirkungen, Nebenwirkungen und Risiko von Antiarrhythmika oder Medikamenten mit antiarrhythmischer Wirkung (mod. n. Page [130, 131])

Medikament	VW	FDA	Plazenta gängig	Terato-toxisch	SWS-Empf	NW
▌ Chinidin	Ia	C	ja	nein	++	Thrombopenie, TdP
▌ Procainamid	Ia	C	ja	nein	++	nicht bekannt
▌ Disopyramid	Ia	C	ja	nein	+	Uteruskontraktion
▌ Lidocain	Ib	C	ja	nein	++	Bradykardie, ZNS
▌ Mexiletin	Ib	C	ja	nein	+	Bradykardie
▌ Phenytoin	Ib	*	ja	ja	–	Retardierung, fetale Missbildungen
▌ Flecainid	Ic	C	ja	nein	+	nicht bekannt
▌ Propafenon	Ic	C	ja	nein	++	nicht bekannt
▌ Propranolol	II	C	ja	nein	++	Bradykardie, Wachstumsverzögerung, Apnoe, Hypoglykämie
▌ Metoprolol	II	C	ja	nein	++	BB-Effekte
▌ Sotalol	III	B	ja	nein	+	BB-Effekte
▌ Amiodaron	III	D	ja	unklar	–	Hypothyreose Wachstumsverzögerung, vorzeitige Geburt
▌ Verapamil	IV	C	ja	nein	+	Bradykardie, AV-Block, Hypotonie
▌ Diltiazem	IV	C	nein	unklar	–	nicht bekannt
▌ Digoxin	–	C	ja	nein	++	niedriges Gewicht
▌ Adenosin	–	C	nein	nein	++	nicht bekannt

BB Betablocker, *Empf* Empfehlung, *FDA* FDA-Klassifikation, *G* Geburt, *NW* Nebenwirkungen, *SWS* Schwangerschaft, *TdP* Torsade-de-pointes-Tachykardien, *VW* Vaughan-Williams-Klassifikation, *ZNS* zentrales Nervensystem, + akzeptabel, ++ empfohlen, – nicht empfohlen, * Kontraindikation

Anwendung während der Schwangerschaft möglich, teratotoxische Effekte sind in der Regel nicht bekannt, sieht man einmal von Phenytoin, Amiodaron und Diltiazem ab (Tabelle 6.5.2). Diese Antiarrhythmika sollten in einer Schwangerschaft nicht verabreicht werden [39, 105, 143]. Obgleich der Einsatz der meisten antiarrhythmisch wirksamen Medikamente in der Regel möglich ist und die Risiken offensichtlich nur gering sind, besteht Übereinstimmung darin, dass kein Medikament absolut sicher und ohne Gefahren ist, und dass die beste Therapie darin besteht, Medikamente in der Schwangerschaft, wenn irgend möglich, zu vermeiden [131]. Ist eine Indikation zur antiarrhythmisch-medikamentösen Behandlung aufgrund von Symptomatik, Hämodynamik oder prognostischer Relevanz gegeben, sollte die niedrigste Dosis gewählt werden, die zu einem zufrieden stellenden Therapieergebnis führt. Medikamente

mit kurzer Halbwertszeit sollten durch das geringere Risiko einer Akkumulation solchen mit längeren Halbwertszeiten vorgezogen werden [28].

6.5.2.7 Phase der Intensivbehandlung

▌ Phase der Intensivbehandlung bei der Mutter

▌ **Supraventrikuläre Tachykardien.** Therapeutische Maßnahmen der ersten Wahl sind bei supraventrikulären Tachykardien (atriale Tachykardien, AV-Knoten-Reentrytachykardien, „Circus-movement-Tachykardien" bei akzessorischen Leitungsbahnen) vagale Manöver, die leicht durchzuführen sind und durch parasympathische Stimulation zu einer Blockierung oder Leitungsverzögerung im AV-Knoten und so zur Terminierung von den Tachykardien führen, deren Impulsausbreitung den AV-Knoten miteinbezieht [159, 179, 194]. Beim Versagen vagaler Manöver hat Adenosin das Spektrum der bisher verfügbaren Medikamente nicht nur erweitert, sondern macht es aufgrund seiner extrem kurzen Halbwertszeit von wenigen Sekunden zu einem Medikament der ersten Wahl bei supraventrikulären Tachykardien [180]. Adenosintriphosphat wird als Bolus verabreicht und sollte initial in Dosen von 9 mg, 12 mg oder 18 mg gegeben werden (Erfolgsrate etwa 90%). Fetotoxische Effekte von Adenosin sind nicht bekannt (Tabelle 6.5.2). Eine Alternative ist, besonders bei AV-Knoten-Reentrytachykardien, die Applikation von Verapamil (10 mg i.v. über 3 min, Reduktion der Dosis auf 5 mg bei vorbestehender Betablockerbehandlung oder arterieller Hypotonie [$RR_{syst} < 100$ mmHg]). Besonders bei Verapamil-Gabe ist jedoch auf eine mütterliche Hypotension zu achten, die zu einer fetalen Hypoperfusion führen kann und unbedingt vermieden werden muss [28, 156]. Als weitere therapeutische Alternative ist prinzipiell auch die medikamentöse Intervention mit Ajmalin (50–100 mg i.v. über 5 min) anzusehen, vor allem bei Patienten mit „circus-movement-Tachykardien", bei denen dieses Medikament eine hohe Effektivität hat. Allerdings liegen keine adäquaten Daten zur Anwendung von Ajmalin bei schwangeren Frauen vor. Die Ergebnisse in den Tierstudien sind zur Beurteilung der Auswirkungen auf Schwangerschaft, embryonale Entwicklung oder Entbindung unzureichend. Ajmalin sollte daher in der Schwangerschaft nur in Notfällen angewendet werden. Falls daher die genannten medikamentösen Maßnahmen nicht erfolgreich sind oder nicht in Betracht kommen, sollte eine elektrische Kardioversion R-Zacken-getriggert in Kurznarkose erfolgen; geringe Energiemengen mit 10–50 Joules sind vielfach zur erfolgreichen Tachykardieterminierung ausreichend [121, 131]. In Ausnahmefällen wurden während einer Schwangerschaft bei nicht anderweitig zu beeinflussenden Tachykardien als „Ultima Ratio" erfolgreich Katheterablationen durchgeführt [44, 64, 129].

▌ **Vorhofflimmern und Vorhofflattern.** Diese Rhythmusstörungen kommen bei Frauen im gebärfähigen Alter fast immer nur bei einer vorbestehenden Herzerkrankung vor oder sind mit einer Hyperthyreose assoziiert [175]. Von entscheidender Bedeutung der therapeutischen Op-

tion bei Vorhofflimmern ist die hämodynamische Situation: Bei instabiler Hämodynamik sollte unverzüglich eine elektrische Kardioversion mit 50–100 Joule in Kurznarkose durchgeführt werden, ebenso bei neu aufgetretenem Vorhofflimmern (Dauer < 48 h) [192]. Bei stabiler Hämodynamik ist auch eine medikamentöse Konversion möglich, wobei aufgrund der langjährigen Erfahrung, besonders in den USA, Chinidin (Tabelle 6.5.2), Klasse-Ia-, und Klasse-Ic-Antiarrhythmika zur Kardioversion geeignet sind [28]. Chinidin sollte wegen der Gefahr einer 1:1-Überleitung der atrialen Flatterwellen jedoch nur in Kombination mit einem Betablocker eingesetzt werden. Zur Frequenzkontrolle eines persistierenden Vorhofflimmerns kommen Digoxin, Metoprolol und Propranolol in Frage [28]; ist unter diesen Medikamenten allein oder in Kombination keine zufrieden stellende Frequenzkontrolle zu erreichen, kann Verapamil hinzugefügt werden, wobei allerdings auf mütterliche Hypotension und potenziell folgende Hypoperfusion der Plazenta zu achten ist.

▌ **Supraventrikuläre Extrasystolie.** Supraventrikuläre Extrasystolen gehören sicher mit zu den häufigsten Rhythmusstörungen während einer Schwangerschaft [161]. Sie sind in der Regel harmlos und ohne prognostische Bedeutung. Patientinnen mit atrialer Extrasystolie sollten daher per se nicht behandelt werden, sondern über die Harmlosigkeit der Rhythmusstörung informiert und aufgeklärt werden. Sollte trotz entsprechender Maßnahmen eine klinisch unakzeptable Symptomatik bestehen bleiben, sind Betablocker Medikamente der ersten Wahl. Selektive β_1-Rezeptoren-Blocker wie Metoprolol sind besonders geeignet, da sie β_2-typische Effekte wie uterine Relaxation oder periphere Vasodilatation vermeiden (Tabelle 6.5.2). Zudem haben sie möglicherweise geringere Nebenwirkungen (intrauterine Wachstumsverzögerung, fetale Bradykardie, Hypoglykämie) als nichtselektive Betablocker und sollten diesen daher vorgezogen werden [70].

▌ **Ventrikuläre Tachykardien.** Obgleich anhaltende ventrikuläre Tachykardien (Dauer > 30 s) bei Schwangeren selten sind, liegen Berichte über morphologische, elektrophysiologische und therapeutische Details vor; Kammertachykardien sind bei herzgesunden Schwangeren vor allem im rechtsventrikulären Ausflusstrakt lokalisiert [146]. Auch ventrikuläre Tachykardien aus dem linken Ventrikel (idiopathische linksventrikuläre Tachykardien), die hämodynamisch meist gut toleriert werden, sind bei Schwangeren bekannt [130]. Ventrikuläre Tachykardien gehen bei Schwangeren mit kardialer Grundkrankheit vielfach mit einer schlechteren Prognose einher als bei Herzgesunden [28]. Bei hämodynamischer Instabilität ist die sofortige elektrische Kardioversion mit 50–100 Joules durchzuführen und auch die Anwendung höherer Energiemengen (100–360 Joules) ist nach den vorliegenden Berichten für Mutter und Kind ohne Risiko [53, 131]. Bei stabiler Hämodynamik erscheint eine Tachykardieterminierung initial mit Procainamid sinnvoll, wobei für Patientinnen mit akuter myokardialer Ischämie auch Lidocain eine therapeutische Möglichkeit ist; Ajmalin scheint prinzipiell ebenfalls eine Alternative zu sein; es muss aber auch an dieser Stelle darauf hingewiesen werden, dass die Auswirkung von Ajmalin auf den Verlauf einer Schwangerschaft unklar ist und dieses Medikament deshalb nur in Notfällen angewendet werden darf [28]. Wenn ein Klasse-III-Antiarrhythmikum eingesetzt werden soll, muss Amiodaron wegen seiner bekannten Nebenwirkungen sehr zurückhaltend angewendet werden, zumal über die Sicherheit einer Amiodaronanwendung in der Schwangerschaft nur wenige Erfahrungen vorliegen [182]. Amiodaron ist jedoch in jedem Fall aufgrund seiner geringeren negativen Inotropie und der niedrigeren Proarrhythmierate (für Mutter und Kind) dem Sotalol vorzuziehen [105, 175]. Auch

über erfolgreiche Behandlungen von ventrikulären Tachyarrhythmien mit Magnesium liegen nur vereinzelte Fallberichte vor. Es ist zu bemerken, dass die Magnesiumapplikation zu mütterlicher Hypothermie und fetaler Bradykardie führen kann [23, 186]. In seltenen Fällen hat auch Verapamil bei rechts- und/oder linksventrikulären Tachykardien seinen Stellenwert [30].

▮ **Kammerflattern und Kammerflimmern.** Lebensgefährliche ventrikuläre Rhythmusstörungen können durch Kammerflattern, Kammerflimmern oder Torsade-de-pointes-Tachykardien bei langem QT-Syndrom oder Brugada-Syndrom auch im Rahmen einer Schwangerschaft auftreten [28, 78, 182] (Abb. 6.5.2) Es ist unstrittig, dass die Akuttherapie solcher Rhythmusstörungen nur in der sofortigen elektrischen Defibrillation mit oder ohne Reanimation liegen kann. Nach erfolgreicher Reanimation ist auch für Schwangere die Implantation eines automatischen Defibrillators als *die* therapeutische Option anzusehen [78, 126, 138]. Natale und Mitarbeiter [126] stellten 1997 die Befunde einer multizentrischen Studie von 44 Patientinnen vor, bei denen wegen Kammerflimmern und/oder Kammertachykardien ein automatischer Defibrillator entweder abdominell (42 Frauen: 96%) oder transvenös (2 Frauen: 4%) implantiert wurde. Während des Schwangerschaftsverlaufs wurden bei 11 Frauen (25%) Entladungen des ICD-Systems beobachtet (1–11 Schocks; im Mittel 0,66 ± 1,9 Schocks), während bei 33

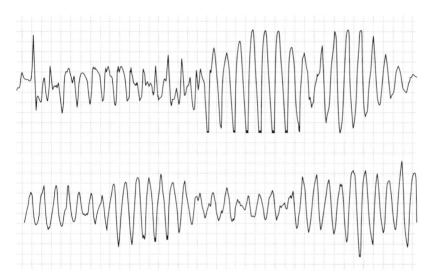

Abb. 6.5.2. Monitor-EKG einer selbstlimitierenden Torsade-de-pointes-Tachykardie bei einer schwangeren Patientin (31. Schwangerschaftswoche) nach Einnahme von 3×80 mg Sotalol

Schwangeren (75%) keine Arrhythmien mit ICD-Intervention beobachtet wurden. Bei 39 Patientinnen (89%) wurden gesunde Kinder geboren, 1 Kind (2%) wurde tot geboren, 2 Kinder (4%) waren zu klein, bei 1 Kind (2%) kam es zu einer Hypoglykämie und bei 1 Patientin (2%) wurde die Schwangerschaft (nicht durch ICD bedingt) unterbrochen. Die Kinder der Patientinnen mit ICD-Entladungen während der Schwangerschaft zeigten keinerlei Auffälligkeiten, sodass sowohl die ventrikulären Tachyarrhythmien als auch die ICD-Schocks offensichtlich keine nennenswerten Effekte auf das fetale Gedeihen haben [126].

▮ **Ventrikuläre Extrasystolie.** Das Vorkommen ventrikulärer Extrasystolen ist während einer Schwangerschaft nicht ungewöhnlich, in der Regel, besonders bei Herzgesunden, harmlos, ohne prognostische Relevanz und nicht therapiebedürftig [28, 156]. Sollte aufgrund der klinischen Symptomatik, trotz Aufklärung über die Harmlosigkeit der Extrasystolen, eine Indikation zur Behandlung gegeben sein, kommen vor allem β_1-selektive Betablocker vom Typ des Metoprolol in Frage (Tabelle 6.5.2). Spezifische Antiarrhythmika der Klasse I oder der Klasse III (Sotalol) sollten aufgrund bekannter Nebenwirkungen und möglicher proarrhythmischer Effekte nicht oder nur mit größter Zurückhaltung eingesetzt werden [28, 74, 161].

▮ **Differenzialtherapie bradykarder Arrhythmien.** Symptomatische Bradykardien sind während einer Schwangerschaft selten [161]. In einer Serie von 92000 Schwangerschaften wurde nur bei 0,02% ein kompletter AV-Block festgestellt [115]. In einigen Fällen können Sinusbradykardien oder Sinusknotenstillstände durch Uteruskompression der Vena cava inferior mit unzu-

reichendem venösen Rückfluss bedingt sein [138] (Abb. 6.5.3). In seltenen Fällen sind aber auch komplette AV-Blockierungen beschrieben worden [47, 75, 97]. Die therapeutischen Möglichkeiten liegen in der temporären oder permanenten Schrittmacherimplantation, wobei anstatt röntgenologischer Durchleuchtung die Echokardiografie als bildgebendes Verfahren eingesetzt werden sollte [38]. Ab dem 60. Tag einer Schwangerschaft scheinen auch röntgenologische Techniken nur ein sehr geringes Risiko für das Kind zu haben, besonders mit den heutigen modernen Röntgengeräten [131]. Die vorliegenden (wenigen) Fallberichte beschrieben problemlose und erfolgreiche Schrittmacherimplantationen, die für den Verlauf der Schwangerschaft keine nachteiligen Folgen hatten [47, 75, 97].

▮ **Antiarrhythmische Notfalltherapie bei Rhythmusstörungen des Fetus**

Die Behandlung fetaler Rhythmusstörungen ist für alle Beteiligten sicherlich eine besondere Herausforderung und erfordert eine enge Kooperation von Gynäkologen, Kardiologen und Neonatologen. Das grundsätzliche Problem fetaler Rhythmusstörungen besteht darin, dass die Mütter der Kinder ja nicht lebensbedroht erkrankt sind, sondern die Feten, bei denen aufgrund der kardialen Funktionsbeeinträchtigung ein tachykardiebedingter Hydrops fetalis entstehen kann [57, 58]. In einer Zusammenstellung von 11 Arbeiten, die sich zwischen 1991 und 2002 mit dem Thema „fetale Tachyarrhythmien" beschäftigten, wurde beschrieben, dass Vorhofflattern bei 26,2% Ursache der fetalen Arrhythmien war und supraventrikuläre Tachykardien in 73,2% der Fälle. Die Häufigkeit der Entwicklung eines Hydrops fetalis war bei Vorhofflat-

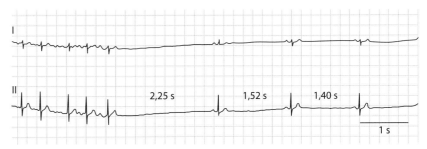

Abb. 6.5.3. Extremitäten-EKG-Ableitungen II und III bei einer schwangeren Patientin (23. Schwangerschaftswoche) mit rezidivierendem Schwindel. Nachweis von Vorhofflimmern (erste 4 QRS-Komplexe, dann Sinusrhythmus nach einer Pause von 2,25 s)

tern und supraventrikulären Tachykardien etwa gleich (38,6 bzw. 40,5%), ebenso wie die Rate eines intrauterinen Kindstodes (8,0 bzw. 8,9%) [94].

▌ **Antiarrhythmische Therapie der Mutter.** In der Regel werden fetale Arrhythmien durch eine Medikamentengabe der Mutter behandelt. Die Behandlung der Rhythmusstörungen besteht in der Regel in einer Applikation von Medikamenten mit/ohne antiarrhythmische(r) Effektivität, entweder allein oder in Kombination [3]. Als Medikamente kommen vor allem Digoxin, Adenosin, Betarezeptorenblocker, Flecainid und Propafenon in Betracht [83, 172]. Kürzlich berichteten Anderer und Mitarbeiter [3] über eine erfolgreiche Kombinationstherapie mit Flecainid und Digoxin bei einer 32-jährigen Patientin in der 25. Schwangerschaftswoche; eine persistierende fetale supraventrikuläre Tachykardie mit einer Frequenz von 267/min, die zu einem Hydrops geführt hatte, wurde mit Flecainid und Digoxin erfolgreich behandelt, die Tachykardie konvertierte nach 19 Tagen in einen normofrequenten Sinusrhythmus und 36 Tage nach Therapiebeginn waren keine Zeichen der Herzinsuffizienz mehr sichtbar. In der 38. Schwangerschaftswoche wurde ein gesunder Knabe entbunden. Auch andere Berichte bestätigen erfolgreiche Konversionen atrialer Tachyarrhythmien in einen Sinusrhythmus unter einer Flecainid-Applikation [57, 58]. Khositseth und Mitarbeiter berichteten 2003 über 3 Fälle mit Hydrops fetalis bedingt durch supraventrikuläre tachykarde Rhythmusstörungen, die erfolgreich durch Kombinationen von Amiodaron und Digoxin bzw. Digoxin, Procainamid und Propranolol behandelt wurden [89].

▌ **Direkte transplazentare fetale antiarrhythmische Therapie.** Ist die Tachykardie durch Behandlung der Mutter nicht zu beeinflussen, muss das Medikament und/oder Antiarrhythmikum direkt appliziert werden. Hier sind die intraamniale, intraperitoneale und intravenöse (Nabelschnurvene) Injektion möglich. Die Medikamentenapplikation in die Nabelschnurvene, die unter Ultraschallkontrolle durchgeführt wird, erlaubt gleichzeitig ein direktes Drugmonitoring [124]. Bevorzugte Medikamente zur Behandlung fetaler Tachyarrhythmien sind Digoxin, Betarezeptorenblocker, Flecainid, Amiodaron und Adenosin [76, 79, 106]. Obgleich in der Literatur keine systematischen Studien zur antiarrhythmischen

Therapie fetaler Rhythmusstörungen vorliegen, ist in Einzelfällen beim hydropischen Fetus über erfolgreiche Behandlungen mit transplazentarer Applikation von Antiarrhythmika berichtet worden [124]. Bereits 1988 wurde von Gembruch über den Fall einer Patientin in der 24. Schwangerschaftswoche berichtet, bei der aufgrund einer supraventrikulären Tachykardie (Frequenz 240/min) ein schwerer Hydrops vorlag [57]. Die transplazentare Applikation von Amiodaron in die Umbilikalvene führte zur Terminierung der Tachykardie und zum dann komplikationslosen Schwangerschaftsverlauf [59]. Obgleich durch Amiodaron eine konnatale Hypothyreose ausgelöst werden kann, sind die meisten Neugeborenen jedoch unauffällig, auch solche, die direkt wegen fetaler Rhythmusstörungen intrauterin behandelt wurden [67].

6.5.2.8 Monitoring und Messtechnik

Das *Monitoring* einer schwangeren Patientin mit bradykarden oder tachykarden Herzrhythmusstörungen dient zur kontinuierlichen Erfassung hämodynamischer Parameter. Gerade bei ventrikulären Tachykardien, Kammerflattern oder Kammerflimmern kann es innerhalb von Sekunden zu einer signifikanten Verschlechterung der Vitalfunktion kommen, sodass bei jeder Patientin mit solchen Rhythmusstörungen ein standardisiertes Basismonitoring durchgeführt werden sollte. Für Patientinnen mit Rhythmusstörungen besteht das Basismonitoring in einer kontinuierlichen EKG-Überwachung und Blutdruckregistrierung, die bei Schwangeren besonders sorgfältig durchgeführt werden sollten, da signifikante Blutdruckabfälle zu einer Minderung der plazentaren Durchblutung führen können. In der Regel ist die konventionelle Blutdruckmessung nach Riva-Rocci (RR) ausreichend.

Die *messtechnische apparative Ausstattung* zur Behandlung von Patienten mit tachykarden Herzrhythmusstörungen beschränkt sich auf ein 12-Kanal-EKG-Gerät, Monitormessplatz mit kontinuierlicher EKG-Registrierung und akustischem Systolensignal, EKG-Kanal-Schreiber, Defibrillator und transthorakalem Schrittmacher. Gerade die EKG-Überwachung ist für Rhythmuspatienten eine conditio sine qua non und es soll in diesem Zusammenhang darauf hingewiesen werden, dass sich die Standard-Extremitäten-EKG-Ableitung-II für die kontinuierliche EKG-Registrierung besonders bewährt hat, da diese Ableitung parallel zur elektrischen Herzachse liegt, und P-Wellen, QRS-Komplexe und T-Wellen am besten analysierbar sind. Für die Betreuung von schwangeren Rhythmuspatientinnen auf Intensivstationen sind Geräte zur Defibrillation, Reanimation und antibradykarden Stimulation bereitzuhalten, wenngleich diese „elektrotherapeutischen Maßnahmen" eher selten sind. Externe elektrische Kardioversionen oder Defibrillationen zur Behandlung supraventrikulärer und/oder ventrikulärer Tachyarrhythmien hat man in jedem Stadium der Schwangerschaft ohne Hinweise auf besondere Komplikationen mit Energiemengen von 50–400 Joules durchgeführt [36, 53, 128]. Da in vereinzelten Fällen fetale Rhythmusstörungen als Folge einer Kardioversion oder Defibrillation beschrieben wurden, ist neben der Überwachung der mütterlichen Herzaktion auch eine Überwachung der fetalen Herztätigkeit notwendig [53]. Elektrische Kardioversionen oder Defibrillationen sind für den Feten unbedenklich, da Feten von Säugetieren eine hohe Schwelle für die Induktion von Kammerflimmern besitzen und die Stromdichte, die den Uterus erreicht, klein ist [40]. Unterstützt werden diese Überlegungen durch Natale, der 1997 berichtete, dass 10 von 11 Frauen mit Entladungen eines automatischen Defibrillators gesunde Kinder zur Welt brachten; ein Kind verstarb intrauterin an einer Nabelschnurstrangulation [126].

Bei Patientinnen, die notfallmäßig defibrillert oder kardiovert werden müssen, sollten die Elektroden so platziert werden, dass das Herz möglichst optimal vom fließenden Strom getroffen wird. Zumeist wird eine Elektrode vorne unter der rechten Klavikula angesetzt, eine andere Elektrode wird in der mittleren Axillarlinie auf Mamillenhöhe (5. ICR links) aufgesetzt. Auf jeden Fall ist darauf zu achten, dass unter den Elektroden hinreichend Gel vorhanden ist, und dass kein Elektrodengel die beiden Elektroden verbindet, da sonst Energie auf der Oberfläche abgeleitet wird, ohne das Myokard zu erreichen.

6.5.2.9 Diagnostikschema/Behandlungsschema

Das klinische Bild von Schwangeren mit Rhythmusstörungen reicht von der asymptomatischen Patientin bis hin zur Patientin mit Herz-Kreislauf-Stillstand als schwerwiegendster Form einer malignen Herzrhythmusstörung [112]. Palpita-

tionen sind zwar häufige Symptome einer Arrhythmie, in ihrer Wertigkeit aber sehr unspezifisch. Tachykardien werden in der Regel von einer Patientin sofort registriert und meistens als bedrohlich empfunden. Die Analyse von tachykarden Rhythmusstörungen sollte nach einem *Diagnostikschema* erfolgen, das zur Klärung von Tachykardietyp und -mechanismus führt. Wichtige klinische Befunde wie Tachykardiefrequenz, Vorliegen eines regelmäßigen oder unregelmäßigen Pulses und charakteristischer Befunde im Bereich der Halsvenen erlauben in vielen Fällen bereits eine klinische Diagnose der vorliegenden Tachyarrhythmie; charakteristische klinische Befunde wie „Froschzeichen", das als „Pfropfung" im Bereich der Halsvenen durch simultane Kontraktionen von Vorhof und Kammern beobachtet wird, sind hilfreiche Zeichen für die Diagnose einer AV-Knoten-Reentry- bzw. „Circus-movement"-Tachykardie bei akzessorischer Leitungsbahn [194, 196]. Andere, relativ leicht zu erhebende Befunde wie niedriger Blutdruck, Kreislaufdepression bis hin zum kardiogenen Schock weisen auf das Vorliegen ventrikulärer Tachyarrhythmien hin.

Das *Behandlungsschema* muss sich bei schwangeren Patientinnen an mehreren Parametern orientieren: zunächst einmal an Symptomatik, Mechanismus und Form der Rhythmusstörung, am Zeitpunkt der Schwangerschaft (Organogenese, Histiogenese), an der Pharmakologie der verfügbaren Medikamente mit den Risiken hämodynamischer und/oder teratogener Wirkungen. Es ist unbestritten, dass während der gesamten Schwangerschaft alle Medikamente nur mit größter Zurückhaltung verabreicht werden sollten und zu *jedem Zeitpunkt* eine kritische Beurteilung über Wirkung, Nebenwirkung und Risiken der Behandlung für Mutter und Kind erfolgen muss. Für schwangere Patientinnen mit supraventrikulären Tachykardien sollten in jedem Fall vagale Manöver versucht werden, die leicht durchzuführen sind, eine akzeptable Effektivität haben und für Mutter und Kind ohne Risiko sind. Andere Maßnahmen medikamentöser oder „elektrischer" Art sind eher zurückhaltend zu sehen, wenngleich für jedes Verfahren Erfolge bei Schwangeren berichtet wurden, und auch Katheterablationen supraventrikulärer Tachykardien wurden bei Schwangeren erfolgreich durchgeführt. Allerdings handelt es sich bei den vorgelegten Berichten oft lediglich um Fallbeschreibungen. Auch bei ventrikulären Tachyarrhythmien kommen prinzipiell alle therapeutischen Verfahren in Betracht, von der „Tablette bis zur Defibrillatortherapie". Es ist unbestritten, dass bei ventrikulären Rhythmusstörungen neben einer symptomatischen Behandlung auch Überlegungen zur Verbesserung der Prognose von Mutter und Kind eine entscheidende Rolle spielen. Es ist sicher wichtig darauf hinzuweisen, dass nach vorliegenden Studienergebnissen Kardioversionen und Defibrillationen ohne Risiko für Schwangere und Fetus durchgeführt werden können, und dass selbst eine Defibrillatorimplantation bei lebensgefährlichen ventrikulären Tachyarrhythmien offensichtlich keinen negativen Einfluss auf den Verlauf der Schwangerschaft hat und in überwiegender Zahl nach dem Ende der Schwangerschaft Mutter und Kind „wohlauf" waren. Es muss in diesem Zusammenhang besonders betont werden, dass für den Erfolg einer Behandlung eine enge Kooperation zwischen Intensivmediziner, Kardiologe, Gynäkologe und Neonatologe unbedingt erforderlich ist.

6.5.2.10 Erfolgskontrolle

Eine erfolgreiche Behandlung von Rhythmusstörungen lässt sich bei tachykarden Rhythmusstörungen, bei Vorhofflimmern oder Vorhofflattern durch Terminierung der Arrhythmien sofort nachweisen. Die Kontrolle einer wie auch immer durchgeführten „Rhythmustherapie" muss bei einer schwangeren Patientin jedoch auch zu einer Überprüfung der hämodynamischen Parameter der Mutter und zu einer Beurteilung kardialer/hämodynamischer Befunde beim Feten führen. Hier sind enge Kooperationen zwischen Kardiologie und Gynäkologie notwendig, und die Kontrolluntersuchungen der Schwangeren und des Feten müssen nach Terminierung der Rhythmusstörungen in jedem Fall kardiologische und gynäkologische Aspekte umfassen.

6.5.2.11 Stellung im therapeutischen Gesamtkonzept

Supraventrikuläre und/oder ventrikuläre Herzrhythmusstörungen sind während einer Schwangerschaft nicht selten. Obgleich sicherlich die meisten Rhythmusstörungen harmlos und für den Verlauf der Schwangerschaft unbedeutend sind, können Herzrhythmusstörungen auch schwerwiegend sein und zum Tod von Mutter

und Fetus führen. Es ist daher unumgänglich, dass vor der Entscheidung einer antiarrhythmisch-medikamentösen Behandlung oder einer nichtpharmakologischen therapeutischen Intervention eine enge Kooperation zwischen Gynäkologen, Kardiologen und Neonatologen stattfinden sollte, um geeignete Maßnahmen zu diskutieren, die mit einem möglichst geringen Risiko für Schwangere und Fetus einhergehen. Trotz notwendig zu beachtender Besonderheiten der Arzneimitteltherapie während einer Schwangerschaft können alle bekannten supraventrikulären und/oder ventrikulären Arrhythmien adäquat behandelt und auch komplizierte Schwangerschaften erfolgreich beendet werden. Das therapeutische Gesamtkonzept umfasst daher neben der antiarrhythmischen Behandlung, sicher mehr als bei anderen Erkrankungen, eine Vielzahl von hämodynamischen, endokrinologischen und neurohumoralen Parametern der Schwangeren und des Fetus, die alle gesondert und im Zusammenhang erfasst, analysiert und gegebenenfalls beeinflusst werden müssen, um nicht nur einen „erfolgreichen" weiteren Schwangerschaftsverlauf zu ermöglichen, sondern auch eine risikolose Geburt eines gesundes Kindes durch eine gesunde Mutter zu gewährleisten.

6.5.3 Arterielle Hypertonie in der Schwangerschaft

V. Stangl

6.5.3.1 Grundlagen

Bluthochdruck kompliziert 5–10% der Schwangerschaften. Eine Hypertonie in der Schwangerschaft ($\geq 140/90$ mmHg) ist mit einer erhöhten mütterlichen und fetalen Morbidität und Mortalität assoziiert. Die schwangerschaftsunabhängige (vorbestehende) Hypertonie manifestiert sich per definitionem entweder schon vor der Schwangerschaft oder bis zur 20. Gestationswoche und kompliziert zirca 1–5% der Schwangerschaften; die schwangerschaftsbedingte Hypertonie entwickelt sich de novo nach der 20. Gestationswoche und wird in 5–10% der Schwangerschaften beobachtet. In Abhängigkeit vom Vorliegen einer Proteinurie (> 300 mg/24 h) unterscheidet man zwischen Gestationshypertonie (ohne Proteinurie) und Präklampsie/Gestose (mit Proteinurie). Eine Pfropfgestose bezeichnet eine Präeklampsie, die sich auf eine chronische arterielle Hypertonie „aufgepfropft" hat.

▌ Definition der Schwangerschaftshypertonie

▌ Schwangerschaftsbedingte Hypertonie
▌ ohne Proteinurie:
– Gestationshypertonie
▌ mit Proteinurie:
– Präeklampsie (= Gestose)
– Pfropfgestose (aufgepfropft auf eine chronische Hypertonie, Nephropathie, Diabetes mellitus, Kollagenose)

▌ Schwangerschaftsunabhängige (vorbestehende) Hypertonie
▌ Chronische Hypertonie
▌ Primäre (essenzielle) Hypertonie
▌ Sekundäre Hypertonie (renal, endokrin, und andere)

Die Präeklampsie entwickelt sich meist nach der 20. Schwangerschaftswoche. Neben der Proteinurie finden sich bei der Präeklampsie Ödeme, vor allem im Gesicht und an den Händen [16, 175]. Besonders schwere Verlaufsformen der Schwangerschaftshypertonie sind Eklampsie und HELLP („hemolysis, elevated liver enzymes, low platelets counts")-Syndrom. Die Eklampsie geht mit tonisch-klonischen Krämpfen einher, die meist schnell nach einer Episode mit Kopfschmerzen, Sehstörungen, Übelkeit und Erbrechen sowie abdominellen Beschwerden auftreten können. Das HELLP-Syndrom wird durch gleichzeitig bestehende Gerinnungsstörungen, Leber- und Nierenfunktionsveränderungen und Thrombozytopenie definiert.

6.5.3.2 Klinik und Diagnostik

Leitsymptom ist die Blutdruckerhöhung auf über 140/90 mmHg. Bei der Präeklampsie findet sich oft eine Umkehr des Tag-Nacht-Rhythmus mit nächtlichem Anstieg der Blutdruckwerte. Die morgendlichen Messwerte, die oft niedriger ausfallen, spiegeln das Risiko bei der Präeklampsie nicht ausreichend wider. Deshalb sollte bei Verdacht auf Präeklampsie oder sehr wechselnden Blutdruckwerten eine 24-Stunden-Langzeitblutdruckmessung durchgeführt werden. Regelmäßige Gewichtskontrollen sind wichtig, um Ödeme rechtzeitig zu erfassen. Insbesondere eine schnelle Gewichtszunahme (> 0,5 kg/Woche) und Entwicklung von Ödemen an Händen und im Gesicht sind Warnsignale im Hinblick auf eine drohende Präeklampsie. Bei schwerer Präeklampsie finden sich auch Symptome wie Kopfschmerzen, Schwindel, Augenflimmern sowie Oberbauchbeschwerden mit Übelkeit und Erbrechen. Weitere schwerwiegende Komplikationen bei Präeklampsie sind hypoxisch bedingtes Hirn- oder Lungenödem. Eine Eklampsie, die vor allem in den letzten Wochen vor der Geburt oder peripartal auftritt, entwickelt sich meist auf dem Boden einer zu spät diagnostizierten Präeklampsie. Die tonisch-klonischen eklamptischen Krämpfe sind aufgrund von Aspirationsgefahr, Laryngospasmus und Atemstillstand mit einer erhöhten mütterlichen Mortalität (20%) assoziiert [123].

Bei klinisch-chemischen Untersuchungen ist auf die Proteinausscheidung im Urin zu achten. Eine Schwangerschaftsproteinurie liegt vor, wenn mehr als 0,3 g/24 h ausgeschieden werden bzw. mehr als 1 g/l im Mittelstrahlurin oder Katheterurin bei 2 aufeinander folgenden Messungen (Mindestabstand 4 h) gefunden werden. Bei schwerer Hypertonie/Präeklampsie sollten darüber hinaus folgende Laborwerte kontrolliert werden, um ein HELLP-Syndrom rechtzeitig zu erfassen: Gerinnung, Haptoglobin (Hämolyse), Kreatinin, Harnstoff, Serumtransaminasen, Elektrolyte, Gesamteiweiß. Beim HELLP-Syndrom, das sich auf dem Boden einer Durchblutungsstörung der Leber entwickelt, finden sich neben einer hämolytischen Anämie und Thrombozytopenie (< 100 000/ml) Leberfunktionseinschränkungen (oft nur mäßige Erhöhung von GOT und GPT). Klinisch gehen rechtsseitige Oberbauchbeschwerden (schmerzhafte Stauungsleber), die nicht immer mit Hypertonie und Proteinurie einhergehen müssen, den Laborveränderungen oft voraus. Schwere Komplikationen sind Niereninsuffizienz, intrazerebrale Blutungen, Leberruptur, disseminierte intravasale Gerinnung sowie vorzeitige Plazentaablösung mit Asphyxie des Feten [41]. Der intrauterinen Überwachung des Feten kommt bei der Schwangerschaftshypertonie große Bedeutung zu. CTG und Doppler-Sonografie-Kontrollen gehören zum Standard.

6.5.3.3 Therapie

Aufgrund der noch weitgehend unklaren Pathogenese der Präeklampsie/Eklampsie ist eine Prävention schwierig und konzentriert sich auf die Identifizierung und engmaschige Beobachtung von Hochrisikopatientinnen.

▮ Risikofaktoren für eine Präeklampsie

- ▮ Präeklampsie in früherer Schwangerschaft
- ▮ Mehrlingsschwangerschaft
- ▮ familiäre Belastung
- ▮ Übergewicht
- ▮ chronische Hypertonie
- ▮ Diabetes oder Insulinresistenz
- ▮ Kollagenosen
- ▮ thrombophile Risikofaktoren
  (z. B. Faktor-V-Leiden-Mutation)
- ▮ Nierenerkrankung
- ▮ erhöhte Testosteronspiegel
- ▮ schwarze Hautfarbe

Diskutiert wird die präventive Bedeutung einer frühzeitigen Gabe von Aspirin (100 mg), das über Hemmung der Cyclooxygenase die Entstehung einer Gestose bei Hochrisikopatientinnen verhindern soll. Die Hypertoniebehandlung sollte – insbesondere bei Vorliegen von Symptomen – bei diastolischen Blutdruckwerten über 95 mmHg beginnen, mit dem Zielwert der Senkung unter 90 mmHg [13, 41]. Allerdings sollte sie nicht zu rasch erfolgen, um die plazentare Perfusion nicht zu sehr zu beeinträchtigen [13, 41]. Die schwere symptomatische Hypertonie >170/110 mmHg erfordert eine sofortige Behandlung. Es kann dabei nicht nur zu kardiovaskulären Komplikationen kommen – ähnlich wie sie auch außerhalb der Schwangerschaft auftreten – sondern bei Präeklampsie/Gestose besteht darüber hinaus die Gefahr einer Eklampsie, eines hämolytisch-urämischen Syndroms oder eines HELLP-Syndroms. Deshalb wird bei Blutdruckwerten >170/110 mmHg eine stationäre Behandlung, gegebenenfalls unter intensivmedizinischen Bedingungen, empfohlen.

Alphamethyldopa ist die Therapie der ersten Wahl, da mit dieser Substanz die meisten Erfahrungen vorliegen. Dihydralazin und β_1-selektive Blocker werden in zweiter Linie eingesetzt (Tabelle 6.5.3). Der Einsatz von Diuretika in der Schwangerschaft wird kontrovers diskutiert, da sie unter Umständen das schon reduzierte Blutvolumen bei Frauen mit Präeklampsie weiter verringern. Es gibt jedoch keinen Hinweis dafür, dass niedrig dosierte Thiazide bei Frauen mit präexistierender Hypertonie schädlich sind, und dass sie nicht während der Schwangerschaft weiter gegeben werden könnten [33]. ACE-Hemmer und AT_1-Antagonisten sind in der Schwangerschaft wegen potenzieller Embryotoxizität sowie des Risikos der Entwicklung einer fetalen Niereninsuffizienz und eines Oligohydramnions kontraindiziert [13, 41, 175]

Die hypertensive Krise in der Schwangerschaft kann mit dem Kalziumantagonisten Nifedipin, mit Dihydralazin oder Urapidil – unter Umständen auch als Dauerinfusion – behandelt werden. Bei Krampfbereitschaft ist Magnesiumsulfat das Mittel der Wahl (Tabelle 6.5.4). Kalziumantagonisten sind allerdings in diesem Falle kontraindiziert, weil sie in Kombination mit Magnesiumsulfat zu schweren Blutdruckabfällen führen können. Bei Auftreten einer Gestose ist die einzige mögliche kausale Therapie die rasche Beendigung der Schwangerschaft [41]. Das HELLP-Syndrom muss intensivmedizinisch versorgt werden. Neben Blutdrucksenkung und antikonvulsiven Maßnahmen steht im Vordergrund der Therapie die Behandlung der hämostasiologischen Veränderungen [13, 41, 175].

Tabelle 6.5.3. Antihypertensive Langzeittherapie in der Schwangerschaft

▮ Alphamethyldopa	375–1500 mg/Tag p.o.
▮ Dihydralazin	30–300 mg/Tag p.o.
▮ β_1-selektive Betablocker, z. B.	
– Metoprolol	50-100 mg/Tag
– Atenolol	25-100 mg/Tag

Tabelle 6.5.4. Therapie der hypertensiven Krise in der Schwangerschaft

▮ Nifedipin	5–10 mg p.o. sublingual
▮ Dihydralazin	5 mg/20 ml NaCl 0,9% i.v., dann 5–20 mg/h
▮ Urapidil	6,25 mg i.v., dann 2–4 mg/h
▮ Bei Krampfbereitschaft:	Magnesiumsulfat 4 g i.v.

6.5.4 Thrombose und Lungenembolie in der Schwangerschaft

V. STANGL

6.5.4.1 Grundlagen

Lungenembolien als Komplikation venöser Thrombosen sind die häufigste Ursache maternaler Morbidität und Mortalität während der Schwangerschaft. Das Risiko venöser Thromboembolien in graviditate und postpartal ist 5- bis 7fach erhöht. Ursache sind unter anderem weitreichende Veränderungen des Gerinnungsystems im Verlauf der normalen Schwangerschaft, die in der Summe mit einer prokoagulatorischen Aktivierung einhergehen. So kommt es spätestens ab der 20. Schwangerschaftswoche zu einem Anstieg der prokoagulatorisch wirksamen Faktoren V, VII, VIII, IX, von Fibrinogen und des von-Willebrand-Faktors. Zugleich entwickelt sich eine relative Resistenz gegen aktiviertes Protein C als natürliches Antikoagulans, ebenso sinkt der Protein-S-Spiegel. Durch Anstieg der Plasminogenaktivatorinhibitoren 1 und 2 wird die endogene Fibrinolyse zusätzlich abgeschwächt [43, 88].

Die Kompression pelviner Venen führt bereits ab dem ersten Trimenon zu einer relativen Abflussbehinderung mit einer zunehmenden, über 50%igen Flussreduktion, die sich erst 6 Wochen postpartal wieder normalisiert. Durch die Kompression kommt es zu einer lokalen Gefäßirritation mit endothelialer Dysfunktion, die sich während der Geburt, insbesondere bei Sectio, noch verstärken kann. Diese Veränderungen führen dazu, dass in 85% der schwangerschaftsassoziierten Thrombosen die linke Becken-Bein-Achse betroffen ist (gegenüber 55% bei Nichtschwangeren) und die Thrombose weit häufiger ihren Ursprung in der ileofemoralen Region hat (>70 vs. 9%) [66].

Das schwangerschaftsassoziierte erhöhte Thromboembolierisiko wird durch klassische Risikofaktoren wie Alter, Adipositas, Nikotinabusus, Immobilisierung, Sectio und Thrombose in der Vorgeschichte weiter verstärkt. Schwangere Frauen, die älter als 35 Jahre sind, weisen ein doppelt so hohes Thromboembolierisiko auf wie jüngere Frauen. Bei der Hälfte der Patientinnen mit Thrombosen in graviditate findet sich eine hereditäre Thrombophilie. Mangelzustände an Antithrombin III, Protein C und Protein S gehen mit einer 8fachen Risikoerhöhung einher, kommen aber nur selten vor (<1%). Die häufigsten Thrombophilien sind Faktor-V-Leiden-Mutationen (3–7% in der westlichen Bevölkerung), die heterozygot zu einem 7fachen, homozygot zu einem 80fachen thromboembolischen Exzessrisiko führt, sowie die Mutation des Prothrombins (2%), die das Risiko für eine venöse Thromboembolie um den Faktor 2 ansteigen lässt [118, 119].

6.5.4.2 Klinik und Diagnostik

Das klinische Erscheinungsbild von thromboembolischen Ereignissen in der Schwangerschaft ist zwar diagnostisch wegweisend, jedoch mit Unsicherheiten behaftet. Problematisch ist, dass die Symptomatik thromboembolischer Ereignisse in der Schwangerschaft oft abgeschwächt ist. Andererseits können sowohl die typische Thrombosesymptomatik wie Schmerz, Schwellung und Hautverfärbung als auch klinische Zeichen einer Lungenembolie (Dyspnoe, Tachykardie) in der normalen Schwangerschaft unspezifisch auftreten. Lediglich bei 5–8% der Patientinnen, die unter dem klinischen Verdacht einer venösen Thromboembolie vorgestellt werden, lässt sich die Diagnose mit objektiven Untersuchungsverfahren sichern [6].

Auch die Diagnostik von Thrombosen und Lungenembolien in der Schwangerschaft ist erschwert: Auf der einen Seite besteht ein erhöhtes fetales Risiko durch diagnostische Maßnahme, die mit einer Strahlenexposition einhergehen; auf der anderen Seite ist die objektive Sicherung einer venösen Thromboembolie wegen der akuten maternalen Gefährdung durch Lungenembolien und – auf längere Sicht durch das postthrombotische Syndrom – zwingend erforderlich. Ultraschallverfahren sind in der Diagnostik von Thrombosen Methoden der Wahl. Hierbei kommt in erster Linie die Kompressionsultrasonografie zur Anwendung. In der Oberschenkelregion bis zur Trifurkation am Unterschenkel ist die Diagnose sicher zu stellen. Im Unterschenkelbereich und in der Iliakalregion nimmt die Genauigkeit der Methode jedoch deutlich ab. Sie kann zwar durch die farbkodierte Duplexsonografie und Dopplerverfahren verbessert werden, ist aber – ebenso wie die serielle Sonografie – für schwangere Patienten nicht validiert. Laborchemisch besitzen niedrige Plasmakonzentrationen von D-Dimeren einen sehr hohen negativ-prädiktiven Wert für venöse

Thromboembolien. Bei erhöhten Spiegeln ist die diagnostische Aussage jedoch stark limitiert, da die D-Dimer-Spiegel mit dem Gestationsalter im Verlauf der normalen Schwangerschaft ansteigen [6, 95, 174]. Patientinnen mit hohem klinischen Verdacht auf eine Thrombose, aber fehlendem Nachweis durch sonografische Verfahren sollten einer Phlebografie zugeführt werden. Unter entsprechenden Vorsichtsmaßnahmen (abdominelle Abschirmung) ist die Strahlenbelastung für den Fetus gering. Alternativ dazu entwickelt sich die Kernspintomografie zunehmend als hilfreiche Methode ohne Strahlenbelastung.

Bei Verdacht auf Lungenembolie stehen neben Blutgasanalyse, EKG und Echokardiografie, Verfahren mit Strahlenbelastung wie Röntgenthorax, Schnittbildverfahren, Perfusions-/Ventilationsszintigrafie sowie die Pumonalisangiografie zur Verfügung. In der Schwangerschaft sollten präferenziell Verfahren ohne Strahlenbelastung eingesetzt werden [174]. Die Echokardiografie ist besonders geeignet, die hämodynamischen Auswirkungen einer Lungenembolie wie Rechtsbelastungszeichen darzustellen. In manchen Fällen gelingt auch die direkte Visualisierung thrombotischen Materials in den rechten Herzhöhlen oder in der Pulmonalarterie. Kann trotzdem die Diagnose nicht gesichert werden, sollte die Mehrzeilencomputertomografie zum Einsatz kommen. Diese nur wenige Minuten beanspruchende CT-Methode geht zwar mit einer Strahlenbelastung einher, aber ihre Sensitivität und Spezifität ist mit über 90% sehr hoch. Zusätzlich können extravaskuläre pathologische Veränderungen sowie eine Rechtsherzbelastung erfasst werden. Szintigrafische Verfahren, die eine ähnliche Strahlenbelastung aufweisen, werden zwar noch vielfach verwendet, haben aber entscheidende Nachteile: Neben dem größeren Zeitaufwand beträgt die Spezifität nur zirka 10%, in mindestens 20% sind bei Schwangeren nichtdiagnostische Scans zu erwarten [6]. Neuerdings bietet die Magnetresonanztomografie eine Alternative. Die Strahlenbelastung entfällt, die Durchführung dauert jedoch deutlich länger und setzt die hämodynamische Stabilität der schwangeren Patientin voraus. Die Pulmonalisangiografie wird aus diagnostischen Gründen nur noch in Ausnahmefällen eingesetzt. Vorteile dieser Methode liegen in der Möglichkeit, Diagnostik und therapeutische Maßnahmen wie Thrombusfragmentation oder lokale Lyse bei schwerer Lungenembolie mit hämodynamischer Instabilität zu kombinieren [95, 174].

6.5.4.3 Therapie

Die Nebenwirkungen der Antikoagulation wie Blutung, Allergie, heparininduzierte Thrombozytopenie, Osteoporose und Teratogenität erfordern eine strenge Indikationsstellung in der Schwangerschaft. Im klinischen Einsatz sind unfraktioniertes Heparin, niedermolekulare Heparine, Heparinoide und orale Antikoagulanzien (Vitamin-K-Antagonisten). Unfraktioniertes und niedermolekulares Heparin, Danaparoid und das Pentasaccharid Fondaparinux passieren die Plazenta nicht und sind für den Fetus weitgehend sicher [6, 96]. Direkte Thrombininhibitoren wie Hirudin oder Ximelagatran passieren wegen ihrer geringen Molekülgröße die Plazenta und kommen daher allenfalls für die postpartale Phase in Frage. Orale Antikoagulanzien sind ebenfalls plazentagängig. Neben der potenziellen Blutungsgefährdung für den Fetus (insbesondere nach der 36. Woche) führen sie in ca. 5% zu einer Embryopathie, wenn sie zwischen der 6. und 12. Gestationswoche gegeben werden. Diese sog. Warfarinembryopathie, die durch Blutungen im sich entwickelnden Knorpel und durch eine Interferenz mit dem Kalziumstoffwechsel entsteht, geht mit nasaler Hypoplasie, gestörtem Längenwachstum der Röhrenknochen und Zwergwuchs einher. Darüber hinaus besteht ein erhöhtes Risiko für Aborte, Früh- und Totgeburten sowie für retroplazentare Blutungen. Da zusätzlich weitgehend unabhängig vom Zeitpunkt der Gabe Veränderungen des zentralen Nervensystems auftreten können, erfordert die orale Antikoagulation während der Schwangerschaft eine sehr strenge Indikationsstellung. Postpartal ist die Anwendung weniger problematisch, da Cumarinderivate nicht in die Muttermilch übergehen [6, 61, 95].

Die wesentliche maternale Komplikation einer Antikoagulation stellen Blutungen dar. Für unfraktioniertes Heparin beträgt die Rate an schweren Blutungen bei Schwangeren 2%. Unter niedermolekularem Heparin scheint diese Rate niedriger zu sein [6]. 3% nichtschwangerer Patientinnen entwickeln eine heparininduzierte Thrombozytopenie Typ 2 (HIT-2). Für schwangere Patientinnen liegen diesbezüglich keine Daten vor. Eine regelmäßige Kontrolle der Thrombozytenzahlen ist obligat. Bei niedermolekularem Heparin kommt es deutlich seltener zu einer HIT-2. Auch die unter Langzeittherapie mit unfraktioniertem Heparin vermehrt beobachtete Osteoporose tritt unter niedermolekularem Heparin seltener auf. Weitere Vorteile der niedermolekularen Heparine sind in der besseren Bioverfügbarkeit und dem geringeren Monitoringaufwand zu sehen. Die Anwendung ist jedoch bei bestehender Niereninsuffizienz wegen der renalen Ausscheidung problematisch und im Notfall ist Protamin als Antidot nur bedingt verwendbar. Bezüglich des kürzlich für die Prophylaxe von Hochrisikopatienten zugelassenen Pentasaccharid Fondaparinux gibt es derzeit für die Schwangerschaft noch keine Daten. Theoretisch besitzt diese Substanz (fehlende Plazentagängigkeit, derzeit keine Berichte über heparininduzierte Thrombozytopenie und Osteoporose, gute Wirksamkeit und Einmalgabe) das Potenzial, die Alternative zur derzeit verfügbaren Therapie zu werden.

▮ Thromboseprophylaxe bei Hochrisikopatientinnen

Frauen mit venöser Thromboembolie, bei denen ein temporärer Risikofaktor vorliegt, weisen ein geringes Rezidivrisiko auf und bedürfen präpartal keiner medikamentösen Prophylaxe; postpartal sollte sie jedoch für 4–6 Wochen erfolgen. Bei idiopatischer Thrombose, positiver Familienanamnese oder Thrombophilie sollte während und bis 6 Wochen post partum eine Thromboseprophylaxe durchgeführt werden [6, 66]. Als Antikoagulans wird niedermolekulares Heparin in der jeweiligen Prophylaxedosis empfohlen. Zielwerte für Prophylaxe sind Anti-Xa-Spiegel von 0,2–0,4 U/ml. Postpartal ist die Anwendung von oralen Antikoagulanzien (überlappend mit Heparin) mit einer INR von 2–3 möglich [6, 66, 174]. Supportiv sollten Kompressionsstrümpfe der Klasse II getragen werden.

▮ Tiefe Venenthrombose in der Schwangerschaft

Für die Therapie der Venenthrombose während der Schwangerschaft wird niedermolekulares Heparin in der gewichtsadaptierten Dosierung empfohlen. Weil das Gewicht mit Fortschreiten der Gravidität zunimmt und kontrollierte Studien zur exakten Dosierung fehlen, sollte monatlich der Anti-Xa-Spiegel 4 h nach der Morgengabe bestimmt werden. Die Dosis sollte so adjustiert werden, dass bei 2-maliger Gabe ein Anti-Xa-Spiegel von 0,5–1,2 U/ml erreicht wird [6, 95]. In der Sekundärprophylaxe (ab Tag 14) wird eine Zieldosis mit der Hälfte der Initialdo-

sis (Anti-Xa 0,3–0,6 U/ml) empfohlen [157]. Unfraktioniertes Heparin kann nach einem intravenösen Bolus von 5000 I.E. und initialer PTT-adjustierter (1,5- bis 2,5fach verlängert) Infusion und dann im Verlauf adjustierter, 2-mal täglicher subkutaner Gabe eingesetzt werden. Die PTT sollte alle 1–2 Wochen kontrolliert werden. Entwickelt sich eine Heparinresistenz mit steigendem Dosisbedarf, so kann dies an einer vermehrten Plasmaeiweißbindung und an einem Anstieg von Faktor VIII liegen. Die Dosis sollte dann nach dem Anti-Xa-Spiegel (0,3–0,7, 6 h nach Gabe) adjustiert werden. Bei Patientinnen, die therapeutisch antikoaguliert sind, sollte vor der Geburt auf die intravenöse Gabe von unfraktioniertem Heparin umgestellt werden; dies sollte 24 h vor Einleitung der Geburt beendet oder gegebenenfalls mit Protamin antagonisiert werden. Postpartal sollte die Antikoagulation so früh wie möglich – üblicherweise innerhalb der ersten 12 h – wieder aufgenommen werden. Die Kumarintherapie kann bereits am ersten Tag post partum überlappend begonnen werden, sie wird dann für mindestens 4–6 Wochen oder die übliche Zeitdauer nach Thrombosen fortgesetzt. Eine fibrinolytische Therapie ist wegen des erheblichen Blutungsrisikos nur in Ausnahmesituationen (z. B. Phlegmasie) zu erwägen. Venacava-Sperrfilter (möglichst temporär) sind nur dann indiziert, wenn bei hohem Embolierisiko eine Kontraindikation gegen eine Antikoagulation vorliegt, wie etwa eine Blutungskomplikation um den Geburtstermin.

▮ Lungenembolie in der Schwangerschaft

Therapieziele sind die Verhinderung von Thrombusaszension und -wachstum sowie von Rezidivembolien. Die Antikoagulationstherapie wird, wie bei der Therapie der tiefen Venenthrombose, mit niedermolekularem oder unfraktioniertem Heparin durchgeführt. Bei instabilen Patientinnen wird die intravenöse Gabe von Heparin meist bevorzugt. Bezüglich einer thrombolytischen Therapie gibt es in der Literatur nur spärliche Hinweise [6, 174]. Unter Streptokinase wurde eine Blutungskomplikationsrate von 8% berichtet. Möglicherweise ist die Blutungsrate unter Verwendung von rt-PA wegen der kürzeren Anwendungsdauer (10 mg Bolus, 90 mg über 2 h) geringer [199]. Während bei fulminanter Lungenembolie (Stadium IV) oder in Reanimationssituationen Einigkeit über die Indikation zur Lyse besteht, ist der Nutzen bei massiver Lungenembolie (Stadium III) nicht klar. Eine Untersuchung an nichtschwangeren Patienten fand bezüglich der Gesamtmortalität keinen Unterschied zwischen der Lyse und einer Heparintherapie mit Rescuelyse [93]. Angesichts der Blutungskomplikationen ist die Indikation in der Schwangerschaft, insbesondere um den Geburtstermin, streng zu stellen. Weitere Therapieziele sind Vermeidung von Hypoxiephasen (insbesondere des Feten) durch frühzeitige maschinelle Beatmung und Stabilisierung der Hämodynamik mit Volumenzufuhr und kreislaufaktiven Pharmaka.

6.5.5 Kardiomyopathien in der Schwangerschaft

V. Stangl

6.5.5.1 Dilatative/peripartale Kardiomyopathie

▌ Grundlagen

Das kongestive Herzversagen auf dem Boden einer Kardiomyopathie mit Lungenstauung/Lungenödem ist ein seltenes Ereignis in der Schwangerschaft. Eine präexistierende dilatative Kardiomyopathie kann sich im Verlauf der Schwangerschaft verschlechtern und dekompensieren, deshalb wird Patientinnen mit einer eingeschränkten Herzfunktion (EF < 50%) von einer Schwangerschaft abgeraten [175]. Entwickelt sich die Herzinsuffizienz innerhalb des letzten Monats der Schwangerschaft oder innerhalb der ersten 5 postpartalen Monate und fehlen Hinweise auf andere strukturelle Herzerkrankungen oder Virusinfektionen, wird von einer peripartalen Kardiomyopathie gesprochen. Die Inzidenz dieser Erkrankung liegt zwischen von 1:1500–1:15000 Schwangerschaften und ist mit einer 25–50%igen mütterlichen und fetalen Mortalität prognostisch ungünstig [114, 164]. Die Ätiologie ist derzeit unklar, die peripartale Kardiomyopathie ist somit eine Ausschlussdiagnose bei Fehlen anderer struktureller Herzerkrankungen. Diagnostische Kriterien und Risikofaktoren für peripartale Kardiomyopathien sind in der folgenden Übersicht zusammengefasst.

▌ Peripartale Kardiomyopathie

▌ Diagnostische Kriterien:

▌ Entstehung einer Herzmuskelschwäche im letzten Schwangerschaftsmonat oder innerhalb der ersten 5 postpartalen Monate
▌ unklare Ätiologie
▌ Fehlen anderer struktureller Herzerkrankungen
▌ eingeschränkte linksventrikuläre Funktion

▌ Risikofaktoren:

▌ hohes mütterliches Alter
▌ Multiparität
▌ Zwillingsschwangerschaften
▌ Gestationshypertonus
▌ afroamerikanischer Ursprung
▌ Adipositas

Als pathogenetische Faktoren werden „small vessel disease", hormonelle Veränderungen, fetale Antigene, mitigierte Immunantwort, Virusmyokarditis sowie prolongierte tokolytische Therapie diskutiert. Die Prognose der peripartalen Kardiomyopathie ist ernst. Die Hälfte der Patientinnen mit peripartaler Kardiomyopathie entwickelt eine chronische Herzinsuffizienz oder verstirbt frühzeitig im kongestiven Herzversagen. Nur in 50% der Fälle kommt es zu einer vollständigen Erholung der linksventrikulären Funktion. Die Normalisierung der Auswurffraktion und der Diameter des linken Ventrikels innerhalb von 6 Monaten nach Diagnosestellung ist mit einer guten Langzeitprognose assoziiert.

▌ Klinik und Diagnostik

Meist manifestiert sich die peripartale Kardiomyopathie in der frühen postpartalen Phase. Die klinische Symptomatik wird dominiert von Zeichen des kongestiven Herzversagens, wie Dyspnoe bei Belastung oder sogar in Ruhe, Husten, präkordiale Schmerzen, Ödemen und Rhythmusstörungen. Da vergleichbare Beschwerden während der normalen Schwangerschaft beobachtet werden, ist die Diagnosestellung oft verzögert. Die diagnostische Vorgehensweise entspricht der Standarddiagnostik einer Herzinsuffizienz, inklusive Echokardiografie, invasiver Diagnostik und Myokardbiopsie. Aufgrund der Fulminanz des Krankheitsverlaufs ist eine engmaschige Kontrolle unter stationären Bedingungen erforderlich. Bei schweren Verlaufsformen sollte eine intensivmedizinische

Überwachung erfolgen, bei hämodynamischer Instabilität muss ein invasives hämodynamisches Monitoring mittels Swan-Ganz-Katheter erwogen werden. Die Positionierung des Katheters kann unter Vermeidung von Röntgenstrahlung anhand der Druckkurvenmorphologie (bzw. gegebenenfalls auch unter echokardiografischer Kontrolle) durchgeführt werden [175].

■ Therapie

Die Therapieprinzipien der peripartalen Kardiomyopathie unterscheiden sich nicht wesentlich von denen anderer Herzinsuffizienzformen. Bei noch stabiler hämodynamischer Situation sollten neben Allgemeinmaßnahmen wie Bettruhe mit Oberkörperhochlagerung, Sauerstoffgabe und Flüssigkeitsrestriktion die Medikamentengruppen, die eine prognostische und/oder symptomatische Besserung bewirken (Vasodilatatoren, Digoxin, Diuretika), eingesetzt werden [163, 175]. Die Behandlung der Herzinsuffizienz in graviditate unterscheidet sich vom normalen Vorgehen jedoch insofern, als wesentliche Therapiesäulen wie ACE-Hemmer, AT_1-Antagonisten und Spironolacton wegen Teratogenität und des Risikos einer fetalen Niereninsuffizienz und eines Oligohydramnions [20] kontraindiziert sind. Alternativ sollte zur Vor- und Nachlastsenkung die Kombination aus Hydralazin und Nitraten gegeben werden [31]. Nitrate, β_1-selektive Betablocker, Digoxin und Diuretika können mit den entsprechenden Caveats (Reduktion des uterinen Blutflusses unter zu hohen Diuretikadosen, Wehenauslösung unter Betablockern) verabreicht werden. Nach Entbindung und Abstillen kann auf die klassische, evidenzbasierte Herzinsuffizienztherapie umgestellt werden [175].

In der Therapieeskalation können bei akuter Dekompensation während der Schwangerschaft Nitrate und Schleifendiuretika intravenös verabreicht werden. Nitroprussidnatrium, das außerhalb der Schwangerschaft schnell und gut steuerbar zur Vor- und Nachlastsenkung genutzt werden kann, wurde zwar kasuistisch in graviditate verabreicht, sollte aber wegen des Risikos der fetalen Zyanidvergiftung als Ultima Ratio gesehen werden. Ähnliches gilt für Phosphodiesterasehemmer wie Enoximon oder Milrinon: Es liegen zwar keine Hinweise auf Embryotoxizität vor, es gibt aber nur wenige Erfahrungen und keine kontrollierten Studien zur Anwendung bei schwangeren Frauen. Das schnelle Abstillen post partum ist eine wesentliche thera-peutische Maßnahme, damit das volle therapeutische medikamentöse Spektrum für die Mutter zur Verfügung steht [189].

Bei zunehmender hämodynamischer Instabilität bis hin zum kardiogenen Schock kommt der therapeutische Einsatz von Katecholaminen wie Dobutamin oder Dopamin zum Tragen. Ist die hämodynamische Situation dennoch nicht zu stabilisieren, ist der Einsatz einer intraaortalen Ballonpumpe (IABP) oder die Implantation von Assistsystemen zu erwägen. Kasuistisch wurden von Herztransplantationen während der Schwangerschaft als Ultima Ratio berichtet.

Da es bei der peripartalen Kardiomyoapthie in 50% der Fälle zu pulmonalen und systemarteriellen thromboembolischen Ereignisse kommt, ist eine effektive Antikoagulation obligat. Diese sollte präpartal mit Heparin, postpartal mit oralen Antikoagulanzien durchgeführt werden.

6.5.5.2 Hypertrophe obstruktive Kardiomyopathie (HOCM)

Die HOCM ist eine genetisch bedingte Herzmuskelerkrankung mit septumbetonter symmetrischer oder asymmetrischer linksventrikulärer Hypertrophie. In der Regel ist die Pumpfunktion normal, in 50% der Fälle findet sich eine begleitende Mitralklappeninsuffizienz. Pathophysiologisch steht die dynamische linksventrikuläre Ausflussbahnobstruktion im Vordergrund. Die physiologischen Veränderungen während der Schwangerschaft können Symptomatik und Hämodynamik sowohl günstig als auch negativ beeinflussen. Meist wirkt sich die Zunahme des zirkulierenden Blutvolumens sowie des Schlagvolumens im Verlauf der Schwangerschaft vorteilhaft aus, da der linke Ventrikel dadurch kompensatorisch dilatiert. Dies führt zu einer Abnahme des Druckgradienten im linksventrikulären Ausflusstrakt. Auf der anderen Seite kann die schwangerschaftsbedingte Senkung des periphervaskulären Widerstands eine Erhöhung des intraventrikulären Druckgradienten nach sich ziehen. Ähnlich ungünstig wirkt sich die Vorlastsenkung durch graviditätsinduzierte Cavakompression aus. Trotz dieser potenziell hämodynamisch kompromittierenden Faktoren werden Schwangerschaften bei HOCM meist gut überstanden. Allerdings sind sowohl schwangerschaftinduzierte Dekompensationen als auch einzelne, wohl rhythmogene plötzliche Todesfälle beschrieben worden.

Die Therapie basiert auf der Senkung der Myokardkontraktilität und Herzfrequenz durch β_1-selektive Betablocker wie Metoprolol oder ersatzweise durch Kalziumantagonisten vom Verapamil-Typ. Da sich das erhöhte zirkulierende Blutvolumen während der Schwangerschaft günstig auf die Obstruktion im linksventrikulären Ausflusstrakt auswirkt, sollten Diuretika zurückhaltend eingesetzt werden. Bei Versagen der konservativen Therapie ist die passagere Schrittmacherstimulation im VVI-Modus oder im DDD-Modus mit echokardiografisch optimiertem (hämodynamisch ungünstigem) AV-Intervall sowie eine katheterinterventionelle Septumablation in ausgewiesenen Zentren zu diskutieren. Bei hämodynamisch bedeutsamer Tachykardie durch Blutverlust, z.B. bei der Geburt, sollte dieser umgehend ausgeglichen werden. Zur Vermeidung einer Lungenstauung empfiehlt sich bei Frauen mit HOCM während der Geburt das Sitzen in aufrechter Position. Es können auch 20–40 mg Furosemid i.v. zu Beginn der Wehen verabreicht werden. Die Entbindung ist unter engmaschiger kardiologischer Überwachung durchzuführen. β_2-Mimetika zur Tokolyse sind zu vermeiden, alternativ kann der Oxytocinantagonist Atosiban (Tractocile) verabreicht werden, der kaum hämodynamische Veränderungen induziert. Bei leicht- bis mittelgradiger Obstruktion des Ausflusstraktes ist meist eine Entbindung per vias naturales möglich, allerdings sollte eine effektive Analgesie und gegebenenfalls unterstützte Entbindung erfolgen, um einer sympathischen Aktivierung mit konsekutiver Erhöhung des Druckgradienten im linksventriuklären Ausflusstrakt vorzubeugen. Bei schwerer Obstruktion ist eine Sectio cesarea indiziert. In diesem Fall kann ein invasives hämodynamisches Monitoring peripartal sinnvoll sein, um einen Anstieg des kapil-

lären Verschlussdruckes frühzeitig zu erfassen und zu behandeln [166].

6.5.6 Herzfehler in der Schwangerschaft

V. STANGL

6.5.6.1 Angeborene Herzfehler

Dank verbesserter medikamentöser und chirurgischer Möglichkeiten erreichen heute 90% der Patientinnen mit angeborenen Herzfehlern in so gutem klinischen Zustand das Erwachsenenalter, dass die Schwangerschaft eine reelle Option geworden ist. Problematisch für die Betreuung dieser Frauen ist, dass unter dem Begriff „kongenitale Vitien" rund 90 verschiedene Krankheitsbilder mit komplexer Hämodynamik, zum Teil operiert, zusammengefasst werden. Deshalb sollte das mütterliche Schwangerschaftsrisiko bei jeder Patientin individuell in Abhängigkeit vom Ausmaß der morphologischen Veränderungen des Myokards, der Herzklappen, der Gefäße und der hämodynamischen Situation evaluiert werden. Das Risiko einer Schwangerschaft für die Mutter ist abhängig vom zugrunde liegenden Vitium, dem funktionellen Status der Patientin (NYHA-Klasse, Zyanose) und möglicher extrakardialer Begleitanomalien (Tabelle 6.5.5) [165]. Prädiktoren der fetalen Prognose sind Ausprägung der funktionellen Einschränkung (Herzinsuffizienz) und der Zyanose mütterlicherseits [92, 175].

▌ Hohes Risiko durch die Schwangerschaft

Patientinnen, die in der funktionellen NYHA-Klasse III oder IV sind, haben unabhängig von der zugrunde liegenden Herzerkrankung ein

Tabelle 6.5.5. Klassifikation von Patientinnen mit angeborenen Herzfehlern nach dem Abilityindex (n. Somerville [165])

	Alltagsfähigkeit	Schwangerschaft
▌ Gruppe I	volle Alltagsfähigkeit in Beruf, Freizeit und Familie	niedriges maternales Risiko
▌ Gruppe II	Einschränkung bei der Berufsausübung, im Sport, Haushaltsführung möglich	mäßig erhöhtes maternales Risiko (Betreuung in spezialisiertem Zentrum)
▌ Gruppe III	starke Einschränkung der Alltagsfähigkeit und bei Freizeitaktivitäten, keine Berufstätigkeit	erhebliches maternales Risiko
▌ Gruppe IV	extreme Einschränkung der Alltagsfähigkeit, Pflegebedürftigkeit	Schwangerschaft wegen vitaler maternaler Gefährdung kontraindiziert

hohes Risiko durch die Schwangerschaft, da keine verbleibende kardiovaskuläre Reserve vorhanden ist.

Vitien, die mit einem deutlich erhöhten Risiko durch die Schwangerschaft einhergehen, sind:

▮ schwere pulmonale Hypertonie mit oder ohne Eisenmenger-Syndrom,
▮ schwere Obstruktionen der linksventrikulären Ausflussbahn,
▮ zyanotische Herzfehler,
▮ Marfan-Syndrom.

Bei Patientinnen mit pulmonaler Hypertonie und Eisenmenger-Komplex besteht eine 30–50%ige mütterliche Mortalität. Diese beruht meist auf einem lebensbedrohlichen Anstieg des pulmonalvaskulären Widerstandes durch pulmonale Thrombosen oder fibrinoide Nekrosen, die sich vor allem peripartal entwickeln. Beim Eisenmenger-Syndrom nimmt wegen des Abfalls der systemvaskulären Widerstände der Rechtslinks-Shunt während der Schwangerschaft zu, der pulmonale Blutfluss sinkt und die Zyanose verstärkt sich.

Linksherzobstruktionen sind deshalb problematisch, da wegen des fixierten Ausflusstraktes die Anpassung an ein erhöhtes HZV und Plasmavolumen im Verlauf der Schwangerschaft kaum möglich ist und so die Gefahr einer akuten Dekompensation mit Lungenödem durch dramatischen Anstieg der Füllungsdrücke besteht.

Bei zyanotischen Vitien ist die maternale und fetale Prognose während der Schwangerschaft abhängig vom Schweregrad der Zyanose. Das Risiko ist sehr hoch, wenn die Sauerstoffsättigung <85% liegt. Die mütterliche Mortalität liegt bei 2%; in 30% der Fälle kommt es zu schwerwiegenden Komplikationen wie Endokarditiden, Arrhythmien und Herzinsuffizienz. Auch die fetale Prognose ist schlecht: Die Abortrate liegt bei 50%, die Frühgeburtrate bei 30–50%, gehäuft finden sich Wachstumsretardationen aufgrund maternaler Hypoxie. Durch Anstieg des Plasmavolumens und des venösen Rückstroms in den rechten Vorhof zusammen mit einem Abfall der systemvaskulären Widerstände verstärkt sich im Verlauf der Schwangerschaft der Shunt und konsekutiv die Zyanose.

Das Marfan-Syndrom geht in 80% der Fälle mit kardialer Beteiligung einher. Meist handelt es sich um einen Mitralklappenprolaps mit Mitralinsuffizienz. Häufigste Todesursachen beim Marfan-Syndrom sind jedoch Aortenaneurysma, Aortenruptur oder Aortendissektion – Komplikationen, die vor allem im letzten Trimenon und postpartal auftreten können. Liegt der Diameter der Aorta aszendens unter 4 cm und findet sich keine relevante Aorten- oder Mitralinsuffizienz, wird von einer 1%igen Dissektions- oder Rupturgefahr ausgegangen. Beträgt der Durchmesser der Aortenwurzel vor der Schwangerschaft mehr als 4 cm, ist die Rupturgefahr groß (10%). In diesem Fall ist von einer Schwangerschaft dringend abzuraten, bei eingetretener Schwangerschaft besteht die medizinische Indikation zur Interruptio. Bei ausgetragener Schwangerschaft sollte bei einer Dilatation der Aorta aszendens ab 4,5 cm eine Kaiserschnittentbindung durchgeführt werden. Nach operativem Ersatz der Aorta aszendens ist das schwangerschaftsassoziierte Risiko deutlich geringer einzustufen [175].

Patientinnen, die zu dieser Risikogruppe gehören, sollte von einer Schwangerschaft dringend abgeraten, bzw. ein Schwangerschaftsabbruch nahegelegt werden.

▮ Niedriges Risiko durch die Schwangerschaft

Geringe oder mittelgradige Shuntvitien ohne pulmonale Hypertonie sowie leichte oder mittelgradige Klappeninsuffizienzen profitieren vom Abfall der systemvaskulären Widerstände im Verlauf der normalen Schwangerschaft. Atriale Septumdefekte werden in der Schwangerschaft selbst bei großem Rechts-links-Shunt gut toleriert, die fetalen und maternalen Komplikationen sind nicht wesentlich erhöht. Auch Ventrikelseptumdefekte gehen selten mit Komplikationen während der Schangerschaft einher. Wenn bereits vor der Schwangerschaft eine myokardiale Funktionseinschränkung vorlag, ist in Einzelfällen von Arrhythmien oder myokardialen Dekompensationen berichtet worden. Patientinnen mit leichten oder mittelgradigen Obstruktionen der linksventrikulären Ausflussbahn tolerieren eine Schwangerschaft ebenfalls meist gut. In diesen Fällen steigt der Druckgradient mit Anstieg des Schlagvolumens während der Schwangerschaft stetig an. Mittelgradige rechtsventrikuläre Ausflussbahnobstruktionen werden im Allgemeinen gut toleriert. Nur bei schweren Pulmonalstenosen kann die Schwangerschaft durch Rechtsherzversagen, Arrhythmien oder Trikuspidalinsuffizienz kompliziert werden. Selten ist bei Pulmonalstenose während der Schwangerschaft ein invasives Vorgehen wie eine Ballonvalvuloplastie erforderlich. Die meisten Patienten mit Zustand nach korrigierenden Operationen (ohne prothetischen Klappenersatz) tolerieren eine Schwangerschaft gut. Da allerdings in 2–50% der Fälle Residualdefekte vorliegen, muss im Einzelfall eine klinische und echokardiografische Evaluation erfolgen.

Unkorrigierte Aortenisthmusstenosen während der Schwangerschaft sind selten, bei geplanter Schwangerschaft sollten sie zuvor korrigiert werden. Sowohl das mütterliche als auch das fetales Risiko sind gering. Allerdings ist die medikamentöse Bluthochdruckbehandlung oft schwierig, in 2% der Fälle wurden schwere Hypertonien und myokardiale Dekompensationen beschrieben. Hauptbedrohung ist die Aortenruptur, das Risiko steigt durch Anstieg des Plasma- und Herzzeitvolumens im Verlauf der Schwangerschaft an. Körperliche Schonung, Betablockade und weitere Behandlung des Bluthochdrucks sind die Pfeiler der Therapie. Eine zu starke Senkung des Blutdrucks sollte jedoch wegen der konsekutiven Reduktion des uteroplazentaren Perfusion vermieden werden. Eine operative Korrektur während der Schwangerschaft ist sehr selten erforderlich; sie sollte bei unkontrollierter Hypertonie und Herzinsuffizienz diskutiert werden. Eine Ballondilatation ist wegen des Dissektions- oder Rupturrisikos kontraindiziert. Ob eine Stentimplantation hier Vorteile bietet, ist nicht eindeutig geklärt.

Patientinnen, die zu dieser Risikogruppe gehören, tolerieren eine Schwangerschaft meist gut; allerdings sollte vor der Konzeption – in Abhängigkeit vom Vitium, von Residual- oder Folgezuständen nach Operation und von der Beschwerdesymptomatik – eine individuelle Risikostratifizierung erfolgen und das Betreuungskonzept festgelegt werden. Wegen des Wiederholungsrisikos angeborener Herzfehler ist eine genetische Beratung zu empfehlen [175].

6.5.6.2 Erworbene Herzklappenfehler

∎ Insuffizienzvitien

Klappeninsuffizienzen werden während der Schwangerschaft meist gut toleriert, solange die linksventrikuläre Funktion im Normbereich liegt. Die Abnahme des systemarteriellen Widerstandes während des 2. und 3. Trimenons, die das Therapieprinzip der Nachlastsenkung natürlicherweise unterstützt, die Zunahme der Herzfrequenz und des zirkulierenden Blutvolumens, führen tendenziell zu einer Abnahme der Regurgitationsfraktion. Kommt es – bei bereits eingeschränkter Pumpfunktion – dennoch zu einer Dekompensation mit Lungenstauung, gelten während der Schwangerschaft die gleichen Therapieprinzipien, basierend auf Vasodilatatoren und Diuretika, wie schon im Abschnitt „Kardiomyopathie" aufgeführt. Eine Entbindung per vias naturales ist in den meisten Fällen sicher möglich; ein hämodynamisches Monitoring ist nur selten in schweren Fällen erforderlich [166].

∎ **Mitralklappeninsuffizienz.** Bei Frauen im gebärfähigen Alter sind Mitralklappeninsuffizienzen nichtrheumatischer Genese wie Mitralklappenprolaps, Papillarmuskeldysfunktion und Klappendestruktionen nach Endokarditis ätiologisch führend. Frauen mit vorbestehender Mitralinsuffizienz entwickeln meist keine Komplikationen während der Schwangerschaft. Die Entstehung einer akuten Mitralinsuffizienz während der Schwangerschaft ist sehr selten. Kasuistisch wird über Papillarmuskelabrisse mit konsekutiv schwerer Mitralinsuffizienz im Rahmen von Myokardinfarkten berichtet, eine lebensbedrohliche Komplikation, die schnellstmöglichst operativ korrigiert werden muss [166, 175].

∎ **Aortenklappeninsuffizienz.** Ursächlich kann eine rheumatisch oder bakteriell bedingte Endokarditis in der Vorgeschichte oder selten auch ein Marfan-Syndrom zugrunde liegen. Wie die Mitralinsuffizienz wird auch die chronische Aortenklappeninsuffizienz in der Schwangerschaft meist gut toleriert. Da bei der Aorteninsuffizienz die Volumenbelastung des linken Ventrikels ganz im Vordergrund steht, wirkt sich die Abnahme des systemvaskulären Widerstandes im Verlauf der Schwangerschaft hämodynamisch eher günstig aus. Die Reduktion des systemischen Widerstandes erreicht während des 2. und 3. Trimenons der Schwangerschaft ihr Maximum, also zu einem Zeitpunkt, wo auch Volumenbelastung und HZV-Zunahme am stärksten ausgeprägt sind. Diese hämodynamische Konstellation beugt einer akuten Linksherzdekompensation im Allgemeinen vor. Zur Dekompensation kommt es meist nur, wenn die linksventrikuläre Funktion bereits deutlich eingeschränkt ist oder wenn sich die Aorteninsuffizienz akut entwickelt hat. Bei neu aufgetretener Aorteninsuffizienz in graviditate muss an eine

Aortendissektion gedacht werden, die durch schwangerschaftsbedingte Veränderungen der Gefäßwand bei Risikopatientinnen entstehen kann. Die hämodynamische Problematik der akuten Aorteninsuffizienz ist die erhebliche Volumenbelastung des nichtadaptierten linken Ventrikels. In schweren Fällen kommt es durch Abfall des diastolischen Aortendruckes und massiven Anstieg des linksventrikulären Füllungsdruckes zu einer kritischen Abnahme der Koronarperfusion. Im kompensierten Stadium steht therapeutisch die konsequente Nachlastsenkung mit Nitraten/Hydralazin im Vordergrund. Als einziges Vitium profitiert die Aorteninsuffizienz von einer Herzfrequenzsteigerung, da durch Verkürzung der Diastolendauer die linksventrikulären Füllungsdrücke weniger ansteigen. Bei schwerer Insuffizienz kann daher überbrückend eine passagere Schrittmachertherapie mit Frequenzanhebung (z. B. 90/min) unter physiologischer Stimulationsform (z. B. AAI, DDD) von Nutzen sein. Bei Nichtstabilisierbarkeit der Patientin kann zur kurzfristigen Überbrückung der Zeit bis zum dann notwendigen operativen Klappenersatz eine maximale Nachlastsenkung mit hochdosierter intravenöser Nitratgabe, in Einzelfällen – unter Inkaufnahme potenzieller teratogener Nebenwirkungen – mit Nitroprussidnatrium erfolgen. Kasuistisch wird über operative Klappenersätze während der Schwangerschaft bei bakterieller Endokarditis, bei akuter Aortendissektion (Marfan-Syndrom) oder wegen eines Aortenaneurysmas mit akut auftretender Aortenklappeninsuffizienz berichtet. Intraoperativ wurden Vorteile durch Einsatz einer nonpulsativen Herzpumpe dokumentiert [166, 175].

▮ **Stenosevitien.** Wegen der mechanisch bedingten Fixierung des Herzzeitvolumens kommt es während der Schwangerschaft durch Zunahme des Blutvolumens und der Herzfrequenz sowie durch den schwangerschaftsbedingten Abfall der systemvaskulären Widerstände zu einem Anstieg des transvalvulären Gradienten an den stenosierten Klappen. Folgen, die sich meist im 2. Trimenon einstellen, sind Verschlechterung des Vitiums mit zunehmender Druckbelastung des linken Ventrikels und konsekutivem Rückstau in den kleinen Kreislauf.

▮ **Mitralstenose.** Eine rheumatische Mitralstenose ist die häufigste Herzklappenerkrankung in

der Schwangerschaft. Die Schwangerschaft ist eine typische Auslösesituation für akute Dekompensationen auf dem Boden einer Mitralstenose: Der Anstieg des Herzzeitvolumens, die Zunahme der Herzfrequenz und des intravaskulären Blutvolumens im Verlauf der Schwangerschaft (mit einem Maximum in der 28.–32. Schwangerschaftswoche) führen zu einer Zunahme des diastolischen Druckgradienten.

Konsekutiv steigt der linksatriale Druck mit Gefahr der pulmonalvenösen Kongestion. Besonders problematisch ist in dieser Situation ein Rhythmuswechsel in Vorhofflimmern, bei dem der inadäquate Anstieg der Herzfrequenz die Diastolendauer weiter verkürzt, den Gradient exponentiell ansteigen lässt, sodass es binnen kurzer Zeit zum Lungenödem kommen kann. Bei Patientinnen mit einer Klappenöffnungsfläche <1,5 cm^2 geht eine Schwangerschaft mit einem erhöhten Risiko für die Entstehung einer Herzinsuffizienz, von Arrhythmien und intrauteriner Wachstumsretardation einher.

▮ **Kritische Zeitpunkte im Verlauf der Schwangerschaft bei Mitralstenose**

▮ 28–32. Schwangerschaftswoche mit maximalem Anstieg von Herzfrequenz, Plasmavolumen und Herzzeitvolumen
▮ Geburtsvorgang mit 50%igem HZV-Anstieg während der Wehen und der Austreibungsphase
▮ Vorlasterhöhung:
 – akut: unmittelbar postpartal durch Aufhebung der Cavakompression
 – kontinuierlich: in den ersten postpartalen Tagen, durch Mobilisierung extravasaler Flüssigkeit

Bei symptomatischen Patientinnen oder bei einem PAP >50 mmHg sollte mit der medikamentösen Therapie begonnen werden. Die Herzfrequenzsenkung mit Betablockern ist erstes Therapieziel [155, 175]. Vor allem kardioselektive Betablocker, wie Metoprolol, Bisoprolol oder – mit Einschränkung – Atenolol, die den Vorteil der geringeren Wehenauslösung haben, werden während der Schwangerschaft präferenziell eingesetzt. Die Dosisanpassung erfolgt entsprechend der klinischen Symptomatik der Patientin mit einer Zielfrequenz, die im niedrignormalen Bereich (Kammerfrequenz um 60/min in Ruhe) liegen sollte. Fetale Komplikationen unter Betablockade sind selten, in sehr hohen Dosen wur-

den intrauterine Bradykardien und fetale Hypo-
glykämien beschrieben. Bei Rhythmuswechsel
von Sinusrhythmus in eine Tachyarrhythmie,
die zu rascher Dekompensation führen kann, ist
eine Digitalisierung und rasche elektrische Kardioversion indiziert. Diese erfolgt in der Schwangerschaft mit niedrigerer Energie (50–100 Joule)
und kann ohne Probleme für den Feten durchgeführt werden.

Bei Lungenstauung oder Vorliegen einer sekundären Rechtsherzinsuffizienz mit Ödemen
und Halsvenenstauung sollte zusätzlich zum basalen Prinzip der Herzfrequenzsenkung eine
Vorlastsenkung mit Nitraten und/oder Schleifendiuretika durchgeführt werden. Hierbei muss
die maternale Bedrohung durch die Lungenstauung gegen die mögliche diuretikainduzierte Verschlechterung der uteroplazentaren Durchblutung abgewogen werden. Die Gefahr des Lungenödems ist zwischen der 28. und 32. Schwangerschaftswoche am größten, weil in dieser Zeitspanne der Anstieg von HZV, Herzfrequenz und
Plasmavolumen am höchsten sind. Eine weitere
Gefährdungsphase ist die Zeit kurz nach der
Entbindung: infolge der postpartalen Volumenverschiebung durch Entlastung der Vena-cava-
inferior-Kompression sowie durch das erhöhte
Volumenangebot bei plazentarer und uteriner
Kontraktion. Die Zunahme des intravaskulären
Volumens wird durch den Blutverlust (ca. 500
ml) bei einer vaginalen Entbindung und ca.
1000 ml bei einer Sectio cesarea in der Regel
egalisiert [127]. Der Anstieg der Herzfrequenz
erreicht 5–15 min postpartal sein Maximum
und kann – verursacht durch weitere Verkürzung der diastolischen Füllungszeit – die hämodynamische Situation in Form einer progredienten Stauung im kleinen Kreislauf aggravieren.
Ein invasives hämodynamisches Monitoring
mittels Swan-Ganz-Katheter ist daher bei Frauen
mit kritischer Mitralstenose und beginnender
Dekompensation in der peripartalen Phase zu
erwägen [127].

Bei medikamentös nicht zu stabilisierenden
Patientinnen sind interventionelle Notfalleingriffe zu diskutieren. Mitralklappenballonvalvulo-
plastien sind erfolgreich in der Schwangerschaft
mit niedrigem maternalen und akzeptablem
fetalen Risiko durchgeführt worden [9]. Die
Strahlenexposition kann durch abdominelle Abschirmung sowie Verkürzung der Expositions-
zeit durch verbesserte Technik (Einsatz des
Inoue-Ballons, Vermeidung der linksventrikulären Angiografie, Einsatz der transösophagealen

Echokardiografie) minimiert werden. Da die
meisten jungen Frauen keine das Interventions-
risiko erhöhende Klappenkalzifikationen aufweisen, ist die Komplikationsrate niedrig. Chirurgische Mitralklappeninterventionen wie offene
Mitralklappenkommissurotomie oder Mitralklappenersatz sind wegen der Notwendigkeit einer extrakorporalen Zirkulation mit einer hohen fetalen Mortalität assoziiert und sollten deshalb nur als Ultima Ratio in der Schwangerschaft durchgeführt werden.

▌ **Aortenstenose.** Aortenstenosen während der
Schwangerschaft sind seltener als Mitralstenosen. Ätiologisch handelt es sich häufig um angeborene Formen. Eine rheumatische Genese ist
selten. Wegen der mechanisch bedingten Fixierung des Herzzeitvolumens kommt es während
der Schwangerschaft durch Zunahme des Blutvolumens und der Herzfrequenz sowie durch
den schwangerschaftsbedingten Abfall der systemvaskulären Widerstände zu einem Anstieg
des transvalvulären Gradienten an der Aortenklappe. Folgen sind Verschlechterung des Vitiums mit zunehmender Druckbelastung des linken Ventrikels und konsekutivem Rückstau in
den kleinen Kreislauf. Bei höhergradiger Aortenstenose wirkt sich der Herzfrequenzanstieg
besonders ungünstig aus, da durch Verkürzung
der Diastolendauer die Koronarperfusion kritisch reduziert werden kann. Subendokardiale
Ischämien bis hin zur myokardialen Insuffizienz
mit therapierefraktären Rhythmusstörungen
sind möglich [166, 175].

Kommt es während der Schwangerschaft bei
hochgradiger Aortenstenose zur kardialen Dekompensation, stehen meist zunehmende Thoraxschmerzen bei eingeschränkter Koronarreserve sowie Luftnot bei Lungenstauung oder Lungenödem im Vordergrund der Symptomatik.
Therapeutisch sollte deshalb in erster Linie eine
vorsichtige Herzfrequenzsenkung angestrebt
werden. Neben der absoluten körperlichen
Schonung erfolgt dies am besten mit β_1-selekti-
ven Blockern wie Metoprolol in niedrigen Dosierungen (1–3 mg i.v.). Die gute Steuerbarkeit
ist ein Argument für den Einsatz von Esmolol
in dieser Situation (intravenöse Dauerinfusion
20–30 µg kg^{-1}min^{-1}). Bei pulmonalvenöser Kongestion kommen zusätzlich Schleifendiuretika
zum Einsatz (s. Mitralstenose). Nachlastsenkung
führt zur Verstärkung des Druckgradienten im
linksventrikulären Ausflusstrakt und sollte nur
sehr vorsichtig vorgenommen werden (z.B. bei

hypertensiver Ausgangslage). Kommt es zur hämodynamischen Destabilisierung durch plötzlichen Rhythmuswechsel von Sinusrhythmus in tachykardes Vorhofflimmern, ist eine rasche Regularisierung durch elektrische Kardioversion mandatorisch, da bei Aortenstenose – ähnlich der Situation bei Mitralstenose – die Verkürzung der Diastolendauer deletäre hämodynamische Auswirkungen haben kann [189, 175].

Ist trotz Ausschöpfung aller konservativen medikamentösen Möglichkeiten keine hämodynamische Stabilisierung zu erreichen, ist eine Ballonvalvuloplastie zu erwägen [155]; ist dies aus klinischen oder logistischen Gründen nicht möglich, muss ein operativer Klappenersatz erfolgen.

6.5.6.3 Klappenprothesen

Nach erfolgreichem mechanischen Klappenersatz wird eine Schwangerschaft hämodynamisch meist gut toleriert. Hauptproblem ist die Notwendigkeit einer Antikoagulation, die in der Schwangerschaft mit einem erhöhten fetalen und maternalen Risiko assoziiert ist. Orale Antikoagulanzien passieren die Plazenta und verstärken das Risiko für frühe Aborte, Embryopathie und Frühgeburt (s. 6.5.4.3). Unter oraler Antikoagulation im ersten Trimenon (6.–12. Woche) liegt die Inzidenz von Embryopathien bei 6%. Es gibt Hinweise auf eine Dosisbeziehung; Bei einer Warfarin-Dosis <5 mg/Tag scheint die Malformationsrate gering zu sein [190]. Heparine passieren die Plazenta nicht, gehen aber mit erhöhten Risiko thromboembolischer Ereignisse bei der Mutter einher (Tabelle 6.5.6) [25].

Es liegen keine randomisierten Untersuchungen vor, die verschiedene Antikoagulationsschemata während der Schwangerschaft verglichen haben. Einigkeit besteht darüber, dass Patientinnen mit hohem Thromboembolierisiko (z.B. mechanischer Mitralklappenersatz) während des 2. und 3. Trimenons mit Vitamin-K-Antagonisten antikoaguliert werden sollten. Präpartal, in der 36. Schwangerschaftswoche, wird eine Umstellung auf Heparin empfohlen, um das Risiko neonataler intrakranieller Blutungen während der Entbindung zu vermeiden [175]. Es gibt keinen Konsens darüber, wie die Antikoagulation im ersten Trimenon durchgeführt werden sollte. Die Fortführung der Vitamin-K-Antagonisten ermöglicht eine stabile Antikoagulation der Mutter und ist somit für die Mutter die sicherste Therapie. Bei einer Warfarin-Dosis <5 mg/Tag scheint darüber hinaus das Abort- und Embryopathierisiko sehr gering zu sein [190]. Die Alternative ist unfraktioniertes Heparin. Unter diesem Therapieregime ist das Emryopathierisiko zu vernachlässigen, wenn die Heparinisierung vor der 6. Schwangerschaftswoche begonnen wurde. Allerdings geht Heparin in der Langzeittherapie – neben dem Thrombozytopenie- und Osteoporoserisiko – mit einer hohen Inzidenz thromboembolischer Ereignisse, insbesondere Klappenthrombosen, einher (Tabelle 6.5.6). Deshalb ist eine strenge Kontrolle der Effektivität, gegebenenfalls unter stationären Bedingungen, obligat. Im Gegensatz zu der weit besser gesicherten Datenlage zum Einsatz niedermolekularer Heparine bei Thrombosen in der Schwangerschaft liegen nur kasuistische Berichte für die Therapie beim mechanischen Klappenersatz vor. Derzeit können niedermolekulare Heparine deshalb in dieser Indikation

Tabelle 6.5.6. Fetale und maternale Komplikationen in Abhängigkeit vom Antikoagulationsschema während der Schwangerschaft bei mechanischen Klappenprothesen (mod. n. Chan et al. [25])

Antikoagulationsschema	Embryopathie (%)	Spontanabort (%)	Thromboembolien (%)	mütterl. Tod (%)
▮ Vitamin-K-Antagonisten während der gesamten Schwangerschaft*	6,4	25	3,9	1,8
▮ Heparin während der Schwangerschaft	0	24	33	15
– niedrig dosiert	0	20	60	40
– adjustierte Dosis	0	25	25	6,7
▮ Heparin wärend des 1. Trimenons, dann Vitamin-K-Antagonisten	3,4	25	9,2	4,2

* mit oder ohne Heparin vor der Entbindung

nicht empfohlen werden [175]. Welches Therapieregime im Einzelfall zu bevorzugen ist, muss im ausführlichen aufklärenden Gespräch mit der Patientin und deren Partner – am besten vor Eintreten der Schwangerschaft – geklärt werden.

Trotz der hämodynamischen Belastung kann bei Patientinnen mit Herzklappenersatz, die in stabil kompensiertem Zustand sind, die Entbindung (z. B. unter epiduraler Anästhesie) per vias naturales durchgeführt werden. Geburtshilfliche Verfahren zur Verkürzung und Erleichterung der Austreibungsphase sind dabei hilfreich. Ein invasives hämodynamisches Monitoring ist nur bei Patientinnen mit schweren Stenosevitien oder Herzinsuffizienz erforderlich. Bei einer Sectio caesarea wird zwar die physische Belastung der Entbindungsphase für die Mutter umgangen, allerdings können Anästhesie und Beatmung mit zum Teil beträchtlichen hämodynamischen Auswirkungen einhergehen und auch das Thromboembolierisiko ist perioperativ deutlich erhöht [175]. In jedem Fall muss eine Endokarditisprophylaxe durchgeführt werden.

6.5.7 Koronare Herzerkrankung/ Myokardinfarkt und Schwangerschaft

Akute koronare Syndrome während der Schwangerschaft sind selten. Die Inzidenz wird mit 1:10 000–1:30 000 Geburten angegeben [189]. Allerdings steigt die Prävalenz durch Zunahme der Schwangerschaften im höheren Alter, allgemeine Erhöhung des kardiovaskulären Risikoprofils der Schwangeren (Nikotinabusus, arterielle Hypertonie, Adipositas, familiäre Hypercholesterinämie) sowie durch vermehrte Schwangerschaften von Typ-I-Diabetikerinnen.

Hauptursachen für eine Myokardischämie in der Schwangerschaft sind, neben einer Plaqueruptur und konsekutivem thrombotischen Verschluss der Koronararterie, spontane Koronardissektionen durch hormonell bedingte strukturelle Veränderungen der Gefäßwand (bis 20%) [87]. Auch Embolien aus der Plazenta, Koronarspasmen [91], Präeklampsie, Einsatz von Oxytozin als Vasokonstriktor [127] sowie die prokoagulatorische Aktivierung werden angeschuldigt. Seltene Ursachen während der Schwangerschaft sind (Takayasu-) Arteriitis, systemischer Lupus erythematodes, Antiphospholipidsyndrom, fibromuskuläre Dysplasie, Kokainmissbrauch, linksatriales Myxom oder Endokarditis

[127]. Zwei Drittel der Myokardinfarkte treten während des 3. Trimenons und peripartal auf und sind mit einer hohen mütterlichen Mortalität (20–30%) assoziiert [188].

Die sonst übliche Labordiagnostik ist bei peripartal auftretenden Thoraxschmerzen erschwert, da erhöhte Creatinkinase (CK) und CK-MB-Konzentrationen aufgrund der Freisetzung aus dem Myometrium diagnostisch irreführend sein können [127, 188]. Troponin-I und -T haben dagegen eine hohe Aussagekraft, da sie während Schwangerschaft und Entbindung nicht über den Normwert hinaus ansteigen.

Therapeutisch wird das katheterinterventionelle Vorgehen mit PTCA/Stenting einer Thrombolyse im Allgemeinen vorgezogen, da nur so spontane Koronardissektionen erkannt und adäquat behandelt werden können. Man geht davon aus, dass die mittlere Strahlendosis für eine PTCA 80 Gy/cm^2 beträgt. Diese Strahlenexposition ist für den Feten vor allem im ersten Trimenon problematisch. Alternativ kann in der Schwangerschaft eine Thrombolyse durchgeführt werden. Hinweise für teratogene Effekte der Thrombolytika gibt es nicht, jedoch werden gehäufte mütterliche Blutungen und eine zirca 6%ige Abortrate beschrieben [183]. In der Abwägung der Revaskularisierungsstrategie muss somit das mütterliche Blutungsrisiko unter Thrombolytika – insbesondere bei Vorliegen einer Dissektion – der Strahlenexposition des Fetus gegenübergestellt werden. Zur Bedeutung medikamentenbeschichteter Stents in der Schwangerschaft ist derzeit nichts bekannt. In jedem Fall gibt die Notwendigkeit einer verlängerten und intensivierten antithrombozytären Therapie in der Schwangerschaft besondere Probleme auf. Bypassoperationen während der Schwangerschaft gehen mit einem hohen fetalen Risiko einher, das perioperative Risiko für die Mutter scheint nicht erhöht zu sein.

Die medikamentöse Begleittherapie des akuten Myokardinfarkts in der Schwangerschaft umfasst Nitrate, β_1-selektive Betablocker, Heparin und niedrigdosiertes Aspirin. Kardioselektive Betablocker haben nur geringe Nebenwirkungen auf den Fetus und sollten deshalb aus prognostischen Gründen verabreicht werden. Nitrate sind weitgehend unproblematisch. Eine Sättigungsdosis von 500 mg Azetylsalizylsäure (ASS) kann initial gegeben werden, darüber hinaus sollten aber ASS-Dosen von über 150 mg in der chronischen Medikation – insbesondere im letzten Trimenon – vermieden werden, da es durch Hemmung der Prostaglandinsynthese zu einem vorzeitigen Verschluss des Ductus Botalli kommen kann. Unter 150 mg ASS ist diese Problematik nicht zu erwarten, entsprechend kann ASS im 2. und 3. Trimenon gegeben werden. Über die Effekte von ADP-Hemmern (z. B. Clopidogrel) und zum Einsatz von GP-IIb-/IIIa-Antagonisten während der Schwangerschaft liegen keine Daten vor. Unfraktioniertes Heparin und niedermolekulare Heparine, die die Plazenta nicht passieren, gehen mit nur geringen Risiken in der Kurzzeitapplikation einher [175, 188]. Die Therapie der akuten Linksherzdekompensation als Folge des infarktbedingten Ausfalls kontraktilen Substrats oder in Gefolge einer Mitralinsuffizienz bei Papillarmuskeldysfunktion/--abriss in der Schwangerschaft wurde bereits in den Kapiteln Kardiomyopathie und Mitralinsuffizienz beschrieben.

Ob man Frauen mit bekannter koronarer Herzerkrankung oder nach Myokardinfarkt von einer Schwangerschaft abraten sollte, wird kontrovers diskutiert. Wegen des Risikos von Restenosen und wiederkehrender Myokardischämie sollte im ersten Jahr nach einer Koronarintervention oder nach Herzinfarkt eine Schwangerschaft vermieden werden. Die weitere Entscheidung hängt von der körperlichen Belastbarkeit und der Herzfunktion ab. In jedem Fall sollte vor geplanter Schwangerschaft eine weitreichende Diagnostik mit Echokardiografie und entsprechenden Stresstests durchgeführt werden, im Verlauf der Schwangerschaft sind dann engmaschige Kontrollen notwendig [188, 198].

Ein schwieriges Feld ist die chronische medikamentöse Therapie bei bekannter KHK während der Schwangerschaft. Viele Medikamente, die sich in der Sekundärprävention nach Myokardinfarkt prognostisch günstig auswirken, sind in der Schwangerschaft problematisch oder gar kontraindiziert. Pränataler Einsatz von Aspirin geht mit einem erhöhten Risiko für Aborte einher. Während der Schwangerschaft wird keine Zunahme fetomaternaler Blutungen beobachtet; auch die Entwicklung des Feten wird durch Aspirin nicht negativ beeinflusst. Unklar ist, ob Clopidogrel in der Schwangerschaft sicher verabreicht werden kann. Tierexperimentelle Daten lassen es vermuten. Die Therapie mit kardioselektiven Betablockern wie Metoprolol ist als weitgehend unbedenklich einzustufen und ist Bestandteil der KHK-Therapie in der Schwangerschaft. Mögliche Nebenwirkungen für den

Feten, wie Wachstumsretardierung, fetale Bradykardie oder Hypoglykämie sind unter kardioselektiven Blockern weniger häufig als unter nichtselektiven. ACE-Hemmer müssen als embryotoxisch eingestuft werden, renale und skeletale Anomalien wurden beschrieben. Auch in der späten Schwangerschaft nach Abschluss der Organogenese sind sie kontraindiziert, da neonatale Blutdruckabfälle und akutes Nierenversagen beim Neugeborenen auftreten können. Obwohl wenig Daten zu Statinen während der Schwangerschaft vorliegen, sollten sie nicht verabreicht werden, da bei Ratten teratogene Effekte beschrieben wurden. Regelmäßige Untersuchungen des Feten sind wie bei jeder Risikoschwangerschaft obligat [175, 188, 198].

6.5.8 Peripartales Management von herzkranken Patientinnen

Das Management vorzeitiger Wehentätigkeit zum Ende der Schwangerschaft ist bei Patientinnen mit Herzerkrankungen oft problematisch. Die übliche tokolytische Therapie mit β_2-Mimetika (z. B. Fenoterol) kann mit Tachykardie und Blutdruckabfall einhergehen und insbesondere bei Stenosevitien durch kritische Verkürzung der Diastolendauer zu einer Dekompensation führen. Auch wurden unter β_2-Mimetika Ischämien bei koronarer Herzerkankung beschrieben. Alternativ wurde Indomethacin zur Hemmung der Prostaglandinsynthese verabreicht. Unter dieser Therapie ist allerdings eine engmaschige Kontrolle der fetalen Zirkulation notwendig, da auch hier die Gefahr eines vorzeitigen Verschlusses des Ductus arteriosus besteht. Neuere Therapieansätze mit dem Oxytocinantagonisten Atosiban oder mit dem Kalziumantagonisten Nifidipin scheinen bei Schwangeren mit vorzeitiger Wehentätigkeit sicherer und weniger kreislaufbelastend zu sein [71, 175].

Zum Entbindungsmodus bei herzkranken Patientinnen gibt es kaum Untersuchungen. Die Vorteile einer Sectio caesarea liegen in der exakten zeitlichen Planung der Entbindung und im Vermeiden der belastenden Wehentätigkeit. Auf der anderen Seite ist die Schnittentbindung mit einem Risiko durch Anästhesie und Operationsvorgang assoziiert und geht mit mehr thromboembolischen Ereignissen einher. Die Wahl des Entbindungsmodus sollte rechtzeitig auf individueller Basis interdisziplinär zwischen Geburtshelfern, Kardiologen, Anästhesisten, Neonatologen und der Patientin getroffen werden. Trotz des Fehlens harter Daten ist die Expertenmeinung dahingehend, dass bei Patientinnen, die zu Ende der Schwangerschaft funktionell nur gering eingeschränkt (NYHA I–II) und hämodynamisch stabil sind, die natürliche Entbindung per vias naturales – wenn immer möglich – bevorzugt werden sollte. Eine Periduralanästhesie bzw. eine kombinierte Spinal-/Periduralanästhesie kann durch Vermeidung der schmerzbedingten Tachykardie die Geburtsphase erleichtern, sollte aber in Abhängigkeit von der zugrunde liegenden Herzerkrankung kritisch eingesetzt werden. Der mit dieser Anästhesieform einhergehende Abfall der systemvaskulären Widerstände kann nämlich auf der einen Seite die hämodynamische Situation günstig beeinflussen (z.B. Insuffizienzvitien), auf der anderen Seite aber ein Vitium verschlechtern und zu akuter Dekompensation führen (z.B. Aortenstenose). Aus geburtshilflicher Sicht ist eine Erleichterung der Austreibungsphase sinnvoll. Die linkslaterale Seitenlage ist von Vorteil, da ein Vena-cava-Kompressionssyndrom vermieden und das HZV konstant gehalten werden kann. Bei arterieller Hypoxie der Mutter ist die Sauerstoffinsufflation peripartal obligat.

Ein kontinuierliches Monitoring von mütterlichem Blutdruck und Herzfrequenz, Sauerstoffsättigung und EKG ist notwendig [188]. Wegen der verzögerten Kreislaufumstellung postpartal ist die engmaschige hämodynamische Überwachung für 24–48 h fortzuführen. Erst 4 Wochen nach der Entbindung ist die Kreislaufsituation weitgehend normalisiert.

Bei Patientinnen, die zum Ende der Schwangerschaft symptomatisch und hämodynamisch instabil sind, wird im Allgemeinen eine Sectio cesarea bevorzugt. In diesem Fall ist ein erweitertes invasives hämodynamisches Monitoring mittels arterieller Blutdruckmessung und Pulmonalarterienkatheter zu empfehlen.

Ob während der Entbindung eine Endokarditisprophylaxe durchgeführt werden soll, wird kontrovers diskutiert. Prinzipiell sehen die Empfehlungen – mit Ausnahme von Endokarditis in der Vorgeschichte und Klappenprothesen – bei unkomplizierter Entbindung keine prophylaktische Antibiotikagabe vor. Da der Geburtsablauf jedoch schlecht vorhergesagt werden kann und schon eine Episiotomie eine „Komplikation" und potenzielle Eintrittspforte für pathogene Keime darstellt, sollte unserer Meinung nach sowohl bei vaginaler Entbindung als auch bei einer Sectio cesarea eine Endokarditisprophylaxe durchgeführt werden, wenn entsprechende Klappenvitien vorliegen [166, 175].

▮ Literatur zu Kapitel 6

1. Abi-Gerges N, Small GB, Lawrence CL, Hammond TG, Valentin JP, Pollard CE (2004) Evidence for gender differences in electrophysiological properties of canine Purkinje fibres. British Journal of Pharmacology 142:1255–1264
2. Albert CM, Chae CU, Grodstein F, Rose LM, Rexrode KM, Ruskin JN, Stampfer MJ, Manson JA (2003) Prospective study of sudden cardiac death among women in the United States. Circulation 107:2096–2101
3. Anderer G, Hellmeyer L, Tekesin I, Schmidt S (2005) Kombinationstherapie einer fetalen supraventrikulären Tachykardie mit Flecainid und Digoxin. Z Geburtshilfe Neonatol 209:34–37
4. Arya A (2005) Gender–related differences in ventricular repolarization: beyond gonadal steroids. J Cardiovasc Electophysiol 16:525–527
5. Barron WM, Mujais SK, Zinamam M, Bravo EL, Lindheimer MD (1986) Plasma catecholamine responses to physiologic stimuli in normal human pregnancy. Am J Obstet Gynecol 154:80–84
6. Bates SM, Ginsberg JS (2002) How we manage venous thromboembolism during pregnancy. Blood 100:3470–3478
7. Bazett HC (1920) An analysis of the time-relations of electrocardiogramms. Heart 7:353–370
8. Bednar MM, Harrigan EP, Ruskin JN (2002) Torsades de pointes associated with nonantiarrhythmic drugs and observations on gender and QTc. Am J Cardiol 89:1316–1319
9. Ben Farhad M, Gamrha H, Betbout F, Maatouk F, Jarrar M, Addad F, Tiss M, Mammami S, Chabbani I, Thaalbi R (1997) Percutaneous ballon mitral commisurotomy during pregnancy. Heart 77:564–567
10. Benjamin EJ, Wolf PA, D'Agostino RB, Silbershatz H, Kannel WB, Levy D (1998) Impact of atrial fibrillation on the risk of death: the Framingham Heart Study. Circulation 98:946–952
11. Blaustein MP, Robinson SW, Gottlieb SS, Balke CW, Hamlyn JM (2003) Sex, digitalis, and the sodium pump. Mol Interv 3:68–72
12. Blomkalns AL, Chen AY, Hochman JS, Peterson ED, Trynosky K, Diercks DB, Brogan GX Jr, Boden WE, Roe MT, Ohman EM, Gibler WB, Newby LK, CRUSADE Investigators (2005) Gender disparities in the diagnosis and treatment of non-ST-segment elevation acute coronary syndromes: large-scale observations from the CRUSADE National Quality Improvement Initiative. J Am Coll Cardiol 45:832–837
13. Borghi C, Esposti DD, Cassani A, Immordino V, Bovicelli L, Ambrosioni E (2002) The treatment of

hypertension in pregnancy. J Hypertens 20:S52–S56

14. Bourassa MG, Gurne O, Bangdiwala SI, Ghali JK, Young JB, Rousseau M, Johnstone DE, Yusuf S (1993) Natural history and patterns of current practice in heart failure. The Studies of Left Ventricular Dysfunction (SOLVD) Investigators. J Am Coll Cardiol 22:14A–19A

15. Briggs GG, Freeman RK, Yaffe SJ (1998) Drugs in pregnancy and lactation; 5th edn. Williams & Wilkins, Baltimore

16. Brown MA, Buddle ML (1997) What's a name? Problems with the classification of hypertension in pregnancy. J Hypertens 15:1049–1054

17. Bugiardini R (2005) Normal coronary arteries: clinical implications and further classification. Herz 30(1):3–7

18. Burke JH, Goldberger JJ, Ehlert FA, Kruse JT, Parker MA, Kadish AH (1996) Gender differences in heart rate before and after autonomic blockade: evidence against an intrinsic gender effect. Am J Med 100:537–543

19. Burke AP, Farb A, Malcom GT (1998) Effect of risk factors on the mechanism of acute thrombosis and sudden coronary death in women. Circulation 97:2110–2116

20. Buttar HS (1997) An overview of the influence of ACE inhibitors on fetal-placental circulation and perinatal development. Mol Cell Biochem 176:61–71

21. Cabin HS, Clubb KS, Hall C, Perlmutter RA, Feinstein AR (1990) Risk for systemic embolization of atrial fibrillation without mitral stenosis. Am J Cardiol 65:1112–1116

22. Cairns JA, Connolly SJ, Roberts R, Gent M, for the Canadian Amiodarone Myocardial Infraction Arrhythmia Trila Investigators (1997) Randomised trial of outcome after myocardial infarction in patients with frequent or repetitive ventricular premature depolarisations: CAMIAT. Lancet 349:675–682

23. Cardosi RJ, Chez RA (1998) Magnesium sulfate, maternal hypothermia, and fetal bradycardia with loss of heart rate variability. Obstet Gynecol 92:691–693

24. Carroll JD, Carroll EP, Feldman T, Ward DM, Lang RM, McGaughey D, Karp RB (1992) Sex-associated differences in left ventricular function in aortic stenosis of the elderly. Circulation 86(4):1099–1107

25. Chan WS, Anand S, Ginsberg JS (1994) Anticoagulation of pregnant women with mechanical heart valves: a systematic review of the literature. Arch Intern Med 160:191–196

26. Chandra NC, Ziegelstein RC, Rogers WJ, Tiefenbrunn AJ, Gore JM, French WJ, Rubison M (1998) Observations of the treatment of women in the United States with myocardial infarction: a report from the National Registry of Myocardial Infarction-I. Arch Intern Med 158:981–988

27. Chiang CE (2004) Congenital and acquired long QT syndrome. Cardiol Rev 12:222–234

28. Chow T, Galvin J, McGowern B (1998) Antiarrhythmic drug therapy in pregnancy and lactation. Am J Cardiol 82:58I–62I

29. Cho L, Topol EJ, Balog C, Foody JM, Booth JE, Cabot C, Kleiman NS, Tcheng JE, Califf R, Lincoff AM (2000) Clinical benefit of glycoprotein IIb/IIIa blockade with Abciximab is independent of gender: pooled analysis from EPIC, EPILOG and EPISTENT trials. J Am Coll Cardiol 36:381–386

30. Cleary-Goldmann J, Salva CR, Infeld JI, Robinson JN (2003) Verapamil-sensitive idiopathic left ventricular tachycardia in pregnancy. J Matern Fetal Neonatal Med 14:132–135

31. Cohn NJ, Johnson G, Ziesche S, Cobb F, Francis G, Tristani F, Smith R, Dunkman WB, Loeb H, Wong M et al (1991) A comparison of enalapril with hydralazine and isosorbide dinitrate in the treatment of chronic congestive heart failure. N Engl J Med 325:303–310

32. Cohn JN, Tognoni G, for the Valsartan Heart Failure Trial Investigators (2001) A randomized trial of the angiotensin-receptor blocker valsartan in chronic heart failure. N Engl J Med 345:1667–1675

33. Collins R, Yusuf S, Peto R (1985) Overview of randomised trials of diuretics in pregnancy. Br Med J (Clin Res Ed) 290:17–23

34. Connolly SJ, Hallstrom AP, Cappato R, Schron EB, Kuck KH, Zipes DP, Greene HL, Boczor S, Domanski M, Follmann D, Gent M, Roberts RS (2000) Meta-analysis of the implantable cardioverter defibrillator secondary prevention trials. Eur Heart J 21:2071–2078

35. Copel JA, Kleiman CS (1989) Fetal echocardiography in the diagnosis and management of fetal heart disease. Clin Diagn Ultrasound 25:67–83

36. Curry JJ, Quintana FJ (1970) Myocardial infarction with ventricular fibrillation during pregnancy treated by direct current defibrillation with fetal survival. Chest 58:82–84

37. Dahlöf B, Devereux RB, Kjeldsen SE, Julius S, Beevers G, de Faire U, Fyhrquist F, Ibsen H, Kristiansson K, Lederballe-Pedersen O, Lindholm LH, Nieminen MS, Omvik P, Oparil S, Wedel H, LIFE Study Group (2002) Cardiovascular morbidity and mortality in the Losartan Intervention For Endpoint reduction in hypertension study (LIFE): a randomised trial against atenolol. Lancet 359:995–1003

38. Dalvi BV, Chaudhuri A, Kulkarni HL, Purushottam KA (1992) Therapeutic guidelines for congenital heart block presenting in pregnancy. Obstet Gynecol 79:802–804

39. Danielsson BR, Azarbayjani F, Skold AC, Webster WS (1997) Initiation of phenytoin teratogenesis: pharmacologically induced embryonic bradycardia and arrhythmia resulting in hypoxia and possible free radical damage at reoxygenation. Teratology 56:271–281

40. DeSilva RA, Graboys TB, Podrid PJ, Lown B (1980) Cardioversion and defibrillation. Am Heart J 100:881–895

41. Deutsche Liga zur Bekämpfung des hohen Blutdruckes e.V. (1999) Hochdruck in der Schwangerschaft und während der Stillperiode. Merkblatt. Deutsche Hypertoniegesellschaft

42. Dickstein K, Kjekshus J (2002) Effects of losartan and captopril on mortality and morbidity in high-risk patients after acute myocardial infarction: the OPTIMAAL randomised trial. Optimal Trial in Myocardial Infarction with Angiotensin II Antagonist Losartan. Lancet 360:752–760

43. Dizon-Townson D (2002) Pregnancy-related venous thromboembolism. Clin Obstet Gynecol 45:363–369

44. Dominguez A, Iturralde P, Hermosillo AG, Colin L, Kershenovich S, Garrido LM (1999) Successful radiofrequency ablation of an accessory pathway during pregnancy. Pacing Clin Electrophysiol 22:131–134

45. Doval HC, Nul DR, Grancelli HO, Perrone SV, Bortman GR, Curiel R for Grupo de Estudio de la Sobrevida en la Insuficiencia Cardiaca en Argentina (GESICA) (1994) Randomised trial of low-dose amiodarone in severe congestive heart failure. Lancet 344:493–98

46. Drici MD, Clement N (2001) Is gender a risk factor for adverse drug reactions? The example of drug-induced long QT syndrome. Drug Safe 24:575–585

47. Edwards FH, Carey JS, Grover FL, Bero JW, Harzt RS (1998) Impact of gender on coronary bypass operative mortality. Ann Thorac Surg 66:125–131

48. Facchini M, Bauersfeld U, Fasnacht M, Candinas R (2000) Mütterliche Herzrhythmusstörungen während der Schwangerschaft. Schweiz Med Wochenschr 130:1962–1969

49. Fasnacht MS, Jaeggi E (2001) Pränatale und genetische Aspekte angeborener Herzfehler. Therapeutische Umschau 58:70–75

50. Fasnacht MS, Günthard J (2004) Fetale Kardiologie beinhaltet nicht nur fetale Echokardiografie. Pediatrica 15:27–29

51. Fernandes LS, Tcheng JE, O'Shea JC, Weiner B, Lorenz TJ, Pacchiana C, Berdan LG, Maresh KJ, Joseph D, Madan M, Mann T, Kilaru R, Hochman JS, Kleiman NS, ESPRIT Investigators (2002) Is glycoprotein IIb/IIIa antagonism as effective in women as in men following percutaneous coronary intervention? Lessons from the ESPRIT Study. J Am Coll Cardiol 40:1085–1091

52. Fibrinolytic Therapy Trialists' (FTT) Collaborative Group (1994) Indications for fibrinolytic therapy in suspected acute myocardial infarction: collaborative overview of early mortality and major morbidity results from all randomised trials of more than 1000 patients. Lancet 343:311–322

53. Finlay AY, Edmunds V (1979) DC cardioversion in pregnancy. Br J Clin Pract 33:88–94

54. Flather MD, Yusuf S, Kober L, Pfeffer M, Hall A, Murray G, Torp-Pedersen C, Ball S, Pogue J, Moye L, Braunwald E, for the ACE Inhibitor Myocardial Infarction Collaborative Group (2000) Long-term ACE inhibitor therapy in patients with heart failure or left-ventricular dysfunction: a systematic overview of data from individual patients. Lancet 355:1575–1581

55. Fouron JC, Fournier A, Proulx F, Lamarche J, Bigras JL, Boutin C, Brassard M, Gamache S (2003) Management of fetal tachyarrhythmia based on superior vena cava/aorta Doppler flow recordings. Heart 89:1211–1216

56. Garg R, Yusuf S (1995) Overview of randomized trials of angiotensin-converting enzyme inhibitors on mortality and morbidity in patients with heart failure. Collaborative Group on ACE Inhibitor Trials. JAMA 273:1450–1456

57. Gembruch U, Hansmann M, Bald R (1988) Direct intrauterine fetal treatment of fetal tachyarrhythmia with severe hydrops fetalis by antiarrhythmic drugs. Fetal Ther 3:210–215

58. Gembruch U, Hansmann M, Redel DA, Bald R (1988) Intrauterine therapy of fetal tachyarrhythmias: intraperitoneal administration of antiarrhythmic drugs to the fetus in fetal tachyarrhythmias with severe hydrops fetalis. J Perinat Med 16:39–44

59. Gembruch U, Manz M, Bald R, Ruddel H, Redel DA, Schlebusch H, Nitsch J, Hansmann M (1989) Repeated intravascular treatment with amiodarone in a fetus with refractory supraventricular tachycardia and hydrops fetalis. Am Heart J 118:1335–1338

60. Ghali JK, Pina IL, Gottlieb SS, Deedwania PC, Wikstrand JC (2002) Metoprolol CR/XL in female patients with heart failure: analysis of the experience in metoprolol extended-release randomized intervention trial in heart failure (MERIT-HF). Circulation 105:1585–1591

61. Ginsberg JS, Greer I, Hirsh J (2001) Use of antithrombotic agents during pregnancy. Chest 119:122S–131S

62. Glaser R, Herrmann HC, Murphy SA, Demopoulos LA, DiBattiste PM, Cannon CP, Braunwald E (2002) Benefit of an early invasive management strategy in women with acute coronary syndromes. JAMA 288:3124–3129

63. Gleiter CH, Mörike KE (2002) Clinical pharmacokinetics of candesartan. Clin Pharmacokinet 41:7–17

64. Gras D, Mabo P, Kermarrec A, Bazin P, Varin C, Daubert C (1992) Radiofrequency ablation of atrioventricular conduction during the 5th month of pregnancy. Arch Mal Coeur Vaiss 85:1873–1877

65. Greenberg H, Case RB, Moss AJ, Brown MW, Carroll ER, Andrews ML, MADIT-II Investigators (2004) Analysis of mortality events in the Multicenter Automatic Defibrillator Implantation Trial (MADIT-II). J Am Coll Cardiol 43:1459–1465

66. Greer IA (2001) Management of venous thromboembolism in pregnancy. Best Pract Res Clin Obstet Gynaecol 15:583–603

67. Grosso S, Bernardi R, Cioni M, Morgese G (1998) Transient neonatal hypothyoidism after gestational exposure to amiodarone: a follow-up of two cases. J Endocrinol Invest 21:699–702

68. Gruppo Italiano per lo Studio della Streptochinasi nell'Infarto Miocardico (GISSI) (1986) Effectiveness of intravenous thrombolytic treatment in acute myocardial infarction. Lancet 1:397–402

69. Gurwitz JH, Gore JM, Goldberg RJ, Barron HV, Breen T, Rundle AC, Sloan MA, French W, Rogers WJ (1998) Risk for intracranial hemorrhage after tissue plasminogen activator treatment for acute myocardial infarction. Participants in the national registry of myocardial infarction 2. Ann Intern Med 129:597–604

70. Habib A, McCarthy JS (1977) Effects on the neonate of propranolol admininstered during pregnancy. J Pediatr 91:808–811

71. Halle H (2004) Peripartales Management bei herzkranken Schwangeren aus geburtshilflicher Sicht. In: Stangl V, Baumann G (Hrsg) Kardiovaskuläre Notfälle bei Frauen. Steinkopff, Darmstadt, S 33–36

72. Heinroth K, Knitza R, Werdan K (2003) Schwangerschaft. In: Werdan K, Trappe HJ, Zerkowski HR (Hrsg) Das Herzbuch. Urban & Fischer, München Jena, S 882–891

73. Hoffmann E, Reithmann C, Neuser H, Nimmermann P, Remp T, Steinbeck G (1998) Repetitive monomorphe ventrikuläre Tachykardie (Typ Gallavardin): Klinische und elektrophysiologische Charakteristika von 20 Patienten. Z Kardiol 87:353–363

74. Hohnloser SH, Meinertz T, Zehender M, Geibel A, Just H (1988) Auslösung und Verstärkung von Herzrhythmusstörungen durch Antiarrhythmika. Internist 29:338–344

75. Huang H, Lin Q, Zhang L (1997) Clinical observation of cardiac pacemaker in pregnant women. Chuang Hua Fu Chan Ko Tsa Chih 32:345–346

76. Hubinont C, Debauche C, Bernard P, Sluysmans T (1998) Resolution of fetal tachycardia and hydrops by a single adenosine administration. Obstet Gynecol 92:718–720

77. Humphries KH, Kerr CR, Connolly SJ, Klein G, Boone JA, Green M, Sheldon R, Talajic M, Dorian P, Newman D (2001) New-onset atrial fibrillation: sex differences in presentation, treatment, and outcome. Circulation 103:2365–2370

78. Isaacs JD, Mulholland DH, Hess LW, Albert JR, Martin RW (1993) Pregnancy in a woman with an automatic implantable cardioverter defibrillator: a case report. J Reprod Med 36:487–488

79. Ishii K, Chiba Y, Sasaki Y, Kawamata K, Miyashita S (2003) Fetal atrial tachycardia diagnosed by magnetocardiografy and direct fetal electrocardiografy. A case report of treatment with propranolol hydrochloride. Fetal Diagn Ther 18:463–466

80. ISIS-2 (Second International Study of Infarct Survival) Collaborative Group (1988) Randomised trial of intravenous streptokinase, oral aspirin, both, or neither among 17187 cases of suspected acute myocardial infarction: ISIS-2. Lancet 2:349–360

81. Israili ZH (2000) Clinical pharmacokinetics of angiotensin II (AT1) receptor blockers in hypertension. J Hum Hypertens 14:73–86

82. James AF, Choisy SCM, Hancox JC (2005) Recent advances in understanding sex differences in cardiac repolarization. Progress in biophysics and molecular biology, article in press. www.sciencedirect.com

83. Joglar JA, Page RL (1999) Treatment of cardiac arrhythmias during pregnancy: safety considerations. Drug Saf 20:85–94

84. Julian DG, Wenger NK (1997) Arrhythmias and the use of implantable cardioverter-defibrillators. Women & Heart Disease 22:365–373

85. Julian DG, Camm AJ, Frangin G, Janse MJ, Munoz A, Schwartz PJ, Simon P, for the European Myocardial Infarct Amiodarone Trial Investigators (1997) Randomised trial of effect of amiodarone on mortality in patients with left-ventricualr dysfunction after recent myocardial infarction: EMIAT. Lancet 349:667–674

86. Julius S, Kjeldsen SE, Weber M, Brunner HR, Ekman S, Hansson L, Hua T, Laragh J, McInnes GT, Mitchell L, Plat F, Schork A, Smith B, Zanchetti A, VALUE Trial Group (2004) Outcomes in hypertensive patients at high cardiovascular risk treated with regimens based on valsartan or amlodipine: the VALUE randomised trial. Lancet 363:2022–2031

87. Kearney P, Singh H, Hutter J, Khan S, Lee G, Lucey J (1993) Spontaneous coronary artery dissection: a report of three cases and review of the literature. Postgrad Med J 69:940–945

88. Kemkes-Matthes B (2001) Veränderungen des Gerinnungssystems in der Schwangerschaft. Z Kardiol 90:45–48

89. Khositseth A, Ramin KD, O'Leary PW, Porter CJ (2003) Role of amiodarone in the treatment of fetal supraventricular tachyarrhythmias and hydrops fetalis. Pediatr Cardiol 24:454–456

90. Klein HH, Pich S (2003) Physiologische Änderungen des Herz-Kreislauf-Systems in der Schwangerschaft. Herz 28:173–174

91. Ko WJ, Ho HN, Chu SH (1998) Postpartum myocardial infarction rescued with an intraaortic balloon pump and extracorporeal membrane oxygenator. Int J Cardiol 5; 63:81–84

92. Köhler F, Fotuhi P, Baumann G (2001) Schwangerschaft und angeborene Herzfehler. Z Kardiol 90:30–35

93. Konstantinides S, Geibel A, Heusel G, Heinrich F, Kasper W (2002) Heparin plus alteplase compared with heparin alone in patients with submassive pulmonary embolism. N Engl J Med 347:1143–1150

94. Krapp M, Kohl T, Simpson JM, Sharland GK, Katalinic A, Gembruch U (2003) Review of diagnosis, treatment, and outcome of fetal atrial flutter compared with supraventricular tachycardia. Heart 89:913–917

95. Kyrle PA, Eichinger S (2005) Deep vein thrombosis. Lancet 365:1163–1174

96. Lagrange F, Vergnes C, Brun JL, Paolucci F, Nadal T, Leng JJ, Saux MC, Banwarth B (2002) Absence of placental transfer of pentasaccharide (Fondapar-

inux, Arixtra) in the dually perfused human co-tyledon in vitro. Thromb Haemost 87(5):831–835

97. Lau CP, Lee CP, Wong CK, Cheng CH, Leung WH (1990) Rate responsive pacing with a minute ventilation sensing pacemaker during pregnancy and delivery. Pacing Clin Electrophysiol 13:158–163

98. Legato M (2000) Gender and the heart: sex-specific differences in normal anatomy and physiology. J Gend Specif Med 3:15–18

99. Lehmann MH, Hardy S, Archibald D, Quart B, MacNeil DJ (1996) Sex differences in risk of torsades de pointes with d,l-sotalol. Circulation 94:2535–2541

100. Levy D, Larson MG, Vasan RS, Kannel WB, Ho KK (1996) The progression from hypertension to congestive heart failure. JAMA 275(20):1557–1562

101. Liao D, Cai J, Rosamond WD, Barnes RW, Hutchinson RG, Whitsel EA, Rautaharju P, Heiss G (1997) Cardiac autonomic function and incident coronary heart disease: a population-based case-cohort study. The ARIC Study. Atherosclerosis Risk in Community Study. Am J Epidemiol 145:696–706

102. Liu K, Ballew C, Jacobs DR Jr, Sidney S, Savage PJ, Dyer A, Hughes G, Blanton MM (1989) Ethnic differences in blood pressure, pulse rate, and related characteristics in young adults. The CARDIA Study. Hypertension 14:218–226

103. Liu S, Yuan S, Hertervig E, Kongstad O, Olsson SB (2001) Gender and atrioventricular conduction properties of patients with symptomatic atrioventricular nodal reentrant tachycardia and Wolff-Parkinson-White syndrome. J Electrocardiol 34:295–301

104. Mackay FJ, Pearce GL, Mann RD (1999) Cough and angiotensin II receptor antagonists: cause or confounding? Br J Clin Pharmacol 47:111–114

105. Magee LA, Downar E, Sermer M, Boulton BC, Allen LC, Koren G (1995) Pregnancy outcome after gestational exposure to amiodarone in Canada. Am J Obstet Gynecol 172:1307–1311

106. Magee LA, Nulman I, Rovet JF, Koren G (2000) Risks and benefits of beta-receptor blockers for pregnancy hypertension: overview of the randomized trials. Eur J Obstet Gynecol Reprod Biol 88:15–26

107. Makkar RR, Fromm BS, Steinman RT, Meissner MD, Lehmann MH (1993) Female gender as a risk factor for torsades de pointes associated with cardiovascular drugs. JAMA 270:2590–2597

108. Mallik S, Vaccarino V (2004) Outcomes of thrombolytic therapy for acute myocardial infarction in women. Prog Cardiovasc Dis 47:58–71

109. Marini C, De Santis F, Sacco S, Russo T, Olivieri L, Totaro R, Carolei A (2005) Contribution of atrial fibrillation to incidence and outcome of ischemic stroke. Stroke 36:1115–1119

110. Matsuo K, Akahoshi M, Seto S, Yano K (2003) Disappearance of the Brugada-type electrocardiogram after surgical castration: a role for testosterone and an explanation for the male preponderance. Pacing Clin Electrophysiol 26:1551–1553

111. Maulik D (1989) Basic principles of Doppler ultrasound as applied in obstetrics. Clin Obstet Gynecol 32:628–644

112. McCurdy CM Jr, Rutherford SE, Coddington CC (1993) Syncope and sudden arrhythmic death complicating pregnancy, A casde report of Romano-Ward syndrome. J Reprod Med 38:233–234

113. McSweeney JC, Cody M, O'Sullivan P, Elberson K, Moser DK, Garvin BJ (2003) Women's early warning symptoms of acute myocardial infarction. Circulation 108:2619–2623

114. Mehta NJ, Mehta RN, Khan IA (2001) Peripartum cardiomyopathy: clinical and therapeutic aspects. Angiology 52:759–762

115. Mendelson CL (1956) Disorders of the heartbeat during pregnancy. Am J Obstet Gynecol 72:1268–1270

116. Merri M, Benhorin J, Alberti M, Locati E, Moss AJ (1989) Electrocardiografic quantitation of ventricular repolarization. Circulation 80:1301–1308

117. Meyerburg RJ, Cox MM, Interian A Jr, Mitrani R, Girgis I, Dylewski J, Castellanos A (1999) Cycling of inducibility of paroxysmal supraventricular tachycardia in women and its implications for timing of electrophysiologic procedures. Am J Cardiol 83:1049–1054

118. Middeldorp S, Libourel EJ, Hamulyak K, Van der Meer J, Buller HR (2001) The risk of pregnancy-related venous thromboembolism in women who are homozygous for factor V Leiden. Br J Haematol 113:553–555

119. Middeldorp S, Meinardi JR, Koopman MM, van Pampus EC, Hamulyak K, van Der Meer J, Prins MH, Buller HR (2001) A prospective study of asymptomatic carriers of the factor V Leiden mutation to determine the incidence of venous thromboembolism. Ann Intern Med 135:322–327

120. Moll W (2001) Die physiologische Kreislaufumstellung in der Schwangerschaft – Ihre Bedeutung für kardiale Erkrankungen. Z Kardiol 90:2–9

121. Mozo de Rosales F, Moreno J, Bodegas A, Melchor JC, Fernandez Lebrez L, Aranguren G (1994) Conversion of atrial fibrillation with ajmaline in a pregnant woman with Wolff-Parkinson-White syndrome. Eur J Obstet Gynecol 56:63–66

122. Mueller C, Neumann FJ, Roskamm H, Buser P, Hodgson JM, Perruchoud AP, Buettner HJ (2002) Women do have an improved long-term outcome after non-ST-elevation acute coronary syndromes treated very early and predominantly with percutaneous coronary intervention: a prospective study in 1450 consecutive patients. J Am Coll Cardiol 40:245–250

123. Myers JE, Baker PN (2002) Hypertensive diseases and eclampsia. Curr Opin Obstet Gynecol 14:119–125

124. Nagel BHP, Neudorf U, Hanssler L, Kuhn U, Schmaltz AA (2000) Therapeutische Optionen bei fetaler Tachyarrhythmie (Problems of therapy of fetal life-threatening dysrhythmias). Monatsschr Kinderheilkd 148:666–672

125. Nakagawa M, Takahashi N, Nobe S, Ichinose M, Ooie T, Yufu F, Shigematsu S, Hara M, Yonemochi H, Saikawa T (2002) Gender differences in various types of idiopathic ventricular tachycardia. J Cardiovasc Electrophysiol 13:633–638

126. Natale A, Davidson T, Geiger MJ, Newby K (1997) Implantable cardioverter-defibrillators and pregnancy. A safe combination? Circulation 96:2808–2812

127. Oakley C (1997) Heart disease in pregnancy. BMJ 5–16, S 237–245

128. Ogburn PL Jr, Schmidt G, Linman J, Cefalo RC (1982) Paroxysmal tachycardia and cardioversion during pregnancy. J Reprod Med 27:359–362

129. Pagdad SV, Barmade AB, Toal SC, Vora AM, Lokhandwala YY (2004) "Rescue" radiofrequency ablation for atrial tachycardia presenting as cardiomyopathy in pregnancy. Indian Heart J 56:245–247

130. Page RL, Shenasa H, Evans J, Sorrentino RA, Wharton JM, Prystowsky EN (1993) Radiofrequency catheter ablation of idiopathic recurrent ventricular tachycardia with a right bundle branch block, left axis pattern. Pace Clin Electrophysiol 16:327–336

131. Page RL (1995) Treatment of arrhythmias during pregnancy. Am Heart J 130:871–876

132. Peters RW, Gold MR (2004) The influence of gender on arrhythmias. Cardiol Rev 12:97–105

133. Peterson ED, Lansky AJ, Kramer J, Anstrom K, Lanzilotta MJ (2001) Effect of gender on the outcomes of contemporary percutaneous coronary intervention. Am J Cardiol 88:359–364

134. Pfeffer MA, McMurray JJ, Velazquez EJ, Rouleau JL, Kober L, Maggioni AP, Solomon SD, Swedberg K, Van de Werf F, White H, Leimberger JD, Henis M, Edwards S, Zelenkofske S, Sellers MA, Califf RM (2003) Valsartan in Acute Myocardial Infarction Trial Investigators. Valsartan, captopril, or both in myocardial infarction complicated by heart failure, left ventricular dysfunction, or both. N Engl J Med 349:1893–1906

135. Pfeffer MA, Swedberg K, Granger CB, Held P, McMurray JJV, Michelson EL, Olofsson B, Östergren J, Yusuf S and CHARM Investigators and Committees (2003) Effects of candesartan on mortality and morbidity in patients with chronic heart failure: the CHARM-overall programme. Lancet 362:759–766

136. Pillans PI, Coulter DM, Black P (1996) Angiooedema and urticaria with angiotensin converting enzyme inhibitors. Eur J Clin Pharmacol 51:123–126

137. Pina IL, Buchter C (2003) Heart failure in women. Cardiol Rev 6:337–344

138. Piper JM, Berkus M, Ridgway LE (1992) Pregnancy complicated by chronic cardiomyopathy and an automatic implantable cardioverter defibrillator. Am J Obstet Gynecol 167:506–507

139. Pires LA, Sethuraman B, Guduguntla VD, Todd KM, Yamasaki H, Ravi S (2002) Outcome of women versus men with ventricular tachyarrhythmias treated with the imlantable cardioverter defibrillator. J Cardiovasc Electrophysiol 13:563–568

140. Pitt B, Zannad F, Remme WJ, Cody R, Castaigne A, Perez A, Palensky J, Wittes J (1999) The effect of spironolactone in morbidity and mortality in patients with severe heart failure. N Engl J Med 341:709–717

141. Pitt B, Poole-Wilson PA, Segal R, Martinez FA, Dickstein K, Camm AJ, Konstam MA, Riegger G, Klinger GH, Neaton J, Sharma D, Thiyagarajan B (2000) Effect of losartan compared with captopril on mortality in patients with symptomatic heart failure: randomised trial – the Losartan Heart Failure Survival Study ELITE II. Lancet 355:1582–1587

142. Pitt B, Remme W, Zannad F, Neaton J, Martinez F, Roniker B, Bittman R, Hurley S, Kleiman J, Gatlin M (2003) Eplerenone, a selective aldosterone blocker, in patients with left ventricular dysfunction after myocardial infarction. N Engl J Med 348:1309–1321

143. Plomp TA, Vulsma T, de Vijlder JJ (1992) Use of amiodarone during pregnancy. Eur J Obstet Gynecol Reprod Biol 43:201–207

144. Pratt CM, Camm AJ, Cooper W, Friedman PL, MacNeil DJ, Moulton KM, Pitt B, Schwartz PJ, Veltri EP, Waldo AL, for the SWORD Investigators (1998) Mortality in the Survival With ORal D-Sotalol (SWORD) trial: why did patients die? Am J Cardiol 81:869–876

145. Rademaker M (2001) Do women have more adverse drug reactions? Am J Clin Dermatol 2:349–351

146. Rahilly GT, Prystowsky EN, Zipes DP, Nacarelli GV, Jackman WM, Heger JJ (1982) Clinical and electrophysiologic findings in patients with repetitive monomorphic ventricular tachycardia and otherwise normal electrocardiogram. Am J Cardiol 50:459–468

147. Ramsewak S, Persad P, Perkins S, Narayansingh G (1992) Twin pregnancy in a patient with complete heart block. A case report. Clin Exp Obstet Gynecol 19:166–167

148. Rathore SS, Wang Y, Krumholz HM (2002) Sex-based differences in the effect of digoxin for the treatment of heart failure. N Engl J Med 347:1403–1411

149. Rathore SS, Curtis JP, Wang Y, Bristow MR, Krumholz HM (2003) Association of serum digoxin concentration and outcomes in patients with heart failure. JAMA 289:871–878

150. Rautaharju PM, Zhou SH, Wong S, Calhoun HP, Berenson GS, Prineas R, Davignon A (1992) Sex differences in the evolution of the electrocardiografic QT interval with age. Can J Cardiol 8:690–695

151. Rogge C, Geibel A, Bode C, Zehender M (2004) Herzrhythmusstörungen und plötzlicher Herztod bei Frauen. Z Kardiol 93:427–438

152. Rossi ML, Merlini PA, Ardissino D (2001) Percutaneous coronary revascularisation in women. Thromb Res 103:S105–111

153. Rotmensch HH, Elkayam U, Frishman W (1983) Antiarrhythmic drug therapy during pregnancy. Ann Intern Med 98:487–497

154. Russo AM, Stamato NJ, Lehmann MH, Hafley GE, Lee KL, Pieper K, Buxton AE, and the MUSTT Investigators (2004) Influence of gender on arrhythmia characteristics and outcome in the Multicenter UnSustained Tachycardia Trial. J Cardiovasc Electrophysiol 15:993–998

155. Samuel C Siu, Jack M Colman (2001) Heart disease and pregnancy. Heart 85:710–715

156. Schaefer C, Spielmann H (2001) Arzneiverordnung in Schwangerschaft und Stillzeit. Urban & Fischer, München Jena, S 2–26

157. Schellong SM, Schwarz T (2002) Differential therapy of deep venous thrombosis of the leg veins. Internist (Berl) 42:39–46

158. Schuster HP, Trappe HJ (2005) EKG-Kurs für Isabel, 4. Aufl. Thieme, Stuttgart, S 1–314

159. Sermer M, Colman J, Siu S (2003) Pregnancy complicated by heart disease: a review of Canadian experience. J Obstet Gynaecol 23:540–544

160. Shekelle PG, Rich MW, Morton SC, Atkinson W, Tu W, Maglione M, Rhodes S, Barrett M, Fonarow GC, Greenberg B, Heidenreich PA, Knabel T, Konstam MA, Steimle A, Warner Stevenson L (2003) Efficacy of angiotensin-converting enzyme inhibitors and beta-blockers in the management of left ventricular systolic dysfunction according to race, gender, and diabetic status. J Am Coll Cardiol 41:1529–1538

161. Shotan A, Ostrzega E, Mehra A, Johnson JV, Elkayam U (1997) Incidence of arrhythmias in normal pregnancy and relation to palpitations, dizziness, and syncope. Am J Cardiol 79:1061–1064

162. Singh SN, Fletcher RD, Fisher SG, Singh BN, Lewis HD, Deedwania PC, Massie BM, Colling C, Lazzeri D (1995) the Survival Trial of Antiarrhythmic Therapy in Congestive Heart Failure. Amiodarone in patients with congestive heart failure and asymptomatic ventricular arrhythmia. NEJM 333:77–82

163. Skaluba SJ, Berkson DM (2001) Peripartum cardiomyopathy: case report and literature review. Congest Heart Fail 7:88–92

164. Sliwa K, Skudicky D, Bergemann A, Candy G, Puren A, Sareli P (2000) Peripartum cardiomyopathy: analysis od clinical outcome, left ventricular function, plasma levels of cytokines and Fas/APO-1. J Am Coll Cardiol 35:701–705

165. Somerville J (1992) The problem – an overview. In: Hess J, Sutherland GR (eds) Congenital heart disease in adolescents and adults. Kluwer Academic Publishers, Dordrecht, pp 1–13

166. Stangl V, Baumann G, Stangl K (2001) Schwangerschaftsrisiken bei erworbenen Herzerkrankungen. Z Kardiol 90 Suppl 4:16–29

167. Stone GW, Grines CL, Browne KF, Marco J, Rothbaum D, O'Keefe J, Hartzler GO, Overlie P, Donohue B, Chelliah N et al (1995) Comparison of in-hospital outcome in men versus women treated by either thrombolytic therapy or primary coronary angioplasty for acute myocardial infarction. Am J Cardiol 75:987–992

168. Strocchi E, Malini PL, Valtancoli G, Ricci C, Bassein L, Ambrosioni E (1992) Cough during treatment with angiotensin-converting enzyme inhibitors. Analysis of predisposing factors. Drug Invest 4:69–72

169. Strömberg A, Martensson J (2003) Gender differences in patients with heart failure. Eur J Cardiovasc Nursing 2:7–18

170. Suttorp MJ, Kingma H, Koomen EM, Hof AV, Tijssen JG, Lie KI (1993) Recurrence of atrial fibrillation or flutter after successful cardioversion in patients with normal left ventricular function. Am J Cardiol 71:710–713

171. Talbott E, Kuller LH, Detre K, Perper J (1977) Biologic and psychosocial risk factors of sudden death from coronary disease in white women. Am J Cardiol 117:859–864

172. Tan HL, Lie KI (2001) Treatment of tachyarrhythmias during pregnancy and lactation. Eur Heart J 22:458–464

173. Tandon S, Hankins SR, Le Jemtel TH (2002) Clinical profile in chronic heart failure in elderly women. Am J Geriatr Cardiol 11(5):318–323

174. Task Force on Pulmonary Embolism, European Society of Cardiology (2000) Guidelines on diagnosis and management of acute pulmonary embolism. Eur Heart J 21:1301–1336

175. Task Force on the Management of Cardiovascular Diseases During Pregnancy of the European Society of Cardiology (2003) Expert consensus document on management of cardiovascular diseases during pregnancy. Eur Heart J 24:761–781

176. Tawam M, Levine J, Mendelson M, Goldberger J, Dyer A, Kadish A (1993) Effect of pregnancy on paroxysmal supraventricular tachycardia. Am J Cardiol 72:838–840

177. The Cardiac Arrhythmia Suppression Trial Investigators (CAST) (1989) Preliminary report: effect of encainide and flecainide on mortality in a randomized trial of arrhythmia suppression after myocardial infarction. NEJM 321:406–412

178. Torp-Pederson C, Moller M, Bloch-Thomsen PE, Kober L, Sandoe E, Egstrup K, Agner E, Carlsen J, Videbaek J, Marchant B, Camm JA (1999) Dofetilide in patients with congestive heart failure and left ventricular dysfunction. NEJM 341:857–865

179. Trappe HJ (1996) Therapie von Herzrhythmusstörungen ohne Antiarrhythmika. Möglichkeiten und Indikationen. In: Gerok W, Hartmann F, Pfreundschuh M, Philipp T, Schuster HP, Sybrecht GW (Hrsg) Klinik der Gegenwart. Urban & Schwarzenberg, München 14:S1–25

180. Trappe HJ (1997) Akuttherapie supraventrikulärer Tachykardien: Adenosin oder Ajmalin? Intensivmed 34:452–461

181. Trappe HJ, Schuster HP (2000) Brugada-Syndrom. Definition, Diagnostik, Therapie, Prognose. Intensivmed 37:680–687
182. Trappe HJ (2001) Amiodaron. Intensivmed 38:169–178
183. Turrentine MA, Braems G, Ramirez MM (1995) Use of thrombolytics for the treatment of thromboembolic disease during pregnancy. Obstet Gynecol Surv 50:534–541
184. Vaccarino V, Abramson JL, Veledar E, Weintraub WS (2002) Sex differences in hospital mortality after coronary artery bypass surgery: evidence for a higher mortality in younger women. Circulation 105:1176–1181
185. Vachharajani NN, Shyu WC, Smith RA, Greene DS (1998) The effects of age and gender on the pharmacokinetics of irbesartan. Br J Clin Pharmacol 46:611–613
186. Varon ME, Sherer DM, Abramowicz JS, Akiyama T (1992) Maternal ventricular tachycardia associated with hypomagnesemia. Am J Obstet Gynecol 167:1352–1355
187. Vaughan Williams EM (1984) A classification of antiarrhythmic actions reassessed after a decade of new drugs. J Clin Pharmacol 24:129–147
188. Verhaert D, Van Acker R (2004) Acute myocardial infarction during pregnancy. Acta Cardiol 59:331–339
189. Vietzke G, Baumann G, Stangl V (2004) Therapie der kardialen Dekompensation in der Schwangerschaft, in der Intensiv- und Notfallmedizin. In: Stangl V, Baumann G (Hrsg) Kardiovaskuläre Notfälle bei Frauen. Steinkopff, Darmstadt, S 3–11
190. Vitale N, De Feo M, De Santo LS, Pollice A, Tedesco N, Cotrufo M (1999) Dose-dependent fetal complications of warfarin in pregnant women with mechanical heart valves. J Am Coll Cardiol 33:1637–1641
191. Wada H, Chiba Y, Murakami M, Kawaguchi H, Kobayashi H, Kanzaki T (1996) Analysis of maternal and fetal risk in 594 pregnancies with heart disease. Nippon Sanka Fujinka Gakkai Zasshi 48:255–262
192. Walsh KA, Erzi MD, Denes P (1988) Emergency treatment of tachyarrhythmias. Med Clin North Am 70:791–811
193. Watanabe CT, Maynard C, Ritchie JL (2001) Comparison of short-term outcomes following coronary artery stenting in men versus women. Am J Cardiol 88:848–852
194. Wellens HJJ, Conover MB (1992) The ECG in emergency decision making. WB Saunders Company, Philadelphia New York
195. Wenger N (2002) Clinical characteristics of coronary heart disease in women: emphasis on gender differences. Cardiovasc Res 53:558–567
196. Widerhorn J, Widerhorn ALM, Rahimtoola SH, Elkayam U (1992) WPW syndrome during pregnancy: increased incidence of supraventricular arrhythmias. Am Heart J 123:796–798
197. Wilson JD (1977) Embryotoxicity of drugs to man. In: Wilson JD, Frazer FC (eds) Handbook of teratology. Plenum Press, New York, pp 309–355
198. Wilson AM, Boyle AJ, Fox P (2004) Management of ischemic heart disease in women of childbearing age. Int Med J 34:694–697
199. Yap LB, Alp NJ, Forfar JC (2002) Thrombolysis for acute massive pulmonary embolism during pregnancy. Int J Cardiol 82:193–194

7 Lungenembolie

7.1 Akute Lungenarterienembolie

F. REDLING, H.-R. ZERKOWSKI

7.1.1 Grundlagen

Der Terminus Lungenarterienembolie (LAE) bezeichnet jede Art Verlegung der arteriellen Lungenstrombahn durch über das Venensystem oder das rechte Herz embolisiertes Material (neben Thromben, Fett, Knochenmark, Fruchtwasser, Tumorzellen, Gase, Leber-, Muskel-, Gehirngewebe, Fremdkörper wie Katheter und Schrittmachersonden u.v.a.m.).

In der folgenden Darstellung wird unter LAE im engeren Sinne nur die *Thromboembolie* verstanden.

Bei der LAE kommt es durch mechanische Verlegung der Lungenstrombahn reflektorisch beschleunigt und durch massive Ausschüttung vasoaktiver Amine (Serotonin, Thromboxan A2) verstärkt zur akuten Dekompensation des rechten Ventrikels im Sinne der Gefügedilatation infolge plötzlicher Erhöhung des pulmonalarteriellen Widerstandes (Nachlast). Hierbei ist das Ausmaß der mechanischen Querschnittsverlegung der Lungenstrombahn entscheidend für die hämodynamisch-klinischen Auswirkungen: Die akute Widerstandserhöhung im Lungenkreislauf führt zu einer Abnahme des linksventrikulären Auswurfvolumens, da der linksatriale Einstrom vermindert ist; damit sinkt das Herzzeitvolumen (HZV), wobei zunächst eine gewisse Kompensation durch einen reflektorischen Frequenzanstieg möglich ist. Rechts-links-Shunt infolge Erhöhung der Blutströmungsgeschwindigkeit in noch offenen (hyperperfundierten) Pulmonalarterienregionen und Totraumvergrößerung durch Ventilation nicht mehr perfundierter Alveolen führen zur arteriellen Hypoxämie. Die rechtsventrikuläre Druck- und Wandspannungserhöhung bei gleichzeitig reduziertem Aorten- und Koronarperfusionsdruck führt zur koronaren Minderperfusion. Hypoxämie, koronare Minderperfusion und Gefügedilatation (Rechtsherzversagen) münden in eine weitere zirkulatorische Verschlechterung [21, 22].

7.1.2 Problemstellung

Die LAE hat hohe soziale Relevanz. Ihre Häufigkeit wird im Patientengut der operativen und nichtoperativen Fächer mit 0,24 respektive 0,30% angegeben. In den USA wird die Inzidenz der LAE auf 600 000 Fälle pro Jahr geschätzt.

50 000–60 000 der Patienten versterben daran [20]. In Deutschland errechnen sich hiernach 10 000–20 000 Todesfälle pro Jahr.

Trotz großer diagnostischer und therapeutischer Fortschritte innerhalb der beiden letzten Dekaden wird die akute LAE häufig klinisch nicht als solche erkannt. Nach wie vor steht sie an der Spitze der Fehldiagnosen. Im Obduktionsgut großer Kliniken ist in 2,5–5% der Fälle mit tödlichen Lungenembolien zu rechnen, nur 10–20% davon wurden prae mortem als solche diagnostiziert [12].

Die LAE nimmt nahezu regelhaft Ausgang von einer tiefen Bein-Becken-Venen-Thrombose; nur 10% beruhen (meist bei Intensivpatienten) auf Thrombosen der oberen Extremitäten; der Zusammenhang ist evident: Bei ca. 50% aller Patienten mit tiefer Beinvenenthrombose finden sich in der Lungenperfusionsszintigrafie Perfusionsausfälle als Ausdruck einer pulmonalen Embolie; bei ca. 70% der Patienten mit klinisch gesicherter LAE besteht eine (asymptomatische) Beinvenenthrombose [20].

Seltener stammen Thromben aus dem rechten Herzohr, Vorhof oder der rechten Herzkammer [14]. Sehr selten sind primäre lungenarterielle Thrombosen.

Die akute LAE stellt – je nach Schweregrad der hämodynamischen Veränderungen – zwar nicht immer eine akut lebensbedrohliche Situation dar, ist aber in der Regel ein Indikator weiteren drohenden Übels (Reembolie), der Maß-

nahmen der Diagnostik und Therapie ohne zeitliche Verzögerung erforderlich macht.

7.1.2.1 Einteilung

Bei nicht vorgeschädigtem kardiopulmonalem System ist das Ausmaß der pulmonalarteriellen Querschnittsminderung (Ausmaß der Embolie) dem pulmonalarteriellen Druck (PAD) direkt proportional; bei kardiopulmonaler Vorschädigung sind Rückschlüsse aus Druckerhöhungen auf den Schweregrad nur bedingt möglich. Der klinische Schweregrad ist für die Diagnosestellung und den Ablauf der Therapie entscheidend. Zur Schweregradeinteilung der LAE haben sich Einteilungen in Anlehnung an die Systematiken von Grosser [5] und von Greenfield [3] bewährt (Tabellen 7.1.1 und 7.1.2). In den deutschsprachigen Ländern ist die Einteilung nach Grosser die geläufigste und wird hier im Weiteren verwendet.

7.1.3   Diagnostik

▌ Diagnostischer Leitgedanke muss immer sein: „Daran" denken! Die „harmlose" akute Dyspnoe mit Tachykardie kann ebenso die akute LAE zur Ursache haben wie die (postoperative) Reanimation „aus völliger Gesundheit". In Abhängigkeit von Akutanamnese, Symptomatik und Kreislaufsituation wird bei Verdacht auf LAE ein gestuf-

Tabelle 7.1.1. Schweregradeinteilung der Lungenarterienembolie nach Grosser [5]

Schweregrad	I	II (Submassiv)	III (Massiv)	IV (Fulminant)
▌ **Klinik früh:**	Symptomatik: Dyspnoe, thorakaler Schmerz	Leichtgradige, anhaltende Symptomatik:	Ausgeprägte anhaltende Symptomatik:	Zusätzlich zu III: ausgeprägte Schocksymptomatik
spät:	Eventuelle Folgezustände: Hämoptoe, Fieber, Pleuraerguss	akut auftretende Dyspnoe, Tachypnoe, thorakaler Schmerz, Tachykardie; evtl. Folgezustände wie bei I	akute schwere Dyspnoe, Tachypnoe, Tachykardie, thorakaler Schmerz, Zyanose, Unruhe-Angst, Synkope	(Herz-Kreislauf-Stillstand)
▌ **Systemischer arterieller Druck**	Normal	Normal (leicht erniedrigt)	Erniedrigt	Stark erniedrigt mit kleiner Amplitude
▌ **mPAD**	Normal	Normal (leicht erhöht)	mPAD 25–30 mmHg	mPAD >30 mmHg
▌ **PaO$_2$**	Normal	≥80 mmHg	<70 mmHg	<60 mmHg
▌ **PA-Obstruktion**	>25%	25–50%	≥50%	≥66%

PA Pulmonalarterien, *mPAD* mittlerer Pulmonalarteriendruck, *paO$_2$* arterieller Sauerstoffpartialdruck

Tabelle 7.1.2. Schweregradeinteilung der Lungenarterienembolie nach Greenfield [3]

Stadium	I	II	III	IV	V
▌ PA-Obstruktion	< 20%	20–30%	30–50%	> 50%	> 50%
▌ Klinik	Keine	Angst Tachypnoe	Dyspnoe Kollaps	Dyspnoe Schock	Dyspnoe Synkope
▌ Atemfrequenz (min^{-1})	Normal	> 16	> 20	> 25	> 25
▌ paO$_2$ (mmHg)	Normal	< 80	< 65	< 50	< 50
▌ paCO$_2$ (mmHg)	Normal	< 35	< 30	< 30	30–40
▌ Herzfrequenz (min^{-1})	Normal	> 90	> 100	> 100	> 100
▌ ZVD	Normal	Erhöht	Erhöht	Erhöht	Erhöht
▌ mPAD (mmHg)	Normal	Normal	> 20	> 25	> 40
▌ HZV	Normal	u. U. erhöht	Normal	Erniedrigt	Erniedrigt

PA Pulmonalarterie, *paO$_2$* arterieler Sauerstoffpartialdruck, *paCO$_2$* arterieller Kohlendioxidpartialdruck, *mPAD* mittlerer Pulmonalarteriendruck, *ZVD* zentralvenöser Druck, *HZV* Herzzeitvolumen

tes diagnostisches und therapeutisches Management erforderlich.

7.1.3.1 Anamnese

Fast immer ist eine tiefe Bein- oder Becken-Bein-Venen-Thrombose ursächlich. Der anamnestische (Situations-)Hintergrund gibt deshalb meist die entscheidenden Hinweise:
- ▌ Immobilisation durch Operation, Unfall (Ruhigstellung von Extremitäten), Geburt, Bettlägrigkeit (Art der Erkrankung)?
- ▌ Frühere Phlebothrombosen oder sichtbares postthrombotisches Syndrom?
- ▌ Frühere LAE?
- ▌ Gerinnungsstörung bei Tumorleiden (aber auch okkulte Neoplasmen!), AT-III-Mangel, Protein-C-Mangel, Sepsis?
- ▌ Zusätzliche Risikofaktoren wie höheres Lebensalter, Varikosis, orale Kontrazeptiva (besonders in Kombination mit Zigarettenrauchen), Adipositas, Glukokortikoide, Diuretika?

7.1.3.2 Symptomatik

Die *klinische Symptomatik* der LAE ist abhängig vom Ausmaß der akuten Gefäßokklusion. In absteigender Häufigkeit finden sich folgende Befunde (Häufigkeitsangaben in Prozent) [21]:
- ▌ Dyspnoe bis Tachypnoe (84%),
- ▌ thorakaler Schmerz (74%),
- ▌ Unruhe, Angst (63%),
- ▌ Husten (50%), evtl. mit Hämoptysen (22%) (meist „späte" Symptome),

- ▌ Schockzeichen wie Schweißausbruch, Tachykardie,
- ▌ Zeichen des Rechtsherzversagens wie Halsvenenstauung, ZVD-Erhöhung,
- ▌ Zyanose.

Es kommen eine Reihe von *Differenzial- und Ausschlussdiagnosen* in Betracht, wenn auch die Trias: *Anamnese, plötzliches Kreislaufversagen, Dyspnoe ohne Ödemzeichen* in ihrer Gesamtheit als typisches Bild fast unverwechselbar ist.

7.1.3.3 Differenzial- und Ausschlussdiagnostik

- ▌ Spontanpneumothorax (besonders als Spannungspneumothorax),
- ▌ Aortendissektion,
- ▌ Myokardinfarkt,
- ▌ Angina pectoris
  - – Atelektase
  - – Bronchusstenose
  - – mediastinales Emphysem
  - – Pneumonie
  - – Pleuritis
  - – Neuralgie
  - – Zwerchfellhernie (Einklemmung).

Die Abfolge und Wahl der diagnostischen Verfahren – oder der bewusste Verzicht darauf – ist *einzig abhängig vom klinischen Zustand der Patienten,* also vom Schweregrad der Kreislaufbeeinträchtigung, und *von den zum Zeitpunkt des Ereignisses unmittelbar zur Verfügung stehenden technischen Möglichkeiten.*

Die meisten Verfahren haben eine relativ geringe Spezifität, ermöglichen jedoch zumindest eine gewisse Ausschlussdiagnostik (cf. Differenzialdiagnosen).

Bei *hämodynamisch stabilen Patienten* (Stadium I u. II) sollte nach klinischer und apparativer Basisdiagnostik (ggf. D-Dimer, BGA, EKG, Röntgenthorax) möglichst frühzeitig eine Echokardiografie durchgeführt werden.

Bei erkannter drohender rechtsventrikulärer Dekompensation kann damit schnell die weitere Therapie festgelegt werden.

Die *Phlebothrombose* ist für die Akuttherapie der fulminanten LAE zunächst ohne Bedeutung. Für Transporte, Umlagern, u.ä. (Erschütterung mit Reembolie) bleibt sie zu beachten! Bei hämodynamisch stabilen Patienten ist jedoch der Nachweis von Thrombosen durch die Duplexsonografie oder die Phlebografie der unteren Extremitäten zur Abklärung des Rezidivrisikos oder einer etwaigen Thrombektomie (falls zeitlich noch möglich) von Bedeutung. Abbildung 7.1.1 zeigt thrombotisches Material aus den Venae iliacae.

Bei Patienten mit *stärkerer klinischer Beeinträchtigung* (Stadium III), jedoch noch ohne Schockzeichen oder bei mit pharmakologischer Unterstützung in das Stadium III rekompensierbaren Patienten sollte nach uneindeutiger Echokardiografie das Spiral-CT, die Ventilations-/Perfusionsszintigrafie oder die digitale Subtraktionsangiografie nach Verfügbarkeit angeschlossen werden. Stehen diese Möglichkeiten nicht zur Verfügung, ist die Diagnose aber wahrscheinlich, so ist die sofortige Verlegung des Patienten anzustreben.

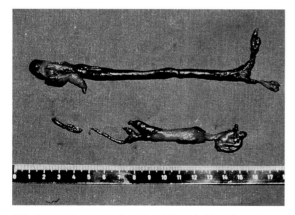

Abb. 7.1.1. Thrombotisches Material aus beiden Venae iliacae bei einer 29-jährigen Patientin mit LAE

Bei *fulminanter LAE* (Stadium IV) *mit Schock* müssen diagnostische Maßnahmen in den Hintergrund treten. Eine unter Reanimation durchgeführte Echokardiografie (sofern überhaupt möglich), arterielle Blutgasanalyse (BGA), EKG sowie eine Röntgenthoraxaufnahme können bis zum Beginn der Therapie (nämlich der sofortigen Operation oder – falls diese nicht möglich ist – der Akutlyse) beigezogen werden, sind aber oft verzichtbar.

Die Dringlichkeit der diagnostischen Bemühungen muss von dem Wissen bestimmt werden, dass eine komplikationslose Pulmonalisembolektomie in extrakorporaler Zirkulation 8–10 h nach dem akuten Ereignis abgeschlossen sein sollte.

7.1.3.4 Wertigkeit der diagnostischen Maßnahmen

▌ **EKG.** Das Elektrokardiogramm zeigt oft Rechtsbelastungszeichen und Hinweise auf ein akutes Cor pulmonale. Das klassische Bild des SI-QIII-Typs ist eher selten. An Veränderungen können auftreten (in Reihenfolge absteigender Häufigkeit) (Abb. 7.1.2):
- ▌ (Sinus-)Tachykardie,
- ▌ ST-Strecken-Senkung und/oder T-Negativierung in V1 und V2,
- ▌ spätes R in AVR, Verschiebung des R/S-Umschlags nach links,
- ▌ Rechtsdrehung des Lagetyps, SI-QIII-Typ,
- ▌ (in)kompletter Rechtsschenkelblock,
- ▌ P-Pulmonale (dextroatriale).

▌ **Röntgenthorax.** Die Röntgenthoraxuntersuchung ist für den positiven Nachweis einer akuten LAE in der Regel untauglich. Sie ermöglicht jedoch den Ausschluss/Nachweis einiger Differenzialdiagnosen wie Pneumothorax, Pleuraerguss, Pneumonie. *Ein normaler Röntgenthoraxbefund schließt eine LAE keineswegs aus!*

Direkte Zeichen bei Verschluss der Pulmonalarterie, Hauptstämme oder Lappenarterie sind (in absteigender Häufigkeit) [13] (Abb. 7.1.3):
- ▌ Erweiterung der descendierenden Hilusarterie (66%),
- ▌ Zwerchfellhochstand (62%),
- ▌ Verbreiterung des Herzschattens (56%),
- ▌ kleinerer Pleuraerguss (51%), oft mit basalen Atelektasen (nicht mehr ganz frische LAE!),

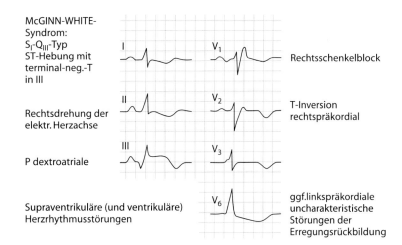

McGINN-WHITE-
Syndrom:
S_I-Q_{III}-Typ
ST-Hebung mit
terminal-neg.-T
in III

Rechtsdrehung der
elektr. Herzachse

P dextroatriale

Supraventrikuläre (und ventrikuläre)
Herzrhythmusstörungen

Rechtsschenkelblock

T-Inversion
rechtspräkordial

ggf. linkspräkordiale
uncharakteristische
Störungen der
Erregungsrückbildung

Abb. 7.1.2. Darstellung möglicher EKG-Veränderungen bei LAE

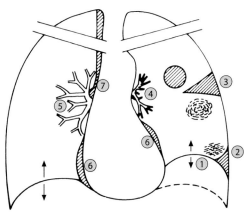

① Hochstand und verminderte Exkursionen des Zwerchfells
② Basale Verschattungen, kleine Pleuraergüsse
③ Verdichtungen mit der Basis an der Pleuraoberfläche
rund – halbspindelig – keilförmig – wolkig – streifig; als Verschattung des Sinus phrenicocostalis ②, „Hampton hump"
④ Gefäßabbrüche in Hilusnähe mit hypovaskularisierten Zonen, ggf. - Hilusamputation (Zeichen von Westermark)
⑤ Hyperämie der kontralateralen Lunge
⑥ Dilatation des rechten Ventrikels
⑦ Dilatation der V. azygos und der V. cava cranialis

Abb. 7.1.3. Synoptische Darstellung möglicher Veränderungen in der Röntgenthoraxübersichtsaufnahme bei LAE

- pulmonale Verdichtungen im Sinne von Infarktbildung; als Verschattung des Sinus phrenicocostalis, sog. „Hampton hump" (30%),
- lokalisierte Verminderung oder Fehlen von Gefäßzeichnung bei gleichzeitig erhöhter Transparenz, sog. Westermark-Zeichen (15%),
- selten kegelförmige Verschattungsbilder (Spitze zum Hilus gerichtet).

▌ **Laboruntersuchungen.** Arterielle Blutgasanalysen zur Abschätzung des Schweregrades: Hypoxämie (PaO_2 unter 80 mmHg) bei ca. 85% und Hypokapnie (bei Spontanatmung und Tachypnoe).

Andere Laboruntersuchungen (LDH, Bilirubin) sind unspezifisch und somit verzichtbar. Zur Differenzialdiagnose des Myokardinfarkts sollten CK, CK-MB, LDH, Transaminasen und falls möglich Troponin-T bestimmt werden.

Latexverstärkte photometrische Immunoassays sowie der automatisierte ELISA für D-Dimer-Antigen zeigen bei der Ausschlussdiagnostik der Lungenembolie eine hohe Sensitivität [2].

Allerdings korreliert die Höhe der D-Dimer-Antigen-Spiegel nicht mit dem klinischen Schweregrad der Lungenembolie. Auch ist die diagnostische Aussagekraft bei Patienten mit schweren Begleiterkrankungen eingeschränkt.

▌ **Ultraschalldoppler.** Zum Ausschluss einer tiefen Beinvenenthrombose (der Hauptquelle der LAE) und zur Abklärung des Rezidivrisikos der LAE sollte alsbald eine Duplexsonografie durchgeführt werden, sofern der hämodynamische Zustand des Patienten dies erlaubt. Hierbei lassen sich Thromben im Becken-, Oberschenkel- und Kniebereich in der Regel sicher nachweisen, Thromben im kruralen Bereich bereiten jedoch diagnostische Probleme.

In Einrichtungen, die nicht über weiterführende diagnostische Maßnahmen verfügen, kann die primäre Evaluation der tiefen Beinvenenthrombose als diagnostische Alternative beim klinisch stabilen Patienten (Stadium I u. II) erwogen werden. Gelingt der Nachweis von Thromben in den unteren Extremitäten, ist – bei hinreichendem anamnestischen und klinischen Verdacht auf LAE – die systemische Lysebehandlung (Cave! Kontraindikationen) Therapie und Rezidivprophylaxe zugleich [27].

▌ **Phlebografie.** Die Phlebografie erlaubt die Darstellung des gesamten tiefen venösen Systems der unteren Extremitäten, ist jedoch recht zeitaufwändig. Gerade bei nachgewiesenen kleineren LAE, d.h. bei stabilen Patienten, ist diese Maßnahme zur Lokalisation der Emboliequelle, Abschätzung des Rezidivrisikos und Beurteilung der weiteren EmboliPrävention wichtig [7]. Ihre Bedeutung nimmt jedoch bei zunehmender Erfahrung mit Ultraschallbildverfahren ab.

Die Abbildungen zeigen typische Phlebogramme bei Thrombosen der unteren Extremität (Abb. 7.1.4, 7.1.5).

▌ **Echokardiografie, transthorakal, transösophageal.** Die Echokardiografie hat bei der Diagnostik der Lungenembolie in den letzten Jahren zunehmende Bedeutung erlangt [8, 16]. Mittels Doppler-Echokardiografie lässt sich nichtinvasiv der Druck in der Pulmonalarterie, der mit dem Ausmaß der Gefäßokklusion korreliert, abschätzen. Allerdings sind kleine LAE mit Verlegung von weniger als 30% der pulmonalarteriellen Strombahn nicht zu erfassen.

Als Zeichen der Rechtsherzbelastung lassen sich darstellen:
▌ Erweiterung der Pulmonalarterie,
▌ Erweiterung des rechten Vorhofs,
▌ Erweiterung des rechten Ventrikels mit Dyskinesie,

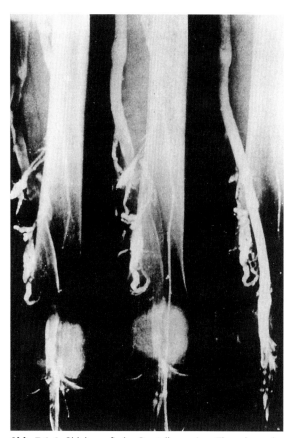

Abb. 7.1.4. Phlebografische Darstellung einer Thrombose der V. poplitea und V. femoralis bei einem 53-jährigen Patienten

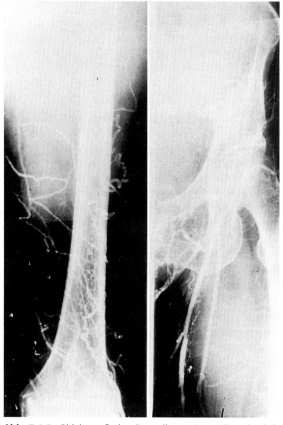

Abb. 7.1.5. Phlebografische Darstellung einer Oberschenkel- und Beckenvenenthrombose bei einer 72-jährigen Patientin mit Z.n. Schenkelhalsfraktur und LAE

▌ Erweiterung der Vena cava inferior mit vermindertem inspiratorischem Kollaps,

▌ Erweiterung der Koronarvenen,

▌ Vorwölbung und paradoxe Bewegung des Septums,

▌ Trikuspidalinsuffizienz.

Zusätzlich kann eine Reduktion des linksventrikulären Durchmessers auffällig werden. Der direkte Nachweis eines Embolus gelingt allerdings selten.

Bei Vorliegen einer Trikuspidalinsuffizienz kann durch Bestimmung der systolischen RV/RA-Druckdifferenz die Höhe des systolischen rechtsventrikulären Drucks und damit auch des Pulmonalarteriendrucks abgeschätzt werden. Die Untersuchung ist wenig zeitaufwändig, bei schlechtem Schallfenster kann statt der transthorakalen die transösophageale Methode (TEE) gewählt werden.

Differenzialdiagnostisch lassen sich Perikarderguss, linksventrikuläre Dys- oder Hypokinesie und Aortendissektion von den Veränderungen bei LAE abgrenzen [8]. Einschränkend muss erwähnt werden: Auch wenn der Nachweis einer rechtsventrikulären Dysfunktion hilfreich zur Diagnosefindung LAE ist, bleibt die prognostische Aussagekraft in Korrelation zum Ausmaß der rechtsventrikulären Dysfunktion bei hämodynamisch stabilen Patienten unklar [24].

▌ **Lungenperfusionsszintigrafie/Ventilationsszintigrafie.** Die Lungenperfusionsszintigrafie ist ein nichtinvasives, in der Anwendung sicheres diagnostisches Verfahren. Bei unauffälliger, d.h. gleichmäßiger Perfusionsverteilung lässt sich eine LAE zwar nicht mit absoluter Sicherheit ausschließen, mehrere Follow-up-Studien belegen aber, dass eine solche (sich der Szintigrafie entziehende) LAE keine klinische Relevanz hat, d.h. nicht behandlungsbedürftig ist.

Die Sensitivität beträgt 95%, die Spezifität allerdings nur rund 65%.

Mit dieser Methode lassen sich Perfusionsausfälle oder -verminderungen ab einem Durchmesser von 2 cm ermitteln, ohne ursächlich Aufschluss geben zu können. Die meisten Perfusionsdefekte sind hypoxämisch-vasokonstriktiver Natur (bei Pneumonie, Bronchusstenose mit Atelektase, Emphysem).

Abbildung 7.1.6 zeigt das perfusionsszintigrafische Bild einer subakuten LAE.

Zur Unterscheidung solcher sekundärer Perfusionsdefekte von primären, nämlich embolie-

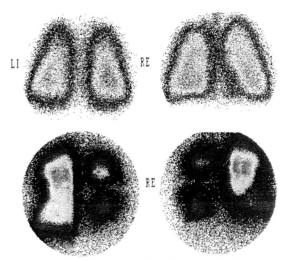

Abb. 7.1.6. Perfusionsszintigrafie bei akuter LAE: Perfusionsausfall des Mittellappens, deutliche Perfusionseinschränkung des rechten Ober- und Unterlappens. Zum Vergleich: normales Ventilationsszintigramm desselben Patienten. Aufnahmen linke Bildseite von dorsal, rechte Bildseite von ventral. (Zur Verfügung gestellt von T. Mende, Klinik u. Poliklinik für Nuklearmedizin, Martin-Luther-Univ., Halle)

bedingten, wird die Perfusions- mit der Ventilationsszintigrafie kombiniert und in Korrelation zur konventionellen Röntgenthoraxaufnahme gesetzt. Typischerweise verursacht eine LAE eine Perfusionsminderung bei gleichzeitig unauffälliger Ventilation („ventilation-perfusion-mismatch") und unauffälliger korrespondierender Region der Röntgenthoraxaufnahme.

Allerdings können eine ganze Reihe von Lungenerkrankungen ähnliche Erscheinungsbilder zeigen (Pneumonie, Bronchuskarzinom, Tuberkulose, Sarkoidose, obstruktive Lungenerkrankungen, Kollagenerkrankungen/Vaskulitis u.a.m.). Aus diesem Grund kann bei Beurteilung der Lungenszintigrafie bezüglich des Vorliegens einer LAE lediglich eine gestufte Abschätzung der Wahrscheinlichkeit gegeben werden.

Nach der PIOPED (Prospective Investigation of Pulmonary Embolism Diagnosis)-Klassifizierung erfolgt die Einteilung in die Kategorien hohe, mittlere oder unbestimmte, niedrige Wahrscheinlichkeit für das Vorliegen einer LAE und Normalbefund [19]. Kategorien und Kriterien sind in Tabelle 7.1.3 dargestellt.

▌ **Pulmonalisangiografie.** Die Pulmonalisangiografie ist der „Goldstandard" in der Diagnostik der LAE. Ihre Spezifität liegt bei 95–98%, die Mortalität beträgt 0,1%; schwere, nichttödliche Komplikationen treten in 1,5% der Fälle auf.

Tabelle 7.1.3. PIOPED-Szintigrafiekategorien und -kriterien

▍ **Hohe Wahrscheinlichkeit**	– ≥2 große segmentale Perfusionsausfälle (75% eines Segmentes) ohne korrespondierende Ventilations- oder röntgenologische Veränderungen oder substanziell größer als die vergleichbaren Ventilations- oder Röntgenthoraxveränderungen – ≥2 mittelgroße segmentale Perfusionsausfälle (≥25% und ≤75% eines Segmentes) ohne korrespondierende Ventilations- oder röntgenologische Veränderungen und 1 großen nichtkorrespondierendem segmentalen Ausfall – ≥4 mittelgroße segmentale Perfusionsausfälle ohne korrespondierende Ventilations- oder röntgenologische Veränderungen
▍ **Mittlere Wahrscheinlichkeit (unbestimmte)**	– Nicht in die Kategorien normal, sehr niedrige, niedrige oder hohe Wahrscheinlichkeit fallend – Grenzwertig hoch oder grenzwertig niedrig – Schwierig als hoch oder niedrig zu kategorisieren
▍ **Niedrige Wahrscheinlichkeit**	– Nichtsegmentale Perfusionsausfälle (z.B. sehr kleiner Pleuraerguss, der zur Verschattung des Sinus phrenicocostalis führt, Kardiomegalie, Aortenelongation und -vergrößerung, Hilusverbreiterung, Zwerchfellhochstand) – Einzelner mittelgroßer „mismatched" segmentaler Perfusionsausfall bei normalem Thoraxröntgenbild – Jeder Perfusionsausfall mit substanziell stärker ausgeprägter Anomalie im Thoraxröntgenbild – Großer oder mittelgroßer segmentaler Perfusionsdefekt, nicht mehr als 4 Segmente in einer Lunge betreffend und nicht mehr als 3 Segmente in einer Lungenregion mit korrespondierendem Ventilationsdefekt in gleicher oder größerer Ausdehnung und Anomalien im Thoraxröntgenbild, die substanziell kleiner als die Perfusionsausfälle sind – >3 kleine (<25% eines Segmentes) segmentale Perfusionsausfälle bei normalem Thoraxröntgenbild
▍ **Sehr niedrige Wahrscheinlichkeit**	– ≤3 kleine segmentale Perfusionsausfälle bei normalem Thoraxröntgenbild
▍ **Normal**	– Kleine Perfusionsausfälle – Die Perfusionsdarstellung umreißt genau die Lungenausdehnung im Thoraxröntgenbild (Hilus- und Aortenimpression können zu sehen sein, Thoraxröntgenbild und Ventilationsscan können Anomalien aufweisen)

Nach PIOPED: „Prospektive Investigation of Pulmonary Embolism Diagnosis" [19]

Die Risiken der Methode sind bei schwerstkranken Patienten am höchsten; der Diagnostikgewinn wiegt das Risiko in der Regel auf.

Indikationen der Pulmonalisangiografie sind gegeben: bei unklarem Befund der Szintigrafie, bei großem zentralen Embolus, wenn die Embolektomie bei stabilem oder stabilisierbarem Patienten angestrebt wird, zur Abschätzung des Ausmaßes und der Verteilung des Thrombus oder der Thromben (bei multiplen kleineren Emboli) und zur Einleitung und Erfolgskontrolle der direkten Lysetherapie (belassener Katheter kann dann direkt zur Lyse genutzt werden); außerdem bietet sich die Möglichkeit, nach erfolgter Untersuchung einen Cavaschirm über dieselbe Schleuse zur Rezidivprophylaxe zu platzieren.

Kontraindikationen sind Kontrastmittelunverträglichkeit und komplette hämodynamische Instabilität (Stadium IV); Gravidität ist eine relative Kontraindikation. (Immerhin ist die Druckmessung über PA-Katheter ohne Kontrastmittel durchführbar und fast genauso aussagekräftig.)

Beweisende Befunde ergeben sich durch die *direkte Darstellung der Thrombusrückseite* und den *intravasalen Füllungsabbruch oder -defekt.*

Ein Beispiel für die Darstellung der LAE in der Angiografie ist den nachfolgenden Abb. 7.1.7 und 7.1.8 und der schematischen Übersicht (Abb. 7.1.9) zu entnehmen.

Die digitale Subtraktionsangiografie hat zwischenzeitlich die Blattfilmangiografie verdrängt.

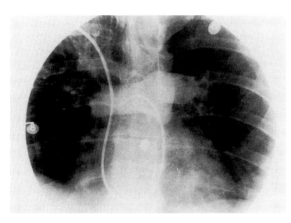

Abb. 7.1.7. Angiografische Darstellugn einer LAE bei einem 28-jährigen Patienten. Frühe Phase der Kontrastmittelgabe

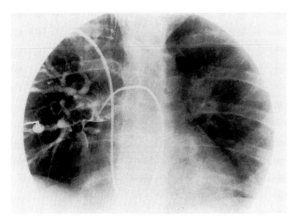

Abb. 7.1.8. Derselbe Patient wie in Abb. 7.1.7. Spätere Phase der Kontrastmittelgabe

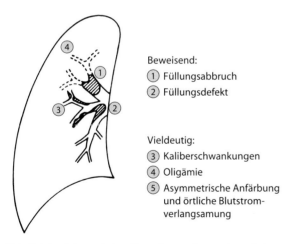

Abb. 7.1.9. Schematische Darstellung der angiografischen Veränderungen bei LAE

▍ **Hämodynamische Messungen (Rechtsherzkatheter).** Die Messung der Hämodynamik kann auf der Intensivstation, im Schockraum oder im Operationssaal mittels Rechtsherzkatheter (Swan-Ganz) oder im Rahmen der Pulmonalisangiografie durchgeführt werden.

Gemessen werden können:
▍ zentraler Venendruck (ZVD),
▍ Druck im rechten Vorhof (RA),
▍ Druck im rechten Ventrikel (RV),
▍ Druck in der Pulmonalarterie (PA),
▍ pulmonalarterieller Verschlussdruck (PACWP).

Mittels Thermodilutionsmethode lässt sich das Herzzeitvolumen (HZV) messen und der periphere systemische Widerstand (SVR) und der Lungengefäßwiderstand (PVR) berechnen.

Wie bereits eingangs erwähnt, korrelieren die rechtsventrikulären Drücke bei nicht vorgeschädigtem kardiopulmonalen System sehr gut mit dem Ausmaß der pulmonalen Querschnittsminderung. Aber und gerade auch bei kardiopulmonaler Vorschädigung bietet die hämodynamische Diagnostik und Überwachung ein wertvolles Instrumentarium zur Abschätzung des Schweregrades des klinischen Zustandes, der hämodynamischen Prognose und zur Verlaufskontrolle (Monitoring) [18].

Zur Schweregradeinteilung in Relation zu Druckwerten und Herzzeitvolumen s. Tabellen 7.1.1 und 7.1.2.

▍ **Spiralcomputertomografie (CT).** Das Spiral-CT eröffnet die Möglichkeit zum direkten Thrombusnachweis bis hin zur subsegmentalen Lungengefäßebene. Bei großer Verbreitung dieser Methode scheint sie immer größere Bedeutung für die Diagnostik der Lungenembolie zu gewinnen und erweist sich, da schnell anwendbar und nichtinvasiv, der klassischen Pulmonalisangiografie zunehmend als überleben. Bezüglich der diagnostischen Spezifität ergibt sich in immer mehr in Verbreitung begriffenen Mehrzeilen-Spiral-CT eine nochmalige Steigerung [26, 28].

7.1.4 Intensivbehandlung

Die Prognose der akuten LAE hängt im entscheidenden Maß vom klinischen Schweregrad und der raschen therapeutischen Intervention ab. Bei massiver LAE (Stadium III bis IV) versterben 30% der primär Überlebenden in den folgenden 3 Stunden.

Eile ist geboten! Im ungünstigsten Fall ist nach Diagnostik eine Pulmonalisthrombembolektomie mit Hilfe der Herz-Lungen-Maschine anzuschließen; auch diese operative Maßnahme hat im Notfall Vorlaufzeiten und erfordert eine gewisse Zeit. *Die Revaskularisation des Funktionskreislaufs sollte aber nach 8–10 h beendet sein!*

Die Behandlungsziele sind daher klar umrissen und standardisiert anzustreben:
▪ Stabilisierung der Kreislaufsituation und Oxygenierung,
▪ Beseitigung der pulmonalarteriellen Obstruktion,
▪ Schadensbegrenzung durch frühzeitige Reperfusion,
▪ Rezidivprophylaxe.

Die Stabilisierung des Kreislaufs bedeutet pharmakologische Unterstützung – parallel zur Diagnostik – mit Katecholaminen und PDE-Hemmern (vorzugsweise Dobutamin oder bei schwererem Zustand Adrenalin in Kombination mit einem PDE-III-Inhibitor, z.B. Milrinon), kann aber auch die kardiopulmonale Reanimation mit Herzdruckmassage bedeuten, um entweder einen reflektorischen Stillstand zu beheben oder eine Teilfreimachung der pulmonalen Strombahn durch mechanische Fragmentierung der Thromben zu bewirken.

Die Obstruktion kann je nach Zustand durch Lyse oder Operation beseitigt werden. Je frühzeitiger dadurch eine Reperfusion erreicht wird, um so leichter wird der Postreperfusionsverlauf.

> In Unkenntnis der Situation im Entstehungsgebiet der Thromben – was in der Regel der Fall ist – schließt sich u.E. die Rezidivprophylase durch Cavaschirm bei fulminanter LAE zwingend an!

7.1.5 Monitoring

Das intensivmedizinische Monitoring sollte umfassen:
▪ kontinuierliche arterielle Blutdruckmessung,
▪ kontinuierliche hämodynamische Überwachung mittels Swan-Ganz-Katheter,
▪ Beatmungsmonitoring und arterielle BGA,
▪ kontinuierliches EKG.

Hinweis aus der Praxis: Bei massiver LAE unter Beatmung imponiert bei niedrigem pO_2 gleichzeitig eine auffallend niedrige CO_2-Konzentration in der Ausatemluft.

Eine pulsoxymetrische Überwachung ist bei Patienten in zentralisiertem Kreislaufzustand wenig aussagekräftig.

7.1.6 Behandlungsschema

> Grundregeln sind:
> ▪ Jeder LAE-Verdacht ist ein Notfall!
> ▪ Diagnostik und Behandlung sollten standardisiert, konsequent und ohne jeden Zeitverzug erfolgen (Abb. 7.1.10)!
> ▪ *Vorsicht bei jedem Patiententransport! Erschütterungen können die fulminante Rezidivembolie bedeuten!*

Bei Patienten ohne oder mit nur geringen hämodynamischen Auswirkungen (Stadium I und II) wird bei Verdacht auf LAE – sofern möglich – eine Echokardiografie durchgeführt, parallel dazu erfolgen Blutentnahmen zur allgemeinen Labordiagnostik (und Erheben des Gerinnungsstatus im Hinblick auf Lysebehandlung) und arterielle Blutgasanalysen (BGA); EKG und Röntgenthoraxaufnahme in 2 Ebenen werden sofort angefertigt. Falls die Möglichkeit besteht, ist die Durchführung der Ultraschalldoppleruntersuchung an beiden Extremitäten zur Thrombuslokalisation sinnvoll.

Sollte sich aus der echokardiografischen Diagnostik kein eindeutiger Befund ergeben, schließt sich dieser Basisdiagnostik eine Perfusionsventilationsszintigrafie an.

Bei mittlerer bis hoher Wahrscheinlichkeit für das Vorliegen einer LAE nach den PIOPED-Kriterien ist mit sofortiger Heparinbehandlung zu beginnen:
▪ unfraktioniertes Heparin,
▪ initialer Bolus 5000 IE i.v.,
▪ anschließend 32 000 IE i.v. kontinuierlich über 24 h.

Die PTT sollte um das 1,5- bis 2,5 fache verlängert sein. Die Dauer der Therapie sollte 7–10 Tage betragen.

Überlappend dazu wird mit der Marcumarisierung der Patienten begonnen. Die Marcumartherapie wird für eine Dauer von 3 Monaten beibehalten. Die INR sollte bei 2,0–3,0 liegen.

Bei Patienten mit hämodynamischen Auswirkungen bis zum Schock (Stadium III–V) oder persistierender bzw. wiederauftretender Symptomatik unter der o.g. Therapie (oder Patienten im Stadium II bei LAE-Rezidiv, bekannter kardiopulmonaler Vorschädigung oder bei bekannter Thrombophilie) steht zunächst die Kreislaufstabilisierung mit Katecholaminen, die O$_2$-Gabe und Vorlastsenkung sowie Minderung des pulmonalarteriellen Widerstandes mit Nitraten (und gegebenenfalls Kalziumantagonisten) im Vordergrund; gleichzeitig erfolgt die initiale Bolusgabe von 5000–10 000 IE Heparin i.v.

7.1.6.1 Thrombolytische Therapie

Nach grundsätzlicher Entscheidung zur thrombolytischen Therapie unter Abwägung eventueller Kontraindikationen:
▌ akute Blutung,
▌ anamnestisch bekannter hämorrhagischer Insult,
▌ Schädel-Hirn-Trauma vor weniger als 2 Wochen,
▌ OP vor weniger als 2 Wochen, wenn eine eventuell auftretende Blutung nicht sicher beherrscht werden kann (z.B. ZNS, Tumorteilresektion),

▌ Begleiterkrankungen mit hohem zerebralen Blutungsrisiko (z.B. Hämoblastosen, hämorrhagische Diathesen),

wird die Lyse mit Streptokinase, Urokinase oder rt-PA nach dem folgenden Schema (Tabelle 7.1.4) durchgeführt [6, 15].

Die Entfernung der Katheterschleuse soll frühestens 2 h nach Beendigung der Thrombolyse erfolgen.

PTT-Kontrollen werden vor Beginn der Lyse und in 4-stündigen Abständen durchgeführt. Die 1,5- bis 2,5fache Verlängerung des Ausgangswertes ist anzustreben, die Heparingaben sind entsprechend zu dosieren.

Bei *bedrohlicher Blutung* unter dieser Therapie oder geplanter Embolektomie wegen Versagens der Thrombolyse oder massivem LAE-Rezidiv werden die im Schema (s. Tabelle 7.1.5, S. 696) aufgeführten Maßnahmen ergriffen [6, 15].

7.1.6.2 Operative Embolektomie

Die operative Notfallembolektomie muss bei Patienten im Stadium IV *unverzüglich ohne weiterführende Diagnostik* erfolgen, sofern *Anamnese und typisches klinisches Bild* für eine akute LAE sprechen.

Tabelle 7.1.4. Dosierungsschema der Fibrinolytika in Anlehnung an Heinrich [6] und Pilger und Smolle [15]

Schweregrad der Lungenembolie	rt-PA	Streptokinase	Urokinase
▌ **Stadium IV**	70–100 mg über 2 h Kombination mit Heparin, wenn Zeitintervall zwischen initialem Bolus < 3 h oder PTT < 1,5facher Normalwert	1,5 Mio IE als Bolus gegebenenfalls 1× Wiederholung anschließend 100 000 IE/h	1 Mio IE als Bolus in 5 min, 1 Mio IE in 25 mm anschließend 200 000 IE/h über 8 h, danach in Abhängigkeit vom Fibrinogenwert 100 000–2 000 000 IE/h
▌ **Stadium III oder II** (bei entsprechender Indikation, vgl. Text)		250 000 IE/20–30 min anschließend 100 000 IE/H über max. 72 h Kombination mit Heparin bei PTZ < 30 s bei PTT < 1,5fache des Ausgangswertes	600 000 IE/20–30 min anschließend 100 000–200 000 IE/h über mehrere Tage Kombination mit Heparin immer
		Heparindosierung: 700–1000 IE/h i.v. mit Adaptation nach PTT-Wert > 1,5- bis 2,5fache des Ausgangswertes	

Tabelle 7.1.5. Maßnahmen bei lebensbedrohlicher Blutung oder geplantem Abbruch der thrombolytischen Therapie nach Heinrich [6] und Pilger und Smolle [15]

❶ Zufuhr des Fibrinolytikums und des Heparins beenden		
❷ Antifibrinolytika:		
Tranexamsäure:	Anvitoff, Cyklokapron, Ugurol	1 g i.v
Aprotinin:	Antagosan, Trasylol	1 Mio KIE als Kurzinfusion i.v. über 10 min
❸ Fibrinogensubstitution:	Haemocomplettan HS	
	bei Fibrinogen <40 mg/dl	3–6 g in 1–2 h
	bei Fibrinogen 40–80 mg/dl	2 g in 30 min
	oder Fresh-frozen-Plasma	600–1000 ml in 1–2 h
❹ Wenn Heparin wirksam ist:	Protaminchlorid Protamin 1000	3 ml i.v.

Bei diesem Eingriff wird nach Sternotomie der Anschluss an die Herz-Lungen-Maschine vorgenommen und in extrakorporaler Zirkulation die Arteriae pulmonales eröffnet.

Thrombotisches Material wird manuell und mittels Sauger unter gleichzeitiger Überblähung der Lunge entfernt. Über den rechten Vorhof wird ein Cavaschirmfilter positioniert. Unter Ranimationsbedingungen wird die HLM über die Leistengefäße angeschlossen; ein überlanger (900-mm-)Katheter, der bis in den rechten Vorhof vorgeschoben wird, entlastet den dilatierten rechten Ventrikel sofort. In naher Zunkunft werden perkutan anschließbare Kerislaufunterstützungssysteme (Akut-„Mini"-Herz) die Möglichkeiten der Überbrückung bis zur etwaigen Operation oder Lyse unter prolongierter Reanimation verbessern.

Abbildung 7.1.10 zeigt operativ gewonnenes Thrombusmaterial bei massiver LAE.

Weitere *Indikationen* zur operativen Embolektomie sind:

■ angiografisch dokumentierte, über 50%ige zentrale Verlegung der Lungenstrombahn,
■ persistierender Schockzustand (Stadium IV) *unter* thrombolytischer Therapie,
■ massive Rezidiv-LAE *nach* thrombolytischer Therapie,
■ Kontraindikationen zur thrombolytischen Therapie.

Die operative Embolektomie, bereits 1908 von Trendelenburg vorgestellt, aber erst 1924 von Kirschner erstmals erfolgreich durchgeführt, als risikoreiche, mit hoher Letalität einhergehende Operationsmethode, erfuhr durch die Verwendung der extrakorporalen Zirkulation durch Cooley und Sharp 1962 eine deutliche Verbesserung bezüglich Morbidität und Mortalität.

Besteht die Indikation zur Operation, muss die sofortige Verlegung nach Voranmeldung in eine Herzchirurgie erfolgen, sollte diese nicht vor Ort zur Verfügung stehen. Dabei sollte die Verlegung wenn irgend möglich auf dem Luftwege erfolgen.

In jüngster Zeit hat sich gezeigt, dass eine Steigerung der Erfolgsquote der operativen Embolektomie hinsichtlich Rückgang der Akutmortalität und Verbesserung der Langzeitüberlebensprognose bei multidisziplinärer Herangehensweise schneller Diagnostik und Therapieeinleitung möglich ist [11].

■ **Perioperative Rezidivprophylaxe.** Wichtigste Maßnahme zur Rezidivprophylaxe der LAE ist das Einbringen eines Cavaschirmfilters in die V. cava inferior vor Verschluss des zur Exploration eröffneten rechten Vorhofes oder nach Dekanülierung der venösen HLM-Anschlüsse.

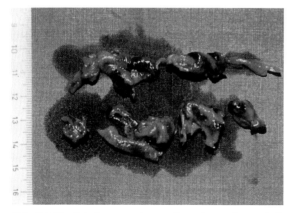

Abb. 7.1.10. Bei der operativen pulmonalarteriellen Embolektomie gewonnenes thrombotisches Material

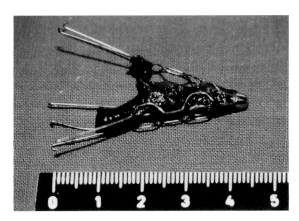

Abb. 7.1.11. Cavaschirmfilter, sog. Greenfield-Filter, mit darin verfangenem Thrombus

Abbildung 7.1.11 zeigt einen solchen Cavaschirmfilter mit darin verfangenem Rezidivthrombus.

Diese Schirmfilter stehen in verschiedenen Ausführungen zur Verfügung und können auch perkutan via Katheter nach erfolgter Lysebehandlung eingeführt werden [1, 4].

Da über das Langzeitverhalten von definitiv implantierten Filtersystemen auch nach 15 Jahren Anwendung noch keine prospektivrandomisierten Daten vorliegen, sollten neuere Entwicklungen hinsichtlich passager applizierbarer Schirmfiltersysteme aufmerksame Beachtung finden [10].

7.1.7 Erfolgskontrolle

Der Erfolg der Maßnahmen dokumentiert sich bei Patienten im Stadium II und III in einer raschen Besserung der klinischen Symptomatik, Rückgang der thorakalen Schmerzen und zunehmender Eupnoe und kann durch die zuvor angewandten bildgebenden Verfahren verifiziert werden.

Bei Patienten im Stadium III–IV kommt es bei erfolgreicher Durchführung der Therapie (Lyse oder OP) zur hämodynamischen Stabilisierung (Anstieg des Herzzeitvolumens, Normalisierung von Pulmonalarterien- und Verschlussdruck, Normalisierung der Herzfrequenz und des systemischen arteriellen Blutdrucks) und Verbesserung der Atemgase in der arteriellen BGA.

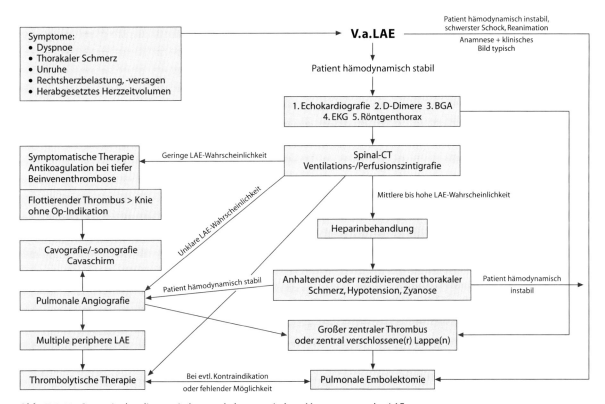

Abb. 7.1.12. Synopsis des diagnostischen und therapeutischen Managements der LAE

7.1.8 Stellung im therapeutischenGesamtkonzept

Trotz aller präventiven Bemühungen gehört die Lungenembolie zu den häufigen Komplikationen während der Krankenhausbehandlung.

Ihre akuten (Rechtsherzversagen und Tod) und chronischen Folgerisiken (sek. pulm. Hypertonie) fordern konsequente Behandlung.

> Diagnostik und Behandlung müssen schnellstmöglich erfolgen, sterben doch in den ersten Stunden überproportional viele Patienten und ist die Reperfusion nach mehr als 10 h von weiteren unwägbaren Risiken und Misserfolgen begleitet [18].

Nur sofortige (Wahrscheinlichkeits-)Diagnostik und umgehende Therapie (Lyse oder Operation) nach standardisiertem Konzept haben (dann gute) Erfolgsaussichten.

Fatalismus ist heute in der Behandlung der akuten Lungenembolie nicht mehr gerechtfertigt; es empfiehlt sich allerdings, für diese Situation Diagnose- und Therapieschemata für den eigenen hausinternen Gebrauch zu entwerfen, da auch die massive LAE – wie alle seltenen Situationen – meist zu ungünstiger Zeit denjenigen konfrontiert, der diese Situation noch nicht erlebt hat.

Datenblatt

Labordaten

Hinweis: Die angegebenen Referenzbereiche können von Labor zu Labor, je nach Bestimmungsmethode, unterschiedlich sein. Es sollten stets die vom eigenen Labor genannten Referenzbereiche beachtet werden.

Im Folgenden sind die im Text genannten Labordaten in alphabetischer Reihenfolge mit Referenzbereichen für Männer (M) und Frauen (F) in traditionellen und SI-Einheiten [in eckigen Klammern] aufgeführt.

▌ Blutgasvariablen und Normalwerte bei Raumluft (FIO$_2$ 0,21)

PaO_2	arterieller Sauerstoffpartialdruck 80–95 mmHg [10,6–12,7 kPa]	
PvO_2	gemischtvenöser Sauerstoffpartialdruck 35–50 mmHg [4,7–6,7 kPa]	
SaO_2	arterielle Sauerstoffsättigung 96–99%	
$PaCO_2$	arterieller Kohlendioxidpartialdruck 35–45 mmHg [4,7–6,0 kPa]	
$PvCO_2$	gemischtvenöser Kohlendioxidpartialdruck 40–45 mmHg [5,3–6,0 kPa]	
pH	7,36–7,44	
HCO_3	Bicarbonat 22–28 mmol/l	
BE	Basenüberschuss/-defizit + 3 bis –3 mmol/l	

CK = Kreatinkinase
F: 10–60 U/l [<2,1 µmol/l×s]
M: 10–70 U/l [<2,8 µmol/l×s]

CK-MB = Kreatinkinaseisoenzym Myokardtyp
< 5–6%

GOT = Glutamat-Oxalazetat-Transaminase, ASAT
F: 10–35 U/l [<580 nmol/l×s]
M: 10–50 U/l [<700 nmol/l×s]

GPT = Glutamat-Pyruvat-Transaminase, ALAT
F: <19 U/l [<510 nmol/l×s]
M: <23 U/l [<670 nmol/l×s]

LDH = Laktat-Dehydrogenase
F: 80–240 U/l [<6,5 µmol/l×s]
M: 80–240 U/l [<7,5 µmol/l×s]

LDH1 = Laktat-Dehydrogenase-Isoenzym 1,
HBDH = alpha-Hydroxybutyrat-Dehydrogenase
F, M: 68–135 U/l [<4,5 µmol/l×s]

Gerinnungswerte

INR = „international normalized ratio"
Die INR wird über die Bestimmung der Thromboplastinzeit (TPZ) nach Quick als Quotient aus

Patienten- und Standardplasmathromboplastinzeit errechnet. Hierfür gilt:

$INR = R^{[S]}$, die Prothrombinratio (R) ist gleich

$$R = \frac{\text{TPZ der Probe(s)}}{\text{TPZ von Normalplasma(s)}}$$

ISI = Empfindlichkeitsindex des speziellen Thromboplastins

Normalbereich: 0,90–1,25

PTT = aktivierte partielle Thromboplastinzeit, aPTT
24–36 s

Quick, Thromboplastinzeit, TPZ
> 70 %

TZ = Thrombinzeit, Plasma-Thrombinzeit, PTZ
14–21 s

Dopplerechokardiografische Messungen

Grundlage der dopplerechokardiografischen Messungen von Drücken ist die Bernoulli-Gleichung, die hier in vereinfachter Form wiedergegeben ist:

$$p_1 - p_2 - \frac{1}{2}(V_1^2 - V_2^2)$$

p = Druck, V = Geschwindigkeit

Die Bernoulli-Gleichung beschreibt die gegenseitigen Abhängigkeiten der einwirkenden Kräfte in den Fällen, bei denen eine Strömung im geschlossenen System auf ein Hindernis trifft. Sie quantifiziert den Drucksprung am Strömungshindernis aufgrund des Zusammenhanges zwischen Geschwindigkeitsdifferenz und prä- bzw. poststenotischer Druckdifferenz.

Hämodynamische Messungen/Berechnungen/Normwerte

CVP   zentralvenöser Druck, ZVD [mmHg]/1–10, mittel 5

RAP   rechter Vorhofdruck [mmHg]/−1–+8, mittel 4

PAP   pulmonalarterieller Druck, PAD [mmHg]/15–28 syst, 5–16 diast., 10–22 mittel

PACWP pulmonalkapillärer Verschlussdruck („wedge") [mmHg]/5–16

CO   Herzzeitvolumen, HZV [l/min]/SV×HF/5–6

CI   Herzindex, HI [l/min/m²]/HZV/KÖF/2,5–4,2

SV   Schlagvolumen [l]/HZV/HF/0,06–0,08

SVI   Schlagvolumenindex [l/m²]/HI/HF

SVR   peripherer Gefäßwiderstand [mmHg×l⁻¹×s]/(MAP-RAP)/HZV/ 800–1200

PVR   pulmonaler Gefäßwiderstand [mmHg×l⁻¹×s]/(PAP-PACWP)/HZV/ 80–180

KÖF = Körperoberfläche

▌ Literatur zu Kapitel 7.1

1. Decousus H, Leizorovicza A, Parent F, Page Y, Tardy B, Girard P et al (1998) A clinical trial of vena cava filters in the prevention of pulmonary embolism in patients with proximal deep-vein thrombosis. Prevention du Risque d'Embolie Pulmonaire par Interruption Cave Study Group. N Engl J Med 338:409–415
2. Dempfle CE (2005) Bestimmung des D-dimer-Antigens in der klinischen Routine. Dt Ärztebl 102: 331–365
3. Greenfield LJ, Laugham LR (1984) Surgical approaches to thromboembolism. Br J Surg 71:968–970
4. Greenfield LJ, Proctor MC, Cho KJ, Cutler BS, Ferris EJ, McFarland D, Sobel M, Tisnado J (1994) Extended evaluation of the titanium Greenfield vena caval filter. J Vasc Surg 20:458–465
5. Grosser KD (1988) Akute Lungenembolie. Behandlung nach Schweregraden. Dt Ärztebl 85:B587–B594
6. Heinrich F (1993) Diagnose und Therapie der Lungenembolie. Dt Ärztebl 90:B686–B691
7. Hull RD, Hirsh J, Carter CJ, Jay RM, Dodd PE, Ockelford PA (1983) Pulmonary angiography, ventilation lung scanning, and venography for clinically suspected pulmonary embolism with abnormal perfusion lung scan. Ann Intern Med 98:891–899
8. Kasper W, Konstantinides S, Geibel A, Olschewski M, Heinrich F, Grosser KD, Rauber K, Iversen S, Redecker M, Kienast J (1997) Management strategies and determinants of outcome in acute major pulmonary embolism: results of a multicenter registry. J Amer Coll Cardiol 30:1165–1171
9. Kearon C, Hirsh J (1995) The diagnosis of pulmonary embolism. Haemostasis 25:72–87
10. Lam RC, Bush RL, Lin PH, Lumsden AB (2004) Early technical and clinical results with retrievable inferior vena caval filters. Vascular 12:233–237
11. Leacche M, Unic D, Goldhaber SZ, Rawn JD, Aranki SF, Couper GS, Mihaljevic T, Rizzo RJ, Cohn

LH, Aklog L, Byrne JG (2005) Modern surgical treatment of massive pulmonary embolism: results in 47 consecutive patients after rapid diagnosis and aggressive surgical approach. J Thorac Cardiovasc Surg 129:1018–1023

12. Lignitz E, Lignitz G, Püschel K (1995) Todesursache Lungenembolie in der Rechtsmedizin. Versicherungsmedizin 47, 6:203–207

13. Manganelli D, Palla A, Donnamaria V, Giuntini C (1995) Clinical features of pulmonary embolism. Doubts and certainties. Chest 107:25S–32S

14. Morpurgo M, Schmid C (1995) The spectrum of pulmonary embolism. Clinicopathologic correlations. Chest 107:18S–20S

15. Pilger E, Smolle KH (1996) Thrombolysetherapie bei akuter Lungenembolie. Internist 37:574–584

16. Riedel M (2001) Acute pulmonary embolism 1: pathophysiology, clinical presentation, and diagnosis. Heart 85:229–240

17. Satter P (1982) Operative Prophylaxe und Therapie der massiven Lungenarterienembolie. Chir Praxis 30:433–443

18. Schax M, Doetsch N, Zerkowski HR, Hülswitt HJ (1989) Foudroyante Lungenembolie: Risikofaktoren, Diagnostik und Ergebnisse operativ behandelter Patienten. Acta Chir Austr 21:178

19. The PIOPED Investigators (1990) Value of the ventilation/perfusion scan in acute pulmonary embolism. JAMA 263, 20:2753–2759

20. Shabahang M, Neville RF, Evans SRT, Nauta RJ (1994) The clinical impact of risk factor analysis and prophylaxis on pulmonary embolism. Angiology 45, 9:749–754

21. Stein PD, Willis PW, DeMets DL (1981) History and physical examination in acute pulmonary embolism in patients without preexisting cardiac or pulmonary disease. Am J Cardiol 47:218–223

22. Stein PD, Hull RD, Saltzmann HA, Pineo G (1993) Strategy for diagnosis of patients with suspected acute pulmonary embolism. Chest 103, 5:1553–1559

23. Strauer BE (1984) Pathophysiologie und Klinik der Lungenembolie. Internist 25:108–125

24. ten Wolde M, Sohne M, Quak E, Mac Gillavry MR, Buller HR (2004) Prognostic value of echocardiographically assessed right ventricular dysfunction in patients with pulmonary embolism. Arch Intern Med 165:1685–1689

25. Ulmer WT, Kowalski J, Islam MS, Ugalho de Almeida AA (1978) Klinik und Diagnostik der akuten Lungenembolie. In: Schlegel B (Hrsg) Verh Dtsch Ges Inn Med 84:298–318

26. van Strijen MJ, de Monye W, Schiereck J, Kieft GJ, Prins MH, Huisman MV, Pattynama PM (2003) Single detector helical computed tomography as the primary diagnostic test in suspected pulmonary embolism: a multicenter clinical management study of 510 patients. Ann Intern Med 138:307–314

27. White RH, McGahan JP, Daschbach MM, Hartling RP (1989) Diagnosis of deep vein thrombosis using duplex-ultrasound. Ann Intern Med 111: 297–304

28. Winer-Muram HT, Rydberg J, Johnson MS, Tarver RD, Williams MD, Shah H, Nanyslowski J, Conces D, Jennings SG, Ying J, Trerotola SO, Kopecky KK (2004) Suspected acute pulmonary embolism: evaluation with multi-detector row CT versus digital subtraction pulmonary arteriography. Radiology 233:806–815

7.2 ▏ Perikardtamponade

W. Konertz

7.2.1 Grundlagen

Als Tamponade bezeichnet man eine „Low-cardiac-output-Situation", die durch eine vermehrte intraperikardiale Flüssigkeitsansammlung ausgelöst wird. Eine Flüssigkeitsansammlung im Herzbeutel (blutig oder serös) kann folgende Ursachen haben:

▌ Metastasen,
▌ Infektionen (TBC),
▌ Urämie,
▌ iatrogen (nach kardialen Interventionen),
▌ Verletzungen und postinfarzielle Herzruptur.

> Die Herzbeuteltamponade behindert die Füllung des rechten und konsekutiv auch des linken Herzens. In dieser lebensbedrohlichen Situation ist als Sofortmaßnahme die Entlastung des Herzbeutels durch Perikardiozentese unverzüglich notwendig.

Daran schließt sich die definitive Diagnosestellung (Echokardiografie, EKG, Röntgen, CT) und Therapie an. Aufgrund der Zeitdauer, in der sich die Flüssigkeitsansammlung im Perikard bildet, kann man akute und chronische Verlaufsformen unterscheiden. Bereits eine akute Flüssigkeitsansammlung von 150 ml kann eine lebensbedrohliche Symptomatik verursachen. Bei chronischen, wie z. B. infektiösen Perikardergüssen werden Flüssigkeitsmengen bis hin zu 1 l toleriert.

7.2.2 Problemstellung

Eine rasche Zunahme der intraperikardialen Flüssigkeit resultiert in einer akuten Herzbeuteltamponade. Dabei kann der intraperikardiale Druck auf 20–30 mmHg ansteigen. Dieser Druck wäre mit dem Leben nicht vereinbar, träten nicht reflektorisch eine venöse Konstriktion, eine endogene Katecholaminausschüttung und eine sofortige Retention von Natrium und Wasser durch die Nieren als Teil der Antwort des Körpers auf ein reduziertes Herzzeitvolumen auf. Als Resultat steigt der venöse Druck bis zur Höhe des intraperikardialen Drucks an und die Herzauswurfleistung, wenn auch deutlich reduziert, kann erhalten werden. Dieser Prozess führte zu einer Definition der Herzbeuteltamponade als ein Zustandsbild, in welchem rechtsatrialer und systemisch venöser Druck durch den erhöhten intraperikardialen Druck bestimmt werden. Wenn der intraperikardiale Druck ansteigt, steigen konsekutiv der links- und rechtsseitige Vorhofdruck als Antwort auf die oben erwähnten neurohomoralen Kompensationsmechanismen an. In diesem Stadium sind rechts- und linksatriale Drücke, rechts- und linksventrikuläre diastolische Drücke, der diastolische Druck in der Pulmonalarterie sowie der pulmonalkapilläre Verschlussdruck gleich dem intraperikardialen Druck. Unbehandelt stirbt der Patient, wenn die kompensatorischen Mechanismen nicht mehr im Stande sind, einen weiteren Abfall des Herzzeitvolumens zu kompensieren. Bei dieser klassischen Konstellation der Herzbeuteltamponade findet man klinisch ein kleines und stilles Herz (Dämpfung der Herztöne), der zentralvenöse Druck ist erhöht (Jugularvenenstauung) und der systemisch-arterielle Druck erniedrigt, ein Symptomenkomplex, der als Beck-Trias bekannt ist. Die Erhöhung des venösen Drucks kann gering sein oder auch 20 mmHg und mehr betragen.

7.2.3 Diagnostik

Gelangt der Patient mit einer akuten Perikardtamponade von außerhalb in die Klinik, bietet er die Zeichen des kardiogenen Schocks. Anamnestische Hinweise auf Antikoagulanzieneinnahme oder ein kürzlich zurückliegendes spitzes oder stumpfes Thoraxtrauma, kardiale Intervention (Herzoperation, Katheterintervention) können auf die richtige Diagnose hinweisen. Bei der körperlichen Untersuchung bietet der Patient im Allgemeinen die typischen Zeichen des kardiogenen Schocks:

- ▪ erniedrigter arterieller Blutdruck,
- ▪ erhöhter zentraler Venendruck,
- ▪ beschleunigte und flache Atmung und
- ▪ kalte feuchte Extremitäten.

Die Untersuchung zeigt abgeschwächte Herztöne. Bei postoperativen Patienten nach Eingriffen am Herzen stehen die Erhöhung des zentralvenösen Drucks, der Abfall des arteriellen Drucks und das Sistieren der Urinproduktion klinisch im Vordergrund.

Das EKG zeigt die Besonderheiten des Perikardergusses:

- ▪ Niedervoltage,
- ▪ eventuell Auftreten eines elektrischen Alternans und
- ▪ eine verstärkte Neigung zu supraventrikulären Arrhythmien.

Im Röntgenbild zeigt sich meist eine Verbreiterung des Herzschattens. Die Echokardiografie nimmt in der Diagnostik eine besondere Stellung ein, da sie zweifelsfrei das Vorliegen eines Perikardergusses bestätigen oder ausschließen kann. Man erkennt im transthorakalen 2D-Bild die Kompressionen des rechten Vorhofs und rechten Ventrikels, wobei die atriale Kompression meist spätdiastolisch und frühsystolisch imponiert. Je nach Dauer des Zustandekommens des Perikardergusses, steht die echokardiografisch abschätzbare Größe des Perikardergusses nicht unbedingt direkt im Zusammenhang mit der klinischen Symptomatik.

▪ Invasive Befunde

Bei der blutigen Messung des zentralen Venendrucks zeigen sich charakteristische Veränderungen der normalen Venenpulskurve. Bei der Perikardtamponade zeigt die C-Welle mit dem X-Abfall die stärkste Abweichung, während ein Y-Abfall meistens fehlt. Dies wird damit begründet, dass keine Füllung des Herzens während der Diastole stattfindet. Die gesamte Füllung findet durch Abnahme des intraperikardialen Volumens während der Systole und durch das Tiefertreten der Trikuspidalklappenebene statt, sodass der X-Abstich und die C-Welle sogar betont werden. Bei hämodynamischem Monitoring sind weitere Charakteristika der akuten Tamponade die Angleichung von Drücken im rechten Vorhof und rechten Ventrikel (diastolisch) sowie diastolischem Pulmonalarteriendruck und pulmonalkapillärem Verschlussdruck. Wenn die Hypotension nicht extrem ist, findet man häufig einen Pulsus paradoxus, d.h. einen inspiratorischen Abfall des arteriellen Blutdrucks über 10 mmHg hinaus. Diesem Pulsus paradoxus unterliegt ein komplexer pathophysiologischer Mechanismus. Während der Einatmung nimmt der Fluss in den Hohlvenen zum rechten Atrium genau wie in der Normalsituation zu. Tatsächlich ist der prozentuale Anstieg des venösen Flusses sogar verstärkt. Der resultierende Anstieg des Rechtsherzvolumens lässt den intraperikardialen Druck weiter steigen und der perikardiale, transmurale Druck (intraperikardial zu intrapleural) nimmt ab. Das linksventrikuläre Volumen ist vermindert, da das Ventrikelseptum durch das erhöhte rechtsventrikuläre Volumen nach links verlagert wird. Daraus resultiert ein vermindertes linksventrikuläres Schlagvolumen und damit ein verringerter arterieller Blutdruck. Ein weiterer verstärkender Faktor des Pulsus paradoxus ist die Verzögerung in der Passage des erhöhten cavalen Zustroms zum linken Ventrikel während früher Inspiration, sodass zu der Zeit, wenn es auftritt, die Inspirationsphase bereits in die Expirationsphase übergetreten ist. Auch der inspiratorische Abfall des intrathorakalen Drucks tendiert dazu, den Aorten- und arteriellen Druck zu verringern. Die Inspiration kann direkt die linksventrikuläre Kontraktion verringern. Zusätzlich wirkt sich die inspiratorisch erfolgte Erweiterung der Gefäßkapazität der Lunge in die gleiche Richtung aus. Die Sensibilität des Pulsus paradoxus ist bei isolierter Herzbeuteltamponade hoch.

Klinische Zeichen der Lungenstauung oder gar ein Lungenödem lassen sich im Gegensatz zu anderen Formen des kardiogenen Schocks nicht nachweisen.

7.2.4 Erfordernisse und Voraussetzungen

Wie bei der Behandlung aller Schockformen, ist die Behandlung auf der Intensivstation anzustreben.

> Das komplette hämodynamische Monitoring inklusive der arteriellen Druckmessung und des Pulmonalarterienkatheters ist sowohl zur Sicherung der Diagnose als auch zur Beurteilung des Behandlungserfolgs anzustreben.

Bei lange bestehendem Schockzustand und beeinträchtigter Nierenfunktion sollen Möglichkeiten der Hämofiltration bzw. Nierenersatztherapie ebenso vorhanden sein wie ein komplettes Gerinnungsmonitoring, da Perikardergüsse gelegentlich auch durch inadäquate Antikoagulanzientherapie sowie nach Herzoperationen auftreten können.

7.2.5 Phase der Intensivbehandlung

Tritt die Herzbeuteltamponade nach einer Herzoperation auf, so ist die sofortige operative Revision indiziert. Nach Wiedereröffnen des Brustkorbes tritt typischerweise sofort eine hämodynamische Verbesserung auf. Die Entlastung des Perikards, die Entfernen aller Koagel und die sorgfältige Überprüfung des gesamten Operationssitus auf eventuelle Blutungsquellen schließen sich an. Danach wird der Thorax mit adäquater Drainage des Operationsgebietes erneut verschlossen. Bei Perikardergüssen nach kardialer Intervention (Herzkatheter, Laserrekanalisation, Herzmuskelbiopsien) muss zunächst unverzüglich, wie bei den anderen Formen der Herzbeuteltamponade, die nicht auf eine Herzoperation zurückzuführen sind, eine Perikardiozenthese durchgeführt werden, am besten mit Einbringen eines Pigtailkatheters ins Perikard. Läßt sich dann weiterhin Blut aus dem Perikardraum aspirieren, ist die operative Revision indiziert. Bei chronisch angelaufenen Perikardergüssen, die zur Tamponade führen, ist zudem eine Diagnostik nötig, die Hinweise auf die Ursache gibt. Es empfiehlt sich die zytologische Begutachtung des Aspirats. Die Perikardiozentese und das Einlegen eines Pigtailkatheters sollten bei postoperativen Patienten unterbleiben, da hier durch Verwachsungen zwischen Herz und Perikard ein einheitlicher Flüssigkeitsraum nicht besteht und Verletzungen des Herzens leichter möglich sind.

> Nach Entlastung des Perikardergusses durch Punktion, Operation oder auch operative Einlage eines Katheters von einem kleinen suboxiphoidalen Zuang aus bessert sich die Hämodynamik des Patienten meist innerhalb weniger Herzzyklen. Der arterielle Druck steigt an, während der zentralvenöse Druck abfällt. Meistens kehrt die Urinausscheidung prompt wieder zurück.

7.2.6 Monitoring und Messtechnik

Das hämodynamische Monitoring sollte ZVD, Pulmonalarteriendruck und die blutige arterielle Druckmessung umfassen. Außerdem sind repetitiv durchgeführte echokardiografische, transösophageale oder transthorakale Echokardiogramme hilfreich.

7.2.7 Diagnostik- und Therapieschema

Tabelle 7.2.1 zeigt das diagnostische Vorgehen bei Perikardtamponade. Tabelle 7.2.2 gibt einen Überblick über die therapeutischen Möglichkeiten zur Behandlung eines Perikardergusses.

7.2.8 Erfolgskontrolle

Das Ziel der Therapie sollte sein, die Ursache des Perikardergusses zu beheben und ein Nachlaufen zu verhindern. Dies geschieht bei postoperativen Perikardergüssen durch die sofortige Rethorakotomie des Patienten und die sorgfältige Exploration des Operationssitus zum Ausschluss einer chirurgischen Blutungsquelle. Ebenso ist bei nichtsistierenden Blutungen nach Katheterintervention am Herzen die Thorakotomie oder Sternotomie mit chirurgischer Versorgung der Blutungsquelle indiziert. Bei allen anderen Fällen ist es wichtig, die Ursache herauszufinden. Dazu ist unter Umständen eine chirurgisch angelegt Drainage besser geeignet als die Perikardpunktion mit Einlegen eines Katheters, da man bei chirurgischem Einlegen auch eine Biopsie vom Perikard oder Epikard gewinnen kann, welche zur Diagnosesicherung bei-

Tabelle 7.2.1. Diagnostikschema

Perikardtamponade	
▌nichtinvasiv:	Klinik und Anamnese
	EKG
	(Röntgen)
	Echokardiografie
	Gerinnungslabor
▌invasiv:	Pulmonalkatheter
	ZVD
	PAB

Tabelle 7.2.2. Therapieschema

▌postoperative Patienten	– Rethorakotomie (cave: Perikardiozentese!)
▌postinterventionelle Patienten	– Perikardiozentese – evtl. Thorakotomie
▌postinfarzielle Patienten	– Operation (selten erfolgreich)
▌posttraumatisch	– Perikardiozentese + Operation
▌Antikoaglanzienblutung	– Perikardiozentese (cave) – operative Revision
▌chronische Perikardergüsse	– perikardiotomia inferior + Drainage – Fensteroperation

trägt. Ist die Ursache des Perikardergusses behoben und die Hämodynamik stabilisiert, ist eine weitere Intensivbetreuung des Patienten nicht mehr erforderlich.

7.2.9 Stellung im therapeutischen Gesamtkonzept

Da die Herzbeuteltamponade immer eine lebensbedrohliche Situation verkörpert, ist es wichtig, dass die Ursache behoben wird wie bei postoperativen und postinterventionellen Patienten, bei Patienten mit postinfarzieller Ruptur sowie bei Patienten mit penetrierenden Thoraxtraumen. Die Ursache zu finden steht im Vordergrund bei Patienten mit metastatischen, infektiösen und urämischen Grundleiden.

Der Kardiologe führt die Perikardiozentese im Katheterlabor unter hämodynamischer und elektrokardiografischer Kontrolle nach Lokalisation der Flüssigkeit durch Echokardiografie durch. Die Komplikationsrate dieser Methode ist erheblich. Callahan et al. haben jedoch herausgefunden, dass die Perikardiozentese unter direkter Kontrolle mit zweidimensionaler Echokardiografie eine sichere Methode darstellt. Biamino et al. beschrieben ausführlich das Einbringen eines Pigtailkatheters in das Perikard nach der Seldinger-Technik.

Das Einlegen eines Drainagekatheters durch den Chirurgen (Perikardiotomia inferior) geschieht durch eine kleine Hautinzision im Bereich des Prozessus xiphoidus, der reseziert wird. Durch Elevation des Sternums und Absenken des Diaphragmas gelangt man so direkt zum Perikard. Das Perikard wird unter direkter Sicht geöffnet, die Flüssigkeit abgelassen und eine Thoraxdrainage mit einem Sog von 10–20 mmHg direkt ins Perikard platziert. Diese Methode ist besonders indiziert und vorteilhaft bei Verdacht auf metastatische Perikardtamponade, da Biopsiematerial gewonnen werden kann.

Alternativ kann die Perikardfensterung auch auf thorakoskopischem Wege erfolgen.

▌ Literatur zu Kapitel 7.2

Biamino G, Linderer Th, Schroeder R (1984) Funktion des Perikard für die Pumpleistung des Herzens unter physiologischen und pathologischen Bedingungen. In: Richer G (Hrsg) Herzinsuffizienz, Handbuch Innere Medizin Bd. IX/4. Springer, Berlin Heidelberg New York Tokyo

Callahan IA, Seward IB, Tajik AJ, Holmes DR, Smith HC, Reeder GS, Miller FA (1983) Pericardiocentesis assisted by two-dimensional echocardiography. J Thorac Cardiovasc Surg 85:877–879

Häring R, Zilch H (Hrsg) (1997) Chirurgie, 4. Aufl. Walter De Gruyter, Berlin

Lawin P (Hrsg) (1989) Praxis der Intensivbehandlung, 5. Aufl. Georg Thieme, Stuttgart

Schuster HP, Schölmerich P, Schönborn H, Baum PP (Hrsg) (1988) Intensivmedizin, Innere Medizin, Neurologie, Reanimation, Intoxikation, 3. Aufl. Georg Thieme, Stuttgart

7.3 | Sepsis

A. Christoph, K. Werdan, U. Müller-Werdan

7.3.1 Grundlagen

7.3.1.1 Sepsis

„Eine Sepsis liegt dann vor, wenn sich innerhalb des Körpers ein Herd gebildet hat, von dem konstant oder periodisch pathogene Bakterien in den Blutkreislauf gelangen und zwar derart, dass durch diese Invasion subjektive und objektive Krankheitserscheinungen ausgelöst werden."

Diese Definition der Sepsis von Schottmüller aus dem Jahre 1914 besitzt auch heute noch Gültigkeit. Hinzugekommen ist aber die Erkenntnis über die große Bedeutung der Mediatoren in diesem Krankheitsprozess. Dies kommt in der aktuellen Definition der Sepsis (s. Tabelle 7.3.1 und Abb. 7.3.1) zum Ausdruck:

> *„Sepsis* ist die Gesamtheit der lebensbedrohlichen klinischen Krankheitserscheinungen und pathophysiologischen Veränderungen als Reaktion auf die Aktion pathogener Keime und ihrer Produkte, die aus einem Infektionsherd in den Blutstrom eindringen, die großen biologischen Kaskadensysteme und spezielle Zellsysteme aktivieren und die Bildung und Freisetzung humoraler und zellulärer Mediatoren auslösen [20, S. 3–22].

Diese Definition trägt der Komplexität der Sepsis Rechnung. Sie stützt sich auf die 5 Grundpfeiler des septischen Prozesses (s. Abb. 7.3.1):

▌ den Infektionsherd oder die Infektionsquelle als Ausgangspunkt (septischer Fokus),

▌ die Invasion pathogener Keime und toxischer Keimprodukte (Invasion),

▌ die Bildung und Aktivierung von Mediatoren (Mediatorexplosion),

▮ die Zellfunktionsstörungen und morphologische Destruktion von Zellmembranen und Zellstrukturen als Grundlage der Organschädigungen (Zellschädigung) und

▮ die Multiorgandysfunktion als deren klinischer Ausdruck und das Multiorganversagen als Endpunkt des septischen Prozesses (Multiorgandysfunktion und Multiorganversagen).

In praktisch allen Geweben und über unterschiedliche Eintrittspforten können Infektionsherde entstehen. Hierbei werden Bestandteile der Keime mittels Rezeptoren vor allem durch Leukozyten erkannt. Zu den Strukturen der Erreger, die vom Immunsystem erkannt werden und zu einer immunologischen und entzündlichen Wirtsreaktion führen, gehören beispielsweise das Lipopolysaccharid (Endotoxin) aus der Zellwand gramnegativer Bakterien, Peptidoglykane und Lipoteichonsäuren, Superantigene, bakterielle und virale Nukleinsäuren sowie Bestandteile von Parasiten [20, S. 25–31].

Bei gramnegativen Bakterien spielt das Lipopolysaccharid (LPS, Endotoxin) eine bedeutende Rolle. Es bindet sich im Blutstrom an lipopolysaccharidbindendes Protein (LBP), und der daraus entstehende LPS-LPB-Komplex lagert sich an membranständige CD-14-Rezeptoren an, die sich auf der Oberfläche von Monozyten und Makrophagen befinden.

Obwohl CD14 ursprünglich als wichtiger Rezeptor für die LPS-vermittelte – durch gramnegative Bakterien bedingte – Aktivierung von Monozyten identifiziert worden war, haben nachfolgende Studien gezeigt, dass auch Bestandteile grampositiver Bakterien – insbesondere Peptidoglykane – über CD14 zu einer Aktivierung von Monozyten und Makrophagen führen können. Weiterhin konnte lösliches CD14 (sCD14) im Serum nachgewiesen werden, welches die Endotoxinaktivität inhibieren, aber auch CD14-negative Zellen wie Endothelzellen, glatten Muskelzellen, dendritische Zellen und Fibroblasten aktivieren kann. Lösliches CD14 ist auch im Serum Gesunder nachweisbar, bei Sepsis sind die Serumspiegel erhöht.

Bis vor kurzem herrschte Unklarheit darüber, wie der membranständige LPS-LBP-CD14-Komplex zur Zellaktivierung führt, da CD14 keine transmembranäre Domäne aufweist. Dies führte zur Entdeckung der Familie der Toll-like-Rezeptoren (TLR), welche eine intrazelluläre Signaltransduktion vermitteln können. Nachdem inzwischen mehr als 10 Toll-like-Rezeptoren bekannt sind, wurde für die endotoxinvermittelte Wirkung TLR4, für die grampositiven Zellwandstrukturen TLR2 als verantwortlicher Rezeptor identifiziert. Ein weiteres Zelloberflächenmolekül – das MD-2 – wurde identifiziert und ist notwendig, um TLR4 zu aktivieren.

Es existieren zusätzliche Mechanismen, mit deren Hilfe Zellen bakterielle Bestandteile erkennen. Hierzu zählen Proteine, die Peptidoglykane erkennen (PGRP – „peptidoglycan recognition proteins") und unter anderem grampositive und gramnegative Bakterien unterscheiden können, TREM-1 („triggering receptor expressed on myeloid cells") und MDL-1 („myeloid DAP12-associating lectin") – beide spielen eine Rolle bei der Monozytenaktivierung und der Entzündungsreaktion – sowie die kürzlich entdeckten NOD-1- und NOD-2-Proteine („nucleotide-binding oligomerization domain").

Diese Vorgänge führen zu einer Aktivierung von Entzündungszellen, vor allem Monozyten und Makrophagen. Verschiedenste humorale und zelluläre Mediatoren werden dadurch gebildet, aktiviert und freigesetzt, die wiederum sekundäre Mediatoren freisetzen. Zu diesen gehören unter anderem Stickstoffmonoxid, Metabolite des Arachidonsäurestoffwechsels und Sauerstoffradikale; sie rufen wiederum an den Zielzellen stimulatorische und toxische Wirkungen hervor (s. Abb. 7.3.2).

Die Freisetzung primärer und finaler Mediatoren dient eigentlich zur Zerstörung von Mikroben und zur Inaktivierung von Bakterientoxinen. In einer überschießenden Reaktion schädigen diese Mediatoren jedoch leider auch die Organe des Patienten und lösen so ein Multiorgandysfunktionssyndrom und schließlich das Multiorganversagen aus. Dieser proinflammatorischen Phase scheint eine antiinflammatorische Phase (CARS, s. Tabelle 7.3.1) zu folgen.

Der Krankheitsverlauf der Sepsis ist somit nicht nur durch die Art, Zahl, Virulenz und Pathogenität der auslösenden Erreger bestimmt, sondern auch durch das Ausmaß und den Ablauf der Mediatorfreisetzung als individuelle Reaktion des Patienten auf die auslösende Noxe.

7.3.1.2 Systemisches Entzündungsreaktions-Syndrom (SIRS)

Ein der bakteriellen Sepsis sehr ähnliches Krankheitsbild kann auch ohne Vorliegen einer primär mikrobiellen Infektion entstehen. Es wird als sys-

Tabelle 7.3.1. Terminologie

▌**Infektion**	Entzündliche Gewebereaktion auf Mikroorganismen oder Invasion von Mikroorganismen in normalerweise steriles Gewebe
▌**Bakteriämie**	Vorhandensein vitaler Bakterien im Blut
▌**SIRS**	(*„systemic inflammatory response syndrome"/systemisches Entzündungsreaktionssyndrom*) Systemisch-entzündliche Reaktion auf unterschiedliche schwere klinische Insulte, charakterisiert durch 2 oder mehrere der folgenden Symptome: – Körpertemperatur $>38{,}0\,°C$ oder $<36\,°C$ – Herzfrequenz >90/min – Atemfrequenz >20/min oder $p_aCO_2 < 32$ mmHg – Leukozyten $>12\,000$/mm^3 oder $<4\,000$/mm^3, oder $>10\%$ unreife (stabkernige) Formen
▌**Sepsis**	Systemische Reaktion auf eine mikrobiologisch gesicherte oder nach klinischen Kriterien diagnostizierte Infektion, charakterisiert durch 2 oder mehr der folgenden, durch die Infektion hervorgerufenen Symptome: – Körpertemperatur $>38{,}0\,°C$ oder $<36\,°C$ – Herzfrequenz >90/min – Atemfrequenz >20/min oder $p_aCO_2 < 32$ mm Hg – Leukozyten $>12\,000$/mm^3 oder $<4\,000$/mm^3, oder $>10\%$ unreife (stabkernige) Formen
▌**Schwere Sepsis**	Sepsis, assoziiert mit Organdysfunktion, Minderperfusion oder Hypotonie. Zeichen der Minderperfusion sind neben anderen eine Laktatazidose, eine Oligurie oder eine akute Änderung der Bewusstseinslage
▌**MODS**	(*Multiorgandysfunktionssyndrom*) Gleichzeitig oder in rascher zeitlicher Folge eintretende Funktionseinschränkung bis hin zum Funktionsverlust zweier oder mehrerer Organsysteme
▌**MOV**	(*Multiorganversagen*) In der Regel irreversibles Versagen mehrerer Organe
▌**Sepsis-induzierte Hypotonie**	Systolischer Blutdruck <90 mmHg oder Reduktion um mindestens 40 mmHg des Ausgangswertes bei Fehlen anderer Hypotonieursachen
▌**Septischer Schock**	Sepsisinduzierter Schock mit anhaltender arterieller Hypotonie (<90 mmHg syst.) trotz adäquater Volu­mensubstitution (>30 ml/kg KG) oder Notwendigkeit des Einsatzes von vasopressorischen Katecholaminen zur Anhebung des arteriellen Mitteldruckes auf >60 mmHg Der septische Schock geht mit Zeichen der Minderperfusion wie Laktatazidose, Oligurie oder akuter Änderung der Bewusstseinslage einher. Die Behandlung mit inotropen oder vasopressorischen Substanzen kann zur Maskierung der Hypotonie zum Zeitpunkt der Feststellung von Durchblutungsstörungen führen
▌**Refraktärer septischer Schock**	Septischer Schock ohne rasches Ansprechen auf eine Therapie mit Vasopressoren (z. B. Noradrenalin $>0{,}05$ µg/kg KG/min oder Dopamin >10 µg/kg KG/min)
▌**Akute septische Kardiomyopathie**	Organbeteiligung des Herzens im Rahmen einer Sepsis mit a) *Kardiodepression*, welche zu einem im Verhältnis zum erniedrigten systemischen Gefäßwiderstand (Nachlastsenkung) verminderten Herzzeitvolumen/Herzindex führt b) *autonomer Dysfunktion* mit einer Einschränkung der Herzfrequenzvariabilität
▌**CARS**	(*„compensatory anti-inflammatory response syndrome"*) Kompensatorisches antiinflammatorisches Reaktionssyndrom, das sich – im Anschluss an die proinflammatorische Phase – als Anergie, als erhöhte Empfindlichkeit gegenüber Infektionen oder als beides manifestiert
▌**MARS**	(*„mixed antagonistic response syndrome"*) Antagonistisches Reaktionssyndrom, das sich aus mehreren SIRS- und CARS-Phasen zusammensetzt
▌**PIRO**	Klassifizierungssystem der Sepsis, bestehend aus den Komponenten: „Prädisposition" (prädisponierende Faktoren); „insult infection" (Natur und Schwere der Infektion); „response" (Art und Ausmaß der Patientenreaktionen); „organ dysfunction" (Ausmaß der begleitenden Organdysfunktionen)

Weitere Erläuterungen und Originalliteratur s. [10, 19, 20, S. 3–22]

temisches Entzündungsreaktionssyndrom („systemic inflammatory response syndrome", SIRS) bezeichnet (Tabelle 7.3.1). Die Ähnlichkeit ist dadurch begründet, dass Mediatorbildung und -freisetzung analog ablaufen und sich klinisch in gleicher Weise als mediatorinduziertes Multiorgandysfunktionssyndrom bis hin zum Multiorganversagen manifestieren. Gemeinsam sind beiden Erscheinungsformen dieselben Zeichen der akuten entzündlichen Allgemeinreaktion, dieselbe Aktivierung der humoralen Kaskaden und Zellsysteme und auch dieselbe Freisetzung von Zytokinen und anderen Mediatoren (Abb. 7.3.1 und 7.3.2). Beispiele solcher nichtinfektiösen Insulte und Aggressionen als auslösende Ursachen sind Traumata, Verbrennungen, nichtinfektiöse Entzündungen wie die Pankreatitis, Intoxikationen, Ischämie/Reperfusion, Vaskulitiden und die Transplantatabstoßung [17].

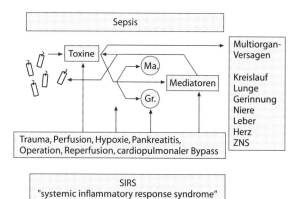

Abb. 7.3.1. Multiorgandysfunktionssyndrom bei Sepsis und SIRS. Ausgehend von der lokalen bakteriellen Infektion kommt es zur Einschwemmung von Bakterientoxinen in den Kreislauf. Die Toxine können einerseits direkt zur Organschädigung führen, andererseits aktivieren sie Mediatorzellen (Makrophagen, *Ma*, Granulozyten, *Gr*) zur Freisetzung von Mediatoren (Zytokine, reaktive Sauerstoffverbindungen u.a.). Die freigesetzten Mediatoren sollen die Bakterien zerstören und Toxine inaktivieren. Eine überschießende Mediatorfreisetzung bewirkt allerdings auch eine Organschädigung mit Ausbildung eines Multiorgandysfunktionssyndroms (MODS) bzw. Multiorganversagens. Ebenso führen nichtinfektiöse Insulte zur Aktivierung dieses Mediatornetzwerks und zur Ausbildung eines MODS bzw. Multiorganversagens; das klinische Erscheinungsbild dieses „systemic inflammatory response syndrome" (*SIRS*) ist dem der Sepsis sehr ähnlich (aus [19])

7.3.1.3 Systemisches Entzündungsreaktionssyndrom nach Herzoperationen mit kardiopulmonalem Bypass (CPB-SIRS)

Bei Herzoperationen mit der Herz-Lungen-Maschine bewirkt der Blutfluss durch den kardiopulmonalen Bypass eine ausgeprägte Aktivierung von Blutzellen. Während der extrakorporalen Zirkulation kommt es als Reaktion des Or-

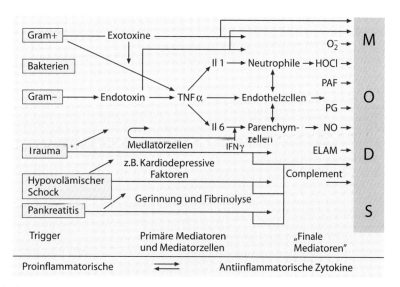

Abb. 7.3.2. Toxin- und Mediatornetzwerk bei Sepsis und SIRS. TNF-α = Tumornekrosefaktor-α; IL-1 = Interleukin-1; IL-6 = Interleukin-6; IFNγ = Interferon γ; Neutrophile = neutrophile Granulozyten; O_2^- = Superoxidanion; HOCl = hypochlorige Säure; PAF = Plättchen-aktivierender Faktor; PG = Prostaglandine-, NO = Stickoxid; ELAM = Adhäsionsmolekül ELAM; MODS = Multiorgan-Dysfunktions-Syndrom

ganismus auf den Kontakt des Blutes mit den verschiedenen Fremdmaterialien der eingesetzten Geräte (Filter, Schläuche, Oxygenator) zur Freisetzung von Mediatoren, welche postoperativ eine Entzündungsreaktion hervorrufen, die gegebenenfalls bis zum Multiorganversagen und zur Sepsis eskalieren kann. Die ausgelöste systemische und myokardiale Entzündungsreaktion trägt wesentlich zur Myokarddepression sowie zur Morbidität und Letalität nach Herzoperationen bei [13]. Die diesen Inflammationsprozessen zugrunde liegenden Mechanismen sind bekannt (Tabelle 7.3.2):

▌ die Komplementkaskade,
▌ die Aktivierung von Blutzellen,
▌ die Freisetzung von Zytokinen,
▌ systemische Endotoxin-/bakterielle Translokation über die Darmwand,
▌ die Induktion der Stickoxidsynthase.

Die Aktivierung des Komplementsystems über den alternativen Weg scheint eine wesentliche Rolle zu spielen. Unter den Bedingungen des

extrakorporalen Bypass kann eine direkte Umwandlung von C3 in die aktive Form C3a erfolgen. Erhöhte Spiegel von C3a während des kardiopulmonalen Bypass wurden beobachtet. Die Anlagerung aktivierter Komplementfaktoren an Zellrezeptoren neutrophiler Granulozyten führt dann zur Ausschüttung aggressiver Mediatoren.

7.3.2 Problemstellung

7.3.2.1 Sepsis

Die schwere Sepsis und der septische Schock sind die Haupttodesursachen auf Intensivstationen. Die Letalität liegt mit 30–50% inakzeptabel hoch, sie hängt ab von Grund- und Begleiterkrankungen, der Lokalisation des Infektionsfokus, dem Alter und dem Schweregrad des septischen Krankheitsbildes. Bei 2–3% der Patienten auf einer Normalstation und 10–15% der Intensivpatienten tritt eine schwere Sepsis oder ein septischer Schock auf. In den USA erkran-

Tabelle 7.3.2. Systemisches Entzündungsreaktionssyndrom als Folge des kardiopulmonalen Bypass (CPB-SIRS) (Literatur in [13])

Systemische Entzündungsreaktion
Komplementaktivierung: C5b-9, C3a, C5a
Induktion von Zytokinen und Zytokinantagonisten
▌ TNF-α, TNFsRp55, TNFsRp75 (u. a. kardiodepressiv)
▌ IL-1
▌ IL-2 und IL-2-Rezeptor
▌ IL-6: Akutphaseentzündungsantwort (u. a. kardiodepressiv)
▌ IL-8: Aus Erythrozyten und Neutrophilen: chemotaktischer Faktor, vermittelt transendotheliale Passage von adhärenten Neutrophilen in das Interstitium

▌ IL-10: – Splanchnicusminderperfusion mit Translokation von Endotoxin
  – Induktion von Stickoxid
  – Hochregulation von Adhäsionsmolekülen für die Leukozyten-/Endothelzell-/Thrombozyteninteraktion: ICAM-1, P-Selectin, E-Selectin
  – Komplementvermittelte Aktivierung von neutrophilen Granulozyten
  – Degranulierung von neutrophilen Granulozyten mit Freisetzung von Leukotrien B4, Elastase*, Myeloperoxidase, Lactoferrin und reaktiven Sauerstoffverbindungen

▌ Aktivierung von Monozyten
▌ Aktivierung eosinophiler Granulozyten
▌ Systemische Endotoxin-/bakterielle Translokation über die Darmwand
Myokardiale Entzündungsreaktion
▌ Sequestrierung von aktivierten neutrophilen Granulozyten
▌ Koronarsinusblut: Nachweis von chemotaktischen Faktoren, Leukotrien B4, Elastase (höhere Konzentrationen als in systemischer Zirkulation), Lipidperoxidationsprodukten
▌ Expression von mRNS für E-Selectin und ICAM-1

TNF-α Tumornekrosefaktor-α; *TNFsRp55* löslicher TNF-Rezeptor p55(RI); *TNFsRp75* löslicher TNF-Rezeptor p75(RII)
* Bei Kindern korreliert das Ausmaß der Elastasefreisetzung während des kardiopulmonalen Bypass mit dem Auftreten eines postoperativen Multiorganversagens

ken jährlich schätzungsweise 750 000 Patienten, von denen bis zu 200 000 Menschen an den Folgen der Sepsis sterben. Für Deutschland fehlen flächendeckende Daten zur Epidemiologie der Sepsis.

Der hohe therapeutische und diagnostische Aufwand und die lange Liegedauer auf der Intensivstation führen bei Patienten mit schwerer Sepsis zu hohen Therapiekosten von durchschnittlich ca. 23 000,– € pro Patient. Die Krankenhauskosten und die indirekten Kosten der Sepsis, die der Gesellschaft durch den Produktivitätsverlust entstehen, belaufen sich in Deutschland insgesamt auf ca. 4–8 Milliarden € pro Jahr [7, 20, S. 135–150]. Bei mindestens jedem zweiten Sepsispatienten muss mit dem Auftreten eines septischen Schocks gerechnet werden, die Sterblichkeit steigt dann von ca. 40% auf etwa 65%. 50% aller Sepsistodesfälle sind auf ein intraktables Multiorgandysfunktionssyndrom zurückzuführen, 40% auf ein therapierefraktäres Kreislaufversagen, und bei 10% ist eine nicht beherrschbare septische Kardiomyopathie die Ursache [19].

7.3.2.2 Eskalierendes Entzündungsreaktionssyndrom nach Herzoperationen mit kardiopulmonalem Bypass (CPB-SIRS)

In Deutschland werden derzeit jährlich etwa 60 000 Operationen mit der Herz-Lungen-Maschine durchgeführt. Die durchschnittliche Sterblichkeit dieser Eingriffe wird mit etwa 3% angegeben. Wesentliche Todesursachen sind dabei nicht nur die nicht beherrschbare kardiale Grunderkrankung, sondern auch das Auftreten eines Multiorgandysfunktionssyndroms (MODS). Gründe für das erhöhte MODS-Risiko nach herzchirurgischen Eingriffen sind neben der kardialen Vorschädigung der Patienten und den Auswirkungen der Thorakotomie vor allem auch die Folgen der akuten Entzündungsreaktion, welche durch den notwendigen Einsatz der Herz-Lungen-Maschine (kardiopulmonaler Bypass) wesentlich mitgeprägt wird [13].

Erfreulicherweise läuft dieses CPB-SIRS bei den meisten herzoperierten Patienten relativ milde ab und bietet dabei keine größeren therapeutischen Probleme. Bei etwa 2–10% aller Patienten kommt es jedoch zu einer eskalierenden Entzündungsreaktion nach kardiopulmonalem Bypass: Innerhalb von 24 h nach der Herzope-

ration entwickeln diese Patienten das Bild eines ausgeprägten systemischen Entzündungsreaktionssyndroms (eskalierendes CPB-SIRS), das klinisch nicht von dem einer Sepsis getrennt werden kann: Patienten mit eskalierendem CPB-SIRS haben eine ungünstige Prognose, mit einer Sterblichkeitsrate von 30–70%. Anhand sehr hoher APACHE-II-Score-Werte lassen sich diese Patienten sehr frühzeitig – innerhalb von 24 h postoperativ – identifizieren und einer intensiven Behandlung zuführen (s. Abschn. „Identifizierung des Patienten mit CPB-SIRS"). In den letzten 15 Jahren hat der Anteil an herzchirurgischen Patienten mit postoperativem CPB-SIRS (APACHE-II-Score $\geq$24 am 1. postoperativen Tag) von etwa 2,5% auf etwa 8% zugenommen, am ehesten Folge der immer älter und multimorbider werdenden Patienten [5]. Erfreulich allerdings ist dabei, dass die Prognose dieser Patienten trotz eskalierendem CPB-SIRS im gleichen Zeitraum deutlich besser geworden ist [5].

7.3.3 Klinik und Diagnostik

7.3.3.1 Sepsis: Klinisches Bild

Das initiale Bild der Sepsis und des septischen Schocks (s. Tabelle 7.3.1) mit Fieber, Schüttelfrost, Tachykardie, Hypotension, Tachypnoe und getrübtem Sensorium bereitet bei der Erkennung keine Schwierigkeiten. Weitere Symptome können auf den Infektionsort hinweisen:
- steifer Hals und Kopfschmerzen: Meningismus,
- abdominelle Schmerzen und Abwehrspannung: Peritonitis,
- Flankenschmerzen und Dysurie: Pyelonephritis,
- Brustschmerzen und Auswurf: Pneumonie.

Durch die früh einsetzende Therapie mit Volumensubstitution, Vasopressoren und Antibiotika lässt sich die im Spontanverlauf auftretende Vasomotoren- und Kreislaufinstabilität rasch beherrschen und innerhalb von 24–96 h unter adäquater Volumengabe erfolgreich symptomatisch behandeln. In dieser Frühphase können die klinischen Symptome von kalter zyanotischer Haut bis zur warmen, gut durchbluteten Haut wechseln. Jedes Organsystem kann in dieser Phase der Kreislaufinstabilität betroffen sein und bei stärkerer Einschränkung der Durchblutung eine Dysfunktion entwickeln (Ikterus, Hypoxie, Oligurie, Verwirrtheit). Das Auftreten dieser Symptome wie auch die Aktivierung des Gerinnungssystems und die Entwicklung einer disseminierten intravasalen Gerinnung in der Frühphase müssen als ominöse Zeichen gewertet werden. Sie können die Entwicklung eines Multiorgandysfunktionssyndroms (MODS) im Rahmen der Sepsis anzeigen (Tabelle 7.3.3).

Unter Fortführung der adäquaten Substitution mit der notwendigen Flüssigkeitszufuhr wird es in wenigen Tagen durch die Gefäßschädigung zu einer massiven Exsudation und Ödembildung kommen, mit leicht verletzbarer, prall gespannter Haut und warmer Peripherie, wie es für den hyperzirkulatorischen, adäquat volumensubstituierten Patienten mit Sepsis bzw. septischem Schock charakteristisch ist (Abb. 7.3.3 a). Diese auch als „capillary leak" bezeichnete Gefäßschädigung kann sich neben der allgemeinen Flüssigkeitsretention mit Lid- und Handödemen

(Abb. 7.3.3 b, c) auch als Verschlechterung der respiratorischen Situation bis hin zum ARDS manifestieren.

> ▌ Diese typische Sepsissymptomatik kann in der Frühphase auch fehlen: Ältere Patienten, Diabetiker, Patienten mit Urämie oder Leberzirrhose, Patienten mit angeborenen oder erworbenen Immundefekten (z. B. Lymphome, Neutropenie, HIV, Steroidtherapie), unterernährte Patienten und Neugeborene können bei manifester Sepsis nur ganz geringe Zeichen einer Infektion aufweisen, was die Diagnostik sehr erschweren kann.

Beim Auftreten von Kreislaufinstabilität und Hypotonie bei diesen Patienten wird man üblicherweise nicht zuerst an eine Sepsis als Ursache

Tabelle 7.3.3. Multiorgandysfunktionssyndrom (MODS) bei Sepsis und SIRS

▌ Lunge	– Lungenödem mit erhöhter Kapillarpermeabilität – ALI („acute lung injury"/akute Lungenschädigung) – ARDS („adult respiratory distress syndrome"/akutes Atemnotsyndrom des Erwachsenen)
▌ Niere	– Prärenales Nierenversagen – Akute Tubulusnekrose (z. B. ischämisch/toxisch)
▌ Gehirn	– Septische Enzephalopathie
▌ Nervensystem	– Polyneuropathie des Schwerstkranken („critical illness polyneuropathie", CIP) – Autonome Dysfunktion
▌ Muskula-tur	– Myopathie des Schwerstkranken („critical illness myopathie", CIM)
▌ Herz	– Septische Kardiomyopathie
▌ Gefäße	– Septische Vaskulopathie
▌ Gastrointestinaltrakt	– Bakterielle/Endotoxintranslokation – Erosive Gastritis, Stressulkus, gastrointestinale Blutung – Akalkulöse Cholezystitis – Paralytischer Ileus – Submuköse Darmblutungen
▌ Leber	– Septische Hepatopathie
▌ Gerinnung	– Disseminierte intravasale Gerinnung („disseminated intravascular coagulation", DIC, Verbrauchskoagulopathie)
▌ Stoffwechsel	– Katabolie mit negativer Stickstoffbilanz – Substratverwertungsstörungen – Hyperglykämieneigung
▌ Immunsystem	– Überschießende Inflammationsreaktion/Immunparalyse – Suppression der lokalen Darmimmunbarriere – Störung der zellulären Immunantwort – Störung der humoralen Immunantwort (sekundäres Antikörpermangelsyndrom)
▌ Endokrinium	– Relative Nebennierenrindeninsuffizienz – T4/T3-Konversionsstörung („sick-euthyroid-syndrome")

Weitere Literatur und Erläuterungen s. [1, 20]

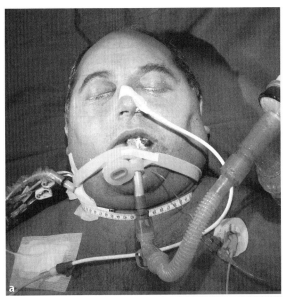

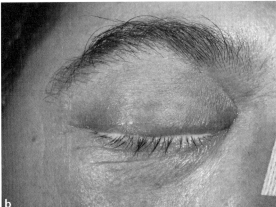

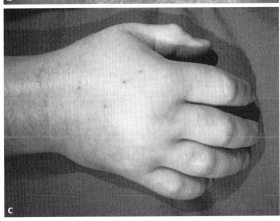

Abb. 7.3.3. Patient mit septischem Schock ohne Nachweis positiver Blutkulturen. **a** Patient mit hyperzirkulatorischem „warmem" Schock, massiver Exsudation und Ödembildung, ARDS mit maschineller Beatmung, enteraler Ernährung mit Ernährungssonde und invasivem hämodynamischem Monitoring mittels Pulmonalarterienkatheter. **b** Lidödem. **c** Ausgeprägtes Handödem mit flohstichartigen Blutungen

Tabelle 7.3.4. Sepsispatienten in der Notaufnahme und auf der Intensivstation im Vergleich

Sepsispatient in der Notaufnahme
▐ Sepsisfrühphase (Gefäße noch reagibel): RR ↔
▐ „Hypovolämie": ZVD ↓, HI ↓, ScvO$_2$ ↓, SGW ↔/↑
Sepsispatient auf der Intensivstation
▐ „Anbehandelt": normovolämisch und normoton
▐ „Hyperzirkulation": HI ↑, ScvO$_2$ ↑, SGW ↓

ZVD zentraler Venendruck; *HI* Herzindex; *ScvO$_2$* zentralvenöse Sauerstoffsättigung; *SGW* systemischer Gefäßwiderstand

denken. Das Fieber kann fehlen, oder es liegt sogar eine Hypothermie vor. Hyperventilation und Vigilanzstörungen können die einzigen frühen, wenig auffälligen Zeichen einer Sepsis sein.

Darüber hinaus zeigt der Sepsispatient in der Initialphase, z.B. in der Prähospitalphase und in der Notaufnahme (hypovolämisch, blutdruckkompensiert, eher „kalter" Schock), ein anderes Bild als im weiteren Verlauf nach hämodynamischer Stabilisierung (flüssigkeitssubstituiert, „warmer" Schock bei toxischer Vasodilatation mit Ödemen) auf der Intensivstation (Tabelle 7.3.4). Die vollständige Anamnese und körperliche Untersuchung können wertvolle Hinweise liefern:

▐ Pustulöse Läsionen können auf eine bakterielle oder Pilzinvasion der Haut hinweisen.
▐ Bei der bakteriellen Endokarditis finden sich in der Haut der Extremitäten häufig entzündliche vaskulitische und embolische Läsionen (Janeway-Läsionen bzw. Osler-Knötchen).
▐ Nekrotisierende oder bullöse Hautläsionen (Ecthyma gangraenosum) finden sich bei gramnegativen Infektionen, insbesondere mit Pseudomonas aeruginosa.
▐ Bei Fungämie sowie bei der Endokarditis kann die Spiegelung des Augenhintergrundes Retinaläsionen aufdecken.
▐ An foudroyant verlaufenden septischen Schockerkrankungen sind das Toxinschocksyndrom, das toxinschockähnliche Syndrom, die Meningokokkensepsis (Waterhouse-Friderichsen-Syndrom) und die Pneumokokkensepsis – vor allem bei splenektomierten und asplenischen Patienten – zu nennen. Eine fulminante Meningokokkensepsis kann sich im Einzelfall auch ohne Zeichen der Meningitis präsentieren. Abb. 7.3.4 a zeigt die typischen Blutungen bei einer Meningokokkensepsis in der Frühphase, und Abb.

7.3.4b verdeutlicht den glückhaften Krankheitsverlauf dieser jungen Patientin mit PCR-gesicherter Meningokokkensepsis ohne Meningitis, welcher ohne Defektheilung verlief.

Die beiden Toxinschocksyndrome werden durch das Toxinschocksyndrom-Toxin-1 (TSST-1) von Stapyholococcus aureus bzw. durch das Streptococcus pyogenes Exotoxin (SPE) von Streptokokken hervorgerufen. Beide Toxine haben Superantigeneigenschaften – charakterisiert durch eine unkontrollierte massive Zytokinausschüttung der toxinaktivierten T-Lymphozyten – was den dramatischen klinischen Verlauf über eine massive Zytokinfreisetzung erklären könnte.

7.3.3.2 Sepsis: Hämodynamisches Bild

Die Kasuistik der Abb. 7.3.5a verdeutlicht die typischen Herz-Kreislauf-Veränderungen, wie sie bei gramnegativer und grampositiver Sepsis gefunden werden. Der Blutdruckabfall infolge der Gefäßschädigung – Vasodilatation mit konsekutiver Erniedrigung des systemischen Gefäßwiderstandes bis auf etwa 30% der Norm – kann bis zu einem gewissen Grad durch einen Anstieg des Herzzeitvolumens kompensiert werden. Herzzeitvolumen, Herzindex, Schlagvolumenindex und Schlagarbeitsindex steigen dabei um so mehr an, je stärker der systemische Gefäßwiderstand abfällt (Abb. 7.3.5a und 7.3.6). Fehlen eine relevante kardiale Vorschädigung und eine höhergradige sepsisbedingte Herzschädigung (s.u.), so liegen die gemessenen Herzfunktionsparameter dabei auch beträchtlich höher als die gesunder Probanden mit einem „normalen" systemischen Gefäßwiderstand von $1\,100 \pm 200$ dyn$\times$s$\times$cm^{-5} (Abb. 7.3.5). Bei einem erniedrigten systemischen Gefäßwiderstand von 400 dyn$\times$s$\times$cm^{-5} sind in der Sepsis demzufolge Herzindices von 6–9 l/min$\times$m^2, Schlagvolumen-

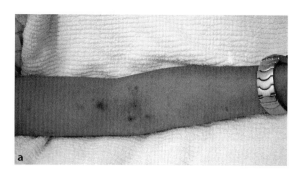

Abb. 7.3.4. Junge Patientin mit PCR-gesicherter Meningokokkensepsis ohne Meningitis. **a** Charakteristische Hautblutungen in der sehr frühen Krankheitsphase; **b** Krankheitsverlauf, aufgezeigt anhand von Laborparametern. Charakteristisch für die Meningokokkensepsis ist laborchemisch der rasche, dramatische Thrombozytenabfall in der Initialphase (aus [10])

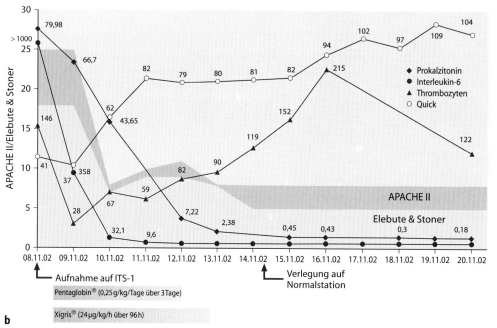

indices von 70–100 ml/m² und linksventrikuläre Schlagarbeitsindices von 80–100 g×m/m² charakteristisch für ein wenig geschädigtes Herz [19].

Eine so weitgehende Kompensation – d.h. ein Anstieg des Herzzeitvolumens auf das 2- bis 3fache der Norm – wird allerdings in der Sepsis und im septischen Schock nur selten gesehen; vor allem nicht bei protrahierten Verläufen: Die

Pumpfunktionsparameter des Herzens sind im Vergleich zu gesunden Probanden mit „normalem" systemischen Gefäßwiderstand zwar meist nicht erniedrigt oder sogar leicht erhöht; berücksichtigt man jedoch die inverse Korrelation mit dem systemischen Gefäßwiderstand (Abb. 7.3.6), so wird die eingeschränkte Pumpleistung des Herzens bei vielen Patienten in der hyper-

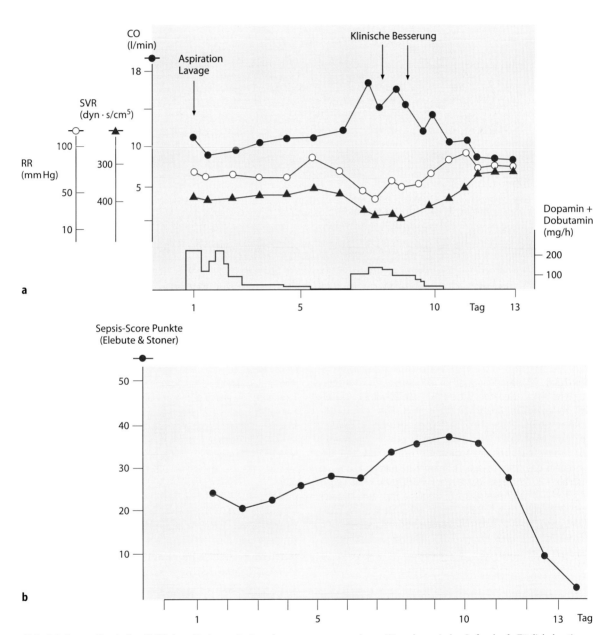

Abb. 7.3.5 a–c. Kasuistik: 47-jähriger Patient mit Pseudomonassepsis nach Aspirationspneumonie am Tag 0. Nach initialer Befundbesserung kommt es bis zum 7. Tag zu einer Befundverschlechterung mit katecholaminpflichtiger Schocksymptomatik. Ab Tag 8 tritt eine anhaltende klinische Bes-serung ein. **a** Hämodynamische Befunde. **b** Täglich bestimmter Sepsisscore nach Elebute und Stoner [20, S. 63 ff.]. **c** Bestimmung von Leukozyten, Körpertemperatur und Serumkreatinin. *RR* mittlerer Blutdruck; *SVR* systemischer Gefäßwiderstand; *CO* Herzzeitvolumen

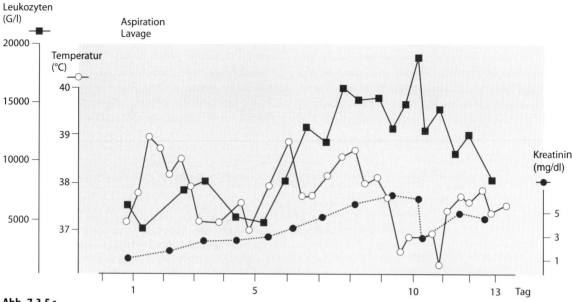

Abb. 7.3.5 c

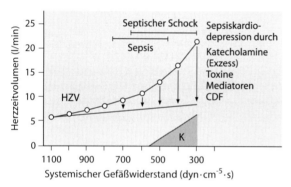

Abb. 7.3.6. Myokarddepression in der Sepsis. Zur Aufrechterhaltung eines arteriellen Mitteldrucks von 90 mmHg (bei einem rechtsatrialen Druck von 10 mmHg) wäre bei zunehmender Vasodilatation (Abfall des systemischen Gefäßwiderstandes; Normbereich $1\,100 \pm 200$ dyn×s×cm^{-5}) der errechnete Anstieg des Herzzeitvolumens (○——○) erforderlich, der von einem gesunden Herzen auch erbracht werden kann. Die tatsächlich in der Sepsis gemessenen Herzzeitvolumina liegen jedoch in der Regel niedriger (–); mögliche Erklärungen dafür sind kardiodepressive Effekte durch hohe Plasmakatecholaminkonzentrationen, Bakterientoxine, Sepsismediatoren und den kardiodepressiven Faktor (*CDF*); *HZV* Herzzeitvolumen; *K* Katecholamintherapie zur Blutdruckstabilisierung [20, S. 279–283]

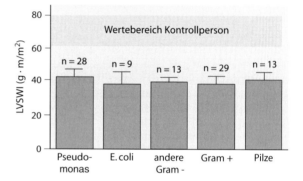

Abb. 7.3.7. Myokarddepression – gemessen als Verminderung des linksventrikulären Schlagarbeitsindex (*LVSWI*) – bei Patienten mit verschiedenen Formen der gramnegativen (*Gram–*), der grampositiven (*Gram+*) und der Pilzsepsis. Wertebereich Kontrollpersonen = Normwertbereich bei physiologischem Gefäßwiderstand (mod. nach [8])

dynamen Phase des septischen Schocks rasch evident. Die Pumpfunktionseinschränkung – gemessen als linksventrikulärer Schlagarbeitsindex – findet sich in etwa vergleichbarem Maße bei verschiedenen Sepsisformen (bei gramnegativer, bei grampositiver sowie bei Pilzsepsis Abb. 7.3.7).

Der septische Schock ist in der Regel hyperdynam; allerdings sind die Herzindexwerte häufig nicht so hoch, wie sie für diese Definition gefordert werden (Herzindex > 5,5 l/min×m²; systemischer Gefäßwiderstand ≤ 600 dyn×s×cm^{-5}). Ein hypodynamer septischer Schock (Herzindex < 2,5 l/min×m², systemischer Gefäßwiderstand ≥ 1200 dyn×s×cm^{-5}) ist eher selten. Er findet sich bei nicht ausreichender Volumensubstitution und noch vorhandener Gefäßreagibilität sowie bei sehr ausgeprägter Myokarddepression im Rahmen der akuten septischen Kardiomyopathie, vor allem in der Spätphase des septischen Schocks [18, 20, S. 277–283].

Tabelle 7.3.5. Charakteristika der akuten septischen Kardiomyopathie

▌ Bezogen auf den erniedrigten systemischen Gefäßwiderstand nur inadäquat gesteigert:
  - Herzindex
  - links- und rechtsventrikulärer Schlagarbeitsindex
  - links- und rechtsventrikuläre Auswurffraktion

▌ Sowohl regionale als auch globale Kontraktionsstörungen

▌ Herz ggf. erheblich dilatiert

▌ Zunahme der Ventrikelcompliance

▌ Sowohl Kontraktions- als auch Relaxationsstörungen

▌ Koronarien dilatiert, blutdruckbezogen: hoher Koronarfluss

▌ Ggf. rechtsventrikuläre Dysfunktion infolge pulmonaler Hypertonie bei ARDS

▌ Superponierte hypoxische Herzschädigung bei manifestem Schock

▌ Autonome Dysfunktion mit Einschränkung der Herzfrequenzvariabilität

▌ Potenzielle Reversibilität der Funktionsbeeinträchtigung und Herzschädigung

7.3.3.3 Akute septische Kardiomyopathie und SIRS-Kardiomyopathie

Die Organdysfunktion des Herzens in der Sepsis wird als akute septische Kardiomyopathie bezeichnet [8, 9, 18, 20, S. 277–283]. Im Vordergrund des klinischen Bildes steht die Myokarddepression. Zu berücksichtigen sind aber weiterhin auch die rechtsventrikuläre Dysfunktion bei ARDS, Rhythmusstörungen und autonome Dysfunktionen sowie das Vorliegen kardialer Begleiterkrankungen.

Die akute septische Kardiomyopathie (Tabelle 7.3.5) ist klinisch charakterisiert durch einen im Verhältnis zum erniedrigten systemischen Gefäßwiderstand nur inadäquaten Anstieg des Herzzeitvolumens, des Schlagvolumens und der links- und rechtsventrikulären Auswurffraktionen. Das Herz zeigt eine erhöhte Ventrikelcompliance und kann auch eine erhebliche Dilatation der Kammern aufweisen. Es finden sich sowohl Kontraktions- als auch Relaxations-, globale und auch regionale Kontraktionsstörungen. Die Koronarien sind dabei weitgestellt, der koronare Blutfluss ist hoch. Ein zusätzlicher hypoxischer Herzschaden bei intraktablem Schock kann die Herzfunktion weiter beeinträchtigen.

Als Auslöser der Myokarddepression in der Sepsis kommen zahlreiche Toxine und Mediatoren in Frage. Bereits seit über 30 Jahren wird weiterhin die Existenz kardiodepressiver Faktoren (CDF) postuliert, die im Rahmen einer Sepsis im Plasma zirkulieren und negativ-inotrope Effekte ausüben [8, 9, 20]. Endotoxin, Tumornekrosefaktor-α und Interleukin-1 induzieren die myokardiale Stickoxid-(NO-)Synthase und können auf diese Weise eine negativ-intrope Wirkung ausüben (Abb. 7.3.8). Durch die Beeinträchtigung mehrerer inotroper Signaltrans-

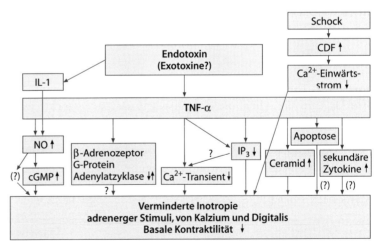

Abb. 7.3.8. Kardiodepression in der Sepsis – Resultat der Beeinträchtigung mehrerer inotroper Signaltransduktionswege. Die Mechanismen der kontraktilitätsabschwächenden Wirkung der in diesem Schema aufgeführten Substanzen sind im Tier- und Zellexperiment aufgeklärt. *IL-1* Interleukin-1; *IFNγ* Interferon γ; TNF-α Tumornekrosefaktor α; *CDF* kardiodepressiver Faktor; *NO* Stickoxid; *cGMP* zyklisches Guanosinmonophosphat; *β-AR* β-Adrenozeptor; *GProt* Guaninnukleotid-bindendes Protein; *AC* Adenylatzyklase; *β-AR-AG* β-Adrenozeptoragonist; *Bas. Kontr.* Basalkontraktilität; *α-AR-AG* α-Adrenozeptoragonist; *IP$_3$* Inositoltriphosphat. Weitere Erläuterungen s. [8, 9, 11]

duktionswege – Guanylatzyklase, Adenylatzyklase, zellulärer Kalziumtransient, Kalziumeinwärtsstrom – kommt es nicht nur zu einer Beeinträchtigung der myokardialen Basalkontraktilität, sondern auch zur Abschwächung der Wirkung von positiv-inotropen Katecholaminen und Digitalis (Abb. 7.3.8).

Bei experimenteller Meningokokkensepsis ist darüber hinaus Interleukin-6 (IL-6) als wesentlicher kardiodepressiver Faktor identifiziert worden, wobei die IL-6-Serumspiegel auch klinisch eng mit der myokardialen Dysfunktion im septischen Schock korrelieren [11].

Die akute septische Kardiomyopathie kann erfreulicherweise folgenlos ausheilen, als günstig wird ein hoher linksventrikulär-enddiastolischer Volumenindex und eine dementsprechend niedrige Auswurffraktion des Herzens in der Akutphase angesehen [8, 9, 18].

▌ Akute septische Kardiomyopathie – rechtsventrikuläre Dysfunktion

Obwohl die Linksherzinsuffizienz klinisch mehr im Vordergrund steht, besitzt auch die Einschränkung der rechtsventrikulären Pumpfunktion – isoliert oder in Kombination – eine große prognostische Bedeutung. Sie resultiert aus der dokumentierten systolischen und auch diastolischen Funktionsstörung (Linksverschiebung der Druck-Volumen-Kurve). Neben einer dominanten Myokarddepression – mit ähnlichen Veränderungen der Auswurffraktion und des enddiastolischen Volumens wie beim linken Ventrikel – wird vor allem die pulmonale Hypertonie im Gefolge des ARDS für das primär rechtskardiale Pumpversagen verantwortlich gemacht, während koronare Perfusionsstörungen eher die Ausnahme darstellen. Die rechtsventrikuläre Dilatation und die Abnahme der Auswurffraktion können auch die linksventrikuläre Pumpfunktion weiter einschränken: durch eine Abnahme des linksventrikulären Füllungsdrucks und durch eine mechanische Beeinträchtigung des linken Ventrikels infolge eines Kammerseptumshifts nach links [20, S. 302–309].

▌ Akute septische Kardiomyopathie – Rhythmusstörungen und autonome Dysfunktion

Im Gegensatz zur gut dokumentierten Myokarddepression liegen zum möglichen Auftreten sepsisspezifischer Rhythmusstörungen kaum Informationen vor. In einer Pilotstudie an 25 Patienten mit MODS und Sepsis konnte im Vergleich mit 15 Patienten mit MODS ohne Sepsis keine eindeutig erhöhte Inzidenz an supraventrikulären und ventrikulären Rhythmusstörungen gesichert werden [20, S. 302–309].

Eine verminderte Herzfrequenzvariabilität als Ausdruck einer autonomen Dysfunktion mit Verlust der Balance von Sympathicus- und Parasympathicusaktivität geht bei kritisch Kranken mit einer mehrfach erhöhten Letalität einher. Eine verminderte Herzfrequenzvariabilität findet sich auch bei Sepsispatienten; sie korreliert mit dem Schweregrad der Erkrankung. Bei gesunden Probanden führt die Gabe von Endotoxin zu einer reversiblen Herzfrequenzstarre. Diese Befunde verdienen besonderes Interesse, weil der progrediente Verlust der nerval-humoral vermittelten Organinteraktion („Entkopplung biologischer Oszillatoren") ein wesentlicher prognosebestimmender Risikofaktor bei der Entwicklung eines MODS sein könnte (Übersicht in [16]).

▌ Akute septische Kardiomyopathie und kardiale Vorerkrankungen

Quantitativ die größte Rolle dürfte das Zusammentreffen einer septischen Herzschädigung mit einer koronaren Herzerkrankung spielen, wobei es zu einer Überlagerung der septisch bedingten Myokarddepression mit der Myokardischämie kommt. Das bei Vasodilatation gesteigerte Herzzeitvolumen erfordert einen höheren myokardialen O_2-Verbrauch, der bei fixierten Koronarstenosen zur Verstärkung einer regionalen Myokardischämie führen kann. Eine laufende antianginöse Therapie mit Betarezeptorenblockern, Nitraten und Kalziumantagonisten kann wiederum die labile Herz-Kreislauf-Situation des Septikers verschlechtern.

Erhöhte Troponinspiegel wie bei einem Non-ST-Strecken-Elevationsmyokardinfarkt [NSTEMI] im Rahmen eines akuten Koronarsyndroms finden sich bei mehr als der Hälfte aller Patienten mit schwerer Sepsis und septischem Schock. Sepsispatienten mit erhöhtem Troponinspiegel haben eine höhere Sterblichkeit als diejenigen ohne. Auch manifeste, bei der Obduktion festgestellte Herzinfarkte sind bei diesen Patienten häufiger als vom betreuenden Arzt festgestellt [20, S. 302–309]. Ob dies bei Sepsispatienten mit koronarer Herzkrankheit häufiger der Fall ist, bleibt zu klären. Auf jeden Fall sollten diese Befunde Anlass sein, möglichst engmaschig – idealerweise täglich – Troponinbestimmungen und EKG-Registrierungen bei Patienten mit schwerer Sepsis und septischem Schock vorzunehmen.

▌ SIRS-Kardiomyopathie

Auch bei dem Multiorgandysfunktionssyndrom ohne zugrunde liegende Infektion kann sich eine hyperdyname Herz-Kreislauf-Reaktion mit Myokarddepression ausbilden. So ließ sich bei Patienten mit dokumentiertem schwerem Trauma („injury severity score" 38 ± 9) mit der Ösophagus-Echokardiografie am Tag 0 eine eingeschränkte Pumpfunktion des linken Ventrikels nachweisen (fraktionelle Flächenänderung 43,2 $\pm 2,4\%$), bei einem Herzindex von 4,1 l/min×m^2 und einem Schlagvolumenindex von 40,1 ml/m^2. Innerhalb der nächsten beiden Tage erholte sich die Herzfunktion ($52,5 \pm 4\%$; $5,2 \pm 1,3$ l/min×m^2; $49,7 \pm 8,5$ ml/m^2); dabei waren Herzfrequenz und Vorlast unverändert, während die Nachlast sukzessive zunahm (zit. in [20, S. 53]).

Bei SIRS-Patienten mit hypovolämischem Schock kommt es nach Blutungen, nach Verbrennungen mit Plasmaverlust oder bei ausgeprägter Vasodilatation (anaphylaktischer Schock) zu einem starken Abfall des effektiven intravasalen Blutvolumens und damit zur Vorlastabnahme und zur Absenkung des Herzzeitvolumens. Neben der sicherlich dominanten Myokardhypoxie infolge des erniedrigten koronaren Perfusionsdrucks werden bei diesen Patienten auch noch weitere, zur Myokarddepression führende Mechanismen angenommen, wie z.B. eine Katecholamindesensibilisierung infolge erhöhter Plasmakatecholaminspiegel und das Auftreten myokarddepressiver und vasodilatierender Faktoren. Insgesamt scheint wohl die Myokarddepression der SIRS-Kardiomyopathie geringer ausgeprägt zu sein als diejenige vergleichbarer, hyperzirkulatorischer Sepsispatienten [20, S. 52–53].

7.3.3.4 Eskalierendes Entzündungsreaktionssyndrom nach Herzoperationen mit kardiopulmonalem Bypass (eskalierendes CPB-SIRS)

Abbildung 7.3.9 zeigt die hämodynamischen Veränderungen eines Patienten mit eskalierendem CPB-SIRS. Bei dem 71-jährigen, schwer herzinsuffizienten Patienten (NYHA III–IV) mit hochgradigem Aortenklappenvitium mit führender Stenose und koronarer Herzkrankheit war am 30. 9. im Rahmen einer Notfalloperation ein alloplastischer Aortenklappenersatz durchgeführt worden. Der unmittelbar postoperative Verlauf war kompliziert durch das Auftreten eines intermittierenden Rechtsherzversagens, einer respiratorischen Insuffizienz, eines akuten Nierenversagens und eines septischen Syndroms – positiver Sepsisscore bereits am 1. 10. – ohne Nachweis pathogener Keime; 9 Tage nach der Operation verstarb der Patient nach 2 Reanimationen im globalen Herzversagen. Der drastische Abfall des systemischen Gefäßwiderstandes trotz hochdosierter Katecholamingabe bestätigt die Diagnose einer eskalierenden systemischen Entzündungsreaktion infektiöser oder nicht-infektiöser Genese, die der Intensivmediziner aus klinischer Sicht trotz fehlenden Keimnachweises häufig als Sepsis deklariert, die jedoch in ganz ähnlicher Weise Folge einer primär nicht-infektiösen systemischen Entzündungsreaktion mit gleicher Mediatorendstrecke wie bei der Sepsis sein kann. Dieses CPB-SIRS lässt sich bereits zu einem sehr frühen Zeitpunkt – am ersten postoperativen Tag – anhand des sehr hohen APACHE-II-Score-Wertes (≥ 24) als Multiorgandysfunktionssyndrom identifizieren. Die so klassifizierten Patienten besitzen eine ungünstige Prognose und stellen für die Zukunft die Zielgruppe für antiinflammatorische Maßnahmen dar (s. Abschn. „Therapieansätze zur Unterdrückung des eskalierenden CPB-SIRS").

7.3.4 Erfordernisse und Voraussetzung
(Tabelle 7.3.6)

7.3.4.1 Sepsisdefinitionen qualitativer Art

Der erfahrene Kliniker ist in der Regel in der Lage, aufgrund der bereits geschilderten klinischen Befunde die Diagnose einer Sepsis zu stellen. Allerdings kann das facettenreiche klinische Bild diese Diagnose schwieriger als erwartet machen.

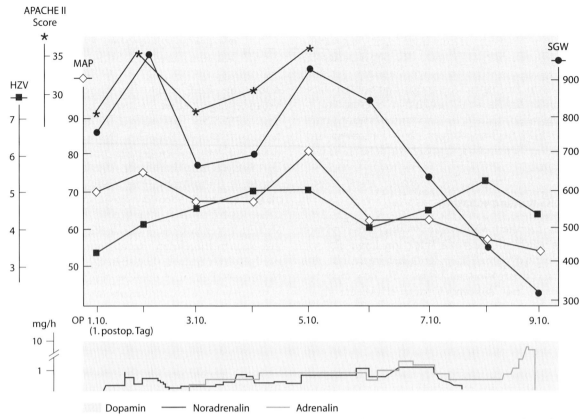

Abb. 7.3.9. Kasuistik: Patient mit eskalierendem Entzündungsreaktionssyndrom nach Herzoperation mit kardiopulmonalem Bypass. Die „Low-dose-Dopamin-Behandlung" zur Nephroprotektion soll bei Sepsis entsprechend den aktuellen Leitlinien (Tabelle 7.3.8, „Vasopressoren" [3]) nicht mehr eingesetzt werden. *HZV* Herzzeitvolumen; *OP* Operation; *SGW* systemischer Gefäßwiderstand

Noch mehr ist dies der Fall, wenn man den Schweregrad abschätzen und den Erfolg der durchgeführten Therapie beurteilen will. Dies trifft in noch stärkerem Maße für das systemische Entzündungsreaktionssyndrom nichtinfektiöser Genese (SIRS) zu.

Aus diesem Grunde war es zu begrüßen, dass die intensivmedizinischen Gesellschaften die in Tabelle 7.3.1 aufgeführten Sepsis- und SIRS-Definitionen präzisiert haben. Allerdings sind diese qualitativen Definitionen für den Praktiker aufgrund ihrer geringen Spezifität nur eine bedingte Hilfe, und zur Schweregradeinschätzung und Verlaufsbeurteilung sind sie überhaupt nicht geeignet.

7.3.4.2 Sepsisdefinitionen quantitativer Art

Obwohl derzeit noch wenig eingesetzt, können Scoresysteme bei Diagnosestellung, Schweregradklassifizierung und Verlaufsbeurteilung von Sepsis, septisch bedingtem Multiorgandysfunktionssyndrom und eskalierendem Entzündungsreaktionssyndrom nach Herzoperationen mit kardiopulmonalem Bypass hilfreich sein. Die Scorehöhe korreliert dabei mit dem Schweregrad der Sepsis bzw. dem sepsisbedingten Multiorgandysfunktionssyndrom und damit mit der Prognose der Patienten: Je höher der Scorewert, um so höher ist die Letalität.

Scores versuchen, verschiedene, leicht fassbare Parameter zu werten. Je „pathologischer" die Ausprägung eines Befundes ist, desto mehr Punkte werden unter der Hypothese vergeben, dass eine stärkere Abweichung von der Norm mit einem höheren Schweregrad und somit einer schlechteren Prognose einhergeht. Von den zahlreichen publizierten Scores (Übersicht in [20, S. 63–69]) bieten sich aus Praktikabilitätsgründen vor allem der Sepsisscore nach Elebute u. Stoner (Abb. 7.3.10) und die Schweregrad-der-Erkrankung-Scores APACHE II (Abb. 7.3.11) und SAPS II [20, S. 68] an. Diese beiden Scores

Tabelle 7.3.6. Diagnose, Schweregradeinschätzung und Verlaufskontrolle bei Patienten mit Sepsis bzw. SIRS

Diagnose		
▮ Sepsis	Qualitativ	– s. Tabelle 7.3.1 Serumprocalcitonin (>0,5 ng/ml)
	Quantitativ	– Sepsisscore nach Elebute u. Stoner (≥12) Niedriger systemischer Gefäßwiderstand ≤600 dyn×s×cm^{-5}
▮ Multiorgandysfunktionssyndrom (MODS)	Qualitativ	– s. Tabelle 7.3.1
	Quantitativ	– APACHE-II-Score (Schweregrad der Erkrankung) Zahlreiche andere Score- und Prognosesysteme (Übersicht in [20, S. 63–69]) SOFA Score
▮ SIRS	Qualitativ	– s. Tabelle 7.3.1
▮ Eskalierendes Entzündungsreaktionssyndrom nach Herzoperationen mit kardiopulmonalem Bypass (CPB-SIRS)	Quantitativ	– APACHE-II-Score ≥24 am ersten postoperativen Tag
▮ Verlaufsbeurteilung des Schweregrades von Sepsis und MODS	Quantitativ	– Abfall des APACHE-II-Scores von Tag 0* auf Tag 4 (≥4: gute Prognose) Abfall des Sepsisscores nach Elebute u. Stoner Zunahme des systemischen Gefäßwiderstandes von Tag 0 auf Tag 4 (≥160 dyn×s×cm^{-5}: gute Prognose) Besserung des SOFA Scores
▮ Verlaufsbeurteilung des Schweregrades des eskalierenden CPB-SIRS nach Herzoperationen	Quantitativ	– Abfall des APACHE-II-Score von Tag 1 auf Tag 5 (≥7: gute Prognose)

* Tag 0: Tag der Diagnosestellung der Sepsis;
** Tag 1: erster postoperativer Tag. Weitere Erläuterungen: s. Text

(3) Anomal niedrig		(0) Normbereich bzw. unauffällig			(6) Anomal hoch bzw.pathol. Befund
		INFEKTZEICHEN			
		Wundinfekt		±	
		Peritonitis			±
		Pneumonie			±
		Tiefer Abszess			±
		Harnwegsinfekt		±	
		PYREXIE			
< 36,0		Temperatur (°C)	> 39,0		
	±	Zusatzpunkte			
		ORGANVERSAGEN + Laborwerte			
		Beatmung	±		
		Metabol. Azidose	±		
		Neurologie		±	
		DIC		±	
		Kreatinin (mg/dl)		> 3,5	
		Bilirubin (mg/dl)	> 3,5		
		Blutkultur			±
< 2,5		Leukozyten (G/l)	> 30		
	< 100	Thrombozyten (G/l)			
	< 7	Hämoglobin (g/l)			
< 25		Albumin (g/l)			

Abb. 7.3.10. Prinzip der Berechnung des Sepsisscore nach Elebute u. Stoner. ± Ja/Nein. Weitere Informationen in [20, S. 63 ff.]

(4) Anomal niedrig	(0) Normbereich	(4) Anomal hoch
< 29,9 °C	Körpertemperatur	≥ 41 °C
≤ 49 mm Hg	Mittlerer Blutdruck	≥ 160 mm Hg
≤ 39/min	Herzfrequenz	≥ 180/min
≤ 5/min	Atemfrequenz	≥ 50/min
< 55 mm Hg	paO_2	
≥ 500 mm Hg	$A\text{-}aDO_2$	
< 7,15	pH arteriell	≥ 7,70
≤ 110 mMol/l	Serum-Natrium	≥ 180 mMol/l
< 2,5 mMol/l	Serum-Kalium	≥ 7,0 m/Mol/l
< 0,6 mg/100 ml (2 Punkte)	Serum-Kreatinin	≥ 3,5 mg/100 ml
< 20 %	Hämatokrit	≥ 60 %
< 1,0 G/l	Leukozyten	≥ 40 G/l
	Glasgow coma score	

Abb. 7.3.11. Prinzip der APACHE-II-Score-Berechnung. Zusätzlich zu den aufgeführten Parametern werden berücksichtigt: Alter (max. 6 Punkte) und Vorerkrankungen (max. 5 Punkte). *PaO_2* arterieller Sauerstoffpartialdruck; *$A\text{-}aDO_2$* alveoloarterielle Sauerstoffdruckdifferenz. Weitere Informationen in [20, S. 63–69]

bedienen sich einfacher Parameter, die täglich auf der Intensivstation erhoben werden.

Sepsisscore nach Elebute u. Stoner [19, 20, S. 64–67]: Dieser Score wurde an chirurgischen Patienten etabliert und mittlerweile auch für internistische Patienten validiert. Der Score teilt die Reaktionen auf Sepsis in 4 Klassen ein (Abb. 7.3.10):

▌ lokale Infektzeichen,
▌ Pyrexie,
▌ Organversagen und
▌ Laborwerte.

Ein Scorewert von 12 und mehr zeigt eine Sepsis an, bei chirurgischen Patienten mit einer Spezifität von 99,6% und einer Sensitivität von 92,6%. Je höher der Scorewert, um so ausgeprägter ist der Schweregrad der Sepsis und um so höher die Letalität. Da es jedoch nicht realistisch erscheint, fortlaufend alle – mindestens 16 (Abb. 7.3.10) – erforderlichen Parameter über eine möglicherweise längere Periode täglich zu bestimmen, ist die Praktikabilität dieses Sepsissscores für ein kontinuierliches, tägliches Monitoring eingeschränkt (s. aber Abb. 7.3.4 u. 7.3.5).

Systemischer Gefäßwiderstand: Der stark erniedrigte systemische Gefäßwiderstand ist ein sehr wesentliches Kriterium hoher Spezifität und Sensitivität der sepsisverursachten Gefäßschädigung. Werte von 500–200 dyn×s×cm^{-5} sind – von wenigen Ausnahmen abgesehen – ein untrügliches Zeichen für das Vorliegen von Sepsis und septischem Schock (Abb. 7.3.5 a, Abb. 7.3.12 a). Eine dermaßen ausgeprägte Vasodilatation ist auch durch Katecholamingabe kaum mehr im Sinne einer Erhöhung des systemischen Gefäßwiderstandes zu beeinflussen. Lediglich die Gabe von niedrigdosiertem Hydrokortison (Tabelle 7.3.8) kann bei Patienten im septischen Schock die Gefäßreagibilität auf endogene und exogene Katecholamine verbessern und dadurch zu einem Anstieg des stark erniedrigten systemischen Gefäßwiderstandes führen, erkennbar an einer deutlichen Einsparung der applizierten Katecholamine.

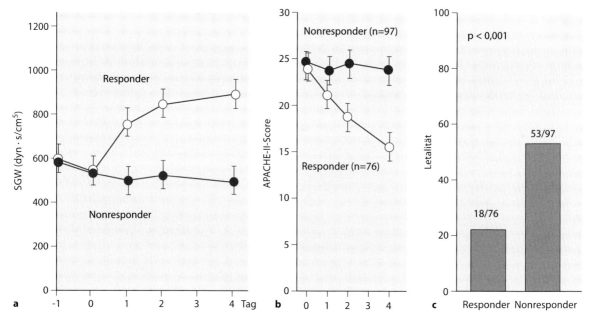

Abb. 7.3.12. Verlaufsbeurteilung des Sepsisschweregrades und Prognoseabschätzung bei Patienten mit Sepsis anhand der seriellen Messung des systemischen Gefäßwiderstandes und der seriellen APACHE-II-Score-Bestimmung. Sepsispatienten, die auf die Therapie ansprechen, zeigen einen raschen Anstieg des systemischen Gefäßwiderstandes (SGW) (**a** „Responder" (26/57): Anstieg des SGW von >160 dyn×s×cm^{-5} von Tag 0 bis Tag 4; Letalität 27%). Sepsispatienten, die nicht auf die Therapie ansprechen, haben keine wesentliche Änderung des erniedrigten SGW (**a** „Nonresponder" (31/51); Letalität 77%). Der Anstieg des SGW korreliert mit der Besserung des Multi-organversagens (MOV) (Abfall des APACHE-II-Scores **b**). **b** stellt die seriellen Bestimmungen des APACHE-II-Scores bei 173 Patienten mit Sepsis und septischem Schock dar, beginnend (Tag 0) mit der Sicherung der Diagnose Sepsis bzw. septischer Schock. Die 76 Patienten, welche mit ihrem APACHE-II-Score innerhalb der nächsten 4 Tage um mindestens 4 Punkte abfielen („Responder"), hatten eine signifikant niedrigere Letalität (**c**) als die Patienten, bei denen der APACHE-II-Score um weniger als 4 Punkte abfiel, gleich blieb oder sogar anstieg (**c** „Nonresponder") [20, S. 63–69]

Serumprocalcitonin: Procalcitonin (PCT) ist das hormonell inaktive Propeptid des Calcitonins. Bei Gesunden liegen die Serumspiegel unter 0,1 ng/ml. Bei leichten, nur auf den Infektionsort beschränkten Infektionen kommt es zu keiner wesentlichen Erhöhung des Serumprocalcitonins. Auch schwere virale Infektionen, einschließlich HIV, führen nur zu geringen PCT-Erhöhungen. Bei schweren generalisierten Infektionen – Sepsis und septischer Schock – auf dem Boden nachgewiesener bakterieller, mykotischer oder parasitärer Infektionen finden sich dagegen deutlich erhöhte PCT-Serumspiegel bis über 100 ng/ml (Abb. 7.3.4 b). Zusammenfassend lassen sich folgende Richtwerte angeben [20, S. 69–71]:
▌ Bei Procalcitoninwerten von 0,1–0,5 ng/ml ist eine schwere mikrobielle Infektion unwahrscheinlich (Sensitivität 91%, Spezifität 25%; positiv-prädiktiver Wert 39%, negativ-prädiktiver Wert 86%).

▌ Dagegen ist bei Procalcitoninwerten >0,5 ng/ml eine Infektion sehr wahrscheinlich (Sensitivität 60%, Spezifität 79%; positiv-prädiktiver Wert 61%, negativ-prädiktiver Wert 78%).

APACHE-II-Schweregrad-Score der Erkrankung: Ein einfaches, weit verbreitetes und akzeptiertes Klassifikationssystem zur quantitativen Beurteilung des Zustandes und der Prognose von Intensivpatienten ist der APACHE-II-Score (Abb. 7.3.4 b, Abb. 7.3.11, [19, 20, S. 63–69]), welcher die Summe dreier Komponenten beinhaltet:
▌ einen aus 12 physiologischen Parametern gewonnenen akuten physiologischen Score (APS),
▌ einen altersbezogenen Score und
▌ einen Score zur Beurteilung des chronischen Krankheitszustandes.

Je höher der APACHE-II-Score, um so ausgeprägter der Schweregrad der Erkrankung und um so ungünstiger ist die Prognose.

Tabelle 7.3.7. Klassifizierung und Schweregradeinschätzung der sepsisbedingten Organschädigung mit dem SOFA-Score („sepsis-related organ failure assessment"-Score) (Zitat in [20] S. 68–69)

Sepsisbezogener Organversagenscore	1	2	3	4
▌ **Atmung**				
PaO_2/FiO_2 (mmHg)	<400	<300	<200 Mit Atemunterstützung	<100
▌ **Gerinnung**				
Thrombozyten $\times 10^3/mm^3$	<150	<100	<50	<20
▌ **Leber**				
Bilirubin (mg/dl)	1,2–1,9	2,0–5,9	6,0–11,9	>12
(µmol/l)	(20–32)	(33–101)	(102–204)	(>204)
▌ **Herz-Kreislauf**				
Hypotension für >1 h, Dosierung (µg/kg/min)	MAP <70 (Volumen reagibel)	Dopamin ≤5[a] oder Dobutamin (beliebige Dosis)	Dopamin >5[a] oder Adrenalin ≤0,1[a] oder Noradrenalin ≤0,1[a]	Dopamin >15[a] oder Adrenalin >0,1[a] oder Noradrenalin >0,1[a]
▌ **Zentralnervensystem** Glasgow-Coma-Scale[b]	13–14	10–12	6–9	<6
▌ **Niere**				
Kreatinin (mg/dl)	1,2–1,9	2,0–3,4	3,5–4,9	>5
(µmol/l) oder	(100–170)	(171–299)	(300–440)	(>440) oder
Urinfluss (ml/d)			oder <500	<200

MAP mittlerer arterieller Blutdruck (mmHg) errechenbar aus: systolischer Blutdruck+2×diastolischer Blutdruck: 3.
[a] für 1 h (Dosierung in µg/kg/min)
[b] Berechnung des Glasgow Coma Scale: Summe der Punkte aus: Augen öffnen: 4 (spontan), 3 (Aufforderung), 2 (Schmerz), 1 (nicht); beste motorische Antwort: 6 (gezielt nach Aufforderung), 5 (gezielt nach Schmerz), 4 (ungezielt nach Schmerz), 3 (Beugemechanismen), 2 (Streckmechanismen), 1 (keine); verbale Antwort: 5 (orientiert), 4 (verwirrt), 3 (inadäquat), 2 (unverständlich), 1 (keine)

Tabelle 7.3.8. Behandlung der schweren Sepsis und des septischen Schocks – Kurzfassung der evidenzbasierten Therapieempfehlungen der Surviving Sepsis Campaign

Erstversorgung/„Resuscitationbehandlung"

▌ Beginnen Sie bei Patienten mit Hypotonie oder erhöhten Laktatspiegeln unmittelbar die Behandlung und verzögern Sie den Therapiebeginn nicht bis zur Aufnahme des Patienten auf die Intensivstation!
Alle der folgenden Behandlungsziele sollten innerhalb der ersten 6 h erreicht werden:
- Zentraler Venendruck 8–12 mmHg (bei maschineller Beatmung 12–15 mmHg)
- Mittlerer arterieller Blutdruck $\geq$65 mmHg
- Diurese $\geq$0,5 ml$\times$kg$^{-1}\times$h^{-1}
- Zentralvenöse oder gemischtvenöse O$_2$-Sättigung $\geq$70%
  (*Empfehlungsgrad B*).

▌ Falls Sie innerhalb der ersten 6 h das Ziel „zentralvenöse oder gemischtvenöse O$_2$-Sättigung $\geq$70%" nicht mit der Einstellung des zentralvenösen Venendrucks auf 8–12 mmHg durch Flüssigkeitsgabe erreichen, sollten Sie Erythrozytenkonzentrate transfundieren und damit einen Hämatokrit von $\geq$30% erzielen und/oder Dobutamin infundieren bis zu einem Maximum von 20 µg$\times$kg$^{-1}\times$min^{-1}
(*Empfehlungsgrad B*).

Diagnose

▌ Nehmen Sie 2 oder mehr Blutkulturen ab, ehe Sie mit der Antibiotikabehandlung beginnen. Wenigstens eine Blutkultur sollten Sie perkutan entnehmen und jeweils eine aus jedem länger als 48 h liegenden Gefäßkatheter. Entnehmen Sie auch Kulturen aus anderen Körperregionen: Liquor, Atemwegssekrete, Urin, Wunden und andere Körperflüssigkeiten
(*Empfehlungsgrad D*).

Antibiotikatherapie

▌ Beginnen Sie die intravenöse Antibiotikagabe innerhalb der ersten Stunde nach Feststellung der schweren Sepsis
(*Empfehlungsgrad E*)!

▌ Applizieren Sie ein oder mehrere Antiinfektiva, welche gegen wahrscheinliche bakterielle oder Pilzerreger aktiv sind. Ziehen Sie die bakteriologischen Resistenzmuster Ihrer Region und Ihres Krankenhauses in Betracht
(*Empfehlungsgrad D*).

▌ Überprüfen Sie Ihr Antibiotikaregime 48–72 h nach Beginn im Hinblick darauf, ob Sie auf ein Antibiotikum mit einem engen Wirkspektrum umsetzen können
(*Empfehlungsgrad E*).

▌ Ziehen Sie bei neutropenischen Patienten und bei Pseudomonasinfektionen ein Kombinationsregime in Betracht
(*Empfehlungsgrad E*).

▌ Beenden Sie die Antibiotikabehandlung umgehend, sobald sich eine nichtinfektiöse Ursache des Krankheitszustands herausstellt
(*Empfehlungsgrad E*).

Focuskontrolle

▌ Untersuchen Sie den Patienten auf fokale Infektionen, um gegebenenfalls Maßahmen einer Focuskontrolle inkl. Abszessdrainage oder Gewebedebridement einleiten zu können
(*Empfehlungsgrad E*).

▌ Wählen Sie diejenige Focussanierungsmethode, welche die geringste physiologische Dysbalance hervorruft
(*Empfehlungsgrad E*).

▌ Leiten Sie die Focussanierung nach Focusidentifzierung baldmöglichst ein
(*Empfehlungsgrad E*).

▌ Entfernen Sie intravasale Katheter – falls sie potenzielle Infektionsquellen sind – unmittelbar nach Legen eines neuen Katheters
(*Empfehlungsgrad E*).

Flüssigkeitstherapie

(s. Erstversorgung/„Resuscitationbehandlung")

▌ Natürliche oder künstliche *Kolloide oder Kristalloide* sind als gleichwertig anzusehen
(*Empfehlungsgrad C*).

▌ Geben Sie Ihren Patienten mit V.a. inadäquate Gewebedurchblutung Kristalloide bzw. Kolloide mit einer Infusionsgeschwindigkeit von 500–1000 ml bzw. 300–500 ml in 30 min. Wiederholen Sie diese Maßnahme, falls Blutdruck und Diurese nicht ansteigen und es keinen Hinweis auf eine intravasale Volumenüberladung gibt
(*Evidenzgrad E*).

Tabelle 7.3.8 (Fortsetzung)

Vasopressoren

▌ Beginnen Sie mit der Vasopressorentherapie, falls die Flüssigkeitsgabe keinen adäquaten Blutdruck und keine adäquate Organperfusion wiederherstellen kann, oder setzen Sie Vasopressoren vorübergehend solange ein, bis die Flüssigkeitsgabe eine adäquate Perfusion wiederhergestellt hat
(*Empfehlungsgrad E*).

▌ Initiale Vasopressoren der Wahl sind sowohl Noradrenalin als auch Dopamin, appliziert über einen zentralen Venenkatheter
(*Empfehlungsgrad D*).

▌ *Nicht indiziert* ist niedrigdosiertes Dopamin zur Nierenprotektion einzusetzen
(*Empfehlungsgrad B*).

▌ Bei vasopressorenpflichtigen Patienten sollten Sie, sobald es die Zeit erlaubt, einen arteriellen Katheter zur invasiven Blutdruckmessung legen
(*Empfehlungsgrad E*).

▌ Ziehen Sie die Gabe von Vasopressin in Erwägung bei Patienten mit refraktärem Schock trotz adäquater Flüssigkeitssubstitution und Hochdosisgabe eines konventionellen Vasopressors. Vasopressin ist nicht zu empfehlen als Medikament der ersten Wahl anstelle des Noradrenalins oder des Dopamins. Infundieren Sie Vasopressin bei Erwachsenen mit 0,01–0,04 Einheiten/min
(*Empfehlungsgrad E*).

Inotrope Therapie

▌ Ziehen Sie Dobutamin bei Patienten in Erwägung, die trotz adäquater Flüssigkeitssubstitution einen niedrigen Herzindex haben. Dabei sollten Sie die Vasopressorentherapie mit einer Dosierung fortsetzen, welche einen mittleren arteriellen Blutdruck von ≥65 mmHg aufrechterhält
(*Empfehlungsgrad E*).

▌ *Nicht indiziert* ist die Anhebung des Herzindex zur Steigerung des Sauerstoffangebotes (DO_2) auf einen aufgrund von Studien/Erfahrungswerten definierten, vorgegebenen Wert
(*Empfehlungsgrad A*).

Steroide

▌ Behandeln Sie Patienten, die trotz adäquater Volumensubstitution Vasopressoren benötigen, mit 200–300 mg Hydrokortison pro Tag. Die Gabe sollte in 3 oder 4 Dosen oder mittels kontinuierlicher Infusion für 7 Tage erfolgen
(*Empfehlungsgrad C*).

▌ *Optional* ist
– die Durchführung eines ACTH-Stimulationstests (250 μg), um Responderpatienten (Cortisolanstieg >9 μg/dL innerhalb von 30 min nach ACTH-Stimulation; etwa ein Drittel aller Patienten) zu identifizieren und bei diesen Responderpatienten die Hydrokortisonbehandlung zu beenden. Warten Sie jedoch nicht auf das Ergebnis des ACTH-Tests, um mit der Hydrokortisonbehandlung zu beginnen
(*Empfehlungsgrad E*)
– die Reduktion der Hydrokortisondosierung, sobald die septische Schocksymptomatik abgeklungen ist
(*Empfehlungsgrad E*)
– die ausschleichende Beendigung der Hydrokortisonbehandlung
(*Empfehlungsgrad E*)
die zusätzliche Gabe von Fludrokortison (50 μg täglich) additiv zur Hydrokortisongabe
(*Empfehlungsgrad E*).

▌ *Nicht indiziert* zur Behandlung des septischen Schocks ist die Gabe von mehr als 300 μg Hydrokortison täglich
(*Empfehlungsgrad A*)!

▌ *Nicht indiziert* ist Kortikosteroidbehandlung einer Sepsis ohne Schockzustand, es sei denn, eine Steroidmedikation im Rahmen einer Grunderkrankung muss fortgeführt werden oder die Gabe von Steroidstressdosen ist aus endokrinen Gründen indiziert
(*Empfehlungsgrad E*).

Rekombinantes humanes aktiviertes Protein C (rhAPC; Drotrecogin alfa aktivert, Xigris)

▌ Geben Sie rhAPC denjenigen Ihrer Sepsispatienten, die ein hohes Sterblichkeitsrisiko und keine absoluten Blutungskontraindikationen oder relative Kontraindikationen haben, welche den potenziellen Nutzen der rhAPC-Gabe zunichte machen würden. Zu diesen Hochrisikopatienten gehören diejenigen mit einem APACHE-II-Score ≥25, einem sepsisinduzierten Multiorganversagen, einem septischen Schock oder einem sepsisinduzierten ARDS
(*Empfehlungsgrad B*).
Sobald ein Patient als Hochrisikopatient identifiziert ist, sollte mit der Gabe unverzüglich begonnen werden.

Tabelle 7.3.8 (Fortsetzung)

Gabe von Blutprodukten

▮ Nach Beseitigung der Gewebeminderperfusion und bei Fehlen einer signifikanten koronaren Herzkrankheit oder einer akuten Blutung sollten Sie bei einem Hb-Abfall auf < 7,0 g/dl/(< 70 g/l) Erythrozytenkonzentrate transfundieren, um einen Anstieg des Hb-Wertes auf 7,0–9,0 g/dl (70–90 g/l) zu erzielen
(*Empfehlungsgrad E*).

▮ *Nicht indiziert* ist der Einsatz von Erythropoietin zur Behandlung einer Anämie im Rahmen einer Sepsis. Erythropoietin kann aber auch bei Sepsispatienten bei sonstigen akzeptierten Indikationen eingesetzt werden
(*Empfehlungsgrad B*).

▮ *Nicht indiziert* ist die Gabe von frisch gefrorenem Plasma (FFP) zur Korrektur von labormäßig erfassbaren Gerinnungsstörungen, solange keine Blutung vorliegt und keine invasive Prozedur geplant ist
(*Empfehlungsgrad E*).

▮ *Nicht indiziert* ist die Gabe von Antithrombin
(*Empfehlungsgrad B*).

▮ Transfundieren Sie Thrombozytenkonzentrate bei einem Thrombozytenabfall auf < 5 000/mm^3 (5×10^9/l), unabhängig vom Vorliegen einer Blutung, weiterhin bei Thrombozytenzahlen von 5 000–30 000/mm^3 (5–30×10^9/l) und vorhandenem signifikanten Blutungsrisiko. Höhere Thrombozytenzahlen ($\geq 50 000$/mm^3 [50×10^9/l]) sind für chirurgische und invasive Prozeduren erforderlich
(*Empfehlungsgrad E*).

Maschinelle Beatmung bei sepsisinduziertem Lungenschaden („acute lung injury", ALI)/ARDS

▮ Vermeiden Sie hohe Tidalvolumina (= Atemzugvolumina) in Verbindung mit hohen Plateaudrücken. Reduzieren Sie die Tidalvolumina über einen Zeitraum von 1–2 h auf einen niedrigen Zielwert (6 ml/kg fettfreie Körpermasse) in Verbindung mit dem Ziel, den endinspiratorischen Plateaudruck unter 30 cm H_2O zu halten
(*Empfehlungsgrad B*).

▮ Falls zur Minimierung des Plateaudrucks und des Tidalvolumens erforderlich, können Sie supranormale PaCO$_2$-Drücke tolerieren
(*Empfehlungsgrad C*).
Bei Patienten mit vorbestehender metabolischer Azidose ist dieses Vorgehen limitiert, bei Patienten mit erhöhtem intrakraniellen Druck kontraindiziert. Bei ausgewählten Patienten können Sie die Infusion von Natriumbikarbonat in Betracht ziehen, um das Konzept der permissiven Hyperkapnie zu erleichtern.

▮ Setzen Sie zur Verhinderung eines endexspiratorischen Lungenkollapses ein Minimum an positiv-endexspiratorischem Druck (PEEP) ein, abhängig vom Ausmaß des Sauerstoffdefizits und vom zur Aufrechterhaltung einer adäquaten Oxygenierung notwendigen FiO$_2$ (FiO$_2$ 0,3 → PEEP 5; 0,4 → 5–8; 0,5 → 8–10; 0,6 → 10; 0,7 → 10–14; 0,8 → 14; 0,9 → 14–18; 1,0 → 20–24). Einige Experten titrieren den PEEP bettseitig anhand der thorakopulmonalen Compliance (Erzielung der höchsten Compliance, die Lungenrekrutierung reflektierend)
(*Empfehlungsgrad E*).

▮ In Zentren mit entsprechender Erfahrung kann bei ARDS-Patienten, bei denen potenziell schädliche FiO$_2$-Werte oder Plateaudrücke notwendig sind, die Bauchlagerung in Betracht gezogen werden, vorausgesetzt der Lagewechsel birgt kein hohes Risiko für den Patienten
(*Empfehlungsgrad E*).

▮ Zur Vermeidung beatmungsinduzierter Pneumonien sollten Sie Ihre Patienten mit dem Kopfteil des Bettes um 45° angehoben lagern, falls diesbezüglich keine Kontraindikationen bestehen
(*Empfehlungsgrad C*).

▮ Im Rahmen eines *Weaningprotokolls* (ausführlich in [2] beschrieben) sollten Sie bei Ihrem beatmeten Patienten die Spontanatmung wenigstens 1-mal täglich dann versuchen, wenn der Patient folgende Kriterien erfüllt: **a**) erweckbar, **b**) ohne Vasopressorengabe hämodynamisch stabil, **c**) keine neue potenziell
bedrohliche Änderung des Zustandes, **d**) geringe Atemunterstützung und niedriger PEEP ausreichend, **e**) ein FiO$_2$, der sicher auch mit einer Gesichtsmaske oder einer Nasensonde erzielbar ist. Falls der Spontanatmungsversuch erfolgreich ist, können Sie eine Extubation erwägen. Unterstützen Sie die initiale Spontanatmungsphase mit geringer Druckunterstützung, mit einem kontinuierlichen positiven Atemwegsdruck von 5 cm H_2O oder einem T-Stück
(*Empfehlungsgrad A*).

Sedierung, Analgesie und neuromuskuläre Blockade

▮ Verwenden Sie bei Ihren kritisch kranken beatmeten Patienten Sedierungsprotokolle. Messen Sie den Sedierungserfolg mit einer standardisierten subjektiven Sedierungsskala
(*Empfehlungsgrad B*).

Tabelle 7.3.8 (Fortsetzung)

▮ Titrieren Sie die Sedierung nach vorgegebenen Endpunkten (Sedierungsskala). Verwenden Sie entweder eine intermittierende Bolussedierung oder ein kontinuierliches Sedierungsinfusionsregime. Unterbrechen oder reduzieren Sie täglich das Sedierungsregime, um den Patienten wach werden zu lassen. Readjustieren Sie das Sedierungsregime, falls erforderlich
(*Empfehlungsgrad B*).

▮ Vermeiden Sie, falls möglich, den Einsatz von Muskelrelaxanzien! Falls diese dennoch länger als die ersten 2–3 h der Beatmungsphase erforderlich sind, sollten Sie die Muskelrelaxanzien entweder als intermittierende Boli nach Bedarf oder als kontinuierliche Infusion mit dem „Train-of-four-Monitoring" der Relaxationstiefe einsetzen
(*Empfehlungsgrad E*).

Glukosekontrolle

▮ Halten Sie bei Ihrem Patienten mit schwerer Sepsis nach initialer Stabilisierung den Blutzuckerspiegel < 150 mg/dl (< 8,3 mmol/l). Als Applikationsweise sollten Sie die kontinuierliche Infusion von Insulin und Glukose wählen. Kontrollieren Sie den Blutzucker initial häufig (alle 30–60 min) und nach Stabilisierung des Blutzuckers regelhaft
(*Empfehlungsgrad D*).

▮ Beziehen Sie bei Ihrem Patienten mit schwerer Sepsis in die Strategie der Blutzuckerkontrolle ein Ernährungsprotokoll mit ein, bevorzugt im Sinne der enteralen Ernährung
(*Empfehlungsgrad E*).
Falls Ihr Patient nicht bereits ausgeprägt hyperglykämisch ist, können Sie dieses Regime mit einer Infusion von 5%iger oder 10%iger Glukose beginnen; anschließend können Sie mit dem Ernährungsprotokoll – bevorzugt enteral – fortfahren.

Nierenersatzverfahren

▮ Bei akutem Nierenversagen ohne hämodynamische Instabilität werden die intermittierende Hämodialyse und die kontinuierliche venovenöse Hämofiltration (CVVH) als äquivalent angesehen. Bei hämodynamisch instabilen Patienten ist die CVVH einfacher zu handhaben
(*Empfehlungsgrad B*).

Bikarbonattherapie

▮ ***Nicht indiziert*** ist die Gabe von Bikarbonat zur Behandlung der hypoperfusionsinduzierten Laktatazidose mit einem pH≥7,15 in der Absicht, die Herz-Kreislauf-Situation zu stabilisieren oder Vasopressoren einzusparen. Für niedrigere pH-Werte gibt es zum Einsatz von Bikarbonat keine Studiendaten, ebensowenig wie für den Einfluss der Bikarbonatgabe auf die Prognose für den gesamten pH-Bereich
(*Empfehlungsgrad C*).

Prophylaxe der tiefen Venenthrombose

▮ Geben Sie Ihrem Patienten mit schwerer Sepsis als Thromboseprophylaxe entweder low-dose-nichtfraktioniertes Heparin oder niedermolekulares Heparin. Verwenden Sie bei Heparinkontraindikationen (Thrombozytopenie, schwere Koagulopathie, frische Blutung, kurz zurückliegende intrazerebrale Blutung) angepasste Kompressionsstrümpfe oder intermittierende Kompressionsgeräte, soweit keine Kontraindikationen wie eine periphere arterielle Verschlusskrankheit vorliegen. Bei Patienten mit sehr hohem Thromboserisiko – z. B. bei jenen mit schwerer Sepsis und einer tiefen Venenthrombose in der Vorgeschichte – wird die Kombination von pharmakologischer und physikalischer Thromboseprophylaxe empfohlen
(*Empfehlungsgrad A*).

Stressulkusprophylaxe

▮ Geben Sie allen Patienten mit schwerer Sepsis eine Stressulkusprophylaxe! H₂-Rezeptor-Blocker als bevorzugte Substanzklasse sind wirksamer als Sucralfat. Ein direkter Vergleich von Protonenpumpenhemmern mit H₂-Rezeptor-Blockern fehlt bisher, und deshalb kann über deren relative Effizienz derzeit keine Aussage getroffen werden; hinsichtlich der Anhebung des Magen-pH sind sie jedoch äquipotent
(*Empfehlungsgrad A*).

Betrachtungen zur Therapiebegrenzung

▮ Diskutieren Sie das geplante weitere Vorgehen mit Ihren Patienten und deren Familien, einschließlich einer realistischen Einschätzung von Prognose und erreichbaren Therapiezielen. Eine Entscheidung zu einer weniger aggressiven Therapie oder der Entzug von Behandlungsmaßnahmen kann im Einzelfall im besten Interesse des Patienten sein
(*Empfehlungsgrad E*).

Empfehlungsgrade: A: mindestens 2 Klasse-I-Studien; **B**: eine Klasse-I-Studie; **C**: nur Klasse-II-Studien; **D**: wenigstens eine Klasse-III-Studie; **E**: Klasse-IV- oder Klasse-V-Evidenz.

Evidenzgrade: I: große, randomisierte Studien mit eindeutigen Ergebnissen; geringes Risiko falsch-positiver (alpha) oder falsch-negativer (beta) Fehler; **II**: kleine, randomisierte Studien mit unsicheren Ergebnissen; mäßiges bis hohes Risiko eines falsch-positiven (alpha) oder falsch-negativen (beta) Fehlers; **III**: nichtrandomisierte Studien mit zeitgleichem Kontrollkollektiv; **IV**: nichtrandomisierte historische Kontrollkollektive und Expertenmeinungen; **V**: Kasuistikstudien; nichtkontrollierte Studien und Expertenmeinungen.

Zusammenstellung nach [3].

Der APACHE-II-Score ist bezüglich der Prognosebeurteilung sowohl in nichtselektierten als auch in ausgewählten Patientenkollektiven validiert, wie Patienten mit akutem Myokardinfarkt, akuter Pankreatitis, akutem Nierenversagen, postoperativen Patienten, Sepsis (Abb. 7.3.12) und eskalierender Entzündungsreaktion nach Herzoperationen mit kardiopulmonalem Bypass (Abb. 7.3.14).

Sepsisbezogener Organversagenscore (SOFA-Score): Zusätzlich zu den bereits bestehenden Organversagenscores wurde von der Europäischen Intensivmedizinischen Gesellschaft der SOFA-Score („sepsis-related organ failure assessment score") entwickelt (Tabelle 7.3.7; Zitat in [19, 20, S. 68–69]). Er erfasst die wichtigsten Organdysfunktionen mit jeweils einem einzelnen Parameter und teilt den Schweregrad der Organdysfunktion entsprechend der Abweichung dieses Parameters von der Norm ein. Im Falle der Herz-Kreislauf-Dysfunktion wird die Bewertung anhand der zur Blutdruckstabilisierung notwendigen Katecholamintherapie vorgenommen. Dieser einfach zu handhabende Score ermöglicht die standardisierte Schweregradbeschreibung des sepsisbedingten MODS in quantifizierbarer Form.

7.3.4.3 Identifizierung des Patienten mit eskalierendem Entzündungsreaktionssyndrom nach Herzoperationen mit kardiopulmonalem Bypass (eskalierendes CPB-SIRS)

Patienten mit eskalierender Entzündungsreaktion nach Herzoperationen mit kardiopulmonalem Bypass manifestieren sich bereits am ersten postoperativen Tag mit dem klinischen Bild einer schweren systemischen Entzündungsreaktion, das von dem einer Sepsis nicht zu unterscheiden ist. Demzufolge haben diese Patienten am ersten postoperativen Tag einen Sepsisscore nach Elebute u. Stoner von mindestens 12 (Abb. 7.3.14 a). Das Multiorganversagen dieser Patienten mit eskalierendem CPB-SIRS spiegelt sich in einem ganz ähnlich verlaufenden APACHE-II-Score-Spektrum dieser Patienten wider (Abb. 7.3.14 b). Wie zwischenzeitlich prospektiv an 3 Zentren validiert (Tabelle 7.3.8), identifiziert ein APACHE-II-Score von ≥24 am 1. postoperativen Tag die wenigen (<10%) Hochrisikopatienten mit eskalierendem CPB-SIRS und ungünstiger Prognose (Letalität ≥30%) (Abb. 3.1.13).

Bei Patienten mit eskalierendem CPB-SIRS finden sich im Vergleich zu Patienten mit unkompliziertem postoperativem Verlauf deutlich erhöhte Plasmaspiegel von Tumornekrosefaktor-α (Abb. 7.3.13) und dessen lösliche Rezeptoren sTNFRp55 und sTNFRp75 [12]. Weiterhin zeigt sich die überschießende Aktivierung neutrophiler Granulozyten und monozytärer Zellen

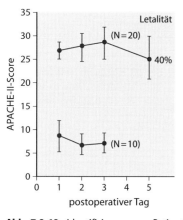
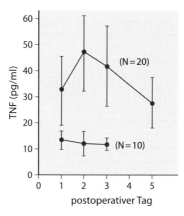

Abb. 7.3.13. Identifizierung von Patienten mit eskalierendem SIRS nach herzchirurgischen Eingriffen mit der Herz-Lungen-Maschine – APACHE-II-Score und Tumornekrosefaktor-α-Serumspiegel. Die 20 Patienten mit eskalierendem SIRS wurden anhand eines APACHE-II-Scores ≥24 am ersten postoperati-ven Tag von den 10 Patienten mit unkompliziertem postoperativen Verlauf unterschieden (Abb. links). Die Patienten mit eskalierendem SIRS sind durch hohe Tumornekrosefaktor-α-Serumspiegel und eine hohe Letalität gekennzeichnet (aus [12])

am Anstieg der Serumspiegel der Leukozyten-elastase und des aus Monozyten freigesetzten Neopterins (Abb. 7.3.14). Frühzeitig postoperativ erhöhte Procalcitoninwerte können daneben auf das Vorliegen postoperativer Infektionen hindeuten.

Patienten mit eskalierendem CPB-SIRS haben eine erheblich eingeschränkte linksventrikuläre Pumpfunktion (Abb. 7.3.14 e) und einen erniedrigten linksventrikulär-enddiastolischen Schlagarbeitsindex, während der systemische Gefäßwiderstand (Abb. 7.3.14 f) in den ersten beiden postoperativen Tagen nicht signifikant different ist. Körpertemperatur und Blutleukozytenwerte sind dagegen bei diesen Hochrisikopatienten nicht unterschiedlich (Abb. 7.3.14 g und h). Auch die SIRS-Definition ist bei herzchirurgischen Patienten zur Identifizierung postoperativer Risikopatienten wenig hilfreich: Mindestens 50% aller herzoperierten Patienten erfüllen am ersten postoperativen Tag die SIRS-Kriterien (Tabelle 7.3.1, [1]).

Die frühe postoperative Trennung der Patienten mit dem klinischen Bild einer imminenten Sepsis von denen mit unkompliziertem postoperativem Verlauf spricht dafür, dass die überschießende Entzündungsreaktion nach CPB für das sich entwickelnde klinische Bild der Sepsis entscheidend mitverantwortlich ist. Berücksichtigt man die gemeinsame Mediator-/Zytokin-Endstrecke von Sepsis und SIRS, so bieten diese Befunde in sich keine Widersprüche: Sie deuten darauf hin, dass die eskalierende Entzündungsreaktion nach kardiopulmonalem Bypass unter dem Bild der Sepsis – mit oder ohne aufgepropfte Infektion – verläuft und einen wesentlichen Anteil an den postoperativen Komplikationen haben kann.

Als relevante, bereits präoperativ definierbare Prognosefaktoren für die Entwicklung eines eskalierenden CPB-SIRS wurden ein hoher Herzinsuffizienzschweregrad [20, S. 72–73], ein stark erhöhter Pulmonalkapillardruck [20, S. 72–73] und eine ausgeprägte linksventrikuläre Dysfunktion identifiziert. Ob auch genotypische Fak-

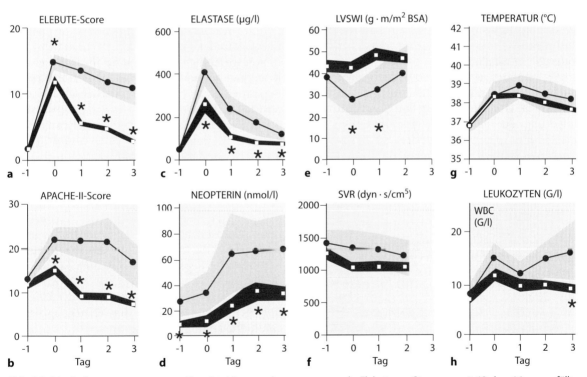

Abb. 7.3.14. Patientenparameter zur Charakterisierung der eskalierenden Entzündungsreaktion nach Herzoperation mit kardiopulmonalem Bypass (eskalierendes CPB-SIRS). Vergleich der Patientenparameter bei unkompliziertem postoperativem Verlauf (offene Quadrate, n = 94) und Patienten mit dem klinischen Bild einer postoperativen Sepsis, mit einem Sepsis-score nach Elebute u. Stoner von ≥12 (n = 16, ausgefüllte Kreise), hervorgerufen durch ein eskalierendes CPB-SIRS. Angegeben sind Mittelwerte mit 95%igem Konfidenzintervall der Mittelwerte. * = signifikante Unterschiede zwischen den beiden Gruppen [12]

toren, wie z. B. der TNF-Polymorphismus, dabei eine Rolle spielen könnten, bleibt zu überprüfen. Die bei etwa 10% aller herzchirurgischen Patienten mittels Hauttestung erkennbare Anergie disponiert zu postoperativen Infektionen; inwieweit sie auch das eskalierende CPB-SIRS begünstigt, ist derzeit noch offen.

7.3.5 Phase der Intensivbehandlung

7.3.5.1 Sepsis

Die Behandlung der Sepsis besitzt 6 wichtige Komponenten (Abb. 7.3.15):
❚ Fokuselimination,
❚ antiinfektiöse Therapie, in den meisten Fällen Antibiotika,
❚ supportive Therapie des MODS,
❚ generelle Intensivmaßnahmen und Ernährung,
❚ adjunktive Therapie: Versuche, in das Toxin-Mediator-Netzwerk modulierend einzugreifen,
❚ Sepsisprophylaxe bei gefährdeten Patienten.

Fokuselimination (z. B. chirurgische Abszesssanierung, Entfernung infizierter Katheter) und antiinfektiöse Therapie zählen dabei zu den **kausalen** Maßnahmen.

Als **supportive** Therapie werden diejenigen intensivmedizinischen Maßnahmen zusammengefasst, die der Wiederherstellung und Aufrechterhaltung der gestörten Organfunktionen dienen. Hierzu zählen insbesondere die hämodynamisch unterstützende Therapie zur Bekämpfung der Schocksymptomatik und die organunterstützenden bzw. -ersetzenden Behandlungsverfahren bei Multiorgandysfunktionssyndrom

(MODS), z. B. in Form der maschinellen Beatmung oder einer Nierenersatztherapie.

Durch **adjunktive** Therapieansätze soll die überschießende systemisch-inflammatorische Reaktion des Körpers auf die systemische Infektion beeinflusst werden, etwa durch die Elimination oder Neutralisation proinflammatorischer Mediatoren.

Eine wichtige Bedeutung haben **generelle Intensivmaßnahmen** (z. B. optimale Pflege, Stressulkus- und Thromboseprophylaxe) und eine adäquate **Ernährung** mit Optimierung der Stoffwechselsituation.

Nicht vergessen werden darf die **Sepsisprophylaxe** bei Hochrisikointensivpatienten: Die intensivierte Insulintherapie zur Erzielung von Normoglykämie bei länger beatmeten postoperativen Intensivpatienten oder die Gabe von Immunglobulinen bei chirurgischen Risikopatienten sind Beispiele für eine noch zu wenig beachtete Vorsorge.

Die Sepsistherapie kann und sollte sich heutzutage auf die evidenzbasierten, international breit konsentierten Leitlinienempfehlungen der Surviving Sepsis Campaign (Tabelle 7.3.8) stützen [3].

Eine ausführliche Beschreibung der Sepsistherapie findet sich in [20].

Von wesentlicher Bedeutung für den weiteren Krankheitsverlauf scheint dabei der frühzeitige Beginn einer an hämodynamischen Zielparametern ausgerichteten Therapie in der Initialphase der schweren Sepsis und des septischen Schocks zu sein. So konnte mittels einer innerhalb von 6 h noch in der Notaufnahme begonnenen, an vorgegebenen hämodynamischen Zielkriterien (zentraler Venendruck, arterieller Mitteldruck, zentralvenöse Sauerstoffsättigung und Hämatokrit) ausgerichteten Flüssigkeits-, Vasopressoren-, Inotropika- sowie Erythrozytentransfusionstherapie die 28-Tage-Letalität von Patienten mit schwerer Sepsis und septischem Schock signifikant gesenkt werden [2].

Generell können als *Zielkriterien der Behandlung* gelten (Tabelle 7.3.8 Erstversorgung/Resuscitationbehandlung):
❚ *Optimierung des Flüssigkeitsstatus*: zentraler Venendruck 8–12 mmHg,
❚ *Blutdruckstabilisierung*: mittlerer arterieller Blutdruck ≥65 mmHg,
❚ Sicherung einer ausreichenden *Organdurchblutung*: Die Organdurchblutung – Nieren, Leber, ZNS und Lungen – wird als adäquat angesehen, wenn die Organfunktion nicht

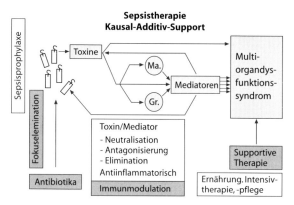

Abb. 7.3.15. Eckpfeiler der Sepsistherapie: kausal, additiv, supportiv (aus [20]); *Ma.* Makrophagen; *Gr.* Granulozyten

eingeschränkt ist. Ein rascher Überblick über das qualitative und quantitative Ausmaß des MODS kann mit dem SOFA-Score erzielt werden (Tabelle 7.3.7) Eine Urinausscheidung von ≥0,5 ml×kg^{-1}×h^{-1} zeigt indirekt eine ausreichende Nierendurchblutung an.

∎ *Zentralvenöse/gemischtvenöse Sauerstoffsättigung* (ScvO$_2$/SvO$_2$): Zumindest in der Frühphase der schweren Sepsis und des septischen Schocks kann eine zentralvenöse/gemischtvenöse Sauerstoffsättigung ≥70% ebenfalls als Ausdruck einer ausreichenden Organperfusion und -oxygenierung angesehen werden. Hierbei sollte eine bedeutsame Anämie (Hämatokrit <30%) ausgeschlossen und gegebenenfalls korrigiert werden.

∎ Verhinderung des Anstiegs des *Blutlaktats*: Ein Blutlaktatspiegel unter 2,2 mmol/l ist ein geeigneter Surrogatmarker dafür, dass der Stoffwechsel weitgehend aerob abläuft und eine ischämische Gewebeschädigung verhindert wird.

∎ Die Relevanz des invasiven hämodynamischen Monitorings – Pulmonalarterienkatheter (PAK) und PiCCO – wird derzeit kontrovers diskutiert.

Der Stellenwert des pulmonalarteriellen Occlusionsdrucks (PAOP, auch als Pulmonalkapillardruck klassifiziert) – als linksventrikulärer Vorlastparameter – scheint geringer zu sein als angenommen; die mittels PiCCO bestimmten volumenbezogenen Vorlastparameter wie das intrathorakale Blutvolumen (ITBV) und das globale enddiastolische Volumen (GEDV) scheinen als Vorlastparameter günstiger abzuschneiden; auch die Bestimmung des extravasalen Lungenwassers kann hilfreich sein. In den Leitlinien der Survival Sepsis Campaign [2] erscheint jedoch keiner dieser Parameter, obwohl der Erstautor der Leitlinien – Dellinger – noch 2003 eine Einstellung des PCWP/PAOP von 14–18 mmHg empfiehlt [20, S. 287–294]. Eine ausführliche Diskussion über Für und Wider des invasiven hämodynamischen Monitorings findet sich in [20, S. 287–294].

Unabhängig von der kardialen Vorlastdiskussion empfiehlt sich bei Patienten mit schwerer Sepsis und septischem Schock zur besseren Diskriminierung von Kreislaufschock und septischer Kardiomyopathie die Messung des Herzzeitvolumens – möglich sowohl mittels PAK als auch mittels PiCCO – und damit die Berechnung des systemischen Gefäßwiderstandes (Abb. 7.3.5).

∎ Ernährung des Sepsispatienten
[15, 20, S. 120]

Septische und kritisch kranke Patienten haben einen gesteigerten Grundumsatz und sind hyperkatabol. Zusätzlich kann es im Rahmen der inflammatorischen Reaktion zu einer gesteigerten Insulinresistenz mit hieraus resultierender Hyperglykämie kommen.

Um die fettfreie Körpermasse zu erhalten, sollte frühzeitig mit einer künstlichen Ernährung begonnen werden, ein Kalorienüberangebot muss aufgrund nachteiliger Effekte jedoch ebenfalls vermieden werden. Die tägliche Kalorienzufuhr sollte 25–30 kcal/kg Körpergewicht betragen und die Eiweißzufuhr 1,3–2,0 Aminosäuren/kg KG. Die übrigen Kalorien sollten sich bis zu 70% aus Kohlenhydraten und zu 15–30% aus Lipiden zusammensetzen. Fettemulsionen, die überwiegend auf ω-6 Fettsäuren basieren, wirken immunsuppressiv und sollten nicht mehr zum Einsatz kommen, vielmehr durch Lösungen mit kurzkettigen oder einfach ungesättigten Fettsäuren ersetzt werden.

Generell ist die *enterale* der parenteralen *Ernährung* bei katabolen, kritisch kranken Patienten und so auch bei Sepsispatienten vorzuziehen, da hierdurch die Häufigkeit septischer Komplikationen vermindert und die Prognose verbessert wird. Die enterale Ernährung wird in der Regel isoton (ca. 300 mosm) mit 30 ml/h begonnen und stufenweise bis zum erforderlichen Volumen gesteigert. Durch die häufig vorkommende Magenatonie kann der enterale Kostaufbau jedoch erschwert werden; neben Prokinetika sind in solchen Fällen endoskopisch im Duodenum/Jejunum platzierte Ernährungssonden hilfreich.

Wenn eine enterale Ernährung über einen längeren Zeitraum nicht toleriert wird oder kontraindiziert ist (z. B. Darmischämie, mechanischer Ileus) muss auf die *parenterale Ernährung* zurückgegriffen werden.

Die unter dem Begriff der *Immunonutrition* propagierte Supplementierung von enteralen Nährlösungen mit Nukleotiden, Arginin und bestimmten Fettsäuren scheint eher bei Patienten mit ARDS und bei der Sepsisprophylaxe als bei schwerer Sepsis günstige Effekte zu haben [10].

Auch bei Patienten ohne vorbekannten Diabetes mellitus kann es durch die bei SIRS und Sepsis gesteigerte Insulinresistenz zu anhaltenden *Hyperglykämien* kommen, die zu rezidivierenden Bakteriämien prädisponieren und das

Auftreten eines letalen Multiorganversagens begünstigen. Durch eine konsequente Stoffwechselkontrolle mittels intensivierter Insulintherapie zur Erzielung einer durchgehenden Normoglykämie (Blutzucker < 110 mg/dl bzw. $< 6,1$ mmol/l) kann das Auftreten dieser Komplikationen vermindert und die Letalität signifikant gesenkt werden, wie insbesondere an einem Kollektiv postoperativer beatmeter Intensivpatienten (einschließlich einer großen Anzahl kardiochirurgischer Eingriffe) gezeigt werden konnte [3]. In Anbetracht dieser günstigen Studienergebnisse empfiehlt die Survival Sepsis Campaign, den Blutzuckerspiegel auf < 150 mg/dl ($< 8,3$ mmol/l) zu halten (Tabelle 7.3.8 Glukosekontrolle).

Spurenelemente werden bei Sepsispatienten in üblicher täglicher Dosierung zugeführt. Von besonderem Interesse ist das *Selen*, dessen Serumspiegel in der Sepsis vermindert sind. Die günstigen Effekte einer Selensubstitution wurden in einer kleinen kontrollierten Studie gesehen [20, S. 479–481]; eine generelle Empfehlung zur Selensubstitution bei Sepsispatienten wurde von der Survival Sepsis Campaign nicht ausgesprochen [3].

▌ Fokussanierung, Antiinfektiosa (Antibiotika)

Wann immer möglich, stellt die rasche chirurgische Fokussanierung nach der hämodynamischen Stabilisierung die effektivste Behandlung der Sepsis dar (Tabelle 7.3.8 „Focuskontrolle"). Zur Diagnostik sollten rasch mindestens 2 getrennt gezogene Blutkulturen und entsprechende andere Keimproben abgenommen werden (Tabelle 7.3.8 „Diagnose").

> ▌ Die sofort danach – innerhalb der ersten Stunde nach Diagnosestellung! – begonnene Antibiotikatherapie muss in Unkenntnis des Erregers meist „kalkuliert" begonnen werden (Tabelle 7.3.8 „Antibiotikatherapie"). Bei weniger als der Hälfte aller Sepsispatienten finden sich positive Blutkulturen!

Die Antibiotikatherapie muss, unter Einbeziehung anamnestischer Daten des klinischen Befundes – Organlokalisation der Ausgangsinfektion – und der geografischen Antibiotikaresistenzlage, mit ausreichender Wahrscheinlichkeit den pathogenen Keim erfassen, obwohl eine klinische Unterscheidung von gramnegativer und grampositiver Sepsis nur in seltenen Fällen mit ausreichender Sicherheit möglich sein dürfte.

Die frühzeitige Therapie mit einem geeigneten, effektiven Antibiotikum kann die Letalität der Sepsis reduzieren; bei Verfehlen des effektiven Antibiotikums ist das Risiko des Versterbens größer.

Die antibiotische Sepsistherapie (ausführliche Beschreibung in [20, S. 163–187]) sollte ausreichend dosiert – falls möglich, MHK-kontrolliert – über mindestens 2 Wochen parenteral durchgeführt werden. Ein mikrobiologisches Monitoring begleitet die Behandlung.

Die Auswahl der antimikrobiellen Substanzen richtet sich nach der Infektionslokalisation, dem vermuteten Erregerspektrum und der Resistenzlage vor Ort. Bei der Wahl des geeigneten Präparates zur kalkulierten und gezielten antiinfektiösen Therapie sind die Empfehlungen der Paul-Ehrlich-Gesellschaft für Chemotherapie sehr hilfreich [2]: Eine Übersicht über die kalkulierte Therapie bei unbekanntem Erreger gibt Tabelle 7.3.9; die gegenwärtig empfohlene Therapie bei bekanntem Erreger ist in Tabelle 7.3.10 wiedergegeben. Tritt nach 4 Tagen keine eindeutige Besserung des Zustands ein, sollte die Antibiotikatherapie, nach vorheriger neuerlicher Gewinnung von Probenmaterial zur Keimanzüchtung, umgestellt werden – falls klinisch vertretbar 48–72 h nach Absetzen des nicht ausreichend effektiven Antibiotikaregimes [17].

Betrachtet man das Infektionsspektrum nach Herz- und Gefäßoperationen (Tabelle 7.3.11), so findet sich Staphylococcus aureus als häufigster Keim bei Wundinfektionen; Pseudomonas aeruginosa und Escherichia coli führen bei den postoperativen Pneumonien und Harnwegsinfektionen [14]. Die Bakteriämierate liegt bei ca. 1%. Als Risikofaktoren für das Auftreten postoperativer Infektionen nach kardiovaskulären Operationen werden neben einem erhöhten Alter (> 65 Jahre) ein erhöhter Transfusionsbedarf, das prolongierte Verweilen von Kathetern und Fremdmaterialien – in Form von Thoraxdrainagen, Blasenkathetern und nasogastralen Sonden – sowie Notfalleingriffe aufgeführt. Patienten mit einer kombinierten aortokoronaren Bypass- und Herzklappenoperation weisen mit über 50% das höchste Infektionsrisiko auf (Tabelle 7.3.11 [14]).

Tabelle 7.3.9. Kalkulierte Antibiotikatherapie bei Sepsis: Therapieempfehlungen der Paul-Ehrlich-Gesellschaft für Chemotherapie zur Behandlung der Sepsis bei unbekanntem Erreger. (Aus [2])

Infektionsherd Häufigste Erreger	Nosokomial (+ = schwere Sepsis und/oder Spektrumserweiterung)	Ambulant erworben (+ = schwere Sepsis und/oder Spektrumserweiterung)
▌ Infektionsherd unbekannt	Acylaminopenicillin/BLI ±	Cephalosporin Gruppe 2/3 a
Staphylococcus aureus	Fluorchinolon Gruppe 2/3	± Fluorchinolon Gruppe 2/3
Streptococcus spp.	oder Aminoglykosid	oder Aminoglykosid
Escherichia coli		
Koagulasenegative	Cephalosporin Gruppe 3 b ±	Aminopenicillin/BLI +
Staphylokokken	Fluorchinolon Gruppe 2/3	Fluorchinolon Gruppe 2/3
Enterokokken	oder Aminoglykosid	oder Aminoglykosid
Klebsiellen		
Pseudomonaden	Fluorchinolon Gruppe 2/3 ±	Acylaminopenicillin/BLI +
	Cephalosporin Gruppe 3 b	Fluorchinolon Gruppe 2/3
		oder Aminoglykosid

Bei Risikopatienten (Beatmung, vorhergehende Antibiotikatherapie, großer chirurgischer Eingriff, langer Aufenthalt auf Intensivstation) jeweils in Kombination mit einem Glykopeptid bei hoher Rate an MRSA

▌ Atemwege*	Cephalosporin Gruppe 3 b ±	Cephalosporin Gruppe 2/3
Streptococcus pneumoniae	Fluorchinolon Gruppe 2/3	in Kombination mit
Haemophilus influenzae	oder Aminoglykosid	Makrolid
Staphylococcus aureus		
Enterobacteriaceae	Acylaminopenicillin/BLI ±	Acylaminopenicillin/BLI
[1] Anaerobier	Fluorchinolon Gruppe 2/3	in Kombination mit
[2] Pseudomonaden	oder Aminoglykosid	Makrolid
[1] Acinetobacter spp.		
	Fluorchinolon Gruppe 2/3 ±	Fluorchinolon Gruppe 3 a/b
	Cephalosporin Gruppe 3 b	
	Carbapenem ± Aminoglykosid	Carbapenem in
		Kombination mit Makrolid
		(in besonders schweren Fällen)
▌ Harntrakt	Fluorchinolon Gruppe 2/3	Fluorchinolon Gruppe 2/3
Escherichia coli		
Proteus mirabilis	Cephalosporin Gruppe 3 a/b	Cephalosporin Gruppe 3 a
Pseudomonaden		
Enterobacteriaceae	Acylaminopenicillin/BLI	
	Carbapenem	
▌ Darm/weibliche Genitalorgane	Acylaminopenicillin/BLI	Acylaminopenicillin/BLI
Enterobacteriaceae		
Anaerobier	Cephalosporin Gruppe 3 a/b	Cephalosporin Gruppe 3 a
Enterokokken	+ Metronidazol	+ Metronidazol
Pseudomonaden		
	Fluorchinolon Gruppe 2/3	Carbapenem
	+ Metronidazol	
	Carbapenem	
▌ Gallenwege	Acylaminopenicillin/BLI	Acylaminopenicillin/BLI
Enterobacteriaceae		
Enterokokken	Fluorchinolon Gruppe 2/3	Fluorchinolon Gruppe 2/3
Anaerobier	in Kombination	eventuell in Kombination
Pseudomonaden	mit Aminopenicillin	mit Aminopenicillin
	Cephalosporin Gruppe 3 a in	Cephalosporin Gruppe 3 a
	Kombination	eventuell in Kombination
	mit Aminopenicillin	mit Aminopenicillin

Tabelle 7.3.9 (Fortsetzung)

Infektionsherd Häufigste Erreger	Nosokomial (+ = schwere Sepsis und/oder Spektrumserweiterung)	Ambulant erworben (+ = schwere Sepsis und/oder Spektrumserweiterung)
▌ Haut/Weichteile Streptococcus pyogenes Staphylococcus aureus Anaerobier Enterobacteriaceae Pseudomonaden	Cephalosporin Gruppe 3 b in Kombination mit Clindamycin Acylaminopenicillin/BLI ± Clindamycin Fluorchinolon Gruppe 2/3 in Kombination mit Cephalosporin Gruppe 2 oder Clindamycin Carbapenem	Cephalosporin Gruppe 1/2 in Kombination mit Clindamycin
▌ Katheterassoziiert Koagulasenegative Staphylokokken Staphylococcus aureus Gramnegative Stäbchenbakterien	Glykopeptid ± Acylamino- penicillin/BLI oder Cephalosporin Gruppe 3 a/b oder Carbapenem	

Klassifizierung der Antibiotikagruppen

Cephalosporine
- ▌ Gruppe 1 ⇒ Cefazolin (Elzogram), Cefamandol (Mandokef)
- ▌ Gruppe 2 ⇒ Cefuroxim (Zinacef), Cefotiam (Spizef)
- ▌ Gruppe 3 a ⇒ Cefotaxim (Claforan), Ceftriaxon (Rocephin), Cefodizim (Opticef)
- ▌ Gruppe 3 b ⇒ Ceftazidim (Fortum), Cefepim (Maxipime), Cefpirom (Cefrom, in Österreich)

Fluorchinolone
- ▌ Gruppe 2 ⇒ Ofloxacin (Tarivid), Ciprofloxacin (Ciprobay)
- ▌ Gruppe 3 ⇒ Levofloxacin (Tavanic), Moxifoxacin (Avalaox), Gatifloxacin

▌ Infektions-/Sepsisprophylaxe [15]

▌ Vermeidung nosokomialer Infektionen: allgemeine Aspekte

Invasive medizinische Maßnahmen stellen den dominierenden Risikofaktor für nosokomiale Infektionen dar (Tabelle 7.3.12). In der letzten Dekade haben vor allem nosokomiale Pilzinfektionen – überwiegend durch Candida sp. – stark zugenommen (Tabelle 7.3.13). Eine generelle Testung hospitalisierter Patienten auf Kolonisierung mit Candida sp. erscheint entsprechend der gegenwärtig verfügbaren Daten nicht sinnvoll. Gleichwohl ist das Risiko einer invasiven Pilzinfektion bei septischen Patienten mit einer ausgeprägten Candidakolonisierung erhöht. Bei Nachweis von Candida sp. an 2 oder mehreren Stellen sollte bei diesen Patienten in der Blutkultur gezielt nach einer Candidämie gesucht werden („International Sepsis Forum" in [20, S. 122–125]. Neben den sinnvollen Hygienemaß-

nahmen auf der Intensivstation (Tabelle 7.3.14) gibt es auch unnötige (Tabelle 7.3.15).

▌ Vermeidung nosokomialer Infektionen: katheterassoziierte Infektionen

(Tabelle 7.3.16)
Katheterassoziierte Infektionen sind die häufigste Ursache nosokomialer Bakteriämien auf der Intensivstation, mit einer Bakteriämieinzidenz von 2,1–30,2 pro 1000 zentralvenöser Kathetertage und einer Letalität von 0,2% und mehr bei bakteriellen bis zu 81% bei Pilzseptikämien.

Bereits infizierte Patienten haben diesbezüglich ein überdurchschnittlich hohes Risiko. Von den möglichen Kontaminationsursachen spielt die Keimbesiedlung der Punktionsstelle eine wesentliche Rolle; hämatogene Besiedlung insbesondere der Katheterspitze bei Bakteriämien und Fungiämien, Kontaminationen der Infusionssysteme, einschließlich Zubehör und unsterilen Infusionslösungen stellen weitere Quellen

Tabelle 7.3.10. Empfehlungen zur gezielten Antibiotikasepsistherapie bei bekanntem Erreger

Erreger	Monotherapie	Kombinationstherapie
▌ Staphylococcus aureus		Cephalosporin Gruppe 1/2 + Rifampicin oder/und Aminoglykosid (5 Tage)
		Isoxazolylpenicillin + Rifampicin oder Clindamycin oder/und Aminoglykosid (5 Tage)
		Bei MRSA Vancomycin oder Teicoplanin in Kombination mit Rifampicin, Fosfomycin, Fusidinsäure oder Cotrimoxazol (nach Antibiogramm)
	Nach Antibiogramm in Einzelfällen Quinupristin/ Dalfopristin	
▌ Koagulasenegative Staphylokokken	Cephalosporin Gruppe 1/2	Cephalosporin Gruppe 1/2 oder Isoxazolylpenicillin + Aminoglykosid und/oder Rifampicin (nach Antibiogramm)
	Isoxazolylpenicillin	
	(Nach Antibiogramm Glykopeptid bei MRSE)	Glykopeptid ± Rifampicin bei MRSE (Teicoplanin nur nach Antibiogramm)
		Aminoglykosid oder Rifampicin nach Antibiogramm (Kombinationstherapie bei Endokarditis, infizierten Gefäßprothesen etc.)
▌ A-Streptokokken	Benzylpenicillin	Benzylpenicillin + Clindamycin
	Cephalosporin Gruppe 1/2 (bei Penicillinallergie)	
▌ Pneumokokken	Benzylpenicillin	Vancomycin + Rifampicin (bei Betalactamallergie oder Resistenz gegen Penicilline und Cephalosporine)
	Cephalosporin Gruppe 3a (bei Penicillinallergie oder -resistenz)	
▌ Enterococcus faecalis		Aminopenicillin + Aminoglykosid
		Acylaminopenicillin + Aminoglykosid
		Bei Penicillinallergie: Teicoplanin + Aminoglykosid
▌ Enterococcus faecium		Aminopenicillin + Aminoglykosid
		Acylaminopenicillin + Aminoglykosid
		Teicoplanin + Aminoglykosid
	Quinupristin/Dalfopristin (nach Antibiogramm)	
▌ Escherichia coli Klebsiella pneumoniae Proteus mirabilis	Cephalosporin Gruppe 3 Acylaminopenicillin/BLI Fluorchinolon Gruppe 2/3 Carbapenem	
▌ Citrobacter freundii Enterobacter spp. Serratia marcescens	Carbapenem Cephalosporin Gruppe 3b Fluorchinolon Gruppe 2/3 Acylaminopenicillin/BLI	

Tabelle 7.3.10 (Fortsetzung)

Erreger	Monotherapie	Kombinationstherapie
∎ Pseudomonas aeruginosa		Cephalosporin Gruppe 3 b + Fluorchinolon Gruppe 2/3 oder Aminoglykosid
		Acylaminopenicillin/BLI + Fluorchinolon Gruppe 2/3 oder Aminoglykosid
		Carbapenem + Fluorchinolon Gruppe 2/3 oder Aminoglykosid
		Fluorchinolon Gruppe 2/3 + pseudomonaswirksames Betalactamantibiotikum
∎ Acinetobacter spp.	Carbapenem Fluorchinolon Gruppe 2/3	
∎ Stenotrophomonas maltophilia Nach Antibiogramm	Trimethoprim/Sulfonamid Cephalosporin Gruppe 3 b Fluorchinolon Gruppe 2/3	
∎ Haemophilus influenzae	Cephalosporin Gruppe 3 Fluorchinolon Gruppe 2/3 (bei Betalactamallergie)	
∎ Bacteroides fragilis	Carbapenem Acylaminopenicillin/BLI	Metronidazol + Aminopenicillin/BLI oder Cephalosporin Gruppe 3

BLI Betalactamaseinhibitor. Zur Klassifizierung der Antibiotikagruppen s. Tab. 7.3.9 (aus [2])

dar. Mundpflege und intratracheale Absaugung sind bei beatmeten Patienten – insbesondere für Subclavia- und Jugularisvenenkatheter – nicht zu unterschätzende Infektionsquellen.

∎ Dekubitusprophylaxe

Eine optimale Dekubitusprophylaxe stellt eine wichtige pflegerische Maßnahme der Sepsisvorbeugung dar: Sie verhindert Druckulzera als bakterielle Streuherde.

∎ Infektionsprophylaxe bei chirurgischen Hochrisikopatienten mit Immunglobulinen

S. Kap. „Prophylaxe und Therapie mit Immunglobulinen.“

∎ Selektive Darmdekontamination (SDD) zur Verhütung nosokomialer Pneumonien

Zahlreiche nosokomial erworbene Pneumonien sind anscheinend Folge einer Keimdeszension aerober gramnegativer Bakterien aus dem Oropharynx und dem proximalen Gastrointestinaltrakt. Das Konzept der SDD möchte durch ge-

zielte Elimination dieser pathogenen Keime die Häufigkeit nosokomialer Pneumonien reduzieren und somit die Prognose dieser kritisch kranken Patienten verbessern. Hierzu wird in der Regel eine Kombination aus topischen, nicht oder nur schwer resorbierbaren Antibiotika und Antimykotika (z. B. Polymyxin B oder Colistin, Aminoglykoside, Amphotericin-B-Paste) sowie parenteral verabreichten Antibiotika (z. B. Cefotaxim) eingesetzt, welche die überwiegend anaeroben Keime der normalen Rachenflora intakt belassen sollen.

Es gelingt tatsächlich, mit SDD die Kolonisation gramnegativer Keime und auch die Pneumoniehäufigkeit zu reduzieren. Der Nachweis einer Letalitätssenkung bei Intensivpatienten durch SDD konnte jedoch bisher nicht erbracht werden. Aufgrund der verfügbaren wissenschaftlichen Evidenz und in Anbetracht der Gefahr einer Resistenzentwicklung unter einer breit angewandten SDD kann die Methode daher zum gegenwärtigen Zeitpunkt nicht generell bei kritisch kranken Intensivpatienten empfohlen werden. Der Einsatz der SDD bleibt viel-

Tabelle 7.3.11. Nosokomiale Infektionen nach kardiovaskulären Operationen

Kardiovaskuläre Operationen	Alle	CABG	Herzklappen-operationen	CABG + Herzklappen-operationen	Gefäß-operation
▌ Patientenzahl	970	149	353	11	457
▌ Patienten mit Infektionen (%)	9,2	10,1	12,2	45,4	5,7
▌ Letalität der Patienten mit Infektionen	16 (18%)				
▌ Infektionsrate (%)	12,4	14,1	16,7	54,5	7,4
▌ Infektionslokalisation					
– Operationsgebiet	5,6	4,7	5,4	27,3	5,5
– Respirationstrakt	3,2	3,4	5,9	18,2	0,7
– Harntrakt	1,8	2,0	2,8	9,1	1,1
– Tiefe Infektionen	0,9	2,7	1,4	–	–
– Bakteriämie	0,7	1,3	1,1	–	0,2
▌ Dauer der Operation (min)	230,7±98,1	270,7±49,9	261,5±82,9	312±61,4	141,1±9,6

Häufigste Erreger	Staphylococcus aureus		Pseudomonas aeruginosa und E. coli		
▌ Infektionslokalisation					
– Operationsgebiet	31,4%				
– Respirationstrakt			30,8%		
– Harntrakt			33,3%		
– Tiefe Infektionen					
– Bakteriämie	66,7%				

Risikofaktoren postoperativer Infektionen	Relatives Risiko*
▌ Alter >65 Jahre	1,96
▌ Transfusionen	11,11
▌ Thoraxdrainagen	7,50
▌ Blasenkatheter	4,71
▌ Nasogastrale Sonden	8,28
▌ Notfalloperation	2,47

Letalitätsrisiko in Abhängigkeit von der Infektionslokalisation	Relatives Letalitätsrisiko**
▌ Infektionen gesamt	4,73
▌ Respirationstrakt	14,33
▌ Harntrakt	5,65
▌ Operationsgebiet	4,22

CABG aortokoronare Bypassoperationen
  * Überwiegend Bypassoperationen der unteren Extremitäten
** Im Vergleich zu Patienten ohne Infektionen im Sinne einer Fallkontrollstudie (nach [14])

Tabelle 7.3.12. Nosokomiale Infektionen auf Intensivstationen – iatrogene Risikofaktoren

Art der Infektion	Risikofaktor	Risikosteigerung
▮ Nosokomiale Infektionen gesamt	Verweildauer auf der Intensivstation	
	>3 Tage	2,5
	1–2 Tage	2,54[a]
	3–4 Tage	8,99[a]
	5–6 Tage	15,01[a]
	14–20 Tage	60,40[a]
	– Blasenkatheter (>10 Tage)	3,2
	– Blasenkatheterisierung	1,41[a]
	– intrakranielles Druckmonitoring	2,5
	– arterieller Katheter, Schock	2,5
	– Trauma bei Aufnahme	2,07[a]
	– maschinelle Beatmung	1,75[a]
	– Stressulkusprophylaxe	1,38[a]
	– zentralvenöser Katheter	1,35[a]
	– Pulmonalarterienkatheter	1,20[a]
▮ Pneumonien, beatmungsassoziiert	– intrakranielles Druckmonitoring	4,2
	– Stressulkusprophylaxe mit Cimetidin	2,5
	– 24-stündlicher Tubuswechsel	2,3
	– Herbst-Winter-Saison	2,1
▮ Pneumonien, intensivstationserworben	– nasogastrale Sonde	6,5
	– Thorax- oder Abdominal (oberer Gastrointestinaltrakt-)Chirurgie	4,3
	– rasch fortschreitende letale Grundkrankheit	3,9
	– therapeutische Bronchoskopie	3,0
▮ Infektionen, assoziiert mit periphervenösen Zugängen	– kutane Kolonisierung der Punktionsstelle	3,9
	– Katheterkontamination	3,8
	– Feuchtigkeit im Punktionsbereich unter Verband	2,5
	– Katheterliegedauer >3 Tage	1,8
	– systemische Antibiotikatherapie	0,5
▮ Infektionen, assoziiert mit zentralvenösen Kathetern zur parenteralen Ernährung	– Swan-Ganz-Katheter in anderer Position	3,8
	– Hospitalisierungsdauer >50 Tage	1,8
▮ Infektionen, assoziiert mit zentralvenösen Kathetern	– Bakteriämie	9,4
	– kutane Kolonisierung der Punktionsstelle	9,2
	– Katheterliegedauer >4 Tage	?

[a] Die Daten stammen aus einer europäischen Eintagesprävalenzstudie. In Anlehnung an Martin (aus [15])

Tabelle 7.3.13. Nosokomiale Candidämie – Risikofaktoren

Risikofaktoren	Risikosteigerung	
	Studie 1	Studie 2
▌ Vorausgehende Antibiotikagabe (> 2)	12,5	25,1
▌ Hickman-/zentralvenöse Katheter	7,2	26,4
▌ Parenterale Ernährung	3,0	n.b.
▌ Kolonisierung	10,4	4,5
▌ Steroide	4,2	4,9
▌ Neutropenie	2,3	n.b.
▌ Hämodialyse/Nierenversagen	18,1	22,1
▌ Ileus	n.b.	3,8

n.b. nicht bekannt (aus [15])

Tabelle 7.3.14. Die wichtigsten Hygienemaßnahmen auf Intensivstationen

- ▌ Händewaschen und Händedesinfektion
- ▌ Schulung und Disziplin aller Personen (Vorbildfunktion der leitenden Ärzte und Pflegekräfte)
- ▌ hygienisch einwandfreie pflegerische Techniken zur Verhütung von Blasenkatheterinfektionen, Venenkatheterinfektionen, Pneumonien bei Beatmung und Wundinfektionen
- ▌ Einsatz von speziellem Personal (Krankenhaushygieniker, Hygienefachschwester/-pfleger)
- ▌ sichere, gezielte und sinnvolle Desinfektions- und Sterilisationsverfahren
- ▌ sichere und einfache Isolierungstechniken (z.B. Kohortisolierung, Kittelwechsel, Einwegschürzen)
- ▌ ausreichende Pflegepersonal-Patienten-Relation (zu wenig Personal bedeutet immer auch weniger Hygiene!)
- ▌ sorgfältige Indikation von Antibiotikatherapien und Antibiotikaprophylaxe (schriftliche Leitlinien!); perioperative Antibiotikaprophylaxe ist in der Regel nicht länger als 24 h erforderlich
- ▌ möglichst wenig und möglichst kurze Verweildauer von Fremdkörpern im Patienten (Venenkatheter, Blasenkatheter, arterielle Katheter, Hirndrucksonden etc.)

Nach Daschner (aus [15])

Tabelle 7.3.15. Unnötige Hygienemaßnahmen auf Intensivstationen

- ▌ Routinemäßige Abklatschuntersuchungen
- ▌ routinemäßige Personaluntersuchungen (z.B. Rachenabstriche)
- ▌ routinemäßige Luftkeimzahlbestimmungen (nur gezielt zur Aufdeckung von Übertragungen bei Epidemien, z.B. Staphylokokken); routinemäßige Wasseruntersuchungen
- ▌ UV-Lampen
- ▌ Plastiküberschuhe oder spezielles Schuhwerk (Fußboden kein Erregerreservoir für Harnwegsinfektionen, Wundinfektionen, Sepsis, Pneumonien, Venenkatheterinfektionen)
- ▌ routinemäßige Desinfektion von Waschbecken, Siphons, Gullis, Badewannen, Fußboden
- ▌ Klebematten, Desinfektionsmatten
- ▌ Wechsel der Vernebler und Beatmungsschläuche alle 48 h
- ▌ Personal-, Material- und Geräteschleusen
- ▌ Umkleiden bei Betreten oder Verlassen der Intensivstation

Nach Daschner (aus [15])

▌ Stressulkusprophylaxe und Pneumoniehäufigkeit

Die Empfehlungen zur Stressulkusprophylaxe bei septischen Patienten beruhen überwiegend auf den Ergebnissen randomisierter Studien mit dem Gesamtkollektiv kritisch kranker Intensivpatienten [15]; diese Patientenpopulationen beinhalten auch hohe Anteile an Sepsispatienten. Insbesondere bei prolongierter maschineller Beatmung (> 48 h, 16fach höheres Risiko), bei Vorhandensein einer Koagulopathie (Thrombozyten < 50 000/mm³ oder partielle Thromboplastinzeit verlängert, 4fach höheres Risiko) oder bei arterieller Hypotonie (tendenziell 4faches Risiko) ist die Inzidenz klinisch relevanter gastrointestina-

mehr besonders infektgefährdeten Subgruppen – z.B. Patienten mit akuten Leukämien und hochgradigen Neutropenien – vorbehalten. Wird die SDD (bestehend aus oraler/enteraler Gabe von Polymyxin, Tobramycin und Amphotericin B in Kombination mit einer 4-tägigen Gabe von Cefotaxim) bei einer insgesamt niedrigen Prävalenz von vancomycinresistenten Enterokokken oder methicillinresistenten Staphylokokken eingesetzt, kann dies möglicherweise die Letalität senken [15].

Tabelle 7.3.16. Die wichtigsten Pflegetechniken zur Verhinderung venenkatheterassoziierter Infektionen

▌Sichtkontrolle der Infusionsbehälter auf Haarrisse, Trübung oder Ausflockung

▌Zumischen von Medikamenten erst unmittelbar vor Gebrauch: Die Einstichstelle im Gummistopfen ist zu desinfizieren

▌Händedesinfektion vor Legen des Venenkatheters

▌Bei peripher-zentralen und zentralen Venenkatheterisierungen sowie bei Venae sectio sind sterile Handschuhe und sterile Abdeckung erforderlich

▌Sorgfältige Desinfektion der Einstichstelle, durch mehrmaliges Abreiben mit einem sterilen Tupfer (1 min Einwirkzeit bei zentralen, 30 s bei peripheren Venenkathetern)

▌Unabhängig vom gewählten Zugangsweg steigt das Infektionsrisiko mit der Dauer des Katheterisierungsvorganges. Die Insertionen zentralvenöser und arterieller Katheter sind als chirurgische Maßnahmen aufzufassen. Alle Beteiligten sollten demzufolge Mundschutz, sterile Mäntel und Handschuhe tragen

▌Katheter sorgfältig fixieren!

▌Händedesinfektion vor Manipulationen an Venenkatheter, Verbindungsstellen und Dreiwegehähnen

▌Wechsel der Infusionssysteme: für Blut und Blutprodukte 24 h, für Lipidlösungen 12 h, für lipidhaltige Mischlösungen 24 h

▌Für Gefäßkatheter gibt es keine festen Wechselintervalle; das Risiko des Auftretens von Phlebitis, katheterassoziierter Infektion und Verschluss steigt zeitabhängig linear an. Blande zentrale Venenkatheter sollten nur bei Verdacht auf Venenkathetersepsis entfernt werden

▌Infusionssysteme und Systeme zur Messung des zentralen Venendrucks sind alle 72 h auszuwechseln

▌Zahl der Verbindungsstellen und intravenösen Zugänge so gering wie möglich halten

▌Punktionsstelle täglich durch sanfte Palpation durch den Verband bzw. Inspektion untersuchen. Bei Fieber unklarer Genese oder Schmerzen an der Punktionsstelle Verband entfernen und Einstichstelle inspizieren

▌Eine Inspektion der Einstichstelle mit Verbandwechsel ist spätestens nach 72 h vorzunehmen. Okklusive Folienverbände erhöhen die Venenkathetersepsisrate

▌Blutentnahme aus Venenkatheter nur in Notfallsituationen oder unmittelbar vor Entfernen

▌Bei eitriger Thrombophlebitis, Entzündungen der Venenkathetereintrittsstelle und bei Venenkathetersepsis Entfernung des gesamten Infusionssystems, einschließlich Verweilkanüle, ebenso – möglichst – bei Phlebitis ohne Infektionszeichen

▌Die Verwendung sog. „Sterilfilter" in Infusionssystemen kann als routinemäßige Maßnahme zur Infektionsprophylaxe nicht empfohlen werden

▌Alle angestochenen und wieder gebrauchten Infusionsflaschen sind im Kühlschrank bei 4 °C aufzubewahren. Infusionen, denen andere Lösungen beigemischt wurden, sollten nicht länger als 12 h im Kühlschrank bei 4 °C gelagert werden

▌Zeitpunkt des Legens von Venenkathetern, Verbandwechsel und jede Art von Infusionen sind im Krankenblatt zu dokumentieren

▌Notfallmäßig gelegte Katheter bergen ein erhöhtes Infektionsrisiko; sie sollten spätestens nach 24 h entfernt werden

Ausschnittsweise nach Daschner (aus [15])

ler Blutungen auf dem Boden peptischer Ulzera deutlich erhöht. Auch ohne diese Risikofaktoren wird von der Survival Sepsis Campaign eine generelle Stressulkusprophylaxe bei Sepsispatienten – bevorzugterweise mit H_2-Rezeptor-Blockern – empfohlen (Empfehlungsgrad A, s. Tabelle 7.3.8 „Stressulkusprophylaxe"). Auch der frühzeitige Beginn einer enteralen Ernährung stellt eine effektive Maßnahme zur Stressulkusprophylaxe dar. Befürchtungen, dass es beim Einsatz von H_2-Rezeptor-Blockern durch die Anhebung des Magensaft-pH zur Überwucherung mit einer konsekutiv gesteigerten Pneumonierate kommen könnte, haben sich nicht bestätigt. Beim H_2-Rezeptor-Blocker Cimetidin besteht die Möglichkeit multipler Arzneimittel-

interaktionen infolge des gemeinsamen Abbaus im Cytochrom-450-System. Aus diesem Grunde sind neuere H_2-Rezeptor-Blocker gegebenenfalls vorzuziehen.

▍ Supportive Therapie des Multiorgandysfunktionssyndroms

▍ Kreislauf-Herz-Therapie: Das Konzept

Der frühzeitige Beginn einer adäquaten Kreislauf-Herz-Therapie noch in der Initialphase des Sepsisgeschehens, der „golden hours of sepsis", hat wesentlichen Einfluss auf den späteren Krankheitsverlauf und das Letalitätsrisiko des Patienten. So konnte eindrucksvoll gezeigt werden, dass sich die 28-Tage-Letalität von Patienten mit schwerer Sepsis oder septischem Schock durch eine an vorgegebenen hämodynamischen Zielkriterien ausgerichtete Therapie innerhalb der ersten 6 h nach Eintreffen in der Notaufnahme signifikant senken lässt (s. Kap. 7.3.5.1 [3]).

Darauf aufbauend hat die Survival Sepsis Campaign [3] ihre Empfehlungen für die hämodynamische Erstversorgung formuliert. Die Tabellen 7.3.8 „Erstversorgung/Resuscitationbehandlung" und 7.3.17 geben das empfohlene Vorgehen wieder: Unmittelbar nach Stellen der Verdachtsdiagnose „schwere Sepsis" oder „septischer Schock" sollte mit der empfohlenen Flüssigkeitstherapie begonnen werden, um einen zentralen Venendruck von 8–12 mmHg – bei beatmeten Patienten 12–15 mmHg – zu erreichen. Mit Vasopressoren – Noradrenalin oder Dopamin – ein deutsches Expertenforum [20, S. 309–334] empfiehlt ausschließlich Noradrenalin – wird der arterielle Mitteldruck auf ≥65 mm Hg angehoben, dies kann durchaus bereits bei noch laufender Flüssigkeitssubstitution erfolgen. Der nächste entscheidende Schritt ist die Messung der venösen Sauerstoffsättigung, entweder zentralvenös in der Vena cava superior ($ScvO_2$) oder gemischtvenös in der Pulmonalarterie (SvO_2) mittels Pulmonalarterienkatheter; beide Methoden werden akzeptiert. Liegt die Sauerstoffsättigung ($ScvO_2/SvO_2$) < 70% und gleichzeitig der Hämatokrit < 30%, so können entweder Erythrozytenkonzentrate transfundiert werden,

um damit einen Hämatokrit von ≥30% zu erzielen und/oder Dobutamin bis zu einem Maximum von 20 µg×kg^{-1}×min^{-1}. Liegt die Sauerstoffsättigung ($ScvO_2/SvO_2$) <70%, der Hämatokrit aber ≥30%, so bleibt lediglich die Infusion von Dobutamin bis zu einem Maximum von 20 µg×kg^{-1}×min^{-1}, um den $ScvO_2/SvO_2$ auf mindestens 70% zu bringen (Tabelle 7.3.17).

Unser eigenes Vorgehen zeigt Abb. 7.3.16: Hämodynamikmonitoring und Therapiealgorithmus [20, S. 101–111] orientieren sich an hämodynamischen Korridoren entsprechend aktueller Empfehlungen und validierter Studienergebnisse, sie beziehen als Monitoringverfahren die Messung des pulmonalarteriellen Okklusionsdrucks (PAOP) mit ein (s. dazu Kap. 7.3.5.1). Werden die Zielkriterien nicht erreicht, so orientiert sich die weiterführende Katecholamintherapie am Herzindex (HI): Steht der „Gefäßschock" (HI > 4,0 l×min^{-1}×m^{-2}; relativ niedriger systemischer Gefäßwiderstand, z.B. von ≤600–400 dyn×cm^{-5}×s) im Vordergrund, so empfiehlt sich die Gabe des primär vasopressorischen Noradrenalins, im Falle des „Herzschocks" bei septischer Kardiomyopathie (HI ≤ 4,0 l×min^{-1}×m^{-2}, systemischer Gefäßwiderstand nicht ausgeprägt erniedrigt, z.B. ≥400–600 dyn×cm^{-5}×s), ist das positiv-inotrope Dobutamin angeraten. Bei koronarkranken Sepsispatienten sollte ein mittlerer arterieller Druck von mindestens 80 mmHg angestrebt werden, um das Risiko von Myokardischämien

Tabelle 7.3.17. Leitliniengerechte Herz-Kreislauf-Therapie in der Frühphase (6 h) von schwerer Sepsis und septischem Schock

▌**Konzept:**	Die ersten 6 h sind die wichtigsten! Mit der Therapie nicht warten bis zur Aufnahme auf die Intensivstation!	
▌**Ziele:**	ZVD 8–12 mmHg, MAP ≥65 mmHg, Diurese ≥0,5 ml/kg×h, $ScvO_2$ (VCS)/SvO_2 ≥70% (gleichwertige Verfahren) (**EG B**)	

▌**Vorgehen (EG B):**	**Herz-Kreislauf-Korridore**
→ 500–1000 ml Kristalloide oder 300–500 ml Kolloide über 30 min; ggf. Wiederholung nach Effekt (**EG E**)	
→ Vasopressoren	⇒ **ZVD 8–12/12–15 (MB) mmHg**
→ ? S(c)vO_2 < 70% und Hämatokrit < **30%**	⇒ **MAP ≥65 mmHg**
⇒ Erythrozytenkonzentrate	⇒ **Hämatokrit ≥30%**
oder ⇒ Dobutamin (max. 20 µg/kg/min)	⇒ **S(c)vO_2 ≥70%**
→ ? S(c)vO_2 < 70% und Hämatokrit > **30%**	
⇒ Dobutamin	⇒ **S(c)vO_2 ≥70%**
(max. 20 µg/kg/min)	

MAP mittlerer arterieller Blutdruck (mmHg); *MB* maschinelle Beatmung („mechanical ventilation"); *ScvO_2* zentralvenöse Sauerstoffsättigung (V. cava sup.); *SvO_2* gemischtvenöse Sauerstoffsättigung (A. pulmonalis); *ZVD* zentraler Venendruck (mmHg); *EG* Empfehlungsgrad: s. Tabelle 7.3.8 (nach [3])

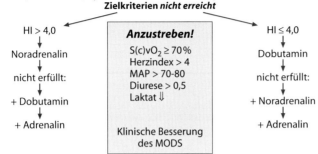

Schwere Sepsis/septischer Schock

Zielkriterien
(ZVD 8-10-12-14; MAP ≥ 60-65-70 bis 90; SBP ≥ 90-100; Hkt ≥ 30%; S(c)vO₂ ≥ 70%; PAOP 14-18)
Therapie: Volumen, Noradrenalin, Ery-Konzentrate, Dobutamin, (Hydrokortison?) ⇒ *Zielkriterien erreicht*
Zielkriterien *nicht erreicht*

HI > 4,0
↓
Noradrenalin
↓
nicht erfüllt:
↓
+ Dobutamin
↓
+ Adrenalin

Anzustreben!
S(c)vO₂ ≥ 70%
Herzindex > 4
MAP > 70-80
Diurese > 0,5
Laktat ⇓

Klinische Besserung
des MODS

HI ≤ 4,0
↓
Dobutamin
↓
nicht erfüllt:
↓
+ Noradrenalin
↓
+ Adrenalin

Abb. 7.3.16. Monitoring und zielorientierte Kreislauf-Herz-Therapie des Patienten mit schwerer Sepsis und septischem Schock – Vorgehen der Autoren. *ZVD* zentraler Venendruck (mmHg); *MAP* mittlerer arterieller Druck (mmHg); *SBP* systolischer Blutdruck (mmHg); *Hkt* Hämatokrit (%); *ScvO₂/ScvO₂* zentralvenöse/gemischtvenöse Sauerstoffsättigung (%); *MB* maschinelle Beatmung; *PAOP* pulmonalarterieller Occlusionsdruck (mmHg); *Diurese* Angabe in ml×kg⁻¹ KG×h⁻¹. Weitere Erläuterungen s. Text

zu reduzieren. Die Zielkriterien einer erfolgreichen Kreislauf-Herz-Behandlung über einen längeren Zeitraum reichen von klinischen bis zu hämodynamischen Parametern (Rechteck der Abb. 7.3.16).

Die sepsisbedingte Gefäßschädigung – Vasodilatation und Leakage – mit Abstrom großer Flüssigkeitsmengen ins Interstitium birgt die Gefahr einer relativen intravasalen Hypovolämie. Eine weitere Verschlechterung der Zirkulation durch Blutdruckabfall und Abnahme des Herzzeitvolumens ist Folge einer absoluten Hypovolämie (Fieber, Erbrechen, Diarrhoe, Volumenverlust durch Drainagen und Sequestrierung, nicht ausreichende orale Flüssigkeitsaufnahme), einer Hypalbuminämie (verminderte hepatische Produktion und vermehrter extravasaler Abstrom) und – bei einigen Patienten im septischen Schock – einer inadäquaten Polyurie. Frühzeitige Volumenzufuhr – häufig mehrere Liter – ist unbestritten die wichtigste therapeutische Maßnahme, um rasch ein ausreichendes Blutvolumen und damit einen suffizienten venösen Rückstrom und ein adäquates Herzzeitvolumen zu erzielen. Damit soll die Pumpleistung des Herzens gesteigert, die Gewebeperfusion und -oxygenierung verbessert und eine regelrechte Organfunktion sichergestellt werden.

Ob kristalloide oder kolloidale Lösungen (Tabelle 7.3.18) zur Flüssigkeitssubstitution bei septischen Patienten besser geeignet sind, wird seit langem kontrovers diskutiert [20, S. 311–316]; die Survival Sepsis Campaign sieht sie in ihren Leitlinien als gleichwertig an (Tabelle 7.3.8 „Flüssigkeitstherapie") [3]. Metaanalysen mit höheren Letalitätszahlen bei kritisch Kranken bei der Gabe von Kolloiden bzw. Albumin im Vergleich zu Kristalloiden wirken nicht überzeugend und wurden im Falle des Albumins durch eine kontrollierte Studie widerlegt [20, S. 313]. Plasmaersatzlösungen sind im Vergleich zu Albumin äquieffektiv und sollten wegen der niedrigeren Kosten bevorzugt werden. Im deutschsprachigen Raum ist Hydroxyäthylstärke (HÄS) sicherlich die am häufigsten eingesetzte Substanz zur Therapie der Hypovolämie. HÄS-Lösungen werden aus Kartoffel- oder Maisstärke produziert. Innerhalb der letzten Jahre ist es zur Entwicklung deutlich verbesserter HÄS-Präparationen (1. Generation: 450/07; 2. Generation: 70/05, 200/05, 200/0,62; 3. Generation: 130/04; s. Tabelle 7.3.18) hinsichtlich intravasalem HÄS-Abbau und Nebenwirkungsprofil – RES-Speicherung, Nephrotoxizität – gekommen. Der Einsatz hyperton-onkotischer Lösungen („small volume resuscitation", z.B. 4 ml/kg KG 7,2% NaCl/10% Dextran 60 oder Hydroxyäthylstärke 200/05) ist bei schwerer Sepsis und septischem Schock nicht indiziert [19, 20, S. 317].

Tabelle 7.3.18. Charakteristika von Volumenersatzlösungen

Substanz	Mittleres Moleku-largewicht (D)	Initialer plasma-expandierender Effekt (%)	Wasserbindungs-kapazität (ml/g)	Wirkdauer (h)	Anaphylaktoide Reaktionen (%)
▮ Kolloide					
6% Dextran	70 000	ca. 130	ca. 20	ca. 5–6	0,069
6% HÄS 450/0,7*	450 000	ca. 100	14	ca. 5–6–8	0,085
10% HÄS 200	200 000	ca. 130–150	14	ca. 3–4	0,085
6% HÄS 200/0,5*	200 000	ca. 100		3–4	
6% HÄS 200/0,62*	200 000	ca. 100		5–6	
6% HÄS 70/0,5*	70 000	ca. 80		1–2	
6% HÄS 130/0,4*	130 000	ca. 100		2–3	
3% Gelatine	35 000	ca. 70	40–50	ca. 1–2	0,066–0,146
5% Albumin	69 000	ca. 100	14	ca. 3–4	0,011
▮ Kristalloide					

⇒ *0,9%ige Kochsalzlösung, Ringerlaktatlösung*
→ geeignet für kurzzeitige Plasmaexpansion
→ ungefähr 25% des Volumens verweilen für 1 h im Intravasalraum

⇒ *5%ige Glukoselösung*
→ intravasale Verweildauer deutlich kürzer
→ sollte nicht zum Zwecke der Plasmaexpansion benutzt werden

HÄS Hydroxyäthylstärke; *Substitutionsgrad (aus [20, S. 310–316])

▮ Herz-Kreislauf-Therapie: Inotrope und vasoaktive Substanzen

Die Therapie mit **Katecholaminen** und Sympathomimetika (im Weiteren als Katecholamine bezeichnet) sowie mit Phosphodiesterasehemmern hat zum Ziel, die Herz-Kreislauf-Depression zu kompensieren und damit die Durchblutung und die O_2-Versorgung der Vitalorgane sicherzustellen.

Katecholamine wirken durch Bindung an Alpha- und Betaadrenozeptoren (Tabelle 7.3.19). Die Differenzialtherapie mit Katecholaminen wird primär nicht durch unterschiedliche pharmakokinetische Eigenschaften – alle haben eine kurze Halbwertszeit von Minuten – bestimmt, sondern durch die unterschiedlichen Affinitäten der einzelnen Substanzen zu den jeweiligen Adrenozeptoren (Tabelle 7.3.20).

Im Gegensatz zum kardiogenen Schock, bei dem die Einschränkung der Pumpleistung des Herzens ganz im Vordergrund steht, mit kompensatorischer Zunahme des systemischen Gefäßwiderstandes, dominiert beim septischen Schock primär die Gefäßschädigung mit Vasodilatation das klinische Bild. Schon in einem frühen, noch normotensiven Stadium kann es

Tabelle 7.3.19. Adrenozeptoren und Dopaminrezeptoren des Herz-Kreislauf-Systems

Herz

▮ β_1-Adrenozeptoren:
positiv-inotrop und chronotrop
▮ β_2- und α_1-Adrenozeptoren
▮ β_3-Adrenozeptoren
an eNOS gekoppelt, negativ-inotrop, Bedeutung im Herzen unklar [20]

Gefäße

▮ α_1-Adrenozeptoren:
Vasokonstriktion (Arterien und Venen)
▮ β_2-Adrenozeptoren:
Vasodilatation (Arterien)
▮ Dopamin (DA)-Rezeptoren:
– DA-1 (postsynaptisch): Vasodilatation (vorwiegend Nieren- und Mesenterialgefäße)
– DA-2 (präsynaptisch): „passive Vasodilatation" durch Hemmung der Noradrenalinfreisetzung

aber bereits zur ausgeprägten, behandlungspflichtigen Myokarddepression im Sinne der akuten septischen Kardiomyopathie kommen. Der erniedrigte Gefäßwiderstand infolge Vasodilatation bei septischem Schock spricht dafür, bei einem notwendig werdenden Einsatz primär Katecholamine und -derivate mit vasokonstriktorischer Komponente (Noradrenalin, Dopamin) zu verwenden, um einen mittleren Blutdruck von mindestens 65 mmHg aufrechtzuerhalten. Aber auch mit inotropen Katecholaminen ohne vasokonstriktorische Komponente (Dobutamin) können günstige Ergebnisse erzielt werden, vor allem bei im Vordergrund stehender septischer Kardiomyopathie. Im Gegensatz zu Dopamin scheint Adrenalin – bei gleicher hämodynamischer Wirksamkeit – die Ausbildung einer Laktatazidose zu begünstigen; andererseits soll Adrenalin den Sauerstofftransport verlässlicher steigern als Noradrenalin. Durch die Kombination verschiedener Katecholamine lässt sich nicht selten therapeutisch mehr erreichen als mit einer Substanz allein. Häufig sind beim septischen Patienten relativ hohe Dosen erforderlich, um überhaupt noch einen positiv-inotropen Effekt zu erzielen: Gründe dafür sind zum einen die toxin- und mediatorbedingte Gefäß- und Herzschädigung, zum anderen die unter hochdosierter Therapie sich ausbildende Katecholamindesensibilisierung (s. u.).

Mit **Dopexamin**, einem Dopaminabkömmling mit Dopaminrezeptor-1- und β_2-Adrenozeptorstimulierender Wirkung, liegen bisher nur begrenzte Erfahrungen vor; eine selektive Vasodilatation des Splanchnicuskreislaufs durch Dopexamin in niedriger Dosierung ist beschrieben.

Bei kardiogenem Schock nach Herzoperationen bewähren sich **Phosphodiesterasehemmer** als Katecholaminbegleittherapie (Tabelle 7.3.21), wobei nur Enoximon die Zulassung „akute Herzinsuffizienz nach Herzchirurgie" besitzt. Im septischen Schock sind Phosphodiesterasehemmer allerdings wegen ihrer ausgeprägten vasodilatierenden Wirkung und ihrer langen Halbwertszeit von mehreren Stunden keine Substanzen der ersten Wahl. Im Falle eines septischen Schocks nach Herzoperationen ist der Einsatz von Phosphodiesterasehemmern unter engmaschigem hämodynamischen Monitoring im Einzelfall abzuwägen.

Der Kalziumsensitizer **Levosimendan** (in Deutschland nicht zugelassen) sensibilisiert kalziumabhängig Troponin C für Kalzium und ver-

Tabelle 7.3.20. Herz- und Gefäßwirkungen von Sympathomimetika

Substanz Dosierung	Herzwirkung		Gefäßwirkung		
	β_1 Herzfrequenz	β_1 Kontraktilität	α_1 Vasokonstriktion	β_2 Vasodilatation	Dopaminerg
▌ **Dopamin**[a, b]					
1–10 µg/kg/min	2+	2+	0/2+	0/1+	4+
> 10 µg/kg/min	2+	2+	2–3+	0/1+	4+
▌ **Dobutamin**					
1–10 µg/kg/min	1+	4+	1+	2+	0
▌ **Noradrenalin**					
2–8 µg/kg/min	2+	2+	4+	0	0
▌ **Adrenalin**					
1–8 µg/kg/min	4+	4+	4+	3+	0
▌ **Isoproterenol**					
1–4 µg/kg/min	4+	4+	0	4+	0
▌ **Phenylephrin**					
20–200 µg/kg/min	0	0	4+	0	0
▌ **Dopexamin**					
1–64 µg/kg/min	1+	1+	0	3+	2+

[a] β_1/β_2-Wirkung ab ca. 2–3 µg/kg/min; α-Wirkung ab ca. 2–3 µg/kg/min; vasokonstriktorische α-Wirkung überwiegt dopaminerge Vasodilatation der Nieren- und Splanchnicusgefäße
[b] Neben der direkten, β_1-vermittelten Wirkung auch indirekte Katecholaminwirkung durch Freisetzung von Noradrenalin aus myokardialen Sympathikusendigungen

Tabelle 7.3.21. Einsatz von Phosphodiesterasehemmstoffen bei kardiogenem Schock

Arzneistoff, Anwendungsdauer	Initialdosis	Dauerdosis	Herzwirkung		Gefäßwirkung		
			Freq.	Kontr.	V-Kon.	V-Dil.	Dop.
▮ **Enoximon** (Gesamtanwendung max. 48h)	Bolus 0,5 mg/kg (max. 12,5 mg/min) Alternativ: 90 mg/kg/min über 10–30 min	Wiederholung der Initialdosis 4–8-mal in 24 h Dauerinfusion 5–10 µg/kg/min	1+	3+	0	2+	0
▮ **Amrinon** (Gesamtanwendung max. 14 Tage) Weitere Gaben falls Herzindex nicht ↑ (30%)	Bolus 0,5 mg/kg (max. 1 mg/s) 0,5–1,0 mg/kg bis insgesamt 4 mg/kg in der 1. Stunde Alternativ. 30 µg/kg/min über 2–3 h	Dauerinfusion 5–10 µg/kg/min Dauerinfusion 5–10 µg/kg/min	1+	3+	0	2+	0
▮ **Milrinon** (Kurzzeitbehandlung)	37,5–75 µg/kg Bolus über 10 min	Dauerinfusion 0,375–0,75 µg/kg/min	1+	3+	0	2+	0

Freq. Herzfrequenz; *Kontr.* Kontraktilität; *V-Kon.* Vasokonstriktion; *V-Dil.* Vasodilatation; *Dop.* dopaminerge Wirkung. Die Skaleneinteilung (0–4) spiegelt die erzielbare Wirkung wider (aus [19])

bessert damit die Kontraktilität des Herzmuskels, wobei die diastolische Relaxation entweder unbeeinflusst bleibt oder sogar verbessert wird. Durch Öffnung ATP-sensitiver Kaliumkanäle wirkt Levosimendan darüber hinaus vasodilatierend. Bei akuter Herzinsuffizienz war Levosimendan hämodynamisch effektiver als Dobutamin. Ähnlich günstige Effekte von Levosimendan wurden für Patienten mit akutem Herzinfarkt und Linksherzinsuffizienz beschrieben. Zum Einsatz von Levosimendan bei septischem Schock liegen noch keine ausreichenden Daten vor [19, 20, S. 338].

▮ **Vasopressin bei septischem Schock?**
Die Survival Sepsis Campaign empfiehlt den Einsatz von Vasopressin bei refraktärem septischem Schock zusätzlich zur Vasopressorgabe (Tabelle 7.3.8 „Vasopressoren") [3].

Patienten im fortgeschrittenen septischen Schock (>24–48 h) haben ein relatives Vasopressindefizit. Dies mag als pathophysiologische Rationale für die Leitlinienempfehlung des Vasopressineinsatzes gelten, kontrollierte Prognosestudien für den Vasopressineinsatz bei refraktärem septischen Schock gibt es jedoch bisher nicht. Dieser nicht gesicherten positiven Wirkung müssen potenziell deletäre Wirkungen gegenübergestellt werden: Vasopressin – als reiner Vasokonstriktor ohne inotrope oder chronotrope Wirkung – kann das Herzzeitvolumen einschränken, die Splanchnikusperfusion reduzieren und die Mikrozirkulationsstörung verschlimmern. Vasopressindosen >0,04 Einheiten/min bergen das Risiko einer Myokardischämie und einer beträchtlichen Einschränkung des Herzindex bis hin zum Herzstillstand [3, 20]. Die Autoren verzichten aufgrund dieser Datenlage bis auf Weiteres auf die Gabe von Vasopressin bei therapierefraktärem septischen Schock!

▮ **Nicht indiziert: Dopamin in Nierendosis!**
Eine protektive Wirkung ist bisher nicht belegt. Der dopaminvermittelten Steigerung der Nierenperfusion durch niedrigdosierte Dopamininfusionen (0,5–2–3 µg/kg×min) wird eine gewisse Nephroprotektion bei akutem Nierenversagen und im Schock zugeschrieben, und zwar sowohl bei alleiniger Gabe als auch in Kombination mit anderen Katecholaminen.

In kontrollierten Studien konnte jedoch durch „Dopamin in Nierendosis" kein nephroprotektiver Effekt und auch keine Prognoseverbesserung dokumentiert werden. Der nicht belegten protektiven Wirkung müssen eine renale Wirkungsabschwächung innerhalb von 2 Tagen und potenziell ernste Nebenwirkungen dieser scheinbar harmlosen Therapie (Gangrän, Darmischämie, Rhythmusstörungen) entgegengehalten werden. Der routinemäßige Einsatz von niedrigdosiertem Dopamin zur Nephroprotektion bei Schock-, MODS- und Sepsispatienten kann demzufolge nicht empfohlen werden (Tabelle 7.3.8 „Vasopressoren") [3].

▌ Toleranzentwicklung unter Katecholamintherapie

Hohe Plasmanoradrenalinspiegel, wie sie bei höhergradiger Herzinsuffizienz und auch bei Sepsis auftreten, führen zur Downregulation der myokardialen β_1-Adrenozeptoren und damit zur Abschwächung der positiv-inotropen Katecholaminwirkung. Diese Desensibilisierung wird auch bei akuter septischer Kardiomyopathie – im septischen Schock ausgeprägter als bei Sepsis – beobachtet; sie gilt für alle via β_1-Adrenozeptor-Stimulation wirkenden Inotropika in gleichem Maße, und sie lässt sich zumindest partiell durch eine Steigerung der Dosierung ausgleichen.

Auch die Gefäße werden in der Sepsis gegenüber den vasokonstriktorischen Alphasympathomimetika zunehmend refraktär, hervorgerufen durch das übermäßig gebildete Stickoxid und aufhebbar durch Hemmer der Stickoxidsynthase. Möglicherweise bewirken Endotoxin und Interleukin-1β in Gefäßmuskelzellen innerhalb von Stunden eine Tachyphylaxie der Guanylatzyklase gegenüber Stickoxid und bewirken so eine partielle Selbstlimitierung der stickoxidvermittelten exzessiven Vasodilatation [20, S. 329–333].

▌ Herz-Kreislauf-Therapie: Spezielle Aspekte bei der Behandlung der rechtsventrikulären Dysfunktion bei akuter septischer Kardiomyopathie

Auch bei der Behandlung der rechtsventrikulären (RV) Dysfunktion ist der erste Schritt die Volumensubstitution zum Ausgleich der Hypovolämie, unter Messung der RV- und LV-Füllungsdrücke und gegebenenfalls auch der RV-Volumina und der RV-Auswurffraktion mittels eines modifizierten Swan-Ganz-Katheters. Etwa 40% der Patienten mit septischem Schock zeigen eine RV-Dilatation, eine Einschränkung der RV-Auswurffraktion und einen niedrigen Koronarperfusionsdruck. Bei diesen Patienten reicht erfahrungsgemäß die alleinige Volumensubstitution nicht aus, um einen ausreichenden Perfusionsdruck (arterieller Mitteldruck ≥65 mmHg) zu erzielen und aufrechtzuerhalten. Persistieren nach Volumenkorrektur Hypotonie und Schock, so ist der nächste Schritt die frühzeitige Gabe von Katecholaminen, bei normaler RV-Auswurffraktion Noradrenalin, bei erniedrigter Auswurffraktion die Kombination von Noradrenalin und Dobutamin.

Zunehmend häufiger wird bei pulmonaler Hypertonie infolge ARDS die Inhalation von Stickoxid angewandt. Die Stickoxidinhalation senkt den pulmonalen Hochdruck und entlastet den rechten Ventrikel durch Nachlastsenkung; eine Besserung der RV-Myokard-Kontraktilität kann inhalatorisch appliziertes Stickoxid jedoch nicht erzielen [20, S. 345–346]. Ähnlich wie inhalatives Stickoxid kann auch Prostazyklin (PGI$_2$) als Aerosol bei ARDS und septischem Schock verabreicht werden, in einer Dosis von 1–100 ng/kg/min vernebelter Substanz. Aufgrund der im Vergleich zu Stickoxid deutlich längeren Halbwertszeit kann es bei der Gabe von PGI$_2$ als Aerosol zur Resorption und damit systemischen Wirkung kommen. Möglicherweise ist dieses Phänomen auch ursächlich für die – im Vergleich zur NO-Inhalation – verbesserte Splanchnikusoxygenierung und -energiebilanz bei Patienten im septischen Schock [20, S. 345–346].

▌ Therapie der Organdysfunktion der Lunge: akute Lungenschädigung („acute lung injury", ALI) und akutes Atemnotsyndrom des Erwachsenen („adult respiratory distress syndrome", ARDS)

ALI und ARDS sind häufige Lungendysfunktionen im Rahmen der Sepsis, die sich nur funktionell unterscheiden. Beiden gemeinsam ist die schwere diffuse Schädigung des Lungenparenchyms mit arterieller Hypoxämie unterschiedlichen Schweregrades (ALI: p_aO_2/FiO_2 299–200 mmHg; ARDS: $p_aO_2/FiO_2 < 200$ mmHg), akutem Beginn, diffusen bilateralen röntgenologischen Lungeninfiltraten, verminderter Dehnbarkeit (Compliance) der Lungen und einer erniedrigten funktionellen Residualkapazität.

Ein ARDS wird bei etwa 25–42% der Patienten mit schwerer Sepsis beobachtet. Durch die konsequente Anwendung einer lungenprotektiven Beatmung mit niedrigen Atemzugvolumina (6 ml/kg fettfreie Körpermasse), Begrenzung des oberen Plateaudrucks auf 30 mbar und eines ausreichend hohen PEEP ließ sich die Sterblichkeit von 40% auf 31% reduzieren [3]. Darauf aufbauend, empfiehlt die Survival Sepsis Campaign die lungenprotektive Beatmung bei allen Patienten mit schwerer Sepsis und septischem Schock mit Beatmungspflichtigkeit (Tabelle 7.3.8 „Maschinelle Beatmung bei sepsisinduzierter Lungenschädigung („acute lung injury", ALI)/ARDS") [3].

Jedoch wird die Lebensqualität nach überlebtem ARDS häufig sowohl durch eine pulmonale Restschädigung als auch durch extrapulmonale Residuen wie Muskelschwund und Schwäche beeinträchtigt, welche therapeutisch schwer angehbar sind [20, S. 359–367 und 104–111].

▌ Therapie der Organdysfunktion der Nieren: akutes Nierenversagen

Das akute Nierenversagen (ANV) ist eine wesentliche Komplikation des Schocks; 25% der ANV treten im Rahmen eines MODS auf, wobei die Letalität dieser Gruppe in Abhängigkeit zusätzlich erworbener Organversagen bei 50–90% liegt. Nierenersatztherapieverfahren erlauben eine effektive Behandlung des ANV, während in der Regel der zugrunde liegende Schockzustand, die Sepsis und das MODS, therapeutisch weniger erfolgreich angegangen werden können [20, S. 111–112 und 403–417]. Falls diese Patienten sterben, so nicht am, sondern im akuten Nierenversagen.

Die Leitlinien der Survival Sepsis Campaign (Tabelle 7.3.8 „Nierenersatzverfahren") [3] sehen die intermittierende Hämodialyse und die kontinuierliche venovenöse Hämofiltration (CVVH) bei hämodynamisch stabilen Sepsispatienten als gleichwertige Verfahren an. Bei hämodynamisch instabilen Patienten stellen die Leitlinien allerdings fest, dass die CVVH einfacher zu handhaben sei.

▌ Therapie der Organdysfunktion von Gehirn, autonomem und peripherem Nervensystem und Muskulatur

Die septische Enzephalopathie kann sich bereits bei Blutdruckwerten manifestieren, die oberhalb der Schockschwelle liegen. Sie geht mit einer erhöhten Letalität einher und ist charakterisiert als eine reversible Dysfunktion des Zentralnervensystems ohne erkennbare strukturelle Schäden. Als Ursachen werden Toxinwirkungen oder ein geändertes Neurotransmittermuster diskutiert. Die septische Enzephalopathie äußert sich als Irritabilität, Agitation, Desorientiertheit, Konfusion, Stupor und Koma.

Die therapeutischen Einflussmöglichkeiten sind zwar vielfältig, bislang existieren allerdings für die septische Enzephalopathie keine evidenzbasierten Therapieempfehlungen [3] neben der primär kausalen Therapie der Sepsis. In erster Linie sind ein adäquater Perfusionsdruck und die Vermeidung einer Hypoxie und Hyperkapnie zu gewährleisten.

Die Relevanz zukünftiger therapeutischer Optionen wie die Gabe von verzweigtkettigen Aminosäuren oder adjunktive Therapieansätze, beispielsweise mit Glutamatrezeptorantagonisten, müssen zunächst in klinischen Studien überprüft werden [20, S. 461–464].

Die potenziell reversible **autonome Dysfunktion** des Sepsispatienten mit MODS manifestiert sich als hochgradig eingeschränkte Herzfrequenzvariabilität sowie als gestörte Baro- und Chemoreflexsensitivität. Das Ausmaß der Dysfunktion korreliert mit dem Schweregrad der Erkrankung und dem Letalitätsrisiko. Eine spezifische Therapie ist bisher nicht bekannt [3, 19, 20, S. 305–308].

Die **Critical-illness-Neuropathie (CIP)** ist „die" Organdysfunktion des peripheren Nervensystems des kritisch kranken Intensivpatienten mit einer Häufigkeit von 50% bei länger bestehender Sepsis, SIRS und MODS. Die CIP ist eine reversible, akute, vorwiegend axonale Polyneuropathie, die im Rahmen schwerer intensivbehandlungspflichtiger Erkrankungen auftritt. Sie ist charakterisiert durch abgeschwächte oder fehlende Sehnenreflexe und eine Schlaffheit der Extremitätenmuskulatur. Die Hirnnerven sind intakt. Im Liquor findet sich bei manchen Patienten eine Erhöhung des Proteingehalts, die Zellzahl ist normal. Als prädisponierende Faktoren sind Sepsis, MOV, extrakorporale Zirkulation und langdauernde Beatmung anzusehen. Ätiologisch ist die CIP noch weitgehend ungeklärt, möglicherweise spielen auch hier Mediatoren eine tragende Rolle mit Ausbildung von Mikroinfarkten, Ödemen sowie direkter Myelin- oder Axonschädigung. Eine evidenzbasierte spezifische Therapie im Sinne einer Leitlinie existiert derzeit nicht [3]. Alle Anstrengungen müssen daher auf die Behandlung und Beherrschung der Sepsis und des MODS gerichtet werden. Darüber hinaus sollte auch sehr frühzeitig mit einer physiotherapeutischen Therapie begonnen werden. Ermutigend sind die Ergebnisse zweier Studien: a) Die intensivierte Insulintherapie zur Erzielung einer Normoglykämie (s. Kap. „Ernährung des Sepsispatienten") senkte bei beatmeten Intensivrisikopatienten die Inzidenz der Critical-illness-Neuropathie [3], b) bei Patienten mit gramnegativer Sepsis und MODS verhinderte die frühzeitige Gabe des IgGMA-haltigen Immunglobulinpräparates Pentaglobin in einem sehr hohen Prozentsatz das Auftreten einer Critical-illness-Neuropathie [20, S. 466–467]. Das Ergebnis dieser retrospektiven Analyse wird derzeit in einer prospektiven Studie überprüft (S. Balikcogliu, Fa. Biotest, persönliche Mitteilung).

Eine muskuläre Beteiligung im Sinne einer **Critical-Illness-Myopathie** (CIM) tritt bei 50–80% aller kritisch Kranken auf [20, S. 467–469]. Oftmals bereitet es dem Kliniker Probleme, eine CIM von einer CIP abzugrenzen: Beide imponieren durch eine generalisierte Muskelschwäche sowie durch abgeschwächte oder fehlende Muskeleigenreflexe. Differenzialdiagnostisch bedeutsam ist dann das Fehlen von Sensibilitätsstörungen bei der CIP. Ätiologisch scheinen auch bei der CIM Mediatoren – insbesondere die proinflammatorischen Zytokine Interleukin-1 und Tumornekrosefaktor-α – eine Myopathie durch Induktion einer Faseratrophie zu verursachen. Therapeutisch sollte soweit wie möglich auf Substanzen verzichtet werden, die die neuromuskuläre Überleitung beeinflussen, wie beispielsweise Muskelrelaxanzien und Kortikosteroide; evidenzbasierte spezifische Therapieempfehlungen gibt es nicht [3].

Die besondere klinische Bedeutung der CIM liegt darin, dass der Befall der Atemmuskulatur mit einer verlängerten Beatmungsdauer und verzögerten Mobilisation assoziiert ist und sich somit die Sekundärkomplikationsrate – Pneumonie, tiefe Beinvenenthrombose und Lungenembolie – erhöht.

▮ Therapie der Organdysfunktion von Gastrointestinaltrakt und Leber

Der Gastrointestinaltrakt ist nicht nur verantwortlich für die Nährstoffaufnahme, sondern gleichzeitig ein großes Reservoir an potenziell pathogenen Keimen, gegenüber denen die Darmwand eine effektive Barriere darstellt. Im Rahmen des MODS kommt es zu einer Schädigung dieser Darmbarriere mit Aufnahme von lebensfähigen Bakterien – vornehmlich in die Lymphbahn – als *bakterielle* und *Endotoxintranslokation*. Die Induktion von Mediatorkaskaden in der Darmwand ist neben der Veränderung der physiologischen Darmflora die Voraussetzung der mikrobiellen Translokation. Dies ist auch der Ansatzpunkt einer möglichen therapeutischen Intervention: Eine frühzeitig innerhalb der ersten 24 h begonnene enterale Er-

nährung als physiologische Form der Nahrungszufuhr kann die Barrierefunktion der Darmmukosa durch Versorgung der Epithelien mit luminalen Nährstoffen erhalten und gleichzeitig zu einer Reduktion metabolischer und infektiologischer Entgleisungen beitragen (s. Kap. „Ernährung des Sepsispatienten"). Daneben unterstützt die im Rahmen des Schockgeschehens persistierende Hypoperfusion mit konsekutiver intestinaler Ischämie die Insuffizienz der intestinalen Barriere und fördert die bakterielle Translokation. Dieser verminderten Splanchnikusperfusion kommt eine wesentliche Rolle bei der Entstehung und Unterhaltung von MODS und MOV zu [1]. Generell wird der Darm daher auch als „Motor" des MOV angesehen. Der erste und wichtigste Schritt zum Erhalt und zur Verbesserung der Splanchnikusperfusion ist daher die möglichst rasche Stabilisierung der Kreislauffunktion (s. Kap. „Supportive Therapie des Multiorgandysfunktionssyndroms: Kreislauf-Herz-Therapie"). Neben der sofortigen Volumensubstitution tragen Dobutamin und Noradrenalin je nach Ausgangssituation zur Verbesserung der Splanchnikusperfusion bei, wohingegen Dopamin und vor allem Adrenalin in diesem regionalen Kreislauf eher ungünstige Effekte zeigen (ausführliche Diskussion in [20, S. 317–334]).

Die *akute Cholezystitis* bei MODS und Sepsis [15] ist in 90% akalkulös und verläuft auf der Intensivstation häufig unerkannt: Zum Zeitpunkt der Diagnosestellung findet sich bei 40–100% aller Patienten bereits ein fortgeschrittenes, prognostisch belastetes Stadium mit Gangrän, Empyem und Perforation, mit einer Letalität bis zu 75%. Die typische klinische Symptomatik der Cholezystitis ist häufig verschleiert, die – allerdings nur selten palpable – Raumforderung im rechten Oberbauch und vor allem die sonografische Untersuchung („große Gallenblase mit Sludge") sichern die Diagnose. Die Therapie besteht in der Gallenblasenentfernung oder in der Gallenblasendrainage. Manche Zentren führen bei Patienten mit schwerer Sepsis unklarer Ursache und ohne nachweisbare Infektionsquelle eine prophylaktische perkutane Cholezystektomie durch.

Wenige Stunden nach einem akuten Stressereignis – Entwicklung einer Sepsis – können **Erosionen und Ulzera der Schleimhaut vorwiegend im Magenkorpus**, weniger im Antrum oder Duodenum, auftreten. Die Pathophysiologie dieser Läsionen ist komplex und unterscheidet sich von der durch Säure und *Helicobacter* *pylori* hervorgerufenen Ulzera. Durch eine mukosale Minderversorgung mit oxygeniertem Blut als Folge von Minderperfusion oder Hypoxie wird ein schleimhautschädigender Circulus vitiosus, bestehend aus venöser Stase, Sludge, Vasospasmus, Gewebehypoxie, Mediatorenfreisetzung, Radikalbildung, gesteigerter Magensäuresekretion und Autokongestion der Gefäße in Gang gesetzt. Folge dieser Stressulzera sind lebensbedrohliche gastrointestinale Blutungen, welche durch eine adäquate Prophylaxe (s. Kap. „Stressulkusprophylaxe und Pneumoniehäufigkeit") in einem hohen Prozentsatz verhindert werden können.

Paralytischer Ileus und **submuköse Darmblutungen** sind weitere Probleme des Sepsispatienten.

Im Rahmen einer Sepsis kann auch eine **Leberdysfunktion** auftreten [20, S. 421–426]. Die septische Hepatopathie imponiert klinisch durch den Ikterus, funktionell ist die eingeschränkte Syntheseleistung das Entscheidende. Es muss sowohl diagnostisch als auch therapeutisch differenziert werden zwischen einer primären Leberdysfunktion auf dem Boden einer akuten extrahepatischen Erkrankung und eines Leberversagens bei vorbestehender Leberparenchymerkrankung. In diesen Fällen kann durch ein Schockereignis das prognostisch ungünstige „akut-auf-chronische" Leberversagen ausgelöst werden. Therapeutische Optionen beschränken sich derzeit in erster Linie auf supportive Maßnahmen der wesentlichen extrahepatischen Komplikationen. Bei der Auswahl und Dosierung hepatisch eliminierter Medikamente und Antibiotika muss die eingeschränkte Leberfunktion berücksichtigt werden.

▌ Prophylaxe und Therapie der Dysfunktion des Gerinnungssystems

▌ Thromboembolieprophylaxe.

Sepsispatienten sind wie andere Intensivpatienten auch thromboemboliegefährdet und sollten deshalb eine entsprechende Prophylaxe mit Heparin erhalten (Tabelle 7.3.8 „Prophylaxe der tiefen Venenthrombose"). Bei unfraktioniertem Heparin beträgt die Dosis 2- bis 3-mal 5000 IU pro Tag. Niedermolekulare Heparine in angepasster Dosierung können ebenso zum Einsatz kommen, hier sollte jedoch die problematische Therapiesteuerung bei eingeschränkter Nierenfunktion berücksichtigt werden. Ob die 1-mal tägliche subkutane Gabe eines niedermolekularen Heparins bei kritisch Kranken vergleichbar effektiv wie bei Nichtintensivpatienten ist, wird noch hinterfragt.

▌ Therapie der Verbrauchskoagulopathie (DIC).

Bei der Sepsis können lebensbedrohliche Störungen der Blutgerinnung auftreten. Eine besondere Rolle spielt hierbei die Verbrauchskoagulopathie, („disseminated intravascular coagulation", DIC), mit einem exzessiven Verbrauch plasmatischer Gerinnungsfaktoren und Thrombozyten und einer Obstruktion der Mikrozirkulation durch Thrombozytenaggregate und Fibrinprodukte. Klinisch imponiert die DIC als Kombination von Blutungen (Petechien, Purpura, Ekchymosen, verstärkte Blutungen nach Gefäßpunktionen) und Thrombosen (Gangrän, akrale Zyanose, Hautnekrosen, tiefe Venenthrombosen), als Ausdruck einer mikroangiopathischen Hämolyse, Verbrauchsthrombozytopenie, Verbrauch an Gerinnungsfaktoren und Mikrothromben [20, S. 495–501].

Die DIC bei gramnegativer Sepsis – wo sie am häufigsten gesehen wird – wird mit dem Endotoxin als Auslöser in Verbindung gebracht. Die fulminant verlaufende DIC bei Meningokokkensepsis (Waterhouse-Friederichsen-Syndrom, Abb. 7.3.4) liefert dafür ein gewichtiges Argument. Allerdings findet sich die DIC auch bei grampositiver Sepsis, wie z. B. bei der Pneumokokkensepsis [10]; dies könnte für den Tumornekrosefaktor-α als DIC-Induktor sprechen.

Das Ausmaß der Aktivierung des Gerinnungssystems und der Fibrinolyse bei Patienten mit Sepsis ist labortechnisch schwierig zu fassen (Thrombozyten ↓, PTT ↑, Prothrombinzeit ↑, Fibrinogen ↓, Thrombinzeit ↑, Antithrombin ↓, D-Dimere ↑, Fibrin-Monomere ↑, Thrombin-Antithrombin-Komplex ↑, Fibrinopeptid ↑, Prothrombinfragmente (F1+F2) ↑ [20, S. 503–510], und klinisch kann das Bild von inapparenten über mäßig ausgeprägte (Abb. 7.3.3 c, 7.3.4 a) bis zu schwersten Befunden reichen.

Über Jahrzehnte wurde diese disseminierte intravasale Gerinnung in der Sepsis lediglich als isolierte „Organdysfunktion Gerinnung und Fibrinolyse" angesehen. Zu deren Prophylaxe wurde und wird zwar Heparin in niedriger Dosierung gegeben, dessen Wirksamkeit ist bisher aber nicht überzeugend belegt. Dagegen lässt sich bei manifester DIC in der Sepsis mit stark erniedrigten Antithrombinplasmaspiegeln (z. B. <60%) mit einer Antithrombingabe der Antithrombinspiegel anheben und die DIC-Phase verkürzen; eine Letalitätssenkung ist damit allerdings nicht verbunden [20, S. 513–516 und 527–528].

∥ Aktiviertes Protein C: Therapie der Sepsis, nicht primär der DIC. Die Endothelaktivierung in der Sepsis führt zur Inflammation, zur Prokoagulation und zur Hemmung der Fibrinolyse [20, S. 487–492]. Dabei interagieren Gerinnungsneigung und Entzündungsreaktion miteinander und perpetuieren sich gegenseitig. Die Substitution mit in der Sepsis verbrauchten, die überschießende Gerinnung blockierender Substanzen bietet demzufolge nicht nur die Möglichkeit, die DIC zu bessern, sondern darüber hinaus den Sepsisverlauf über eine zusätzliche antiinflammatorische Wirkung günstig zu beeinflussen.

Zwei Ansätze schlugen allerdings fehl: Weder die Gabe von Antithrombin noch die von „tissue factor pathway inhibitor" (TFPI) waren in großen Studien in der Lage, die Sepsisletalität zu senken [20, S. 525–536]. Umso erfolgreicher war dagegen die PROWESS-Studie [3]: In dieser Studie wurde die Wirksamkeit von aktiviertem Protein C (Drotrecogin-α-aktiviert) bei Patienten in der Frühphase einer schweren Sepsis untersucht. Wegen eindeutiger Überlegenheit des aktivierten Protein C gegenüber Plazebo wurde die PROWESS-Studie nach Durchführung einer Interimanalyse und Einschluss von 1690 Patienten vorzeitig abgebrochen: Der Einsatz von aktiviertem Protein C senkte signifikant die Letalität von 30,8% auf 24,7%, was einer absoluten Reduktion von 6,1% und einer relativen von 19,4% entsprach. Sieht man diesen Therapieerfolg unter dem Aspekt der Zahl der erforderlichen Behandlungen pro gerettetes Leben („numbers needed to treat", NNT), so schneidet die Gabe von aktiviertem Protein C bei Sepsis (NNT 16) sogar besser ab als die Thrombolysebehandlung des akuten Herzinfarkts mit Streptokinase (NNT in der ISIS-2-Studie: 36).

Nicht alle Sepsispatienten scheinen in gleicher Weise zu profitieren: Pneumonie, Patientenalter > 50 Jahre, APACHE-II-Score ≥25, Mehrorganversagen und Schock sind Faktoren, bei denen eine besonders erfolgreiche Behandlung erwartet werden kann, die prognostisch günstige Urosepsis und die nichtabdominelle chirurgische Sepsis scheinen dagegen eher weniger anzusprechen. Demzufolge ist die Indikation in den USA auf den erwachsenen Patienten mit schwerer Sepsis und einem hohen Letalitätsrisiko (APACHE-II-Score ≥25) und in Europa auf den erwachsenen Sepsispatienten mit mindestens 2 Organversagen ausgerichtet.

Allerdings herrscht insbesondere aufgrund der hohen Therapiekosten und der teilweise kontrovers diskutierten und interpretierten Studienergebnisse [20, S. 511–536] im breiten klinischen Alltag zurzeit Zurückhaltung bezüglich des Einsatzes dieser Substanz. Nach Auswertung der PROWESS-Studiendaten profitieren vor allem Patienten mit einer schweren Sepsis (APACHE-II-Score ≥25), ältere Patienten (> 50 Jahre) sowie Patienten mit einem sepsisinduzierten ARDS oder einem MOV vom Einsatz des aktivierten Protein C, wenn die Gabe in der Frühphase der Sepsis erfolgt.

In den aktuellen Empfehlungen der „Surviving Sepsis Campaign Guidelines" wurde für die Anwendung des aktivierten Protein C bei schwerer Sepsis eine Grad-B-Empfehlung ausgesprochen (Tabelle 7.3.8 „Rekombinantes humanes aktiviertes Protein C (rhAPC; Drotrecogin-α-aktivert, Xigris").

∥ Therapie der Dysfunktion der endokrinen Organe. Wie auch bei anderen kritischen Erkrankungen und Verletzungen findet sich in der Sepsis eine starke *Aktivierung der Hypothalamus-Hypophysen-Nebennierenrinden-Achse* mit verstärkter basaler und stimulierter Kortisolsekretion [20, S. 473–478]. Diese Aktivierung stellt einen wichtigen Bestandteil der Stressreaktion dar und bewirkt eine antiinflammatorische Modulation der ablaufenden Entzündungsreaktion. Zusätzlich kommt es während der Sepsis zu einer Downregulation der vaskulären Glukokortikoidrezeptoren, die zur hämodynamischen Instabilität beiträgt und durch erhöhte Kortisolspiegel überwunden werden kann. Die in der Vergangenheit durchgeführten Untersuchungen mit hochdosierter Glukokortikoidtherapie bis mehr als 1000 mg Prednisololäquivalenten zeigten jedoch insgesamt nachteilige Effekte auf den Krankheitsverlauf, so dass eine solche Hochdosiskortisontherapie in der Sepsis nicht eingesetzt werden sollte.

Ein hoher Anteil der Patienten mit katecholaminpflichtigem septischen Schock – 2 Drittel – weist im Rahmen des MODS eine *relative Nebennierenrindeninsuffizienz* auf, messbar am verminderten Anstieg der Kortisolsekretion im ACTH-Test. Diese Patienten haben ein erhöhtes Letalitätsrisiko. Durch die Substitution von Hydrokortison in Stressdosen von 200–300 mg täglich kann die Schocksymptomatik gebessert, die Katecholamindosierung reduziert und – wie bisher in einer Studie gezeigt [3] – möglicherweise die Letalität gesenkt werden. Letzteres Ergebnis wird derzeit in der CORTICUS-Studie validiert. Ob auch Patienten im katecholaminrefraktären Schock ohne Nachweis einer relativen Nebennierenrindeninsuffizienz im ACTH-Test von der Substitution mit Hydrokortison profitieren, wird gegenwärtig kontrovers diskutiert. Das evidenzbasierte Vorgehen beschreibt Tabelle 7.3.8 „Steroide".

Fast regelhaft finden sich bei Patienten mit schwerer Sepsis Abweichungen der Schilddrüsenhormonwerte von der Norm, die als „Low-T3-Syndrom" oder auch „Euthyroid-sick-Syndrome" bezeichnet werden [20, S. 473–483]. Neben einer innerhalb weniger Stunden auftretenden Verminderung der T3-Serum-Spiegel kann es im weiteren Verlauf zu einer Erniedrigung des basalen TSH und einem Abfall auch des Serum-T4-Spiegels kommen. Es findet sich somit formal die Konstellation einer sekundären Hypothyreose, die Patienten sind nach klinischen Kriterien jedoch euthyreot. Die beobachteten Veränderungen werden als normale Reaktion auf die schwere Erkrankung aufgefasst, eine Substitution mit Schilddrüsenhormonen ist in dieser Situation nicht sinnvoll.

Nicht indiziert ist die Substitution von rekombinantem *Wachstumshormon* („growth hormone", GH). Dies war in einer kontrollierten Studie mit einem hohen Anteil kardiochirurgischer Patienten unter der Vorstellung erfolgt, die bei kritisch kranken Patienten auftretende GH-Resistenz zu durchbrechen und somit die katabolen Stoffwechselvorgänge günstig zu beeinflussen [20, S. 478]. Die mit GH behandelten Patienten hatten ein erhöhtes Letalitätsrisiko.

▍ Adjunktive Therapie der systemisch-entzündlichen Reaktion: Unterbrechung des Toxinmediatornetzwerks durch Neutralisation, Antagonisierung und Elimination

▍ **Blockade der überschießenden Inflammation.** Vielfältig waren in den letzten Jahren Versuche, die überschießende und damit auch für den Patienten deletäre Inflammation (Abb. 7.3.2) zu dämpfen, durch Neutralisation, Antagonisierung und Synthesehemmung inflammatorischer, „zu viel produzierter" Mediatoren mit Antikörpern

und löslichen Zytokinrezeptoren (z.B. Antitumornekrosefaktor-α, lösliche TNF-Rezeptoren), durch Gabe von (Rezeptor-)Antagonisten (z.B. Interleukin-1-Rezeptor-Antagonist, plättchenaktivierender-Faktor-(PAF-)Antagonist, Ibuprofen) und Stickoxidsynthasehemmern (z.B. Argininanaloga wie L-NAME und L-NMMA) sowie von Antikörpern gegen gramnegative Toxine wie Endotoxin [20]. Und auch die Erhöhung der Leukozytenzahlen in der CARS-Phase (s. Tabelle 7.3.1) mit granulozytenkoloniestimulierenden Faktoren wurde versucht.

Bei all diesen Therapiebemühungen – mehr als 20 Studien mit mehr als 7000 Studienpatienten – blieb jedoch bisher der durchschlagende Erfolg aus, die „magic bullet" – wie von R. C. Bone formuliert – ist bisher noch nicht gefunden: Mediatorredundanz, Mediatorpleiotropie und das Fehlen einer gemeinsamen Endstrecke terminaler Mediatoren in der Sepsis sind anscheinend nur schwer überwindbare Hemmnisse einer jeden punktuellen antiinflammatorischen Therapie bei diesem Krankheitsbild. Selbst wenn man den hohen Therapieanspruch einer Letalitätssenkung verlässt und „nur" nach günstigen Wirkungen der adjunktiven Therapie auf die Herz-Kreislauf-Funktion sucht, sind die Ergebnisse enttäuschend (Tabelle 7.3.22): Die eingeschränkte Herzfunktion scheint gegenüber derzeit verfügbaren adjunktiven Therapiemaßnahmen nahezu resistent, sieht man von der günstigen Wirkung des aktivierten Protein C einmal ab. Dagegen scheint die toxische Vasodilatation zumindest sowohl auf aktiviertes Protein C als auch auf Hemmer der Stickoxidsynthase und der Guanylatzyklase im Sinne eines Anstiegs des systemischen Gefäßwiderstandes anzusprechen. Allerdings führen die derzeit verfügbaren, nichtselektiven Hemmer der Stickoxidsynthase wie L-NAME oder L-NMMA auch zu einer unerwünschten Steigerung des pulmonalen Gefäßwiderstandes, weshalb sie für den klinischen Einsatz nicht geeignet sind [20, S. 344.

Dennoch kündigen sich bescheidene Erfolge an: In der MONARCS-Studie ließ sich mit einem Anti-TNF-α-Antikörper bei Patienten mit besonders schwerer Sepsis – denjenigen mit einem IL-6-Serum-Spiegel von >1000 pg/ml – die 28-Tage-Letalität von 48,4% auf 41,5% und damit um 6,9 Absolutprozente bzw. 14 Relativprozente senken. Günstige Effekte wurden kürzlich auch mit dem Einsatz der den Inflammationsmediator plättchenaktivierender Faktor (PAF)

Tabelle 7.3.22. Kausale Sepsistherapieansätze – Beeinflussung von akuter septischer Kardiomyopathie und Vaskulopathie

	CI	LVSWI	RVSWI	SVR	PVR
▌ Endotoxin-AK (Centoxin)	⊘	⊘/↓	⊘	⊘	
▌ TNF-α-AK	⊘	(↑)		↑	
▌ Hämofiltration	⊘	⊘	⊘	↑	⊘
▌ Plasmapherese	⊘	⊘		⊘	
▌ Immunglobulin G	⊘	⊘			
▌ Hydrokortison	⊘	⊘		↑	
▌ NO-Inhibitoren	⊘/↓	⊘/↓/↑ (transient)	⊘	↑	↑
▌ NO-Inhalation	⊘	⊘	⊘	⊘	↓
▌ Methylenblau	⊘	↑		↑	↑
▌ Pentoxifyllin	⊘	⊘	⊘	⊘	⊘
▌ Aktiviertes Protein C		↑		↑	
▌ Zum Vergleich: Noradrenalin	↑	↑	↑	↑	⊘

TNF Tumornekrosefaktor; *NO* Stickoxid; *CI* Herzindex; *LVSWI* linksventrikulärer Schlagarbeitsindex; *RVSWI* rechtsventrikulärer Schlagarbeitsindex; *SVP* systemischer Gefäßwiderstand; *PVR* pulmonaler Gefäßwiderstand; weitere Einzelheiten und Originaldaten in [20]

abbauenden PAF-Acetylhydrolase beschrieben [10, 20, S. 261–263].

Möglicherweise könnte zukünftig eine antiinflammatorische Differenzialtherapie günstigere Resultate liefern, wenn sie die geschlechts- und altersspezifisch unterschiedlichen Sepsisverläufe mit pro- und antiinflammatorischen Stadien sowie die zahlreichen Zytokingenpolymorphismen stärker berücksichtigen würde.

▌ **Endotoxin- und Zytokinelimination.** Die Standardhämofiltrationsrate bei akutem Nierenversagen liegt bei 1–2 l/h. Nicht bestätigt hat sich die Hoffnung, damit relevante Mengen deletärer Mediatoren eliminieren zu können. Auch die „High-volume-Hämofiltration" mit Durchsatzraten von 6 l/h kann diesbezüglich trotz Einsparung von Vasopressoren kaum überzeugendere Ergebnisse liefern [20, S. 403–420].

Eine effiziente Endotoxinelimination bei Patienten mit gramnegativer Sepsis und mit Peritonitis ist mit dem auf Albuminbasis arbeitenden Matisse-Adsorber (Fa. Fresenius) möglich. In einer Phase-II-Studie mit 145 Patienten mit vermuteter gramnegativer Sepsis, davon 104 mit Peritonitis, führte die tägliche Endotoxinadsorption in den ersten 4 Tagen nach Diagnosestellung im Trend zu einer vorübergehenden Besserung des MODS (stärkerer Abfall des APACHE-II- und des SOFA-Score) und einer deutlicheren Senkung des Serumendotoxins. Die Letalität – nicht primäres Zielkriterium! – war mit und ohne Endotoxinabsorptionstherapie nicht unterschiedlich. Für Aphereseverfahren sind günstige Effekte bisher nur in Fallberichten und in relativ kleinen kontrollierten Studien beschrieben [10, 20, S. 412–413].

▌ **Prophylaxe und Therapie mit Immunglobulinen**

▌ **Pharmakologie.** Durch neutralisierende und opsonisierende Antikörper können intravenös applizierbare Immunglobuline (ivIg) zur Steigerung der Serumbakterizidie, zur Stimulation der Leukozytenphagozytose und zur Neutralisierung von bakteriellen Endo- und Exotoxinen beitragen. Ein weiterer möglicher Wirkungsmechanismus beim Einsatz der Immunglobuline zur Behandlung der Sepsis könnte die ivIg-vermittelte Modifikation und spezifische Unterdrückung der Freisetzung von Zytokinen aus aktivierten Mediatorzellen darstellen [20, S. 208–212].

Sowohl 5-S- (nur noch selten) als auch 7-S-ivIgG und ivIgGMA-haltige Präparate kommen zum Einsatz, in Gesamtdosen von meist 0,75–0,9 (2) g/kg KG ivIgG- bzw. 0,75 (1,75) g/kg KG ivIgGMA an 2–5 aufeinander folgenden Tagen. Mit einer ivIgG-Gesamtdosis von 0,9 g/kg KG bzw. ivIgGMA-Gesamtdosis von 0,75 g/kg KG lassen sich bei Patienten mit schwerer Sepsis, septischem Schock und eskalierendem SIRS nach Herzoperationen mit der Herz-Lungen-Maschine die bei diesen Patienten meist im unteren Normbereich liegenden Serum-IgG-

und -IgM-Spiegel über mehrere Tage in den supranormalen Bereich anheben [20, S. 212–220].

▌ **Sepsistherapie mit Immunglobulinen: Sepsisgesamtkollektiv.** Nach einer Cochrane-Metaanalyse (11 Studien, 492 Erwachsene und neugeborene Patienten) senken Immunglobuline bei Sepsis und septischem Schock die Letalität um 36%; ivIgGMA ist dabei effektiver (Letalitätssenkung 52%) als ivIgG (Letalitätssenkung 27%). Dagegen konnte in der SBITS-Studie (653 Patienten, nicht in der Cochrane-Metaanalyse enthalten!) die Gabe von 0,9 g/kg KG ivIgG die Sterblichkeit von Patienten mit schweregradquantifizierter Sepsis und MODS nicht senken [20, S. 223–229].

Die Survival Sepsis Campaign [3] hat die ivIg-Gabe nicht in ihre Sepsisleitlinien aufgenommen. Für die Arzneimittelkommission der Bundesärztekammer reichen die vorliegenden Studiendaten nicht aus, um eine Empfehlung für den Einsatz von Immunglobulinen bei schwerer Sepsis und septischem Schock zu geben. Eine andere publizierte Leitlinie vertritt den gleichen Standpunkt, akzeptiert allerdings die Erwägung, in der Frühphase einer nachgewiesenen Sepsis ivIgGMA einzusetzen [20, S. 223–229].

▌ **Sepsistherapie mit Immunglobulinen: Sepsissubgruppen.** In relativ kleinen Studien wurde eine Letalitätssenkung beschrieben für die Sepsissubkollektive *„postoperative Sepsis mit Sepsisscore ≥ 20"* (ivIgG), *„septischer Schock (< 24 h) mit Endotoxinämie"* (ivIgGMA) und *abdominelle Sepsis mit adäquater antibiotischer und vor allem mit einer in der Frühphase (< 24 h) durchgeführten chirurgischen Behandlung* (ivIgGMA) [20, S. 229–235]. Vor Aussprechen einer generellen Empfehlung würde man sich eine Bestätigung in Folgestudien erwarten. Auch bei seltenen Sepsisformen wie der *Meningokokkensepsis* (Abb. 7.3.4) und dem *Streptokokkentoxinschocksyndrom* sind bei Patienten, die mit ivIgGMA (Meningokokkensepsis) bzw. ivIgG (Streptokokkentoxinschocksyndrom) behandelt worden waren, niedrigere Letalitätsrisiken gesehen worden als in einer historischen (Meningokokkensepsis) bzw. in einer Plazebogruppe (Streptokokkentoxinschocksyndrom). Allerdings stößt das Konzept der plazebokontrollierten Sepsistherapiestudie aufgrund der Seltenheit dieser Sepsisformen an seine Grenzen [20, S. 229–235].

▌ **Sepsistherapie mit Immunglobulinen: Einfluss auf den Krankheitsschweregrad.** Hinsichtlich der Besserung des MODS bei Sepsispatienten durch ivIg sind die Studiendaten uneinheitlich: In der SBITS-Studie (s. o.) fand sich bei Sepsispatienten mit einem APACHE-II-Score von 20–35 durch die Gabe von ivIgG nach 4 Tagen ein um einen Punkt stärkerer APACHE-II-Abfall im Sinne einer ausgeprägteren Besserung des MODS. Auch bei Patienten mit Streptokokkentoxinschocksyndrom führt die ivIgG-Gabe zu einer rascheren Auflösung des Multiorganversagens, gemessen anhand des SOFA-Score. Dagegen konnte in einer weiteren Studie durch ivIgGMA das Auftreten eines Multiorganversagens oder eines septischen Schocks bei Patienten mit schwerer Sepsis nicht effektiver verhindert werden als durch Plazebo; lediglich der Procalcitoninspiegel als Marker des Sepsisschweregrades fiel in der ivIgGMA-Gruppe signifikant ab (von 5,5 ng/ml an Tag 1 auf 1,45 ng/ml an Tag 8), während er in der Plazebogruppe unverändert blieb (4,0 ng/ml an Tag 1 und 4,0 ng/ml an Tag 8) [20, S. 223].

Schließlich darf nochmals auf eine möglicherweise günstige Beeinflussung der Critical-illness-Neuropathie durch frühzeitige ivIgGMA-Gabe hingewiesen werden (s. Kap. „Therapie der Organdysfunktion von Gehirn, autonomem und peripherem Nervensystem und Muskulatur").

▌ **Infektions-/Sepsisprophylaxe mit Immunglobulinen in Risikokollektiven.** Durch prophylaktische Gabe von Immunglobulinen kann das Auftreten von Infektionen bei Intensivpatienten gesenkt werden. Vor größeren chirurgischen Eingriffen ist bereits präoperativ eine Auswahl derjenigen immungeschwächten Patienten möglich, bei denen die Immunglobulingabe das Auftreten postoperativer Infektionen senken kann: durch Identifizierung von *anergen Patienten vor herzchirurgischen Patienten* (etwa jeder 10. Patient) oder von sepsisdisponierten Personen vor *kolorektalen Tumoroperationen* (etwa jeder 3. Patient).

Besonders Erfolg versprechend erscheint der prophylaktische Einsatz von ivIg bei Patienten nach *Operationen mit bekanntermaßen hohem postoperativem Infektionsrisiko* (Tabelle 7.3.23). Durch die unmittelbar postoperativ begonnene prophylaktische Gabe eines ivIgG-Präparates ließ sich in einer plazebokontrollierten Studie das Auftreten von Infektionen – insbesondere von Pneumonien – senken (Tabelle 7.3.24). Die

Tabelle 7.3.23. Operationen mit hohem postoperativem Infektionsrisiko

▮ Ösophagustumorchirurgie
▮ Kontaminierte abdominelle Operationen (z.B. Abszess, Fistel, Perforation)
▮ „Second look" – abdominelle Operationen nach Misserfolg des vorangegangenen chirurgischen Eingriffs
▮ Operative Behandlung einer schweren, transfusionspflichtigen (> 10 Einheiten) gastrointestinalen Blutung
▮ Peritoneallavage wegen schwerer Pankreatitis (mit mehr als 3 Kriterien nach Ranson)
▮ Rupturiertes Bauchaortenaneurysma oder Aneurysma mit einem Transfusionsbedarf von mehr als 20 Einheiten
▮ Schweres abdominelles oder retroperitoneales Trauma mit Transfusionsbedarf von mehr als 10 Einheiten und Intubationspflichtigkeit länger als 24 h

Nach The Intravenous Immunoglobulin Collaborative Study Group [20, S. 235–240]

Tabelle 7.3.24. Prophylaktischer Einsatz von i.v. Immunglobulin G bei chirurgischen Patienten nach Operationen mit hohem Infektionsrisiko

Postoperativ	IgG (n = 109)	Albumin (n = 112)	p
▮ Patienten mit Infektionen	36	53	0,03
▮ Infektionshäufigkeit pro 100 Patienten-Tage	2,8	3,8	0,08
▮ Pneumonien	15	30	0,04
▮ Abdominelle Infektionen	18	25	n.s
Letalität	14%	20%	n.s.
Verweildauer (Tage)			
Intensivstation	Δ–2		0,02
Krankenhaus	Δ–7,5		0,06

Die Daten wurden nach Ergebnissen des „Intravenous Immunoglobulin Collaborative Study Group" [20, S. 235–240] zusammengestellt: 352 chirurgische Patienten wurden nach a priori definierten Operationen mit hohem Infektionsrisiko (Tabelle 7.3.23) in einer plazebokontrollierten, prospektiven, randomisierten, doppelblinden Multizenterstudie mit einem Standard-IgG behandelt (jeweils 400 mg 1 IgG/kg KG/Woche; maximal 4-mal; erste Dosis unmittelbar nach der Operation)

mit ivIgG behandelten Patienten konnten 2 Tage früher von der Intensiv- auf die Allgemeinstation verlegt und 7,5 Tage früher aus dem Krankenhaus entlassen werden (Tabelle 7.3.24).

Bei *Traumapatienten* (Injury-severity-Score 16–50) kann die prophylaktische Gabe von ivIgG das Risiko des Auftretens von Pneumonien und nichtkatheterbedingten Infektionen reduzieren und die Serumbakterizidie erhöhen; infektionsbedingte Letalität, Antibiotikaverbrauch und Liegedauer werden allerdings dadurch nicht positiv beeinflusst.

Dass ivIg-Prophylaxe bei Hochrisikointensivpatienten das Auftreten von Infektionen und Sepsis senken kann, ist studienmäßig durchaus belegt [20, S. 235–238]. Eingang in Leitlinienempfehlungen [3] hat dieses Konzept jedoch nicht gefunden.

▮ **Therapie des eskalierenden SIRS nach Herzoperationen mit Immunglobulinen.** Die Gabe von ivIgG bei Patienten mit eskalierendem Entzündungssyndrom nach Herzoperationen mit der Herz-Lungen-Maschine – identifiziert anhand eines APACHE-II-Score von ≥28 am ersten postoperativen Tag – kann weder die Letalität noch die Morbidität günstig beeinflussen (ESSICS-Studie) [5, 20, S. 239].

▮ **Therapie der Mediastinitis nach Herzchirurgie mit Immunglobulinen.** Mediastinitiden treten nach Herzoperationen mit der Herz-Lungen-Maschine und medianer Sternotomie in einer Häufigkeit von 1,5–2,5% auf; die Sterblichkeit der betroffenen Patienten mit Standardtherapie liegt bei 20–40%.

In der ATMI-Studie („adjuvant treatment of mediastinitis with immunoglobulins – pentaglobin after cardiac surgery") wird die Wirkung einer adjunktiven i.v. IgGMA-Therapie in einer plazebokontrollierten, doppelblinden, randomisierten, prospektiven Studie mit 100 Patienten überprüft. Primäres Zielkriterium ist der therapeutisch-pflegerische 28-Tage-Aufwand, gemessen mit dem TISS-Score [20, S. 239]. Das Ergebnis der Studie ist noch nicht publiziert.

▌ **Therapie der fulminanten Myokarditis und der akuten Kardiomyopathie mit Immunglobulinen.** Auch bei Patienten mit fulminanter Myokarditis sowie bei akuter Kardiomyopathie viraler, immunogener und genetischer Genese wurden ivIgG eingesetzt, in der Hoffnung, die inflammatorische Herzerkrankung günstig zu beeinflussen [20, S. 239–240].

Einige Gründe sprachen für eine positive Wirkung von Immunglobulinen bei diesen Erkrankungen: günstige ivIgG-Effekte bei muriner viraler Myokarditis, die gesicherte therapeutische Wirkung von ivIgG bei der Kawasaki-Erkrankung und die ermutigenden Ergebnisse zweier ivIgG-Beobachtungsstudien mit pädiatrischen und adulten Patienten, welche eine akute Kardiomyopathie hatten, bzw. mit Patientinnen, bei denen es während der Schwangerschaft oder postpartal zur Kardiomyopathie gekommen war.

Die „Probe aufs Exempel" – die prospektive, randomisierte, plazebokontrollierte IMAC-Studie („Intervention in Myocarditis and Acute Cardiomyopathy Study") – brachte leider eine Enttäuschung: In die Studie waren 62 PatientInnen (43 ± 12,3 Jahre) mit neu aufgetretenen Symptomen (≤ 6 Monate) einer dilatativen Kardiomyopathie und einer erheblich eingeschränkten linksventrikulären Pumpfunktion von ≤ 40% eingeschlossen worden. Die PatientInnen erhielten entweder 2 g/kg KG ivIgG oder Plazebo. Bei 16% zeigte die vor der Randomisierung durchgeführte Myokardbiopsie Zeichen einer zellulären Entzündung. Die ivIgG-Gabe konnte weder

die linksventrikuläre Auswurffraktion nach 6 und 12 Monaten verbessern – das primäre Zielkriterium – noch andere sekundäre Zielkriterien [6]. Wieder einmal konnten ermutigende Ergebnisse in Beobachtungsstudien in einer kontrollierten multizentrischen Studie nicht bestätigt werden.

▌ **Chylothoraxbehandlung mit Immunglobulinen nach Operationen angeborener Vitien.** Nach operativer Korrektur angeborener Vitien tritt mit einer Häufigkeit von 0,5–2% ein Chylothorax auf. Der Chylothorax ist als ernste postoperative Komplikation aufzufassen: Er kann zur Antikörperdepletion, Lymphozytopenie, Protein- und Kalorienmalnutrition, Elektrolytentgleisungen und zum erhöhten Risiko systemischer Infektionen führen. Über günstige Effekte der prophylaktischen Gabe von ivIgG – mit Dosen zur Erzielung von Serum-IgG-Spiegeln über 7 500 mg/l – und des therapeutischen ivIgG-Einsatzes bei manifester Sepsis wurde berichtet [20].

7.3.5.2 Therapieansätze zur Unterdrückung des „eskalierenden Entzündungsreaktionssyndroms nach kardiopulmonalem Bypass (eskalierendes CPB-SIRS)"

Das eskalierende Entzündungsreaktionssyndrom nach kardiopulmonalem Bypass trägt wesentlich zur Morbidität und Letalität nach Herzoperationen bei. Zahlreiche Therapieansätze zu dessen Unterdrückung bzw. Abschwächung sind in Erprobung (Tabelle 7.3.25). Dabei kann einerseits versucht werden, bei allen herzoperierten Patienten die CPB-Entzündungsreaktion abzuschwächen. Ein gesicherter Wirksamkeitsnachweis der in Tabelle 7.3.25 aufgeführten Verfah-

Tabelle 7.3.25. Therapieansätze zur Unterdrückung des „eskalierenden Entzündungsreaktionssyndroms" nach kardiopulmonalem Bypass [13]

▌ Einsatz löslicher Komplement-Typ-1-Rezeptoren
▌ Heparinbeschichtung der CPB-Materialien
▌ Glukokortikoide
▌ Hemmung der Leukozytenadhäsion (Adhäsionsmolekülantikörper, Glukokortikoide, Acadesin)
▌ Antiproteasen (Aprotinin), Antioxidanzien, O_2-Radikalfänger
▌ Leukozytenfilter
▌ Leukozytenverarmtes Blut als Bestandteil der Kardioplegielösung
▌ Hämofiltration mit einer Polysulfonmembran in der Bypassaufwärmphase bei Kindern nach Fallot-Tetralogie-Korrektur

ren konnte bisher noch nicht geführt werden. Alternativ dazu stehen die Bemühungen, nur die wenigen Patienten, bei denen diese Entzündungsreaktion eskaliert und eine hohe Sterblichkeit verursacht, einer raschen Behandlung zuzuführen. Letzteres wurde bisher nur mit i.v. Immunglobulinen versucht, leider ohne positives Therapieergebnis (s. Kap. „Therapie des eskalierenden SIRS nach Herzoperationen mit Immunglobulinen"). Dies entwertet jedoch nicht das Konzept, anhand eines hohen APACHE-II-Score am ersten postoperativen Tag diejenigen Patienten mit eskalierendem CPB-SIRS – 2–10% des Gesamtkollektivs – möglichst frühzeitig zu identifizieren und diese dann in weitere, hoffentlich erfolgreiche Therapiestudien einzuschließen.

7.3.6 Monitoring

Die Tabelle 7.3.26 fasst die wesentlichen Aspekte des Monitorings septischer Patienten zusammen. Entscheidend ist initial das hämodynamische Monitoring zur Steuerung der Flüssigkeits- und Katecholamintherapie. Das leitliniengerechte Basismonitoring beinhaltet lediglich einen zentralen Venenkatheter, dessen Spitze in der V. cava superior liegt (Bestimmung des zentralen Venendrucks und der gemischtvenösen Sauerstoffsättigung), einen arteriellen Katheter (z. B. A. radialis) zur invasiven Blutdruckmessung, die Bestimmung des Hämatokritwertes und die Messung der Diurese. Damit lassen sich die aufgeführten prognoserelevanten hämodynamischen Zielkriterien jeweils sehr rasch bestimmen. Ein deutsches Expertenforum [20, S. 287–296] hat über dieses Basismonitoring hinaus ein erweitertes hämodynamisches Monitoring vorgeschlagen. Es beinhaltet im Wesentlichen Zielparameter, die mit dem Pulmonalarte-

Tabelle 7.3.26. Monitoring des Patienten mit Sepsis

Strategie	Leitlinien-gerechtes Basis-Monitoring		Erweitertes Monitoring	
	Methode	**Zielparameter**	**Methode**	**Zielparameter**
▊ Rasche Beseitigung von Hypotonie und Hypoxie: **Volumen** ⇒ **„Optimierung der Myokardvorlast"**	Zentraler Venenkatheter	ZVD 8–12 (MB 12–15)mmHg*	PAK, PiCCO	Herindex, SVR
	Arterieller Katheter	art. Mitteldruck ≥65 mmHg*	PAK	PAOP >10; 14–18
	Zentraler Venenkatheter (V. cava superior)	$ScvO_2$ ≥70% oder	PiCCO	ITBV
	PAK (art. pulm.)	SvO_2 ≥70%*	PiCCO	(950 ± 100 ml/m²)
	Blutprobelabor	HK ≥30%*	PiCCO	EVLW (<12 ml/kg)
	Messung der Urinausscheidung	≥0,5 ml×kg^{-1}×h^{-1}*	PiCCO	GEDV
			Echokardiografie	EF, EDV, u.a.
▊ Nicht ausreichend: **Myokardfunktion** ⇑ **Gefäßtonus** ⇑ **Katecholamine**	HI ↓ <4, SVR >600, Kontraktilität ↓ ⇒ Dobutamin			
	HI >4, SVR <400, Kontraktilität ↔ ⇒ Noradrenalin			
▊ **Monitoring von Sepsis u. MODS**				
– Sepsis	Klinik, Mikrobiologie, Sepsisscores im Verlauf (SOFA, Elebute & Stoner), Procalcitonin			
– MODS	Organmonitoring: organspezifische Parameter, Scores (SOFA, SAPS II, APACHE II) im Verlauf			
▊ **Monitoring von Kreislauf und Herz:** Kontinuierliches Blutdruck- und EKG-Monitoring				
– Täglich:	Troponinbestimmung: „NSTEMI"?			
– Täglich:	EKG: Myokardischämie? „STEMI"?			

Erläuterungen s. Text. Die Empfehlungen des „Erweiterten Monitoring" basieren im Wesentlichen auf Vorschlägen eines Expertenforums [4], mit Ausnahme von „14–18$^+$" [3, 20, s. 287–296]. *Leitlinien-Empfehlungen der Survival Sepsis Campaign. *EF* Auswurffraktion; *EDV* enddiastolisches Volumen; *EVLW* extravaskuläres Lungenwasser, Normbereich in Klammern; *GEDV* gesamtenddiastolisches Volumen; *HI* Herzindex; *HK* Hämatokrit; *ITBV* intrathorakales Blutvolumen, Normbereich in Klammern; *MB* maschinelle Beatmung; *NSTEMI* Non-St-Strecken-Elevationsmyokardinfarkt; *PAK* Pulmonalarterienkatheter; *PAOP* pulmonalarterieller Occlusionsdruck in mmHg; *ScvO₂* zentralvenöse Sauerstoffsättigung; *SvO₂* gemischtvenöse Sauerstoffsättigung; *STEMI* St-Strecken-Elevationsmyokardinfarkt; *SVR* systemischer Gefäßwiderstand („systemic vascular resistance"); *ZVD* zentraler Venendruck

rienkatheter, dem PiCCO-System und der Echokardiografie gemessen werden können (ausführliche Diskussion in [20, S. 287–296]). Hinsichtlich des pulmonalarteriellen Occlusionsdrucks (synonym verwandt, aber nicht ganz korrekt: Pulmonalkapillardruck, PCWP) stellt das Expertenforum fest, dass ein Zielwert nicht angegeben werden könne, dass aber ein Wert unter 10 mmHg eine substitutionspflichtige Hypovolämie anzeige. Dellinger dagegen [20, S. 287–296] gibt als PCWP-Richtwert 14–18 mmHg an. Lässt sich mit dem leitliniengerechten hämodynamischen Therapiekonzept keine Stabilisierung erzielen, so helfen die Messung von Herzindex und systemischem Gefäßwiderstand, einen „Gefäßschock" von einem „Herzschock", einer septischen Kardiomyopathie, als Ursache der Instabilität zu differenzieren (Abb. 7.3.16). Neben dem hämodynamischen Monitoring sind bei Sepsispatienten vor allem auch das Infektionsmonitoring und die serielle Beschreibung des Sepsis- und MODS-Schweregrades von Wichtigkeit. Hier stehen Klinik, Scores und Laborparameter in der in diesem Artikel beschriebenen Weise zur Verfügung. Nicht vergessen werden sollte die tägliche Bestimmung von Troponin und das tägliche Schreiben eines 12-Kanal-EKG: Die Troponinerhöhung als Marker eines Non-ST-Strecken-Elevationsmyokardinfarktes (NSTEMI) bei akuten Koronarsyndromen weist bei Sepsispatienten auf eine ungünstige Prognose hin. Das tägliche EKG erfasst darüber hinaus das Auftreten eines ST-Strecken-Elevationsmyokardinfarktes (STEMI): Myokardinfarkte im Obduktionsgut septischer Patienten sind weit häufiger als klinisch diagnostiziert, nicht nur bei Sepsispatienten mit kardialen Begleiterkrankungen [20].

7.3.7 Diagnostikschema/ Behandlungsschema

Die wesentlichsten diagnostischen Merkmale von Sepsis und SIRS werden in den Tabellen 7.3.1 und 7.3.6 beschrieben. Die derzeitigen Empfehlungen zur Sepsistherapie werden in der Tabelle 7.3.8 abgehandelt.

7.3.8 Erfolgskontrolle

7.3.8.1 Sepsis

Qualitative Sepsiskriterien (Tabelle 7.3.1) können zwar das Vorhandensein oder Nichtvorhandensein einer Sepsis belegen, die entscheidendere Frage in der Klinik ist jedoch, ob die Sepsis sich im Verlauf bessert oder verschlechtert, ob die Sepsis auf die Therapie angesprochen hat oder nicht (Abb. 7.3.5 a–c). Hierbei können uns die qualitativen Sepsiskriterien nicht weiterhelfen, wohl aber Vergleichsbestimmungen des APACHE-II-Scores und Verlaufsmessungen des systemischen Gefäßwiderstandes: Ein Abfall des APACHE-II-Scores um mindestens 4 Punkte und ein Anstieg des systemischen Gefäßwiderstandes (Abb. 7.3.12) um mindestens 160 $dyn \times s \times cm^{-5}$ innerhalb von 4 Tagen nach Diagnosestellung der Sepsis bzw. des septischen Schocks geht einher mit einer günstigen Prognose: Die Sterblichkeit dieser Patienten ist allenfalls halb so hoch wie die der Patienten, die diese Kriterien nicht erreichen (Abb. 7.3.12). Für das APACHE-II-Kriterium trifft dies sowohl für chirurgische als auch für internistische Sepsispatienten zu, sowohl mit als auch ohne septischen Schock, mit und ohne Tumorerkrankung/ Immunsuppression, mit ausgeprägtem bzw. weniger ausgeprägtem Multiorganversagen (APACHE-II-Score ≥ oder < 24), mit oder ohne positive Blutkulturen, mit gramnegativer oder grampositiver Sepsis [20, Kap. 3].

7.3.8.2 Eskalierendes Entzündungsreaktionssyndrom nach Herzoperationen mit kardiopulmonalem Bypass (eskalierendes CPB-SIRS)

Eine Beurteilung des therapeutischen Erfolges des eingeschlagenen Therapiekonzeptes ist anhand des APACHE-II-Score-Abfalles von Tag 1 auf Tag 5 möglich (Tabelle 7.3.6).

7.3.9 Stellung im therapeutischen Gesamtkonzept

Die Letalität der Sepsis ist trotz optimierter Therapie anhaltend hoch. Untersuchungen aus den USA zeigen, dass sich die Inzidenz der Sepsis in den letzten 20 Jahren verdreifacht hat. Trotz fehlender epidemiologischer Daten muss

▋ Datenblatt

	Abkürzung	Normwert	Einheit
▋ Herzindex („cardiac index")	HI (CI)	2,6–4,2	l/min/m^2
▋ Ejektionsfraktion	EF	> 55	%
▋ Systemischer Gefäßwiderstand	SGW, (SVR)	1100 ± 200	dynes × s × cm^{-5}
▋ Pulmonaler Gefäßwiderstand	PVR	70 ± 20	dynes × s × cm^{-5}
Linker Ventrikel			
▋ Enddiastolischer Volumenindex	EDVI	70 ± 20	ml/m^2
▋ Endsystolischer Volumenindex	ESVI	24 ± 10	ml/m^2
▋ Schlagvolumenindex	SVI	45 ± 13	ml/m^2
▋ Schlagarbeitsindex	LVSWI	51–61	g × m/m^2
Rechter Ventrikel			
▋ Enddiastolischer Volumenindex	EDVI	76 ± 11	ml/m^2
▋ Endsystolischer Volumenindex	ESVI	26 ± 6	ml/m^2
▋ Schlagvolumenindex	SVI	50 ± 6	ml/m^2
▋ Schlagarbeitsindex	RVSWI	8–12	g × m/m^2
Berechnung			

$$\text{▋ SVR} = \frac{\text{AoP}_{\text{mittel}} - \text{RAP}_{\text{mittel}}}{\text{HZV}} \times 80 \qquad\qquad \text{PVR} = \frac{\text{PAP}_{\text{mittel}} - \text{PCWP}_{\text{mittel}}}{\text{HZV}} \times 80$$

Drücke (mmHg)	
▋ Arteriell	
– Systolisch	100–140
– Diastolisch	60–90
– Mittel	70–105
▋ Linker Ventrikel	
– Systolisch	100–140
– Diastolisch	3–12
▋ Linker Vorhof	
– Mittel	2–10
– a-Welle	3–15
– v-Welle	3–15
▋ Pulmonalarterie	
– Systolisch	15–30
– Diastolisch	4–12
– Mittel	9–18
▋ Rechter Ventrikel	
– Systolisch	15–30
– Diastolisch	28
▋ Rechter Vorhof	
– Mittel	2–8
– a-Welle	2–10
– v-Welle	2–10

bei vergleichbarem Gesundheitszustand in Deutschland von einem ähnlichen Trend ausgegangen werden. Und auch weiterhin stellt die Sepsis die häufigste Todesursache auf der Intensivstation dar. Eine der Ursachen der anhaltend hohen Letalität liegt sicherlich in der Heterogenität dieses Krankheitsbildes: Sepsis ist nicht gleich Sepsis! Je nach Sepsisherd, Sepsisursache, Erreger, Begleiterkrankung und Alter des Patienten kann die Prognose des Patienten unterschiedlich sein.

Während die Ergebnisse großer Sepsistherapiestudien in der Vergangenheit überwiegend enttäuschend waren, gibt es aber auch Hoffnung: So konnte eindrucksvoll belegt werden, dass sich durch die Konzepte der lungenprotektiven Beatmung, der frühzeitigen zielorientierten Kreislauf-Herz-Therapie, der Hydrokortisonsubstitution und der konsequenten Stoffwechselkontrolle mit Einhaltung einer Normoglykämie sowohl das Sepsisrisiko als auch die Sepsisletalität senken lassen. Mit dem rekombinanten aktivierten Protein C steht darüber hinaus ein – allerdings kostenintensives – Prinzip zur Modulation der Gerinnungskaskade zur Verfügung, mit dem die Letalität der schweren Sepsis weiter reduziert werden kann. Anzustreben ist zukünftig eine frühzeitigere Identifikation von Patienten mit erhöhtem Sepsisrisiko; neben den verschiedenen zur Verfügung stehenden Scoringsystemen wird hierbei in Zukunft der Ausbau der Mediatorlaboranalytik, aber auch der Nachweis bestimmter Genpolymorphismen hilfreich sein. Trotz zahlreicher Neuerungen in der Therapie der Sepsis bilden die Qualifikation des ärztlichen und pflegerischen Personals, die gute Organisation der Intensivstation und die enge interdisziplinäre Zusammenarbeit wie bisher die entscheidende Grundlage für eine umfassende und erfolgreiche Sepsistherapie.

▮ Literatur zu Kapitel 7.3

1. Baue AE, Faist E, Fry DE (2000) Multiple organ failure – pathophysiology, prevention and therapy. Springer, New York Berlin Heidelberg
2. Bodmann KF, Vogel F (2001) Antimikrobielle Therapie der Sepsis – Empfehlungen einer Arbeitsgruppe der Paul-Ehrlich-Gesellschaft für Chemotherapie e.V. Chemother J 10:43–55
3. Dellinger RP, Carlet JM, Masur H, Gerlach H, Calandra T, Cohen J, Gea-Banacloche J, Keh D, Marshall JC, Parker MM, Ramsay G, Zimmerman JL, Vincent JL, Levy MM (2004) Surviving Sepsis Campaign guidelines for management of severe sepsis and septic shock. Crit Care Med 32:858-873 and Intensive Care Med 30:536-555
4. Expertenforum: Burchardi H, Briegel J, Eckart J, Hasenfuß G, Hermann HP, Holtz J, Meier-Hellmann A, Mölhoff T, Radermacher P, Roessler M, Spies C, Thiemermann C, Werdan K (2000) Hämodynamisch aktive Substanzen in der Intensivmedizin. Anästhesiologie & Intensivmedizin 41:560–631
5. Kuhn C, Müller-Werdan U, Schmitt DV, Lange H, Pilz G, Kreuzer E, Mohr FW, Zerkowski HR, Werdan K (2000) Improved outcome of APACHE II score-defined escalating systemic inflammatory response syndrome in patients post cardiac surgery in 1996 compared to 1988–1990: The ESSICS-study pilot project. Eur J Cardiothor Surg 17:30–37
6. McNamara DM, Holubkov R, Starling RC et al for the Intervention in Myocarditis and Acute Cardiomyopathy (IMAC) Investigators (2001) Controlled trial of intravenous immune globulin in recent-onset dilated cardiomyopathy. Circulation 103:2254-2263
7. Moerer O, Schmid A, Hofmann M, Herklotz A, Reinhart K, Werdan K, Schneider H, Burchardi H (2002) Direct costs of severe sepsis in three German intensive care units based on retrospective electronic patient record analysis of resource use. Intensive Care Med 28(10):1440–1446
8. Müller-Werdan U, Reithmann C, Werdan K (1996) Cytokines and the heart – molecular mechanisms of septic cardiomyopathy. Landes, Austin/Chapman, New York/Springer, Heidelberg
9. Müller-Werdan U, Werdan K (1999) Septic cardiomyopathy. Curr Opin Crit Care 5:415–420
10. Müller-Werdan U, Buerke M, Werdan K (2003) Fortschritte in der Sepsistherapie. Internist 44 (12):1531–1540
11. Pathan N, Hemingway CA, Alizadeh A et al (2004) Role of interleukin 6 in myocardial dysfunction in meningococcal septic shock. Lancet 363:203–209
12. Pilz G, Fraunberger P, Appel R, Kreuzer E, Werdan K, Walli A, Seidel D (1996) Early prediction of outcome in score-identified, postcardiac patients at high risk for sepsis, using soluble tumor necrosis factor receptor-p55 concentrations. Crit Care Med 24:596–600
13. Prondzinsky R, Knüpfer A, Lopnow H, Redling F, Lehmann D, Stabenow I, Witthaut R, Unverzagt S, Radke J, Zerkowski HR, Werdan K (2005) Surgical trauma affects the proinflammatory status after cardiac surgery to a higher degree than cardiopulmonary bypass. J Thor Cardiovasc Surg 129:760–766
14. Rebollo MH, Bernal JM, Llorca J, Rabasa J, Revuelta JM (1996) Nosocomial infections in patients having cardiovascular operations: a multivariate analysis of risk factors. J Thorac Cardiovasc Surg 112:908–913
15. Ruß M, Seige M, Werdan K (im Druck) Allgemeine Intensivtherapie. In: Baumgartner G (Hrsg) Therapie innerer Krankheiten, 10. Aufl. Springer, Berlin Heidelberg New York
16. Schmidt H, Müller-Werdan U (2002) Die autonome Dysfunktion kritisch kranker Patienten. Internist 43:1099–1104

17. Schuster HP, Werdan K (Hrsg) (1998) Intensivtherapie bei Sepsis und Multiorganversagen, 3. Aufl. Springer, Berlin Heidelberg New York

18. Werdan K (2001) Einsatz hämodynamisch aktiver Substanzen bei septischer Kardiomyopathie. Intensivmed 38:138–143

19. Werdan K, Müller-Werdan U (1996) Schock, Kollaps und akute Kreislaufinsuffizienz. In: Erdmann E, Riecker G (Hrsg) Klinische Kardiologie – Krankheiten des Herzens, des Kreislaufs und der Gefäße, 4. Aufl. Springer, Berlin Heidelberg New York, S 647–736

20. Werdan K, Schuster HP, Müller-Werdan U (Hrsg) (im Druck) Intensivtherapie bei Sepsis und MODS, 4. Aufl. Springer, Berlin Heidelberg New York

7.4 ▌ Nosokomiale Pneumonie

A. Gröschel, H. Wilkens, G. W. Sybrecht

Die nosokomiale Pneumonie ist die häufigste Todesursache bei im Krankenhaus erworbenen Infektionen. Als nosokomial werden Pneumonien klassifiziert, die frühestens 48 h nach einer stationären Aufnahme auftreten und nicht auf eine vor dem stationären Aufenthalt erfolgte Infektion zurückzuführen sind. Pneumonien, die sich innerhalb der ersten 4 Wochen nach stationärem Aufenthalt entwickeln, werden als nosokomial angesehen. Für Patienten mit häufigem Kontakt zu Institutionen des Gesundheitswesens (Alten- und Pflegeheim) hat sich der Begriff „healthcare-associated pneumonia" etabliert, der eine Behandlung entsprechend der Richtlinien für nosokomiale Pneumonie fordert [3]. Eine Untergruppe der nosokomialen Pneumonie ist die beatmungsassoziierte Pneumonie, die sich mehr als 48 h nach Intubation entwickelt. Diese beiden Gruppen unterscheiden sich in Bezug auf Pathogenese, Ätiologie und Prognose deutlich. Eine weitere Klassifikation kann anhand des Zeitpunktes des Auftretens getroffen werden. Einige Autoren unterscheiden z. B. bei der beatmungsassoziierten Pneumonie zwischen früh auftretender (innerhalb der ersten 4 Tage nach Intubation) und spät auftretender Pneumonie (Tabelle 7.4.1).

Tabelle 7.4.1. Pneumonieklassifikation

▌ Ambulant erworben
▌ Im Krankenhaus erworben (nosokomial)
▌ Aspiration
▌ Immundefekt

7.4.1 Grundlagen

7.4.1.1 Epidemiologie

Die Pneumonie ist, nach den Harnwegsinfekten und chirurgischen Wundinfekten, die dritthäufigste nosokomiale Infektion und die häufigste Infektion auf Intensivstationen. Bei 5–10 von 1 000 stationär behandelten Patienten kommt es im Verlauf des Aufenthaltes zu einer Pneumonie [6, 7]. Die Mehrzahl der nosokomialen Pneumonien entsteht außerhalb einer Intensivstation, das höchste Risiko besteht jedoch für Intensivpatienten. Bis zu 25% aller Intensivpatienten entwickeln eine Pneumonie.

Berücksichtigt man die Dauer des Krankenhausaufenthaltes, so beträgt die Inzidenz auf einer Intensivstation 0,9/1 000 Patiententage. Beatmete Patienten haben ein besonders hohes Risiko, an einer Pneumonie zu erkranken, wobei die Inzidenz auf gemischt internistisch/kardiologischen Intensivstationen etwa 13 Pneumonien pro 1 000 Beatmungstage und auf gemischt internistisch/chirurgischen Intensivstationen 18/1000 Beatmungstage beträgt. Die Inzidenz scheint relativ linear mit etwa 1–3% pro Beatmungstag anzusteigen.

Auch mit zunehmendem Alter steigt die Pneumonieinzidenz:

- In der Gruppe der <35-Jährigen erkranken 5 von 1 000 stationär behandelten Patienten an einer Pneumonie.

- Bei den >65-Jährigen sind es 15/1 000 Patienten [28].

7.4.1.2 **Prognose**

Die nosokomiale Pneumonie ist die häufigste Todesursache bei im Krankenhaus erworbenen Infektionen. Die Mortalität beträgt je nach Erreger
und Grunderkrankung des Patienten zwischen 10
und 70%; dabei ist allerdings zu berücksichtigen,
dass nur ein Drittel bis die Hälfte der Todesfälle
bei Pneumoniepatienten direkt auf die Pneumonie zurückzuführen sind [12]. Patienten mit
Pneumonie auf einer Intensivstation haben im
Vergleich zu Intensivpatienten ohne Pneumonie
ein 2- bis 10fach erhöhtes Mortalitätsrisiko [30].
Infektionen mit Pseudomonas aeruginosa, gramnegativen Darmbakterien oder methicillinresis-
tentem Staphylococcus aureus (MRSA), beidseitiger Lungenbefall, eine inadäquate Antibiotikatherapie, eine schwere Grunderkrankung und ein
hohes Alter des Patienten sind mit einer besonders hohen Mortalität assoziiert [5, 27]. Bei intubierten Patienten kommen Dauer der Beatmung,
Nierenversagen, Schock, Koma und schwere
Grunderkrankung als Risikofaktoren für eine
erhöhte Mortalität hinzu [28, 30].

7.4.1.3 **Erregerspektrum**

Für das Entstehen einer nosokomialen Pneumonie kann ein relativ breites Erregerspektrum
verantwortlich sein [22, 28]. Das nationale Institut für nosokomiale Infektionen in den USA hat
in den letzten Jahren die größte Datenmenge
über Erreger nosokomialer Pneumonien gesammelt. In dieser Übersicht zeigten sich als häufigste Erreger gramnegative Keime wie:

▌ Pseudomonas aeruginosa (17%),
▌ Enterobacter Species (11%),
▌ Klebsiella (7%) und
▌ Escherichia coli (6%);
▌ Staphylococcus aureus ist mit 16% der wich-
tigste grampositive Keim.

Bei 25–50% der beatmeten Patienten liegen
Mischinfektionen vor [6]. Eine ähnliche Erreger-
verteilung findet man in Europa (Abb. 7.4.1).
Der prozentuale Anteil der einzelnen Erreger
variiert stark von Krankenhaus zu Krankenhaus
und sogar von Station zu Station innerhalb eines Krankenhauses. Insgesamt scheint die Häufigkeit von Enterobacterinfektionen ab- und die
von Pseudomonas aeruginosa und Staphylococcus aureus zuzunehmen. Abhängig von prädisponierenden Faktoren steigt die Wahrscheinlich-

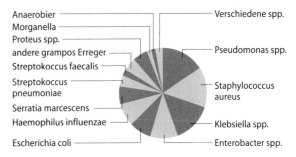

Abb. 7.4.1. Die häufigsten Erreger bei nosokomialen Pneumonien [15]

Tabelle 7.4.2. Prädisponierende Faktoren für verschiedene
Erreger nosokomialer Pneumonien [22]

▌**Leitkeime**
– Staphylococcus aureus
– Klebsiella spp.
– Enterobacter spp.
– E. coli
– Proteus spp.
– Serratia marcescens
– H. influenzae
Stationäre Behandlung ohne spezifische Risikofaktoren
▌**Staphylococcus aureus**
– Koma
– Diabetes mellitus
– Kopfverletzungen
– Niereninsuffizienz
– Influenzavirusinfektion
– Vorherige Antibiotikatherapie: MRSA
▌**Pseudomonas aeruginosa**
– Vorherige Antibiotikatherapie
– Beatmung
– Kortikosteroidtherapie
– Chronische Lungenerkrankung
– Malnutrition
▌**H. influenzae**
– Keine vorherige Antibiotikatherapie
▌**Legionella spp.**
– Kortikosteroidtherapie
– Chemotherapie
▌**Anaerobier**
– Aspiration
– Thorako-abdominale Operation

keit einer Infektion mit bestimmten Erregern
(s. Tabelle 7.4.2).

Bei Patienten ohne spezifische Risikofaktoren
wird die Pneumonie meist durch gramnegative
Keime (außer Pseudomonas aeruginosa), Haemophilus spp., Staphylococcus aureus und z. T.

auch Pneumokokken verursacht. Staphylococcus aureus ist häufig bei Patienten in der postoperativen Phase, nach Schädelhirntrauma oder neurochirurgischen Eingriffen nachzuweisen. Eine längere stationäre Behandlung und Beatmung sind Risikofaktoren für Pseudomonas-aeruginosa-Infektionen. Haemophilus spp. und Pneumokokken können vor allem bei Patienten, die zuvor keine Antibiotika erhalten haben und bei Patienten mit obstruktiven Ventilationsstörungen eine Rolle spielen. Bei Patienten nach Aspiration ist mit Anaerobiern zu rechnen.

Bei Auftreten einer Pneumonie innerhalb der ersten 4 Tage nach Krankenhausaufnahme ist mit Streptococcus pneumoniae, Haemophilus spp. und Moraxella catarrhalis zu rechnen, später wird die Pneumonie meist durch Klebsiella, Acinetobacter spp., Pseudomonas oder Staphylococcus aureus ausgelöst. Infektionen mit Mycoplasma pneumoniae, Chlamydia pneumoniae, Legionellen, Influenza- und Adenoviren, anderen pneumotropen Viren sowie Mykobakterien sind eher selten bei der nosokomialen Pneumonie nachzuweisen. Legionellen können gelegentlich als kleine Epidemien im Krankenhaus vorkommen und sind, wenn sie nicht rechtzeitig erkannt werden, mit einer hohen Mortalität verbunden. Bei immunkompetenten Patienten sind häufig nach vorausgegangener Antibiotikatherapie Pilze im Bronchialaspirat nachweisbar, die bei dieser Patientengruppe allerdings selten die Ursache einer Pneumonie sind, sondern nur eine Kolonisation zeigen.

Bei immunsupprimierten Patienten ist mit Infektionen durch Cytomegalieviren, Herpesviren, Varicella-Zoster-Viren sowie Pilzinfektionen mit Candida, Aspergillus und Cryptococcusspecies zu rechnen.

Eine Antibiotikaprophylaxe hat negative Auswirkungen auf das zu erwartende Keimspektrum. Bei Patienten auf herzchirurgischen Stationen werden nach prophylaktischer Gabe von Cephalosporinen der ersten Generation durch Verdrängung der Normalflora sowohl eine Kolonisation des Oropharynx als auch Infektionen mit Enterobakterien signifikant häufiger nachgewiesen als bei Patienten ohne Prophylaxe [13].

7.4.1.4 Abwehrmechanismen der Atemwege

Die oberen Atemwege stellen eine anatomische und mechanische Barriere gegenüber inhalierten Mikroorganismen dar und sind im Besitz einer aktiven humoralen Immunabwehr im Bereich der Schleimhaut. Die normale Funktion von Pharynx und Epiglottis ist notwendig, um eine Aspiration von Sekret aus den oberen Atemwegen zu verhindern. Einer bakteriellen Pneumonie geht meistens die Kolonisation der oberen Atemwege voraus. Zur Keiminvasion in das Lungenparenchym kommt es dann, wenn in kleinen Mengen aspiriertes Sekret aus den oberen Atemwegen ausreichend virulente Erreger enthält, die die pulmonalen Abwehrmechanismen überwinden. Die normale Flora der Mund- und Rachenschleimhaut, die aus aeroben und anaeroben Organismen besteht, schützt vor der Kolonisation mit potenziell pathogenen Keimen. Weitere Mechanismen zur Elimination von Mikroorganismen sind:

▌ der Schleimfluss über die Epithelzellen,
▌ der Epithelzellenverlust und deren Erneuerung,
▌ Sekretion von Analoga der Zellkopplungsproteine,
▌ lokale Immunabwehr (IgA, IgG, Komplement) und
▌ Veränderungen im Schleimhaut-pH.

Die mukociliare Clearance ist für den Abtransport von biologischem Material und inhalierten Partikeln durch die Flimmerzellen des Respirationstraktes verantwortlich. Sie kann durch Krankheit, inhalative Noxen, Medikamente und Mikroorganismen (Mykoplasmen, H. influenzae, Virusinfektionen) beeinträchtigt werden. Neben der mukociliaren Clearance und den anatomischen Barrieren des nasopharyngealen Traktes spielt der Hustenreflex eine besonders wichtige Rolle als Klärmechanismus der zentralen Atemwege. Bei zähem oder viskösem Schleim und bei geringen exspiratorischen Flussgeschwindigkeiten ist die Effizienz des Mechanismus nicht ausreichend, um Sekret und aspiriertes Material zu entfernen und die Bildung von Atelektasen zu vermeiden. Wichtigster Teil der alveolären Abwehrmechanismen gegen Mikroorganismen sind die Alveolarmakrophagen, die in die terminalen Atemwege vorgedrungene Fremdsubstanzen durch Phagozytose beseitigen. Die Makrophagen sind in der Lage, Zytokine zu sezernieren, die neutrophile Granulozyten rekrutieren. Das in den Typ-2-Alveolarzellen gebildete Surfactant fördert die Phagozytose von Bakterien durch die Alveolarmakrophagen und besitzt darüber hinaus eine antibakterielle Wirkung aufgrund von freien Fettsäuren, Lysozym und eisenbindenden Proteinen.

7.4.1.5 Pathogenese und Pathophysiologie

In den letzten Jahrzehnten wurden wesentliche neue Erkenntnisse über die nosokomiale Pneumonie gewonnen. Arbeiten aus den 70er und 80er Jahren zeigten die Verbindung zwischen nosokomialer Pneumonie und infizierten bzw. kolonisierten Beatmungsgeräten und -schläuchen. Auch wurden Risikofaktoren für postoperative Pneumonien identifiziert und der Zusammenhang zwischen der Kolonisation des Oropharynx mit gramnegativen Keimen und der resultierenden nosokomialen Pneumonie erkannt.

In den letzten Jahren zeigte sich, dass die Aspiration eine zentrale Rolle bei der Pathogenese der nosokomialen Pneumonie spielt. Bei etwa 2% der Normalbevölkerung ist der Oropharynx mit anaeroben gramnegativen Darmbakterien kolonisiert. Dieser Anteil steigt drastisch nach stationärer Aufnahme und es kommt schnell zu einer Verdrängung der Normalflora durch krankenhaustypische Mikroorganismen wie Enterobakterien oder Pseudomonasspecies. Prädisponierend hierfür sind Verletzungen der Schleimhaut, schwere chronische Erkrankungen, Mangelernährung, Operationen, Antazida sowie eine vorausgegangene Antibiotikatherapie. Johanson fand 1980, dass auf einer medizinischen Intensivstation bei 85% der Patienten, die eine Pneumonie entwickelten, gramnegative Darmbakterien im Oropharynx nachzuweisen waren [16]. Nach der Kolonisation der oberen Atemwege kann es durch Mikroaspirationen, die häufig auch bei Gesunden im Schlaf nachweisbar sind, zu einer Pneumonie kommen. Die wichtigsten Ursachen für das Entstehen einer nosokomialen Pneumonie sind die Intubation, welche die anatomischen Schutzbarrieren ausschaltet, und die Dauer der Beatmung (Tabelle 7.4.3). Intubierte Patienten aspirieren oropharyngeales Sekret entlang der Außenseite des Tubus. Niederdruckmanschetten (sog. „low pressure, high volume cuffs") sollen dies verhindern, aber besonders beim Lagern und durch Manipulationen am Tubus kann es trotzdem zu Aspirationen mit Kolonisation der Trachea kommen. Die Lagerung mit leicht erhöhtem Oberkörper verhindert zwar den Reflux aus dem Magen, aber nicht die Aspiration des oropharyngealen Sekrets.

Der Magen gilt als potenzielles Reservoir für Bakterien, die sich besonders bei erhöhtem Magen-pH sowie bei paralytischem Ileus vermehren. Von verschiedenen Autoren wurde gezeigt, dass bei einer Therapie mit Antazida oder H$_2$-Blockern eine höhere Inzidenz und bei Erhalt des Magen-pH mittels Sucralfat im Gegensatz zu Säureinhibitoren eine niedrigere Inzidenz an Pneumonien zu verzeichnen ist. Eine Stressulkusprophylaxe bei Patienten auf Intensivstationen sollte diese Erkenntnisse berücksichtigen. Ein weiteres Reservoir sind die Nase und die Nasennebenhöhlen. In der Kultur des Nasensekrets werden häufig gramnegative Darmbakterien nachgewiesen, die vermutlich entlang der Magensonde in den Oropharynx bzw. die Nasennebenhöhlen gelangen. Die nasale Intubation und das Vorhandensein einer Magensonde können durch die Behinderung des Sekretflusses zu einer Sinusitis führen. Das infizierte Sekret kann wiederum entlang der Außenseite des Tubus aspiriert werden und das Entstehen einer Pneumonie begünstigen.

Die direkte Besiedlung von Beatmungsgeräten mit pathogenen Mikroorganismen ist heute selten, anders als die der Beatmungsschläuche. Das hier entstehende Kondensat wird rasch kolonisiert und zeigt in Tubusnähe die höchste Keimdichte. Beim Drehen der Patienten kann

Tabelle 7.4.3. Risikofaktoren schwerkranker beatmeter Patienten für eine Pneumonie

- Beatmungsdauer
- Chronische Atemwegserkrankung
- Chronische Erkrankungen
- Alter
- Schweres Schädelhirntrauma oder intrakranielles Druckmonitoring
- Barbiturate nach Schädelhirntrauma
- Erhöhter Magen-pH oder Antazida
- Aspiration von Magensaft
- Reintubation oder Selbstextubation
- Oberbauch- oder Thoraxoperationen
- Wechsel der Beatmungsschläuche in Zeitabständen < 48 h
- Flache Kopflage
- Vorausgegangene Antibiotikatherapie
- Magensonde
- Bronchoskopie
- Schock oder Nachweis einer Azidose der Magenschleimhaut
- Notfallintubation nach Trauma
- Stumpfes Trauma
- Stressulkus mit makroskopischer Blutung
- Unterernährung/immunsuppressive Therapie

die Aspiration einer größeren Menge an Organismen zu einer Pneumonie führen. Die alleinige Kolonisation der Schläuche ohne Sekretaspiration scheint allerdings wenig Einfluss auf das Entstehen einer Pneumonie zu haben, denn ein Austausch des Schlauchsystems in Abständen von 48 h vermindert die Infektionsrate im Gegensatz zu häufigerem Wechsel [9]. Auch bei einem wöchentlichen Intervall ist keine höhere Inzidenz zu finden [14], sodass ein wöchentlicher Wechsel zu empfehlen ist.

Das Personal und andere Patienten sind häufig verantwortlich für die Übertragung von pathogenen Keimen durch die Hände (Schmierinfektion) sowie den Nasenrachenraum (aerogen). Maßnahmen zur Infektionsvermeidung sowie zur Aufklärung und Schulung der Mitarbeiter hatten eine deutliche Reduktion der Inzidenz der Pneumonie und deren Therapiekosten zur Folge.

Bei allen Formen der Pneumonie kommt es zu einer Antwort des Organismus auf die Invasion der Erreger im Sinne einer Entzündungsreaktion. Das klinische Bild resultiert aus der Zahl und Virulenz der Erreger sowie den lokalen und systemischen Abwehrkräften des Körpers. Diese müssen erst überwunden werden, damit die Erreger das Lungenparenchym erreichen und sich dort vermehren können (Abb. 7.4.2). Deshalb entstehen Pneumonien besonders bei Schädigung des respiratorischen Abwehrsystems, z. B. bei Verschlechterung einer Grunderkrankung.

In den meisten Fällen werden die Erreger aspiriert. Inhalation (Aspergillen), hämatogene Aussaat (S. aureus) und Reaktivierung von latenten Infektionen (Tuberkulose, Zytomegalievirusinfektionen bei Immunsupprimierten) sind wesentlich seltener.

7.4.2 Diagnostik

Die Diagnose der nosokomialen Pneumonie stellt auch für einen erfahrenen Kliniker eine Herausforderung dar, denn das klinische Bild ist oft durch die bestehende Grundkrankheit und eventuelle Begleiterkrankungen verschleiert. Die klassischen Zeichen einer Pneumonie, wie Infiltrate in der Thoraxübersichtsaufnahme, Fieber und eine Leukozytose können auch durch andere Erkrankungen bedingt sein (Abb. 7.4.3). Bei Patienten, die länger als 48 h beatmet wurden, werden klinische Zeichen einer Pneumonie oft falsch interpretiert. So hatten in einem Kollektiv von Patienten mit Fieber und einem pathologischen Thoraxbild nur 31% tatsächlich eine Pneumonie [11]. Häufig fand sich ein Lungenödem oder eine Atelektase und eine extrapulmonale Infektionsquelle (Harnwegsinfekt, Katheterinfektion). Bei nur 7 von 22 beatmeten Patienten (32%) mit zunehmenden pulmonalen Infiltraten wurde eine Pneumonie in der Postmortem-Untersuchung nachgewiesen [33]. Andere Diagnosen waren z. B. ARDS oder pulmonale Hämorrhagie.

Diagnostische Kriterien für eine erregerbedingte Erkrankung des Lungenparenchyms sind:
▮ neue oder zunehmende Infiltrate im Röntgenbild,
▮ Fieber,
▮ Leukozytose,
▮ eitriges Sputum oder
▮ Trachealaspirat, das in der Gramfärbung mehr als 25 Leukozyten und weniger als 10 Epithelzellen pro „low power field" zeigt,
▮ Wachstum eines potenziell pathogenen Keims,
▮ Fieber über $38^5 \,^\circ C$ und
▮ eine Verschlechterung des Gasaustausches.

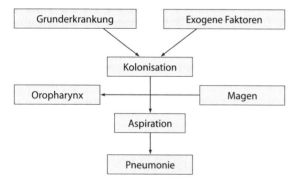

Abb. 7.4.2. Pathogenese der nosokomialen Pneumonie

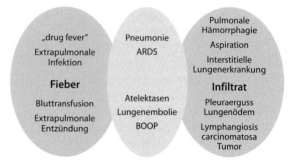

Abb. 7.4.3. Ursachen von Fieber und pulmonalen Infiltraten bei beatmeten Patienten

Tabelle 7.4.4. Kriterien einer schweren nosokomialen Pneumonie

▮ Aufnahme auf die Intensivstation
▮ Respiratorische Insuffizienz (Beatmung oder $FiO_2 > 35\%$, um eine arterielle Sättigung von $>90\%$ zu erreichen)
▮ Schnelle radiologische Verschlechterung
▮ Schock (RR systol <90 mmHg, RR diast <60 mmHg)
▮ Indikation für Vasopressoren >4 h
▮ Oligurie (<20 ml/h), Organversagen

Die Anamnese, die körperliche Untersuchung und Laborparameter geben einen Hinweis auf den Schweregrad der Pneumonie. Eine schwere Pneumonie ist gekennzeichnet durch:

- eine Beeinträchtigung des Bewusstseins,
- eine Atemfrequenz über 30/min,
- Fieber über $38^5\,°C$,
- Hypotonie.

Eine respiratorische Partialinsuffizienz und schnell zunehmende, beidseitige Infiltrate sind weitere Kriterien einer schweren Pneumonie. Diese Zeichen der Sepsis gehen zumeist mit einem erhöhten Herzzeitvolumen und einer Laktatazidose als Ausdruck einer inadäquaten Perfusion einher. Eine schwere nosokomiale Pneumonie besteht bei Vorhandensein mindestens eines der Kriterien aus Tabelle 7.4.4 [2].

Durch Kenntnis von Schweregrad, spezifischen Risikofaktoren und dem Zeitpunkt des Auftretens einer Pneumonie kann das Erregerspektrum näher eingegrenzt werden. Die folgende Einteilung wird vorgeschlagen [2, 32]:

- Patienten ohne Risikofaktoren mit leicht- bis mittelgradiger nosokomialer Pneumonie unabhängig vom Zeitpunkt des Auftretens oder Patienten mit schwerer Pneumonie innerhalb von 5 Tagen nach stationärer Aufnahme,
- Patienten mit Risikofaktoren mit leicht- bis mittelgradiger nosokomialer Pneumonie unabhängig vom Zeitpunkt des Auftretens,
- Patienten mit schwerer Pneumonie und Risikofaktoren oder Auftreten >5 Tage nach stationärer Aufnahme.

7.4.2.1 Röntgenübersichtsaufnahme des Thorax

Das Röntgenbild des Thorax dient der Diagnose und der Verlaufsbeobachtung einer Pneumonie. Voraufnahmen sind hilfreich bei der Beurteilung von bereits bestehenden Erkrankungen (Tumor, Lungenemphysem, Silikose). Die Aufnahmetechnik, die verwendeten Filme sowie die Belichtung, der positive endexspiratorische Druck und die Beatmungsphase sollten konstant sein,

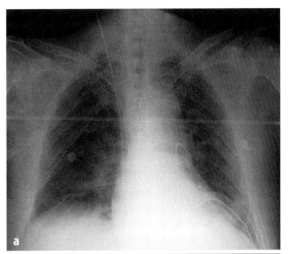

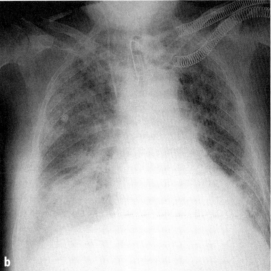

Abb. 7.4.4. a Röntgenthoraxbettaufnahme (a.p.) eines 64-jährigen Patienten 3 Tage nach einer Bypassoperation. **b** Zwei Tage später entwickelte er Fieber, eine Leukozytose und eine respiratorische Insuffizienz, sodass er erneut intubiert werden musste. Das zweite Röntgenthoraxbild zeigt ein Infiltrat im rechten Unterfeld. Differenzialdiagnostisch ist an ein Lungenödem zu denken. Der Patient hatte eine nachgewiesene Pseudomonaspneumonie

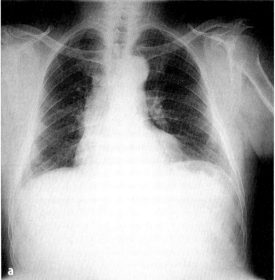

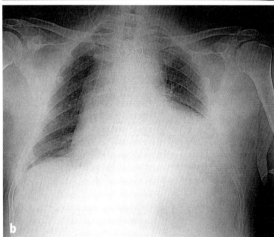

Abb. 7.4.5. Röntgenthoraxbild eines 69-jährigen Patienten **a** präoperativ und **b** 2 Tage nach Bypassoperation, der Fieber und eine Verschattung des linken Unterfeldes entwickelte. Differenzialdiagnostisch kommen hier eine Linksherzinsuffizienz, ein Erguss, eine Pneumonie oder eine Atelektase in Frage. In diesem Fall lag eine Pneumonie mit S. aureus vor

um die Vergleichbarkeit der Aufnahmen zu gewährleisten.

Viele Intensivpatienten, die eine Pneumonie entwickeln, zeigen ein diffuses Infiltrat mit einem Muster, das nicht eindeutig lobär, bronchopneumonisch oder interstitiell ist. Unabhängig vom initialen Bild kann der Übergang in diffuse beidseitige Infiltrate schnell sein (Abb. 7.4.4–6). Als häufige Differenzialdiagnose sind Atelektasen zu nennen, die immerhin bei 8,5% der Intensivpatienten, bei 85% der Patien-

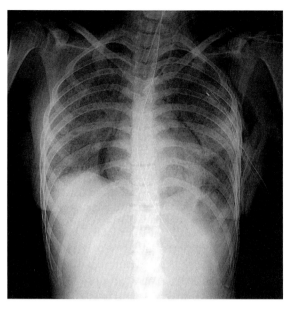

Abb. 7.4.6. Röntgenthoraxbettaufnahme einer 23-jährigen Patientin mit beidseitigen Verschattungen sowie einem Mediastinalemphysem, die aufgrund einer schweren Pneumonie beatmet wurde und ein ARDS entwickelte

ten nach einer Thoraxoperation und bei 20% der Patienten nach einer extrathorakalen Operation vorkommt. Häufigste Ursache für Atelektasen sind Schleimobstruktion durch Sekret, Tubusfehllage (Abb. 7.4.7), Fremdkörperaspiration und ein hoher FiO_2. Eine Pneumonitis kann durch Medikamente wie z. B. Amiodaron ausgelöst werden (Abb. 7.4.8). Bei immunsupprimierten Patienten zeigt das Röntgenbild trotz ausgedehnter Entzündung der Lunge manchmal nur geringfügige Veränderungen (Abb. 7.4.9).

7.4.2.2 Pleurasonografie

Die Sonografie kann als komplementäre Untersuchung zum Röntgenthorax einen Aufschluss über die Morphologie von Thoraxwand- und zwerchfellnahen Prozessen geben. Die häufigste Indikation zur Sonografie sind der Nachweis und die Quantifizierung von Pleuraergüssen. Sie kann auch hilfreich bei der Unterscheidung zwischen intrapulmonalen Abszessen und einem Pleuraerguss sein. Außerdem kann sie zur Prüfung der Zwerchfelldynamik und bei der sonografisch gesteuerten Punktion (Pleurapunktion, Thoraxdrainagenanlage, perthorakale Feinnadelpunktion) eingesetzt werden.

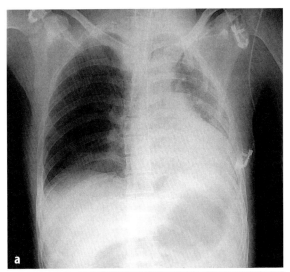

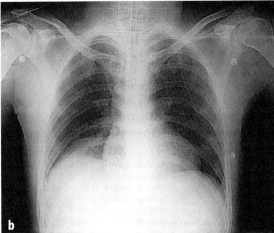

Abb. 7.4.7. Röntgenthoraxbild eines 26-jährigen Patienten mit präoperativ unauffälligem Röntgenbild des Thorax, der intraoperative Zeichen einer akuten Bronchialobstruktion hatte. **a** Nach Mobilisation des Tubus wurde ein Röntgenbild angefertigt, **b** wenige Stunden später eine Kontrolle. In diesem Fall handelte es sich um eine Atelektase, bedingt durch die Tubusfehllage

7.4.2.3 Computertomografie des Thorax

In Einzelfällen ist es bei differenzialdiagnostischen Fragen sinnvoll, eine Computertomografie, gegebenenfalls in hochauflösender Technik, durchzuführen. Bei Verdacht auf ein Empyem oder einen intrapulmonalen Abszess ist neben der Pleurasonografie das CT ebenfalls hilfreich. Zusätzlich gibt die Computertomografie neben der Darstellung der Lungenstruktur weitere Informationen über mediastinale und hiläre Strukturen.

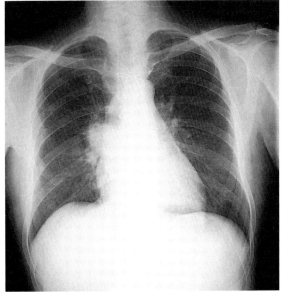

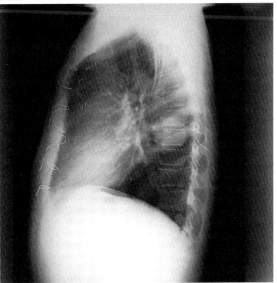

Abb. 7.4.8. Röntgenthoraxbild eines 57-jährigen Patienten 5 Wochen nach einer Herztransplantation mit einem Rundherd im rechten Unterlappen. Differenzialdiagnostisch kommen hier ein Abszess, ein Interlobärerguss oder eine Pilzpneumonie in Frage. In der PSB und BAL konnte Serratia marcescens nachgewiesen werden

7.4.2.4 Erregerdiagnostik

Der Erfolg der mikrobiologischen Diagnostik hängt wesentlich von einigen präanalytischen Faktoren ab (Probengewinnung, Transport und vorausgegangene Antibiotikatherapie). Länger transportierte oder abgelagerte Proben sollten nicht untersucht werden, denn Verzögerungen führen zu einer erheblichen Einschränkung der

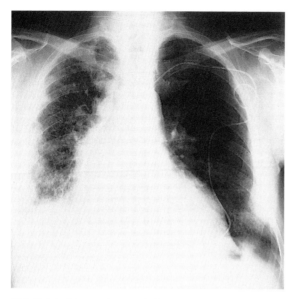

Abb. 7.4.9. Röntgenthoraxaufnahme eines 59-jährigen Patienten mit multiplen kleinen Fleckschatten. Differenzialdiagnostisch kommt eine Pneumonie und Pneumonitis in Frage. Der Patient hatte eine amiodaroninduzierte Pneumonitis

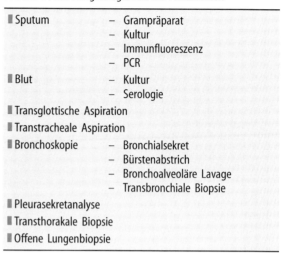

Tabelle 7.4.5. Erregerdiagnostik bei Pneumonien

▮ Sputum	– Grampräparat
	– Kultur
	– Immunfluoreszenz
	– PCR
▮ Blut	– Kultur
	– Serologie
▮ Transglottische Aspiration	
▮ Transtracheale Aspiration	
▮ Bronchoskopie	– Bronchialsekret
	– Bürstenabstrich
	– Bronchoalveoläre Lavage
	– Transbronchiale Biopsie
▮ Pleurasekretanalyse	
▮ Transthorakale Biopsie	
▮ Offene Lungenbiopsie	

Aussagefähigkeit durch Überwucherungen des Materials mit nichtrelevanten Keimen. Das zu untersuchende Material sollte immer von genauen klinischen Angaben begleitet sein, damit der Mikrobiologe entscheiden kann, ob die Isolation und Resistenzprüfung eines Erregers sinnvoll erscheinen.

Ein schneller Hinweis auf den wahrscheinlichsten Erreger ist durch Gramfärbung, Spezialfärbungen für Mykobakterien, Pilze und Protozoen (wie z.B. Pneumocystis jiroveci), direkte Immunfluoreszenz (z.B. bei Legionellen) und den elektronenmikroskopischen Nachweis von Viren zu erhalten. Darüber hinaus ist es möglich, die meisten Erreger zu kultivieren. Dabei sollte auch die Untersuchung der neutrophilen Granulozyten als Indikator einer relevanten Entzündung erfolgen. Eine quantitative Untersuchung der Plattenepithelzellen und der Nachweis von Mundflorakeimen sind ein entscheidender Indikator für eine Kontamination aus den oberen Atemwegen.

Eine vorausgegangene oder laufende Antibiotikatherapie ist bei der Erregerasservation zu berücksichtigen. Unter einer laufenden Antibiotikatherapie sind resistente oder mäßig empfindliche Keime oft nur in einer geringen Keimzahl zu finden, sodass diese selbst mit empfindlichen Methoden wie der geschützten Bürste („protected specimen brush", PSB) schwierig

nachzuweisen sind. Dies gilt auch für den Erregernachweis nach Beginn einer neuen Antibiotikatherapie, da die Lunge häufig innerhalb von weniger als 24–48 h steril ist. Die Kolonisation der oberen und unteren Atemwege mit resistenten Keimen kann zu falsch-positiven Kulturen führen. Bei einer notwendigen Erregerdiagnostik, z.B. in einer therapierefraktären Situation, sollte daher die Antibiotikatherapie, soweit es der klinische Zustand des Patienten erlaubt, 48 h vor der Diagnostik ausgesetzt werden, denn die Dauer der Antibiotikapause vor dem Zeitpunkt der Bronchoskopie beeinflusst das Ergebnis. So zeigte eine Studie, dass die Wahrscheinlichkeit, einen positiven Erregernachweis mittels PSB zu führen, rechnerisch um 47% pro Tag der Antibiotikapause stieg. Eine Antibiotikapause ist bei Patienten, bei denen der Nachweis von Pilzen, Mykobakterien oder Protozoen geführt werden soll, nicht notwendig.

Es steht eine Reihe von Techniken zur Materialgewinnung zur Verfügung, auf die im Folgenden eingegangen wird (Tabelle 7.4.5).

▮ Blutkulturen

Bei Patienten mit Fieber und Verdacht auf eine nosokomiale Pneumonie ist es unerlässlich, vor Beginn einer antibiotischen Therapie Blutkulturen anzulegen. Hierdurch kann es beim Vorliegen einer Bakteriämie gelingen, einen Erregernachweis auch dann zu führen, wenn die Sputumanalyse negativ ist. Dennoch sind Blutkulturen weder spezifisch noch sensitiv und sollten nicht das alleinige Kriterium für die Diagnose einer Pneumonie sein. In einer Reihe von kleineren Studien wurde bei beatmeten Patienten mit Bakteriämie und dem Verdacht auf eine Pneumonie diese nur bei weniger als der Hälfte der Patienten bestätigt. Die übrigen Patienten wiesen andere Infektionsquellen wie z. B. einen Harnwegsinfekt oder eine Sinusitis auf.

Pleurasekret

Zum Nachweis eines Pleuraergusses ist die Sonografie einzusetzen. Bei Vorliegen eines Pleuraergusses ist eine sofortige diagnostische Punktion notwendig, um das Vorliegen eines Pleuraempyems zu sichern und um einen Erregernachweis zu führen. Ein pH von < 7,2, ein Glukosewert von < 40 mg/dl oder eine LDH > 1000 U/l weist auf ein beginnendes Pleuraempyem hin, das mit einer Saug-/Spüldrainage versorgt werden muss (Tabelle 7.4.6).

Sputum

Sputum ist das am wenigsten invasiv zu gewinnende Material. Die Untersuchung des Sputumgrampräparates kann sinnvoll für das initiale Management einer Pneumonie sein. Nachweis von mehr als 25 Neutrophilen pro Sichtfeld und Mucus sprechen für qualitativ gutes Material, während bei Nachweis von mehr als 5 Epithelzellen eine Herkunft des Materials aus dem Mund-Rachen-Raum anzunehmen ist. Zur normalen Mundflora gehören beim Gesunden Anaerobier wie Bacteroides, Streptococcus viridans, Staphylokokken, Neisserien, Candida und auch Streptococcus pneumoniae. Das Grampräparat kann schnell richtungsweisende Befunde erbringen wie grampositive Diplokokken (Streptococcus pneumoniae), Bakterienhaufen (Staphylococcus aureus) und gramnegative Stäbchen (z. B. Haemophilus influenzae). Das Resultat der kulturellen Anzüchtung, das nach 2–5 Tagen verfügbar ist, muss immer zusammen mit dem Direktpräparat interpretiert werden. Oft kommt es zu einem Nachweis einer Reihe pathogener Keime, bei denen es sich auch um eine Kontamination aus den oberen Atemwegen handeln kann. Daher ist die Interpretation der Sputumdiagnostik schwierig und für die exakte Diagnose einer Pneumonie meist nicht ausreichend.

Etwa ein Drittel aller Patienten mit Pneumonien expektorieren kein Sputum. Durch Inhalationen mit hypertoner Kochsalzlösung (3- bis 10%ig) kann eine Sputumproduktion induziert werden.

Trachealaspirat

Sekret, das in der proximalen Trachea mittels transglottischer Aspiration gesammelt wird, repräsentiert das Sekret in den unteren Atemwegen. Bei intubierten Patienten wird eitriges Trachealsekret häufig aus dem Bereich oberhalb des Cuffs aspiriert. Es stellt eine Kolonisation der Trachea durch grampositive und -negative Keime dar. Dies macht die Interpretation der Kultur des Trachealsekrets schwierig. In einer Studie, die Sekret aus der Trachea und den unteren Atemwegen verglich, konnte nur in 40% der Fälle eine Übereinstimmung erreicht werden. In 56% der Fälle war ein Nachweis von pathogenen Keimen nur im Trachealsekret und in 4% nur in der Lunge möglich. Routinekulturen des Trachealsekrets zum „Infektionsmonitoring" haben zwar eine gute Sensitivität, aber eine schlechte Spezifität. Mit der quantitativen Kultur kann eine Infektion von einer Kolonisation unterschieden werden. Analog der Urinkultur wird die Anzahl der Erreger bestimmt und somit ein Maß für die Signifikanz des Befundes gegeben. Bei Trachealaspirat gilt der Nachweis von mehr als 10^6 koloniebildenden Einheiten in der Kultur als signifikant. Andere Verfahren sind Direktpräparate zum Nachweis von Leukozyten und Elastinfasern, der Nachweis von mehr als 2% intrazellulärer Organismen (Spezifität 95–100%, Sensitivität 75%) sowie der Nachweis von Antikörper-Bakterien-Komplexen.

Nichtbronchoskopische Techniken

Hierzu gehören Katheter, die ohne Bronchoskop durch die Nase oder den Mund transglottisch in die unteren Atemwege eingeführt werden. Durch

Tabelle 7.4.6. Kriterien für ein Empyem

Aussehen	Eitrig, trüb, dickflüssig
Geruch	Faulig
Leukozyten	50 000/µl
Gramfärbung	Positiv
Kultur	Häufig positiv
Gesamteiweiß	> 30 g/l
pH	< 7,2
Glukose	< 40 mg/dl
LDH	> 1000 U/l

Vorschieben eines zweiten Katheters innerhalb des ersten wird eine Kontamination vermieden und es kann ein Bronchialaspirat, eine geschützte Bürste, eine bronchoalveoläre Lavage (BAL) oder eine geschützte BAL durchgeführt werden. Sensitivität und Spezifität dieser Methoden sind gut, haben allerdings den Nachteil, dass der Ursprung des Sekrets unsicher ist und häufig aus einem nichtbetroffenen Areal aspiriert wird.

▌ Flexible Bronchoskopie

Die Bronchoskopie bietet den Vorteil, das Bronchialsystem direkt einsehen zu können, um nicht oder gering kontaminiertes Bronchialsekret zu gewinnen, erfordert allerdings einen erfahrenen Untersucher. Um eine Kontamination des Bronchoskops während der Passage durch den Oropharynx bzw. die kolonisierte Trachea zu vermeiden, ist es hilfreich, bei der Passage durch den Oropharynx die Saugung nicht zu betätigen. Die Lokalanästhesie bei nicht beatmeten Patienten kann mittels Inhalation vorgenommen werden, um zu verhindern, dass eine Verunreinigung des Arbeitskanals durch das Lokalanästhetikum (wachstumshemmende Wirkung) entsteht.

Neben dem Tracheal- oder Bronchialaspirat (s. o.) kann eine BAL oder ein Bürstenabstrich durchgeführt werden. Die BAL ist eine Methode zur Materialgewinnung durch sequenzielle Instillation und Aspiration einer 0,9%igen Kochsalzlösung durch ein Bronchoskop, das in Wedgeposition in einem Segment positioniert wird (Tabelle 7.4.7). Die Komplikationsrate der BAL liegt unter 5%. So kann es bei Instillation von zu kalter Flüssigkeit (< Körpertemperatur) zu einem Bronchospasmus kommen. Andere Probleme sind vorübergehende Infiltrate (< 24 h), Hypoxämie und ein transienter Temperaturanstieg. Die Sensitivität dieser Methode hängt von der Konzentration der Erreger in der BAL-Flüssigkeit ab. Eine Konzentration von weniger als 10^5–10^6 Erregern/ml Bronchialsekret (etwa 10^4 koloniebildende Einheiten in der Kultur) gilt als Schwellenwert, um zwischen Kolonisation, Kontamination und Infektion unterscheiden zu können. Eine qualitativ akzeptable BAL sollte <1% plattenepitheliale Zellen enthalten, die ein Hinweis auf eine Kontamination aus den oberen Atemwegen sind. Ein Vorteil der BAL liegt in dem vergleichsweise großen Lungenareal, das untersucht wird. Auch liegen Ergebnisse der BAL innerhalb kurzer Zeit vor. Nach einer Keimidentifizierung mittels Gramfärbung und dem Nachweis von intrazellulären Erregern in mehr als 2% der Leukozyten kann eine spezifische Antibiotikatherapie rasch eingeleitet werden, bevor das Ergebnis der Kulturen vorliegt. Die Spezifität ist abhängig von der Kontamination durch die Flora des oberen Respirationstraktes und liegt bei 69–100%, die Sensitivität liegt bei 72–100%. Bei der geschützten BAL wird ein Katheter verwandt, der an der Spitze einen Ballon sowie einen versiegelten Ausgang hat (Abb. 7.4.10).

Die geschützte Bronchialbürste (PSB) ist eine weitere Methode zur Keimasservation (Abb. 7.4.11 und Tabelle 7.4.8). Die gewonnene Materialmenge ist geringer als bei der BAL. Der Schwellenwert zum sicheren Erregernachweis wird daher mit mehr als 10^3 koloniebildenden Einheiten angege-

Tabelle 7.4.7. Technik der bronchoalveolären Lavage

1. Lokalisation des Infiltrates nach CT oder Röntgenthorax
2. Bevorzugt sind nach ventral abgehende Segmente (Mittellappen, Lingula, S3, S8)
3. Intubation ohne Aspiration, kein Lokalanästhetikum in den Zielbronchus
4. Bronchoskop atraumatisch in Verschlussposition in den drainierenden Bronchus einführen
5. Instillation von maximal 8 Portionen à 20 ml einer 25°C warmen 0,9%-NaCl-Lösung (ein Aspiratvolumen von 50 ml sollte erreicht werden)
6. Manuelle Aspiration
7. Das erste Aspirat verwerfen
8. Die folgenden Aspirate werden gepoolt

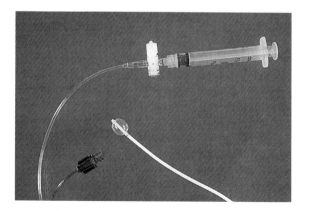

Abb. 7.4.10. Katheter zur Durchführung einer geschützten BAL. Der aufblasbare Ballon an der Spitze soll helfen, eine Kontamination zu vermeiden

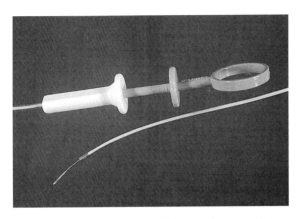

Abb. 7.4.11. Katheter zur Durchführung einer geschützten Bürste (PSB)

Tabelle 7.4.8. Technik der geschützten Bürste

1. Lokalisation des Infiltrates nach CT oder Röntgenthorax
2. Intubation ohne Aspiration, kein Lokalanästhetikum in den Zielbronchus
3. Aufsuchen der Infiltration unter Durchleuchtungskontrolle
4. Herausschieben des inneren Katheters, 1–2 cm vorschieben und nach Erreichen des Infiltrates atraumatisches Herausführen der Bürste
5. Instrument vorsichtig bewegen (cave: Blutung)
6. Zurückziehen der Bürste in den inneren Katheter, diesen in den äußeren Katheter und Entfernung der PSB aus dem Arbeitskanal
7. Herausführen der Bürste unter sterilen Bedingungen und Abschneiden des Kopfes mit steriler Schere in einem Gefäß mit steriler Bouillion. Gefäß verschließen und leicht schütteln

ben. Erreger wie Mycoplasma pneumoniae, die auf dem respiratorischen Flimmerepithel adhärent sind, und Erreger wie Chlamydien, die sich intrazellulär im respiratorischen Epithel vermehren, sind möglicherweise eher mit der Bürstenuntersuchung nachzuweisen. Die Sensitivität der Methode liegt bei 64–100% und die Spezifität zwischen 69 und 100%. Vergleichende Studien zeigen, dass die BAL mindestens die gleiche Sensitivität wie die PSB bietet. Die Kombination der beiden Methoden kann die Sensitivität steigern. Techniken, die eine Kontamination des Arbeitskanals des Bronchoskops im oberen Respirationstrakt vermeiden (geschützte Bronchialbürste, geschützte bronchoalveoläre Lavage), haben eine bessere Spezifität, sie sind allerdings meist mit höheren Kosten verbunden.

▌ Lungenbiopsie

Zur Erregerdiagnostik werden die transbronchiale, perthorakale und offene Lungenbiopsie eingesetzt. Die perthorakale Nadelbiopsie hat den Vorteil, dass nichtkontaminiertes Material direkt aus dem Lungenparenchym für zytologische und mikrobiologische Analysen gewonnen werden kann. Wegen der Gefahr potenziell ernster Komplikationen in Form von Blutung oder Pneumothorax sollte die Methode erst eingesetzt werden, wenn durch andere Methoden (BAL) kein Keimnachweis gelang. Kontraindikationen für dieses Vorgehen sind bullöse Lungenerkrankungen, hämorrhagische Diathesen, Lokalisation der anzugehenden Läsion in der Nähe großer Gefäße, pulmonale Hypertonie, Verdacht auf Echinokokkenzysten und unkontrollierbarer Husten. Die Indikation wird vorwiegend bei immunsupprimierten Patienten gestellt. Die Sensitivität von perthorakalen Nadelbiopsien liegt bei 60–90% und die Spezifität bei nahezu 100%.

Die offene Lungenbiopsie ist eine weitere Möglichkeit der Diagnosesicherung. In der Regel gelingt es durch die transbronchiale Biopsie, adäquates Material zur Aufarbeitung zu gewinnen. Wenn nur ein größeres Gewebsstück zu einer histologischen Klärung führen kann, ist die offene Lungenbiopsie mittels Thorakotomie zu erwägen. Als definitive diagnostische Methode ist sie nur dann indiziert, wenn sich hieraus wesentliche differenzialtherapeutische Ansätze ergeben. Der Vorteil der Methode ist, dass unter Sicht an verschiedenen Stellen Material für die mikrobiologische und histologische Aufarbeitung gewonnen werden kann. Der Nachteil liegt darin, dass eine Allgemeinnarkose mit potenziellen Komplikationen nötig ist. Die Morbidität liegt bei 4–19% und ist hauptsächlich auf ein Luftleck zurückzuführen. Die Mortalität ist abhängig von der zugrunde liegenden Erkrankung und dem verursachenden Erreger.

▌ Serologie

Zum Nachweis von Infektionen durch Legionellen, Mykoplasmen, Chlamydien, Pneumokokken, Viren und Pilzen gibt es zahlreiche serologische Methoden. Nachteil der meisten Antikörpernachweise ist, dass sie überwiegend retrospektive Diagnosen durch Interpretation von Titerverläufen liefern und dass eine Infektion wegen der teilweise erst spät auftretenden Serokonversion nicht auszuschließen ist. Wegen der hohen Prävalenz an seropositiven Titern in der Bevölkerung ist ein einzelner hoher Titer nicht sicher interpretierbar, da er auch ein Residuum einer abgelaufenen Infektion darstellen könnte. Aus diesem Grund ist es für alle Antikörpernachweise empfohlen, eine Abnahme von Serumpaaren mit einem Entnahmeabstand von 1–4 Wochen je nach Erreger und Methode durchzuführen. Eine Schnelldiagnostik ist am ehesten durch einen Antigennachweis zu führen. Serologische Untersuchungen mit dem Ziel, eine Pneumokokken- oder Legionelleninfektion zu entdecken, müssen immer mit dem Versuch des direkten Erregernachweises in der Kultur kombiniert werden.

Ein erhebliches Problem in der Legionellendiagnostik bietet die Vielfalt immunologisch unterschiedlicher Typen. Beim Nachweis von Antikörpern im indirekten Immunofluoreszenztest (IFT) (positiv: 2- bis 4facher Titeranstieg auf >1:128, Einzeltiter von 1:256 ist verdächtig) können unspezifische Kreuzreaktionen z.B. mit Pseudomonas-, Campylobacter- und Proteusantikörpern auftreten. Bei Patienten mit kulturell gesicherter Legionelleninfektion findet man positive Titer häufig erst nach mehreren Wochen. Der direkte IFT zum Antigennachweis mittels speziesspezifischer Antikörper der Subtypen 1–12 ist derzeitig die schnellste Nachweismethode, besitzt aber eine sehr schlechte Sensitivität von 25 bis maximal 70%. Der Nachweis des Legionellenantigens im Urin (nur Serogruppe 1) ist eine weitere Option der Diagnostik. Je nach verwendetem Testsystem und Antikörpern ergeben sich eine Sensitivität des Legionellenantigentests zwischen 15 und 99% und eine Spezifität zwischen 40 und 99%.

Virusinfektionen werden als Auslöser einer Pneumonie wahrscheinlich zu selten nachgewiesen, obwohl sie in vielen Fällen Wegbereiter einer bakteriellen Superinfektion sind. Viruspneumonien können prinzipiell durch Antikörper- und Antigennachweis mittels ELISA, KBR und IFT oder durch direkte Virusisolierung, Anzucht und Typisierung in Gewebekulturen diagnostiziert werden. Da der direkte Erregernachweis meist schwierig ist, die Serumtiter erst verzögert ansteigen und es sich um Verfahren mit hohem technischen Aufwand und entsprechenden Kosten handelt, sollten sie nur bei spezieller Indikation, z.B. bei immunsupprimierten Patienten, eingesetzt werden.

Bei dem Verdacht auf eine opportunistische Infektion ergibt sich eine Indikation für gezielte immunserologische Untersuchung meist nur in Kombination mit kulturellen und histologischen Techniken. Unzuverlässig sind immunserologische Untersuchungen zur Detektion von Antigenen und Antikörpern bei dem Verdacht auf eine Candida- oder Aspergillusinfektion. Immunserologische Daten erlauben keine Aussage über die letztlich entscheidende Frage, ob es sich um eine invasive Mykose handelt.

Nukleinsäureamplifikationstechniken (NAT) wie die Polymerasekettenreaktion (PCR) haben bisher nur in wenigen Bereichen, wie dem Nachweis von CMV-DNA bei transplantierten Patienten, einen Platz in der Diagnostik.

7.4.3 Therapie

Neben der antibiotischen Therapie (Abb. 7.4.12) sind wesentliche Bestandteile der Behandlung Maßnahmen zur Sekretmobilisation, zur Expektoration des Sekretes und zum Erhalt eines adäquaten Gasaustauschs.

7.4.3.1 Unterstützende Maßnahmen

Maßnahmen zur Sekretmobilisation bewirken neben einer Minderung der Atemarbeit eine verbesserte Ventilationsverteilung. Eine intensive physikalische Therapie mit Lagerungsdrainagen, Vibrations- und Klopfmassagen zur Expektoration von Sekret aus den Atemwegen ist mitentscheidend für den Therapieerfolg und wird oft nicht genügend eingesetzt.

Ausreichende Flüssigkeitszufuhr, besonders bei Patienten mit hohem Fieber, und eine Inhalationstherapie mit physiologischer Kochsalzlö-

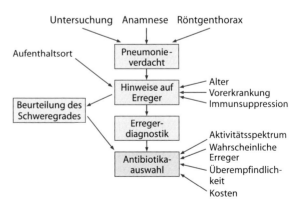

Abb. 7.4.12. Management nosokomialer Pneumonien [19]

sung und β_2-Mimetika tragen zur Verbesserung der mukoziliaren Clearance bei. Bei sehr zähem, schlecht zu mobilisierendem Sekret kann eine therapeutische Bronchoskopie notwendig werden.

Zusätzlich muss auf einen ausgeglichenen Elektrolythaushalt geachtet werden. Insbesondere Hypophosphatämien werden oft übersehen und können zu einer Schwäche der Inspirationsmuskulatur mit respiratorischem Pumpversagen führen.

Von entscheidender Bedeutung ist es, einen adäquaten Gasaustausch zu erhalten oder wiederherzustellen. Klinisch lässt sich eine Hypoxämie nicht genau abschätzen, daher sollte immer eine arterielle oder kapilläre Blutgasanalyse erfolgen und spätestens bei einem Sauerstoffpartialdruck unter 8 kPa oder einer hypoxisch induzierten Hyperventilation mit einer Sauerstofftherapie begonnen werden. Die Sauerstoffgabe kann per Nasensonde oder, falls ein höherer Fluss notwendig ist, mit einer Sauerstoffmaske erfolgen.

Nicht nur die durch die Pneumonie verminderte Gasaustauschfläche, sondern auch kardiovaskuläre Faktoren und periphere Sauerstoffutilisation tragen zu einer Hypoxämie bei. So sind ein vermindertes Herzzeitvolumen z. B. bei Herzinsuffizienz und die Zunahme des intrapulmonalen Shunts zu bedenken. Der Anstieg des Shuntvolumens ist bedingt durch die Sekretion lokaler vasodilatatorischer Substanzen, welche die hypoxisch induzierte pulmonale Vasokonstriktion (von-Euler-Liljestrand-Mechanismus) teilweise rückgängig machen. Der erhöhte periphere Sauerstoffkonsum ist zum einen durch den Verbrauch in der Atemmuskulatur, zum anderen durch den bei Fieber und Sepsis gesteigerten Metabolismus zu erklären. Durch den gesteigerten Energiestoffwechsel ist auch bei nichtintubierten Patienten neben der oralen Ernährung eine parenterale Supplementation zur Deckung des Energiebedarfs durchzuführen. Intubierte Patienten, die nur parenteral ernährt werden, haben eine erhöhte Mortalität im Vergleich zu enteral ernährten Patienten.

7.4.3.2 Beatmung

Kommt es zu einem respiratorischen Pumpversagen mit Anstieg des PCO_2 als Ausdruck des Versagens der Atemmuskulatur, so ist eine nichtinvasive Atemunterstützung mittels CPAP („continuous positive airway pressure") oder BiPAP („bilevel positive airway pressure") zu erwägen. Hiermit kann es gelingen, die respiratorische Insuffizienz zu überbrücken und eine Intubation zu vermeiden. Besteht ein hypoxämisches Pumpversagen und gelingt trotz Sauerstoffgabe keine ausreichende Oxygenierung, so ist eine invasive Beatmung notwendig. Die Sauerstoffkonzentration bei intubierten Patienten darf dauerhaft einen FiO_2 von 0,5 nicht überschreiten, da es sonst zu einer Schädigung der Lunge und der Ausbildung von Mikroatelektasen kommt. Auch sollten Spitzendrücke von über 35 mmHg sowie Atemzugvolumina von mehr als 6–8 ml/kgKG vermieden werden, um ein Barotrauma der Lunge zu verhindern. Die Beatmung mit kleinen Atemzugvolumina und einer entsprechenden Atemfrequenz ist daher sinnvoll.

Bei schweren Pneumonien muss im Einzelfall bei nicht ausreichender Beatmung die Indikation für ein extrakorporales Verfahren (PECLA, ECMO) mit einem entsprechenden Zentrum geklärt werden.

7.4.3.3 Antibiotikatherapie

Therapeutische Entscheidungen sind wesentlich leichter zu fällen, wenn die verursachenden Keime bekannt sind und die Therapie gezielt nach bakteriologischem Ergebnis und Antibiogramm erfolgen kann. Bei der initialen Therapie helfen Untersuchungen, die einen schnellen Informationsgewinn bringen, wie Gramfärbung, direkte Immunfluoreszenztests oder eine Ziehl-Neelsen-Färbung. Da die Ergebnisse der mikrobiologischen Untersuchung erst nach 48 h vorliegen und Informationen über den zugrunde liegenden Erreger nicht verfügbar sind, ist zu Beginn

Tabelle 7.4.9. Empirische Antibiotikatherapie für eine nosokomiale Pneumonie

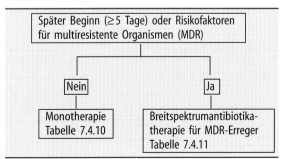

Tabelle 7.4.10. Initiale antibiotische Therapie einer nosokomialen Pneumonie bei Patienten mit frühem Beginn (< 5 Tage) und ohne Risikofaktoren für multiresistente Organismen

Pathogener Keim	Antibiotikaempfehlung
Streptococcus pneumoniae	Ceftriaxon
Haemophilus influenza	oder
Methicillinempfindlicher Staphylococcus aureus	Levofloxacin, Moxifloxacin, Ciprofloxacin
Gramnegative Darmbakterien	oder
Escherichia coli	Ampicillin/Sulbactam
Klebsiella pneumoniae	oder
Enterobacter spp.	Ertapenem
Proteus spp.	
Serratia marcescens	

Tabelle 7.4.11. Initiale Antibiotikatherapie einer nosokomialen Pneumonie bei Patienten mit spätem Beginn (≥ 5 Tage) oder dem Verdacht auf multiresistente Erreger

Pathogene Keime der Tabelle 7.4.10 und MDR-Keime	Antibiotikakombinationen
▐ Pseudomonas aeruginosa	Cephalosporin mit Antipseudomonasaktivität (Ceftazidim, Cefepim)
▐ Klebsiella pneumoniae	oder
▐ Acinetobacter spp.	Antipseudomonas Carbapenem (Imipenem, Meropenem)
	oder
	β-Laktam/β-Laktamaseinhibitor (Piperacillin/Tazobactam)
	plus
	Antipseudomonas Fluorchinolon (Ciprofloxacin, Levofloxacin)
	oder
	Aminoglycosid (Gentamycin, Tobramycin, Amikacin)
	plus
▐ MRSA	Vancomycin/Rifampicin
	oder
	Linezolid
▐ Legionella pneumophilia[a]	

[a] Wenn Legionellenverdacht besteht, sollte ein Makrolid oder Fluorchinolon (Ciprofloxacin, Levofloxacin) anstelle eines Aminoglycosidantibiotikums eingesetzt werden.

der Behandlung eine kalkulierte Therapie notwendig. Darüber hinaus sollte der Beginn der Antibiotikatherapie immer unverzüglich und kalkuliert erfolgen, basierend auf den klinischen und radiologischen Ergebnissen, der antimikrobiellen Vorbehandlung, dem Zeitpunkt des Pneumoniebeginns („nosocomiale early onset" < 5 Tage oder „late onset" ≥ 5 Tage) und den patientenspezifischen Risikofaktoren. Berücksichtigung findet dies in den Empfehlungen der American Thoracic Society (ATS), der Infectious Society of America (IDSA), den Empfehlungen der Paul-Ehrlich-Gesellschaft für Chemotherapie e.V. (PEG) und der Deutschen Gesellschaft für Pneumologie (DGP) sowie die Empfehlungen der European Respiratory Society (ERS) über die Richtlinien für die Behandlung von Erwachsenen mit Pneumonie.

Für Patienten, die innerhalb der ersten 5 Tage nach Krankenhausaufnahme eine Pneumonie

Tabelle 7.4.12. Initiale Antibiotikadosierung in Patienten mit schwerer Pneumonie oder MDR-Keimen

Antibiotikum	Dosierung[1]
▌ Cephalosporin (mit antipseudomonas Wirkung)	
Ceftazidim	2 g alle 8 h
Cefepim	1–2 g alle 8–12 h
▌ Carbapenem	
Imipenem	500 mg alle 6 h oder 1 g alle 8 h
Meropenem	1 g alle 8 h
▌ β-Laktam/β-Laktamaseinhibitor	
Piperacillin – Tazobaktam	4,5 g alle 6 h
▌ Aminoglycoside[2]	
Gentamycin	7 mg/kg tgl.
Tobramycin	7 mg/kg tgl.
Amikacin	20 mg/kg tgl.
▌ Chinolone	
Ciprofloxacin	400 mg alle 8 h
Levofloxacin	750 mg tgl.
▌ Vancomycin[2]	15 mg/kg 2×tgl.
▌ Linezolid	600 mg 2×tgl.

1) Die Dosierung setzt normale Nieren- und Leberfunktion voraus
2) Für Aminoglykoside und Vancomycin ist eine Kontrolle der Talspiegel erforderlich.

Tabelle 7.4.13. Differenzialdiagnose bei Versagen der Antibiotika

Falsche Diagnose	Komplikationen	Falscher Organismus
▌ Atelektase	Empyem/Abszess	Medikamentenresistenter Keim
▌ Lungenembolie	Pseudomembranöse Kolitis	(Pilz, Tbc, Virus, Bakteria)
▌ ARDS	Medikamenteninduziertes Fieber	Inadäquate Antibiotikatherapie
▌ Karzinom		
▌ Pulmonale Hämorrhagie		
▌ Cryptogen organisierende Pneumonie (COP)		

entwickeln, zeigen klinische Studien, dass dies meist nicht zu schweren Behandlungsproblemen führt. Für die nosokomiale Infektion stehen verschiedene Antibiotika zur Verfügung wie Cephalosporine der Gruppe 3a (z.B. Ceftriaxon), Amoxipenicilline in Kombination mit einem Betalaktamaseinhibitor oder die Carbapeneme der Gruppe 2 (Ertapenem). Alternativ können Fluorchinolone der Gruppe 3 (Levofloxacin) oder Gruppe 4 (Moxifloxacin) eingesetzt werden. Aminopenicilline/Betalaktamaseinhibitor (Amoxicillin/Clavulansäure, Ampicillin/Sulbactam) stellen eine zweite Wahl dar. Hier zeigen aktuelle Daten einen Anstieg der Resistenzraten bei Escherichia-coli-Stämmen mit Resistenzraten von 26 bzw. 36%. Die Therapiedauer von 7 bis maximal 10 Tagen gilt als ausreichend.

Bei Patienten, die länger als 5 Tage stationär behandelt werden oder intubiert sind, steigt das Risiko, eine Infektion mit gramnegativen oder resistenten bzw. multiresistenten Erregern erworben zu haben. Aufgrund des hohen Stellenwertes der initialen Antibiotikatherapie für das Überleben der Patienten sollten hier Antibiotika zum Einsatz kommen, welche die genannten Erreger im Spektrum haben (Enterobacter spp.,

Nonfermenter [Pseudomonas spp.], Serratia spp. und Citrobacter spp.). Nur eine begrenzte Anzahl von Antibiotika besitzt eine ausreichende antibakterielle Aktivität gegenüber den zu erwartenden gramnegativen und grampositiven Problemerregern, und die Resistenzsituation der verschiedenen Substanzen sollte umfassend beobachtet und dokumentiert werden. Empfohlen sind Antibiotika wie Acylaminopenicilline plus Betalaktamaseinhibitor (Piperacillin/Tazobactam), pseudomonaswirksame Cefalosporine (Ceftazidim, Cefepim) oder ein Carbapenem (Imipenem, Meropenem). Bei schwerer Erkrankung ist eine Kombination mit einem pseudomonaswirksamen Fluorchinolon oder einem Aminoglycosid empfohlen. Aminoglycoside werden heute in der Regel 1-mal täglich in einer Dosierung von 5–7 (–10) mg/kg (Gentamycin, Tobramycin) gegeben. Die Therapiedauer wird dafür jedoch für diesen Kombinationspart auf 3–5 Tage begrenzt. Bei Verdacht auf eine Infektion, durch einen methicillinresistenten Staphylococcus aureus (MRSA) ist eine Glycopeptidtherapie (Vancomycin) in der Regel nicht ausreichend. Es muss mit einem gewebsgängigen Antibiotikum (Rifampicin, Fosfomycin) kombiniert werden. Eine Alternative für schwere Fälle ist das Oxazolidinon Linezolid. Bei der Kombination Acylaminopenicillin plus Betalaktamaseinhibitor ist nur die fixe Kombination von Pipericillin mit Tazobactam in der Indikation nosokomiale Pneumonie durch eine Vielzahl an klinischen Studien dokumentiert. Somit sollte – sofern ein Acylaminopenicillin plus Betalaktamaseinhibitor eingesetzt werden soll – aufgrund der aktuellen Datenlage die Kombination mit Piperacillin/Tazobactam bevorzugt werden. Die Dauer der antibiotischen Therapie richtet sich hier vor allem nach dem klinischen Befund, weniger nach dem Röntgenverlauf. In der Regel gilt eine Therapie 3–5 Tage über die Entfieberung hinaus bei unkomplizierten schweren Pneumonien als ausreichend, eine Behandlungszeit von 7–12 Tagen sollte in aller Regel nicht überschritten werden. Bei abszedierenden Pneumonien muss wesentlich länger, bis zu mehreren Wochen, behandelt werden. Bei Infektionen mit Legionellen und Chlamydien wird eine 2- bis 3-wöchige Therapie empfohlen. Die initiale Therapie sollte bei allen Patienten intravenös verabreicht werden, wobei ein früher Wechsel zu einer oralen Therapie in ausgesuchten Patienten mit einem guten Ansprechen und einer adäquaten oralen Absorption zu empfehlen ist.

7.4.4 Erfolgskontrolle

Ein Zeitraum von 48–72 h ist notwendig, um ein Ansprechen auf die Therapie beurteilen zu können. Eine initiale Verschlechterung kann selbst bei effektiver Antibiose auf eine Endotoxinfreisetzung zurückzuführen sein. Bei Ansprechen auf die Therapie sind klinische Zeichen der Entzündung wie Temperatur, Tachykardie, Tachypnoe etc. rückläufig. Entzündungsparameter wie Leukozyten und CRP, Oxygenierung, Zeichen des septischen Schocks, metabolische Azidose, Verbrauchskoagulopathie und Organversagen bessern sich. Wurde ein invasives Monitoring mittels Rechtsherzkatheter durchgeführt, geben die Abnahme des HZV um 0,5 l/min/m² sowie ein Absinken der Herzfrequenz auf weniger als 95 Schläge/min einen Hinweis auf eine günstigere Prognose [23]. Ein unverändert hohes HZV macht bei diesen Patienten den Tod durch septischen Schock oder Multiorganversagen (MOF) wahrscheinlich. Als Auslöser ist zum einen eine exzessive Sekretion von Tumornekrosefaktor (TNF-α) und eine damit verbundene übermäßige Aktivierung der entzündungsfördernden Zytokine wahrscheinlich. Zum anderen kommt es bei einer regionalen Ischämie und Reperfusion, vor allem der Leber und Lunge, zur Bildung von Sauerstoffradikalen, die eine Gewebsschädigung auslösen.

Eine Zunahme der Infiltrate in den ersten Tagen der Therapie und eine prolongierte Resolution ist nicht ungewöhnlich. Nach etwa 2 Wochen sollte eine Besserungstendenz zu erkennen sein, da sonst nichtinfektiöse Ursachen wie eine Bronchiolitis obliterans mit organisierender Pneumonie oder die Spätphase eines ARDS („adult respiratory distress syndrome") zu erwägen sind. Der Eradikation des Erregers im Trachealaspirat kommt wenig Bedeutung zu. Besonders bei beatmeten Patienten ist meist eine Kolonisation der Trachea oder des Tubus mit Organismen zu finden, die resistent gegen die laufende Antibiotikatherapie sind. Kontrolliert man den initialen Befund mittels PSB oder BAL, kann man bei Ansprechen auf die Therapie nach etwa 48–72 h keine Erreger mehr nachweisen.

Eindeutige Kriterien für ein Therapieversagen wurden bisher nicht definiert. Zur Beurteilung der Therapieeffektivität werden oft Parameter wie Fieber, Entzündungszeichen und Zeichen der Sepsis herangezogen, die auf systemischen Auswirkungen der Pneumonie basieren. Bei ei-

nem vermuteten Versagen der Antibiotikatherapie ist es notwendig, die Ursache zu erkennen.
Gelegentlich ist die Initialdiagnose Pneumonie
auf eine Fehlinterpretation der Befunde zurückzuführen. Infiltrate bzw. Fieber können nicht-
infektiöser Genese sein, wie die Bindegewebsproliferation bei ARDS-Patienten, Thrombembolien, Medikamentenreaktionen, Pankreatitis und
Transfusionsreaktionen. Aber auch extrapulmonale Infektionen bieten ein ähnliches Bild. So ist
bei intubierten Patienten häufig eine Sinusitis
zu finden, Kathetersepsis, Harnwegsinfekte und
intraabdominelle Sepsis (Peritonitis, Cholezystitis, Abszesse und pseudomembranöse Kolitis)
sind zu erwägen. Hierbei ist zu beachten, dass
oft mehr als ein Infektionsherd das Fieber verursachen kann.

Falls nur eine Sputumkultur oder bei intubierten Patienten ein Trachealaspirat gewonnen
wurde, kann es auch zu einem unzutreffenden
Erregernachweis mit Wahl einer unangebrachten
Antibiose gekommen sein. Schließlich besteht
die Möglichkeit, dass der Erreger der Pneumonie nicht zu eliminieren ist. Die häufigste Ursache hierfür ist eine Antibiotikaresistenz. Diese
kann entweder primär bestehen oder durch das
Antibiotikum induziert werden. Die Induktion
der Resistenz ist besonders bei einigen Bakterien wie Enterobakterien oder Pseudomonas
und bei Einsatz von Antibiotika aus der Gruppe
der Betalaktamantibiotika oder Chinolone zu
finden. Andere Ursachen sind anatomische Barrieren wie Abszesse, bronchopleurale Fisteln
oder ein Empyem. Bei Aminoglykosiden besteht
eine schlechte Gewebegängigkeit sowie eine verminderte Wirksamkeit im sauren Milieu. Um
höhere Wirkspiegel zu erreichen und um Kosten
sowie die Toxizität zu vermindern, wird die einmalige Gabe von Aminoglykosiden empfohlen.
Eine Kontrolle der Serumspiegel ist erforderlich.

Faktoren, die zu einer Immunsuppression des
Patienten führen, begünstigen auch ein Fortbestehen des Erregers, denn Antibiotika sind
meist nur in der Lage, die Auseinandersetzung
zwischen Erreger und Immunabwehr zugunsten
des Patienten zu verschieben. Schließlich ist
noch die Superinfektion als Ursache für das
Versagen einer Antibiotikatherapie zu erwähnen. Bei etwa 12–15% der beatmeten Patienten
mit einer Pneumonie kommt es zu einer Zweit-
infektion mit einem anderen Organismus bzw.
einem anderen Stamm des gleichen Erregers.
Dies ist auch bereits in den ersten 2–3 Tagen
der Therapie möglich.

Vor einer Erweiterung der Antibiose sollten
diese Punkte berücksichtigt und, falls indiziert,
eine erneute Diagnostik bzw. Erregerasservation
durchgeführt werden.

7.4.5 Stellung im therapeutischen Gesamtkonzept

Die nosokomiale Pneumonie ist mit etwa
120 000 Fällen pro Jahr in der Bundesrepublik
eine der häufigsten im Krankenhaus erworbenen Infektionen und geht trotz neuer Erkenntnisse über die Diagnostik, Prävention und Therapie besonders bei beatmeten Patienten immer
noch mit einer hohen Mortalität einher. Einige
einfache Maßnahmen wie Händedesinfektion
und Isolation von Patienten mit hochresistenten
Organismen haben eine wesentliche Reduktion
der Inzidenz nosokomialer Pneumonien zur
Folge (Tabelle 7.4.14). Auch die enterale Ernährung und die Ulkusprophylaxe haben einen Einfluss. Kopfhochlagerung, frühzeitige Entfernung
des Tubus und der Magensonde sowie eine
2-wöchige präoperative Nikotinkarenz und die
postoperative Physiotherapie sind weitere Gesichtspunkte. Bei intubierten Patienten konnte
eine oberhalb des Cuffs eingelegte Saugung in
einer Studie die Inzidenz der Pneumonien deutlich senken [29]. Die präoperative Lungenfunktionsdiagnostik hilft, Patienten mit einer eingeschränkten respiratorischen Funktion zu identifizieren, die ein besonderes Risiko für eine
Pneumonie haben. Andere Methoden, wie selektive Darmdekontamination und lokale Antibioti-
kaapplikation im Oropharynx und der Trachea
zur Vermeidung der Aspiration und Kolonisation, haben bisher keine überzeugenden Daten erbracht und werden nicht empfohlen.

Tabelle 7.4.14. Empfehlungen zur Reduktion des Risikos einer nosokomialen Pneumonie

1. Händedesinfektion
2. Oberkörper 30° hochlagern
3. Enterale Ernährung
4. Vermeiden von Reintubation
5. Kontinuierliche Aspiration subglotischen Sekrets bei Intubierten
6. Cuff-Druck soll > 20 cm H_2O sein
7. Blutzuckerwerte zwischen 80–110 mg/dl mit einer intensivierten Insulintherapie
8. Präoperative Lungenfunktion
9. Sparsamer, gezielter Einsatz von Antibiotika

Eine schnelle und definitive Diagnose der Erreger einer nosokomialen Pneumonie ist unbedingt erforderlich, um eine adäquate Therapie
zu gewährleisten. Der Erregernachweis ermöglicht eine rationale Therapie und vermeidet
Komplikationen und unnötige Kosten. In Studi-
en, bei denen man sich auf das Ergebnis des
bronchoskopisch gewonnenen Materials verließ
und Antibiotika zurückhielt bzw. nach Erhalt
der negativen Kulturen absetzte, konnte keine
Zunahme der Morbidität und Mortalität verzeichnet werden. Es ist allerdings nicht immer
ein Ansprechen auf die Therapie gewährleistet
und Patienten können an einem septischen
Schock, Multiorganversagen (ARDS, Verbrauchskoagulopathie) oder Komplikationen,
die durch die Beatmung hervorgerufen wurden
(Barotrauma/Pneumothorax), versterben. Selbst
eine adäquate Antibiotikatherapie kann dies
nicht verhindern. Neue Beatmungskonzepte (s.
Kap. 1.4), die Möglichkeiten der Intensivmedizin
und eine konsequente Prävention tragen dazu
bei, die Mortalität der nosokomialen Pneumonie
weiter zu senken.

▌ Literatur zu Kapitel 7.4

1. A'Court CD, Garrard CS (1995) Nosocomial pneumonia in the ICU – new perspectives on current
controversies. Yearbook of intensive care and
emergency medicine. Springer, Berlin Heidelberg
New York, pp 726–747
2. American Thoracic Society (1995) Hospital-acquired pneumonia in adults: diagnosis, assessment
of severity, initial antimicrobial therapy, and pre-
ventive strategies. A consensus statement. Am J
Respir Crit Care Med 153:1711–1725
3. American Thoracic Society, Infectious Diseases Society of America (2005) Guidelines for the management of adults with hospital-acquired, ventilator-associated, and healthcare-associated pneumonia. Am J Respir Crit Care Med, pp 388–416
4. Bodmann KF, Lorenz J, Bauer TT, Ewig S, Traut-
mann M, Vogel F (2003) Nosokomiale Pneumonie:
Prävention, Diagnostik und Therapie. Ein Konsen-
suspapier der Paul-Ehrlich-Gesellschaft für Chemotherapie (PEG) und der Deutschen Gesellschaft
für Pneumologie (DGP) unter Mitarbeit von Experten der Deutschen Gesellschaft für Anästhesiologie und Intensivmedizin (DGAI). Chemo Ther
12:13–44
5. Celis R, Torres A, Gatell JM et al. (1988) Nosocomial pneumonia: a multivariate analysis of risk
and prognosis. Chest 93:318–324
6. Chastre J, Fagon JY (1994) Invasive diagnostic testing should be routinely used to manage ventilated
patients with suspected pneumonia. Am J Respir
Crit Care Med 150:570–574
7. Craven DE, Steger KA, Barat LM, Duncan RA
(1992) Nosocomial pneumonia: epidemiology and
infection control. Intens Care Med 18 Suppl 1:3–11
8. Dal-Nogare AR (1994) Nosocomial pneumonia in
the medical and surgical patient. Risk factors and
primary management. Med Clin North Am 78(5):
1081–1090
9. Dreyfuss D, Djedaini K, Weber P, Brun P, Lanore
JJ, Rahmani J, Boussougant Y, Coste F (1991) Prospective study of nosocomial pneumonia and of
patient and circuit colonization during mechanical
ventilation with circuit changes every 48 hours
versus no change. Am Rev Respir Dis 143:738–743
10. Ewig S, Päuker S, Tasci S, Schäfer H, Lüderitz B
(1996) Diagnostik von Beatmungspneumonien:
Grundlagen, Techniken, Ergebnisse, vorläufige
Empfehlungen. Pneumologie 50:718–731
11. Fagon JY, Chastre J, Hance AJ et al. (1988) Detection of nosocomial lung infection in ventilated patients: use of a protected specimen brush and
quantitative culture techniques in 147 patients. Am
Rev Respir Dis 138:110–116
12. Fagon JY, Chastre J, Hance A et al. (1993) Nosocomial pneumonia in ventilated patients: a cohort
study evaluating attributable mortality and hospital stay. Am J Med 94:281–288
13. Flynn DM, Weinstein RA, Nathan C, Gaston MA,
Kabins SA (1987) Patients endogenous flora as
source of nosocomial enterobacter in cardiac surgery. J Infect Dis 156:363–368
14. Hess D, Burns E, Romagnoli D, Kacmarek RM
(1995) Weekly ventilator circuit changes. A strategy to reduce costs without affecting pneumonia
rates. Anaesthesiology 82:903–911
15. Ingles TJ (1990) Pulmonary infection in intensive
care units. Br J Anaesth 65:94–106
16. Johanson WG Jr, Higuchi JH, Chaudhuri TR,
Woods DE (1980) Bacterial adherence to epithelial
cells in bacillary colonization of the respiratory
tract. Am Rev Respir Dis 121:55–63
17. Lewandowski K, Lohbrunner H, Falke KJ (1996)
Das akute Lungenversagen des Erwachsenen
(ARDS): Pathophysiologie, Diagnose und Behandlung. Pneumologie 50:505–517
18. Marquette CH, Copin MC, Wallet F, Neviere R, Saul-
nier F, Mathieu D, Durocher A, Ramon P, Tonnel AB
(1995) Diagnostic tests for pneumonia in ventilated
patients: prospective evaluation of diagnostic accuracy using histology as diagnostic gold standard.
Am J Respir Crit Care Med 151:1878–1888
19. McFarlane J (1994) An overview of community acquired pneumonia with lessons learned from the
British Thoracic Society Study. Semin Respir Infect
9(3):153–165
20. Mattner F, Gastmeier T (2005) Empfehlungen zur
Prävention nosokomialer Pneumonien nach den
Guidelines for Preventing Healthcare Associated
Pneumonia 2003 "Recommendation of CDC (Centers of Disease Control and Prevention) and HIC-
PAC (Healthcare Infection Control Practises Advi-
sory Committee)". Anästhesiol Intensivmed Notfallmed Schmerzther 40:79–84

21. Meduri GU (1993) Diagnosis of ventilator-associated pneumonia. Infect Dis Clin North Am 7:295–329
22. Niedermann MS (1994) An approach to empiric therapy of nosocomial pneumonia. Medical Clinics of North America 78(5):1123–1141
23. Niedermann MS, Torres A, Summer W (1994) Invasive diagnostic testing is not needed routinely to manage suspected ventilator-associated pneumonia. Am J Respir Crit Care Med 150:565–569
24. Pankin HT, Heuck D, Witte W (1994) Methicillinresistente Staphylococcus aureus (MRSA) im Krankenhaus – Maßnahmen zur Infektionsverhütung. Krh-Hyg und Infverh 16(3):66–71
25. Parker MM, Shelhamer JH, Natanson C, Alling DW, Parrillo JE (1987) Serial cardiovascular variables in survivors and nonsurvivors of human septic shock: heart rate as an early predictor of prognosis. Crit Care Med (10):923–929
26. Pingleton SK, Fagon JY, Leeper KV (1992) Patient selection for clinical investigation of ventilator associated pneumonia: criteria for evaluating diagnostic techniques. Chest 102 (Suppl 1):S557–S564
27. Rello J, Cabello H, Tores A (1997) Epidemiology, risk and prognostic factors of nosocomial pneumonia. Eur Respir Mon 3:1–12
28. Rello J, Cabello H, Tores A (1997) Epidemiology, risk and prognostic factors of nosocomial pneumonia. Eur Respir Mon 3:1–12
29. Schaberg T, Dalhoff K, Lorenz J, Mauch H, Wilkens H, Witt Ch (1997) Deutsche Gesellschaft für Pneumologie: Empfehlungen zur Diagnostik der ambulant erworbenen Pneumonie. Pneumologie 51:69–77
30. Torres A, Aznar R, Gatell JM et al. (1990) Incidence, risk, and prognosis factors of nosocomial pneumonia in mechanically ventilated patients. Am Rev Respir Dis 142:523–528
31. Valles J, Artigas A, Rello J, Bonsoms N, Fontanals D, Blanch L, Fernandez R, Baigorri F, Mestre J (1995) Continuous aspiration of subglottic secretions in preventing ventilator-associated pneumonia. Ann Intern Med 122:179–186
32. Woodhead M, Torres A (1997) Definition and classification of community-acquired and nosocomial pneumonias. Eur Respir Mon 3:82–103
33. Wunderink RG, Woldenberg LS, Zeiss J, Day CM, Ciemins J, Lacher DA (1992) The radiologic diagnosis of autopsy-proven ventilator-associated pneumonia. Chest 101(2):458–463

7.5 | Embolische Komplikationen

H.-H. OSTERHUES

7.5.1 Grundlagen

Im Verlauf der intensivmedizinischen Behandlung ist der Patient durch verschiedenste Umstände der Gefahr embolischer Komplikationen ausgesetzt. Die kritische Gesamtsituation des Patienten mit ihren Auswirkungen auf die physiologischen Systeme des Körpers (Kreislauf, Gerinnung etc.) stellt immer eine potenzielle Quelle embolischer Komplikationen dar. Neben der ursächlichen Verbindung zur Grunderkrankung müssen zusätzliche embolische Komplikationen als Folge intensivmedizinischer Maßnahmen bedacht werden.

In diesem Kapitel wird einerseits die Problematik der häufig zum invasiven Monitoring notwendigen zentralvenösen Katheter als Emboliequelle aufgegriffen. Die weitere Darstellung orientiert sich auf die Manifestationsorte embolischer Komplikationen. Hier stehen zerebrale, periphere, arterielle und venöse Thrombembolien, deren Erkennung und Initialmaßnahmen im Vordergrund.

7.5.2 Problemstellung

Die Anforderungen der intensivmedizinischen Behandlung erfordern in vielen Fällen die Anlage eines zentralvenösen Katheters. So stellt bei der Überwachung intensivmedizinischer Patienten die Kontrolle hämodynamischer Variablen eine wichtige Informationsquelle dar. Die Erfassung der Variablen durch nichtinvasive Maßnahmen ermöglicht nur eine eingeschränkte Informationstiefe. Ein weiterer Aspekt, der die Anlage eines zentralvenösen Katheters notwendig macht, ist die Gabe von Infusionslösungen, die aufgrund ihrer molekularen Größe durch periphere Zugänge nicht verabreicht werden können oder zur Reizung der kleinlumigen Venen führt. So erfordert z.B. eine hochkalorische Ernährung die Gabe über einen zentralvenösen Katheter.

Sowohl die Anlage als auch das Verweilen des zentralnervösen Katheters kann mit unerwünschten Effekten zu eigenen Komplikationen führen [2]. Die Häufigkeit der Komplikationen wird in der Größenordnung von 15% angegeben. Im Vordergrund stehen dabei neben mechanischen Komplikationen beim Einbringen des Katheters infektiöse und thrombembolische Komplikationen. Das Auftreten thrombembolischer Komplikationen wird im Umfang von 2–26% berichtet [6, 7]. Im Hinblick auf die Lage eines zentralvenösen Katheters in der Vena cava superior bzw. bei Pulmonaliskathetern in der A. pulmonalis ist die Lunge Manifestationsort embolischer Komplikationen.

7.5.3 Katheterassoziierte Thrombembolien

Ultraschalluntersuchungen bei Intensivpatienten zeigten bei 33% der Patienten venöse Thrombosen, von denen etwa 15% katheterassoziiert waren [4].

Das Risiko einer katheterassoziierten Thrombose variiert mit dem Zugangsort. Bei transfemoralem Zugang liegt die Thromboserate höher als bei Zugang über die Vena subclavia. Auch der Zugang über die Vena jugularis ist Beobachtungsstudien zufolge mit einer höheren Komplikationsrate als der Subclaviazugang verbunden [8]. Obwohl Katheterthrombosen potenzielle Emboliequellen sind, kann die klinische Bedeutung dieser Thrombosen nicht festgelegt werden.

7.5.3.1 Vermeidung von Katheterthrombosen

Zur Vermeidung solcher Komplikationen sollte ein gezielter Umgang mit zentralvenösen Kathetern erfolgen. Dies auch vor dem Hintergrund weitere Komplikationsquellen wie mechanische Komplikationen bei Anlage und Infektionsprobleme zu minimieren.

▍ Die Anlage eines zentralvenösen Katheters sollte von erfahrenen Kollegen oder unter Aufsicht eines erfahrenen Kollegen erfolgen. Bei entsprechendem Trainingsstand kann die ultraschallgeführte Punktion der Jugularisvenen die Komplikationsrate verringern.

▍ Im Hinblick auf mögliche Katheterthrombosen als Emboliequelle stellt die Vena subclavia als Zugangsgefäß die günstigste Lokalisation dar, gefolgt von der Vena jugularis und der Vena femoralis.
Zu Bedenken ist dabei jedoch die individuelle Ausgangssituation des Patienten. Die Gefahr eines Pneumothorax bei Fehlpunktion im Rahmen eines Subclaviazugangs kann ein li-

mitierender Faktor bei der Auswahl dieses Zugangweges sein. Demgegenüber steht die erhöhte Gefahr einer arteriellen Punktion bei der Punktion der Jugularvenen. Die Punktion der Femoralvenen weist eine ähnlich hohe Komplikationsrate auf.

▍ Auch im Hinblick auf infektiöse Komplikationen erweist sich der Subclaviazugang als vorteilhaft im Vergleich zum Juglaris- oder Femoraliszugang [5, 6].

▍ Jeder Katheter sollte, sobald er verzichtbar ist, entfernt werden. Die Gefahr einer Katheterinfektion oder Katheterthrombose steigt mit dessen Liegedauer. Es ergibt sich jedoch auch kein Vorteil bei routinemäßigem Wechsel der Katheter in festgelegten Zeitabständen.

7.5.4 Zerebrale Embolien

Embolien im zerebrovaskulären Stromgebiet manifestieren sich in Form von plötzlich auftretenden, herdneurologischen Ausfällen. Die initiale Erfassung erfolgt klinisch. Dies unterstreicht die Notwendigkeit, im Rahmen der täglichen Routineuntersuchungen der Patienten die Erfassung des neurologischen Status vorzunehmen. Typische Zeichen herdneurologischer Ausfälle sind in Tabelle 7.5.1 dargestellt.

Die Erfassung der neurologischen Symptome ist ebenso wichtig wie schwierig, da alle Symptome reversibel sein können im Sinne einer anhaltenden (Apoplex) oder passageren Symptomatik (transitorisch-ischämische Attacke). Beide Erscheinungsformen müssen jedoch in gleicher Weise als Notfall in Bezug auf Sofortdiagnostik und Therapie behandelt werden. Im Vordergrund steht vor allem eine möglichst genaue Festlegung des Zeitfensters, in dem die neurologischen Symptome aufgetreten sind.

Tabelle 7.5.1. Typische Zeichen herdneurologischer Ausfälle

Zeichen herdneurologischer Ausfälle
▍ halbseitige Schwäche, Gefühlsstörung des Körpers
▍ Asymetrie oder Gesichtsschwäche
▍ Schwierigkeiten beim Sprechen oder Verstehen von Sprache, plötzlich undeutliches Sprechen (Dysarthrie)
▍ Sehstörungen oder Gesichtsfeldausfälle
▍ plötzliche Bewusstseinsveränderung bis hin zur Bewusstlosigkeit
▍ Schwindel, Gleichgewichtsstörungen
▍ plötzlicher Kopfschmerz, Meningismus

Eckpunkte der neurologischen Erfassung sind die Dokumentation der Verteilung und die Ausprägung von Paresen, die Überprüfung einer Hirnnervenbeteiligung (vertrebrobasiläre Ischämie), die Klassifizierung des Grades einer Bewusstseinsstörung und die Überwachung einer frühen Symptomfluktuation und -regredienz.

Ein Standardinstrument der intensivmedizinischen Versorgung, insbesondere auf neurologischen Stationen, ist die Klassifizierung des Patienten anhand der NIH-Stroke-Skala (NIHSS) für Patienten mit fokalen neurologischen Defiziten. Ein weiteres Standardinstrument zur Erfassung von Bewusstseinsstörungen ist der „Glasgow-Coma-Scale" (Tabelle 7.5.2 und 7.5.3).

Parallel zur neurologischen Erfassung steht die Notwendigkeit die vitalen Funktionen des Gehirns zu stabilisieren, respektive die Blut- und Sauerstoffversorgung des Gehirns zu optimieren. Dies umfasst die Kontrolle von Atmung und Sauerstoffzufuhr, Führung des Blutdrucks auf hohem Niveau bei ischämischen Insulten, Ausschluss einer Hypoglykämie und Lagerung des Patienten.

Mit Blick auf die 3-Stunden-Frist zur Durchführung einer Thrombolyse beim akuten Schlaganfall kommt der raschen apparativen Diagnostik eine zentrale Bedeutung zu. Dies bedeutet auch, dass die Hinzuziehung eines Neurologen zur frühzeitigen Abstimmung des weiteren Vorgehens nach festgestelltem Defizit erfolgen sollte.

In der Regel ist die Durchführung einer kraniellen Computertomografie die am schnellsten verfügbare apparative Methode. Die Magnetresonanztomografie mit Einsatz diffusions- und perfusionsgewichteter Sequenzen ist die sensitivere Methode zur Darstellung frischer ischämischer zerebraler Läsionen, wie auch der Nachweis von intrazerebralen Blutungen möglich ist. Jedoch ist die MRT in der Primärdiagnostik ischämischer Insulte aufgrund von organisatorischen und ökonomischen Gründen oft nicht entsprechend verfügbar. Vor der Durchführung der CT-Untersuchung sollte eine stabile hämodynamische Situation bestehen. Die aktuelle Laborkontrolle mit Erfassung von Blutzucker, Blutbild, Thrombozyten, INR und PTT sollten vorliegen, wie auch ein EKG zur Überprüfung kardialer Arrhythmien als Emboliequelle (z.B. absolute Arrhythmie). Weiterhin können durch das EKG auch akute Myokardinfarkte im Gefolge oder als Auslöser zerebrovaskulärer Embolien und Insulte diagnostiziert werden.

Tabelle 7.5.2. „Glasgow-Coma-Scale" für Erwachsene

Augen öffnen	
▎ spontan	4 Punkte
▎ auf Aufforderung	3 Punkte
▎ auf Schmerzreiz	2 Punkte
▎ keine Reaktion auf Schmerzreiz	1 Punkt

Beste verbale Kommunikation	
▎ konversationsfähig, orientiert	5 Punkte
▎ konversationsfähig, desorientiert	4 Punkte
▎ inadäquate Äußerung (Wortsalat)	3 Punkte
▎ unverständliche Laute	2 Punkte
▎ keine Reaktion auf Ansprache	1 Punkt

Beste motorische Reaktion	
▎ auf Aufforderung	6 Punkte
▎ auf Schmerzreiz, gezielt	5 Punkte
▎ auf Schmerzreiz, abnorme Abwehr	4 Punkte
▎ auf Schmerzreiz, Beugeabwehr	3 Punkte
▎ auf Schmerzreiz, Strecksynergismen	2 Punkte
▎ keine Reaktion auf Schmerzreiz	1 Punkt

Maximale Punktzahl	**15**
Minimale Punktzahl	**3**

Einschränkungen

Die Verwendung der „Glasgow-Coma-Scale" ist bei Kindern unter einem Alter von 36 Monaten nur wegen der fehlenden verbalen Kommunikationsfähigkeit beschränkt einsetzbar. Deshalb wurde für jüngere Kinder der „Pediatric-Glasgow-Coma-Scale" entwickelt.

Durch die Computertomografie kann der ischämische Schlaganfall von intrazerebralen Blutungen unterschieden werden. Gerade im Rahmen der intensivmedizinischen Behandlung mit unterschiedlichsten Eingriffen in das Gerinnungssystem ist die sichere Abgrenzung zwingend. Der klinische Status ermöglicht eine solche Differenzierung nicht.

Anhand von Klinik und CT-Bildern sollte unmittelbar mit dem Neurologen die weitere Thera-

Tabelle 7.5.3. NIH-Stroke-Skala

Vigilanz		
	0 = wach	Ggf. Mimik und Augenkontakt beurteilen.
	2 = somnolent	3 Punkte nur, wenn keine Reaktion oder
	3 = soporös	Automatismen
	4 = komatös	
Orientierung		
	0 = benennt Alter und Monat	Korrektur wird falsch gewertet;
	1 = benennt nur eines	Patient darf schreiben
	2 = keins	Aphasie = 2, Dysarthrie o. ä. = 1
Kooperation		
	0 = öffnet/schließt Augen/Faust nach Aufforderung	Pantomime erlaubt; Nur 1. (auch unvollständiger)
	1 = nur eines	Versucht gilt. 2 = Koma
	2 = keins	
Blickbewegungen		
	0 = normal	III, IV, VI Parese = 1
	1 = partielle Blickparese	Ggf. occulozephaler Reflex
	2 = komplette Blickparese	konjugierte Parese = 1
Gesichtsfelder		
	0 = unauffällig	Blindheit = 3. Bei Amaurosis gilt Gegenseite.
	1 = partielle Hemianopsie	Extinktion = 1; ggf. Schreckreaktion prüfen
	2 = komplette Hemianopsie	
	3 = blind	
Fazialisparese		
	0 = keine	Fragliche Befunde/nasolabial = 1
	1 = diskret	Deutliche Befunde = 2
	2 = partiell	beidseitig/Mund + Stirn/Koma = 3
	3 = komplett	
Motorik (Arm/Bein rechts/links)		
	0 = kein Absinken	Arme 10 s/Beine 5 s testen
	1 = Absinken	Bei normaler Bewegung = 3
	2 = Kein Halten gegen Schwerkraft	Koma = Arme + Beine je 4
	3 = Kein Versuch gegen Schwerkraft	Amputation, Fraktur o. ä. = 0
	4 = keine Bewegung	
Extremitätenataxie		
	0 = keine	Muss über paresebedingte Schwäche
	1 = in Arm oder Bein	hinausgehen!
	2 = in Arm und Bein	Paralysebedingte Ataxie = 0
Sensibilität		
	0 = normal	Hände/Füße gelten nicht.
	1 = partiell, subjektiv seitendifferent	Beidseitige Befunde/Koma = 2
	2 = komplett, keine Berührungswahrnehmung	Aphasie o. ä. = 0 – 1
Aphasie		
	0 = keine	Ggf. schriftliche Kommunikation
	1 = leichte	Koma = 3
	2 = schwere	
	3 = komplette	

Tabelle 7.5.3 (Fortsetzung)

Dysarthrie		
	0 = keine	Keine Sprachproduktion/Koma = 2
	1 = leichte bis mäßige	Intubation = 0
	2 = unverständlich oder schlechter	
Neglect		
	0 = keiner	Koma = 2 Extinktion = 1
	1 = partiell	Bei Hemihypasthesie/-anopsie die andere
	2 = komplett	Modalität beurteilen

pie und gegebenenfalls diagnostische Planung vorgenommen werden. Die Entscheidung zur Durchführung einer Thrombolyse erfordert einen Therapiebeginn frühestmöglich nach neurologischer Manifestation (≤3 h). Weitere, ergänzende diagnostische Maßnahmen schließen sich der Entscheidung gegen eine sofortige systemische Lyse oder auch unter systemischer Lyse an:

▌ extra- und transkranielle Dopplersonografie, Duplex zum Nachweis von Gefäßverschlüssen, Stenosen, Dissektionen,
▌ zerebrale Angiografie bei V.a. Basilaristhrombose,
▌ Emboliequellenursachen (transthorakales und gegebenenfalls transösphageales Echokardiogramm),
▌ bei zerebralen Entzündugs- oder ungeklärtem SAB-Verdacht: Liquorpunktion.

Die medikamentöse Soforttherapie bei zerebrovaskulären Ischämien umfasst die sofortige Gabe von Azetylsalizylsäure (160–325 mg/Tag). Mögliche Kontraindikationen, wie bekannte ASS-Allergien oder gastronintestinale Blutungen, sollten im Vorfeld überprüft werden. Eine intrazerebrale Blutung sollte ebenfalls ausgeschlossen sein.

Die Gabe von Heparin wird uneinheitlich gehandhabt. Die Heparinprophylaxe zur Vermeidung von venösen Thrombembolien wird empfohlen (Low-dose-Heparinisierung), dies nach kritischer Abwägung des Risikos intrazerebraler oder systemischer Blutungen. Die Full-dose-Heparinisierung mit unfraktionierten oder niedermolekuren Heparinen wird nicht empfohlen. Im Vordergrund steht hier die Gefahr von Blutungskomplikationen und der fehlende Nachweis eines Benefits durch evidenzbasierte Studien. Dies bezieht sich auch auf Konstellationen mit vermuteter kardialer Emboliequelle, z.B. bei absoluter Arrhythmie oder bei fortschreitender Symptomatik („progessive stroke") [3].

7.5.5 Periphere Embolien im arteriellen Stromgebiet

7.5.5.1 Akuter peripherer Extremitätenarterienverschluss

Hauptursachen akuter peripherer Embolien sind thrombotisches Material aus dem linken Herzen und die arterielle Thrombose, zumeist auf dem Boden einer vorbestehenden Arteriosklerose. Kardiale Patienten auf den Intensivstation stellen für beide Auslöser ein besonders gefährdetes Patientenklientel dar. Hinzu kommen iatrogene Maßnahmen wie Punktion oder Angiografie als weitere Risikofaktoren. Patienten mit vorbestehenden arteriosklerotischen Veränderungen bedürfen daher einer konsequenten Kontrolle der peripheren Durchblutungssituation.

Die klinische Manifestation eines akuten Arterienverschlusses hängt einerseits von seiner Lokalisation ab, andererseits vom Vorhandensein ausgebildeter Kollateralen, z.B. bei einer vorbestehenden arteriellen Verschlusskrankheit. Weiterhin spielt die allgemeine Kreislaufsituation des Patienten eine Rolle. Bei bestehender Kollateralisierung und Hinzukommen eines akuten Oberschenkelverschlusses kann die klinische Symptomatik sehr diskret sein, während bei fehlender Kollateralisierung eine ausgeprägte Klinik unter Umständen mit Untergang der Unterschenkelmuskulatur einhergehen kann.

Die typische Symptomatik des akuten Extremitätenverschlusses wird durch die „6 P" beschrieben:

▌ „pain" – Schmerz
▌ „polar" – Kältegefühl
  („cold sensation")
▌ „paresthesias" – Missempfindungen
▌ „pallor" – Blässe
▌ „pulselessness" – Pulsverlust
▌ „paralysis" – Lähmung

Abhängig vom Bewusstseins- und Gesamtzustand des Patienten variieren die Ausprägung und die Erfassbarkeit der Symptome.

Wichtiges Kriterium für das Zeitfenster zur Einleitung von Maßnahmen stellt der Schweregrad der Ischämie dar, der mit der Diagnosestellung fortlaufend dokumentiert werden muss. Dabei unterscheidet man die *inkomplette* von der *kompletten Ischämie.*

Die inkomplette Ischämie oder auch reversible Ischämie ist gekennzeichnet durch erhaltende Sensibilität und Motilität der Extremität. Bei der kompletten Ischämie sind die Sensibilität und Motilität aufgehoben. Die ischämische Toleranzzeit der Muskulatur beträgt 4–6 h, die der Nerven ca. 12 h. Das Auftreten eines völligen Sensibilitätsverlustes, schmerzhaft gespannte und verdickte Muskelgruppen (ischämische Muskelrigidität), kündigen den irreversiblen Gewebetod an.

Die Diagnosestellung erfolgt in der Regel aufgrund der klinischen Symptomatik. Ziel der weitergehenden apparativen Diagnostik ist eine Sicherung der Diagnose und die Lokalisation des Verschlusses. Weiterhin sollte eine Abschätzung der hämodynamischen Kompensation im Hinblick auf die Dringlichkeit des therapeutischen Handels vorgenommen werden.

Auf der Intensivstation eignet sich dazu die Messung des peripheren Knöcheldrucks mittels eines einfachen Taschendopplers. Periphere Knöcheldruckwerte um 80 mmHg oder höher sprechen für eine kompensierte Durchblutungssituation, während Werte unter 60 mmHg auf eine Amputationsgefährdung hindeuten.

Die Lokalisation eines Verschlusses kann nichtinvasiv auf der Basis des Pulstastbefundes vorgenommen werden. Die Farbduplexsonografie ermöglicht eine differenzierte Darstellung der Gefäßsituation und kann ebenfalls am Bett des Patienten durchgeführt werden. Als invasives Verfahren besteht die Durchführung einer Angiografie. Während die kompensierten Stadien noch ein Zeitfenster zur Durchführung einer nichtinvasiven Diagnostik und Planung der therapeutischen Vorgehensweise ermöglichen, muss bei kompletter Ischämie und bedrohter Extremität die sofortige Abklärung mittels Angiografie erfolgen. Die Untersuchung sollte in Abstimmung mit dem invasiv tätigen Angiologen oder Radiologen erfolgen, gegebenenfalls unter Hinzuziehung des Gefäßchirurgen. Bei komplizierten Situationen, z.B. bei ischämisch bedingtem Kompartmentsyndrom, muss ein

chirurgischer Kollege sofort eingeschaltet werden. Ziel ist es, die Diagnostik unmittelbar mit dem therapeutischen Vorgehen zu verbinden (z.B. intraarterielle Katheterlyse, Thrombektomie).

Die Therapie ist auf eine rasche Wiederherstellung der Perfusion ausgerichtet. An konservativen Maßnahmen erfolgt eine sofortige systemische Heparinisierung, bei fehlender Kontraindikation als Full-dose-Heparinisierung. Abhängig vom Schweregrad der peripheren Ischämie stellt die chirurgische Embolektomie die schnellste Wiederherstellungsoption der Durchblutung dar. Diese Maßnahme ist je nach Vorgehen in Lokalanästhesie möglich. Der Zeitverlauf bis zur Eröffnung eines akuten Verschlusses durch eine Katheterlyse ist über Stunden zu erwarten. Die Planung dieses Vorgehens muss daher die Ischämiesituation der betroffenen Extremität berücksichtigen und eine ausreichende Toleranzzeit des Gewebes abschätzen.

7.5.5.2 Viszerale Embolien

▌ Mesenteriale Embolien

Mit ca. 85% ist der akute Mesenterialinfarkt die häufigste Manifestation von Durchblutungsstörungen der Viszeralarterien. Auch hier liegt die Ursache überwiegend in einer arteriellen Embolie oder Thrombose. Manifestationsgefäße sind die A. mesenterica superior (85%) und seltener der Truncus coeliacus und die A. mesenterica inferior.

Die klinische Symptomatik ist in der Frühphase uncharakteristisch und wird bei Intensivpatienten oftmals durch die Gesamtsituation kaschiert. Insbesondere bei inkomplettem Gefäßverschluss fehlt die Symptomatik anhaltender abdomineller Beschwerden. Erst mit Zunahme der Perfusionsschädigung kommt es zum typischen Zeichen des akuten Abdomens. Gerade bei sedierten Patienten ist daher die körperliche Untersuchung des Abdomens im Rahmen der täglichen Routineuntersuchungen wichtig. Risikopatienten mit Gefahr einer kardialen Embolie bedürfen der besonderen Beobachtung.

Eine gezielte Labordiagnostik zur Erkennung einer akuten intestinalen Ischämie besteht nicht. Spezifische Bedeutung haben die Messung des Serumlaktats neben unspezifischen Parametern, wie der Nachweis einer Leukozytose.

Die apparativen Untersuchungsmethoden auf der Intensivstation stützen sich auf die Durchführung einer Sonografie zum Ausschluss anderer sonografisch erfassbarer Ursachen des akuten Abdomens. Durch die Farbduplexsonografie kann der direkte Nachweis eines arteriellen Gefäßverschlusses erbracht werden. Vielfach ist dies jedoch aufgrund der fehlenden Vorbereitung des Patienten schwierig.

Eine Abdomenübersichtsaufnahme (Stehen, Rücken- oder Linksseitenlage) sollte obligatorisch zum Ausschluss freier Luft und eines mechanischen Ileus frühzeitig durchgeführt werden.

Als direkte und sichere Nachweismethode der intestinalen Ischämie gilt die Durchführung einer digitalen Angiografie. Im Hinblick auf die diagnostische Problematik der nichtinvasiven Untersuchungsmethoden sollte die Angiografie frühzeitig geplant werden. Vor dem Hintergrund der oft erst späten klinischen Diagnosestellung einer intestinalen Ischämie und der dann fehlenden Toleranzzeit des Darmes muss die Untersuchung unverzüglich durchgeführt werden.

Der angiografische Nachweis einer intestinalen Ischämie bei entsprechender Klinik und Laborveränderungen (erhöhtes Serumlaktat) stellt die Indikation zur notfallmäßigen Laparatomie. Bei Vorliegen des Verdachtes und bereits bestehender peritonitischer Reizung als Ausdruck einer beginnenden oder erfolgten Infarzierung des Darmes kann die Laparatomie bereits vor der nachweisenden Diagnostik notwendig werden.

Diese Konstellationen verdeutlichen, dass eine frühe Einbeziehung des Chirurgen zum Zeitpunkt der klinischen Veränderungen und Verdachtssymptome erforderlich ist.

Schwierig in Beurteilung und Vorgehen ist die nichtokklusive Form der intestinalen Ischämie. Bei Fehlen von Komplikationen wie peritonitischen Zeichen ist eine abwartend konservative Behandlung gerechtfertigt mit engmaschiger klinischer Kontrolle der Situation.

Die therapeutischen Optionen zielen zum einen auf die Wiederherstellung der Durchblutungssituation (arterielle Rekonstruktion), zum anderen auf die Resektion des irreversibel infarzierten Darmareals (nekrotische Darmanteile, avitale Darmsegmente trotz Revaskularisierung).

Konservative Therapieansätze umfassen die therapeutische Heparinisierung in Abstimmung mit dem chirurgischen Kollegen im Hinblick auf den operativen Eingriff. Thrombolytische Maßnahmen (lokale oder systemische Lyse) haben keinen gesicherten Stellenwert.

Die weitere postoperative Führung des Patient umfasst neben der Heparinisierung die dauerhafte Antikoagulation und die Suche der Emboliequelle.

▌ Akuter Nierenarterienverschluss

Auch für den akuten Nierenarterienverschluss stellt die arterielle Embolie die häufigste Ursache dar. Dabei wird davon ausgegangen, dass kleinere embolische Astverschlüsse mit resultierenden Niereninfarkten häufiger auftreten als der embolische Totalverschluss einer Nierenarterie.

Die kleineren Infarkte bieten oftmals keinerlei Symptome, während ein Totalverschluss durch eine Hämaturie gekennzeichnet ist. Weitere Laborveränderungen sind unspezifisch in Form einer Leukozytose, gegebenenfalls Anstieg der Retentionswerte bei fehlender Kompensation durch die kontralaterale Niere oder Anurie. Die Schmerzsymptomatik des Patienten manifestiert sich als kolikartiger Flankenschmerz mit peritonealen Reizerscheinungen.

Bei plötzlicher, kompletter Unterbrechung der arteriellen Versorgung sind irreversible Nierenschäden spätestens nach 0,5–3 h zu erwarten. Trotzdem ist eine partielle Remission der Nierenfunktion auch einige Tage nach Nierenarterienverschluss beschrieben worden. Ursächlich dafür ist die Kollateralsituation, z. B. durch Kapselarterien.

Die sofortige diagnostische Strategie stützt sich auf die Angiografie mit dem Vorteil des sicheren Nachweises. Nichtinvasive Verfahren wie die Farbduplexsonografie ermöglichen grundsätzlich ebenfalls die Beurteilung der Nierenarterien. Die Untersuchung gestaltet sich jedoch im Akutstadium, zudem bei eingeschränkter Kooperationsfähigkeit des Patienten, als schwierig. Die Sonografie des Abdomens und der Niere ermöglicht die Abgrenzung anderer Ursachen der Symptomatik.

Die Planung der angiografischen Diagnostik sollte den interventionellen Angiologen oder Radiologen frühzeitig einbeziehen, um therapeutische Maßnahmen unmittelbar mit der Diagnostik zu verbinden (interventionelle Revaskularisation). Begleitend dazu wird die therapeutische Heparinisierung durchgeführt.

Konservative und interventionelle Maßnahmen stehen im Mittelpunkt zur Therapie der Akutsituation. Optionen bestehen in der Durchführung einer thrombolytischen Therapie oder einer mechanischen Revaskularisierung mittels

Katheter. Ein akutes, chirurgisches Vorgehen wird nur in seltenen Fällen angewendet (z. B. bei doppelseitige Embolie oder Arterienverschluss einer Einzelniere). Die postinterventionelle Nachbetreuung des Patienten umfasst die mittel- und langfristige Antikoagulation (Heparin und Kumarinderivate).

(Lungenarterienembolien s. Kap. 7.1).

7.5.6 Tiefe Bein- und Beckenvenenthrombose

Das Auftreten einer tiefen Bein- und Beckenvenenthrombose (TVT) bei intensivpflichtigen Patienten stellt trotz der standardmäßigen Thromboembolieprophylaxe eine relevante Komplikation dar. Die korrekte Diagnose und frühzeitige Behandlung einer TVT reduzieren die assoziierten Risiken der Thrombose.

Die Symptome der TVT in Form von Ödem, Spannungsgefühl mit Schmerz, Zyanose und verstärkter Venenzeichnung stellen einen ersten Verdacht her. Jedoch sind die Symptome wie auch die klinischen Zeichen (Homans, Payr, Sigg u. a.) insgesamt unspezifisch. Erschwerend kommt bei immobilisierten Patienten hinzu, dass eine Thrombose oftmals asymptomatisch abläuft. Im Hinblick auf den Intensivpatienten muss daher neben der routinemäßigen klinischen Untersuchung auch die Wahrscheinlichkeit für das Auftreten einer TVT beachtet werden.

Die eigentliche Diagnostik ist auf den Einsatz apparativer Untersuchungen angewiesen. Als Labormethode zur Erfassung einer TVT wird der D-Dimer-Test eingesetzt. Die Aussagekraft liegt vor allem im Ausschluss einer Thrombose. Zu beachten ist, dass der D-Dimer-Test auch bei nichtthrombotischen Krankheiten und Situationen wie z. B. Operation, Blutung, Trauma, Tumorkrankheit, Entzündungsreaktionen, Schwangerschaft erhöhte Werte aufweisen kann.

Zum positiven Nachweis einer TVT wird die Farbduplexsonografie als Standardmethode eingesetzt. Ein Vorteil der Methode ist der mögliche Einsatz direkt am Krankenbett. Gerade für proximale Thrombosen (femorale und popliteale Venen) besteht eine Sensitivität und Spezifität von 95–100%. Der Nachweis von Unterschenkelthrombosen erreicht ähnlich hohe Werte, setzt jedoch neben höheren Ansprüchen an die Qualität des Sonografiegerätes einen erfahrenen Untersucher voraus. Vor diesem Hintergrund muss die Durchführung einer Phlebografie nur bei nicht möglicher sonografischer Diagnose diskutiert werden. Der technische Aufwand, die Notwendigkeit der Kontrastmittelapplikation und die Invasivität der Methode stellen in der Behandlung von Intensivpatienten besonders limitierende Faktoren dar. In ähnlicher Weise bietet die CT- oder MR-Phlebografie eine sichere Diagnosestellung, ist jedoch mit einem hohen Aufwand verbunden.

Die aufgeführten Schritte zur Diagnostik einer TVT können anhand eines Algorithmus zur Diagnose einer Beinbeckenvenenthrombose vorgenommen werden [1] (Abb. 7.5.1).

Parallel zur Diagnosestellung einer TVT sollte die Ursachensuche vorgenommen werden. Im Vordergrund stehen hier Defekte der Blutgerinnung und maligne Erkrankungen. Die standar-

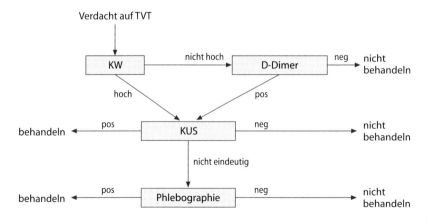

KW = klinische Wahrscheinlichkeit
KUS = Kompressionssonographie der Beinvenen

Abb. 7.5.1. Diagnostischer Algorithmus bei Verdacht auf Venenthrombose (gemäß AMWF-Leitlinien)

disierte Thrombophiliediagnostik umfasst die Überprüfung von

- Faktor-V-Mutation,
- Prothrombinmutation,
- Mangel an Antithrombin,
- Protein C und Protein S,
- Hyperhomozysteinämie,
- persistierende Erhöhung von Faktor VIII,
- erhöhte Antiphospholipidantikörper (Lupusantikoagulans, Antikardiolipin-Antikörper).

Grundsätzlich kann die Thrombophiliediagnostik unter Heparingabe vorgenommen werden. Die Überprüfung der Thrombophiliediagnostik unter Coumarintherapie ist nicht für alle Parameter möglich. Von Bedeutung ist die Thrombophiliediagnostik in erster Linie im Hinblick auf die Dauer der Sekundärprophylaxe. Die initiale Therapie bei TVT hat das Ziel, eine Lungenembolie und Apposition des Thrombus zu vermeiden. Dazu wird der Patient mit Heparin antikoaguliert. Üblicherweise werden dabei niedermolekulare Heparine (LMWH) eingesetzt. Die Anwendung unfraktionierter Heparine ist bei engmaschiger Kontrolle und effektiver Einstellung der Gerinnungsparameter von gleicher Wirksamkeit und bei Intensivpatienten aufgrund der bestehenden Zugänge ohne zusätzlichen Aufwand durchführbar. Vorteil der niedermolekularen Heparine ist jedoch das geringere Auftreten einer heparininduzierten Thrombozytopenie (HIT) Typ II als bei unfraktionierten Heparinen. Die Kontrolle der Thrombozytenwerte unter Heparintherapie sollte daher beachtet werden. Bei Nachweis einer HIT-Reaktion erfolgt die initiale Antikoagulation mit Danaparoid und Lepirudin.

Die Dosierung der LMWH erfolgt gewichtsadaptiert mit einmaliger oder zweimaliger täglicher Gabe. Die Labortests zur Gerinnungskontrolle entfallen bei dieser Präparategruppe, sodass die mögliche Bestimmung der Anti-Faktor-Xa-Aktivität nur in Ausnahmefällen notwendig ist. Bei Patienten mit eingeschränkter Nierenfunktion müssen die jeweiligen Dosierungsempfehlungen beachtet werden.

Die Gabe unfraktionierter Heparine wird anhand der aktivierten partiellen Thromboplastinzeit (APTT) gesteuert. Ziel ist in der Regel die Verlängerung des APTT auf das 1,5- bis 2fache des medikamentenfreien Ausgangswertes.

Die Durchführung thrombusbeseitigender Maßnahmen, z.B. in Form einer systemischen Thrombolyse, operativen Thrombektomie oder anderer interventioneller Verfahren wird heute nur sehr zurückhaltend angewendet. Dies trifft im Besonderen bei intensivmedizinischen Patienten zu. Der Nutzen thrombusbeseitigender Verfahren im Vergleich zur alleinigen Antikoagulation ist nicht eindeutig belegt. Eine Ausnahme ist die seltene Phlegmasie, die eine sofortige operative Wiederherstellung des venösen Abstroms zur Erhaltung der bedrohten Extremität notwendig macht.

Wird in der Regel am 1. oder 2. Tag nach Diagnosestellung die Langzeitantikoagulation mit Coumarinderivaten eingeleitet, muss dieses Vorgehen bei intensivmedizinischen Patienten abhängig von der Gesamtsituation geplant werden.

Das Management der Komplikation einer Lungenembolie als Komplikation der TVT wird in Kap. 7.1 behandelt.

Literatur zu Kapitel 7.5

1. AMWF Leitlinien: Diagnostik und Therapie der Bein- und Beckenvenenthrombose und Lungenembolie. Deutsche Gesellschaft für Angiologie – Gesellschaft für Gefäßmedizin und weitere AWMF-Mitgliedsgesellschaften. www.uni-duesseldorf.de/AWMF
2. Arnow PM, Quimosing EM, Beach M (1993) Consequences of intravascular catheter sepsis. Clin Infect Dis 16:778–784
3. Coull BM, Williams LS, Goldstein LB et al (2002) Anticoagulants and antiplatelet agents in acute ischemic stroke. Report of the Joint Stroke Guideline Development Committee of the American Academy of Neurology and the America Stroke Association. Stroke 33:1934–1942
4. Hirsch DR, Ingenito EP, Goldhaber SZ (1995) Prevalence of deep venous thrombosis among patients in medical care. JAMA 274:335–337
5. McKinley S, Mackenzie A, Finfer S, Ward R, Penfold J (1999) Incidence and predictors of central venous catheter related infection in intensive care patients. Anaesth Intensive Care 27:164–169
6. Merrer J, De Jonghe B, Golliot F et al (2001) Complications of femoral and subclavian venous catheterization in critically ill patients: a randomized controlled trial. JAMA 286:700–707
7. Sznajder JI, Zveibil FR, Bitterman H, Weiner P, Bursztein S (1986) Central vein catheterization: failure and complication rates by three percutaneous approaches. Arch Intern Med 146:259–261
8. Timsit JF, Farkas JC, Boyer JM et al (1998) Central vein catheter-related thrombosis in intensive care patients: incidence, risk factors, and relationship with catheter related sepsis. Chest 114:207–213

8 Leitlinien

8.1 Leitlinien – Stellenwert und Nutzung im klinischen Alltag

M. Lelgemann, G. Ollenschläger

8.1.1 Hintergrund

Medizinische Leitlinien haben die Aufgabe, das umfangreiche Wissen (wissenschaftliche Evidenz und Praxiserfahrung) zu speziellen Versorgungsproblemen

▌ in expliziter Weise systematisch darzulegen,

▌ unter methodischen und klinischen Aspekten zu bewerten,

▌ gegensätzliche Standpunkte darzustellen und zu klären,

▌ unter Abwägung von Nutzen und Schaden das derzeitige Vorgehen der Wahl zu definieren.

Sie stellen damit einen wesentlichen Bestandteil eines modernen Informationsmanagements in der täglichen klinischen Arbeit dar und sind als Grundlage einer gleichberechtigten gemeinsamen Entscheidungsfindung von Patienten und Ärzten zu verstehen.

Dabei ist es heutzutage fast selbstverständlich, dass alle an der Versorgung beteiligten Disziplinen an der Erstellung einer solchen Leitlinie zu beteiligen sind. Ein Gedanke, mit dem gerade Intensivmediziner, die es gewohnt sind in einem Team zu arbeiten, vertraut sind. Gleichermaßen selbstverständlich ist die Berücksichtigung der Patientensichtweise; Patienten bzw. Patientenvertreter sind in geeigneter Weise an der Leitlinienerstellung zu beteiligen.

Für den Nutzer von Leitlinien ist es besonders wichtig, anhand bestimmter Kriterien beurteilen zu können, ob eine ihm präsentierte Leitlinie seine Fragen beantwortet, für den eigenen Versorgungsbereich konzipiert wurde und ob sie die heute allgemein konsentierten methodischen Qualitätsanforderungen an Leitlinien erfüllt und daher mit großer Wahrscheinlichkeit verlässliche Empfehlungen gibt.

Schwerpunkt dieses Kapitels ist die Darstellung von Qualitätskriterien ärztlicher Leitlinien, die dem Nutzer dabei helfen sollen, gute Leitlinien von solchen minderer Qualität zu unterscheiden. Des Weiteren wird eine kurze Einführung zu Fragen von Implementierung und Evaluation von Leitlinien gegeben.

8.1.2 Leitliniendefinitionen

Medizinische Leitlinien (Definitionen nach [4, 5, 7, 8])

▌ sind definiert als „systematisch entwickelte Entscheidungshilfen für Leistungserbringer und Patienten über die angemessene Vorgehensweise bei speziellen Gesundheitsproblemen";

▌ sind Orientierungshilfen im Sinne von „Handlungs- und Entscheidungskorridoren", von denen in begründeten Fällen abgewichen werden kann oder sogar muss;

▌ sind Instrumente, mit deren Hilfe man Entscheidungen in der medizinischen Versorgung auf eine rationalere Basis stellen kann;

▌ zielen darauf, unter Berücksichtigung der vorhandenen Ressourcen
  - gute klinische Praxis zu fördern und zu unterstützen und die Öffentlichkeit darüber zu informieren,
  - die Qualität der Versorgung zu verbessern,
  - die Stellung des Patienten zu stärken.

Medizinische Leitlinien unterscheiden sich von systematischen Übersichtsarbeiten und HTA-Berichten (Health Technology Assessment) durch ihre primäre Zielsetzung, klinisch tätigen Ärzten explizit ausformulierte und konkrete Entscheidungshilfen bereitzustellen [3, 16, 22]. Evidenzbasierte Leitlinien können eine wertvolle Quelle sog. aufbereiteter Evidenz darstellen und sollten in systematischer Weise die Ergebnisse klinischer Studien berücksichtigen. Systematischen Übersichtsarbeiten, welche bereits Evidenzsynthesen vornehmen, kommt hierbei eine besondere Bedeutung zu.

Gleichzeitig wird Leitlinien im In- und Ausland aber auch eine Schlüsselrolle als Steuerungsinstrument im Gesundheitssystem zugemessen („evidence-based health care") [23]. Dies gilt im zunehmenden Maße auch für ökonomische Aspekte. J. Gevers hat in diesem Zusammenhang eine terminologische Abgrenzung der *„medizinischen Leitlinien" („clinical practice guidelines")* von sog. *„Allokationsleitlinien" („allocation guidelines")* vorgeschlagen [9]. Demnach werden Allokationsleitlinien – im Gegensatz zu medizinischen Leitlinien – nicht von den Professionen der Heil- und Gesundheitsberufe auf der Grundlage von medizinischen Erkenntnissen und Erfahrungen entwickelt. Vielmehr werden sie von interessierten Kreisen (z.B. Krankenkassen oder staatlichen Institutionen) mit dem Ziel der Kostenkontrolle bzw. unter Verteilungsaspekten publiziert und sind nicht als Form der professionellen Standardsetzung z.B. der Ärzteschaft anzusehen.

8.1.3 Leitlinienqualität

Wie auch für die Bewertung der methodischen Qualität klinischer Studien [20] gibt es Kriterien, die eine Beurteilung der methodischen Qualität von Leitlinien ermöglichen. Ziel einer solchen Überprüfung ist es, als Nutzer von Leitlinien möglichst schnell und effizient herauszufinden, ob die in den Leitlinien abgegebenen Empfehlungen verlässlich sind. Zur Beurteilung der Qualität stehen sog. Checklisten zur Verfügung. Für Deutschland wurde auf der Grundlage international konsentierter Qualitätskriterien [1] das *„Deutsche Instrument zur methodischen Leitlinienbewertung* DELBI" [6] erarbeitet (s. hierzu auch Anhang 2). Grundlage der Entwicklung solcher Checklisten sind empirische Studien, die zeigen, dass das Erfüllen der dargestellten Forderungen mit der Anwendung der Leitlinien und in Folge auch mit deren „Wirksamkeit" assoziiert ist [11, 14, 21]. Internationale Ergebnisse und die deutschen Leitlinien des Clearingverfahrens zeigen übereinstimmend, dass im Rahmen von Programmen, durch Leit-

linienagenturen entwickelte Leitlinien eine höhere methodische Qualität aufweisen als „Einzelleitlinien".

Zur Beurteilung der Qualität unterscheidet DELBI 7 Leitliniendomänen:
1. Geltungsbereich und Zweck,
2. Beteiligung von Interessengruppen,
3. methodologische Exaktheit der Leitlinienentwicklung,
4. Klarheit und Gestaltung,
5. generelle Anwendbarkeit,
6. redaktionelle Unabhängigkeit,
7. Anwendbarkeit im deutschen Gesundheitswesen.

▌ **1. Geltungsbereich und Zweck.** Hier ist vor allem darauf zu achten, dass die Leitlinie klar darlegt, für welche Patienten die in der Leitlinie enthaltenen Empfehlungen Anwendung finden sollen. Gerade im Sinne des Informationsmanagements ist es für den Nutzer entscheidend, schnell zu wissen, ob die vorliegende Leitlinie auf seine Fragestellung Anwendung finden kann.

▌ **2. Beteiligung von Interessengruppen.** Im Sinne der Umsetzbarkeit der Leitlinienempfehlungen ist es unerlässlich, dass alle an der Versorgung der Patienten beteiligten Fachgruppen auch an der Erstellung der Leitlinie beteiligt sind. Nur so kann gewährleistet werden, dass die abgegebenen Empfehlungen in der Versorgung auch umgesetzt werden können. Gleiches gilt für die Beteiligung von Patienten an der Leitlinienerstellung.

▌ **3. Methodologische Exaktheit der Leitlinienentwicklung.** Um den einleitend bereits beschriebenen Zweck einer verlässlichen Entscheidungsgrundlage für Patient und Arzt darstellen zu können, sollte eine Leitlinie zum einen evidenzbasiert sein, zum anderen sollten die Empfehlungen in einem formalisierten Konsensverfahren abgestimmt sein.

Unter Evidenzbasierung versteht man die systematische Recherche und Be- und Auswertung der Literatur zu den Fragestellungen einer Leitlinie. Die Recherche- und Bewertungsergebnisse werden möglichst in Form sog. Evidenztabellen zusammengefasst dargestellt. Dabei wird die methodische Qualität der Studien durch sog. „Evidenzgrade" gekennzeichnet. Nach Analyse und Darlegung der Evidenz werden im nächsten Schritt die konkreten Leitlinienempfehlungen aus der Literatur abgeleitet und mit einer Emp-

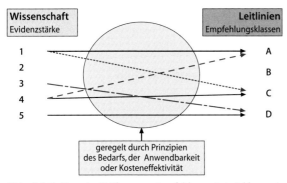

Abb. 8.1.1. Von der Evidenz zur Empfehlung. Entwicklung einer Methodik für die Ausarbeitung von Leitlinien für optimale medizinische Praxis. Empfehlung Rec(2001)13 des Europarates und erläuterndes Memorandum [7]

fehlungsgraduierung versehen. Diese Graduierung soll dem Nutzer eine schnelle und transparente Information darüber vermitteln, wie eindeutig eine Vorgehensweise für eine bestimmte Situation empfohlen (definiert) werden kann. Primäre Grundlagen der Empfehlungsgraduierung sind die Evidenzgrade der zu Grunde gelegten Studien. Allerdings korreliert die Studienqualität nicht automatisch mit der Empfehlungsgraduierung. Vielmehr kann die Autorengruppe einer Leitlinie durchaus zu der Entscheidung gelangen, dass eine klinisch sehr bedeutsame Empfehlung auch ohne Vorliegen einer oder mehrerer Studien der höchsten methodischen Qualität ausgesprochen werden sollte. Gründe für eine solche „Auf- oder Abgraduierung" können sich unter anderem aus folgenden Bereichen rekrutieren:

▌ Übertragbarkeit der Studiendaten,
▌ Konsistenz der Studienergebnisse,
▌ klinische Relevanz der Studienergebnisse,
▌ Umsetzbarkeit der Empfehlungen,
▌ Patientenpräferenzen.

Die Gründe für eine Modifikation des Empfehlungsgrades im Vergleich zum Evidenzgrad sind explizit zu machen, sollten von der Leitlinienautorengruppe diskutiert und in dem dann folgenden formalisierten Konsensverfahren über die Formulierung und Graduierung der Empfehlung berücksichtigt werden. Der gesamte Prozess sollte für den Nutzer nachvollziehbar dargelegt werden, etwa in Form eines die Leitlinie begleitenden Methodenreports.

▌ 4. Klarheit und Gestaltung. Damit die Leitlinien tatsächlich wesentliches Element des Informationsmanagements sein können, sollten die relevanten Empfehlungen schnell und eindeutig erkennbar sein. Zudem sollten Materialien, z. B. Kurzfassungen oder elektronische Versionen, zur Verfügung stehen, welche die Berücksichtigung von Leitlinienempfehlungen in Klinik und Praxis erleichtern.

▌ 5. Generelle Anwendbarkeit. Potenzielle organisatorische Barrieren, welche eine Umsetzung der in der Leitlinie enthaltenen Empfehlungen erschweren, sollten durch die LL-Autoren angesprochen werden; dieses gilt insbesondere auch für organisatorische, personelle und damit für mögliche finanzielle Auswirkungen. Ein Aspekt, der für Leitliniennutzer besonders entscheidend ist, ist die Benennung von leitlinienbasierten Qualitätsindikatoren, die es ermöglichen, den Effekt der Umsetzung der Leitlinienempfehlungen zu evaluieren.

▌ 6. Redaktionelle Unabhängigkeit. Eventuelle finanzielle Interessenkonflikte von Leitlinienautoren sind ebenso darzustellen wie die Finanzierung der Leitlinienerstellung. Eine unbedingte Forderung ist, dass keine direkte Beeinflussung der Inhalte durch die finanzierende Organisation erfolgen darf.

▌ 7. Anwendbarkeit im deutschen Gesundheitswesen. Das „Deutsche Instrument zur methodischen Leitlinienbewertung" möchte mit Fragen, die sich insbesondere auf die Anwendbarkeit beziehen, auf den im Bereich der Leitlinienimplementierung bestehenden Verbesserungsbedarf aufmerksam machen. Hier ist ein wesentliches Qualitätskriterium, dass die Darstellung der Empfehlungen in der Leitlinie den Ablauf der medizinischen Entscheidungsprozesse nachvollzieht und somit sicherstellt, dass an wichtigen „Entscheidungsknoten" die benötigten Informationen dargelegt werden. Für den Nutzer ist dieses am Vorhandensein von Algorithmen zu erkennen, die z. B. diagnostische Abläufe darstellen.

8.1.4 Leitlinienimplementierung

Unter Implementierung versteht man den Transfer von Handlungsempfehlungen in individuelles Handeln bzw. Verhalten von Ärzten und anderen Leistungserbringern sowie von Patienten [19, 26, 27]. Implementierung umfasst somit als ersten Schritt die Verbreitung (Disseminierung) der Leitlinien sowie das Schaffen der Voraussetzungen zur Integration der Leitlinien in den klinischen Alltag. In Deutschland existieren bisher keine systematischen Programme zur flächendeckenden Implementierung von Leitlinien, obwohl bekannt ist, dass die passive Verbreitung der Leitlinieninhalte weitgehend ineffektiv ist [11, 12]. Die entscheidenden Fragen, wie aktuelle Leitlinieninhalte die behandelnden Ärzte und ihre Patienten am besten erreichen und wie diese Vermittlung zu einer Verbesserung der Versorgungsqualität beitragen kann, ist dabei noch nicht abschließend geklärt. Um wirksam werden zu können, sollten bei der Implementierung von Leitlinien verschiedenen Strategien miteinander kombiniert werden [13]. Interventionen sollten nicht nur an die behandelnden Ärzte, sondern gleichermaßen an die Patienten und an die Organisationen gerichtet sein [15]. Im Bereich der stationären Versorgung stellen insbesondere „Behandlungspfade" (fallbezogene Algorithmen) eine gute Möglichkeit dar, Leitlinienempfehlungen in den Alltag zu integrieren [24]. Dabei kann durch die Einbindung von Behandlungspfaden in das jeweilige Krankenhausinformationssystem gewährleistet werden, dass die Behandelnden in den tatsächlichen Entscheidungssituationen auf die Leitlinieninhalte und Empfehlungen zurückgreifen können („point of care"). Bei der Erstellung eines oder mehrerer Behandlungspfade auf der Grundlage von Leitlinien sind die lokalen Gegebenheiten, insbesondere auch Optimierungspotenziale zu berücksichtigen. Die auf Grundlage von Leitlinien erstellten fallbezogenen Behandlungspfade machen zum einen die Abläufe transparent, dienen der Kostenerfassung, bieten den Mitarbeitern größere Handlungssicherheit, verdeutlichen eventuelle Schnittstellenprobleme und dienen der kontinuierlichen Qualitätsverbesserung.

Ein solches Modell der Leitlinienimplementierung wird als „local tailoring" bezeichnet und ist auf allen Versorgungsebenen praktikabel und Erfolg versprechend [25]. Dem Prozess der lokalen Anpassung und Entwicklung der eigenen bedarfsgerechten Fassung der Leitlinie kommt dabei große Bedeutung zu.

8.1.5 Leitlinienevaluation

Um die Wirksamkeit einer Leitlinie bezüglich des Implementierungserfolgs und der Verbesserung der Versorgung evaluieren zu können, bedarf es Qualitätsindikatoren, die aus den Leitlinienempfehlungen abgeleitet werden [2, 10, 17]. Die Nutzung solcher Indikatoren unterstützt sowohl die Selbstkontrolle als auch den Vergleich mit anderen Leistungserbringern. Es wird empfohlen, Indikatoren zu wählen, die sowohl der Erfassung der Struktur- und Prozess- als auch der Ergebnisqualität dienen. In bisherigen Untersuchungen zum Thema der Effektivität von Leitlinien steht die Ermittlung von Messgrößen, die das Wissen über die Leitlinieninhalte erheben, im Vordergrund. Nur wenige Studien untersuchen bisher die relevante Frage der Verbesserung der Versorgungsqualität anhand patientenrelevanter Endpunkte, wie etwa der Mortalität, der Häufigkeit von Krankenhauseinweisungen oder anderer Morbiditätsparameter. Aus Beobachtungsstudien liegen erste positive Ergebnisse vor. Wünschenswert wäre eine Bestätigung dieser Ergebnisse auch in randomisierten kontrollierten Studien, allerdings bestehen hier Probleme der Durchführbarkeit.

Bei der konkreten Umsetzung von Leitlinien, z. B. in Form von Behandlungspfaden, sollten zunächst auf Grundlage der Leitlinien validierte Qualitätsindikatoren ausgewählt werden. Anhand dieser Indikatoren kann dann eine Ist-Analyse durchgeführt werden, die eine spätere Evaluation ermöglicht. Diese Form der Einbindung der Leitlinien in einen Qualitätszyklus stellt einerseits eine Implementierungsmaßnahme dar und eröffnet andererseits Möglichkeiten der Leitlinienevaluation und der kontinuierlichen bedarfsangepassten Verbesserung und Zielorientierung der Leitlinien.

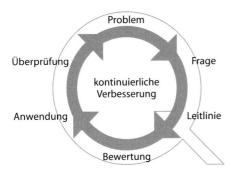

Abb. 8.1.2. Qualitätszyklus (mod. n. [18])

▌ **Anhang 1: Deutsches Instrument zur methodischen Leitlinienbewertung (DELBI) – Kurzfassung (Langfassung: www.delbi.de)**

Deutsches Instrument zur methodischen Leitlinienbewertung (DELBI) Fassung Juni 2005 – Kurzversion, Teil 1 von 2				
Domäne 1: Geltungsbereich und Zweck	**1**	**2**	**3**	**4**
1 Das Gesamtziel der Leitlinie ist differenziert beschrieben	☐	☐	☐	☐
2 Die in der Leitlinie behandelten medizinischen Fragen/Probleme sind differenziert beschrieben.	☐	☐	☐	☐
3 Die Patienten, für die die Leitlinie gelten soll, sind eindeutig beschrieben.	☐	☐	☐	☐
Domäne 2: Beteiligung von Interessengruppen	**1**	**2**	**3**	**4**
4 Die Entwicklergruppe der Leitlinie schließt Mitglieder aller relevanten Berufsgruppen ein.	☐	☐	☐	☐
5 Die Ansichten und Präferenzen der Patienten wurden ermittelt.	☐	☐	☐	☐
6 Die Anwenderzielgruppe der Leitlinie ist definiert.	☐	☐	☐	☐
7 Die Leitlinie wurde in einer Pilotstudie von Mitgliedern der Anwenderzielgruppe getestet.	☐	☐	☐	☐
Domäne 3: Methodologische Exaktheit der Leitlinienentwicklung	**1**	**2**	**3**	**4**
8 Bei der Suche nach der Evidenz wurden systematische Methoden angewandt.	☐	☐	☐	☐
9 Die Kriterien für die Auswahl der Evidenz sind klar beschrieben.	☐	☐	☐	☐
10 Die zur Formulierung der Empfehlungen verwendeten Methoden sind klar beschrieben.	☐	☐	☐	☐
11 Bei der Formulierung der Empfehlungen wurden gesundheitlicher Nutzen, Nebenwirkungen und Risiken berücksichtigt.	☐	☐	☐	☐
12 Die Verbindung zwischen Empfehlungen und der zugrunde liegenden Evidenz ist explizit dargestellt.	☐	☐	☐	☐
13 Die Leitlinie ist vor ihrer Veröffentlichung durch externe Experten begutachtet worden.	☐	☐	☐	☐
14 Ein Verfahren zur Aktualisierung der Leitlinie ist angegeben.	☐	☐	☐	☐

Domäne 4: Klarheit und Gestaltung	**1**	**2**	**3**	**4**
15 Die Empfehlungen der Leitlinie sind spezifisch und eindeutig.	☐	☐	☐	☐
16 Die verschiedenen Handlungsoptionen für das Versorgungsproblem sind dargestellt.	☐	☐	☐	☐
17 Schlüsselempfehlungen der Leitlinie sind leicht zu identifizieren.	☐	☐	☐	☐
18 Es existieren Instrumente bzw. Materialien, die die Anwendung der Leitlinie unterstützen.	☐	☐	☐	☐
Domäne 5: Generelle Anwendbarkeit	**1**	**2**	**3**	**4**
19 Die möglichen organisatorischen Barrieren gegenüber der Anwendung der Empfehlungen werden diskutiert.	☐	☐	☐	☐
20 Die durch die Anwendung der Empfehlungen der Leitlinie möglicherweise entstehenden finanziellen Auswirkungen werden berücksichtigt.	☐	☐	☐	☐
21 Die Leitlinie benennt wesentliche Messgrößen für das Monitoring und/oder die Überprüfungskriterien.	☐	☐	☐	☐
Domäne 6: Redaktionelle Unabhängigkeit	**1**	**2**	**3**	**4**
22 Die Leitlinie ist redaktionell von der (den) finanzierenden Organisation(en) unabhängig.	☐	☐	☐	☐
23 Interessenkonflikte von Mitgliedern der Leitlinienentwicklungsgruppe wurden dokumentiert.	☐	☐	☐	☐
Domäne 7: Anwendbarkeit im deutschen Gesundheitssystem	**1**	**2**	**3**	**4**
24 Es liegen Empfehlungen zu präventiven, diagnostischen, therapeutischen und rehabilitativen Maßnahmen in den verschiedenen Versorgungsbereichen vor.	☐	☐	☐	☐
25 Es existieren Angaben, welche Maßnahmen unzweckmäßig, überflüssig oder obsolet erscheinen.	☐	☐	☐	☐
26 Die klinische Information der Leitlinie ist so organisiert, dass der Ablauf des medizinischen Entscheidungsprozesses systematisch nachvollzogen wird und schnell erfassbar ist.	☐	☐	☐	☐
27 Es ist eine Strategie/ein Konzept für die einfache Zugänglichkeit und für die Verbreitung der Leitlinie dargelegt.	☐	☐	☐	☐
28 Ein Konzept zur Implementierung der Leitlinie wird beschrieben.	☐	☐	☐	☐
29 Der Leitlinie ist eine Beschreibung zum methodischen Vorgehen (Leitlinienreport) hinterlegt.	☐	☐	☐	☐

Bewertung 1: Trifft überhaupt nicht zu

Bewertung 4: Trifft uneingeschränkt zu

▮ Anhang 2: Leitlinienprogramme in Deutschland (mit thematischem Bezug)

▮ Arbeitsgemeinschaft der Wissenschaftlichen Medizinischen Fachgesellschaften (AWMF).

Das umfangreiche Leitlinienprogramm der Arbeitsgemeinschaft der Wissenschaftlichen Medizinischen Fachgesellschaften (AWMF) bündelt die Leitlinienaktivitäten nahezu aller in der AWMF organisierten Fachgesellschaften. Die AWMF stellt dem Nutzer auf der Leitlinienseite eine methodische Vorsortierung der enthaltenen Leitlinien in Form eines dreistufigen Schemas zur Verfügung. Leitlinien der ersten Entwicklungsstufe (S1) entsprechen eher Empfehlungen der Fachgesellschaften, ihnen fehlen die oben aufgeführten Elemente einer systematischen Entwicklung. Leitlinien der zweiten Entwicklungsstufe (S2) enthalten einzelne Elemente einer systematischen Entwicklung; sie werden auf Grundlage formal bewerteter Aussagen der wissenschaftlichen Literatur (S2e) oder in einem formalisierten Konsensverfahren (S2k) beraten und verabschiedet. Leitlinien der dritten Entwicklungsstufe (S3) basieren auf einer systematischen Recherche und Bewertung der Literatur und ihre Empfehlungen werden in einem formalisierten Konsensverfahren abgestimmt. Die Einteilung in die einzelnen Entwicklungsstufen wird auf der Leitlinienseite der AWMF gut erkennbar dargestellt und erlaubt eine schnelle Orientierung (http://www.awmf-leitlinien.de).

▮ Arzneimittelkommission der deutschen Ärzteschaft (AkdÄ).

Die von der Arzneimittelkommission erstellten Leitlinien tragen den Titel „Therapieempfehlungen" und fokussieren auf Empfehlungen zur medikamentösen Therapie. Sie werden nach einem festgelegten Vorgehen in transparenter Weise entwickelt und erfüllen weitgehend die beschriebenen methodischen Anforderungen. Im internationalen Vergleich schneiden die Leitlinien der AkdÄ hinsichtlich ihrer methodischen Qualität sehr gut ab, Verbesserungsmöglichkeiten bestehen hinsichtlich ihres Bekanntheitsgrades.

Auf der Internetseite der AkdÄ stehen sie in der Rubrik Therapieempfehlungen als pdf Dateien zum Herunterladen zur Verfügung. (http://www.akdae.de).

▮ Nationale Versorgungsleitlinien (NVL).

Die im Rahmen des Programms für Nationale Versorgungsleitlinien (NVL) erstellten Leitlinien haben primär das Ziel, zu ausgesuchten Erkrankungen hoher Prävalenz die Versorgung der Patienten über alle Versorgungsebenen abzubilden. Sie enthalten die beschriebenen Elemente einer systematischen Entwicklung, wobei ein besonderes Charakteristikum die zwischen allen an der Versorgung Beteiligten einvernehmlich konsentierten Empfehlungen darstellen. Die Methodik der Erstellung folgt weitgehend den oben beschriebenen Qualitätsanforderungen, die Leitlinien entsprechen in der Klassifikation der AWMF dem S3-Niveau. Das Programm für Nationale Versorgungsleitlinien wird gemeinsam von der Bundesärztekammer, der AWMF und der Kassenärztlichen Bundesvereinigung getragen. Im Rahmen des Programms legen die Trägerorganisationen einen Schwerpunkt auf die wirksame Implementierung der Leitlinien. Jede Leitlinie wird durch folgendes Material ergänzt:

- ▮ Empfehlungsbegründung in Form eines Hintergrundtextes mit Literaturverknüpfung,
- ▮ Implementierungshilfe in Form einer Kurzfassung,
- ▮ Patientenleitlinie, erstellt durch Patientenvertreter in Kooperation mit dem Patientenforum bei der Bundesärztekammer,
- ▮ Praxishilfen in Form von Checklisten, Algorithmen, Formularen zur NVL.

Die Leitlinien sowie alle begleitenden Materialien stehen frei zur Verfügung (http://www.versorgungsleitlinien.de).

▮ Leitlinien der Deutschen Gesellschaft für Kardiologie.

Die Deutsche Gesellschaft für Kardiologie (DGK) stellt nur eine kleine Auswahl ihrer Leitlinien über die Leitlinienseite der AWMF zur Verfügung. Der überwiegende Teil der Leitlinien ist nur über die Homepage der DGK direkt zugänglich. Die Leitlinien sind von unterschiedlicher Qualität. In wechselnder Ausprägung enthalten sie Elemente der systematischen Entwicklung. Den meisten Leitlinien fehlt das Element der Interdisziplinarität. Die Methodik der Entwicklung lässt sich nur bedingt nachvollziehen. Zu vielen der Leitlinien gibt es „Pocketversionen", die dem Nutzer schnelle Orientierung über ein Gebiet ermöglichen. Alle Leitlinien sind übersichtlich unter folgender Adresse zu erhalten: http://leitlinien.dgk.org.

▍ Literatur

1. AGREE Collaboration (2003) Development and validation of an international appraisal instrument for assessing the quality of clinical practice guidelines: the AGREE project. Qual Saf Health Care 12(1):18–23
2. Albert US, Koller M, Lorenz W, Doherty J, Schulz KD, Wagner U, Kopp I (2004) Implementierung und Evaluation von Leitlinien auf nationaler Ebene: Entwicklung eines Konzeptes für die Stufe-3-Leitlinie „Brustkrebs-Früherkennung in Deutschland". Z Ärztl Fortbild Qualitätssich 98(5):347–359
3. Antes G (2004) Die Evidenz-Basis von klinischen Leitlinien, Health Technology Assessments und Patienteninformation als Grundlage für Entscheidungen in der Medizin. Z Ärztl Fortbild Qualitätssich 98(3):180–184
4. Arbeitsgemeinschaft der Wissenschaftlichen Medizinischen Fachgesellschaften (AWMF), Ärztliche Zentralstelle Qualitätssicherung (ÄZQ) (Hrsg) (2001) Das Leitlinien-Manual von AWMF und ÄZQ. Z Ärztl Fortbild Qualitatssich 95 (Suppl 1):1–84
5. Bundesärztekammer (BÄK), Kassenärztliche Bundesvereinigung (KBV) (1997) Beurteilungskriterien für Leitlinien in der medizinischen Versorgung – Beschlüsse der Vorstände der Bundesärztekammer und Kassenärztlicher Bundesvereinigung, Juni 1997. Dtsch Ärztebl 94(33):A-2154–A-2155
6. Encke A, Kopp I, Selbmann HK, Hoppe D, Köhler A, Ollenschläger G (2005) Das Deutsche Instrument zur methodischen Leitlinien-Bewertung (DELBI). Dtsch Ärztebl 102(26):A-1912–A-1913
7. Europarat (2002) Entwicklung einer Methodik für die Ausarbeitung von Leitlinien für optimale medizinische Praxis. Empfehlung Rec(2001)13 des Europarates und Erläuterndes Memorandum. Deutschsprachige Ausgabe. Z Ärztl Fortbild Qualitätssich 96 (Suppl III):1–60
8. Field MJ, Lohr KN (1990) Institute of Medicine, Committee to Advise the Public Health Service on Clinical Practice Guidelines. Clinical practice guidelines: directions for a new program. National Academy Press, Washington DC
9. Grevers JKM (2005) The Legal Incorporation of Clinical Guidelines: a european perspective. In: Hart D (Hrsg) Klinische Leitlinien und Recht. Nomos, Baden-Baden, S 71–79
10. Grimshaw JM, Russell IT (1993) Effect of clinical guidelines on medical practice: a systematic review of rigorous evaluations. Lancet 342(8883):1317–1322
11. Grimshaw JM, Eccles MP, Walker AE, Thomas RE (2002) Changing physicians' behavior: what works and thoughts on getting more things to work. J Contin Educ Health Prof 22(4):237–243
12. Grimshaw J, Eccles M, Tetroe J (2004) Implementing clinical guidelines: current evidence and future implications. J Contin Educ Health Prof 24 (Suppl 1):S31–S37
13. Grimshaw JM, Thomas RE, MacLennan G, Fraser C, Ramsay CR, Vale L, Whitty P, Eccles MP, Matowe L, Shirran L, Wensing M, Dijkstra R, Donaldson C (2004) Effectiveness and efficiency of guideline dissemination and implementation strategies. Health Technol Assess 8(6):iii–72
14. Grol R, Dalhuijsen J, Thomas S, Veld C, Rutten G, Mokkink H (1998) Attributes of clinical guidelines that influence use of guidelines in general practice: observational study. BMJ 317(7162):858–861
15. Grol R, Grimshaw J (2003) From best evidence to best practice: effective implementation of change in patients' care. Lancet 362(9391):1225–1230
16. Helou A, Lorenz W, Ollenschläger G, Reinauer H, Schwartz FW (2000) Methodische Standards der Entwicklung evidenz-basierter Leitlinien in Deutschland. Konsens zwischen Wissenschaft, Selbstverwaltung und Praxis. Z Ärztl Fortbild Qualitatssich 94(5):330–339
17. Hoelzer S, Fremgen AM, Stewart A, Reiners C, Dudeck J (2001) Evaluating the implications of clinical practice guidelines for patient care. Am J Med Qual 16(1):9–16
18. Kirchner H (2003) Das Deutsche Leitlinien-Clearingverfahren. Hintergrund, Zielsetzung, Ergebnisse, dargestellt an Leitlinien zur Behandlung des Tumorschmerzes. Inaugural-Dissertation zur Erlangung der Doktorwürde. Universitätsklinikum, Köln
19. Kirchner H, Fiene M, Ollenschläger G (2001) Disseminierung und Implementierung von Leitlinien im Gesundheitswesen: Bestandsaufnahme Juli 2001. Dtsch Med Wochenschr 126(43):1215–1220
20. Kunz R, Ollenschläger G, Raspe H (2000) Lehrbuch Evidenzbasierte Medizin in Klinik und Praxis. Dt. Ärzte-Verlag, Köln
21. Leape LL, Weissman JS, Schneider EC, Piana RN, Gatsonis C, Epstein AM (2003) Adherence to practice guidelines: the role of specialty society guidelines. Am Heart J 145(1):19–26
22. Lelgemann M, Lang B, Kunz R, Antes G (2005) Leitlinien. Was haben Ärzte und Patienten davon. Bundesgesundheitsbl Gesundheitsforsch Gesundheitsschutz 48(2):215–220
23. Ollenschläger G, Marshall C, Qureshi S, Rosenbrand K, Burgers J, Mäkelä M, Slutsky J (2004) Improving the quality of health care: using international collaboration to inform guideline programmes by founding the Guidelines International Network (G-I-N). Qual Saf Health Care 13(6):455–460
24. Schnabel M, Kill C, El-Sheik M, Sauvageot A, Klose KJ, Kopp I (2003) Von der Leitlinie zum Behandlungspfad. Entwicklung eines prozessmanagementorientierten Algorithmus zur Akutversorgung polytraumatisierter Patienten. Chirurg 74(12):1156–1166
25. Schubert I, PMV Forschungsgruppe (2003) Implementierung hausärztlicher Leitlinien durch Pharmakotherapiezirkel. Erfahrungen aus den Zirkeln der PMV Forschungsgruppe. http://www.pmvforschungsgruppe.de/pdf/03_publikationen/aqua_isi_2003.pdf. Cited 1 Nov 2005
26. Thorsen T, Mäkelä M (1999) Changing professional practice – theory and practice of clinical guidelines implementation. DSI, Copenhagen
27. University of York, NHS Centre for Reviews and Dissemination (1999) Getting evidence into practice. Effective Health Care 5(1):1–16

Sachverzeichnis